見表

目次

医療保険・患者負担・公費一覧 早見表

❶ 医療保険・後期高齢者医療制度における患者負担割合[注1]

患者の年齢	所得区分	負担割合
0歳～義務教育修学前 「6歳の誕生日の前日以後の最初の3月31日」まで		2割
義務教育修学以後～70歳未満 「6歳の誕生日の前日以後の最初の4月1日」から「70歳の誕生日の前日が属する月の最終日」まで		3割
70歳以上～75歳未満（高齢受給者） 「70歳の誕生日の前日が属する月の翌月1日」から「75歳の誕生日の前日」まで	現役並み所得者[注2]以外	2割
	現役並み所得者[注2]	3割
75歳以上（後期高齢者医療） 「75歳の誕生日」から ※65歳以上で一定の障害の状態にあり，後期高齢者医療広域連合の認定を受けた者は，「認定を受けた日」から	現役並み所得者[注2]以外	1割
	うち一定以上の所得者[注3]	2割
	現役並み所得者[注2]	3割

注1　国保組合（国民健康保険組合）については，この表によらず，各組合で定めるところによる
注2　現役並み所得者＝①被用者保険（健保・共済）では，月収（標準報酬月額）28万円以上である70歳以上の被保険者（とその70歳以上の被扶養者），②国民健康保険・後期高齢者医療では，年間課税所得額145万円以上の70歳以上の被保険者（と同一世帯の70歳以上の被保険者）。ただし①②とも，収入額によっては現役並み所得者にならない場合がある（この場合は被保険者が保険者に届出を行う）
注3　令和4年10月1日から，従前の1割負担該当者のうち，世帯内に課税所得が28万円以上である後期高齢者医療の被保険者がいて，かつ，「年金収入＋その他の合計所得金額」が200万円以上（被保険者が1人のみの世帯）又は「年金収入＋その他の合計所得金額」の合計額が320万円以上（被保険者が2人以上の世帯）である被保険者について，負担割合を1割から2割へと引上げ（配慮措置あり，3頁参照）

❷ 医療保険・後期高齢者医療制度の法別番号

法別番号	制度〔通称〕	略称・備考
01	全国健康保険協会管掌健康保険〔協会けんぽ〕	（協会）
02	船員保険	（船）
03	日雇特例被保険者の保険（一般療養）	（日）
04	日雇特例被保険者の保険（特別療養費）	（日　特）又は（特）
06	組合管掌健康保険〔組合健保〕	（組）
07	自衛官等の療養の給付	（自）
31	国家公務員共済組合	（共）
32	地方公務員等共済組合	
33	警察共済組合	
34	公立学校共済組合 日本私立学校振興・共済事業団	
63	特定健康保険組合	（退） ※健康保険組合又は共済組合・私立学校共済に加入していた退職高齢者に対し，退職後も引き続き現役の加入者と同様の保険給付を行うものとして，一定の要件を満たし，認可を受けた健康保険組合等
72	国家公務員特定共済組合	
73	地方公務員等特定共済組合	
74	警察特定共済組合	
75	公立学校特定共済組合 日本私立学校振興・共済事業団	
—	国民健康保険	
—	国民健康保険組合	
39	後期高齢者医療	（高）

③ 自己負担限度額（1か月につき）

(1)70歳未満

所得区分			自己負担限度額
	（年収の目安）		〈　〉内は多数回該当[注1]の場合
旧上位所得者	ア　約1,160万円～	健保：標準報酬月額83万円以上	252,600円＋（医療費－842,000円）×1%
		国保：旧ただし書所得901万円超	〈140,100円〉
	イ　約770万円～約1,160万円	健保：標準報酬月額53万～79万円	167,400円＋（医療費－558,000円）×1%
		国保：旧ただし書所得600万～901万円	〈93,000円〉
旧一般	ウ　約370万円～約770万円	健保：標準報酬月額28万～50万円	80,100円＋（医療費－267,000円）×1%
		国保：旧ただし書所得210万～600万円	〈44,400円〉
	エ　～約370万円	健保：標準報酬月額26万円以下	57,600円
		国保：旧ただし書所得210万円以下	〈44,400円〉
	オ　低所得者（市町村民税非課税）[注2]		35,400円　　　　　　　　〈24,600円〉

(2)70歳以上

所得区分		世帯の自己負担限度額（月単位）	
（年収の目安）〔健保・国保[注3]の基準〕		外来（個人）	〈　〉＝多数回該当[注1]
現役並み所得者	Ⅲ（約1,160万円～）〔健保：標準報酬月額83万円以上／国保：課税所得690万円以上〕	－	252,600円＋（医療費－842,000円）×1%　〈140,100円〉
	Ⅱ（約770万円～約1,160万円）〔健保：標準報酬月額53～79万円／国保：課税所得380万円以上〕	－	167,400円＋（医療費－558,000円）×1%　〈93,000円〉
	Ⅰ（約370万円～約770万円）〔健保：標準報酬月額28～50万円／国保：課税所得145万円以上〕	－	80,100円＋（医療費－267,000円）×1%　〈44,400円〉
一般	（約156万～約370万円）〔健保：標準報酬月額26万円以下／国保：課税所得145万円未満〕[注4]	18,000円【年間上限144,000円】	57,600円　〈44,400円〉
低所得者	市町村民税非課税[注2]	8,000円	24,600円
	年金収入80万円以下など		15,000円

注1　多数回該当の場合＝同一世帯，当該月以前12か月に高額療養費の支給月が3月以上ある場合の4月目以降の限度額
注2　健保では被保険者が市町村民税非課税の場合，国保では世帯主と世帯の被保険者全員が市町村民税非課税の場合などが該当
注3　後期高齢者医療も同様
注4　収入額によっては現役並み所得者にならない場合がある（この場合は被保険者が保険者に届出を行う）
※令和4年10月1日から，後期高齢者で2割負担となる場合の時限的な配慮措置あり（令和7年9月30日まで，1月の外来の負担増加額を3,000円までに抑制）

(3)高額長期疾病患者

対象者	自己負担限度額
①人工腎臓（透析）を実施している慢性腎不全の患者	10,000円／月 70歳未満かつ所得区分「ア・イ」の①の患者は20,000円／月
②血漿分画製剤を投与している先天性血液凝固第Ⅷ因子障害又は第Ⅸ因子障害の患者	
③抗ウイルス剤を投与している後天性免疫不全症候群の患者（HIV感染を含み，血液凝固因子製剤の投与に起因するHIV感染症に関する医療を受けている者に限る）	

④ 高額介護合算療養費（年間の負担上限額）

所得区分		70歳以上	70歳未満
現役並み所得者	Ⅲ	212万円	212万円
	Ⅱ	141万円	141万円
	Ⅰ	67万円	67万円
一般		56万円	60万円
低所得者	市町村民税非課税	31万円	34万円
	所得が一定以下	19万円[注1]	

※医療保険と介護保険における1年間（毎年8月1日～翌年7月31日）の自己負担の合算額が高額な場合に，さらに負担を軽減する制度

注1　介護サービス利用者が世帯内に複数いる場合は31万円

5 入院時の食事の費用等と標準負担額

　保険医療機関は，食事療養標準負担額又は生活療養標準負担額の支払を患者から受ける。そして，入院時食事療養費又は入院時生活療養費から食事療養標準負担額又は生活療養標準負担額を差し引いた額を，医療保険に請求し，支払を受ける。

■入院時食事療養費及び食事療養標準負担額

入院時食事療養費（基準額）

入院時食事療養（Ⅰ）　1食につき，1日3食限度	
① 入院時食事療養（Ⅰ）⑴	670円
② 入院時食事療養（Ⅰ）⑵[注1]	605円
特別食加算（1食につき，1日3食限度，①のみ）	76円
食堂加算（1日につき，療養病棟は除く）	50円

入院時食事療養（Ⅱ）　1食につき，1日3食限度	
① 入院時食事療養（Ⅱ）⑴	536円
② 入院時食事療養（Ⅱ）⑵[注1]	490円

注1　流動食（市販に限る）のみを経管栄養法により提供

食事療養標準負担額（患者負担額）（1食につき，1日3食分を限度）

A	B，C，Dのいずれにも該当しない者		490円
B	・C，Dのいずれにも該当しない指定難病患者又は小児慢性特定疾病児童等 ・H27.4.1以前からH28.4.1まで継続して精神病床に入院していた一般所得区分の患者の退院まで[注1]		280円
C	低所得者（70歳未満） 低所得Ⅱ（70歳以上）	過去1年間の入院期間が90日以内	230円
		過去1年間の入院期間が90日超	180円
D	低所得Ⅰ（70歳以上）		110円

注1　当該者が平成28年4月1日以後，合併症等により同日内に他の病床に移動する又は他の保険医療機関に再入院する場合（その後再び同日内に他の病床に移動する又は他の保険医療機関に再入院する場合を含む）

■入院時生活療養費及び生活療養標準負担額

　入院時生活療養費は，療養病床に入院する65歳以上の患者に対する，食事の提供（食事の提供たる療養）及び生活環境の提供（療養環境の形成たる療養）の費用である。

入院時生活療養費（基準額）

入院時生活療養（Ⅰ）	
⑴食事の提供たる療養（1食につき，1日3食限度）	
イ　食事の提供たる療養1	584円
ロ　食事の提供たる療養2[注1]	530円
特別食加算（1食につき，1日3食限度，「イ」のみ）	76円
食堂加算（1日につき，療養病棟は除く）	50円
⑵療養環境の形成たる療養（1日につき）	398円

入院時生活療養（Ⅱ）	
⑴食事の提供たる療養（1食につき，1日3食限度）	450円
⑵療養環境の形成たる療養（1日につき）	398円

注1　流動食（市販に限る）のみを経管栄養法により提供

生活療養標準負担額（患者負担額）（1日につき，療養環境の形成部分（居住費）と食費の提供部分の合計額）

生⑴：生活療養費⑴，生⑵：生活療養費⑵

食費は1食当たり（1日3食限度） 居住費は1日当たり		右記以外の患者		厚生労働大臣が定める患者（医療の必要性の高い者）		指定難病患者	
		食費	居住費	食費	居住費	食費	居住費
低所得以外		生⑴ 490円 生⑵ 450円	370円	生⑴ 490円 生⑵ 450円	370円	280円	0円
70歳未満	70歳以上						
低所得者	低所得Ⅱ	230円	370円	230円 （90日超の入院は180円）	370円	230円 （90日超の入院は180円）	0円
	低所得Ⅰ	140円	370円	110円	370円	110円	0円
老齢福祉年金受給者（後期高齢者医療制度のみ） 境界層該当者[注1]		110円	0円	110円	0円	110円	0円

注1　境界層該当者とは，食費・居住費（光熱水費）の負担が，1食110円＋0円に減額されれば，生活保護を必要としない状態となる者をいう

6 公費負担医療制度（適用優先順）

法別番号		区　　分		制度の略称
公費優先	13	戦傷病者特別援護法による	○療養の給付（法第10条関係）	－
	14		○更生医療（法第20条関係）	－
	18	原子爆弾被爆者に対する援護に関する法律による	○認定疾病医療（法第10条関係）	－
	29	感染症の予防及び感染症の患者に対する医療に関する法律による	○新感染症の患者の入院(法第37条関係)	－
	30	心神喪失等の状態で重大な他害行為を行った者の医療及び観察等に関する法律による医療の実施に係る医療の給付（法第81条関係）		－
保険優先	10	感染症の予防及び感染症の患者に対する医療に関する法律による	○結核患者の適正医療（法第37条の2関係）	（感37の2）
	11		○結核患者の入院（法第37条関係）	（結核入院）
	20	精神保健及び精神障害者福祉に関する法律による	○措置入院（法第29条関係）	（精29）
	21		○精神通院医療（法第5条関係）	（精神通院）
	15	障害者総合支援法による	○更生医療（法第5条関係）	－
	16		○育成医療（法第5条関係）	－
	24		○療養介護医療（法第70条関係）及び基準該当療養介護医療（法第71条関係）	－
	22	麻薬及び向精神薬取締法による入院措置（法第58条の8関係）		－
	28	感染症の予防及び感染症の患者に対する医療に関する法律による	○一類感染症等の患者の入院（法第37条関係）	（感染症入院）
	17	児童福祉法による	○療育の給付（法第20条関係）	－
	79		○肢体不自由児通所医療（法第21条の5の29関係）及び障害児入所医療（法第24条の20関係）	－
	19	原子爆弾被爆者に対する援護に関する法律による	○一般疾病医療費（法第18条関係）	－
	23	母子保健法による養育医療（法第20条関係）		－
	52	児童福祉法による小児慢性特定疾病医療支援（法第19条の2関係）		－
	54	難病の患者に対する医療等に関する法律による	○特定医療（法第5条関係）	－
	51	特定疾患治療費，先天性血液凝固因子障害等治療費，水俣病総合対策費の国庫補助による療養費及び研究治療費，茨城県神栖町における有機ヒ素化合物による環境汚染及び健康被害に係る緊急措置事業要綱による医療費及びメチル水銀の健康影響による治療研究費		－
	38	肝炎治療特別促進事業に係る医療の給付及び肝がん・重度肝硬変治療研究促進事業に係る医療費の支給		－
	53	児童福祉法の措置等に係る医療の給付		－
	66	石綿による健康被害の救済に関する法律による医療費の支給（法第4条関係）		－
	62	特定B型肝炎ウイルス感染者給付金等の支給に関する特別措置法による定期検査費及び母子感染症防止医療費の支給（法第12条第1項及び第13条第1項関係）		－
	25	中国残留邦人等の円滑な帰国の促進並びに永住帰国した中国残留邦人等及び特定配偶者の自立の支援に関する法律第14条第4項に規定する医療支援給付（中国残留邦人等の円滑な帰国の促進及び永住帰国後の自立の支援に関する法律の一部を改正する法律附則第4条第2項において準用する場合を含む。）		－
	12	生活保護法による医療扶助（法第15条関係）		（生保）

医科診療報酬　点数早見表

【共通】診療報酬点数表の告示内容に基づき，表中に表示している略称は次のとおりです。

- 診　診療所のみ算定　　外　外来のみ算定　　入　入院のみ算定
- 施　施設基準届出医療機関において算定　　基　施設基準を満たす医療機関において算定
- 届　「施」，「基」以外で届出医療機関において算定

1 初診料

A000　初診料						
	時間内	時間外	休　日	深　夜	時間外特例	同一日2科目
一　般	291	(+85)376	(+250)541	(+480)771	(+230)521	146
6歳未満	(+75)366	(+200)491	(+365)656	(+695)986	(+345)636	
情報通信機器を用いた初診 施	253（同一日2科目127）					
紹介状非持参患者の初診料*1	216／情報通信機器188（同一日2科目108／情報通信機器94）					
特定妥結率初診料 基（許可病床200床以上）	216／情報通信機器188（同一日2科目108／情報通信機器94）					

注9	夜間・早朝等加算 基 診	+50	注13	サーベイランス強化加算 施 診 *3	+1（月1回）
注10	機能強化加算 施（200床未満・診）*2	+80	注14	抗菌薬適正使用体制加算 施 診 *3	+5（月1回）
注11	外来感染対策向上加算 施 診	+6（月1回）	注15 医療情報取得加算 基	1 マイナンバーカード利用なし	+3（月1回）
	発熱患者等対応加算	+20（月1回）		2 マイナンバーカード利用あり	+1（月1回）
注12	連携強化加算 施 診 *3	+3（月1回）	注16	医療DX推進体制整備加算 施	+8（月1回）

＊1　下記のa又はbの保険医療機関において，他の保険医療機関からの文書による紹介がなく初診を行った場合に算定する（緊急その他やむを得ない事情がある場合を除く）。
　　a．特定機能病院，一般病床数200床以上の地域医療支援病院及び一般病床数200床以上の紹介受診重点医療機関であって，初診の患者に占める他の病院又は診療所等からの文書による紹介があるものの割合等が低いもの。
　　b．許可病床数が400床以上である病院（特定機能病院，地域医療支援病院，紹介受診重点医療機関及び一般病床数が200床未満の病院を除く）であって，初診の患者に占める他の病院又は診療所等からの文書による紹介があるものの割合等が低いもの。
＊2　許可病床200床未満又は診療所に限る。　＊3　注11に該当する場合に限る。

2 再診料（一般病床数200床未満の病院，診療所）

A001　再診料						
（病院・診療所共通）	所定点数*1	時間外加算	休日加算	深夜加算	時間外特例	同一日2科目
一　般	75	+65	+190	+420	+180	38
6歳未満　時間内	(+38)113	－	－	－	－	
時間外等*2	75	+135	+260	+590	+250	
特定妥結率再診料 基（許可病床200床以上）	55（同一日2科目28）					

注7	夜間・早朝等加算 基 診	+50	注14	薬剤適正使用連携加算*3	+30
注8	外来管理加算	+52	注15	外来感染対策向上加算 施 診	+6（月1回）
注10 時間外対応加算 施 診				発熱患者等対応加算	+20（月1回）
	1 +5　2 +4　3 +3　4 +1		注16	連携強化加算 施 診 *4	+3（月1回）
注11	明細書発行体制等加算 基 診	+1	注17	サーベイランス強化加算 施 診 *4	+1（月1回）
注12 地域包括診療加算 施 診	1	+28	注18	抗菌薬適正使用体制加算 施 診 *4	+5（月1回）
	2	+21	注19 医療情報取得加算 基	3 マイナンバーカード利用なし	+2（3月1回）
注13 認知症地域包括診療加算 基 診	1	+38		4 マイナンバーカード利用あり	+1（3月1回）
	2	+31	注20	看護師等遠隔診療補助加算 施	+50

＊1　届出医療機関において情報通信機器を用いた再診を行った場合を含む。　＊2　時間外加算，休日加算，深夜加算，時間外特例保険医療機関の場合の加算，小児科（小児外科を含む）標榜保険医療機関における夜間等の診療に係る特例について算定する場合。　＊3　注12又は注13の場合に，退院（所）月から2月目までに1回。　＊4　注15に該当する場合に限る。

③ 外来診療料（一般病床数200床以上の病院）

A002　外来診療料		所定点数	時間外加算	休日加算	深夜加算	時間外特例	同一日2科目
一　　般		76	+65	+190	+420	+180	38
6歳未満	時間内	（＋38）114	－	－	－	－	
	時間外等[*1]	76	+135	+260	+590	+250	
情報通信機器を用いた再診 施		75					
他医療機関へ文書紹介の申出を行っている患者[*2]		56（同一日2科目28）					
特定妥結率外来診療料 基		56（同一日2科目28）					

注10　医療情報取得加算 基	3　マイナンバーカード利用なし	＋2（3月1回）	注11　看護師等遠隔診療補助加算 施	＋50
	4　マイナンバーカード利用あり	＋1（3月1回）		

＊1　A001再診料の＊2と同じ。
＊2　下記のa又はbの保険医療機関において，他の病院（一般病床数200床未満に限る）又は診療所に対し文書による紹介を行う旨の申出を行ったにもかかわらず受診した場合に算定する（緊急その他やむを得ない事情がある場合を除く）。
　　　a．特定機能病院，地域医療支援病院及び紹介受診重点医療機関であって，初診の患者に占める他の病院又は診療所等からの文書による紹介があるものの割合等が低いもの。
　　　b．許可病床数が400床以上である病院（特定機能病院，地域医療支援病院及び紹介受診重点医療機関を除く）であって，初診の患者に占める他の病院又は診療所等からの文書による紹介があるものの割合等が低いもの。

【紹介状なしで受診した患者等から定額負担を徴収した場合の控除について】

　　特定機能病院，一般病床数200床以上の地域医療支援病院及び一般病床数200床以上の紹介受診重点医療機関[*1]において，紹介状なしで受診した患者等から，厚生労働大臣が定める金額[*2]以上の支払いを求めた場合は，次の点数を控除した点数で算定する。

　　　控除額　初診：初診に係る所定点数から200点　再診：再診に係る所定点数から50点

＊1　外来機能報告対象病院等であって，厚生労働省令で定める外来医療を提供する基幹的な病院として都道府県により公表されたもの。
＊2　初診の場合 7,000円　　再診の場合 3,000円

④ 看護職員処遇改善評価料，ベースアップ評価料

■O000　看護職員処遇改善評価料 施 入（1日につき）

1　看護職員処遇改善評価料1	1	147　看護職員処遇改善評価料147	160
2　看護職員処遇改善評価料2	2	148　看護職員処遇改善評価料148	170
3　看護職員処遇改善評価料3	3	～	～
～	～	164　看護職員処遇改善評価料164	330
146　看護職員処遇改善評価料146	150	165　看護職員処遇改善評価料165	340

■O100　外来・在宅ベースアップ評価料（Ⅰ）施（1日につき）

1　初診時	6	3　訪問診療時	イ　同一建物居住者等以外	28
2　再診時等	2		ロ　同一建物居住者	7

■O101　外来・在宅ベースアップ評価料（Ⅱ）施（1日につき）

1　評価料（Ⅱ）1	イ　初診又は訪問診療	8	5　評価料（Ⅱ）5	イ　初診又は訪問診療	40
	ロ　再診時等	1		ロ　再診時等	5
2　評価料（Ⅱ）2	イ　初診又は訪問診療	16	6　評価料（Ⅱ）6	イ　初診又は訪問診療	48
	ロ　再診時等	2		ロ　再診時等	6
3　評価料（Ⅱ）3	イ　初診又は訪問診療	24	7　評価料（Ⅱ）7	イ　初診又は訪問診療	56
	ロ　再診時等	3		ロ　再診時等	7
4　評価料（Ⅱ）4	イ　初診又は訪問診療	32	8　評価料（Ⅱ）8	イ　初診又は訪問診療	64
	ロ　再診時等	4		ロ　再診時等	8

■O102　入院ベースアップ評価料 施（1日につき）

1　入院ベースアップ評価料1	1	163　入院ベースアップ評価料163	163
2　入院ベースアップ評価料2	2	164　入院ベースアップ評価料164	164
～	～	165　入院ベースアップ評価料165	165

5 入院基本料

通則8　栄養管理体制減算規定該当－40（1日につき）　　通則9　身体的拘束最小化減算規定該当－40（1日につき）

■A100　一般病棟入院基本料（1日につき）

種　別	基本点数	算定点数（基本点数＋注3　入院期間の加算）			
		14日以内 ＋450〔＋300〕	15日～30日 ＋192〔＋155〕	31日以降	
					注11　90日超
1　急性期一般入院基本料					
急性期一般入院料1	1,688	2,138	1,880	1,688	
急性期一般入院料2	1,644	2,094	1,836	1,644	
急性期一般入院料3	1,569	2,019	1,761	1,569	
急性期一般入院料4	1,462	1,912	1,654	1,462	
急性期一般入院料5	1,451	1,901	1,643	1,451	
急性期一般入院料6	1,404	1,854	1,596	1,404	
2　地域一般入院基本料					
地域一般入院料1	1,176	1,626	1,368	1,176	療養病棟入院料1の例による （届出病棟に限る）
地域一般入院料2	1,170	1,620	1,362	1,170	
地域一般入院料3	1,003	1,453	1,195	1,003	
注2　特別入院基本料	612	〔912〕	〔767〕	612	

注2　月平均夜勤時間超過減算 届　－15/100（直近3月限度）
注7　夜勤時間特別入院基本料 届　70/100
注4　重症児（者）受入連携加算　＋2,000（入院初日）（地域一般入院基本料のみ）
注5　救急・在宅等支援病床初期加算　＋150（1日につき，14日限度）（地域一般入院基本料のみ）
注8　特定時間退院減算　　92/100
注9　特定曜日入退院減算　92/100
注6　夜間看護体制特定日減算　－5/100（年6日以内かつ当該日が属する月が連続する2月以内）

■A101　療養病棟入院基本料（1日につき）

生活療養：生活療養を受ける場合。

1　療養病棟入院料1						2　療養病棟入院料2					
入院料	基本点数	生活療養	入院料	基本点数	生活療養	入院料	基本点数	生活療養	入院料	基本点数	生活療養
1	1,964	1,949	16	1,371	1,356	1	1,899	1,885	16	1,305	1,291
2	1,909	1,895	17	1,343	1,329	2	1,845	1,831	17	1,278	1,263
3	1,621	1,607	18	1,189	1,174	3	1,556	1,542	18	1,123	1,109
4	1,692	1,677	19	1,831	1,816	4	1,627	1,613	19	1,766	1,752
5	1,637	1,623	20	1,776	1,762	5	1,573	1,559	20	1,712	1,698
6	1,349	1,335	21	1,488	1,474	6	1,284	1,270	21	1,423	1,409
7	1,644	1,629	22	1,442	1,427	7	1,579	1,565	22	1,376	1,362
8	1,589	1,575	23	1,414	1,400	8	1,525	1,511	23	1,349	1,334
9	1,301	1,287	24	1,260	1,245	9	1,236	1,222	24	1,194	1,180
10	1,831	1,816	25	983	968	10	1,766	1,752	25	918	904
11	1,776	1,762	26	935	920	11	1,712	1,698	26	870	856
12	1,488	1,474	27	830	816	12	1,423	1,409	27	766	751
13	1,455	1,440	28	1,831	1,816	13	1,389	1,375	28	1,766	1,752
14	1,427	1,413	29	1,776	1,762	14	1,362	1,347	29	1,712	1,698
15	1,273	1,258	30	1,488	1,474	15	1,207	1,193	30	1,423	1,409

注2　特別入院基本料　582（生活療養）568
注4　褥瘡対策加算1　＋15（1日につき）　褥瘡対策加算2　＋5　（1日につき）
注4　重症児（者）受入連携加算　＋2,000（入院初日）
注6　急性期患者支援療養病床初期加算　＋300（1日につき，転院又は転棟した日から14日限度）
注6　在宅患者支援療養病床初期加算　＋350（1日につき，入院日から14日限度）
注9　慢性維持透析管理加算　＋100（1日につき）（療養病棟入院料1のみ）
注10　在宅復帰機能強化加算 施　＋50（1日につき）（療養病棟入院料1のみ）
注11　経腸栄養管理加算 施　＋300（1日につき，入院中1回，経腸栄養の開始日から7日限度）
注12　夜間看護加算 施　＋50（1日につき）
注13　看護補助体制充実加算 施　（1日につき）　1：＋80　2：＋65　3：＋55

■A102　結核病棟入院基本料（1日につき）

種　別	基本点数	算定点数（基本点数＋注4　入院期間の加算）				
		14日以内 ＋400〔＋320〕	15日〜30日 ＋300〔＋240〕	31日〜60日 ＋200〔＋160〕	61日〜90日 ＋100	91日以降
7対1入院基本料	1,677	2,077	1,977	1,877	1,777	1,677
10対1入院基本料	1,405	1,805	1,705	1,605	1,505	1,405
13対1入院基本料	1,182	1,582	1,482	1,382	1,282	1,182
15対1入院基本料	1,013	1,413	1,313	1,213	1,113	1,013
18対1入院基本料	868	1,268	1,168	1,068	968	868
20対1入院基本料	819	1,219	1,119	1,019	919	819
注2　特別入院基本料	586	〔906〕	〔826〕	〔746〕	686	586

注2　月平均夜勤時間超過減算 届	−15/100（直近3月限度）
注6　夜勤時間特別入院基本料 届	70/100（特別入院基本料の点数を下回る場合は596）
注7　重症患者割合特別入院基本料 届	95/100
注8　夜間看護体制特定日減算	−5/100（年6日以内かつ当該日が属する月が連続する2月以内）

■A103　精神病棟入院基本料（1日につき）

種　別	基本点数	算定点数（基本点数＋注3　入院期間の加算）					
		14日以内 ＋465〔＋300〕	15日〜30日 ＋250〔＋155〕	31日〜90日 ＋125〔＋100〕	91日〜180日 ＋10	181日〜 1年以内 ＋3	1年超
10対1入院基本料	1,306	1,771	1,556	1,431	1,316	1,309	1,306
13対1入院基本料	973	1,438	1,223	1,098	983	976	973
15対1入院基本料	844	1,309	1,094	969	854	847	844
18対1入院基本料	753	1,218	1,003	878	763	756	753
20対1入院基本料	697	1,162	947	822	707	700	697
注2　特別入院基本料	566	〔866〕	〔721〕	〔666〕	576	569	566

注2　月平均夜勤時間超過減算 届	−15/100（直近3月限度）
注9　夜勤時間特別入院基本料 届	70/100（特別入院基本料の点数を下回る場合は576）
注4　重度認知症加算 施	＋300（1日につき，1月以内）
注5　救急支援精神病棟初期加算	＋100（1日につき，14日限度）
注7　精神保健福祉士配置加算 施	＋30（1日につき）
注10　夜間看護体制特定日減算	−5/100（年6日以内かつ当該日が属する月が連続する2月以内）

■A104　特定機能病院入院基本料（1日につき）

＜加算・減算＞

注4　重度認知症加算　＋300（1日につき，1月以内）（精神病棟に限る）
注5　看護必要度加算1 施　＋55（1日につき）　看護必要度加算2 施　＋45（1日につき）　看護必要度加算3 施　＋25（1日につき）
注10　入院栄養管理体制加算 施　＋270（入院初日及び退院時にそれぞれ1回限り）
注6　特定時間退院減算　92/100（一般病棟に限る）　注7　特定曜日入退院減算　92/100（一般病棟に限る）

●一般病棟

種　別	基本点数	算定点数（基本点数＋注3　入院期間の加算）			注9　90日超
		14日以内 ＋712	15日〜30日 ＋207	31日以降	療養病棟入院料1の例による （届出病棟に限る）
7対1入院基本料	1,822	2,534	2,029	1,822	
10対1入院基本料	1,458	2,170	1,665	1,458	

●結核病棟

種　別	基本点数	算定点数（基本点数＋注3　入院期間の加算）		
		30日以内 ＋330	31日〜90日 ＋200	91日以降
7対1入院基本料	1,822	2,152	2,022	1,822
10対1入院基本料	1,458	1,788	1,658	1,458
13対1入院基本料	1,228	1,558	1,428	1,228
15対1入院基本料	1,053	1,383	1,253	1,053

●精神病棟

種　別	基本点数	算定点数（基本点数＋注3　入院期間の加算）					
		14日以内 ＋505	15日〜30日 ＋250	31日〜90日 ＋125	91日〜180日 ＋30	181日〜 1年以内 ＋15	1年超
7対1入院基本料	1,551	2,056	1,801	1,676	1,581	1,566	1,551
10対1入院基本料	1,393	1,898	1,643	1,518	1,423	1,408	1,393
13対1入院基本料	1,038	1,543	1,288	1,163	1,068	1,053	1,038
15対1入院基本料	948	1,453	1,198	1,073	978	963	948

■A105　専門病院入院基本料（1日につき）

種　別	基本点数	算定点数（基本点数＋注2　入院期間の加算）			注8　90日超
		14日以内　＋512	15日〜30日　＋207	31日以降	
7対1入院基本料	1,705	2,217	1,912	1,705	療養病棟入院料1の例による （届出病棟に限る）
10対1入院基本料	1,421	1,933	1,628	1,421	
13対1入院基本料	1,191	1,703	1,398	1,191	

注3　看護必要度加算1 施 ＋55（1日につき）　看護必要度加算2 施 ＋45（1日につき）　看護必要度加算3 施 ＋25（1日につき）
注4　一般病棟看護必要度評価加算 施 ＋5（1日につき）
注5　特定時間退院減算　92/100　注6　特定曜日入退院減算　92/100
注9　夜間看護体制特定日減算　−5/100（年6日以内かつ当該日が属する月が連続する2月以内）

※専門病院とは，主として悪性腫瘍患者又は循環器疾患患者を入院させ，高度かつ専門的な医療を行っている病院である。

■A106　障害者施設等入院基本料（1日につき）

種　別	基本点数	算定点数（基本点数＋注3　入院期間の加算）			注5　特定入院基本料 90日超
		14日以内 ＋312	15日〜30日 ＋167	31日以降	
7対1入院基本料	1,637	1,949	1,804	1,637	984 [878] （届出病棟に限る） [　]内点数は，月平均夜勤時間超過減算として点数を減算する患者の場合。
注6　脳卒中後遺症（重度の意識障害）		医療区分2相当1,517	医療区分1相当1,377		
注13　脳卒中又は脳卒中の後遺症*1		医療区分2相当1,364	医療区分1相当1,239		
注14　透析実施の慢性腎臓病患者		医療区分2相当1,581			
10対1入院基本料	1,375	1,687	1,542	1,375	
注6　脳卒中後遺症（重度の意識障害）		医療区分2相当1,517	医療区分1相当1,377		
注13　脳卒中又は脳卒中の後遺症*1		医療区分2相当1,364	医療区分1相当1,239		
注14　透析実施の慢性腎臓病患者		医療区分2相当1,581			
13対1入院基本料	1,155	1,467	1,322	1,155	
注6　脳卒中後遺症（重度の意識障害）		医療区分2相当1,362	医療区分1相当1,224		
注13　脳卒中又は脳卒中の後遺症*1		医療区分2相当1,225	医療区分1相当1,100		
注14　透析実施の慢性腎臓病患者		医療区分2相当1,420			
15対1入院基本料	1,010	1,322	1,177	1,010	
注6　脳卒中後遺症（重度の意識障害）		医療区分2相当1,262	医療区分1相当1,124		
注13　脳卒中又は脳卒中の後遺症*1		医療区分2相当1,135	医療区分1相当1,010		
注14　透析実施の慢性腎臓病患者		医療区分2相当1,315			

注2　月平均夜勤時間超過減算 届 −15/100（直近3月限度）
注4　重症児（者）受入連携加算　＋2,000（入院初日）
注9　看護補助加算 施 14日以内　＋146　15日以上30日以内　＋121（1日につき）（7対1又は10対1に限る）
注10　看護補助体制充実加算 施 14日以内　1：＋176　2：＋161　3：＋151（1日につき）（7対1又は10対1に限る）
　　　看護補助体制充実加算 施 15日以上30日以内　1：＋151　2：＋136　3：＋126（1日につき）（7対1又は10対1に限る）
注11　夜間看護体制加算 施 ＋161（入院初日）（7対1又は10対1に限る）
注12　夜間看護体制特定日減算　−5/100（年6日以内かつ当該日が属する月が連続する2月以内）

※障害者施設等一般病棟であって，施設基準届出の一般病棟の入院患者について算定。
＊1　重度の意識障害者，筋ジストロフィー患者及び難病患者等を除く。

■A108　有床診療所入院基本料（1日につき）

種　別	基本点数		
	14日以内	15日～30日	31日以降
1　有床診療所入院基本料1	932	724	615
2　有床診療所入院基本料2	835	627	566
3　有床診療所入院基本料3	616	578	544
4　有床診療所入院基本料4	838	652	552
5　有床診療所入院基本料5	750	564	509
6　有床診療所入院基本料6	553	519	490

注2　重症児（者）受入連携加算　＋2,000（入院初日）
注3　有床診療所急性期患者支援病床初期加算 施 ＋150（1日につき，転院した日から21日限度）
注3　有床診療所在宅患者支援病床初期加算 施 ＋300（1日につき，入院した日から21日限度）
注4　夜間緊急体制確保加算 施 ＋15（1日につき）
注5　医師配置加算1 施 ＋120（1日につき）　医師配置加算2 施 ＋90 （1日につき）
注6　看護配置加算1 施 ＋60 （1日につき）　看護配置加算2 施 ＋35 （1日につき）
注6　夜間看護配置加算1 施 ＋105（1日につき）　夜間看護配置加算2 施 ＋55（1日につき）
注6　看護補助配置加算1 施 ＋25（1日につき）　看護補助配置加算2 施 ＋15（1日につき）
注7　看取り加算 施 ＋1,000（在宅療養支援診療所の場合　＋2,000）
注10　栄養管理実施加算 施 ＋12（1日につき）
注11　有床診療所在宅復帰機能強化加算 施 ＋20（1日につき，入院から15日以降）（1～3のみ）
注12　介護障害連携加算1 基 ＋192（1日につき，入院日から15日以降30日まで）（1～3のみ）
注12　介護障害連携加算2 基 ＋38 （1日につき，入院日から15日以降30日まで）（1～3のみ）

■A109　有床診療所療養病床入院基本料（1日につき）

生活療養：生活療養を受ける場合。

種別	基本点数		医療区分	ADL区分
		生活療養		
入院基本料A	1,073	1,058	3	3・2・1
入院基本料B	960	944	2	3・2
入院基本料C	841	826	2	1
入院基本料D	665	650	1	3
入院基本料E	575	560	1	2・1
注2　特別入院基本料	493	478	－	－

注4　褥瘡対策加算1　＋15（1日につき）　褥瘡対策加算2　＋5 （1日につき）
注5　重症児（者）受入連携加算　＋2,000（入院初日）
注6　有床診療所急性期患者支援療養病床初期加算 施 ＋300（1日につき，転院した日から21日限度）
注6　有床診療所在宅患者支援療養病床初期加算 施 ＋350（1日につき，入院した日から21日限度）
注7　看取り加算 施 ＋1,000（在宅療養支援診療所の場合　＋2,000）
注10　栄養管理実施加算 施 ＋12（1日につき）
注11　有床診療所療養病床在宅復帰機能強化加算 施 ＋10（1日につき）
注12　慢性維持透析管理加算　＋100（1日につき）

入院基本料等加算

（特定地域）＝厚生労働大臣が定める地域

区分番号	項目	点数	備考
A200	総合入院体制加算 施　1　総合入院体制加算1 　　　　　　　　　　2　総合入院体制加算2 　　　　　　　　　　3　総合入院体制加算3	260 200 120	1日につき 入院日から14日限度
A200-2	急性期充実体制加算 施 　1　急性期充実体制加算1　イ　7日以内 　　　　　　　　　　　　　ロ　8日〜11日 　　　　　　　　　　　　　ハ　12日〜14日 　2　急性期充実体制加算2　イ　7日以内 　　　　　　　　　　　　　ロ　8日〜11日 　　　　　　　　　　　　　ハ　12日〜14日	 440 200 120 360 150 90	1日につき 注2　小児・周産期・精神科充実体制加算 施 　　　イ　急性期充実体制加算1の場合+90 　　　ロ　急性期充実体制加算2の場合+60 注3　精神科充実体制加算 施+30（注2に該当しない場合）
A204	地域医療支援病院入院診療加算	1,000	入院初日
A204-2	臨床研修病院入院診療加算 基　1　基幹型 　　　　　　　　　　　　　　2　協力型	40 20	入院初日
A204-3	紹介受診重点医療機関入院診療加算	800	入院初日　　外来機能報告対象病院等の入院患者
A205	救急医療管理加算 施　1　救急医療管理加算1 　　　　　　　　　　2　救急医療管理加算2 　　　施設基準該当保険医療機関の場合（2に限る）	1,050 420 210	1日につき　　入院日から7日限度 注2　乳幼児加算（6歳未満）+400 注3　小児加算（6歳以上15歳未満）+200
A205-2	超急性期脳卒中加算 施	10,800	入院初日　　厚生労働大臣が定める患者
A205-3	妊産婦緊急搬送入院加算 基	7,000	入院初日
A206	在宅患者緊急入院診療加算 　　1　在支診，在支病又は在宅療養後方支援病院 　　2　連携医療機関（1除く） 　　3　1及び2以外	 2,500 2,000 1,000	入院初日 1：厚生労働大臣が定める疾病等の患者
A207	診療録管理体制加算 施　1　診療録管理体制加算1 　　　　　　　　　　　2　診療録管理体制加算2 　　　　　　　　　　　3　診療録管理体制加算3	140 100 30	入院初日
A207-2	医師事務作業補助体制加算 施		入院初日

A207-2（続き）

区分	15対1	20対1	25対1	30対1	40対1	50対1	75対1	100対1
1　体制加算1	1,070	855	725	630	530	450	370	320
2　体制加算2	995	790	665	580	495	415	335	280

区分番号	項目	点数	備考
A207-3	急性期看護補助体制加算 施 　1　25対1（看護補助者5割以上） 　2　25対1（看護補助者5割未満） 　3　50対1 　4　75対1	 240 220 200 160	1日につき　　入院日から14日限度 注2　夜間急性期看護補助体制加算 施（1日につき） 　　　夜間30対1 +125　夜間50対1 +120 　　　夜間100対1 +105 注3　夜間看護体制加算 施+71 注4　看護補助体制充実加算 施（1日につき） 　　　1：+20　2：+5
A207-4	看護職員夜間配置加算 施		1日につき 入院日から14日限度

A207-4（続き）

			点数
1　看護職員夜間12対1配置加算		1	110
		2	90
2　看護職員夜間16対1配置加算		1	70
		2	45

区分番号	項目	点数	備考
A208	乳幼児加算・幼児加算		
	1　乳幼児加算　イ　病院（特別入院基本料等以外） 　　　　　　　　ロ　病院（特別入院基本料等） 　　　　　　　　ハ　診療所	333 289 289	1日につき 3歳未満
	2　幼児加算　　イ　病院（特別入院基本料等以外） 　　　　　　　　ロ　病院（特別入際基本料等） 　　　　　　　　ハ　診療所	283 239 239	1日につき 3歳以上6歳未満
A209	特定感染症入院医療管理加算　1　治療室 　　　　　　　　　　　　　　　2　それ以外	200 100	1日につき 1入院7日限度（疑似症は初日限り）
A210	難病等特別入院診療加算 　　1　難病患者等入院診療加算 　　2　二類感染症患者入院診療加算	 250 250	1日につき 1：厚生労働大臣が定める疾患及び厚生労働大臣が定める状態
A211	特殊疾患入院施設管理加算 施	350	1日につき

区分番号	項目							点数	備考
A212	超重症児(者)入院診療加算・準超重症児(者)入院診療加算 　1　超重症児(者)入院診療加算　イ　6歳未満 　　　　　　　　　　　　　　　ロ　6歳以上 　2　準超重症児(者)入院診療加算　イ　6歳未満 　　　　　　　　　　　　　　　　ロ　6歳以上							800 400 200 100	1日につき 厚生労働大臣が定める超重症又は準超重症の状態 一般病棟の患者(障害者施設等入院基本料，特殊疾患入院医療管理料及び特殊疾患病棟入院料の算定患者を除く)は，入院日から90日限度 注3　救急・在宅重症児(者)受入加算+200(1日につき，入院日から5日限度)
A213	看護配置加算 施							25	1日につき
A214	看護補助加算 施　1　看護補助加算1 　　　　　　　　2　看護補助加算2 　　　　　　　　3　看護補助加算3							141 116 88	1日につき 注2　夜間75対1看護補助加算 施+55(入院日から20日限度) 注3　夜間看護体制加算 施+176(入院初日) 注4　看護補助体制充実加算 施(1日につき) 　　　1：+20　2：+5
A218	地域加算								1日につき 人事院規則で定める地域その他の厚生労働大臣が定める地域
		1級地	2級地	3級地	4級地	5級地	6級地	7級地	
		18	15	14	11	9	5	3	
A218-2	離島加算							18	1日につき　厚生労働大臣が定める地域
A219	療養環境加算 届							25	1日につき　地方厚生局長等に届け出た病室
A220	HIV感染者療養環境特別加算　1　個室 　　　　　　　　　　　　　2　2人部屋							350 150	1日につき
A220-2	特定感染症患者療養環境特別加算　1　個室加算 　　　　　　　　　　　　　　　2　陰圧室加算							300 200	1日につき 疑似症は初日限り
A221	重症者等療養環境特別加算 施　1　個室 　　　　　　　　　　　　　2　2人部屋							300 150	1日につき
A221-2	小児療養環境特別加算							300	1日につき　15歳未満
A222	療養病棟療養環境加算 施	1						132	1日につき
		2						115	
A222-2	療養病棟療養環境改善加算 施	1						80	
		2						20	
A223	診療所療養病床療養環境加算 施 診							100	1日につき
A223-2	診療所療養病床療養環境改善加算 施 診							35	1日につき
A224	無菌治療室管理加算 施	1						3,000	1日につき 入室日から90日限度
		2						2,000	
A225	放射線治療病室管理加算 　1　治療用放射性同位元素による治療 施 　2　密封小線源による治療 施							6,370 2,200	1日につき
A226	重症皮膚潰瘍管理加算 基							18	1日につき
A226-2	緩和ケア診療加算 施 注2　緩和ケア診療加算(特定地域) 施							390 200	1日につき　注3　小児加算(15歳未満)+100 注4　個別栄養食事管理加算 基+70
A226-3	有床診療所緩和ケア診療加算 施 診							250	1日につき
A226-4	小児緩和ケア診療加算 施							700	1日につき　15歳未満 注2　小児個別栄養食事管理加算 基+70
A227	精神科措置入院診療加算							2,500	入院初日
A228	精神科応急入院施設管理加算 施							2,500	入院初日
A229	精神科隔離室管理加算							220	1日につき　月7日限度
A230	精神病棟入院時医学管理加算 施							5	1日につき
A230-2	精神科地域移行実施加算 施							20	1日につき
A230-3	精神科身体合併症管理加算 施　1　7日以内 　　　　　　　　　　　　　2　8日以上15日以内							450 300	1日につき　厚生労働大臣が定める精神障害者 治療開始日から15日限度
A230-4	精神科リエゾンチーム加算 施							300	週1回
A231-2	強度行動障害入院医療管理加算 基							300	1日につき　厚生労働大臣が定める患者
A231-3	依存症入院医療管理加算 施　1　30日以内 　　　　　　　　　　　　2　31日以上60日以内							200 100	1日につき　厚生労働大臣が定める患者 入院日から60日限度
A231-4	摂食障害入院医療管理加算 施　1　30日以内 　　　　　　　　　　　　2　31日以上60日以内							200 100	1日につき　厚生労働大臣が定める患者 入院日から60日限度

区分番号	項目		点数	備考
A232	がん拠点病院加算 墓			入院初日
	1 がん診療連携拠点病院加算			注2 がんゲノム拠点病院加算 墓 +250
	イ がん診療連携拠点病院		500	
	特例型 墓		300	
	ロ 地域がん診療病院		300	
	特例型 墓		100	
	2 小児がん拠点病院加算		750	
A233	リハビリテーション・栄養・口腔連携体制加算 施		120	1日につき 計画作成日から14日限度
A233-2	栄養サポートチーム加算 施		200	週1回（一部の患者は月1回）
	注2 栄養サポートチーム加算（特定地域）施		100	厚生労働大臣が定める患者
				注3 歯科医師連携加算+50（特定地域は除く）
A234	医療安全対策加算 施 1 医療安全対策加算1		85	入院初日
	2 医療安全対策加算2		30	注2 医療安全対策地域連携加算 施 1：+50 2：+20
A234-2	感染対策向上加算 施 1 感染対策向上加算1		710	入院初日（「3」は入院初日及び90日超毎1回）
	2 感染対策向上加算2		175	注2 指導強化加算 施 +30（「1」のみ）
	3 感染対策向上加算3		75	注3 連携強化加算 施 +30（「2」又は「3」のみ）
				注4 サーベイランス強化加算 施 +3（「2」又は「3」のみ）
				注5 抗菌薬適正使用体制加算 施 +5
A234-3	患者サポート体制充実加算 施		70	入院初日
A234-4	重症患者初期支援充実加算 施		300	1日につき 入院日から3日限度
A234-5	報告書管理体制加算 施		7	退院時1回
A236	褥瘡ハイリスク患者ケア加算 施		500	入院中1回
	注2 褥瘡ハイリスク患者ケア加算（特定地域）施		250	
A236-2	ハイリスク妊娠管理加算 施		1,200	1日につき 厚生労働大臣が定める患者
				1入院に限り20日限度
A237	ハイリスク分娩等管理加算 施			1日につき 1，2共通：厚生労働大臣が定める
	1 ハイリスク分娩管理加算		3,200	患者，1入院に限り8日限度
	2 地域連携分娩管理加算		3,200	
A238-6	精神科救急搬送患者地域連携紹介加算 施		1,000	退院時1回
A238-7	精神科救急搬送患者地域連携受入加算 施		2,000	入院初日
A242	呼吸ケアチーム加算 施		150	週1回 厚生労働大臣が定める患者
A242-2	術後疼痛管理チーム加算 施		100	1日につき 手術日の翌日から3日限度
A243	後発医薬品使用体制加算 施	1	87	入院初日
		2	82	
		3	77	
A243-2	バイオ後続品使用体制加算 施		100	入院初日
A244	病棟薬剤業務実施加算 施	1	120	1：週1回 2：1日につき
		2	100	療養病棟入院基本料等の算定患者：入院日から8週間限度
				注2 薬剤業務向上加算 施 +100（「1」のみ，週1回）
A245	データ提出加算 施			1及び2：入院初日
	1 データ提出加算1 イ 許可病床数200床以上		145	3及び4：90日超毎1回
	ロ 許可病床数200床未満		215	
	2 データ提出加算2 イ 許可病床数200床以上		155	
	ロ 許可病床数200床未満		225	
	3 データ提出加算3 イ 許可病床数200床以上		145	
	ロ 許可病床数200床未満		215	
	4 データ提出加算4 イ 許可病床数200床以上		155	
	ロ 許可病床数200床未満		225	
A246	入退院支援加算 施			退院時1回
	1 入退院支援加算1 イ 一般病棟入院基本料等		700	注4 地域連携診療計画加算 施 +300（退院時1回）
	ロ 療養病棟入院基本料等		1,300	注6 小児加算+200（1又は2に限る，15歳未満）
	2 入退院支援加算2 イ 一般病棟入院基本料等		190	注7 入院時支援加算 1：+240 2：+200
	ロ 療養病棟入院基本料等		635	（厚生労働大臣が定める患者）
	3 入退院支援加算3		1,200	注8 総合機能評価加算 施 +50（厚生労働大臣が定める患者）
	注5 入退院支援加算（特定地域）施			注9 入院事前調整加算+200（厚生労働大臣が定める患者）
	イ 一般病棟入院基本料等		95	
	ロ 療養病棟入院基本料等		318	
A246-2	精神科入退院支援加算 施		1,000	退院時1回
				注2 精神科措置入院退院支援加算+300（退院時1回）
A246-3	医療的ケア児(者)入院前支援加算 施		1,000	保険医療機関毎患者1人につき1回限り（入院初日）
	注2 情報通信機器で行った場合 施		500	厚生労働大臣が定める患者

区分番号	項目			点数	備考
A247	認知症ケア加算 施	1	イ 14日以内	180	1日につき
			ロ 15日以上	34	厚生労働大臣が定める患者
		2	イ 14日以内	112	注2 身体的拘束を実施した日40/100
			ロ 15日以上	28	
		3	イ 14日以内	44	
			ロ 15日以上	10	
A247-2	せん妄ハイリスク患者ケア加算 施			100	入院中1回
A248	精神疾患診療体制加算 施	1		1,000	1：入院初日
		2		330	2：1回限り（入院初日から3日以内に限る）
A249	精神科急性期医師配置加算 施 1　精神科急性期医師配置加算1 2　精神科急性期医師配置加算2 　イ 精神病棟入院基本料等 　ロ 精神科急性期治療病棟入院料 3　精神科急性期医師配置加算3			600 500 450 400	1日につき
A250	薬剤総合評価調整加算			100	退院時1回　　注2　薬剤調整加算+150
A251	排尿自立支援加算 施			200	週1回（12週を限度）　　厚生労働大臣が定める患者
A252	地域医療体制確保加算 施			620	入院初日
A253	協力対象施設入所者入院加算 施	1	往診が行われた場合	600	入院初日
		2	1以外	200	

※ A201，A202，A203，A215，A216，A217，A231，A235，A238，A238-2，A238-3，A238-4，A238-5，A238-8，A238-9，A239，A240及びA241については，「削除」。

通則8　栄養管理体制減算規定該当-40（1日につき）　　通則9　身体的拘束最小化減算規定該当-40（1日につき）

（特定地域）＝厚生労働大臣が定める地域

区分番号			名称	点数	備考
A300	救命救急入院料 施	1	救命救急入院料1		1日につき
			イ　3日以内	10,268	算定限度：14日又は60日
			ロ　4日以上7日以内	9,292	算定限度：25日/30日（施 急性血液浄化又は体外式心肺補
			ハ　8日以上	7,934	助（ECMO）を必要とする患者/臓器移植を行った患者）
		2	救命救急入院料2		注2　精神疾患診断治療初回加算（初回）
			イ　3日以内	11,847	施 +7,000　左記以外+3,000
			ロ　4日以上7日以内	10,731	注3　救急体制充実加算1 施 +1,500/日
			ハ　8日以上	9,413	注3　救急体制充実加算2 施 +1,000/日
		3	救命救急入院料3		注3　救急体制充実加算3 施 +500/日
			イ　救命救急入院料		注4　高度医療体制加算 施 +100/日
			（1）　3日以内	10,268	注5　急性薬毒物中毒加算（入院初日）
			（2）　4日以上7日以内	9,292	急性薬毒物中毒加算1（機器分析）+5,000
			（3）　8日以上	7,934	急性薬毒物中毒加算2（その他のもの）+350
			ロ　広範囲熱傷特定集中治療管理料		注6　小児加算 施 +5,000（入院初日）（15歳未満）
			（1）　3日以内	10,268	注8　早期離床・リハビリテーション加算 施 +500
			（2）　4日以上7日以内	9,292	（入室日より14日限度）
			（3）　8日以上60日以内	8,356	注9　早期栄養介入管理加算 施 +250又は+400
		4	救命救急入院料4		（入室日より7日限度）
			イ　救命救急入院料		注10　生活上，精神疾患の治療継続上の助言・指導の加算
			（1）　3日以内	11,847	+2,500（退院時1回）
			（2）　4日以上7日以内	10,731	注11　重症患者対応体制強化加算 施
			（3）　8日以上	9,413	3日以内　　　　　+750
			ロ　広範囲熱傷特定集中治療管理料		4日以上7日以内　+500
			（1）　3日以内	11,847	8日以上14日以内　+300
			（2）　4日以上7日以内	10,731	
			（3）　8日以上14日以内	9,413	
			（4）　15日以上60日以内	8,356	
A301	特定集中治療室管理料 施	1	特定集中治療室管理料1		1日につき
			イ　7日以内	14,406	算定限度：14日又は60日
			ロ　8日以上	12,828	算定限度：25日/30日（施 急性血液浄化又は体外式心肺補
		2	特定集中治療室管理料2		助（ECMO）を必要とする患者/臓器移植を行った患者）
			イ　特定集中治療室管理料		注2　小児加算 施 （15歳未満）
			（1）　7日以内	14,406	7日以内+2,000/日
			（2）　8日以上	12,828	8日以上14日以内+1,500/日
			ロ　広範囲熱傷特定集中治療管理料		注4　早期離床・リハビリテーション加算 施 +500
			（1）　7日以内	14,406	（入室日より14日限度）
			（2）　8日以上60日以内	13,028	注5　早期栄養介入管理加算 施 +250又は+400
		3	特定集中治療室管理料3		（入室日より7日限度）
			イ　7日以内	9,890	注6　重症患者対応体制強化加算 施
			ロ　8日以上	8,307	3日以内　　　　　+750
		4	特定集中治療室管理料4		4日以上7日以内　+500
			イ　特定集中治療室管理料		8日以上14日以内　+300
			（1）　7日以内	9,890	注7　特定集中治療室遠隔支援加算 基 +980（5又は6）
			（2）　8日以上	8,307	
			ロ　広範囲熱傷特定集中治療管理料		
			（1）　7日以内	9,890	
			（2）　8日以上60日以内	8,507	
		5	特定集中治療室管理料5		
			イ　7日以内	8,890	
			ロ　8日以上	7,307	
		6	特定集中治療室管理料6		
			イ　特定集中治療室管理料		
			（1）　7日以内	8,890	
			（2）　8日以上	7,307	
			ロ　広範囲熱傷特定集中治療管理料		
			（1）　7日以内	8,890	
			（2）　8日以上60日以内	7,507	
A301-2	ハイケアユニット入院医療管理料 施				1日につき　算定限度：21日
		1	ハイケアユニット入院医療管理料1	6,889	注3　早期離床・リハビリテーション加算 施 +500
		2	ハイケアユニット入院医療管理料2	4,250	（入室日より14日限度）
					注4　早期栄養介入管理加算 施 +250又は+400
					（入室日より7日限度）
A301-3	脳卒中ケアユニット入院医療管理料 施			6,045	1日につき　算定限度：発症後14日
					注3　早期離床・リハビリテーション加算 施 +500
					（入室日より14日限度）
					注4　早期栄養介入管理加算 施 +250又は+400
					（入室日より7日限度）

区分番号	名称	点数	備考
A 301-4	小児特定集中治療室管理料 施　　1　7日以内　　2　8日以上	16,362 14,256	1日につき 算定限度：14日，21日，30日，35日若しくは55日 15歳未満（小児慢性特定疾病医療支援対象者は20歳未満） 注3　早期離床・リハビリテーション加算 施 +500 　（入室日より14日限度） 注4　早期栄養介入管理加算 施 +250又は+400 　（入室日より7日限度）
A 302	新生児特定集中治療室管理料 施 　　1　新生児特定集中治療室管理料1 　　2　新生児特定集中治療室管理料2	 10,584 8,472	1日につき 算定限度：21日，35日，60日，90日，105日若しくは110日
A 302-2	新生児特定集中治療室重症児対応体制強化管理料 施	14,539	1日につき（入室日より7日限度）
A 303	総合周産期特定集中治療室管理料 施 　　1　母体・胎児集中治療室管理料 　　2　新生児集中治療室管理料	 7,417 10,584	1日につき 算定限度：14日 算定限度：21日，35日，60日，90日，105日若しくは110日 注3　成育連携支援加算 施 +1,200（入院中1回）
A 303-2	新生児治療回復室入院医療管理料 施	5,728	1日につき 算定限度：30日，50日，90日，120日，135日若しくは140日
A 304	地域包括医療病棟入院料 施	3,050	1日につき（90日超は地域一般3で算定）
	注2　初期加算+150/日（14日限度） 注3　夜間看護体制特定日減算-5/100（年6日以内かつ当該月の連続2月以内） 注5　看護補助体制加算 施（14日限度） 　25対1（補助者5割以上）+240　　25対1（補助者5割未満）+220　　50対1 +200　　75対1 +160 注6　夜間看護補助体制加算 施/日 　夜間30対1 +125　夜間50対1 +120　夜間100対1 +105		注7　夜間看護体制加算 施 +71 注8　看護補助体制充実加算 施/日 　1：+25　2：+15　3：+5 注9　看護職員夜間配置加算（14日限度） 　看護職員夜間12対1配置加算　1：+110　2：+90 　看護職員夜間16対1配置加算　1：+70　2：+45 注10　リハビリテーション・栄養・口腔連携加算 施 +80 　（計画作成日から14日限度）
A 305	一類感染症患者入院医療管理料 施　　1　14日以内　　2　15日以上	9,413 8,147	1日につき 算定限度：感染症法第19条及び第20条の規定に係る入院期間まで
A 306	特殊疾患入院医療管理料 施 　（重度の意識障害の場合（脳卒中の後遺症に限る）） 　　イ　医療区分2の患者に相当するもの 　　ロ　医療区分1の患者に相当するもの 　（脳卒中又は脳卒中後遺症の患者*1） 　　イ　医療区分2の患者に相当するもの 　　ロ　医療区分1の患者に相当するもの 　（透析実施慢性腎臓病患者*2） 　　医療区分2の患者に相当するもの	2,090 1,927 1,761 1,734 1,588 2,011	1日につき 注2　人工呼吸器使用加算+600/日 注3　重症児（者）受入連携加算+2,000（入院初日） ＊1　重度の意識障害者，筋ジストロフィー患者及び難病患者等を除く ＊2　上記算定患者を除く
A 307	小児入院医療管理料 施　1　小児入院医療管理料1 　　　　　　　　　　　　2　小児入院医療管理料2 　　　　　　　　　　　　3　小児入院医療管理料3 　　　　　　　　　　　　4　小児入院医療管理料4 　　　　　　　　　　　　5　小児入院医療管理料5	4,807 4,275 3,849 3,210 2,235	1日につき 15歳未満（小児慢性特定疾病医療支援対象者は20歳未満） 注5　無菌治療管理加算 施/日（90日限度） 　1：+2,000　2：+1,500 注6　退院時薬剤情報管理指導連携加算+150（退院日1回）
	注2　プレイルーム，保育士等加算 施/日 　保育士1名　+100　　保育士2名以上　+180 注3　人工呼吸器使用加算+600/日 注4　重症児受入体制加算 施/日（3，4，5に限る） 　1：+200　2：+280		注7　養育支援体制加算 施 +300（入院初日） 注8　時間外受入体制強化加算 施（入院初日）（1，2に限る） 　1：+300　2：+180 注9　看護補助加算 施 +151（14日限度）*1 注10　看護補助体制充実加算 施 +156（14日限度）*1 ＊1　1，2，3に限る
A 308	回復期リハビリテーション病棟入院料 施		（生活療養）	1日につき

区分番号	名称	点数	（生活療養）	備考
	1　回復期リハビリテーション病棟入院料1	2,229	2,215	算定限度：60日，90日，150日若しくは180日 「5」の算定限度：算定開始日から2年（回復期リハビリテーション病棟入院料1，2，3又は4を算定していた病棟は1年） 注2　休日リハビリテーション提供体制加算 基 +60/日（3〜6に限る）
	2　回復期リハビリテーション病棟入院料2	2,166	2,151	
	3　回復期リハビリテーション病棟入院料3	1,917	1,902	
	4　回復期リハビリテーション病棟入院料4	1,859	1,845	
	5　回復期リハビリテーション病棟入院料5	1,696	1,682	
	6　回復期リハビリテーション入院医療管理料	1,859	1,845	

区分番号	名称			点数	備考
A308-3	地域包括ケア病棟入院料 施				(生活療養) 1日につき
					算定限度：当該病棟又は病室への入院日から60日
	1 地域包括ケア病棟入院料1	イ	40日以内	2,838	2,823	注1 療養病床95/100（厚生労働大臣が定める場
		ロ	41日以上	2,690	2,675	合を除く）
	2 地域包括ケア入院医療管理料1	イ	40日以内	2,838	2,823	注3 看護職員配置加算 施 +150/日
		ロ	41日以上	2,690	2,675	注4 看護補助者配置加算 施 +160/日
	3 地域包括ケア病棟入院料2	イ	40日以内	2,649	2,634	注5 看護補助体制充実加算 施 /日
		ロ	41日以上	2,510	2,495	1 +190 2 +175 3 +165
	4 地域包括ケア入院医療管理料2	イ	40日以内	2,649	2,634	注6 急性期患者支援病床初期加算/日（転院又は
		ロ	41日以上	2,510	2,495	転棟した日から14日限度）
	5 地域包括ケア病棟入院料3	イ	40日以内	2,312	2,297	許可病床数400床以上
		ロ	41日以上	2,191	2,176	他の保険医療機関の一般病棟から転棟+150
	6 地域包括ケア入院医療管理料3	イ	40日以内	2,312	2,297	上記以外+50
		ロ	41日以上	2,191	2,176	許可病床数400床未満
	7 地域包括ケア病棟入院料4	イ	40日以内	2,102	2,086	他の保険医療機関の一般病棟から転棟+250
		ロ	41日以上	1,992	1,976	上記以外+125
	8 地域包括ケア入院医療管理料4	イ	40日以内	2,102	2,086	注6 在宅患者支援病床初期加算/日（入院日から
		ロ	41日以上	1,992	1,976	14日限度）
	注2 地域包括ケア病棟入院料（特定地域）施				(生活療養)	介護老人保健施設から入院
						救急搬送患者等+580 それ以外+480
	地域包括ケア病棟入院料1	イ	（特定地域）	2,460	2,445	介護医療院、特別養護老人ホーム、軽費老人ホー
		ロ	（特定地域）	2,331	2,316	ム、有料老人ホーム等又は自宅から入院
	地域包括ケア入院医療管理料1	イ	（特定地域）	2,460	2,445	救急搬送患者等+480 それ以外+380
		ロ	（特定地域）	2,331	2,316	注8 看護職員夜間配置加算 施 +70（1日（厚生
	地域包括ケア病棟入院料2	イ	（特定地域）	2,271	2,257	労働大臣が定める日を除く）につき）
		ロ	（特定地域）	2,152	2,138	注9 夜間看護体制特定日減算-5/100（年6日以
	地域包括ケア入院医療管理料2	イ	（特定地域）	2,271	2,257	内かつ当該日が属する月が連続する2月以内）
		ロ	（特定地域）	2,152	2,138	注10 3又は7の施設基準不適合 届 85/100
	地域包括ケア病棟入院料3	イ	（特定地域）	2,008	1,994	注11 5，6，7又は8の施設基準不適合 届
		ロ	（特定地域）	1,903	1,889	90/100
	地域包括ケア入院医療管理料3	イ	（特定地域）	2,008	1,994	注12 3，4，7又は8の施設基準不適合 届
		ロ	（特定地域）	1,903	1,889	90/100
	地域包括ケア病棟入院料4	イ	（特定地域）	1,797	1,783	注13 厚生労働大臣が定める保険医療機関（1,
		ロ	（特定地域）	1,703	1,689	2，3又は4の入院患者）90/100
	地域包括ケア入院医療管理料4	イ	（特定地域）	1,797	1,783	
		ロ	（特定地域）	1,703	1,689	
A309	特殊疾患病棟入院料 施 1 特殊疾患病棟入院料1			2,090	1日につき
	2 特殊疾患病棟入院料2			1,694	注2 人工呼吸器使用加算+600/日
	（重度の意識障害の場合（脳卒中の後遺症に限る））				注3 重症児（者）受入連携加算+2,000（入院初日）
	イ 特殊疾患病棟入院料1				*1 重度の意識障害者，筋ジストロフィー患者及び難病
	(1) 医療区分2の患者に相当するもの			1,928	患者等を除く
	(2) 医療区分1の患者に相当するもの			1,763	*2 上記算定患者を除く
	ロ 特殊疾患病棟入院料2				
	(1) 医療区分2の患者に相当するもの			1,675	
	(2) 医療区分1の患者に相当するもの			1,508	
	（脳卒中又は脳卒中後遺症の患者*1）				
	イ 特殊疾患病棟入院料1				
	(1) 医療区分2の患者に相当するもの			1,735	
	(2) 医療区分1の患者に相当するもの			1,586	
	ロ 特殊疾患病棟入院料2				
	(1) 医療区分2の患者に相当するもの			1,507	
	(2) 医療区分1の患者に相当するもの			1,357	
	（透析実施慢性腎臓病の患者）*2				
	医療区分2の患者に相当するもの				
	イ 特殊疾患病棟入院料1			2,010	
	ロ 特殊疾患病棟入院料2			1,615	
A310	緩和ケア病棟入院料 施				1日につき
	1 緩和ケア病棟	イ	30日以内	5,135	注2 緩和ケア病棟緊急入院初期加算+200/日
	入院料1	ロ	31日以上60日以内	4,582	（入院日から15日限度）
		ハ	61日以上	3,373	注4 緩和ケア疼痛評価加算+100/日
	2 緩和ケア病棟	イ	30日以内	4,897	
	入院料2	ロ	31日以上60日以内	4,427	
		ハ	61日以上	3,321	
A311	精神科救急急性期医療入院料 施				1日につき 算定限度：入院日から90日
	1 30日以内			2,420	注3 非定型抗精神病薬加算+15/日（使用した1日当たり
	2 31日以上60日以内			2,120	の抗精神病薬2種類以下の場合に限る）
	3 61日以上90日以内			1,918	注4 看護職員夜間配置加算 施 +70/日（厚生労働大臣が定
					める日を除き，入院日から30日限度）
					注5 精神科救急医療体制加算 施 （入院日から90日限度）
					（厚生労働大臣が定める場合60/100）
					1 +600/日 2 +590/日 3 +500/日

区分番号	名称	点数	備考
A311-2	精神科急性期治療病棟入院料 施 　　1　精神科急性期治療病棟入院料1 　　　イ　30日以内 　　　ロ　31日以上60日以内 　　　ハ　61日以上90日以内 　　2　精神科急性期治療病棟入院料2 　　　イ　30日以内 　　　ロ　31日以上60日以内 　　　ハ　61日以上90日以内	 2,020 1,719 1,518 1,903 1,618 1,466	1日につき 算定限度：新規患者は入院日から90日，転棟患者等は1年に1回限り1月 注3　非定型抗精神病薬加算+15/日（使用した1日当たりの抗精神病薬2種類以下の場合に限る）
A311-3	精神科救急・合併症入院料 施 　　1　30日以内 　　2　31日以上60日以内 　　3　61日以上90日以内	 3,624 3,323 3,123	1日につき 算定限度：入院日から90日 注3　非定型抗精神病薬加算+15/日（使用した1日当たりの抗精神病薬2種類以下の場合に限る） 注4　看護職員夜間配置加算 施+70/日（厚生労働大臣が定める日を除く，入院日から30日限度）
A311-4	児童・思春期精神科入院医療管理料 施	3,016	1日につき 注3　精神科養育支援体制加算 施+300（入院初日）
A312	精神療養病棟入院料 施	1,108	1日につき 注3　非定型抗精神病薬加算+15/日（使用した1日当たりの抗精神病薬2種類以下の場合に限る） 注4　重症者加算 　　加算1 施+60/日　　加算2 +30/日 注5　精神保健福祉士配置加算 施+30/日
A314	認知症治療病棟入院料 施 　　1　認知症治療病棟入院料1 　　　イ　30日以内 　　　ロ　31日以上60日以内 　　　ハ　61日以上 　　2　認知症治療病棟入院料2 　　　イ　30日以内 　　　ロ　31日以上60日以内 　　　ハ　61日以上	 1,829 1,521 1,221 1,334 1,129 1,003	1日につき 注2　認知症夜間対応加算 施 　　30日以内+84/日 　　31日以上+40/日
A315	精神科地域包括ケア病棟入院料 施	1,535	1日につき　算定限度：過去1年以内通算180日，転棟患者等は1回に限る 注2　自宅等移行初期加算+100（過去1年以内通算90日限り） 注5　非定型抗精神病薬加算+15/日（使用した1日当たりの抗精神病薬2種類以下の場合に限る）
A317	特定一般病棟入院料 施 　　1　特定一般病棟入院料1 　　2　特定一般病棟入院料2 　地域包括ケア入院医療管理が行われた場合 施＊1 　　地域包括ケア入院医療管理1 　　地域包括ケア入院医療管理2 　　地域包括ケア入院医療管理3 　　地域包括ケア入院医療管理4	 1,168 1,002 (40日以内) (41日以上) 2,459　2,330 2,270　2,151 2,007　1,902 1,796　1,702	1日につき 注2　入院期間加算 　　14日以内+450/日 　　15日以上30日以内+192/日 注3　重症児（者）受入連携加算+2,000（入院初日） 注4　救急・在宅等支援病床初期加算+150/日 　　（転院又は入院した日から14日限度） 注5　一般病棟看護必要度評価加算 施+5/日 ＊1　60日限度
A318	地域移行機能強化病棟入院料 施	1,557	1日につき 注2　非定型抗精神病薬加算+15/日（使用した1日当たりの抗精神病薬2種類以下の場合に限る） 注3　重症者加算 　　加算1 施+60/日　　加算2 +30/日
A319	特定機能病院リハビリテーション病棟入院料 施	(生活療養) 2,229　2,215	算定限度：60日，90日，150日若しくは180日

※A308-2，A313，A316については，「削除」。

通則8　栄養管理体制減算規定該当-40（1日につき）　　通則9　身体的拘束最小化減算規定該当-40（1日につき）

■A400短期滞在手術等基本料

（表中の検査・手術名称は原則レセ電名称を掲載した）

1	短期滞在手術等基本料1 施 （日帰り）	イ　主に入院で実施されている手術	（1）麻酔を伴う手術　2,947	（2）（1）以外の場合　2,718
		ロ　イ以外の場合	（1）麻酔を伴う手術　1,588	（2）（1）以外の場合　1,359

2 短期滞在手術等基本料3（4泊5日まで）		基本点数	生活療養			基本点数	生活療養
D237	終夜睡眠ポリグラフィー・1及び2以外・安全精度管理下	9,537	9,463	K318	鼓膜形成手術	31,981	31,907
D237	終夜睡眠ポリグラフィー・1及び2以外・その他	8,400	8,326	K333	鼻骨骨折整復固定術	16,988	16,914
D237-2	MSLT	12,676	12,602	K389	喉頭・声帯ポリープ切除術（直達喉頭鏡、ファイバー）	24,709	24,635
D287	内分泌負荷試験・下垂体前葉負荷試験（GH）	9,194	9,120	K474	乳腺腫瘍摘出術（長径5cm未満）	16,684	16,610
D291-2	小児食物アレルギー負荷検査	5,278	5,204	K474	乳腺腫瘍摘出術（長径5cm以上）	22,904	22,830
D413	前立腺針生検法・その他	10,262	10,188	K616-4	経皮的シャント拡張術・血栓除去術（初回）	26,013	25,939
K007-2	経皮的放射線治療用金属マーカー留置術	30,882	30,808	K616-4	経皮的シャント拡張術・血栓除去術・3月以内	26,057	25,983
K030	四肢・躯幹軟部腫瘍摘出術（手）	14,667	14,593	K617	下肢静脈瘤手術（抜去切除術）	20,366	20,292
K046	骨折観血的手術（手舟状骨）	36,240	36,166	K617	下肢静脈瘤手術（硬化療法）	8,262	8,188
K048	骨内異物（挿入物を含む）除去術（前腕）	19,082	19,008	K617	下肢静脈瘤手術（高位結紮術）	9,258	9,184
K048	骨内異物（挿入物を含む）除去術（鎖骨）	20,549	20,475	K617-2	大伏在静脈抜去術	20,829	20,755
K048	骨内異物（挿入物を含む）除去術（手）	14,893	14,819	K617-4	下肢静脈瘤血管内焼灼術	19,368	19,294
K070	ガングリオン摘出術（手）	13,653	13,579	K617-6	下肢静脈瘤血管内塞栓術	20,479	20,405
K093-2	関節鏡下手根管開放手術	18,038	17,964	K633	鼠径ヘルニア手術（3歳未満）	31,914	31,840
K196-2	胸腔鏡下交感神経節切除術（両）	32,137	32,063	K633	鼠径ヘルニア手術（3歳以上6歳未満）	24,786	24,712
K202	涙管チューブ挿入術（涙道内視鏡（片））	8,663	8,589	K633	鼠径ヘルニア手術（6歳以上15歳未満）	21,023	20,949
K202	涙管チューブ挿入術（涙道内視鏡（両））	13,990	13,916	K633	鼠径ヘルニア手術（15歳以上）	24,147	24,073
K217	眼瞼内反症手術（皮膚切開法（片））	6,524	6,450	K634	腹腔鏡下鼠径ヘルニア手術（3歳未満）	63,751	63,677
K217	眼瞼内反症手術（皮膚切開法（両））	14,425	14,351	K634	腹腔鏡下鼠径ヘルニア手術（3歳以上6歳未満）	50,817	50,743
K219	眼瞼下垂症手術（眼瞼挙筋前転法（片））	11,000	10,926	K634	腹腔鏡下鼠径ヘルニア手術（6歳以上15歳未満）	37,838	37,764
K219	眼瞼下垂症手術（眼瞼挙筋前転法（両））	19,357	19,283	K634	腹腔鏡下鼠径ヘルニア手術（15歳以上）	49,389	49,315
K219	眼瞼下垂症手術（その他のもの（片））	10,493	10,419	K721	内視鏡的大腸ポリープ・粘膜切除術2cm未満	12,580	12,506
K219	眼瞼下垂症手術（その他のもの（両））	17,249	17,175	K721	内視鏡的大腸ポリープ・粘膜切除術2cm以上	16,153	16,079
K224	翼状片手術（弁の移植を要するもの（片））	8,437	8,363	K743	痔核手術（硬化療法（四段階注射法））	10,386	10,312
K224	翼状片手術（弁の移植を要するもの（両））	13,030	12,956	K747	肛門ポリープ切除術	10,017	9,943
K242	斜視手術（後転法（片））	13,877	13,803	K747	肛門尖圭コンジローム切除術	7,617	7,543
K242	斜視手術（後転法（両））	19,632	19,558	K768	体外衝撃波腎・尿管結石破砕術	25,702	25,628
K242	斜視手術（前転法及び後転法の併施（片））	20,488	20,414	K823-6	尿失禁手術（ボツリヌス毒素によるもの）	23,829	23,755
K242	斜視手術（前転法及び後転法の併施（両））	33,119	33,045	K834-3	顕微鏡下精索静脈瘤手術	21,524	21,450
K254	治療的角膜切除術・エキシマレーザー（片）	16,748	16,674	K867	子宮頸部（腟部）切除術	15,253	15,179
K254	治療的角膜切除術・エキシマレーザー（両）	28,464	28,390	K872-3	子宮鏡下有茎粘膜下筋腫摘出、ポリープ切除・電解液	22,099	22,025
K268	緑内障術・水晶体再建術併用眼内ドレーン挿入術（片）	34,516	34,442	K872-3	子宮鏡下有茎粘膜下筋腫摘出、ポリープ切除・その他	18,115	18,041
K268	緑内障術・水晶体再建術併用眼内ドレーン挿入術（両）	67,946	67,872	K873	子宮鏡下子宮筋腫摘出術（電解質溶液利用）	36,674	36,600
K282	水晶体再建術・眼内レンズ挿入・その他・片側	17,457	17,383	K873	子宮鏡下子宮筋腫摘出術（その他）	32,538	32,464
K282	水晶体再建術・眼内レンズ挿入・その他・両側	31,685	31,611	K890-3	腹腔鏡下卵管形成術	100,243	100,169
K282	水晶体再建術・眼内レンズを挿入しない・片側	14,901	14,827	M001-2	ガンマナイフによる定位放射線治療	60,796	60,722
K282	水晶体再建術・眼内レンズを挿入しない・両側	25,413	25,339				

短期滞在

通則3	外来感染対策向上加算 施 診 +6(月1回)	発熱患者等対応加算 診 *¹+20(月1回)
通則4	連携強化加算 施 診 *¹+3(月1回)	通則5 サーベイランス強化加算 施 診 *¹+1(月1回)
通則6	抗菌薬適正使用体制加算 施 診 *¹+5(月1回)	＊1 外来感染対策向上加算を算定した場合に限る

■医学管理料等

(特定地域)＝厚生労働大臣が定める地域

区分番号	項目名				点数	備考
B000	特定疾患療養管理料 外	診療所			225	月2回
		病院	100床未満		147	厚生労働大臣が定める疾患を主病とする患者
			100～200床未満		87	
	注5 情報通信機器を用いた場合 施	診療所			196	
		病院	100床未満		128	
			100～200床未満		76	
B001 1	ウイルス疾患指導料			1	240	「1」は1回限り,「2」は月1回
				2	330	注2 後天性免疫不全症候群療養指導加算 施 +220(「2」のみ)
	注3 情報通信機器を用いた場合 施			1	209	
				2	287	
2	特定薬剤治療管理料	イ 特定薬剤治療管理料1			470	月1回 注3 ジギタリス製剤の急速飽和又はてんかん重積状態740 注4 4月以降50/100 注5 血中の複数抗てんかん剤管理は月2回 注6 臓器移植月から3月に限り+2,740 注7 バンコマイシンを投与している患者+530(初回限り) 入 注8 注6及び注7以外の患者に行った場合+280(初回限り) 注9 ミコフェノール酸モフェチル投与の臓器移植後の患者 　　(2種類以上の免疫抑制剤を投与)+250(6月に1回) 注10 エベロリムス投与の臓器移植後の患者(2種類以上の 　　免疫抑制剤を投与)+250(初回投与から3月に限り月1 　　回,4月目以降は4月に1回)
		ロ 特定薬剤治療管理料2			100	月1回 サリドマイド及びその誘導体を投与している患者
3	悪性腫瘍特異物質治療管理料	イ 尿中BTA			220	月1回
		ロ その他1項目			360	月1回
			その他2項目以上		400	注3 初回加算+150
4	小児特定疾患カウンセリング料 外 注2 ( )内は情報通信機器を用いた場合 施					初回カウンセリングから2年以内は月2回,2年超は4年限度に月1回
	イ 医師	(1) 初回			800	(696) 小児科・心療内科標榜
		(2) 初回後1年以内	① 月の1回目		600	(522)
			② 月の2回目		500	(435)
		(3) 初回から2年以内	① 月の1回目		500	(435)
		((2)を除く)	② 月の2回目		400	(348)
		(4) 初回から4年以内 ((2)(3)を除く)			400	(348)
	ロ 公認心理師				200	
5	小児科療養指導料 外				270	月1回 15歳未満 小児科標榜
	注6 情報通信機器を用いた場合 施				235	注5 人工呼吸器導入時相談支援加算+500(文書提供月から1月限度で1回限り)
6	てんかん指導料 外				250	月1回
	注6 情報通信機器を用いた場合 施				218	小児科・神経科・神経内科・精神科・脳神経外科・心療内科標榜
7	難病外来指導管理料 外				270	月1回 厚生労働大臣が定める疾患を主病とする患者
	注6 情報通信機器を用いた場合 施				235	注5 人工呼吸器導入時相談支援加算+500(文書提供月から1月限度で1回限り)
8	皮膚科特定疾患指導管理料 外	(Ⅰ)			250	月1回
		(Ⅱ)			100	皮膚科・皮膚泌尿器科標榜
	注4 情報通信機器を用いた場合	(Ⅰ)			218	
		施 (Ⅱ)			87	
9	外来栄養食事指導料 外	1	(1) 初回	① 対面	260	「1」:月1回(初回月は2回) 当院の管理栄養士
				② 情報通信機器等	235	「2」:月1回(初回月は2回)
			(2) 2回目以降	① 対面	200	当院以外の管理栄養士
				② 情報通信機器等	180	注3 外来化学療法を実施している悪性腫瘍の患者に対する
		2 診	(1) 初回	① 対面	250	専門管理栄養士の指導 施 260(月1回)
				② 情報通信機器等	225	
			(2) 2回目以降	① 対面	190	
				② 情報通信機器等	170	
10	入院栄養食事指導料 入	1	(1) 初回		260	週1回,入院中2回(「2」は当院以外の管理栄養士)
			(2) 2回目		200	
		2 診	(1) 初回		250	
			(2) 2回目		190	
11	集団栄養食事指導料				80	月1回

医学管理等

区分番号	項目名				点数	備考
12	心臓ペースメーカー指導管理料	イ	着用型自動除細動器		360	月1回
		ロ	ペースメーカー	外	300	注2　導入期加算+140（3月以内）
		ハ	植込型除細動器又は両室ペーシング機能付き植込型除細動器		520	注4　植込型除細動器移行期加算 基 +31,510（イのみ） （月1回，初回月から3月限度） 注5　遠隔モニタリング加算 施 +260（ロ）／+480（ハ）×月数（11月限度）
13	在宅療養指導料				170	月1回（初回月は2回）
14	高度難聴指導管理料　基	イ	人工内耳植込術日から3月以内		500	人工内耳植込術施行患者は月1回，その他の患者は年1回
		ロ	イ以外		420	注3　人工内耳機器調整加算+800（人工内耳植込術施行患者，6歳未満は3月に1回，6歳以上は6月に1回）
15	慢性維持透析患者外来医学管理料　外				2,211	月1回　　包括項目あり 注3　腎代替療法実績加算 施 +100
16	喘息治療管理料　外	イ	(1)　1月目		75	イ：月1回
			(2)　2月目以降		25	ロ：初回限り　　6歳未満又は65歳以上の喘息患者
		ロ			280	注2　重度喘息患者治療管理加算 施（イのみ，20歳以上，月1回） （1月目）+2,525，（2月目以降6月目まで）+1,975
17	慢性疼痛疾患管理料　診 外				130	月1回　　包括項目あり
18	小児悪性腫瘍患者指導管理料　外				550	月1回　　15歳未満　　小児科標榜
	注5　情報通信機器を用いた場合　施				479	
20	糖尿病合併症管理料　施 外				170	月1回
21	耳鼻咽喉科特定疾患指導管理料　外				150	月1回　　耳鼻咽喉科標榜
22	がん性疼痛緩和指導管理料　施				200	月1回
	注4　情報通信機器を用いた場合　施				174	注2　難治性がん性疼痛緩和指導管理加算 施 +100（1回限り） 注3　小児加算（15歳未満）+50
23	がん患者指導管理料　施 注7　（　）内は情報通信機器を用いた場合　施					
		イ	共同診療方針等を文書提供		500：(435)	1回限り
		ロ	心理的不安軽減のため面接		200：(174)	6回限り
		ハ	抗悪性腫瘍剤の必要性等文書説明		200：(174)	6回限り
		ニ	遺伝子検査の必要性等文書説明		300：(261)	1回限り
24	外来緩和ケア管理料　施 外				290	月1回
	注4　外来緩和ケア管理料（特定地域）				150	注2　小児加算（15歳未満）+150
	注5　情報通信機器を用いた場合　施				252	
	情報通信機器を用いた場合（特定地域）　施				131	
25	移植後患者指導管理料　施 外	イ	臓器移植後		300	月1回
		ロ	造血幹細胞移植後		300	
	注3　情報通信機器を用いた場合　施				261	
26	植込型輸液ポンプ持続注入療法指導管理料　外				810	注2　導入期加算（3月以内）+140
27	糖尿病透析予防指導管理料　施 外				350	月1回
	注3　糖尿病透析予防指導管理料（特定地域）				175	注4　高度腎機能障害患者指導加算 施 +100
	注5　情報通信機器を用いた場合　施				305	
	情報通信機器を用いた場合（特定地域）				152	
28	小児運動器疾患指導管理料　施 外				250	6月に1回（初回算定月から6月以内は月1回） 20歳未満
29	乳腺炎重症化予防ケア・指導料　施 外	1	(1)　初回		500	「1」：1回の分娩につき4回限り
			(2)　2～4回目		150	「2」：1回の分娩につき8回限り
		2	(1)　初回		500	
			(2)　2～8回目		200	
30	婦人科特定疾患治療管理料　施 外				250	3月に1回　　婦人科又は産婦人科標榜
31	腎代替療法指導管理料　施 外				500	2回限り　　慢性腎臓病の患者等
	注3　情報通信機器を用いた場合　施				435	
32	一般不妊治療管理料　施 外				250	3月に1回
33	生殖補助医療管理料　施 外	1			300	月1回
		2			250	
34	二次性骨折予防継続管理料　施	1		入	1,000	入院中1回　　大腿骨近位部骨折の手術患者
		2		入	750	入院中1回　　他院で「1」を算定した患者
		3		外	500	月1回（初回算定月から1年限度）　「1」の算定患者
35	アレルギー性鼻炎免疫療法治療管理料　基 外	イ	1月目		280	月1回
		ロ	2月目以降		25	
36	下肢創傷処置管理料　施 外				500	月1回
37	慢性腎臓病透析予防指導管理料　施 外					月1回
	注3　（　）内は情報通信機器を用いた場合　施	イ	初回から1年以内		300：(261)	
		ロ	初回から1年超		250：(218)	

区分番号	項目名					点数	備考
B 001-2	小児科外来診療料 外	1	処方箋交付あり	イ	初診時	604	1日につき　　6歳未満　包括（一部を除く）　小児科標榜
				ロ	再診時	410	
		2	1以外	イ	初診時	721	
				ロ	再診時	528	注4　小児抗菌薬適正使用支援加算 基 +80（1のイ又は2のイのみ・月1回）

加算	時間外	休日	深夜	特例
初診	+85	+250	+580	+230
再診	+65	+190	+520	+180

区分番号	項目名		点数	備考
B 001-2-2	地域連携小児夜間・休日診療料 施 外	1	450	6歳未満　　小児科標榜
		2	600	
B 001-2-3	乳幼児育児栄養指導料		130	初診時　　3歳未満　　小児科標榜
	注2　情報通信機器を用いた場合 施		113	
B 001-2-4	地域連携夜間・休日診療料 施 外		200	地域連携小児夜間・休日診療料算定患者除く
B 001-2-5	院内トリアージ実施料 施 外		300	夜間・休日・深夜の初診時
B 001-2-6	夜間休日救急搬送医学管理料 基		600	時間外・休日・深夜の初診時 注2　精神科疾患患者等受入加算+400 注3　救急搬送看護体制加算1 施 +400 注3　救急搬送看護体制加算2 施 +200
B 001-2-7	外来リハビリテーション診療料 基 外	1	73	7日間に1回
		2	110	14日間に1回
B 001-2-8	外来放射線照射診療料 施 外		297	7日間に1回 注2　算定日から7日以内・4日以上予定なし50/100
B 001-2-9	地域包括診療料 施 外	1	1,660	月1回　包括（一部を除く）　200床未満の病院又は診療所 注3　薬剤適正使用連携加算+30（退院月から2月目までに1回限り）
		2	1,600	
B 001-2-10	認知症地域包括診療料 基 外	1	1,681	月1回　包括（一部を除く）　200床未満の病院又は診療所 注3　薬剤適正使用連携加算+30（退院月から2月目までに1回限り）
		2	1,613	

区分番号	項目名					点数	備考
B 001-2-11	小児かかりつけ診療料 施 外	1	イ　処方箋交付あり	(1)	初診	652	1日につき 未就学児 包括（一部を除く） 注4　小児抗菌薬適正使用支援加算 基 +80（初診時に限る・月1回）
				(2)	再診	458	
			ロ　処方箋交付なし	(1)	初診	769	
				(2)	再診	576	
		2	イ　処方箋交付あり	(1)	初診	641	
				(2)	再診	447	
			ロ　処方箋交付なし	(1)	初診	758	
				(2)	再診	565	

区分番号	項目名					点数	備考
B 001-2-12	外来腫瘍化学療法診療料 施 外	1	イ　抗悪性腫瘍剤投与	(1)	3回目まで	800	「1」のイの(1)，「2」のイの(1)及び「3」のイの(1)：月3回 「1」のイの(2)，「2」のイの(2)及び「3」のイの(2)：週1回 「1」のロ，「2」のロ及び「3」のロ：週1回 注7　小児加算+200（15歳未満） 注8　連携充実加算 施 +150（月1回）（「1」のイの(1)のみ） 注9　がん薬物療法体制充実加算 施 +100（月1回）（「1」のイの(1)のみ）
				(2)	4回目以降	450	
			ロ　イ以外の必要な治療管理			350	
		2	イ　抗悪性腫瘍剤投与	(1)	3回目まで	600	
				(2)	4回目以降	320	
			ロ　イ以外の必要な治療管理			220	
		3	イ　抗悪性腫瘍剤投与	(1)	3回目まで	540	
				(2)	4回目以降	280	
			ロ　イ以外の必要な治療管理			180	

区分番号	項目名				点数	備考
B 001-3	生活習慣病管理料（Ⅰ） 基 外	1	脂質異常症		610	月1回　包括項目あり　200床未満の病院又は診療所 注3　血糖自己測定指導加算+500（年1回） 注4　外来データ提出加算 施 +50
		2	高血圧症		660	
		3	糖尿病		760	
B 001-3-2	ニコチン依存症管理料 施	1	イ　初回		230	「1」は5回限り，「2」は初回時に1回限り 注1　基準適合保険医療機関以外の場合70/100
			ロ　2回目～4回目			
				(1)　対面	184	
				(2)　情報通信機器	155	
			ハ　5回目		180	
		2	一連につき		800	
B 001-3-3	生活習慣病管理料（Ⅱ） 基 外				333	月1回　包括項目あり　200床未満の病院又は診療所 注3　血糖自己測定指導加算+500（年1回） 注4　外来データ提出加算 施 +50
	注6　情報通信機器を用いた場合 施				290	
B 001-4	手術前医学管理料				1,192	月1回（1回目の対象手術料算定日）　包括項目あり
B 001-5	手術後医学管理料 入	病院			1,188	1日につき　　対象手術算定日の翌日から3日間限り 包括項目あり 注　同一月に手術前医学管理料算定の場合は95/100
		診療所			1,056	
B 001-6	肺血栓塞栓症予防管理料 入				305	入院中1回
B 001-7	リンパ浮腫指導管理料				100	入院中1回及び退院月又はその翌月1回限り
B 001-8	臍ヘルニア圧迫指導管理料				100	1回限り　　1歳未満
B 001-9	療養・就労両立支援指導料	1	初回		800	月1回（「2」は「1」の算定月又はその翌月から3月限度） 注3　相談支援加算 施 +50
		2	2回目以降		400	
	注5　情報通信機器を用いた場合	1	初回		696	
	施	2	2回目以降		348	

区分番号	項目名				点数	備考
B 002	開放型病院共同指導料（Ⅰ）				350	1日につき　　入院先の開放型病院に赴き指導
B 003	開放型病院共同指導料（Ⅱ）　入				220	1日につき　　　開放型病院側が算定
B 004	退院時共同指導料1	1	在宅療養支援診療所		1,500	入院中1回（厚生労働大臣が定める疾病等は入院中2回）
		2	1以外		900	注2　特別管理指導加算+200
B 005	退院時共同指導料2　入				400	入院中1回（厚生労働大臣が定める疾病等は入院中2回） 注2　保険医共同指導加算+300 注3　多機関共同指導加算+2,000
B 005-1-2	介護支援等連携指導料　入				400	入院中2回
B 005-1-3	介護保険リハビリテーション移行支援料　外				500	1回限り
B 005-4	ハイリスク妊産婦共同管理料（Ⅰ）　施				800	当該患者を紹介した医療機関で1回
B 005-5	ハイリスク妊産婦共同管理料（Ⅱ）　入				500	当該患者が入院している病院で1回
B 005-6	がん治療連携計画策定料	1	施		750	退院時又は退院日から30日以内に1回限り
		2			300	月1回
	注5　「2」について情報通信機器を用いた場合　施				261	
B 005-6-2	がん治療連携指導料　施外				300	月1回
B 005-6-3	がん治療連携管理料	1	がん診療連携拠点病院		500	1回限り
	基外	2	地域がん診療病院		300	
		3	小児がん拠点病院		750	
B 005-6-4	外来がん患者在宅連携指導料　基外				500	1回限り
	注3　情報通信機器を用いた場合　施				435	
B 005-7	認知症専門診断管理料	1	イ	基幹型又は地域型	700	1回限り
	基		ロ	連携型	500	
		2	イ	基幹型又は地域型	300	3月に1回
			ロ	連携型	280	
B 005-7-2	認知症療養指導料	1			350	月1回（6月限度）
		2	外		300	
		3	外		300	
B 005-7-3	認知症サポート指導料　外				450	6月に1回
B 005-8	肝炎インターフェロン治療計画料　施				700	1回限り
	注3　情報通信機器を用いた場合　施外				609	
B 005-9	外来排尿自立指導料　施外				200	週1回 「A251排尿自立支援加算」の算定期間と通算して12週限度
B 005-10	ハイリスク妊産婦連携指導料1　施外				1,000	月1回　　産科・産婦人科標榜
B 005-10-2	ハイリスク妊産婦連携指導料2　施外				750	月1回　　精神科・心療内科標榜
B 005-11	遠隔連携診療料　基外	1	診断目的		750	3月に1回　厚生労働大臣が定める患者
		2	その他		500	3月に1回
B 005-12	こころの連携指導料（Ⅰ）　施外				350	月1回（初回算定月から1年限度）
B 005-13	こころの連携指導料（Ⅱ）　施外				500	月1回（初回算定月から1年限度）
B 005-14	プログラム医療機器等指導管理料　施				90	月1回 注2　導入期加算+50（初回限り）
B 006	救急救命管理料				500	救急救命士が赴き処置等を行った場合
B 006-3	退院時リハビリテーション指導料　入				300	退院時
B 007	退院前訪問指導料　入				580	入院中1回（入院後早期に指導の必要がある場合は2回）
B 007-2	退院後訪問指導料				580	退院日より1月（退院日を除く）限度で5回限り 注2　訪問看護同行加算+20（退院後1回）
B 008	薬剤管理指導料　施入	1	安全管理を要する医薬品投与患者		380	週1回かつ月4回 注2　麻薬管理指導加算+50（1回につき）
		2	1以外の患者		325	
B 008-2	薬剤総合評価調整管理料　外				250	月1回
	注3　情報通信機器を用いた場合　施				218	注2　連携管理加算+50
B 009	診療情報提供料（Ⅰ）				250	（紹介先） 注1：保険医療機関（紹介先ごと月1回） 注2：市町村又は指定居宅介護支援事業者，指定介護予防支援事業者，指定特定相談支援事業者，指定障害児相談支援事業者等 注3：保険薬局 注4：精神障害者施設又は介護老人保健施設 注5：介護老人保健施設又は介護医療院 注6：認知症専門医療機関等 注7：学校医等（注2～注7各月1回）
	注8　退院時診療状況添付加算				+200	退院日の属する月又はその翌月
	注9　ハイリスク妊婦紹介加算				+200	妊娠中1回
	注10　認知症専門医療機関紹介加算				+100	専門医療機関での鑑別等のため紹介
	注11　認知症専門医療機関連携加算　外				+50	症状増悪時に専門医療機関に紹介

区分番号	項目名		点数	備考
B009	注12 精神科医連携加算 外		+200	精神障害の疑い 別の保険医療機関の精神科へ予約した上で紹介
	注13 肝炎インターフェロン治療連携加算 外		+50	肝疾患専門医療機関へ紹介
	注14 歯科医療機関連携加算1		+100	他の保険医療機関（歯科）へ紹介
	注15 歯科医療機関連携加算2		+100	周術期等口腔機能管理を行う他の保険医療機関（歯科）へ予約を行った上で紹介
	注16 地域連携診療計画加算 施		+50	退院日の属する月又はその翌月 地域連携診療計画に基づく情報提供
	注17 療養情報提供加算		+50	訪問看護ステーションから得た療養情報を添付して紹介
	注18 検査・画像情報提供加算 施	イ 退院患者	+200	電子的方法・閲覧可能な形式で情報提供した場合等 イは退院日の属する月又はその翌月
		ロ 外来患者 外	+30	
B009-2	電子的診療情報評価料 施		30	患者の診療記録等を電子的方法で閲覧・受信し活用
B010	診療情報提供料（Ⅱ）		500	月1回
B010-2	診療情報連携共有料		120	3月に1回（提供先保険医療機関ごと）
B011	連携強化診療情報提供料 基		150	提供する医療機関ごとに月1回 妊娠中の患者は提供する医療機関ごとに3月に1回（頻回な情報提供が必要な場合は月1回）
B011-3	薬剤情報提供料 外		4	月1回（処方内容変更の場合はその都度） 注2 手帳記載加算+3
B011-4	医療機器安全管理料 施	1 生命維持管理装置使用	100	月1回
		2 放射線治療計画策定	1,100	一連につき
B011-5	がんゲノムプロファイリング評価提供料 基		12,000	1回限り
B011-6	栄養情報連携料 入		70	入院中1回
B012	傷病手当金意見書交付料		100	交付1回につき
B013	療養費同意書交付料		100	交付1回につき
B014	退院時薬剤情報管理指導料 入		90	退院日1回 注2 退院時薬剤情報連携加算+60
B015	精神科退院時共同指導料 施	1 外来を担う保険医療機関又は在宅療養担当医療機関 イ	1,500	入院中1回 イは措置入院者等，ロは療養生活環境の整備のため重点的な支援を要する患者について算定
		ロ	900	
		2 入院医療を提供する保険医療機関 入	700	

※B001「19」，B005-2，B005-3，B005-3-2，B006-2，B011-2，B016，B017，B018については，「削除」。

医学管理等

医学管理料資料：特定疾患療養管理料／厚生労働大臣が定める疾患（抜粋）

○【 】内は，特掲診療料の施設基準等に規定する告示名。
○「悪性腫瘍（癌，肉腫，造血器悪性腫瘍を含む)」は省略。

【結核】
結核

【甲状腺障害】
甲状腺エキノコックス
甲状腺炎
甲状腺機能検査異常
甲状腺機能亢進症
甲状腺機能低下症
甲状腺疾患
甲状腺中毒症
先天性ヨード欠乏症候群
特発性副腎甲状腺機能低下症
非中毒性甲状腺腫
ヨード欠乏性甲状腺機能低下症

【処置後甲状腺機能低下症】
術後甲状腺機能低下症
放射線治療後甲状腺機能低下症

【スフィンゴリピド代謝障害及びその他の脂質蓄積障害】
ガングリオシドーシス
スフィンゴリピドーシス

【ムコ脂質症】
Ⅰ細胞病
シアリドーシス
ムコリピドーシス
ムコリピドーシス４型

【リポ蛋白代謝障害及びその他の脂(質)血症（家族性高コレステロール血症等の遺伝性疾患に限る)】
家族性高コレステロール血症

【リポジストロフィー】
脂肪萎縮症

【ローノア・ベンソード腺脂肪腫症】
良性対称性脂肪腫症

【虚血性心疾患】
急性虚血性心疾患
急性心筋梗塞
狭心症
虚血性心疾患
梗塞後狭心症
再発性心筋梗塞
陳旧性心筋梗塞

【不整脈】
ＱＴ延長症候群
徐脈
心房細動
心房粗動
頻拍症
頻脈症
不整脈
発作性頻拍

【心不全】
心停止
心不全
リウマチ性心不全

【脳血管疾患】
外頚動脈海綿静脈洞瘻
くも膜下出血
頚動脈硬化症
全身性エリテマトーデス性脳動脈炎
陳旧性脳梗塞
内頚動脈海綿静脈洞瘻
脳血管障害
脳血栓症
脳梗塞
脳出血
脳塞栓症
脳卒中
脳卒中後遺症
脳底動脈解離
脳底動脈狭窄症
脳底動脈血栓症
脳底動脈塞栓症
脳底動脈閉塞症
脳底動脈瘤
脳動脈狭窄症
脳動脈閉塞症
非外傷性頭蓋内出血

【一過性脳虚血発作及び関連症候群】
一過性脳虚血発作

【単純性慢性気管支炎及び粘液膿性慢性気管支炎】
単純性慢性気管支炎
粘液膿性慢性気管支炎

【詳細不明の慢性気管支炎】
慢性気管支炎

【その他の慢性閉塞性肺疾患】
慢性閉塞性肺疾患

【肺気腫】
代償性肺気腫
肺気腫

【喘息】
気管支喘息

【喘息発作重積状態】
気管支喘息発作

【気管支拡張症】
気管支拡張症

【胃潰瘍】
胃潰瘍
ストレス潰瘍

【十二指腸潰瘍】
胃十二指腸潰瘍
十二指腸潰瘍

【胃炎及び十二指腸炎】
胃炎
痙性胃炎
十二指腸炎

【肝疾患（経過が慢性なものに限る)】
アルコール性肝疾患
肝硬変症
肝線維症
自己免疫性肝炎
慢性ウイルス肝炎
慢性肝炎
慢性肝不全
慢性薬物性肝炎
慢性薬物性肝不全
リポイド肝炎

【慢性ウイルス肝炎】
Ｂ型慢性肝炎
Ｃ型肝炎
慢性ウイルス肝炎

【アルコール性慢性膵炎】
アルコール性慢性膵炎

【その他の慢性膵炎】
慢性膵炎

【思春期早発症】
思春期早発症
中枢性思春期早発症

【性染色体異常】
クラインフェルター症候群
性染色体異常
ターナー症候群

【アナフィラキシー】
アナフィラキシー

【ギラン・バレー症候群】
ギラン・バレー症候群

※令和６年度診療報酬改定より，特定疾患療養管理料の対象疾患から，生活習慣病である，糖尿病，脂質異常症及び高血圧を除外する。

医学管理等

通則5	外来感染対策向上加算 施 診 +6（月1回）	発熱患者等対応加算*¹ +20（月1回）
通則6	連携強化加算 施 診 *¹ +3（月1回）	通則7　サーベイランス強化加算 施 診 *¹ +1（月1回）
通則8	抗菌薬適正使用体制加算 施 診 *¹ +5（月1回）＊1	外来感染対策向上加算を算定した場合に限る

■C000往診料　　在支診＝在宅療養支援診療所，在支病＝在宅療養支援病院

	厚生労働大臣が定める患者					ニ　厚生労働大臣が定める患者以外の患者
	イ　機能強化型の在支診・在支病		ロ　在支診・在支病（イを除く）	ハ　イ及びロ以外		
	有床	無床				
普通	720					
緊急	(+850) 1,570	(+750) 1,470	(+650) 1,370	(+325) 1,045		(+325) 1,045
夜間・休日	(+1,700) 2,420	(+1,500) 2,220	(+1,300) 2,020	(+650) 1,370		(+405) 1,125
深夜	(+2,700) 3,420	(+2,500) 3,220	(+2,300) 3,020	(+1,300) 2,020		(+485) 1,205

注2　患家診療時間加算（1時間を超えて，30分又はその端数を増すごとに）+100
注3　在宅ターミナルケア加算〔有料老人ホーム等に入居する患者以外の患者，有料老人ホーム等に入居する患者（共通）〕

(1)機能強化型の在支診・在支病		(2)在支診・在支病（(1)を除く）	(3)(1)・(2)以外	在宅緩和ケア充実診療所・病院加算 施 +1,000
有床	無床			在宅療養実績加算1 施 +750
+6,500	+5,500	+4,500	+3,500	在宅療養実績加算2 施 +500　酸素療法加算+2,000

注4　看取り加算+3,000（注3の在宅ターミナルケア加算を算定する場合に限る）　注5　死亡診断加算+200（看取り加算との併算不可）
注8　（イ～ハの場合）在宅緩和ケア充実診療所・病院加算 施 +100　在宅療養実績加算1 施 +75　在宅療養実績加算2 施 +50
注9　往診時医療情報連携加算+200　　注10　介護保険施設等連携往診加算 施 +200

■C001在宅患者訪問診療料（Ⅰ），C001-2在宅患者訪問診療料（Ⅱ）（1日につき）

（Ⅰ）	1　在宅患者訪問診療料1	イ　同一建物居住者以外の場合	888	週3回（厚生労働大臣が定める疾患等の患者は除く）	
		ロ　同一建物居住者の場合	213	注7　看取り加算+3,000	
				注8　死亡診断加算+200（看取り加算との併算不可）	
	2　在宅患者訪問診療料2	イ　同一建物居住者以外の場合	884	月1回（訪問診療開始月から6月限度）	
		ロ　同一建物居住者の場合	187		
（Ⅱ）	イ	在宅時医学総合管理料又は施設入居時等医学総合管理料の算定要件を満たす保険医療機関	150	週3回 注6　看取り加算+3,000 注6　死亡診断加算+200（看取り加算との併算不可）	
	ロ	在宅時医学総合管理料，施設入居時等医学総合管理料又は在宅がん医療総合診療料の算定要件を満たす保険医療機関からの紹介患者	150	月1回（訪問診療開始月から6月限度）	

【C001の注/C001-2の注】
注3/注4　急性増悪等による頻回の訪問診療の場合は，月1回限り，当該診療日から14日限度（（Ⅰ）の1，（Ⅱ）のイに限る）
注5/注6　患家診療時間加算（1時間を超えて，30分又はその端数を増すごとに）+100　注4/注6　乳幼児加算（6歳未満）+400
注6/注5　在宅ターミナルケア加算（（Ⅰ）の1，（Ⅱ）のイに限る）
〔有料老人ホーム等に入居する患者以外の患者，有料老人ホーム等に入居する患者（共通）〕

	①機能強化型の在支診・在支病		②在支診・在支病	③①及び②以外	在宅緩和ケア充実診療所・病院加算 施 +1,000
	有床	無床			在宅療養実績加算1 施 +750
（Ⅰ）	6,500	5,500	4,500	3,500	在宅療養実績加算2 施 +500
（Ⅱ）	6,200	5,200	4,200	3,200	酸素療法加算+2,000

注12/注6　在支診又は在支病であって基準に適合しなくなった場合の同一月5回目以降50/100（（Ⅰ）の1，（Ⅱ）のイに限る。非適合後直近1月限り）
注13/注6　在宅医療DX情報活用加算 施 +10（月1回）

■C002在宅時医学総合管理料 施 ，C002-2施設入居時等医学総合管理料 施

（月1回算定）在＝C002　施＝C002-2	1のイ　機能強化型在支診・在支病（有床）					1のロ　機能強化型在支診・在支病（無床）					2　在支診・在支病（1を除く）				
	1人	2-9人	10-19人	20-49人	50人～	1人	2-9人	10-19人	20-49人	50人～	1人	2-9人	10-19人	20-49人	50人～
(1)月2回以上訪問（難病等）　在	5,385	4,485	2,865	2,400	2,110	4,985	4,125	2,625	2,205	1,935	4,585	3,765	2,385	2,010	1,765
施	3,885	3,225	2,865	2,400	2,110	3,585	2,955	2,625	2,205	1,935	3,285	2,685	2,385	2,010	1,765
(2)月2回以上訪問　在	4,485	2,385	1,185	1,065	905	4,085	2,185	1,085	970	825	3,685	1,985	985	875	745
施	3,185	1,685	1,185	1,065	905	2,885	1,535	1,085	970	825	2,585	1,385	985	875	745
(3)うち1回は情報通信機器　在	3,014	1,670	865	780	660	2,774	1,550	805	720	611	2,554	1,450	765	679	578
施	2,234	1,250	865	780	660	2,054	1,160	805	720	611	1,894	1,090	765	679	578
(4)月1回訪問　在	2,745	1,485	765	670	575	2,505	1,365	705	615	525	2,285	1,265	665	570	490
施	1,965	1,065	765	670	575	1,785	975	705	615	525	1,625	905	665	570	490
(5)うち2月目は情報通信機器　在	1,500	828	425	373	317	1,380	768	395	344	292	1,270	718	375	321	275
施	1,110	618	425	373	317	1,020	573	395	344	292	940	538	375	321	275

<table>
<tr><td rowspan="2" colspan="2">（月1回算定）
在＝C002　施＝C002-2</td><td colspan="5">3　1及び2以外</td></tr>
<tr><td>1人</td><td>2-9人</td><td>10-19人</td><td>20-49人</td><td>50人～</td></tr>
<tr><td rowspan="2">(1)月2回以上訪問
（難病等）</td><td>在</td><td>3,435</td><td>2,820</td><td>1,785</td><td>1,500</td><td>1,315</td></tr>
<tr><td>施</td><td>2,435</td><td>2,010</td><td>1,785</td><td>1,500</td><td>1,315</td></tr>
<tr><td rowspan="2">(2)月2回以上訪問</td><td>在</td><td>2,735</td><td>1,460</td><td>735</td><td>655</td><td>555</td></tr>
<tr><td>施</td><td>1,935</td><td>1,010</td><td>735</td><td>655</td><td>555</td></tr>
<tr><td rowspan="2">(3)うち1回は
情報通信機器</td><td>在</td><td>2,014</td><td>1,165</td><td>645</td><td>573</td><td>487</td></tr>
<tr><td>施</td><td>1,534</td><td>895</td><td>645</td><td>573</td><td>487</td></tr>
<tr><td rowspan="2">(4)月1回訪問</td><td>在</td><td>1,745</td><td>980</td><td>545</td><td>455</td><td>395</td></tr>
<tr><td>施</td><td>1,265</td><td>710</td><td>545</td><td>455</td><td>395</td></tr>
<tr><td rowspan="2">(5)うち2月目は
情報通信機器</td><td>在</td><td>1,000</td><td>575</td><td>315</td><td>264</td><td>225</td></tr>
<tr><td>施</td><td>760</td><td>440</td><td>315</td><td>264</td><td>225</td></tr>
</table>

【C002の注/C002-2の注】
注2/注5　処方箋を交付しない場合+300

注4/注5　在宅移行早期加算+100（算定月から3月以内・月1回）
注5/注5　頻回訪問加算　イ　初回+800　ロ　2回目以降+300
注7/注3 施

		1人	2-9人	10-19人	20-49人	50人～
イ	在宅緩和ケア充実診療 所・病院加算　在	+400	+200	+100	+85	+75
	施	+300	+150	+75	+63	+56
ロ	在宅療養実績加算1　在	+300	+150	+75	+63	+56
	施	+225	+110	+56	+47	+42
ハ	在宅療養実績加算2　在	+200	+100	+50	+43	+38
	施	+150	+75	+40	+33	+30

注8/注5　基準を満たさない場合80/100　　注10/注5　包括的支援加算+150
注13/注7　在宅データ提出加算 施 +50
注9/注5　在宅療養移行加算（3のみ）
　　　　　1：+316　2：+216　3：+216　4：+116
注14/注5　基準を満たさない場合60/100（10人以上の場合のみ）
注15/注5　在宅医療情報連携加算 施 +100（月1回）

■C003在宅がん医療総合診療料 施

（1週を単位として，1日につき）						加算
1　機能強化型の 在支診・在支病	イ　有床	(1)　処方箋を交付する	1,798	注2	死亡診断加算+200	
		(2)　処方箋を交付しない	2,000	注5	在宅緩和ケア充実診療所・病院加算 施 +150	
	ロ　無床	(1)　処方箋を交付する	1,648		在宅療養実績加算1 施 +110	
		(2)　処方箋を交付しない	1,850		在宅療養実績加算2 施 +75	
2　在支診・在支病 （1を除く）	イ　処方箋を交付する		1,493	注6	小児加算（15歳未満（小児慢性特定疾病医療支援対象者20歳未満））+1,000（1週1回）	
	ロ　処方箋を交付しない		1,685	注7	在宅データ提出加算 施 +50（月1回）	
				注8	在宅医療DX情報活用加算 施 +10（月1回）	
				注9	在宅医療情報連携加算 施 +100（月1回）	

■C005在宅患者訪問看護・指導料，C005-1-2同一建物居住者訪問看護・指導料

C005在宅患者訪問看護・指導料					備考
1　保健師，助産師又は看護師（3の場合を除く） （1日につき）		イ　週3日目まで	580		〈1，2について〉
		ロ　週4日目以降	680		・厚生労働大臣が定める疾病等の患者以外の患者は，C005，C005-1-2又はI012と合わせて週3日
2　准看護師（1日につき）		イ　週3日目まで	530		・急性増悪等による頻回指導は1月1回に限り診療日から14日以内の範囲で週7日（厚生労働大臣が定める者は月2回）
		ロ　週4日目以降	630		〈3について〉
3　緩和ケア，褥瘡ケア又は人工肛門ケア及び人工膀胱ケアの専門看護師 施 （月1回）			1,285		・悪性腫瘍の鎮痛療法若しくは化学療法を行っている患者，真皮を越える褥瘡の状態にある患者又は人工肛門若しくは人工膀胱を造設している者で管理が困難な患者
C005-1-2同一建物居住者訪問看護・指導料					
1　保健師，助産師又は看護師（3の場合を除く）（1日につき）	イ　同一日に2人	(1)　週3日目まで	580		
		(2)　週4日目以降	680		
	ロ　同一日に3人以上	(1)　週3日目まで	293		
		(2)　週4日目以降	343		
2　准看護師（1日につき）	イ　同一日に2人	(1)　週3日目まで	530		
		(2)　週4日目以降	630		
	ロ　同一日に3人以上	(1)　週3日目まで	268		
		(2)　週4日目以降	318		
3　緩和ケア，褥瘡ケア又は人工肛門ケア及び人工膀胱ケアの専門看護師 施 （月1回）			1,285		

【C005の加算/C005-1-2の加算（「1」及び「2」のみ）】

		C005	C005-1-2 (1)1人・2人*1	C005-1-2 (2)3人以上*1	＊1　同一建物内
注3/注3　難病等複数回訪問加算 （1日につき）	イ　1日2回	+450	+450	+400	厚生労働大臣が定める疾病等の患者又は上記の週7日限度の算定患者
	ロ　1日3回以上	+800	+800	+720	
注7/注4 複数名 訪問看護・ 指導加算 （1日につき）	イ　他の保健師，助産師又は看護師と同時	+450	+450	+400	同時に複数の看護師等又は看護補助者による訪問看護・指導が必要な者として厚生労働大臣が定める患者 イ又はロは週1日，ハは週3日
	ロ　他の准看護師と同時	+380	+380	+340	
	ハ　その他職員と同時（厚生労働大臣が定める場合を除く）	+300	+300	+270	
	ニ　その他職員と同時（厚生労働大臣が定める場合）(1)　1日1回	+300	+300	+270	
	(2)　1日2回	+600	+600	+540	
	(3)　1日3回以上	+1,000	+1,000	+900	
注4/注6　緊急訪問看護加算 （1日につき）	イ　月14日目まで	+265			
	ロ　月15日目以降	+200			
注5/注6　長時間訪問看護・指導加算		+520	厚生労働大臣が定める長時間の訪問を要する患者 週1日（厚生労働大臣が定める患者は週3日）		
注6/注6　乳幼児加算（1日につき）		+130	6歳未満，厚生労働大臣が定める患者+180		
注8/注6　在宅患者（同一建物居住者）連携指導加算		+300	月1回		
注9/注6　在宅患者（同一建物居住者）緊急時等カンファレンス加算		+200	月2回		
注10/注6　在宅（同一建物居住者）ターミナルケア加算	イ	+2,500	在宅又は特別養護老人ホーム等で死亡した患者に，死亡日及び死亡日前14日以内に2回以上訪問看護・指導を実施		
	ロ	+1,000			

注11/注6	在宅移行管理加算（1回限り）	+250	特別な管理が必要な厚生労働大臣が定める状態等にある患者
注11/注6	在宅移行管理加算（重症度等の高いもの）（1回限り）	+500	重症度等の高いものとして厚生労働大臣が定める患者
注12/注6	夜間・早朝訪問看護加算	+210	夜間＝午後6時から午後10時，早朝＝午前6時から午前8時
注12/注6	深夜訪問看護加算	+420	深夜＝午後10時から午前6時
注13/注6	看護・介護職員連携強化加算（月1回）	+250	厚生労働大臣が定める者について，喀痰吸引等に関して介護の業務に従事する者に対して支援
注14/注6	特別地域訪問看護加算	+50/100	
注15/注6	訪問看護・指導体制充実加算 施	+150	月1回
注16/注6	専門管理加算 施（月1回）（「1」のみ） イ	+250	イは緩和ケア，褥瘡ケア又は人工肛門ケア及び人工膀胱ケアの専門看護師が計画的な管理を実施
	ロ	+250	ロは特定行為研修修了看護師が計画的な管理を実施
注17/注6	訪問看護医療ＤＸ情報活用加算 施	+5	月1回
注18/注6	遠隔死亡診断補助加算 施	+150	

■その他の在宅患者診療・指導料

区分番号	項目名	点数	備 考
C004	救急搬送診療料	1,300	注2 新生児加算+1,500 乳幼児加算（6歳未満）+700 注3 長時間加算+700，注4 重症患者搬送加算 施 +1,800
C004-2	救急患者連携搬送料 施 1 入院中の患者以外 2 入院初日の患者 3 入院2日目の患者 4 入院3日目の患者	1,800 1,200 800 600	
C005-2	在宅患者訪問点滴注射管理指導料	100	週1回
C006	在宅患者訪問リハビリテーション指導管理料 1 同一建物居住者以外 2 同一建物居住者	 300 255	1単位につき 1と2を合わせて週6単位（退院日から3月以内は週12単位） 頻回訪問が必要な場合（6月に1回に限る）→診療日から14日を限度として1日4単位（1と2を合わせて）
C007	訪問看護指示料 注2 特別訪問看護指示加算 注3 手順書加算 注4 衛生材料等提供加算	300 +100 +150 +80	月1回 月1回，厚生労働大臣が定める者は月2回 6月に1回 月1回
C007-2	介護職員等喀痰吸引等指示料	240	3月に1回
C008	在宅患者訪問薬剤管理指導料 1 単一建物診療患者1人 2 単一建物診療患者2～9人 3 1及び2以外	 650 320 290	月4回（末期の悪性腫瘍患者及び中心静脈栄養法の対象患者は週2回かつ月8回） 注2 麻薬管理指導加算+100（1回につき） 注4 乳幼児加算（6歳未満）+100
C009	在宅患者訪問栄養食事指導料（1・2） イ 単一建物診療患者1人 ロ 単一建物診療患者2～9人 ハ イ及びロ以外	1｜2 530｜510 480｜460 440｜420	月2回 1は当該保険医療機関の管理栄養士が訪問した場合に算定 2は当該保険医療機関以外の管理栄養士が訪問した場合に算定
C010	在宅患者連携指導料	900	月1回
C011	在宅患者緊急時等カンファレンス料	200	月2回
C012	在宅患者共同診療料 1 往診 2 訪問診療（同一建物居住者以外） 3 訪問診療（同一建物居住者）	 1,500 1,000 240	1から3までのいずれかの初回算定日から1年以内に1から3までを合わせて2回（在宅療養後方支援病院が厚生労働大臣が定める疾病等を有する患者に行った場合は1から3までのいずれかの初回算定日から1年以内に1から3までを合わせて12回）
C013	在宅患者訪問褥瘡管理指導料 施	750	初回カンファレンスから6月以内に3回
C014	外来在宅共同指導料 1 外来在宅共同指導料1 2 外来在宅共同指導料2	 400 600	1回限り 1は患者の在宅療養を担う保険医療機関が算定 2は外来において患者の診療を継続的に行う保険医療機関が算定
C015	在宅がん患者緊急時医療情報連携指導料	200	月1回

■在宅療養指導管理料 ※特に規定する場合を除き，月1回限りの算定。 ＊1 2月を限度（C113，C115は「削除」）

区分番号	項目名	点数	区分番号	項目名	点数
C100	退院前在宅療養指導管理料（外泊初日1回） 注2 乳幼児加算（6歳未満）	120 +200	C101-3	在宅妊娠糖尿病患者指導管理料1 在宅妊娠糖尿病患者指導管理料2（分娩後12週の間に1回限り）	150 150
C101	在宅自己注射指導管理料 1 複雑な場合 2 1以外の場合 イ（月27回以下） ロ（月28回以上） 注2 導入初期加算（初回指導月から3月以内に3月限度） 注4 バイオ後続品導入初期加算（初回処方月から3月を限度） 注5 情報通信機器を用いた場合 施 1 複雑な場合 2 1以外の場合 イ（月27回以下） ロ（月28回以上）	 1,230 650 750 +580 +150 1,070 566 653	C102	在宅自己腹膜灌流指導管理料 注1 頻回指導管理（同一月2回目以降） （月2回限度） 注3 遠隔モニタリング加算（月1回）	4,000 2,000 +115
			C102-2	在宅血液透析指導管理料 施 注1 頻回指導管理（同一月2回目以降） （初回算定日から2月まで月2回限度） 注3 遠隔モニタリング加算（月1回）	10,000 2,000 +115
			C103	在宅酸素療法指導管理料 1 チアノーゼ型先天性心疾患の場合 2 その他の場合 注2 遠隔モニタリング加算 施（2のみ）	 520 2,400 +150×月数＊1
C101-2	在宅小児低血糖症患者指導管理料（12歳未満）	820			

区分番号	項目名	点数
C104	在宅中心静脈栄養法指導管理料	3,000
C105	在宅成分栄養経管栄養法指導管理料	2,500
C105-2	在宅小児経管栄養法指導管理料	1,050
C105-3	在宅半固形栄養経管栄養法指導管理料 （初回算定日から1年限度）	2,500
C106	在宅自己導尿指導管理料	1,400
C107	在宅人工呼吸指導管理料	2,800
C107-2	在宅持続陽圧呼吸療法指導管理料1	2,250
	在宅持続陽圧呼吸療法指導管理料2	250
	注2　遠隔モニタリング加算 施 （2のみ）	+150×月数*1
	注3　情報通信機器を用いた場合 施 （2のみ）	218
C107-3	在宅ハイフローセラピー指導管理料	2,400
C108	在宅麻薬等注射指導管理料	
	1　悪性腫瘍	1,500
	2　筋萎縮性側索硬化症又は筋ジストロフィー	1,500
	3　心不全又は呼吸器疾患	1,500
C108-2	在宅腫瘍化学療法注射指導管理料	1,500
C108-3	在宅強心剤持続投与指導管理料	1,500
C108-4	在宅悪性腫瘍患者共同指導管理料	1,500
C109	在宅寝たきり患者処置指導管理料	1,050
C110	在宅自己疼痛管理指導管理料	1,300

区分番号	項目名	点数
C110-2	在宅振戦等刺激装置治療指導管理料	810
	注2　導入期加算（植込術日から3月以内）	+140
C110-3	在宅迷走神経電気刺激治療指導管理料	810
	注2　導入期加算（植込術日から3月以内）	+140
C110-4	在宅仙骨神経刺激法指導管理料	810
C110-5	在宅舌下神経電気刺激療法指導管理料 基	810
C111	在宅肺高血圧症患者指導管理料	1,500
C112	在宅気管切開患者指導管理料	900
C112-2	在宅喉頭摘出患者指導管理料	900
C114	在宅難治性皮膚疾患処置指導管理料	1,000
C116	在宅植込型補助人工心臓（非拍動流型）指導管理料 施	45,000
C117	在宅経腸投薬指導管理料	1,500
C118	在宅腫瘍治療電場療法指導管理料 施	2,800
C119	在宅経肛門的自己洗腸指導管理料 施	800
	注2　導入初期加算（初回指導月限り）	+500
C120	在宅中耳加圧療法指導管理料	1,800
C121	在宅抗菌薬吸入療法指導管理料	800
	注2　導入初期加算（初回指導月限り）	+500

＊1　2月を限度

■在宅療養指導管理材料加算　※特に規定する場合を除き，月1回限りの算定。

区分番号	項目名	点数
通則3	乳幼児呼吸管理材料加算（3月に3回） ※6歳未満の乳幼児にC103，C107， C107-2を算定する場合	1,500
C150	血糖自己測定器加算（3月に3回）	
	1　月20回以上測定	350
	2　月30回以上測定	465
	3　月40回以上測定	580
	4　月60回以上測定	830
	5　月90回以上測定	1,170
	6　月120回以上測定	1,490
	7　間歇スキャン式持続血糖測定器	1,250
	注4　血中ケトン体自己測定器加算	+40
C151	注入器加算	300
C152	間歇注入シリンジポンプ加算（2月に2回）	
	1　プログラム付きシリンジポンプ	2,500
	2　1以外のシリンジポンプ	1,500
C152-2	持続血糖測定器加算 施 （2月に2回）	
	1　間歇注入シリンジポンプと連動	
	イ　2個以下	1,320
	ロ　3個又は4個	2,640
	ハ　5個以上	3,300
	2　間歇注入シリンジポンプと連動しない	
	イ　2個以下	1,320
	ロ　3個又は4個	2,640
	ハ　5個以上	3,300
	注2　プログラム付きシリンジポンプで 　　　トランスミッター使用	+3,230
	プログラム付きシリンジポンプ以 　　　外でトランスミッター使用	+2,230
C152-3	経腸投薬用ポンプ加算（2月に2回）	2,500
C152-4	持続皮下注入シリンジポンプ加算（2月に2回）	
	1　月5個以上10個未満	2,330
	2　月10個以上15個未満	3,160
	3　月15個以上20個未満	3,990
	4　月20個以上	4,820
C153	注入器用注射針加算	
	1　1型糖尿病・血友病の患者等	200
	2　1以外	130
C154	紫外線殺菌器加算	360
C155	自動腹膜灌流装置加算	2,500
C156	透析液供給装置加算	10,000
C157	酸素ボンベ加算（3月に3回）	
	1　携帯用酸素ボンベ	880
	2　1以外の酸素ボンベ	3,950
C158	酸素濃縮装置加算（3月に3回）	4,000

区分番号	項目名	点数
C159	液化酸素装置加算（3月に3回）	
	1　設置型液化酸素装置	3,970
	2　携帯型液化酸素装置	880
C159-2	呼吸同調式デマンドバルブ加算（3月に3回）	291
C160	在宅中心静脈栄養法用輸液セット加算	2,000
C161	注入ポンプ加算（2月に2回）	1,250
C162	在宅経管栄養法用栄養管セット加算	2,000
C163	特殊カテーテル加算（3月に3回）	
	1　再利用型カテーテル	400
	2　間歇導尿用ディスポーザブルカテーテル	
	イ　親水性コーティングを有するもの	
	（1）　60本以上90本未満	1,700
	（2）　90本以上120本未満	1,900
	（3）　120本以上	2,100
	ロ　イ以外のもの	1,000
	3　間歇バルーンカテーテル	1,000
C164	人工呼吸器加算	
	1　陽圧式人工呼吸器	7,480
	2　人工呼吸器	6,480
	3　陰圧式人工呼吸器	7,480
C165	在宅持続陽圧呼吸療法治療加算（3月に3回）	
	1　ASVを使用	3,750
	2　CPAPを使用	960
C166	携帯型ディスポーザブル注入ポンプ加算	2,500
C167	疼痛等管理用送信器加算	600
C168	携帯型精密輸液ポンプ加算	10,000
C168-2	携帯型精密ネブライザ加算	3,200
C169	気管切開患者用人工鼻加算	1,500
C170	排痰補助装置加算	1,829
C171	在宅酸素療法材料加算（3月に3回）	
	1　チアノーゼ型先天性心疾患	780
	2　その他	100
C171-2	在宅持続陽圧呼吸療法材料加算（3月に3回）	100
C171-3	在宅ハイフローセラピー材料加算（3月に3回）	100
C172	在宅経肛門的自己洗腸用材料加算（3月に3回）	2,400
C173	横隔神経電気刺激装置加算 基	600
C174	在宅ハイフローセラピー装置加算（3月に3回）	
	1　自動給水加湿チャンバー	3,500
	2　1以外	2,500
C175	在宅抗菌薬吸入療法用ネブライザ加算	
	1　1月目	7,480
	2　2月目以降	1,800

■ 検査料の一般的事項

⑴ 検査の費用は，検体検査料又は生体検査料の各区分の所定点数により算定する。ただし，検査に当たって患者から検体を穿刺し又は採取した場合は，検体検査料又は生体検査料の各区分の所定点数及び診断穿刺・検体採取料の各区分の所定点数を合算した点数により算定する。

⑵ 検査に当たって患者に対し薬剤を施用した場合は，特に規定する場合を除き，⑴により算定した点数及び薬剤料の所定点数を合算した点数により算定する。

⑶ 検査に当たって，別に厚生労働大臣が定める保険医療材料(特定保険医療材料)を使用した場合は，⑴⑵により算定した点数及び特定保険医療材料料の所定点数を合算した点数により算定する。

⑷ 検体検査料又は生体検査料に掲げられていない検査であって特殊なものの費用は，検体検査料又は生体検査料に掲げられている検査のうちで最も近似する検査の各区分の所定点数により算定する。

⑸ 対称器官に係る検査の各区分の所定点数は，特に規定する場合を除き，両側の器官の検査料に係る点数とする。

■ 検体検査料

検体検査の費用は，検体検査実施料及び検体検査判断料の各検査項目の所定点数を合算した点数により算定する。

○検体検査実施料

検体検査実施料は，大きく①尿・糞便等検査，②血液学的検査，③生化学的検査(Ⅰ)，④生化学的検査(Ⅱ)，⑤免疫学的検査，⑥微生物学的検査の6区分に分類されていて，それぞれの区分ごとに各検査項目の点数が細かく定められており，その所定点数により算定する。

○検体検査実施料の時間外緊急院内検査加算 [外]

時間外，休日又は深夜に外来患者に対して診療を行った際，医師が緊急に検体検査の必要性を認め，当該保険医療機関において，当該保険医療機関の従業者が当該保険医療機関内に具備されている検査機器等を用いて当該検体検査を実施した場合に限り，1日につき200点を所定点数に加算する。ただし，この場合において，同一日に外来迅速検体検査加算は算定できない。

○検体検査実施料の外来迅速検体検査加算 [外]

外来患者に対して実施した，別に厚生労働大臣が定める検体検査の結果について，検査実施日のうちに説明した上で文書により情報を提供し，当該検査の結果に基づく診療が行われた場合に，5項目を限度として，検体検査実施料の各項目の所定点数にそれぞれ10点を加算する。

区分番号	項	名　称	点数
		第1款　検体検査実施料	
D000〜		(尿・糞便等検査)	
D000		尿中一般物質定性半定量検査	26
		注　当該保険医療機関内で検査を行った場合に算定する。	
D001		尿中特殊物質定性定量検査	
D001	1	尿蛋白	7
D001	2	VMA定性 (尿)	9
D001	2	尿グルコース	9
D001	3	ウロビリノゲン (尿)	16
D001	3	先天性代謝異常症スクリーニングテスト(尿)	16
D001	3	尿浸透圧	16
D001	4	ポルフィリン症スクリーニングテスト (尿)	17
D001	5	N−アセチルグルコサミニダーゼ(NAG)(尿)	41
D001	6	アルブミン定性 (尿)	49
D001	7	黄体形成ホルモン (LH) 定性 (尿)	72
D001	7	フィブリン・フィブリノゲン分解産物 (FDP) (尿)	72
D001	8	トランスフェリン (尿)	98
D001	9	アルブミン定量 (尿)	99
D001	10	ウロポルフィリン (尿)	105
D001	10	トリプシノーゲン2 (尿)	105
D001	11	δアミノレブリン酸 (δ−ALA) (尿)	106
D001	12	ポリアミン (尿)	115

区分番号	項	名　称	点数
D001	13	ミオイノシトール (尿)	120
D001	14	コプロポルフィリン (尿)	131
D001	15	Ⅳ型コラーゲン (尿)	184
D001	16	総ヨウ素 (尿)	186
D001	16	ポルフォビリノゲン (尿)	186
D001	17	プロスタグランジンE主要代謝物 (尿)	187
D001	18	シュウ酸 (尿)	200
D001	19	L型脂肪酸結合蛋白 (L−FABP) (尿)	210
D001	19	好中球ゼラチナーゼ結合性リポカリン (NGAL) (尿)	210
D001	20	尿の蛋白免疫学的検査	
		区分番号D015に掲げる血漿蛋白免疫的検査の例により算定した点数	
D001	21	その他	
		検査の種類の別により区分番号D007に掲げる血液化学検査，区分番号D008に掲げる内分泌学的検査，区分番号D009に掲げる腫瘍マーカー又は区分番号D010に掲げる特殊分析の例により算定した点数	
		注　区分番号D007に掲げる血液化学検査，区分番号D008に掲げる内分泌学的検査，区分番号D009に掲げる腫瘍マーカー又は区分番号D010に掲げる特殊分析の所定点数を準用した場合は，当該区分の注に	

区分番号	項	名　称	点数
		ついても同様に準用するものとする。	
D002		尿沈渣（鏡検法）	27
		注1　同一検体について当該検査と区分番号D017に掲げる排泄物，滲出物又は分泌物の細菌顕微鏡検査を併せて行った場合は，主たる検査の所定点数のみ算定する。	
		注2　当該保険医療機関内で検査を行った場合に算定する。	
		注3　染色標本加算	9
D002-2		尿沈渣（フローサイトメトリー法）	24
		注1　同一検体について当該検査と区分番号D017に掲げる排泄物，滲出物又は分泌物の細菌顕微鏡検査を併せて行った場合は，主たる検査の所定点数のみ算定する。	
		注2　当該保険医療機関内で検査を行った場合に算定する。	
D003		糞便検査	
D003	1	虫卵検出（集卵法）（糞便）	15
D003	1	ウロビリン（糞便）	15
D003	2	糞便塗抹顕微鏡検査（虫卵，脂肪及び消化状況観察を含む。）	20
D003	3	虫体検出（糞便）	23
D003	4	糞便中脂質	25
D003	5	糞便中ヘモグロビン定性	37
D003	6	虫卵培養（糞便）	40
D003	7	糞便中ヘモグロビン	41
D003	8	糞便中ヘモグロビン及びトランスフェリン定性・定量	56
D003	9	カルプロテクチン（糞便）	268
D004		穿刺液・採取液検査	
D004	1	ヒューナー検査	20
D004	2	関節液検査	50
D004	3	胃液又は十二指腸液一般検査	55
D004	4	髄液一般検査	62
D004	5	精液一般検査	70
D004	6	頸管粘液一般検査	75
D004	7	顆粒球エラスターゼ定性（子宮頸管粘液）	100
D004	7	IgE定性（涙液）	100
D004	8	顆粒球エラスターゼ（子宮頸管粘液）	116
D004	9	マイクロバブルテスト	200
D004	10	IgGインデックス	390
D004	11	オリゴクローナルバンド	522
D004	12	ミエリン塩基性蛋白（MBP）（髄液）	570
D004	13	タウ蛋白（髄液）	622
D004	14	リン酸化タウ蛋白（髄液）	641
D004	15	アミロイドβ42/40比（髄液）	1,282
D004	16	髄液蛋白免疫学的検査　区分番号D015に掲げる血漿蛋白免疫学的検査の例により算定した点数	
D004	17	髄液塗抹染色標本検査　区分番号D017に掲げる排泄物，滲出物又は分泌物の細菌顕微鏡検査の例により算定した点数	
D004	18	その他　検査の種類の別により区分番号D007に掲げる血液化学検査，区分番号D008に掲げる内分泌学的検査，区分番号D009に掲げる腫瘍マーカー又は区分番号D010に掲げる特殊分析の例により算定した点数　注　区分番号D007に掲げる血液化学検査，区分番号D008に掲げる内分泌学的検査，区分番号D009に掲げる腫瘍マーカー又は区分番号D010に掲げる特殊分析の所	

区分番号	項	名　称	点数
		定点数を準用した場合は，当該区分の注についても同様に準用するものとする。	
D004-2		悪性腫瘍組織検査	
D004-2	1	悪性腫瘍遺伝子検査	
		イ　処理が容易なもの	
		（1）　医薬品の適応判定の補助等に用いるもの	2,500
		（2）　その他のもの	2,100
		ロ　処理が複雑なもの	5,000
		注1　患者から1回に採取した組織等を用いて同一がん種に対してイに掲げる検査を実施した場合は，所定点数にかかわらず，検査の項目数に応じて次に掲げる点数により算定する。	
		イ　2項目	4,000
		ロ　3項目	6,000
		ハ　4項目以上	8,000
		注2　患者から1回に採取した組織等を用いて同一がん種に対してロに掲げる検査を実施した場合は，所定点数にかかわらず，検査の項目数に応じて次に掲げる点数により算定する。	
		イ　2項目	8,000
		ロ　3項目以上	12,000
D004-2	2	抗悪性腫瘍剤感受性検査	2,500
D005～		（血液学的検査）	
D005		血液形態・機能検査	
D005	1	赤血球沈降速度（ESR）　注　当該保険医療機関内で検査を行った場合に算定する。	9
D005	2	網赤血球数	12
D005	3	血液浸透圧	15
D005	3	好酸球（鼻汁・喀痰）	15
D005	3	末梢血液像（自動機械法）	15
D005	4	好酸球数	17
D005	5	末梢血液一般検査	21
D005	6	末梢血液像（鏡検法）　注　特殊染色加算（特殊染色ごとに）	25 / 37
D005	7	血中微生物検査	40
D005	7	DNA含有赤血球計数検査	40
D005	8	赤血球抵抗試験	45
D005	9	ヘモグロビンA1c（HbA1c）	49
D005	10	自己溶血試験	50
D005	10	血液粘稠度	50
D005	11	ヘモグロビンF（HbF）	60
D005	12	デオキシチミジンキナーゼ（TK）活性	233
D005	13	ターミナルデオキシヌクレオチジルトランスフェラーゼ（TdT）	250
D005	14	骨髄像　注　特殊染色加算（特殊染色ごとに）	788 / 60
D005	15	造血器腫瘍細胞抗原検査（一連につき）	1,940
D006		出血・凝固検査　注　患者から1回に採取した血液を用いて本区分の13から32までに掲げる検査を3項目以上行った場合は，所定点数にかかわらず，検査の項目数に応じて次に掲げる点数により算定する。	
		イ　3項目又は4項目	530
		ロ　5項目以上	722
D006	1	出血時間	15
D006	2	プロトロンビン時間（PT）	18
D006	3	血餅収縮能	19
D006	3	毛細血管抵抗試験	19

区分番号	項	名称	点数
D006	4	フィブリノゲン半定量	23
D006	4	フィブリノゲン定量	23
D006	4	クリオフィブリノゲン	23
D006	5	トロンビン時間	25
D006	6	蛇毒試験	28
D006	6	トロンボエラストグラフ	28
D006	6	ヘパリン抵抗試験	28
D006	7	活性化部分トロンボプラスチン時間（APTT）	29
D006	8	血小板粘着能	64
D006	9	アンチトロンビン活性	70
D006	9	アンチトロンビン抗原	70
D006	10	フィブリン・フィブリノゲン分解産物（FDP）定性	80
D006	10	フィブリン・フィブリノゲン分解産物（FDP）半定量	80
D006	10	フィブリン・フィブリノゲン分解産物（FDP）定量	80
D006	10	プラスミン	80
D006	10	プラスミン活性	80
D006	10	α_1－アンチトリプシン	80
D006	11	フィブリンモノマー複合体定性	93
D006	12	プラスミノゲン活性	100
D006	12	プラスミノゲン抗原	100
D006	12	凝固因子インヒビター定性（クロスミキシング試験）	100
D006	13	Dダイマー定性	121
D006	14	von Willebrand因子（VWF）活性	126
D006	15	Dダイマー	127
D006	16	プラスミンインヒビター（アンチプラスミン）	128
D006	16	Dダイマー半定量	128
D006	17	α_2－マクログロブリン	138
D006	18	PIVKA－Ⅱ	143
D006	19	凝固因子インヒビター	144
D006	20	von Willebrand因子（VWF）抗原	147
D006	21	プラスミン・プラスミンインヒビター複合体（PIC）	150
D006	22	プロテインS抗原	154
D006	23	プロテインS活性	163
D006	24	β－トロンボグロブリン（β－TG）	171
D006	24	トロンビン・アンチトロンビン複合体（TAT）	171
D006	25	血小板第4因子（PF$_4$）	173
D006	26	プロトロンビンフラグメントF1+2	192
D006	27	トロンボモジュリン	204
D006	28	フィブリンモノマー複合体	215
D006	29	凝固因子（第Ⅱ因子，第Ⅴ因子，第Ⅶ因子，第Ⅷ因子，第Ⅸ因子，第Ⅹ因子，第Ⅺ因子，第Ⅻ因子，第ⅩⅢ因子）	223
D006	30	プロテインC抗原	226
D006	31	プロテインC活性	227
D006	32	tPA・PAI－1複合体	240
D006	33	ADAMTS13活性	400
D006	34	血小板凝集能 イ 鑑別診断の補助に用いるもの ロ その他のもの	450 50
D006	35	ADAMTS13インヒビター	1,000
D006-2		造血器腫瘍遺伝子検査 【基】 注 別に厚生労働大臣が定める施設基準を満たす保険医療機関において行われる場合に算定する。	2,100
D006-3		BCR－ABL1	
D006-3	1	Major BCR－ABL1（mRNA定量（国際標準値））	
		イ 診断の補助に用いるもの	2,520
		ロ モニタリングに用いるもの	2,520
D006-3	2	Major BCR－ABL1（mRNA定量）	
		イ 診断の補助に用いるもの	2,520
		ロ モニタリングに用いるもの	2,520
D006-3	3	minor BCR－ABL mRNA	
		イ 診断の補助に用いるもの	2,520
		ロ モニタリングに用いるもの	2,520
D006-4		遺伝学的検査 【施】 注1 別に厚生労働大臣が定める疾患の患者については，別に厚生労働大臣が定める施設基準に適合しているものとして地方厚生局長等に届け出た保険医療機関において行われる場合に限り算定する。 注2 別に厚生労働大臣が定める施設基準に適合しているものとして地方厚生局長等に届け出た保険医療機関において，患者から1回に採取した検体を用いて複数の遺伝子疾患に対する検査を実施した場合は，主たる検査の所定点数及び当該主たる検査の所定点数の100分の50に相当する点数を合算した点数により算定する。	
D006-4	1	処理が容易なもの	3,880
D006-4	2	処理が複雑なもの	5,000
D006-4	3	処理が極めて複雑なもの	8,000
D006-5		染色体検査（全ての費用を含む。） 【施】 注1 分染法加算 注2 2については，別に厚生労働大臣が定める施設基準に適合しているものとして地方厚生局長等に届け出た保険医療機関において行う場合に限り算定する。	397
D006-5	1	FISH法を用いた場合	2,477
D006-5	2	流産検体を用いた絨毛染色体検査を行った場合	4,603
D006-5	3	その他の場合	2,477
D006-6		免疫関連遺伝子再構成	2,373
D006-7		UDPグルクロン酸転移酵素遺伝子多型	2,004
D006-8		サイトケラチン19（KRT19）mRNA検出	2,400
D006-9		WT1 mRNA	2,520
D006-10		CCR4タンパク（フローサイトメトリー法）	10,000
D006-11		FIP1L1－PDGFRα融合遺伝子検査	3,105
D006-12		EGFR遺伝子検査（血漿） 注 同一の患者につき同一月において検査を2回以上実施した場合における2回目以降の当該検査の費用は，所定点数の100分の90に相当する点数により算定する。	2,100
D006-13		骨髄微小残存病変量測定 【施】 注 別に厚生労働大臣が定める施設基準に適合しているものとして地方厚生局長等に届け出た保険医療機関において実施した場合に限り算定する。	
D006-13	1	遺伝子再構成の同定に用いるもの	3,395
D006-13	2	モニタリングに用いるもの	2,100
D006-14		FLT3遺伝子検査	4,200
D006-15		膀胱がん関連遺伝子検査	1,597
D006-16		JAK2遺伝子検査	2,504
D006-17		Nudix hydrolase 15（NUDT15）遺伝子多型	2,100
D006-18		BRCA1／2遺伝子検査 【施】 注 別に厚生労働大臣が定める施設基準に適合しているものとして地方厚生局長等に届け出た保険医療機関において実施した場合に限り算定する。	

検査

区分番号	項	名　　称	点数
D006-18	1	腫瘍細胞を検体とするもの	20,200
D006-18	2	血液を検体とするもの	20,200
D006-19		がんゲノムプロファイリング検査　施	44,000
		注1　別に厚生労働大臣が定める施設基準に適合しているものとして地方厚生局長等に届け出た保険医療機関において実施した場合に限り算定する。	
		注2　抗悪性腫瘍剤による治療法の選択を目的として他の検査を実施した場合であって，当該他の検査の結果により区分番号B011-5に掲げるがんゲノムプロファイリング評価提供料を算定する場合は，所定点数から当該他の検査の点数を減算する。	
D006-20		角膜ジストロフィー遺伝子検査　施	1,200
		注　別に厚生労働大臣が定める施設基準に適合しているものとして地方厚生局長等に届け出た保険医療機関において行われる場合に，患者1人につき1回に限り算定する。	
D006-21		血液粘弾性検査（一連につき）	600
D006-22		RAS遺伝子検査（血漿）	7,500
D006-23		遺伝子相同組換え修復欠損検査　基	32,200
		注　別に厚生労働大臣が定める施設基準を満たす保険医療機関において行われる場合に算定する。	
D006-24		肺癌関連遺伝子多項目同時検査	12,500
D006-25		CYP2C9遺伝子多型	2,037
D006-26		染色体構造異常解析　基	8,000
		注　別に厚生労働大臣が定める施設基準を満たす保険医療機関において行われる場合に算定する。	
D006-27		悪性腫瘍遺伝子検査（血液・血漿）	
		注1　患者から1回に採取した血液又は血漿を用いて本区分の1，2，5，6，7若しくは9に掲げる検査又は区分番号D006-12に掲げるEGFR遺伝子検査（血漿）を2項目，3項目又は4項目以上行った場合は，所定点数にかかわらず，それぞれ4,000点，6,000点又は8,000点を算定する。	
		注2　患者から1回に採取した血液又は血漿を用いて本区分の3，4又は8に掲げる検査を2項目又は3項目以上行った場合は，所定点数にかかわらず，8,000点又は12,000点を算定する。	
D006-27	1	ROS1融合遺伝子検査	2,500
D006-27	2	ALK融合遺伝子検査	2,500
D006-27	3	METex14遺伝子検査	5,000
D006-27	4	NTRK融合遺伝子検査	5,000
D006-27	5	RAS遺伝子検査	2,500
D006-27	6	BRAF遺伝子検査	2,500
D006-27	7	HER2遺伝子検査（大腸癌に係るもの）	2,500
D006-27	8	HER2遺伝子検査（肺癌に係るもの）	5,000
D006-27	9	マイクロサテライト不安定性検査	2,500
D006-28		Y染色体微小欠失検査　基	3,770
		注　別に厚生労働大臣が定める施設基準を満たす保険医療機関において行われる場合に算定する。	
D006-29		乳癌悪性度判定検査	43,500
D006-30		遺伝性網膜ジストロフィ遺伝子検査	20,500
D007～		（生化学的検査（Ⅰ））	
D007		血液化学検査	
		注　患者から1回に採取した血液を用いて本区分の1から8までに掲げる検査を5項目以上行った場合は，所定点数にかかわら	

区分番号	項	名　　称	点数
		ず，検査の項目数に応じて次に掲げる点数により算定する。	
		イ　5項目以上7項目以下	93
		ロ　8項目又は9項目	99
		ハ　10項目以上	103
		注　入院時初回加算　入	20
D007	1	総ビリルビン	11
D007	1	直接ビリルビン又は抱合型ビリルビン	11
D007	1	総蛋白	11
D007	1	アルブミン（BCP改良法・BCG法）	11
D007	1	尿素窒素	11
D007	1	クレアチニン	11
D007	1	尿酸	11
D007	1	アルカリホスファターゼ（ALP）	11
D007	1	コリンエステラーゼ（ChE）	11
D007	1	γ－グルタミルトランスフェラーゼ（γ－GT）	11
D007	1	中性脂肪	11
D007	1	ナトリウム及びクロール	11
D007	1	カリウム	11
D007	1	カルシウム	11
D007	1	マグネシウム	11
D007	1	クレアチン	11
D007	1	グルコース	11
D007	1	乳酸デヒドロゲナーゼ（LD）	11
D007	1	アミラーゼ	11
D007	1	ロイシンアミノペプチダーゼ（LAP）	11
D007	1	クレアチンキナーゼ（CK）	11
D007	1	アルドラーゼ	11
D007	1	遊離コレステロール	11
D007	1	鉄（Fe）	11
D007	1	血中ケトン体・糖・クロール検査（試験紙法・アンプル法・固定化酵素電極によるもの）	11
D007	1	不飽和鉄結合能（UIBC）（比色法）	11
D007	1	総鉄結合能（TIBC）（比色法）	11
D007	2	リン脂質	15
D007	3	HDL－コレステロール	17
D007	3	無機リン及びリン酸	17
D007	3	総コレステロール	17
D007	3	アスパラギン酸アミノトランスフェラーゼ（AST）	17
D007	3	アラニンアミノトランスフェラーゼ（ALT）	17
D007	4	LDL－コレステロール	18
D007	4	蛋白分画	18
D007	5	銅（Cu）	23
D007	6	リパーゼ	24
D007	7	イオン化カルシウム	26
D007	8	マンガン（Mn）	27
D007	9	ケトン体	30
D007	10	アポリポ蛋白	
		イ　1項目の場合	31
		ロ　2項目の場合	62
		ハ　3項目以上の場合	94
D007	11	アデノシンデアミナーゼ（ADA）	32
D007	12	グアナーゼ	35
D007	13	有機モノカルボン酸	47
D007	13	胆汁酸	47
D007	14	ALPアイソザイム	48
D007	14	アミラーゼアイソザイム	48
D007	14	γ－GTアイソザイム	48
D007	14	LDアイソザイム	48
D007	14	重炭酸塩	48
D007	15	ASTアイソザイム	49

区分番号	項	名　称	点数
D007	15	リポ蛋白分画	49
D007	16	アンモニア	50
D007	17	CKアイソザイム	55
D007	17	グリコアルブミン	55
D007	18	コレステロール分画	57
D007	19	ケトン体分画	59
D007	19	遊離脂肪酸	59
D007	20	レシチン・コレステロール・アシルトランスフェラーゼ（L-CAT）	70
D007	21	グルコース-6-リン酸デヒドロゲナーゼ（G-6-PD）	80
D007	21	リポ蛋白分画（PAGディスク電気泳動法）	80
D007	21	1,5-アンヒドロ-D-グルシトール（1,5AG）	80
D007	21	グリココール酸	80
D007	22	CK-MB（蛋白量測定）	90
D007	23	LDアイソザイム1型	95
D007	23	総カルニチン	95
D007	23	遊離カルニチン	95
D007	24	ALPアイソザイム及び骨型アルカリホスファターゼ（BAP）	96
D007	25	フェリチン半定量	102
D007	25	フェリチン定量	102
D007	26	エタノール	105
D007	27	リポ蛋白（a）	107
D007	28	ヘパリン	108
D007	28	KL-6	108
D007	29	心筋トロポニンI	109
D007	29	心筋トロポニンT（TnT）定性・定量	109
D007	29	アルミニウム（Al）	109
D007	30	シスタチンC	112
D007	31	25-ヒドロキシビタミン	117
D007	32	ペントシジン	118
D007	33	イヌリン	120
D007	34	リポ蛋白分画（HPLC法）	129
D007	35	肺サーファクタント蛋白-A（SP-A）	130
D007	35	ガラクトース	130
D007	36	血液ガス分析 注　血液ガス分析については，当該保険医療機関内で行った場合に算定する。	131
D007	36	IV型コラーゲン	131
D007	36	ミオグロビン定性	131
D007	36	ミオグロビン定量	131
D007	36	心臓由来脂肪酸結合蛋白（H-FABP）定性	131
D007	36	心臓由来脂肪酸結合蛋白（H-FABP）定量	131
D007	37	亜鉛（Zn）	132
D007	38	アルブミン非結合型ビリルビン	135
D007	39	肺サーファクタント蛋白-D（SP-D）	136
D007	39	プロコラーゲン-III-ペプチド（P-III-P）	136
D007	39	アンギオテンシンI転換酵素（ACE）	136
D007	39	ビタミンB12	136
D007	40	セレン	144
D007	41	葉酸	146
D007	42	IV型コラーゲン・7S	148
D007	43	ピルビン酸キナーゼ（PK）	150
D007	44	レムナント様リポ蛋白コレステロール（RLP-C）	174
D007	45	腟分泌液中インスリン様成長因子結合蛋白1型（IGFBP-1）定性	175
D007	46	ヒアルロン酸	179

区分番号	項	名　称	点数
D007	47	ALPアイソザイム（PAG電気泳動法）	180
D007	47	アセトアミノフェン	180
D007	48	心室筋ミオシン軽鎖I	184
D007	49	トリプシン	189
D007	50	Mac-2結合蛋白糖鎖修飾異性体	194
D007	50	マロンジアルデヒド修飾LDL（MDA-LDL）	194
D007	50	オートタキシン	194
D007	50	サイトケラチン18フラグメント（CK-18F）	194
D007	50	ELFスコア	194
D007	51	ホスフォリパーゼA_2（PLA_2）	204
D007	52	赤血球コプロポルフィリン	210
D007	53	リポ蛋白リパーゼ（LPL）	219
D007	54	肝細胞増殖因子（HGF）	227
D007	55	ビタミンB_2	235
D007	56	ビタミンB_1	239
D007	57	ロイシンリッチα_2グリコプロテイン	268
D007	58	赤血球プロトポルフィリン	272
D007	59	プロカルシトニン（PCT）定量	276
D007	59	プロカルシトニン（PCT）半定量	276
D007	60	ビタミンC	296
D007	61	プレセプシン定量	301
D007	62	インフリキシマブ定性	310
D007	63	1,25-ジヒドロキシビタミンD_3	388
D007	64	血管内皮増殖因子（VEGF）	460
D007	64	コクリントモプロテイン（CTP）	460
D007	65	FGF23	788
D008~		**（生化学的検査（II））**	
D008		内分泌学的検査 注　患者から1回に採取した血液を用いて本区分の12から51までに掲げる検査を3項目以上行った場合は，所定点数にかかわらず，検査の項目数に応じて次に掲げる点数により算定する。	
		イ　3項目以上5項目以下	410
		ロ　6項目又は7項目	623
		ハ　8項目以上	900
D008	1	ヒト絨毛性ゴナドトロピン（HCG）定性	55
D008	2	11-ハイドロキシコルチコステロイド（11-OHCS）	60
D008	3	ホモバニリン酸（HVA）	69
D008	4	バニールマンデル酸（VMA）	90
D008	5	5-ハイドロキシインドール酢酸（5-HIAA）	95
D008	6	プロラクチン（PRL）	98
D008	6	甲状腺刺激ホルモン（TSH）	98
D008	7	トリヨードサイロニン（T_3）	99
D008	8	レニン活性	100
D008	8	インスリン（IRI）	100
D008	9	ガストリン	101
D008	10	レニン定量	102
D008	11	サイロキシン（T_4）	105
D008	12	成長ホルモン（GH）	105
D008	12	卵胞刺激ホルモン（FSH）	105
D008	12	C-ペプチド（CPR）	105
D008	12	黄体形成ホルモン（LH）	105
D008	13	テストステロン	119
D008	14	遊離サイロキシン（FT_4）	121
D008	14	遊離トリヨードサイロニン（FT_3）	121
D008	14	コルチゾール	121
D008	15	アルドステロン	122
D008	16	サイログロブリン	128

検査

区分番号	項	名　　称	点数
D008	17	ヒト絨毛性ゴナドトロピン−βサブユニット（HCG−β）	129
D008	18	サイロキシン結合グロブリン（TBG）	130
D008	18	脳性Na利尿ペプチド（BNP）	130
D008	18	カルシトニン	130
D008	18	ヒト絨毛性ゴナドトロピン（HCG）定量	130
D008	18	ヒト絨毛性ゴナドトロピン（HCG）半定量	130
D008	19	抗グルタミン酸デカルボキシラーゼ抗体（抗GAD抗体）	134
D008	20	脳性Na利尿ペプチド前駆体N端フラグメント（NT−proBNP）	136
D008	20	ヒト胎盤性ラクトーゲン（HPL）	136
D008	21	サイロキシン結合能（TBC）	137
D008	22	プロゲステロン	143
D008	23	グルカゴン	150
D008	24	低カルボキシル化オステオカルシン（ucOC）	154
D008	25	Ⅰ型コラーゲン架橋N−テロペプチド（NTX）	156
D008	25	酒石酸抵抗性酸ホスファターゼ（TRACP−5b）	156
D008	26	オステオカルシン（OC）	157
D008	26	骨型アルカリホスファターゼ（BAP）	157
D008	27	遊離テストステロン	159
D008	28	Ⅰ型プロコラーゲン−N−プロペプチド（PINP）	160
D008	29	副甲状腺ホルモン（PTH）	161
D008	29	カテコールアミン分画	161
D008	30	インタクトⅠ型プロコラーゲン−N−プロペプチド（Intact PINP）	163
D008	31	デヒドロエピアンドロステロン硫酸抱合体（DHEA−S）	164
D008	32	低単位ヒト絨毛性ゴナドトロピン（HCG）半定量	165
D008	32	サイクリックAMP（cAMP）	165
D008	33	エストラジオール（E_2）	167
D008	34	Ⅰ型コラーゲン架橋C−テロペプチド−β異性体（β−CTX）（尿）	169
D008	35	Ⅰ型コラーゲン架橋C−テロペプチド−β異性体（β−CTX）	170
D008	36	エストリオール（E_3）	180
D008	36	エストロゲン半定量	180
D008	36	エストロゲン定量	180
D008	36	副甲状腺ホルモン関連蛋白C端フラグメント（C−PTHrP）	180
D008	37	副腎皮質刺激ホルモン（ACTH）	184
D008	37	カテコールアミン	184
D008	38	副甲状腺ホルモン関連蛋白（PTHrP）	186
D008	39	デオキシピリジノリン（DPD）（尿）	191
D008	40	17−ケトジェニックステロイド（17−KGS）	200
D008	41	エリスロポエチン	209
D008	42	ソマトメジンC	212
D008	43	17−ケトステロイド分画（17−KS分画）	213
D008	43	17α−ヒドロキシプロゲステロン（17α−OHP）	213
D008	43	抗IA−2抗体	213
D008	43	プレグナンジオール	213
D008	44	メタネフリン	217
D008	45	17−ケトジェニックステロイド分画（17−KGS分画）	220
D008	45	メタネフリン・ノルメタネフリン分画	220
D008	46	心房性Na利尿ペプチド（ANP）	221

区分番号	項	名　　称	点数
D008	47	抗利尿ホルモン（ADH）	224
D008	48	プレグナントリオール	232
D008	49	ノルメタネフリン	250
D008	50	インスリン様成長因子結合蛋白3型（IGFBP−3）	280
D008	51	遊離メタネフリン・遊離ノルメタネフリン分画	450
D008	52	抗ミュラー管ホルモン（AMH）	597
D008	53	レプチン	1,000
D009		**腫瘍マーカー** 注1　診療及び腫瘍マーカー以外の検査の結果から悪性腫瘍の患者であることが強く疑われる者に対して，腫瘍マーカーの検査を行った場合に，1回に限り算定する。ただし，区分番号B001の3に掲げる悪性腫瘍特異物質治療管理料を算定している患者については算定しない。 注2　患者から1回に採取した血液等を用いて本区分の2から36までに掲げる検査を2項目以上行った場合は，所定点数にかかわらず，検査の項目数に応じて次に掲げる点数により算定する。	
	イ	2項目	230
	ロ	3項目	290
	ハ	4項目以上	385
D009	1	尿中BTA	80
D009	2	α−フェトプロテイン（AFP）	98
D009	3	癌胎児性抗原（CEA）	99
D009	4	扁平上皮癌関連抗原（SCC抗原）	101
D009	5	組織ポリペプタイド抗原（TPA）	110
D009	6	NCC−ST−439	112
D009	6	CA15−3	112
D009	7	DUPAN−2	115
D009	8	エラスターゼ1	120
D009	9	前立腺特異抗原（PSA）	121
D009	9	CA19−9	121
D009	10	PIVKA−Ⅱ半定量	131
D009	10	PIVKA−Ⅱ定量	131
D009	11	CA125	136
D009	12	核マトリックスプロテイン22（NMP22）定量（尿）	139
D009	12	核マトリックスプロテイン22（NMP22）定性（尿）	139
D009	13	シアリルLe^x−i抗原（SLX）	140
D009	14	神経特異エノラーゼ（NSE）	142
D009	15	SPan−1	144
D009	16	CA72−4	146
D009	16	シアリルTn抗原（STN）	146
D009	17	塩基性フェトプロテイン（BFP）	150
D009	17	遊離型PSA比（PSA F／T比）	150
D009	18	サイトケラチン19フラグメント（シフラ）	154
D009	19	シアリルLe^{x}抗原（CSLEX）	156
D009	20	BCA225	158
D009	21	サイトケラチン8・18（尿）	160
D009	22	抗p53抗体	163
D009	23	Ⅰ型コラーゲン−C−テロペプチド（ⅠCTP）	170
D009	24	ガストリン放出ペプチド前駆体（ProGRP）	175
D009	25	CA54/61	184
D009	26	α−フェトプロテインレクチン分画（AFP−L3%）	185
D009	27	CA602	190
D009	27	組織因子経路インヒビター2（TFPI2）	190

検
査

区分番号	項	名　称	点数
D009	28	γ－セミノプロテイン（γ－Sm）	192
D009	29	ヒト精巣上体蛋白4（HE4）	200
D009	30	可溶性メソテリン関連ペプチド	220
D009	31	S2,3PSA%	248
D009	32	プロステートヘルスインデックス（phi）	281
D009	33	癌胎児性抗原（CEA）定性（乳頭分泌液）	305
D009	33	癌胎児性抗原（CEA）半定量（乳頭分泌液）	305
D009	34	HER2蛋白	320
D009	35	アポリポ蛋白A2（APOA2）アイソフォーム	335
D009	36	可溶性インターロイキン－2レセプター（sIL-2R）	438
D010		特殊分析	
D010	1	糖分析（尿）	38
D010	2	結石分析	117
D010	3	チロシン	200
D010	4	アミノ酸	
		イ　1種類につき	279
		ロ　5種類以上	1,107
D010	5	総分岐鎖アミノ酸／チロシンモル比（BTR）	283
D010	6	アミノ酸定性	350
D010	7	脂肪酸分画	393
D010	8	先天性代謝異常症検査 [施] 注1　イ，ロ及びハについては，別に厚生労働大臣が定める施設基準に適合しているものとして地方厚生局長等に届け出た保険医療機関において行われる場合に，患者1人につき月1回に限り算定する。 注2　ニについては，別に厚生労働大臣が定める施設基準に適合しているものとして地方厚生局長等に届け出た保険医療機関において，当該保険医療機関内で検査を行った場合に，患者1人につき月1回に限り算定する。	
		イ　尿中有機酸分析	1,141
		ロ　血中極長鎖脂肪酸	1,141
		ハ　タンデムマス分析	1,107
		ニ　その他	1,107
D011～		**（免疫学的検査）**	
D011		免疫血液学的検査	
D011	1	ABO血液型	24
D011	1	Rh（D）血液型	24
D011	2	Coombs試験	
		イ　直接	34
		ロ　間接	47
D011	3	Rh（その他の因子）血液型	148
D011	4	不規則抗体 注　第10部手術第7款の各区分に掲げる胸部手術，同部第8款の各区分に掲げる心・脈管手術，同部第9款の各区分に掲げる腹部手術又は同部第11款の各区分に掲げる性器手術のうち区分番号K898に掲げる帝王切開術等を行った場合に算定する。	159
D011	5	ABO血液型関連糖転移酵素活性	181
D011	6	血小板関連IgG（PA-IgG）	190
D011	7	ABO血液型亜型	260
D011	8	抗血小板抗体	261
D011	9	血小板第4因子－ヘパリン複合体抗体（IgG抗体）	376
D011	10	血小板第4因子－ヘパリン複合体抗体（IgG，IgM及びIgA抗体）	390
D011	11	血小板第4因子－ヘパリン複合体抗体定性	420

区分番号	項	名　称	点数
D012		感染症免疫学的検査	
D012	1	梅毒血清反応（STS）定性	15
D012	1	抗ストレプトリジンO（ASO）定性	15
D012	1	抗ストレプトリジンO（ASO）半定量	15
D012	1	抗ストレプトリジンO（ASO）定量	15
D012	2	トキソプラズマ抗体定性	26
D012	2	トキソプラズマ抗体半定量	26
D012	3	抗ストレプトキナーゼ（ASK）定性	29
D012	3	抗ストレプトキナーゼ（ASK）半定量	29
D012	4	梅毒トレポネーマ抗体定性	32
D012	4	マイコプラズマ抗体定性	32
D012	4	マイコプラズマ抗体半定量	32
D012	5	梅毒血清反応（STS）半定量	34
D012	5	梅毒血清反応（STS）定量	34
D012	6	梅毒トレポネーマ抗体半定量	53
D012	6	梅毒トレポネーマ抗体定量	53
D012	7	アデノウイルス抗原定性（糞便）	60
D012	7	迅速ウレアーゼ試験定性	60
D012	8	ロタウイルス抗原定性（糞便）	65
D012	8	ロタウイルス抗原定量（糞便）	65
D012	9	ヘリコバクター・ピロリ抗体定性・半定量	70
D012	9	クラミドフィラ・ニューモニエIgG抗体	70
D012	10	クラミドフィラ・ニューモニエIgA抗体	75
D012	11	ウイルス抗体価（定性・半定量・定量）（1項目当たり） 注　同一検体についてウイルス抗体価（定性・半定量・定量）の測定を行った場合は，8項目を限度として算定する。	79
D012	12	クロストリジオイデス・ディフィシル抗原定性	80
D012	12	ヘリコバクター・ピロリ抗体	80
D012	12	百日咳菌抗体定性	80
D012	12	百日咳菌抗体半定量	80
D012	13	HTLV-Ⅰ抗体定性	85
D012	13	HTLV-Ⅰ抗体半定量	85
D012	14	トキソプラズマ抗体	93
D012	15	トキソプラズマIgM抗体	95
D012	16	HIV-1,2抗体定性	109
D012	16	HIV-1,2抗体半定量	109
D012	16	HIV-1,2抗原・抗体同時測定定性	109
D012	17	HIV-1抗体	113
D012	18	抗酸菌抗体定量	116
D012	18	抗酸菌抗体定性	116
D012	19	A群β溶連菌迅速試験定性	121
D012	20	HIV-1,2抗体定量	127
D012	20	HIV-1,2抗原・抗体同時測定定量	127
D012	21	ヘモフィルス・インフルエンザb型（Hib）抗原定性（尿・髄液）	129
D012	22	インフルエンザウイルス抗原定性	132
D012	23	カンジダ抗原定性	134
D012	23	カンジダ抗原半定量	134
D012	23	カンジダ抗原定量	134
D012	23	梅毒トレポネーマ抗体（FTA-ABS試験）定性	134
D012	23	梅毒トレポネーマ抗体（FTA-ABS試験）半定量	134
D012	24	RSウイルス抗原定性	138
D012	25	ヘリコバクター・ピロリ抗原定性	142
D012	25	ヒトメタニューモウイルス抗原定性	142
D012	26	肺炎球菌抗原定性（尿・髄液）	146
D012	27	マイコプラズマ抗原定性（免疫クロマト法）	148
D012	28	ノロウイルス抗原定性	150

検
査

区分番号	項	名 称	点数	区分番号	項	名 称	点数
D012	28	インフルエンザ菌（無莢膜型）抗原定性	150	D012	62	HIV抗原	600
D012	28	SARS-CoV-2抗原定性	150	D012	63	HIV-1特異抗体・HIV-2特異抗体	660
D012	29	クラミドフィラ・ニューモニエIgM抗体	152	D012	64	抗トリコスポロン・アサヒ抗体	822
D012	29	クラミジア・トラコマチス抗原定性	152	D012	65	鳥特異的IgG抗体	873
D012	30	アスペルギルス抗原	157	D012	66	抗アデノ随伴ウイルス9型（AAV9）抗体 施	12,850
D012	31	大腸菌O157抗体定性	159			注　別に厚生労働大臣が定める施設基準に	
D012	31	HTLV-I抗体	159			適合しているものとして地方厚生局長等に	
D012	32	D-アラビニトール	160			届け出た保険医療機関において実施した場	
D012	33	大腸菌O157抗原定性	161			合に限り算定する。	
D012	34	クリプトコックス抗原半定量	166	D013		肝炎ウイルス関連検査	
D012	35	クリプトコックス抗原定性	169			注　患者から1回に採取した血液を用いて	
D012	36	マイコプラズマ抗原定性（FA法）	170			本区分の3から14までに掲げる検査を3項	
D012	37	大腸菌血清型別	175			目以上行った場合は，所定点数にかかわら	
D012	38	アデノウイルス抗原定性（糞便を除く。）	179			ず，検査の項目数に応じて次に掲げる点数	
D012	38	肺炎球菌細胞壁抗原定性	179			により算定する。	
D012	39	淋菌抗原定性	180			イ　3項目	290
D012	39	単純ヘルペスウイルス抗原定性	180			ロ　4項目	360
D012	39	単純ヘルペスウイルス抗原定性（皮膚）	180			ハ　5項目以上	425
D012	40	カンピロバクター抗原定性（糞便）	184	D013	1	HBs抗原定性・半定量	29
D012	41	肺炎球菌莢膜抗原定性（尿・髄液）	188	D013	2	HBs抗体定性	32
D012	42	（1→3）-β-D-グルカン	195	D013	2	HBs抗体半定量	32
D012	43	ブルセラ抗体定性	200	D013	3	HBs抗原	88
D012	43	ブルセラ抗体半定量	200	D013	3	HBs抗体	88
D012	43	グロブリンクラス別クラミジア・トラコマチス抗体	200	D013	4	HBe抗原	98
D012	44	グロブリンクラス別ウイルス抗体価（1項目当たり）	200	D013	4	HBe抗体	98
		注　同一検体についてグロブリンクラス別ウイルス抗体価の測定を行った場合は，2項目を限度として算定する。		D013	5	HCV抗体定性・定量	102
				D013	5	HCVコア蛋白	102
				D013	6	HBc抗体半定量・定量	130
				D013	7	HCVコア抗体	143
D012	45	ツツガムシ抗体定性	203	D013	8	HA-IgM抗体	146
D012	45	ツツガムシ抗体半定量	203	D013	8	HA抗体	146
D012	46	レジオネラ抗原定性（尿）	205	D013	8	HBc-IgM抗体	146
D012	47	単純ヘルペスウイルス抗原定性（角膜）	210	D013	9	HCV構造蛋白及び非構造蛋白抗体定性	160
D012	47	単純ヘルペスウイルス抗原定性（性器）	210	D013	9	HCV構造蛋白及び非構造蛋白抗体半定量	160
D012	47	アニサキスIgG・IgA抗体	210	D013	10	HE-IgA抗体定性	210
D012	48	百日咳菌抗原定性	217	D013	11	HCV血清群別判定	215
D012	49	赤痢アメーバ抗体半定量	223	D013	12	HBVコア関連抗原（HBcrAg）	252
D012	49	赤痢アメーバ抗原定性	223	D013	13	デルタ肝炎ウイルス抗体	330
D012	50	SARS-CoV-2・インフルエンザウイルス抗原同時検出定性	225	D013	14	HCV特異抗体価	340
				D013	14	HBVジェノタイプ判定	340
D012	51	水痘ウイルス抗原定性（上皮細胞）	227	D014		自己抗体検査	
D012	52	エンドトキシン	229			注1　本区分の10から16まで，18，19，23	
D012	53	デングウイルス抗原定性 基	233			及び37に掲げる検査を2項目又は3項目以	
D012	53	デングウイルス抗原・抗体同時測定定性 基	233			上行った場合は，所定点数にかかわらず，	
		注　デングウイルス抗原定性及びデングウイルス抗原・抗体同時測定定性については，別に厚生労働大臣が定める施設基準を満たす保険医療機関において実施した場合に算定する。				それぞれ320点又は490点を算定する。	
						注2　本区分の48及び49に掲げる検査については，別に厚生労働大臣が定める施設基準に適合しているものとして地方厚生局長等に届け出た保険医療機関において実施した場合に限り算定する。	
D012	53	白癬菌抗原定性	233				
D012	54	百日咳菌抗体	257	D014	1	寒冷凝集反応	11
D012	55	HIV-1抗体（ウエスタンブロット法）	280	D014	2	リウマトイド因子（RF）定量	30
D012	56	結核菌群抗原定性	291	D014	3	抗サイログロブリン抗体半定量	37
D012	57	サイトメガロウイルスpp65抗原定性	356	D014	3	抗甲状腺マイクロゾーム抗体半定量	37
D012	58	HIV-2抗体（ウエスタンブロット法）	380	D014	4	Donath-Landsteiner試験	55
D012	59	SARS-CoV-2・RSウイルス抗原同時検出定性	420	D014	5	抗核抗体（蛍光抗体法）定性	99
				D014	5	抗核抗体（蛍光抗体法）半定量	99
D012	59	SARS-CoV-2・インフルエンザウイルス・RSウイルス抗原同時検出定性	420	D014	5	抗核抗体（蛍光抗体法）定量	99
				D014	6	抗インスリン抗体	107
D012	60	HTLV-I抗体（ウエスタンブロット法及びラインブロット法）	425	D014	7	抗核抗体（蛍光抗体法を除く。）	110
				D014	8	抗ガラクトース欠損IgG抗体定性	111
D012	61	SARS-CoV-2抗原定量	560	D014	8	抗ガラクトース欠損IgG抗体定量	111

検
査

区分番号	項	名　称	点数
D014	9	マトリックスメタロプロテイナーゼ-3（MMP-3）	116
D014	10	抗サイログロブリン抗体	136
D014	11	抗甲状腺ペルオキシダーゼ抗体	138
D014	12	抗Jo-1抗体定性	140
D014	12	抗Jo-1抗体半定量	140
D014	12	抗Jo-1抗体定量	140
D014	13	抗RNP抗体定性	144
D014	13	抗RNP抗体半定量	144
D014	13	抗RNP抗体定量	144
D014	14	抗Sm抗体定性	147
D014	14	抗Sm抗体半定量	147
D014	14	抗Sm抗体定量	147
D014	15	C_1q結合免疫複合体	153
D014	16	抗Scl-70抗体定性	157
D014	16	抗Scl-70抗体半定量	157
D014	16	抗Scl-70抗体定量	157
D014	16	抗SS-B／La抗体定性	157
D014	16	抗SS-B／La抗体半定量	157
D014	16	抗SS-B／La抗体定量	157
D014	17	抗DNA抗体定量	159
D014	17	抗DNA抗体定性	159
D014	18	抗SS-A／Ro抗体定性	161
D014	18	抗SS-A／Ro抗体半定量	161
D014	18	抗SS-A／Ro抗体定量	161
D014	19	抗RNAポリメラーゼⅢ抗体	170
D014	20	抗セントロメア抗体定量	174
D014	20	抗セントロメア抗体定性	174
D014	21	抗ミトコンドリア抗体定性	181
D014	21	抗ミトコンドリア抗体半定量	181
D014	22	抗ミトコンドリア抗体定量	189
D014	23	抗ARS抗体	190
D014	24	抗シトルリン化ペプチド抗体定性	193
D014	24	抗シトルリン化ペプチド抗体定量	193
D014	25	モノクローナルRF結合免疫複合体	194
D014	26	IgG型リウマトイド因子	198
D014	27	抗TSHレセプター抗体（TRAb）	214
D014	28	抗LKM-1抗体	215
D014	29	抗カルジオリピンβ2グリコプロテインI複合体抗体	223
D014	30	抗カルジオリピンIgG抗体	226
D014	30	抗カルジオリピンIgM抗体	226
D014	30	抗β2グリコプロテインI IgG抗体	226
D014	30	抗β2グリコプロテインI IgM抗体	226
D014	31	IgG_2（TIA法によるもの）	239
D014	32	抗好中球細胞質ミエロペルオキシダーゼ抗体（MPO-ANCA）	251
D014	33	抗好中球細胞質プロテイナーゼ3抗体（PR3-ANCA）	252
D014	34	抗糸球体基底膜抗体（抗GBM抗体）	262
D014	35	ループスアンチコアグラント定量	265
D014	35	ループスアンチコアグラント定性	265
D014	36	抗デスモグレイン3抗体	270
D014	36	抗BP180-NC16a抗体	270
D014	37	抗MDA5抗体	270
D014	37	抗TIF1-γ抗体	270
D014	37	抗Mi-2抗体	270
D014	38	抗好中球細胞質抗体（ANCA）定性	290
D014	39	抗デスモグレイン1抗体	300
D014	40	甲状腺刺激抗体（TSAb）	330
D014	41	IgG_4	377
D014	42	IgG_2（ネフェロメトリー法によるもの）	388
D014	43	抗GM1 IgG抗体	460

区分番号	項	名　称	点数
D014	43	抗GQ1bIgG抗体	460
D014	44	抗デスモグレイン1抗体，抗デスモグレイン3抗体及び抗BP180-NC16a抗体同時測定	490
D014	45	抗アセチルコリンレセプター抗体（抗AChR抗体）	775
D014	46	抗グルタミン酸レセプター抗体	970
D014	47	抗アクアポリン4抗体	1,000
D014	47	抗筋特異的チロシンキナーゼ抗体	1,000
D014	47	抗P／Q型電位依存性カルシウムチャネル抗体（抗P／Q型VGCC抗体）	1,000
D014	48	抗HLA抗体（スクリーニング検査）施	1,000
D014	49	抗HLA抗体（抗体特異性同定検査）施	4,850
D015		血漿蛋白免疫学的検査	
D015	1	C反応性蛋白（CRP）定性	16
D015	1	C反応性蛋白（CRP）	16
D015	2	赤血球コプロポルフィリン定性	30
D015	2	グルコース-6-ホスファターゼ（G-6-Pase）	30
D015	3	グルコース-6-リン酸デヒドロゲナーゼ（G-6-PD）定性	34
D015	3	赤血球プロトポルフィリン定性	34
D015	4	血清補体価（CH_{50}）	38
D015	4	免疫グロブリン	38
D015	5	クリオグロブリン定性	42
D015	5	クリオグロブリン定量	42
D015	6	血清アミロイドA蛋白（SAA）	47
D015	7	トランスフェリン（Tf）	60
D015	8	C_3	70
D015	8	C_4	70
D015	9	セルロプラスミン	90
D015	10	$β_2$-マイクログロブリン	98
D015	11	非特異的IgE半定量	100
D015	11	非特異的IgE定量	100
D015	12	トランスサイレチン（プレアルブミン）	101
D015	13	特異的IgE半定量・定量 注　特異的IgE半定量・定量検査は，特異抗原の種類ごとに所定点数を算定する。ただし，患者から1回に採取した血液を用いて検査を行った場合は，1,430点を限度として算定する。	110
D015	14	$α_1$-マイクログロブリン	129
D015	14	ハプトグロビン（型補正を含む。）	129
D015	15	レチノール結合蛋白（RBP）	132
D015	16	C_3プロアクチベータ	160
D015	17	免疫電気泳動法（抗ヒト全血清）	170
D015	17	インターロイキン-6（IL-6）	170
D015	18	TARC	179
D015	19	ヘモペキシン	180
D015	20	APRスコア定性	191
D015	21	アトピー鑑別試験定性	194
D015	22	Bence Jones蛋白同定（尿）	201
D015	23	癌胎児性フィブロネクチン定性（頸管腟分泌液）	204
D015	24	免疫電気泳動法（特異抗血清）	218
D015	25	C_1インアクチベータ	253
D015	26	SCCA2	300
D015	27	免疫グロブリンL鎖κ／λ比	330
D015	28	インターフェロン-λ3（IFN-λ3）	340
D015	28	sFlt-1/PlGF比	340
D015	29	免疫グロブリン遊離L鎖κ／λ比	388
D015	30	結核菌特異的インターフェロン-γ産生能	593
D016		細胞機能検査	

区分番号	項	名　称	点数
D016	1	B細胞表面免疫グロブリン	155
D016	2	T細胞サブセット検査（一連につき）	185
D016	3	T細胞・B細胞百分率	193
D016	4	顆粒球機能検査（種目数にかかわらず一連につき）	200
D016	5	顆粒球スクリーニング検査（種目数にかかわらず一連につき）	220
D016	6	赤血球・好中球表面抗原検査	320
D016	7	リンパ球刺激試験（LST）	
		イ　1薬剤	345
		ロ　2薬剤	425
		ハ　3薬剤以上	515
D016	8	顆粒球表面抗原検査	640
D017〜		（微生物学的検査）	
D017		排泄物,滲出物又は分泌物の細菌顕微鏡検査 注　同一検体について当該検査と区分番号D002に掲げる尿沈渣（鏡検法）又は区分番号D002-2に掲げる尿沈渣（フローサイトメトリー法）を併せて行った場合は,主たる検査の所定点数のみ算定する。	
D017	1	蛍光顕微鏡, 位相差顕微鏡, 暗視野装置等を使用するもの 注　集菌塗抹法加算	50 35
D017	2	保温装置使用アメーバ検査	45
D017	3	その他のもの	67
D018		細菌培養同定検査 注1　嫌気性培養加算 注2　質量分析装置加算　　　　入	 122 40
D018	1	口腔, 気道又は呼吸器からの検体	180
D018	2	消化管からの検体	200
D018	3	血液又は穿刺液	225
D018	4	泌尿器又は生殖器からの検体	190
D018	5	その他の部位からの検体	180
D018	6	簡易培養	60
D019		細菌薬剤感受性検査	
D019	1	1菌種	185
D019	2	2菌種	240
D019	3	3菌種以上	310
D019	4	薬剤耐性菌検出	50
D019	5	抗菌薬併用効果スクリーニング	150
D019-2		酵母様真菌薬剤感受性検査	150
D020		抗酸菌分離培養検査	
D020	1	抗酸菌分離培養（液体培地法）	300
D020	2	抗酸菌分離培養（それ以外のもの）	209
D021		抗酸菌同定（種目数にかかわらず一連につき）	361
D022		抗酸菌薬剤感受性検査（培地数に関係なく） 注　4薬剤以上使用した場合に限り算定する。	400
D023		微生物核酸同定・定量検査 注　6（マイコプラズマ核酸検出に限る。）,7, 13（百日咳菌核酸検出及び百日咳菌・パラ百日咳菌核酸同時検出に限る。）又は14（結核菌群核酸検出に限る。）に掲げる検査の結果について, 検査実施日のうちに説明した上で文書により情報を提供した場合は, 迅速微生物核酸同定・定量検査加算として, 所定点数に加算する。	100
D023	1	クラミジア・トラコマチス核酸検出	188
D023	2	淋菌核酸検出	198
D023	3	A群β溶血連鎖球菌核酸検出	204
D023	4	HBV核酸定量	256
D023	5	淋菌及びクラミジア・トラコマチス同時核酸検出	262

区分番号	項	名　称	点数
D023	6	マイコプラズマ核酸検出	291
D023	6	インフルエンザ核酸検出	291
D023	7	レジオネラ核酸検出	292
D023	8	EBウイルス核酸定量	310
D023	9	HCV核酸検出	330
D023	10	HPV核酸検出　　　　　　　　　施 注　HPV核酸検出については, 別に厚生労働大臣が定める施設基準に適合しているものとして地方厚生局長等に届け出た保険医療機関において, 細胞診によりベセスダ分類がASC−USと判定された患者又は過去に区分番号K867に掲げる子宮頸部（腟部）切除術, 区分番号K867-3に掲げる子宮頸部摘出術（腟部切断術を含む。）若しくは区分番号K867-4に掲げる子宮頸部異形成上皮又は上皮内癌レーザー照射治療を行った患者に対して行った場合に限り算定する。	347
D023	11	HPV核酸検出（簡易ジェノタイプ判定）　施 注　HPV核酸検出（簡易ジェノタイプ判定）については, 別に厚生労働大臣が定める施設基準に適合しているものとして地方厚生局長等に届け出た保険医療機関において, 細胞診によりベセスダ分類がASC−USと判定された患者又は過去に区分番号K867に掲げる子宮頸部（腟部）切除術, 区分番号K867-3に掲げる子宮頸部摘出術（腟部切断術を含む。）若しくは区分番号K867-4に掲げる子宮頸部異形成上皮又は上皮内癌レーザー照射治療を行った患者に対して行った場合に限り算定する。	347
D023	12	腟トリコモナス及びマイコプラズマ・ジェニタリウム核酸同時検出	350
D023	13	百日咳菌核酸検出	360
D023	13	肺炎クラミジア核酸検出	360
D023	13	百日咳菌・パラ百日咳菌核酸同時検出	360
D023	13	ヘリコバクター・ピロリ核酸及びクラリスロマイシン耐性遺伝子検出	360
D023	14	抗酸菌核酸同定	410
D023	14	結核菌群核酸検出	410
D023	15	HCV核酸定量	412
D023	16	マイコバクテリウム・アビウム及びイントラセルラー（MAC）核酸検出	421
D023	17	HBV核酸プレコア変異及びコアプロモーター変異検出	450
D023	17	ブドウ球菌メチシリン耐性遺伝子検出	450
D023	17	SARSコロナウイルス核酸検出	450
D023	17	HTLV−1核酸検出	450
D023	17	単純疱疹ウイルス・水痘帯状疱疹ウイルス核酸定量	450
D023	17	サイトメガロウイルス核酸定量	450
D023	18	HIV−1核酸定量 注　濃縮前処理加算	520 130
D023	19	SARS−CoV−2核酸検出	700
D023	19	SARS−CoV−2・インフルエンザ核酸同時検出	700
D023	19	SARS−CoV−2・RSウイルス核酸同時検出	700
D023	19	SARS−CoV−2・インフルエンザ・RSウイルス核酸同時検出	700
D023	20	サイトメガロウイルス核酸検出	801
D023	21	結核菌群リファンピシン耐性遺伝子検出	850
D023	21	結核菌群ピラジナミド耐性遺伝子検出	850

検査

区分番号	項	名　称	点数
D023	21	結核菌群イソニアジド耐性遺伝子検出	850
D023	22	ウイルス・細菌核酸多項目同時検出(SARS-CoV-2核酸検出を含まないもの) 施	963
D023	22	結核菌群リファンピシン耐性遺伝子及びイソニアジド耐性遺伝子同時検出	963
		注　ウイルス・細菌核酸多項目同時検出(SARS-CoV-2核酸検出を含まないもの)については、別に厚生労働大臣が定める施設基準に適合しているものとして地方厚生局長等に届け出た保険医療機関において、別に厚生労働大臣が定める患者に対して実施した場合に限り算定する。	
D023	23	ウイルス・細菌核酸多項目同時検出(SARS-CoV-2核酸検出を含む。)	1,350
D023	24	細菌核酸・薬剤耐性遺伝子同時検出 基	1,700
D023	24	ウイルス・細菌核酸多項目同時検出(髄液) 施	1,700
		注1　細菌核酸・薬剤耐性遺伝子同時検出については、別に厚生労働大臣が定める施設基準を満たす保険医療機関において実施した場合に算定する。	
		注2　ウイルス・細菌核酸多項目同時検出(髄液)については、別に厚生労働大臣が定める施設基準に適合しているものとして地方厚生局長等に届け出た保険医療機関において実施した場合に限り算定する。	
D023	25	HPVジェノタイプ判定	2,000
D023	26	HIVジェノタイプ薬剤耐性	6,000
D023-2		その他の微生物学的検査	
D023-2	1	黄色ブドウ球菌ペニシリン結合蛋白2'(PBP2')定性	55
D023-2	2	尿素呼気試験(UBT)	70
D023-2	3	大腸菌ベロトキシン定性	184
D023-2	4	黄色ブドウ球菌ペニシリン結合蛋白2'(PBP2')定性(イムノクロマト法によるもの)	291
D023-2	5	クロストリジオイデス・ディフィシルのトキシンB遺伝子検出 基	450
		注　別に厚生労働大臣が定める施設基準を満たす保険医療機関において実施した場合に算定する。	
D025〜		(基本的検体検査実施料)	
D025		基本的検体検査実施料(1日につき) 入	
	1	入院の日から起算して4週間以内の期間	140
	2	入院の日から起算して4週間を超えた期間	110
		注1　特定機能病院である保険医療機関において、入院中の患者に対して行った検体検査について算定する。	
		注2　次に掲げる検体検査の費用は所定点数に含まれるものとする。	
		イ　尿中一般物質定性半定量検査	
		ロ　尿中特殊物質定性定量検査	
		ハ　尿沈渣(鏡検法)	
		ニ　糞便検査(カルプロテクチン(糞便)を除く。)	
		ホ　穿刺液・採取液検査	
		ヘ　血液形態・機能検査	
		ト　出血・凝固検査	
		チ　造血器腫瘍遺伝子検査	
		リ　血液化学検査	
		ヌ　免疫血液学的検査	

区分番号	項	名　称	点数
		ABO血液型及びRh(D)血液型	
		ル　感染症免疫学的検査	
		梅毒血清反応(STS)定性、抗ストレプトリジンO(ASO)定性、抗ストレプトリジンO(ASO)半定量、抗ストレプトリジンO(ASO)定量、トキソプラズマ抗体定性、トキソプラズマ抗体半定量、梅毒トレポネーマ抗体定性、梅毒血清反応(STS)半定量、梅毒血清反応(STS)定量、梅毒トレポネーマ抗体半定量、梅毒トレポネーマ抗体定量及びHIV-1抗体	
		ヲ　肝炎ウイルス関連検査	
		HBs抗原定性・半定量、HBs抗体定性、HBs抗体半定量、HBs抗原、HBs抗体、HCV抗体定性・定量、HCV構造蛋白及び非構造蛋白抗体定性及びHCV構造蛋白及び非構造蛋白抗体半定量	
		ワ　自己抗体検査	
		寒冷凝集反応及びリウマトイド因子(RF)定量	
		カ　血漿蛋白免疫学的検査	
		C反応性蛋白(CRP)定性、C反応性蛋白(CRP)、血清補体価(CH_{50})及び免疫グロブリン	
		ヨ　微生物学的検査	
		注3　療養病棟、結核病棟又は精神病棟に入院している患者及び第1章第2部第2節に規定するHIV感染症療養環境特別加算、特定感染症患者療養環境特別加算若しくは重症者等療養環境特別加算又は同部第3節に規定する特定入院料を算定している患者については適用しない。	
		第2款　検体検査判断料	
D026		検体検査判断料	
		注1　検体検査判断料は該当する検体検査の種類又は回数にかかわらずそれぞれ月1回に限り算定できるものとする。ただし、区分番号D027に掲げる基本的検体検査判断料を算定する患者については、尿・糞便等検査判断料、遺伝子関連・染色体検査判断料、血液学的検査判断料、生化学的検査(Ⅰ)判断料、免疫学的検査判断料及び微生物学的検査判断料は別に算定しない。	
		注2　注1の規定にかかわらず、区分番号D000に掲げる尿中一般物質定性半定量検査の所定点数を算定した場合にあっては、当該検査については尿・糞便等検査判断料は算定しない。	
		注3　区分番号D004-2の1、区分番号D006-2からD006-9まで、区分番号D006-11からD006-20まで及び区分番号D006-22からD006-30までに掲げる検査は、遺伝子関連・染色体検査判断料により算定するものとし、尿・糞便等検査判断料又は血液学的検査判断料は算定しない。	
		注4・イ　検体検査管理加算(Ⅰ) 施	40
		注4・ロ　検体検査管理加算(Ⅱ) 施	100
		注4・ハ　検体検査管理加算(Ⅲ) 施	300
		注4・ニ　検体検査管理加算(Ⅳ) 施	500
		注5　国際標準検査管理加算 施	40
		注6　遺伝カウンセリング加算 施	1,000
		注7　遺伝性腫瘍カウンセリング加算 施	1,000
		注8　骨髄像診断加算	240

検
査

区分番号	項	名　称	点数
		注9　免疫電気泳動法診断加算	50
D026	1	尿・糞便等検査判断料	34
D026	2	遺伝子関連・染色体検査判断料	100
D026	3	血液学的検査判断料	125
D026	4	生化学的検査（Ⅰ）判断料	144
D026	5	生化学的検査（Ⅱ）判断料	144
D026	6	免疫学的検査判断料	144
D026	7	微生物学的検査判断料	150
D027		基本的検体検査判断料　　　　　　入	604
		注1　特定機能病院である保険医療機関において，尿・糞便等検査，血液学的検査，生化学的検査（Ⅰ），免疫学的検査又は微生物学的検査の各項に掲げる検体検査を入院中の患者に対して行った場合に，当該検	

区分番号	項	名　称	点数
		体検査の種類又は回数にかかわらず月1回に限り算定できるものとする。 注2　区分番号D026に掲げる検体検査判断料の注4本文及び注5に規定する施設基準に適合しているものとして届出を行った保険医療機関（特定機能病院に限る。）において，検体検査を行った場合には，当該基準に係る区分に従い，患者1人につき月1回に限り，同注に掲げる点数を所定点数に加算する。ただし，同注に掲げる点数のうちいずれかの点数を算定した場合には，同一月において同注に掲げる他の点数は，算定しない。	

■ 診断穿刺・検体採取料

検査を行う際に，臓器（胃等）の一部や体液（血液，胃液，十二指腸液，胸水，腹水，髄液等）を穿刺又は採取した場合は，部位等に応じ定められている診断穿刺・検体採取料を算定する。

区分番号	項	名　称	点数
D400〜		診断穿刺・検体採取料 1　手術に当たって診断穿刺又は検体採取を行った場合は算定しない。 2　処置の部と共通の項目は，同一日に算定できない。	
D400		血液採取（1日につき）　　　　　外 注1　入院中の患者以外の患者についてのみ算定する。 注2　6歳未満の乳幼児加算 注3　血液回路から採血した場合は算定しない。	35
D400	1	静脈	40
D400	2	その他	6
D401		脳室穿刺	500
		注　6歳未満の乳幼児加算	100
D402		後頭下穿刺	300
		注　6歳未満の乳幼児加算	100
D403		腰椎穿刺（脳脊髄圧測定を含む。）	260
D403		胸椎穿刺（脳脊髄圧測定を含む。）	260
D403		頸椎穿刺（脳脊髄圧測定を含む。）	260
		注　6歳未満の乳幼児加算	100
D404		骨髄穿刺	
		注　6歳未満の乳幼児加算	100
D404	1	胸骨	260
D404	2	その他	300
D404-2		骨髄生検	730
		注　6歳未満の乳幼児加算	100
D405		関節穿刺（片側）	100
		注　3歳未満の乳幼児加算	100
D406		上顎洞穿刺（片側）	60
D406-2		扁桃周囲炎又は扁桃周囲膿瘍における試験穿刺（片側）	180
D407		腎嚢胞又は水腎症穿刺	240
		注　6歳未満の乳幼児加算	100
D408		ダグラス窩穿刺	240
D409		リンパ節等穿刺又は針生検	200
D409-2		センチネルリンパ節生検（片側）　施 注　別に厚生労働大臣が定める施設基準に適合しているものとして地方厚生局長等に届け出た保険医療機関において，乳癌の患	

区分番号	項	名　称	点数
		者に対して，1については放射性同位元素及び色素を用いて行った場合に，2については放射性同位元素又は色素を用いて行った場合に算定する。ただし，当該検査に用いた色素の費用は，算定しない。	
D409-2	1	併用法	5,000
D409-2	2	単独法	3,000
D410		乳腺穿刺又は針生検（片側）	
D410	1	生検針によるもの	690
D410	2	その他	200
D411		甲状腺穿刺又は針生検	150
D412		経皮的針生検法（透視，心電図検査及び超音波検査を含む）	1,600
D412-2		経皮的腎生検法	2,000
D412-3		経頸静脈的肝生検　　　　　　　　施 注　別に厚生労働大臣が定める施設基準に適合しているものとして地方厚生局長等に届け出た保険医療機関において行われる場合に限り算定する。	13,000
D413		前立腺針生検法 注　1については，別に厚生労働大臣が定める施設基準に適合しているものとして地方厚生局長等に届け出た保険医療機関において，別に厚生労働大臣が定める患者に対して実施した場合に限り算定する。	
D413	1	MRI撮影及び超音波検査融合画像によるもの　　　　　　　　　　　　　施	8,210
D413	2	その他のもの	1,540
D414		内視鏡下生検法（1臓器につき）	310
D414-2		超音波内視鏡下穿刺吸引生検法（EUS-FNA）	4,800
D415		経気管肺生検法 注1　ガイドシース加算 注2　CT透視下気管支鏡検査加算　施 注3　顕微内視鏡加算（ガイドシース加算は別に算定できない。）	4,800 500 1,000 1,500
D415-2		超音波気管支鏡下穿刺吸引生検法（EBUS-TBNA）	5,500
D415-3		経気管肺生検法（ナビゲーションによるもの）	5,500
D415-4		経気管肺生検法（仮想気管支鏡を用いた場合）	5,000

区分番号	項	名　称	点数
		注　ガイドシース加算	500
D415-5		経気管支凍結生検法　施	5,500
		注　別に厚生労働大臣が定める施設基準に適合しているものとして地方厚生局長等に届け出た保険医療機関において行われる場合に限り算定する。	
D416		臓器穿刺, 組織採取	
		注　6歳未満の乳幼児加算	2,000
D416	1	開胸によるもの	9,070
D416	2	開腹によるもの（腎を含む。）	5,550
D417		組織試験採取, 切採法	
		注　6歳未満の乳幼児加算	100
D417	1	皮膚（皮下, 筋膜, 腱及び腱鞘を含む。）	500
D417	2	筋肉（心筋を除く。）	1,500
D417	3	骨, 骨盤, 脊椎	4,600
D417	4	眼	
		イ　後眼部	650
		ロ　その他（前眼部を含む。）	350
D417	5	耳	400
D417	6	鼻, 副鼻腔	400
D417	7	口腔	400
D417	8	咽頭, 喉頭	650
D417	9	甲状腺	650
D417	10	乳腺	650
D417	11	直腸	650
D417	12	精巣（睾丸）, 精巣上体（副睾丸）	400
D417	13	末梢神経	1,620

区分番号	項	名　称	点数
D417	14	心筋	6,000
D418		子宮腟部等からの検体採取	
D418	1	子宮頸管粘液採取	40
D418	2	子宮腟部組織採取	200
D418	3	子宮内膜組織採取	370
D419		その他の検体採取	
D419	1	胃液・十二指腸液採取（一連につき）	210
D419	2	胸水・腹水採取（簡単な液検査を含む。）	220
		注　6歳未満の乳幼児加算	60
D419	3	動脈血採取（1日につき）	60
		注1　血液回路から採血した場合は算定しない。	
		注2　6歳未満の乳幼児加算	35
D419	4	前房水採取	420
		注　6歳未満の乳幼児加算	90
D419	5	副腎静脈サンプリング（一連につき）	4,800
		注1　カテーテルの種類, 挿入回数によらず一連として算定し, 透視, 造影剤注入手技, 造影剤使用撮影及びエックス線診断の費用は, 全て所定点数に含まれるものとする。	
		注2　エックス線撮影に用いられたフィルムの費用は, 区分番号E400に掲げるフィルムの所定点数により算定する。	
		注3　6歳未満の乳幼児加算	1,000
D419	6	鼻腔・咽頭拭い液採取	25
D419-2		眼内液（前房水・硝子体液）検査	1,000

検
査

検査資料：検査略称一覧（抜粋）

略称	検査名
【数字】	
ⅠCTP	Ⅰ型コラーゲン-C-テロペプチド（ⅠCTP）
1,5 AG	1,5-アンヒドロ-D-グルシトール（1,5 AG）
5-HIAA	5-ハイドロキシインドール酢酸（5-HIAA）
11-OHCS	11-ハイドロキシコルチコステロイド（11-OHCS）
17-KGS	17-ケトジェニックステロイド（17-KGS）
17-KGS分画	17-ケトジェニックステロイド分画（17-KGS分画）
17-KS分画	17-ケトステロイド分画（17-KS分画）
17α-OHP	17α-ヒドロキシプロゲステロン（17α-OHP）
【ギリシア文字】	
α1-M	α1-マイクログロブリン
β-CTX	Ⅰ型コラーゲン架橋C-テロペプチド-β異性体（β-CTX）
β-TG	β-トロンボグロブリン（β-TG）
γ-GT	γ-グルタミルトランスフェラーゼ（γ-GT）
γ-Sm	γ-セミノプロテイン（γ-Sm）
δ-ALA	δアミノレブリン酸（δ-ALA）
【A】	
ABO	ABO血液型
ACE	アンギオテンシンⅠ転換酵素（ACE）
ACTH	副腎皮質刺激ホルモン（ACTH）
ADA	アデノシンデアミナーゼ（ADA）
ADH	抗利尿ホルモン（ADH）
AFP	α-フェトプロテイン（AFP）
AFP-L3％	α-フェトプロテインレクチン分画（AFP-L3％）
AL	アルミニウム（AL）
Alb	アルブミン
ALD	アルドラーゼ
ALP	アルカリホスファターゼ（ALP）
ALP・アイソ	ALPアイソザイム
ALT	アラニンアミノトランスフェラーゼ（ALT）
AMA	抗ミトコンドリア抗体
Amy	アミラーゼ
ANA	抗核抗体（蛍光抗体法）
ANCA	抗好中球細胞質抗体（ANCA）
ANP	心房性Na利尿ペプチド（ANP）
APTT	活性化部分トロンボプラスチン時間（APTT）
ASK	抗ストレプトキナーゼ（ASK）
ASO	抗ストレプトリジンO（ASO）
AST	アスパラギン酸アミノトランスフェラーゼ（AST）
【B】	
B-A	動脈血採取
BAP	骨型アルカリホスファターゼ（BAP）
B-C	末梢採血
BFP	塩基性フェトプロテイン（BFP）
BIL／総	総ビリルビン
BIL／直	直接ビリルビン
BMR	基礎代謝測定
BNP	脳性Na利尿ペプチド（BNP）
B-Tcho	総コレステロール
BTR	総分岐鎖アミノ酸／チロシンモル比（BTR）
BUN	尿素窒素
B-V	静脈採血

略称	検査名
【C】	
Ca	イオン化カルシウム
cAMP	サイクリックAMP（cAMP）
CEA	癌胎児性抗原（CEA）
CG	グリココール酸
CH50	血清補体価（CH50）
ChE	コリンエステラーゼ（ChE）
CK	クレアチンキナーゼ（CK）
CK-18F	サイトケラチン18フラグメント（CK-18F）
CPR	C-ペプチド（CPR）
C-PTHrP	副甲状腺ホルモン関連蛋白C端フラグメント（C-PTHrP）
CRP	C反応性蛋白（CRP）
CSLEX	シアリルLeX抗原（CSLEX）
CTP	コクリントモプロテイン（CTP）
Cu	銅（Cu）
CVP	中心静脈圧測定
【D】	
DHEA-S	デヒドロエピアンドロステロン硫酸抱合体（DHEA-S）
DPD	デオキシピリジノリン（DPD）
【E】	
E-	鏡検査
E2	エストラジオール（E2）
E3	エストリオール（E3）
EBUS-TBNA	超音波気管支鏡下穿刺吸引生検法（EBUS-TBNA）
ECG	心電図検査
EEG	脳波検査
EF-	ファイバースコピー
EMG	筋電図
EOG	眼球電位図（EOG）
ERG	網膜電位図（ERG）
ESR	赤血球沈降速度（ESR）
EUS-FNA	超音波内視鏡下穿刺吸引生検法（EUS-FNA）
【F】	
F-Chol	遊離コレステロール
FDP	フィブリン・フィブリノゲン分解産物（FDP）
Fe	鉄（Fe）
FRC	機能的残気量測定
FSH	卵胞刺激ホルモン（FSH）
FT3	遊離トリヨードサイロニン（FT3）
FT4	遊離サイロキシン（FT4）
FTA-ABS試験	梅毒トレポネーマ抗体（FTA-ABS試験）
F-集卵	虫卵検出（集卵法）
F-塗	糞便塗抹顕微鏡検査（虫卵、脂肪及び消化状況観察を含む。）
【G】	
G-6-Pase	グルコース-6-ホスファターゼ（G-6-Pase）
G-6-PD	グルコース-6-リン酸デヒドロゲナーゼ（G-6-PD）
GH	成長ホルモン（GH）
GLU	グルコース

検査

【H】	
HbA1c	ヘモグロビンA1c（HbA1c）
HBcAb	HBc抗体
HBcrAg	HBVコア関連抗原（HBcrAg）
HbF	ヘモグロビンF（HbF）
HBsAb	HBs抗体
HBsAg	HBs抗原
HCG	ヒト絨毛性ゴナドトロピン（HCG）
HCG-β	ヒト絨毛性ゴナドトロピン-βサブユニット（HCG-β）
HCVAb	HCV抗体
HE4	ヒト精巣上体蛋白4（HE4）
H-FABP	心臓由来脂肪酸結合蛋白（H-FABP）
HGF	肝細胞増殖因子（HGF）
Hib	ヘモフィルス・インフルエンザb型（Hib）
HPL	ヒト胎盤性ラクトーゲン（HPL）
HVA	ホモバニリン酸（HVA）
【I】	
ICP	頭蓋内圧持続測定
IEP	免疫電気泳動法
IFN-λ3	インターフェロン－λ3（IFN-λ3）
IGFBP-1	腟分泌液中インスリン様成長因子結合蛋白1型（IGFBP-1）定性
IGFBP-3	インスリン様成長因子結合蛋白3型（IGFBP-3）
Intact PINP	インタクトⅠ型プロコラーゲン-N-プロペプチド（Intact PINP）
IRI	インスリン（IRI）
【K】	
K	カリウム
【L】	
LAP	ロイシンアミノペプチダーゼ（LAP）
L-CAT	レシチン・コレステロール・アシルトランスフェラーゼ（L-CAT）
LD	乳酸デヒドロゲナーゼ（LD）
LD・アイソ	LDアイソザイム
LDL-C	LDL-コレステロール
L-FABP	L型脂肪酸結合蛋白（L-FABP）
LH	黄体形成ホルモン（LH）
LPL	リポ蛋白リパーゼ（LPL）
LST	リンパ球刺激試験（LST）
【M】	
MAC	マイコバクテリウム・アビウム及びイントラセルラー（MAC）核酸検出
MBP	ミエリン塩基性蛋白（MBP）
MDA-LDL	マロンジアルデヒド修飾LDL（MDA-LDL）
MED	最小紅斑量（MED）測定
MMP-3	マトリックスメタロプロテイナーゼ-3（MMP-3）
Mn	マンガン（Mn）
MN	メタネフリン
MPO-ANCA	抗好中球細胞質ミエロペルオキシダーゼ抗体（MPO-ANCA）
MSLT	反復睡眠潜時試験（MSLT）
【N】	
NAG	N-アセチルグルコサミニダーゼ（NAG）
NGAL	好中球ゼラチナーゼ結合性リポカリン（NGAL）
NMP22	核マトリックスプロテイン22（NMP22）
NSE	神経特異エノラーゼ（NSE）

NT-proBNP	脳性Na利尿ペプチド前駆体N端フラグメント（NT-proBNP）
NTX	Ⅰ型コラーゲン架橋N-テロペプチド（NTX）
【O】	
OAE	耳音響放射（OAE）検査
OC	オステオカルシン（OC）
【P】	
P-	穿刺
PINP	Ⅰ型プロコラーゲン-N-プロペプチド（PINP）
P-Ⅲ-P	プロコラーゲン-Ⅲ-ペプチド（P-Ⅲ-P）
PA-IgG	血小板関連IgG（PA-IgG）
PBP2'	黄色ブドウ球菌ペニシリン結合蛋白2'（PBP2'）
PCG	心音図検査
PCT	プロカルシトニン（PCT）
PF4	血小板第4因子（PF4）
phi	プロステートヘルスインデックス（phi）
PIC	プラスミン・プラスミンインヒビター複合体（PIC）
PK	ピルビン酸キナーゼ（PK）
PL	リン脂質
PLA2	ホスフォリパーゼA2（PLA2）
PL-検	髄液一般検査
PR3-ANCA	抗好中球細胞質プロテイナーゼ3抗体（PR3-ANCA）
PRL	プロラクチン（PRL）
ProGRP	ガストリン放出ペプチド前駆体（ProGRP）
PSA	前立腺特異抗原（PSA）
PSG	終夜睡眠ポリグラフィー
PT	プロトロンビン時間（PT）
PTH	副甲状腺ホルモン（PTH）
PTHrP	副甲状腺ホルモン関連蛋白（PTHrP）
【R】	
Raw	気道抵抗測定
RBP	レチノール結合蛋白（RBP）
RF	リウマトイド因子（RF）
RLP-C	レムナント様リポ蛋白コレステロール（RLP-C）
Rrs	呼吸抵抗測定
【S】	
SAA	血清アミロイドA蛋白（SAA）
SCC抗原	扁平上皮癌関連抗原（SCC抗原）
sIL-2R	可溶性インターロイキン-2レセプター（sIL-2R）
SLX	シアリルLeX-i抗原（SLX）
S-M	細菌顕微鏡検査（その他のもの）
SP-A	肺サーファクタント蛋白-A（SP-A）
SP-D	肺サーファクタント蛋白-D（SP-D）
STN	シアリルTn抗原（STN）
STS	梅毒血清反応（STS）
S-暗視野M	細菌顕微鏡検査（暗視野装置）
S-蛍光M	細菌顕微鏡検査（蛍光顕微鏡）
【T】	
T3	トリヨードサイロニン（T3）
T4	サイロキシン（T4）
TAT	トロンビン・アンチトロンビン複合体（TAT）
TBC	サイロキシン結合能（TBC）
TBG	サイロキシン結合グロブリン（TBG）
TdT	ターミナルデオキシヌクレオチジルトランスフェラーゼ（TdT）
Tf	トランスフェリン（Tf）

検査

TFPI 2	組織因子経路インヒビター2（TFPI2）		眼底血圧	網膜中心血管圧測定
TG	中性脂肪		寒冷溶血	Donath-Landsteiner試験
TIBC	総鉄結合能（TIBC）（比色法）		抗AChR抗体	抗アセチルコリンレセプター抗体（抗AChR抗体）
TK	デオキシチミジンキナーゼ（TK）活性		抗GAD抗体	抗グルタミン酸デカルボキシラーゼ抗体（抗GAD抗体）
TnT	心筋トロポニンT（TnT）		抗GBM抗体	抗糸球体基底膜抗体（抗GBM抗体）
TP	総蛋白		抗P/Q型VGCC抗体	抗P/Q型電位依存性カルシウムチャネル抗体（抗P/Q型VGCC抗体）
TPA	組織ポリペプタイド抗原（TPA）		語音	標準語音聴力検査
TRAb	抗TSHレセプター抗体（TRAb）		【さ行】	
TRACP-5 b	酒石酸抵抗性酸ホスファターゼ（TRACP-5 b）		色盲／Q	定量的色盲表検査
TSAb	甲状腺刺激抗体（TSAb）		出血	出血時間
TSH	甲状腺刺激ホルモン（TSH）		純音	標準純音聴力検査
【U】			スリットM	細隙灯顕微鏡検査（前眼部）
UA	尿酸		精眼圧	精密眼圧測定
UBT	尿素呼気試験（UBT）		精眼筋	眼筋機能精密検査及び輻輳検査
ucOC	低カルボキシル化オステオカルシン（ucOC）		精眼底	精密眼底検査
UIBC	不飽和鉄結合能（UIBC）（比色法）		精視野	精密視野検査
U-U	ウロビリノゲン		【た行】	
U-検	尿中一般物質定性半定量検査		タン分画	蛋白分画
U-タン	尿蛋白		調節	調節検査
U-沈	尿沈渣（鏡検法）		【は行】	
U-トウ	尿グルコース		肺気分画	肺気量分画測定
【V】			プレグナ	プレグナンジオール
VEGF	血管内皮増殖因子（VEGF）		【ま行】	
VMA	バニールマンデル酸（VMA）		毛細抵抗	毛細血管抵抗試験
VWF	von Willebrand因子（VWF）		【ら行】	
【Z】			卵管通過	卵管通気・通水・通色素検査
Zn	亜鉛（Zn）		涙液	涙液分泌機能検査
【あ行】			レチクロ	網赤血球数
エストロ	エストロゲン			
【か行】				
角膜曲率	角膜曲率半径計測			

検査

12 画像診断

■全体の通則加算

	項目名	点数	備考
通則3	時間外緊急院内画像診断加算 外	+110	1日につき
通則4	画像診断管理加算1 施	+70	「E001，E004，E102，E203」対象，それぞれ月1回
通則5	画像診断管理加算2 施	+175	「E102，E203」対象，それぞれ月1回
通則5	画像診断管理加算3 施	+235	「E102，E203」対象，それぞれ月1回
通則5	画像診断管理加算4 施	+340	「E102，E203」対象，それぞれ月1回

■エックス線診断料

画像

区分番号	項目名・点数									備考
E000	透視診断								110	
E001 写真 診断 E002 撮影	■6歳以上		診断料	撮影料	1回	2回	3回	4回	5回〜	通則4 電子画像管理加算（一連の撮影につき，フィルム代算定不可）
	単純撮影	頭部，胸部，腹部，脊椎 アナログ	85	60	145	218	290	363	435	単純撮影+57
		デジタル		68	153	230	306	383	459	特殊撮影+58
		その他 アナログ	43	60	103	155	206	258	309	造影剤使用撮影+66
		デジタル		68	111	167	222	278	333	乳房撮影+54
	造影剤使用撮影（　）＝単純と同時併用の場合（特殊，乳房も同様）	アナログ	72 (36)	144	216 (180)	324 (288)	432 (396)	540 (504)	648 (612)	
		デジタル		154	226 (190)	339 (303)	452 (416)	565 (529)	678 (642)	
	特殊撮影（一連につき）	アナログ	96 (48)	260	356 (308)					
		デジタル		270	366 (318)					
	乳房撮影（一連につき）	アナログ	306 (153)	192	498 (345)					<撮影料の加算>
		デジタル		202	508 (355)					注2 新生児加算（28日未満）+80/100
	■3歳以上6歳未満		診断料	撮影料	1回	2回	3回	4回	5回〜	注2 乳幼児加算（3歳未満）+50/100
	単純撮影	頭部，胸部，腹部，脊椎 アナログ	85	78	163	245	326	408	489	注2 幼児加算（3歳以上6歳未満）+30/100
		デジタル		88	173	261	347	434	520	注3 脳脊髄腔造影剤使用撮影加算+148
		その他 アナログ	43	78	121	182	242	303	363	注6 乳房トモシンセシス加算+100
		デジタル		88	131	198	263	329	394	
	造影剤使用撮影（　）＝単純と同時併用の場合（特殊も同様）	アナログ	72 (36)	187	259 (223)	389 (353)	518 (482)	648 (612)	778 (742)	
		デジタル		200	272 (236)	408 (372)	544 (508)	681 (645)	817 (781)	
	特殊撮影（一連につき）	アナログ	96 (48)	338	434 (386)					（左の合算点数表中，脳脊髄腔造影剤使用撮影，6歳未満の乳房撮影及び3歳未満の造影剤使用撮影，特殊撮影及び間接撮影については省略）
		デジタル		351	447 (399)					
	■3歳未満（新生児を除く）		診断料	撮影料	1回	2回	3回	4回	5回〜	
	単純撮影	頭部，胸部，腹部，脊椎 アナログ	85	90	175	263	350	438	525	
		デジタル		102	187	281	374	468	561	
		その他 アナログ	43	90	133	200	266	333	399	
		デジタル		102	145	218	290	363	435	
	■新生児		診断料	撮影料	1回	2回	3回	4回	5回〜	
	単純撮影	頭部，胸部，腹部，脊椎 アナログ	85	108	193	290	386	483	579	
		デジタル		122	207	312	415	519	622	
		その他 アナログ	43	108	151	227	302	378	453	
		デジタル		122	165	249	331	414	496	

区分番号	項目名・点数				備考		
E003	造影剤注入手技						
	点滴注射（1日につき）	6歳以上	500mL以上	102	静脈造影カテーテル法		3,600
			500mL未満 外	53	内視鏡下注入	気管支ファイバースコピー	2,500
		6歳未満	100mL以上	153		気管支肺胞洗浄法検査同時加算	+200
			100mL未満 外	101			
	動脈注射（1日につき）	内臓		155	尿管カテーテル法（両側）		1,200
		その他		45	腔内注入，穿刺注入	注腸	300
	動脈造影カテーテル法	選択的血管造影		3,600		その他	120
		上記以外		1,180	嚥下造影		240
		血流予備能測定検査加算		+400			
		頸動脈閉塞試験加算		+1,000			
E004	基本的エックス線診断料（1日につき）				入院日から4週間以内		55
					入院日から4週間超え		40

■核医学診断料

通則3	電子画像管理加算　+120（一連の撮影につき１回限り，フィルム代算定不可）		

区分番号	項目名	点数	備考
E100	シンチグラム（画像を伴うもの）（一連につき）　部分（静態） 部分（動態） 全身	1,300 1,800 2,200	注2　甲状腺ラジオアイソトープ摂取率測定加算+100 注3　新生児加算（28日未満）+80/100 注3　乳幼児加算（３歳未満）+50/100 注3　幼児加算（３歳以上６歳未満）+30/100	
E101	シングルホトンエミッションコンピューター断層撮影 （同一のラジオアイソトープを用いた一連の検査につき）	1,800	注1　甲状腺ラジオアイソトープ摂取率測定加算+100 注2　新生児加算（28日未満）+80/100 注2　乳幼児加算（３歳未満）+50/100 注2　幼児加算（３歳以上６歳未満）+30/100 注3　断層撮影負荷試験加算+50/100	

区分番号	項目名	点数	備考	
E101-2	ポジトロン断層撮影 施 　¹⁵O標識ガス剤を用いた場合※ 　¹⁸FDGを用いた場合※ 　¹³N標識アンモニア剤を用いた場合※ 　¹⁸F標識フルシクロビンを用いた場合※ 　アミロイドPETイメージング剤を用いた場合 　　放射性医薬品合成設備を用いた場合 　　それ以外の場合	 7,000 7,500 9,000 2,500 12,500 2,600	一連の検査につき 注3　施設基準届出保険医 　　療機関以外の減算 施 　　80/100	注4　新生児加算（28日未 　　満）+1,600（※のみ） 注4　乳幼児加算（３歳未 　　満）+1,000（※のみ） 注4　幼児加算（３歳以上 　　６歳未満）+600（※の 　　み） （施設基準届出保険医 療機関以外の減算が適 用される場合は，それ ぞれ +1,280，+800， +480）
E101-3	ポジトロン断層・コンピューター断層複合撮影 施 　¹⁵O標識ガス剤を用いた場合※ 　¹⁸FDGを用いた場合※ 　¹⁸F標識フルシクロビンを用いた場合※ 　アミロイドPETイメージング剤を用いた場合 　　放射性医薬品合成設備を用いた場合 　　それ以外の場合	 7,625 8,625 3,625 13,625 3,725	一連の検査につき 注3　施設基準届出保険医 　　療機関以外の減算 施 　　80/100	
E101-4	ポジトロン断層・磁気共鳴コンピューター断層複合撮影 施 　¹⁸FDGを用いた場合※ 　¹⁸F標識フルシクロビンを用いた場合※ 　アミロイドPETイメージング剤を用いた場合 　　放射性医薬品合成設備を用いた場合 　　それ以外の場合	 9,160 4,160 14,160 4,260	一連の検査につき 注3　施設基準届出保険医 　　療機関以外の減算 施 　　80/100	
E101-5	乳房用ポジトロン断層撮影 施	4,000	注3　施設基準届出保険医療機関以外の減算 施 　　80/100	
E102	核医学診断（月１回） 　1　E101-2ポジトロン断層撮影，E101-3ポジトロン断層・コンピューター断層複合撮影，E101-4ポジトロン 　　断層・磁気共鳴コンピューター断層複合撮影及びE101-5乳房用ポジトロン断層撮影 　2　1以外	 450 370		

■コンピューター断層撮影診断料

通則2　同一月２回目以降の撮影（CT及びMRI）　80/100（一連につき） 通則3　電子画像管理加算　+120（一連の撮影につき１回，フィルム代算定不可） 通則4　新生児加算（28日未満）　　　+80/100（新生児頭部外傷撮影加算の場合+85/100） 通則4　乳幼児加算（３歳未満）　　　+50/100（乳幼児頭部外傷撮影加算の場合+55/100） 通則4　幼児加算（３歳以上６歳未満）+30/100（幼児頭部外傷撮影加算の場合+35/100）	※通則４の加算はCT，非放射性キセノン 脳血流動態検査及びMRI

区分番号	項目名	点数	備考
E200	コンピューター断層撮影（CT撮影）（一連につき） 　1　CT撮影 　　イ　64列以上のマルチスライス型 施 　　　(1)共同利用施設の場合 　　　(2)その他の場合 　　ロ　16列以上64列未満のマルチスライス型 施 　　ハ　4列以上16列未満のマルチスライス型 施 　　ニ　イ，ロ又はハ以外 　2　脳槽CT撮影（造影を含む）	 1,020 1,000 900 750 560 2,300	注3　造影剤使用加算+500 注4　冠動脈CT撮影加算 施 +600 注6　外傷全身CT加算 施 +800 注7　大腸CT撮影加算 基（イの場合）+620 　　　　　　　　　　　（ロの場合）+500
E200-2	血流予備量比コンピューター断層撮影 施（月１回）	9,400	
E201	非放射性キセノン脳血流動態検査	2,000	
E202	磁気共鳴コンピューター断層撮影（MRI撮影）（一連につき） 　1　３テスラ以上の機器 施 　　イ　共同利用施設の場合 　　ロ　その他の場合 　2　1.5テスラ以上３テスラ未満の機器 施 　3　1又は2以外	 1,620 1,600 1,330 900	注3　造影剤使用加算+250 注4　心臓MRI撮影加算 施 +400 注5　乳房MRI撮影加算 施 +100 注7　小児鎮静下MRI撮影加算（15歳未満）施 +80/100 注8　頭部MRI撮影加算 施 +100（１のみ） 注9　全身MRI撮影加算 施 +600 注10　肝エラストグラフィ加算 施 +600
E203	コンピューター断層診断（月１回）	450	

■フィルム

フィルム料の算定は，撮影方法別に1回に要した枚数を合算したうえで端数を整理（1点未満の端数は四捨五入）。ただし，6歳未満の乳幼児に対して胸部単純撮影又は腹部単純撮影を行った場合は，材料価格に1.1を乗じて得た額を10円で除して得た点数。

規格	枚数	1	2	3	4	5	6
半　　　切		12.0	24.0	36.0	48.0	60.0	72.0
大　　　角		11.5	23.0	34.5	46.0	57.5	69.0
大　四　ツ　切		7.6	15.2	22.8	30.4	38.0	45.6
四　ツ　切		6.2	12.4	18.6	24.8	31.0	37.2
六　ツ　切		4.8	9.6	14.4	19.2	24.0	28.8
八　ツ　切		4.6	9.2	13.8	18.4	23.0	27.6
カ　ビ　ネ		3.8	7.6	11.4	15.2	19.0	22.8
30cm×35cm		8.7	17.4	26.1	34.8	43.5	52.2
24cm×30cm		6.8	13.6	20.4	27.2	34.0	40.8
18cm×24cm		4.6	9.2	13.8	18.4	23.0	27.6
オルソパントモ型	20.3cm×30.5cm	10.3	20.6	30.9	41.2	51.5	61.8
	15cm×30cm	12.0	24.0	36.0	48.0	60.0	72.0
間接撮影用フィルム	10cm×10cm	2.9	5.8	8.7	11.6	14.5	17.4
	7cm×7cm	2.2	4.4	6.6	8.8	11.0	13.2
	6cm×6cm	1.5	3.0	4.5	6.0	7.5	9.0
オデルカ用フィルム	10cm×10cm	3.3	6.6	9.9	13.2	16.5	19.8
	7cm×7cm	2.2	4.4	6.6	8.8	11.0	13.2
標準型（3cm×4cm）		2.9	5.8	8.7	11.6	14.5	17.4
咬合型		2.7	5.4	8.1	10.8	13.5	16.2
咬翼型		4.0	8.0	12.0	16.0	20.0	24.0
小児型	2.2cm×3.5cm	3.1	6.2	9.3	12.4	15.5	18.6
	2.4cm×3cm	2.3	4.6	6.9	9.2	11.5	13.8
マンモグラフィー用フィルム	24cm×30cm	13.5	27.0	40.5	54.0	67.5	81.0
	20.3cm×25.4cm	13.5	27.0	40.5	54.0	67.5	81.0
	18cm×24cm	12.1	24.2	36.3	48.4	60.5	72.6
画像記録用フィルム	半　　切	22.6	45.2	67.8	90.4	113.0	135.6
	大　　角	18.8	37.6	56.4	75.2	94.0	112.8
	大　四　ツ　切	18.6	37.2	55.8	74.4	93.0	111.6
	B　　4	14.9	29.8	44.7	59.6	74.5	89.4
	四　ツ　切	13.5	27.0	40.5	54.0	67.5	81.0
	六　ツ　切	11.5	23.0	34.5	46.0	57.5	69.0
	24cm×30cm	14.5	29.0	43.5	58.0	72.5	87.0

画像

	外来 F000 調剤料（1処方につき）	F100 処方料（1処方につき）			入院 F000 調剤料（1日につき）	備考
		1 向精神薬多剤投与*1	2 内服薬7種以上等*2	3 1及び2以外		
内服薬，浸煎薬及び屯服薬	11	18	29	42	7	
外用薬	8					
注（F100は注2）麻薬等加算	+1	+1			+1	外来：1処方につき 入院：1日につき
注4 乳幼児加算（3歳未満）	−	+3			−	1処方につき
注5 特定疾患処方管理加算*3	−	+56			−	月1回，1処方につき
注6 抗悪性腫瘍剤処方管理加算 施	−	+70			−	月1回，1処方につき
注8 外来後発医薬品使用体制加算 施 診 1	−	+8				1処方につき
2		+7				
3		+5				
注9 向精神薬調整連携加算	−	+12			−	月1回，1処方につき
注7 30日以上投与減算	−	40/100			−	1処方につき
F500 調剤技術基本料	14				42	月1回
注3 院内製剤加算					+10	

*1　3種類以上の抗不安薬，3種類以上の睡眠薬，3種類以上の抗うつ薬，3種類以上の抗精神病薬又は4種類以上の抗不安薬及び睡眠薬の投与（臨時の投与等のもの及び3種類の抗うつ薬又は3種類の抗精神病薬を患者の病状等によりやむを得ず投与するものを除く）を行った場合

*2　1以外の場合であって，7種類以上の内服薬の投与（臨時の投与であって，投薬期間が2週間以内のもの及び再診料の地域包括診療加算を算定するものを除く）を行った場合又は不安若しくは不眠の症状を有する患者に対して1年以上継続して別に厚生労働大臣が定める薬剤の投薬（当該症状を有する患者に対する診療を行うにつき十分な経験を有する医師が行う場合又は精神科の医師の助言を得ている場合その他これに準ずる場合を除く）を行った場合

*3　28日以上の処方の場合。対象疾患から糖尿病及び高血圧性疾患は削除。リポ蛋白代謝障害及びその他の脂（質）血症は家族性高コレステロール血症等の遺伝性疾患に限るもののみ。アナフィラキシー及びギラン・バレー症候群が追加。

※外来患者に治療目的でなくうがい薬のみを投薬した場合には，調剤料，処方料，薬剤料，処方箋料及び調剤技術基本料を算定しない。

※外来患者に1処方につき63枚を超えて貼付剤を投薬した場合には，調剤料，処方料，超過分に係る薬剤料，処方箋料及び調剤技術基本料を算定しない（医師が必要と判断し，やむを得ず63枚を超えて投薬する場合は算定可能）。この場合の貼付剤とは，鎮痛・消炎に係る効能・効果を有する貼付剤（ただし，麻薬若しくは向精神薬であるもの又は専ら皮膚疾患に用いるものを除く）をいう。ただし，各種がんにおける鎮痛の目的で用いる場合はこの限りでない。

F400 処方箋料（交付1回につき）	1 向精神薬多剤投与*1	20（薬局と特別な関係を有する場合18）
	2 内服薬7種以上等*2	32（薬局と特別な関係を有する場合29）
	3 1及び2以外	60（薬局と特別な関係を有する場合42）

注3 乳幼児加算（3歳未満）	+3	注6 一般名処方加算 基 1	+10
注4 特定疾患処方管理加算*3,*4	+56（月1回）	2	+8
注5 抗悪性腫瘍剤処方管理加算 施	+70（月1回）	注7 向精神薬調整連携加算	+12（月1回）
		注2 30日以上投与減算*5	40/100

*1，*2及び*3は上記と同様

*4　「28日以上の処方の場合」は，リフィル処方箋の複数回の使用による合計の処方期間が28日以上の処方を含む。

*5　リフィル処方箋の1回の使用による投与期間が29日以内を除く。

※投与量に限度が定められている医薬品及び貼付剤については，リフィル処方箋による処方を行うことはできない。

F200 薬剤				
内服薬及び浸煎薬	1剤1日分	①	薬価が15円以下の場合	1点
屯服薬	1回分	②	薬価が15円を超える場合	$1点＋\dfrac{薬価－15円}{10円}$ 点（1点未満の端数切り上げ）
外用薬	1調剤			
【減算】	注2 向精神薬多剤投与の場合	80/100		
	注3 内服薬多剤投与の場合	90/100		
	注4 30日以上投与減算	40/100		

14 注射

| 通則3 | 生物学的製剤注射加算+15, 通則4　精密持続点滴注射加算+80（1日につき）, 通則5　麻薬注射加算+5 |

通則6　外来化学療法加算 施 外（1日につき）

外来化学療法加算1	15歳未満	670	外来化学療法加算2	15歳未満	640
	15歳以上	450		15歳以上	370

| 通則7 | バイオ後続品導入初期加算 外　+150（初回から3月・月1回） |

G020　無菌製剤処理料 施（1日につき）

無菌製剤処理料1	イ　閉鎖式接続器具使用	180	無菌製剤処理料2（1以外）	40
	ロ　イ以外	45		

区分番号	項目名		点数		備考
			6歳以上	6歳未満（乳幼児加算を加算後の点数）	
G000	皮内, 皮下及び筋肉内注射 外		25		1回につき　〔無菌〕
G001	静脈内注射 外		37	89	1回につき　〔外化〕 注2　乳幼児加算+52
G002	動脈注射	内臓	155		1日につき　〔外化〕〔無菌〕
		その他	45		
G003	抗悪性腫瘍剤局所持続注入		165		1日につき　〔無菌〕
G003-3	肝動脈塞栓を伴う抗悪性腫瘍剤肝動脈内注入		165		1日につき　〔無菌〕
G004	点滴注射	外来のみ 外	（500mL未満）53	（100mL未満）101	1日につき　〔外化〕〔無菌〕 注2　乳幼児加算+48
		外来・入院	（500mL以上）102	（100mL以上）153	
		注3　血漿成分製剤加算	+50		
G005	中心静脈注射		140	190	1日につき　〔外化〕〔無菌〕 注5　乳幼児加算+50
		注1　血漿成分製剤加算	+50		
G005-2	中心静脈注射用カテーテル挿入		1,400	1,900	注2　乳幼児加算+500
		注3　静脈切開法加算	+2,000		
G005-3	末梢留置型中心静脈注射用カテーテル挿入		700	1,200	注2　乳幼児加算+500
G005-4	カフ型緊急時ブラッドアクセス用留置カテーテル挿入		2,500	3,000	注2　乳幼児加算+500
G006	植込型カテーテルによる中心静脈注射		125	175	1日につき　〔外化〕〔無菌〕 注3　乳幼児加算+50
G007	腱鞘内注射		42		
G008	骨髄内注射	1　胸骨	80		
		2　その他	90		
G009	脳脊髄腔注射	1　脳室	300	360	注　乳幼児加算+60　〔無菌〕
		2　後頭下	220	280	
		3　腰椎	160	220	
G010	関節腔内注射		80		
G010-2	滑液嚢穿刺後の注入		100		
G011	気管内注入		100		
G012	結膜下注射		42		
G012-2	自家血清の眼球注射		27		
G013	角膜内注射		35		
G014	球後注射		80		
G015	テノン氏嚢内注射		80		
G016	硝子体内注射		600		注　未熟児加算+600
G017	腋窩多汗症注射		200		片側につき
G018	外眼筋注射（ボツリヌス毒素によるもの）		1,500		

※ G003-2については,「削除」。

■疾患別リハビリテーション

表中の略名〔理〕理学療法士，〔作〕作業療法士，〔言〕言語聴覚士，〔医〕医師，〔看〕看護師，〔集〕集団療法

1単位につき 1単位＝20分	H000 施 心大血管疾患	H001 施 脳血管疾患等*1,*2	H001-2 基 廃用症候群*1,*2	H002 施 運動器*1,*2	H003 施 呼吸器
リハビリテーション料（Ⅰ）	〔理〕205	〔理〕245（147）	〔理〕180（108）	〔理〕185（111）	〔理〕175
	〔作〕205	〔作〕245（147）	〔作〕180（108）	〔作〕185（111）	〔作〕175
	〔医〕205	〔言〕245（147）	〔言〕180（108）	〔医〕185（111）	〔言〕175
	〔看〕205	〔医〕245（147）	〔医〕180（108）	—	〔医〕175
	〔集〕205	—	—	—	—
リハビリテーション料（Ⅱ）	〔理〕125	〔理〕200（120）	〔理〕146（88）	〔理〕170（102）	〔理〕85
	〔作〕125	〔作〕200（120）	〔作〕146（88）	〔作〕170（102）	〔作〕85
	〔医〕125	〔言〕200（120）	〔言〕146（88）	〔言〕170（102）	〔言〕85
	〔看〕125	〔医〕200（120）	〔医〕146（88）	〔医〕170（102）	〔医〕85
	〔集〕125	—	—	—	—
リハビリテーション料（Ⅲ）	—	〔理〕100（60）	〔理〕77（46）	〔理〕85（51）	—
	—	〔作〕100（60）	〔作〕77（46）	〔作〕85（51）	—
	—	〔言〕100（60）	〔言〕77（46）	〔医〕85（51）	—
	—	〔医〕100（60）	〔医〕77（46）	〔上記以外〕85（51）	—
	—	〔上記以外〕100（60）	〔上記以外〕77（46）	—	—
【標準的算定日数】 とその起算日	【150日】 治療開始日	【180日】 発症，手術若しくは急性増悪又は最初に診断された日	【120日】 廃用症候群の診断又は急性増悪	【150日】 発症，手術若しくは急性増悪又は最初に診断された日	【90日】 治療開始日

1日6単位（厚生労働大臣が定める患者は9単位），標準的算定日数を超えてリハビリテーションを継続する患者は月13単位
早期リハビリテーション加算+25（1単位につき，30日限度）
初期加算 施（H001-2は 基）+45（1単位につき，14日限度）
急性期リハビリテーション加算 施 入 +50（1単位につき，14日限度）
リハビリテーションデータ提出加算 施 外 +50（月1回）
＊1　入院中の要介護被保険者等に対して標準的算定日数を超えて算定する場合は，表中（　）内の点数を算定（1月13単位に限る）
＊2　過去3月以内に目標設定等支援・管理料を算定していない場合90/100
併算不可：J117鋼線等による直達牽引（2日目以降），J118介達牽引，J118-2矯正固定，J118-3変形機械矯正術，J119消炎鎮痛
　　　　　等処置，J119-2腰部又は胸部固定帯固定，J119-3低出力レーザー照射，J119-4肛門処置

■その他のリハビリテーション

区分番号	項目名		点数	備考
H003-2	リハビリテーション総合計画評価料1		300	月1回
	リハビリテーション総合計画評価料2		240	注3　入院時訪問指導加算+150（入院中1回） 注4　運動量増加機器加算+150（月1回）
H003-4	目標設定等支援・管理料	1　初回の場合	250	3月に1回
		2　2回目以降の場合	100	
H004	摂食機能療法	1　30分以上	185	1日につき
		2　30分未満	130	1は月4回（治療開始日から3月以内は1日につき） 2は脳卒中の発症から14日以内
	注3　摂食嚥下機能回復体制加算 施	イ　加算1	+210	週1回
		ロ　加算2	+190	週1回
		ハ　加算3	+120	週1回（療養病棟入院料1又は2の算定患者のみ）
H005	視能訓練	1　斜視視能訓練	135	1日につき
		2　弱視視能訓練	135	
H006	難病患者リハビリテーション料 施 外		640	1日につき
	注2　短期集中リハビリ テーション実施加算	退院日から1月以内	+280	1日につき
		退院日から1月超3月以内	+140	退院日から3月限度
H007	障害児（者）リハビリテーション料 施	1　6歳未満	225	1単位につき，1日6単位
		2　6歳以上18歳未満	195	
		3　18歳以上	155	
H007-2	がん患者リハビリテーション料 施 入		205	1単位につき，1日6単位
H007-3	認知症患者リハビリテーション料 施 入		240	1日につき，週3回（入院日から1年限度）
H007-4	リンパ浮腫複合的治療料 施	1　重症の場合	200	1日につき，月1回（当該治療を開始した日の属する 月から起算して2月以内は計11回）
		2　1以外の場合	100	1日につき，6月に1回
H008	集団コミュニケーション療法料 施		50	1単位につき，1日3単位

※H003-3については，「削除」。

区分番号	項目名	点数	備考
I000	精神科電気痙攣療法　　1　閉鎖循環式全身麻酔 　　　　　　　　　　　　2　1以外の場合	2,800 150	1日1回 注3　麻酔科医が麻酔を行った場合+900（1のみ）
I000-2	経頭蓋磁気刺激療法 施	2,000	
I001	入院精神療法 入 　1　入院精神療法（Ⅰ） 　2　入院精神療法（Ⅱ）　イ　入院日から6月以内 　　　　　　　　　　　　ロ　入院日から6月超	 400 150 80	1回につき 「1」入院日から3月以内－週3回 「2」入院日から4週間以内－週2回 　　入院日から4週間超－週1回（重度患者は週2回）
I002	通院・在宅精神療法 外 　1　通院精神療法 　　イ　措置入院退院後の療養担当医療機関の精神科医 　　ロ　初診料算定日（60分以上） 　　　⑴　精神保健指定医 　　　⑵　⑴以外 　　ハ　イ及びロ以外　　　　　　　⑴30分以上　⑵30分未満 　　　①　精神保健指定医　　　　　410　　　　315 　　　　①で情報通信機器 施　　　357　　　　274 　　　②　①以外　　　　　　　　　390　　　　290 　2　在宅精神療法 　　イ　措置入院退院後の療養担当医療機関の精神科医 　　ロ　初診料算定日（60分以上） 　　　⑴　精神保健指定医 　　　⑵　⑴以外 　　ハ　イ及びロ以外　⑴60分以上　⑵30分　⑶30分未満 　　　①　精神保健指定医　590　以上60　410　315 　　　②　①以外　　　　　540　分未満　390　290	 660 600 550 660 640 600	1回につき 退院後4週間以内は，1と2合わせて週2回，その他は，1と2合わせて週1回 注3　20歳未満加算+320（精神科初回受診日から1年以内） 注4　児童思春期精神科専門管理加算 施（（16歳未満に精神科初回受診日から）2年以内+500，それ以外+300，（20歳未満に60分以上・精神科初回受診日から）3月以内，1回限り+1,200） 注5　特定薬剤副作用評価加算+25（1のハの⑴，2のハの⑴及び⑵のみ）（月1回） 注6　抗うつ薬・抗精神病薬多剤投与 50/100 注7　措置入院後継続支援加算+275（1のイのみ）（3月に1回） 注8　療養生活継続支援加算 施（月1回，初回算定月から1年限度）+500（精神科退院時共同指導料1算定患者），+350（それ以外） 注9　心理支援加算+250（初回算定月から2年限度，月2回） 注10　児童思春期支援指導加算 施（20歳未満）（1のみ）+1,000（60分以上，精神科初回受診日から3月以内，1回限り） 　　+450（それ以外で精神科初回受診日から2年以内） 　　+250（それ以外） 注11　早期診療体制充実加算 施 　　（病　院）精神科初回受診日から3年以内+20 　　　それ以外+15 　　（診療所）精神科初回受診日から3年以内+50 　　　それ以外+15
I002-2	精神科継続外来支援・指導料 外	55	1日につき 注3　療養生活環境整備支援加算+40 注4　特定薬剤副作用評価加算+25（月1回） 注5　抗うつ薬・抗精神病薬多剤投与 50/100
I002-3	救急患者精神科継続支援料 施　1　入院中の患者 入 　　　　　　　　　　　　　　　　2　入院中の患者以外 外	900 300	（入院）入院日から6月以内－週1回 （外来）退院後24週以内－週1回
I003	標準型精神分析療法	390	1回につき
I003-2	認知療法・認知行動療法 施 外 　1　医師による場合 　2　医師及び看護師が共同して行う場合	 480 350	1回につき，精神科以外算定可 一連につき16回限り
I004	心身医学療法　　1　入院患者 入 　　　　　　　　2　外来患者 外　　イ　初診時 　　　　　　　　　　　　　　　　　ロ　再診時	150 110 80	1回につき，精神科以外算定可 （入院）入院日から4週間以内－週2回 　　　入院日から4週間超え－週1回 （外来）初診から4週間以内－週2回 　　　初診から4週間超え－週1回 注5　20歳未満加算+200/100
I005	入院集団精神療法 入	100	1日につき，入院日から6月限度，週2回
I006	通院集団精神療法 外	270	1日につき，6月限度，週2回
I006-2	依存症集団療法 施 外　　1　薬物依存症の場合 　　　　　　　　　　　　　2　ギャンブル依存症の場合 　　　　　　　　　　　　　3　アルコール依存症の場合	340 300 300	1回につき 「1」治療開始日から6月限度，週1回（特に必要性を認めた場合は，治療開始日から2年限度で，更に週1回かつ計24回） 「2」治療開始日から3月限度，2週に1回 「3」週1回，計10回に限り
I007	精神科作業療法 施	220	1日につき
I008	入院生活技能訓練療法 入　1　入院日から6月以内 　　　　　　　　　　　　　2　入院日から6月超	100 75	週1回
I008-2	精神科ショート・ケア 施　1　小規模なもの 　　　　　　　　　　　　　2　大規模なもの	275 330	1日につき，初回算定日から1年超え－週5日 注4　早期加算+20（1年以内） 注5　退院予定の入院患者 50/100（入院中1回） 注7　疾患別等専門プログラム加算+200（1のみ）（40歳未満の患者。治療開始日から5月限度，週1回。特に必要性を認めた場合は，治療開始日から2年限度で，更に週1回かつ計20回）

精神

区分番号	項目名		点数	備考
I 009	精神科デイ・ケア 施	1　小規模なもの 2　大規模なもの	590 700	1日につき，初回算定日から1年超えー週5日 注4　3年超・週3日超の減算 90/100 注5　早期加算+50（1年以内） 注6　退院予定の入院患者 50/100（入院中1回）
I 010	精神科ナイト・ケア 施		540	1日につき，初回算定日から1年超えー週5日 注3　3年超・週3日超の減算 90/100 注4　早期加算+50（1年以内）
I 010-2	精神科デイ・ナイト・ケア 施		1,000	1日につき，初回算定日から1年超えー週5日 注3　3年超・週3日超の減算 90/100 注4　早期加算+50（1年以内） 注5　疾患別等診療計画加算+40
I 011	精神科退院指導料 入		320	入院中1回 注2　精神科地域移行支援加算+200（退院時1回）
I 011-2	精神科退院前訪問指導料 入		380	入院中3回（入院期間6月超えは6回） 注2　共同訪問指導加算+320

I 012 精神科訪問看護・指導料 外

		30分以上	30分未満
1　精神科訪問看護・指導料（I）			
イ　保健師又は看護師			
週3日目まで		580	445
週4日目以降		680	530
ロ　准看護師			
週3日目まで		530	405
週4日目以降		630	490
ハ　作業療法士			
週3日目まで		580	445
週4日目以降		680	530
ニ　精神保健福祉士			
週3日目まで		580	445
週4日目以降		680	530
3　精神科訪問看護・指導料（III）			
イ　保健師又は看護師			
（1）同一日に2人			
週3日目まで		580	445
週4日目以降		680	530
（2）同一日に3人以上			
週3日目まで		293	225
週4日目以降		343	268
ロ　准看護師			
（1）同一日に2人			
週3日目まで		530	405
週4日目以降		630	490
（2）同一日に3人以上			
週3日目まで		268	205
週4日目以降		318	248
ハ　作業療法士			
（1）同一日に2人			
週3日目まで		580	445
週4日目以降		680	530
（2）同一日に3人以上			
週3日目まで		293	225
週4日目以降		343	268
ニ　精神保健福祉士			
（1）同一日に2人			
週3日目まで		580	445
週4日目以降		680	530
（2）同一日に3人以上			
週3日目まで		293	225
週4日目以降		343	268

（2は「削除」）

I 012 備考：
週3回（退院後3月以内は週5回）
急性増悪時は月1回限り，増悪日から7日以内は1日1回（更に継続訪問が必要な場合は，増悪日から1月以内の連続7日間については1日1回）
注4　複数名精神科訪問看護・指導加算（いずれも30分未満の場合を除く）（1日につき，ハは週1日）
「イ」他の保健師等と同時に指導*1
　1日1回（1人又は2人+450，3人以上+400）
　1日2回（1人又は2人+900，3人以上+810）
　1日3回以上（1人又は2人+1,450，3人以上+1,300）
「ロ」准看護師と同時に指導*1
　1日1回（1人又は2人+380，3人以上+340）
　1日2回（1人又は2人+760，3人以上+680）
　1日3回以上（1人又は2人+1,240，3人以上+1,120）
「ハ」看護補助者と同時に指導*1
　（1人又は2人+300，3人以上+270）
注5　長時間精神科訪問看護・指導加算+520（週1日，厚生労働大臣が定める者は週3日）
注6　夜間・早朝訪問看護加算+210
注6　深夜訪問看護加算+420
注7　精神科緊急訪問看護加算（1日につき）
　月14日目まで+265，月15日目以降+200
注10　精神科複数回訪問加算（1日につき）*1
　1日2回（1人又は2人+450，3人以上+400）
　1日3回以上（1人又は2人+800，3人以上+720）
注11　看護・介護職員連携強化加算+250（月1回）
注12　特別地域訪問看護加算+50/100
注13　外来感染対策向上加算 施 診 +6（月1回）
　発熱患者等対応加算 診 *2+20（月1回）
注14　連携強化加算 施 診 *2+3（月1回）
注15　サーベイランス強化加算 施 診 *2+1（月1回）
注16　抗菌薬適正使用体制加算 施 診 *2+5（月1回）
注17　訪問看護医療DX情報活用加算 施 +5（月1回）
*1　同一建物内・同一日の算定患者数
*2　注13を算定した場合に限る

I 012-2	精神科訪問看護指示料		300	月1回 注2　精神科特別訪問看護指示加算+100（月1回） 注3　手順書加算+150（6月に1回） 注4　衛生材料等提供加算+80（月1回）
I 013	抗精神病特定薬剤治療指導管理料			月1回（1のイは薬剤投与開始日の属する月及びその翌月それぞれ1回に限る）
	1　持続性抗精神病注射薬剤治療指導管理料			
	イ　入院中の患者 入		250	
	ロ　入院中の患者以外 外		250	
	2　治療抵抗性統合失調症治療指導管理料 施		500	
I 014	医療保護入院等診療料 施 入		300	1回限り
I 015	重度認知症患者デイ・ケア料 施		1,040	1日につき 注2　早期加算+50（初回算定日から1年限度） 注3　夜間ケア加算 施 +100（初回算定日から1年限度）

精神

区分番号	項目名	点数	備考
I 016	精神科在宅患者支援管理料 施 外		
	1 精神科在宅患者支援管理料1		月1回（6月限度）
	イ 厚生労働大臣が定める患者（集中的な支援）		・イは週2回以上，ロは月2回以上の
	(1)単一建物診療患者1人	3,000	定期的な訪問診療又は訪問診療及び
	(2)単一建物診療患者2人以上	2,250	訪問看護を行った場合
	ロ 厚生労働大臣が定める患者		
	(1)単一建物診療患者1人	2,500	
	(2)単一建物診療患者2人以上	1,875	注5
	2 精神科在宅患者支援管理料2		月1回（6月限度）
	イ 厚生労働大臣が定める患者（集中的な支援）		・イは週2回以上，ロは月2回以上，
	(1)単一建物診療患者1人	2,467	訪問看護ステーションによる訪問看
	(2)単一建物診療患者2人以上	1,850	護を行った場合
	ロ 厚生労働大臣が定める患者		
	(1)単一建物診療患者1人	2,056	
	(2)単一建物診療患者2人以上	1,542	
	3 精神科在宅患者支援管理料3		月1回（「1」又は「2」の初回算定月を
	イ 単一建物診療患者1人	2,030	含めて2年を限度，「1」又は「2」
	ロ 単一建物診療患者2人以上	1,248	を算定した月は算定不可）

注5
精神科オンライン在宅管理料 施 ＋100

17 処置

■通則加算

通則5 時間外加算等	イ 1,000点以上の緊急処置 施		ロ 150点以上の緊急処置 外（イに該当する場合を除く）	
	時間外加算1 外，時間外特例 外	＋80/100	時間外加算2，時間外特例	＋40/100
	休日加算1	＋160/100	休日加算2	＋80/100
	深夜加算1	＋160/100	深夜加算2	＋80/100
通則7 耳鼻咽喉科乳幼児処置加算（1日につき）		＋60	通則8 耳鼻咽喉科小児抗菌薬適正使用支援加算 基（月1回）	＋80

■J 000創傷処置，J 001熱傷処置，J 001-4重度褥瘡処置，J 053皮膚科軟膏処置
（ ）は6歳未満の乳幼児加算（＋55）を合算した点数

	J 000創傷処置	J 001熱傷処置[*2]	J 001-4重度褥瘡処置[*2]（1日につき）	J 053皮膚科軟膏処置	
100cm²未満	52[*1]	135[*1]	90[*1]	－	＊1 外来患者，手術後の入院患者（手術日から14日まで）のみ
100cm²以上500cm²未満	60	147	98	55	
500cm²以上3,000cm²未満	90	337	150	85	＊2 初回処置日から2月まで
3,000cm²以上6,000cm²未満	160	630(685)	280	155	
6,000cm²以上	275(330)	1,875(1,930)	500	270	

■J 000-2下肢創傷処置

足部（踵を除く）の浅い潰瘍	135
足趾の深い潰瘍又は踵の浅い潰瘍	147
足部（踵を除く）の深い潰瘍又は踵の深い潰瘍	270

■J 003，J 003-2局所陰圧閉鎖処置（入院）（入院外）

（1日につき）	入院[*1]	外来	初回加算
100cm²未満	1,040	240	＋1,690
100cm²以上200cm²未満	1,060	270	＋2,650
200cm²以上	1,375	330	＋3,300

＊1 注2 持続洗浄加算＋500（初回のみ）
注3 新生児局所陰圧閉鎖加算（新生児）＋300/100
乳幼児局所陰圧閉鎖加算（3歳未満）＋100/100
幼児局所陰圧閉鎖加算（3歳以上6歳未満）＋50/100

■処置医療機器等加算

J 200 腰部，胸部又は頸部固定帯加算（初回のみ）	170
J 201 酸素加算	
酸素：価格/10（四捨五入）	
窒素：価格/10（四捨五入）	

18 手術

■手術料の通則加算

項目名	点数
通則12 時間外加算1 施 外 時間外特例加算 施 外	＋80/100
通則12 休日加算1 施，深夜加算1 施	＋160/100
通則12 時間外加算2 外，時間外特例加算 外	＋40/100
通則12 休日加算2，深夜加算2	＋80/100
通則7 極低出生体重児加算	＋400/100
通則7 新生児加算（生後28日未満）	＋300/100
通則8 乳幼児加算（3歳未満）	＋100/100
通則8 幼児加算（3歳以上6歳未満）	＋50/100

項目名		点数
通則9 頸部郭清術併施加算	片側	＋4,000
	両側	＋6,000
通則10 HIV抗体陽性患者の観血的手術加算		＋4,000
通則11 院内感染防止措置加算		＋1,000
通則17 周術期口腔機能管理後手術加算		＋200
通則20 周術期栄養管理実施加算 施		＋270
通則21 再製造単回使用医療機器使用加算 施		＋特定保険医療材料の所定点数×10/100

■輸血料

区分番号・項目名			点数						備考
K 920 輸血			200mL	400mL	600mL	800mL	1,000mL	1,200mL	注3 骨髄内輸血加算
自家採血輸血	1回目		750	1,400	2,050	2,700	3,350	4,000	（胸骨）+260,（その他）+300
	2回目以降		650	1,300	1,950	2,600	3,250	3,900	注3 血管露出術加算+530
保存血液輸血	1回目		450	800	1,150	1,500	1,850	2,200	注5 血液型加算（ABO式及びRh式）+54
	2回目以降		350	700	1,050	1,400	1,750	2,100	注6 不規則抗体加算+197（月1回，頻
自己血貯血	6歳以上	液状保存	250	500	750	1,000	1,250	1,500	回輸血は1週間に1回+197）
		凍結保存	500	1,000	1,500	2,000	2,500	3,000	注7 HLA型検査（一連につき）
	6歳未満		体重1kgにつき4mLごとに　液状保存　250／凍結保存　500						クラスI加算（A，B，C）+1,000
自己血輸血	6歳以上	液状保存	750	1,500	2,250	3,000	3,750	4,500	クラスII加算（DR，DQ，DP）+1,400
		凍結保存	1,500	3,000	4,500	6,000	7,500	9,000	注8 血液交叉試験加算+30（1回につき）
	6歳未満		体重1kgにつき4mLごとに　液状保存　750／凍結保存　1,500						注8 間接クームス検査加算+47（1回につき）
希釈式自己血輸血	6歳以上		1,000	2,000	3,000	4,000	5,000	6,000	注8 コンピュータクロスマッチ
	6歳未満		体重1kgにつき4mLごとに　1,000						加算+30（1回につき）
交換輸血（1回につき）			5,250						注9 乳幼児加算（6歳未満）+26
									注12 血小板洗浄術加算+580

区分番号		項目名			点数	備考
K 920-2	輸血管理料 施	1	輸血管理料I		220	月1回
		2	輸血管理料II		110	注2 輸血適正使用加算 施 「1」+120,「2」+60
						注3 貯血式自己血輸血管理体制加算 施 +50
K 921	造血幹細胞採取	1	骨髄採取	イ　同種移植	21,640	一連につき
				ロ　自家移植	17,440	
		2	末梢血幹細胞採取	イ　同種移植	21,640	
				ロ　自家移植	17,440	
K 921-2	間葉系幹細胞採取（一連につき）				17,440	
K 921-3	末梢血単核球採取	1	採取のみ		14,480	
	（一連につき）	2	採取，細胞調製及び凍結保存		19,410	
K 922	造血幹細胞移植	1	骨髄移植	イ　同種移植	66,450	注3 乳幼児加算（6歳未満）+26
				ロ　自家移植	25,850	注7 抗HLA抗体検査加算+4,000
		2	末梢血幹細胞移植	イ　同種移植	66,450	注8 非血縁者間移植加算+10,000（1のイ，2のイのみ）
				ロ　自家移植	30,850	注9 コーディネート体制充実加算 施 +1,500（1，2
		3	臍帯血移植		66,450	のみ）
K 922-2	CAR発現生T細胞投与（一連につき）				30,850	注1 乳幼児加算（6歳未満）+26
K 922-3	自己骨髄由来間葉系幹細胞投与（一連につき）				22,280	
K 923	術中術後自己血回収術（自己血回収器具	1	濃縮及び洗浄		5,500	
	によるもの）	2	濾過		3,500	
K 924	自己生体組織接着剤作成術 施				4,340	
K 924-2	自己クリオプレシピテート作製術（用手法） 施				1,760	
K 924-3	同種クリオプレシピテート作製術 施				600	

■手術医療機器等加算

区分番号	項目名		点数
K 930	脊髄誘発電位測定等加算	脳，脊椎，脊髄，大動脈瘤又は食道	3,630
		甲状腺又は副甲状腺	3,130
K 931	超音波凝固切開装置等加算		3,000
K 932	創外固定器加算		10,000
K 933	イオントフォレーゼ加算		45
K 934	副鼻腔手術用内視鏡加算		1,000
K 934-2	副鼻腔手術用軟部組織切除機器加算		1,000
K 935	止血用加熱凝固切開装置加算		700
K 936	自動縫合器加算		2,500
K 936-2	自動吻合器加算		5,500
K 936-3	微小血管自動縫合器加算		2,500
K 937	心拍動下冠動脈，大動脈バイパス移植術用機器加算		30,000
K 937-2	術中グラフト血流測定加算		2,500
K 938	体外衝撃波消耗性電極加算		3,000

区分番号	項目名		点数
K 939	画像等手術支援加算		
	ナビゲーションによるもの		2,000
	実物大臓器立体モデルによるもの		2,000
	患者適合型手術支援ガイドによるもの		2,000
K 939-2	術中血管等描出撮影加算		500
K 939-3	人工肛門・人工膀胱造設術前処置加算 施		450
K 939-5	胃瘻造設時嚥下機能評価加算		2,500
	（施設基準届出保険医療機関以外の場合 80/100）		
K 939-6	凍結保存同種組織加算 施		81,610
K 939-7	レーザー機器加算 施	1	50
		2	100
		3	200
K 939-8	超音波切削機器加算		1,000
K 939-9	切開創局所陰圧閉鎖処置機器加算		5,190

※K 939-4については，「削除」。

手術

通則1 通則2	手術料の算定	・手術料算定3通り　ア）手術料（＋薬剤料等） 　　　　　　　　　　イ）手術料＋輸血料（＋薬剤料等） 　　　　　　　　　　ウ）輸血料（＋薬剤料等） ・手術当日に，手術（自己血貯血を除く）に関連して行う処置（ギプスを除く）の費用及び注射の手技料は，術前，術後にかかわらず算定不可。 ・内視鏡を用いた手術を行う場合，同時施行の内視鏡検査料は算定不可。 ・通常使用される保険医療材料（チューブ，縫合糸（特殊縫合糸を含む）等），衛生材料（ガーゼ，脱脂綿及び絆創膏等），外皮用殺菌剤，患者の衣類及び1回の手術に使用される総量価格が15円以下の薬剤料は算定不可。
通則3	特殊な手術（第1節に掲げられていない手術）の算定	・その都度当局に内議し，最も近似する手術として準用が通知された算定方法により算定。
通則4	施設基準適合届出又は満たす場合	・対象手術あり
通則5	施設基準を満たす場合	・対象手術あり
通則6	施設基準を満たす場合（1歳未満の乳児）	・対象手術あり
通則7	極低出生体重児加算（所定点数の100分の400） 新生児加算　　　　（所定点数の100分の300）	・極低出生体重児（手術時体重が1,500g未満の児） ・新生児（手術時体重が1,500g未満の児を除く）
通則8	乳幼児加算　　　　（所定点数の100分の100） 幼児加算　　　　　（所定点数の100分の50）	・3歳未満の乳幼児 ・3歳以上6歳未満の幼児
通則9	頸部郭清術併施加算 　　　（片側）4,000点　（両側）6,000点	・頸部郭清術を併せて行った場合に，所定点数に加算。 ・対象手術あり
通則10	HIV抗体陽性患者の観血的手術加算 　　　　　　　　　　　　　　（4,000点）	・HIV抗体陽性の患者に対して，観血的手術を行った場合に加算。ただし，同一日に複数の手術を行った場合は，主たる手術についてのみ加算。
通則11	院内感染防止措置加算　　　　　（1,000点）	・MRSA感染症患者，B型肝炎感染患者（HBs又はHBe抗原陽性の者に限る）若しくはC型肝炎感染患者又は結核患者に対して，マスク又は気管内挿管による閉鎖循環式全身麻酔，硬膜外麻酔又は脊椎麻酔を伴う観血的手術を行った場合に加算。
通則12	休日，時間外，深夜加算，時間外特例医療機関加算 休日加算1 施 （所定点数の100分の160） 時間外加算1 施 外 　　　　　　（所定点数の100分の80） 深夜加算1 施 （所定点数の100分の160） 時間外特例医療機関加算1 施 外 　　　　　　（所定点数の100分の80） 休日加算2 （所定点数の100分の80） 時間外加算2 外 （所定点数の100分の40） 深夜加算2 （所定点数の100分の80） 時間外特例医療機関加算2 外 　　　　　　（所定点数の100分の40）	・緊急のために休日に手術を行った場合又はその開始時間が保険医療機関の表示する診療時間以外の時間若しくは深夜である手術を行った場合に加算。
通則13	対称器官に係る手術	・特に規定する場合を除き，片側の器官の手術料に係る点数。 「特に規定する場合」・・・手術名の末尾に「両側」と記入したもの。
通則14	同一手術野又は同一病巣の手術 2以上の手術の50％併施加算（主たる手術の所定点数に，従たる手術（1つに限る）の所定点数の100分の50に相当する額を加えた点数）	・原則として，同一皮切により行い得る範囲。2以上の手術を同時に行った場合は，主たる手術の所定点数のみ算定（例外あり）。 　具体例）肺切除術の際に併施する簡単な肺剥皮術 　　　　　虫垂切除術と盲腸縫縮術 　　　　　子宮附属器腫瘍摘出術と卵管結紮術 ・指に係る同一手術野の範囲と算定方法　別途規定あり ・同一手術野又は同一病巣であっても，「複数手術に係る費用の特例」に規定するものは，50％の併施加算により算定。
通則15	手術中絶等の場合	・当該中絶までに施行した実態に最も近似する手術項目の所定点数により算定。
通則16	施設基準不適合減算　　　　　　（80/100）	・K664（胃瘻造設術）を施設基準適合保険医療機関以外において行う場合は，所定点数の100分の80に相当する点数により算定。
通則17	周術期口腔機能管理後手術加算　　（200点）	・歯科医師による周術期口腔機能管理の実施後1月以内に，厚生労働大臣が定める手術を実施した場合に加算。
通則18	内視鏡手術用支援機器を用いた手術	・対象手術については，施設基準適合届出医療機関において内視鏡手術用支援機器を用いて行った場合も算定可。
通則19	遺伝性乳癌卵巣癌症候群の患者に対する手術	・K475（乳房切除術）及びK888（子宮附属器腫瘍切除術）については，施設基準適合届出医療機関において遺伝性乳癌卵巣癌症候群の患者に対して行った場合も算定可。
通則20	周術期栄養管理実施加算　　　　　（270点）	・施設基準適合届出医療機関においてL008マスク又は気管内挿管による閉鎖循環式全身麻酔を伴う手術を行い，手術の前後に必要な栄養管理を行った場合に加算。
通則21	再製造単回使用医療機器使用加算 （特定保険医療材料の所定点数×10/100）	・施設基準適合届出医療機関において，再製造単回使用医療機器（特定保険医療材料に限る）を手術に使用した場合に加算。

手術

■麻酔料

区分番号	項目名		点数	備考
通則2	未熟児加算, 新生児加算+200/100, 乳児加算+50/100, 幼児加算（1歳以上3歳未満）+20/100			
通則3	時間外加算 外, 時間外加算の特例 外+40/100, 休日加算, 深夜加算+80/100			
L000	迷もう麻酔		31	
L001	筋肉注射による全身麻酔, 注腸による麻酔		120	
L001-2	静脈麻酔	短時間	120	注1　幼児加算（3歳以上6歳未満）+10/100
		十分な体制で長時間（単純）	600	
		十分な体制で長時間（複雑）	1,100	注2　麻酔管理時間加算+100（2時間超）
L002	硬膜外麻酔	頸・胸部	1,500	注　麻酔管理時間加算+750 （2時間超30分又はその端数を増すごと）
		腰部	800	注　麻酔管理時間加算+400 （2時間超30分又はその端数を増すごと）
		仙骨部	340	注　麻酔管理時間加算+170 （2時間超30分又はその端数を増すごと）
L003	硬膜外麻酔後における局所麻酔剤の持続的注入		80	1日につき, 麻酔当日を除く 注　精密持続注入加算+80（1日につき）
L004	脊椎麻酔		850	注　麻酔管理時間加算+128 （2時間超30分又はその端数を増すごと）
L005	上・下肢伝達麻酔		170	
L006	球後麻酔及び顔面・頭頸部の伝達麻酔		150	瞬目麻酔及び眼輪筋内浸潤麻酔を含む
L007	開放点滴式全身麻酔		310	
L008	マスク又は気管内挿管による閉鎖循環式全身麻酔		下表	下表参照
L008-2	体温維持療法		12,200	1日につき, 開始から3日間限度 注2　体温維持迅速導入加算+5,000
L008-3	経皮的体温調節療法		5,000	一連につき
L009	麻酔管理料（Ⅰ）施	1　硬膜外麻酔・脊椎麻酔	250	注2　帝王切開術時麻酔加算+700（1のみ）
		2　閉鎖循環式全身麻酔	1,050	注4　長時間麻酔管理加算+7,500 注5　周術期薬剤管理加算 施 入+75（2のみ）
L010	麻酔管理料（Ⅱ）施	1　硬膜外麻酔・脊椎麻酔	150	注2　周術期薬剤管理加算 施 入+75（2のみ）
		2　閉鎖循環式全身麻酔	450	

L008　マスク又は気管内挿管による閉鎖循環式全身麻酔	2時間まで		注2　麻酔管理時間加算（2時間超）
	イ 麻酔が困難な患者	ロ イ以外	30分又はその端数を増すごと
1　人工心肺を用い低体温で行う心臓手術, K552-2冠動脈, 大動脈バイパス移植術（人工心肺を使用しないもの）であって低体温で行うものが行われる場合又は分離肺換気及び高頻度換気法が併施される麻酔の場合	24,900	18,200	+1,800
2　坐位における脳脊髄手術, 人工心肺を用いる心臓手術（低体温で行うものを除く）若しくはK552-2冠動脈, 大動脈バイパス移植術（人工心肺を使用しないもの）（低体温で行うものを除く）が行われる場合又は低体温麻酔, 分離肺換気による麻酔若しくは高頻度換気法による麻酔の場合（「1」に掲げる場合を除く）	16,720	12,190	+1,200
3　「1」若しくは「2」以外の心臓手術が行われる場合又は伏臥位で麻酔が行われる場合（「1」又は「2」に掲げる場合を除く）	12,610	9,170	+900
4　腹腔鏡を用いた手術若しくは検査が行われる場合又は側臥位で麻酔が行われる場合（「1」から「3」までに掲げる場合を除く）	9,130	6,610	+660
5　その他の場合	8,300	6,000	+600
硬膜外麻酔併施加算　　頸・胸部	注4　+750		注5　+375
腰部	注4　+400		注5　+200
仙骨部	注4　+170		注5　+85
注7　術中経食道心エコー連続監視加算　心臓手術, 冠動脈疾患, 弁膜症	+880		
弁膜症・カテーテルを用いた経皮的心臓手術	+1,500		
注8　臓器移植術加算	+15,250		
注9　神経ブロック併施加算　厚生労働大臣が定める患者	+450		
上記以外	+45		
注10　非侵襲的血行動態モニタリング加算	+500		
注11　術中脳灌流モニタリング加算	+1,000		

■神経ブロック料

区分番号	項目名	点数	備考
L102	神経幹内注射	25	
L103	カテラン硬膜外注射	140	
L104	トリガーポイント注射	70	
L105	神経ブロックにおける麻酔剤の持続的注入	80	1日につき，チューブ挿入当日を除く 注　精密持続注入加算+80（1日につき）

＜神経ブロック＞

L100　神経ブロック（局所麻酔剤又はボツリヌス毒素使用）

1	トータルスパイナルブロック，三叉神経半月神経節ブロック，胸部交感神経節ブロック，腹腔神経叢ブロック，頸・胸部硬膜外ブロック，神経根ブロック，下腸間膜動脈神経叢ブロック，上下腹神経叢ブロック	1,500
2	眼神経ブロック，上顎神経ブロック，下顎神経ブロック，舌咽神経ブロック，蝶形口蓋神経節ブロック，腰部硬膜外ブロック	800
3	腰部交感神経節ブロック，くも膜下脊髄神経ブロック，ヒッチコック療法，腰神経叢ブロック	570
4	眼瞼痙攣，片側顔面痙攣，痙性斜頸，上肢痙縮又は下肢痙縮の治療目的でボツリヌス毒素を用いた場合	400
5	星状神経節ブロック，仙骨部硬膜外ブロック，顔面神経ブロック	340
6	腕神経叢ブロック，おとがい神経ブロック，舌神経ブロック，迷走神経ブロック，副神経ブロック，横隔神経ブロック，深頸神経叢ブロック，眼窩上神経ブロック，眼窩下神経ブロック，滑車神経ブロック，耳介側頭神経ブロック，浅頸神経叢ブロック，肩甲背神経ブロック，肩甲上神経ブロック，外側大腿皮神経ブロック，閉鎖神経ブロック，不対神経節ブロック，前頭神経ブロック	170
7	頸・胸・腰傍脊椎神経ブロック，上喉頭神経ブロック，肋間神経ブロック，腸骨下腹神経ブロック，腸骨鼠径神経ブロック，大腿神経ブロック，坐骨神経ブロック，陰部神経ブロック，経仙骨孔神経ブロック，後頭神経ブロック，筋皮神経ブロック，正中神経ブロック，尺骨神経ブロック，腋窩神経ブロック，橈骨神経ブロック，仙腸関節枝神経ブロック，頸・胸・腰椎後枝内側枝神経ブロック，脊髄神経前枝神経ブロック	90

L101　神経ブロック（神経破壊剤，高周波凝固法又はパルス高周波法使用）

1	下垂体ブロック，三叉神経半月神経節ブロック，腹腔神経叢ブロック，くも膜下脊髄神経ブロック，神経根ブロック，下腸間膜動脈神経叢ブロック，上下腹神経叢ブロック，腰神経叢ブロック	3,000
2	胸・腰交感神経節ブロック，頸・胸・腰傍脊椎神経ブロック，眼神経ブロック，上顎神経ブロック，下顎神経ブロック，舌咽神経ブロック，蝶形口蓋神経節ブロック，顔面神経ブロック	1,800
3	眼窩上神経ブロック，眼窩下神経ブロック，おとがい神経ブロック，舌神経ブロック，副神経ブロック，滑車神経ブロック，耳介側頭神経ブロック，閉鎖神経ブロック，不対神経節ブロック，前頭神経ブロック	800
4	迷走神経ブロック，横隔神経ブロック，上喉頭神経ブロック，浅頸神経叢ブロック，肋間神経ブロック，腸骨下腹神経ブロック，腸骨鼠径神経ブロック，外側大腿皮神経ブロック，大腿神経ブロック，坐骨神経ブロック，陰部神経ブロック，経仙骨孔神経ブロック，後頭神経ブロック，仙腸関節枝神経ブロック，頸・胸・腰椎後枝内側枝神経ブロック，脊髄神経前枝神経ブロック	340

麻酔

区分番号	項目名				点数	備考
通則3	小児放射線治療加算（M000からM001-3まで及びM002からM004までに限る）					
	新生児加算+80/100, 乳幼児加算（3歳未満）+50/100, 幼児加算（3歳以上6歳未満）+30/100					
	小児加算（6歳以上15歳未満）+20/100					
M000	放射線治療管理料	1門照射, 対向2門照射, 外部照射			2,700	分布図の作成1回につき1回, 一連につき2回
		非対向2門照射, 3門照射, 腔内照射			3,100	注2　放射線治療専任加算 施 +330
		4門以上の照射, 運動照射, 原体照射, 組織内照射			4,000	注3　外来放射線治療加算+100（1日につき1回）
		強度変調放射線治療（IMRT）による体外照射			5,000	注4　遠隔放射線治療計画加算 施 +2,000（一連につき1回）
M000-2	放射性同位元素内用療法管理料	甲状腺癌			1,390	月1回
		甲状腺機能亢進症			1,390	月1回
		固形癌骨転移による疼痛			1,700	月1回
		B細胞性非ホジキンリンパ腫			3,000	月1回
		骨転移のある去勢抵抗性前立腺癌			2,630	放射性同位元素の投与日に限る
		神経内分泌腫瘍			2,660	放射性同位元素の投与日に限る
		褐色細胞腫			1,820	放射性同位元素の投与日に限る
M001	体外照射	1　エックス線表在治療	1回目		110	疾病, 部位又は部位数にかかわらず, 1回につき
			2回目		33	2の注1　高エネルギー放射線治療・施設基準不適合減算 70/100（2のみ）
		2　高エネルギー放射線治療 施	1回目	1門照射, 対向2門照射	840	2の注2　一回線量増加加算 施 +690（2かつ全乳房照射のみ）
				非対向2門照射, 3門照射	1,320	注2　術中照射療法加算+5,000（1日限り）
				4門以上の照射※, 運動照射※, 原体照射※	1,800	注3　体外照射用固定器具加算+1,000
			2回目	1門照射, 対向2門照射	420	注4　画像誘導放射線治療加算 施 （1日につき1回）
				非対向2門照射, 3門照射	660	体表面の位置情報+150（乳房照射のみ）
				4門以上の照射※, 運動照射※, 原体照射※	900	骨構造の位置情報+300（※のみ）
		3　強度変調放射線治療（IMRT）※ 施			3,000	腫瘍の位置情報+450（※のみ）
						注5　体外照射呼吸性移動対策加算 施 +150
						3の注2　一回線量増加加算 施 +1,400
M001-2	ガンマナイフによる定位放射線治療				50,000	
M001-3	直線加速器による放射線治療（1の体幹部に対して行われるもの） 施	1　定位放射線治療の場合			63,000	一連につき
		2　1以外の場合			8,000	注2　定位放射線治療呼吸性移動対策加算 施 （動体追尾法）+10,000,（その他）+5,000
M001-4	粒子線治療 施	1　希少な疾病	イ　重粒子線治療		187,500	一連につき
			ロ　陽子線治療		187,500	注2　粒子線治療適応判定加算 施 +40,000
		2　1以外の特定の疾病	イ　重粒子線治療		110,000	注3　粒子線治療医学管理加算 施 +10,000
			ロ　陽子線治療		110,000	
M001-5	ホウ素中性子捕捉療法 施				187,500	一連につき
		注2　ホウ素中性子捕捉療法適応判定加算 施			+40,000	
		注3　ホウ素中性子捕捉療法医学管理加算 施			+10,000	
		注4　体外照射用固定器具加算			+1,000	
M002	全身照射				30,000	一連につき
M003	電磁波温熱療法	深在性悪性腫瘍に対するもの			9,000	一連につき
		浅在性悪性腫瘍に対するもの			6,000	
M004	密封小線源治療					一連につき
		外部照射			80	注2　高線量率イリジウム　価格/50円
		腔内照射	高線量率イリジウム照射※, 新型コバルト小線源治療装置※		12,000	注3　低線量率イリジウム　価格/10円
			その他		5,000	注4　線源使用加算+630（1個につき）
		組織内照射	前立腺癌に対する永久挿入療法		48,600	注5　食道用アプリケーター加算+6,700
			高線量率イリジウム照射, 新型コバルト小線源治療装置		23,000	注5　気管, 気管支用アプリケーター加算+4,500
			その他		19,000	注6　放射性粒子　価格/10円
		放射性粒子照射（本数に関係なく）			8,000	注7　コバルト　価格/1,000円
						注8　画像誘導密封小線源治療加算 施 +1,200（※のみ）
M005	血液照射				110	

■病理標本作製料

区分番号	項目名		点数	備考
N000	病理組織標本作製	1 組織切片によるもの	860	1臓器につき
		2 セルブロック法によるもの	860	1部位につき
N001	電子顕微鏡病理組織標本作製		2,000	1臓器につき
N002	免疫染色（免疫抗体法）病理組織標本作製	1 エストロジェンレセプター	720	注1 標本作製同一月実施加算+180（1及び2のみ）
		2 プロジェステロンレセプター	690	
		3 HER2タンパク	690	
		4 EGFRタンパク	690	
		5 CCR4タンパク	10,000	
		6 ALK融合タンパク	2,700	
		7 CD30	400	
		8 その他（1臓器につき）	400	注2 4種類以上抗体使用加算+1,200
N003	術中迅速病理組織標本作製		1,990	1手術につき
N003-2	迅速細胞診	1 手術中の場合	450	1手術につき
		2 検査中の場合	450	1検査につき
N004	細胞診	1 婦人科材料等	150	1部位につき
		2 穿刺吸引細胞診，体腔洗浄等	190	注1 婦人科材料等液状化検体細胞診加算+45（1のみ） 注2 液状化検体細胞診加算+85（2のみ）
N005	HER2遺伝子標本作製			
	単独		2,700	
	N002免疫染色（免疫抗体法）「3」HER2タンパク併施		3,050	
N005-2	ALK融合遺伝子標本作製		6,520	
N005-3	PD-L1タンパク免疫染色（免疫抗体法）病理組織標本作製		2,700	
N005-4	ミスマッチ修復タンパク免疫染色（免疫抗体法）病理組織標本作製		2,700	注 遺伝カウンセリング加算 施+1,000（月1回）
N005-5	BRAF V600E変異タンパク免疫染色（免疫抗体法）病理組織標本作製		1,600	

■病理診断・判断料

区分番号	項目名			点数	備考
N006	病理診断料	組織診断料		520	「N000，N001，N002，N003」対象 月1回 注5 悪性腫瘍病理組織標本加算 施+150（「N000の1，N002」対象）
		細胞診断料		200	「N003-2，N004の2」対象 月1回
		注4 病理診断管理加算1 施	組織診断を行った場合	+120	
			細胞診断を行った場合	+60	
		注4 病理診断管理加算2 施	組織診断を行った場合	+320	
			細胞診断を行った場合	+160	
N007	病理判断料			130	月1回

病理

付　調剤報酬　点数早見表

区分番号	項　目　名　称	点　数	備　　考
	調剤技術料		★＝特別調剤基本料Bの薬局は除く
00	調剤基本料（処方箋の受付１回につき）*¹		*1　厚生労働大臣の定める保険薬局
	1　調剤基本料１ 施	45	（医療資源が少ない地域等）は調剤基
	2　調剤基本料２ 施	29	本料１を算定
	3　調剤基本料３ 施　　　　　　　イ：24　　ロ：19　　ハ：35		*2　複数の保険医療機関から交付され
	4　特別調剤基本料Ａ 施	5	た処方箋を同時に受け付けた場合の
	注2　特別調剤基本料Ｂ	3	２回目以降
	注3　調剤基本料減算（分割回数減算）*²	80/100	*3　厚生労働大臣の定める保険薬局
	注4　調剤基本料減算（100分の50）*³	50/100	（妥結率が５割以下等）
	注5　地域支援体制加算 施 ★　特別調剤基本料Ａの算定薬局10/100		*4　特別調剤基本料Ａの算定薬局にお
	1：+32　　2：+40　　3：+10　　4：+32		いて，厚生労働大臣の定める医療機
	注6　連携強化加算 施 ★*⁴	+5	関（不動産取引等その他の特別な関
	注7　後発医薬品調剤体制加算 施 ★　特別調剤基本料Ａの算定薬局10/100		係を有している等）が感染対策向上
	1：+21　　2：+28　　3：+30		加算届出の場合は算定不可
	注8　調剤基本料減算（後発医薬品減算）*⁵	5点減算	*5　処方箋受付回数600回以下/月の
	注9　長期投薬分割調剤（２回目以降，１分割調剤につき）*⁶	5	保険薬局を除く
	注10　後発医薬品の試用のための分割調剤（２回目に限る）*⁷	5	*6　薬学管理料（10の２及び14の２
	注11　医師の指示による分割調剤（２回目以降，１分割調剤につき）（注9・注10の場合を除く）*⁸	所定点数/分割回数	の「2」を除く）は算定不可
	注12　在宅薬学総合体制加算 施 ★　特別調剤基本料Ａの算定薬局10/100		*7　薬学管理料（10の２，10の３及び14の２の「2」を除く）は算定不可
	1：+15　　2：+50		*8　所定点数：調剤基本料及びその加算，薬剤調製料及びその加算並びに
	注13　医療ＤＸ推進体制整備加算 施 ★（月１回）	+4	薬学管理料（15の５は除く）
01	薬剤調製料		「1」：4剤分以上は算定しない
	1　内服薬（浸煎薬及び湯薬を除く（１剤につき））	24	「2」：剤数にかかわらず所定点数を算定
	2　屯服薬	21	「3」，「4」及び「6」：4調剤以上は算定
	3　浸煎薬（１調剤につき）	190	しない
	4　湯薬（１調剤につき）		「5」：調剤数にかかわらず所定点数を算定
	イ　7日分以下の場合	190	
	ロ　8日分以上28日分以下の場合		
	（1）　7日目以下の部分	190	
	（2）　8日目以上の部分（１日分につき）	10	
	ハ　29日分以上の場合	400	
	5　注射薬	26	
	6　外用薬（１剤につき）	10	
	注1　内服用滴剤（１調剤につき）	10	
	注2　注射薬の無菌製剤処理加算（１日につき）施　　　（6歳未満）　（6歳以上）		
	中心静脈栄養法用輸液　　　　　　+137　　　+69		
	抗悪性腫瘍剤　　　　　　　　　　+147　　　+79		
	麻薬　　　　　　　　　　　　　　+137　　　+69		
	注3　麻薬加算（１調剤につき）	+70	
	向精神薬，覚醒剤原料又は毒薬加算（１調剤につき）	+8	
	注4*¹　時間外加算及び時間外特例加算	+100/100	*1　加算点数の基礎額
	休日加算	+140/100	各種加減算適用後の調剤基本料，薬
	深夜加算	+200/100	剤調製料，無菌製剤処理加算，調剤
	注5　開局時間内の夜間・休日等加算（処方箋受付１回につき）	+40	管理料
	注6　自家製剤加算（１調剤につき・イ(1)は投与日数7日又はその端数を増すごとに）*²		*2　予製剤又は錠剤を分割する場合20/100（厚生労働大臣が定める薬剤は除く）
	イ　内服薬及び屯服薬		
	（1）　錠剤，丸剤，カプセル剤，散剤，顆粒剤，エキス剤の内服薬	+20	
	（2）　錠剤，丸剤，カプセル剤，散剤，顆粒剤，エキス剤の屯服薬	+90	
	（3）　液剤	+45	
	ロ　外用薬		
	（1）　錠剤，トローチ剤，軟・硬膏剤，パップ剤，リニメント剤，坐剤	+90	
	（2）　点眼剤，点鼻・点耳剤，浣腸剤	+75	
	（3）　液剤	+45	
	注7　計量混合調剤加算（１調剤につき）*³		*3　予製剤の場合20/100（自家製剤加算を算定した場合又は厚生労働大臣が定める薬剤は除く）
	イ　液剤の場合	+35	
	ロ　散剤又は顆粒剤の場合	+45	
	ハ　軟・硬膏剤の場合	+80	
	薬学管理料		★＝特別調剤基本料Bの薬局は除く
10の2	調剤管理料（処方箋受付１回につき）★		
	1　内服薬（内服用滴剤，浸煎薬，湯薬及び屯服薬を除く）を調剤した場合（１剤につき）*¹		*1　4剤分以上は算定しない
	イ　7日分以下	4	
	ロ　8日分以上14日分以下	28	

区分番号	項　目　名　称	点数	備　考
	ハ　15日分以上28日分以下	50	＊2　処方医に照会し，処方変更が行われた場合(厚生労働大臣が定める保険薬局を除く)。15，15の2，15の3算定患者は算定不可
	ニ　29日分以上	60	＊3　複数の保険医療機関から6種類以上の内服薬(特に規定するものを除く)が処方されている患者等
	2　1以外の場合	4	
	注3　重複投薬・相互作用等防止加算＊2		
	イ　残薬調整以外＋40　　ロ　残薬調整＋20		
	注4　調剤管理加算＊3◎		＊4　電子資格確認により取得等した場合
	イ　初めて処方箋を持参	＋3	◎＝注3の厚生労働大臣が定める保険薬局を除く
	ロ　2回目以降で処方内容変更による薬剤の変更・追加	＋3	
	注6　医療情報取得加算 基 ◎		
	1　＋3(6月に1回)　2＊4　＋1(6月に1回)		
10の3	服薬管理指導料(処方箋受付1回につき)★		＊1　交通費患家負担
	1　3月以内に再度処方箋を持参した患者(手帳あり)45(手帳なし)59		＊2　厚生労働大臣が定める保険薬局(手帳の活用実績が相当程度認められない薬局)。注4～注10は算定不可
	2　1以外の患者	59	
	3　介護老人福祉施設等入所患者に訪問＊1(月4回)	45	＊3　かかりつけ薬剤師と連携する他の薬剤師が対応した場合
	4　情報通信機器を用いた服薬指導		＊4　15の5は算定不可
	イ　3月以内に再度処方箋を提出した患者(手帳あり)45(手帳なし)59		＊5　当該品目に関して最初に処方された1回限り
	ロ　イ以外の患者	59	＊6　注8は算定不可
	注13　服薬管理指導料の特例＊2	13	※15の算定患者は別の疾病等に係る臨時投薬を除き算定不可
	注14　服薬管理指導料の特例＊3	59	※特定調剤基本料Aの算定薬局において，調剤基本料「注6」の厚生労働大臣が定める保険医療機関への情報提供を行った場合は，注6及び注10は算定不可
	注4　麻薬管理指導加算	＋22	
	注5　特定薬剤管理指導加算1　　　イ：＋10　　ロ：＋5		
	注6　特定薬剤管理指導加算2＊4 施(月1回)	＋100	
	注7　特定薬剤管理指導加算3＊5	＋5	
	注8　乳幼児服薬指導加算(6歳未満)	＋12	
	注9　小児特定加算＊6	＋350	
	注10　吸入薬指導加算(3月に1回)＊4	＋30	
13の2	かかりつけ薬剤師指導料(処方箋受付1回につき) 施 ★	76	※15の5は算定不可
			＊1　当該品目に関して最初に処方された1回限り
	注2　麻薬管理指導加算	＋22	＊2　注6は算定不可
	注3　特定薬剤管理指導加算1　　　イ：＋10　　ロ：＋5		※10の3の算定患者は算定不可。15の算定患者は別の疾病等に係る臨時投薬を除き算定不可
	注4　特定薬剤管理指導加算2 施(月1回)	＋100	
	注5　特定薬剤管理指導加算3＊1	＋5	※特定調剤基本料Aの薬局において，調剤基本料「注6」の厚生労働大臣が定める保険医療機関への情報提供を行った場合は，注4及び注8は算定不可
	注6　乳幼児服薬指導加算(6歳未満)	＋12	
	注7　小児特定加算＊2	＋350	
	注8　吸入薬指導加算(3月に1回)	＋30	
13の3	かかりつけ薬剤師包括管理料(処方箋受付1回につき) 施 ★	291	※次のもの以外は包括　①時間外加算等，夜間・休日等加算　②在宅医療に係る点数等(15，15の2，15の3，15の4，15の7，15の8)③薬剤料　④特定保険医療材料
			※10の3，13の2算定患者は算定不可
14の2	外来服薬支援料★		1：月1回。15の算定患者は算定不可
	1　外来服薬支援料1	185	特定調剤基本料Aの薬局において，調剤基本料「注6」の厚生労働大臣が定める保険医療機関への情報提供を行った場合は算定不可
	2　外来服薬支援料2		
	イ　42日分以下の場合(投与日数7日又はその端数を増すごとに)	34	2：投与日数に応じて算定
	ロ　43日分以上の場合	240	
	注4　施設連携加算(月1回)	＋50	
14の3	服用薬剤調整支援料★		＊1　特定調剤基本料Aの薬局において，厚生労働大臣が定める保険医療機関への情報提供を行った場合は算定不可
	1　服用薬剤調整支援料1(月1回)	125	
	2　服用薬剤調整支援料2＊1(3月に1回)		
	イ　施設基準を満たす場合 基	110	
	ロ　イ以外の場合	90	
14の4	調剤後薬剤管理指導料★　　(月1回)		※15の5は算定不可
	1　糖尿病患者に対して行った場合	60	※特定調剤基本料Aの薬局において，調剤基本料「注6」の厚生労働大臣が定める保険医療機関への情報提供を行った場合は算定不可
	2　慢性心不全患者に対して行った場合	60	
15	在宅患者訪問薬剤管理指導料 届 ★		※患者1人につき，「1」～「3」まで並びに注2の指導料を合わせて月4回(末期の悪性腫瘍の患者，注射による麻薬の投与が必要な患者及び中心静脈栄養法の患者は週2回かつ月8回)に限り。保険薬剤師1人につき週40回に限り算定
	1　単一建物診療患者が1人の場合	650	
	2　単一建物診療患者が2人以上9人以下の場合	320	※交通費患家負担
	3　1及び2以外の場合	290	※保険薬局と患家との距離が16kmを超える場合は，特殊の事情を除き算定不可
	注2　在宅患者オンライン薬剤管理指導料	59	＊1　処方箋受付1回につき
	注3　麻薬管理指導加算(1回につき)	＋100	＊2　1回につき。注3は算定不可
	〔在宅患者オンライン薬剤管理指導料算定の場合〕＊1	〔＋22〕	＊3　注5は算定不可
	注4　在宅患者医療用麻薬持続注射療法加算＊2 施 ▲	＋250	▲＝在宅患者オンライン薬剤管理指導は不可
	注5　乳幼児加算(6歳未満)(1回につき)	＋100	
	〔在宅患者オンライン薬剤管理指導料算定の場合〕＊1	〔＋12〕	
	注6　小児特定加算(1回につき)＊3	＋450	
	〔在宅患者オンライン薬剤管理指導料算定の場合〕＊1	〔＋350〕	
	注7　在宅中心静脈栄養法加算(1回につき) 施 ▲	＋150	

★＝特別調剤基本料Bの薬局は除く

区分番号	項　目　名　称	点数	備　考
15の2	在宅患者緊急訪問薬剤管理指導料 ★ 　1　計画的訪問指導に係る疾患の急変に伴うもの 　2　1以外の場合 　注1　在宅患者緊急オンライン薬剤管理指導料	 500 200 59	※「1」・「2」を合わせて月4回（末期の悪性腫瘍の患者又は注射による麻薬の投与が必要な患者は，原則として月8回） ※交通費患家負担 ※保険薬局と患家との距離が16kmを超える場合は，特殊の事情の場合を除き算定不可
	注2　麻薬管理指導加算（1回につき） 　　　〔在宅患者緊急オンライン薬剤管理指導料算定の場合〕*1 　注3　在宅患者医療用麻薬持続注射療法加算*2 施 ▲ 　注4　乳幼児加算（6歳未満）（1回につき） 　　　〔在宅患者緊急オンライン薬剤管理指導料算定の場合〕*1 　注5　小児特定加算（1回につき）*3 　　　〔在宅患者緊急オンライン薬剤管理指導料算定の場合〕*1 　注6　在宅中心静脈栄養法加算（1回につき）施 ▲ 　注9　開局時間以外の緊急訪問指導（1のみ） 　　　イ　夜間訪問加算 　　　ロ　休日訪問加算 　　　ハ　深夜訪問加算	+100 〔+22〕 +250 +100 〔+12〕 +450 〔+350〕 +150 　 +400 +600 +1,000	*1　処方箋受付1回につき *2　1回につき。注2は算定不可 *3　注4は算定不可 ▲＝在宅患者緊急オンライン薬剤管理指導料は不可 ※感染症等患者に処方医の指示により緊急訪問指導し薬剤交付の場合は「1」を算定。在宅患者緊急オンライン薬剤管理指導料の場合は59点。この場合は10の3，13の2，13の3は算定不可
15の3	在宅患者緊急時等共同指導料 ★	700	※月2回 ※保険薬局と患家との距離が16kmを超える場合は，特殊の事情の場合を除き算定不可 ※15の2は算定不可 *1　注2は算定不可 *2　注4は算定不可
	注2　麻薬管理指導加算（1回につき） 　注3　在宅患者医療用麻薬持続注射療法加算*1（1回につき）施 　注4　乳幼児加算（6歳未満）（1回につき） 　注5　小児特定加算（1回につき）*2 　注6　在宅中心静脈栄養法加算（1回につき）施	+100 +250 　 +100 +450 +150	
15の4	退院時共同指導料 ★	600	※入院中1回（別に定める疾病等の患者は2回）
15の5	服薬情報等提供料 ★ 　1　服薬情報等提供料1（月1回） 　2　服薬情報等提供料2（月1回） 　　イ　保険医療機関に提供 　　ロ　リフィル処方箋調剤後処方医に提供 　　ハ　介護支援専門員に提供 　3　服薬情報等提供料3（3月に1回）	 30 　 20 20 20 50	※13の2，13の3，15の算定患者は算定不可 ※特別調剤基本料Aの薬局において，調剤基本料「注6」の厚生労働大臣が定める保険医療機関への情報提供を行った場合は算定不可
15の6	在宅患者重複投薬・相互作用等防止管理料 ★ 　1　処方箋に基づき処方医に処方内容を照会し，処方内容が変更された場合 　　イ　残薬調整に係るもの以外 　　ロ　残薬調整に係るもの 　2　処方箋を交付する前に処方医と処方内容を相談し，処方に係る提案が反映された処方箋を受け付けた場合 　　イ　残薬調整に係るもの以外 　　ロ　残薬調整に係るもの	 　 　 40 20 　 　 40 20	※処方箋受付1回につき ※10の2の注3，10の3，13の2，13の3の算定患者は算定不可
15の7	経管投薬支援料 ★	100	※初回限り
15の8	在宅移行初期管理料 ★	230	※15の「1」その他厚生労働大臣が定める費用を算定した初回算定月に1回限り ※算定日に14の2の「1」は算定不可 ※交通費患家負担

薬剤料			
20	使用薬剤料　1　使用薬剤の薬価が薬剤調製料の所定単位につき15円以下の場合　1点 　　　　　　2　使用薬剤の薬価が薬剤調製料の所定単位につき15円を超える場合　（薬価−15円）÷10円＋1点 　　　　　　　　　　　　　　　　　　　　　　　　　　　　　　　　　　（小数点以下切り上げ） 　　　　　　注2　特別調剤基本料A及び特定調剤基本料Bの薬局において，1処方につき7種類以上の内服薬（特に規定する場合は除く）の場合　所定点数×90/100		

特定保険医療材料料			
30	特定保険医療材料　　（材料価格）÷10円（1点未満四捨五入）		

※10，11～13，14，16～19については，「削除」。　　　　　　　　　　　　　　　　　　　　　★＝特別調剤基本料Bの薬局は除く

医科診療報酬点数表

（令和6年6月版）

2

■凡例（点数表のみかた）

各頁の左欄には，「診療報酬の算定方法」（点数表告示）による点数表をそのままの順番で掲載しています。	各頁の右欄には，左欄の点数表に対応した算定に関する留意事項等について適宜掲載しています。

A231-4 摂食障害入院医療管理加算（1日につき）

1 30日以内　　　　　　　　　　　**200点**
2 31日以上60日以内　　　　　　　**100点**

注　別に厚生労働大臣が定める施設基準に適合しているものとして地方厚生局長等に届け出た保険医療機関に入院している患者（第〇〇〇）であって別に厚生労働大臣が定めるものに対して必要な治療を行った場合に，入院した日から起算して60日を限度として，当該患者の入院期間に応じ，それぞれ所定点数に加算する。

> 算定の際に重要となるキーワードを色文字で強調しています。

◇　摂食障害入院医療管理加算について
(1) 摂食障害入院医療管理加算は，摂食障害の患者に対して，原師，看護〔　留意事項等とは別に定められている規定の内容については，〕か
っ〔　右欄で青網をかけて示しています。　〕
(2) 算定対象となる患者は，摂食障害による著しい体重減少が認められる者であって，BMI（Body Mass Index）が15未満であるものをいう。

◆　摂食障害入院医療管理加算の対象患者
重度の摂食障害により著しい体重の減少が認められる患者

D003 糞便検査

1 虫卵検出（集卵法）（糞便），ウロビリン（糞便）　　　　　　　　　　　　　**15点**
2 糞便塗抹顕微鏡検査（虫卵，脂肪及び消化状況観察を含む。）　　　　　　　　**20点**
3 虫体検出（糞便）　　　　　　　　　**23点**
4 糞便中脂質　　　　　　　　　　　　**25点**
5 糞便中ヘモグロビン定性　　　　　　**37点**

6 虫卵培養（糞便）　　　　　　　　　**40点**
7 糞便中ヘモグロビン▲　　　　　　　**41点**

8 糞便中ヘモグロビン及びトランスフェリン定性・定量　　　　　　　　　　**56点**
9 カルプロテクチン（糞便）　　　　　**268点**

◇　糞便中の細菌，原虫検査は，D017排泄物，滲出物又は分泌物の細菌顕微鏡検査により算定する。

> 区分全体に係る留意事項等はその区分の頭に，区分中の各項目のみに係る留意事項等はその項目の横に『◇』等を付けて掲載。例えば上の『◇』は区分全体，下の『◇』は「7」のみに係る留意事項等となります。

◇　ヘモグロビン検査を免疫クロマト法にて行った場合は，糞便中ヘモグロビン定性により算定する。

◇　ヘモグロビン検査を金コロイド凝集法による定量法にて行った場合は，糞便中ヘモグロビンにより算定する。

> 左欄で『▲』が附された項目は，外来迅速検体検査加算の対象となる検査項目です。

D007 血液化学検査

1 総ビリルビン▲，直接ビリルビン又は抱合型ビリルビン，総蛋白▲，アルブミン（BCP改良法・BCG法）▲，尿素窒素▲，クレアチニン▲，尿酸▲，アルカリホスファターゼ（ALP）▲，コリンエステラーゼ（ChE）▲，γ-グルタミルトランスフェラーゼ（γ-GT）▲，中性脂肪▲，ナトリウム及びクロール▲，カリウム▲，カルシウム▲，マグネシウム，クレアチン，グルコース▲，乳酸デヒドロゲナーゼ（LD）▲，アミラーゼ，ロイシンアミノペプチダー

◇　クレアチニンについて，ヤッフェ法を用いて実施した場合は算定できない。

◇　ナトリウム及びクロールについて，いずれか一方のみを測定した場合も〔　　　　　　　　　　　　　〕
◇　カルシウム及び本区分〔　右欄の『◆』で示されているもの　〕ました場合には，いずれか一方〔　は，告示の通則等で定められた規　〕
◇　総鉄結合能（TIBC）（比〔　定や経過措置について表示したも　〕（比色法）を同時に実施した場合は，〔　のです。（ここでは経過措置）　〕IBC）（比色法）又は総鉄結合能（TIBC）（比色法）の所定点数を算定する。

◆　経過措置（アルブミン（BCG法））→第4章　経過措置参照。

18　コレステロール分画　　　　　　57点

≈

※　肝胆道疾患の診断の目的で尿中硫酸抱合型胆汁酸測定を酵素法により実施した場合は，本区分「18」のコレステロール分画に準じて算定する。ただし，本区分「13」の胆汁酸を同時に測定した場合には，いず…

> 右欄の項目の頭に『※』があるものは，対応する左欄の項目の点数を準用するものです。

≈

27　リポ蛋白（a）　　　　　　107点
28　ヘパリン，ＫＬ－6　　　　108点

◇　リポ蛋白（a）は，3月に1回を限度として算定できる。
◇　ヘパリンの血中濃度測定においては，同一の患者につき1月以内に当該検査を2回以上行った場合においては，算定は1回とし，1回目

> 検査項目自体に破線（下線）が附してあるものは，その検査項目のみの点数が変更となった場合です。下線が附してあるものは追加・変更があった場合です。

≈

37　亜鉛（Zn）　　　　　　　132点

> 点数の変更

≈

64　血管内皮増殖因子（ＶＥＧＦ），コクリントモプロテイン（ＣＴＰ）　　460点

◇　血管内皮増殖因子（ＶＥＧＦ）は，クロウ・深瀬症候群（ＰＯＥＭＳ症候群）の診断又は診断後の経過観察の目的として，ＥＬＩＳＡ法により測定した場合に，月1回を限度として算定できる。

≈

D296-3　内視鏡用テレスコープを用いた咽頭画像等解析（インフルエンザの診断の補助に用いるもの）　　305点
注　入院中の患者以外の患者について，緊急のために，保険医療機関が表示する診療時間以外の時間，休日又は深夜において行った場合は，時間外加算として，200点を所定点数に加算する。ただし，この場合において，同一日に第1節第1款の通則第1号又は第3号の加算は別に算定できない。

◇　内視鏡用テレスコープを用いた咽頭画像等解析（インフルエンザの診断の補助に用いるもの）について
(1)　6歳以上の患者に対し，インフルエンザの診断の補助を目的として薬事承認された内視鏡用テレスコープを用いて咽頭画像等の取得及び解析を行い，インフルエンザウイルス感染症の診断を行った場合に算定する。
(2)　発症後48時間以内に実施した場合に限り算定することができる。
(3)　「注」に規定する時間外加算は，入院中の患者以外の患者に対して診療を行った際，医師が緊急に本検査を行う必要性を認め実施した場合であって，本検査の開始時間が当該保険医療機関が表示する診療時間以外の時間，休日又は深夜に該当する場合に算定する。なお，時間外等の定義については，A000初診料の「注7」に規定する時間外加算等におい…

> 注に規定する点数や加算名等を太字で強調しています。

(4)　「注」に規…　　　…においては，A000初診料の「注9…　…する夜間・早朝等加算，並びに…　　…検査加算及び外来

> 令和6年度改定で追加・変更となった部分には下線を附しています。（削除となったものについては表示していません。）

K684-2　腹腔鏡下胆道閉鎖症手術　119,200点

◆　施設基準設定手術（要届出）→通則4
◆　施設基準設定手術→通則6
◆　極低出生体重児・新生児加算対象→通則7
→K931超音波凝固切開装置等加算対象
→K936自動縫合器加算対象（2個限度）
◇　初回根治手術が適切に行われた患者であって，初回手術後胆汁排泄不良を認め，再手術を行ったものについては，初回手術における肝門部処理と同等以上の肝門部処理が行われた場合は，2回目の手術についても当該手術の所定点数を算定できる。

> 右欄の『◆』で示されているものは，告示の通則等で定められた規定や経過措置について表示したものです。（ここでは通則の規定）

> 右欄の『→』で示されているものは，告示等による加算の対象となることを示したもので，その加算名と区分番号を明示しています。

診療報酬の算定方法

●厚生労働省告示第59号

　健康保険法（大正11年法律第70号）第76条第2項（同法第149条において準用する場合を含む。）及び高齢者の医療の確保に関する法律（昭和57年法律第80号）第71条第1項の規定に基づき，診療報酬の算定方法を次のように定め，平成20年4月1日から適用し，診療報酬の算定方法（平成18年厚生労働省告示第92号）は，平成20年3月31日限り廃止する。ただし，この告示の別表第一区分番号A100の注1ただし書，区分番号A102の注1ただし書及び区分番号A105の注1ただし書に係る規定は，平成20年7月1日から適用し，同年3月31日において現にこの告示による廃止前の診療報酬の算定方法（平成18年厚生労働省告示第92号）の別表第一区分番号A308に係る届出を行っている病棟であって，この告示の別表第一区分番号A308に係る届出を行っていないものにおける回復期リハビリテーション病棟入院料の算定については，同年9月30日までの間は，なお従前の例による。

平成20年3月5日　　厚生労働大臣　舛　添　要　一

一部改正	平成20年6月30日	厚生労働省告示第349号（平成20年7月1日から適用）
一部改正	平成20年9月30日	厚生労働省告示第468号（平成20年10月1日から適用）
一部改正	平成22年3月5日	厚生労働省告示第 69号（平成22年4月1日から適用）
一部改正	平成24年3月5日	厚生労働省告示第 76号（平成24年4月1日から適用）
一部改正	平成25年1月18日	厚生労働省告示第 6号（平成25年4月1日から適用）
一部改正	平成26年3月5日	厚生労働省告示第 57号（平成26年4月1日から適用）
一部改正	平成26年11月21日	厚生労働省告示第439号（平成26年11月25日から適用）
一部改正	平成28年3月4日	厚生労働省告示第 52号（平成28年4月1日から適用）
一部改正	平成30年3月5日	厚生労働省告示第 43号（平成30年4月1日から適用）
一部改正	平成30年12月28日	厚生労働省告示第432号（平成31年1月1日から適用）
一部改正	令和元年8月19日	厚生労働省告示第 85号（令和元年10月1日から適用）
一部改正	令和2年3月5日	厚生労働省告示第 57号（令和2年4月1日から適用）
一部改正	令和3年7月30日	厚生労働省告示第292号（令和3年8月1日から適用）
一部改正	令和4年3月4日	厚生労働省告示第 54号（令和4年4月1日から適用）
一部改正	令和4年9月5日	厚生労働省告示第269号（令和4年10月1日から適用）
一部改正	令和5年1月31日	厚生労働省告示第 16号（令和5年4月1日から適用）
一部改正	令和6年3月5日	厚生労働省告示第 57号（令和6年6月1日から適用）
一部改正	令和6年3月15日	厚生労働省告示第 87号（令和6年4月1日から適用）

◇　「診療報酬の算定方法の一部を改正する件」（令和6年3月5日厚生労働省告示第57号）第2条による改正後のA101療養病棟入院基本料の「注13」のただし書，A106障害者施設等入院基本料の「注10」のただし書，A207-3急性期看護補助体制加算の「注4」のただし書，A214看護補助加算の「注4」のただし書，A304地域包括医療病棟入院料の「注8」のただし書及びA308-3地域包括ケア病棟入院料の「注5」のただし書に係る規定は，令和7年6月1日から適用する。

診療報酬の算定方法

1　健康保険法第63条第3項第一号に規定する保険医療機関に係る療養（高齢者の医療の確保に関する法律（以下「高齢者医療確保法」という。）の規定による療養を含む。以下同じ。）に要する費用の額は，歯科診療以外の診療にあっては別表第一医科診療報酬点数表により，歯科診療にあっては別表第二歯科診療報酬点数表により算定するものとする。ただし，別に厚生労働大臣が指定する病院の病棟における療養（健康保険法第63条第1項第五号に掲げる療養（同条第2項に規定する食事療養，生活療養，評価療養，患者申出療養及び選定療養を除く。）及びその療養に伴う同条第1項第一号から第三号までに掲げる療養並びに高齢者医療確保法第64条第1項第五号に掲げる療養（同条第2項に規定する食事療養，生活療養，評価療養，患者申出療養及び選定療養を除く。）及びその療養に伴う同条第1項第一号から第三号までに掲げる療養に限る。）に要する費用の額は，当該療養を提供する病院の病棟ごとに別に厚生労働大臣が定めるところにより算定するものとする。

2　保険医療機関に係る療養に要する費用の額は，1点の単価を10円とし，別表第一又は別表第二に定める点数を乗じて算定するものとする。

3　健康保険法第63条第3項第一号に規定する保険薬局に係る療養に要する費用の額は，別表第三調剤報酬点数表により，1点の単価を10円とし，同表に定める点数を乗じて算定するものとする。

4　前3号の規定により保険医療機関又は保険薬局が毎月分につき保険者（高齢者医療確保法第7条第2項に規定する保険者をいう。）又は後期高齢者医療広域連合（同法第48条に規定する後期高齢者医療広域連合をいう。）ごとに請求すべき療養に要する費用の額を算定した場合において，その額に1円未満の端数があるときは，その端数金額は切り捨てて計算するものとする。

5　特別の事由がある場合において，都道府県知事が厚生労働大臣の承認を得て別に療養担当手当を定めた場合における療養に要する費用の額は，前各号により算定した額に当該療養担当手当の額を加算して算定するものとする。

6　前各号の規定により保険医療機関又は保険薬局において算定する療養に要する費用の額は，別に厚生労働大臣が定める場合を除き，介護保険法（平成9年法律第123号）第62条に規定する要介護被保険者等については，算定しないものとする。

7　別表第一から別表第三までにおける届出については，届出を行う保険医療機関又は保険薬局の所在地を管轄する地方厚生局長又は地方厚生支局長（以下「地方厚生局長等」という。）に対して行うものとする。ただし，当該所在地を管轄する地方厚生局又は地方厚生支局の分室がある場合には，当該分室を経由して行うものとする。

医科診療報酬点数表

1　1人の患者について療養の給付に要する費用は，第1章基本診療料及び第2章特掲診療料又は第3章介護老人保健施設入所者に係る診療料の規定に基づき算定された点数の総計に10円を乗じて得た額とする。

2　基本診療料は，簡単な検査（例えば，血圧測定検査等）の費用，簡単な処置の費用等（入院の場合には皮内，皮下及び筋肉内注射並びに静脈内注射の注射手技料等）を含んでいる。

3　特掲診療料は，特に規定する場合を除き，当該医療技術に伴い必要不可欠な衛生材料等の費用を含んでいる。

4　基本診療料に係る施設基準，届出等の取扱いについては，「基本診療料の施設基準等の一部を改正する告示（令和6年厚生労働省告示第58号）」による改正後の「基本診療料の施設基準等（平成20年厚生労働省告示第62号）」に基づくものとし，その具体的な取扱いについては別途通知する。

5　特掲診療料に係る施設基準，届出等の取扱いについては，「特掲診療料の施設基準等の一部を改正する件（令和6年厚生労働省告示第59号）」による改正後の「特掲診療料の施設基準等（平成20年厚生労働省告示第63号）」に基づくものとし，その具体的な取扱いについては別途通知する。

6　「診療報酬の算定方法の一部を改正する告示（令和6年厚生労働省告示第57号）」による改正後の診療報酬の算定方法（平成20年厚生労働省告示第59号）及び本通知において規定する診療科については，医療法施行令（昭和23年政令第326号）及び医療法施行規則（昭和23年厚生省令第50号）の規定に基づき，当該診療科名に他の事項を組み合わせて標榜する場合も含む。

7　特掲診療料に掲げられている診療行為を行うに当たっては，医療安全の向上に資するため，当該診療行為を行う医師等の処遇を改善し負担を軽減する体制の確保に努める。

8　著名又は記名・押印を要する文書については，自筆の著名（電子的な著名を含む。）がある場合には印は不要である。

9　文書による提供等をすることとされている個々の患者の診療に関する情報等を，電磁的方法によって，患者，他の保険医療機関，保険薬局，指定訪問看護事業者等に提供等する場合は，厚生労働省「医療情報システムの安全管理に関するガイドライン」を遵守し，安全な通信環境を確保するとともに，書面における署名又は記名・押印に代わり，本ガイドラインに定められた電子署名（厚生労働省の定める準拠性調査基準を満たす保健医療福祉分野PKI認証局の発行する電子証明書を用いた電子署名，認定認証事業者（電子署名及び認証業務に関する法律（平成12年法律第102号）第2条第3項に規定する特定認証業務を行う者をいう。）又は認証事業者（同条第2項に規定する認証業務を行う者（認定認証事業者を除く。）をいう。）の発行する電子証明書を用いた電子署名，電子署名等に係る地方公共団体情報システム機構の認証業務に関する法律（平成14年法律第153号）に基づき，平成16年1月29日から開始されている公的個人認証サービスを用いた電子署名等）を施すこと。

10　所定点数は，特に規定する場合を除き，注に規定する加算を含まない点数を指す。

11　区分番号は，例えばA000初診料におけるA000を指す。なお，以下区分番号という記載は省略し，A000のみ記載する。

12　施設基準の取扱いに関する通知について，「基本診療料の施設基準等及びその届出に関する手続きの取扱いについて」（令和6年3月5日保医発0305第5号）を「基本診療料施設基準通知」，「特掲診療料の施設基準等及びその届出に関する手続きの取扱いについて」（令和6年3月5日保医発0305第6号）を「特掲診療料施設基準通知」という。

医科診療報酬点数表　目次

区分番号　詳細目次

令和6年6月改定により追加となった項目には【新】を，名称変更となった項目には〔変〕を付しています。
また，区分番号が変更となったものについては，青網をかけて表示しています。

第2章　特掲診療料

B　第1部　医学管理等

22

K198	神経移植術	756
第4款 眼		
(涙 道)		
K199	涙点，涙小管形成術	756
K200	涙嚢切開術	756
K200-2	涙点プラグ挿入術，涙点閉鎖術	756
K201	先天性鼻涙管閉塞開放術	756
K202	涙管チューブ挿入術	756
K203	涙嚢摘出術	756
K204	涙嚢鼻腔吻合術	756
K205	涙嚢瘻管閉鎖術	756
K206	涙小管形成手術	756
(眼 瞼)		
K207	瞼縁縫合術（瞼板縫合術を含む。）	756
K208	麦粒腫切開術	756
K209	眼瞼膿瘍切開術	756
K209-2	外眥切開術	756
K211	睫毛電気分解術（毛根破壊）	756
K212	兎眼矯正術	756
K213	マイボーム腺梗塞摘出術，マイボーム腺切開術	756
K214	霰粒腫摘出術	757
K215	瞼板切除術（巨大霰粒腫摘出）	757
K215-2	眼瞼結膜腫瘍手術	757
K216	眼瞼結膜悪性腫瘍手術	757
K217	眼瞼内反症手術	757
K218	眼瞼外反症手術	757
K219	眼瞼下垂症手術	757
(結 膜)		
K220	結膜縫合術	757
K221	結膜結石除去術	757
K222	結膜下異物除去術	757
K223	結膜嚢形成手術	757
K223-2	内眥形成術	757
K224	翼状片手術（弁の移植を要するもの）	757
K225	結膜腫瘍冷凍凝固術	757
K225-2	結膜腫瘍摘出術	757
K225-3	結膜肉芽腫摘除術	757
K225-4	角結膜悪性腫瘍切除術	757
(眼窩，涙腺)		
K226	眼窩膿瘍切開術	757
K227	眼窩骨折観血的手術（眼窩ブローアウト骨折手術を含む。）	757
K228	眼窩骨折整復術	757
K229	眼窩内異物除去術（表在性）	757
K230	眼窩内異物除去術（深在性）	757
K233	眼窩内容除去術	757
K234	眼窩内腫瘍摘出術（表在性）	758
K235	眼窩内腫瘍摘出術（深在性）	758
K236	眼窩悪性腫瘍手術	758
K237	眼窩縁形成術（骨移植によるもの）	758
(眼球，眼筋)		
K239	眼球内容除去術	758
K241	眼球摘出術	758
K242	斜視手術	758
K243	義眼台包埋術	758
K244	眼筋移動術	758
K245	眼球摘出及び組織又は義眼台充填術	758

(角膜，強膜)		
K246	角膜・強膜縫合術	758
K248	角膜新生血管手術（冷凍凝固術を含む。）	758
K248-2	顕微鏡下角膜抜糸術	758
K249	角膜潰瘍掻爬術，角膜潰瘍焼灼術	758
K250	角膜切開術	758
K252	角膜・強膜異物除去術	758
K254	治療的角膜切除術	758
K255	強角膜瘻孔閉鎖術	758
K256	角膜潰瘍結膜被覆術	758
K257	角膜表層除去併用結膜被覆術	758
K259	角膜移植術	759
K259-2	自家培養上皮移植術	759
K259-3	ヒト羊膜基質使用自家培養口腔粘膜上皮細胞移植術【新】	759
K260	強膜移植術	759
K260-2	羊膜移植術	760
K261	角膜形成手術	760
(ぶ ど う 膜)		
K265	虹彩腫瘍切除術	760
K266	毛様体腫瘍切除術，脈絡膜腫瘍切除術	760
K268	緑内障手術	760
K269	虹彩整復・瞳孔形成術	760
K270	虹彩光凝固術	760
K271	毛様体光凝固術	761
K272	毛様体冷凍凝固術	761
K273	隅角光凝固術	761
(眼房，網膜)		
K274	前房，虹彩内異物除去術	761
K275	網膜復位術	761
K276	網膜光凝固術	761
K277	網膜冷凍凝固術	761
K277-2	黄斑下手術	761
(水晶体，硝子体)		
K278	硝子体注入・吸引術	761
K279	硝子体切除術	761
K280	硝子体茎顕微鏡下離断術	761
K280-2	網膜付着組織を含む硝子体切除術（眼内内視鏡を用いるもの）	761
K281	増殖性硝子体網膜症手術	761
K281-2	網膜再建術	761
K282	水晶体再建術	762
K282-2	後発白内障手術	762
K284	硝子体置換術	762
第5款 耳鼻咽喉		
(外 耳)		
K285	耳介血腫開窓術	762
K286	外耳道異物除去術	762
K287	先天性耳瘻管摘出術	762
K288	副耳（介）切除術	762
K289	耳茸摘出術	762
K290	外耳道骨増生（外耳道骨腫）切除術	762
K290-2	外耳道骨腫切除術	762
K291	耳介腫瘍摘出術	762
K292	外耳道腫瘍摘出術（外耳道真珠腫手術を含む。）	762
K293	耳介悪性腫瘍手術	762
K294	外耳道悪性腫瘍手術（悪性外耳道炎手術を含む。）	762

■別紙様式

第1章　基本診療料

第1部　初・再診料

通　則

1　健康保険法第63条第1項第1号及び高齢者医療確保法第64条第1項第1号の規定による初診及び再診の費用は，第1節又は第2節の各区分の所定点数により算定する。ただし，同時に2以上の傷病について初診を行った場合又は再診を行った場合には，区分番号A000に掲げる初診料の注5のただし書，区分番号A001に掲げる再診料の注3及び区分番号A002に掲げる外来診療料の注5に規定する場合を除き，初診料又は再診料（外来診療料を含む。）は，1回として算定する。

◇　同一の保険医療機関（医科歯科併設の保険医療機関（歯科診療及び歯科診療以外の診療を併せて行う保険医療機関をいう。以下同じ。）を除く。）において，2以上の傷病に罹っている患者について，それぞれの傷病につき同時に初診又は再診を行った場合においても，初診料又は再診料（外来診療料を含む。）は1回に限り算定する。
　　同一の保険医療機関において，2人以上の保険医（2以上の診療科にわたる場合も含む。）が初診又は再診を行った場合においても，同様である。
　　ただし，初診料の「注5」のただし書に規定する同一保険医療機関において，同一日に他の傷病について，新たに別の「医療法施行令」第3条の2第1項及び第2項に規定する診療科を初診として受診した場合並びに再診料の「注3」及び外来診療料の「注5」に規定する同一保険医療機関において，同一日に他の傷病で別の診療科を再診として受診した場合の2つ目の診療科については，この限りでない。

◇　初診又は再診が行われた同一日であるか否かにかかわらず，当該初診又は再診に附随する一連の行為とみなされる次に掲げる場合には，これらに要する費用は当該初診料又は再診料若しくは外来診療料に含まれ，別に再診料又は外来診療料は算定できない。
　　ア　初診時又は再診時に行った検査，画像診断の結果のみを聞きに来た場合
　　イ　往診等の後に薬剤のみを取りに来た場合
　　ウ　初診又は再診の際検査，画像診断，手術等の必要を認めたが，一旦帰宅し，後刻又は後日検査，画像診断，手術等を受けに来た場合

◇　初診又は再診において，患者の診療を担う保険医の指示に基づき，当該保険医の診療日以外の日に訪問看護ステーション等の看護師等が，当該患者に対し点滴又は処置等を実施した場合に，使用した薬剤の費用については第2章第2部第3節薬剤料により，特定保険医療材料の費用については同第4節特定保険医療材料料により，当該保険医療機関において算定する。なお，当該薬剤の費用は，継続的な医学管理を行う必要がある場合に算定するものとし，A000初診料の算定のみの場合にあっては算定できない。また，同様に当該看護師等が検査のための検体採取等を実施した場合には，当該保険医療機関において，第2章第3部第1節第1款検体検査実施料を算定するとともに，検体採取に当たって必要な試験管等の材料を患者に対して支給する。

◇　算定回数が「週」単位又は「月」単位とされているものについては，特に定めのない限り，それぞれ日曜日から土曜日までの1週間又は月の初日から月の末日までの1か月を単位として算定する。

◇　医科歯科併設の保険医療機関において，医科診療に属する診療科に係る傷病につき入院中の患者が歯又は口腔の疾患のために歯科において初診若しくは再診を受けた場合，又は歯科診療に係る傷病につき入院中の患者が他の傷病により医科診療に属する診療科において初診若しくは再診を受けた場合等，医科診療と歯科診療の両者にまたがる場合は，それぞれの診療科において初診料又は再診料（外来診療料を含む。）を算定することができる。

2　歯科診療及び歯科診療以外の診療を併せて行う保険医療機関にあっては，歯科診療及び歯科診療以外の診療につき，それぞれ別に初診料又は再診料（外来診療料を含む。）を算定する。

A
基本
初診料

3　入院中の患者（第2部第4節に規定する短期滞在手術等基本料を算定する患者を含む。）に対する再診の費用（区分番号A001に掲げる再診料の注5及び注6に規定する加算並びに区分番号A002に掲げる外来診療料の注8及び注9に規定する加算を除く。）は，第2部第1節，第3節又は第4節の各区分の所定点数に含まれるものとする。

第1節　初　診　料

区分
A000 初診料　　　　　　　　　　　**291点**
注1　保険医療機関において初診を行った場合に算定する。ただし，別に厚生労働大臣が定める施設基準に適合しているものとして地方厚生局長等に届け出た保険医療機関において，**情報通信機器を用いた初診を行った場合**には，**253点**を算定する。

ただし，同一の傷病又は互いに関連のある傷病により，医科と歯科を併せて受診した場合には，主たる診療科においてのみ初診料又は再診料（外来診療料を含む。）を算定する。

◇　医療法（昭和23年法律第205号）に規定する病床に入院（当該入院についてその理由等は問わない。）している期間中にあっては，再診料（外来診療料を含む。）（ただし，再診料の「注5」及び「注6」に規定する加算並びに外来診療料の「注8」及び「注9」に規定する加算を除く。）は算定できない。また，入院中の患者が当該入院の原因となった傷病につき，診療を受けた診療科以外の診療科で，入院の原因となった傷病以外の傷病につき再診を受けた場合においても，再診料（外来診療料を含む。）は算定できない。なお，この場合において，再診料（外来診療料を含む。）（ただし，再診料の「注5」及び「注6」に規定する加算並びに外来診療料の「注8」及び「注9」に規定する加算を除く。）以外の検査，治療等の費用の請求については，診療報酬明細書は入院用を用いる。

◇　初診料について
(1)　特に初診料が算定できない旨の規定がある場合を除き，患者の傷病について医学的に初診といわれる診療行為があった場合に，初診料を算定する。なお，同一の保険医が別の医療機関において，同一の患者について診療を行った場合は，最初に診療を行った医療機関において初診料を算定する。
(2)　「注1」のただし書に規定する情報通信機器を用いた診療については，以下のアからキまでの取扱いとする。
ア　厚生労働省「オンライン診療の適切な実施に関する指針」（以下「オンライン指針」という。）に沿って情報通信機器を用いた診療を行った場合に算定する。なお，この場合において，診療内容，診療日及び診療時間等の要点を診療録に記載する。
イ　情報通信機器を用いた診療は，原則として，保険医療機関に所属する保険医が保険医療機関内で実施する。なお，保険医療機関外で情報通信機器を用いた診療を実施する場合であっても，オンライン指針に沿った適切な診療が行われるものであり，情報通信機器を用いた診療を実施した場所については，事後的に確認可能な場所であること。
ウ　情報通信機器を用いた診療を行う保険医療機関について，患者の急変時等の緊急時には，原則として，当該保険医療機関が必要な対応を行う。ただし，夜間や休日など，当該保険医療機関がやむを得ず対応できない場合については，患者が速やかに受診できる医療機関において対面診療を行えるよう，事前に受診可能な医療機関を患者に説明した上で，以下の内容について，診療録に記載しておく。
(イ)　当該患者に「かかりつけの医師」がいる場合には，当該医師が所属する医療機関名
(ロ)　当該患者に「かかりつけの医師」がいない場合には，対面診療により診療できない理由，適切な医療機関としての紹介先の医療機関名，紹介方法及び患者の同意
エ　オンライン指針において，「対面診療を適切に組み合わせて行うことが求められる」とされていることから，保険医療機関においては，対面診療を提供できる体制を有すること。また，「オンライン診療を行った医師自身では対応困難な疾患・病態の患者や緊急性がある場合については，オンライン診療を行った医師がより適切な医

療機関に自ら連絡して紹介することが求められる」とされていることから，患者の状況によって対応することが困難な場合には，ほかの医療機関と連携して対応できる体制を有すること。

オ　情報通信機器を用いた診療を行う際には，オンライン指針に沿って診療を行い，オンライン指針において示されている一般社団法人日本医学会連合が作成した「オンライン診療の初診に適さない症状」等を踏まえ，当該診療がオンライン指針に沿った適切な診療であることを診療録及び診療報酬明細書の摘要欄に記載する。また，処方を行う際には，オンライン指針に沿って処方を行い，一般社団法人日本医学会連合が作成した「オンライン診療の初診での投与について十分な検討が必要な薬剤」等の関係学会が定める診療ガイドラインを踏まえ，当該処方がオンライン指針に沿った適切な処方であることを診療録及び診療報酬明細書の摘要欄に記載する。

カ　情報通信機器を用いた診療を行う際は，予約に基づく診察による特別の料金の徴収はできない。

キ　情報通信機器を用いた診療を行う際の情報通信機器の運用に要する費用については，療養の給付と直接関係ないサービス等の費用として別途徴収できる。

(3)　患者が異和を訴え診療を求めた場合において，診断の結果，疾病と認むべき徴候のない場合にあっても初診料を算定できる。

(4)　自他覚的症状がなく健康診断を目的とする受診により疾患が発見された患者について，当該保険医が，特に治療の必要性を認め治療を開始した場合には，初診料は算定できない。

　　ただし，当該治療（初診を除く。）については，医療保険給付対象として診療報酬を算定できる。

(5)　(4)にかかわらず，健康診断で疾患が発見された患者が，疾患を発見した保険医以外の保険医（当該疾患を発見した保険医の属する保険医療機関の保険医を除く。）において治療を開始した場合には，初診料を算定できる。

(6)　労災保険，健康診断，自費等（医療保険給付対象外）により傷病の治療を外来で受けている期間中又は医療法に規定する病床に入院（当該入院についてその理由等は問わない。）している期間中にあっては，当該保険医療機関において医療保険給付対象となる診療を受けた場合においても，初診料は算定できない。

(7)　Ａ保険医療機関には，検査又は画像診断の設備がないため，Ｂ保険医療機関（特別の関係（第2部入院料等「通則5」の「入院期間の計算について」の(3)に規定する「特別の関係」をいう。以下同じ。）にあるものを除く。）に対して，診療状況を示す文書を添えてその実施を依頼した場合には，次のように取り扱う。（第2章第1部医学管理等のＢ009診療情報提供料（Ⅰ）の「診療情報提供料（Ⅰ）について」の(5)～(7)を参照。）

ア　Ｂ保険医療機関が単に検査又は画像診断の設備の提供にとどまる場合

　　Ｂ保険医療機関においては，診療情報提供料，初診料，検査料，画像診断料等は算定できない。なお，この場合，検査料，画像診断料等を算定するＡ保険医療機関との間で合議の上，費用の精算を行うものとする。

イ　Ｂ保険医療機関が，検査又は画像診断の判読も含めて依頼を受けた場合

　　Ｂ保険医療機関においては，初診料，検査料，画像診断料等を算定できる。

◇　紹介状非持参患者の初診料について

(1)　「注2」又は「注3」に規定する保険医療機関において，病院と診

2　病院である保険医療機関（特定機能病院（医療法（昭和23年法律第205号）第

4条の2第1項に規定する特定機能病院をいう。以下この表において同じ。），地域医療支援病院（同法第4条第1項に規定する地域医療支援病院をいう。以下この表において同じ。）（同法第7条第2項第5号に規定する一般病床（以下「**一般病床**」という。）の数が200未満であるものを除く。）及び外来機能報告対象病院等（同法第30条の18の2第1項に規定する外来機能報告対象病院等をいう。以下この表において同じ。）（同法第30条の18の4第1項第2号の規定に基づき，同法第30条の18の2第1項第1号の厚生労働省令で定める外来医療を提供する基幹的な病院として都道府県が公表したものに限り，一般病床の数が200未満であるものを除く。）に限る。）であって，初診の患者に占める他の病院又は診療所等からの文書による紹介があるものの割合等が低いものにおいて，別に**厚生労働大臣が定める患者**に対して初診を行った場合には，注1本文の規定にかかわらず，**216点**（注1のただし書に規定する場合にあっては，**188点**）を算定する。

3　病院である保険医療機関（許可病床（医療法の規定に基づき許可を受け，若しくは届出をし，又は承認を受けた病床をいう。以下この表において同じ。）の数が400床以上である病院（特定機能病院，地域医療支援病院，外来機能報告対象病院等（同法第30条の18の4第1項第2号の規定に基づき，同法第30条の18の2第1項第1号の厚生労働省令で定める外来医療を提供する基幹的な病院として都道府県が公表したものに限る。）及び一般病床の数が200未満であるものを除く。）に限る。）であって，初診の患者に占める他の病院又は診療所等からの文書による紹介があるものの割合等が低いものにおいて，別に**厚生労働大臣が定める患者**に対して初診を行った場合には，注1本文の規定にかかわらず，**216点**（注1のただし書に規定する場合にあっては，**188点**）を算定する。

療所の機能分担の推進を図る観点から，他の保険医療機関等からの文書による紹介がなく，初診を行った場合は，「注1」の規定にかかわらず「注2」又は「注3」の所定点数を算定する（緊急その他やむを得ない事情がある場合を除く。）。この場合において，患者に対し十分な情報提供を行い，患者の自由な選択と同意があった場合には，「注1」との差額に相当する療養部分について選定療養として，その費用を患者から徴収することができる。なお，保健所及び市町村等の医師が，健康診断等の結果に基づき治療の必要性を認め，当該患者に対し必要な診療が可能な保険医療機関を特定し，当該保険医療機関あてに文書による紹介を行った患者については，紹介のある患者とみなすことができる。

また，初診の患者に占める他の病院又は診療所等からの文書による紹介があるものの割合（以下「紹介割合」という。）等が低い保険医療機関とは，「注2」にあっては，紹介割合の実績が50％未満又は逆紹介割合の実績が30‰未満の特定機能病院，地域医療支援病院（「医療法」第4条第1項に規定する地域医療支援病院をいう。以下同じ。）（一般病床の数が200床未満の病院を除く。）及び紹介受診重点医療機関（同法第30条の18の2第1項に規定する外来機能報告対象病院等のうち同法第30条の18の4第1項第2号の規定に基づき，同法第30条の18の2第1項第1号の厚生労働省令で定める外来医療を提供する基幹的な病院として都道府県により公表されたものをいう。以下同じ。）（一般病床の数が200床未満であるものを除く。）をいい，「注3」にあっては，紹介割合の実績が40％未満又は逆紹介割合の実績が20‰未満の許可病床の数が400床以上の病院（特定機能病院，許可病床の数が400床以上の地域医療支援病院及び紹介受診重点医療機関並びに一般病床の数が200床未満の病院を除く。）をいう。紹介割合及び逆紹介割合の実績の算定期間は，報告年度の前年度1年間（ただし，前年度1年間の実績が基準に満たなかった保険医療機関については，報告年度の連続する6か月間。また，新規に対象となる保険医療機関については，届出前3か月間の実績を有していること。）とし，当該期間の紹介割合及び逆紹介割合の実績が基準を上回る場合には，紹介割合等が低い保険医療機関とはみなされない。

※　紹介割合及び逆紹介割合の計算については，下記のとおりとする。

紹介割合（％）＝
（紹介患者数＋救急患者数）÷初診の患者数×100

逆紹介割合（‰）＝
逆紹介患者数÷（初診の患者数＋再診の患者数）×1,000

なお，初診の患者数，再診の患者数，紹介患者数，逆紹介患者数，救急患者数については，それぞれ次に掲げる数をいう。

ア　初診の患者数については，患者の傷病について医学的に初診といわれる診療行為があった患者の数（地方公共団体又は医療機関に所属する救急自動車により搬送された患者，当該地域医療支援病院が医療法第30条の4に基づいて作成された医療計画において位置づけられた救急医療事業を行う場合にあっては，当該救急医療事業において休日又は夜間に受診した救急患者の数を除く。）とする。

イ　再診の患者数については，患者の傷病について医学的に初診といわれる診療行為があった患者以外の患者の数（地方公共団体又は医療機関に所属する救急自動車により搬送された患者，当該地域医療支援病院が医療法第30条の4に基づいて作成された医療計画において位置づけられた救急医療事業を行う場合にあっては，当該救急医療事業において休日又は夜間に受診した救急患者，B005-11遠隔連携診療料又はB011連携強化診療情報提供料を算定している患者及

び転帰が軽快であり退院後の初回外来時に次回以降の通院の必要がないと判断された患者の数を除く。）とする。

ウ　紹介患者数については，他の保険医療機関（「特別の関係」にある保険医療機関を除く。）から診療情報提供書の提供を受け，紹介先保険医療機関において医学的に初診といわれる診療行為（情報通信機器を用いた診療のみを行った場合を除く。）があった患者の数とする。

エ　逆紹介患者数については，診療（情報通信機器を用いた診療のみを行った場合を除く。）に基づき他の保険医療機関での診療の必要性等を認め，患者に説明し，その同意を得て当該他の保険医療機関に対して，診療状況を示す文書を添えて紹介を行った患者（開設者と直接関係のある他の機関に紹介した患者を除き，B005-11遠隔連携診療料又はB011連携強化診療情報提供料を算定している患者を含む。）の数とする。

オ　救急患者数については，地方公共団体又は医療機関に所属する救急自動車により搬送された初診の患者の数（搬送された時間を問わない。）とする。

(2)　特定機能病院，地域医療支援病院（一般病床の数が200床未満の病院を除く。），紹介受診重点医療機関（一般病床の数が200床未満の病院を除く。）及び許可病床の数が400床以上の病院（特定機能病院，地域医療支援病院及び紹介受診重点医療機関並びに一般病床の数が200床未満の病院を除く。以下同じ。）は，紹介割合及び逆紹介割合を「別紙様式28」（951頁）により，毎年10月に地方厚生（支）局長へ報告する。また，報告を行った保険医療機関であって，報告年度の連続する6か月間で実績の基準を満たした保険医療機関については，翌年の4月1日までに地方厚生（支）局長へ報告する。

(3)　許可病床の数が400床以上の病院（特定機能病院，地域医療支援病院及び紹介受診重点医療機関並びに一般病床の数が200床未満の病院を除く。）のうち，前年度1年間の紹介割合の実績が40％未満又は逆紹介割合の実績が20‰未満の保険医療機関の取扱いについては，(2)と同様である。

◇　特定妥結率初診料について

(1)　「注4」に規定する保険医療機関において，医薬品価格調査の信頼性を確保する観点から，毎年9月末日においても妥結率が低い状況又は妥結率，医療用医薬品の取引に係る状況及び流通改善に関する取組状況が報告していない状況のまま，初診を行った場合は，特定妥結率初診料を算定する。

(2)　妥結率，医療用医薬品の取引に係る状況及び流通改善に関する取組状況の取扱いについては，「基本診療料施設基準通知」「別添1」の第2の5を参照のこと。

(3)　(2)に規定する報告の際には，保険医療機関と卸売販売業者で取引価格の決定に係る契約書の写し等妥結率の根拠となる資料を併せて提出する。

4　医療用医薬品の取引価格の妥結率（当該保険医療機関において購入された使用薬剤の薬価（薬価基準）（平成20年厚生労働省告示第60号。以下**「薬価基準」**という。）に収載されている医療用医薬品の薬価総額（各医療用医薬品の規格単位数量に薬価を乗じた価格を合算したものをいう。以下同じ。）に占める卸売販売業者（医薬品，医療機器等の品質，有効性及び安全性の確保等に関する法律（昭和35年法律第145号）第34条第5項に規定する卸売販売業者をいう。）と当該保険医療機関との間での取引価格が定められた薬価基準に収載されている医療用医薬品の薬価総額の割合をいう。以下同じ。）に関して別に厚生労働大臣が定める施設基準を満たす保険医療機関（許可病床数が200床以上である病院に限る。）において初診を行った場合には，注1本文の規定にかかわらず，**特定妥結率初診料**として，**216点**（注1のただし書に規定する場合にあっては，**188点**）を算定

A

基本

初診料

する。

5　1傷病の診療継続中に他の傷病が発生して初診を行った場合は，それらの傷病に係る初診料は，併せて1回とし，第1回の初診のときに算定する。ただし，同一保険医療機関において，同一日に他の傷病について，新たに別の診療科を初診として受診した場合は，**2つ目の診療科に限り146点**（注1のただし書に規定する場合にあっては，**127点**）を，この場合において注2から注4までに規定する場合は，**108点**（注1のただし書に規定する場合にあっては，**94点**）を算定できる。ただし書の場合においては，注6から注16までに規定する加算は算定しない。

6　6歳未満の乳幼児に対して初診を行った場合は，**乳幼児加算として，75点**を所定点数に加算する。ただし，注7又は注8に規定する加算を算定する場合は算定しない。

7　保険医療機関が表示する診療時間以外の時間（深夜（午後10時から午前6時までの間をいう。以下この表において同じ。）及び休日を除く。以下この表において同じ。），休日（深夜を除く。以下この表において同じ。）又は深夜において初診を行った場合は，**時間外加算，休日加算又は深夜加算**として，それぞれ**85点，250点又は480点**（6歳未満の乳幼児の場合にあっては，それぞれ**200点，365点又は695点**）を所定点数に加算する。ただし，**専ら夜間における救急医療の確保のために設けられている保険医療機関**にあっては，夜間であって別に厚生労働大臣が定める時間において初診を行った場合は，**230点**（6歳未満の乳幼児の場合にあっては，**345点**）を所定点数に加算する。

◇　現に診療継続中の患者につき，新たに発生した他の傷病で初診を行った場合には，当該新たに発生した傷病について初診料は算定できない。

　　ただし，「注5」のただし書に規定する同一保険医療機関において，同一日に他の傷病（1つ目の診療科で診療を受けた疾病又は診療継続中の疾病と同一の疾病又は互いに関連のある疾病以外の疾病のことをいう。以下同じ。）について，新たに別の診療科（医療法上の標榜診療科のことをいう。以下同じ。）を初診として受診した場合（1つ目の診療科の保険医と同一の保険医から診察を受けた場合を除く。以下同じ。）は，現に診療継続中の診療科を除く診療科1つに限り，同ただし書の所定点数を算定できる。また，診療継続中以外の患者であって，同一日に他の傷病で2以上の診療科を初診として受診する場合においても，2つ目の診療科に限り，同ただし書の所定点数を算定できる。この場合において，「注6」から「注16」までに規定する加算は，算定できない。なお，患者が専門性の高い診療科を適切に受診できるよう保険医療機関が設置した総合外来等については，診療科とみなさず，総合外来等を受診後，新たに別の診療科を受診した場合であっても同ただし書の所定点数は算定できない。

◇　患者が任意に診療を中止し，1月以上経過した後，再び同一の保険医療機関において診療を受ける場合には，その診療が同一病名又は同一症状によるものであっても，その際の診療は，初診として取り扱う。なお，この場合において，1月の期間の計算は，例えば，2月10日〜3月9日，9月15日〜10月14日等と計算する。

◇　上記にかかわらず，慢性疾患等明らかに同一の疾病又は負傷であると推定される場合の診療は，初診として取り扱わない。

◇　初診料を算定しない場合には，特に規定する場合を除き，「注6」の乳幼児加算は，算定できない。

◇　時間外加算について

(1)　各都道府県における医療機関の診療時間の実態，患者の受診上の便宜等を考慮して一定の時間以外の時間をもって時間外として取り扱うこととし，その標準は，概ね午前8時前と午後6時以降（土曜日の場合は，午前8時前と正午以降）及び休日加算の対象となる休日以外の日を終日休診日とする保険医療機関における当該休診日とする。

　　ただし，午前中及び午後6時以降を診療時間とする保険医療機関等，当該標準によることが困難な保険医療機関については，その表示する診療時間以外の時間をもって時間外として取り扱う。

(2)　(1)により時間外とされる場合においても，当該保険医療機関が常態として診療応需の態勢をとり，診療時間内と同様の取扱いで診療を行っているときは，時間外の取扱いとはしない。

(3)　保険医療機関は診療時間を分かりやすい場所に表示する。

(4)　時間外加算は，保険医療機関の都合（やむを得ない事情の場合を除く。）により時間外に診療が開始された場合は算定できない。

(5)　時間外加算を算定する場合には，休日加算，深夜加算，時間外加算の特例又は夜間・早朝等加算については，算定しない。

◇　休日加算について

(1)　休日加算の対象となる休日とは，日曜日及び国民の祝日に関する法律（昭和23年法律第178号）第3条に規定する休日をいう。なお，1月2日及び3日並びに12月29日，30日及び31日は，休日として取り扱う。

(2)　休日加算は次の患者について算定できる。

ア　客観的に休日における救急医療の確保のために診療を行っている
　　と認められる次に掲げる保険医療機関を受診した患者
　　a　地域医療支援病院
　　b　「救急病院等を定める省令」（昭和39年厚生省令第8号）に基
　　　づき認定された救急病院又は救急診療所
　　c　「救急医療対策の整備事業について」（昭和52年医発第692号）
　　　に規定された保険医療機関又は地方自治体等の実施する救急医療
　　　対策事業の一環として位置づけられている保険医療機関
イ　当該休日を休診日とする保険医療機関に，又は当該休日を診療日
　　としている保険医療機関の診療時間以外の時間に，急病等やむを得
　　ない理由により受診した患者（上記ア以外の理由により常態として
　　又は臨時に当該休日を診療日としている保険医療機関の診療時間内
　　に受診した患者を除く。）
(3)　休日加算を算定する場合には，時間外加算，深夜加算，時間外加算
　　の特例又は夜間・早朝等加算については，算定しない。
◇　深夜加算について
(1)　深夜加算は，初診が深夜に開始された場合に算定する。ただし，保
　　険医療機関の都合（やむを得ない事情の場合を除く。）により深夜に
　　診療が開始された場合は算定できない。なお，深夜とは，いずれの季
　　節においても午後10時から午前6時までの間をいう。
(2)　いわゆる夜間開業の保険医療機関において，当該保険医療機関の診
　　療時間又は診療態勢が午後10時から午前6時までの間と重複している
　　場合には，当該重複している時間帯における診療については，深夜加
　　算は算定できない。
(3)　深夜加算は，次の患者について算定できる。
ア　客観的に深夜における救急医療の確保のために診療を行っている
　　と認められる次に掲げる保険医療機関を受診した患者
　　a　地域医療支援病院
　　b　「救急病院等を定める省令」に基づき認定された救急病院又は
　　　救急診療所
　　c　「救急医療対策の整備事業について」に規定された保険医療機
　　　関又は地方自治体等の実施する救急医療対策事業の一環として位
　　　置づけられている保険医療機関
イ　自己の表示する診療時間が深夜を含んでいない保険医療機関に，
　　又は自己の表示する診療時間が深夜にまで及んでいる保険医療機関
　　の当該表示する診療時間と重複していない深夜に，急病等やむを得
　　ない理由により受診した患者（上記ア以外の理由により常態として
　　又は臨時に当該深夜時間帯を診療時間としている保険医療機関に受
　　診した患者を除く。）
(4)　深夜加算を算定する場合には，時間外加算，休日加算，時間外加算
　　の特例又は夜間・早朝等加算については，算定しない。
◇　時間外加算の特例について
(1)　当該特例の適用を受ける保険医療機関（以下「時間外特例医療機関」
　　という。）とは，客観的に専ら夜間における救急医療の確保のために
　　診療を行っていると認められる次に掲げる保険医療機関であって，医
　　療法第30条の4の規定に基づき都道府県が作成する医療計画に記載さ
　　れている救急医療機関をいう。
ア　地域医療支援病院
イ　「救急病院等を定める省令」に基づき認定された救急病院又は救
　　急診療所
ウ　「救急医療対策の整備事業について」に規定された病院群輪番制
　　病院，病院群輪番制に参加している有床診療所又は共同利用型病院
(2)　「別に厚生労働大臣が定める時間」とは，当該地域において一般の

A

基本

初診料

8　小児科を標榜する保険医療機関（注7のただし書に規定するものを除く。）にあっては，夜間であって別に厚生労働大臣が定める時間，休日又は深夜（当該保険医療機関が表示する診療時間内の時間に限る。）において6歳未満の乳幼児に対して初診を行った場合は，注7の規定にかかわらず，それぞれ**200点**，**365点**又は**695点**を所定点数に加算する。

9　別に厚生労働大臣が定める施設基準を満たす保険医療機関（診療所に限る。）が，午後6時（土曜日にあっては正午）から午前8時までの間（深夜及び休日を除く。），休日又は深夜であって，当該保険医療機関が表示する診療時間内の時間において初診を行った場合は，**夜間・早朝等加算**として，**50点**を所定点数に加算する。ただし，注7のただし書又は注8に規定する加算を算定する場合にあっては，この限りでない。

保険医療機関が概ね診療応需の態勢を解除した後，翌日に診療応需の態勢を再開するまでの時間（深夜及び休日を除く。）とし，その標準は，概ね午前8時前と午後6時以降（土曜日の場合は，午前8時前と正午以降）から，午後10時から午前6時までの間を除いた時間とする。

(3)　時間外特例医療機関において，休日加算又は深夜加算に該当する場合においては，時間外加算の特例を算定せず，それぞれ休日加算，深夜加算を算定する。また，時間外加算の特例を算定する場合には，時間外加算又は夜間・早朝等加算は算定しない。

◇　小児科（小児外科を含む。以下この部において同じ。）を標榜する保険医療機関における夜間，休日又は深夜の診療に係る特例について

(1)　夜間，休日及び深夜における小児診療体制の一層の確保を目的として，小児科を標榜する保険医療機関（小児科以外の診療科を併せて有する保険医療機関を含む。）について，6歳未満の乳幼児に対し，夜間，休日又は深夜を診療時間とする保険医療機関において夜間，休日又は深夜に診療が行われた場合にも，それぞれ時間外加算，休日加算又は深夜加算を算定できる。なお，診療を行う保険医が，小児科以外を担当する保険医であっても算定できる。

(2)　「夜間であって別に厚生労働大臣が定める時間」とは，当該地域において一般の保険医療機関が概ね診療応需の態勢を解除した後，翌日に診療応需の態勢を再開するまでの時間（深夜及び休日を除く。）とし，その標準は，概ね午前8時前と午後6時以降（土曜日の場合は，午前8時前と正午以降）から，午後10時から午前6時までの間を除いた時間とする。

(3)　休日加算の対象となる休日，深夜加算の対象となる深夜の基準は，「注7」に係る休日，深夜の基準の例による。

(4)　時間外加算，休日加算，深夜加算及び夜間・早朝等加算の併算定に係る取扱いは，「注7」の場合と同様である。

◇　夜間・早朝等加算について

(1)　夜間・早朝等加算は，病院勤務医の負担の軽減を図るため，軽症の救急患者を地域の身近な診療所において受け止めることが進むよう，診療所の夜間・早朝等の時間帯における診療を評価するものである。

(2)　「表示する診療時間」とは，保険医療機関が診療時間として地域に周知している時間であって，来院した患者を常に診療できる体制にある時間又は計画的に訪問診療を行う時間をいう。この場合において，患者が来院したとしても，診療を受けることのできない時間（定期的に学校医，産業医の業務として保険医療機関を不在とする時間や，地域活動や地域行事に出席するとして保険医療機関を不在とする時間を含む。）は表示する診療時間に含まない。また，診療時間として表示している時間であっても，訪問診療に要する時間以外に，常態として当該保険医療機関に医師が不在となる場合は，表示する診療時間に含めない。

(3)　「夜間・早朝等」とは，午後6時（土曜日にあっては正午）から午前8時までの間（深夜（午後10時から午前6時までの間）及び休日を除く。），休日又は深夜であって，当該保険医療機関が表示する診療時間内の時間とする。

(4)　C000往診料を算定した場合にも，初診料に加えて夜間・早朝等加算を算定できる。

(5)　夜間・早朝等加算は，当該加算の算定対象となる時間に受付を行った患者について算定するものであり，多数の患者の来院による混雑や，保険医療機関の都合（やむを得ない事情の場合を除く。）により当該加算の算定対象となる時間に診療が開始された場合は算定できない。

(6)　診療所の夜間・早朝等の時間帯の診療を評価した夜間・早朝等加算は，主として，保険医療機関が診療応需の態勢を解いた後において，

急患等やむを得ない事由により診療を求められた場合には再び診療を行う態勢を準備しなければならないことを考慮して設けられている時間外加算，深夜加算，休日加算とは明確に区分されるものである。

(7)　D282-3コンタクトレンズ検査料，I010精神科ナイト・ケア，J038人工腎臓の「注1」に規定する加算又はJ038-2持続緩徐式血液濾過の「注1」に規定する加算を算定する場合においては，夜間・早朝等加算は算定しない。

◇　機能強化加算について

(1)　「注10」に規定する機能強化加算は，外来医療における適切な役割分担を図り，専門医療機関への受診の要否の判断等を含むより的確で質の高い診療機能を評価する観点から，かかりつけ医機能を有する医療機関における初診を評価するものであり，別に厚生労働大臣が定める施設基準に適合しているものとして地方厚生（支）局長に届け出た診療所又は許可病床数が200床未満の病院において初診料（「注5」のただし書に規定する2つ目の診療科に係る初診料を除く。）を算定する場合に，加算することができる。

(2)　機能強化加算を算定する保険医療機関においては，かかりつけ医機能を有する医療機関として，必要に応じ，患者に対して以下の対応を行うとともに，当該対応を行うことができる旨を院内及びホームページ等に掲示し，必要に応じて患者に対して説明する。

　ア　患者が受診している他の医療機関及び処方されている医薬品を把握し，必要な服薬管理を行うとともに，診療録に記載する。なお，必要に応じ，担当医の指示を受けた看護職員等が情報の把握を行うことも可能である。

　イ　専門医師又は専門医療機関への紹介を行う。

　ウ　健康診断の結果等の健康管理に係る相談に応じる。

　エ　保健・福祉サービスに係る相談に応じる。

　オ　診療時間外を含む，緊急時の対応方法等に係る情報提供を行う。

◇　外来感染対策向上加算について

　「注11」に規定する外来感染対策向上加算は，診療所における，平時からの感染防止対策の実施や，地域の医療機関等が連携して実施する感染症対策への参画，空間的・時間的分離を含む適切な感染対策の下で発熱患者等の外来診療等を実施する体制の確保を更に推進する観点から，外来診療時の感染防止対策に係る体制を評価するものであり，別に厚生労働大臣が定める施設基準に適合しているものとして地方厚生（支）局長に届け出た診療所において初診料を算定する場合に，患者1人につき月1回に限り加算することができる。

◇　発熱患者等対応加算について

　「注11」ただし書に規定する発熱患者等対応加算は，外来感染対策向上加算を算定している場合であって，発熱，呼吸器症状，発しん，消化器症状又は神経症状その他感染症を疑わせるような症状を有する患者に空間的・時間的分離を含む適切な感染対策の下で診療を行った場合に算定する。

◇　連携強化加算について

　「注12」に規定する連携強化加算は，「注11」の外来感染対策向上加算を算定する場合であって，外来感染対策向上加算を算定する保険医療機関が，感染対策向上加算1を算定する保険医療機関に対し，感染症の発生状況，抗菌薬の使用状況等について報告を行っている場合に算定する。

◇　サーベイランス強化加算について

　「注13」に規定するサーベイランス強化加算は，「注11」の外来感染

10　別に厚生労働大臣が定める施設基準に適合しているものとして地方厚生局長等に届け出た保険医療機関（許可病床数が200床未満の病院又は診療所に限る。）において初診を行った場合は，**機能強化加算**として，**80点**を所定点数に加算する。

11　組織的な感染防止対策につき別に厚生労働大臣が定める施設基準に適合しているものとして地方厚生局長等に届け出た保険医療機関（診療所に限る。）において初診を行った場合は，**外来感染対策向上加算**として，月1回に限り**6点**を所定点数に加算する。ただし，発熱その他感染症を疑わせるような症状を呈する患者に対して適切な感染防止対策を講じた上で初診を行った場合は，**発熱患者等対応加算**として，月1回に限り**20点**を更に所定点数に加算する。

12　注11本文に該当する場合であって，感染症対策に関する医療機関間の連携体制につき別に厚生労働大臣が定める施設基準に適合しているものとして地方厚生局長等に届け出た保険医療機関において初診を行った場合は，**連携強化加算**として，月1回に限り**3点**を更に所定点数に加算する。

13　注11本文に該当する場合であって，感染防止対策に資する情報を提供する体制

A

基本

再診料

につき別に厚生労働大臣が定める施設基準に適合しているものとして地方厚生局長等に届け出た保険医療機関において初診を行った場合は，**サーベイランス強化加算**として，月1回に限り**1点**を更に所定点数に加算する。

14　注11本文に該当する場合であって，抗菌薬の使用状況につき別に厚生労働大臣が定める施設基準に適合しているものとして地方厚生局長等に届け出た保険医療機関において初診を行った場合は，**抗菌薬適正使用体制加算**として，月に1回に限り**5点**を更に所定点数に加算する。

15　別に厚生労働大臣が定める施設基準を満たす保険医療機関を受診した患者に対して十分な情報を取得した上で初診を行った場合は，**医療情報取得加算1**として，月1回に限り**3点**を所定点数に加算する。ただし，健康保険法第3条第13項に規定する電子資格確認により当該患者に係る診療情報を取得等した場合又は他の保険医療機関から当該患者に係る診療情報の提供を受けた場合にあっては，**医療情報取得加算2**として，月1回に限り**1点**を所定点数に加算する。

16　医療DX推進に係る体制として別に厚生労働大臣が定める施設基準に適合しているものとして地方厚生局長等に届け出た保険医療機関を受診した患者に対して初診を行った場合は，**医療DX推進体制整備加算**として，月1回に限り**8点**を所定点数に加算する。

第2節　再　診　料

区分

A001　再診料　　　　　　　　　**75点**

注1　保険医療機関（許可病床のうち一般病床に係るものの数が200以上のものを除く。）において再診を行った場合（別に厚生労働大臣が定める施設基準に適合しているものとして地方厚生局長等に届け

対策向上加算を算定する場合であって，外来感染対策向上加算を算定する保険医療機関が，院内感染対策サーベイランス（JANIS），感染対策連携共通プラットフォーム（J-SIPHE）等，地域や全国のサーベイランスに参加している場合に算定する。

◇　抗菌薬適正使用体制加算について

「注14」に規定する抗菌薬適正使用体制加算は，「注11」の外来感染対策向上加算を算定する場合であって，外来感染対策向上加算を算定する保険医療機関が抗菌薬の使用状況のモニタリングが可能なサーベイランスに参加し，使用する抗菌薬のうち Access 抗菌薬に分類されるものの使用比率が60％以上又は当該サーベイランスに参加する診療所全体の上位30％以内である場合に算定する。

◇　医療情報取得加算について

(1)　「注15」に規定する医療情報取得加算は，オンライン資格確認を導入している保険医療機関において，初診時に患者の薬剤情報や特定健診情報等の診療情報を活用して質の高い診療を実施する体制を評価するものであり，別に厚生労働大臣が定める施設基準を満たす保険医療機関を受診した患者に対して十分な情報を取得した上で初診を行った場合に，医療情報取得加算1として，月1回に限り3点を所定点数に加算する。ただし，健康保険法（大正11年法律第70号）第3条第13項に規定する電子資格確認により当該患者に係る診療情報を取得等した場合又は他の保険医療機関から当該患者に係る診療情報の提供を受けた場合にあっては，医療情報取得加算2として，月1回に限り1点を所定点数に加算する。

(2)　医療情報取得加算を算定する保険医療機関においては，以下の事項について院内に掲示するとともに，原則として，ウェブサイトに掲載し，必要に応じて患者に対して説明する。

ア　オンライン資格確認を行う体制を有していること。

イ　当該保険医療機関を受診した患者に対し，受診歴，薬剤情報，特定健診情報その他必要な診療情報を取得・活用して診療を行うこと。

(3)　初診時の標準的な問診票の項目は「別紙様式54」（975頁）に定めるとおりであり，医療情報取得加算を算定する保険医療機関は，患者に対する初診時問診票の項目について，「別紙様式54」（975頁）を参考とする。

◇　医療DX推進体制整備加算について

「注16」に規定する医療DX推進体制整備加算は，オンライン資格確認により取得した診療情報・薬剤情報等を実際の診療に活用できる体制を有するとともに，電子処方箋及び電子カルテ情報共有サービスを導入するなど，質の高い医療を提供するため医療DXに対応する体制を評価するものであり，別に厚生労働大臣が定める施設基準に適合しているものとして地方厚生（支）局長等に届け出た保険医療機関を受診した患者に対して初診を行った場合に，月1回に限り8点を所定点数に加算する。

◇　再診料について

(1)　再診料は，診療所又は一般病床の病床数が200床未満の病院において，再診の都度（同一日において2以上の再診があってもその都度）算定できる。

(2)　「注1」に規定する情報通信機器を用いた再診については，A000初診料の「初診料について」の(2)の取扱いと同様である。ただし，こ

出た保険医療機関において**情報通信機器を用いた再診を行った場合を含む。**）に算定する。

の場合にあっては外来管理加算は算定できない。

(3)　２以上の傷病について同時に再診を行った場合の再診料は，当該１日につき１回に限り算定する。ただし，同一保険医療機関において，同一日に他の傷病について，患者の意思に基づき，別の診療科を再診として受診した場合は，現に診療継続中の診療科１つに限り，「注３」に掲げる所定点数を算定できる。この場合において，「注４」から「注８」まで，「注10」から「注20」までに規定する加算は，算定できない。

(4)　Ａ傷病について診療継続中の患者が，Ｂ傷病に罹り，Ｂ傷病について初診があった場合，当該初診については，初診料は算定できないが，再診料を算定できる。

(5)　健康保険法における療養の給付又は高齢者の医療の確保に関する法律（昭和57年法律第80号）における療養の給付と労働者災害補償保険法（昭和22年法律第50号）における療養補償給付を同時に受けている場合の再診料（外来診療料を含む。）は，主たる疾病の再診料（外来診療料を含む。）として算定する。なお，入院料及び往診料は，当該入院あるいは往診を必要とした疾病に係るものとして算定する。

◇　「注２」に規定する保険医療機関の取扱いについては，Ａ000初診料の「特定妥結率初診料について」と同様である。

2　医療用医薬品の取引価格の妥結率に関して別に厚生労働大臣が定める施設基準を満たす保険医療機関（許可病床数が200床以上である病院に限る。）において再診を行った場合には，注１の規定にかかわらず，**特定妥結率再診料**として，**55点**を算定する。

3　同一保険医療機関において，同一日に他の傷病について，別の診療科を再診として受診した場合は，注１の規定にかかわらず，**２つ目の診療科**に限り，**38点**（注２に規定する場合にあっては，**28点**）を算定する。この場合において，注４から注８まで及び注10から注20までに規定する加算は算定しない。

4　６歳未満の乳幼児に対して再診を行った場合は，**乳幼児加算**として，**38点**を所定点数に加算する。ただし，注５又は注６に規定する加算を算定する場合は算定しない。

◇　乳幼児の看護に当たっている者から電話等によって治療上の意見を求められて指示した場合は，「注４」の乳幼児加算を算定する。

5　保険医療機関が表示する診療時間以外の時間，休日又は深夜において再診を行った場合は，**時間外加算，休日加算又は深夜加算**として，それぞれ**65点**，**190点又は420点**（６歳未満の乳幼児の場合にあっては，それぞれ**135点**，**260点又は590点**）を所定点数に加算する。ただし，区分番号Ａ000に掲げる初診料の注７のただし書に規定する保険医療機関にあっては，同注のただし書に規定する時間において再診を行った場合は，**180点**（６歳未満の乳幼児の場合にあっては，**250点**）を所定点数に加算する。

6　**小児科を標榜する保険医療機関**（区分番号Ａ000に掲げる初診料の注７のただし書に規定するものを除く。）にあっては，夜間であって別に厚生労働大臣が定

◇　時間外加算等について

(1)　時間外加算，休日加算，深夜加算，時間外加算の特例及び夜間・早朝等加算の取扱いは，初診料の場合と同様である。

(2)　時間外加算を算定すべき時間，休日，深夜又は夜間・早朝等に患者又はその看護に当たっている者から電話等によって治療上の意見を求められて指示した場合は，時間外加算，休日加算，深夜加算又は夜間・早朝等加算を算定する。ただし，ファクシミリ又は電子メール等による再診については，これらの加算は算定できない。

める時間，休日又は深夜（当該保険医療機関が表示する診療時間内の時間に限る。）において6歳未満の乳幼児に対して再診を行った場合は，注5の規定にかかわらず，それぞれ**135点**，**260点**又は**590点**を所定点数に加算する。

7　区分番号A000に掲げる初診料の注9に規定する別に厚生労働大臣が定める施設基準を満たす保険医療機関（診療所に限る。）が，午後6時（土曜日にあっては正午）から午前8時までの間（深夜及び休日を除く。），休日又は深夜であって，当該保険医療機関が表示する診療時間内の時間において再診を行った場合は，**夜間・早朝等加算**として，**50点**を所定点数に加算する。ただし，注5のただし書又は注6に規定する場合にあっては，この限りでない。

8　入院中の患者以外の患者に対して，慢性疼痛疾患管理並びに別に厚生労働大臣が定める検査並びに第7部リハビリテーション，第8部精神科専門療法，第9部処置，第10部手術，第11部麻酔及び第12部放射線治療を行わないものとして別に厚生労働大臣が定める計画的な医学管理を行った場合は，**外来管理加算**として，**52点**を所定点数に加算する。

◇　外来管理加算について

(1)　外来管理加算は，処置，リハビリテーション等（診療報酬点数のあるものに限る。）を行わずに計画的な医学管理を行った場合に算定できる。

(2)　外来管理加算を算定するに当たっては，医師は丁寧な問診と詳細な身体診察（視診，聴診，打診及び触診等）を行い，それらの結果を踏まえて，患者に対して症状の再確認を行いつつ，病状や療養上の注意点等を懇切丁寧に説明するとともに，患者の療養上の疑問や不安を解消するため次の取組を行う。

［提供される診療内容の事例］

1　問診し，患者の訴えを総括する。

「今日伺ったお話では，『前回処方した薬を飲んで，熱は下がったけれど，咳が続き，痰の切れが悪い。』ということですね。」

2　身体診察によって得られた所見及びその所見に基づく医学的判断等の説明を行う。

「診察した結果，頸のリンパ節やのどの腫れは良くなっていますし，胸の音も問題ありません。前回に比べて，ずいぶん良くなっていますね。」

3　これまでの治療経過を踏まえた，療養上の注意等の説明・指導を行う。

「先日の発熱と咳や痰は，ウイルスによる風邪の症状だと考えられますが，○○さんはタバコを吸っているために，のどの粘膜が過敏で，ちょっとした刺激で咳が出やすく，痰がなかなか切れなくなっているようです。症状が落ち着くまで，しばらくの間はタバコを控えて，部屋を十分に加湿し，外出するときにはマスクをした方が良いですよ。」

4　患者の潜在的な疑問や不安等を汲み取る取組を行う。

「他に分からないことや，気になること，ご心配なことはありませんか。」

(3)　診察に当たっては，(2)に規定する項目のうち，患者の状態等から必要と思われるものを行うこととし，必ずしも全ての項目を満たす必要はない。また，患者からの聴取事項や診察所見の要点を診療録に記載する。

(4)　外来管理加算は，標榜する診療科に関係なく算定できる。ただし，複数科を標榜する保険医療機関において，外来患者が2以上の傷病で

複数科を受診し，一方の科で処置又は手術等を行った場合は，他科において外来管理加算は算定できない。

(5)　C000往診料を算定した場合にも，再診料に加えて外来管理加算を算定できる。

(6)　投薬は本来直接本人を診察した上で適切な薬剤を投与すべきであるが，やむを得ない事情で看護に当たっている者から症状を聞いて薬剤を投与した場合においても，再診料は算定できるが，外来管理加算は算定できない。また，多忙等を理由に，(2)に該当する診療行為を行わず，簡単な症状の確認等を行ったのみで継続処方を行った場合にあっては，再診料は算定できるが，外来管理加算は算定できない。

(7)　「注8」の厚生労働大臣が定める検査とは，第2章第3部第3節生体検査料のうち，次の各区分に掲げるものをいう。

　超音波検査等
　脳波検査等
　神経・筋検査
　耳鼻咽喉科学的検査
　眼科学的検査
　負荷試験等
　ラジオアイソトープを用いた諸検査
　内視鏡検査

◆　厚生労働大臣が定める検査

　医科点数表の第2章第3部第3節生体検査料に掲げる検査のうち，(超音波検査等)，(脳波検査等)，(神経・筋検査)，(耳鼻咽喉科学的検査)，(眼科学的検査)，(負荷試験等)，(ラジオアイソトープを用いた諸検査)及び(内視鏡検査)の各区分に掲げるもの

◆　厚生労働大臣が定める計画的な医学管理

　入院中の患者以外の患者に対して，慢性疼痛疾患管理並びに一定の検査，リハビリテーション，精神科専門療法，処置，手術，麻酔及び放射線治療を行わず，懇切丁寧な説明が行われる医学管理

◇　電話等による再診について

(1)　当該保険医療機関で初診を受けた患者について，再診以後，当該患者又はその看護に当たっている者から直接又は間接（電話又はリアルタイムでの画像を介したコミュニケーション（以下「ビデオ通話」という。）による場合を含む。）に，治療上の意見を求められた場合に，必要な指示をしたときには，再診料を算定できる。

　なお，定期的な医学管理を前提として行われる場合は算定できない。ただし，平成30年3月31日以前に，3月以上継続して定期的に，電話，テレビ画像等による再診料を算定していた患者については，当該医学管理に係る一連の診療が終了するまでの間，当該再診料を引き続き算定することができる。その場合には，「時間外加算等について」の(2)の規定にかかわらず，時間外加算，休日加算，深夜加算又は夜間・早朝等加算は算定できない。

(2)　電話又はビデオ通話による再診（聴覚障害者である患者に係る再診に限り，ファクシミリ又は電子メール等によるものを含む。）は，患者の病状の変化に応じ療養について医師の指示を受ける必要のある場合であって，当該患者又はその看護に当たっている者からの医学的な意見の求めに対し治療上必要な適切な指示をした場合に限り算定する。ただし，電話又はビデオ通話による指示等が，同一日における初診又は再診に附随する一連の行為とみなされる場合，時間おきに病状の報告を受ける内容のものである場合等は，再診料を算定できない。また，ファクシミリ又は電子メール等による再診については，再診の求めに速やかに応じた場合に限り算定できるものとし，この場合においては，診療録に当該ファクシミリ等の送受信の時刻を記載するとと

9　患者又はその看護に当たっている者から電話等によって治療上の意見を求められて指示をした場合においても，再診料を算定することができる。ただし，この場合において，注8，注12，注13及び注15から注20までに規定する加算は算定しない。

A
基本
再診料

10　別に厚生労働大臣が定める施設基準に適合しているものとして地方厚生局長等に届け出た保険医療機関（診療所に限る。）において再診を行った場合には，当該基準に係る区分に従い，次に掲げる点数をそれぞれ所定点数に加算する。

イ	時間外対応加算1	**5点**
ロ	時間外対応加算2	**4点**
ハ	時間外対応加算3	**3点**
ニ	時間外対応加算4	**1点**

11　個別の費用の計算の基礎となった項目ごとに記載した明細書の発行等につき別に厚生労働大臣が定める施設基準を満たす保険医療機関（診療所に限る。）を受診した患者については，**明細書発行体制等加算**として，**1点**を所定点数に加算する。

12　別に厚生労働大臣が定める施設基準に適合しているものとして地方厚生局長等に届け出た保険医療機関（診療所に限る。）において，脂質異常症，高血圧症，糖尿病，慢性心不全，慢性腎臓病（慢性維持透析を行っていないものに限る。）又は認知症のうち2以上の疾患を有する患者に対して，当該患者の同意を得て，療養上必要な指導及び診療を行った場合には，**地域包括診療加算**として，当該基準に係る区分に従い，次に掲げる点数を所定点数に加算する。

| イ | 地域包括診療加算1 | **28点** |
| ロ | 地域包括診療加算2 | **21点** |

もに，当該ファクシミリ等の写しを添付する。

(3)　当該再診料を算定する際には，第2章第1部の各区分に規定する医学管理等は算定できない。ただし，急病等で患者又はその看護に当たっている者から連絡を受け，治療上の必要性から，休日又は夜間における救急医療の確保のために診療を行っていると認められる次に掲げる保険医療機関の受診を指示した上で，指示を行った同日に，受診先の医療機関に対して必要な診療情報を文書等（ファクシミリ又は電子メールを含む。）で提供した場合は，B009診療情報提供料（Ⅰ）を算定できる。
　(イ)　地域医療支援病院
　(ロ)　救急病院等を定める省令に基づき認定された救急病院又は救急診療所
　(ハ)　「救急医療対策の整備事業について」に規定された病院群輪番制病院，病院群輪番制に参加している有床診療所又は共同利用型病院
(4)　当該再診料を算定する際には，予約に基づく診察による特別の料金の徴収はできない。

◇　時間外対応加算について

(1)　地域の身近な診療所において，患者からの休日・夜間等の問い合わせや受診に対応することにより，休日・夜間に病院を受診する軽症患者の減少，ひいては病院勤務医の負担軽減につながるような取組を評価するものである。

(2)　当該加算を算定するに当たっては，当該保険医療機関において，算定する区分に応じた対応を行うとともに，緊急時の対応体制や連絡先等について，院内掲示，連絡先を記載した文書の交付，診察券への記載等の方法により患者に対して周知する。

(3)　電話等による相談の結果，緊急の対応が必要と判断された場合には，外来診療，往診，他の医療機関との連携又は緊急搬送等の医学的に必要と思われる対応を行う。

(4)　なお，電話等による再診の場合であっても，時間外対応加算の算定が可能である。

◇　地域包括診療加算について

(1)　地域包括診療加算は，外来の機能分化の観点から，主治医機能を持った診療所の医師が，複数の慢性疾患を有する患者に対し，患者の同意を得た上で，継続的かつ全人的な医療を行うことについて評価したものであり，初診時や訪問診療時（往診を含む。）は算定できない。なお，地域包括診療料と地域包括診療加算はどちらか一方に限り届出を行うことができる。

(2)　地域包括診療加算の対象患者は，高血圧症，糖尿病，脂質異常症，慢性心不全，慢性腎臓病（慢性維持透析を行っていないものに限る。）及び認知症の6疾病のうち，2つ以上（疑いを除く。）を有する者である。なお，当該医療機関で診療を行う対象疾病（上記6疾病のうち2つ）と重複しない疾病を対象とする場合に限り，他医療機関でも当該加算，認知症地域包括診療加算，B001-2-9地域包括診療料又はB001-2-10認知症地域包括診療料を算定可能とする。

(3)　当該患者を診療する担当医を決める。担当医は，慢性疾患の指導に係る適切な研修を修了した医師とし，担当医により指導及び診療を行った場合に当該加算を算定する。なお，服薬，運動，休養，栄養，

喫煙，家庭での体重や血圧の計測，飲酒，その他療養を行うに当たっての問題点等に係る生活面の指導については，必要に応じて，当該医師の指示を受けた看護師，管理栄養士又は薬剤師が行っても差し支えない。

(4)　患者又はその家族からの求めに応じ，疾患名，治療計画等についての文書を交付し，適切な説明を行うことが望ましい。その際，文書の交付については電子カルテ情報共有システムにおける患者サマリーに入力し，診療録にその記録及び患者の同意を得た旨を残している場合は，文書を交付しているものとみなすものとする。

(5)　当該患者に対し，以下の指導，服薬管理等を行う。

ア　患者の同意を得て，計画的な医学管理の下に療養上必要な指導及び診療を行う。

イ　他の保険医療機関と連携及びオンライン資格確認を活用して，患者が受診している医療機関を全て把握するとともに，当該患者に処方されている医薬品を全て管理し，診療録に記載する。必要に応じ，担当医の指示を受けた看護職員等が情報の把握を行うことも可能である。

ウ　当該患者について，原則として院内処方を行う。ただし，エの場合に限り院外処方を可能とする。

エ　院外処方を行う場合は，以下のとおりとする。

a　調剤について24時間対応できる体制を整えている薬局（以下「連携薬局」という。）と連携している。

b　原則として，院外処方を行う場合は連携薬局にて処方を行うこととするが，患者の同意がある場合に限り，その他の薬局での処方も可能とする。その場合，当該患者に対して，時間外においても対応できる薬局のリストを文書により提供し，説明する。

c　当該患者が受診している医療機関のリスト及び当該患者が当該加算を算定している旨を，処方箋に添付して患者に渡すことにより，当該薬局に対して情報提供を行う。

d　患者に対して，当該医療機関を受診時に，薬局若しくは当該医療機関が発行するお薬手帳を持参させること。また，当該患者の院外処方を担当する保険薬局から文書で情報提供を受けることでもよい。なお，保険薬局から文書で情報提供を受けた場合も，当該患者に対し，事後的にお薬手帳の提示に協力を求めることが望ましい。

e　診療録にお薬手帳若しくは保険薬局からの文書のコピーを添付又は当該点数の算定時の投薬内容について診療録に記載すること。

オ　当該患者に対し，標榜時間外の電話等による問い合わせに対応可能な体制を有し，連絡先について情報提供するとともに，患者又は患者の家族等から連絡を受けた場合には，受診の指示等，速やかに必要な対応を行うこと。

カ　当該患者に対し，健康診断や検診の受診勧奨を行い，その結果等を診療録に記載するとともに，患者に提供し，評価結果を基に患者の健康状態を管理する。

キ　当該患者に対し，必要に応じ，要介護認定に係る主治医意見書を作成する。

ク　必要に応じ，患者の予防接種の実施状況を把握すること等により，当該患者からの予防接種に係る相談に対応する。

ケ　患者の同意について，当該加算の初回算定時に，「別紙様式47」（968頁）を参考に，当該患者の署名付の同意書を作成し，診療録に添付する。ただし，直近1年間に4回以上の受診歴を有する患者については，「別紙様式47」（967頁）を参考に診療の要点を説明していれば，

同意の手続きは省略して差し支えない。なお，当該医療機関自ら作成した文書を用いることでよい。

コ　当該加算を算定する場合は，投薬の部に掲げる「7種類以上の内服薬の投薬を行う場合」の規定は適用しない。

サ　認知症の患者に対し本加算を算定する場合であって，当該患者の病状から，患者への説明及び患者の同意について，患者の家族等への説明及び当該患者の家族等による同意による方が適切と考えられる場合には，当該部分について「患者」を「患者の家族等」と読み替える。

(6)　当該医療機関において，院内掲示により以下の対応が可能なことを周知し，患者の求めがあった場合に適切に対応すること。

ア　健康相談を行っていること。

イ　介護保険に係る相談を行っていること。

ウ　予防接種に係る相談を行っていること。

(7)　当該保険医療機関に通院する患者について，介護保険法第7条第5項に規定する介護支援専門員及び障害者の日常生活及び社会生活を総合的に支援するための法律に基づく指定計画相談支援の事業の人員及び運営に関する基準（平成24年厚生労働省令第28号）第3条第1項に規定する相談支援専門員からの相談に適切に対応するとともに，当該対応が可能であることを当該保険医療機関の見やすい場所に掲示すること。

(8)　患者の状態に応じ，28日以上の長期の投薬を行うこと又はリフィル処方箋を交付することについて，当該対応が可能であることを当該保険医療機関の見やすい場所に掲示するとともに，患者から求められた場合に適切に対応すること。

(9)　(7)及び(8)の掲示事項について，原則として，ウェブサイトに掲載していること。

(10)　抗菌薬の適正な使用を推進するため，「抗微生物薬適正使用の手引き」（厚生労働省健康局結核感染症課）を参考に，抗菌薬の適正な使用の普及啓発に資する取組を行っていること。

(11)　地域包括診療加算1を算定する医療機関においては，往診又は訪問診療を提供可能であること。往診又は訪問診療の対象の患者には，24時間対応可能な連絡先を提供し，患者又は患者の家族等から連絡を受けた場合には，往診，外来受診の指示等，速やかに必要な対応を行うこと。「特掲診療料施設基準等通知」の第9在宅療養支援診療所の施設基準の1の(1)に規定する在宅療養支援診療所以外の診療所においては以下のイ，在宅療養支援診療所以外の診療所については以下の全てについて，連携する他の保険医療機関とともに行うことも可能であること。

ア　24時間の連絡体制

イ　連絡を受けて行う往診又は外来診療の体制

◇　認知症地域包括診療加算について

(1)　認知症地域包括診療加算は，外来の機能分化の観点から，主治医機能を持った診療所の医師が，認知症患者であって以下の全ての要件を満たす患者に対し，患者の同意を得た上で，継続的かつ全人的な医療を行うことについて評価したものであり，初診時や訪問診療時（往診を含む。）は算定できない。

ア　認知症以外に1以上の疾病（疑いを除く。）を有する者

イ　同月に，当該保険医療機関において以下のいずれの投薬も受けていない患者

a　1処方につき5種類を超える内服薬があるもの

b　1処方につき抗うつ薬，抗精神病薬，抗不安薬及び睡眠薬を合わせて3種類を超えて含むもの

13　別に厚生労働大臣が定める施設基準を満たす保険医療機関（診療所に限る。）において，認知症の患者（認知症以外に1以上の疾患（疑いのものを除く。）を有するものであって，1処方につき5種類を超える内服薬の投薬を行った場合及び1処方につき抗うつ薬，抗精神病薬，抗不安薬又は睡眠薬を合わせて3種類を超えて投薬を行った場合のいずれにも該当しないものに限る。）に対して，当該患者又はその家族等の同意を得て，療養上必要な指導及び診療を行った場合に

は，認知症地域包括診療加算として，当該基準に係る区分に従い，次に掲げる点数を所定点数に加算する。

　イ　認知症地域包括診療加算1　　**38点**

　ロ　認知症地域包括診療加算2　　**31点**

14　注12又は注13の場合において，他の保険医療機関に入院した患者又は介護保険法第8条第28項に規定する介護老人保健施設（以下「**介護老人保健施設**」という。）に入所した患者について，当該他の保険医療機関又は介護老人保健施設と連携して薬剤の服用状況や薬剤服用歴に関する情報共有等を行うとともに，当該他の保険医療機関又は介護老人保健施設において処方した薬剤の種類数が減少した場合であって，退院後又は退所後1月以内に当該他の保険医療機関又は介護老人保健施設から入院中又は入所中の処方内容について情報提供を受けた場合には，**薬剤適正使用連携加算**として，退院日又は退所日の属する月から起算して**2月目**までに1回に限り，**30点**を更に所定点数に加算する。

15　組織的な感染防止対策につき別に厚生労働大臣が定める施設基準に適合しているものとして地方厚生局長等に届け出た保険医療機関（診療所に限る。）において再診を行った場合は，**外来感染対策向上加算**として，月1回に限り**6点**を所定点数に加算する。ただし，発熱その他感染症を疑わせるような症状を呈する患者に対して適切な感染防止対策を講じた上で再診を行った場合については，**発熱患者等対応加算**として，月1回に限り**20点**を更に所定点数に加算する。

16　注15本文に該当する場合であって，感染症対策に関する医療機関間の連携体制につき別に厚生労働大臣が定める施設基準に適合しているものとして地方厚生局長等に届け出た保険医療機関において再診を行った場合は，**連携強化加算**として，

なお，イaの内服薬数の種類数は錠剤，カプセル剤，散剤，顆粒剤及び液剤については，1銘柄ごとに1種類として計算する。また，イbの抗うつ薬，抗精神病薬，抗不安薬及び睡眠薬の種類数はF100処方料の「1」における向精神薬の種類と同様の取扱いとする。

(2)　「地域包括診療加算について」の(3)から(10)まで（(5)のコを除く。）を満たすこと。

(3)　認知症地域包括診療加算1を算定する場合には，「地域包括診療加算について」の(11)を満たすこと。

(4)　当該保険医療機関で診療を行う疾病（認知症を含む2つ以上）と重複しない疾病を対象とする場合に限り，他医療機関でも地域包括診療加算又はB001-2-9地域包括診療料を算定可能である。また，他医療機関で当該診療加算又はB001-2-10認知症地域包括診療料は算定できない。

◇　薬剤適正使用連携加算について

　「注12」に規定する地域包括診療加算又は「注13」に規定する認知症地域包括診療加算を算定する患者であって，他の保険医療機関に入院又は介護老人保健施設に入所していたものについて，以下の全てを満たす場合に，退院日又は退所日の属する月の翌月までに1回算定する。なお，他の保険医療機関又は介護老人保健施設（以下「薬剤適正使用連携加算について」において「保険医療機関等」という。）との情報提供又は連携に際し，文書以外を用いた場合には，情報提供内容を診療録等に記載すること。

(1)　患者の同意を得て，入院又は入所までに，入院又は入所先の他の保険医療機関等に対し，処方内容，薬歴等について情報提供していること。処方内容には，当該保険医療機関以外の処方内容を含む。

(2)　入院又は入所先の他の保険医療機関等から処方内容について照会があった場合には，適切に対応すること。

(3)　退院又は退所後1か月以内に，(1)又は(2)を踏まえて調整した入院・入所中の処方内容について，入院・入所先の他の保険医療機関等から情報提供を受けていること。

(4)　以下のアで算出した内服薬の種類数が，イで算出した薬剤の種類数よりも少ないこと。いずれも，屯服は含めずに算出すること。

　ア　(3)で入院・入所先の他の保険医療機関等から情報提供された入院・入所中の処方内容のうち，内服薬の種類数

　イ　(1)で情報提供した処方内容のうち，内服薬の種類数

◇　外来感染対策向上加算，連携強化加算，サーベイランス強化加算及び抗菌薬適正使用体制加算について

　再診料における外来感染対策向上加算，連携強化加算，サーベイランス強化加算及び抗菌薬適正使用体制加算の取扱いは，初診料の場合と同様である。ただし，同一月にA000初診料の「注11」，医学管理等の部の「通則3」，在宅医療の部の「通則5」又はI012精神科訪問看護・指導料に規定する外来感染対策向上加算を算定した場合にあっては算定できない。

A
基本

再診料

月1回に限り**3点**を更に所定点数に加算する。

17　注15本文に該当する場合であって，感染防止対策に資する情報を提供する体制につき別に厚生労働大臣が定める施設基準に適合しているものとして地方厚生局長等に届け出た保険医療機関において再診を行った場合は，**サーベイランス強化加算**として，月1回に限り**1点**を更に所定点数に加算する。

18　注15本文に該当する場合であって，抗菌薬の使用状況につき別に厚生労働大臣が定める施設基準に適合しているものとして地方厚生局長等に届け出た保険医療機関において再診を行った場合は，**抗菌薬適正使用体制加算**として，月に1回に限り**5点**を更に所定点数に加算する。

19　別に厚生労働大臣が定める施設基準を満たす保険医療機関を受診した患者に対して十分な情報を取得した上で再診を行った場合は，**医療情報取得加算3**として，3月に1回に限り**2点**を所定点数に加算する。ただし，健康保険法第3条第13項に規定する電子資格確認により当該患者に係る診療情報を取得等した場合又は他の保険医療機関から当該患者に係る診療情報の提供を受けた場合にあっては，**医療情報取得加算4**として，3月に1回に限り**1点**を所定点数に加算する。

20　別に厚生労働大臣が定める施設基準に適合しているものとして地方厚生局長等に届け出た保険医療機関において，看護師等といる患者に対して情報通信機器を用いた診療を行った場合は，**看護師等遠隔診療補助加算**として，**50点**を所定点数に加算する。

A002　外来診療料　　　　　76点

注1　許可病床のうち一般病床に係るものの数が200以上である保険医療機関において再診を行った場合に算定する。ただし，別に厚生労働大臣が定める施設基準に適合しているものとして地方厚生局長等に届け出た保険医療機関において，**情報通信機器を用いた再診**を行った場合には，**75点**を算定する。

2　病院である保険医療機関（特定機能病院，地域医療支援病院及び外来機能報告対象病院等（医療法第30条の18の4第1項第2号の規定に基づき，同法第30条の18の2第1項第1号の厚生労働省令で定める外来医療を提供する基幹的な病院と

◇　医療情報取得加算について

(1)　「注19」に規定する医療情報取得加算は，オンライン資格確認を導入している保険医療機関において，再診時に患者の薬剤情報や特定健診情報等の診療情報を活用して質の高い診療を実施する体制を評価するものであり，別に厚生労働大臣が定める施設基準を満たす保険医療機関を受診した患者に対して十分な情報を取得した上で再診を行った場合に，医療情報取得加算3として，3月に1回に限り2点を所定点数に加算する。ただし，健康保険法第3条第13項に規定する電子資格確認により当該患者に係る診療情報を取得等した場合又は他の保険医療機関から当該患者に係る診療情報の提供を受けた場合にあっては，医療情報取得加算4として，3月に1回に限り1点を所定点数に加算する。

(2)　「医療情報取得加算の算定に当たっては，他院における処方を含めた薬剤情報や必要に応じて健診情報等を問診等により確認する。

◇　看護師等遠隔診療補助加算について

「注20」に規定する看護師等遠隔診療補助加算は，「へき地保健医療対策事業について」（平成13年5月16日医政発第529号）に規定されるへき地診療所の医師又はへき地医療拠点病院の医師が，看護師等といる患者に対して情報通信機器を用いた診療を実施した場合に，前回の対面診療を実施した日から起算して，3月以内に限り算定する。

◇　外来診療料について

(1)　外来診療料は，医療機関間の機能分担の明確化，請求の簡素化を目的として設定されたものであり，一般病床の病床数が200床以上の病院において算定する。

(2)　「注1」のただし書に規定する情報通信機器を用いた診療については，A000初診料の「初診料について」の(2)の取扱いと同様である。

(3)　「注2」又は「注3」に規定する保険医療機関において，病院と診療所の機能分担の推進を図る観点から，他の病院（一般病床の病床数が200床未満のものに限る。）又は診療所に対し文書による紹介を行う旨の申出を行ったにもかかわらず，当該病院を受診した患者については，「注1」の規定にかかわらず，「注2」又は「注3」の所定点数を算定する（緊急その他やむを得ない事情がある場合を除く。）。この場合において，患者に対し十分な情報提供を行い，患者の自由な選択と同意があった場合には，「注1」との差額に相当する療養部分について，選定療養としてその費用を患者から徴収することができる。

して都道府県が公表したものに限る。）に限る。）であって，初診の患者に占める他の病院又は診療所等からの文書による紹介があるものの割合等が低いものにおいて，別に**厚生労働大臣が定める患者**に対して再診を行った場合には，注1の規定にかかわらず，**56点**を算定する。

3　病院である保険医療機関（許可病床数が400床以上である病院（特定機能病院，地域医療支援病院及び外来機能報告対象病院等（医療法第30条の18の4第1項第2号の規定に基づき，同法第30条の18の2第1項第1号の厚生労働省令で定める外来医療を提供する基幹的な病院として都道府県が公表したものに限る。）を除く。）に限る。）であって，初診の患者に占める他の病院又は診療所等からの文書による紹介があるものの割合等が低いものにおいて，別に**厚生労働大臣が定める患者**に対して再診を行った場合には，注1の規定にかかわらず，**56点**を算定する。

4　医療用医薬品の取引価格の妥結率に関して別に厚生労働大臣が定める施設基準を満たす保険医療機関において再診を行った場合には，注1の規定にかかわらず，**特定妥結率外来診療料**として，**56点**を算定する。

5　同一保険医療機関において，同一日に他の傷病について，別の診療科を再診として受診した場合は，注1の規定にかかわらず，**2つ目の診療科に限り38点**（注2から注4までに規定する場合にあっては，**28点**）を算定する。この場合において，注6のただし書及び注7から注11までに規定する加算は算定しない。

6　第2章第3部検査及び第9部処置のうち次に掲げるものは，外来診療料に含まれるものとする。ただし，第2章第3部第1節第1款検体検査実施料の通則第3号に規定する加算は，外来診療料に係る加算として別に算定することができる。
　イ　尿検査
　　区分番号D000からD002-2までに掲げるもの
　ロ　糞便検査
　　区分番号D003（カルプロテクチン（糞便）を除く。）に掲げるもの
　ハ　血液形態・機能検査
　　区分番号D005（ヘモグロビンAlc（HbAlc），デオキシチミジンキナーゼ（TK）活性，ターミナルデオキシヌクレオチジルトランスフェラーゼ（TdT），骨髄像及び造血器腫瘍細胞

また，初診の患者に占める他の病院又は診療所等からの文書による紹介があるものの割合等が低い保険医療機関とは，A000初診料の「紹介状非持参患者の初診料について」の(1)と同様である。

(4)　特定機能病院，地域医療支援病院及び紹介受診重点医療機関のうち，前年度1年間の紹介割合の実績が50％未満又は逆紹介割合の実績が30‰未満の保険医療機関においては，紹介割合及び逆紹介割合を「別紙様式28」（951頁）により，毎年10月に地方厚生（支）局長へ報告する。また，報告を行った保険医療機関であって，報告年度の連続する6か月間で実績の基準を満たした保険医療機関については，翌年の4月1日までに地方厚生（支）局長へ報告する。

(5)　許可病床の数が400床以上の病院（特定機能病院，地域医療支援病院及び紹介受診重点医療機関を除く。）のうち，前年度1年間の紹介割合の実績が40％未満又は逆紹介割合の実績が20‰未満の保険医療機関の取扱いについては，(4)と同様である。

(6)　「注4」に規定する保険医療機関の取扱いについては，A000初診料の「特定妥結率初診料について」と同様である。

(7)　同一保険医療機関において，同一日に他の傷病について，患者の意思に基づき，別の診療科を再診として受診した場合は，現に診療継続中の診療科1つに限り，「注5」に掲げる所定点数を算定できる。この場合において，「注6」のただし書及び「注7」から「注11」までに規定する加算は，算定できない。

(8)　外来診療料の取扱いについては，A001再診料の場合と同様である。ただし，電話等による再診料及び外来管理加算は算定できない。

(9)　包括されている検査項目に係る検査の部の款及び注に規定する加算は，別に算定できない。ただし，検査の部の第1節第1款検体検査実施料の「通則3」に規定する加算は，検査の部において算定することができる。

(10)　外来診療料には，包括されている検査項目に係る判断料が含まれず，別に算定できる。なお，当該検査項目が属する区分（尿・糞便等検査判断料又は血液学的検査判断料の2区分）の判断料について，当該区分に属する検査項目のいずれをも行わなかった場合は，当該判断料は算定できない。

(11)　外来診療料には，包括されている処置項目に係る薬剤料及び特定保険医療材料料は含まれず，処置の部の薬剤料及び特定保険医療材料料の定めるところにより別に算定できる。また，熱傷に対する処置についても別に算定できる。

(12)　J001-7爪甲除去（麻酔を要しないもの），J001-8穿刺排膿後薬液注入，J060-2後部尿道洗浄（ウルツマン），J086-2義眼処置，J118-2矯正固定，J118-3変形機械矯正術，J119-2腰部又は胸部固定帯固定，J119-3低出力レーザー照射及びJ119-4肛門処置は外来診療料に含まれ別に算定できない。

(13)　医療情報取得加算
　ア　「注10」に規定する医療情報取得加算は，オンライン資格確認を導入している保険医療機関において，再診時に患者の薬剤情報や特定健診情報等の診療情報を活用して質の高い診療を実施する体制を評価するものであり，別に厚生労働大臣が定める施設基準を満たす保険医療機関を受診した患者に対して十分な情報を取得した上で再診を行った場合に，医療情報取得加算3として，3月に1回に限り2点を所定点数に加算する。ただし，健康保険法第3条第13項に規定する電子資格確認により当該患者に係る診療情報を取得等した場合又は他の保険医療機関から当該患者に係る診療情報の提供を受けた場合にあっては，医療情報取得加算4として，3月に1回に限り1点を所定点数に加算する。

抗原検査（一連につき）を除く。）に
掲げるもの
ニ　創傷処置
　　100平方センチメートル未満のもの
　　及び100平方センチメートル以上500平
　　方センチメートル未満のもの
ホ　削除
ヘ　皮膚科軟膏処置
　　100平方センチメートル以上500平方
　センチメートル未満のもの
ト　膀胱洗浄
チ　腟洗浄
リ　眼処置
ヌ　睫毛抜去
ル　耳処置
ヲ　耳管処置
ワ　鼻処置
カ　口腔，咽頭処置
ヨ　間接喉頭鏡下喉頭処置
タ　ネブライザ
レ　超音波ネブライザ
ソ　介達牽引
ツ　消炎鎮痛等処置

7　6歳未満の乳幼児に対して再診を行っ
　た場合は，**乳幼児加算**として，**38点**を所
　定点数に加算する。ただし，注8又は注
　9に規定する加算を算定する場合は算定
　しない。

8　保険医療機関が表示する診療時間以外
　の時間，休日又は深夜において再診を
　行った場合は，**時間外加算**，**休日加算**又
　は**深夜加算**として，それぞれ**65点**，**190
　点**又は**420点**（6歳未満の乳幼児の場合
　にあっては，それぞれ**135点**，**260点**又は
　590点）を所定点数に加算する。ただし，
　**区分番号A000に掲げる初診料の注7の
　ただし書に規定する保険医療機関**にあっ
　ては，同注のただし書に規定する時間に
　おいて再診を行った場合は，**180点**（6
　歳未満の乳幼児の場合においては，**250
　点**）を所定点数に加算する。

9　**小児科を標榜する保険医療機関**（区分
　番号A000に掲げる初診料の注7のただ
　し書に規定するものを除く。）にあって
　は，夜間であって別に厚生労働大臣が定
　める時間，休日又は深夜（当該保険医療
　機関が表示する診療時間内の時間に限
　る。）において6歳未満の乳幼児に対し
　て再診を行った場合は，注8の規定にか
　かわらず，それぞれ**135点**，**260点**又は
　590点を所定点数に加算する。

10　別に厚生労働大臣が定める施設基準を
　満たす保険医療機関を受診した患者に対

イ　医療情報取得加算の算定に当たっては，他院における処方を含め
　　た薬剤情報や必要に応じて健診情報等を問診等により確認する。
(14)　「注11」に規定する看護師等遠隔診療補助加算は，「へき地保健医
　療対策事業について」（平成13年5月16日医政発第529号）に規定され
　るへき地診療所の医師又はへき地医療拠点病院の医師が，看護師等と
　いる患者に対して情報通信機器を用いた診療を実施した場合に，前回
　の対面診療を実施した日から起算して，3月以内に限り算定する。

して十分な情報を取得した上で再診を行った場合は，**医療情報取得加算 3 として**，3月に1回に限り**2点**を所定点数に加算する。ただし，健康保険法第3条第13項に規定する電子資格確認により当該患者に係る診療情報を取得等した場合又は他の保険医療機関から当該患者に係る診療情報の提供を受けた場合にあっては，**医療情報取得加算 4 として**，3月に1回に限り**1点**を所定点数に加算する。

11　別に厚生労働大臣が定める施設基準に適合しているものとして地方厚生局長等に届け出た保険医療機関において，看護師等といる患者に対して情報通信機器を用いた診療を行った場合は，**看護師等遠隔診療補助加算**として，**50点**を所定点数に加算する。

A003　削除

A

基本

入院料等

第2部　入院料等

通　則

1　健康保険法第63条第1項第5号及び高齢者医療確保法第64条第1項第5号による入院及び看護の費用は，第1節から第5節までの各区分の所定点数により算定する。この場合において，特に規定する場合を除き，通常必要とされる療養環境の提供，看護及び医学的管理に要する費用は，第1節，第3節又は第4節の各区分の所定点数に含まれるものとする。

◇　算定回数の単位について
　算定回数が「週」単位又は「月」単位とされているものについては，特に定めのない限り，それぞれ日曜日から土曜日までの1週間又は月の初日から月の末日までの1か月を単位として算定する。

◇　療養環境の提供，看護及び医学的管理に要する費用について

(1)　入院基本料，特定入院料及び短期滞在手術等基本料は，基本的な入院医療の体制を評価するものであり，療養環境（寝具等を含む。）の提供，看護師等の確保及び医学的管理の確保等については，医療法の定めるところによる他，「病院，診療所等の業務委託について」（平成5年2月15日指第14号）等に従い，適切に実施するものとし，これに要する費用は，特に規定する場合を除き，入院基本料，特定入院料及び短期滞在手術等基本料に含まれる。

(2)　上記に規定する他，寝具等について次の基準のいずれかに該当しない場合には，入院基本料，特定入院料，短期滞在手術等基本料は算定できない。

　ア　患者の状態に応じて寝具類が随時利用できるよう用意されている。なお，具備されるべき寝具は，敷布団（マットレスパッドを含む。），掛布団（毛布，タオルケット，綿毛布を含む。），シーツ類，枕，枕覆等である。

　イ　寝具類が常時清潔な状態で確保されている。シーツ類は，週1回以上の交換がなされている。

　ウ　消毒は必要の都度行われている。

◇　退院時処方に係る薬剤料の取扱い

　投薬に係る費用が包括されている入院基本料（療養病棟入院基本料等）又は特定入院料（特殊疾患病棟入院料等）を算定している患者に対して，退院時に退院後に在宅において使用するための薬剤（在宅医療に係る薬剤を除く。）を投与した場合は，当該薬剤に係る費用（薬剤料に限る。）は，算定できる。

◇　入院期間の確認について（入院料の支払要件）

(1)　保険医療機関の確認等

　ア　保険医療機関は，患者の入院に際し，患者又はその家族等に対して当該患者の過去3か月以内の入院の有無を確認する。過去3か月以内に入院がある場合は，入院の理由を確認する。同一傷病による入院である場合には前保険医療機関における入院期間，算定入院基本料等及び入院に係る傷病名を当該患者の前保険医療機関又は保険者に照会し，当該保険医療機関の入院初日に追加される選定療養に係る入院期間及び当該患者の入院が選定療養に該当するか否かを確認する。

　イ　保険医療機関は，当該患者の退院に際しては，他保険医療機関からの当該患者の入院履歴に係る問い合わせに対し速やかに対応できるよう必要な体制を整えておく。円滑な運用のために「別紙様式1」（919頁）又はこれに準ずる様式による文書を退院証明書として患者に渡すことが望ましい。

　ウ　ア，イに定める確認等を怠っている場合は，入院料は算定できない。

(2)　入院患者の申告等

　患者は，入院に際しては，保険医療機関からの求めに応じ，自己の入院履歴を申告する。なお，虚偽の申告等を行った場合は，それによ

り発生する損失について，後日費用徴収が行われる可能性がある。

◇　１日入院について

　眼科，耳鼻科等において手術を行い，同一の日に入院及び退院した場合，医師が入院の必要を認めて病室に入院させて入院医療が行われた場合にあっては，入院基本料又は特定入院料を算定できるが，単なる覚醒，休養等の目的で入院させた場合は，入院基本料又は特定入院料は算定しない。なお，短期滞在手術等基本料については，第４節に規定するところによる。

◇　救急患者が処置室，手術室等で死亡した場合

　救急患者として受け入れた患者が，処置室，手術室等において死亡した場合は，当該保険医療機関が救急医療を担う施設として確保することとされている専用病床（Ａ205救急医療管理加算又はＡ300救命救急入院料を算定する病床に限る。）に入院したものとみなす。

◇　公認心理師とみなされる者

　平成31年４月１日から当分の間，以下のいずれかの要件に該当する者は，公認心理師とみなす。

　ア　平成31年３月31日時点で，臨床心理技術者として保険医療機関に従事していた者

　イ　公認心理師に係る国家試験の受験資格を有する者

◇　入院中の患者の他医療機関への受診について

(1)　入院中の患者が，当該入院の原因となった傷病以外の傷病に罹患し，入院している保険医療機関（以下本項において「入院医療機関」という。）以外での診療の必要が生じた場合は，他の保険医療機関（以下本項において「他医療機関」という。）へ転医又は対診を求めることを原則とする。

(2)　入院中の患者（ＤＰＣ算定病棟に入院している患者を除く。）に対し他医療機関での診療が必要となり，当該入院中の患者が他医療機関を受診した場合（当該入院医療機関にて診療を行うことができない専門的な診療が必要となった場合等のやむを得ない場合に限る。）は，他医療機関において当該診療に係る費用を算定することができる。ただし，短期滞在手術等基本料３，医学管理等（診療情報提供料を除く。），在宅医療，投薬，注射（当該専門的な診療に特有な薬剤を用いた受診日の投薬又は注射に係る費用を除き，処方料，処方箋料及び外来化学療法加算を含む。）及びリハビリテーション（言語聴覚療法に係る疾患別リハビリテーション料を除く。）に係る費用は算定できない。

(3)　(2)のただし書にかかわらず，出来高入院料を算定する病床に入院している患者の場合には，他医療機関における診療に要する費用のうち，当該専門的な診療に特有な薬剤を用いた投薬に係る費用は算定できる。

(4)　本通則において，出来高入院料とは，特定入院料，一般病棟入院基本料（「注11」の規定により療養病棟入院料１の例により算定する場合に限る。），特定機能病院入院基本料（「注９」の規定により療養病棟入院料１の例により算定する場合に限る。），専門病院入院基本料（「注８」の規定により療養病棟入院料１の例により算定する場合に限る。），療養病棟入院基本料，障害者施設等入院基本料（「注６」，「注13」及び「注14」の例により算定する場合に限る。），有床診療所療養病床入院基本料及び特定入院基本料（以下本通則において「特定入院料等」という。）を除く入院基本料をいう。

(5)　入院中の患者が他医療機関を受診する場合には，入院医療機関は，当該他医療機関に対し，当該診療に必要な診療情報（当該入院医療機関での算定入院料及び必要な診療科を含む。）を文書により提供する（これらに要する費用は患者の入院している保険医療機関が負担する。）とともに，診療録にその写しを添付する。

(6)　(2)の規定により入院中の患者が他医療機関を受診する日の入院医療
機関における診療報酬の算定については，以下のとおりとする。この
場合において，1点未満の端数があるときは，小数点以下第一位を四
捨五入して計算する。

ア　入院医療機関において，当該患者が出来高入院料を算定している
場合は，出来高入院料は当該出来高入院料の基本点数の10％を控除
した点数により算定する。ただし，他医療機関において，E 101シ
ングルホトンエミッションコンピューター断層撮影，E 101-2ポジ
トロン断層撮影，E 101-3ポジトロン断層・コンピューター断層複
合撮影，E 101-4ポジトロン断層・磁気共鳴コンピューター断層複
合撮影，E 101-5乳房用ポジトロン断層撮影，M001体外照射の「3」
の強度変調放射線治療（IMRT），M001-2ガンマナイフによる定
位放射線治療，M001-3直線加速器による放射線治療の「1」の定
位放射線治療の場合又はM001-4粒子線治療に係る費用を算定する
場合は，出来高入院料は当該出来高入院料の基本点数の5％を控除
した点数により算定する。

イ　入院医療機関において，当該患者が特定入院料等を算定している
場合であって，当該他医療機関において特定入院料等に含まれる診
療に係る費用（特掲診療料に限る。）を算定する場合は，特定入院
料等は，当該特定入院料等の基本点数の40％を控除した点数（他医
療機関において，E 101シングルホトンエミッションコンピューター
断層撮影，E 101-2ポジトロン断層撮影，E 101-3ポジトロン断層・
コンピューター断層複合撮影，E 101-4ポジトロン断層・磁気共鳴
コンピューター断層複合撮影，E 101-5乳房用ポジトロン断層撮影，
M001体外照射の「3」の強度変調放射線治療（IMRT），M
001-2ガンマナイフによる定位放射線治療，M001-3直線加速器によ
る放射線治療の「1」の定位放射線治療の場合又はM001-4粒子線
治療に係る費用を算定する場合は，特定入院料等は当該特定入院料
等の基本点数の35％を控除した点数）により算定する。ただし，有
床診療所療養病床入院基本料，精神療養病棟入院料，認知症治療病
棟入院料又は地域移行機能強化病棟入院料を算定している場合は，
当該特定入院料等の基本点数の20％を控除した点数（他医療機関に
おいて，E 101シングルホトンエミッションコンピューター断層撮
影，E 101-2ポジトロン断層撮影，E 101-3ポジトロン断層・コン
ピューター断層複合撮影，E 101-4ポジトロン断層・磁気共鳴コン
ピューター断層複合撮影，E 101-5乳房用ポジトロン断層撮影，M
001体外照射の「3」の強度変調放射線治療（IMRT），M001-2
ガンマナイフによる定位放射線治療，M001-3直線加速器による放
射線治療の「1」の定位放射線治療の場合又はM001-4粒子線治療
に係る費用を算定する場合は，特定入院料等は当該特定入院料等の
基本点数の15％を控除した点数）により算定する。

ウ　入院医療機関において，当該患者が特定入院料等を算定している
場合であって，当該他医療機関において特定入院料等に含まれる診
療に係る費用（特掲診療料に限る。）を算定しない場合は，特定入
院料等は，当該特定入院料等の基本点数の10％を控除した点数によ
り算定する。ただし，他医療機関において，E 101シングルホトン
エミッションコンピューター断層撮影，E 101-2ポジトロン断層撮
影，E 101-3ポジトロン断層・コンピューター断層複合撮影，E
101-4ポジトロン断層・磁気共鳴コンピューター断層複合撮影，E
101-5乳房用ポジトロン断層撮影，M001体外照射の「3」の強度変
調放射線治療（IMRT），M001-2ガンマナイフによる定位放射線
治療，M001-3直線加速器による放射線治療の「1」の定位放射線
治療の場合又はM001-4粒子線治療に係る費用を算定する場合は，

　　　特定入院料等は当該特定入院料等の基本点数の５％を控除した点数
　　　により算定する。
　　エ　他医療機関において当該診療に係る費用を一切算定しない場合に
　　　は，他医療機関において実施された診療に係る費用は，入院医療機
　　　関において算定し，入院基本料等の基本点数は控除せずに算定する。
　　　この場合において，入院医療機関で算定している入院料等に包括さ
　　　れている診療に係る費用は，算定できない。なお，この場合の医療
　　　機関間での診療報酬の分配は，相互の合議に委ねる。
(7)　他医療機関において診療を行った場合には，入院医療機関から提供
　　される当該患者に係る診療情報に係る文書を診療録に添付するととも
　　に，診療報酬明細書の摘要欄に「入院医療機関名」，「当該患者の算定
　　する入院料」，「受診した理由」，「診療科」及び「㊙（受診日数：○日）」
　　を記載する。
(8)　入院医療機関においては，診療報酬明細書の摘要欄に，「他医療機
　　関を受診した理由」，「診療科」及び「㊙（受診日数：○日）」を記載
　　する。ただし，(6)のウの特定入院料等を10％減算する場合（ただし書
　　に該当し５％減算する場合を含む。）には，他医療機関のレセプトの
　　写しを添付する。
(9)　入院中の患者（ＤＰＣ算定病棟に入院している患者であって「診療
　　報酬の算定方法」により入院料を算定する患者に限る。）に対し他医
　　療機関での診療が必要となり，当該入院中の患者が他医療機関を受診
　　した場合（当該入院医療機関にて診療を行うことができない専門的な
　　診療が必要となった場合等のやむを得ない場合に限る。）の他医療機
　　関において実施された診療に係る費用は，入院医療機関の保険医が実
　　施した診療の費用と同様の取扱いとし，入院医療機関において算定す
　　る。なお，この場合の医療機関間での診療報酬の分配は，相互の合議
　　に委ねる。
◇　外泊期間中の入院料等について
(1)　入院患者の外泊期間中の入院料等については，入院基本料（療養病
　　棟入院基本料を算定する療養病棟にあっては,外泊前日の入院基本料）
　　の基本点数の15％又は特定入院料の15％を算定するが，精神及び行動
　　の障害の患者について治療のために外泊を行わせる場合は更に15％を
　　算定できる。ただし，入院基本料の基本点数又は特定入院料の30％を
　　算定することができる期間は，連続して３日以内に限り，かつ月（同
　　一暦月）６日以内に限る。
　　　外泊中の入院料等を算定する場合においては，その点数に１点未満
　　の端数があるときは，小数点以下第一位を四捨五入して計算する。
　　　なお，当該外泊期間は，下記の「入院期間の計算について」の入院
　　期間に算入する。
(2)　入院中の患者が在宅医療に備えて一時的に外泊するに際して，当該
　　在宅医療に関する指導管理が行われた場合は，(1)に規定する点数に加
　　えて，Ｃ100退院前在宅療養指導管理料を，外泊初日に１回に限り算
　　定できる。
◇　退院が特定の時間帯に集中している場合の入院基本料の算定につい
　　て
(1)　以下のいずれも満たす病棟を有する医療機関を対象とする。
　　ア　一般病棟入院基本料,特定機能病院入院基本料(一般病棟に限る。)
　　　又は専門病院入院基本料を算定している病棟を有する保険医療機関
　　　である。
　　イ　当該病棟の退院全体のうち，正午までに退院するものの割合が９
　　　割以上の保険医療機関である。
(2)　減算の対象となる入院基本料は，一般病棟入院基本料（特別入院基
　　本料等を含む。），特定機能病院入院基本料（一般病棟に限る。）及び

A

基本

入院料等

専門病院入院基本料のうち，当該病棟に30日を超えて入院している者の退院日の入院基本料であって，以下のいずれも満たすものとする。
ア　退院日に1,000点以上の処置又は手術を算定していないもの
イ　A246入退院支援加算を算定していないもの
(3)　(1)のイに係る計算式は退院日に一般病棟入院基本料（特別入院基本料等を含む。），特定機能病院入院基本料（一般病棟に限る。）又は専門病院入院基本料を算定している患者を対象として，以下のいずれかの方法による。
ア　電子カルテ等で退院時間が明らかな場合については，以下により算定する。
　1月当たりの当該病棟の退院患者のうち，正午以前に退院した患者数／1月当たりの退院患者数
イ　退院時間が明らかでない場合は，毎月16日を含む1週間（例えば16日が火曜日の場合は14日（日）から20日（土）までの7日間）に当該病棟を退院した患者を対象とし，該当する退院患者の退院日，退院日前日の食事回数をもとに以下により算定する。
　（退院日前日に退院患者に提供した夕食数−退院日に退院患者に提供した昼食数）／退院日前日に退院患者に提供した夕食数
ウ　ア又はイのいずれかの方法により，直近6か月の月ごとの割合を算定し，当該6か月のいずれも9割以上の場合，翌月から(2)に該当する入院基本料は，所定点数の100分の92に相当する点数により算定する。
◇　入院日及び退院日が特定の日に集中している場合の入院基本料の算定について
(1)　以下のいずれも満たす保険医療機関を対象とする。
ア　一般病棟入院基本料，特定機能病院入院基本料（一般病棟に限る。）又は専門病院入院基本料を算定している病棟を有する保険医療機関
イ　アに掲げる病棟の入院全体のうち金曜日に入院したものの割合と，退院全体のうち月曜日に退院したものの割合の合計が40%以上の保険医療機関
(2)　減算の対象となる入院基本料は，金曜日に入院した患者の入院基本料（一般病棟入院基本料（特別入院基本料等を含む。），特定機能病院入院基本料（一般病棟に限る。）及び専門病院入院基本料をいう。以下この項において同じ。）又は月曜日に退院した患者の入院基本料とするが，金曜日に入院した患者については，入院日直後の土曜日及び日曜日の入院基本料であって，当該日に1,000点以上の処置又は手術を伴わないものであり，月曜日に退院した患者については，退院日直前の土曜日及び日曜日の入院基本料であって，当該日に1,000点以上の処置又は手術を伴わないものとする。金曜日に入院し，月曜日に退院した患者については，要件を満たす入院日直後の土曜日及び日曜日，退院日直前の土曜日及び日曜日のいずれも減算の対象となる。なお，金曜日に入院し，その直後の月曜日に退院した患者については，要件を満たす土曜日及び日曜日の入院基本料は所定点数の100分の92に相当する点数により算定することとする。
(3)　(1)のイに係る計算式において，入院患者は入院日に入院基本料を算定している患者，退院患者は退院日に入院基本料を算定している患者を対象として，以下の方法による。
　（1月当たりの金曜日入院患者数／1月当たりの全入院患者数）×100＋（1月当たりの月曜日退院患者数／1月当たりの全退院患者数）×100
　直近6か月の月ごとの割合を算定し，当該6か月のいずれも4割以上の場合，翌月より(2)に該当する入院基本料を減算する。

2　同一の保険医療機関において，同一の患者　　◇　病棟移動時の入院料について

につき，第1節の各区分に掲げる入院基本料（特別入院基本料，月平均夜勤時間超過減算，夜勤時間特別入院基本料及び重症患者割合特別入院基本料（以下「特別入院基本料等」という。）を含む。），第3節の各区分に掲げる特定入院料及び第4節の各区分に掲げる短期滞在手術等基本料を同一の日に算定することはできない。

3　別に厚生労働大臣が定める患者の場合には，特別入院基本料等，区分番号A108に掲げる有床診療所入院基本料又は区分番号A109に掲げる有床診療所療養病床入院基本料を算定する場合を除き，入院日から起算して5日までの間は，区分番号A400の2に掲げる短期滞在手術等基本料3を算定し，6日目以降は第1節の各区分に掲げる入院基本料（特別入院基本料等を含む。）又は第3節の各区分に掲げる特定入院料のいずれかを算定する。

同一保険医療機関内の病棟（病室及び治療室を含む。）から病棟（病室及び治療室を含む。）に移動した日の入院料の算定については，移動先の病棟（病室及び治療室を含む。）の入院料（入院基本料又は特定入院料）を算定する。

◆　入院基本料又は特定入院料を算定せず，短期滞在手術等基本料3を算定する患者

次に掲げる手術，検査又は放射線治療を実施する患者であって，入院した日から起算して5日までの期間のもの。

D237終夜睡眠ポリグラフィーの「3」1及び2以外の場合の「イ」安全精度管理下で行うもの

D237終夜睡眠ポリグラフィーの「3」1及び2以外の場合の「ロ」その他のもの

D237-2反復睡眠潜時試験（MSLT）

D287内分泌負荷試験の「1」下垂体前葉負荷試験の「イ」成長ホルモン（GH）（一連として）

D291-2小児食物アレルギー負荷検査

D413前立腺針生検法の「2」その他のもの

K007-2経皮的放射線治療用金属マーカー留置術

K030四肢・躯幹軟部腫瘍摘出術の「2」手，足（手に限る。）

K046骨折観血的手術の「2」前腕，下腿，手舟状骨（手舟状骨に限る。）

K048骨内異物（挿入物を含む。）除去術の「3」前腕，下腿（前腕に限る。）

K048骨内異物（挿入物を含む。）除去術の「4」鎖骨，膝蓋骨，手，足，指（手，足）その他（鎖骨に限る。）

K048骨内異物（挿入物を含む。）除去術の「4」鎖骨，膝蓋骨，手，足，指（手，足）その他（手に限る。）

K070ガングリオン摘出術の「1」手，足，指（手，足）（手に限る。）

K093-2関節鏡下手根管開放手術

K196-2胸腔鏡下交感神経節切除術（両側）

K202涙管チューブ挿入術の「1」涙道内視鏡を用いるもの

K217眼瞼内反症手術の「2」皮膚切開法

K219眼瞼下垂症手術の「1」眼瞼挙筋前転法

K219眼瞼下垂症手術の「3」その他のもの

K224翼状片手術（弁の移植を要するもの）

K242斜視手術の「2」後転法

K242斜視手術の「3」前転法及び後転法の併施

K254治療的角膜切除術の「1」エキシマレーザーによるもの（角膜ジストロフィー又は帯状角膜変性に係るものに限る。）

K268緑内障手術の「6」水晶体再建術併用眼内ドレーン挿入術

K282水晶体再建術の「1」眼内レンズを挿入する場合の「ロ」その他のもの

K282水晶体再建術の「2」眼内レンズを挿入しない場合

K318鼓膜形成手術

K333鼻骨骨折整復固定術

K389喉頭・声帯ポリープ切除術の「2」直達喉頭鏡又はファイバースコープによるもの

K474乳腺腫瘍摘出術の「1」長径5センチメートル未満

K474乳腺腫瘍摘出術の「2」長径5センチメートル以上

K616-4経皮的シャント拡張術・血栓除去術の「1」初回

A
基本
入院料等

　　K616-4経皮的シャント拡張術・血栓除去術の「2」1の実施後3月以内に実施する場合
　　K617下肢静脈瘤手術の「1」抜去切除術
　　K617下肢静脈瘤手術の「2」硬化療法（一連として）
　　K617下肢静脈瘤手術の「3」高位結紮術
　　K617-2大伏在静脈抜去術
　　K617-4下肢静脈瘤血管内焼灼術
　　K617-6下肢静脈瘤血管内塞栓術
　　K633ヘルニア手術の「5」鼠径ヘルニア
　　K634腹腔鏡下鼠径ヘルニア手術（両側）
　　K721内視鏡的大腸ポリープ・粘膜切除術の「1」長径2センチメートル未満
　　K721内視鏡的大腸ポリープ・粘膜切除術の「2」長径2センチメートル以上
　　K743痔核手術（脱肛を含む。）の「2」硬化療法（四段階注射法によるもの）
　　K747肛門良性腫瘍，肛門ポリープ，肛門尖圭コンジローム切除術（肛門ポリープ切除術に限る。）
　　K747肛門良性腫瘍，肛門ポリープ，肛門尖圭コンジローム切除術（肛門尖圭コンジローム切除術に限る。）
　　K768体外衝撃波腎・尿管結石破砕術（一連につき）
　　K823-6尿失禁手術（ボツリヌス毒素によるもの）
　　K834-3顕微鏡下精索静脈瘤手術
　　K867子宮頸部（腟部）切除術
　　K872-3子宮鏡下有茎粘膜下筋腫切出術，子宮内膜ポリープ切除術の「1」電解質溶液利用のもの
　　K872-3子宮鏡下有茎粘膜下筋腫切出術，子宮内膜ポリープ切除術の「3」その他のもの
　　K873子宮鏡下子宮筋腫摘出術の「1」電解質溶液利用のもの
　　K873子宮鏡下子宮筋腫摘出術の「2」その他のもの
　　K890-3腹腔鏡下卵管形成術
　　M001-2ガンマナイフによる定位放射線治療

4　歯科診療及び歯科診療以外の診療を併せて行う保険医療機関にあっては，当該患者の主傷病に係る入院基本料（特別入院基本料等を含む。），特定入院料又は短期滞在手術等基本料を算定する。

5　第1節から第4節までに規定する期間の計算は，特に規定する場合を除き，保険医療機関に入院した日から起算して計算する。ただし，保険医療機関を退院した後，同一の疾病又は負傷により，当該保険医療機関又は当該保険医療機関と特別の関係にある保険医療機関に入院した場合には，急性増悪その他やむを得ない場合を除き，最初の保険医療機関に入院した日から起算して計算する。

◇　入院期間の計算について

(1)　入院の日とは，入院患者の保険種別変更等の如何を問わず，当該保険医療機関に入院した日をいい，保険医療機関ごとに起算する。

　　また，A傷病により入院中の患者がB傷病に罹り，B傷病についても入院の必要がある場合（例えば，結核で入院中の患者が虫垂炎で手術を受けた場合等）又はA傷病が退院できる程度に軽快した際に他の傷病に罹り入院の必要が生じた場合においても，入院期間はA傷病で入院した日を起算日とする。

(2)　(1)にかかわらず，保険医療機関を退院後，同一傷病により当該保険医療機関又は当該保険医療機関と特別の関係にある保険医療機関に入院した場合の入院期間は，当該保険医療機関の初回入院日を起算日として計算する。

　　ただし，次のいずれかに該当する場合は，新たな入院日を起算日とする。

ア　1傷病により入院した患者が退院後，一旦治癒し若しくは治癒に近い状態までになり，その後再発して当該保険医療機関又は当該保

険医療機関と特別の関係にある保険医療機関に入院した場合

イ　退院の日から起算して3月以上（悪性腫瘍，「難病の患者に対する医療等に関する法律」（平成26年法律第50号）第5条第1項に規定する指定難病（同法第7条第4項に規定する医療受給者証を交付されている患者（同条第1項各号に規定する特定医療費の支給認定に係る基準を満たすものとして診断を受けたものを含む。）に係るものに限る。）又は「特定疾患治療研究事業について」（昭和48年4月17日衛発第242号）に掲げる疾患（当該疾患に罹患しているものとして都道府県知事から受給者証の交付を受けているものに限る。ただし，スモンについては過去に公的な認定を受けたことが確認できる場合等を含む。）に罹患している患者については1月以上）の期間，同一傷病について，いずれの保険医療機関に入院又は介護老人保健施設に入所（短期入所療養介護費を算定すべき入所を除く。）することなく経過した後に，当該保険医療機関又は当該保険医療機関と特別の関係にある保険医療機関に入院した場合

(3)　「特別の関係」とは，次に掲げる関係をいう。

ア　当該保険医療機関等と他の保険医療機関等の関係が以下のいずれかに該当する場合に，当該保険医療機関等と当該他の保険医療機関等は特別の関係にあると認められる。

a　当該保険医療機関等の開設者が，当該他の保険医療機関等の開設者と同一の場合

b　当該保険医療機関等の代表者が，当該他の保険医療機関等の代表者と同一の場合

c　当該保険医療機関等の代表者が，当該他の保険医療機関等の代表者の親族等の場合

d　当該保険医療機関等の理事・監事・評議員その他の役員等のうち，当該他の保険医療機関等の役員等の親族等の占める割合が10分の3を超える場合

e　aからdまでに掲げる場合に準ずる場合（人事，資金等の関係を通じて，当該保険医療機関等が，当該他の保険医療機関等の経営方針に対して重要な影響を与えることができると認められる場合に限る。）

イ　「保険医療機関等」とは，保険医療機関である病院若しくは診療所，介護老人保健施設又は指定訪問看護事業者をいう。

ウ　「親族等」とは，親族関係を有する者及び以下に掲げる者をいう。

a　事実上婚姻関係と同様の事情にある者

b　使用人及び使用人以外の者で当該役員等から受ける金銭その他の財産によって生計を維持しているもの

c　a又はbに掲げる者の親族でこれらの者と生計を一にしているもの

(4)　入院初日又は入院した日とは，特に規定する場合を除き，第2部入院料等の「通則5」に規定する起算日のことをいい，入院期間が通算される再入院の初日は算定できない。

6　別に厚生労働大臣が定める入院患者数の基準又は医師等の員数の基準に該当する保険医療機関の入院基本料については，別に厚生労働大臣が定めるところにより算定する。

◇　定数超過入院に該当する保険医療機関，医療法に定める人員標準を著しく下回る保険医療機関の取扱いについては，「厚生労働大臣の定める入院患者数の基準及び医師等の員数の基準並びに入院基本料の算定方法」（平成18年厚生労働省告示第104号）に基づくものとし，その具体的な取扱いについては別途通知する。

◆　定数超過入院に該当する保険医療機関，医療法に定める人員標準を著しく下回る保険医療機関の取扱い

(1)　厚生労働大臣の定める入院患者数の基準及び医師等の員数の基準並びに入院基本料の算定方法

一　厚生労働大臣の定める入院患者数の基準

別表第一の左欄に掲げる基準とする。

一の二　厚生労働大臣の定める入院患者数の基準に該当する場合における入院基本料の算定方法

　　厚生労働大臣の定める入院患者数の基準に該当する場合における入院基本料については，別表第一の右欄に掲げる基準により算定した額とする。

二　厚生労働大臣の定める医師又は歯科医師の員数の基準

　　別表第二の左欄に掲げる基準とする。

二の二　厚生労働大臣の定める医師又は歯科医師の員数の基準に該当する場合における入院基本料の算定方法

　　厚生労働大臣の定める医師又は歯科医師の員数の基準に該当する場合における入院基本料については，それぞれ該当する別表第二の右欄に掲げる基準により算定した額とする。

別表第一

厚生労働大臣の定める入院患者数の基準	厚生労働大臣の定める入院基本料の基準
一　保険医療機関の月平均の入院患者数が，医療法（昭和23年法律第205号）第1条の5第1項に規定する病院（以下「病院」という。）にあっては，同法の規定に基づき許可を受け，若しくは届出をし，又は承認を受けた病床数に100分の105を乗じて得た数以上 二　保険医療機関の月平均の入院患者数が，医療法第1条の5第2項に規定する患者を入院させるための施設を有する診療所にあっては，同法の規定に基づき許可を受け，若しくは届出をし，又は通知をした病床数に3を加えて得た数以上	診療報酬の算定方法（以下「算定告示」という。）別表第一（以下「医科点数表」という。）又は別表第二（以下「歯科点数表」という。）の所定点数に100分の80（療養病棟入院基本料，有床診療所療養病床入院基本料及び特定入院基本料については，100分の90）を乗じて得た点数を用いて，算定告示の算定方法の例により算定した額

別表第二

厚生労働大臣の定める医師又は歯科医師の員数の基準	厚生労働大臣の定める入院基本料の基準
病院である保険医療機関の医師又は歯科医師の員数が医療法第21条第1項第一号又は第22条の2第一号の規定により有しなければならない厚生労働省令に定める医師又は歯科医師の員数に100分の50を乗じて得た数を超え100分の70を乗じて得た数以下	医科点数表又は歯科点数表の所定点数に100分の90（別表第三に定める地域に所在する保険医療機関（医師又は歯科医師の確保に関する計画を都道府県知事に届け出たものに限る。）については，100分の98）を乗じて得た点数を用いて，算定告示の例により算定した額
病院である保険医療機関の医師又は歯科医師の員数が医療法第21条第1項第一号又は第22条の2第一号の規定により有しなければならない厚生労働省令に	医科点数表又は歯科点数表の所定点数に100分の85（別表第三に定める地域に所在する保険医療機関（医師又は歯科医師の確保に関する計画を都道府県知

定める医師又は歯科医師の員数に100分の50を乗じて得た数以下	事に届け出たものに限る。）については，100分の97）を乗じて得た点数を用いて，算定告示の例により算定した額

別表第三

別表第二に規定する地域は，人口５万人未満の市町村であって次に掲げる地域をその区域内に有する市町村の区域とする。

一　離島振興法（昭和28年法律第72号）第２条第１項の規定により離島振興対策実施地域として指定された離島の地域

二　奄美群島振興開発特別措置法（昭和29年法律第189号）第１条に規定する奄美群島の地域

三　辺地に係る公共的施設の総合整備のための財政上の特例措置等に関する法律（昭和37年法律第88号）第２条第１項に規定する辺地

四　山村振興法（昭和40年法律第64号）第７条第１項の規定により振興山村として指定された山村

五　小笠原諸島振興開発特別措置法（昭和44年法律第79号）第４条第１項に規定する小笠原諸島の地域

六　過疎地域の持続的発展の支援に関する特別措置法（令和３年法律第19号）第２条第１項に規定する過疎地域

七　沖縄振興特別措置法（平成14年法律第14号）第３条第三号に規定する離島

(2)　(1)の一及び一の二の規定に基づく定数超過入院に該当する保険医療機関における入院基本料の算定方法

	入院患者数	入院基本料の額
病院の場合	許可病床数に105/100を乗じて得た数以上	80/100相当の点数（療養病棟入院基本料及び特定入院基本料については90/100相当の点数）
有床診療所の場合	許可病床数に３を加えて得た数以上	80/100相当の点数（有床診療所療養病床入院基本料については90/100相当の点数）

(3)　(1)の二及び二の二の規定に基づく医療法に定める人員標準を著しく下回る保険医療機関における入院基本料の算定方法

	入院基本料の額	
	医師又は歯科医師の員数が70/100以下の場合	医師又は歯科医師の員数が50/100以下の場合
離島等所在保険医療機関以外の場合	90/100相当の点数	85/100相当の点数
離島等所在保険医療機関の場合	98/100相当の点数	97/100相当の点数

7　入院診療計画，院内感染防止対策，医療安全管理体制，褥瘡対策，栄養管理体制，意思決定支援及び身体的拘束最小化について，別に厚生労働大臣が定める基準を満たす場合に限り，第１節（特別入院基本料等を含む。），第３節及び第４節（短期滞在手術等基本料１を除く。）の各区分に掲げるそれぞれの入院基本料，特定入院料又は短期滞在手術等基本

◇　入院診療計画，院内感染防止対策，医療安全管理体制，褥瘡対策，栄養管理体制，意思決定支援及び身体的拘束最小化について

別に厚生労働大臣が定める基準に適合している場合に限り入院基本料（特別入院基本料，月平均夜勤時間超過減算，夜勤時間特別入院基本料及び重症患者割合特別入院基本料（以下「特別入院基本料等」という。）及び特定入院基本料を含む。），特定入院料又は短期滞在手術等基本料３の算定を行うものであり，基準に適合していることを示す資料等を整備しておく必要がある。

A

基本

入院料等

料の所定点数を算定する。

8　7に規定する別に厚生労働大臣が定める基準のうち，**栄養管理体制に関する基準を満たすことができない保険医療機関**（診療所を除き，別に厚生労働大臣が定める基準を満たすものに限る。）については，第1節（特別入院基本料等を除く。），第3節及び第4節（短期滞在手術等基本料1を除く。）の各区分に掲げるそれぞれの入院基本料，特定入院料又は短期滞在手術等基本料の所定点数から1日につき**40点**を減算する。

9　7に規定する別に厚生労働大臣が定める基準のうち，身体的拘束最小化に関する基準を満たすことができない保険医療機関については，第1節（特別入院基本料等を除く。），第3節及び第4節（短期滞在手術等基本料1を除く。）の各区分に掲げるそれぞれの入院基本料，特定入院料又は短期滞在手術等基本料の所定点数から1日につき**40点**を減算する。

◆　入院診療計画，院内感染防止対策，医療安全管理体制，褥瘡対策，栄養管理体制，意思決定支援及び身体的拘束最小化の基準並びに栄養管理体制未整備減算の基準

一　入院診療計画の基準

(1)　医師，看護師等の共同により策定された入院診療計画であること。

(2)　病名，症状，推定される入院期間，予定される検査及び手術の内容並びにその日程，その他入院に関し必要な事項が記載された総合的な入院診療計画であること。

(3)　患者が入院した日から起算して7日以内に，当該患者に対し，当該入院診療計画が文書により交付され，説明がなされるものであること。

二　院内感染防止対策の基準

(1)　メチシリン耐性黄色ブドウ球菌等の感染を防止するにつき十分な設備を有していること。

(2)　メチシリン耐性黄色ブドウ球菌等の感染を防止するにつき十分な体制が整備されていること。

三　医療安全管理体制の基準

医療安全管理体制が整備されていること。

四　褥瘡対策の基準

(1)　適切な褥瘡対策の診療計画の作成，実施及び評価の体制がとられていること。

(2)　褥瘡対策を行うにつき適切な設備を有していること。

五　栄養管理体制の基準

(1)　当該病院である保険医療機関内に，常勤の管理栄養士が1名以上配置されていること。（特別入院基本料，月平均夜勤時間超過減算及び夜勤時間特別入院基本料を算定する病棟を除く。）

(2)　入院患者の栄養管理につき必要な体制が整備されていること。

六　医科点数表第1章第2部入院料等通則第8号及び歯科点数表第1章第2部入院料等通則第7号に掲げる厚生労働大臣が定める基準

当該保険医療機関内に非常勤の管理栄養士又は常勤の栄養士が1名以上配置されていること。

七　意思決定支援の基準

当該保険医療機関において，適切な意思決定支援に関する指針を定めていること（小児特定集中治療室管理料，新生児特定集中治療室管理料，新生児特定集中治療室重症児対応体制強化管理料，総合周産期特定集中治療室管理料，新生児治療回復室入院医療管理料，小児入院医療管理料又は児童・思春期精神科入院医療管理料を算定する病棟又は治療室のみを有するものを除く。）。

八　身体的拘束最小化の基準

身体的拘束の最小化を行うにつき十分な体制が整備されていること。

◆　入院診療計画，院内感染防止対策，医療安全管理体制，褥瘡対策，栄養管理体制，意思決定支援及び身体的拘束最小化の基準並びに栄養管理体制未整備減算の基準について

(1)　入院診療計画，院内感染防止対策，医療安全管理体制，褥瘡対策，栄養管理体制，意思決定支援及び身体的拘束最小化の基準は，「基本診療料の施設基準等」の他，次のとおりとする。

(2)　入院診療計画の基準

ア　当該保険医療機関において，入院診療計画が策定され，説明が行われている。

イ　入院の際に，医師，看護師，その他必要に応じ関係職種が共同して総合的な診療計画を策定し，患者に対し，「基本診療料の施設基準等及びその届出に関する手続きの取扱いについて」の「別添6」の「別紙2」（略）又は「別紙2の3」（略）を参考として，文書に

より病名，症状，治療計画，検査内容及び日程，手術内容及び日程，推定される入院期間等について，入院後7日以内に説明を行う。ただし，高齢者医療確保法の規定による療養の給付を提供する場合の療養病棟における入院診療計画については，「基本診療料の施設基準等及びその届出に関する手続きの取扱いについて」の「別添6」の「別紙2の2」(略)を参考にする。なお，当該様式にかかわらず，入院中から退院後の生活がイメージできるような内容であり，年月日，経過，達成目標，日ごとの治療，処置，検査，活動・安静度，リハビリ，食事，清潔，排泄，特別な栄養管理の必要性の有無，教育・指導（栄養・服薬）・説明，退院後の治療計画，退院後の療養上の留意点が電子カルテなどに組み込まれ，これらを活用し，患者に対し，文書により説明が行われている場合には，各保険医療機関が使用している様式で差し支えない。

ウ 入院時に治療上の必要性から患者に対し，病名について情報提供し難い場合にあっては，可能な範囲において情報提供を行い，その旨を診療録に記載する。

エ 医師の病名等の説明に対して理解できないと認められる患者（例えば小児，意識障害患者）については，その家族等に対して行ってもよい。

オ 説明に用いた文書は，患者（説明に対して理解できないと認められる患者についてはその家族等）に交付するとともに，その写しを診療録に添付する。

カ 入院期間が通算される再入院の場合であっても，患者の病態により当初作成した入院診療計画書に変更等が必要な場合には，新たな入院診療計画書を作成し，説明を行う必要がある。

(3) 院内感染防止対策の基準

ア 当該保険医療機関において，院内感染防止対策が行われている。

イ 当該保険医療機関において，院内感染防止対策委員会が設置され，当該委員会が月1回程度，定期的に開催されている。なお，当該委員会を対面によらない方法で開催しても差し支えない。

ウ 院内感染防止対策委員会は，病院長又は診療所長，看護部長，薬剤部門の責任者，検査部門の責任者，事務部門の責任者，感染症対策に関し相当の経験を有する医師等の職員から構成されている。なお，診療所においては各部門の責任者を兼務した者で差し支えない。

エ 当該保険医療機関内において（病院である保険医療機関においては，当該病院にある検査部において），各病棟（有床診療所においては，当該有床診療所の有する全ての病床。以下この項において同じ。）の微生物学的検査に係る状況等を記した「感染情報レポート」が週1回程度作成されており，当該レポートが院内感染防止対策委員会において十分に活用される体制がとられている。当該レポートは，入院患者からの各種細菌の検出状況や薬剤感受性成績のパターン等が病院又は有床診療所の疫学情報として把握，活用されることを目的として作成されるものであり，各病棟からの拭き取り等による各種細菌の検出状況を記すものではない。

オ 院内感染防止対策として，職員等に対し流水による手洗いの励行を徹底させるとともに，各病室に水道又は速乾式手洗い液等の消毒液が設置されている。ただし，精神病棟，小児病棟等においては，患者の特性から病室に前項の消毒液を設置することが適切でないと判断される場合に限り，携帯用の速乾式消毒液等を用いても差し支えない。

(4) 医療安全管理体制の基準

ア 当該保険医療機関において，医療安全管理体制が整備されている。

イ 安全管理のための指針が整備されている。

安全管理に関する基本的な考え方，医療事故発生時の対応方法等が文書化されている。

ウ　安全管理のための医療事故等の院内報告制度が整備されている。

院内で発生した医療事故，インシデント等が報告され，その分析を通した改善策が実施される体制が整備されている。

エ　安全管理のための委員会が開催されている。

安全管理の責任者等で構成される委員会が月1回程度開催されている。なお，安全管理の責任者が必ずしも対面でなくてよいと判断した場合においては，当該委員会を対面によらない方法で開催しても差し支えない。

オ　安全管理の体制確保のための職員研修が開催されている。

安全管理のための基本的考え方及び具体的方策について職員に周知徹底を図ることを目的とするものであり，研修計画に基づき，年2回程度実施されている。

(5) 褥瘡対策の基準

ア　当該保険医療機関において，褥瘡対策が行われている。

イ　当該保険医療機関において，褥瘡対策に係る専任の医師及び褥瘡看護に関する臨床経験を有する専任の看護職員から構成される褥瘡対策チームが設置されている。

ウ　当該保険医療機関における日常生活の自立度が低い入院患者につき，「基本診療料の施設基準等及びその届出に関する手続きの取扱いについて」の「別添6」の「別紙3」（略）を参考として褥瘡に関する危険因子の評価を行い，褥瘡に関する危険因子のある患者及び既に褥瘡を有する患者については，イに掲げる専任の医師及び専任の看護職員が適切な褥瘡対策の診療計画の作成，実施及び評価を行う。ただし，当該医師及び当該看護職員が作成した診療計画に基づくものであれば，褥瘡対策の実施は，当該医師又は当該看護職員以外であっても差し支えない。また，様式については褥瘡に関する危険因子評価票と診療計画書が「基本診療料の施設基準等及びその届出に関する手続きの取扱いについて」の「別添6」の「別紙3」（略）のように1つの様式ではなく，それぞれ独立した様式となっていても構わない。

エ　褥瘡対策の診療計画における薬学的管理に関する事項及び栄養管理に関する事項については，当該患者の状態に応じて記載する。必要に応じて，薬剤師又は管理栄養士と連携して，当該事項を記載する。なお，診療所において，薬学的管理及び栄養管理を実施している場合について，当該事項を記載しておくことが望ましい。

オ　栄養管理に関する事項については，栄養管理計画書をもって記載を省略することができる。ただし，この場合は，当該栄養管理計画書において，体重減少，浮腫の有無等の「基本診療料の施設基準等及びその届出に関する手続きの取扱いについて」の「別添6」の「別紙3」(略)に示す褥瘡対策に必要な事項を記載している。

カ　褥瘡対策チームの構成メンバー等による褥瘡対策に係る委員会が定期的に開催されている。

キ　患者の状態に応じて，褥瘡対策に必要な体圧分散式マットレス等を適切に選択し使用する体制が整えられている。

ク　毎年8月において，褥瘡患者数等について，「基本診療料の施設基準等及びその届出に関する手続きの取扱いについて」の「別添7」の「様式5の4」（略）により届け出る。

(6) 栄養管理体制の基準

ア　当該病院である保険医療機関（特別入院基本料等を算定する病棟のみを有するものを除く。）内に，常勤の管理栄養士が1名以上配置されている。

イ　管理栄養士をはじめとして，医師，看護師，その他医療従事者が共同して栄養管理を行う体制を整備し，あらかじめ栄養管理手順（標準的な栄養スクリーニングを含む栄養状態の評価，栄養管理計画，退院時を含む定期的な評価等）を作成する。

ウ　入院時に患者の栄養状態を医師，看護職員，管理栄養士が共同して確認し，特別な栄養管理の必要性の有無について入院診療計画書に記載している。

エ　ウにおいて，特別な栄養管理が必要と医学的に判断される患者について，栄養状態の評価を行い，医師，管理栄養士，看護師その他の医療従事者が共同して，当該患者ごとの栄養状態，摂食機能及び食形態を考慮した栄養管理計画（「基本診療料の施設基準等及びその届出に関する手続きの取扱いについて」の「別添6」の「別紙23」（略）又はこれに準じた様式とする。）を作成している。なお，救急患者や休日に入院した患者など，入院日に策定できない場合の栄養管理計画は，入院後7日以内に策定することとする。

オ　栄養管理計画には，栄養補給に関する事項（栄養補給量，補給方法，特別食の有無等），栄養食事相談に関する事項（入院時栄養食事指導，退院時の指導の計画等），その他栄養管理上の課題に関する事項，栄養状態の評価の間隔等を記載する。また，当該計画書又はその写しを診療録等に添付する。

カ　当該患者について，栄養管理計画に基づいた栄養管理を行うとともに，当該患者の栄養状態を定期的に評価し，必要に応じて栄養管理計画を見直している。

キ　特別入院基本料等を算定する場合は，アからカまでの体制を満たしていることが望ましい。

ク　アに規定する管理栄養士は，1か月以内の欠勤については，欠勤期間中もアに規定する管理栄養士に算入することができる。なお，管理栄養士が欠勤している間も栄養管理のための適切な体制を確保している。

ケ　当該保険医療機関（診療所を除く。）において，管理栄養士の離職又は長期欠勤のため，アに係る基準が満たせなくなった場合，地方厚生（支）局長に届け出た場合に限り，当該届出を行った日の属する月を含む3か月間に限り，従前の入院基本料等を算定できる。

(7)　意思決定支援の基準

ア　当該保険医療機関において，厚生労働省「人生の最終段階における医療・ケアの決定プロセスに関するガイドライン」等の内容を踏まえ，適切な意思決定支援に関する指針を定めていること。ただし，小児特定集中治療室管理料，総合周産期特定集中治療室管理料，新生児特定集中治療室管理料，新生児治療回復室入院医療管理料，小児入院医療管理料又は児童・思春期精神科入院医療管理料を算定する病棟のみを有する保険医療機関についてはこの限りでない。

イ　令和6年3月31日において現に入院基本料又は特定入院料に係る届出を行っている病棟又は病床（同日において，療養病棟入院基本料，有床診療所在宅患者支援病床初期加算，地域包括ケア病棟入院料及び特定一般入院料の「注7」に規定する施設基準の届出を行っている病棟又は病床を除く。）については，令和7年5月31日までの間に限り，アの基準を満たしているものとする。

(8)　身体的拘束最小化の基準

ア　当該保険医療機関において，患者又は他の患者等の生命又は身体を保護するため緊急やむを得ない場合を除き，身体的拘束を行ってはならないこと。

イ　アの身体的拘束を行う場合には，その態様及び時間，その際の患者の心身の状況並びに緊急やむを得ない理由を記録しなければなら

ないこと。
ウ　身体的拘束とは，抑制帯等，患者の身体又は衣服に触れる何らかの用具を使用して，一時的に当該患者の身体を拘束し，その運動を抑制する行動の制限をいうこと。
エ　当該保険医療機関において，身体的拘束最小化対策に係る専任の医師及び専任の看護職員から構成される身体的拘束最小化チームが設置されていること。なお，必要に応じて，薬剤師等，入院医療に携わる多職種が参加していることが望ましい。
オ　身体的拘束最小化チームでは，以下の業務を実施すること。
　a　身体的拘束の実施状況を把握し，管理者を含む職員に定期的に周知徹底すること。
　b　身体的拘束を最小化するための指針を作成し，職員に周知活用すること。なお，aを踏まえ，定期的に当該指針の見直しを行うこと。また，当該指針には，鎮静を目的とした薬物の適正使用やウに規定する身体的拘束以外の患者の行動を制限する行為の最小化に係る内容を盛り込むことが望ましい。
　c　入院患者に係わる職員を対象として，身体的拘束の最小化に関する研修を定期的に行うこと。
カ　アからオまでの規定に関わらず，精神科病院（精神病院以外の病院で精神病室が設けられているものを含む）における身体的拘束の取扱いについては，精神保健及び精神障害者福祉に関する法律（昭和25年法律第123号）の規定による。
キ　令和6年3月31日において現に入院基本料又は特定入院料に係る届出を行っている病棟又は病床については，令和7年5月31日までの間に限り，アからオまでの基準を満たしているものとする。
(9)　「通則8」の栄養管理体制未整備減算の基準
　当該保険医療機関内に，非常勤の管理栄養士又は常勤の栄養士が1名以上配置されている。

第1節　入院基本料

区分

A100　一般病棟入院基本料（1日につき）

1　急性期一般入院基本料
　イ　急性期一般入院料1　　　　　**1,688点**
　ロ　急性期一般入院料2　　　　　**1,644点**
　ハ　急性期一般入院料3　　　　　**1,569点**
　ニ　急性期一般入院料4　　　　　**1,462点**
　ホ　急性期一般入院料5　　　　　**1,451点**
　ヘ　急性期一般入院料6　　　　　**1,404点**
2　地域一般入院基本料
　イ　地域一般入院料1　　　　　　**1,176点**
　ロ　地域一般入院料2　　　　　　**1,170点**
　ハ　地域一般入院料3　　　　　　**1,003点**
注1　療養病棟入院基本料，結核病棟入院基本料又は精神病棟入院基本料を算定する病棟以外の病院の病棟（以下この表において「**一般病棟**」という。）であって，看護配置，看護師比率，平均在院日数その他の事項につき別に厚生労働大臣が定める施設基準に適合しているものとして保険医療機関が地方厚生局長等に届け出た病棟に入院している患者（第3節の特

◇　一般病棟入院基本料について
(1)　一般病棟入院基本料は，「注1」の入院基本料，「注2」の特別入院基本料並びに月平均夜勤時間超過減算及び「注7」の夜勤時間特別入院基本料から構成され，「注1」の入院基本料については，別に厚生労働大臣が定める施設基準に適合しているものとして届け出た一般病棟に入院している患者について，各区分の所定点数を算定し，「注2」の特別入院基本料並びに月平均夜勤時間超過減算及び「注7」の夜勤時間特別入院基本料については，届け出た一般病棟に入院している患者について算定する。
(2)　当該保険医療機関において複数の一般病棟がある場合には，当該病棟のうち，障害者施設等入院基本料又は特殊疾患病棟入院料等の特定入院料（病棟単位で行うものに限る。）を算定する病棟以外の病棟については，同じ区分の一般病棟入院基本料を算定する。ただし，「基本診療料施設基準通知」の「別添3」の「別紙2」に掲げる「医療を提供しているが医療資源の少ない地域」（第1章　基本診療料の末尾に参考「特定地域」として掲載）に属する保険医療機関（特定機能病院，許可病床数が400床以上の病院，DPC対象病院及び一般病棟入院基本料に係る届出において急性期一般入院料1のみを届け出ている病院を除く。）の一般病棟においては，病棟ごとに違う区分の入院基本料を算定しても差し支えない。
(3)　「注3」の加算に係る入院期間の起算日は，第2部入院料等の「通

定入院料を算定する患者を除く。）について，当該基準に係る区分に従い，それぞれ所定点数を算定する。ただし，通則第6号に規定する保険医療機関の病棟については，この限りでない。

2　注1に規定する病棟以外の一般病棟については，当分の間，地方厚生局長等に届け出た場合に限り，当該病棟に入院している患者（第3節の特定入院料を算定する患者を除く。）について，**特別入院基本料**として，**612点**を算定できる。ただし，注1に規定する別に厚生労働大臣が定める施設基準に適合するものとして地方厚生局長等に届け出ていた病棟であって，当該基準のうち別に厚生労働大臣が定めるもののみに適合しなくなったものとして地方厚生局長等に届け出た病棟については，当該病棟に入院している患者（第3節の特定入院料を算定する患者を除く。）について，当該基準に適合しなくなった後の直近3月に限り，**月平均夜勤時間超過減算**として，それぞれの所定点数から**100分の15に相当する点数**を減算する。なお，別に厚生労働大臣が定める場合には，算定できない。

3　当該病棟の入院患者の**入院期間**に応じ，次に掲げる点数をそれぞれ1日につき所定点数に加算する。

イ　14日以内の期間
　　450点（特別入院基本料等については，**300点**）

ロ　15日以上30日以内の期間
　　192点（特別入院基本料等については，**155点**）

4　地域一般入院基本料を算定する病棟において，当該患者が他の保険医療機関から転院してきた者であって，当該他の保険医療機関において区分番号A246に掲げる入退院支援加算3を算定したものである場合には，**重症児（者）受入連携加算**として，入院初日に限り**2,000点**を所定点数に加算する。

5　地域一般入院基本料を算定する病棟に入院している患者のうち，急性期医療を担う他の保険医療機関の一般病棟から転院した患者又は介護老人保健施設，介護保険法第8条第29項に規定する介護医療院（以下**「介護医療院」**という。），老人福祉法（昭和38年法律第133号）第20条の5に規定する特別養護老人ホーム（以下この表において**「特別養護老人ホーム」**という。），同法第20条の6に規定する軽費老人ホーム（以下この表において「軽

則5」に規定する起算日とする。

(4)　「注4」に規定する重症児（者）受入連携加算は，集中治療を経た新生児等を急性期の医療機関から受け入れ，病態の安定化のために密度の高い医療を提供することを評価したものであり，入院前の医療機関においてA246の入退院支援加算3が算定された患者を一般病棟（地域一般入院基本料に限る。）で受け入れた場合に入院初日に算定する。

(5)　「注5」に規定する救急・在宅等支援病床初期加算は，急性期医療の後方病床を確保し，在宅患者や介護老人保健施設，介護保険法（平成9年法律第123号）第8条第29項に規定する介護医療院（以下「介護医療院」という。），特別養護老人ホーム，軽費老人ホーム，有料老人ホーム等（以下「介護老人保健施設等」という。）の入所者等の状態が軽度悪化した際に入院医療を提供できる病床を確保することにより，急性期医療を支えることを目的として，一般病棟（地域一般入院基本料，13対1入院基本料又は15対1入院基本料に限る。）が有する以下のような機能を評価したものであり，転院又は入院した日から起算して14日を限度に算定できる。当該加算を算定するに当たっては，入院前の患者の居場所（転院の場合は入院前の医療機関名），自院の入院歴の有無，入院までの経過等を診療録に記載する。

ア　急性期医療を担う病院に入院し，急性期治療を終えて一定程度状態が安定した患者を速やかに一般病棟が受け入れることにより，急性期医療を担う病院を後方支援する。急性期医療を担う病院の一般病棟とは，具体的には，急性期一般入院基本料，7対1入院基本料若しくは10対1入院基本料（A104特定機能病院入院基本料（一般病棟に限る。）又はA105専門病院入院基本料に限る。），A300救命救急入院料，A301特定集中治療室管理料，A301-2ハイケアユニット入院医療管理料，A301-3脳卒中ケアユニット入院医療管理料，A301-4小児特定集中治療室管理料，A302新生児特定集中治療室管理料，A302-2新生児特定集中治療室重症児対応体制強化管理料，A303総合周産期特定集中治療室管理料，A303-2新生児治療回復室入院医療管理料，A305一類感染症患者入院医療管理料，A306特殊疾患入院医療管理料又はA307小児入院医療管理料を算定する病棟（治療室含む。）である。なお，同一医療機関において当該一般病棟に転棟した患者については，算定できない。

イ　自宅や介護老人保健施設等で療養を継続している患者が，軽微な発熱や下痢等の症状をきたしたために入院医療を要する状態になった際に，一般病棟（地域一般入院基本料，13対1入院基本料又は15対1入院基本料に限る。）が速やかに当該患者を受け入れる体制を有していることにより，自宅や介護老人保健施設等における療養の継続を後方支援する。なお，当該加算を算定する一般病棟を有する病院に介護老人保健施設等が併設されている場合は，当該併設介護老人保健施設等から受け入れた患者については算定できない。

(6)　「注8」，「注9」に規定する入院基本料の算定については，第2部入院料等の「通則」の「退院が特定の時間帯に集中している場合の入院基本料の算定について」，「入院日及び退院日が特定の日に集中している場合の入院基本料の算定について」参照。

(7)　一般病棟入院基本料を算定する病棟については，「注10」に掲げる入院基本料等加算について，それぞれの算定要件を満たす場合に算定できる。

(8)　一般病棟入院基本料の算定患者が90日を超える期間一般病棟に入院している場合（(9)に規定するアの方法により算定している患者を除く。）は，平均在院日数の算定の対象から除外する。このため，一般病棟入院基本料の算定患者を入院させる保険医療機関においては，当該患者の人数等が明確に分かるような名簿を月ごとに作成し，適切に

費老人ホーム」という。），同法第29条第１項に規定する有料老人ホーム（以下この表において「有料老人ホーム」という。）等若しくは自宅から入院した患者については，転院又は入院した日から起算して14日を限度として，**救急・在宅等支援病床初期加算**として，**１日につき150点**を所定点数に加算する。

6　別に厚生労働大臣が定める保険医療機関においては，別に厚生労働大臣が定める日の入院基本料（特別入院基本料等を含む。）は，**夜間看護体制特定日減算**として，次のいずれにも該当する場合に限り，**所定点数の100分の５に相当する点数**を減算する。

イ　年６日以内であること。

ロ　当該日が属する月が連続する２月以内であること。

7　注１に規定する別に厚生労働大臣が定める施設基準に適合するものとして地方厚生局長等に届け出ていた病棟であって，当該基準のうち別に厚生労働大臣が定めるもののみに適合しなくなったものとして地方厚生局長等に届け出た病棟については，注２の規定にかかわらず，当該病棟に入院している患者（第３節の特定入院料を算定する患者を除く。）について，当分の間，**夜勤時間特別入院基本料**として，それぞれの**所定点数の100分の70に相当する点数**を算定できる。

8　退院が特定の時間帯に集中しているものとして別に厚生労働大臣が定める保険医療機関においては，別に厚生労働大臣が定める患者の退院日の入院基本料（特別入院基本料等を含む。）は，**所定点数の100分の92に相当する点数**により算定する。

9　入院日及び退院日が特定の日に集中しているものとして別に厚生労働大臣が定める保険医療機関においては，別に厚生労働大臣が定める日の入院基本料（特別入院基本料等を含む。）は，**所定点数の100分の92に相当する点数**により算定する。

10　当該病棟においては，第２節の各区分に掲げる入院基本料等加算のうち，次に掲げる加算について，同節に規定する算定要件を満たす場合に算定できる。

イ　総合入院体制加算

ロ　急性期充実体制加算（急性期一般入院料１を算定するものに限る。）

ハ　地域医療支援病院入院診療加算

ニ　臨床研修病院入院診療加算

管理しておく必要がある。

(9)　一般病棟入院基本料（特別入院基本料を除く。）を算定する病棟に入院している患者であって，当該病棟に90日を超えて入院する患者については，下記のいずれかにより算定する。

ア　引き続き一般病棟入院基本料を算定する（平均在院日数の算定の対象となる。）

イ　一般病棟入院基本料の「注11」の規定により，A101の療養病棟入院料１の例により算定する（平均在院日数の算定の対象とならない。）。

上記については，当該保険医療機関の病棟ごとの取扱いとなるが，上記イにより算定する場合については，あらかじめ地方厚生（支）局長に届け出た病棟に限る。

平成26年３月31日時点で当該病棟（平成26年改定前における７対１入院基本料又は10対１入院基本料に限る。）に入院していた患者であって，イの方法により算定する者については，当分の間，医療区分を３とする。

(10)　(9)のイにより，A101の療養病棟入院料１の例により算定する場合の費用の請求については，当該保険医療機関に入院した日を入院初日として，下記のとおりとする。

ア　A101療養病棟入院基本料の「注３」に規定する費用は入院基本料に含まれるため，別に算定できない。

イ　A101療養病棟入院基本料の「注４」に規定する褥瘡対策加算１又は２を算定することができる。

ウ　A101療養病棟入院基本料の「注５」に規定する重症児（者）受入連携加算及び「注６」に規定する急性期患者支援療養病床初期加算及び在宅患者支援療養病床初期加算は算定することができない。

エ　A101療養病棟入院基本料の「注７」に規定する加算のうち，以下のものを算定することができる。

a　乳幼児加算・幼児加算

b　超重症児（者）入院診療加算・準超重症児（者）入院診療加算（算定日数の上限については，療養病棟に入院しているものとして取り扱う。）

c　地域加算

d　離島加算

e　ＨＩＶ感染者療養環境特別加算

f　療養病棟療養環境加算（別に届出を行った場合に限る。）

g　重症皮膚潰瘍管理加算（別に届出を行った場合に限る。）

h　栄養サポートチーム加算（ただし，当該保険医療機関に入院した日を入院初日と起算して算定する。）

i　感染対策向上加算３（ただし，当該保険医療機関に入院した日を入院初日と起算して算定する。）

j　入退院支援加算（ただし，当該保険医療機関に入院した日を入院初日として，A246入退院支援加算の「１」又は「２」の「ロ」に規定する療養病棟入院基本料等の場合の例により算定する。）

k　データ提出加算

l　排尿自立支援加算

オ　A101療養病棟入院基本料の「注９」に規定する慢性維持透析管理加算を算定することができる。

カ　A101療養病棟入院基本料の「注10」に規定する在宅復帰機能強化加算は算定することができない。

キ　B005-7認知症専門診断管理料の算定に当たっては，(9)のイによりA101の療養病棟入院料１の例により算定する患者を，「療養病棟に入院している患者」とみなす。

ホ　紹介受診重点医療機関入院診療加算
ヘ　救急医療管理加算
ト　超急性期脳卒中加算
チ　妊産婦緊急搬送入院加算
リ　在宅患者緊急入院診療加算
ヌ　診療録管理体制加算
ル　医師事務作業補助体制加算
ヲ　急性期看護補助体制加算
ワ　看護職員夜間配置加算
カ　乳幼児加算・幼児加算
ヨ　特定感染症入院医療管理加算
タ　難病等特別入院診療加算
レ　超重症児（者）入院診療加算・準超
　　重症児（者）入院診療加算
ソ　看護配置加算
ツ　看護補助加算
ネ　地域加算
ナ　離島加算
ラ　療養環境加算
ム　ＨＩＶ感染者療養環境特別加算
ウ　特定感染症患者療養環境特別加算
ヰ　重症者等療養環境特別加算
ノ　小児療養環境特別加算
オ　無菌治療室管理加算
ク　放射線治療病室管理加算
ヤ　緩和ケア診療加算
マ　小児緩和ケア診療加算
ケ　精神科リエゾンチーム加算
フ　強度行動障害入院医療管理加算
コ　依存症入院医療管理加算
エ　摂食障害入院医療管理加算
テ　がん拠点病院加算
ア　リハビリテーション・栄養・口腔連
　　携体制加算（急性期一般入院基本料に
　　限る。）
サ　栄養サポートチーム加算
キ　医療安全対策加算
ユ　感染対策向上加算
メ　患者サポート体制充実加算
ミ　報告書管理体制加算
シ　褥瘡ハイリスク患者ケア加算
ヱ　ハイリスク妊娠管理加算
ヒ　ハイリスク分娩等管理加算（ハイリ
　　スク分娩管理加算に限る。）
モ　呼吸ケアチーム加算
セ　術後疼痛管理チーム加算（急性期一
　　般入院基本料に限る。）
ス　後発医薬品使用体制加算
ン　バイオ後続品使用体制加算
イイ　病棟薬剤業務実施加算1
イロ　データ提出加算
イハ　入退院支援加算（1のイ，2のイ
　　又は3に限る。）

◆　月平均夜勤時間超過減算の厚生労働大臣が定める場合［注2］
　当該保険医療機関が，過去1年間において，一般病棟入院基本料の注2ただし書に規定する月平均夜勤時間超過減算若しくは一般病棟入院基本料の注7に規定する夜勤時間特別入院基本料，結核病棟入院基本料の注2ただし書に規定する月平均夜勤時間超過減算若しくは結核病棟入院基本料の注6に規定する夜勤時間特別入院基本料，精神病棟入院基本料の注2ただし書に規定する月平均夜勤時間超過減算若しくは精神病棟入院基本料の注9に規定する夜勤時間特別入院基本料又は障害者施設等入院基本料の注2に規定する月平均夜勤時間超過減算を算定したことのある保険医療機関である場合

◆　夜間看護体制特定日減算の対象となる保険医療機関・特定日［注6］
(1)　保険医療機関
　　許可病床数が100床未満の病院であること。
(2)　特定日
　　次のいずれにも該当する各病棟において，夜間の救急外来を受診した患者に対応するため，当該各病棟のいずれか1病棟において夜勤を行う看護職員の数が，一時的に2未満となった日
　イ　看護職員の数が一時的に2未満となった時間帯において，患者の看護に支障がないと認められること。
　ロ　看護職員の数が一時的に2未満となった時間帯において，看護職員及び看護補助者の数が，看護職員1を含む2以上であること。ただし，入院患者数が30人以下の場合にあっては，看護職員の数が1以上であること。

◆　厚生労働大臣が定める保険医療機関［注8］
　当該保険医療機関の一般病棟を退院する患者（退院日に一般病棟入院基本料（特別入院基本料等を含む。）を算定するものに限る。）に占める，午前中に退院するものの割合が9割以上である保険医療機関

◆　厚生労働大臣が定める患者［注8］
　次のいずれにも該当する患者
イ　当該病棟に30日を超えて入院している者
ロ　午前中に退院する者
ハ　当該退院日において，処置（所定点数（医科点数表の第2章第9部第1節に掲げるものに限る。）が1,000点以上のものに限る。）又は手術を行っていない者
ニ　入退院支援加算を算定していない者

◆　厚生労働大臣が定める保険医療機関［注9］
　当該保険医療機関の一般病棟に入院する患者（入院日に一般病棟入院基本料（特別入院基本料等を含む。）を算定するものに限る。）に占める金曜日に入院するものの割合と，当該保険医療機関の一般病棟を退院する患者（退院日に一般病棟入院基本料（特別入院基本料等を含む。）を算定するものに限る。）に占める月曜日に退院するものの割合の合計が10分の4以上である保険医療機関

◆　厚生労働大臣が定める日［注9］
　当該病棟に金曜日に入院する患者に係る入院日の翌日及び翌々日（当該患者が，処置（所定点数（医科点数表の第2章第9部第1節に掲げるものに限る。）が1,000点以上のものに限る。）又は手術を行わない日に限る。）並びに当該病棟を月曜日に退院する患者に係る退院日の前日及び前々日（当該患者が，処置（所定点数（医科点数表の第2章第9部第1節に掲げるものに限る。）が1,000点以上のものに限る。）又は手術を行わない日に限る。）

イニ　医療的ケア児（者）入院前支援加
算
イホ　認知症ケア加算
イヘ　せん妄ハイリスク患者ケア加算
（急性期一般入院基本料に限る。）
イト　精神疾患診療体制加算
イチ　薬剤総合評価調整加算
イリ　排尿自立支援加算
イヌ　地域医療体制確保加算（急性期一
般入院基本料に限る。）
イル　協力対象施設入所者入院加算
11　当該病棟のうち，保険医療機関が地方
厚生局長等に届け出たものに入院してい
る患者であって，**当該病棟に90日を超え
て入院するもの**については，注1から注
10までの規定にかかわらず，**区分番号A
101に掲げる療養病棟入院料1の例**によ
り算定する。

A101　療養病棟入院基本料（1日につき）

1　療養病棟入院料1
イ　入院料1
　　1,964点（健康保険法第63条第2項
第2号及び高齢者医療確保法第64条第
2項第2号の療養（以下この表において
「生活療養」という。）を受ける場
合にあっては，**1,949点**）
ロ　入院料2
　　1,909点（生活療養を受ける場合に
あっては，**1,895点**）
ハ　入院料3
　　1,621点（生活療養を受ける場合に
あっては，**1,607点**）
ニ　入院料4
　　1,692点（生活療養を受ける場合に
あっては，**1,677点**）
ホ　入院料5
　　1,637点（生活療養を受ける場合に
あっては，**1,623点**）
ヘ　入院料6
　　1,349点（生活療養を受ける場合に
あっては，**1,335点**）
ト　入院料7
　　1,644点（生活療養を受ける場合に
あっては，**1,629点**）
チ　入院料8
　　1,589点（生活療養を受ける場合に
あっては，**1,575点**）
リ　入院料9
　　1,301点（生活療養を受ける場合に
あっては，**1,287点**）
ヌ　入院料10
　　1,831点（生活療養を受ける場合に
あっては，**1,816点**）

◇　療養病棟入院基本料について
(1)　療養病棟入院基本料は，「注1」の入院料及び「注2」の特別入院
基本料から構成され，「注1」の入院料については，厚生労働大臣が
定める施設基準に適合しているものとして届け出た療養病棟に入院し
ている患者について，別に厚生労働大臣が定める区分（1日に2つ以
上の区分に該当する場合には，該当するもののうち最も高い点数の区
分）に従い，当該患者ごとに入院料1等の各区分の所定点数を算定し，
「注2」の特別入院基本料については，届け出た療養病棟に入院してい
る患者について算定する。ただし，「注1」の入院料を算定してい
る場合において，患者の急性増悪により，同一の保険医療機関の一般
病棟へ転棟する場合にはその前日を1日目として3日前までの間，別
の保険医療機関の一般病棟へ転院する場合にはその当日を1日目とし
て3日前までの間は，その日ごとに入院料27を算定することができる。
(2)　当該保険医療機関において複数の療養病棟がある場合には，当該病
棟のうち，回復期リハビリテーション病棟入院料等の特定入院料（病
棟単位で行うものに限る。）を算定する病棟以外の病棟については，「注
1」の入院料又は「注2」の特別入院基本料のいずれかを算定する。
(3)　「注1」ただし書の療養病棟入院料1又は2を算定する病棟に入院
する中心静脈栄養を実施している状態にある患者については，当該病
棟において摂食機能又は嚥下機能の回復に必要な体制が確保されてい
るものと認められない場合には，それぞれ1又は2の入院料1～3，
10～12，19～21の算定に代えて入院料4～6，13～15，22～24を算定
する。
　　令和4年3月31日において現に療養病棟入院料1又は2を算定して
いる患者であって，医療区分3のうち「中心静脈注射を実施している
状態」に該当しているものについては，当該患者が入院している病棟
における摂食機能又は嚥下機能の回復に必要な体制の確保の状況にか
かわらず，当該状態が継続している間に限り，処置等に係る医療区分
3に該当する場合の点数を算定できる。
(4)　「基本診療料の施設基準等」の「別表第五」に掲げる画像診断及び
処置並びにこれらに伴い使用する薬剤，特定保険医療材料又はJ201
酸素加算の費用並びに浣腸，注腸，吸入等基本診療料に含まれるもの
とされている簡単な処置及びこれに伴い使用する薬剤又は特定保険医
療材料の費用については療養病棟入院基本料に含まれる。なお，療養
病棟入院基本料を算定する日に使用するものとされた投薬に係る薬剤

ル　入院料11
　　1,776点（生活療養を受ける場合に
　あっては，1,762点）

ヲ　入院料12
　　1,488点（生活療養を受ける場合に
　あっては，1,474点）

ワ　入院料13
　　1,455点（生活療養を受ける場合に
　あっては，1,440点）

カ　入院料14
　　1,427点（生活療養を受ける場合に
　あっては，1,413点）

ヨ　入院料15
　　1,273点（生活療養を受ける場合に
　あっては，1,258点）

タ　入院料16
　　1,371点（生活療養を受ける場合に
　あっては，1,356点）

レ　入院料17
　　1,343点（生活療養を受ける場合に
　あっては，1,329点）

ソ　入院料18
　　1,189点（生活療養を受ける場合に
　あっては，1,174点）

ツ　入院料19
　　1,831点（生活療養を受ける場合に
　あっては，1,816点）

ネ　入院料20
　　1,776点（生活療養を受ける場合に
　あっては，1,762点）

ナ　入院料21
　　1,488点（生活療養を受ける場合に
　あっては，1,474点）

ラ　入院料22
　　1,442点（生活療養を受ける場合に
　あっては，1,427点）

ム　入院料23
　　1,414点（生活療養を受ける場合に
　あっては，1,400点）

ウ　入院料24
　　1,260点（生活療養を受ける場合に
　あっては，1,245点）

ヰ　入院料25
　　983点（生活療養を受ける場合にあっ
　ては，968点）

ノ　入院料26
　　935点（生活療養を受ける場合にあっ
　ては，920点）

オ　入院料27
　　830点（生活療養を受ける場合にあっ
　ては，816点）

ク　入院料28
　　1,831点（生活療養を受ける場合に

料は，療養病棟入院基本料に含まれているものであるため別に算定できない。ただし，「注1」のただし書の規定により，入院料27を算定する場合については，この限りではない。

(5)　「注3」について，入院料27を算定する場合，入院中の患者に対する心大血管疾患リハビリテーション料，脳血管疾患等リハビリテーション料，廃用症候群リハビリテーション料，運動器リハビリテーション料又は呼吸器リハビリテーション料について，1日につき2単位を超えるものは，当該入院基本料に含まれるものとする。

(6)　療養病棟入院基本料を算定する病棟は主として長期にわたり療養の必要な患者が入院する施設であり，医療上特に必要がある場合に限り他の病棟への患者の移動は認められるが，その医療上の必要性について診療報酬明細書の摘要欄に詳細に記載する。なお，「注1」のただし書の規定により入院料27を算定した場合においても，その医療上の必要性について診療報酬明細書の摘要欄に詳細に記載する。

(7)　療養病棟入院基本料を算定するに当たっては，次の点に留意する。
　ア　定期的（少なくとも月に1回）に患者の状態の評価及び入院療養の計画を見直し，その要点を診療録に記載する。なお，入院時と退院時の日常生活機能（以下「ADL」という。）の程度を診療録に記載する。
　イ　患者の状態に著しい変化がみられた場合には，その都度，患者の状態を評価した上で，治療やケアを見直し，その要点を診療録等に記載する。

(8)　「注4」に規定する褥瘡対策加算1及び2は，ADL区分3の状態の患者について，「別紙様式46」（967頁）の「褥瘡対策に関する評価」を用いて褥瘡の状態を確認し，治療及びケアの内容を踏まえ毎日評価し，以下により算定する。なお，以下において，「褥瘡対策に関する評価」における褥瘡の状態の評価項目のうち「深さ」の項目の点数は加えない当該患者のDESIGN－R2020の合計点数を「DESIGN－R2020の合計点」といい，暦月内におけるDESIGN－R2020の合計点が最も低かった日の点数を当該月における「実績点」という。また，褥瘡の状態の評価の結果を「基本診療料施設基準通知」の「別添6」の「別紙8の2」（略）の「医療区分・ADL区分等に係る評価票（療養病棟入院基本料）」の所定欄に記載し，治療及び看護の計画を見直した場合には，その内容を診療録等に記載する。なお，特別入院基本料を算定する場合は，当該加算は算定できない。
　ア　褥瘡対策加算1については，入院後若しくは新たに当該加算に係る評価を始めて暦月で3月を超えない間又は褥瘡対策加算2を算定する日以外の日において算定する。
　イ　褥瘡対策加算2については，直近2月の実績点が2月連続して前月の実績点を上回った場合であって，DESIGN－R2020の合計点が前月の実績点より上回った日に算定する。

(9)　「注5」に規定する重症児（者）受入連携加算は，集中治療を経た新生児等を急性期の医療機関から受け入れ，病態の安定化のために密度の高い医療を提供することを評価したものであり，入院前の医療機関においてA246の入退院支援加算3が算定された患者を，療養病棟で受け入れた場合に入院初日に算定する。なお，特別入院基本料を算定する場合は，当該加算は算定できない。

(10)　「注6」に規定する急性期患者支援療養病床初期加算は，急性期医療の後方病床を確保し，在宅患者支援療養病床初期加算は在宅患者や介護保険施設入所者等の状態が軽度悪化した際に入院医療を提供できる病床を確保することにより，急性期医療及び在宅での療養を支えることを目的として，療養病棟が有する以下のような機能を評価したものであり，転院，入院又は転棟した日から起算して14日を限度に算定

あっては，**1,816点**）
ヤ　入院料29
　　1,776点（生活療養を受ける場合に
　　あっては，**1,762点**）
マ　入院料30
　　1,488点（生活療養を受ける場合に
　　あっては，**1,474点**）
2　療養病棟入院料2
イ　入院料1
　　1,899点（生活療養を受ける場合に
　　あっては，**1,885点**）
ロ　入院料2
　　1,845点（生活療養を受ける場合に
　　あっては，**1,831点**）
ハ　入院料3
　　1,556点（生活療養を受ける場合に
　　あっては，**1,542点**）
ニ　入院料4
　　1,627点（生活療養を受ける場合に
　　あっては，**1,613点**）
ホ　入院料5
　　1,573点（生活療養を受ける場合に
　　あっては，**1,559点**）
ヘ　入院料6
　　1,284点（生活療養を受ける場合に
　　あっては，**1,270点**）
ト　入院料7
　　1,579点（生活療養を受ける場合に
　　あっては，**1,565点**）
チ　入院料8
　　1,525点（生活療養を受ける場合に
　　あっては，**1,511点**）
リ　入院料9
　　1,236点（生活療養を受ける場合に
　　あっては，**1,222点**）
ヌ　入院料10
　　1,766点（生活療養を受ける場合に
　　あっては，**1,752点**）
ル　入院料11
　　1,712点（生活療養を受ける場合に
　　あっては，**1,698点**）
ヲ　入院料12
　　1,423点（生活療養を受ける場合に
　　あっては，**1,409点**）
ワ　入院料13
　　1,389点（生活療養を受ける場合に
　　あっては，**1,375点**）
カ　入院料14
　　1,362点（生活療養を受ける場合に
　　あっては，**1,347点**）
ヨ　入院料15
　　1,207点（生活療養を受ける場合に
　　あっては，**1,193点**）

できる。また，特別入院基本料を算定する場合は，当該加算は算定できない。

ア　急性期患者支援療養病床初期加算については，急性期医療を担う病院の一般病棟に入院し，急性期治療を終えて一定程度状態が安定した患者を，速やかに療養病棟が受け入れることにより，急性期医療を担う病院の後方支援を評価するものである。「急性期医療を担う病院の一般病棟」とは，具体的には，急性期一般入院基本料，7対1入院基本料若しくは10対1入院基本料（特定機能病院入院基本料（一般病棟に限る。）又は専門病院入院基本料に限る。），地域一般入院基本料又は13対1入院基本料（専門病院入院基本料に限る。）を算定する病棟である。ただし，地域一般入院基本料又は13対1入院基本料を算定する保険医療機関にあっては，A205救急医療管理加算の届出を行っている場合に限る。また，一般病棟と療養病棟が同一の病院に併存する場合で，当該一般病棟から療養病棟に転棟した患者については，1回の転棟に限り算定できる。

イ　在宅患者支援療養病床初期加算については，介護保険施設，居住系施設等又は自宅で療養を継続している患者が，軽微な発熱や下痢等の症状を来したために入院医療を要する状態になった際に，療養病棟が速やかに当該患者を受け入れる体制を有していること及び厚生労働省「人生の最終段階における医療・ケアの決定プロセスに関するガイドライン」等の内容を踏まえ，入院時に治療方針に関する患者又はその家族等の意思決定に対する支援を行うことにより，自宅や介護保険施設等における療養の継続に係る後方支援を評価するものである。なお，当該加算を算定する療養病棟を有する病院に介護保険施設等が併設されている場合は，当該併設介護保険施設等から受け入れた患者については算定できない。

(11)　療養病棟入院基本料を算定する病棟については，「注7」に掲げる入院基本料等加算について，それぞれの算定要件を満たす場合に算定できる。

(12)　「注8」の規定は，新型インフルエンザ等感染症がまん延している期間として別に厚生労働大臣が指定する期間において，療養病棟入院基本料の届出を行っている病棟においても，新型インフルエンザ等感染症等の患者が当該病棟に入院した場合には，届出を行った上で，一般病棟入院基本料の例により算定することができるようにしたものである。

(13)　「注8」の規定により新型インフルエンザ等感染症等の患者を入院させる際には，院内感染防止対策を十分に行う。

(14)　「注8」の規定により，A100一般病棟入院基本料の例により算定する場合の費用の請求については，当該保険医療機関に入院した日を入院初日として，以下のとおりとする。

ア　A100一般病棟入院基本料の「注4」に規定する重症児（者）受入連携加算は算定することができない。

イ　A100一般病棟入院基本料の「注5」に規定する救急・在宅等支援病床初期加算は算定することができない。

ウ　A100一般病棟入院基本料の「注10」に規定する加算について，当該病棟において各加算の要件を満たしている場合には算定できる。

(15)　「注9」に規定する慢性維持透析管理加算は，療養病棟における透析患者の診療を評価したものであり，自院で人工腎臓，持続緩徐式血液濾過，腹膜灌流又は血漿交換療法を行っている場合に算定する。なお，これらの項目については，継続的に適切に行われていれば，毎日行われている必要はない。なお，特別入院基本料を算定する場合は，当該加算は算定できない。

(16)　「注10」に規定する在宅復帰機能強化加算は，在宅復帰機能の高い

タ　入院料16
　　1,305点（生活療養を受ける場合に
　　あっては，**1,291点**）

レ　入院料17
　　1,278点（生活療養を受ける場合に
　　あっては，**1,263点**）

ソ　入院料18
　　1,123点（生活療養を受ける場合に
　　あっては，**1,109点**）

ツ　入院料19
　　1,766点（生活療養を受ける場合に
　　あっては，**1,752点**）

ネ　入院料20
　　1,712点（生活療養を受ける場合に
　　あっては，**1,698点**）

ナ　入院料21
　　1,423点（生活療養を受ける場合に
　　あっては，**1,409点**）

ラ　入院料22
　　1,376点（生活療養を受ける場合に
　　あっては，**1,362点**）

ム　入院料23
　　1,349点（生活療養を受ける場合に
　　あっては，**1,334点**）

ウ　入院料24
　　1,194点（生活療養を受ける場合に
　　あっては，**1,180点**）

ヰ　入院料25
　　918点（生活療養を受ける場合にあっ
　　ては，**904点**）

ノ　入院料26
　　870点（生活療養を受ける場合にあっ
　　ては，**856点**）

オ　入院料27
　　766点（生活療養を受ける場合にあっ
　　ては，**751点**）

ク　入院料28
　　1,766点（生活療養を受ける場合に
　　あっては，**1,752点**）

ヤ　入院料29
　　1,712点（生活療養を受ける場合に
　　あっては，**1,698点**）

マ　入院料30
　　1,423点（生活療養を受ける場合に
　　あっては，**1,409点**）

注1　病院の療養病棟(医療法第7条第2項
　　第4号に規定する療養病床（以下「**療養
　　病床**」という。）に係る病棟として地方
　　厚生局長等に届け出たものをいう。以下
　　この表において同じ。）であって，看護
　　配置，看護師比率，看護補助配置その他
　　の事項につき別に厚生労働大臣が定める
　　施設基準に適合しているものとして保険

病棟を評価したものである。なお，特別入院基本料を算定する場合は，当該加算は算定できない。

(17)　「注11」に規定する経腸栄養管理加算は，経鼻胃管や胃瘻等の経腸栄養（以下この項において「経腸栄養」という。）を開始することで栄養状態の維持又は改善が見込まれる患者に対して新たに経腸栄養を開始する場合に，日本臨床栄養代謝学会の「静脈経腸栄養ガイドライン」等の内容を踏まえた説明を本人又はその家族等に実施した上で，適切な経腸栄養の管理と支援を行うことを評価したものであり，次のアからウまでを実施した場合に算定できる。

ア　医師より本人又はその家族等に対し，「静脈経腸栄養ガイドライン」等を踏まえて経腸栄養と中心静脈栄養の適応やリスク等について説明を行うこと。なお，説明した内容の要点について診療録に記載すること。

イ　経腸栄養の開始に当たっては，開始時期や栄養管理の内容について，医師，看護師，薬剤師，管理栄養士等によるカンファレンスを実施すること。なお，経腸栄養の開始後も定期的に多職種によるカンファレンスが実施されることが望ましい。

ウ　管理栄養士は，「静脈経腸栄養ガイドライン」等を参考に，医師，看護師，薬剤師等と連携し，下記の栄養管理を実施すること。ただし，1日当たりの算定患者数は，管理栄養士1名につき，15人以内とする。

①　栄養アセスメント

②　経腸栄養の管理に係る計画の作成及び計画に基づく栄養管理の実施

③　経腸栄養開始後は，1日に3回以上のモニタリングを実施し，その結果を踏まえ，必要に応じた計画の見直し

(18)　「注11」に規定する経腸栄養管理加算は経腸栄養を開始した日から7日を限度に，経腸栄養を実施している期間に限り算定できる。なお，算定可能な日数を超えた場合においても，多職種による栄養管理を継続的に行うことが望ましい。

(19)　「注11」に規定する経腸栄養管理加算の算定対象となる患者は，次のア又はイに該当し，医師が適切な経腸栄養の管理と支援が必要と判断した者である。経腸栄養を行っている場合は，経口栄養又は中心静脈栄養を併用する場合においても算定できる。ただし，入棟前の1か月間に経腸栄養が実施されていた患者については算定できない。

ア　長期間，中心静脈栄養による栄養管理を実施している患者

イ　経口摂取が不可能となった又は経口摂取のみでは必要な栄養補給ができなくなった患者

(20)　「注12」及び「注13」に規定する夜間看護加算及び看護補助体制充実加算は，療養生活の支援が必要な患者が多い病棟において，看護要員の手厚い夜間配置を評価したものであり，当該病棟における看護に当たって，次に掲げる身体的拘束を最小化する取組を実施した上で算定する。

ア　入院患者に対し，日頃より身体的拘束を必要としない状態となるよう環境を整える。

イ　身体的拘束を実施するかどうかは，職員個々の判断ではなく，当該患者に関わる医師，看護師等，当該患者に関わる複数の職員で検討する。

ウ　やむを得ず身体的拘束を実施する場合であっても，当該患者の生命及び身体の保護に重点を置いた行動の制限であり，代替の方法が見いだされるまでの間のやむを得ない対応として行われるものであることから，可及的速やかに解除するよう努める。

エ　身体的拘束を実施するに当たっては，次の対応を行う。

医療機関が地方厚生局長等に届け出た病棟に入院している患者（第3節の特定入院料を算定する患者を除く。）について，当該基準に係る区分及び当該患者の疾患，状態，ＡＤＬ等について別に厚生労働大臣が定める区分に従い，当該患者ごとにそれぞれ所定点数を算定する。ただし，1又は2の入院料1から3まで，10から12まで又は19から21までのいずれかを算定する場合であって，当該病棟において中心静脈栄養を実施している状態にある者の摂食機能又は嚥下機能の回復に必要な体制が確保されていると認められない場合には，それぞれ1又は2の入院料4から6まで，13から15まで又は22から24までのいずれかを算定し，注3のただし書に該当する場合には，当該基準に係る区分に従い，それぞれ1又は2の入院料27を算定する。

2　注1に規定する病棟以外の療養病棟については，当分の間，地方厚生局長等に届け出た場合に限り，当該病棟に入院している患者（第3節の特定入院料を算定する患者を除く。）について，**特別入院基本料**として，**582点**（生活療養を受ける場合にあっては，**568点**）を算定できる。

3　療養病棟入院基本料を算定する患者に対して行った第3部検査，第5部投薬，第6部注射，第7部リハビリテーション（別に厚生労働大臣が定めるものに限る。）及び第13部病理診断並びに第4部画像診断及び第9部処置のうち別に厚生労働大臣が定める画像診断及び処置の費用（フィルムの費用を含み，別に厚生労働大臣が定める薬剤及び注射薬（以下この表において「除外薬剤・注射薬」という。）の費用を除く。）は，当該入院基本料に含まれるものとする。ただし，患者の急性増悪により，同一の保険医療機関の一般病棟へ転棟又は別の保険医療機関の一般病棟へ転院する場合には，その日から起算して3日前までの当該費用については，この限りでない。

4　当該病棟に入院している患者のうち，別に厚生労働大臣が定める状態のものに対して，必要な褥瘡対策を行った場合に，患者の褥瘡の状態に応じて，1日につき次に掲げる点数を所定点数に加算する。

イ　**褥瘡対策加算1**　　　　　　**15点**
ロ　**褥瘡対策加算2**　　　　　　**5点**

5　当該患者が他の保険医療機関から転院してきた者であって，当該他の保険医療機関において区分番号A246に掲げる入

a　実施の必要性等のアセスメント
b　患者家族への説明と同意
c　身体的拘束の具体的行為や実施時間等の記録
d　二次的な身体障害の予防
e　身体的拘束の解除に向けた検討

オ　身体的拘束を実施した場合は，解除に向けた検討を少なくとも1日に1度行う。なお，身体的拘束を実施することを避けるために，ウ及びエの対応をとらず家族等に対し付添いを強要することがあってはならない。

(21)　「注12」及び「注13」に規定する夜間看護加算及び看護補助体制充実加算を算定する各病棟における夜勤を行う看護要員の数は，「基本診療料の施設基準等」の第五の三の(1)イ①に定める夜間の看護職員の最小必要数を超えた看護職員1人を含む看護要員3人以上でなければ算定できない。なお，特別入院基本料を算定する場合は，当該加算は算定できない。

(22)　「注13」については，当該患者について，身体的拘束を実施した日は，看護補助体制充実加算1又は看護補助体制充実加算2の届出を行っている場合であっても，看護補助体制充実加算3を算定すること。この場合において，看護補助体制充実加算3の届出は不要である。なお，この身体的拘束を実施した日の取扱いについては，令和7年6月1日より適用すること。

◆　「注13」のただし書に係る規定は，令和7年6月1日から適用する。

◆　厚生労働大臣が定める区分「注1」

入院料の区分	疾患・状態の医療区分	処置等の医療区分	ＡＤＬ区分
入院料1	3 （スモンを除く）	3	3
入院料2			2
入院料3			1
入院料4		2	3
入院料5			2
入院料6			1
入院料7		1	3
入院料8			2
入院料9			1
入院料10	2	3	3
入院料11			2
入院料12			1
入院料13		2	3
入院料14			2
入院料15			1
入院料16		1	3
入院料17			2
入院料18			1
入院料19	1	3	3
入院料20			2
入院料21			1
入院料22		2	3
入院料23			2
入院料24			1
入院料25		1	3
入院料26			2
入院料27			1
入院料28	3 （スモンに限る）	－	3
入院料29			2
入院料30			1

退院支援加算3を算定したものである場合には，**重症児（者）受入連携加算**として，入院初日に限り**2,000点**を所定点数に加算する。

6　当該病棟に入院している患者のうち，急性期医療を担う他の保険医療機関の一般病棟から転院した患者及び当該保険医療機関（急性期医療を担う保険医療機関に限る。）の一般病棟から転棟した患者については，転院又は転棟した日から起算して14日を限度として，**急性期患者支援療養病床初期加算**として，1日につき**300点**を所定点数に加算し，介護老人保健施設，介護医療院，特別養護老人ホーム，軽費老人ホーム，有料老人ホーム等又は自宅から入院した患者については，治療方針に関する患者又はその家族等の意思決定に対する支援を行った場合に，入院した日から起算して14日を限度として，**在宅患者支援療養病床初期加算**として，1日につき**350点**を所定点数に加算する。

7　当該病棟においては，第2節の各区分に掲げる入院基本料等加算のうち，次に掲げる加算について，同節に規定する算定要件を満たす場合に算定できる。

イ　地域医療支援病院入院診療加算

ロ　臨床研修病院入院診療加算

ハ　紹介受診重点医療機関入院診療加算

ニ　在宅患者緊急入院診療加算

ホ　診療録管理体制加算

ヘ　医師事務作業補助体制加算（50対1補助体制加算，75対1補助体制加算又は100対1補助体制加算に限る。）

ト　乳幼児加算・幼児加算

チ　超重症児（者）入院診療加算・準超重症児（者）入院診療加算

リ　地域加算

ヌ　離島加算

ル　ＨＩＶ感染者療養環境特別加算

ヲ　療養病棟療養環境加算

ワ　療養病棟療養環境改善加算

カ　重症皮膚潰瘍管理加算

ヨ　栄養サポートチーム加算

タ　医療安全対策加算

レ　感染対策向上加算

ソ　患者サポート体制充実加算

ツ　報告書管理体制加算

ネ　病棟薬剤業務実施加算1

ナ　データ提出加算

ラ　入退院支援加算（1のロ又は2のロに限る。）

ム　医療的ケア児（者）入院前支援加算

◆　療養病棟入院基本料に含まれるリハビリテーションの費用「注3」

　入院中の患者に対する心大血管疾患リハビリテーション料，脳血管疾患等リハビリテーション料，廃用症候群リハビリテーション料，運動器リハビリテーション料又は呼吸器リハビリテーション料であって1日につき2単位を超えるもの（第2章第7部リハビリテーションの通則第4号に規定する脳血管疾患等の患者であって発症後60日以内のものに対して行ったものを除く。）の費用（療養病棟入院料1の入院料27及び療養病棟入院料2の入院料27を算定する日に限る。）

◆　療養病棟入院基本料に含まれる画像診断及び処置の費用，含まれない除外薬剤・注射薬「注3」

一　含まれる画像診断

　写真診断(単純撮影(エックス線診断料に係るものに限る。)に限る。)

　撮影（単純撮影（エックス線診断料に係るものに限る。）に限る。）

二　含まれる処置

　創傷処置（手術日から起算して14日以内の患者に対するものを除く。）

　喀痰吸引

　摘便

　酸素吸入

　酸素テント

　皮膚科軟膏処置

　膀胱洗浄

　留置カテーテル設置

　導尿

　腟洗浄

　眼処置

　耳処置

　耳管処置

　鼻処置

　口腔，咽頭処置

　間接喉頭鏡下喉頭処置

　ネブライザ

　超音波ネブライザ

　介達牽引

　消炎鎮痛等処置

　鼻腔栄養

　長期療養患者褥瘡等処置

三　含まれない除外薬剤

　抗悪性腫瘍剤（悪性新生物に罹患している患者に対して投与された場合に限る。），HIF-PH阻害剤（人工腎臓又は腹膜灌流を受けている患者のうち腎性貧血状態にあるものに対して投与された場合に限る。）及び疼痛コントロールのための医療用麻薬

四　含まれない注射薬

　抗悪性腫瘍剤（悪性新生物に罹患している患者に対して投与された場合に限る。），エリスロポエチン（人工腎臓又は腹膜灌流を受けている患者のうち腎性貧血状態にあるものに対して投与された場合に限る。），ダルベポエチン（人工腎臓又は腹膜灌流を受けている患者のうち腎性貧血状態にあるものに対して投与された場合に限る。），エポエチンベータペゴル（人工腎臓又は腹膜灌流を受けている患者のうち腎性貧血状態にあるものに対して投与された場合に限る。）及び疼痛コントロールのための医療用麻薬

◆　療養病棟入院基本料に含まれない除外薬剤・注射薬「注3」

　インターフェロン製剤（B型肝炎又はC型肝炎の効能若しくは効果を

A
基本
入院基本料

ウ　認知症ケア加算
エ　薬剤総合評価調整加算
ノ　排尿自立支援加算
オ　協力対象施設入所者入院加算

8　別に厚生労働大臣が指定する期間において，感染症の予防及び感染症の患者に対する医療に関する法律（平成10年法律第114号。以下「感染症法」という。）第6条第7項に規定する新型インフルエンザ等感染症の患者及びその疑似症患者が入院した場合に区分番号A100に掲げる一般病棟入院基本料を算定する旨を地方厚生局長等に届け出た保険医療機関においては，当該患者について，注1の規定にかかわらず，**区分番号A100に掲げる一般病棟入院基本料の例**により算定する。

9　当該病棟（療養病棟入院料1を算定するものに限る。）に入院している患者のうち，当該保険医療機関において，区分番号J038に掲げる人工腎臓，J038-2に掲げる持続緩徐式血液濾過，J039に掲げる血漿交換療法又はJ042に掲げる腹膜灌流を行っている患者については，**慢性維持透析管理加算**として，1日につき**100点**を所定点数に加算する。

10　療養病棟入院料1を算定する病棟において，別に厚生労働大臣が定める施設基準に適合するものとして保険医療機関が地方厚生局長等に届け出た病棟に入院している患者については，**在宅復帰機能強化加算**として，1日につき**50点**を所定点数に加算する。

11　別に厚生労働大臣が定める施設基準に適合しているものとして地方厚生局長等に届け出た保険医療機関が，療養病棟入院基本料を算定する患者について，経腸栄養を開始した場合，**経腸栄養管理加算**として，入院中1回に限り，経腸栄養を開始した日から起算して7日を限度として，1日につき**300点**を所定点数に加算する。この場合において，区分番号A233-2に掲げる栄養サポートチーム加算，区分番号B001の10に掲げる入院栄養食事指導料又は区分番号B001の11に掲げる集団栄養食事指導料は別に算定できない。

12　別に厚生労働大臣が定める施設基準に適合するものとして保険医療機関が地方厚生局長等に届け出た病棟に入院している患者については，**夜間看護加算**として，1日につき**50点**を所定点数に加算する。この場合において注13に規定する看護補

有するものに限る。）
　抗ウイルス剤（B型肝炎又はC型肝炎の効能若しくは効果を有するもの及び後天性免疫不全症候群又はHIV感染症の効能若しくは効果を有するものに限る。）
　血友病の患者に使用する医薬品（血友病患者における出血傾向の抑制の効能又は効果を有するものに限る。）
◆　褥瘡対策加算の対象となる状態「注4」
　ADL区分3の状態

A　基本　入院基本料

助体制充実加算は別に算定できない。

<u>13</u>　別に厚生労働大臣が定める施設基準に適合するものとして保険医療機関が地方厚生局長等に届け出た病棟に入院している患者については，当該基準に係る区分に従い，次に掲げる点数をそれぞれ1日につき所定点数に加算する。ただし，当該患者について，身体的拘束を実施した日は，看護補助体制充実加算3の例により所定点数に加算する。

イ　看護補助体制充実加算1　　**80点**
ロ　看護補助体制充実加算2　　**65点**
ハ　看護補助体制充実加算3　　**55点**

A102　結核病棟入院基本料（1日につき）

1　7対1入院基本料　　**1,677点**
2　10対1入院基本料　　**1,405点**
3　13対1入院基本料　　**1,182点**
4　15対1入院基本料　　**1,013点**
5　18対1入院基本料　　**868点**
6　20対1入院基本料　　**819点**

注1　病院（特定機能病院を除く。）の結核病棟（医療法第7条第2項第3号に規定する結核病床に係る病棟として地方厚生局長等に届出のあったものをいう。以下この表において同じ。）であって，看護配置，看護師比率その他の事項につき別に厚生労働大臣が定める施設基準に適合しているものとして保険医療機関が地方厚生局長等に届け出た病棟に入院している患者（第3節の特定入院料を算定する患者を除く。）について，当該基準に係る区分に従い，それぞれ所定点数を算定する。ただし，通則第6号に規定する保険医療機関の病棟については，この限りでない。

2　注1に規定する病棟以外の結核病棟については，当分の間，地方厚生局長等に届け出た場合に限り，当該病棟に入院している患者（第3節の特定入院料を算定する患者を除く。）について，**特別入院基本料**として，**586点**を算定できる。ただし，注1に規定する別に厚生労働大臣が定める施設基準に適合するものとして地方厚生局長等に届け出ていた病棟であって，当該基準のうち別に厚生労働大臣が定めるもののみに適合しなくなったものとして地方厚生局長等に届け出た病棟については，当該病棟に入院している患者（第3節の特定入院料を算定する患者を除く。）について，当該基準に適合しなくなった後の直近3月に限り，**月平均夜勤時間超過減算**として，それぞれの所定点数から**100分の15に相当する点数**を減算する。なお，別に厚生労働大臣が

◇　結核病棟入院基本料について

(1)　結核病棟入院基本料は，「注1」の入院基本料，「注2」の特別入院基本料，月平均夜勤時間超過減算，「注6」の夜勤時間特別入院基本料及び「注7」の重症患者割合特別入院基本料から構成され，「注1」の入院基本料については，別に厚生労働大臣が定める施設基準に適合しているものとして届け出た結核病棟に入院している患者について，7対1入院基本料等の各区分の所定点数を算定し，「注2」の特別入院基本料及び月平均夜勤時間超過減算，「注6」の夜勤時間特別入院基本料並びに「注7」の重症患者割合特別入院基本料については，届け出た結核病棟に入院している患者について算定する。

(2)　当該保険医療機関において複数の結核病棟がある場合には，当該病棟全てについて同じ区分の結核病棟入院基本料を算定する。

(3)　結核病棟に入院している結核患者に化学療法を行う際には，日本結核病学会が作成した「院内DOTSガイドライン」を踏まえ，下記の服薬支援計画の作成，服薬確認の実施，患者教育の実施及び保健所との連携を行っていること。当該基準を満たさない場合は，「注2」の特別入院基本料として586点を算定する。

ア　服薬支援計画の作成
　　個々の患者の服薬中断リスクを分析し，服薬確認，患者教育，保健所との連携等に関する院内DOTS計画を策定する。計画の策定に当たっては，患者の病態，社会的要因，副作用の発生や退院後の生活状態等による服薬中断リスクを考慮する。

イ　服薬確認の実施
　　看護師が患者の内服を見届けるなど，個々の患者の服薬中断リスクに応じた方法で服薬確認を行う。

ウ　患者教育の実施
　　確実な服薬の必要性に関する患者への十分な説明を行うとともに，服薬手帳の活用等により退院後も服薬を継続できるための教育を実施する。

エ　保健所との連携
　　退院後の服薬の継続等に関して，入院中から保健所の担当者とDOTSカンファレンス等を行うなど，保健所との連絡調整を行い，その要点を診療録等に記載する。

(4)　「注3」において結核病棟入院基本料を算定する患者は，「感染症の予防及び感染症の患者に対する医療に関する法律」（平成10年法律第114号。以下「感染症法」という。）第19条，第20条及び第22条の規定並びに「感染症の予防及び感染症の患者に対する医療に関する法律における結核患者の入退院及び就業制限の取扱いについて」（平成19年9月7日健感発第0907001号）に基づき入退院が行われている結核患者であり，これらの基準に従い退院させることができる患者につい

定める場合には，算定できない。

3　注1及び注2の規定にかかわらず，別に厚生労働大臣が定める患者については，特別入院基本料を算定する。

4　当該病棟の入院患者の**入院期間**に応じ，次に掲げる点数をそれぞれ1日につき所定点数に加算する。

イ　14日以内の期間
　　400点（特別入院基本料等については，**320点**）

ロ　15日以上30日以内の期間
　　300点（特別入院基本料等については，**240点**）

ハ　31日以上60日以内の期間
　　200点（特別入院基本料等については，**160点**）

ニ　61日以上90日以内の期間　　**100点**

5　当該病棟においては，第2節の各区分に掲げる入院基本料等加算のうち，次に掲げる加算について，同節に規定する算定要件を満たす場合に算定できる。

イ　地域医療支援病院入院診療加算

ロ　臨床研修病院入院診療加算

ハ　紹介受診重点医療機関入院診療加算

ニ　救急医療管理加算

ホ　妊産婦緊急搬送入院加算

ヘ　在宅患者緊急入院診療加算

ト　診療録管理体制加算

チ　医師事務作業補助体制加算（50対1補助体制加算，75対1補助体制加算又は100対1補助体制加算に限る。）

リ　乳幼児加算・幼児加算

ヌ　難病等特別入院診療加算（難病患者等入院診療加算に限る。）

ル　超重症児（者）入院診療加算・準超重症児（者）入院診療加算

ヲ　看護配置加算

ワ　看護補助加算

カ　地域加算

ヨ　離島加算

タ　療養環境加算

レ　ＨＩＶ感染者療養環境特別加算

ソ　特定感染症患者療養環境特別加算

ツ　栄養サポートチーム加算

ネ　医療安全対策加算

ナ　感染対策向上加算

ラ　患者サポート体制充実加算

ム　報告書管理体制加算

ウ　褥瘡ハイリスク患者ケア加算

ヰ　ハイリスク妊娠管理加算

ノ　術後疼痛管理チーム加算

オ　後発医薬品使用体制加算

ク　バイオ後続品使用体制加算

ては，退院させることができることが確定した日以降は「注2」の特別入院基本料を算定する。

なお，次の全てを満たした場合には，退院させることができることが確定したものとして取り扱う。

ア　2週間以上の標準的化学療法が実施され，咳，発熱，痰等の臨床症状が消失している。

イ　2週間以上の標準的化学療法を実施した後の異なった日の喀痰の塗抹検査又は培養検査の結果が連続して3回陰性である（3回の検査は，原則として塗抹検査を行うものとし，アによる臨床症状消失後にあっては，速やかに連日検査を実施する。）。

ウ　患者が治療の継続及び感染拡大の防止の重要性を理解し，かつ，退院後の治療の継続及び他者への感染の防止が可能であると確認できている。

(5)　(4)にかかわらず，カリエス，リンパ節結核などのこれらの基準に従うことができない結核患者については，当該患者の診療を担当する医師の適切な判断により入退院が行われる。

(6)　「注4」の加算に係る入院期間の起算日は，第2部入院料等の「通則5」に規定する起算日とする。

(7)　結核病棟入院基本料を算定する病棟については，「注5」に掲げる入院基本料等加算について，それぞれの算定要件を満たす場合に算定できる。

◆　月平均夜勤時間超過減算の厚生労働大臣が定める場合「注2」
当該保険医療機関が，過去1年間において，一般病棟入院基本料の注2ただし書に規定する月平均夜勤時間超過減算若しくは一般病棟入院基本料の注7に規定する夜勤時間特別入院基本料，結核病棟入院基本料の注2ただし書に規定する月平均夜勤時間超過減算若しくは結核病棟入院基本料の注6に規定する夜勤時間特別入院基本料，精神病棟入院基本料の注2ただし書に規定する月平均夜勤時間超過減算若しくは精神病棟入院基本料の注9に規定する夜勤時間特別入院基本料又は障害者施設等入院基本料の注2に規定する月平均夜勤時間超過減算を算定したことのある保険医療機関である場合

◆　特別入院基本料を算定する厚生労働大臣が定める患者「注3」
感染症法第19条，第20条及び第22条の規定等に基づき適切に入退院が行われている患者以外の患者

◆　夜間看護体制特定日減算の対象となる保険医療機関・特定日「注8」
(1)　保険医療機関
許可病床数が100床未満の病院であること。

(2)　特定日
次のいずれにも該当する各病棟において，夜間の救急外来を受診した患者に対応するため，当該各病棟のいずれか1病棟において夜勤を行う看護職員の数が，一時的に2未満となった日

イ　看護職員の数が一時的に2未満となった時間帯において，患者の看護に支障がないと認められること。

ロ　看護職員の数が一時的に2未満となった時間帯において，看護職員及び看護補助者の数が，看護職員1を含む2以上であること。ただし，入院患者数が30人以下の場合にあっては，看護職員の数が1以上であること。

ヤ　病棟薬剤業務実施加算1
マ　データ提出加算
ケ　入退院支援加算（1のロ又は2のロ
　　に限る。）
フ　医療的ケア児（者）入院前支援加算
コ　認知症ケア加算
エ　精神疾患診療体制加算
テ　薬剤総合評価調整加算
ア　排尿自立支援加算
サ　地域医療体制確保加算（7対1入院
　　基本料又は10対1入院基本料を算定す
　　るものに限る。）
キ　協力対象施設入所者入院加算

6　注1に規定する別に厚生労働大臣が定
　める施設基準に適合するものとして地方
　厚生局長等に届け出ていた病棟であっ
　て，当該基準のうち別に厚生労働大臣が
　定めるもののみに適合しなくなったもの
　として地方厚生局長等に届け出た病棟に
　ついては，注2の規定にかかわらず，当
　該病棟に入院している患者（第3節の特
　定入院料を算定する患者を除く。）につ
　いて，当分の間，**夜勤時間特別入院基本
　料**として，それぞれの**所定点数の100分
　の70に相当する点数**を算定できる。ただ
　し，当該点数が注2本文に規定する特別
　入院基本料の点数を下回る場合は，本文
　の規定にかかわらず，**596点**を算定でき
　る。

7　注1に規定する別に厚生労働大臣が定
　める施設基準に適合するものとして地方
　厚生局長等に届け出ていた病棟（別に厚
　生労働大臣が定める施設基準を満たすも
　のに限る。）であって，当該基準のうち
　別に厚生労働大臣が定めるもののみに適
　合しなくなったものとして地方厚生局長
　等に届け出た場合に限り，注2の本文の
　規定にかかわらず，当該病棟に入院して
　いる患者（第3節の特定入院料を算定す
　る患者を除く。）については，**重症患者
　割合特別入院基本料**として，それぞれの
　所定点数の100分の95に相当する点数に
　より算定する。

8　別に厚生労働大臣が定める保険医療機
　関においては，別に厚生労働大臣が定め
　る日の入院基本料（特別入院基本料等を
　含む。）は，**夜間看護体制特定日減算**と
　して，次のいずれにも該当する場合に限
　り，**所定点数の100分の5に相当する点
　数**を減算する。
イ　年6日以内であること。
ロ　当該日が属する月が連続する2月以
　　内であること。

A

基本

入院基本料

A103　精神病棟入院基本料（1日につき）

1　10対1入院基本料	**1,306点**
2　13対1入院基本料	**973点**
3　15対1入院基本料	**844点**
4　18対1入院基本料	**753点**
5　20対1入院基本料	**697点**

注1　病院（特定機能病院を除く。）の精神病棟（医療法第7条第2項第1号に規定する精神病床に係る病棟として地方厚生局長等に届出のあったものをいう。以下この表において同じ。）であって，看護配置，看護師比率，平均在院日数その他の事項につき別に厚生労働大臣が定める施設基準に適合しているものとして保険医療機関が地方厚生局長等に届け出た病棟に入院している患者（第3節の特定入院料を算定する患者を除く。）について，当該基準に係る区分に従い，それぞれ所定点数を算定する。

2　注1に規定する病棟以外の精神病棟については，当分の間，別に厚生労働大臣が定める施設基準に適合しているものとして地方厚生局長等に届け出た場合に限り，当該病棟に入院している患者（第3節の特定入院料を算定する患者を除く。）について，**特別入院基本料**として，**566点**を算定できる。ただし，注1に規定する別に厚生労働大臣が定める施設基準に適合するものとして地方厚生局長等に届け出ていた病棟であって，当該基準のうち別に厚生労働大臣が定めるもののみに適合しなくなったものとして地方厚生局長等に届け出た病棟については，当該病棟に入院している患者（第3節の特定入院料を算定する患者を除く。）について，当該基準に適合しなくなった後の直近3月に限り，**月平均夜勤時間超過減算**として，それぞれの所定点数から**100分の15に相当する点数**を減算する。なお，別に厚生労働大臣が定める場合には，算定できない。

3　当該病棟の入院患者の入院期間に応じ，次に掲げる点数をそれぞれ1日につき所定点数に加算する。

イ　14日以内の期間
　　465点（特別入院基本料等については，**300点**）

ロ　15日以上30日以内の期間
　　250点（特別入院基本料等については，**155点**）

ハ　31日以上90日以内の期間
　　125点（特別入院基本料等については，**100点**）

◇　精神病棟入院基本料について

(1)　精神病棟入院基本料は，「注1」の入院基本料，「注2」の特別入院基本料及び月平均夜勤時間超過減算並びに「注9」の夜勤時間特別入院基本料から構成され，「注1」の入院基本料及び「注2」の特別入院基本料についてはそれぞれ別に厚生労働大臣が定める施設基準に適合しているものとして届け出た精神病棟に入院している患者について，10対1入院基本料等の各区分の所定点数を算定し，「注9」の夜勤時間特別入院基本料については，届け出た精神病棟に入院している患者について算定する。

(2)　当該保険医療機関において複数の精神病棟がある場合には，当該病棟のうち，精神科急性期治療病棟入院料等の特定入院料（病棟単位で行うものに限る。）を算定する病棟以外の病棟については，同じ区分の精神病棟入院基本料を算定する。

(3)　「注3」の加算に係る入院期間の起算日は，第2部入院料等の「通則5」に規定する起算日とする。

(4)　「注4」に掲げる加算を算定するに当たっては，当該加算の施設基準を満たすとともに，次のアからウまでの要件を満たすことが必要である。なお，既に入院中の患者が当該入院期間中に，当該施設基準の要件を満たすこととなっても，当該加算は算定できない。

ア　入院時において，当該加算の施設基準に基づくランクがMである。

イ　当該加算の施設基準に基づき，患者の身体障害の状態及び認知症の状態を評価するとともに，当該加算の施設基準に基づく評価，これらに係る進行予防等の対策の要点及び評価日を診療録に記載する。当該加算は，対策の要点に基づき，計画を立て，当該計画を実行した日から算定する。

ウ　当該加算を算定する場合は，診療報酬明細書の摘要欄に当該加算の算定根拠となる評価（当該加算の施設基準に基づくランク等）及び評価日を記載する。

(5)　「注5」の救急支援精神病棟初期加算は，当該病棟に入院する患者が，精神科救急搬送患者地域連携受入加算を算定したものである場合には，入院した日から起算して14日を限度として加算する。

(6)　精神病棟入院基本料を算定する病棟については，「注6」に掲げる入院基本料等加算について，それぞれの算定要件を満たす場合に算定できる。

(7)　「注7」の精神保健福祉士配置加算は，入院中の患者の早期退院を目的として精神保健福祉士の病棟配置を評価したものであり，当該病棟の全ての入院患者に対して，医師，看護師，作業療法士，公認心理師等の関係職種と共同して「別紙様式6の2」（924頁）又はこれに準ずる様式を用いて，退院支援計画を作成し，必要に応じて患家等に訪問し，患者の希望を踏まえ，適切な保健医療サービス又は福祉サービス等を受けられるよう，障害福祉サービス事業所，相談支援事業所等と連携しつつ，在宅療養に向けた調整を行った場合に算定する。なお，病棟に配置された精神保健福祉士は当該病棟の入院患者の退院調整等を行うものであり，他病棟の患者の退院調整について行うことはできない。

◆　経過措置（「4」，「5」）→第4章　経過措置参照。

◆　月平均夜勤時間超過減算の厚生労働大臣が定める場合「注2」

当該保険医療機関が，過去1年間において，一般病棟入院基本料の注2ただし書に規定する月平均夜勤時間超過減算若しくは一般病棟入院基本料の注7に規定する夜勤時間特別入院基本料，結核病棟入院基本料の注2ただし書に規定する月平均夜勤時間超過減算若しくは結核病棟入院基本料の注6に規定する夜勤時間特別入院基本料，精神病棟入院基本料の注2ただし書に規定する月平均夜勤時間超過減算若しくは精神病棟入

　ニ　91日以上180日以内の期間　　**10点**
　ホ　181日以上１年以内の期間　　**3点**
4　別に厚生労働大臣が定める施設基準に適合しているものとして保険医療機関が地方厚生局長等に届け出た病棟に入院している患者が別に厚生労働大臣が定めるものである場合には，入院した日から起算して１月以内の期間に限り，**重度認知症加算**として，１日につき**300点**を所定点数に加算する。
5　当該病棟に入院する患者が，入院に当たって区分番号A238-7に掲げる精神科救急搬送患者地域連携受入加算を算定したものである場合には，入院した日から起算して14日を限度として，**救急支援精神病棟初期加算**として，１日につき**100点**を所定点数に加算する。
6　当該病棟においては，第２節の各区分に掲げる入院基本料等加算のうち，次に掲げる加算について，同節に規定する算定要件を満たす場合に算定できる。
　イ　地域医療支援病院入院診療加算
　ロ　臨床研修病院入院診療加算
　ハ　紹介受診重点医療機関入院診療加算
　ニ　救急医療管理加算
　ホ　妊産婦緊急搬送入院加算
　ヘ　在宅患者緊急入院診療加算
　ト　診療録管理体制加算
　チ　医師事務作業補助体制加算（50対１補助体制加算，75対１補助体制加算又は100対１補助体制加算に限る。）
　リ　乳幼児加算・幼児加算
　ヌ　特定感染症入院医療管理加算
　ル　難病等特別入院診療加算
　ヲ　特殊疾患入院施設管理加算
　ワ　超重症児（者）入院診療加算・準超重症児（者）入院診療加算
　カ　看護配置加算
　ヨ　看護補助加算
　タ　地域加算
　レ　離島加算
　ソ　療養環境加算
　ツ　ＨＩＶ感染者療養環境特別加算
　ネ　特定感染症患者療養環境特別加算
　ナ　精神科措置入院診療加算
　ラ　精神科応急入院施設管理加算
　ム　精神科隔離室管理加算
　ウ　精神病棟入院時医学管理加算
　ヰ　精神科地域移行実施加算
　ノ　精神科身体合併症管理加算（18対１入院基本料及び20対１入院基本料を算定するものを除く。）
　オ　強度行動障害入院医療管理加算

院基本料の注９に規定する夜勤時間特別入院基本料又は障害者施設等入院基本料の注２に規定する月平均夜勤時間超過減算を算定したことのある保険医療機関である場合
◆　厚生労働大臣が定める重度認知症患者「注４」
　重度認知症の状態にあり，日常生活を送る上で介助が必要な状態であること。（「「認知症高齢者の日常生活自立度判定基準」の活用について」（平成18年４月３日老発第0403003号）におけるランクMに該当する。ただし，重度の意識障害のある者（ＪＣＳ（Japan Coma Scale）でⅡ－3（又は30）以上又はＧＣＳ（Glasgow Coma Scale）で８点以下の状態にある者）を除く。）
◆　夜間看護体制特定日減算の対象となる保険医療機関・特定日「注10」
(1)　保険医療機関
　許可病床数が100床未満の病院であること。
(2)　特定日
　次のいずれにも該当する各病棟において，夜間の救急外来を受診した患者に対応するため，当該各病棟のいずれか１病棟において夜勤を行う看護職員の数が，一時的に２未満となった日
　イ　看護職員の数が一時的に２未満となった時間帯において，患者の看護に支障がないと認められること。
　ロ　看護職員の数が一時的に２未満となった時間帯において，看護職員及び看護補助者の数が，看護職員１を含む２以上であること。ただし，入院患者数が30人以下の場合にあっては，看護職員の数が１以上であること。

ク　依存症入院医療管理加算

ヤ　摂食障害入院医療管理加算

マ　栄養サポートチーム加算

ケ　医療安全対策加算

フ　感染対策向上加算

コ　患者サポート体制充実加算

エ　報告書管理体制加算

テ　褥瘡ハイリスク患者ケア加算

ア　ハイリスク妊娠管理加算

サ　ハイリスク分娩等管理加算（ハイリ
　　スク分娩管理加算に限る。）

キ　精神科救急搬送患者地域連携受入加
　　算

ユ　後発医薬品使用体制加算

メ　バイオ後続品使用体制加算

ミ　病棟薬剤業務実施加算1

シ　データ提出加算

エ　精神科入退院支援加算

ヒ　精神科急性期医師配置加算（10対1
　　入院基本料又は13対1入院基本料を算
　　定するものに限る。）

モ　薬剤総合評価調整加算

セ　排尿自立支援加算

ス　地域医療体制確保加算（10対1入院
　　基本料を算定するものに限る。）

ン　協力対象施設入所者入院加算

7　別に厚生労働大臣が定める施設基準に
　適合しているものとして保険医療機関が
　地方厚生局長等に届け出た病棟に入院し
　ている患者について，**精神保健福祉士配
　置加算**として，1日につき**30点**を所定点
　数に加算する。

8　精神保健福祉士配置加算を算定した場
　合は，区分番号A230-2に掲げる精神科
　地域移行実施加算，区分番号A246-2に
　掲げる精神科入退院支援加算，区分番号
　B005に掲げる退院時共同指導料2，区
　分番号B005-1-2に掲げる介護支援等連
　携指導料，区分番号I011に掲げる精神
　科退院指導料及び区分番号I011-2に掲
　げる精神科退院前訪問指導料は，算定し
　ない。

9　注1に規定する別に厚生労働大臣が定
　める施設基準に適合するものとして地方
　厚生局長等に届け出ていた病棟であっ
　て，当該基準のうち別に厚生労働大臣が
　定めるもののみに適合しなくなったもの
　として地方厚生局長等に届け出た病棟に
　ついては，注2の規定にかかわらず，当
　該病棟に入院している患者（第3節の特
　定入院料を算定する患者を除く。）につ
　いて，当分の間，**夜勤時間特別入院基本
　料**として，それぞれの**所定点数の100分**

の70に相当する**点数**を算定できる。ただ
し，当該点数が注２本文に規定する特別
入院基本料の点数を下回る場合は，本文
の規定にかかわらず，**576点**を算定でき
る。

10　別に厚生労働大臣が定める保険医療機
関においては，別に厚生労働大臣が定め
る日の入院基本料（特別入院基本料等を
含む。）は，**夜間看護体制特定日減算**と
して，次のいずれにも該当する場合に限
り，**所定点数の100分の５に相当する点
数**を減算する。

イ　年６日以内であること。
ロ　当該日が属する月が連続する２月以
内であること。

A104　特定機能病院入院基本料（１日につき）

1　一般病棟の場合
イ　７対１入院基本料　　　　　**1,822点**
ロ　10対１入院基本料　　　　　**1,458点**
2　結核病棟の場合
イ　７対１入院基本料　　　　　**1,822点**
ロ　10対１入院基本料　　　　　**1,458点**
ハ　13対１入院基本料　　　　　**1,228点**
ニ　15対１入院基本料　　　　　**1,053点**
3　精神病棟の場合
イ　７対１入院基本料　　　　　**1,551点**
ロ　10対１入院基本料　　　　　**1,393点**
ハ　13対１入院基本料　　　　　**1,038点**
ニ　15対１入院基本料　　　　　　**948点**

注1　特定機能病院の一般病棟，結核病棟又
は精神病棟であって，看護配置，看護師
比率，平均在院日数その他の事項につき
別に厚生労働大臣が定める施設基準に適
合しているものとして保険医療機関が地
方厚生局長等に届け出た病棟に入院して
いる患者（第３節の特定入院料を算定す
る患者を除く。）について，当該基準に
係る区分に従い，それぞれ所定点数を算
定する。

2　注１の規定にかかわらず，別に厚生労
働大臣が定める患者については，区分番
号A102に掲げる結核病棟入院基本料の
注３に規定する特別入院基本料の例によ
り算定する。

3　当該病棟の入院患者の**入院期間**に応
じ，次に掲げる点数をそれぞれ**１日につ
き**所定点数に加算する。

イ　一般病棟の場合
(1)　14日以内の期間　　　　**712点**
(2)　15日以上30日以内の期間　**207点**
ロ　結核病棟の場合
(1)　30日以内の期間　　　　**330点**
(2)　31日以上90日以内の期間　**200点**

◇　特定機能病院入院基本料について

(1)　特定機能病院入院基本料は，「注１」に規定する入院基本料について，
別に厚生労働大臣が定める施設基準に適合しているものとして届け出
た一般病棟，結核病棟又は精神病棟に入院している患者について，７
対１入院基本料等の各区分の所定点数を算定する。

(2)　結核病棟に入院している結核患者に化学療法を行う際には，日本結
核病学会が作成した「院内ＤＯＴＳガイドライン」を踏まえ，下記の
服薬支援計画の作成，服薬確認の実施，患者教育の実施及び保健所と
の連携を行っていること。当該基準を満たさない場合は，A102結核
病棟入院基本料の「注２」の特別入院基本料として586点を算定する。

ア　服薬支援計画の作成
個々の患者の服薬中断リスクを分析し，服薬確認，患者教育，保
健所との連携等に関する院内ＤＯＴＳ計画を策定する。計画の策定
に当たっては，患者の病態，社会的要因，副作用の発生や退院後の
生活状態等による服薬中断リスクを考慮する。

イ　服薬確認の実施
看護師が患者の内服を見届けるなど，個々の患者の服薬中断リス
クに応じた方法で服薬確認を行う。

ウ　患者教育の実施
確実な服薬の必要性に関する患者への十分な説明を行うととも
に，服薬手帳の活用等により退院後も服薬を継続できるための教育
を実施する。

エ　保健所との連携
退院後の服薬の継続等に関して，入院中から保健所の担当者とＤ
ＯＴＳカンファレンス等を行うなど，保健所との連絡調整を行い，
その要点を診療録等に記載する。

(3)　「注２」において特定機能病院入院基本料（結核病棟に限る。）を
算定する患者は，感染症法第19条，第20条及び第22条の規定並びに「感
染症の予防及び感染症の患者に対する医療に関する法律における結核
患者の入退院及び就業制限の取扱いについて」に基づき入退院が行わ
れている結核患者であり，これらの基準に従い退院させることができ
る患者については，退院させることができることが確定した日以降は
「注２」の特別入院基本料を算定する。

なお，次の全てを満たした場合には，退院させることができること
が確定したものとして取り扱う。

ア　２週間以上の標準的化学療法が実施され，咳，発熱，痰等の臨床
症状が消失している。

イ　２週間以上の標準的化学療法を実施した後の異なった日の喀痰の

A

基本

入院基本料

ハ　精神病棟の場合
(1)　14日以内の期間　**505点**
(2)　15日以上30日以内の期間　**250点**
(3)　31日以上90日以内の期間　**125点**
(4)　91日以上180日以内の期間　**30点**
(5)　181日以上1年以内の期間　**15点**

4　当該病棟（精神病棟に限る。）に入院している患者が別に厚生労働大臣が定めるものである場合には，入院した日から起算して1月以内の期間に限り，**重度認知症加算**として，1日につき**300点**を所定点数に加算する。

5　当該病棟に入院している患者の重症度，医療・看護必要度（以下この表において**「看護必要度」**という。）につき別に厚生労働大臣が定める施設基準に適合するものとして地方厚生局長等に届け出た病棟に入院している患者については，当該基準に係る区分に従い，次に掲げる点数をそれぞれ1日につき所定点数に加算する。
イ　看護必要度加算1　　　　**55点**
ロ　看護必要度加算2　　　　**45点**
ハ　看護必要度加算3　　　　**25点**

6　退院が特定の時間帯に集中しているものとして別に厚生労働大臣が定める保険医療機関においては，別に厚生労働大臣が定める患者の退院日の入院基本料（一般病棟に限る。）は，**所定点数の100分の92に相当する点数**により算定する。

7　入院日及び退院日が特定の日に集中しているものとして別に厚生労働大臣が定める保険医療機関においては，別に厚生労働大臣が定める日の入院基本料（一般病棟に限る。）は，**所定点数の100分の92に相当する点数**により算定する。

8　当該病棟においては，第2節の各区分に掲げる入院基本料等加算のうち，次に掲げる加算について，同節に規定する算定要件を満たす場合に算定できる。
イ　臨床研修病院入院診療加算
ロ　救急医療管理加算
ハ　超急性期脳卒中加算（一般病棟に限る。）
ニ　妊産婦緊急搬送入院加算
ホ　在宅患者緊急入院診療加算
ヘ　診療録管理体制加算
ト　医師事務作業補助体制加算
チ　急性期看護補助体制加算（一般病棟に限る。）
リ　看護職員夜間配置加算（一般病棟に限る。）
ヌ　乳幼児加算・幼児加算

塗抹検査又は培養検査の結果が連続して3回陰性である（3回の検査は，原則として塗抹検査を行うものとし，アによる臨床症状消失後にあっては，速やかに連日検査を実施する。）。
ウ　患者が治療の継続及び感染拡大の防止の重要性を理解し，かつ，退院後の治療の継続及び他者への感染の防止が可能であると確認できている。

(4)　(3)にかかわらず，カリエス，リンパ節結核などのこれらの基準に従うことができない結核患者については，当該患者の診療を担当する保険医の適切な判断により入退院が行われる。

(5)　当該特定機能病院において同一種別の病棟が複数ある場合の入院基本料の算定については，「一般病棟入院基本料について」の(2)，「結核病棟入院基本料について」の(2)及び「精神病棟入院基本料について」の(2)の例による。

(6)　「注3」の加算に係る入院期間の起算日は，第2部入院料等の「通則5」に規定する起算日とする。

(7)　「注4」に掲げる加算については，「精神病棟入院基本料について」の(4)の例による。

(8)　「注5」に規定する看護必要度加算は，10対1入院基本料（一般病棟に限る。）を算定する病棟であって，別に厚生労働大臣が定める施設基準を満たす病棟に入院している患者について算定する。

(9)　「注6」，「注7」に規定する入院基本料（一般病棟に限る。）の算定については，第2部入院料等の「通則」の「退院が特定の時間帯に集中している場合の入院基本料の算定について」，「入院日及び退院日が特定の日に集中している場合の入院基本料の算定について」参照。

(10)　特定機能病院入院基本料を算定する病棟については，「注8」に掲げる入院基本料等加算について，それぞれの算定要件を満たす場合に算定できる。

(11)　特定機能病院入院基本料（一般病棟に限る。）を算定する病棟に入院している患者であって，当該病棟に90日を超えて入院する患者の取扱いについては，「一般病棟入院基本料について」の(8)～(10)の例による。

(12)　「注10」に規定する入院栄養管理体制加算については，病棟に常勤管理栄養士を配置して患者の病態・状態に応じた栄養管理を実施できる体制を確保していることを評価したものであり，当該病棟に入院中の患者に対して入院初日及び退院時に算定する。ここでいう入院初日とは，当該患者が当該加算を算定できる病棟に入院又は転棟した日のことをいう。当該病棟へ入院（転棟を含む。）した患者が，同一日に退院（死亡退院を含む。）した場合は，1回に限り算定できる。また，治療室や他の病棟で，早期栄養介入管理加算又は周術期栄養管理実施加算を算定して転棟した場合は，当該加算を算定できない。

(13)　病棟の管理栄養士は，次に掲げる管理を実施する。
ア　入院前の食生活等の情報収集，入退院支援部門との連携，入院患者に対する栄養スクリーニング，食物アレルギーの確認，栄養状態の評価及び栄養管理計画の策定を行う。なお，第1章第2部入院料等の「通則7」に規定する栄養管理体制の基準における栄養管理計画を当該病棟に専従の管理栄養士が作成した場合は，当該加算における栄養管理計画に代えることができる。
イ　当該病棟に入院している患者に対して，栄養状態に関する定期的な評価，必要に応じミールラウンドや栄養食事指導又は当該患者の病態等に応じた食事内容の調整等の栄養管理を行う。
ウ　医師，看護師等と連携し，当該患者の栄養管理状況等について共有を行う。

◆　特別入院基本料を算定する厚生労働大臣が定める患者「注2」
感染症法第19条，第20条及び第22条の規定等に基づき適切に入退院が

ル　特定感染症入院医療管理加算

ヲ　難病等特別入院診療加算（二類感染症患者入院診療加算は一般病棟又は精神病棟に限る。）

ワ　超重症児（者）入院診療加算・準超重症児（者）入院診療加算

カ　看護補助加算（一般病棟を除く。）

ヨ　地域加算

タ　離島加算

レ　療養環境加算

ソ　ＨＩＶ感染者療養環境特別加算

ツ　特定感染症患者療養環境特別加算

ネ　重症者等療養環境特別加算（一般病棟に限る。）

ナ　小児療養環境特別加算（一般病棟に限る。）

ラ　無菌治療室管理加算（一般病棟に限る。）

ム　放射線治療病室管理加算（一般病棟に限る。）

ウ　緩和ケア診療加算（一般病棟に限る。）

ヰ　小児緩和ケア診療加算（一般病棟に限る。）

ノ　精神科措置入院診療加算（精神病棟に限る。）

オ　精神科応急入院施設管理加算（精神病棟に限る。）

ク　精神科隔離室管理加算（精神病棟に限る。）

ヤ　精神病棟入院時医学管理加算（精神病棟に限る。）

マ　精神科地域移行実施加算（精神病棟に限る。）

ケ　精神科身体合併症管理加算（精神病棟に限る。）

フ　精神科リエゾンチーム加算（一般病棟に限る。）

コ　強度行動障害入院医療管理加算（一般病棟又は精神病棟に限る。）

エ　依存症入院医療管理加算（一般病棟又は精神病棟に限る。）

テ　摂食障害入院医療管理加算（一般病棟又は精神病棟に限る。）

ア　がん拠点病院加算（一般病棟に限る。）

サ　リハビリテーション・栄養・口腔連携体制加算（一般病棟に限る。）

キ　栄養サポートチーム加算

ユ　医療安全対策加算

メ　感染対策向上加算

ミ　患者サポート体制充実加算

シ　報告書管理体制加算

行われている患者以外の患者

◆　厚生労働大臣が定める重度認知症患者「注４」

　　重度認知症の状態にあり，日常生活を送る上で介助が必要な状態であること。（「「認知症高齢者の日常生活自立度判定基準」の活用について」（平成18年４月３日老発第0403003号）におけるランクＭに該当する。ただし，重度の意識障害のある者（ＪＣＳ（Japan Coma Scale）でⅡ－３（又は30）以上又はＧＣＳ（Glasgow Coma Scale）で８点以下の状態にある者）を除く。）

◆　厚生労働大臣が定める保険医療機関「注６」

　　当該保険医療機関の一般病棟を退院する患者（退院日に特定機能病院入院基本料を算定するものに限る。）に占める，午前中に退院するものの割合が９割以上である保険医療機関

◆　厚生労働大臣が定める患者「注６」

　　次のいずれにも該当する患者

イ　当該病棟に30日を超えて入院している者

ロ　午前中に退院する者

ハ　当該退院日において，処置（所定点数（医科点数表の第２章第９部第１節に掲げるものに限る。）が1,000点以上のものに限る。）又は手術を行っていない者

ニ　入退院支援加算を算定していない者

◆　厚生労働大臣が定める保険医療機関「注７」

　　当該保険医療機関の一般病棟に入院する患者（入院日に特定機能病院入院基本料を算定するものに限る。）に占める金曜日に入院するものの割合と，当該保険医療機関の一般病棟を退院する患者（退院日に特定機能病院入院基本料を算定するものに限る。）に占める月曜日に退院するものの割合の合計が10分の４以上である保険医療機関

◆　厚生労働大臣が定める日「注７」

　　当該病棟に金曜日に入院する患者に係る入院日の翌日及び翌々日（当該患者が，処置（所定点数（医科点数表の第２章第９部第１節に掲げるものに限る。）が1,000点以上のものに限る。）又は手術を行わない日に限る。）並びに当該病棟を月曜日に退院する患者に係る退院日の前日及び前々日（当該患者が，処置（所定点数（医科点数表の第２章第９部第１節に掲げるものに限る。）が1,000点以上のものに限る。）又は手術を行わない日に限る。）

ヱ　褥瘡ハイリスク患者ケア加算

ヒ　ハイリスク妊娠管理加算

モ　ハイリスク分娩等管理加算（ハイリスク分娩管理加算に限る。）（一般病棟又は精神病棟に限る。）

セ　呼吸ケアチーム加算（一般病棟に限る。）

ス　術後疼痛管理チーム加算（一般病棟又は結核病棟に限る。）

ン　後発医薬品使用体制加算

イイ　バイオ後続品使用体制加算

イロ　病棟薬剤業務実施加算1

イハ　データ提出加算

イニ　入退院支援加算（一般病棟は1のイ，2のイ又は3に限り，結核病棟は1のロ又は2のロに限る。）

イホ　精神科入退院支援加算（精神病棟に限る。）

イヘ　医療的ケア児（者）入院前支援加算（一般病棟又は結核病棟に限る。）

イト　認知症ケア加算（一般病棟又は結核病棟に限る。）

イチ　せん妄ハイリスク患者ケア加算（一般病棟に限る。）

イリ　精神疾患診療体制加算（精神病棟を除く。）

イヌ　精神科急性期医師配置加算（精神病棟の7対1入院基本料，10対1入院基本料又は13対1入院基本料を算定するものに限る。）

イル　薬剤総合評価調整加算

イヲ　排尿自立支援加算

イワ　地域医療体制確保加算（7対1入院基本料又は10対1入院基本料を算定するものに限る。）

イカ　協力対象施設入所者入院加算

9　当該病棟（一般病棟に限る。）のうち，保険医療機関が地方厚生局長等に届け出たものに入院している患者であって，**当該病棟に90日を超えて入院するもの**については，注1から注8までの規定にかかわらず，**区分番号A101に掲げる療養病棟入院料1の例**により算定する。

10　別に厚生労働大臣が定める施設基準に適合しているものとして保険医療機関が地方厚生局長等に届け出た病棟に入院している患者に対して，管理栄養士が必要な栄養管理を行った場合には，**入院栄養管理体制加算**として，**入院初日及び退院時にそれぞれ1回**に限り，**270点**を所定点数に加算する。この場合において，**区分番号A233に掲げるリハビリテーション・栄養・口腔連携体制加算，区分番号**

A233-2に掲げる栄養サポートチーム加算及び区分番号B001の10に掲げる入院栄養食事指導料は別に算定できない。

A105　専門病院入院基本料 （1日につき）

1　7対1入院基本料　　**1,705点**
2　10対1入院基本料　　**1,421点**
3　13対1入院基本料　　**1,191点**

注1　専門病院（主として悪性腫瘍，循環器疾患等の患者を入院させる保険医療機関であって高度かつ専門的な医療を行っているものとして地方厚生局長等に届け出たものをいう。）の一般病棟であって，看護配置，看護師比率，平均在院日数その他の事項につき別に厚生労働大臣が定める施設基準に適合しているものとして保険医療機関が地方厚生局長等に届け出た病棟に入院している患者（第3節の特定入院料を算定する患者を除く。）について，当該基準に係る区分に従い，それぞれ所定点数を算定する。ただし，通則第6号に規定する保険医療機関の病棟については，この限りでない。

2　当該病棟の入院患者の**入院期間**に応じ，次に掲げる点数をそれぞれ1日につき所定点数に加算する。
イ　14日以内の期間　　**512点**
ロ　15日以上30日以内の期間　　**207点**

3　当該病棟に入院している患者の看護必要度につき別に厚生労働大臣が定める施設基準に適合するものとして地方厚生局長等に届け出た病棟に入院している患者については，当該基準に係る区分に従い，次に掲げる点数をそれぞれ1日につき所定点数に加算する。
イ　看護必要度加算1　　**55点**
ロ　看護必要度加算2　　**45点**
ハ　看護必要度加算3　　**25点**

4　別に厚生労働大臣が定める施設基準に適合するものとして地方厚生局長等に届け出た病棟において，当該患者の看護必要度について測定を行った場合には，**一般病棟看護必要度評価加算**として，1日につき**5点**を所定点数に加算する。

5　**退院が特定の時間帯に集中しているもの**として別に厚生労働大臣が定める保険医療機関においては，別に厚生労働大臣が定める患者の退院日の入院基本料は，**所定点数の100分の92に相当する点数**により算定する。

6　**入院日及び退院日が特定の日に集中しているもの**として別に厚生労働大臣が定める保険医療機関においては，別に厚生労働大臣が定める日の入院基本料は，**所**

◇　専門病院入院基本料について

(1)　専門病院入院基本料は，「注1」に規定する入院基本料について，別に厚生労働大臣が定める施設基準に適合しているものとして届け出た一般病棟に入院している患者について，7対1入院基本料等の各区分の所定点数を算定する。

(2)　当該専門病院において複数の一般病棟がある場合には，当該病棟のうち，障害者施設等入院基本料又は緩和ケア病棟入院料等の特定入院料（病棟単位で行うものに限る。）を算定する病棟以外の病棟については，同じ区分の専門病院入院基本料を算定する。

(3)　「注2」の加算に係る入院期間の起算日は，第2部入院料等の「通則5」に規定する起算日とする。

(4)　「注3」に規定する看護必要度加算は，10対1入院基本料を算定する病棟であって，別に厚生労働大臣が定める施設基準を満たす病棟に入院している患者について算定する。

(5)　「注4」に規定する一般病棟看護必要度評価加算は，13対1入院基本料を算定する病棟であって，別に厚生労働大臣が定める施設基準を満たす病棟に入院しており，一般病棟用の重症度，医療・看護必要度（以下この節において「看護必要度」という。）の測定及び評価が行われた患者について算定する。

(6)　「注5」，「注6」に規定する入院基本料の算定については，第2部入院料等の「通則」の「退院が特定の時間帯に集中している場合の入院基本料の算定について」，「入院日及び退院日が特定の日に集中している場合の入院基本料の算定について」参照。

(7)　専門病院入院基本料を算定する病棟については，「注7」に掲げる入院基本料等加算について，それぞれの算定要件を満たす場合に算定できる。

(8)　専門病院入院基本料を算定する病棟に入院している患者であって，当該病棟に90日を超えて入院する患者の取扱いについては，「一般病棟入院基本料について」の(8)～(10)の例による。

◆　厚生労働大臣が定める保険医療機関「注5」
当該保険医療機関の一般病棟を退院する患者（退院日に専門病院入院基本料を算定するものに限る。）に占める，午前中に退院するものの割合が9割以上である保険医療機関

◆　厚生労働大臣が定める患者「注5」
次のいずれにも該当する患者
イ　当該病棟に30日を超えて入院している者
ロ　午前中に退院する者
ハ　当該退院日において，処置（所定点数（医科点数表の第2章第9部第1節に掲げるものに限る。）が1,000点以上のものに限る。）又は手術を行っていない者
ニ　入退院支援加算を算定していない者

◆　厚生労働大臣が定める保険医療機関「注6」
当該保険医療機関の一般病棟に入院する患者（入院日に専門病院入院基本料を算定するものに限る。）に占める金曜日に入院するものの割合と，当該保険医療機関の一般病棟を退院する患者（退院日に専門病院入院基本料を算定するものに限る。）に占める月曜日に退院するものの割合の合計が10分の4以上である保険医療機関

◆　厚生労働大臣が定める日「注6」
当該病棟に金曜日に入院する患者に係る入院日の翌日及び翌々日（当該患者が，処置（所定点数（医科点数表の第2章第9部第1節に掲げる

定点数の100分の92に相当する点数により算定する。

7　当該病棟においては，第2節の各区分に掲げる入院基本料等加算のうち，次に掲げる加算について，同節に規定する算定要件を満たす場合に算定できる。

- イ　臨床研修病院入院診療加算
- ロ　救急医療管理加算
- ハ　超急性期脳卒中加算
- ニ　妊産婦緊急搬送入院加算
- ホ　在宅患者緊急入院診療加算
- ヘ　診療録管理体制加算
- ト　医師事務作業補助体制加算
- チ　急性期看護補助体制加算
- リ　看護職員夜間配置加算
- ヌ　乳幼児加算・幼児加算
- ル　特定感染症入院医療管理加算
- ヲ　難病等特別入院診療加算（難病患者等入院診療加算に限る。）
- ワ　超重症児（者）入院診療加算・準超重症児（者）入院診療加算
- カ　看護補助加算
- ヨ　地域加算
- タ　離島加算
- レ　療養環境加算
- ソ　ＨＩＶ感染者療養環境特別加算
- ツ　特定感染症患者療養環境特別加算
- ネ　重症者等療養環境特別加算
- ナ　小児療養環境特別加算
- ラ　無菌治療室管理加算
- ム　放射線治療病室管理加算
- ウ　緩和ケア診療加算
- ヰ　小児緩和ケア診療加算
- ノ　精神科リエゾンチーム加算
- オ　強度行動障害入院医療管理加算
- ク　依存症入院医療管理加算
- ヤ　摂食障害入院医療管理加算
- マ　がん拠点病院加算
- ケ　リハビリテーション・栄養・口腔連携体制加算（7対1入院基本料又は10対1入院基本料を算定するものに限る。）
- フ　栄養サポートチーム加算
- コ　医療安全対策加算
- エ　感染対策向上加算
- テ　患者サポート体制充実加算
- ア　報告書管理体制加算
- サ　褥瘡ハイリスク患者ケア加算
- キ　ハイリスク妊娠管理加算
- ユ　呼吸ケアチーム加算
- メ　術後疼痛管理チーム加算
- ミ　後発医薬品使用体制加算
- シ　バイオ後続品使用体制加算

ものに限る。）が1,000点以上のものに限る。）又は手術を行わない日に限る。）並びに当該病棟を月曜日に退院する患者に係る退院日の前日及び前々日（当該患者が，処置（所定点数（医科点数表の第2章第9部第1節に掲げるものに限る。）が1,000点以上のものに限る。）又は手術を行わない日に限る。）

◆　夜間看護体制特定日減算の対象となる保険医療機関・特定日「注9」

(1)　保険医療機関
　　許可病床数が100床未満の病院であること。

(2)　特定日
　　次のいずれにも該当する各病棟において，夜間の救急外来を受診した患者に対応するため，当該各病棟のいずれか1病棟において夜勤を行う看護職員の数が，一時的に2未満となった日
- イ　看護職員の数が一時的に2未満となった時間帯において，患者の看護に支障がないと認められること。
- ロ　看護職員の数が一時的に2未満となった時間帯において，看護職員及び看護補助者の数が，看護職員1を含む2以上であること。ただし，入院患者数が30人以下の場合にあっては，看護職員の数が1以上であること。

エ　病棟薬剤業務実施加算 1
ヒ　データ提出加算
モ　入退院支援加算（1 のイ，2 のイ又は 3 に限る。）
セ　医療的ケア児（者）入院前支援加算
ス　認知症ケア加算
ン　精神疾患診療体制加算
イイ　薬剤総合評価調整加算
イロ　排尿自立支援加算
イハ　地域医療体制確保加算（7 対 1 入院基本料又は10対 1 入院基本料を算定するものに限る。）
イニ　協力対象施設入所者入院加算

8　当該病棟のうち，保険医療機関が地方厚生局長等に届け出たものに入院している患者であって，**当該病棟に90日を超えて入院するもの**については，注 1 から注 7 までの規定にかかわらず，**区分番号A 101に掲げる療養病棟入院料 1 の例により算定する。**

9　別に厚生労働大臣が定める保険医療機関においては，別に厚生労働大臣が定める日の入院基本料は，**夜間看護体制特定日減算**として，次のいずれにも該当する場合に限り，**所定点数の100分の 5 に相当する点数**を減算する。
イ　年 6 日以内であること。
ロ　当該日が属する月が連続する 2 月以内であること。

A 106　障害者施設等入院基本料 （1 日につき）

1	7 対 1 入院基本料	**1,637点**
2	10対 1 入院基本料	**1,375点**
3	13対 1 入院基本料	**1,155点**
4	15対 1 入院基本料	**1,010点**

注 1　障害者施設等一般病棟（児童福祉法（昭和22年法律第164号）第42条第 2 号に規定する医療型障害児入所施設（主として肢体不自由のある児童又は重症心身障害児（同法第 7 条第 2 項に規定する重症心身障害児をいう。）を入所させるものに限る。）及びこれらに準ずる施設に係る一般病棟並びに別に厚生労働大臣が定める重度の障害者（重度の意識障害者を含む。），筋ジストロフィー患者又は難病患者等を主として入院させる病棟に関する施設基準に適合しているものとして，保険医療機関が地方厚生局長等に届け出た一般病棟をいう。）であって，看護配置，看護師比率その他の事項につき別に厚生労働大臣が定める施設基準に適合しているものとして保険医療機関が地方厚生局長等に届け出た一般病棟に入院している患者（第 3 節の特定入院料を算定する患

◇　障害者施設等入院基本料について
(1)　障害者施設等入院基本料は，「注 1」の入院基本料及び「注 2」の月平均夜勤時間超過減算により算定するものから構成され，「注 1」の入院基本料については，それぞれ別に厚生労働大臣が定める施設基準に適合しているものとして届け出た障害者施設等一般病棟に入院している患者について，7 対 1 入院基本料等の各区分の所定点数を算定し，「注 2」の月平均夜勤時間超過減算については，届け出た障害者施設等一般病棟に入院している患者について算定する。

(2)　当該保険医療機関において複数の障害者施設等一般病棟がある場合には，当該病棟全てについて同じ区分の障害者施設等入院基本料を算定する。

(3)　「注 3」，「注 9」及び「注10」の加算に係る入院期間の起算日は，第 2 部入院料等の「通則 5」に規定する起算日とする。

(4)　「注 4」に規定する重症児（者）受入連携加算は，集中治療を経た新生児等を急性期の医療機関から受け入れ，病態の安定化のために密度の高い医療を提供することを評価したものであり，入院前の医療機関において A 246の入退院支援加算 3 が算定された患者を，障害者施設等で受け入れた場合に入院初日に算定する。

(5)　「注 5」に規定する特定患者は，特定入院基本料（984点又は878点）を算定する。

(6)　「特定患者」とは，90日を超える期間，同一の保険医療機関（特別の関係にある保険医療機関を含む。）の一般病棟（障害者施設等入院基本料を算定する病棟に限り，一般病棟入院基本料，特定機能病院入院基本料（一般病棟に限る。）及び専門病院入院基本料を除く。）に入

者を除く。）について，当該基準に係る区分に従い，それぞれ所定点数を算定する。

2　注1に規定する別に厚生労働大臣が定める施設基準に適合するものとして地方厚生局長等に届け出ていた病棟であって，当該基準のうち別に厚生労働大臣が定めるもののみに適合しなくなったものとして地方厚生局長等に届け出た病棟については，当該病棟に入院している患者（第3節の特定入院料を算定する患者を除く。）について，当該基準に適合しなくなった後の直近3月に限り，**月平均夜勤時間超過減算**として，それぞれの所定点数から**100分の15に相当する点数**を減算する。なお，別に厚生労働大臣が定める場合には，算定できない。

3　当該病棟の入院患者の**入院期間**に応じ，次に掲げる点数をそれぞれ1日につき所定点数に加算する。
　イ　14日以内の期間　　　　　　**312点**
　ロ　15日以上30日以内の期間　　**167点**

4　当該患者が他の保険医療機関から転院してきた者であって，当該他の保険医療機関において区分番号A246に掲げる入退院支援加算3を算定したものである場合には，**重症児（者）受入連携加算**として，入院初日に限り**2,000点**を所定点数に加算する。

5　当該病棟に入院している**特定患者**（当該病棟に90日を超えて入院する患者（別に厚生労働大臣が定める状態等にあるものを除く。）をいう。）に該当する者（第3節の特定入院料を算定する患者を除く。）については，注1から注3まで及び注13の規定にかかわらず，**特定入院基本料**として**984点**を算定する。ただし，月平均夜勤時間超過減算として所定点数の100分の15に相当する点数を減算する患者については，**878点**を算定する。この場合において，特定入院基本料を算定する患者に対して行った第3部検査，第5部投薬，第6部注射及び第13部病理診断並びに第4部画像診断及び第9部処置のうち別に厚生労働大臣が定める画像診断及び処置の費用（フィルムの費用を含み，除外薬剤・注射薬の費用を除く。）は，所定点数に含まれるものとする。

6　当該病棟に入院する**重度の意識障害（脳卒中の後遺症であるものに限る。）の患者**であって，基本診療料の施設基準等（平成20年厚生労働省告示第62号）第5の3(1)のロに規定する医療区分2の患者又は第6の3(2)のロの④に規定する医療

院している患者であって，当該90日を経過する日の属する月（90日経過後にあってはその後の各月とする。以下，下の表において単に「月」という。）に下の表の左欄に掲げる状態等にあって，中欄の診療報酬点数に係る療養のいずれかについて，右欄に定める期間等において実施している患者（以下「基本料算定患者」という。）以外のものをいう。

なお，左欄に掲げる状態等にある患者が，退院，転棟又は死亡により右欄に定める実施の期間等を満たさない場合においては，当該月の前月に基本料算定患者であった場合に限り，当該月においても同様に取り扱う。

状態等	診療報酬点数	実施の期間等
1　難病患者等入院診療加算を算定する患者	難病患者等入院診療加算	当該加算を算定している期間
2　重症者等療養環境特別加算を算定する患者	重症者等療養環境特別加算	当該加算を算定している期間
3　重度の肢体不自由者（脳卒中の後遺症の患者及び認知症の患者を除く。），脊髄損傷等の重度障害者（脳卒中の後遺症の患者及び認知症の患者を除く。），重度の意識障害者，筋ジストロフィー患者及び難病患者等（※1参照）	――	左欄の状態にある期間
4　悪性新生物に対する治療（重篤な副作用のおそれがあるもの等に限る。）を実施している状態（※2参照）	動脈注射	左欄治療により，集中的な入院加療を要する期間
	抗悪性腫瘍剤局所持続注入	
	点滴注射	
	中心静脈注射	
	骨髄内注射	
	放射線治療（エックス線表在治療又は血液照射を除く。）	
5　観血的動脈圧測定を実施している状態	観血的動脈圧測定	当該月において2日以上実施していること
6　リハビリテーションを実施している状態（患者の入院の日から起算して180日までの間に限る。）	心大血管疾患リハビリテーション，脳血管疾患等リハビリテーション，廃用症候群リハビリテーション，運動器リハビリテーション及び呼吸器リハビリテーション	週3回以上実施している週が，当該月において2週以上であること
7　ドレーン法若しくは胸腔又は腹腔の洗浄を実施している状態	ドレーン法（ドレナージ）	当該月において2週以上実施していること
	胸腔穿刺	
	腹腔穿刺	
8　頻回に喀痰吸引・排出を実施している状態（※3参照）	喀痰吸引，干渉低周波去痰器による喀痰排出	1日に8回以上（夜間を含め約3時間に1回程度）実施している日が，当該月において20日以上であること
	気管支カテーテル薬液注入法	

区分1の患者に相当するものについては，注1及び注3の規定にかかわらず，当該患者が入院している病棟の区分に従い，次に掲げる点数をそれぞれ算定する。

イ　7対1入院基本料又は10対1入院基本料の施設基準を届け出た病棟に入院している場合

(1)　医療区分2の患者に相当するもの **1,517点**

(2)　医療区分1の患者に相当するもの **1,377点**

ロ　13対1入院基本料の施設基準を届け出た病棟に入院している場合

(1)　医療区分2の患者に相当するもの **1,362点**

(2)　医療区分1の患者に相当するもの **1,224点**

ハ　15対1入院基本料の施設基準を届け出た病棟に入院している場合

(1)　医療区分2の患者に相当するもの **1,262点**

(2)　医療区分1の患者に相当するもの **1,124点**

7　当該病棟においては，第2節の各区分に掲げる入院基本料等加算のうち，次に掲げる加算について，同節に規定する算定要件を満たす場合に算定できる。

イ　臨床研修病院入院診療加算

ロ　在宅患者緊急入院診療加算

ハ　診療録管理体制加算

ニ　医師事務作業補助体制加算

ホ　乳幼児加算・幼児加算

ヘ　特定感染症入院医療管理加算

ト　難病等特別入院診療加算（難病患者等入院診療加算に限る。）

チ　特殊疾患入院施設管理加算

リ　超重症児（者）入院診療加算・準超重症児（者）入院診療加算

ヌ　看護配置加算

ル　看護補助加算（特定入院基本料を算定するものを除く。）

ヲ　地域加算

ワ　離島加算

カ　療養環境加算

ヨ　HIV感染者療養環境特別加算

タ　特定感染症患者療養環境特別加算

レ　重症者等療養環境特別加算

ソ　強度行動障害入院医療管理加算

ツ　栄養サポートチーム加算

ネ　医療安全対策加算

ナ　感染対策向上加算

ラ　患者サポート体制充実加算

ム　報告書管理体制加算

9　人工呼吸器を使用している状態	間歇的陽圧吸入法，体外式陰圧人工呼吸器治療	当該月において1週以上使用していること
	人工呼吸	
10　人工腎臓，持続緩徐式血液濾過又は血漿交換療法を実施している状態	人工腎臓，持続緩徐式血液濾過	各週2日以上実施していること
	血漿交換療法	当該月において2日以上実施していること
11　全身麻酔その他これに準ずる麻酔を用いる手術を実施し，当該疾病に係る治療を継続している状態（当該手術を実施した日から起算して30日までの間に限る。）	脊椎麻酔	―――
	開放点滴式全身麻酔	
	マスク又は気管内挿管による閉鎖循環式全身麻酔	

※1　「3」の左欄に掲げる状態等にある患者は具体的には以下のような状態等にあるものをいう。

a　重度の肢体不自由者（脳卒中の後遺症の患者及び認知症の患者を除く。以下単に「重度の肢体不自由者」という。）及び脊髄損傷等の重度障害者（脳卒中の後遺症の患者及び認知症の患者を除く。以下単に「脊髄損傷等の重度障害者」という。）

なお，「脳卒中の後遺症の患者及び認知症の患者」については，当該傷病が主たる傷病である患者のことをいう。

b　重度の意識障害者

「重度の意識障害者」とは，次に掲げる者をいう。なお，病因が脳卒中の後遺症であっても，次の状態である場合には，重度の意識障害者となる。

ア　意識障害レベルがJCS（Japan Coma Scale）でⅡ-3（又は30）以上又はGCS（Glasgow Coma Scale）で8点以下の状態が2週以上持続している患者

イ　無動症の患者（閉じ込め症候群，無動性無言，失外套症候群等）

c　以下の疾患に罹患している患者

筋ジストロフィー，多発性硬化症，重症筋無力症，スモン，筋萎縮性側索硬化症，脊髄小脳変性症，ハンチントン病，パーキンソン病関連疾患（進行性核上性麻痺，大脳皮質基底核変性症，パーキンソン病（ホーエン・ヤールの重症度分類がステージ3以上であって生活機能障害度がⅡ度又はⅢ度のものに限る。）），多系統萎縮症（線条体黒質変性症，オリーブ橋小脳萎縮症，シャイ・ドレーガー症候群），プリオン病，亜急性硬化性全脳炎，ライソゾーム病，副腎白質ジストロフィー，脊髄性筋萎縮症，球脊髄性筋萎縮症，慢性炎症性脱髄性多発神経炎及びもやもや病（ウイリス動脈輪閉塞症）

※2　「4」の「重篤な副作用のおそれがあるもの等」とは，以下のものである。

a　肝障害，間質性肺炎，骨髄抑制，心筋障害等の生命予後に影響を与えうる臓器障害を有する腫瘍用薬による治療

b　放射線治療

c　末期の悪性新生物に対する治療

※3　「8」に係る喀痰吸引又は干渉低周波去痰器による喀痰排出を算定した場合は，当該喀痰吸引又は干渉低周波去痰器による喀痰排出を頻回に行った旨，その実施時刻及び実施者について診療録等に記載する。

ウ　褥瘡ハイリスク患者ケア加算
キ　後発医薬品使用体制加算（特定入院基本料を算定するものを除く。）
ノ　バイオ後続品使用体制加算（特定入院基本料を算定するものを除く。）
オ　データ提出加算
ク　入退院支援加算（1のロ又は2のロに限る。）
ヤ　医療的ケア児（者）入院前支援加算
マ　認知症ケア加算
ケ　排尿自立支援加算
フ　協力対象施設入所者入院加算

8　注6，注13又は注14に規定する点数を算定する患者に対して行った第3部検査，第5部投薬，第6部注射及び第13部病理診断並びに第4部画像診断及び第9部処置のうち別に厚生労働大臣が定める画像診断及び処置の費用（フィルムの費用を含み，除外薬剤・注射薬の費用を除く。）は，当該入院基本料に含まれるものとする。ただし，患者の急性増悪により，同一の保険医療機関の他の一般病棟へ転棟又は別の保険医療機関の一般病棟へ転院する場合には，その日から起算して3日前までの当該費用については，この限りでない。

9　別に厚生労働大臣が定める施設基準に適合しているものとして地方厚生局長等に届け出た病棟に入院している患者（7対1入院基本料又は10対1入院基本料を現に算定している患者に限る。）については，**看護補助加算**として，当該患者の入院期間に応じ，次に掲げる点数をそれぞれ1日につき所定点数に加算する。この場合において，注10に規定する看護補助体制充実加算は別に算定できない。
イ　14日以内の期間　　　　　　　**146点**
ロ　15日以上30日以内の期間　　　**121点**

10　別に厚生労働大臣が定める施設基準に適合しているものとして地方厚生局長等に届け出た病棟に入院している患者（7対1入院基本料又は10対1入院基本料を現に算定している患者に限る。）については，当該基準に係る区分に従い，かつ，当該患者の入院期間に応じ，次に掲げる点数をそれぞれ1日につき所定点数に加算する。ただし，当該患者について，身体的拘束を実施した日は，看護補助体制充実加算3の例により所定点数に加算する。
イ　14日以内の期間
　(1)　**看護補助体制充実加算1**　**176点**
　(2)　**看護補助体制充実加算2**　**161点**

(7)　「基本診療料の施設基準等」の「別表第五」に掲げる画像診断及び処置並びにこれらに伴い使用する薬剤，特定保険医療材料又はJ201酸素加算の費用並びに浣腸，注腸，吸入等基本診療料に含まれるものとされている簡単な処置及びこれに伴い使用する薬剤又は特定保険医療材料の費用については特定入院基本料に含まれる。
　なお，特定入院基本料を算定する日に使用するものとされた投薬に係る薬剤料は，特定入院基本料に含まれているものであるため別に算定できない。

(8)　「注6」に定める脳卒中を原因とする重度の意識障害によって当該病棟に入院する患者，「注13」に定める脳卒中又は脳卒中の後遺症の患者（重度の意識障害者，筋ジストロフィー患者及び難病患者等を除く。）及び「注14」に定めるJ038人工腎臓，J038-2持続緩徐式血液濾過，J039血漿交換療法又はJ042腹膜灌流を行っている慢性腎臓病の患者（重度の肢体不自由児（者），脊髄損傷等の重度障害者，重度の意識障害者，筋ジストロフィー患者，難病患者等及び「注6」又は「注13」に規定する点数を算定する患者を除く。）については，A101療養病棟入院基本料における医療区分（1日に2つ以上の区分に該当する場合には，該当するもののうち最も高い点数の区分）の例に従い，「注6」及び「注13」については，当該患者ごとに各医療区分に相当する所定点数を算定し，「注14」については，疾患・状態の医療区分2又は処置等の医療区分2（以下「医療区分2」という。）に相当する患者である場合に配置基準に応じて所定点数を算定する。その際，当該患者の疾患及び状態の該当する医療区分の項目について，医療機関において診療録等に記録する。

(9)　「注6」，「注13」又は「注14」に定める所定点数を算定する場合は，第2章特掲診療料の算定については，A101療養病棟入院基本料の規定に従って算定し，第1章第2部第2節入院基本料等加算については，障害者施設等入院基本料の規定に従って算定する。

(10)　平成30年3月31日時点で，継続して6月以上脳卒中を原因とする重度の意識障害により障害者施設等入院基本料を算定する病棟に入院している患者であって，引き続き当該病棟に入院しているもの，令和4年3月31日時点で脳卒中又は脳卒中の後遺症により障害者施設等入院基本料を算定する病棟に入院している患者（重度の意識障害者，筋ジストロフィー患者及び難病患者等を除く。）であって，引き続き当該病棟に入院しているもの及び令和6年3月31日時点で障害者施設等入院基本料を算定する病棟に入院している患者であって，J038人工腎臓，J038-2持続緩徐式血液濾過，J039血漿交換療法又はJ042腹膜灌流を行っている慢性腎臓病の患者（重度の肢体不自由児（者），脊髄損傷等の重度障害者，重度の意識障害者，筋ジストロフィー患者，難病患者等及び「注6」又は「注13」に規定する点数を算定する患者を除く。）であり，引き続き当該病棟に入院しているものについては，疾患・状態の医療区分3又は処置等の医療区分3（以下単に「医療区分3」という。）の患者に相当するものとみなす。なお，脳卒中を原因とする重度の意識障害によって障害者施設等入院基本料を算定する病棟に入院している患者であって，その疾患及び状態等が医療区分3に規定する疾患及び状態等に相当するものについては，「注6」の規定によらず，障害者施設等入院基本料に規定する所定点数を算定する。

(11)　障害者施設等入院基本料を算定する病棟については，「注7」に掲げる入院基本料等加算について，それぞれの算定要件を満たす場合に算定できる。

(12)　「注9」及び「注10」に規定する看護補助加算及び看護補助体制充実加算は，当該病棟において入院基本料等の施設基準に定める必要な数を超えて配置している看護職員については，看護補助者とみなして

　　　(3)　看護補助体制充実加算3　　**151点**
ロ　15日以上30日以内の期間
　　　(1)　看護補助体制充実加算1　　**151点**
　　　(2)　看護補助体制充実加算2　　**136点**
　　　(3)　看護補助体制充実加算3　　**126点**
11　夜間における看護業務の体制につき別に厚生労働大臣が定める施設基準に適合しているものとして地方厚生局長等に届け出た病棟に入院している患者（7対1入院基本料又は10対1入院基本料を現に算定している患者に限る。）について，**夜間看護体制加算**として，入院初日に限り**161点**を所定点数に加算する。
12　別に厚生労働大臣が定める保険医療機関においては，別に厚生労働大臣が定める日の入院基本料（注2の規定により算定される入院基本料及び注5に規定する特定入院基本料を含む。）は，**夜間看護体制特定日減算**として，次のいずれにも該当する場合に限り，**所定点数の100分の5に相当する点数**を減算する。
　イ　年6日以内であること。
　ロ　当該日が属する月が連続する2月以内であること。
13　当該病棟に入院する脳卒中又は脳卒中の後遺症の患者（重度の意識障害者，筋ジストロフィー患者及び難病患者等を除く。）であって，基本診療料の施設基準等第5の3(1)のロに規定する医療区分2の患者又は第6の3(2)のロの④に規定する医療区分1の患者に相当するものについては，注1及び注3の規定にかかわらず，当該患者が入院している病棟の区分に従い，次に掲げる点数をそれぞれ算定する。
　イ　7対1入院基本料又は10対1入院基本料の施設基準を届け出た病棟に入院している場合
　　　(1)　医療区分2の患者に相当するもの
　　　　　　　　　　　　　1,364点
　　　(2)　医療区分1の患者に相当するもの
　　　　　　　　　　　　　1,239点
　ロ　13対1入院基本料の施設基準を届け出た病棟に入院している場合
　　　(1)　医療区分2の患者に相当するもの
　　　　　　　　　　　　　1,225点
　　　(2)　医療区分1の患者に相当するもの
　　　　　　　　　　　　　1,100点
　ハ　15対1入院基本料の施設基準を届け出た病棟に入院している場合
　　　(1)　医療区分2の患者に相当するもの
　　　　　　　　　　　　　1,135点
　　　(2)　医療区分1の患者に相当するもの

（以下「みなし看護補助者」という。）計算することができる。ただし，「基本診療料の施設基準等」の第五の七の(7)のロ，(8)のイの①（(7)のロに限る。），(8)のロの①（(7)のロに限る。）及び(8)のハの①（(7)のロに限る。）に定める夜勤を行う看護補助者の数は，みなし補助者を除いた看護補助者を夜勤時間帯に配置している場合のみ算定できる。
(13)　「注9」及び「注10」に規定する看護補助加算及び看護補助体制充実加算を算定する病棟は，身体的拘束を最小化する取組を実施した上で算定する。取組内容については，「療養病棟入院基本料について」の(20)の例による。
(14)　「注10」については，当該患者について，身体的拘束を実施した日は，看護補助体制充実加算1又は看護補助体制充実加算2の届出を行っている場合であっても，看護補助体制充実加算3を算定すること。この場合において，看護補助体制充実加算3の届出は不要である。なお，この身体的拘束を実施した日の取扱いについては，令和7年6月1日より適用すること。
(15)　「注14」に定めるＪ038人工腎臓，Ｊ038-2持続緩徐式血液濾過，Ｊ039血漿交換療法又はＪ042腹膜灌流を行っている慢性腎臓病の患者とは，Ｊ038人工腎臓，Ｊ038-2持続緩徐式血液濾過，Ｊ039血漿交換療法又はＪ042腹膜灌流が継続的に行われているものとする。なお，「注14」に定めるＪ038人工腎臓，Ｊ038-2持続緩徐式血液濾過，Ｊ039血漿交換療法又はＪ042腹膜灌流を行っている慢性腎臓病の患者と特定患者のいずれにも該当する場合においては，「注5」に規定する特定入院基本料を算定する。
◆　「注10」のただし書に係る規定は，令和7年6月1日から適用する。
◆　月平均夜勤時間超過減算の厚生労働大臣が定める場合「注2」
　当該保険医療機関が，過去1年間において，一般病棟入院基本料の注2ただし書に規定する月平均夜勤時間超過減算若しくは一般病棟入院基本料の注7に規定する夜勤時間特別入院基本料，結核病棟入院基本料の注2ただし書に規定する月平均夜勤時間超過減算若しくは結核病棟入院基本料の注6に規定する夜勤時間特別入院基本料，精神病棟入院基本料の注2ただし書に規定する月平均夜勤時間超過減算若しくは精神病棟入院基本料の注9に規定する夜勤時間特別入院基本料又は障害者施設等入院基本料の注2に規定する月平均夜勤時間超過減算を算定したことのある保険医療機関である場合
◆　厚生労働大臣が定める状態等にある患者（基本料算定患者）「注5」
一　難病患者等入院診療加算を算定する患者
二　重症者等療養環境特別加算を算定する患者
三　重度の肢体不自由者（脳卒中の後遺症の患者及び認知症の患者を除く。），脊髄損傷等の重度障害者（脳卒中の後遺症の患者及び認知症の患者を除く。），重度の意識障害者，筋ジストロフィー患者及び難病患者等
四　悪性新生物に対する治療（重篤な副作用のおそれがあるもの等に限る。）を実施している状態にある患者
五　観血的動脈圧測定を実施している状態にある患者
六　心大血管疾患リハビリテーション料，脳血管疾患等リハビリテーション料，廃用症候群リハビリテーション料，運動器リハビリテーション料又は呼吸器リハビリテーション料を実施している状態にある患者（患者の入院の日から起算して180日までの間に限る。）
七　ドレーン法又は胸腔若しくは腹腔の洗浄を実施している状態にある患者
八　頻回に喀痰吸引及び干渉低周波去痰器による喀痰排出を実施している状態にある患者
九　人工呼吸器を使用している状態にある患者

A

基本

入院基本料

1,010点

14　当該病棟に入院している患者のうち，区分番号 J 038に掲げる人工腎臓，区分番号 J 038-2に掲げる持続緩徐式血液濾過，区分番号 J 039に掲げる血漿交換療法又は区分番号 J 042に掲げる腹膜灌流を行っている慢性腎臓病の患者（注6及び注13に規定する点数を算定する患者を除く。）であって，基本診療料の施設基準等第5の3(1)のロに規定する医療区分2の患者に相当するものについては，注1及び注3の規定にかかわらず，当該患者が入院している病棟の区分に従い，次に掲げる点数をそれぞれ算定する。

イ　7対1入院基本料又は10対1入院基本料の施設基準を届け出た病棟に入院している場合　　　　　　1,581点

ロ　13対1入院基本料の施設基準を届け出た病棟に入院している場合　1,420点

ハ　15対1入院基本料の施設基準を届け出た病棟に入院している場合　1,315点

十　人工腎臓，持続緩徐式血液濾過又は血漿交換療法を実施している状態にある患者

十一　全身麻酔その他これに準ずる麻酔を用いる手術を実施し，当該疾病に係る治療を継続している状態（当該手術を実施した日から起算して30日までの間に限る。）にある患者

◆　特定入院基本料及び脳卒中患者・慢性腎臓病患者の障害者施設等入院基本料に含まれる画像診断及び処置の費用，含まれない除外薬剤・注射薬「注5」，「注8」

一　含まれる画像診断
写真診断（単純撮影（エックス線診断料に係るものに限る。）に限る。）
撮影（単純撮影（エックス線診断料に係るものに限る。）に限る。）

二　含まれる処置
創傷処置（手術日から起算して14日以内の患者に対するものを除く。）
喀痰吸引
摘便
酸素吸入
酸素テント
皮膚科軟膏処置
膀胱洗浄
留置カテーテル設置
導尿
腟洗浄
眼処置
耳処置
耳管処置
鼻処置
口腔，咽頭処置
間接喉頭鏡下喉頭処置
ネブライザ
超音波ネブライザ
介達牽引
消炎鎮痛等処置
鼻腔栄養
長期療養患者褥瘡等処置

三　含まれない除外薬剤（特定入院基本料に係る場合を除く。）
抗悪性腫瘍剤（悪性新生物に罹患している患者に対して投与された場合に限る。），HIF-PH阻害剤（人工腎臓又は腹膜灌流を受けている患者のうち腎性貧血状態にあるものに対して投与された場合に限る。）及び疼痛コントロールのための医療用麻薬

四　含まれない注射薬（特定入院基本料に係る場合を除く。）
抗悪性腫瘍剤（悪性新生物に罹患している患者に対して投与された場合に限る。），エリスロポエチン（人工腎臓又は腹膜灌流を受けている患者のうち腎性貧血状態にあるものに対して投与された場合に限る。），ダルベポエチン（人工腎臓又は腹膜灌流を受けている患者のうち腎性貧血状態にあるものに対して投与された場合に限る。），エポエチンベータペゴル（人工腎臓又は腹膜灌流を受けている患者のうち腎性貧血状態にあるものに対して投与された場合に限る。）及び疼痛コントロールのための医療用麻薬

◆　特定入院基本料及び脳卒中患者・慢性腎臓病患者の障害者施設等入院基本料に含まれない除外薬剤・注射薬「注5」，「注8」
インターフェロン製剤（B型肝炎又はC型肝炎の効能若しくは効果を有するものに限る。）

A

抗ウイルス剤（Ｂ型肝炎又はＣ型肝炎の効能若しくは効果を有するもの及び後天性免疫不全症候群又はＨＩＶ感染症の効能若しくは効果を有するものに限る。）

血友病の患者に使用する医薬品（血友病患者における出血傾向の抑制の効能又は効果を有するものに限る。）

◆　夜間看護体制特定日減算の対象となる保険医療機関・特定日「注12」

(1)　保険医療機関

許可病床数が100床未満の病院であること。

(2)　特定日

次のいずれにも該当する各病棟において，夜間の救急外来を受診した患者に対応するため，当該各病棟のいずれか１病棟において夜勤を行う看護職員の数が，一時的に２未満となった日

イ　看護職員の数が一時的に２未満となった時間帯において，患者の看護に支障がないと認められること。

ロ　看護職員の数が一時的に２未満となった時間帯において，看護職員及び看護補助者の数が，看護職員１を含む２以上であること。ただし，入院患者数が30人以下の場合にあっては，看護職員の数が１以上であること。

A107　削除

A108　有床診療所入院基本料（１日につき）

1　有床診療所入院基本料1
　イ　14日以内の期間　**932点**
　ロ　15日以上30日以内の期間　**724点**
　ハ　31日以上の期間　**615点**
2　有床診療所入院基本料2
　イ　14日以内の期間　**835点**
　ロ　15日以上30日以内の期間　**627点**
　ハ　31日以上の期間　**566点**
3　有床診療所入院基本料3
　イ　14日以内の期間　**616点**
　ロ　15日以上30日以内の期間　**578点**
　ハ　31日以上の期間　**544点**
4　有床診療所入院基本料4
　イ　14日以内の期間　**838点**
　ロ　15日以上30日以内の期間　**652点**
　ハ　31日以上の期間　**552点**
5　有床診療所入院基本料5
　イ　14日以内の期間　**750点**
　ロ　15日以上30日以内の期間　**564点**
　ハ　31日以上の期間　**509点**
6　有床診療所入院基本料6
　イ　14日以内の期間　**553点**
　ロ　15日以上30日以内の期間　**519点**
　ハ　31日以上の期間　**490点**

注1　有床診療所（療養病床に係るものを除く。）であって，看護配置その他の事項につき別に厚生労働大臣が定める施設基準に適合しているものとして地方厚生局長等に届け出た診療所である保険医療機関に入院している患者について，当該基準に係る区分に従い，それぞれ所定点数を算定する。

2　当該患者が他の保険医療機関から転院

◇　有床診療所入院基本料について

(1)　有床診療所入院基本料は，別に厚生労働大臣が定める施設基準に適合しているものとして届け出た診療所（療養病床に係るものを除く。）に入院している患者について，有床診療所入院基本料1等の各区分の所定点数を算定する。

(2)　有床診療所入院基本料に係る入院期間の起算日は，第2部入院料等の「通則5」に規定する起算日とする。

(3)　「注2」に規定する重症児（者）受入連携加算は，集中治療を経た新生児等を急性期の医療機関から受け入れ，病態の安定化のために密度の高い医療を提供することを評価したものであり，入院前の医療機関においてA246の入退院支援加算3が算定された患者を，有床診療所で受け入れた場合に入院初日に算定する。

(4)　「注3」に規定する有床診療所急性期患者支援病床初期加算は，急性期医療の後方病床を確保し，有床診療所在宅患者支援病床初期加算は在宅患者や介護保険施設入所者等の状態が軽度悪化した際に入院医療を提供できる病床を確保することにより，急性期医療及び在宅での療養を支えることを目的として，有床診療所が有する以下のような機能を評価したものであり，転院，入院又は転棟した日から起算して21日を限度に算定できる。

ア　有床診療所急性期患者支援病床初期加算については，急性期医療を担う病院の一般病棟に入院し，急性期治療を終えて一定程度状態が安定した患者を，速やかに有床診療所の一般病床が受け入れることにより，急性期医療を担う病院の後方支援を評価するものである。急性期医療を担う病院の一般病棟とは，具体的には，急性期一般入院基本料，7対1入院基本料若しくは10対1入院基本料（特定機能病院入院基本料（一般病棟に限る。）又は専門病院入院基本料に限る。），地域一般入院基本料又は13対1入院基本料（専門病院入院基本料に限る。）を算定する病棟であること。ただし，地域一般入院基本料又は13対1入院基本料を算定する保険医療機関にあっては，A205救急医療管理加算の届出を行っている場合に限る。

イ　有床診療所在宅患者支援病床初期加算については，介護保険施設，居住系施設等又は自宅で療養を継続している患者が，軽微な発熱や下痢等の症状をきたしたために入院医療を要する状態になった際に，有床診療所の一般病床が速やかに当該患者を受け入れる体制を

してきた者であって，当該他の保険医療機関において区分番号A246に掲げる入退院支援加算3を算定したものである場合には，**重症児（者）受入連携加算**として，入院初日に限り**2,000点**を所定点数に加算する。

3　別に厚生労働大臣が定める施設基準に適合しているものとして地方厚生局長等に届け出た診療所である保険医療機関に入院している患者のうち，急性期医療を担う他の保険医療機関の一般病棟から転院した患者については，転院した日から起算して21日を限度として，**有床診療所急性期患者支援病床初期加算**として，1日につき**150点**を所定点数に加算し，介護老人保健施設，介護医療院，特別養護老人ホーム，軽費老人ホーム，有料老人ホーム等又は自宅から入院した患者については，治療方針に関する当該患者又はその家族等の意思決定に対する支援を行った場合に，入院した日から起算して21日を限度として，**有床診療所在宅患者支援病床初期加算**として，1日につき**300点**を所定点数に加算する。

4　夜間の緊急体制確保につき別に厚生労働大臣が定める施設基準に適合しているものとして地方厚生局長等に届け出た診療所である保険医療機関に入院している患者については，**夜間緊急体制確保加算**として，1日につき**15点**を所定点数に加算する。

5　医師配置等につき別に厚生労働大臣が定める施設基準に適合しているものとして地方厚生局長等に届け出た診療所である保険医療機関に入院している患者については，当該基準に係る区分に従い，次に掲げる点数をそれぞれ1日につき所定点数に加算する。

　イ　医師配置加算1　　　　　　　120点
　ロ　医師配置加算2　　　　　　　 90点

6　看護配置等につき別に厚生労働大臣が定める施設基準に適合しているものとして地方厚生局長等に届け出た診療所である保険医療機関に入院している患者については，当該基準に係る区分に従い，次に掲げる点数をそれぞれ1日につき所定点数に加算する。

　イ　看護配置加算1　　　　　　　 60点
　ロ　看護配置加算2　　　　　　　 35点
　ハ　夜間看護配置加算1　　　　　105点
　ニ　夜間看護配置加算2　　　　　 55点
　ホ　看護補助配置加算1　　　　　 25点
　ヘ　看護補助配置加算2　　　　　 15点

有していること及び厚生労働省「人生の最終段階における医療・ケアの決定プロセスに関するガイドライン」等の内容を踏まえ，入院時に治療方針に関する患者又はその家族等の意思決定に対する支援を行うことにより，自宅や介護保険施設等における療養の継続に係る後方支援を評価するものである。なお，当該加算を算定する一般病床を有する有床診療所に介護保険施設等が併設されている場合は，当該併設介護保険施設等から受け入れた患者については算定できない。

(5)　有床診療所入院基本料を算定する診療所であって，別に厚生労働大臣が定める施設基準に適合しているものとして届け出た診療所において，夜間に医師を配置している，又は近隣の保険医療機関が連携して入院患者の急変に備えて夜間の緊急診療体制を確保した場合について，その体制を入院患者に対して文書で説明し，夜間に緊急対応できる医師名を院内に掲示している場合に，「注4」に掲げる加算を算定することができる。

(6)　有床診療所入院基本料1から6までを算定する診療所であって，別に厚生労働大臣が定める施設基準に適合しているものとして届け出た診療所において，療養病床の有無に関わらず，当該診療所に勤務する医師が2人以上の場合に，各区分に応じて「注5」に掲げる加算を算定することができる。

(7)　有床診療所入院基本料1から6までを算定する診療所であって，別に厚生労働大臣が定める施設基準に適合しているものとして届け出た診療所において，各区分に応じて「注6」の「イ」から「ヘ」までに掲げる加算を算定することができる。「イ」と「ロ」，「ハ」と「ニ」，「ホ」と「ヘ」は併算定できない。

(8)　「注7」に規定する看取り加算は夜間に1名以上の看護職員が配置されている有床診療所において，入院の日から30日以内に看取った場合に算定する。この場合，看取りに係る診療内容の要点等を診療録に記載する。

(9)　有床診療所入院基本料を算定する診療所については，「注8」に掲げる入院基本料等加算について，それぞれの算定要件を満たす場合に算定できる。

(10)　有床診療所入院基本料を算定する診療所のうち，A109有床診療所療養病床入院基本料を算定する病床を有する診療所においては，有床診療所入院基本料を算定する病床に入院している患者であっても，患者の状態に応じて，A109有床診療所療養病床入院基本料を算定することができる。

　　なお，この取扱いについては，患者の状態に応じて算定する入院基本料を変更できるが，変更は月単位とし，同一月内は同じ入院基本料を算定することとする。

(11)　A109の有床診療所療養病床入院基本料の例により算定する場合の費用の請求については，下記のとおりとする。

　ア　A109有床診療所療養病床入院基本料の「注3」に定める費用は基本料に含まれるため，算定できない。

　イ　A109有床診療所療養病床入院基本料の「注4」から「注7」までの加算並びに「注8」及び「注11」に掲げる各加算については，当該診療所に入院した日を入院初日として，それぞれの算定要件を満たす場合に算定することができる。

　　この場合において，入退院支援加算については，A246入退院支援加算の「1」又は「2」の「ロ」の「療養病棟入院基本料等の場合」の例により算定する。

(12)　「注10」に規定する栄養管理実施加算については，以下のとおりとする。

7　別に厚生労働大臣が定める施設基準に適合しているものとして地方厚生局長等に届け出た診療所である保険医療機関において，入院している患者を，当該入院の日から30日以内に看取った場合には，**看取り加算**として，**1,000点**（在宅療養支援診療所（区分番号Ｂ004に掲げる退院時共同指導料1に規定する在宅療養支援診療所をいう。）にあっては，**2,000点**）を所定点数に加算する。

8　当該診療所においては，第2節の各区分に掲げる入院基本料等加算のうち，次に掲げる加算について，同節に規定する算定要件を満たす場合に算定できる。
　イ　救急医療管理加算
　ロ　超急性期脳卒中加算
　ハ　妊産婦緊急搬送入院加算
　ニ　在宅患者緊急入院診療加算
　ホ　診療録管理体制加算
　ヘ　医師事務作業補助体制加算（50対1補助体制加算，75対1補助体制加算又は100対1補助体制加算に限る。）
　ト　乳幼児加算・幼児加算
　チ　特定感染症入院医療管理加算
　リ　難病等特別入院診療加算（難病患者等入院診療加算に限る。）
　ヌ　特殊疾患入院施設管理加算
　ル　超重症児（者）入院診療加算・準超重症児（者）入院診療加算
　ヲ　地域加算
　ワ　離島加算
　カ　ＨＩＶ感染者療養環境特別加算
　ヨ　特定感染症患者療養環境特別加算
　タ　小児療養環境特別加算
　レ　無菌治療室管理加算
　ソ　放射線治療病室管理加算
　ツ　重症皮膚潰瘍管理加算
　ネ　有床診療所緩和ケア診療加算
　ナ　医療安全対策加算
　ラ　感染対策向上加算
　ム　患者サポート体制充実加算
　ウ　報告書管理体制加算
　ヰ　ハイリスク妊娠管理加算
　ノ　ハイリスク分娩等管理加算（地域連携分娩管理加算に限る。）
　オ　後発医薬品使用体制加算
　ク　バイオ後続品使用体制加算
　ヤ　入退院支援加算（1のイ又は2のイに限る。）
　マ　医療的ケア児（者）入院前支援加算
　ケ　薬剤総合評価調整加算
　フ　排尿自立支援加算
　コ　協力対象施設入所者入院加算

　ア　栄養管理実施加算は，入院患者ごとに作成された栄養管理計画に基づき，関係職種が共同して患者の栄養状態等の栄養管理を行うことを評価したものである。
　イ　当該加算は，入院患者であって，栄養管理計画を策定し，当該計画に基づき，関係職種が共同して栄養管理を行っている患者について算定できる。なお，当該加算は，食事を供与しておらず，食事療養に係る費用の算定を行っていない中心静脈注射等の治療を行っている患者であっても，栄養管理計画に基づき適切な栄養管理が行われている者であれば算定対象となる。
　ウ　救急患者や休日に入院した患者など，入院日に策定できない場合の栄養管理計画は，入院後7日以内に策定したものについては，入院初日に遡って当該加算を算定することができる。
　エ　管理栄養士をはじめとして，医師，薬剤師，看護師その他の医療従事者が共同して栄養管理を行う体制を整備し，あらかじめ栄養管理手順（標準的な栄養スクリーニングを含む栄養状態の評価，栄養管理計画，退院時を含む定期的な評価等）を作成する。
　オ　栄養管理は，次に掲げる内容を実施するものとする。
　　ａ　入院患者ごとの栄養状態に関するリスクを入院時に把握する（栄養スクリーニング）。
　　ｂ　栄養スクリーニングを踏まえて栄養状態の評価を行い，入院患者ごとに栄養管理計画（栄養管理計画の様式は，「基本診療料施設基準通知」の「別添6」の「別紙23」（略）又はこれに準じた様式とする。）を作成する。
　　ｃ　栄養管理計画には，栄養補給に関する事項（栄養補給量，補給方法，特別食の有無等），栄養食事相談に関する事項（入院時栄養食事指導，退院時の指導の計画等），その他栄養管理上の課題に関する事項，栄養状態の評価の間隔等を記載する。また，当該計画書又はその写しを診療録等に添付する。
　　ｄ　医師又は医師の指導の下に管理栄養士，薬剤師，看護師その他の医療従事者が栄養管理計画を入院患者に説明し，当該栄養管理計画に基づき栄養管理を実施する。
　　ｅ　栄養管理計画に基づき患者の栄養状態を定期的に評価し，必要に応じて当該計画を見直している。
　カ　当該栄養管理の実施体制に関する成果を含めて評価し，改善すべき課題を設定し，継続的な品質改善に努める。
　キ　当該診療所以外の管理栄養士等により栄養管理を行っている場合は，算定できない。
　ク　当該加算を算定する場合は，Ｂ001特定疾患治療管理料の「10」入院栄養食事指導料は別に算定できない。
⑬　「注11」に規定する有床診療所在宅復帰機能強化加算は，在宅復帰機能の高い有床診療所を評価したものである。
⑭　「注12」に規定する介護障害連携加算1及び2は，介護保険法施行令（平成10年政令第412号）第2条各号に規定する疾病を有する40歳以上65歳未満の者又は65歳以上若しくは重度の肢体不自由児（者）（脳卒中の後遺症の患者及び認知症の患者を除く。以下単に「重度の肢体不自由児（者）」という。）の者の受入について，十分な体制を有している有床診療所を評価したものである。なお，当該加算に係る入院期間の起算日は，第2部入院料等の「通則5」に規定する起算日とする。

9　別に厚生労働大臣が定める施設基準に適合しているものとして地方厚生局長等に届け出た診療所である保険医療機関については，注1から注8までの規定にかかわらず，当該保険医療機関に入院している患者について，区分番号A109に掲げる有床診療所療養病床入院基本料の例により算定できる。

10　栄養管理体制その他の事項につき別に厚生労働大臣が定める施設基準に適合しているものとして地方厚生局長等に届け出た診療所である保険医療機関に入院している患者について，**栄養管理実施加算**として，1日につき**12点**を所定点数に加算する。この場合において，区分番号B001の10に掲げる入院栄養食事指導料は，算定できない。

11　1から3までを算定する診療所である保険医療機関であって，別に厚生労働大臣が定める施設基準に適合するものとして地方厚生局長等に届け出たものに入院している患者については，**有床診療所在宅復帰機能強化加算**として，入院日から起算して15日以降1日につき**20点**を所定点数に加算する。

12　1から3までを算定する診療所である保険医療機関であって，別に厚生労働大臣が定める施設基準を満たすものに入院している患者のうち，介護保険法施行令（平成10年政令第412号）第2条各号に規定する疾病を有する40歳以上65歳未満のもの又は65歳以上のもの又は重度の肢体不自由児（者）については，当該基準に係る区分に従い，入院日から起算して15日以降30日までの期間に限り，次に掲げる点数をそれぞれ1日につき所定点数に加算する。

イ　**介護障害連携加算1**　　　**192点**
ロ　**介護障害連携加算2**　　　 **38点**

A109　有床診療所療養病床入院基本料（1日につき）

1　入院基本料A
　　1,073点（生活療養を受ける場合にあっては，**1,058点**）

2　入院基本料B
　　960点（生活療養を受ける場合にあっては，**944点**）

3　入院基本料C
　　841点（生活療養を受ける場合にあっては，**826点**）

4　入院基本料D
　　665点（生活療養を受ける場合にあっては，**650点**）

◇　有床診療所療養病床入院基本料について

(1)　有床診療所療養病床入院基本料は，「注1」の入院基本料及び「注2」の特別入院基本料から構成され，「注1」の入院基本料については，別に厚生労働大臣が定める施設基準に適合しているものとして届け出た診療所（療養病床に係るものに限る。）に入院している患者について，別に厚生労働大臣が定める区分（1日に2つ以上の区分に該当する場合には，該当するもののうち最も高い点数の区分）に従い，当該患者ごとに入院基本料A等の各区分の所定点数を算定し，「注2」の特別入院基本料については，届け出た診療所（療養病床に係るものに限る。）に入院している患者について算定する。ただし，「注1」の入院基本料を算定している場合において，患者の急性増悪により，同一の保険医療機関の療養病床以外へ転室する場合にはその前日を1日目として3日前までの間，別の保険医療機関の一般病棟若しくは有床診療所の療養病床以外の病室へ転院する場合にはその当日を1日目として3日

5　入院基本料E

575点（生活療養を受ける場合にあっ
ては，**560点**）

注1　有床診療所（療養病床に係るものに限
る。）であって，看護配置その他の事項
につき別に厚生労働大臣が定める施設基
準に適合しているものとして地方厚生局
長等に届け出た診療所である保険医療機
関に入院している患者について，当該患
者の疾患，状態，ＡＤＬ等について別に
厚生労働大臣が定める区分に従い，当該
患者ごとにそれぞれ所定点数を算定す
る。ただし，注3のただし書に該当する
場合には，入院基本料Eを算定する。

2　注1に規定する有床診療所以外の療養
病床を有する有床診療所については，当
分の間，地方厚生局長等に届け出た場合
に限り，当該有床診療所に入院している
患者について，**特別入院基本料**として，
493点（生活療養を受ける場合にあって
は，**478点**）を算定できる。

3　有床診療所療養病床入院基本料を算定
している患者に対して行った第3部検
査，第5部投薬，第6部注射及び第13部
病理診断並びに第4部画像診断及び第9
部処置のうち別に厚生労働大臣が定める
画像診断及び処置の費用（フィルムの費
用を含み，除外薬剤・注射薬の費用を除
く。）は，当該入院基本料に含まれるも
のとする。ただし，患者の急性増悪によ
り，同一の保険医療機関の療養病床以外
へ転室又は別の保険医療機関の一般病棟
若しくは有床診療所の療養病床以外の病
室へ転院する場合には，その日から起算
して3日前までの当該費用については，
この限りでない。

4　入院患者が別に厚生労働大臣が定める
状態にあり，必要な褥瘡対策を行った場
合は，患者の褥瘡の状態に応じて，1日
につき次に掲げる点数を所定点数に加算
する。

イ　褥瘡対策加算1　　　　　　　15点
ロ　褥瘡対策加算2　　　　　　　 5点

5　当該患者が他の保険医療機関から転院
してきた者であって，当該他の保険医療
機関において区分番号A246に掲げる入
退院支援加算3を算定したものである場
合には，**重症児（者）受入連携加算**とし
て，入院初日に限り**2,000点**を所定点数
に加算する。

6　別に厚生労働大臣が定める施設基準に
適合しているものとして地方厚生局長等
に届け出た診療所である保険医療機関に

前までの間は，その日ごとに入院基本料Eを算定することができる。

(2)　「基本診療料の施設基準等」の「別表第五」に掲げる画像診断及び
処置並びにこれらに伴い使用する薬剤，特定保険医療材料又はＪ201
酸素加算の費用並びに浣腸，注腸，吸入等基本診療料に含まれるもの
とされている簡単な処置及びこれに伴い使用する薬剤又は特定保険医
療材料の費用については有床診療所療養病床入院基本料に含まれる。
なお，有床診療所療養病床入院基本料を算定する日に使用するものと
された投薬に係る薬剤料は，有床診療所療養病床入院基本料に含まれ
ているものであるため別に算定できない。

ただし，「注1」のただし書の規定により，入院基本料Eを算定す
る場合については，この限りではない。

(3)　有床診療所療養病床入院基本料を算定する病床は主として長期にわ
たり療養の必要な患者が入院する施設であり，医療上特に必要がある
場合に限り他の病床への患者の移動は認められるが，その医療上の必
要性について診療報酬明細書の摘要欄に詳細に記載する。なお，「注1」
のただし書の規定により入院基本料Eを算定した場合においても，そ
の医療上の必要性について診療報酬明細書の摘要欄に詳細に記載す
る。

(4)　有床診療所療養病床入院基本料を算定するに当たっては，次の点に
留意する。

ア　定期的（少なくとも月に1回）に患者の状態の評価及び入院療養
の計画を見直し，その要点を診療録に記載する。なお，入院時と退
院時のＡＤＬの程度を診療録に記載する。

イ　患者の状態に著しい変化がみられた場合には，その都度，患者の
状態を評価した上で，治療やケアを見直し，その要点を診療録等に
記載する。

(5)　「注4」に規定する褥瘡対策加算1及び2については，「療養病棟
入院基本料について」の(8)の例による。

(6)　「注5」に規定する重症児（者）受入連携加算は，「有床診療所入
院基本料について」の(3)の例による。

(7)　「注6」に規定する有床診療所急性期患者支援療養病床初期加算は，
急性期医療の後方病床を確保し，有床診療所在宅患者支援療養病床初
期加算は在宅患者や介護保険施設入所者等の状態が軽度悪化した際に
入院医療を提供できる病床を確保することにより，急性期医療及び在
宅での療養を支えることを目的として，有床診療所療養病床が有する
以下のような機能を評価したものであり，転院，入院又は転棟した日
から起算して21日を限度に算定できる。

ア　有床診療所急性期患者支援療養病床初期加算については，急性期
医療を担う病院の一般病棟に入院し，急性期治療を終えて一定程度
状態が安定した患者を，速やかに有床診療所の一般病床が受け入れ
ることにより，急性期医療を担う病院の後方支援を評価するもので
ある。急性期医療を担う病院の一般病棟とは，具体的には，急性期
一般入院基本料，7対1入院基本料若しくは10対1入院基本料（特
定機能病院入院基本料（一般病棟に限る。）又は専門病院入院基本
料に限る。），地域一般入院基本料又は13対1入院基本料（専門病院
入院基本料に限る。）を算定する病棟であること。ただし，地域一
般入院基本料又は13対1入院基本料を算定する保険医療機関にあっ
ては，Ａ205救急医療管理加算の届出を行っている場合に限るもの
とする。

イ　有床診療所在宅患者支援療養病床初期加算については，介護保険
施設，居住系施設等又は自宅で療養を継続している患者が，軽微な
発熱や下痢等の症状をきたしたために入院医療を要する状態になっ
た際に，有床診療所の療養病床が速やかに当該患者を受け入れる体

A
基本
入院基本料

入院している患者のうち，急性期医療を担う他の保険医療機関の一般病棟から転院した患者については，転院した日から起算して21日を限度として，**有床診療所急性期患者支援療養病床初期加算**として，1日につき**300点**を所定点数に加算し，介護老人保健施設，介護医療院，特別養護老人ホーム，軽費老人ホーム，有料老人ホーム等又は自宅から入院した患者については，治療方針に関する当該患者又はその家族等の意思決定に対する支援を行った場合に，入院した日から起算して21日を限度として，**有床診療所在宅患者支援療養病床初期加算**として，1日につき**350点**を所定点数に加算する。

7　別に厚生労働大臣が定める施設基準に適合しているものとして地方厚生局長等に届け出た診療所である保険医療機関において，入院している患者を，当該入院の日から30日以内に看取った場合には，**看取り加算**として，**1,000点**（在宅療養支援診療所（区分番号B004に掲げる退院時共同指導料1に規定する在宅療養支援診療所をいう。）にあっては，**2,000点**）を所定点数に加算する。

8　当該診療所においては，第2節の各区分に掲げる入院基本料等加算のうち，次に掲げる加算について，同節に規定する算定要件を満たす場合に算定できる。
イ　在宅患者緊急入院診療加算
ロ　診療録管理体制加算
ハ　医師事務作業補助体制加算（50対1補助体制加算，75対1補助体制加算又は100対1補助体制加算に限る。）
ニ　乳幼児加算・幼児加算
ホ　超重症児（者）入院診療加算・準超重症児（者）入院診療加算
ヘ　地域加算
ト　離島加算
チ　HIV感染者療養環境特別加算
リ　診療所療養病床療養環境加算
ヌ　診療所療養病床療養環境改善加算
ル　重症皮膚潰瘍管理加算
ヲ　有床診療所緩和ケア診療加算
ワ　医療安全対策加算
カ　感染対策向上加算
ヨ　患者サポート体制充実加算
タ　報告書管理体制加算
レ　入退院支援加算（1のロ又は2のロに限る。）
ソ　医療的ケア児（者）入院前支援加算
ツ　薬剤総合評価調整加算
ネ　排尿自立支援加算

制を有していること及び厚生労働省「人生の最終段階における医療・ケアの決定プロセスに関するガイドライン」等の内容を踏まえ，入院時に治療方針に関する患者又はその家族等の意思決定に対する支援を行うことにより，自宅や介護保険施設等における療養の継続に係る後方支援を評価するものである。なお，当該加算を算定する療養病床を有する有床診療所に介護保険施設等が併設されている場合は，当該併設介護保険施設等から受け入れた患者については算定できない。

(8)　「注7」に規定する看取り加算は「有床診療所入院基本料について」の(8)の例による。

(9)　有床診療所療養病床入院基本料を算定する病床については，「注8」に掲げる入院基本料等加算について，それぞれの算定要件を満たす場合に算定できる。

(10)　有床診療所療養病床入院基本料を算定する診療所のうち，A108有床診療所入院基本料を算定する病床を有する診療所においては，有床診療所療養病床入院基本料を算定する病床に入院している患者であっても，患者の状態に応じて，A108有床診療所入院基本料の例により算定することができる。
　なお，この取扱いについては，患者の状態に応じて算定する入院基本料を変更できるが，変更は月単位とし，同一月内は同じ入院基本料を算定することとする。

(11)　A108有床診療所入院基本料の例により算定する場合，A108有床診療所入院基本料の「注2」から「注7」までの加算並びに「注8」，「注11」及び「注12」に掲げる各加算については，当該診療所に入院した日を初日として，それぞれの算定要件を満たす場合に算定することができる。
　この場合において，入退院支援加算については，A246入退院支援加算の「1」又は「2」の「イ」の一般病棟入院基本料等の場合の例により算定する。

(12)　「注10」に規定する栄養管理実施加算の算定については，「有床診療所入院基本料について」の(12)の例による。

(13)　「注11」に規定する有床診療所療養病床在宅復帰機能強化加算は，在宅復帰機能の高い療養病床を持つ有床診療所を評価したものである。

(14)　「注12」に規定する慢性維持透析管理加算は，有床診療所療養病床入院基本料を算定する病床における透析患者の診療を評価したものであり，自院で人工腎臓，持続緩徐式血液濾過，血漿交換療法又は腹膜灌流を行っている場合に算定する。なお，これらの項目については，継続的に適切に行われていれば，毎日行われている必要はない。

◆　厚生労働大臣が定める区分「注1」

入院料の区分	医療区分	ADL区分
入院料A	3	3，2，1
入院料B	2	3，2
入院料C		1
入院料D	1	3
入院料E		2，1

◆　有床診療所療養病床入院基本料に含まれる画像診断及び処置の費用，含まれない除外薬剤・注射薬「注3」
A101の「療養病棟入院基本料に含まれる画像診断及び処置の費用，含まれない除外薬剤・注射薬」を参照。

◆　有床診療所療養病床入院基本料に含まれない除外薬剤・注射薬「注3」
A101の「療養病棟入院基本料に含まれない除外薬剤・注射薬」を参照。

ナ　協力対象施設入所者入院加算
9　別に厚生労働大臣が定める施設基準に適合しているものとして地方厚生局長等に届け出た診療所である保険医療機関については，注1から注8までの規定にかかわらず，当該保険医療機関に入院している患者について，区分番号A108に掲げる有床診療所入院基本料の例により算定できる。
10　栄養管理体制その他の事項につき別に厚生労働大臣が定める施設基準に適合しているものとして地方厚生局長等に届け出た診療所である保険医療機関に入院している患者について，**栄養管理実施加算**として，1日につき**12点**を所定点数に加算する。この場合において，区分番号B001の10に掲げる入院栄養食事指導料は，算定できない。
11　有床診療所療養病床入院基本料を算定する診療所である保険医療機関であって，別に厚生労働大臣が定める施設基準に適合するものとして地方厚生局長等に届け出たものに入院している患者については，**有床診療所療養病床在宅復帰機能強化加算**として，1日につき**10点**を所定点数に加算する。
12　有床診療所療養病床入院基本料を算定する診療所である保険医療機関に入院している患者のうち，当該保険医療機関において，区分番号J038に掲げる人工腎臓，J038-2に掲げる持続緩徐式血液濾過，J039に掲げる血漿交換療法又はJ042に掲げる腹膜灌流を行っている患者については，**慢性維持透析管理加算**として，1日につき**100点**を所定点数に加算する。

第2節　入院基本料等加算

区分
A200　総合入院体制加算（1日につき）
1　総合入院体制加算1　　　　**260点**
2　総合入院体制加算2　　　　**200点**
3　総合入院体制加算3　　　　**120点**
注　急性期医療を提供する体制，医療従事者の負担の軽減及び処遇の改善に対する体制その他の事項につき別に厚生労働大臣が定める施設基準に適合しているものとして地方厚生局長等に届け出た保険医療機関に入院している患者（第1節の入院基本料（特別入院基本料等を除く。）又は第3節の特定入院料のうち，総合入院体制加算を算定

◆　褥瘡対策加算の対象となる状態「注4」
　　ＡＤＬ区分3の状態

◇　第1節入院基本料，第3節特定入院料及び第4節短期滞在手術等基本料と本節との関係は，「別表1」（第1章基本診療料の末尾に掲載）のとおりであるため，参考にされたい。

◇　総合入院体制加算について
(1)　十分な人員配置及び設備等を備え総合的かつ専門的な急性期医療を24時間提供できる体制及び医療従事者の負担の軽減及び処遇の改善に資する体制等を評価した加算であり，入院した日から起算して14日を限度として算定できる。当該加算を算定する場合は，A200-2急性期充実体制加算は別に算定できない。
(2)　精神病棟においては，総合入院体制加算は算定できず，A230精神病棟入院時医学管理加算のみを算定する。

できるものを現に算定している患者に限る。）について，当該基準に係る区分に従い，入院した日から起算して14日を限度として所定点数に加算する。この場合において，区分番号A 200-2に掲げる急性期充実体制加算は別に算定できない。

A 200-2 急性期充実体制加算 （1日につき）

1 急性期充実体制加算1
    イ 7日以内の期間 **440点**
    ロ 8日以上11日以内の期間 **200点**
    ハ 12日以上14日以内の期間 **120点**
2 急性期充実体制加算2
    イ 7日以内の期間 **360点**
    ロ 8日以上11日以内の期間 **150点**
    ハ 12日以上14日以内の期間 **90点**

注1 高度かつ専門的な医療及び急性期医療を提供する体制その他の事項につき別に厚生労働大臣が定める施設基準に適合しているものとして地方厚生局長等に届け出た保険医療機関に入院している患者（第1節の入院基本料（特別入院基本料等を除く。）又は第3節の特定入院料のうち，急性期充実体制加算を算定できるものを現に算定している患者に限る。）について，当該基準に係る区分に従い，かつ，当該患者の入院期間に応じ，それぞれ所定点数に加算する。この場合において，区分番号A 200に掲げる総合入院体制加算は別に算定できない。

2 小児患者，妊産婦である患者及び精神疾患を有する患者の受入れに係る充実した体制の確保につき別に厚生労働大臣が定める施設基準に適合しているものとして地方厚生局長等に届け出た保険医療機関に入院している患者については，**小児・周産期・精神科充実体制加算**として，算定する急性期充実体制加算の区分に応じ，次に掲げる点数を更に所定点数に加算する。
    イ 急性期充実体制加算1の場合 **90点**
    ロ 急性期充実体制加算2の場合 **60点**

3 注2に該当しない場合であって，精神疾患を有する患者の受入れに係る充実した体制の確保につき別に厚生労働大臣が定める施設基準に適合しているものとして地方厚生局長等に届け出た保険医療機関に入院している患者については，**精神科充実体制加算**として，**30点**を更に所定点数に加算する。

A 201 削除
A 202 削除
A 203 削除
A 204 地域医療支援病院入院診療加算 （入院初

◇ 急性期充実体制加算について

(1) 急性期充実体制加算は，地域において急性期・高度急性期医療を集中的・効率的に提供する体制を確保する観点から，手術等の高度かつ専門的な医療に係る実績及び高度急性期医療を実施する体制を評価したものであり，入院した日から起算して14日を限度として，当該患者の入院期間に応じて所定点数を算定する。なお，ここでいう入院した日とは，当該患者が当該加算を算定できる病棟に入院又は転棟した日のことをいう。当該加算を算定する場合は，A 200総合入院体制加算は別に算定できない。

(2) 「注2」に規定する小児・周産期・精神科充実体制加算は，高度かつ専門的な医療及び急性期医療を提供する十分な体制を有した上で，小児患者，妊産婦である患者及び精神疾患を有する患者の充実した受入体制を確保している体制を評価するものである。

(3) 「注3」に規定する精神科充実体制加算は，高度かつ専門的な医療及び急性期医療を提供する十分な体制を有した上で，精神疾患を有する患者の充実した受入体制を確保している体制を評価するものである。

◇ 地域医療支援病院入院診療加算について

日）   **1,000点**
注　地域医療支援病院である保険医療機関に
　　入院している患者（第1節の入院基本料（特
　　別入院基本料等を除く。）のうち，地域医療
　　支援病院入院診療加算を算定できるものを
　　現に算定している患者に限る。）について，
　　入院初日に限り所定点数に加算する。この
　　場合において，区分番号 A 204-3に掲げる
　　紹介受診重点医療機関入院診療加算は別に
　　算定できない。

A 204-2 臨床研修病院入院診療加算 （入院初日）

　1　基幹型　　　　　　　　　　　　　　　　**40点**
　2　協力型　　　　　　　　　　　　　　　　**20点**
注　医師法（昭和23年法律第201号）第16条の
　　2第1項に規定する都道府県知事の指定す
　　る病院であって，別に厚生労働大臣が定め
　　る施設基準を満たす保険医療機関に入院し
　　ている患者（第1節の入院基本料（特別入
　　院基本料等を除く。），第3節の特定入院料
　　又は第4節の短期滞在手術等基本料のう
　　ち，臨床研修病院入院診療加算を算定でき
　　るものを現に算定している患者に限る。）
　　について，当該基準に係る区分に従い，現
　　に臨床研修を実施している期間について，
　　入院初日に限り所定点数に加算する。

A 204-3 紹介受診重点医療機関入院診療加算
（入院初日）   **800点**
注　外来機能報告対象病院等（医療法第30条
　　の18の4第1項第2号の規定に基づき，同
　　法第30条の18の2第1項第1号の厚生労働
　　省令で定める外来医療を提供する基幹的な
　　病院として都道府県が公表したものに限
　　り，一般病床の数が200未満であるものを
　　除く。）である保険医療機関に入院してい
　　る患者（第1節の入院基本料（特別入院基
　　本料等を除く。）のうち，紹介受診重点医
　　療機関入院診療加算を算定できるものを現
　　に算定している患者に限る。）について，
　　入院初日に限り所定点数に加算する。この
　　場合において，区分番号 A 204に掲げる地
　　域医療支援病院入院診療加算は別に算定で
　　きない。

A 205 救急医療管理加算 （1日につき）
　1　救急医療管理加算1　　　　　　　　**1,050点**
　2　救急医療管理加算2　　　　　　　　　**420点**
注1　救急医療管理加算は，地域における救
　　　急医療体制の計画的な整備のため，入院
　　　可能な診療応需の態勢を確保する保険医
　　　療機関であって，別に厚生労働大臣が定
　　　める施設基準に適合しているものとして
　　　地方厚生局長等に届け出た保険医療機関
　　　において，当該態勢を確保している日に
　　　救急医療を受け，緊急に入院を必要とす

(1)　地域医療支援病院における紹介患者に対する医療提供，病床や高額
　　医療機器等の共同利用，24時間救急医療の提供等を評価するものであ
　　り，入院初日に算定する。当該加算を算定する場合は，A 204-3紹介
　　受診重点医療機関入院診療加算は別に算定できない。

(2)　(1)にかかわらず入院初日に病棟単位で行うべき特定入院料以外の特
　　定入院料を算定した場合については，入院基本料の入院期間の計算に
　　より一連の入院期間とされる期間中に特定入院料を算定しなくなった
　　日（当該日が退院日の場合は，退院日）において1回に限り算定する。

◇　臨床研修病院入院診療加算について

(1)　臨床研修病院入院診療加算は，研修医が，当該保険医療機関の研修
　　プログラムに位置づけられた臨床研修病院及び臨床研修協力施設にお
　　いて，実際に臨床研修を実施している場合に，入院初日に限り算定で
　　きる。

(2)　(1)において研修を実施している場合とは，基幹型臨床研修病院にお
　　いては実際に研修医が研修を実施している期間及び研修医が協力型臨
　　床研修病院又は協力施設において研修を実施している期間，協力型臨
　　床研修病院においては実際に研修医が研修を実施している期間のこと
　　をいう。

(3)　研修医の診療録の記載に係る指導及び確認は，速やかに行うことと
　　し，診療録には指導の内容が分かるように指導医自らが記載を行い，
　　署名をする。

◇　紹介受診重点医療機関入院診療加算について

(1)　紹介受診重点医療機関入院診療加算は，紹介受診重点医療機関にお
　　ける，入院の前後の外来や医療機器・設備等，医療資源の活用が大き
　　く，紹介患者への外来を基本とする外来を担う機能等を評価するもの
　　であり，入院初日に算定する。当該加算を算定する場合は，A 204地
　　域医療支援病院入院診療加算は別に算定できない。

(2)　(1)にかかわらず入院初日に病棟単位で行うべき特定入院料以外の特
　　定入院料を算定した場合については，入院基本料の入院期間の計算に
　　より一連の入院期間とされる期間中に特定入院料を算定しなくなった
　　日（当該日が退院日の場合は，退院日）において1回に限り算定する。

◇　救急医療管理加算について

(1)　救急医療管理加算は，緊急に入院を必要とする重症患者に対して救
　　急医療が行われた場合に，入院した日から起算して7日に限り算定で
　　きる。なお，他の保険医療機関に入院中の患者が転院により入院する
　　場合であって，同一傷病により転院前の保険医療機関に入院していた
　　場合には，算定できない。

(2)　「注1」ただし書は，別に厚生労働大臣が定める施設基準に該当す
　　る保険医療機関において，救急医療管理加算2の対象となる患者に対
　　して救急医療が行われた場合に，入院した日から起算して7日を限度
　　として算定する。

(3)　救急医療管理加算1の対象となる患者は，「基本診療料の施設基準

る重症患者として入院した患者（第1節の入院基本料（特別入院基本料等を含む。）又は第3節の特定入院料のうち，救急医療管理加算を算定できるものを現に算定している患者に限る。）について，当該患者の状態に従い，入院した日から起算して7日を限度として所定点数に加算する。ただし，別に厚生労働大臣が定める施設基準に該当する保険医療機関において，救急医療管理加算2を算定する患者については，本文の規定にかかわらず，入院した日から起算して7日を限度として，210点を所定点数に加算する。

2　救急医療管理加算を算定する患者が6歳未満である場合には，乳幼児加算として，400点を更に所定点数に加算する。

3　救急医療管理加算を算定する患者が6歳以上15歳未満である場合には，小児加算として，200点を更に所定点数に加算する。

等」の「別表第七の三」（以下この項において「別表」という。）に掲げる状態のうち一から十二のいずれかの状態にあって，医師が診察等の結果，入院時点で重症であり緊急に入院が必要であると認めた重症患者をいい，単なる経過観察で入院させる場合や，入院後の重症化リスクが高いために入院させる場合等，入院時点で重症ではない患者は含まれない。なお，当該加算は，入院時において当該重症患者の状態であれば算定できるものであり，当該加算の算定期間中において継続して当該状態でなくても算定できる。

(4)　救急医療管理加算2の対象となる患者は，「別表」の一から十二までに準ずる状態又は十三の状態にあって，医師が診察等の結果，入院時点で重症であり緊急に入院が必要であると認めた重症患者をいい，単なる経過観察で入院させる場合や，入院後の重症化リスクが高いために入院させる場合等，入院時点で重症ではない患者は含まれない。

なお，当該加算は，患者が入院時において当該重症患者の状態であれば算定できるものであり，当該加算の算定期間中において継続して当該状態でなくても算定できる。

(5)　救急医療管理加算1を算定する場合は，以下の内容について，診療報酬明細書の摘要欄に記載すること。

ア　「別表」の一から十二までのうち該当する状態

イ　「別表」の二，三，四，六，七又は八の状態に該当する場合は，それぞれの入院時の状態に係る指標（P/F比は，酸素投与前の値とする。ただし，酸素投与前の測定が困難である場合は，酸素投与後の値である旨及び酸素投与後の値並びにFiO2を記載すること。また，酸素投与前の測定が困難であって，かつ，「別表」の三に掲げる状態であってP/F比400以上の場合は，呼吸不全と判断する根拠となった理学的所見について記載すること。）

ウ　当該重症な状態に対して，入院後3日以内に実施した検査，画像診断，処置又は手術のうち主要なもの

エ　重症患者の状態のうち，「別表」の二に掲げる状態であってJCS（Japan Coma Scale）0の状態，「別表」の三に掲げる状態であってP/F比400以上の状態，「別表」の四に掲げる状態であってNYHA I度の状態，又は「別表」の八に掲げる状態（顔面熱傷若しくは気道熱傷を除く。）であってBurn Index 0の状態について，緊急入院が必要であると判断した医学的根拠

(6)　救急医療管理加算2を算定する場合は，以下の内容について，診療報酬明細書の摘要欄に記載すること。

ア　「別表」の一から十二までに準ずる状態又は十三の状態として該当するもの

イ　「別表」の二，三，四，六，七又は八に準ずる状態に該当する場合は，それぞれの入院時の状態に係る指標（P/F比は，酸素投与前の値とする。ただし，酸素投与前の測定が困難である場合は，酸素投与後の値である旨及び酸素投与後の値並びにFiO2を記載すること。また，酸素投与前の測定が困難であって，かつ，「別表」の三に掲げる状態に準ずる状態であってP/F比400以上の場合は，呼吸不全と判断する根拠となった理学的所見について記載すること。）

ウ　当該重症な状態に対して，入院後3日以内に実施した検査，画像診断，処置又は手術のうち主要なもの

エ　重症患者の状態のうち，「別表」の二に掲げる状態に準ずる状態であってJCS（Japan Coma Scale）0の状態，「別表」の三に掲げる状態に準ずる状態であってP/F比400以上の状態，「別表」の四に掲げる状態に準ずる状態であってNYHA I度の状態，又は「別表」の八に掲げる状態に準ずる状態（顔面熱傷若しくは気道熱傷を除く。）であってBurn Index 0の状態について，緊急入院が必要

であると判断した医学的根拠

(7)　都道府県知事又は指定都市市長の指定する精神科救急医療施設において，緊急に入院を必要とする重症患者（精神疾患であり，入院させなければ医療及び保護を図る上で支障のある状態）に対して救急医療が行われた場合にも算定できる。ただし，A228精神科応急入院施設管理加算又はA227精神科措置入院診療加算を算定した患者については算定できない。なお，精神科救急医療施設の運営については，「精神科救急医療体制整備事業の実施について」（平成20年5月26日障発第0526001号）に従い実施されたい。

(8)　加算の起算日となる入院日については，夜間又は休日において入院治療を必要とする重症患者に対して救急医療を提供した日（午前0時から午後12時まで）であって，その旨を地域の行政部門，医師会等の医療関係者及び救急搬送機関等にあらかじめ周知している日（あらかじめ定められた当番日以外の日でもよい。）とする。また，午前0時をまたいで夜間救急医療を提供する場合においては，夜間の救急医療を行った前後2日間とする。なお，当該加算の起算日に行う夜間又は休日の救急医療にあっては，第二次救急医療施設として必要な診療機能及び専用病床を確保するとともに，診療体制として通常の当直体制のほかに重症救急患者の受入れに対応できる医師等を始めとする医療従事者を確保していることとする。

(9)　「注2」に規定する乳幼児加算は，6歳未満の緊急に入院を必要とする重症患者に対して救急医療が行われた場合に7日を限度として算定する。

(10)　「注3」に規定する小児加算は，6歳以上15歳未満の緊急に入院を必要とする重症患者に対して救急医療が行われた場合に7日を限度として算定する。

◆　「別表」救急医療管理加算に係る状態

一	吐血，喀血又は重篤な脱水で全身状態不良の状態
二	意識障害又は昏睡
三	呼吸不全で重篤な状態
四	心不全で重篤な状態
五	急性薬物中毒
六	ショック
七	重篤な代謝障害（肝不全，腎不全，重症糖尿病等）
八	広範囲熱傷，顔面熱傷又は気道熱傷
九	外傷，破傷風等で重篤な状態
十	緊急手術，緊急カテーテル治療・検査又はt-PA療法を必要とする状態
十一	消化器疾患で緊急処置を必要とする重篤な状態
十二	蘇生術を必要とする重篤な状態
十三	その他の重症な状態

◇　超急性期脳卒中加算について

(1)　超急性期脳卒中加算は脳梗塞と診断された患者であって,発症後4.5時間以内に組織プラスミノーゲン活性化因子を投与されたものに対して，入院治療を行った場合又は脳梗塞を発症後4.5時間以内に「基本診療料の施設基準等」第八の六の三に定める施設基準に適合しているものとして地方厚生（支）局長に届け出た他の保険医療機関の外来で組織プラスミノーゲン活性化因子を投与された患者を受け入れ，入院治療を行った場合に入院初日に限り所定点数に加算する。

(2)　「基本診療料の施設基準等」の「別表第六の二」に掲げる地域又は医療法第30条の4第6項に規定する医師の数が少ないと認められる同条第2項第14号に規定する区域に所在する保険医療機関において，情報通信機器を用いて他の保険医療機関と連携し，診療を行うに当たっ

A205-2　超急性期脳卒中加算　（入院初日）

10,800点

注　別に厚生労働大臣が定める施設基準に適合しているものとして地方厚生局長等に届け出た保険医療機関に入院している患者（第1節の入院基本料（特別入院基本料等を除く。）又は第3節の特定入院料のうち，超急性期脳卒中加算を算定できるものを現に算定している患者に限る。）であって別に厚生労働大臣が定めるものに対して，組織プラスミノーゲン活性化因子を投与した場合又は当該施設基準に適合しているもの

として地方厚生局長等に届け出た他の保険
医療機関の外来において，組織プラスミ
ノーゲン活性化因子の投与後に搬送され，
入院治療を行った場合に，入院初日に限り
所定点数に加算する。

ては，日本脳卒中学会が定める「脳卒中診療における遠隔医療（テレ
ストローク）ガイドライン」に沿って診療を行うこと。なお，この場
合の診療報酬の請求については(6)と同様である。また，当該他の保険
医療機関との間で，脳梗塞患者に対する経皮的脳血栓回収術の適応の
可否の判断における連携について協議し，手順書を整備した上で，対
象となる患者について経皮的脳血栓回収術の適応の可否の判断につい
ても助言を受けること。

(3) 投与に当たっては，日本脳卒中学会が定める「静注血栓溶解（rt-PA）
療法適正治療指針」を踏まえ適切に行われるよう十分留意する。

(4) 投与を行う保険医は日本脳卒中学会等の関係学会が行う脳梗塞
t-PA適正使用に係る講習会を受講していること。

(5) 組織プラスミノーゲン活性化因子の投与に当たっては，必要に応じ
て，薬剤師，診療放射線技師又は臨床検査技師と連携を図ること。

(6) 組織プラスミノーゲン活性化因子を投与した保険医療機関と投与後
に入院で治療を行った保険医療機関が異なる場合の当該診療報酬の請
求は，組織プラスミノーゲン活性化因子の投与後に入院治療を行った
保険医療機関で行うものとし，当該診療報酬の分配は相互の合議に委
ねる。

◆　超急性期脳卒中加算の対象患者
脳梗塞発症後4.5時間以内である患者

◇　妊産婦緊急搬送入院加算について

(1) 妊産婦緊急搬送入院加算は，次に掲げる場合（当該妊娠及び入院医
療を必要とする異常の原因疾患につき，直近3か月以内に当該加算を
算定する保険医療機関への受診歴のある患者が緊急搬送された場合を
除く。）において受け入れた妊産婦が，母体又は胎児の状態により緊
急入院の必要があり，医療保険の対象となる入院診療を行った場合に
入院初日に限り算定する。
ア　妊娠に係る異常又はその他入院医療を必要とする異常が疑われ，
救急車等により当該保険医療機関に緊急搬送された場合
イ　他の医療機関において，妊娠に係る異常又はその他入院医療を必
要とする異常が認められ，当該保険医療機関に緊急搬送された場合
ウ　助産所において，妊娠に係る異常又はその他入院医療を必要とす
る異常が疑われ，当該保険医療機関に緊急搬送された場合

(2) 緊急搬送された妊産婦が妊娠に係る異常以外の入院医療を必要とす
る異常が疑われる場合においては，当該保険医療機関において産科又
は産婦人科の医師と当該異常に係る診療科の医師が協力して妊産婦の
緊急搬送に対応することを評価するものであり，産科又は産婦人科以
外の診療科への入院の場合においても算定できる。

(3) (1)において，受診歴とは妊婦健診及び往診等による受診を含む。た
だし，(1)のウの場合において，当該保険医療機関が当該助産所の嘱託
医療機関である場合又は当該保険医療機関の保険医が当該助産所の嘱
託医である場合においては，嘱託医療機関又は嘱託医が実施した妊婦
健診は，受診歴に含まない。なお，この場合においては，嘱託医療機
関であること又は嘱託医の氏名を診療録に記載する。

(4) 妊産婦とは産褥婦を含む（以下この節において同じ。）。

◇　在宅患者緊急入院診療加算について

(1) 在宅患者緊急入院診療加算は，在宅での療養を行っている患者の病
状の急変等により入院が必要となった場合に，円滑に入院でき，かつ
入院を受け入れた保険医療機関（以下この項において「受入保険医療
機関」という。）においても患者の意向を踏まえた医療が引き続き提
供されるための取組を評価した加算である。

(2) 診療所において C002在宅時医学総合管理料，C002-2施設入居時等
医学総合管理料，C003在宅がん医療総合診療料又は第2章第2部第

A 205-3 妊産婦緊急搬送入院加算（入院初日）
7,000点
注　産科又は産婦人科を標榜する保険医療機
関であって，別に厚生労働大臣が定める施
設基準を満たすものにおいて，入院医療を
必要とする異常が疑われ緊急用の自動車等
で緊急に搬送された妊産婦を入院させた場
合に，当該患者（第1節の入院基本料（特
別入院基本料等を除く。）又は第3節の特
定入院料のうち，妊産婦緊急搬送入院加算
を算定できるものを現に算定している患者
に限る。）について，入院初日に限り所定
点数に加算する。

A 206 在宅患者緊急入院診療加算（入院初日）
1　他の保険医療機関との連携により在宅療
養支援診療所（区分番号B004に掲げる退
院時共同指導料1に規定する在宅療養支援
診療所をいう。）若しくは在宅療養支援病
院（区分番号C000に掲げる往診料の注1
に規定する在宅療養支援病院をいう。）（別
に厚生労働大臣が定めるものに限る。）の

体制を確保している保険医療機関において，当該他の保険医療機関の求めに応じて行う場合又は在宅療養後方支援病院（区分番号C012に掲げる在宅患者共同診療料の注1に規定する在宅療養後方支援病院をいう。）が他の保険医療機関の求めに応じて行う場合　**2,500点**

2　連携医療機関である場合（1の場合を除く。）　**2,000点**

3　1及び2以外の場合　**1,000点**

注1　別の保険医療機関（診療所に限る。）において区分番号C002に掲げる在宅時医学総合管理料，区分番号C002-2に掲げる施設入居時等医学総合管理料，区分番号C003に掲げる在宅がん医療総合診療料又は第2章第2部第2節第1款の各区分に掲げる在宅療養指導管理料（区分番号C101に掲げる在宅自己注射指導管理料を除く。）を入院した日の属する月又はその前月に算定している患者の病状の急変等に伴い，当該保険医療機関の医師の求めに応じて入院させた場合に，当該患者（第1節の入院基本料（特別入院基本料等を含む。）又は第3節の特定入院料のうち，在宅患者緊急入院診療加算を算定できるものを現に算定している患者に限る。）について，入院初日に限り所定点数に加算する。

2　1について，在宅療養後方支援病院(許可病床数が400床以上のものに限る。)において，別に厚生労働大臣が定める疾病等を有する患者を入院させた場合に，当該患者（第1節の入院基本料（特別入院基本料等を含む。）又は第3節の特定入院料のうち，在宅患者緊急入院診療加算を算定できるものを現に算定している患者に限る。）について，入院初日に限り所定点数に加算する。

2節第1款在宅療養指導管理料の各区分に掲げる指導管理料（C101在宅自己注射指導管理料を除く。）を入院の月又はその前月に算定している患者について，当該患者の病状の急変等に伴い当該診療所の保険医の求めに応じて入院させた場合に，受入保険医療機関において，当該入院中1回に限り，入院初日に算定する。

(3)　当該診療所の保険医の求めによらない緊急入院において，当該患者の入院後24時間以内に，当該診療所の保険医から，受入保険医療機関の保険医に対して当該患者の診療情報が提供された場合であっても算定できる。

(4)　「1」は，以下の場合に算定する。

ア　「特掲診療料施設基準通知」の第9に掲げる在宅療養支援診療所（当該基準を満たすものを以下この項において「在宅療養支援診療所」という。）の施設基準の1の(2)又は第14の2に掲げる在宅療養支援病院（当該基準を満たすものを以下この項において「在宅療養支援病院」という。）の施設基準の1の(2)に規定する在宅支援連携体制を構築している在宅療養支援診療所が診療を行っている患者を，当該診療所の保険医の求めに応じて，同じく当該体制を構築している，病床を有する他の在宅療養支援診療所（在宅療養支援診療所の施設基準の1の(2)の在宅療養支援診療所に限る。）又は在宅療養支援病院（在宅療養支援病院の施設基準の1の(2)の在宅療養支援病院に限る。）に入院させた場合

イ　「特掲診療料施設基準通知」の第16の3に掲げる在宅療養後方支援病院（当該施設基準を満たすものを以下この項において「在宅療養後方支援病院」という。）の施設基準の1の(2)に規定する連携医療機関が訪問診療を行っている患者であって，緊急時に当該在宅療養後方支援病院に入院を希望する者として当該在宅療養後方支援病院にあらかじめ届け出ている者を，当該連携医療機関の保険医の求めに応じて，当該在宅療養後方支援病院に入院させた場合

(5)　「2」は，当該診療所の保険医が患者又はその家族に対して，事前に緊急時の受入保険医療機関の名称等を文書にて提供し，受入保険医療機関に入院した場合（在宅患者緊急入院診療加算の「1」の場合を除く。）に算定する。また，当該診療所の保険医は，提供した文書の写しを診療録に添付する。

(6)　受入保険医療機関の保険医は，入院前又は入院後速やかに患者の希望する診療内容等の情報を当該診療所の保険医に確認し共有する。

◆　厚生労働大臣が定める疾病等

多発性硬化症

重症筋無力症

スモン

筋萎縮性側索硬化症

脊髄小脳変性症

ハンチントン病

進行性筋ジストロフィー症

パーキンソン病関連疾患（進行性核上性麻痺，大脳皮質基底核変性症及びパーキンソン病（ホーエン・ヤールの重症度分類がステージ3以上であって生活機能障害度がⅡ度又はⅢ度のものに限る。））

多系統萎縮症(線条体黒質変性症,オリーブ橋小脳萎縮症及びシャイ・ドレーガー症候群)

プリオン病

亜急性硬化性全脳炎

ライソゾーム病

副腎白質ジストロフィー

脊髄性筋萎縮症

A

基本

入院基本料等加算

慢性炎症性脱髄性多発神経炎
後天性免疫不全症候群
頸髄損傷
15歳未満の者であって人工呼吸器を使用している状態のもの又は15歳以上の者であって人工呼吸器を使用している状態が15歳未満から継続しているもの（体重が20キログラム未満である場合に限る。）

A207 診療録管理体制加算（入院初日）

1	診療録管理体制加算1	**140点**
2	診療録管理体制加算2	**100点**
3	診療録管理体制加算3	**30点**

注　診療録管理体制その他の事項につき別に厚生労働大臣が定める施設基準に適合しているものとして地方厚生局長等に届け出た保険医療機関に入院している患者（第1節の入院基本料（特別入院基本料等を含む。）又は第3節の特定入院料のうち，診療録管理体制加算を算定できるものを現に算定している患者に限る。）について，当該基準に係る区分に従い，入院初日に限り所定点数に加算する。

◇　診療録管理体制加算について
　適切な診療記録の管理を行っている体制を評価するものであり，現に患者に対し診療情報を提供している保険医療機関において，入院初日に限り算定する。

A207-2 医師事務作業補助体制加算（入院初日）

1　医師事務作業補助体制加算1

イ	15対1補助体制加算	**1,070点**
ロ	20対1補助体制加算	**855点**
ハ	25対1補助体制加算	**725点**
ニ	30対1補助体制加算	**630点**
ホ	40対1補助体制加算	**530点**
ヘ	50対1補助体制加算	**450点**
ト	75対1補助体制加算	**370点**
チ	100対1補助体制加算	**320点**

2　医師事務作業補助体制加算2

イ	15対1補助体制加算	**995点**
ロ	20対1補助体制加算	**790点**
ハ	25対1補助体制加算	**665点**
ニ	30対1補助体制加算	**580点**
ホ	40対1補助体制加算	**495点**
ヘ	50対1補助体制加算	**415点**
ト	75対1補助体制加算	**335点**
チ	100対1補助体制加算	**280点**

注　勤務医の負担の軽減及び処遇の改善を図るための医師事務作業の補助の体制その他の事項につき別に厚生労働大臣が定める施設基準に適合しているものとして地方厚生局長等に届け出た保険医療機関に入院している患者（第1節の入院基本料（特別入院基本料等を除く。）又は第3節の特定入院料のうち，医師事務作業補助体制加算を算定できるものを現に算定している患者に限る。）について，当該基準に係る区分に従い，入院初日に限り所定点数に加算する。

◇　医師事務作業補助体制加算について
(1)　医師事務作業補助体制加算は，医師の負担の軽減及び処遇の改善に対する体制を確保することを目的として，医師，医療関係職員，事務職員等との間での業務の役割分担を推進し，医師の事務作業を補助する専従者（以下「医師事務作業補助者」という。）を配置している体制を評価するものである。
(2)　当該患者の入院初日に限り算定する。
(3)　医師事務作業補助者の業務は，医師（歯科医師を含む。）の指示の下に，診断書等の文書作成補助，診療記録への代行入力，医療の質の向上に資する事務作業（診療に関するデータ整理，院内がん登録等の統計・調査，教育や研修・カンファレンスのための準備作業等），入院時の案内等の病棟における患者対応業務及び行政上の業務（救急医療情報システムへの入力，感染症サーベイランス事業に係る入力等）への対応に限定する。なお，医師以外の職種の指示の下に行う業務，診療報酬の請求事務（DPCのコーディングに係る業務を含む。），窓口・受付業務，医療機関の経営，運営のためのデータ収集業務，看護業務の補助及び物品運搬業務等については医師事務作業補助者の業務としない。
(4)　医師事務作業補助者は，院内の医師の業務状況等を勘案して配置することとし，病棟における業務以外にも，外来における業務や，医師の指示の下であれば，例えば文書作成業務専門の部屋等における業務も行うことができる。

A207-3 急性期看護補助体制加算（1日につき）

1　25対1急性期看護補助体制加算（看護補助者5割以上）　**240点**

◇　急性期看護補助体制加算について
(1)　急性期看護補助体制加算は，地域の急性期医療を担う保険医療機関において，看護職員の負担の軽減及び処遇の改善に資する体制を確保

A

2　25対 1 急性期看護補助体制加算（看護補助者 5 割未満）　**220点**

3　50対 1 急性期看護補助体制加算　**200点**

4　75対 1 急性期看護補助体制加算　**160点**

注 1　看護職員の負担の軽減及び処遇の改善を図るための看護業務の補助の体制その他の事項につき別に厚生労働大臣が定める施設基準に適合しているものとして地方厚生局長等に届け出た病棟に入院している患者（第 1 節の入院基本料（特別入院基本料等を除く。）のうち，急性期看護補助体制加算を算定できるものを現に算定している患者に限る。）について，入院した日から起算して14日を限度として所定点数に加算する。

　　2　夜間における看護業務の補助の体制につき別に厚生労働大臣が定める施設基準に適合しているものとして地方厚生局長等に届け出た病棟に入院している患者については，当該基準に係る区分に従い，1 日につき次に掲げる点数をそれぞれ更に所定点数に加算する。

　　イ　夜間30対 1 急性期看護補助体制加算　**125点**

　　ロ　夜間50対 1 急性期看護補助体制加算　**120点**

　　ハ　夜間100対 1 急性期看護補助体制加算　**105点**

　　3　夜間における看護業務の体制につき別に厚生労働大臣が定める施設基準に適合しているものとして地方厚生局長等に届け出た病棟に入院している患者については，**夜間看護体制加算**として，**71点**を更に所定点数に加算する。

　　4　看護職員の負担の軽減及び処遇の改善を図るための看護業務の補助に係る十分な体制につき別に厚生労働大臣が定める施設基準に適合しているものとして地方厚生局長等に届け出た病棟に入院している患者について，当該基準に係る区分に従い，1 日につき次に掲げる点数をそれぞれ更に所定点数に加算する。ただし，当該患者について，身体的拘束を実施した日は，看護補助体制充実加算 2 の例により算定する。

　　イ　看護補助体制充実加算 1　**20点**

　　ロ　看護補助体制充実加算 2　**5点**

A 207-4　看護職員夜間配置加算（1 日につき）

1　看護職員夜間12対 1 配置加算

　　イ　看護職員夜間12対 1 配置加算 1　**110点**

　　ロ　看護職員夜間12対 1 配置加算 2　**90点**

2　看護職員夜間16対 1 配置加算

　　イ　看護職員夜間16対 1 配置加算 1　**70点**

することを目的として，看護業務を補助する看護補助者を配置している体制を評価するものである。

(2)　当該加算を算定できる病棟において，看護補助者の配置基準に応じて算定する。なお，当該病棟において入院基本料等の施設基準に定める必要な数を超えて配置している看護職員については，看護補助者とみなして計算することができるが，25対 1 急性期看護補助体制加算は，当該加算の配置基準に必要な看護補助者の数に対するみなし看護補助者を除いた看護補助者の比率に応じた点数を算定する。

(3)　急性期看護補助体制加算を算定する病棟は，身体的拘束を最小化する取組を実施した上で算定する。取組内容については，「療養病棟入院基本料について」の(20)の例による。

(4)　夜間急性期看護補助体制加算は，みなし看護補助者ではなく，看護補助者の配置を夜勤時間帯に行っている場合にのみ算定できる。

(5)　急性期看護補助体制加算及び夜間急性期看護補助体制加算は，当該患者が入院した日から起算して14日を限度として算定できる。

(6)　「注 3 」に規定する夜間看護体制加算は，「注 2 」に規定する夜間30対 1 急性期看護補助体制加算，夜間50対 1 急性期看護補助体制加算又は夜間100対 1 急性期看護補助体制加算を算定している病棟において算定する。

(7)　「注 4 」に規定する看護補助体制充実加算は，看護職員の負担の軽減及び処遇の改善に資する十分な体制を評価するものである。

(8)　「注 4 」については，当該患者について，身体的拘束を実施した日は，看護補助体制充実加算 1 の届出を行っている場合であっても，看護補助体制充実加算 2 を算定すること。この場合において，看護補助体制充実加算 2 の届出は不要である。なお，この身体的拘束を実施した日の取扱いについては，令和 7 年 6 月 1 日より適用すること。

◆　「注 4 」のただし書に係る規定は，令和 7 年 6 月 1 日から適用する。

◇　看護職員夜間配置加算について

(1)　看護職員夜間配置加算は，看護職員の手厚い夜間配置を評価したものであるため，当該基準を満たしていても，「基本診療料の施設基準等」の第五の一の(7)に定める夜勤の看護職員の最小必要数を超えた 3 人以上でなければ算定できない。

(2)　看護職員夜間配置加算は，当該患者が入院した日から起算して14日

A
基本
入院基本料等加算

ロ　看護職員夜間16対１配置加算２　**45点**
注　別に厚生労働大臣が定める施設基準に適
　合しているものとして地方厚生局長等に届
　け出た病棟に入院している患者（第１節の
　入院基本料（特別入院基本料等を除く。）
　のうち，看護職員夜間配置加算を算定でき
　るものを現に算定している患者に限る。）
　について，当該基準に係る区分に従い，入
　院した日から起算して14日を限度として所
　定点数に加算する。

A 208 乳幼児加算・幼児加算（１日につき）

　１　乳幼児加算
　　イ　病院の場合（特別入院基本料等を算定
　　　する場合を除く。）　　　　　　**333点**
　　ロ　病院の場合（特別入院基本料等を算定
　　　する場合に限る。）　　　　　　**289点**
　　ハ　診療所の場合　　　　　　　　**289点**
　２　幼児加算
　　イ　病院の場合（特別入院基本料等を算定
　　　する場合を除く。）　　　　　　**283点**
　　ロ　病院の場合（特別入院基本料等を算定
　　　する場合に限る。）　　　　　　**239点**
　　ハ　診療所の場合　　　　　　　　**239点**
　注１　乳幼児加算は，保険医療機関に入院し
　　　ている３歳未満の乳幼児（第１節の入院
　　　基本料（特別入院基本料等を含む。）又
　　　は第３節の特定入院料のうち，乳幼児加
　　　算・幼児加算を算定できるものを現に算
　　　定している患者に限る。）について，所
　　　定点数に加算する。
　　２　幼児加算は，保険医療機関に入院して
　　　いる３歳以上６歳未満の幼児（第１節の
　　　入院基本料（特別入院基本料等を含む。）
　　　又は第３節の特定入院料のうち，乳幼児
　　　加算・幼児加算を算定できるものを現に
　　　算定している患者に限る。）について，
　　　所定点数に加算する。

A 209 特定感染症入院医療管理加算（１日につき）

　１　治療室の場合　　　　　　　　　**200点**
　２　それ以外の場合　　　　　　　　**100点**
　注　感染症法第６条第４項に規定する三類感
　　染症の患者，同条第５項に規定する四類感
　　染症の患者，同条第６項に規定する五類感
　　染症の患者及び同条第８項に規定する指定
　　感染症の患者並びにこれらの疑似症患者の
　　うち感染対策が特に必要なものに対して，
　　適切な感染防止対策を実施した場合に，１
　　入院に限り７日（当該感染症を他の患者に
　　感染させるおそれが高いことが明らかであ
　　り，感染対策の必要性が特に認められる患
　　者に対する場合を除く。）を限度として，
　　算定する。ただし，疑似症患者については，

を限度として算定できる。

◇　乳幼児加算又は幼児加算について
　当該患者を入院させた場合に算定するものであって，産婦又は生母の
入院に伴って健康な乳幼児又は幼児を在院させた場合にあっては，算定
できない。

◇　特定感染症入院医療管理加算について
(1)　特定感染症入院医療管理加算は，院内感染対策において感染管理の
　必要性が特に高い次に掲げる感染症の患者及び疑似症患者であって，
　他者に感染させるおそれがあると医学的に認められる患者について，
　標準予防策に加えて，空気感染対策，飛沫感染対策，接触感染対策な
　ど当該感染症の感染経路等の性質に応じて必要な感染対策を講じた上
　で入院医療を提供した場合に，１入院に限り７日（当該感染症を他の
　患者に感染させるおそれが高いことが明らかであり，感染対策の必要
　性が特に認められる患者に対する場合を除く。）を限度として加算す
　る。ただし，疑似症患者については，入院初日に限り加算する。なお，
　当該患者に係る感染症について，診療報酬明細書の摘要欄に記載する。
　ア　狂犬病
　イ　鳥インフルエンザ（特定鳥インフルエンザを除く。）
　ウ　エムポックス
　エ　重症熱性血小板減少症候群（病原体がフレボウイルス属ＳＦＴＳ
　　ウイルスであるものに限る。）

初日に限り所定点数に加算する。

オ　腎症候性出血熱

カ　ニパウイルス感染症

キ　ハンタウイルス肺症候群

ク　ヘンドラウイルス感染症

ケ　インフルエンザ（鳥インフルエンザ及び新型インフルエンザ等感染症を除く。）

コ　後天性免疫不全症候群（ニューモシスチス肺炎に限る。）

サ　麻しん

シ　メチシリン耐性黄色ブドウ球菌感染症

ス　RSウイルス感染症

セ　カルバペネム耐性腸内細菌目細菌感染症

ソ　感染性胃腸炎（病原体がノロウイルスであるものに限る。）

タ　急性弛緩性麻痺（急性灰白髄炎を除く。病原体がエンテロウイルスによるものに限る。）

チ　新型コロナウイルス感染症

ツ　侵襲性髄膜炎菌感染症

テ　水痘

ト　先天性風しん症候群

ナ　バンコマイシン耐性黄色ブドウ球菌感染症

ニ　バンコマイシン耐性腸球菌感染症

ヌ　百日咳

ネ　風しん

ノ　ペニシリン耐性肺炎球菌感染症

ハ　無菌性髄膜炎（病原体がパルボウイルスB19によるものに限る。）

ヒ　薬剤耐性アシネトバクター感染症

フ　薬剤耐性緑膿菌感染症

ヘ　流行性耳下腺炎

ホ　感染症法第6条第8項に規定する指定感染症

(2)　(1)のシ，セ，ナ，ニ，ノ，ヒ及びフについては，症状や所見から当該感染症が疑われ，分離・同定による当該細菌の検出及び薬剤耐性の確認を行い当該感染症と診断した場合に対象となり，単なる保菌者は対象とならない。

(3)　(1)の「当該感染症を他の患者に感染させるおそれが高いことが明らかであり，感染対策の必要性が特に認められる患者に対する場合」とは，特定感染症入院医療管理加算を算定した日から起算して7日目以降に，患者から排出される検体から感染性を有する病原体が現に検出されており，他の患者への感染の危険性が特に高いと医学的に認められる患者のことをいう。この場合は，当該検体検査の結果及び他の患者への感染の危険性が特に高いと判断する根拠について診療報酬明細書の摘要欄に記載する。

(4)　特定感染症入院医療管理加算は，A210難病等特別入院診療加算と併せて算定できない。

◇　難病等特別入院診療加算について

(1)　メチシリン耐性黄色ブドウ球菌感染症患者については，菌の排出がなくなった後，3週間を限度として算定する。

(2)　A211特殊疾患入院施設管理加算を算定している患者については算定できない。

◆　難病患者等入院診療加算の対象疾患及び状態

一　対象疾患の名称

　　多発性硬化症

　　重症筋無力症

　　スモン

　　筋萎縮性側索硬化症

A210 難病等特別入院診療加算（1日につき）

| 1 | 難病患者等入院診療加算 | **250点** |
| 2 | 二類感染症患者入院診療加算 | **250点** |

注1　難病患者等入院診療加算は，別に厚生労働大臣が定める疾患を主病として保険医療機関に入院している患者であって，別に厚生労働大臣が定める状態にあるもの（第1節の入院基本料（特別入院基本料等を含む。）又は第3節の特定入院料のうち，難病等特別入院診療加算を算定できるものを現に算定している患者に限

る。）について，所定点数に加算する。

2　二類感染症患者入院診療加算は，感染症法第6条第15項に規定する第二種感染症指定医療機関である保険医療機関に入院している同条第3項に規定する二類感染症の患者及び同条第7項に規定する新型インフルエンザ等感染症の患者並びにそれらの疑似症患者（第1節の入院基本料（特別入院基本料等を含む。）又は第3節の特定入院料のうち，難病等特別入院診療加算を算定できるものを現に算定している患者に限る。）について，所定点数に加算する。

脊髄小脳変性症
ハンチントン病
パーキンソン病関連疾患（進行性核上性麻痺，大脳皮質基底核変性症及びパーキンソン病）
多系統萎縮症（線条体黒質変性症，オリーブ橋小脳萎縮症及びシャイ・ドレーガー症候群）
プリオン病
亜急性硬化性全脳炎
ライソゾーム病
副腎白質ジストロフィー
脊髄性筋萎縮症
球脊髄性筋萎縮症
慢性炎症性脱髄性多発神経炎
メチシリン耐性黄色ブドウ球菌感染症（開胸心手術又は直腸悪性腫瘍手術の後に発症したものに限る。）
後天性免疫不全症候群（ＨＩＶ感染を含む。）
多剤耐性結核

二　対象となる状態
(1)　多剤耐性結核以外の疾患を主病とする患者にあっては，当該疾患を原因として日常生活動作に著しい支障を来している状態（後天性免疫不全症候群（ＨＩＶ感染を含む。）については当該疾患に罹患している状態に，パーキンソン病についてはホーエン・ヤールの重症度分類がステージ3以上であって生活機能障害度がⅡ度又はⅢ度の状態に限る。）
(2)　多剤耐性結核を主病とする患者にあっては，治療上の必要があって，適切な陰圧管理を行うために必要な構造及び設備を有する病室に入院している状態

A211　特殊疾患入院施設管理加算（1日につき）

350点

注　重度の障害者（重度の意識障害者を含む。），筋ジストロフィー患者又は難病患者等を主として入院させる病院の病棟又は有床診療所に関する別に厚生労働大臣が定める施設基準に適合しているものとして，保険医療機関が地方厚生局長等に届け出た病棟又は有床診療所に入院している患者（第1節の入院基本料（特別入院基本料等を含む。）のうち，特殊疾患入院施設管理加算を算定できるものを現に算定している患者に限る。）について，所定点数に加算する。ただし，この場合において，難病等特別入院診療加算は算定しない。

◇　特殊疾患入院施設管理加算について

(1)　重度の肢体不自由児（者）（脳卒中の後遺症の患者及び認知症の患者を除く。以下単に「重度の肢体不自由児（者）」という。），脊髄損傷等の重度の障害者，重度の意識障害者，筋ジストロフィー患者又は神経難病患者等を主として入院させる障害者施設等一般病棟等その他の病棟及び有床診療所（一般病床に限る。）において算定する。

(2)　「重度の意識障害者」とは，次に掲げる者をいう。なお，病因が脳卒中の後遺症であっても，次の状態である場合には，重度の意識障害者となる。

ア　意識障害レベルがＪＣＳ（Japan Coma Scale）でⅡ−3（又は30）以上又はＧＣＳ（Glasgow Coma Scale）で8点以下の状態が2週以上持続している患者

イ　無動症の患者（閉じ込め症候群，無動性無言，失外套症候群等）

(3)　神経難病患者とは，多発性硬化症，重症筋無力症，スモン，筋萎縮性側索硬化症，脊髄小脳変性症，ハンチントン病，パーキンソン病関連疾患（進行性核上性麻痺，大脳皮質基底核変性症，パーキンソン病（ホーエン・ヤールの重症度分類がステージ3以上であって生活機能障害度がⅡ度又はⅢ度のものに限る。）），多系統萎縮症（線条体黒質変性症，オリーブ橋小脳萎縮症，シャイ・ドレーガー症候群），プリオン病，亜急性硬化性全脳炎，ライソゾーム病，副腎白質ジストロフィー，脊髄性筋萎縮症，球脊髄性筋萎縮症，慢性炎症性脱髄性多発神経炎又はもやもや病（ウイリス動脈輪閉塞症）に罹患している患者をいう。

A212　超重症児（者）入院診療加算・準超重症児（者）入院診療加算（1日につき）

1　超重症児（者）入院診療加算
　イ　6歳未満の場合　　　　　　　　**800点**

◇　超重症児（者）入院診療加算・準超重症児（者）入院診療加算について

(1)　超重症児（者）入院診療加算，準超重症児（者）入院診療加算は，出生時，乳幼児期又は小児期等の15歳までに障害を受けた児（者）で，

　　ロ　6歳以上の場合　　　　　　**400点**
2　準超重症児（者）入院診療加算
　　イ　6歳未満の場合　　　　　　**200点**
　　ロ　6歳以上の場合　　　　　　**100点**
注1　超重症児（者）入院診療加算は，保険医
　　療機関に入院している患者であって，別
　　に厚生労働大臣が定める超重症の状態に
　　あるもの（第1節の入院基本料（特別入
　　院基本料等を含む。）又は第3節の特定
　　入院料のうち，超重症児（者）入院診療
　　加算・準超重症児（者）入院診療加算を
　　算定できるものを現に算定している患者
　　に限る。）について，所定点数に加算する。
　2　準超重症児（者）入院診療加算は，保
　　険医療機関に入院している患者であっ
　　て，別に厚生労働大臣が定める準超重症
　　の状態にあるもの（第1節の入院基本料
　　（特別入院基本料等を含む。）又は第3節
　　の特定入院料のうち，超重症児（者）入
　　院診療加算・準超重症児（者）入院診療
　　加算を算定できるものを現に算定してい
　　る患者に限る。）について，所定点数に
　　加算する。
　3　当該患者が自宅から入院した患者又は
　　他の保険医療機関から転院してきた患者
　　であって，当該他の保険医療機関におい
　　て区分番号A301に掲げる特定集中治療
　　室管理料の注2に規定する小児加算，区
　　分番号A301-4に掲げる小児特定集中治
　　療室管理料，区分番号A302に掲げる新
　　生児特定集中治療室管理料，区分番号A
　　302-2に掲げる新生児特定集中治療室重
　　症児対応体制強化管理料又は区分番号A
　　303の2に掲げる新生児集中治療室管理
　　料を算定したことのある者である場合に
　　は，入院した日から起算して5日を限度
　　として，**救急・在宅重症児（者）受入加
　　算**として，1日につき**200点**を更に所定
　　点数に加算する。
　4　超重症児（者）入院診療加算・準超重
　　症児（者）入院診療加算は，一般病棟に
　　入院している患者（区分番号A106に掲
　　げる障害者施設等入院基本料，区分番号
　　A306に掲げる特殊疾患入院医療管理料
　　及び区分番号A309に掲げる特殊疾患病
　　棟入院料を算定するものを除く。）につ
　　いては，入院した日から起算して90日を
　　限度として，所定点数に加算する。

当該障害に起因して超重症児（者）又は準超重症児（者）の判定基準を満たしている児（者）に対し，算定する。
　　ただし，上記以外の場合であっても，重度の肢体不自由児（者）（脳卒中の後遺症の患者及び認知症の患者を除く。），脊髄損傷等の重度障害者（脳卒中の後遺症の患者及び認知症の患者を除く。），重度の意識障害者（脳卒中の後遺症の患者及び認知症の患者については，平成24年3月31日時点で30日以上継続して当該加算を算定している患者に限る。），筋ジストロフィー患者又は神経難病患者等については，(2)又は(3)の基準を満たしていれば，当面の間，当該加算を算定できる。
(2)　超重症児（者）入院診療加算の対象となる超重症の状態は，(7)の「超重症児（者）・準超重症児（者）の判定基準」による判定スコアが25以上のものをいう。
(3)　準超重症児（者）入院診療加算の対象となる準超重症の状態は，当該「超重症児（者）・準超重症児（者）の判定基準」による判定スコアが10以上のものをいう。
(4)　「注3」の救急・在宅重症児（者）受入加算については，超重症児（者）又は準超重症児（者）の判定基準を満たす患者が自宅から入院する場合又は急性期医療を担う病院から転院する場合に，入院又は転院した日から起算して5日を限度として算定する。急性期医療を担う病院から転院する場合の患者については，特定集中治療室管理料の「注2」の小児加算，小児特定集中治療室管理料，新生児特定集中治療室管理料，新生児特定集中治療室重症児対応体制強化管理料又は総合周産期特定集中治療室管理料の「2」新生児集中治療室管理料を算定したことのある患者である。なお，同一医療機関において転棟した患者については，当該加算は算定できない。
(5)　超重症児（者）入院診療加算・準超重症児（者）入院診療加算は，一般病棟（A106障害者施設等入院基本料，A309特殊疾患病棟入院料及びA306特殊疾患入院医療管理料を算定する病棟又は病室を除く。）においては，入院した日から起算して90日間に限り算定する。
(6)　超重症児（者）入院診療加算・準超重症児（者）入院診療加算に規定する状態について
　ア　超重症児（者）とは判定基準による判定スコアが25点以上であって，介助によらなければ座位が保持できず，かつ，人工呼吸器を使用する等，特別の医学的管理が必要な状態が6月以上継続している状態である。ただし，新生児集中治療室又は新生児特定集中治療室を退室した患児であって当該治療室での状態が引き続き継続する患児については，当該状態が1月以上継続する場合とする。なお，新生児集中治療室又は新生児特定集中治療室を退室した後の症状増悪又は新たな疾患の発生については，その後の状態が6月以上継続する場合とする。
　イ　準超重症児（者）とは判定基準による判定スコアが10点以上であって，超重症児（者）に準ずる状態である。
(7)　超重症児（者）・準超重症児（者）の判定基準
　　以下の各項目に規定する状態が6か月以上継続する場合[1]に，それぞれのスコアを合算する。
　ア　運動機能：座位まで
　イ　判定スコア　　　　　　　　　　　　　（スコア）
　　a　レスピレーター管理[2]　　　　　　　＝10
　　b　気管内挿管，気管切開　　　　　　　＝8
　　c　鼻咽頭エアウェイ　　　　　　　　　＝5
　　d　O$_2$吸入又はSpO$_2$90％以下の状態が10％以上　＝5
　　e　1回／時間以上の頻回の吸引　　　　＝8
　　　　6回／日以上の頻回の吸引　　　　　＝3

A

基本

入院基本料等加算

f　ネブライザー　6回／日以上または継続使用　　　＝ 3
g　IVH　　　　　　　　　　　　　　　　　　　　＝10
h　経口摂取（全介助）※3　　　　　　　　　　　　＝ 3
　　経管（経鼻・胃ろう含む）※3　　　　　　　　　＝ 5
i　腸ろう・腸管栄養※3　　　　　　　　　　　　　＝ 8
　　持続注入ポンプ使用（腸ろう・腸管栄養時）　　＝ 3
j　手術・服薬にても改善しない過緊張で，発汗に
　　よる更衣と姿勢修正を3回／日以上　　　　　　＝ 3
k　継続する透析（腹膜灌流を含む）　　　　　　　＝10
l　定期導尿（3回／日以上）※4　　　　　　　　　＝ 5
m　人工肛門　　　　　　　　　　　　　　　　　　＝ 5
n　体位交換　6回／日以上　　　　　　　　　　　＝ 3

〈判　定〉
　アの運動機能が座位までであり，かつ，イの判定スコアの合計が25点
以上の場合を超重症児（者），10点以上25点未満である場合を準超重
症児（者）とする。

※1　新生児集中治療室を退室した児であって当該治療室での状態が引
　　　き続き継続する児については，当該状態が1か月以上継続する場
　　　合とする。ただし，新生児集中治療室を退室した後の症状増悪，
　　　又は新たな疾患の発生についてはその後の状態が6か月以上継続
　　　する場合とする。
※2　毎日行う機械的気道加圧を要するカフマシン・NIPPV・CP
　　　APなどは，レスピレーター管理に含む。
※3　h，iは経口摂取，経管，腸ろう・腸管栄養のいずれかを選択。
※4　人工膀胱を含む。

◆　超重症児（者）入院診療加算の超重症の状態「注1」
イ　介助によらなければ座位が保持できず，かつ，人工呼吸器を使用す
　　る等特別の医学的管理が必要な状態が6月以上又は新生児期から継続
　　している状態であること。
ロ　超重症児（者）の判定基準による判定スコアが25点以上であること。

◆　準超重症児（者）入院診療加算の準超重症の状態「注2」
イ　超重症の状態に準ずる状態であること。
ロ　超重症児（者）の判定基準による判定スコアが10点以上であること。

◇　看護配置加算について
　看護師比率が40%以上と規定されている入院基本料を算定している病
棟全体において，70%を超えて看護師を配置している場合に算定する。

A213　看護配置加算（1日につき）　　25点
注　別に厚生労働大臣が定める基準に適合し
　　ているものとして保険医療機関が地方厚生
　　局長等に届け出て当該基準による看護を行
　　う病棟に入院している患者（第1節の入院
　　基本料（特別入院基本料等を除く。）又は
　　第3節の特定入院料のうち，看護配置加算
　　を算定できるものを現に算定している患者
　　に限る。）について，所定点数に加算する。

A214　看護補助加算（1日につき）
1　看護補助加算1　　　　　　　　　141点
2　看護補助加算2　　　　　　　　　116点
3　看護補助加算3　　　　　　　　　 88点
注1　別に厚生労働大臣が定める基準に適合
　　　しているものとして保険医療機関が地方
　　　厚生局長等に届け出て当該基準による看
　　　護を行う病棟に入院している患者（第1
　　　節の入院基本料（特別入院基本料等を除
　　　く。）又は第3節の特定入院料のうち，
　　　看護補助加算を算定できるものを現に算

◇　看護補助加算について
(1)　当該加算を算定できる病棟において，看護補助者の配置基準に応じ
　　て算定する。なお，当該病棟において必要最小数を超えて配置してい
　　る看護職員について，看護補助者とみなして計算することができる。
(2)　看護補助加算を算定する病棟は，次に掲げる身体的拘束を最小化す
　　る取組を実施した上で算定する。
　ア　入院患者に対し，日頃より身体的拘束を必要としない状態となる
　　　よう環境を整える。
　イ　身体的拘束を実施するかどうかは，職員個々の判断でなく，当該
　　　患者に関わる医師，看護師等，当該患者に関わる複数の職員で検討
　　　する。（精神病棟を除く。）

定している患者に限る。）について，当該基準に係る区分に従い，所定点数に加算する。

2　別に厚生労働大臣が定める基準に適合しているものとして地方厚生局長等に届け出た病棟に入院している患者については，**夜間75対1看護補助加算**として，入院した日から起算して**20日を限度**として**55点**を更に所定点数に加算する。

3　夜間における看護業務の体制につき別に厚生労働大臣が定める基準に適合しているものとして地方厚生局長等に届け出た病棟に入院している患者については，**夜間看護体制加算**として，**入院初日**に限り**176点**を更に所定点数に加算する。

4　看護職員の負担の軽減及び処遇の改善を図るための看護業務の補助に係る十分な体制につき別に厚生労働大臣が定める基準に適合しているものとして地方厚生局長等に届け出た病棟に入院している患者について，当該基準に係る区分に従い，1日につき次に掲げる点数をそれぞれ更に所定点数に加算する。ただし，当該患者について，身体的拘束を実施した日は，看護補助体制充実加算2の例により算定する。

| イ | **看護補助体制充実加算1** | **20点** |
| ロ | **看護補助体制充実加算2** | **5点** |

A215 削除

A216 削除

A217 削除

A218 **地域加算**（1日につき）

1	1級地	**18点**
2	2級地	**15点**
3	3級地	**14点**
4	4級地	**11点**
5	5級地	**9点**
6	6級地	**5点**
7	7級地	**3点**

注　一般職の職員の給与に関する法律（昭和25年法律第95号）第11条の3第1項に規定する人事院規則で定める地域その他の厚生労働大臣が定める地域に所在する保険医療機関に入院している患者（第1節の入院基本料（特別入院基本料等を含む。），第3節の特定入院料又は第4節の短期滞在手術等基本料のうち，地域加算を算定できるものを現に算定している患者に限る。）について，同令で定める級地区分に準じて，所定点数に加算する。

A218-2 **離島加算**（1日につき）　**18点**

注　別に厚生労働大臣が定める地域に所在する保険医療機関に入院している患者（第1

ウ　やむを得ず身体的拘束を実施する場合であっても，当該患者の生命及び身体の保護に重点を置いた行動の制限であり，代替の方法が見いだされるまでの間のやむを得ない対応として行われるものであることから，可及的速やかに解除するよう努める。

エ　身体的拘束を実施するに当たって，次の対応を行う。

　a　実施の必要性等のアセスメント

　b　患者家族への説明と同意

　c　身体的拘束の具体的行為や実施時間等の記録

　d　二次的な身体障害の予防

　e　身体的拘束の解除に向けた検討

オ　身体的拘束を実施した場合は，解除に向けた検討を少なくとも1日に1度は行う。

　なお，身体的な拘束を実施することを避けるために，ウ及びエの対応をとらずに家族等に対し付き添いを強要することがあってはならない。

(3)　夜間75対1看護補助加算は，看護補助加算を算定している病棟において，当該患者が入院した日から起算して20日を限度として所定点数に加算する。なお，みなし看護補助者ではなく，看護補助者の配置を夜勤時間帯に行っている場合にのみ算定できる。

(4)　「注4」に規定する看護補助体制充実加算は，看護職員の負担の軽減及び処遇の改善に資する十分な体制を評価するものである。

(5)　「注4」については，当該患者について，身体的拘束を実施した日は，看護補助体制充実加算1の届出を行っている場合であっても，看護補助体制充実加算2を算定すること。この場合において，看護補助体制充実加算2の届出は不要である。なお，この身体的拘束を実施した日の取扱いについては，令和7年6月1日以降より適用すること。

◆　「注4」のただし書に係る規定は，令和7年6月1日から適用する。

◇　地域加算について

　医業経費における地域差に配慮したものであり，人事院規則で定める地域及び当該地域に準じる地域に所在する保険医療機関において，入院基本料又は特定入院料の加算として算定できる。

◆　厚生労働大臣が定める地域

　一般職の職員の給与に関する法律（昭和25年法律第95号）第11条の3第1項に規定する人事院規則で定める地域及び当該地域に準じる地域（第1章基本診療料の末尾に参考としてまとめて掲載）

◇　離島加算について

　離島における入院医療の応需体制を確保する必要があることから，別に厚生労働大臣が定める地域に所在する保険医療機関において，入院基

A

基本

入院基本料等加算

節の入院基本料（特別入院基本料等を含む。），第3節の特定入院料又は第4節の短期滞在手術等基本料のうち，離島加算を算定できるものを現に算定している患者に限る。）について，所定点数に加算する。

A219　療養環境加算（1日につき）　25点

注　1床当たりの平均床面積が8平方メートル以上である病室（健康保険法第63条第2項第5号及び高齢者医療確保法第64条第2項第5号に規定する選定療養としての特別の療養環境の提供に係るものを除く。）として保険医療機関が地方厚生局長等に届け出た病室に入院している患者（第1節の入院基本料（特別入院基本料等を含む。）又は第3節の特定入院料のうち，療養環境加算を算定できるものを現に算定している患者に限る。）について，所定点数に加算する。

A220　HIV感染者療養環境特別加算（1日につき）

| 1　個室の場合 | 350点 |
| 2　2人部屋の場合 | 150点 |

注　HIV感染者療養環境特別加算は，保険医療機関に入院している後天性免疫不全症候群の病原体に感染している患者（第1節の入院基本料（特別入院基本料等を含む。）又は第3節の特定入院料のうち，HIV感染者療養環境特別加算を算定できるものを現に算定している患者に限り，小児療養環境特別加算又は無菌治療室管理加算を算定するものを除く。）について，所定点数に加算する。

A220-2　特定感染症患者療養環境特別加算（1日につき）

| 1　個室加算 | 300点 |
| 2　陰圧室加算 | 200点 |

注　保険医療機関に入院している次に掲げる感染症の患者及びそれらの疑似症患者であって個室又は陰圧室に入院させる必要性が特に高い患者（第1節の入院基本料（特別入院基本料等を含む。）又は第3節の特定入院料のうち，特定感染症患者療養環境特別加算を算定できるものを現に算定している患者に限る。）について，必要を認めて個室又は陰圧室に入院させた場合に，個室加算又は陰圧室加算として，それぞれ所定点数に加算する。ただし，疑似症患者については，初日に限り所定点数に加算する。

本料又は特定入院料の加算として算定できる。

◆　厚生労働大臣が定める地域
(1)　離島振興法（昭和28年法律第72号）第2条第1項の規定により離島振興対策実施地域として指定された離島の地域
(2)　奄美群島振興開発特別措置法（昭和29年法律第189号）第1条に規定する奄美群島の地域
(3)　小笠原諸島振興開発特別措置法（昭和44年法律第79号）第4条第1項に規定する小笠原諸島の地域
(4)　沖縄振興特別措置法（平成14年法律第14号）第3条第三号に規定する離島

◇　療養環境加算について
(1)　特別の療養環境の提供に係る病室については，加算の対象とはならない。
(2)　医師並びに看護師，准看護師及び看護補助者の員数が医療法の定める標準を満たしていない病院では算定できない。

◇　HIV感染者療養環境特別加算について
後天性免疫不全症候群の病原体に感染している者については，CD4リンパ球数の値にかかわらず，抗体の陽性反応があれば，患者の希望により特別の設備の整った個室に入室する場合を除き，当該加算を算定する。

◇　特定感染症患者療養環境特別加算について
(1)　特定感染症患者療養環境特別加算の個室加算の対象となる者は，次に掲げる感染症の患者及びそれらの疑似症患者であって，医学的に他者へ感染させるおそれがあると医師が認め，状態に応じて，個室に入院した者である。ただし，疑似症患者については，入院初日に限り加算する。なお，個室管理を必要とする原因となった感染症について，診療報酬明細書の摘要欄に記載する。また，当該加算を算定する場合，当該患者の管理に係る個室が特別の療養環境の提供に係る病室であっても差し支えないが，患者から特別の料金の徴収を行うことはできない。
ア　狂犬病
イ　鳥インフルエンザ（特定鳥インフルエンザを除く。）
ウ　エムポックス
エ　重症熱性血小板減少症候群（病原体がフレボウイルス属SFTSウイルスであるものに限る。）
オ　腎症候性出血熱

イ　感染症法第6条第3項に規定する二類
　　感染症
ロ　感染症法第6条第4項に規定する三類
　　感染症
ハ　感染症法第6条第5項に規定する四類
　　感染症
ニ　感染症法第6条第6項に規定する五類
　　感染症
ホ　感染症法第6条第7項に規定する新型
　　インフルエンザ等感染症
ヘ　感染症法第6条第8項に規定する指定
　　感染症

カ　ニパウイルス感染症
キ　ハンタウイルス肺症候群
ク　ヘンドラウイルス感染症
ケ　インフルエンザ（鳥インフルエンザ及び新型インフルエンザ等感
　　染症を除く。）
コ　麻しん
サ　メチシリン耐性黄色ブドウ球菌感染症
シ　ＲＳウイルス感染症
ス　カルバペネム耐性腸内細菌目細菌感染症
セ　感染性胃腸炎（病原体がノロウイルスであるものに限る。）
ソ　急性弛緩性麻痺（急性灰白髄炎を除く。病原体がエンテロウイル
　　スによるものに限る。）
タ　新型コロナウイルス感染症
チ　侵襲性髄膜炎菌感染症
ツ　水痘
テ　先天性風しん症候群
ト　バンコマイシン耐性黄色ブドウ球菌感染症
ナ　バンコマイシン耐性腸球菌感染症
ニ　百日咳
ヌ　風しん
ネ　ペニシリン耐性肺炎球菌感染症
ノ　無菌性髄膜炎（病原体がパルボウイルスＢ19によるものに限る。）
ハ　薬剤耐性アシネトバクター感染症
ヒ　薬剤耐性緑膿菌感染症
フ　流行性耳下腺炎
ヘ　感染症法第6条第3項に規定する二類感染症
ホ　感染症法第6条第7項に規定する新型インフルエンザ等感染症
マ　感染症法第6条第8項に規定する指定感染症

(2)　(1)のサ，ス，ト，ナ，ネ，ハ及びヒについては，症状や所見から当
　　該感染症が疑われ，分離・同定による当該細菌の検出及び薬剤耐性の
　　確認を行い当該感染症と診断した場合に対象となり，単なる保菌者は
　　対象とならない。
(3)　特定感染症患者療養環境特別加算の陰圧室加算の対象となる者は，
　　次に掲げる感染症の患者及び当該感染症を疑う患者であって，医師が
　　他者へ感染させるおそれがあると認め，状態に応じて，陰圧室に入院
　　した者である。なお，陰圧室管理を必要とする原因となった感染症に
　　ついて，診療報酬明細書の摘要欄に記載する。
　　ア　鳥インフルエンザ（特定鳥インフルエンザを除く。）
　　イ　麻しん
　　ウ　新型コロナウイルス感染症
　　エ　水痘
　　オ　感染症法第6条第3項に規定する二類感染症
　　カ　感染症法第6条第7項に規定する新型インフルエンザ等感染症
　　キ　感染症法第6条第8項に規定する指定感染症
(4)　個室かつ陰圧室である場合には，個室加算及び陰圧室加算を併算定
　　できる。
(5)　陰圧室加算を算定する場合は，結核患者等を収容している日にあっ
　　ては，病室及び特定区域の陰圧状態を煙管（ベビーパウダー等を用い
　　て空気流の状況を確認する方法で代用可能）又は差圧計等によって点
　　検し，記録をつける。ただし，差圧計はその位置によって計測値が変
　　わることに注意する。差圧計によって陰圧の確認を行う場合，差圧計
　　の動作確認及び点検を定期的に実施する。
(6)　個室加算は，Ａ220ＨＩＶ感染者療養環境特別加算，Ａ221重症者等

A

基本

入院基本料等加算

療養環境特別加算，**A221-2**小児療養環境特別加算及び**A224**無菌治療室管理加算と併せて算定できない。

◇　重症者等療養環境特別加算について
(1)　重症者等療養環境特別加算の対象となる者は，次のいずれかに該当する患者であって，特に医療上の必要から個室又は2人部屋の病床に入院した者である。
　ア　病状が重篤であって絶対安静を必要とする患者
　イ　必ずしも病状は重篤ではないが，手術又は知的障害のため常時監視を要し，適時適切な看護及び介助を必要とする患者
(2)　インキュベーターに収容した新生児又は乳幼児は，加算の対象とならない。
(3)　当該加算の対象となった患者の氏名及び入院日数を記録し，3年間保存しておく。

A221　重症者等療養環境特別加算（1日につき）
1　個室の場合　**300点**
2　2人部屋の場合　**150点**
注　別に厚生労働大臣が定める施設基準に適合しているものとして保険医療機関が地方厚生局長等に届け出た病室に入院している重症者等（第1節の入院基本料（特別入院基本料等を除く。）又は第3節の特定入院料のうち，重症者等療養環境特別加算を算定できるものを現に算定している患者に限り，小児療養環境特別加算又は無菌治療室管理加算を算定するものを除く。）について，所定点数に加算する。

A221-2　小児療養環境特別加算（1日につき）
300点
注　治療上の必要があって，保険医療機関において，個室に入院した15歳未満の小児（第1節の入院基本料（特別入院基本料等を含む。）又は第3節の特定入院料のうち，小児療養環境特別加算を算定できるものを現に算定している患者に限り，HIV感染者療養環境特別加算，重症者等療養環境特別加算又は無菌治療室管理加算を算定するものを除く。）について，所定点数に加算する。

◇　小児療養環境特別加算について
(1)　加算の対象となる患者は，次のいずれかの状態に該当する15歳未満の小児患者であって，保険医が治療上の必要から個室での管理が必要と認めたものである。
　ア　麻疹等の感染症に罹患しており，他の患者への感染の危険性が高い患者
　イ　易感染性により，感染症罹患の危険性が高い患者
(2)　当該加算を算定する場合は，(1)のア又はイのいずれに該当するかを診療報酬明細書の摘要欄に記載する。
(3)　当該患者の管理に係る個室が特別の療養環境の提供に係る病室であっても差し支えないが，患者から特別の料金の徴収を行うことはできない。

A222　療養病棟療養環境加算（1日につき）
1　療養病棟療養環境加算1　**132点**
2　療養病棟療養環境加算2　**115点**
注　療養病棟であって，別に厚生労働大臣が定める施設基準に適合しているものとして保険医療機関が地方厚生局長等に届け出た病棟に入院している患者（第1節の入院基本料（特別入院基本料等を除く。）のうち，療養病棟療養環境加算を算定できるものを現に算定している患者に限る。）について，当該基準に係る区分に従い，所定点数に加算する。

◇　療養病棟療養環境加算について
(1)　療養病棟療養環境加算は，長期にわたり療養を必要とする患者に提供される療養環境を総合的に評価したものである。
(2)　患者から特別の料金の徴収を行っている場合には算定できない。

A222-2　療養病棟療養環境改善加算（1日につき）
1　療養病棟療養環境改善加算1　**80点**
2　療養病棟療養環境改善加算2　**20点**
注　療養病棟であって，療養環境の改善につき別に厚生労働大臣が定める施設基準に適合しているものとして保険医療機関が地方厚生局長等に届け出た病棟に入院している患者（第1節の入院基本料（特別入院基本料等を除く。）のうち，療養病棟療養環境改善加算を算定できるものを現に算定している患者に限る。）について，当該基準に係る区分に従い，所定点数に加算する。

◇　療養病棟療養環境改善加算について
(1)　療養病棟療養環境改善加算は，長期にわたり療養を必要とする患者に提供するための療養環境の整備に資する取組みを総合的に評価したものである。
(2)　患者から特別の料金の徴収を行っている場合には算定できない。

A223　診療所療養病床療養環境加算（1日につ
◇　診療所療養病床療養環境加算について

き）　　　　　　　　　　　　　　**100点**

注　診療所の療養病床であって，別に厚生労働大臣が定める施設基準に適合しているものとして保険医療機関が地方厚生局長等に届け出たものに入院している患者について，所定点数に加算する。

A 223-2　診療所療養病床療養環境改善加算（1日につき）　　　　　　　**35点**

注　診療所の療養病床であって，療養環境の改善につき別に厚生労働大臣が定める施設基準に適合しているものとして保険医療機関が地方厚生局長等に届け出たものに入院している患者について，所定点数に加算する。

A 224　無菌治療室管理加算（1日につき）

1　無菌治療室管理加算1　　　**3,000点**
2　無菌治療室管理加算2　　　**2,000点**

注　別に厚生労働大臣が定める施設基準に適合しているものとして保険医療機関が地方厚生局長等に届け出た病室において，治療上の必要があって無菌治療室管理が行われた入院患者（第1節の入院基本料（特別入院基本料等を除く。）又は第3節の特定入院料のうち，無菌治療室管理加算を算定できるものを現に算定している患者に限り，HIV感染者療養環境特別加算，重症者等療養環境特別加算又は小児療養環境特別加算を算定するものを除く。）について，当該基準に係る区分に従い，90日を限度として所定点数に加算する。

A 225　放射線治療病室管理加算（1日につき）

1　治療用放射性同位元素による治療の場合　　　　　　　　　　　**6,370点**
2　密封小線源による治療の場合　**2,200点**

注1　1については，別に厚生労働大臣が定める施設基準に適合しているものとして保険医療機関が地方厚生局長等に届け出た病室において，治療上の必要があって放射線治療病室管理が行われた入院患者（第1節の入院基本料（特別入院基本料等を含む。）又は第3節の特定入院料のうち，放射線治療病室管理加算を算定できるものを現に算定している患者であって，治療用放射性同位元素による治療が行われたものに限る。）について，所定点数に加算する。
2　2については，別に厚生労働大臣が定める施設基準に適合しているものとして保険医療機関が地方厚生局長等に届け出た病室において，治療上の必要があって放射線治療病室管理が行われた入院患者（第1節の入院基本料（特別入院基本料等を含む。）又は第3節の特定入院料の

◇　診療所療養病床療養環境加算について

(1)　診療所療養病床療養環境加算は，長期にわたり療養を必要とする患者に提供される療養環境を総合的に評価したものである。

(2)　患者から特別の料金の徴収を行っている場合には算定できない。

◇　診療所療養病床療養環境改善加算について

(1)　診療所療養病床療養環境改善加算は，長期にわたり療養を必要とする患者に提供するための療養環境の整備に資する取組みを総合的に評価したものである。

(2)　患者から特別の料金の徴収を行っている場合には算定できない。

◇　無菌治療室管理加算について

(1)　無菌治療室管理加算は，保険医療機関において，白血病，再生不良性貧血，骨髄異形成症候群，重症複合型免疫不全症等の患者に対して，必要があって無菌治療室管理を行った場合に算定する。
　　なお，無菌治療室管理とは，当該治療室において，医師等の立入等の際にも無菌状態が保たれるよう必要な管理をいう。

(2)　当該加算は，一連の治療につき，無菌室に入室した日を起算日として90日を限度として算定する。

◇　放射線治療病室管理加算について

　　放射線治療病室管理加算は，悪性腫瘍の患者に対して，必要な放射線治療病室管理を行った場合に算定する。なお，放射線治療病室管理とは，治療用放射性同位元素あるいは密封小線源による治療を受けている患者を入院させる病室における放射線に係る必要な管理をいう。

うち，放射線治療病室管理加算を算定できるものを現に算定している患者であって，密封小線源による治療が行われたものに限る。）について，所定点数に加算する。

A 226 重症皮膚潰瘍管理加算（1日につき）

18点

注　別に厚生労働大臣が定める施設基準を満たす保険医療機関において，重症皮膚潰瘍を有している患者に対して，当該保険医療機関が計画的な医学管理を継続して行い，かつ，療養上必要な指導を行った場合に，当該患者（第1節の入院基本料（特別入院基本料等を含む。）のうち，重症皮膚潰瘍管理加算を算定できるものを現に算定している患者に限る。）について，所定点数に加算する。

A 226-2 緩和ケア診療加算（1日につき）

390点

注1　別に厚生労働大臣が定める施設基準に適合しているものとして地方厚生局長等に届け出た保険医療機関において，緩和ケアを要する患者に対して，必要な診療を行った場合に，当該患者（第1節の入院基本料（特別入院基本料等を除く。）又は第3節の特定入院料のうち，緩和ケア診療加算を算定できるものを現に算定している患者に限る。以下この区分番号において同じ。）について，所定点数に加算する。

2　医療提供体制の確保の状況に鑑み別に厚生労働大臣が定める地域に所在する保険医療機関であって，別に厚生労働大臣が定める施設基準に適合しているものとして地方厚生局長等に届け出たものにおいては，注1に規定する届出の有無にかかわらず，当該加算の点数に代えて，**緩和ケア診療加算（特定地域）**として，**200点**を所定点数に加算することができる。

3　当該患者が15歳未満の小児である場合には，**小児加算**として，**100点**を更に所定点数に加算する。

4　別に厚生労働大臣が定める施設基準を満たす保険医療機関において，緩和ケアを要する患者に対して，緩和ケアに係る必要な栄養食事管理を行った場合には，**個別栄養食事管理加算**として，**70点**を更に所定点数に加算する。

◇　重症皮膚潰瘍管理加算について

(1)　「重症皮膚潰瘍管理」とは，重症な皮膚潰瘍（Sheaの分類Ⅲ度以上のものに限る。）を有している者に対して，計画的な医学管理を継続して行い，かつ，療養上必要な指導を行うことをいう。

(2)　当該加算を算定する場合は，当該患者の皮膚潰瘍がSheaの分類のいずれに該当するかについて，診療報酬明細書の摘要欄に記載する。

◇　緩和ケア診療加算について

(1)　緩和ケア診療加算は，一般病床に入院する悪性腫瘍，後天性免疫不全症候群又は末期心不全の患者のうち，疼痛，倦怠感，呼吸困難等の身体的症状又は不安，抑うつなどの精神症状を持つ者に対して，当該患者の同意に基づき，症状緩和に係るチーム（以下「緩和ケアチーム」という。）による診療が行われた場合に算定する。

(2)　末期心不全の患者とは，以下のアからウまでの基準及びエからカまでのいずれかの基準に該当するものをいう。

ア　心不全に対して適切な治療が実施されていること。

イ　器質的な心機能障害により，適切な治療にかかわらず，慢性的にNYHA重症度分類Ⅳ度の症状に該当し，頻回又は持続的に点滴薬物療法を必要とする状態であること。

ウ　過去1年以内に心不全による急変時の入院が2回以上あること。なお，「急変時の入院」とは，患者の病状の急変等による入院を指し，予定された入院を除く。

エ　左室駆出率が20%以下であること。

オ　医学的に終末期であると判断される状態であること。

カ　エ又はオに掲げる状態に準ずる場合であること。

(3)　緩和ケアチームは，身体症状及び精神症状の緩和を提供することが必要であり，緩和ケアチームの医師は緩和ケアに関する研修を修了した上で診療に当たる。ただし，後天性免疫不全症候群の患者を診療する際には当該研修を修了していなくても当該加算は算定できる。

(4)　緩和ケアチームは初回の診療に当たり，当該患者の診療を担う保険医，看護師及び薬剤師などと共同の上「別紙様式3」（920頁）又はこれに準じた緩和ケア診療実施計画書を作成し，その内容を患者に説明の上交付するとともに，その写しを診療録等に添付する。

(5)　当該加算を算定する患者については I 001入院精神療法の算定は週に1回までとする。

(6)　1日当たりの算定患者数は，1チームにつき概ね30人以内とする。ただし，「注2」に規定する点数を算定する場合は，1日当たりの算定患者数は，1チームにつき概ね15人以内とする。

(7)　症状緩和に係るカンファレンスが週1回程度開催されており，緩和ケアチームの構成員及び必要に応じて，当該患者の診療を担当する保険医，看護師などが参加している。

(8)　「注2」に規定する点数は，「基本診療料の施設基準等」の「別表第六の二」に掲げる地域に所在する保険医療機関（特定機能病院，許

可病床数が400床以上の病院，ＤＰＣ対象病院及び一般病棟入院基本料に係る届出において急性期一般入院料1のみを届け出ている病院を除く。）の一般病棟において，算定可能である。なお，「基本診療料施設基準通知」別添2「入院基本料等の施設基準等」第5の6の規定により看護配置の異なる病棟ごとに一般病棟入院基本料の届出を行っている保険医療機関においては，一般病棟入院基本料（急性期一般入院料1を除く。）を算定している病棟で当該点数を算定できる。

(9)　「注4」に規定する点数は，緩和ケア診療加算を算定している患者について，緩和ケアチームに管理栄養士が参加し，個別の患者の症状や希望に応じた栄養食事管理を行った場合に算定する。

(10)　「注4」に規定する点数を算定する場合は，緩和ケア診療実施計画に基づき実施した栄養食事管理の内容を診療録等に記載又は当該内容を記録したものを診療録等に添付する。

◆　厚生労働大臣が定める地域（特定地域）
　第1章基本診療料の末尾に参考として掲載

A 226-3　有床診療所緩和ケア診療加算（1日につき） 250点

注　別に厚生労働大臣が定める施設基準に適合しているものとして地方厚生局長等に届け出た診療所である保険医療機関において，緩和ケアを要する患者に対して，必要な診療を行った場合に，当該患者について，所定点数に加算する。

◇　有床診療所緩和ケア診療加算について

(1)　有床診療所緩和ケア診療加算は，一般病床に入院する悪性腫瘍，後天性免疫不全症候群又は末期心不全の患者のうち，疼痛，倦怠感，呼吸困難等の身体的症状又は不安，抑うつなどの精神症状を持つ者に対して，当該患者の同意に基づき，医師，看護師が共同して緩和ケアに係る診療が行われた場合に算定する。なお，末期心不全の患者については，「緩和ケア診療加算について」の(2)の基準に該当するものに限る。

(2)　緩和ケアに従事する医師，看護師は，身体症状及び精神症状の緩和を提供することが必要であり，緩和ケアに従事する医師又は看護師のいずれかは緩和ケアに関する研修を修了している。ただし，後天性免疫不全症候群の患者を診療する際には当該研修を修了していなくても当該加算は算定できる。

(3)　緩和ケアに係る診療に当たり，医師，看護師が共同の上「別紙様式3」(920頁)（主治医，精神科医，緩和ケア医は同一で差し支えない。）又はこれに準じた緩和ケア診療実施計画書を作成し，その内容を患者に説明の上交付するとともに，その写しを診療録等に添付する。

(4)　当該加算を算定する患者については I 001入院精神療法の算定は週に1回までとする。

◇　小児緩和ケア診療加算について

(1)　小児緩和ケア診療加算は，一般病床に入院する悪性腫瘍，後天性免疫不全症候群又は末期心不全の15歳未満の小児患者のうち，疼痛，倦怠感，呼吸困難等の身体的症状又は不安，抑うつなどの精神症状を持つ者に対して，当該患者又は家族等の同意に基づき，症状緩和に係るチーム（以下「小児緩和ケアチーム」という。）による診療が行われた場合に算定する。

(2)　末期心不全の患者とは，以下のアとイの基準及びウからオまでのいずれかの基準に該当するものをいう。

ア　心不全に対して適切な治療が実施されていること。

イ　器質的な心機能障害により，適切な治療にかかわらず，慢性的にNYHA重症度分類Ⅳ度の症状に該当し，頻回又は持続的に点滴薬物療法を必要とする状態であること。

ウ　左室駆出率が20%以下であること。

エ　医学的に終末期であると判断される状態であること。

オ　ウ又はエに掲げる状態に準ずる場合であること。

(3)　小児緩和ケアチームは，身体症状及び精神症状の緩和を提供することが必要であり，小児緩和ケアチームの医師のうち，身体症状及び精神症状の緩和を担当する医師は緩和ケアに関する研修を修了した上で診療に当たること。ただし，後天性免疫不全症候群の患者を診療する

A 226-4　小児緩和ケア診療加算（1日につき） 700点

注1　別に厚生労働大臣が定める施設基準に適合しているものとして地方厚生局長等に届け出た保険医療機関において，緩和ケアを要する15歳未満の小児に対して，必要な診療を行った場合に，当該患者（第1節の入院基本料（特別入院基本料等を除く。）又は第3節の特定入院料のうち，小児緩和ケア診療加算を算定できるものを現に算定している患者に限る。以下この区分番号において同じ。）について，所定点数に加算する。この場合において，区分番号A 226-2に掲げる緩和ケア診療加算は別に算定できない。

2　別に厚生労働大臣が定める施設基準を満たす保険医療機関において，緩和ケアを要する15歳未満の小児に対して，緩和ケアに係る必要な栄養食事管理を行った場合には，小児個別栄養食事管理加算と

して，**70点**を更に所定点数に加算する。

際には当該研修を修了していなくても当該加算は算定できる。

(4)　小児緩和ケアチームは初回の診療に当たり，当該患者の診療を担う保険医，看護師及び薬剤師などと共同の上「別紙様式3」（920頁）又はこれに準じた緩和ケア診療実施計画書を作成し，その内容を患者又はその家族等に説明の上交付するとともに，その写しを診療録等に添付する。

(5)　小児緩和ケアチームは，必要に応じて家族等に対してもケアを行うこと。

(6)　当該加算を算定する患者については入院精神療法の算定は週に1回までとする。

(7)　1日当たりの算定患者数は，1チームにつき概ね30人以内とする。

(8)　症状緩和に係るカンファレンスが週1回程度開催されており，小児緩和ケアチームの構成員及び必要に応じて，当該患者の診療を担当する保険医，看護師などが参加していること。

(9)　「注2」に規定する点数は，小児緩和ケア診療加算を算定している患者について，小児緩和ケアチームに管理栄養士が参加し，個別の患者の症状や希望に応じた栄養食事管理を行った場合に算定する。

(10)　「注2」に規定する点数を算定する場合は，緩和ケア診療実施計画に基づき実施した栄養食事管理の内容を診療録等に記載又は当該内容を記録したものを診療録等に添付する。

A227　精神科措置入院診療加算 （入院初日）
2,500点

注　精神保健及び精神障害者福祉に関する法律（昭和25年法律第123号。以下「**精神保健福祉法**」という。）第29条又は第29条の2に規定する入院措置に係る患者（第1節の入院基本料（特別入院基本料等を含む。）又は第3節の特定入院料のうち，精神科措置入院診療加算を算定できるものを現に算定している患者に限る。）について，当該措置に係る入院初日に限り所定点数に加算する。

A228　精神科応急入院施設管理加算 （入院初日）
2,500点

注　別に厚生労働大臣が定める施設基準に適合しているものとして地方厚生局長等に届け出た保険医療機関において，精神保健福祉法第33条の6第1項に規定する入院等に係る患者（第1節の入院基本料（特別入院基本料等を含む。）又は第3節の特定入院料のうち，精神科応急入院施設管理加算を算定できるものを現に算定している患者に限る。）について，当該措置に係る入院初日に限り所定点数に加算する。

A229　精神科隔離室管理加算 （1日につき）
220点

注　精神科を標榜する病院である保険医療機関において，入院中の精神障害者である患

◇　精神科措置入院診療加算について
措置入院又は緊急措置入院に係る患者について当該入院期間中1回に限り入院初日に限り算定する。ただし，応急入院患者として入院し，入院後措置入院又は緊急措置入院が決定した場合は，当該措置入院又は緊急措置入院が決定した日に算定する。また，この場合にあっては，A228精神科応急入院施設管理加算は算定できない。

◇　精神科応急入院施設管理加算について
(1)　算定の対象となる応急入院患者は，精神保健及び精神障害者福祉に関する法律（昭和25年法律第123号。以下「精神保健福祉法」という。）第33条の6第1項に規定する応急入院患者及び精神保健福祉法第34条第1項から第3項までの規定により移送された患者（以下「応急入院患者等」という。）であり，その取扱いについては昭和63年4月6日健医発第433号厚生省保健医療局長通知に即して行う。

(2)　入院初日に算定できる。

(3)　応急入院患者等として入院した場合であっても，入院後，精神保健福祉法第29条第1項に規定する措置入院として措置が決定した場合は精神科応急入院施設管理加算は算定できない。なお，応急入院等の後の入院形態の変更については，各都道府県の衛生担当部局との連絡を密にする。

(4)　診療報酬明細書を審査支払機関に提出した後に措置入院が決定した場合にあっては，遅滞なく，精神科応急入院施設管理加算の請求を取り下げる旨を当該保険医療機関が審査支払機関に申し出る。

(5)　精神科応急入院施設管理加算を算定する場合にあっては，応急入院患者等である旨を診療報酬明細書の摘要欄に記載する。

◇　精神科隔離室管理加算について
(1)　精神科隔離室管理加算が算定できる「隔離」とは，精神保健福祉法第36条第3項の規定に基づいて行われるものをいう。患者の隔離に当たっては，同法第37条第1項の規定に基づき厚生労働大臣が定める基

者に対して，精神保健福祉法第36条第3項の規定に基づいて隔離を行った場合に，当該患者（第1節の入院基本料（特別入院基本料等を含む。）のうち，精神科隔離室管理加算を算定できるものを現に算定している患者に限る。）について，月7日に限り，所定点数に加算する。ただし，同法第33条の6第1項に規定する入院に係る患者について，精神科応急入院施設管理加算を算定した場合には，当該入院中は精神科隔離室管理加算を算定しない。

準に従うとともに，隔離を行っている間は1日1回以上診察を行う。

(2)　精神科隔離室管理加算を算定する場合には，その隔離の理由を診療録に記載し，1日1回の診察の内容を診療録に記載する。

(3)　精神保健福祉法第36条第3項に規定する隔離が数日間にわたり連続して行われた場合にあっては，当該隔離の開始日及び終了日についても精神科隔離室管理加算を算定できる。

(4)　隔離時間が12時間以下の場合や患者本人の意思に基づいて隔離を行った場合には算定できない。また，当該加算は，月に7日を超えて算定できない。なお，応急入院中の期間及びA 227精神科措置入院診療加算を算定した日に行った隔離については，当該加算の日数には数えない。

(5)　A 228精神科応急入院施設管理加算を算定した入院患者について，当該応急入院中に行った隔離については，精神科隔離室管理加算は算定できない。ただし，当該応急入院の終了後も措置入院等で入院を継続している場合であって，精神保健福祉法第36条第3項の規定に基づく隔離を行った場合は算定できる。

(6)　A 227精神科措置入院診療加算を算定する同一日に行った隔離については，精神科隔離室管理加算は算定できない。

(7)　「厚生労働大臣の定める入院患者数の基準及び医師等の員数の基準並びに入院基本料の算定方法」に規定する基準に該当する保険医療機関については，算定できない。

◇　精神病棟入院時医学管理加算について

精神病棟においては，A 200総合入院体制加算は算定できず，精神病棟入院時医学管理加算のみを算定する。

A 230　精神病棟入院時医学管理加算（1日につき）
5点

注　医師の配置その他の事項につき別に厚生労働大臣が定める施設基準に適合しているものとして保険医療機関が地方厚生局長等に届け出た精神病棟に入院している患者（第1節の入院基本料（特別入院基本料等を含む。）のうち，精神病棟入院時医学管理加算を算定できるものを現に算定している患者に限る。）について，所定点数に加算する。

A 230-2　精神科地域移行実施加算（1日につき）
20点

注　別に厚生労働大臣が定める施設基準に適合しているものとして地方厚生局長等に届け出た保険医療機関において，精神病棟における入院期間が5年を超える患者に対して，退院調整を実施し，計画的に地域への移行を進めた場合に，当該保険医療機関の精神病棟に入院した患者（第1節の入院基本料（特別入院基本料等を含む。）又は第3節の特定入院料のうち，精神科地域移行実施加算を算定できるものを現に算定している患者に限る。）について，所定点数に加算する。

◇　精神科地域移行実施加算について

精神障害者の地域移行支援に係る取組を計画的に進めることにより，当該保険医療機関における入院期間5年を超える入院患者のうち，1年間に5％以上の患者（退院後3月以内に再入院した患者を除く。）が退院した実績がある場合に，1年間算定する。

A 230-3　精神科身体合併症管理加算（1日につき）

1　7日以内	**450点**
2　8日以上15日以内	**300点**

注　精神科を標榜する病院であって別に厚生労働大臣が定める施設基準に適合しているものとして地方厚生局長等に届け出た保険

◇　精神科身体合併症管理加算について

(1)　精神科身体合併症管理加算は，精神科を標榜する保険医療機関であって，精神科以外の診療科の医療体制との連携が取られている病棟において，精神病床に入院している身体合併症を併発した精神疾患患者に対して，精神疾患，身体疾患両方について精神科を担当する医師と内科又は外科を担当する医師が協力し，治療が計画的に提供されることを評価したものである。

医療機関において，別に厚生労働大臣が定める身体合併症を有する精神障害者である患者に対して必要な治療を行った場合に，当該患者（第1節の入院基本料（特別入院基本料等を含む。）又は第3節の特定入院料のうち，精神科身体合併症管理加算を算定できるものを現に算定している患者に限る。）について，当該疾患の治療開始日から起算して15日を限度として，当該患者の治療期間に応じ，所定点数に加算する。

(2) 当該疾患の治療開始日から15日間に限り算定できるものであり，同一月において同一疾患に対して1回に限り算定できる。また，同一月に複数の身体疾患を発症した場合には，それぞれの疾患について，それぞれの疾患の治療開始日から15日間に限り当該加算を算定することが可能であるが，この場合であっても，同一月内に当該加算を算定できる期間は20日間までとする。なお，複数の身体疾患を同時期に発症した場合であって，当該加算を算定する日が重複する日は，いずれか1つの疾患に係る加算を算定する。

(3) 「注」に規定する厚生労働大臣が定める身体合併症のうち，「肺炎」については，抗生物質又はステロイドの投与を要する状態，「意識障害」については，意識レベルにかかわらず，規定された疾患や手術後によるせん妄状態に準ずる状態である。また，手術又は直達・介達牽引を要する骨折については，骨折の危険性が高い骨粗鬆症であって骨粗鬆症治療剤の注射を要する状態を含むものとする。

(4) 当該加算を算定する場合は，診療報酬明細書の摘要欄に，別に厚生労働大臣が定める身体合併症の患者のいずれに該当するかを記載する。

◆ 精神科身体合併症管理加算の対象患者

呼吸器系疾患（肺炎，喘息発作，肺気腫，間質性肺炎の急性増悪，肺塞栓又は気胸）の患者

心疾患（New York Heart Associationの心機能分類のⅢ度，Ⅳ度相当の心不全，虚血性心疾患又はモニター監視を必要とする不整脈）の患者

手術又は直達・介達牽引を要する骨折の患者

脊髄損傷の患者

重篤な内分泌・代謝性疾患（インスリン投与を要する糖尿病，専門医の診療を要する内分泌疾患又は肝硬変に伴う高アンモニア血症）の患者

重篤な栄養障害（Body Mass Index 15未満の摂食障害）の患者

意識障害（急性薬物中毒，アルコール精神障害，電解質異常，代謝性疾患によるせん妄等）の患者

全身感染症（結核，後天性免疫不全症候群，梅毒1期，2期又は敗血症）の患者

中枢神経系の感染症（髄膜炎，脳炎等）の患者

急性腹症（消化管出血，イレウス等）の患者

劇症肝炎又は重症急性膵炎の患者

悪性症候群又は横紋筋融解症の患者

広範囲（半肢以上）熱傷の患者

手術，化学療法若しくは放射線療法を要する状態又は末期の悪性腫瘍の患者

透析導入時の患者

重篤な血液疾患（ヘモグロビン7g/dl以下の貧血又は頻回に輸血を要する状態）の患者

急性かつ重篤な腎疾患（急性腎不全，ネフローゼ症候群又は糸球体腎炎）の患者

手術室での手術を必要とする状態の患者

膠原病（専門医による管理を必要とする状態に限る。）の患者

妊産婦である患者

難病の患者に対する医療等に関する法律（平成26年法律第50号）第5条第1項に規定する指定難病の患者（同法第7条第4項に規定する医療受給者証を交付されているもの（同条第1項各号に規定する特定医療費の支給認定に係る基準を満たすものとして診断を受けたものを含む。）に限る。）

A230-4 精神科リエゾンチーム加算（週1回）

◇ 精神科リエゾンチーム加算について

300点

注　別に厚生労働大臣が定める施設基準に適
合しているものとして地方厚生局長等に届
け出た保険医療機関において，抑うつ若し
くはせん妄を有する患者，精神疾患を有す
る患者又は自殺企図により入院した患者に
対して，当該保険医療機関の精神科の医師，
看護師，精神保健福祉士等が共同して，当
該患者の精神症状の評価等の必要な診療を
行った場合に，当該患者（第1節の入院基
本料（特別入院基本料等を除く。）又は第
3節の特定入院料のうち，精神科リエゾン
チーム加算を算定できるものを現に算定し
ている患者に限る。）について，所定点数
に加算する。ただし，区分番号A247に掲
げる認知症ケア加算1は別に算定できな
い。

(1)　一般病棟におけるせん妄や抑うつといった精神科医療のニーズの高
まりを踏まえ，一般病棟に入院する患者の精神状態を把握し，精神科
専門医療が必要な者を早期に発見し，可能な限り早期に精神科専門医
療を提供することにより，症状の緩和や早期退院を推進することを目
的として，精神科医，専門性の高い看護師，薬剤師，作業療法士，精
神保健福祉士，公認心理師等多職種からなるチーム（以下「精神科リ
エゾンチーム」という。）が診療することを評価したものである。

(2)　算定対象となる患者は，せん妄や抑うつを有する患者，精神疾患を
有する患者，自殺企図で入院した患者であり，当該患者に対して精神
科医療に係る専門的知識を有した精神科リエゾンチームによる診療が
行われた場合に週1回に限り算定する。

(3)　1週間当たりの算定患者数は，1チームにつき概ね30人以内とする。

(4)　精神科リエゾンチームは以下の診療を行う。

　　ア　精神科リエゾンチームは初回の診療に当たり，当該患者の診療を
担当する保険医，看護師等と共同で「別紙様式29の2」（952頁）又
はこれに準じた診療実施計画書を作成し，その内容を患者等に説明
した上で診療録等に添付する。

　　イ　精神症状の評価や診療方針の決定等に係るカンファレンス及び回
診が週1回程度実施されており，必要に応じて当該患者の診療を担
当する医師，看護師等が参加し，「別紙様式29」（951頁）又はこれ
に準じた治療評価書を作成し，その内容を患者等に説明した上で診
療録等に添付する。

　　ウ　治療終了時又は退院若しくは転院時に，治療結果の評価を行い，
それを踏まえてチームで終了時指導又は退院時等指導を行い，その
内容を「別紙様式29」（951頁）又はこれに準じた治療評価書を作成
し，その内容を患者等に説明した上で診療録等に添付する。

　　エ　退院又は転院後も継続した精神科医療が必要な場合，退院又は転
院後も継続できるような調整を行う。紹介先保険医療機関等に対し
て，診療情報提供書を作成した場合は，当該計画書及び評価書を添
付する。

(5)　精神科リエゾンチーム加算を算定した患者に精神科専門療法を行っ
た場合には別に算定できる。

(6)　精神科リエゾンチームは，現に当該加算の算定対象となっていない
患者の診療を担当する医師，看護師等からの相談に速やかに応じ，必
要に応じて精神状態の評価等を行う。

A 231 削除

A 231-2　強度行動障害入院医療管理加算（1日につき）

300点

注　別に厚生労働大臣が定める施設基準を満
たす保険医療機関に入院している患者（第
1節の入院基本料（特別入院基本料等を除
く。）又は第3節の特定入院料のうち，強
度行動障害入院医療管理加算を算定できる
ものを現に算定している患者に限る。）で
あって別に厚生労働大臣が定めるものに対
して必要な治療を行った場合に，所定点数
に加算する。

A 231-3　依存症入院医療管理加算（1日につき）

| 1 | 30日以内 | **200点** |
| 2 | 31日以上60日以内 | **100点** |

注　別に厚生労働大臣が定める施設基準に適
合しているものとして地方厚生局長等に届
け出た保険医療機関に入院している患者

◇　強度行動障害入院医療管理加算について

(1)　強度行動障害入院医療管理加算は，医学的管理を要する行為がある
が意思の伝達が困難な強度行動障害児（者）に対して，経験を有する
医師，看護師等による臨床的観察を伴う専門的入院医療が提供される
ことを評価したものである。

(2)　強度行動障害入院医療管理加算の対象となる「強度行動障害の状態」
は，「基本診療料施設基準通知」の「別添6」の「別紙14の2」（略）
の強度行動障害スコアが10以上及び医療度判定スコアが24以上のもの
をいう。

◆　強度行動障害入院医療管理加算の対象患者
　強度行動障害スコアが10点以上かつ医療度スコアが24点以上の患者

◇　依存症入院医療管理加算について

(1)　依存症入院医療管理加算は，アルコール依存症又は薬物依存症の入
院患者に対して，医師，看護師，精神保健福祉士，公認心理師等によ
る依存症に対する集中的かつ多面的な専門的治療の計画的な提供を評
価したものであり，入院した日から起算して60日を限度として，当該
患者の入院期間に応じて算定する。

A
基本
入院基本料等加算

（第1節の入院基本料（特別入院基本料等を除く。）又は第3節の特定入院料のうち，依存症入院医療管理加算を算定できるものを現に算定している患者に限る。）であって別に厚生労働大臣が定めるものに対して必要な治療を行った場合に，入院した日から起算して60日を限度として，当該患者の入院期間に応じ，それぞれ所定点数に加算する。

A 231-4　摂食障害入院医療管理加算（1日につき）

| 1 | 30日以内 | **200点** |
| 2 | 31日以上60日以内 | **100点** |

注　別に厚生労働大臣が定める施設基準に適合しているものとして地方厚生局長等に届け出た保険医療機関に入院している患者（第1節の入院基本料（特別入院基本料等を除く。）又は第3節の特定入院料のうち，摂食障害入院医療管理加算を算定できるものを現に算定している患者に限る。）であって別に厚生労働大臣が定めるものに対して必要な治療を行った場合に，入院した日から起算して60日を限度として，当該患者の入院期間に応じ，それぞれ所定点数に加算する。

A 232　がん拠点病院加算（入院初日）

1	がん診療連携拠点病院加算	
イ	がん診療連携拠点病院	**500点**
ロ	地域がん診療病院	**300点**
2	小児がん拠点病院加算	**750点**

注1　別に厚生労働大臣が定める施設基準を満たす保険医療機関に，他の保険医療機関等からの紹介により入院した悪性腫瘍と診断された患者（第1節の入院基本料（特別入院基本料等を除く。），第3節の特定入院料又は第4節の短期滞在手術等基本料のうち，がん拠点病院加算を算定できるものを現に算定している患者に限る。）について，当該基準に係る区分に従い，入院初日に限り所定点数に加算する。ただし，別に厚生労働大臣が定める施設基準を満たす保険医療機関に，他の保険医療機関等からの紹介により入院した悪性腫瘍と診断された患者について，1のイ又はロの当該加算の点数に代えて，それぞれ**300点**又は**100点**を所定点数に加算する。
2　別に厚生労働大臣が定める施設基準を満たす保険医療機関であって，ゲノム情報を用いたがん医療を提供する保険医療

（2）　当該加算の対象となるのは，入院治療を要するアルコール依存症患者又は薬物依存症患者に対して，治療プログラムを用いた依存症治療を行った場合であり，合併症の治療のみを目的として入院した場合は算定できない。
（3）　当該加算を算定する場合には，医師は看護師，精神保健福祉士，公認心理師等と協力し，家族等と協議の上，詳細な診療計画を作成する。また，作成した診療計画を家族等に説明の上交付するとともにその写しを診療録に添付する。なお，これにより入院診療計画の基準を満たしたものとされる。
（4）　家族等に対して面接相談等適切な指導を適宜行う。

◆　依存症入院医療管理加算の対象患者
　　入院治療が必要なアルコール依存症の患者又は薬物依存症の患者

◇　摂食障害入院医療管理加算について
（1）　摂食障害入院医療管理加算は，摂食障害の患者に対して，医師，看護師，精神保健福祉士，公認心理師及び管理栄養士等による集中的かつ多面的な治療が計画的に提供されることを評価したものである。
（2）　算定対象となる患者は，摂食障害による著しい体重減少が認められる者であって，BMI（Body Mass Index）が15未満であるものをいう。

◆　摂食障害入院医療管理加算の対象患者
　　重度の摂食障害により著しい体重の減少が認められる患者

◇　がん拠点病院加算について
（1）　がん診療の拠点となる病院として，当該加算の対象となる病院は，「がん診療連携拠点病院等の整備について」（令和4年8月1日健発0801第16号厚生労働省健康局長通知）に定めるがん診療連携拠点病院等（がん診療連携拠点病院（都道府県がん診療連携拠点病院及び地域がん診療連携拠点病院（いずれも特例型を含む。）），特定領域がん診療連携拠点病院及び地域がん診療病院（いずれも特例型を含む。））又は「小児がん拠点病院等の整備について」（令和4年8月1日健発0801第17号厚生労働省健康局長通知）に定める小児がん拠点病院をいう。特定領域がん診療連携拠点病院については，当該特定領域の悪性腫瘍の患者についてのみ，がん拠点病院加算の「1」の「イ」を算定する（以下同じ。）。
（2）　がん拠点病院加算の「1」の「イ」は，キャンサーボードの設置を含めたがんの集学的治療，緩和ケアの提供，地域医療との連携，専門医師その他の専門の医療従事者の配置，院内がん登録の適切な実施，相談支援センター等の体制を備え，がん診療連携拠点病院として指定された病院を評価したものである。
（3）　がん拠点病院加算の「1」の「ロ」は，がんの集学的治療，緩和ケアの提供，地域医療との連携，専門医師その他の専門の医療従事者の配置，院内がん登録の適切な実施，相談支援センター等の体制を備え，地域がん診療病院として指定された病院を評価したものである。
（4）　がん拠点病院加算の「2」は，地域における小児がん医療及び支援を提供する中心施設として，キャンサーボードの設置を含めたがんの集学的治療，長期フォローアップ体制，緩和ケアの提供，地域医療との連携，専門医師その他の専門の医療従事者の配置，院内がん登録の

機関に入院している患者については，**がんゲノム拠点病院加算**として，**250点**を更に所定点数に加算する。

適切な実施，相談支援センター，適切な療育環境等の体制を備え，小児がん拠点病院として指定された病院を評価したものである。

(5)　他の保険医療機関又は健康診断を実施した医療機関の医師により，悪性腫瘍の疑いがあるとされた患者（最終的に悪性腫瘍と診断された患者に限る。）又は悪性腫瘍と診断された患者であって，これらの保険医療機関等からの紹介により，当該がん診療連携拠点病院，地域がん診療病院又は小児がん拠点病院に入院した患者（小児がん拠点病院に入院した患者については，20歳未満のものに限る。）について，当該入院中1回に限り，入院初日に算定する。なお，悪性腫瘍の疑いがあるとされ，入院中に悪性腫瘍と診断された患者については，入院初日に限らず，悪性腫瘍と確定診断を行った日に算定する。

(6)　当該加算の対象患者は，(5)に定める患者であり，別の保険医療機関からの紹介を受け，当該がん診療連携拠点病院，地域がん診療病院又は小児がん拠点病院で通院治療を行った後入院した患者を含む。なお，悪性腫瘍以外の疾患で別の保険医療機関から紹介を受け，当該がん診療連携拠点病院，地域がん診療病院又は小児がん拠点病院において悪性腫瘍と診断された患者は含まれない。

(7)　(1)から(3)までの規定に関わらず，がん診療連携拠点病院及び特定領域がん診療連携拠点病院のうち特例型に指定された病院に入院した患者（特定領域がん診療連携拠点病院については，当該特定領域の悪性腫瘍の患者に限る。）については，がん拠点病院加算の「1」の「イ」の所定点数に代えて300点を，地域がん診療病院のうち特例型に指定された病院に入院した患者については，がん拠点病院加算の「1」の「ロ」の所定点数に代えて100点を，それぞれ所定点数に加算する。

(8)　「注2」に規定する加算は，がんゲノム医療を牽引する高度な機能を有する医療機関として，遺伝子パネル検査等の実施及び治療への活用，遺伝性腫瘍等の患者に対する専門的な遺伝カウンセリングの実施，がんゲノム情報に基づく臨床研究・治験の実施等の体制を評価したものであり，がんゲノム医療中核拠点病院又はがんゲノム医療拠点病院において算定する。

(9)　がん拠点病院加算を算定した場合は，B005-6-3がん治療連携管理料は算定できない。

◇　リハビリテーション・栄養・口腔連携体制加算について

(1)　リハビリテーション・栄養・口腔連携体制加算は，急性期医療において，当該病棟に入院中の患者のADLの維持，向上等を目的に，早期からの離床や経口摂取が図られるよう，リハビリテーション，栄養管理及び口腔管理に係る多職種による評価と計画に基づき，医師，看護師，当該病棟に専従の理学療法士，作業療法士及び言語聴覚士（以下この項において「専従の理学療法士等」という。），当該病棟に専任の管理栄養士及びその他必要に応じた他の職種により，以下のアからエまでに掲げる取組を行った場合に，患者1人につきリハビリテーション・栄養管理・口腔管理に係る計画を作成した日から起算して14日を限度に算定できる。ただし，やむを得ない理由により，入棟後48時間を超えて計画を策定した場合においては，当該計画の策定日にかかわらず，入棟後3日目を起算日とする。

ア　当該病棟に入棟した患者全員に対し，原則入棟後48時間以内にADL，栄養状態，口腔状態について「別紙様式7の2」（928頁）又はこれに準ずる様式を用いた評価に基づき，リハビリテーション・栄養管理・口腔管理に係る計画を「別紙様式7の4」（929頁）又はこれに準ずる様式を用いて作成する。なお，リスクに応じた期間で定期的な再評価を実施する。退棟時においても「別紙様式7の2」（928頁）又はこれに準ずる様式を用いた評価を行うこと及びリスクに応じた期間で再評価を実施することが望ましい。

A233　リハビリテーション・栄養・口腔連携体制加算（1日につき）　120点

注　リハビリテーション，栄養管理及び口腔管理を連携・推進する体制につき別に厚生労働大臣が定める施設基準に適合しているものとして保険医療機関が地方厚生局長等に届け出た病棟に入院している患者（急性期一般入院基本料，特定機能病院入院基本料（一般病棟に限る。）又は専門病院入院基本料（7対1入院基本料又は10対1入院基本料に限る。）を現に算定している患者に限る。）について，リハビリテーション，栄養管理及び口腔管理に係る計画を作成した日から起算して14日を限度として所定点数に加算する。この場合において，区分番号A233-2に掲げる栄養サポートチーム加算は別に算定できない。

イ　入院患者のADL等の維持，向上等に向け，リハビリテーション・栄養管理・口腔管理の評価と計画についてのカンファレンスが定期的に開催されている。なお，カンファレンスにおいては，必要に応じ，想定される退棟先の環境を踏まえた退棟後に起こりうるリスク，転倒リスクを踏まえた転倒防止対策，患者の機能予後，患者が再び実現したいと願っている活動や社会参加等について共有を行う。当該病棟におけるカンファレンスの内容を記録している。

ウ　適切な口腔ケアを提供するとともに，口腔状態に係る課題（口腔衛生状態の不良や咬合不良等）を認めた場合は必要に応じて当該保険医療機関の歯科医師等と連携する又は歯科診療を担う他の保険医療機関への受診を促すこと。

エ　指導内容等について，診療録等に要点を簡潔に記載する。

(2)　当該病棟の専従の理学療法士等は，当該病棟の患者に対し(1)のアからエまでの取組を実施するとともに，以下に掲げる疾患別リハビリテーション等の提供等により，全ての入院患者に対するADLの維持，向上等を目的とした指導を行うこととし，疾患別リハビリテーション等の対象とならない患者についても，ADLの維持，向上等を目的とした指導を行うこと。このため，専従の理学療法士等は1日につき9単位を超えた疾患別リハビリテーション料等の算定はできないものとする。

ア　H000心大血管疾患リハビリテーション料
イ　H001脳血管疾患等リハビリテーション料
ウ　H001-2廃用症候群リハビリテーション料
エ　H002運動器リハビリテーション料
オ　H003呼吸器リハビリテーション料
カ　H004摂食機能療法
キ　H005視能訓練
ク　H007障害児（者）リハビリテーション料
ケ　H007-2がん患者リハビリテーション料
コ　H007-3認知症患者リハビリテーション料
サ　H008集団コミュニケーション療法料

(3)　専任の管理栄養士は，(1)のアからエまでの取組を実施するとともに，次に掲げる栄養管理を実施すること。

ア　リハビリテーション・栄養管理・口腔管理に係る計画の作成に当たって，原則入棟後48時間以内に，患者に対面の上，入院前の食生活や食物アレルギー等の確認を行うとともに，GLIM基準を用いた栄養状態の評価を行う。

イ　週5回以上，食事の提供時間に，低栄養等のリスクの高い患者を中心に食事の状況を観察し，食欲や食事摂取量等の把握を行う。問題があった場合は，速やかに医師，看護師等と共有し，食事変更や食形態の調整等の対応を行う。

ウ　多職種のカンファレンスにおいて，患者の状態を踏まえ，必要に応じ食事調整（経口摂取・経管栄養の開始を含む。）に関する提案を行う。

A233-2 栄養サポートチーム加算 （週1回）
200点

注1　栄養管理体制その他の事項につき別に厚生労働大臣が定める施設基準に適合しているものとして地方厚生局長等に届け出た保険医療機関において，栄養管理を要する患者として別に厚生労働大臣が定める患者に対して，当該保険医療機関の保険医，看護師，薬剤師，管理栄養士等

◇　栄養サポートチーム加算について

(1)　栄養障害の状態にある患者や栄養管理をしなければ栄養障害の状態になることが見込まれる患者に対し，患者の生活の質の向上，原疾患の治癒促進及び感染症等の合併症予防等を目的として，栄養管理に係る専門的知識を有した多職種からなるチーム（以下「栄養サポートチーム」という。）が診療することを評価したものである。

(2)　栄養管理計画を策定している患者のうち，次のアからエまでのいずれかに該当する者について算定できる。

ア　栄養管理計画の策定に係る栄養スクリーニングの結果を踏まえ，

が共同して必要な診療を行った場合に，当該患者（第1節の入院基本料（特別入院基本料等を除く。）又は第3節の特定入院料のうち，栄養サポートチーム加算を算定できるものを現に算定している患者に限る。）について，週1回（療養病棟入院基本料，結核病棟入院基本料，精神病棟入院基本料又は特定機能病院入院基本料（結核病棟又は精神病棟に限る。）を算定している患者については，入院した日から起算して1月以内の期間にあっては週1回，入院した日から起算して1月を超え6月以内の期間にあっては月1回）（障害者施設等入院基本料を算定している患者については，月1回）に限り所定点数に加算する。この場合において，区分番号B001の10に掲げる入院栄養食事指導料，区分番号B001の11に掲げる集団栄養食事指導料及び区分番号B001-2-3に掲げる乳幼児育児栄養指導料は別に算定できない。

2　医療提供体制の確保の状況に鑑み別に厚生労働大臣が定める地域に所在する保険医療機関であって，別に厚生労働大臣が定める施設基準に適合しているものとして地方厚生局長等に届け出たものについては，注1に規定する届出の有無にかかわらず，当該加算の点数に代えて，**栄養サポートチーム加算（特定地域）**として，**100点**を所定点数に加算することができる。

3　注1の場合において，歯科医師が，注1の必要な診療を保険医等と共同して行った場合は，**歯科医師連携加算**として，**50点**を更に所定点数に加算する。

GLIM基準による栄養評価を行い，低栄養と判定された患者
イ　経口摂取又は経腸栄養への移行を目的として，現に静脈栄養法を実施している患者
ウ　経口摂取への移行を目的として，現に経腸栄養法を実施している患者
エ　栄養サポートチームが，栄養治療により改善が見込めると判断した患者

(3)　1日当たりの算定患者数は，1チームにつき概ね30人以内とする。ただし，「注2」に規定する点数を算定する場合，1日当たりの算定患者数は，1チームにつき概ね15人以内とする。

(4)　療養病棟，結核病棟及び精神病棟において，栄養サポートチーム加算は入院日から起算して180日以内に限り算定可能とするが，180日を超えても定期的に栄養サポートチームによる栄養管理を行うことが望ましい。

(5)　栄養サポートチームは，以下の診療を通じ，栄養状態を改善させ，また，必要に応じて経口摂取への円滑な移行を促進することが必要である。
ア　栄養状態の改善に係るカンファレンス及び回診が週1回程度開催されており，栄養サポートチームの構成員及び必要に応じて，当該患者の診療を担当する保険医，看護師等が参加している。
イ　カンファレンス及び回診の結果を踏まえて，当該患者の診療を担当する保険医，看護師等と共同の上で，「別紙様式5」（923頁）又はこれに準じた栄養治療実施計画を作成し，その内容を患者等に説明の上交付するとともに，その写しを診療録等に添付する。
ウ　栄養治療実施計画に基づいて適切な治療を実施し，適宜フォローアップを行う。
エ　治療終了時又は退院・転院時に，治療結果の評価を行い，それを踏まえてチームで終了時指導又は退院時等指導を行い，その内容を「別紙様式5」（923頁）又はこれに準じた栄養治療実施報告書として記録し，その写しを患者等に交付するとともに診療録等に添付する。
オ　当該患者の退院・転院時に，紹介先保険医療機関等に対して診療情報提供書を作成した場合は，当該報告書を添付する。

(6)　栄養サポートチームは，以下の診療を通じ，当該保険医療機関における栄養管理体制を充実させるとともに，当該保険医療機関において展開されている様々なチーム医療の連携を図ることが必要である。
ア　現に当該加算の算定対象となっていない患者の診療を担当する保険医，看護師等からの相談に速やかに応じ，必要に応じて栄養評価等を実施する。
イ　褥瘡対策チーム，感染制御チーム，緩和ケアチーム，摂食嚥下支援チーム等，当該保険医療機関において活動している他チームとの合同カンファレンスを，必要に応じて開催し，患者に対する治療及びケアの連携に努める。

(7)　「注2」に規定する点数は，「基本診療料の施設基準等」の「別表第六の二」に掲げる地域に所在する保険医療機関（特定機能病院，許可病床数が400床以上の病院，ＤＰＣ対象病院及び一般病棟入院基本料に係る届出において急性期一般入院料1のみを届け出ている病院を除く。）の一般病棟において，算定可能である。なお，「基本診療料施設基準通知」の別添2「入院基本料等の施設基準等」第5の6の規定により看護配置の異なる病棟ごとに一般病棟入院基本料の届出を行っている保険医療機関においては，一般病棟入院基本料（急性期一般入院料1を除く。）を算定する病棟で当該点数を算定できる。

(8)　「注3」に規定する歯科医師連携加算は，栄養サポートチームに歯科医師が参加し，当該チームとしての診療に従事した場合に，所定点

A234 医療安全対策加算（入院初日）

1 医療安全対策加算1	85点
2 医療安全対策加算2	30点

注1　別に厚生労働大臣が定める組織的な医療安全対策に係る施設基準に適合しているものとして地方厚生局長等に届け出た保険医療機関に入院している患者（第1節の入院基本料（特別入院基本料等を除く。），第3節の特定入院料又は第4節の短期滞在手術等基本料のうち，医療安全対策加算を算定できるものを現に算定している患者に限る。）について，当該基準に係る区分に従い，入院初日に限りそれぞれ所定点数に加算する。

2　医療安全対策に関する医療機関間の連携体制につき別に厚生労働大臣が定める施設基準に適合しているものとして地方厚生局長等に届け出た保険医療機関（特定機能病院を除く。）に入院している患者については，当該基準に係る区分に従い，次に掲げる点数をそれぞれ更に所定点数に加算する。

イ 医療安全対策地域連携加算1	50点
ロ 医療安全対策地域連携加算2	20点

A234-2 感染対策向上加算（入院初日）

1 感染対策向上加算1	710点
2 感染対策向上加算2	175点
3 感染対策向上加算3	75点

注1　組織的な感染防止対策につき別に厚生労働大臣が定める施設基準に適合しているものとして地方厚生局長等に届け出た保険医療機関に入院している患者（第1節の入院基本料（特別入院基本料等を除く。），第3節の特定入院料又は第4節の短期滞在手術等基本料のうち，感染対策向上加算を算定できるものを現に算定している患者に限る。）について，当該基準に係る区分に従い，入院初日に限り（3については，入院初日及び入院期間が90日を超えるごとに1回）それぞれ所定点数に加算する。

2　感染対策向上加算1を算定する場合について，感染症対策に関する医療機関間

数に加算する。

なお，栄養サポートチームに参加する歯科医師は，院外の歯科医師であっても差し支えないが，当該チームの構成員として継続的に診療に従事していることが必要である。

栄養障害の状態にある患者又は栄養管理を行わなければ栄養障害の状態になることが見込まれる患者であって，栄養管理計画が策定されているものであること。

第1章基本診療料の末尾に参考として掲載

◇　医療安全対策加算について

(1)　医療安全対策加算は，組織的な医療安全対策を実施している保険医療機関を評価したものであり，当該保険医療機関に入院している患者について，入院期間中1回に限り，入院初日に算定する。

(2)　組織的な医療安全対策とは，医療安全管理部門に所属する医療安全管理者が，医療安全管理委員会と連携しつつ，当該保険医療機関の医療安全に係る状況を把握し，その分析結果に基づいて医療安全確保のための業務改善等を継続的に実施していることをいう。

(3)　医療安全確保のための職員研修を計画的に実施するとともに，医療安全管理者が必要に応じて各部門における医療安全管理の担当者への支援を実施し，その結果を記録している。

(4)　「注2」に掲げる加算は，医療安全対策加算を算定する複数の医療機関が連携し，互いに医療安全対策に関する評価を行っている場合に算定する。

◇　感染対策向上加算について

(1)　感染対策向上加算は，第2部入院料等の「通則7」に規定する院内感染防止対策を行った上で，更に院内に感染制御チームを設置し，院内感染状況の把握，抗菌薬の適正使用，職員の感染防止等を行うことによる医療機関の感染防止対策の実施や地域の医療機関等が連携して実施する感染症対策の取組，新興感染症の発生時等に都道府県等の要請を受けて感染症患者を受け入れる体制等の確保を評価するものであり，当該保険医療機関に入院している患者について，感染対策向上加算1及び感染対策向上加算2は入院初日，感染対策向上加算3は入院初日及び入院期間が90日を超えるごとに1回算定する。90日を超えるごとの計算は，入院日から起算して91日目，181日目等と計算する。なお，ここでいう入院とは，第2部入院料等の「通則5」に規定する入院期間中の入院のことをいい，感染対策向上加算1及び2については入院期間が通算される再入院の場合は算定できず，感染対策向上加算3については通算した入院期間から算出し算定する。

(2)　感染制御チームは以下の業務を行うものとする。

ア　感染制御チームは，1週間に1回程度，定期的に院内を巡回し，院内感染事例の把握を行うとともに，院内感染防止対策の実施状況の把握・指導を行う。また，院内感染事例，院内感染の発生率に関

の連携体制につき別に厚生労働大臣が定める施設基準に適合しているものとして地方厚生局長等に届け出た保険医療機関に入院している患者については、**指導強化加算**として、**30点**を更に所定点数に加算する。

3　感染対策向上加算2又は感染対策向上加算3を算定する場合について、感染症対策に関する医療機関間の連携体制につき別に厚生労働大臣が定める施設基準に適合しているものとして地方厚生局長等に届け出た保険医療機関に入院している患者については、**連携強化加算**として、**30点**を更に所定点数に加算する。

4　感染対策向上加算2又は感染対策向上加算3を算定する場合について、感染防止対策に資する情報を提供する体制につき別に厚生労働大臣が定める施設基準に適合しているものとして地方厚生局長等に届け出た保険医療機関に入院している患者については、**サーベイランス強化加算**として、**3点**を更に所定点数に加算する。

5　感染対策向上加算を算定する場合について、抗菌薬の使用状況につき別に厚生労働大臣が定める施設基準に適合しているものとして地方厚生局長等に届け出た保険医療機関に入院している患者については、**抗菌薬適正使用体制加算**として、**5点**を更に所定点数に加算する。

A 234-3　患者サポート体制充実加算（入院初日）
70点

注　患者に対する支援体制につき別に厚生労働大臣が定める施設基準に適合しているものとして地方厚生局長等に届け出た保険医療機関に入院している患者（第1節の入院基本料（特別入院基本料等を除く。）、第3節の特定入院料又は第4節の短期滞在手術等基本料のうち、患者サポート体制充実加算を算定できるものを現に算定している患

するサーベイランス等の情報を分析し、評価し、効率的な感染対策に役立てる。院内感染の増加が確認された場合には病棟ラウンドの所見及びサーベイランスデータ等を基に改善策を講じる。巡回、院内感染に関する情報を記録に残す。

イ　感染制御チームは微生物学的検査を適宜利用し、抗菌薬の適正使用を推進する。感染対策向上加算1及び感染対策向上加算2の届出を行っている保険医療機関にあっては、バンコマイシン等の抗MRSA薬及び広域抗菌薬等の使用に際して届出制又は許可制をとり、投与量、投与期間の把握を行い、臨床上問題となると判断した場合には、投与方法の適正化をはかる。感染対策向上加算3の届出を行っている保険医療機関にあっては、感染対策向上加算1を算定する他の保険医療機関又は地域の医師会とのカンファレンス等により助言を受け、適切に抗MRSA薬及び広域抗菌薬等が使用されているか確認する。

ウ　感染制御チームは院内感染対策を目的とした職員の研修を行う。また院内感染に関するマニュアルを作成し、職員がそのマニュアルを遵守していることを巡回時に確認する。

エ　感染制御チームは緊急時に地域の医療機関同士が速やかに連携して各医療機関の対応への支援がなされるよう、日常的な相互の協力関係を築く。なお、その際、感染対策向上加算1の届出を行っている保険医療機関の感染制御チームが中心的な役割を担う。

オ　感染制御チームは保健所や地域の医師会と適切な連携体制を構築する。

(3)　「注2」に規定する指導強化加算は、感染対策向上加算1の届出を行っている保険医療機関が感染対策向上加算2、感染対策向上加算3又はA000初診料の「注11」若しくはA001再診料の「注15」外来感染対策向上加算を算定する他の保険医療機関に対し、院内感染対策等に係る助言を行っている場合に算定する。

(4)　「注3」に規定する連携強化加算は、感染対策向上加算2又は感染対策向上加算3の届出を行っている保険医療機関が、感染対策向上加算1の届出を行っている保険医療機関に対し、感染症の発生状況、抗菌薬の使用状況等について報告を行っている場合に算定する。

(5)　「注4」に規定するサーベイランス強化加算は、感染対策向上加算2又は感染対策向上加算3を算定する保険医療機関が、院内感染対策サーベイランス（JANIS）、感染対策連携共通プラットフォーム（J－SIPHE）等、地域や全国のサーベイランスに参加している場合に算定する。

(6)　「注5」に規定する抗菌薬適正使用体制加算は、感染対策向上加算を算定する保険医療機関が、抗菌薬の使用状況のモニタリングが可能なサーベイランスに参加し、入院中の患者以外の患者に使用する抗菌薬のうちAccess抗菌薬に分類されるものの使用比率が60%以上又は当該サーベイランスに参加する病院又は有床診療所全体の上位30%以内である場合に算定する。

◇　患者サポート体制充実加算について

(1)　医療従事者と患者との対話を促進するため、患者又はその家族等（以下この項において「患者等」という。）に対する支援体制を評価したものであり、当該保険医療機関に入院している患者について、入院期間中1回に限り、入院初日に算定する。

(2)　当該保険医療機関に相談支援窓口を設置し、患者等からの疾病に関する医学的な質問並びに生活上及び入院上の不安等に関する相談について懇切丁寧に対応する。

(3)　医療従事者と患者等との良好な関係を築くため、患者支援体制が整備されている。

者に限る。）について，入院初日に限り所定点数に加算する。

A 234-4 重症患者初期支援充実加算 （1日につき）　**300点**

注　特に重篤な患者及びその家族等に対する支援体制につき別に厚生労働大臣が定める施設基準に適合しているものとして地方厚生局長等に届け出た保険医療機関に入院している患者（第3節の特定入院料のうち，重症患者初期支援充実加算を算定できるものを現に算定している患者に限る。）について，入院した日から起算して3日を限度として所定点数に加算する。

A 234-5 報告書管理体制加算 （退院時1回）　**7点**

注　組織的な医療安全対策の実施状況の確認につき別に厚生労働大臣が定める施設基準に適合しているものとして地方厚生局長等に届け出た保険医療機関に入院している患者であって，当該入院中に第4部画像診断又は第13部病理診断に掲げる診療料を算定したもの（第1節の入院基本料（特別入院基本料等を除く。）又は第3節の特定入院料のうち，報告書管理体制加算を算定できるものを現に算定している患者に限る。）について，退院時1回に限り，所定点数に加算する。

A 235 削除

A 236 褥瘡ハイリスク患者ケア加算 （入院中1回）　**500点**

注1　別に厚生労働大臣が定める施設基準に適合しているものとして地方厚生局長等に届け出た保険医療機関に入院している患者（第1節の入院基本料（特別入院基本料等を除く。）又は第3節の特定入院料のうち，褥瘡ハイリスク患者ケア加算を算定できるものを現に算定している患者に限る。）について，重点的な褥瘡ケアを行う必要を認め，計画的な褥瘡対策が行われた場合に，入院中1回に限り，所定点数に加算する。
　　2　医療提供体制の確保の状況に鑑み別に

(4)　A232がん拠点病院加算を算定している場合は算定できない。

◇　重症患者初期支援充実加算について

(1)　重症患者初期支援充実加算は，集中治療領域において，患者の治療に直接関わらない専任の担当者（以下「入院時重症患者対応メディエーター」という。）が，特に重篤な状態の患者の治療を行う医師・看護師等の他職種とともに，当該患者及びその家族等に対して，治療方針・内容等の理解及び意向の表明を支援する体制を評価したものであり，当該保険医療機関に入院している患者について，入院した日から起算して3日を限度として算定できる。なお，ここでいう入院した日とは，当該患者が当該加算を算定できる治療室に入院又は転棟した日のことをいう。

(2)　入院時重症患者対応メディエーターは，以下の業務を行うものとする。

ア　当該患者及びその家族等の同意を得た上で，当該患者及びその家族等が治療方針及びその内容等を理解し，当該治療方針等に係る意向を表明することを，当該患者の治療を行う医師・看護師等の他職種とともに，支援を行う。

イ　当該患者及びその家族等に対して支援を行うに当たっては，支援の必要性が生じてから可能な限り早期に支援が開始できるよう取り組む。

ウ　当該患者及びその家族等の心理状態に配慮した環境で支援を行う。

エ　当該患者及びその家族等に対して実施した支援の内容及び実施時間について診療録等に記載する。

◇　報告書管理体制加算について

(1)　報告書管理体制加算は，医療機関全体の医療安全の一環として行われる，画像診断報告書・病理診断報告書（以下この項において「報告書」という。）の確認漏れによる診断又は治療開始の遅延を防止する取組を評価するものであり，当該保険医療機関に入院している患者であって，第4部画像診断又は第13部病理診断に掲げる診療料を算定するものについて，退院時1回に限り算定する。

(2)　組織的な報告書管理とは，画像診断部門，病理診断部門又は医療安全管理部門に所属する報告書確認管理者が，医療安全管理対策委員会と連携し，当該保険医療機関内の報告書の確認漏れによる診断及び治療開始の遅れを防止する取組に係る状況を把握するとともに，当該保険医療機関内に報告書確認対策チームを設置し，当該チームが，報告書管理のための支援や業務改善等を継続的に実施していることをいう。

◇　褥瘡ハイリスク患者ケア加算について

(1)　別に厚生労働大臣が定める施設基準に適合しているものとして届け出た保険医療機関に入院している患者であって，当該加算の要件を満たすものについて算定する。

(2)　褥瘡ケアを実施するための適切な知識・技術を有する専従の褥瘡管理者が，褥瘡予防・管理が難しく重点的な褥瘡ケアが必要な患者に対し，適切な褥瘡予防・治療のための予防治療計画に基づく総合的な褥瘡対策を継続して実施した場合，当該入院期間中1回に限り算定する。なお，当該加算は，第2部入院料等の「通則5」に規定する入院期間が通算される再入院であっても別に算定できる。

(3)　褥瘡予防・管理が難しく重点的な褥瘡ケアが必要な患者とは，ベッド上安静であって，次に掲げるものをいう。

ア　ショック状態のもの

イ　重度の末梢循環不全のもの

厚生労働大臣が定める地域に所在する保険医療機関であって，別に厚生労働大臣が定める施設基準に適合しているものとして地方厚生局長等に届け出たものについては，注1に規定する届出の有無にかかわらず，当該加算の点数に代えて，**褥瘡ハイリスク患者ケア加算（特定地域）**として，**250点**を所定点数に加算することができる。

ウ　麻薬等の鎮痛・鎮静剤の持続的な使用が必要であるもの

エ　6時間以上の全身麻酔下による手術を受けたもの

オ　特殊体位による手術を受けたもの

カ　強度の下痢が続く状態であるもの

キ　極度の皮膚の脆弱（低出生体重児，ＧＶＨＤ，黄疸等）であるもの

ク　皮膚に密着させる医療関連機器の長期かつ持続的な使用が必要であるもの

ケ　褥瘡に関する危険因子（病的骨突出，皮膚湿潤，浮腫等）があって既に褥瘡を有するもの

(4)　「注2」に規定する点数は，「基本診療料の施設基準等」の「別表第六の二」に掲げる地域に所在する保険医療機関（特定機能病院，許可病床数が400床以上の病院，ＤＰＣ対象病院及び一般病棟入院基本料に係る届出において急性期一般入院料1のみを届け出ている病院を除く。）の一般病棟において，算定可能である。なお，「基本診療料施設基準通知」の別添2「入院基本料等の施設基準等」第5の6の規定により看護配置の異なる病棟ごとに一般病棟入院基本料の届出を行っている保険医療機関においては，一般病棟入院基本料（急性期一般入院料1を除く。）を算定する病棟で当該点数を算定できる。

(5)　「注2」に規定する点数を算定する場合は，褥瘡管理者は，褥瘡リスクアセスメント票・褥瘡予防治療計画書に基づき実施した褥瘡ケアの内容を診療録等に記載する。

◆　厚生労働大臣が定める地域（特定地域）

第1章基本診療料の末尾に参考として掲載

A236-2　ハイリスク妊娠管理加算（1日につき）
1,200点

注　別に厚生労働大臣が定める施設基準に適合しているものとして地方厚生局長等に届け出た保険医療機関が，別に厚生労働大臣が定める患者（第1節の入院基本料（特別入院基本料等を除く。）又は第3節の特定入院料のうち，ハイリスク妊娠管理加算を算定できるものを現に算定している患者に限る。）について，入院中にハイリスク妊娠管理を行った場合に，1入院に限り20日を限度として所定点数に加算する。

◇　ハイリスク妊娠管理加算について

(1)　算定対象となる患者は，次に掲げる疾患等の妊婦であって，医師がハイリスク妊娠管理が必要と認めた者である。

ア　分娩時の妊娠週数が22週から32週未満の早産である患者（早産するまでの患者に限る。）

イ　妊娠高血圧症候群重症の患者

ウ　前置胎盤（妊娠28週以降で出血等の症状を伴う場合に限る。）の患者

エ　妊娠30週未満の切迫早産の患者であって，子宮収縮，子宮出血，頸管の開大，短縮又は軟化のいずれかの兆候を示しかつ以下のいずれかを満たすものに限る。

　a　前期破水を合併したもの

　b　羊水過多症又は羊水過少症のもの

　c　経腟超音波検査で子宮頸管長が20mm未満のもの

　d　切迫早産の診断で他の医療機関より搬送されたもの

　e　早産指数（tocolysis index）が3点以上のもの

オ　多胎妊娠の患者

カ　子宮内胎児発育遅延の患者

キ　心疾患（治療中のものに限る。）の患者

ク　糖尿病（治療中のものに限る。）の患者

ケ　甲状腺疾患（治療中のものに限る。）の患者

コ　腎疾患（治療中のものに限る。）の患者

サ　膠原病（治療中のものに限る。）の患者

シ　特発性血小板減少性紫斑病（治療中のものに限る。）の患者

ス　白血病（治療中のものに限る。）の患者

セ　血友病（治療中のものに限る。）の患者

ソ　出血傾向のある状態（治療中のものに限る。）の患者

タ　ＨＩＶ陽性の患者

チ　Rh不適合の患者

ツ　当該妊娠中に帝王切開術以外の開腹手術（腹腔鏡による手術を含む。）を行った患者又は行う予定のある患者

テ　精神疾患の患者（当該保険医療機関において精神療法を実施している者又は他の保険医療機関において精神療法を実施している者であって当該保険医療機関に対して診療情報が文書により提供されているものに限る。）

ただし，治療中のものとは，対象疾患について専門的治療が行われているものを指し，単なる経過観察のために年に数回程度通院しているのみの患者は算定できない。

[早産指数（tocolysis index）]

スコア	0	1	2	3	4
子宮収縮	無	不 規 則	規 則 的	—	—
破 水	無	—	高位破水	—	低位破水
出 血	無	有	—	—	—
子宮口の開大度	無	1 cm	2 cm	3 cm	4 cm以上

(2)　1入院に20日を限度として所定点数に加算する。ただし，第2部入院料等の「通則5」に規定する入院期間が通算される入院については，1入院として取り扱う。

(3)　1入院の期間中に，A237ハイリスク分娩等管理加算を算定するハイリスク分娩管理又は地域連携分娩管理とハイリスク妊娠管理を併せて行うことは可能であり，ハイリスク妊娠管理加算とハイリスク分娩管理加算又は地域連携分娩管理加算を併せ，1入院当たり28日を限度として算定できるが，ハイリスク分娩管理加算又は地域連携分娩管理加算を算定する日と同一日に行うハイリスク妊娠管理に係る費用は，ハイリスク分娩管理加算又は地域連携分娩管理加算に含まれ，別に算定できない。

(4)　妊婦とは産褥婦を含まない。

◆　ハイリスク妊娠管理加算の対象患者

妊婦であって，次に掲げるもの

分娩時の妊娠週数が22週から32週未満の早産である患者

妊娠高血圧症候群重症の患者

前置胎盤（妊娠28週以降で出血等の症状を伴うものに限る。）の患者

妊娠30週未満の切迫早産（子宮収縮，子宮出血，頸管の開大，短縮又は軟化のいずれかの兆候を示すもの等に限る。）の患者

多胎妊娠の患者

子宮内胎児発育遅延の患者

心疾患（治療中のものに限る。）の患者

糖尿病（治療中のものに限る。）の患者

甲状腺疾患（治療中のものに限る。）の患者

腎疾患（治療中のものに限る。）の患者

膠原病（治療中のものに限る。）の患者

特発性血小板減少性紫斑病（治療中のものに限る。）の患者

白血病（治療中のものに限る。）の患者

血友病（治療中のものに限る。）の患者

出血傾向のある状態（治療中のものに限る。）の患者

HIV陽性の患者

Rh不適合の患者

当該妊娠中に帝王切開術以外の開腹手術を行った患者又は行う予定のある患者

精神疾患の患者（精神療法が実施されているものに限る。）

A237　ハイリスク分娩等管理加算（1日につき）　　◇　ハイリスク分娩等管理加算について

1　ハイリスク分娩管理加算　　**3,200点**
2　地域連携分娩管理加算　　　**3,200点**
注1　1については，別に厚生労働大臣が定
　　める施設基準に適合しているものとして
　　地方厚生局長等に届け出た保険医療機関
　　が，別に厚生労働大臣が定める患者（第
　　1節の入院基本料（特別入院基本料等を
　　除く。）又は第3節の特定入院料のうち，
　　ハイリスク分娩管理加算を算定できるも
　　のを現に算定している患者に限る。）に
　　ついて，分娩を伴う入院中にハイリスク
　　分娩管理を行った場合に，1入院に限り
　　8日を限度として所定点数に加算する。
　　2　2については，別に厚生労働大臣が定
　　める施設基準に適合しているものとして
　　地方厚生局長等に届け出た保険医療機関
　　が，別に厚生労働大臣が定める患者（第
　　1節の入院基本料（特別入院基本料等を
　　除く。）のうち，地域連携分娩管理加算
　　を算定できるものを現に算定している患
　　者に限る。）について，分娩を伴う入院
　　中に地域連携分娩管理を行った場合に，
　　1入院に限り8日を限度として所定点数
　　に加算する。
　　3　ハイリスク分娩管理又は地域連携分娩
　　管理と同一日に行うハイリスク妊娠管理
　　に係る費用は，1又は2に含まれるも
　　のとする。

(1)　「1」ハイリスク分娩管理加算の算定対象となる患者は，次に掲げる疾患等の妊産婦であって，医師がハイリスク分娩管理が必要と認めた者である。
　ア　妊娠22週から32週未満の早産の患者
　イ　40歳以上の初産婦である患者
　ウ　分娩前のBMIが35以上の初産婦である患者
　エ　妊娠高血圧症候群重症の患者
　オ　常位胎盤早期剥離の患者
　カ　前置胎盤（妊娠28週以降で出血等の症状を伴う場合に限る。）の患者
　キ　双胎間輸血症候群の患者
　ク　多胎妊娠の患者
　ケ　子宮内胎児発育遅延の患者
　コ　心疾患（治療中のものに限る。）の患者
　サ　糖尿病（治療中のものに限る。）の患者
　シ　特発性血小板減少性紫斑病（治療中のものに限る。）の患者
　ス　白血病（治療中のものに限る。）の患者
　セ　血友病（治療中のものに限る。）の患者
　ソ　出血傾向のある状態（治療中のものに限る。）の患者
　タ　HIV陽性の患者
　チ　当該妊娠中に帝王切開術以外の開腹手術（腹腔鏡による手術を含む。）を行った患者又は行う予定のある患者
　ツ　精神疾患の患者（当該保険医療機関において精神療法を実施している者又は他の保険医療機関において精神療法を実施している者であって当該保険医療機関に対して診療情報が文書により提供されているものに限る。）
　　ただし，治療中のものとは，対象疾患について専門的治療が行われているものを指し，単なる経過観察のために年に数回程度通院しているのみの患者は算定できない。
(2)　「2」地域連携分娩管理加算の算定対象となる患者は，次に掲げる疾患等の妊産婦であって，医師が地域連携分娩管理が必要と認めた者である。
　ア　40歳以上の初産婦である患者
　イ　子宮内胎児発育遅延の患者（重度の子宮内胎児発育遅延の患者以外の患者であって，総合周産期母子医療センター又は地域周産期母子医療センター（以下この項において「総合周産期母子医療センター等」という。）から当該保険医療機関に対して診療情報が文書により提供されているものに限る。）
　ウ　糖尿病の患者（2型糖尿病又は妊娠糖尿病の患者（食事療法のみで血糖コントロールが可能なものに限る。）であって，専門医又は総合周産期母子医療センター等から当該保険医療機関に対して診療情報が文書により提出されているものに限る。）
　エ　精神疾患の患者（他の保険医療機関において精神療法を実施している者であって当該保険医療機関に対して診療情報が文書により提供されているものに限る。）
　　ただし，アからエまでに該当する妊産婦であっても，当該患者が複数の疾患等を有する場合においては，当該加算は算定できない。
(3)　地域連携分娩管理加算の算定に当たっては，当該患者の分娩を伴う入院前において，当該保険医療機関から，当該保険医療機関と連携している総合周産期母子医療センター等に対して当該患者を紹介し，当該患者が受診している必要がある。
(4)　ハイリスク分娩管理加算又は地域連携分娩管理加算は，ハイリスク分娩管理又は地域連携分娩管理の対象となる妊産婦に対して，分娩を

A
基本
入院基本料等加算

伴う入院中にハイリスク分娩管理又は地域連携分娩管理を行った場合に，8日を限度として算定する。ただし，第2部入院料等の「通則5」に規定する入院期間が通算される入院については，1入院として取り扱う。

(5)　1入院の期間中に，A 236-2ハイリスク妊娠管理加算を算定するハイリスク妊娠管理とハイリスク分娩管理又は地域連携分娩管理を併せて行うことは可能であり，ハイリスク妊娠管理加算とハイリスク分娩管理加算又は地域連携分娩管理加算を併せ，1入院当たり28日を限度として算定できるが，ハイリスク妊娠管理加算を算定するハイリスク妊娠管理とハイリスク分娩管理又は地域連携分娩管理を同一日に行う場合には，ハイリスク分娩管理加算又は地域連携分娩管理加算のみを算定する。

◆　ハイリスク分娩管理加算の対象患者
妊産婦であって，次に掲げるもの
妊娠22週から32週未満の早産の患者
40歳以上の初産婦である患者
分娩前のBMIが35以上の初産婦である患者
妊娠高血圧症候群重症の患者
常位胎盤早期剥離の患者
前置胎盤（妊娠28週以降で出血等の症状を伴うものに限る。）の患者
双胎間輸血症候群の患者
多胎妊娠の患者
子宮内胎児発育遅延の患者
心疾患（治療中のものに限る。）の患者
糖尿病（治療中のものに限る。）の患者
特発性血小板減少性紫斑病（治療中のものに限る。）の患者
白血病（治療中のものに限る。）の患者
血友病（治療中のものに限る。）の患者
出血傾向のある状態（治療中のものに限る。）の患者
HIV陽性の患者
当該妊娠中に帝王切開術以外の開腹手術を行った患者又は行う予定のある患者
精神疾患の患者（精神療法が実施されているものに限る。）

◆　地域連携分娩管理加算の対象患者
妊産婦であって，次に掲げるもの
40歳以上の初産婦である患者
子宮内胎児発育遅延（重度のものを除く。）の患者
糖尿病（治療中のものに限る。）の患者
精神疾患の患者（精神療法が実施されているものに限る。）

A 238　削除
A 238-2　削除
A 238-3　削除
A 238-4　削除
A 238-5　削除

A 238-6　精神科救急搬送患者地域連携紹介加算
（退院時1回）　　**1,000点**
注　別に厚生労働大臣が定める施設基準に適合しているものとして地方厚生局長等に届け出た保険医療機関が，緊急に入院した患者（第3節の特定入院料のうち，精神科救急搬送患者地域連携紹介加算を算定できるものを現に算定している患者に限る。）について，当該入院した日から起算して60日

◇　精神科救急搬送患者地域連携紹介加算及び精神科救急搬送患者地域連携受入加算について

(1)　精神科救急搬送患者地域連携紹介加算及び精神科救急搬送患者地域連携受入加算は，精神科救急医療機関（A 311精神科救急急性期医療入院料，A 311-2精神科急性期治療病棟入院料又はA 311-3精神科救急・合併症入院料に係る届出を行っている保険医療機関をいう。以下同じ。）に緊急入院した患者（当該保険医療機関の一般病棟等へ緊急入院した後，2日以内に当該特定入院料を算定する病棟に転棟した患者を含む。）について，後方病床の役割を担う保険医療機関（A 103精

以内に，当該患者に係る診療情報を文書により提供した上で，他の保険医療機関に転院させた場合に，退院時に1回に限り，所定点数に加算する。

A 238-7　精神科救急搬送患者地域連携受入加算

（入院初日）　　　　　　　　　　2,000点

注　別に厚生労働大臣が定める施設基準に適合しているものとして地方厚生局長等に届け出た保険医療機関が，他の保険医療機関において区分番号A 238-6に掲げる精神科救急搬送患者地域連携紹介加算を算定した患者を入院させた場合に，当該患者（第1節の入院基本料（特別入院基本料等を除く。）又は第3節の特定入院料のうち，精神科救急搬送患者地域連携受入加算を算定できるものを現に算定している患者に限る。）について，入院初日に限り所定点数に加算する。

A 238-8 削除
A 238-9 削除
A 239 削除
A 240 削除
A 241 削除

A 242　呼吸ケアチーム加算（週1回）　150点

注　別に厚生労働大臣が定める施設基準に適合しているものとして地方厚生局長等に届け出た保険医療機関において，別に厚生労働大臣が定める患者に対して，当該保険医療機関の保険医，看護師，臨床工学技士，理学療法士等が共同して，人工呼吸器の離脱のために必要な診療を行った場合に，当該患者（第1節の入院基本料（特別入院基本料等を除く。）又は第3節の特定入院料のうち，呼吸ケアチーム加算を算定できるものを現に算定している患者に限る。）について，週1回に限り所定点数に加算する。ただし，区分番号B 011-4に掲げる医療機器安全管理料の1は別に算定できない。

神病棟入院基本料，A 311-4児童・思春期精神科入院医療管理料，A 312精神療養病棟入院料，A 314認知症治療病棟入院料又はA 315精神科地域包括ケア病棟入院料に係る届出を行っている保険医療機関をいう。以下同じ。）で対応可能な場合に，後方病床の役割を担う保険医療機関が当該患者の転院を速やかに受け入れることで，精神科救急医療機関の負担軽減及び緊急入院の受入が円滑になるよう地域における連携を評価するものである。

(2)　精神科救急搬送患者地域連携紹介加算は，精神科救急医療機関が緊急入院患者を受け入れ，入院後60日以内に，あらかじめ連携している後方病床の役割を担う保険医療機関に当該患者に関する診療情報を提供し，転院した場合に，精神科救急医療機関において転院時に算定する。なお，この場合において，B 009診療情報提供料（Ⅰ）は算定できない。

(3)　精神科救急搬送患者地域連携受入加算は，後方病床の役割を担う保険医療機関が精神科救急医療機関に緊急入院した患者を，当該緊急入院から60日以内に受け入れた場合に，後方病床の役割を担う保険医療機関において入院時に算定する。

(4)　精神科救急搬送患者地域連携紹介加算は，他の保険医療機関から転院してきた患者を後方病床の役割を担う保険医療機関に更に転院させた場合には算定できない。ただし，当該他の保険医療機関への入院時から48時間以内に，患者の症状の増悪等により精神科救急搬送患者地域連携紹介加算を届け出ている精神科救急医療機関に転院した後，精神科救急医療機関への入院から60日以内に後方病床の役割を担う保険医療機関に転院させた場合に限り，精神科救急搬送患者地域連携紹介加算を算定できる。精神科救急搬送患者地域連携受入加算も同様とする。

◇　呼吸ケアチーム加算について

(1)　別に厚生労働大臣が定める施設基準に適合しているものとして届け出た保険医療機関に入院している患者であって，当該加算の要件を満たすものについて算定する。

(2)　算定対象となる患者は，48時間以上継続して人工呼吸器を装着している患者であって，人工呼吸器を装着している状態で当該病棟に入院した日から1月以内の患者又は当該病棟に入院した後人工呼吸器を装着し，装着日から1月以内の患者である。ただし，人工呼吸器離脱の過程において，一時的に短時間，人工呼吸器を装着していない時間については，継続して装着しているものとみなす。

(3)　人工呼吸器離脱のための呼吸ケアに係る専任のチーム（以下「呼吸ケアチーム」という。）による診療が行われた場合に週1回に限り算定する。

(4)　呼吸ケアチームは初回の診療に当たり，当該患者の診療計画書を作成し，その内容に基づき，人工呼吸器離脱のために当該患者の状態に応じたチームによる診療を行い，その評価を行う。なお，必要に応じて呼吸ケアチーム以外の医師，看護師等に人工呼吸器の管理や呼吸ケア等の指導を行う。

(5)　呼吸ケアチームは当該患者の診療を担う保険医，看護師等と十分に連携を図る。

◆　呼吸ケアチーム加算の対象患者
次のいずれにも該当する患者であること。

A

基本

入院基本料等加算

イ 48時間以上継続して人工呼吸器を装着している患者であること。
ロ 次のいずれかに該当する患者であること。
① 人工呼吸器を装着している状態で当該加算を算定できる病棟に入院（転棟及び転床を含む。）した患者であって，当該病棟に入院した日から起算して1月以内のもの
② 当該加算を算定できる病棟に入院した後に人工呼吸器を装着した患者であって，装着した日から起算して1月以内のもの

◇ 術後疼痛管理チーム加算について
(1) 術後疼痛管理チーム加算は，質の高い疼痛管理による患者の疼痛スコアの減弱，生活の質の向上及び合併症予防等を目的として，術後疼痛管理に係る専門的知識を有した多職種からなるチーム（以下「術後疼痛管理チーム」という。）が必要な疼痛管理を実施することを評価したものである。
(2) 術後疼痛管理チーム加算は，L 008マスク又は気管内挿管による閉鎖循環式全身麻酔を受けた患者であって，手術後に継続した硬膜外麻酔後における局所麻酔剤の持続的注入，神経ブロックにおける麻酔剤の持続的注入又は麻薬を静脈内注射により投与しているもの（覚醒下のものに限る。）に対して，術後疼痛管理チームが必要な疼痛管理を行った場合に，手術日の翌日から起算して3日を限度として，所定点数に加算する。
(3) 術後疼痛管理チームは，術後疼痛管理プロトコルを作成し，その内容に基づき，術後疼痛管理が必要な患者の状態に応じた疼痛管理及びその評価を行い，その内容を診療録に記載する。なお，必要に応じて当該患者の診療を行う医師及び術後疼痛管理チーム以外の医師，看護師等と連携して対応する。

A 242-2 術後疼痛管理チーム加算（1日につき）　　100点

注 別に厚生労働大臣が定める施設基準に適合しているものとして地方厚生局長等に届け出た保険医療機関において，区分番号L 008に掲げるマスク又は気管内挿管による閉鎖循環式全身麻酔を伴う手術を行った患者であって，継続して手術後の疼痛管理を要するものに対して，当該保険医療機関の麻酔に従事する医師，看護師，薬剤師等が共同して疼痛管理を行った場合に，当該患者（第1節の入院基本料（特別入院基本料等を除く。）又は第3節の特定入院料のうち，術後疼痛管理チーム加算を算定できるものを現に算定している患者に限る。）について，手術日の翌日から起算して3日を限度として所定点数に加算する。

A 243 後発医薬品使用体制加算（入院初日）

1	後発医薬品使用体制加算1	**87点**
2	後発医薬品使用体制加算2	**82点**
3	後発医薬品使用体制加算3	**77点**

注 別に厚生労働大臣が定める施設基準に適合しているものとして地方厚生局長等に届け出た保険医療機関に入院している患者（第1節の入院基本料（特別入院基本料等を含む。）又は第3節の特定入院料のうち，後発医薬品使用体制加算を算定できるものを現に算定している患者に限る。）について，当該基準に係る区分に従い，それぞれ入院初日に限り所定点数に加算する。

◇ 後発医薬品使用体制加算について
(1) 後発医薬品の品質，安全性，安定供給体制等の情報を収集・評価し，その結果を踏まえ後発医薬品の採用を決定する体制が整備されている保険医療機関を評価したものである。
(2) 当該保険医療機関において調剤した後発医薬品のある先発医薬品及び後発医薬品を合算した規格単位数量に占める後発医薬品の規格単位数量の割合が75%以上，85%以上又は90%以上であるとともに，入院及び外来において後発医薬品（ジェネリック医薬品）の使用を積極的に行っている旨を当該保険医療機関の見やすい場所に掲示するとともに，原則としてウェブサイトに掲載している保険医療機関に入院している患者について，入院初日に算定する。

A 243-2 バイオ後続品使用体制加算（入院初日）　　100点

注 別に厚生労働大臣が定める施設基準に適合しているものとして地方厚生局長等に届け出た保険医療機関に入院している患者（第1節の入院基本料（特別入院基本料等含む。）又は第3節の特定入院料のうち，バイオ後続品使用体制加算を算定できるものを現に算定している患者に限る。）であって，バイオ後続品のある先発バイオ医薬品（バイオ後続品の適応のない患者に対して使用する先発バイオ医薬品は除く。）及びバイオ後続品を使用する患者について，バイオ後続品使用体制加算として，入院初日に限り所定点数に加算する。

◇ バイオ後続品使用体制加算について
(1) バイオ後続品使用体制加算は，バイオ後続品の品質，有効性，安全性，安定供給体制等の情報を収集・評価し，その結果を踏まえバイオ後続品の採用を決定する体制が整備されている保険医療機関を評価したものである。
(2) バイオ後続品使用体制加算は，入院及び外来においてバイオ後続品の導入に関する説明を積極的に行っている旨を当該保険医療機関の見やすい場所に掲示するとともに，原則としてウェブサイトに掲載している保険医療機関であって，当該保険医療機関の調剤したバイオ後続品のある先発バイオ医薬品（バイオ後続品の適応のない患者に対して使用する先発バイオ医薬品は除く。以下同じ。）及びバイオ後続品を合算した規格単位数量に占めるバイオ後続品の規格単位数量の割合が各成分に定められた割合以上である保険医療機関において，バイオ後続品のある先発バイオ医薬品及びバイオ後続品を使用する患者について，入院初日に算定する。

A244　病棟薬剤業務実施加算

1　病棟薬剤業務実施加算1（週1回）
120点

2　病棟薬剤業務実施加算2（1日につき）
100点

注1　別に厚生労働大臣が定める施設基準に適合しているものとして地方厚生局長等に届け出た保険医療機関に入院している患者について，薬剤師が病棟等において病院勤務医等の負担軽減及び薬物療法の有効性，安全性の向上に資する薬剤関連業務を実施している場合に，当該患者（第1節の入院基本料（特別入院基本料等を除く。）及び第3節の特定入院料のうち，病棟薬剤業務実施加算1又は病棟薬剤業務実施加算2を算定できるものを現に算定している患者に限る。）について，病棟薬剤業務実施加算1にあっては週1回に限り，病棟薬剤業務実施加算2にあっては1日につき所定点数に加算する。この場合において，療養病棟入院基本料，精神病棟入院基本料又は特定機能病院入院基本料（精神病棟に限る。）を算定している患者については，入院した日から起算して8週間を限度とする。

2　病棟薬剤業務の質の向上を図るための薬剤師の研修体制その他の事項につき別に厚生労働大臣が定める施設基準に適合しているものとして地方厚生局長等に届け出た保険医療機関に入院している患者であって，病棟薬剤業務実施加算1を算定しているものについて，**薬剤業務向上加算**として，週1回に限り**100点**を所定点数に加算する。

◇　病棟薬剤業務実施加算について

(1)　当該保険医療機関の病棟等において，薬剤師が医療従事者の負担軽減及び薬物療法の有効性，安全性の向上に資する業務（以下「病棟薬剤業務」という。）を実施していることを評価したものであり，病棟専任の薬剤師が病棟薬剤業務を1病棟又は治療室1週間につき20時間相当以上（複数の薬剤師が一の病棟又は治療室において実施する場合には，当該薬剤師が実施に要した時間を全て合算して得た時間が20時間相当以上）実施している場合に，病棟薬剤業務実施加算1にあっては週1回に限り，病棟薬剤業務実施加算2にあっては1日につき所定点数に加算する。ただし，A101療養病棟入院基本料，A103精神病棟入院基本料又はA104特定機能病院入院基本料（精神病棟に限る。）を算定している患者については，入院した日から起算して8週を限度として加算できる。

(2)　病棟薬剤業務実施加算の「1」については，A100一般病棟入院基本料，A101療養病棟入院基本料，A102結核病棟入院基本料，A103精神病棟入院基本料，A104特定機能病院入院基本料，A105専門病院入院基本料，A304地域包括医療病棟入院料又はA307小児入院医療管理料のいずれかを算定している患者に対して，病棟薬剤業務実施加算の「2」については，A300救命救急入院料，A301特定集中治療室管理料，A301-2ハイケアユニット入院医療管理料，A301-3脳卒中ケアユニット入院医療管理料，A301-4小児特定集中治療室管理料，A302新生児特定集中治療室管理料，A302-2新生児特定集中治療室重症児対応体制強化管理料又はA303総合周産期特定集中治療室管理料のいずれかを算定している患者に対して，薬剤師が病棟において病院勤務医等の負担軽減及び薬物療法の有効性，安全性の向上に資する薬剤関連業務を実施している場合に算定する。

(3)　「病棟薬剤業務」とは，次に掲げるものである。

ア　過去の投薬・注射及び副作用発現状況等を患者又はその家族等から聴取し，当該保険医療機関及び可能な限り他の保険医療機関における投薬及び注射に関する基礎的事項を把握する。

イ　医薬品医療機器情報配信サービス（PMDAメディナビ）によるなど，インターネットを通じて常に最新の医薬品緊急安全性情報，医薬品・医療機器等安全性情報，製造販売業者が作成する医薬品リスク管理計画（RMP：Risk Management Plan）に関する情報，医薬品・医療機器等の回収等の医薬品情報の収集を行うとともに，重要な医薬品情報については，医療従事者へ周知している。

ウ　当該保険医療機関において投薬される医薬品について，以下の情報を知ったときは，速やかに当該患者の診療を担当する医師に対し，当該情報を文書により提供する。

a　緊急安全性情報，安全性速報

b　医薬品・医療機器等安全性情報

c　医薬品・医療機器等の回収等

エ　入院時に，持参薬の有無，薬剤名，規格，剤形等を確認し，服薬計画を書面で医師等に提案するとともに，その書面の写しを診療録等に添付する。

オ　当該病棟に入院している患者に対し2種以上（注射薬及び内用薬を各1種以上含む。）の薬剤が同時に投与される場合には，治療上必要な応急の措置として薬剤を投与する場合等を除き，投与前に，注射薬と内用薬との間の相互作用の有無等の確認を行う。

カ　患者又はその家族に対し，治療方針に係る説明を行う中で，特に安全管理が必要な医薬品等の説明を投与前に行う必要がある場合には，病棟専任の薬剤師がこれを行う。なお，ここでいう特に安全管理が必要な医薬品とは，B008薬剤管理指導料の対象患者に規定す

　　る医薬品のことをいう。

　キ　特に安全管理が必要な医薬品等のうち，投与の際に流量又は投与量の計算等が必要な場合は，治療上必要な応急の措置として薬剤を投与する場合等を除き，投与前に病棟専任の薬剤師が当該計算等を実施する。

　ク　アからキまでに掲げる業務のほか，「医療スタッフの協働・連携によるチーム医療の推進について」（平成22年4月30日医政発0430第1号）の「記」の「2」の(1)（③，⑥及び⑧を除く。）に掲げる業務についても，可能な限り実施するよう努める。

　ケ　退院時の薬学的管理指導について，可能な限り実施する。

(4)　病棟薬剤業務の実施に当たっては，次の点に留意する。

　ア　医薬品情報の収集，抗がん剤の無菌調製など，病棟薬剤業務の内容によっては，必ずしも病棟において実施されるものではない。

　イ　病棟専任の薬剤師は，「別紙様式30」（953頁）又はこれに準じた当該病棟に係る病棟薬剤業務日誌を作成・管理し，記入の日から5年間保存しておく。また，患者の薬物療法に直接的に関わる業務については，可能な限り，その実施内容を診療録等にも記録する。

　ウ　病棟薬剤業務実施加算を算定できない病棟又は治療室においても病棟薬剤業務を実施するよう努める。

(5)　「注2」に規定する薬剤業務向上加算は，さらなるチーム医療の推進と薬物治療の質の向上を図る観点から，地域医療に係る業務の実践的な修得を含めた病院薬剤師の充実した研修体制を整備した医療機関において病棟薬剤業務を実施することを評価するものである。

(6)　薬剤業務向上加算は，別に厚生労働大臣が定める施設基準に適合しているものとして地方厚生（支）局に届け出た保険医療機関において，薬剤師が(3)に掲げる病棟薬剤業務を実施している場合に週1回に限り所定点数に加算する。

A 245　データ提出加算

1　データ提出加算1（入院初日）
　イ　許可病床数が200床以上の病院の場合
　　　　　　　　　　　　　　　　　145点
　ロ　許可病床数が200床未満の病院の場合
　　　　　　　　　　　　　　　　　215点
2　データ提出加算2（入院初日）
　イ　許可病床数が200床以上の病院の場合
　　　　　　　　　　　　　　　　　155点
　ロ　許可病床数が200床未満の病院の場合
　　　　　　　　　　　　　　　　　225点
3　データ提出加算3（入院期間が90日を超えるごとに1回）
　イ　許可病床数が200床以上の病院の場合
　　　　　　　　　　　　　　　　　145点
　ロ　許可病床数が200床未満の病院の場合
　　　　　　　　　　　　　　　　　215点
4　データ提出加算4（入院期間が90日を超えるごとに1回）
　イ　許可病床数が200床以上の病院の場合
　　　　　　　　　　　　　　　　　155点
　ロ　許可病床数が200床未満の病院の場合
　　　　　　　　　　　　　　　　　225点
注1　1及び2については，別に厚生労働大臣が定める施設基準に適合しているものとして地方厚生局長等に届け出た保険医

◇　データ提出加算について

(1)　厚生労働省が実施する「DPCの評価・検証等に係る調査」（以下「DPC調査」という。）の退院患者調査に準拠したデータを正確に作成し，継続して提出されることを評価したものである。

　　提出されたデータについては，特定の患者個人を特定できないように集計し，医療機関毎に公開されるものである。

　　また，提出されたデータは，入院医療等を担う保険医療機関の機能や役割の分析・評価等や「健康保険法」第150条の2第1項の規定に基づき，厚生労働省が行う匿名診療等関連情報の第三者提供のために適宜活用されるものである。

(2)　データ提出の実績が認められた保険医療機関において，データ作成対象病棟（以下「対象病棟」という。）に入院している患者について算定する。データ提出加算1及び2は入院初日，データ提出加算3及び4は入院期間が90日を超えるごとに1回算定する。90日を超えるごと，の計算は，入院日から起算して91日目，181日目等と計算する。なお，ここでいう入院とは第2部入院料等の「通則5」に規定する入院期間中の入院のことをいい，データ提出加算1及び2については入院期間が通算される再入院の場合には算定できず，データ提出加算3及び4については通算した入院期間から算出し算定する。

(3)　データの提出（データの再照会に係る提出を含む。）に遅延等が認められた場合，当該月の翌々月について，当該加算は算定できない。なお，遅延等とは，厚生労働省がDPC調査の一部事務を委託するDPC調査事務局宛てに，DPCの評価・検証等に係る調査（退院患者調査）実施説明資料（以下「調査実施説明資料」という。）に定められた期限までに，当該医療機関のデータが提出されていない場合（提出時刻が確認できない手段等，調査実施説明資料にて定められた提出

療機関において，当該保険医療機関における診療報酬の請求状況，手術の実施状況等の診療の内容に関するデータを継続して厚生労働省に提出している場合に，当該保険医療機関に入院している患者（第1節の入院基本料（特別入院基本料等を除く。）又は第3節の特定入院料のうち，データ提出加算を算定できるものを現に算定している患者に限る。）について，当該基準に係る区分に従い，入院初日に限り所定点数に加算する。

2　3及び4については，別に厚生労働大臣が定める施設基準に適合しているものとして地方厚生局長等に届け出た保険医療機関において，当該保険医療機関における診療報酬の請求状況，手術の実施状況等の診療の内容に関するデータを継続して厚生労働省に提出している場合に，当該保険医療機関に入院している患者（第1節の入院基本料（特別入院基本料等を除く。）又は第3節の特定入院料のうち，データ提出加算を算定できるものを現に算定している患者に限る。）であって，療養病棟入院基本料，結核病棟入院基本料，精神病棟入院基本料，障害者施設等入院基本料，特殊疾患入院医療管理料，回復期リハビリテーション病棟入院料，特殊疾患病棟入院料，緩和ケア病棟入院料，児童・思春期精神科入院医療管理料，精神療養病棟入院料，認知症治療病棟入院料，精神科地域包括ケア病棟入院料又は地域移行機能強化病棟入院料を届け出た病棟又は病室に入院しているものについて，当該基準に係る区分に従い，入院期間が90日を超えるごとに1回，所定点数に加算する。

A 246　入退院支援加算　(退院時1回)

1　入退院支援加算1
　イ　一般病棟入院基本料等の場合　**700点**
　ロ　療養病棟入院基本料等の場合　**1,300点**
2　入退院支援加算2
　イ　一般病棟入院基本料等の場合　**190点**
　ロ　療養病棟入院基本料等の場合　**635点**
3　入退院支援加算3　　　　　　　　**1,200点**
注1　入退院支援加算1は，別に厚生労働大臣が定める施設基準に適合しているものとして地方厚生局長等に届け出た保険医療機関が，次に掲げる入退院支援のいずれかを行った場合に，退院時1回に限り，所定点数に加算する。
　　イ　退院困難な要因を有する入院中の患者であって，在宅での療養を希望するもの（第1節の入院基本料（特別入院

方法以外の方法で提出された場合を含む。），提出されたデータが調査実施説明資料に定められたデータと異なる内容であった場合（データが格納されていない空の媒体が提出された場合を含む。）をいう。ただし，A 207診療録管理体制加算1の届出を行っている保険医療機関において，サイバー攻撃により診療体制に甚大な影響等が発生し，データを継続的かつ適切に提出することが困難である場合は，この限りでない。

(4)　データの作成は月単位で行うものとし，作成されたデータには月の初日から末日までの診療に係るデータが全て含まれていなければならない。

(5)　(2)の対象病棟とは，第1節の入院基本料（A 108有床診療所入院基本料及びA 109有床診療所療養病床入院基本料を除く。），第3節の特定入院料及び第4節の短期滞在手術等基本料（A 400の「1」短期滞在手術等基本料1を除く。）を算定する病棟をいう。

(6)　(2)の「データ提出の実績が認められた保険医療機関」とは，データの提出が厚生労働省保険局医療課において確認され，その旨を通知された保険医療機関をいう。

(7)　(3)のデータを継続的かつ適切に提出することが困難である場合に該当するか否かについては，地方厚生（支）局医療課長を経由して厚生労働省保険局医療課長へ確認を行うこと。

(8)　データ提出加算1及び3は，入院患者に係るデータを提出した場合に算定し，データ提出加算2及び4は，入院患者に係るデータに加え，外来患者に係るデータを提出した場合に算定することができる。

◇　入退院支援加算について

(1)　患者が安心・納得して退院し，早期に住み慣れた地域で療養や生活を継続できるように，施設間の連携を推進した上で，入院早期より退院困難な要因を有する患者を抽出し，入退院支援を実施することを評価するものである。なお，第2部入院料等の「通則5」に規定する入院期間が通算される入院については，1入院として取り扱うものとするが，入退院支援加算1にあってはこの限りでない。

(2)　入退院支援加算1にあっては，入退院支援及び地域連携業務に専従する職員（以下「入退院支援員」という。）を各病棟に専任で配置し，原則として入院後3日以内に患者の状況を把握するとともに退院困難な要因を有している患者を抽出する。また，入退院支援加算2にあっては，患者の入院している病棟等において，原則として入院後7日以内に退院困難な要因を有している患者を抽出する。なお，ここでいう退院困難な要因とは，以下のものである。
　ア　悪性腫瘍，認知症又は誤嚥性肺炎等の急性呼吸器感染症のいずれかであること
　イ　緊急入院であること

基本料等を除く。）又は第3節の特定入院料のうち，入退院支援加算1を算定できるものを現に算定している患者に限る。）に対して入退院支援を行った場合

ロ　連携する他の保険医療機関において当該加算を算定した患者（第1節の入院基本料（特別入院基本料等を除く。）又は第3節の特定入院料のうち，入退院支援加算1を算定できるものを現に算定している患者に限る。）の転院（1回の転院に限る。）を受け入れ，当該患者に対して入退院支援を行った場合

2　入退院支援加算2は，別に厚生労働大臣が定める施設基準に適合しているものとして地方厚生局長等に届け出た保険医療機関が，退院困難な要因を有する入院中の患者であって，在宅での療養を希望するもの（第1節の入院基本料（特別入院基本料等を除く。）又は第3節の特定入院料のうち，入退院支援加算2を算定できるものを現に算定している患者に限る。）に対して，入退院支援を行った場合に，退院時1回に限り，所定点数に加算する。

3　入退院支援加算3は，別に厚生労働大臣が定める施設基準に適合しているものとして地方厚生局長等に届け出た保険医療機関が，次に掲げる入退院支援のいずれかを行った場合に，退院時1回に限り，所定点数に加算する。

イ　当該保険医療機関に入院している患者であって，区分番号A302に掲げる新生児特定集中治療室管理料，区分番号A302-2に掲げる新生児特定集中治療室重症児対応体制強化管理料又は区分番号A303の2に掲げる新生児集中治療室管理料を算定したことがあるもの（第1節の入院基本料（特別入院基本料等を除く。）又は第3節の特定入院料のうち，入退院支援加算3を算定できるものを現に算定している患者に限る。）に対して，退院支援計画を作成し，入退院支援を行った場合

ロ　他の保険医療機関において当該加算を算定した患者（第1節の入院基本料（特別入院基本料等を除く。）又は第3節の特定入院料のうち，入退院支援加算3を算定できるものを現に算定している患者に限る。）の転院（1回の転院に限る。）を受け入れ，当該患者に対して，退院支援計画を作成し，入退院支援を行った場合

ウ　要介護状態であるとの疑いがあるが要介護認定が未申請であること又は要支援状態であるとの疑いがあるが要支援認定が未申請であること（「介護保険法施行令」第2条各号に規定する特定疾病を有する40歳以上65歳未満の者及び65歳以上の者に限る。）

エ　コミュニケーションに特別な技術が必要な障害を有する者

オ　強度行動障害の状態の者

カ　家族又は同居者から虐待を受けている又はその疑いがあること

キ　生活困窮者であること

ク　入院前に比べADLが低下し，退院後の生活様式の再編が必要であること（必要と推測されること。）

ケ　排泄に介助を要すること

コ　同居者の有無に関わらず，必要な養育又は介護を十分に提供できる状況にないこと

サ　退院後に医療処置（胃瘻等の経管栄養法を含む。）が必要なこと

シ　入退院を繰り返していること

ス　入院治療を行っても長期的な低栄養状態となることが見込まれること

セ　家族に対する介助や介護等を日常的に行っている児童等であること

ソ　児童等の家族から，介助や介護等を日常的に受けていること

タ　その他患者の状況から判断してアからソまでに準ずると認められる場合

(3)　退院困難な要因を有する患者について，入退院支援加算1の「イ」一般病棟入院基本料等の場合にあっては原則として7日以内，「ロ」療養病棟入院基本料等の場合にあっては原則として14日以内に患者及び家族と病状や退院後の生活も含めた話合いを行うとともに，関係職種と連携し，入院後7日以内に退院支援計画の作成に着手する。また，入退院支援加算2を算定する場合においても，できるだけ早期に患者及び家族と話合いを行うとともに，入院後7日以内に退院支援計画の作成に着手する。

(4)　ここでいう退院支援計画の内容は，以下の内容を含むものとする。

ア　患者氏名，入院日，退院支援計画着手日，退院支援計画作成日

イ　退院困難な要因

ウ　退院に関する患者以外の相談者

エ　退院支援計画を行う者の氏名（病棟責任者，病棟に専任の入退院支援職員及び入退院支援部門の担当者名をそれぞれ記入）

オ　退院に係る問題点，課題等

カ　退院へ向けた目標設定，支援期間，支援概要，予想される退院先，退院後の利用が予測される福祉サービスと担当者名

キ　リハビリテーション，栄養管理及び口腔管理等を含む，退院に向けて入院中に必要な療養支援の内容並びに栄養サポートチーム等の多職種チームとの役割分担

(5)　退院支援計画を実施するに当たって，入退院支援加算1にあっては，入院後7日以内に病棟の看護師及び病棟に専任の入退院支援職員並びに入退院支援部門の看護師及び社会福祉士等が共同してカンファレンスを実施する。また，入退院支援加算2にあっても，できるだけ早期に病棟の看護師及び入退院支援部門の看護師並びに社会福祉士等が共同してカンファレンスを実施する。なお，カンファレンスの実施に当たっては，必要に応じてその他の関係職種が参加する。

(6)　退院支援計画については，文書で患者又は家族に説明を行い，交付するとともに，その内容を診療録等に添付又は記載する。また，当該計画に基づき，患者又は家族に退院後の療養上必要な事項について説明するとともに，必要に応じて退院・転院後の療養生活を担う保険医

4　別に厚生労働大臣が定める施設基準に適合しているものとして地方厚生局長等に届け出た保険医療機関が，次に掲げる入退院支援のいずれかを行った場合に，**地域連携診療計画加算**として，**退院時1回**に限り，**300点**を更に所定点数に加算する。ただし，区分番号B003に掲げる開放型病院共同指導料（Ⅱ），区分番号B005に掲げる退院時共同指導料2，区分番号B005-1-2に掲げる介護支援等連携指導料，区分番号B009に掲げる診療情報提供料（Ⅰ）及び区分番号B011に掲げる連携強化診療情報提供料は別に算定できない。

イ　当該保険医療機関において入退院支援加算の届出を行っている病棟に入院している患者（あらかじめ地域連携診療計画を作成し，当該計画に係る疾患の治療等を担う他の保険医療機関又は介護サービス事業者等と共有するとともに，当該患者の同意を得た上で，入院時に当該計画に基づく当該患者の診療計画を作成及び説明し，文書により提供したものに限る。）について，退院時又は転院時に当該他の保険医療機関又は介護サービス事業者等に当該患者に係る診療情報を文書により提供した場合

ロ　他の保険医療機関からの転院（1回の転院に限る。）患者（当該他の保険医療機関において当該加算を算定したものであって，当該患者の同意を得た上で，入院時にあらかじめ作成した地域連携診療計画に基づき当該患者の診療計画を作成及び説明し，文書により提供したものに限る。）について，退院時又は転院時に当該他の保険医療機関に当該患者に係る診療情報を文書により提供した場合

5　医療提供体制の確保の状況に鑑み別に厚生労働大臣が定める地域に所在する保険医療機関であって，別に厚生労働大臣が定める施設基準に適合しているものとして地方厚生局長等に届け出たものについては，注2に規定する届出の有無にかかわらず，注2に規定する加算の点数に代えて，**入退院支援加算（特定地域）**として，それぞれ**95点**又は**318点**を所定点数に加算することができる。

6　入退院支援加算1又は入退院支援加算2を算定する患者が15歳未満である場合には，**小児加算**として，**200点**を更に所定点数に加算する。

療機関等との連絡や調整，介護サービス又は障害福祉サービス，地域相談支援若しくは障害児通所支援の導入に係る支援を行う。なお，当該計画を患者又は家族に交付した後，計画内容が変更となった場合は，患者又は家族に説明を行い，必要時，変更となった計画を交付する。

(7)　入退院支援加算1については，当該病棟又は入退院支援部門の入退院支援職員が，他の保険医療機関や介護サービス事業所等を訪れるなどしてこれらの職員と面会し，転院・退院体制に関する情報の共有等を行う。

(8)　入退院支援加算3は，当該入院期間中にA302新生児特定集中治療室管理料，A302-2新生児特定集中治療室重症児対応体制強化管理料又はA303総合周産期特定集中治療室管理料の「2」新生児集中治療室管理料を算定した退院困難な要因を有する患者（他の保険医療機関において入退院支援加算3を算定していない患者を含む）又は他の保険医療機関において入退院支援加算3を算定した上で転院した患者について，当該患者又はその家族の同意を得て退院支援計画を策定し，当該計画に基づき退院した場合に算定する。なお，ここでいう退院困難な要因とは，以下のものである。

ア　先天奇形
イ　染色体異常
ウ　出生体重1,500g未満
エ　新生児仮死（Ⅱ度以上のものに限る。）
オ　その他，生命に関わる重篤な状態

(9)　入退院支援加算3について，入院後7日以内に退院困難な要因を有する患者を抽出し，現在の病状及び今後予想される状態等について家族等と話し合いを開始する。この他，家族等に対して退院後の療養上必要な事項について説明するとともに，転院・退院後の療養生活を担う保険医療機関等との連絡や調整，福祉サービスの導入に係る支援等を行う。

(10)　入退院支援加算3について，入院後1か月以内に退院支援計画の作成に着手し，文書で家族等に説明を行い交付するとともに診療録等に添付又は記載する。なお，退院支援計画は「別紙様式6」（923頁）を参考として関係職種と連携して作成することとし，病棟及び入退院支援部門の看護師並びに社会福祉士等の関係職種が共同してカンファレンスを行った上で作成及び実施する。また，退院時には家族等に対して，緊急時の連絡先等を文書で提供し，24時間連絡が取れる体制を取る。

(11)　入退院支援加算と退院時共同指導料を同時に算定する場合には，在宅療養を担う保険医療機関等と患者が在宅療養に向けて必要な準備を確認し，患者に対して文書により情報提供する。

(12)　退院先については，診療録等に記載し，又は退院先を記載した文書を診療録等に添付する。

(13)　死亡による退院については算定できない。また，入退院支援加算1の「ロ」又は2の「ロ」の療養病棟入院基本料等の場合については，他の保険医療機関に入院するために転院した患者については算定できない。

(14)　入退院支援加算1の「ロ」又は2の「ロ」の療養病棟入院基本料等の場合について，当該加算を算定する病棟に転棟後，当該病棟から退院する場合にあっては，転棟後14日以上入院していた場合に限り算定できる。

(15)　「注4」において，地域連携診療計画は，疾患ごとに作成され，一連の治療を担う複数の保険医療機関，「介護保険法」に定める居宅サービス事業者，地域密着型サービス事業者，居宅介護支援事業者，施設サービス事業者，障害者の日常生活及び社会生活を総合的に支援する

7　別に厚生労働大臣が定める施設基準に適合しているものとして地方厚生局長等に届け出た保険医療機関に入院している患者であって別に厚生労働大臣が定めるものに対して，入院前に支援を行った場合に，その支援の内容に応じて，次に掲げる点数をそれぞれ更に所定点数に加算する。

イ　入院時支援加算1　　　　**240点**
ロ　入院時支援加算2　　　　**200点**

8　別に厚生労働大臣が定める施設基準に適合しているものとして地方厚生局長等に届け出た保険医療機関に入院している患者であって別に厚生労働大臣が定めるものに対して，当該患者の基本的な日常生活能力，認知機能，意欲等について総合的な評価を行った上で，その結果を踏まえて，入退院支援を行った場合に，**総合機能評価加算**として，**50点**を更に所定点数に加算する。

9　別に厚生労働大臣が定める患者に対して，入院前に患者及びその家族等並びに当該患者の在宅での生活を支援する障害福祉サービス事業者等と事前に入院中の支援に必要な調整を行った場合に，**入院事前調整加算**として，**200点**を更に所定点数に加算する。

法律（平成17年法律第123号。以下「障害者総合支援法」という。）第51条の17第1項第1号に規定する指定特定相談支援事業者(以下「指定特定相談支援事業者」という。)，「児童福祉法」（昭和22年法律第164号）第24条の26第1項第1号に規定する指定障害児相談支援事業者（以下「指定障害児相談支援事業者」という。）等（以下この項において「連携保険医療機関等」という。）との間であらかじめ共有して活用されるものであり，病名，入院時の症状，予定されている診療内容，標準的な転院までの期間，転院後の診療内容，連携する保険医療機関を退院するまでの標準的な期間，退院に当たり予想される患者の状態に関する退院基準，その他必要な事項が記載されたものである。

また，地域連携診療計画は，患者の状態等により，異なる連携が行われることが想定されることから，あらかじめ複数の地域連携診療計画を作成しておき，患者の状態等に応じて最も適切な地域連携診療計画を選択することは差し支えない。

(16)　地域連携診療計画加算の算定に当たっては，地域連携診療計画の対象疾患の患者に対し，地域連携診療計画に沿って治療を行うことについて患者の同意を得た上で，入院後7日以内に地域連携診療計画に基づく個別の患者ごとの診療計画を作成し，文書で家族等に説明を行い交付するとともに診療録に添付又は記載する。

(17)　地域連携診療計画加算について，当該患者に対して連携保険医療機関等において引き続き治療等が行われる場合には，連携保険医療機関等に対して，当該患者に係る診療情報や退院後の診療計画等を文書により提供する。

また，当該患者が転院前の保険医療機関において当該加算を算定した場合には，退院時に，当該転院前の保険医療機関に対して当該患者に係る診療情報等を文書により提供する。

(18)　「注5」に規定する点数は，「基本診療料の施設基準等」の「別表第六の二」に掲げる地域に所在する保険医療機関（特定機能病院，許可病床数が400床以上の病院，ＤＰＣ対象病院及び一般病棟入院基本料1に係る届出において急性期一般入院料1のみを届け出ている病院を除く。）の一般病棟及び療養病棟等において，算定可能である。なお，「基本診療料施設基準通知」の別添2「入院基本料等の施設基準等」第5の6の規定により看護配置の異なる病棟ごとに一般病棟入院基本料の届出を行っている保険医療機関においては，一般病院入院基本料（急性期一般入院料1を除く。）を算定する病棟で当該点数を算定できる。

(19)　「注7」に規定する入院時支援加算は，入院を予定している患者が入院生活や入院後にどのような治療過程を経るのかをイメージでき，安心して入院医療が受け入れられるよう，入院前の外来において，入院中に行われる治療の説明，入院生活に関するオリエンテーション，入院前の服薬状況の確認，褥瘡・栄養スクリーニング等を実施し，支援することを評価するものである。

(20)　「注7」に規定する入院時支援加算を算定するに当たっては，入院の決まった患者に対し，入院中の治療や入院生活に係る計画に備え，入院前に以下のアからクまで（イについては，患者が要介護又は要支援状態の場合のみ）を実施し，その内容を踏まえ，入院中の看護や栄養管理等に係る療養支援の計画を立て，患者及び入院予定先の病棟職員と共有した場合に算定する。入院前にアからク（イについては，患者が要介護又は要支援状態の場合のみ）までを全て実施して療養支援の計画書（以下「療養支援計画書」という。）を作成した場合は入院時支援加算1を，患者の病態等によりアからクまでの全ては実施できず，ア，イ及びク（イについては，患者が要介護又は要支援状態の場合のみ）を含む一部の項目を実施して療養支援計画書を作成した場合

は，入院時支援加算 2 を算定する。

ア　身体的・社会的・精神的背景を含めた患者情報の把握
イ　入院前に利用していた介護サービス又は福祉サービスの把握
ウ　褥瘡に関する危険因子の評価
エ　栄養状態の評価
オ　服薬中の薬剤の確認
カ　退院困難な要因の有無の評価
キ　入院中に行われる治療・検査の説明
ク　入院生活の説明

⑵１　「注 7 」に規定する入院時支援加算を算定するに当たって，作成した療養支援計画書を，患者の入院前に入院予定先の病棟職員に共有すること。また，当該計画書については，入院前又は入院日に患者又はその家族等に説明を行い交付するとともに，診療録に添付又は記載すること。なお，第 1 章第 2 部の「通則 7 」の規定に基づき作成する入院診療計画書等をもって，当該計画書としても差し支えない。

⑵２　患者の栄養状態の評価や服薬中の薬剤の確認に当たっては，必要に応じて，管理栄養士や薬剤師等の関係職種と十分に連携を図る。

⑵３　「注 8 」に規定する総合機能評価加算については，「介護保険法施行令」第 2 条各号に規定する疾病を有する40歳以上65歳未満である者又は65歳以上である者について，身体機能や退院後に必要となりうる介護サービス等について総合的に評価を行った上で，当該評価の結果を入院中の診療や適切な退院支援に活用する取組を評価するものである。

⑵４　「注 8 」に規定する総合機能評価加算は，患者の病状の安定が見込まれた後できるだけ早期に，患者の基本的な日常生活能力，認知機能，意欲等について総合的な評価（以下「総合的な機能評価」という。）を行った上で，結果を踏まえて入退院支援を行った場合に算定する。

⑵５　総合的な機能評価に係る測定は，医師又は歯科医師以外の医療職種が行うことも可能であるが，当該測定結果に基づく評価は，研修を修了した医師若しくは歯科医師，総合的な機能評価の経験を 1 年以上有する医師若しくは歯科医師又は当該患者に対する診療を担う医師若しくは歯科医師が行わなければならない。なお，総合的な機能評価の実施に当たっては，関係学会等より示されているガイドラインに沿った適切な評価が実施されるよう十分留意する。

⑵６　総合的な機能評価の結果については，患者及びその家族等に説明するとともに，説明内容を診療録に記載又は添付する。

⑵７　「注 9 」に規定する入院事前調整加算を算定するに当たっては，コミュニケーションに特別な技術が必要な障害を有する者又は強度行動障害の状態の者であって入院の決まったものについて，当該患者の特性を踏まえた入院中の治療や入院生活に係る支援が行えるよう，当該患者，その家族等及び当該患者の在宅における生活を支援する障害福祉サービス事業者等から事前に情報提供を受け，その内容を踏まえ，入院中の看護等に係る療養支援の計画を立て，患者及び入院予定先の病棟職員と共有した場合に算定する。

◆　厚生労働大臣が定める地域（特定地域）
第 1 章基本診療料の末尾に参考として掲載

◆　入院時支援加算の対象患者「注 7 」
イ　自宅等から入院する予定入院患者（他の保険医療機関から転院する患者を除く。）であること。
ロ　入退院支援加算を算定する患者であること。

◆　総合機能評価加算の対象患者「注 8 」
イ　入退院支援加算 1 又は 2 を算定する患者であること。
ロ　介護保険法施行令第 2 条各号に規定する疾病を有する40歳以上65歳

A
基本
入院基本料等加算

A246-2 精神科入退院支援加算 （退院時１回）
1,000点

注1　別に厚生労働大臣が定める施設基準に
　　適合しているものとして地方厚生局長等
　　に届け出た保険医療機関が，次に掲げる
　　入退院支援のいずれかを行った場合に，
　　退院時１回に限り，所定点数に加算する。
　　ただし，区分番号A103に掲げる精神病
　　棟入院基本料の注７若しくは区分番号A
　　312に掲げる精神療養病棟入院料の注５
　　に規定する精神保健福祉士配置加算，区
　　分番号A230-2に掲げる精神科地域移行
　　実施加算又は区分番号I011に掲げる精
　　神科退院指導料を算定する場合は，算定
　　できない。
　　イ　退院困難な要因を有する入院中の患
　　　者であって，在宅での療養を希望する
　　　もの（第１節の入院基本料（特別入院
　　　基本料等を除く。）又は第３節の特定
　　　入院料のうち，精神科入退院支援加算
　　　を算定できるものを現に算定している
　　　患者に限る。）に対して入退院支援を
　　　行った場合
　　ロ　連携する他の保険医療機関において
　　　当該加算を算定した患者（第１節の入
　　　院基本料（特別入院基本料等を除く。）
　　　又は第３節の特定入院料のうち，精神
　　　科入退院支援加算を算定できるものを
　　　現に算定している患者に限る。）の転
　　　院（１回の転院に限る。）を受け入れ，
　　　当該患者に対して入退院支援を行った
　　　場合
　2　精神保健福祉法第29条又は第29条の2
　　に規定する入院措置に係る患者につい
　　て，都道府県，保健所を設置する市又は
　　特別区と連携して退院に向けた支援を
　　行った場合に，**精神科措置入院退院支援**
　　加算として，退院時１回に限り，**300点**
　　を更に所定点数に加算する。

未満の患者又は65歳以上の患者であること。
◆　入院事前調整加算の対象患者「注９」
イ　コミュニケーションにつき特別な支援を要する者又は強度行動障害
　を有する者であること。
ロ　入退院支援加算を算定する患者であること。
◇　精神科入退院支援加算について
(1)　精神科入退院支援加算は，精神病棟に入院中の患者が，早期に退院
　するとともに，医療，障害福祉，介護その他のサービスを切れ目なく
　受けられるように，入院早期から包括的支援マネジメントに基づく入
　退院支援を実施することを評価するものである。なお，第２部入院料
　等の「通則５」に規定する入院期間が通算される入院については，１
　入院として取り扱うものとするが，精神科入退院支援加算にあっては
　この限りでない。
(2)　入退院支援及び地域連携業務に専従する職員（以下「入退院支援職
　員」という。）を各病棟に専任で配置し，原則として入院後７日以内
　に患者の状況を把握するとともに退院困難な要因を有している患者を
　抽出する。なお，ここでいう退院困難な要因とは，以下のものである。
　ア　「精神保健福祉法」第29条又は第29条の２に規定する入院措置に
　　係る患者であること
　イ　「心神喪失等の状態で重大な他害行為を行った者の医療及び観察
　　等に関する法律」第42条第１項第１号又は第61条第１項第１号に規
　　定する同法による入院又は同法第42条第１項第２号に規定する同法
　　による通院をしたことがある患者であること
　ウ　医療保護入院の者であって，当該入院中に「精神保健及び精神障
　　害者福祉に関する法律」第33条第６項第２号に規定する委員会の開
　　催があった者であること
　エ　当該入院の期間が１年以上の患者であること
　オ　家族又は同居者から虐待を受けている又はその疑いがあること
　カ　生活困窮者であること
　キ　同居者の有無に関わらず，必要な養育又は介護を十分に提供でき
　　る状況にないこと
　ク　身体合併症を有する患者であって，退院後に医療処置が必要なこ
　　と
　ケ　入退院を繰り返していること
　コ　家族に対する介助や介護等を日常的に行っている児童等であるこ
　　と
　サ　児童等の家族から，介助や介護等を日常的に受けていること
　シ　その他平成28〜30年度厚生労働行政調査推進補助金障害者対策総
　　合研究事業において「多職種連携による包括的支援マネジメントに
　　関する研究」の研究班が作成した，「別紙様式51」（972頁）に掲げ
　　る「包括的支援マネジメント 実践ガイド」における「包括的支援
　　マネジメント 導入基準」を１つ以上満たす者であること（この場合，
　　「包括的支援マネジメント 導入基準」のうち該当するものを診療録
　　等に添付又は記載する。）
(3)　退院困難な要因を有する患者について，原則として７日以内に患者
　及びその家族等と病状や退院後の生活も含めた話合いを行うととも
　に，関係職種と連携し，入院後７日以内に退院支援計画の作成に着手
　すること。
　　なお，必要に応じ，退院後の居住先や日中の活動場所を訪問し，患
　者の病状，生活環境及び家族関係等を考慮しながら作成することが望
　ましい。
(4)　退院支援計画の作成に当たっては，入院後７日以内に病棟の看護師
　及び病棟に専任の入退院支援職員並びに入退院支援部門の看護師及び

精神保健福祉士等が共同してカンファレンスを実施する。なお，カンファレンスの実施に当たっては，必要に応じてその他の関係職種が参加すること。また，当該患者に対し，「精神保健福祉法」第29条の6に規定する退院後生活環境相談員が別に選任されている場合は，退院後生活環境相談員もカンファレンスに参加すること。当該加算の届出を行った時点で入院中の患者については，できるだけ早期に病棟の看護師及び病棟に専任の入退院支援職員並びに入退院支援部門の看護師及び精神保健福祉士等が共同してカンファレンスを実施する。

(5)　退院支援計画については，「別紙様式6の4」(926頁)又はこれに準ずる様式を用いて作成すること。また，文書で患者又はその家族等に説明を行い，交付するとともに，その内容を診療録等に添付又は記載する。なお，当該計画を患者又は家族に交付した後，計画内容が変更となった場合は，患者又はその家族等に説明を行い，必要に応じて，変更となった計画を交付する。

(6)　退院困難な要因を有している患者のうち，「ウ　医療保護入院の者であって，当該入院中に「精神保健及び精神障害者福祉に関する法律」第33条第6項第2号に規定する委員会の開催があった者」にあっては，(3)及び(4)の規定に関わらず，当該委員会の開催及び退院支援計画の作成をもって，当該加算の算定対象とする。また，退院困難な要因を有している患者のうち，「エ　当該入院の期間が1年以上の患者」にあっては，(3)及び(4)の規定に関わらず，退院支援計画の作成及び退院・転院後の療養生活を担う保険医療機関等との連絡や調整又は障害福祉サービス等若しくは介護サービス等の導入に係る支援を開始することをもって，当該加算の算定対象とする。

(7)　当該病棟又は入退院支援部門の入退院支援職員は，他の保険医療機関や障害福祉サービス等事業所等を訪れるなどしてこれらの職員と面会し，転院・退院体制に関する情報の共有等を行うこと。

(8)　当該患者について，概ね3月に1回の頻度でカンファレンスを実施し，支援計画の見直しを適宜行うこと。また，必要に応じてより頻回の開催や，臨時のカンファレンスを開催すること。

　　なお，医療保護入院の者について，「精神保健及び精神障害者福祉に関する法律」第33条第6項第2号に規定する委員会の開催をもって，当該カンファレンスの開催とみなすことができる。この際，「措置入院者及び医療保護入院者の退院促進に関する措置について」(令和5年11月27日障発1127第7号)に規定する医療保護入院者退院支援委員会の審議記録の写しを診療録等に添付する。

(9)　(8)のカンファレンスの出席者は，以下のとおりとする。

ア　当該患者の主治医
イ　看護職員（当該患者を担当する看護職員が出席することが望ましい）
ウ　病棟に専任の入退院支援職員
エ　アからウまで以外の病院の管理者が出席を求める当該病院職員（当該患者に対し，「精神保健福祉法」第29条の6に規定する退院後生活環境相談員が選任されており，当該退院後生活環境相談員がアからウまでと別の職員である場合は，当該退院後生活環境相談員も退院支援委員会に参加すること）
オ　当該患者
カ　当該患者の家族等
キ　「精神保健及び精神障害者福祉に関する法律」第29条の7に規定する地域援助事業者その他の当該患者の退院後の生活環境に関わる者

　　アからエまでは参加が必須である。オがカンファレンスに出席するのは，本人が出席を希望する場合であるが，本人には開催日時及びカ

ンファレンスの趣旨について事前に丁寧に説明し，委員会の出席希望について本人の意向をよく聞き取ること。また，参加希望の有無にかかわらずカンファレンスの内容を説明すること。

カ及びキは，オが出席を求め，かつ，当該出席を求められた者が出席要請に応じるときに限り出席するものとする。また，出席に際しては，オの了解が得られる場合には，オンライン会議等，情報通信機器の使用による出席も可能とすること。

(10) 退院先については，診療録等に記載し，又は退院先を記載した文書を診療録等に添付する。

(11) 死亡による退院については算定できない。

(12) 「注2」に規定する精神科措置入院退院支援加算は，措置入院又は緊急措置入院に係る患者（措置入院又は緊急措置入院後に当該入院を受け入れた保険医療機関又は転院先の保険医療機関において医療保護入院等により入院継続した者を含む。以下この項において「措置入院者」という。）に対して，入院中から，都道府県，保健所を設置する市又は特別区（以下この項において「都道府県等」という。）と連携して退院に向けた以下の全ての支援を実施した場合に，所定点数に加算する。

ア　当該保険医療機関の管理者は，措置入院者を入院させた場合には，入院後速やかに，当該患者の退院後の生活環境に関し，本人及びその家族等の相談支援を行う担当者を選任すること。

イ　都道府県等が作成する退院後支援に関する計画が適切なものとなるよう，多職種で共同して当該患者の退院後支援のニーズに関するアセスメントを実施し，都道府県等と協力して計画作成のために必要な情報収集，連絡調整を行うこと。

ウ　退院後支援に関する計画を作成する都道府県等に協力し，当該患者の入院中に，退院後支援のニーズに関するアセスメントの結果及びこれを踏まえた計画に係る意見書を都道府県等へ提出すること。

エ　アからウまでに関して，精神障害者の退院後支援に関する指針に沿って実施すること。

(13) 「注2」における退院とは，自宅等へ移行することをいう。なお，ここでいう「自宅等へ移行する」とは，患家，介護老人保健施設，介護医療院又は「障害者総合支援法」に規定する障害福祉サービスを行う施設又は福祉ホーム（以下「精神障害者施設」という。）へ移行することである。また，ここでいう「患家」とは，退院先のうち，同一の保険医療機関において転棟した場合，他の保険医療機関へ転院した場合及び介護老人保健施設，介護医療院又は精神障害者施設に入所した場合を除いたものをいう。

A246-3 医療的ケア児（者）入院前支援加算
1,000点

注1　別に厚生労働大臣が定める施設基準に適合しているものとして地方厚生局長等に届け出た保険医療機関において，当該保険医療機関の医師又は当該医師の指示を受けた看護職員が，入院前に別に厚生労働大臣が定める患者（第1節の入院基本料（特別入院基本料等を含む。）及び第3節の特定入院料のうち，医療的ケア児（者）入院前支援加算を算定できるものを現に算定している患者に限り，当該保険医療機関の入院期間が通算30日以上のものを除く。）の患家等を訪問し，患者の状態，療養生活環境及び必要な処置

◇　医療的ケア児（者）入院前支援加算について

(1) 医療的ケア児（者）入院前支援加算は，医療的ケア児（者）が入院する際の在宅からの連続的なケアを確保する観点から，事前に自宅等を訪問し，患者の状態，療養生活環境及び必要な処置等を確認し，支援することを評価するものである。

(2) 医療的ケア児（者）入院前支援加算の算定対象となる患者は，「基本診療料施設基準通知」の「別添6」の「別紙14の3」の「医療的ケア判定スコア表」（241頁）における「医療的ケア判定スコア」が16点以上のものをいう。

(3) 当該加算を算定するに当たっては，当該保険医療機関の医師又は医師の指示を受けた当該保険医療機関の看護職員が，患家等を訪問し，次に掲げるもののうち，医療的ケア児（者）のケアを行うにあたり必要なものの実施方法の確認，患者の状態，療養生活環境及びその他患者が入院をするにあたり必要な情報の把握を行い，その内容を踏まえ，入院中の看護や医療的ケアの方法等に係る療養支援の計画を立て，患

等を確認した上で療養支援計画を策定
し，入院前又は入院した日に当該計画書
を患者又はその家族等に説明し，文書に
より提供した場合に，保険医療機関ごと
に患者1人につき1回に限り，入院初日
に限り所定点数に加算する。
2　別に厚生労働大臣が定める施設基準に
適合しているものとして地方厚生局長等
に届け出た保険医療機関において，医療
的ケア児（者）入院前支援加算を算定す
べき入院前支援を**情報通信機器を用いて
行った場合**は，当該加算の点数に代えて，
500点を所定点数に加算する。
3　区分番号A246の注7に掲げる入院時
支援加算は別に算定できない。

者とその家族等及び入院予定先の病棟職員と共有した場合に算定す
る。
ア　人工呼吸器の管理
イ　気管切開の管理
ウ　鼻咽頭エアウェイの管理
エ　酸素療法
オ　吸引（口鼻腔・気管内吸引）
カ　ネブライザーの管理
キ　経管栄養
ク　中心静脈カテーテルの管理
ケ　皮下注射
コ　血糖測定
サ　継続的な透析（血液透析，腹膜透析を含む）
シ　導尿
ス　排便管理
セ　痙攣時の座薬挿入，吸引，酸素投与，迷走神経刺激装置の作動等
の処置
(4)　入院予定先の病棟職員との共有にあたって，療養支援計画書を作成
すること。また，入院前又は入院日に患者又はその家族等に当該計画
書の説明を行い交付するとともに，診療録に添付すること。なお，第
1章第2部入院料等の「通則7」の規定に基づき作成する入院診療計
画書等をもって，当該計画書としても差し支えない。
(5)　医療的ケア児（者）入院前支援加算を算定すべき入院前支援を行っ
た日においては，同一の保険医療機関及び当該保険医療機関と特別の
関係にある保険医療機関は，C000往診料，C001在宅患者訪問診療料
（Ⅰ），C001-2在宅患者訪問診療料（Ⅱ），C005在宅患者訪問看護・
指導料，C005-1-2同一建物居住者訪問看護・指導料及びI012精神科
訪問看護・指導料を算定できない。ただし，入院前支援を行った後，
患者の病状の急変等により，往診を行った場合の往診料の算定につい
ては，この限りではない。
(6)　入院前支援を行った日を診療報酬明細書の摘要欄に記載する。
(7)　「注2」に規定する情報通信機器を用いた入院前支援については，
以下の要件を満たすこと。
ア　入院前支援を情報通信機器を用いて行う場合において，患者の個
人情報を情報通信機器等の画面上で取り扱う場合には，患者の同意
を得ること。また，厚生労働省の定める「医療情報システムの安全
管理に関するガイドライン」等に対応していること。加えて，情報
通信機器等による入院前支援の実施に際しては，オンライン指針を
参考に必要な対応を行うこと。
イ　情報通信機器等による入院前支援は，原則として当該保険医療機
関内において行うこと。なお，当該保険医療機関外で情報通信機器
等による入院前支援を実施する場合であってもアに沿った対応を行
うとともに，指導を実施した場所については，事後的に実施状況が
確認可能な場所であること。
◆　医療的ケア児（者）入院前支援加算の対象患者「注1」
医療的ケアを必要とする患者であって，入院前に当該患者の療養生活
環境及び処置等を確認する必要があるもの
◇　認知症ケア加算について
(1)　認知症による行動・心理症状や意思疎通の困難さが見られ，身体疾
患の治療への影響が見込まれる患者に対し，病棟の看護師等や専門知
識を有した多職種が適切に対応することで，認知症症状の悪化を予防
し，身体疾患の治療を円滑に受けられることを目的とした評価である。
(2)　算定対象となる患者は，「「認知症高齢者の日常生活自立度判定基準」

A247 認知症ケア加算（1日につき）
1　認知症ケア加算1
イ　14日以内の期間　　　　　　**180点**
ロ　15日以上の期間　　　　　　**34点**
2　認知症ケア加算2
イ　14日以内の期間　　　　　　**112点**

　　ロ　15日以上の期間　　　　　　**28点**
　3　認知症ケア加算3
　　イ　14日以内の期間　　　　　　**44点**
　　ロ　15日以上の期間　　　　　　**10点**
注1　別に厚生労働大臣が定める施設基準に
　　　適合しているものとして地方厚生局長等
　　　に届け出た保険医療機関に入院している
　　　患者（第1節の入院基本料（特別入院基
　　　本料等を除く。）又は第3節の特定入院
　　　料のうち，認知症ケア加算を算定できる
　　　ものを現に算定している患者に限る。）
　　　であって別に厚生労働大臣が定めるもの
　　　に対して必要なケアを行った場合に，当
　　　該基準に係る区分に従い，当該患者が入
　　　院した日から起算し，当該患者の入院期
　　　間に応じ，それぞれ所定点数に加算する。
　　　この場合において，区分番号A230-4に
　　　掲げる精神科リエゾンチーム加算（認
　　　知症ケア加算1を算定する場合に限
　　　る。）又は区分番号A247-2に掲げるせ
　　　ん妄ハイリスク患者ケア加算は別に算
　　　定できない。
　　2　**身体的拘束を実施した日は，所定点数
　　　の100分の40に相当する点数**により算定
　　　する。

の活用について」（平成18年4月3日老発第0403003号）（「基本診療料
施設基準通知」の「別添6」の「別紙12」（略）参照）におけるラン
クⅢ以上に該当すること。ただし，重度の意識障害のある者（JCS
（Japan Coma Scale）でⅡ-3（又は30）以上又はGCS（Glasgow
Coma Scale）で8点以下の状態にある者）を除く。
(3)　身体的拘束を実施した場合の点数については，理由によらず，身体
的拘束を実施した日に適用する。この点数を算定する場合は，身体的
拘束の開始及び解除した日，身体的拘束が必要な状況等を診療録等に
記載する。
(4)　身体的拘束について
　ア　入院患者に対し，日頃より身体的拘束を必要としない状態となる
　　よう環境を整える。また，身体的拘束を実施するかどうかは，職員
　　個々の判断ではなく，当該患者に関わる医師，看護師等，当該患者
　　に関わる複数の職員で検討する。
　イ　やむを得ず身体的拘束を実施する場合であっても，当該患者の生
　　命及び身体の保護に重点を置いた行動の制限であり，代替の方法が
　　見出されるまでの間のやむを得ない対応として行われるものである
　　ことから，できる限り早期に解除するよう努める。
　ウ　身体的拘束を実施するに当たっては，以下の対応を行う。
　　a　実施の必要性等のアセスメント
　　b　患者家族への説明と同意
　　c　身体的拘束の具体的行為や実施時間等の記録
　　d　二次的な身体障害の予防
　　e　身体的拘束の解除に向けた検討
　エ　身体的拘束を実施することを避けるために，イ，ウの対応をとら
　　ず家族等に対し付添いを強要するようなことがあってはならない。
(5)　認知症ケア加算を算定した場合には，A247-2せん妄ハイリスク患
者ケア加算は別に算定できない。
(6)　認知症ケア加算1
　ア　認知症ケアに係る専門知識を有した多職種からなるチーム（以下
　　「認知症ケアチーム」という。）が当該患者の状況を把握・評価する
　　など当該患者に関与し始めた日から算定できることとし，当該患者
　　の入院期間に応じ所定点数を算定する。
　イ　当該患者を診療する医師，看護師等は，認知症ケアチームと連携
　　し，病棟職員全体で以下の対応に取り組む必要がある。
　　a　当該患者の入院前の生活状況等を情報収集し，その情報を踏ま
　　　えたアセスメントを行い，看護計画を作成する。その際，行動・
　　　心理症状がみられる場合には，その要因をアセスメントし，症状
　　　の軽減を図るための適切な環境調整や患者とのコミュニケーショ
　　　ンの方法等について検討する。また，せん妄のリスク因子の確認
　　　を行い，ハイリスク患者に対するせん妄対策を併せて実施するこ
　　　と。せん妄のリスク因子の確認及びハイリスク患者に対するせん
　　　妄対策の取扱いについては，A247-2せん妄ハイリスク患者ケア
　　　加算の例による。
　　b　当該計画に基づき認知症症状を考慮したケアを実施し，その評
　　　価を定期的に行う。身体的拘束を実施した場合は，解除に向けた
　　　検討を少なくとも1日に1度は行う。
　　c　計画作成の段階から，退院後に必要な支援について，患者家族
　　　を含めて検討し，円滑な退院支援となるよう取り組む。
　　d　aからcまでについて診療録等に記載する。
　ウ　認知症ケアチームは，以下の取組を通じ，当該保険医療機関にお
　　ける認知症ケアの質の向上を図る必要がある。
　　a　認知症患者のケアに係るチームによるカンファレンスを週1回

程度開催し，症例等の検討を行う。カンファレンスには，病棟の看護師等が参加し，検討の内容に応じ，当該患者の診療を担う医師等が参加する。

b 週1回以上，各病棟を巡回し，病棟における認知症ケアの実施状況を把握し，病棟職員及び患者家族に対し助言等を行う。

c 当該加算の算定対象となっていない患者に関するものを含め，患者の診療を担当する医師，看護師等からの相談に速やかに応じ，必要なアセスメント及び助言を実施する。

d 認知症患者に関わる職員を対象として，認知症患者のケアに関する研修を定期的に実施する。

(7) 認知症ケア加算2

ア 病棟において，看護師等が，当該患者の行動・心理症状等を把握し，対応について看護計画を作成した日から算定できることとし，当該患者の入院期間に応じ所定点数を算定する。

イ 当該患者が入院する病棟の看護師等は，当該患者の行動・心理症状等が出現し，あるいは出現すると見込まれ，身体疾患の治療への影響が見込まれる場合に，症状の軽減を図るための適切な環境調整や患者とのコミュニケーションの方法等を踏まえた看護計画を作成し，当該計画に基づき認知症症状を考慮したケアを実施し，その評価を行う。また，せん妄のリスク因子の確認を行い，ハイリスク患者に対するせん妄対策を併せて実施すること。せん妄のリスク因子の確認及びハイリスク患者に対するせん妄対策の取扱いについては，A247-2せん妄ハイリスク患者ケア加算の例による。

ウ 認知症患者の診療について十分な経験を有する専任の常勤医師又は認知症患者の看護に従事した経験を5年以上有する看護師であって，認知症看護に係る適切な研修を修了した専任の常勤看護師が，病棟における認知症患者に対するケアの実施状況を定期的に把握し，病棟職員に対し必要な助言等を行う。

エ 身体的拘束を実施した場合は，解除に向けた検討を少なくとも1日に1度は行う。

(8) 認知症ケア加算3

(7)のア，イ及びエを満たすものであること。

◆ 認知症ケア加算の対象患者

認知症又は認知症の症状を有し，日常生活を送る上で介助が必要な状態である患者

◇ せん妄ハイリスク患者ケア加算について

(1) せん妄ハイリスク患者ケア加算は，別に厚生労働大臣が定める施設基準に適合しているものとして届け出た保険医療機関に入院している患者であって，当該加算の要件を満たすものについて算定する。

(2) せん妄ハイリスク患者ケア加算は，急性期医療を担う保険医療機関の一般病棟において，全ての入院患者に対してせん妄のリスク因子の確認を行い，ハイリスク患者に対するせん妄対策を実施した場合に，当該対策を実施した患者について，当該入院期間中1回に限り算定する。

(3) せん妄のリスク因子の確認及びハイリスク患者に対するせん妄対策は，各保険医療機関において作成したチェックリストに基づいて行う。なお，当該チェックリストを作成するに当たっては，「別紙様式7の3」(928頁) を参考にする。

(4) せん妄のリスク因子の確認は患者の入院前又は入院後3日以内，ハイリスク患者に対するせん妄対策はリスク因子の確認後速やかに行う。また，リスク因子の確認及びせん妄対策に当たっては，それぞれの病棟において，医師，看護師及び薬剤師等の関係職種が連携を図る。

(5) せん妄のハイリスク患者については，せん妄対策を実施した上で，

A 247-2 せん妄ハイリスク患者ケア加算 (入院中1回)

100点

注 別に厚生労働大臣が定める施設基準に適合しているものとして地方厚生局長等に届け出た保険医療機関に入院している患者 (第1節の入院基本料 (特別入院基本料等を除く。) 又は第3節の特定入院料のうち，せん妄ハイリスク患者ケア加算を算定できるものを現に算定している患者に限る。) について，せん妄のリスクを確認し，その結果に基づいてせん妄対策の必要を認め，当該対策を行った場合に，入院中1回に限り，所定点数に加算する。

A 248　精神疾患診療体制加算

1　精神疾患診療体制加算1（入院初日）

1,000点

2　精神疾患診療体制加算2（入院初日から
3日以内に1回）　　　　　**330点**

注1　精神疾患診療体制加算1は，別に厚生
労働大臣が定める施設基準に適合してい
るものとして地方厚生局長等に届け出た
保険医療機関が，他の保険医療機関の求
めに応じ，当該他の保険医療機関の精神
病棟に入院する身体合併症の入院治療を
要する精神疾患患者（第1節の入院基本
料（特別入院基本料等を含む。）又は第
3節の特定入院料のうち，精神疾患診療
体制加算を算定できるものを現に算定し
ている患者に限る。）の転院を受け入れ
た場合に，入院初日に限り所定点数に加
算する。

2　精神疾患診療体制加算2は，別に厚生
労働大臣が定める施設基準に適合してい
るものとして地方厚生局長等に届け出た
保険医療機関において，救急用の自動車
等により緊急に搬送された身体疾患又は
外傷及び抑うつ，せん妄等の精神症状を
有する患者（第1節の入院基本料（特別
入院基本料等を含む。）又は第3節の特
定入院料のうち，精神疾患診療体制加算
を算定できるものを現に算定している患
者に限る。）に対し，精神保健福祉法第
18条第1項に規定する精神保健指定医
（以下この表において「**精神保健指定医**」
という。）等の精神科の医師が診察を行っ
た場合に，入院初日から3日以内に1回
に限り，所定点数に加算する。

A 249　精神科急性期医師配置加算（1日につき）

1　精神科急性期医師配置加算1　　**600点**

2　精神科急性期医師配置加算2

イ　精神病棟入院基本料等の場合　**500点**

ロ　精神科急性期治療病棟入院料の場合

450点

3　精神科急性期医師配置加算3　　**400点**

注　別に厚生労働大臣が定める施設基準に適
合しているものとして地方厚生局長等に届
け出た病棟に入院している患者（第1節の
入院基本料（特別入院基本料等を除く。）
又は第3節の特定入院料のうち，精神科急
性期医師配置加算を算定できるものを現に
算定している患者に限る。）について，当

定期的にせん妄の有無を確認し，早期発見に努める。なお，せん妄ハ
イリスク患者ケア加算は，せん妄対策を実施したが，結果的にせん妄
を発症した患者についても算定可能である。

◇　精神疾患診療体制加算について

(1)　身体合併症を有する精神疾患患者の転院の受入れや，身体疾患や外
傷のために救急搬送された患者であって，精神症状を伴う者の診療を
行った場合を評価するものである。

(2)　精神疾患診療体制加算1は，他の保険医療機関の精神病棟に入院す
る精神疾患患者の身体合併症の入院治療のために，当該他の保険医療
機関の求めに応じて転院を受け入れた場合に入院初日に限り算定する。

(3)　精神疾患診療体制加算1を算定する患者の精神疾患に係る薬剤は，
当該保険医療機関で処方する必要がある。やむを得ず他の保険医療機
関が処方した持参薬を投与する場合は，入院後5日以内に限られる。
この場合には，持参した薬剤名，規格，剤形等を確認し，診療録等に
記載する。

(4)　精神疾患診療体制加算2は，当該保険医療機関の「精神保健福祉法」
第18条第1項に規定する精神保健指定医（以下「精神保健指定医」と
いう。）若しくは精神科医又は当該保険医療機関の求めに応じた他の
保険医療機関の精神保健指定医が，身体疾患や外傷に加え，精神症状
等を有する患者であって，救急用の自動車等（「消防法」（昭和23年法
律第186号）及び「消防法施行令」（昭和36年政令第37号）に規定する
市町村又は都道府県の救急業務を行うための救急隊の救急自動車並び
に「道路交通法」（昭和35年法律第105号）及び「道路交通法施行令」
（昭和35年政令第270号）に規定する緊急自動車（傷病者の緊急搬送に
用いるものに限る。）をいう。）及び「救急医療用ヘリコプターを用い
た救急医療の確保に関する特別措置法」（平成19年法律第103号）第2
条に規定する救急医療用ヘリコプターにより搬送された患者を診察し
た場合に，入院初日から3日以内に1回に限り算定する。

(5)　(4)において，精神症状を有する患者とは，以下の場合をいう。

イ　過去6か月以内に精神科受診の既往がある患者

ロ　医師が，抑うつ，せん妄，躁状態等，精神状態の異常を認めた患
者

ハ　アルコール中毒を除く急性薬毒物中毒が診断された患者

(6)　精神疾患診療体制加算2を算定した場合には，A 300救命救急入院
料の「注2」に規定する加算及びI 001入院精神療法は算定できない。
ただし，精神保健指定医又は精神科医による初回の診察の結果，継続
して精神疾患の管理が必要と判断された場合には，入院した日から起
算して4日目以降に限り，I 001入院精神療法を算定することができ
る。

◇　精神科急性期医師配置加算について

精神科急性期医師配置加算は，精神症状とともに身体疾患又は外傷を
有する患者の入院医療体制を確保している保険医療機関の精神病棟や，
急性期の精神疾患患者及び治療抵抗性統合失調症患者（クロザピンの新
規導入を目的とした患者に限る。）に密度の高い入院医療を提供する精
神病棟において，医師を手厚く配置することを評価したものである。

A

該基準に係る区分に従い，それぞれ所定点数に加算する。

A250 薬剤総合評価調整加算（退院時1回）

100点

注1　入院中の患者について，次のいずれかに該当する場合に，退院時1回に限り所定点数に加算する。

イ　入院前に6種類以上の内服薬（特に規定するものを除く。）が処方されていた患者について，当該処方の内容を総合的に評価した上で，当該処方の内容を変更し，かつ，療養上必要な指導を行った場合

ロ　精神病棟に入院中の患者であって，入院直前又は退院1年前のいずれか遅い時点で抗精神病薬を4種類以上内服していたものについて，当該抗精神病薬の処方の内容を総合的に評価した上で，当該処方の内容を変更し，かつ，療養上必要な指導を行った場合

2　次のいずれかに該当する場合に，**薬剤調整加算**として**150点**を更に所定点数に加算する。

イ　注1のイに該当する場合であって，当該患者の退院時に処方する内服薬が2種類以上減少した場合

ロ　注1のロに該当する場合であって，退院日までの間に抗精神病薬の種類数が2種類以上減少した場合その他これに準ずる場合

◇　薬剤総合評価調整加算について

(1)　「注1」に規定する薬剤総合評価調整加算は，複数の内服薬が処方されている患者であって，薬物有害事象の存在や服薬過誤，服薬アドヒアランス低下等のおそれのあるものに対して，処方の内容を総合的に評価した上で，当該処方の内容を変更し，当該患者に対して療養上必要な指導を行う取組を評価したものであり，次に掲げる指導等を全て実施している場合に算定する。

ア　患者の入院時に，持参薬を確認するとともに，(7)の関連ガイドライン等を踏まえ，特に慎重な投与を要する薬剤等の確認を行う。

イ　アを踏まえ，患者の病状，副作用，療養上の問題点の有無を評価するために，医師，薬剤師及び看護師等の多職種による連携の下で，薬剤の総合的な評価を行い，適切な用量への変更，副作用の被疑薬の中止及びより有効性・安全性の高い代替薬への変更等の処方内容の変更を行う。また，評価した内容や変更の要点を診療録等に記載する。

ウ　処方の内容を変更する際の留意事項を多職種で共有した上で，患者に対して処方変更に伴う注意点を説明する。また，併せて当該患者に対し，ポリファーマシーに関する一般的な注意の啓発を行う。なお，ここでいうポリファーマシーとは，「単に服用する薬剤数が多いことではなく，それに関連して薬物有害事象のリスク増加，服薬過誤，服薬アドヒアランス低下等の問題につながる状態」をいう。

エ　処方変更による病状の悪化や新たな副作用の有無について，多職種で確認し，必要に応じて，再評価を行う。

オ　イ，ウ及びエを実施するに当たっては，ポリファーマシー対策に係るカンファレンスを実施するほか，病棟等における日常的な薬物療法の総合的評価及び情報共有ができる機会を活用して，多職種が連携して実施すること。

カ　(7)に規定するガイドライン等を参考にして，ポリファーマシー対策に関する手順書を作成し，保険医療機関内に周知し活用すること。

(2)　「注1」の「イ」については，入院中の患者であって，入院前に内服を開始して4週間以上経過した内服薬が6種類以上処方されていたものについて，算定する。この場合において，「特に規定するもの」として，屯服薬については内服薬の種類数から除外する。また，服用を開始して4週間以内の薬剤については，調整前の内服薬の種類数からは除外する。

(3)　「注1」の「ロ」については，精神病棟に入院中の患者であって，入院時又は退院1年前のうちいずれか遅い時点で抗精神病薬を4種類以上内服していたものについて，算定する。

(4)　当該加算の算定における内服薬の種類数の計算に当たっては，錠剤，カプセル剤，散剤，顆粒剤及び液剤については，1銘柄ごとに1種類として計算する。

(5)　「注1」の「ロ」及び「注2」の「ロ」に規定する抗精神病薬の種類については，F100処方料の「向精神薬多剤投与の場合の処方料の算定方法」の(2)における抗精神病薬の種類と同様の取扱いとする。

(6)　医師は，処方内容の総合調整に当たって，薬効の類似した処方や相互作用を有する処方等について，当該保険医療機関の薬剤師に必要に応じ照会を行う。また，当該保険医療機関の薬剤師は，薬効の類似した処方や相互作用を有する処方等について，必要に応じ医師に情報提供を行う。

(7)　持参薬の確認及び内服薬の総合的な評価及び変更に当たっては，「高齢者の医薬品適正使用の指針（総論編）」（厚生労働省），「高齢者の医

薬品適正使用の指針（各論編（療養環境別））」（厚生労働省），日本老年医学会の関連ガイドライン（高齢者の安全な薬物療法ガイドライン），「病院における高齢者のポリファーマシー対策の始め方と進め方」（厚生労働省），「ポリファーマシー対策の進め方」（日本病院薬剤師会）等を参考にする。

(8)　患者に対してポリファーマシーに関する一般的な注意の啓発を行うに当たっては，「高齢者が気を付けたい多すぎる薬と副作用」（日本老年医学会，日本老年薬学会）等を参考にする。

(9)　「注2」に規定する薬剤調整加算は，「注1」に規定する薬剤総合評価調整加算に係る算定要件を満たした上で，薬効の重複する薬剤の減少等により，退院時に処方される内服薬が減少したことを評価したものである。

(10)　「注2」に規定する薬剤調整加算は，「注1」に規定する薬剤総合評価調整加算に係る算定要件を満たした上で，退院時に処方される内服薬が2種類以上減少し，その状態が4週間以上継続すると見込まれる場合又は退院までの間に，抗精神病薬の種類数が2種類以上減少した場合に算定する。なお，保険医療機関がクロルプロマジン換算を用いた評価を行う場合には，「別紙36の2」（958頁）に示す係数を用い，クロルプロマジン換算で2,000mg以上内服していたものについて，クロルプロマジン換算で1,000mg以上減少した場合を含めることができる。

（参考；「別紙36の2」）

抗精神病薬一般名	クロルプロマジン100mg相当量
クロルプロマジン塩酸塩	100mg
クロルプロマジンフェノールフタリン酸塩	100mg
ペルフェナジンフェンジゾ酸塩	10mg
ペルフェナジン	10mg
ペルフェナジンマレイン酸塩	10mg
プロペリシアジン	20mg
フルフェナジンマレイン酸塩	2 mg
プロクロルペラジンマレイン酸塩	15mg
レボメプロマジンマレイン酸塩	100mg
ピパンペロン塩酸塩	200mg
オキシペルチン	80mg
スピペロン	1 mg
スルピリド	200mg
ハロペリドール	2 mg
ピモジド	4 mg
ゾテピン	66mg
チミペロン	1.3mg
ブロムペリドール	2 mg
クロカプラミン塩酸塩水和物	40mg
スルトプリド塩酸塩	200mg
モサプラミン塩酸塩	33mg
ネモナプリド	4.5mg
レセルピン	0.15mg
リスペリドン	1 mg
クエチアピンフマル酸塩	66mg
ペロスピロン塩酸塩水和物（ペロスピロン塩酸塩)	8 mg
オランザピン	2.5mg

アリピプラゾール	4 mg
ブロナンセリン	4 mg
クロザピン	50mg
パリペリドン	1.5mg
パリペリドンパルミチン酸エステル	1.5mg

⑾　「注2」に規定する薬剤調整加算の算定に当たっては，内服薬が減少する前後の内服薬の種類数（クロルプロマジン換算の評価による場合はクロルプロマジン換算した量）を診療報酬明細書の摘要欄に記載する。

⑿　「注2」に規定する薬剤調整加算の算定に当たっては，当該保険医療機関及び他の保険医療機関で処方された内服薬を合計した種類数から2種類以上減少した場合については，B008-2薬剤総合評価調整管理料と合わせて，1か所の保険医療機関に限り算定できることとする。この場合には，当該他の保険医療機関名及び各保険医療機関における調整前後の薬剤の種類数を診療報酬明細書の摘要欄に記載する。

⒀　「注2」に規定する薬剤調整加算は，当該保険医療機関で薬剤調整加算又はB008-2薬剤総合評価調整管理料を1年以内に算定した場合においては，前回の算定に当たって減少した後の内服薬の種類数から，更に2種類以上減少しているときに限り新たに算定することができる。

◇　排尿自立支援加算について

⑴　排尿自立支援加算は，当該保険医療機関に排尿に関するケアに係る専門的知識を有した多職種からなるチーム（以下「排尿ケアチーム」という。）を設置し，当該患者の診療を担う医師，看護師等が，排尿ケアチームと連携して，当該患者の排尿自立の可能性及び下部尿路機能を評価し，排尿誘導等の保存療法，リハビリテーション，薬物療法等を組み合わせるなど，下部尿路機能の回復のための包括的なケア（以下「包括的排尿ケア」という。）を実施することを評価するものである。

⑵　当該指導料は，次のいずれかに該当する者について算定できる。

　ア　尿道カテーテル抜去後に，尿失禁，尿閉等の下部尿路機能障害の症状を有するもの

　イ　尿道カテーテル留置中の患者であって，尿道カテーテル抜去後に下部尿路機能障害を生ずると見込まれるもの

⑶　病棟の看護師等は，次の取組を行った上で，排尿ケアチームに相談する。

　ア　尿道カテーテル抜去後の患者であって，尿失禁，尿閉等の下部尿路機能障害の症状を有する患者を抽出する。

　イ　アの患者について下部尿路機能評価のための情報収集（排尿日誌，残尿測定等）を行う。

　ウ　尿道カテーテル挿入中の患者について，尿道カテーテル抜去後の，排尿自立の可能性について評価し，抜去後に下部尿路機能障害を生ずると見込まれるが，排尿自立の可能性がある患者を抽出する。

⑷　排尿ケアチームは，⑶を基に下部尿路機能障害を評価し，病棟の看護師等と共同して，排尿自立に向けた包括的排尿ケアの計画を策定する。包括的排尿ケアの内容は，看護師等による排尿誘導や生活指導，必要に応じ理学療法士等による排尿に関連する動作訓練，医師による薬物療法等を組み合わせた計画とする。

⑸　排尿ケアチーム，病棟の看護師等及び関係する従事者は，共同して⑷に基づく包括的排尿ケアを実施し，定期的な評価を行う。

⑹　⑶から⑸までについて，診療録等に記載する。

⑺　排尿ケアチームが当該患者の状況を評価する等の関与を行うと共

A251　排尿自立支援加算 （週1回）　　200点

注　別に厚生労働大臣が定める施設基準に適合しているものとして地方厚生局長等に届け出た保険医療機関に入院している患者（第1節の入院基本料（特別入院基本料等を除く。）又は第3節の特定入院料のうち，排尿自立支援加算を算定できるものを現に算定している患者に限る。）であって別に厚生労働大臣が定めるものに対して，包括的な排尿ケアを行った場合に，患者1人につき，週1回に限り12週を限度として所定点数に加算する。

に，病棟の看護師等が，包括的排尿ケアの計画に基づいて患者に対し直接的な指導又は援助を行った場合について，週1回に限り，12週を限度として算定できる。排尿ケアチームによる関与と，病棟の看護師等による患者への直接的な指導又は援助のうち，いずれか片方のみしか行われなかった週については算定できない。また，排尿が自立し指導を終了した場合には，その後については算定できない。

(8) 退院後に外来において，引き続き，包括的排尿ケアを実施する必要性を認めた場合には，診療録等にその旨を記載する。

◆　排尿自立支援加算の対象患者

尿道カテーテル抜去後に下部尿路機能障害の症状を有する患者又は尿道カテーテル留置中の患者であって，尿道カテーテル抜去後に下部尿路機能障害を生ずると見込まれるもの。

◇　地域医療体制確保加算について

(1) 地域医療体制確保加算は，地域の救急医療体制，周産期医療体制又は小児救急医療体制において重要な機能を担うとともに，病院勤務医の負担の軽減及び処遇の改善に資する取組を実施する体制を評価するものである。

(2) 地域医療体制確保加算は，当該患者の入院初日に限り算定する。

A252　地域医療体制確保加算（入院初日）

620点

注　救急医療を提供する体制，病院勤務医の負担の軽減及び処遇の改善に対する体制その他の事項につき別に厚生労働大臣が定める施設基準に適合しているものとして地方厚生局長等に届け出た保険医療機関に入院している患者（第1節の入院基本料（特別入院基本料等を除く。）又は第3節の特定入院料のうち，地域医療体制確保加算を算定できるものを現に算定している患者に限る。）について，入院初日に限り所定点数に加算する。

A253　協力対象施設入所者入院加算（入院初日）

| 1 | 往診が行われた場合 | **600点** |
| 2 | 1以外の場合 | **200点** |

注　別に厚生労働大臣が定める施設基準に適合しているものとして地方厚生局長等に届け出た保険医療機関において介護老人保健施設，介護医療院及び特別養護老人ホーム（以下この区分番号において「介護保険施設等」という。）であって当該保険医療機関を協力医療機関として定めているものに入所している患者の病状の急変等に伴い，当該介護保険施設等の従事者等の求めに応じて当該保険医療機関又は当該保険医療機関以外の協力医療機関が診療を行い，当該保険医療機関に入院させた場合に，協力対象施設入所者入院加算として，入院初日に限り所定点数に加算する。

◇　協力対象施設入所者入院加算について

(1) 協力対象施設入所者入院加算は，介護老人保健施設，介護医療院及び特別養護老人ホーム（以下この項において「介護保険施設等」という。）において療養を行っている患者の病状の急変等により入院が必要となった場合に，当該介護保険施設等の従事者の求めに応じて当該患者に関する診療情報及び病状の急変時の対応方針等を踏まえて診療が行われ，入院の必要性を認め入院させた場合に，入院初日に算定する。

(2) 「2」については，「1」以外の場合であって，当該保険医療機関が当該介護保険施設等の従事者の求めに応じて当該患者（救急用の自動車等により緊急に搬送された者を除く）に対し，診療を行い，入院の必要性を判断して当該保険医療機関に入院させた場合に，所定点数に加算する。

(3) 当該保険医療機関と当該介護保険施設等が特別の関係にある場合，協力対象施設入所者入院加算は算定できない。なお，この項において「特別の関係」とは，以下に掲げる関係をいう。

ア　当該保険医療機関と介護保険施設等の関係が以下のいずれかに該当する場合に，当該保険医療機関と当該介護保険施設等は特別の関係にあると認められる。

a　当該保険医療機関の開設者が，当該介護保険施設等の開設者と同一の場合

b　当該保険医療機関の代表者が，当該介護保険施設等の代表者と同一の場合

c　当該保険医療機関の代表者が，当該介護保険施設等の代表者の親族等の場合

d　当該保険医療機関の理事・監事・評議員その他の役員等のうち，当該介護保険施設等の役員等の親族等の占める割合が10分の3を超える場合

　　　e　aからdまでに掲げる場合に準ずる場合（人事，資金等の関係を通じて，当該保険医療機関が，当該介護保険施設等の経営方針に対して重要な影響を与えることができると認められる場合に限る。）
　　イ　「親族等」とは，親族関係を有する者及び以下に掲げる者をいう。
　　　a　事実上婚姻関係と同様の事情にある者
　　　b　使用人及び使用人以外の者で当該役員等から受ける金銭その他の財産によって生計を維持しているもの
　　　c　a又はbに掲げる者の親族でこれらの者と生計を一にしているもの

第3節　特定入院料

◇　特定入院料について

(1)　特定入院料（特殊疾患入院医療管理料，小児入院医療管理料，回復期リハビリテーション病棟入院料，特殊疾患病棟入院料，緩和ケア病棟入院料，精神科急性期治療病棟入院料，精神療養病棟入院料，認知症治療病棟入院料，精神科地域包括ケア病棟入院料，地域移行機能強化病棟入院料及び特定機能病院リハビリテーション病棟入院料を除く。以下この項において同じ。）は，1回の入院について，当該治療室に入院させた連続する期間1回に限り算定できるものであり，1回の入院期間中に，当該特定入院料を算定した後に，入院基本料又は他の特定入院料を算定し，再度同一の特定入院料を算定することはできない。

　　ただし，特定集中治療室管理料，ハイケアユニット入院医療管理料，脳卒中ケアユニット入院医療管理料，小児特定集中治療室管理料，新生児特定集中治療室管理料，小児特定集中治療室重症児対応体制強化管理料，総合周産期特定集中治療室管理料（新生児集中治療室管理料を算定するものに限る。），新生児治療回復室入院医療管理料，精神科救急急性期医療入院料，精神科急性期治療病棟入院料及び精神科救急・合併症入院料については，前段の規定にかかわらず，1回の入院期間中に当該特定集中治療室管理料，ハイケアユニット入院医療管理料，脳卒中ケアユニット入院医療管理料，小児特定集中治療室管理料，新生児特定集中治療室管理料，総合周産期特定集中治療室管理料（新生児集中治療室管理料を算定するものに限る。），新生児治療回復室入院医療管理料，精神科救急急性期医療入院料，精神科急性期治療病棟入院料又は精神科救急・合併症入院料を算定した後に，入院基本料又は他の特定入院料を算定し，再度病状が悪化などして当該特定集中治療室，ハイケアユニット入院医療管理を行う専用の治療室，脳卒中ケアユニット入院医療管理を行う専用の治療室，小児特定集中治療室，新生児特定集中治療室，総合周産期特定集中治療室（新生児集中治療室管理料を算定するものに限る。），新生児治療回復室入院医療管理料，精神科救急急性期医療入院料，精神科急性期治療病棟入院料又は精神科救急・合併症入院料を算定する治療室へ入院させた場合には，これを算定できるものとする。

(2)　特定入院料を算定できる2以上の治療室に患者を入院させた場合において，特定入院料を算定できる日数の限度は，他の特定入院料を算定した日数を控除して計算する。例えば，救命救急入院料を算定した後，ハイケアユニット入院医療管理を行う専用の治療室に入院させた場合においては，21日から救命救急入院料を算定した日数を控除して得た日数を限度として，ハイケアユニット入院医療管理料を算定する。

(3)　各特定入院料について，別に厚生労働大臣の定める施設基準に適合していると地方厚生（支）局長に届出を行った保険医療機関の病棟，治療室又は病室において，一時的に施設基準を満たさなかった場合，当該病棟，治療室又は病室の病床区分に応じて，次に掲げる入院基本

料等により算定する。

- ア　救命救急入院料，特定集中治療室管理料，ハイケアユニット入院医療管理料，脳卒中ケアユニット入院医療管理料，小児特定集中治療室管理料，新生児特定集中治療室管理料，新生児特定集中治療室重症児対応体制強化管理料，総合周産期特定集中治療室管理料，新生児治療回復室入院医療管理料及び一類感染症患者入院医療管理料については，急性期一般入院料6を算定する。
- イ　地域包括医療病棟入院料及び小児入院医療管理料（「5」の精神病棟を除く。）については，地域一般入院料3を算定する。
- ウ　特殊疾患入院医療管理料，回復期リハビリテーション病棟入院料（一般病棟に限る。），地域包括ケア病棟入院料（一般病棟に限る。），特殊疾患病棟入院料，緩和ケア病棟入院料（一般病棟に限る。），特定一般病棟入院料及び特定機能病院リハビリテーション病棟入院料については，一般病棟入院基本料の特別入院基本料を算定する。
- エ　回復期リハビリテーション病棟入院料（療養病棟に限る。）及び地域包括ケア病棟入院料（療養病棟に限る。）については，療養病棟入院基本料1の入院料27（回復期リハビリテーション病棟入院料1から4まで若しくは回復期リハビリテーション入院医療管理料又は地域包括ケア病棟入院料1，地域包括ケア入院医療管理料1，地域包括ケア病棟入院料2若しくは地域包括ケア入院医療管理料2に限る。）又は療養病棟入院基本料2の入院料27（回復期リハビリテーション病棟入院基本料5又は地域包括ケア病棟入院料3，地域包括ケア入院医療管理料3，地域包括ケア病棟入院料4若しくは地域包括ケア病棟入院医療管理料4に限る。）を算定する。
- オ　小児入院医療管理料（「5」の精神病棟に限る），精神科救急急性期医療入院料，精神科急性期治療病棟入院料，精神科救急・合併症入院料及び地域移行機能強化病棟入院料については，精神病棟入院基本料15対1入院基本料を算定する。
- カ　児童・思春期精神科入院医療管理料，精神療養病棟入院料，認知症治療病棟入院料及び精神科地域包括ケア病棟入院料については，精神病棟入院基本料の特別入院基本料を算定する。

区分

A300　救命救急入院料（1日につき）

1　救命救急入院料1
　イ　3日以内の期間　**10,268点**
　ロ　4日以上7日以内の期間　**9,292点**
　ハ　8日以上の期間　**7,934点**
2　救命救急入院料2
　イ　3日以内の期間　**11,847点**
　ロ　4日以上7日以内の期間　**10,731点**
　ハ　8日以上の期間　**9,413点**
3　救命救急入院料3
　イ　救命救急入院料
　　(1)　3日以内の期間　**10,268点**
　　(2)　4日以上7日以内の期間　**9,292点**
　　(3)　8日以上の期間　**7,934点**
　ロ　広範囲熱傷特定集中治療管理料
　　(1)　3日以内の期間　**10,268点**
　　(2)　4日以上7日以内の期間　**9,292点**
　　(3)　8日以上60日以内の期間　**8,356点**
4　救命救急入院料4
　イ　救命救急入院料
　　(1)　3日以内の期間　**11,847点**

◇　救命救急入院料について

(1)　算定対象となる重篤な救急患者とは，次に掲げる状態にあって，医師が救命救急入院が必要であると認めた者である。
　ア　意識障害又は昏睡
　イ　急性呼吸不全又は慢性呼吸不全の急性増悪
　ウ　急性心不全（心筋梗塞を含む。）
　エ　急性薬物中毒
　オ　ショック
　カ　重篤な代謝障害（肝不全，腎不全，重症糖尿病等）
　キ　広範囲熱傷
　ク　大手術を必要とする状態
　ケ　救急蘇生後
　コ　その他外傷，破傷風等で重篤な状態
(2)　広範囲熱傷特定集中治療管理料の算定対象となる患者とは，第2度熱傷30％程度以上の重症広範囲熱傷患者であって，医師が広範囲熱傷特定集中治療が必要であると認めた者である。なお，熱傷には電撃傷，薬傷及び凍傷が含まれる。
(3)　救命救急医療に係る入院初期の医療を重点的に評価したものであり，救命救急入院後症状の安定等により他病棟に転棟した患者又は他病棟に入院中の患者が症状の増悪等をきたしたことにより当該救命救急センターに転棟した場合にあっては，救命救急入院料は算定できな

(2)　4日以上7日以内の期間　**10,731点**
(3)　8日以上の期間　**9,413点**
ロ　広範囲熱傷特定集中治療管理料
(1)　3日以内の期間　**11,847点**
(2)　4日以上7日以内の期間　**10,731点**
(3)　8日以上14日以内の期間　**9,413点**
(4)　15日以上60日以内の期間　**8,356点**

注1　別に厚生労働大臣が定める施設基準に適合しているものとして地方厚生局長等に届け出た保険医療機関において，重篤な患者に対して救命救急医療が行われた場合に，当該基準に係る区分及び当該患者の状態について別に厚生労働大臣が定める区分（救命救急入院料3及び救命救急入院料4に限る。）に従い，14日（別に厚生労働大臣が定める状態の患者（救命救急入院料3又は救命救急入院料4に係る届出を行った保険医療機関に入院した患者に限る。）にあっては60日，別に厚生労働大臣が定める施設基準に適合しているものとして地方厚生局長等に届け出た保険医療機関に入院している患者であって，急性血液浄化(腹膜透析を除く。)又は体外式心肺補助（ＥＣＭＯ）を必要とするものにあっては25日，臓器移植を行ったものにあっては30日）を限度として，それぞれ所定点数を算定する。

2　当該保険医療機関において，自殺企図等による重篤な患者であって精神疾患を有するもの又はその家族等からの情報等に基づいて，当該保険医療機関の精神保健指定医又は精神科の医師が，当該患者の精神疾患にかかわる診断治療等を行った場合は，**精神疾患診断治療初回加算**として，当該精神保健指定医による最初の診療時に限り，次に掲げる点数をそれぞれ所定点数に加算する。この場合において，区分番号A248に掲げる精神疾患診療体制加算は別に算定できない。
イ　別に厚生労働大臣が定める施設基準に適合しているものとして地方厚生局長等に届け出た保険医療機関において行った場合　**7,000点**
ロ　イ以外の場合　**3,000点**
3　別に厚生労働大臣が定める施設基準に適合しているものとして地方厚生局長等に届け出た保険医療機関において救命救急医療が行われた場合には，当該基準に係る区分に従い，1日につき次に掲げる点数をそれぞれ所定点数に加算する。
イ　救急体制充実加算1　**1,500点**
ロ　救急体制充実加算2　**1,000点**
ハ　救急体制充実加算3　**500点**

(4)　救命救急入院料に係る算定要件に該当しない患者が，当該治療室に入院した場合には，入院基本料等を算定する。
　　この際，A100一般病棟入院基本料を算定する場合の費用の請求については，「療養病棟入院基本料について」の(14)に準ずるものとする。
　　また，A104特定機能病院入院基本料を算定する場合の費用の請求については，A104特定機能病院入院基本料の「注5」に規定する看護必要度加算は算定できず，同「注8」に規定する加算は，当該病棟において要件を満たしている場合に算定できる。その他，A105専門病院入院基本料を算定する場合の費用の請求については，A105専門病院入院基本料の「注3」に規定する看護必要度加算，同「注4」に規定する一般病棟看護必要度評価加算は算定できず，同「注7」に規定する加算は，当該病棟において要件を満たしている場合に算定できる。
(5)　「注1」に掲げる臓器移植を行った患者とは，当該入院期間中に心臓，肺又は肝臓の移植を行った患者のことをいう。
(6)　「注2」に規定する精神疾患診断治療初回加算については，自殺企図及び自傷又はそれが疑われる行為により医師が救命救急入院が必要であると認めた重篤な患者であって，統合失調症，躁うつ病，神経症，中毒性精神障害（アルコール依存症等をいう。），心因反応，児童・思春期精神疾患，パーソナリティ障害又は精神症状を伴う脳器質性障害等（以下この節において「精神疾患」という。）を有する患者又はその家族等に対して，精神保健指定医又は当該保険医療機関の精神科の常勤医師が，患者又は家族等からの情報を得て，精神疾患に対する診断治療等を行った場合に，救命救急入院料の算定期間中における当該精神保健指定医又は当該精神科の常勤医師の最初の診療時に算定する。この場合の精神保健指定医は当該保険医療機関を主たる勤務先とする精神保健指定医以外の者であっても算定できる。ただし，当該加算を算定する場合には，A248精神疾患診療体制加算は算定できない。
(7)　「注5」に規定する急性薬毒物中毒加算1については，急性薬毒物中毒（催眠鎮静剤,抗不安剤による中毒を除く。）が疑われる患者（以下「急性薬毒物中毒患者」という。）の原因物質について，日本中毒学会が作成する「急性中毒標準診療ガイド」における機器分析法に基づく機器分析を当該保険医療機関において行い，必要な救命救急管理を実施した場合に算定する。
(8)　「注5」に規定する急性薬毒物中毒加算1を算定する場合は，診療報酬明細書の摘要欄に，急性薬毒物中毒の原因物質として同定した薬物を記載する。
(9)　「注5」に規定する急性薬毒物中毒加算2については，急性薬毒物中毒患者の原因物質等について，(6)の機器分析以外の検査を当該保険医療機関において行い，必要な救命救急管理を実施した場合に算定する。
(10)　「注5」に規定する急性薬毒物中毒加算1又は2については，入院初日にいずれか一方のみを算定することができる。
(11)　「注5」に規定する急性薬毒物中毒加算については，薬毒物中毒を疑って検査を実施した結果，実際には薬毒物中毒ではなかった場合には，算定できない。
(12)　「注6」に規定する小児加算については，専任の小児科の医師が常時配置されている保険医療機関において，15歳未満の重篤な救急患者に対して救命救急医療が行われた場合に入院初日に限り算定する。なお，ここでいう入院初日とは，第2部入院料等の「通則5」に規定する起算日のことをいい，入院期間が通算される再入院の初日は算定できない。

4　別に厚生労働大臣が定める施設基準に適合しているものとして地方厚生局長等に届け出た保険医療機関において救命救急医療が行われた場合には，1日につき**100点**を所定点数に加算する。

5　当該保険医療機関において，急性薬毒物中毒の患者に対して救命救急医療が行われた場合には，入院初日に限り，次に掲げる点数をそれぞれ所定点数に加算する。

イ　**急性薬毒物中毒加算1　（機器分析）**
5,000点

ロ　**急性薬毒物中毒加算2　（その他のもの）**
350点

6　別に厚生労働大臣が定める施設基準に適合しているものとして地方厚生局長等に届け出た保険医療機関において，15歳未満の重篤な患者に対して救命救急医療が行われた場合には，**小児加算**として，入院初日に限り**5,000点**を所定点数に加算する。

7　第1章基本診療料並びに第2章第3部検査，第6部注射，第9部処置及び第13部病理診断のうち次に掲げるものは，救命救急入院料に含まれるものとする。

イ　入院基本料
ロ　入院基本料等加算（臨床研修病院入院診療加算，超急性期脳卒中加算，妊産婦緊急搬送入院加算，医師事務作業補助体制加算，特定感染症入院医療管理加算，難病等特別入院診療加算（二類感染症患者入院診療加算に限る。），地域加算，離島加算，医療安全対策加算，感染対策向上加算，患者サポート体制充実加算，重症患者初期支援充実加算，報告書管理体制加算，褥瘡ハイリスク患者ケア加算，術後疼痛管理チーム加算，病棟薬剤業務実施加算2，データ提出加算，入退院支援加算（1のイ及び3に限る。），認知症ケア加算，せん妄ハイリスク患者ケア加算，精神疾患診療体制加算，排尿自立支援加算及び地域医療体制確保加算を除く。）
ハ　第2章第3部の各区分の検査（同部第1節第2款の検体検査判断料を除く。）
ニ　点滴注射
ホ　中心静脈注射
ヘ　酸素吸入（使用した酸素及び窒素の費用を除く。）
ト　留置カテーテル設置
チ　第13部第1節の病理標本作製料

8　別に厚生労働大臣が定める施設基準に

(13)　「注8」に規定する早期離床・リハビリテーション加算は，救命救急入院料を算定する病室に入室した患者に対する，患者に関わる医師，看護師，理学療法士，作業療法士，言語聴覚士又は臨床工学技士等の多職種と早期離床・リハビリテーションに係るチーム（以下「早期離床・リハビリテーションチーム」という。）による総合的な離床の取組を評価したものであり，当該加算を算定する場合の取扱いは，「特定集中治療室管理料について」の(5)と同様である。

(14)　「注9」早期栄養介入管理加算は，重症患者の救命救急入院料を算定する病室への入室後，早期に管理栄養士が当該治療室の医師，看護師，薬剤師等と連携し，早期の経口移行・維持及び低栄養の改善等につながる栄養管理を評価したものであり，当該加算を算定する場合の取扱いは，「特定集中治療室管理料について」の(6)から(8)までと同様である。

(15)　「注10」については，「注2」の「イ」に掲げる別に厚生労働大臣が定める施設基準に適合しているものとして地方厚生局長等に届け出た保険医療機関において精神科医又は精神科医の指示を受けた看護師，作業療法士，精神保健福祉士，公認心理師若しくは社会福祉士が，自殺企図や精神状態悪化の背景にある生活上の課題の状況を確認した上で，解決に資する社会資源について情報提供する等の援助を行う他，かかりつけ医への受診や定期的な服薬等，継続して精神疾患の治療を受けるための指導や助言を行った場合に，退院時に1回に限り算定する。この場合，I002-3救急患者精神科継続支援料は別に算定できない。なお，指導等を行う精神科医又は精神科医の指示を受けた看護師等は，適切な研修を受講している必要がある。

(16)　「注11」に規定する重症患者対応体制強化加算は，重症患者対応に係る体制について，集中治療領域における重症患者対応の強化及び人材育成に係る体制を評価したものである。

(17)　「注11」に規定する重症患者対応体制強化加算は，救命救急入院料2又は4を算定している患者について，当該患者の入院期間に応じて算定する。

◆　厚生労働大臣が定める区分「注1」
イ　救命救急入院料
　　広範囲熱傷特定集中治療管理が必要な患者以外の患者
ロ　広範囲熱傷特定集中治療管理料
　　広範囲熱傷特定集中治療管理が必要な患者

◆　厚生労働大臣が定める状態「注1」
　　広範囲熱傷特定集中治療管理が必要な状態

適合しているものとして地方厚生局長等に届け出た病室に入院している患者に対して，入室後早期から離床等に必要な治療を行った場合に，**早期離床・リハビリテーション加算**として，入室した日から起算して14日を限度として**500点**を所定点数に加算する。この場合において，同一日に区分番号H000に掲げる心大血管疾患リハビリテーション料，H001に掲げる脳血管疾患等リハビリテーション料，H001-2に掲げる廃用症候群リハビリテーション料，H002に掲げる運動器リハビリテーション料，H003に掲げる呼吸器リハビリテーション料，H007に掲げる障害児（者）リハビリテーション料及びH007-2に掲げるがん患者リハビリテーション料は，算定できない。

9　別に厚生労働大臣が定める施設基準に適合しているものとして地方厚生局長等に届け出た病室に入院している患者に対して，入室後早期から必要な栄養管理を行った場合に，**早期栄養介入管理加算**として，入室した日から起算して7日を限度として**250点**（入室後早期から経腸栄養を開始した場合は，当該開始日以降は**400点**）を所定点数に加算する。ただし，区分番号B001の10に掲げる入院栄養食事指導料は別に算定できない。

10　注2のイに該当する場合であって，当該患者に対し，生活上の課題又は精神疾患の治療継続上の課題を確認し，助言又は指導を行った場合は，当該患者の退院時に1回に限り，**2,500点**を更に所定点数に加算する。この場合において，区分番号I002-3に掲げる救急患者精神科継続支援料は別に算定できない。

11　重症患者の対応に係る体制につき別に厚生労働大臣が定める施設基準に適合しているものとして地方厚生局長等に届け出た病室に入院している患者（救命救急入院料2又は救命救急入院料4に係る届出を行った保険医療機関の病室に入院した患者に限る。）について，**重症患者対応体制強化加算**として，当該患者の入院期間に応じ，次に掲げる点数をそれぞれ所定点数に加算する。

イ　3日以内の期間　　**750点**
ロ　4日以上7日以内の期間　　**500点**
ハ　8日以上14日以内の期間　　**300点**

A301 特定集中治療室管理料（1日につき）

1　特定集中治療室管理料1
イ　7日以内の期間　　**14,406点**
ロ　8日以上の期間　　**12,828点**

◇　特定集中治療室管理料について
(1)　算定対象となる患者は，次に掲げる状態にあって，医師が特定集中治療室管理が必要であると認めた者である。
ア　意識障害又は昏睡

2　特定集中治療室管理料2
　イ　特定集中治療室管理料
　　(1)　7日以内の期間　　**14,406点**
　　(2)　8日以上の期間　　**12,828点**
　ロ　広範囲熱傷特定集中治療管理料
　　(1)　7日以内の期間　　**14,406点**
　　(2)　8日以上60日以内の期間　　**13,028点**
3　特定集中治療室管理料3
　イ　7日以内の期間　　**9,890点**
　ロ　8日以上の期間　　**8,307点**
4　特定集中治療室管理料4
　イ　特定集中治療室管理料
　　(1)　7日以内の期間　　**9,890点**
　　(2)　8日以上の期間　　**8,307点**
　ロ　広範囲熱傷特定集中治療管理料
　　(1)　7日以内の期間　　**9,890点**
　　(2)　8日以上60日以内の期間　　**8,507点**
5　特定集中治療室管理料5
　イ　7日以内の期間　　**8,890点**
　ロ　8日以上の期間　　**7,307点**
6　特定集中治療室管理料6
　イ　特定集中治療室管理料
　　(1)　7日以内の期間　　**8,890点**
　　(2)　8日以上の期間　　**7,307点**
　ロ　広範囲熱傷特定集中治療管理料
　　(1)　7日以内の期間　　**8,890点**
　　(2)　8日以上60日以内の期間　　**7,507点**

注1　別に厚生労働大臣が定める施設基準に適合しているものとして地方厚生局長等に届け出た保険医療機関において，必要があって特定集中治療室管理が行われた場合に，当該基準に係る区分及び当該患者の状態について別に厚生労働大臣が定める区分（特定集中治療室管理料2，4及び6に限る。）に従い，14日（別に厚生労働大臣が定める状態の患者（特定集中治療室管理料2，4及び6に係る届出を行った保険医療機関に入院した患者に限る。）にあっては60日，別に厚生労働大臣が定める施設基準に適合しているものとして地方厚生局長等に届け出た保険医療機関に入院している患者であって，急性血液浄化（腹膜透析を除く。）又は体外式心肺補助（ECMO）を必要とするものにあっては25日，臓器移植を行ったものにあっては30日）を限度として，それぞれ所定点数を算定する。

　2　別に厚生労働大臣が定める施設基準に適合しているものとして地方厚生局長等に届け出た保険医療機関において，15歳未満の重篤な患者に対して特定集中治療室管理が行われた場合には，**小児加算**として，当該患者の入院期間に応じ，次に

イ　急性呼吸不全又は慢性呼吸不全の急性増悪
ウ　急性心不全（心筋梗塞を含む。）
エ　急性薬物中毒
オ　ショック
カ　重篤な代謝障害（肝不全，腎不全，重症糖尿病等）
キ　広範囲熱傷
ク　大手術後
ケ　救急蘇生後
コ　その他外傷，破傷風等で重篤な状態

(2)　広範囲熱傷特定集中治療管理料の算定対象となる広範囲熱傷特定集中治療管理が必要な患者とは，「救命救急入院料について」の(2)と同様である。

(3)　「注1」に掲げる臓器移植を行った患者とは，当該入院期間中に心臓，肺又は肝臓の移植を行った患者のことをいう。

(4)　「注2」に規定する小児加算については，専任の小児科の医師が常時配置されている保険医療機関において，15歳未満の重篤な患者に対して特定集中治療室管理が行われた場合に14日を限度として算定する。

(5)　「注4」に規定する早期離床・リハビリテーション加算は，特定集中治療室に入室した患者に対し，患者に関わる医師，看護師，理学療法士，作業療法士，言語聴覚士又は臨床工学技士等の多職種と早期離床・リハビリテーションチームによる以下のような総合的な離床の取組を行った場合の評価である。
　ア　早期離床・リハビリテーションチームは，当該患者の状況を把握・評価した上で，当該患者の運動機能，呼吸機能，摂食嚥下機能，消化吸収機能及び排泄機能等の各種機能の維持，改善又は再獲得に向けた具体的な支援方策について，関係学会の指針等に基づき患者が入室する治療室の職員とともに計画を作成する。
　イ　当該患者を診療する医師，看護師，理学療法士，作業療法士，言語聴覚士又は臨床工学技士等が，早期離床・リハビリテーションチームと連携し，当該患者が特定集中治療室に入室後48時間以内に，当該計画に基づく早期離床の取組を開始する。
　ウ　早期離床・リハビリテーションチームは，当該計画に基づき行われた取組を定期的に評価する。
　エ　アからウまでの取組等の内容及び実施時間について診療録等に記載すること。

(6)　「注5」早期栄養介入管理加算は，重症患者の特定集中治療室への入室後，早期に管理栄養士が当該治療室の医師，看護師，薬剤師等と連携し，早期の経口移行・維持及び低栄養の改善等につながる栄養管理を実施した場合の評価である。なお，当該加算を算定する場合は，同一日にB001の「10」入院栄養食事指導料を別に算定できないが，他の病棟に転棟後，退院後の生活を見据えて必要性が認められる場合は，この限りではない。

(7)　「注5」に規定する加算を算定する場合には，日本集中治療医学会の「日本版重症患者の栄養療法ガイドライン」に沿った栄養管理を実施する。また，入室患者全員に栄養スクリーニングを実施し，抽出された患者に対し，次の項目を実施する。なお，ア及びイ（「注5」に規定する「入室後早期から経腸栄養を開始した場合」の所定点数を算定する場合にあっては，アからウまで）は入室後48時間以内に実施する。
　ア　栄養アセスメント
　イ　栄養管理に係る早期介入の計画の作成及び計画に基づく栄養管理の実施
　ウ　腸管機能評価を実施し，入室後48時間以内に経腸栄養等を開始

掲げる点数をそれぞれ1日につき所定点数に加算する。

イ　7日以内の期間　　　**2,000点**

ロ　8日以上14日以内の期間　**1,500点**

3　第1章基本診療料並びに第2章第3部検査，第6部注射，第9部処置及び第13部病理診断のうち次に掲げるものは，特定集中治療室管理料に含まれるものとする。

イ　入院基本料

ロ　入院基本料等加算（臨床研修病院入院診療加算，超急性期脳卒中加算，妊産婦緊急搬送入院加算，医師事務作業補助体制加算，特定感染症入院医療管理加算，難病等特別入院診療加算（二類感染症患者入院診療加算に限る。），地域加算，離島加算，精神科リエゾンチーム加算，がん拠点病院加算，医療安全対策加算，感染対策向上加算，患者サポート体制充実加算，重症患者初期支援充実加算，報告書管理体制加算，褥瘡ハイリスク患者ケア加算，術後疼痛管理チーム加算，病棟薬剤業務実施加算2，データ提出加算，入退院支援加算（1のイ及び3に限る。），認知症ケア加算，せん妄ハイリスク患者ケア加算，精神疾患診療体制加算，排尿自立支援加算及び地域医療体制確保加算を除く。）

ハ　第2章第3部の各区分の検査（同部第1節第2款の検体検査判断料を除く。）

ニ　点滴注射

ホ　中心静脈注射

ヘ　酸素吸入（使用した酸素及び窒素の費用を除く。）

ト　留置カテーテル設置

チ　第13部第1節の病理標本作製料

4　別に厚生労働大臣が定める施設基準に適合しているものとして地方厚生局長等に届け出た病室に入院している患者に対して，入室後早期から離床等に必要な治療を行った場合に，**早期離床・リハビリテーション加算**として，入室した日から起算して14日を限度として**500点**を所定点数に加算する。この場合において，同一日に区分番号H000に掲げる心大血管疾患リハビリテーション料，H001に掲げる脳血管疾患等リハビリテーション料，H001-2に掲げる廃用症候群リハビリテーション料，H002に掲げる運動器リハビリテーション料，H003に掲げる呼吸器リハビリテーション料，H007に

エ　経腸栄養開始後は，1日に3回以上のモニタリングを行い，その結果を踏まえ，必要に応じて計画を見直すとともに栄養管理を実施

オ　再アセスメントを実施し，胃管からの胃内容物の逆流の有無等を確認

カ　アからオまでの内容を診療録等に記載する。なお，ウに関しては，入室時刻及び経腸栄養の開始時刻を記載する

加えて，上記項目を実施する場合，特定集中治療室の医師，看護師，薬剤師等とのカンファレンス及び回診等を実施するとともに，早期離床・リハビリテーションチームが設置されている場合は，適切に連携して栄養管理を実施する。

(8)　「注5」に規定する加算の1日当たりの算定患者数は，管理栄養士1名につき，10人以内とする。また，当該加算及びA233-2栄養サポートチーム加算を算定する患者数は，管理栄養士1名につき，合わせて15人以内とする。

(9)　「注6」に規定する重症患者対応体制強化加算は，重症患者対応に係る体制について，集中治療領域における重症患者対応の強化及び人材育成に係る体制を評価したものである。

(10)　「注6」に規定する重症患者対応体制強化加算は，特定集中治療室管理料を算定している患者について，当該患者の入院期間に応じて算定する。

(11)　「注7」に規定する特定集中治療室遠隔支援加算は，特定集中治療室管理料を算定している患者について，「医療情報システムの安全管理に関するガイドライン」及び関係学会の定めるガイドラインを参考に通信環境等を整備した上で，情報通信機器を用いて支援側の保険医療機関と連携して特定集中治療室管理を行った場合に被支援側の保険医療機関において算定する。なお，この場合の医療機関間での診療報酬の分配は，相互の合議に委ねるものとする。

(12)　特定集中治療室管理料に係る算定要件に該当しない患者が，当該治療室に入院した場合には，入院基本料等を算定する。

この際，入院基本料等を算定する場合の費用の請求については，「救命救急入院料について」の(4)と同様である。

◆　厚生労働大臣が定める区分「注1」

イ　特定集中治療室管理料
　　広範囲熱傷特定集中治療管理が必要な患者以外の患者

ロ　広範囲熱傷特定集中治療管理料
　　広範囲熱傷特定集中治療管理が必要な患者

◆　厚生労働大臣が定める状態「注1」
　　広範囲熱傷特定集中治療管理が必要な状態

掲げる障害児（者）リハビリテーション料及びH007-2に掲げるがん患者リハビリテーション料は，算定できない。

5　別に厚生労働大臣が定める施設基準に適合しているものとして地方厚生局長等に届け出た病室に入院している患者に対して，入室後早期から必要な栄養管理を行った場合に，**早期栄養介入管理加算**として，入室した日から起算して**7日を限度として250点**（入室後早期から経腸栄養を開始した場合は，当該開始日以降は**400点**）を所定点数に加算する。ただし，区分番号B001の10に掲げる入院栄養食事指導料は別に算定できない。

6　重症患者の対応に係る体制につき別に厚生労働大臣が定める施設基準に適合しているものとして地方厚生局長等に届け出た病室に入院している患者について，**重症患者対応体制強化加算**として，当該患者の入院期間に応じ，次に掲げる点数をそれぞれ所定点数に加算する。

　イ　3日以内の期間　　　　**750点**
　ロ　4日以上7日以内の期間　**500点**
　ハ　8日以上14日以内の期間　**300点**

7　特定集中治療室管理料5又は特定集中治療室管理料6を算定する保険医療機関であって別に厚生労働大臣が定める施設基準を満たすものにおいて，特定集中治療室管理に係る専門的な医療機関として別に厚生労働大臣が定める保険医療機関と情報通信機器を用いて連携して特定集中治療室管理が行われた場合に，**特定集中治療室遠隔支援加算**として，**980点**を所定点数に加算する。

A301-2　ハイケアユニット入院医療管理料（1日につき）

1　ハイケアユニット入院医療管理料1
6,889点

2　ハイケアユニット入院医療管理料2
4,250点

注1　別に厚生労働大臣が定める施設基準に適合しているものとして地方厚生局長等に届け出た保険医療機関において，必要があってハイケアユニット入院医療管理が行われた場合に，当該基準に係る区分に従い，21日を限度として算定する。

2　第1章基本診療料並びに第2章第3部検査，第6部注射，第9部処置及び第13部病理診断のうち次に掲げるものは，ハイケアユニット入院医療管理料に含まれるものとする。
　イ　入院基本料
　ロ　入院基本料等加算（臨床研修病院入

◇　ハイケアユニット入院医療管理料について

(1)　算定対象となる患者は，次に掲げる状態に準じる状態にあって，医師がハイケアユニット入院医療管理が必要であると認めた者である。
　ア　意識障害又は昏睡
　イ　急性呼吸不全又は慢性呼吸不全の急性増悪
　ウ　急性心不全（心筋梗塞を含む。）
　エ　急性薬物中毒
　オ　ショック
　カ　重篤な代謝障害（肝不全，腎不全，重症糖尿病等）
　キ　広範囲熱傷
　ク　大手術後
　ケ　救急蘇生後
　コ　その他外傷，破傷風等で重篤な状態

(2)　「注3」に規定する早期離床・リハビリテーション加算は，ハイケアユニット入院医療管理料を算定する病室に入室した患者に対する，早期離床・リハビリテーションチームによる総合的な離床の取組を評価したものであり，当該加算を算定する場合の取扱いは，「特定集中治療室管理料について」の(5)と同様である。

(3)　「注4」に規定する早期栄養介入管理加算は，重症患者のハイケア

院診療加算，超急性期脳卒中加算，妊産婦緊急搬送入院加算，医師事務作業補助体制加算，特定感染症入院医療管理加算，難病等特別入院診療加算（二類感染症患者入院診療加算に限る。），地域加算，離島加算，精神科リエゾンチーム加算，がん拠点病院加算，医療安全対策加算，感染対策向上加算，患者サポート体制充実加算，重症患者初期支援充実加算，報告書管理体制加算，褥瘡ハイリスク患者ケア加算，術後疼痛管理チーム加算，病棟薬剤業務実施加算2，データ提出加算，入退院支援加算（1のイ及び3に限る。），認知症ケア加算，せん妄ハイリスク患者ケア加算，精神疾患診療体制加算，排尿自立支援加算及び地域医療体制確保加算を除く。）

ハ　第2章第3部の各区分の検査（同部第1節第2款の検体検査判断料を除く。）

ニ　点滴注射

ホ　中心静脈注射

ヘ　酸素吸入（使用した酸素及び窒素の費用を除く。）

ト　留置カテーテル設置

チ　第13部第1節の病理標本作製料

3　別に厚生労働大臣が定める施設基準に適合しているものとして地方厚生局長等に届け出た病室に入院している患者に対して，入室後早期から離床等に必要な治療を行った場合に，**早期離床・リハビリテーション加算**として，入室した日から起算して14日を限度として**500点**を所定点数に加算する。この場合において，同一日に区分番号H000に掲げる心大血管疾患リハビリテーション料，H001に掲げる脳血管疾患等リハビリテーション料，H001-2に掲げる廃用症候群リハビリテーション料，H002に掲げる運動器リハビリテーション料，H003に掲げる呼吸器リハビリテーション料，H007に掲げる障害児（者）リハビリテーション料及びH007-2に掲げるがん患者リハビリテーション料は，算定できない。

4　別に厚生労働大臣が定める施設基準に適合しているものとして地方厚生局長等に届け出た病室に入院している患者に対して，入室後早期から必要な栄養管理を行った場合に，**早期栄養介入管理加算**として，入室した日から起算して7日を限度として**250点**（入室後早期から経腸栄養を開始した場合は，当該開始日以降は

ユニット入院医療管理料を算定する病室への入室後，早期に管理栄養士が当該治療室の医師，看護師，薬剤師等と連携し，早期の経口移行・維持及び低栄養の改善等につながる栄養管理を評価したものであり，当該加算を算定する場合の取扱いは，「特定集中治療室管理料について」の(6)から(8)までと同様である。

(4)　ハイケアユニット入院医療管理料に係る算定要件に該当しない患者が，当該治療室に入院した場合には，入院基本料等を算定する。

　　この際，入院基本料等を算定する場合の費用の請求については，「救命救急入院料について」の(4)と同様である。

A
基本
特定入院料

400点）を所定点数に加算する。ただし，区分番号B001の10に掲げる入院栄養食事指導料は別に算定できない。

A301-3　脳卒中ケアユニット入院医療管理料

（1日につき）　　　　　　　　　**6,045点**

注1　別に厚生労働大臣が定める施設基準に適合しているものとして地方厚生局長等に届け出た保険医療機関において，脳梗塞，脳出血又はくも膜下出血の患者に対して，専門の医師等により組織的，計画的に脳卒中ケアユニット入院医療管理が行われた場合に，発症後14日を限度として算定する。

2　第1章基本診療料並びに第2章第3部検査，第6部注射，第9部処置及び第13部病理診断のうち次に掲げるものは，脳卒中ケアユニット入院医療管理料に含まれるものとする。

イ　入院基本料

ロ　入院基本料等加算（臨床研修病院入院診療加算，超急性期脳卒中加算，妊産婦緊急搬送入院加算，医師事務作業補助体制加算，特定感染症入院医療管理加算，難病等特別入院診療加算（二類感染症患者入院診療加算に限る。），地域加算，離島加算，精神科リエゾンチーム加算，医療安全対策加算，感染対策向上加算，患者サポート体制充実加算，重症患者初期支援充実加算，報告書管理体制加算，褥瘡ハイリスク患者ケア加算，病棟薬剤業務実施加算2，データ提出加算，入退院支援加算（1のイ及び3に限る。），認知症ケア加算，せん妄ハイリスク患者ケア加算，精神疾患診療体制加算，排尿自立支援加算及び地域医療体制確保加算を除く。）

ハ　第2章第3部の各区分の検査（同部第1節第2款の検体検査判断料を除く。）

ニ　点滴注射

ホ　中心静脈注射

ヘ　酸素吸入（使用した酸素及び窒素の費用を除く。）

ト　留置カテーテル設置

チ　第13部第1節の病理標本作製料

3　別に厚生労働大臣が定める施設基準に適合しているものとして地方厚生局長等に届け出た病室に入院している患者に対して，入室後早期から離床等に必要な治療を行った場合に，**早期離床・リハビリテーション加算**として，入室した日から起算して14日を限度として**500点**を所定点数に加算する。この場合において，同

◇　脳卒中ケアユニット入院医療管理料について

(1)　算定対象となる患者は，次に掲げる疾患であって，医師が脳卒中ケアユニット入院医療管理が必要であると認めた者である。

ア　脳梗塞

イ　脳出血

ウ　くも膜下出血

(2)　「注3」に規定する早期離床・リハビリテーション加算は，脳卒中ケアユニット入院医療管理料を算定する病室に入室した患者に対する，早期離床・リハビリテーションチームによる総合的な離床の取組を評価したものであり，当該加算を算定する場合の取扱いは，「特定集中治療室管理料について」の(5)と同様である。

(3)　「注4」に規定する早期栄養介入管理加算は，重症患者の脳卒中ケアユニット入院医療管理料を算定する病室への入室後，早期に管理栄養士が当該治療室の医師，看護師，薬剤師等と連携し，早期の経口移行・維持及び低栄養の改善等につながる栄養管理を評価したものであり，当該加算を算定する場合の取扱いは，「特定集中治療室管理料について」の(6)から(8)までと同様である。

(4)　脳卒中ケアユニット入院医療管理料に係る算定要件に該当しない患者が，当該治療室に入院した場合には，入院基本料等を算定する。

　　この際，入院基本料等を算定する場合の費用の請求については，「救命救急入院料について」の(4)と同様である。

一日に区分番号H000に掲げる心大血管疾患リハビリテーション料，H001に掲げる脳血管疾患等リハビリテーション料，H001-2に掲げる廃用症候群リハビリテーション料，H002に掲げる運動器リハビリテーション料，H003に掲げる呼吸器リハビリテーション料，H007に掲げる障害児（者）リハビリテーション料及びH007-2に掲げるがん患者リハビリテーション料は，算定できない。

4　別に厚生労働大臣が定める施設基準に適合しているものとして地方厚生局長等に届け出た病室に入院している患者に対して，入室後早期から必要な栄養管理を行った場合に，**早期栄養介入管理加算**として，入室した日から起算して**7日**を限度として**250点**（入室後早期から経腸栄養を開始した場合は，当該開始日以降は**400点**）を所定点数に加算する。ただし，区分番号B001の10に掲げる入院栄養食事指導料は別に算定できない。

A301-4　小児特定集中治療室管理料（1日につき）

1　7日以内の期間	**16,362点**
2　8日以上の期間	**14,256点**

注1　別に厚生労働大臣が定める施設基準に適合しているものとして地方厚生局長等に届け出た保険医療機関において，15歳未満の小児（児童福祉法第6条の2第3項に規定する小児慢性特定疾病医療支援の対象である場合は，20歳未満の者）に対し，必要があって小児特定集中治療室管理が行われた場合に，14日（急性血液浄化（腹膜透析を除く。）を必要とする状態，心臓手術ハイリスク群，左心低形成症候群，急性呼吸窮迫症候群又は心筋炎・心筋症のいずれかに該当する小児にあっては21日，臓器移植を行った小児にあっては30日，体外式心肺補助（ECMO）を必要とする状態の小児にあっては35日，手術を必要とする先天性心疾患の新生児にあっては55日）を限度として算定する。

2　第1章基本診療料並びに第2章第3部検査，第6部注射，第9部処置及び第13部病理診断のうち次に掲げるものは，小児特定集中治療室管理料に含まれるものとする。

イ　入院基本料

ロ　入院基本料等加算（臨床研修病院入院診療加算，超急性期脳卒中加算，医師事務作業補助体制加算，特定感染症入院医療管理加算，難病等特別入院診

◇　小児特定集中治療室管理料について

(1)　算定対象となる患者は，15歳未満（児童福祉法第6条の2第2項に規定する小児慢性特定疾病医療支援の対象である場合は，20歳未満）であって，次に掲げる状態にあり，医師が特定集中治療室管理が必要であると認めた者である。

ア　意識障害又は昏睡

イ　急性呼吸不全又は慢性呼吸不全の急性増悪

ウ　急性心不全（心筋梗塞を含む。）

エ　急性薬物中毒

オ　ショック

カ　重篤な代謝障害（肝不全，腎不全，重症糖尿病等）

キ　広範囲熱傷

ク　大手術後

ケ　救急蘇生後

コ　その他外傷，破傷風等で重篤な状態

なお，小児慢性特定疾病医療支援の対象患者については，当該病棟の対象となる年齢以降を見据えた診療体制の構築や診療計画の策定等に留意すること。

(2)　「注1」に掲げる「臓器移植を行った小児」とは，当該入院期間中に心臓，肺又は肝臓の移植を行った小児のことをいう。

(3)　「注1」に掲げる「手術を必要とする先天性心疾患の新生児」とは，当該入院期間中に新生児であったものを含むものとする。

(4)　「注3」に規定する早期離床・リハビリテーション加算は，小児特定集中治療室管理料を算定する病室に入室した患者に対する早期離床・リハビリテーションチームによる総合的な離床の取組を評価したものであり，当該加算を算定する場合の取扱いは，「特定集中治療室管理料について」の(5)と同様である。

(5)　「注4」に規定する早期栄養介入管理加算は，重症患者の小児特定集中治療室管理料を算定する病室への入室後，早期に管理栄養士が当該集中治療室の医師，看護師，薬剤師等と連携し，早期の経口移行・維持及び低栄養の改善等につながる栄養管理を評価したものであり，当該加算を算定する場合の取扱いは，「特定集中治療室管理料につい

療加算（二類感染症患者入院診療加算に限る。），地域加算，離島加算，医療安全対策加算，感染対策向上加算，患者サポート体制充実加算，重症患者初期支援充実加算，報告書管理体制加算，褥瘡ハイリスク患者ケア加算，術後疼痛管理チーム加算，病棟薬剤業務実施加算2，データ提出加算，入退院支援加算（1のイ及び3に限る。），精神疾患診療体制加算，排尿自立支援加算及び地域医療体制確保加算を除く。）

ハ　第2章第3部の各区分の検査（同部第1節第2款の検体検査判断料を除く。）

ニ　点滴注射

ホ　中心静脈注射

ヘ　酸素吸入（使用した酸素及び窒素の費用を除く。）

ト　留置カテーテル設置

チ　第13部第1節の病理標本作製料

3　別に厚生労働大臣が定める施設基準に適合しているものとして地方厚生局長等に届け出た病室に入院している患者に対して，入室後早期から離床等に必要な治療を行った場合に，**早期離床・リハビリテーション加算**として，入室した日から起算して14日を限度として**500点**を所定点数に加算する。この場合において，同一日に区分番号H000に掲げる心大血管疾患リハビリテーション料，H001に掲げる脳血管疾患等リハビリテーション料，H001-2に掲げる廃用症候群リハビリテーション料，H002に掲げる運動器リハビリテーション料，H003に掲げる呼吸器リハビリテーション料，H007に掲げる障害児（者）リハビリテーション料及びH007-2に掲げるがん患者リハビリテーション料は，算定できない。

4　別に厚生労働大臣が定める施設基準に適合しているものとして地方厚生局長等に届け出た病室に入院している患者に対して，入室後早期から必要な栄養管理を行った場合に，**早期栄養介入管理加算**として，入室した日から起算して7日を限度として**250点**（入室後早期から経腸栄養を開始した場合は，当該開始日以降は**400点**）を所定点数に加算する。ただし，区分番号B001の10に掲げる入院栄養食事指導料は別に算定できない。

A302　新生児特定集中治療室管理料（1日につき）

1　新生児特定集中治療室管理料1

10,584点

て」の(6)から(8)までと同様である。

(6)　小児特定集中治療室管理料に係る算定要件に該当しない患者が，当該治療室に入院した場合には，入院基本料等を算定する。

　　この際，入院基本料等を算定する場合の費用の請求については，「救命救急入院料について」の(4)と同様である。

◇　新生児特定集中治療室管理料について

(1)　算定対象となる新生児は，次に掲げる状態にあって，医師が新生児特定集中治療室管理が必要であると認めた者である。

ア　高度の先天奇形

A

基本

特定入院料

2　新生児特定集中治療室管理料2　8,472点

注1　別に厚生労働大臣が定める施設基準に適合しているものとして地方厚生局長等に届け出た保険医療機関において，必要があって新生児特定集中治療室管理が行われた場合に，当該基準に係る区分に従い，区分番号A302-2に掲げる新生児特定集中治療室重症児対応体制強化管理料，区分番号A303の2に掲げる新生児集中治療室管理料及び区分番号A303-2に掲げる新生児治療回復室入院医療管理料を算定した期間と通算して21日（出生時体重が1,500グラム以上であって，別に厚生労働大臣が定める疾患を主病として入院している新生児にあっては35日，出生時体重が1,000グラム未満の新生児にあっては90日（出生時体重が500グラム以上750グラム未満であって慢性肺疾患の新生児にあっては105日，出生時体重が500グラム未満であって慢性肺疾患の新生児にあっては110日），出生時体重が1,000グラム以上1,500グラム未満の新生児にあっては60日）を限度として，それぞれ所定点数を算定する。

2　第1章基本診療料並びに第2章第3部検査，第6部注射，第9部処置及び第13部病理診断のうち次に掲げるものは，新生児特定集中治療室管理料に含まれるものとする。

イ　入院基本料
ロ　入院基本料等加算（臨床研修病院入院診療加算，超急性期脳卒中加算，医師事務作業補助体制加算，特定感染症入院医療管理加算，難病等特別入院診療加算（二類感染症患者入院診療加算に限る。），地域加算，離島加算，医療安全対策加算，感染対策向上加算，患者サポート体制充実加算，重症患者初期支援充実加算，報告書管理体制加算，褥瘡ハイリスク患者ケア加算，病棟薬剤業務実施加算2，データ提出加算，入退院支援加算（1のイ及び3に限る。），排尿自立支援加算及び地域医療体制確保加算を除く。）
ハ　第2章第3部の各区分の検査（同部第1節第2款の検体検査判断料を除く。）
ニ　点滴注射
ホ　中心静脈注射
ヘ　酸素吸入（使用した酸素及び窒素の費用を除く。）
ト　インキュベーター（使用した酸素及び窒素の費用を除く。）

イ　低体温
ウ　重症黄疸
エ　未熟児
オ　意識障害又は昏睡
カ　急性呼吸不全又は慢性呼吸不全の急性増悪
キ　急性心不全（心筋梗塞を含む。）
ク　急性薬物中毒
ケ　ショック
コ　重篤な代謝障害（肝不全，腎不全，重症糖尿病等）
サ　大手術後
シ　救急蘇生後
ス　その他外傷，破傷風等で重篤な状態

(2)　新生児特定集中治療室管理料に係る算定要件に該当しない患者が，当該治療室に入院した場合には，入院基本料等を算定する。
　　この際，入院基本料等を算定する場合の費用の請求については，「救命救急入院料について」の(4)と同様である。

(3)　新生児特定集中治療室管理料を算定する場合は，(1)のアからスまでのいずれに該当するかを診療報酬明細書の摘要欄に記載する。

◆　出生時体重1,500グラム以上の場合の対象疾患

先天性水頭症
全前脳胞症
二分脊椎（脊椎破裂）
アーノルド・キアリ奇形
後鼻孔閉鎖
先天性喉頭軟化症
先天性気管支軟化症
先天性のう胞肺
肺低形成
食道閉鎖
十二指腸閉鎖
小腸閉鎖
鎖肛
ヒルシュスプルング病
総排泄腔遺残
頭蓋骨早期癒合症
骨（軟骨を含む。）無形成・低形成・異形成
腹壁破裂
臍帯ヘルニア
ダウン症候群
18トリソミー
13トリソミー
多発奇形症候群
先天性心疾患（人工呼吸，一酸化窒素吸入療法，経皮的冠動脈インターベンション治療若しくは開胸手術を実施したもの又はプロスタグランジンE₁製剤を投与したものに限る。）

チ　第13部第1節の病理標本作製料

A302-2　新生児特定集中治療室重症児対応体制強化管理料（1日につき）　14,539点

注1　別に厚生労働大臣が定める施設基準に適合しているものとして地方厚生局長等に届け出た保険医療機関において，別に厚生労働大臣が定める状態の患者に対して，必要があって新生児特定集中治療室管理が行われた場合に，区分番号A302に掲げる新生児特定集中治療室管理料，区分番号A303の2に掲げる新生児集中治療室管理料及び区分番号A303-2に掲げる新生児治療回復室入院医療管理料を算定した期間と通算して，当該管理料の届出を行っている病床を有する治療室に入室した日から起算して7日を限度として，所定点数を算定する。

2　第1章基本診療料並びに第2章第3部検査，第6部注射，第9部処置及び第13部病理診断のうち次に掲げるものは，新生児特定集中治療室重症児対応体制強化管理料に含まれるものとする。

イ　入院基本料

ロ　入院基本料等加算（臨床研修病院入院診療加算，超急性期脳卒中加算，医師事務作業補助体制加算，特定感染症入院医療管理加算，難病等特別入院診療加算（二類感染症患者入院診療加算に限る。），地域加算，離島加算，医療安全対策加算，感染対策向上加算，患者サポート体制充実加算，重症患者初期支援充実加算，報告書管理体制加算，褥瘡ハイリスク患者ケア加算，病棟薬剤業務実施加算2，データ提出加算，入退院支援加算（1のイ及び3に限る。），排尿自立支援加算及び地域医療体制確保加算を除く。）

ハ　第2章第3部の各区分の検査（同部第1節第2款の検体検査判断料を除く。）

ニ　点滴注射

ホ　中心静脈注射

ヘ　酸素吸入（使用した酸素及び窒素の費用を除く。）

ト　インキュベーター（使用した酸素及び窒素の費用を除く。）

チ　第13部第1節の病理標本作製料

◇　新生児特定集中治療室重症児対応体制強化管理料について

(1)　新生児特定集中治療室重症児対応体制強化管理料の算定対象となる新生児は，次に掲げる状態であって，医師が新生児特定集中治療室管理が必要であると認めた者である。

ア　体外式膜型人工肺を実施している状態

イ　腎代替療法（血液透析，腹膜透析等）を実施している状態

ウ　交換輸血を実施している状態

エ　低体温療法を実施している状態

オ　人工呼吸器を使用している状態（出生時体重が750グラム未満である場合に限る。）

カ　人工呼吸器を使用している状態であって，一酸化窒素吸入療法を実施している状態

キ　人工呼吸器を使用している状態であって，胸腔・腹腔ドレーン管理を実施している状態

ク　開胸手術，開頭手術，開腹手術等後に人工呼吸器を使用している状態

ケ　新興感染症や先天性感染症等の感染症患者であって，陰圧個室管理など厳重な感染対策を行いながら人工呼吸器を使用している状態（合併症として発生した感染症は除く。）

(2)　新生児特定集中治療室重症児対応体制強化管理料はA302の「1」の新生児特定集中治療室管理料1又はA303の「2」の新生児集中治療室管理料の届出を行っている治療室における助産師又は看護師の手厚い配置を評価したものであるため，新生児特定集中治療室管理料1又は新生児集中治療室管理料の施設基準により看護を実施する場合は，新生児特定集中治療室管理料1の例により算定することができる。ただし，このような算定ができる期間は，当該患者が算定要件を満たす状態になった時点（入室時含む）から24時間以内に限る。

(3)　当該治療室に入室した患者が当該入院料に係る算定要件に該当しない場合は，新生児特定集中治療室管理料1の算定要件に該当する患者については，A302の「1」に掲げる新生児特定集中治療室管理料1の例により算定し，新生児特定集中治療室管理料1の算定要件に該当しない患者については，入院基本料等を算定する。

　この際，入院基本料等を算定する場合の費用の請求については，「救命救急入院料について」の(4)と同様である。

(4)　当該管理料を算定する病床に入院している患者が算定要件を満たさなくなった場合であって，当該患者の移動が困難な場合には，治療室内で当該管理料を届け出ている病床以外に当該管理料の算定対象となる患者を入院させた場合であっても当該管理料を算定することができる。ただし，当該管理料を届け出ている病床数を超えて算定することはできない。

(5)　新生児特定集中治療室重症児対応体制強化管理料を算定する場合は，(1)のアからケまでのいずれに該当するかを診療報酬明細書の摘要欄に記載する。

◆　新生児特定集中治療室重症児対応体制強化管理料の対象患者「注1」

体外式膜型人工肺を実施している状態

腎代替療法を実施している状態

交換輸血を実施している状態

低体温療法を実施している状態

人工呼吸器を使用している状態（出生時体重が750グラム未満である場合に限る。）

人工呼吸器を使用している状態であって，一酸化窒素吸入療法を実施している状態

人工呼吸器を使用している状態であって，胸腔・腹腔ドレーン管理を実施している状態

手術後に人工呼吸器を使用している状態

感染症患者であって，厳重な感染対策を行いながら人工呼吸器を使用している状態

◇　総合周産期特定集中治療室管理料について

(1)　出産前後の母体及び胎児並びに新生児の一貫した管理を行うため，都道府県知事が適当であると認めた病院であって，別に厚生労働大臣が定める施設基準に適合していると地方厚生（支）局長に届出を行った病院である保険医療機関に限って算定できる。

(2)　「1」の母体・胎児集中治療室管理料の算定対象となる妊産婦は，次に掲げる疾患等のため母体又は胎児に対するリスクの高い妊娠と認められる妊産婦であって，医師が，常時十分な監視のもとに適時適切な治療を行うために母体・胎児集中治療室管理が必要であると認めたものである。なお，妊産婦とは，産褥婦を含む。
　　ア　合併症妊娠
　　イ　妊娠高血圧症候群
　　ウ　多胎妊娠
　　エ　胎盤位置異常
　　オ　切迫流早産
　　カ　胎児発育遅延や胎児奇形などの胎児異常を伴うもの

(3)　「2」の新生児集中治療室管理料の算定対象となる新生児は，「新生児特定集中治療室管理料について」の(1)に掲げる状態にあって，医師が新生児集中治療室管理が必要であると認めたものである。

(4)　「注3」の成育連携支援加算については，胎児が重篤な状態であると診断された，又は疑われる妊婦が入院している場合に，当該保険医療機関の医師，助産師，看護師，社会福祉士及び公認心理師等が共同して，胎児の疾患に係る十分な情報提供その他必要な支援を行った場合に，入院中1回に限り算定する。なお，ここでいう胎児が重篤な状態とは，以下のものである。
　　ア　先天奇形
　　イ　染色体異常
　　ウ　出生体重1,500g未満

(5)　「注3」の成育連携支援加算について，対象となる妊婦とその家族等に対し，分娩方針，母胎の病状，胎児の予後，出生後必要となる治療及び出生後利用可能な福祉サービス等について，十分な説明を行う。また，当該説明内容は，成育連携チーム及び必要に応じ関係職種が共同してカンファレンスを行った上で決定するものとし，妊婦又はその家族等に対し，文書により行うとともに，その写しを診療録に添付する。なお，妊婦とその家族等の求めがあった場合には，懇切丁寧に対応する。

(6)　総合周産期特定集中治療室管理料に係る算定要件に該当しない患者が，当該治療室に入院した場合には，入院基本料等を算定する。
　　この際，入院基本料等を算定する場合の費用の請求については，「救命救急入院料について」の(4)と同様である。

(7)　「1」の母体・胎児集中治療室管理料を算定する場合は，(2)のアからカまでのいずれに該当するかを診療報酬明細書の摘要欄に記載する。
　　「2」の新生児集中治療室管理料を算定する場合は，「新生児特定集中治療室管理料について」の(1)のアからスまでのいずれに該当するかを診療報酬明細書の摘要欄に記載する。

◆　出生時体重1,500グラム以上の場合の対象疾患

A302新生児特定集中治療室管理料の「出生時体重1,500グラム以上の場合の対象疾患」を参照。

A303　総合周産期特定集中治療室管理料（1日につき）

1　母体・胎児集中治療室管理料　**7,417点**
2　新生児集中治療室管理料　**10,584点**

注1　別に厚生労働大臣が定める施設基準に適合しているものとして地方厚生局長等に届け出た保険医療機関において，必要があって総合周産期特定集中治療室管理が行われた場合に，1については妊産婦である患者に対して14日を限度として，2については新生児である患者に対して区分番号A302に掲げる新生児特定集中治療室管理料，区分番号A302-2に掲げる新生児特定集中治療室重症児対応体制強化管理料及び区分番号A303-2に掲げる新生児治療回復室入院医療管理料を算定した期間と通算して21日（出生時体重が1,500グラム以上であって，別に厚生労働大臣が定める疾患を主病として入院している新生児にあっては35日，出生時体重が1,000グラム未満の新生児にあっては90日（出生時体重が500グラム以上750グラム未満であって慢性肺疾患の新生児にあっては105日，出生時体重が500グラム未満であって慢性肺疾患の新生児にあっては110日），出生時体重が1,000グラム以上1,500グラム未満の新生児にあっては60日）を限度として，それぞれ所定点数を算定する。

2　第1章基本診療料並びに第2章第3部検査，第6部注射，第9部処置及び第13部病理診断のうち次に掲げるものは，総合周産期特定集中治療室管理料（ロに掲げる術後疼痛管理チーム加算及びトにあっては母体・胎児集中治療室管理料に限り，チにあっては新生児集中治療室管理料に限る。）に含まれるものとする。
　イ　入院基本料
　ロ　入院基本料等加算（臨床研修病院入院診療加算，超急性期脳卒中加算，妊産婦緊急搬送入院加算，医師事務作業補助体制加算，特定感染症入院医療管理加算，難病等特別入院診療加算（二類感染症患者入院診療加算に限る。），地域加算，離島加算，医療安全対策加算，感染対策向上加算，患者サポート体制充実加算，重症患者初期支援充実加算，報告書管理体制加算，褥瘡ハイ

リスク患者ケア加算，術後疼痛管理チーム加算，病棟薬剤業務実施加算2，データ提出加算，入退院支援加算（1のイ及び3に限る。），精神疾患診療体制加算，排尿自立支援加算及び地域医療体制確保加算を除く。）

ハ　第2章第3部の各区分の検査（同部第1節第2款の検体検査判断料を除く。）

ニ　点滴注射

ホ　中心静脈注射

ヘ　酸素吸入（使用した酸素及び窒素の費用を除く。）

ト　留置カテーテル設置

チ　インキュベーター（使用した酸素及び窒素の費用を除く。）

リ　第13部第1節の病理標本作製料

3　別に厚生労働大臣が定める施設基準に適合しているものとして地方厚生局長等に届け出た保険医療機関において，胎児が重篤な状態であると診断された，又は疑われる妊婦に対して，当該保険医療機関の医師，助産師，看護師，社会福祉士，公認心理師等が共同して必要な支援を行った場合に，**成育連携支援加算**として，入院中1回に限り，**1,200点**を所定点数に加算する。

A303-2　新生児治療回復室入院医療管理料（1日につき）　　　　　　　　　　　**5,728点**

注1　別に厚生労働大臣が定める施設基準に適合しているものとして地方厚生局長等に届け出た保険医療機関において，必要があって新生児治療回復室入院医療管理が行われた場合に，区分番号A302に掲げる新生児特定集中治療室管理料，区分番号A302-2に掲げる新生児特定集中治療室重症児対応体制強化管理料及び区分番号A303の2に掲げる新生児集中治療室管理料を算定した期間と通算して30日（出生時体重が1,500グラム以上であって，別に厚生労働大臣が定める疾患を主病として入院している新生児にあっては50日，出生時体重が1,000グラム未満の新生児にあっては120日（出生時体重が500グラム以上750グラム未満であって慢性肺疾患の新生児にあっては135日，出生時体重が500グラム未満であって慢性肺疾患の新生児にあっては140日），出生時体重が1,000グラム以上1,500グラム未満の新生児にあっては90日）を限度として算定する。

2　第1章基本診療料並びに第2章第3部検査，第6部注射，第9部処置及び第13

◇　新生児治療回復室入院医療管理料について

(1)　集中的な医療を必要とする新生児に対して十分な体制を整えた治療室において医療管理を行った場合に算定する。

(2)　算定対象となる新生児は，次に掲げる状態にあって，医師が入院医療管理が必要であると認めた者である。

ア　高度の先天奇形

イ　低体温

ウ　重症黄疸

エ　未熟児

オ　意識障害又は昏睡

カ　急性呼吸不全又は慢性呼吸不全の急性増悪

キ　急性心不全（心筋梗塞を含む。）

ク　急性薬物中毒

ケ　ショック

コ　重篤な代謝障害（肝不全，腎不全，重症糖尿病等）

サ　大手術後

シ　救急蘇生後

ス　その他外傷，破傷風等で重篤な状態

(3)　新生児治療回復室入院医療管理料に係る算定要件に該当しない患者が，当該治療室に入院した場合には，入院基本料等を算定する。

　　この際，入院基本料等を算定する場合の費用の請求については，「救命救急入院料について」の(4)と同様である。

(4)　新生児治療回復室入院医療管理料を算定する場合は，(2)のアからスまでのいずれに該当するかを診療報酬明細書の摘要欄に記載する。

◆　出生時体重1,500グラム以上の場合の対象疾患

A302新生児特定集中治療室管理料の「出生時体重1,500グラム以上の

A

部病理診断のうち次に掲げるものは，新生児治療回復室入院医療管理料に含まれるものとする。

イ　入院基本料

ロ　入院基本料等加算（臨床研修病院入院診療加算，超急性期脳卒中加算，医師事務作業補助体制加算，特定感染症入院医療管理加算，難病等特別入院診療加算（二類感染症患者入院診療加算に限る。），地域加算，離島加算，医療安全対策加算，感染対策向上加算，患者サポート体制充実加算，重症患者初期支援充実加算，報告書管理体制加算，褥瘡ハイリスク患者ケア加算，データ提出加算，入退院支援加算（1のイ及び3に限る。），排尿自立支援加算及び地域医療体制確保加算を除く。）

ハ　第2章第3部の各区分の検査（同部第1節第2款の検体検査判断料を除く。）

ニ　点滴注射

ホ　中心静脈注射

ヘ　酸素吸入（使用した酸素及び窒素の費用を除く。）

ト　インキュベーター（使用した酸素及び窒素の費用を除く。）

チ　第13部第1節の病理標本作製料

A304　地域包括医療病棟入院料（1日につき）
3,050点

注1　別に厚生労働大臣が定める施設基準に適合しているものとして地方厚生局長等に届け出た病棟を有する保険医療機関において，当該届出に係る病棟に入院している患者について，所定点数を算定する。ただし，**90日を超えて入院するものについては，区分番号A100に掲げる一般病棟入院基本料の地域一般入院料3の例により，算定する。**

2　入院した日から起算して14日を限度として，**初期加算**として，1日につき**150点**を所定点数に加算する。

3　別に厚生労働大臣が定める保険医療機関においては，別に厚生労働大臣が定める日の特定入院料は，**夜間看護体制特定日減算**として，次のいずれにも該当する場合に限り，**所定点数の100分の5に相当する点数**を減算する。

イ　年6日以内であること。

ロ　当該日が属する月が連続する2月以内であること。

4　診療に係る費用のうち次に掲げるものは，地域包括医療病棟入院料に含まれるものとする。

場合の対象疾患」を参照。

◇　地域包括医療病棟入院料について

(1)　地域包括医療病棟入院料を算定する病棟は，高齢者の救急患者等に対して，一定の体制を整えた上でリハビリテーション，栄養管理，入退院支援，在宅復帰等の機能を包括的に提供する役割を担うものである。

(2)　基本診療料に含まれるものとされている簡単な処置及びこれに伴い使用する薬剤又は特定保険医療材料等の費用については，地域包括医療病棟入院料に含まれ，別に算定できない。

(3)　当該病棟に入棟した患者全員に対し，入棟後，原則48時間以内にADL，栄養状態，口腔状態について「別紙様式7の2」（928頁）又はこれに準ずる様式を用いた評価に基づき，リハビリテーション・栄養管理・口腔管理に係る計画を「別紙様式7の4」（929頁）又はこれに準ずる様式を用いて作成する。退棟時においても「別紙様式7の2」（928頁）又はこれに準ずる様式を用いた評価を行うこと及びリスクに応じた期間で再評価を実施することが望ましい。

(4)　入院患者のADL等の維持，向上等に係るカンファレンスが定期的に開催されており，医師，看護師，当該病棟に専従の理学療法士，作業療法士及び言語聴覚士（以下この項において「専従の理学療法士等」という。），当該病棟に専任の管理栄養士及び必要に応じてその他の職種が参加していること。当該病棟におけるカンファレンスの内容を記録していること。

(5)　当該病棟に専従の理学療法士等は，当該病棟の患者に対し，以下に掲げる疾患別リハビリテーション等の提供等により，全ての入院患者に対するADLの維持，向上等を目的とした指導を行うこととし，疾患別リハビリテーション料等の対象とならない患者についても，ADLの維持，向上等を目的とした指導を行うこと。このため，専従の理

イ　入院基本料

ロ　入院基本料等加算（臨床研修病院入院診療加算，救急医療管理加算，在宅患者緊急入院診療加算，医師事務作業補助体制加算，地域加算，離島加算，特定感染症患者療養環境特別加算，栄養サポートチーム加算，医療安全対策加算，感染対策向上加算，患者サポート体制充実加算，報告書管理体制加算，褥瘡ハイリスク患者ケア加算，病棟薬剤業務実施加算（1に限る。），データ提出加算，入退院支援加算（1のイに限る。），医療的ケア児（者）入院前支援加算，認知症ケア加算，薬剤総合評価調整加算，排尿自立支援加算，地域医療体制確保加算及び協力対象施設入所者入院加算を除く。）

ハ　第2章第1部医学管理等（区分番号B000に掲げる特定疾患療養管理料，B001に掲げる特定疾患治療管理料，B001-2に掲げる小児科外来診療料，B001-2-2に掲げる地域連携小児夜間・休日診療料，B001-2-3に掲げる乳幼児育児栄養指導料，B001-2-4に掲げる地域連携夜間・休日診療料，B001-2-5に掲げる院内トリアージ実施料，B001-2-6に掲げる夜間休日救急搬送医学管理料，B001-2-7に掲げる外来リハビリテーション診療料，B001-2-8に掲げる外来放射線照射診療料，B001-2-9に掲げる地域包括診療料，B001-2-10に掲げる認知症地域包括診療料，B001-2-11に掲げる小児かかりつけ診療料，B001-2-12に掲げる外来腫瘍化学療法診療料，B001-3に掲げる生活習慣病管理料（I），B001-3-2に掲げるニコチン依存症管理料，B001-3-3に掲げる生活習慣病管理料（II），B001-6に掲げる肺血栓塞栓症予防管理料，B001-7に掲げるリンパ浮腫指導管理料，B001-8に掲げる臍ヘルニア圧迫指導管理料，B001-9に掲げる療養・就労両立支援指導料，B002に掲げる開放型病院共同指導料（I），B003に掲げる開放型病院共同指導料（II），B004に掲げる退院時共同指導料1，B005に掲げる退院時共同指導料2，B005-1-2に掲げる介護支援等連携指導料，B005-1-3に掲げる介護保険リハビリテーション移行支援料，B005-4に掲げるハイリスク妊産婦共同管理料（I），B005-5に掲げるハイリスク妊産婦共同管理料

学療法士等は1日につき6単位を超えた疾患別リハビリテーション料等の算定はできないものとする。

ア　H000心大血管疾患リハビリテーション料
イ　H001脳血管疾患等リハビリテーション料
ウ　H001-2廃用症候群リハビリテーション料
エ　H002運動器リハビリテーション料
オ　H003呼吸器リハビリテーション料
カ　H004摂食機能療法
キ　H005視能訓練
ク　H007障害児（者）リハビリテーション料
ケ　H007-2がん患者リハビリテーション料
コ　H007-3認知症患者リハビリテーション料
サ　H008集団コミュニケーション療法料

(6)　当該病棟に専任の管理栄養士は，全ての入院患者に対する低栄養の予防，改善等を目的とした栄養管理を行い，多職種のカンファレンスにおいて，患者の状態を踏まえ，必要に応じ食事調整（経口摂取・経管栄養の開始を含む）に関する提案を行う。

(7)　地域包括医療棟入院料を算定した患者が退院又は退棟した場合，退院又は退棟した先について診療録に記載する。

(8)　「注2」の加算に係る入院期間の起算日は，第2部入院料等「通則5」に規定する起算日とする。

(9)　「注5」に規定する看護補助体制加算を算定するに当たっては，次の点に留意する。

ア　看護補助体制加算は，看護職員の負担の軽減及び処遇の改善に資する体制を確保することを目的として，看護業務を補助する看護補助者を配置している体制を評価するものである。

イ　看護補助体制加算は，看護補助者の配置基準に応じて算定する。なお，当該病棟において施設基準に定める必要な数を超えて配置している看護職員については，看護補助者とみなして計算することができるが，25対1看護補助体制加算は，当該加算の配置基準に必要な看護補助者の数に対するみなし看護補助者を除いた看護補助者の比率に応じた点数を算定すること。

ウ　看護補助体制加算を算定する病棟は，身体的拘束を最小化する取組を実施した上で算定する。取組内容については，「療養病棟入院基本料について」の(20)の例による。

エ　当該患者が入院した日から起算して14日を限度として算定できる。

(10)　「注6」に規定する夜間看護補助体制加算は，みなし看護補助者ではなく，看護補助者の配置を夜勤時間帯に行っている場合にのみ算定できる。

(11)　「注7」に規定する夜間看護体制加算は，「注6」に規定する夜間30対1看護補助体制加算，夜間50対1看護補助体制加算又は夜間100対1看護補助体制加算を算定している病棟において算定する。

(12)　「注8」に規定する看護補助体制充実加算は，看護職員と看護補助者の業務分担及び協働に資する十分な体制を評価するものである。

(13)　「注8」については，当該患者について，身体的拘束を実施した日は，看護補助体制充実加算1又は看護補助体制充実加算2の届出を行っている場合であっても，看護補助体制充実加算3を算定する。この場合において，看護補助体制充実加算3の届出は不要である。なお，この身体的拘束を実施した日の取扱いについては，令和7年6月1日より適用する。

(14)　「注9」に規定する看護職員夜間配置加算を算定するに当たっては，次の点に留意する。

（Ⅱ），B005-6に掲げるがん治療連携計画策定料，B005-6-2に掲げるがん治療連携指導料，B005-6-3に掲げるがん治療連携管理料，B005-6-4に掲げる外来がん患者在宅連携指導料，B005-7に掲げる認知症専門診断管理料，B005-7-2に掲げる認知症療養指導料，B005-7-3に掲げる認知症サポート指導料，B005-8に掲げる肝炎インターフェロン治療計画料，B005-9に掲げる外来排尿自立指導料，B005-10に掲げるハイリスク妊産婦連携指導料1，B005-10-2に掲げるハイリスク妊産婦連携指導料2，B005-11に掲げる遠隔連携診療料，B005-12に掲げるこころの連携指導料（Ⅰ），B005-13に掲げるこころの連携指導料（Ⅱ），B005-14に掲げるプログラム医療機器等指導管理料，B006に掲げる救急救命管理料，B006-3に掲げる退院時リハビリテーション指導料，B007に掲げる退院前訪問指導料，B007-2に掲げる退院後訪問指導料，B008に掲げる薬剤管理指導料，B008-2に掲げる薬剤総合評価調整管理料，B009に掲げる診療情報提供料（Ⅰ），B009-2に掲げる電子的診療情報評価料，B010に掲げる診療情報提供料（Ⅱ），B010-2に掲げる診療情報連携共有料，B011に掲げる連携強化診療情報提供料，B011-3に掲げる薬剤情報提供料，B011-4に掲げる医療機器安全管理料，B011-5に掲げるがんゲノムプロファイリング評価提供料，B011-6に掲げる栄養情報連携料，B012に掲げる傷病手当金意見書交付料，B013に掲げる療養費同意書交付料，B014に掲げる退院時薬剤情報管理指導料，B015に掲げる精神科退院時共同指導料及びB200に掲げる特定保険医療材料（区分番号B000に掲げる特定疾患療養管理料，B001に掲げる特定疾患治療管理料，B001-2に掲げる小児科外来診療料，B001-2-2に掲げる地域連携小児夜間・休日診療料，B001-2-3に掲げる乳幼児育児栄養指導料，B001-2-4に掲げる地域連携夜間・休日診療料，B001-2-5に掲げる院内トリアージ実施料，B001-2-6に掲げる夜間休日救急搬送医学管理料，B001-2-7に掲げる外来リハビリテーション診療料，B001-2-8に掲げる外来放射線照射診療料，B001-2-9に掲げる地域包

ア　看護職員夜間配置加算は，看護職員の手厚い夜間配置を評価したものであるため，当該基準を満たしていても，「基本診療料の施設基準等」の第九の六の四の(8)に定める夜勤の看護職員の最小必要数を超えた3人以上でなければ算定できない。

イ　看護職員夜間配置加算は，当該患者が入院した日から起算して14日を限度として算定できる。

(15)　「注10」に規定するリハビリテーション・栄養・口腔連携加算は，当該病棟に入院中の患者のADLの維持，向上等を目的に，早期からの離床や経口摂取が図られるよう，リハビリテーション，栄養管理及び口腔管理に係る多職種による評価と計画に基づき，医師，看護師，専従の理学療法士等，専任の管理栄養士，その他必要に応じた他の職種の協働により，以下のアからウまでに掲げる取組を行った場合に，患者1人につきリハビリテーション・栄養管理・口腔管理に係る計画を作成した日から起算して14日を限度に算定できる。ただし，やむを得ない理由により，入棟後48時間を超えて計画を策定した場合においては，当該計画の策定日にかかわらず，入棟後3日目を起算日とする。

ア　定期的なカンファレンスにおいて，必要に応じ，想定される退棟先の環境を踏まえた退棟後に起こりうるリスク，転倒リスクを踏まえた転倒防止対策，患者の機能予後，患者が再び実現したいと願っている活動や社会参加等について共有を行う。

イ　適切な口腔ケアを提供するとともに，口腔状態に係る課題（口腔衛生状態の不良や咬合不良等）を認めた場合は，必要に応じて当該保険医療機関の歯科医師等と連携する又は歯科診療を担う他の保険医療機関への受診を促す。

ウ　指導内容等について，診療録等に要点を簡潔に記載する。

(16)　「注10」に規定するリハビリテーション・栄養・口腔連携加算は，(15)のアからウまでの取組を実施するとともに，専任の管理栄養士が次に掲げる栄養管理を実施する場合に算定できる。

ア　リハビリテーション・栄養管理・口腔管理に係る計画の作成に当たって，入棟後，原則48時間以内に，患者に対面の上，入院前の食生活や食物アレルギー等の確認を行うとともに，GLIM基準を用いた栄養状態の評価を行う。

イ　週5回以上，食事の提供時間に，低栄養等のリスクの高い患者を中心に食事の状況を観察し，食欲や食事摂取量等の把握を行う。問題があった場合は，速やかに医師，看護師等と共有し，食事変更や食形態の調整等の対応を行う。

(17)　地域包括医療病棟入院料に係る算定要件に該当しない患者が，当該病棟に入院した場合には，地域一般入院料3を算定する。この際，地域一般入院料3を算定する場合の費用の請求については，地域一般入院料3と同様であること。

◆　「注8」のただし書に係る規定は，令和7年6月1日から適用する。

◆　夜間看護体制特定日減算の対象となる保険医療機関・特定日「注3」

(1)　保険医療機関

許可病床数が100床未満のものであること。

(2)　特定日

次のいずれにも該当する各病棟において，夜間の救急外来を受診した患者に対応するため，当該各病棟のいずれか1病棟において夜勤を行う看護職員の数が，一時的に2未満となった日

イ　看護職員の数が一時的に2未満となった時間帯において，患者の看護に支障がないと認められること。

ロ　看護職員の数が一時的に2未満となった時間帯において，看護職員及び看護補助者の数が，看護職員1を含む2以上であること。ただし，入院患者数が30人以下の場合にあっては，看護職員の数が1

括診療料，B001-2-10に掲げる認知症地域包括診療料，B001-2-11に掲げる小児かかりつけ診療料，B001-2-12に掲げる外来腫瘍化学療法診療料，B001-3に掲げる生活習慣病管理料（Ⅰ），B001-3-2に掲げるニコチン依存症管理料，B001-3-3に掲げる生活習慣病管理料（Ⅱ），B001-6に掲げる肺血栓塞栓症予防管理料，B001-7に掲げるリンパ浮腫指導管理料，B001-8に掲げる臍ヘルニア圧迫指導管理料，B001-9に掲げる療養・就労両立支援指導料，B002に掲げる開放型病院共同指導料（Ⅰ），B003に掲げる開放型病院共同指導料（Ⅱ），B004に掲げる退院時共同指導料1，B005に掲げる退院時共同指導料2，B005-1-2に掲げる介護支援等連携指導料，B005-1-3に掲げる介護保険リハビリテーション移行支援料，B005-4に掲げるハイリスク妊産婦共同管理料（Ⅰ），B005-5に掲げるハイリスク妊産婦共同管理料（Ⅱ），B005-6に掲げるがん治療連携計画策定料，B005-6-2に掲げるがん治療連携指導料，B005-6-3に掲げるがん治療連携管理料，B005-6-4に掲げる外来がん患者在宅連携指導料，B005-7に掲げる認知症専門診断管理料，B005-7-2に掲げる認知症療養指導料，B005-7-3に掲げる認知症サポート指導料，B005-8に掲げる肝炎インターフェロン治療計画料，B005-9に掲げる外来排尿自立指導料，B005-10に掲げるハイリスク妊産婦連携指導料1，B005-10-2に掲げるハイリスク妊産婦連携指導料2，B005-11に掲げる遠隔連携診療料，B005-12に掲げるこころの連携指導料（Ⅰ），B005-13に掲げるこころの連携指導料（Ⅱ），B005-14に掲げるプログラム医療機器等指導管理料，B006に掲げる救急救命管理料，B006-3に掲げる退院時リハビリテーション指導料，B007に掲げる退院前訪問指導料，B007-2に掲げる退院後訪問指導料，B008に掲げる薬剤管理指導料，B008-2に掲げる薬剤総合評価調整管理料，B009に掲げる診療情報提供料（Ⅰ），B009-2に掲げる電子的診療情報評価料，B010に掲げる診療情報提供料（Ⅱ），B010-2に掲げる診療情報連携共有料，B011に掲げる連携強化診療情報提供料，B011-3に掲げる薬剤情報提供料，B

以上であること。

011-4に掲げる医療機器安全管理料，B011-5に掲げるがんゲノムプロファイリング評価提供料，B011-6に掲げる栄養情報連携料，B012に掲げる傷病手当金意見書交付料，B013に掲げる療養費同意書交付料，B014に掲げる退院時薬剤情報管理指導料及びB015に掲げる精神科退院時共同指導料に係るものに限る。）を除く。）

二　第3部検査（区分番号D206に掲げる心臓カテーテル法による諸検査（一連の検査について），D295に掲げる関節鏡検査（片側），D296に掲げる喉頭直達鏡検査，D296-2に掲げる鼻咽腔直達鏡検査，D296-3に掲げる内視鏡用テレスコープを用いた咽頭画像等解析（インフルエンザの診断の補助に用いるもの），D298に掲げる嗅裂部・鼻咽腔・副鼻腔入口部ファイバースコピー（部位を問わず一連につき），D298-2に掲げる内視鏡下嚥下機能検査，D299に掲げる喉頭ファイバースコピー，D300に掲げる中耳ファイバースコピー，D300-2に掲げる顎関節鏡検査（片側），D302に掲げる気管支ファイバースコピー，D302-2に掲げる気管支カテーテル気管支肺胞洗浄法検査，D303に掲げる胸腔鏡検査，D304に掲げる縦隔鏡検査，D306に掲げる食道ファイバースコピー，D308に掲げる胃・十二指腸ファイバースコピー，D309に掲げる胆道ファイバースコピー，D310に掲げる小腸内視鏡検査，D310-2に掲げる消化管通過性検査，D311に掲げる直腸鏡検査，D311-2に掲げる肛門鏡検査，D312に掲げる直腸ファイバースコピー，D312-2に掲げる回腸嚢ファイバースコピー，D313に掲げる大腸内視鏡検査，D314に掲げる腹腔鏡検査，D315に掲げる腹腔ファイバースコピー，D316に掲げるクルドスコピー，D317に掲げる膀胱尿道ファイバースコピー，D317-2に掲げる膀胱尿道鏡検査，D318に掲げる尿管カテーテル法（ファイバースコープによるもの）（両側），D319に掲げる腎盂尿管ファイバースコピー（片側），D320に掲げるヒステロスコピー，D321に掲げるコルポスコピー，D322に掲げる子宮ファイバースコピー，D323に掲げる乳管鏡検査，D324に掲げる血管内視鏡検査，D325に掲げる肺臓カテーテル法，肝臓カ

テーテル法，膵臓カテーテル法，D
401に掲げる脳室穿刺，D402に掲げる
後頭下穿刺，D403に掲げる腰椎穿刺，
胸椎穿刺，頸椎穿刺（脳脊髄圧測定を
含む。），D404に掲げる骨髄穿刺，D
404-2に掲げる骨髄生検，D405に掲げ
る関節穿刺（片側），D406に掲げる上
顎洞穿刺（片側），D406-2に掲げる扁
桃周囲炎又は扁桃周囲膿瘍における試
験穿刺（片側），D407に掲げる腎嚢胞
又は水腎症穿刺，D408に掲げるダグ
ラス窩穿刺，D409に掲げるリンパ節
等穿刺又は針生検，D409-2に掲げる
センチネルリンパ節生検（片側），D
410に掲げる乳腺穿刺又は針生検（片
側），D411に掲げる甲状腺穿刺又は針
生検，D412に掲げる経皮的針生検法
（透視，心電図検査及び超音波検査を
含む。），D412-2に掲げる経皮的腎生
検法，D412-3に掲げる経頸静脈的肝
生検，D413に掲げる前立腺針生検法，
D414に掲げる内視鏡下生検法（1臓
器につき），D414-2に掲げる超音波内
視鏡下穿刺吸引生検法（EUS-FN
A），D415に掲げる経気管肺生検法，
D415-2に掲げる超音波気管支鏡下穿
刺吸引生検法（EBUS-TBNA），
D415-3に掲げる経気管肺生検法（ナ
ビゲーションによるもの），D415-4に
掲げる経気管肺生検法（仮想気管支鏡
を用いた場合），D415-5に掲げる経気
管支凍結生検法，D416に掲げる臓器
穿刺，組織採取，D417に掲げる組織
試験採取，切採法，D418に掲げる子
宮腟部等からの検体採取，D419に掲
げるその他の検体採取，D419-2に掲
げる眼内液（前房水・硝子体液）検査，
D500に掲げる薬剤（区分番号D206に
掲げる心臓カテーテル法による諸検査
（一連の検査について），D295に掲げ
る関節鏡検査（片側），D296に掲げる
喉頭直達鏡検査，D296-2に掲げる鼻
咽腔直達鏡検査，D296-3に掲げる内
視鏡用テレスコープを用いた咽頭画像
等解析（インフルエンザの診断の補助
に用いるもの），D298に掲げる嗅裂
部・鼻咽腔・副鼻腔入口部ファイバー
スコピー（部位を問わず一連につき），
D298-2に掲げる内視鏡下嚥下機能検
査，D299に掲げる喉頭ファイバース
コピー，D300に掲げる中耳ファイバー
スコピー，D300-2に掲げる顎関節鏡
検査（片側），D302に掲げる気管支ファ

イバースコピー，D302-2に掲げる気管支カテーテル気管支肺胞洗浄法検査，D303に掲げる胸腔鏡検査，D304に掲げる縦隔鏡検査，D306に掲げる食道ファイバースコピー，D308に掲げる胃・十二指腸ファイバースコピー，D309に掲げる胆道ファイバースコピー，D310に掲げる小腸内視鏡検査，D310-2に掲げる消化管通過性検査，D311に掲げる直腸鏡検査，D311-2に掲げる肛門鏡検査，D312に掲げる直腸ファイバースコピー，D312-2に掲げる回腸嚢ファイバースコピー，D313に掲げる大腸内視鏡検査，D314に掲げる腹腔鏡検査，D315に掲げる腹腔ファイバースコピー，D316に掲げるクルドスコピー，D317に掲げる膀胱尿道ファイバースコピー，D317-2に掲げる膀胱尿道鏡検査，D318に掲げる尿管カテーテル法（ファイバースコープによるもの）（両側），D319に掲げる腎盂尿管ファイバースコピー（片側），D320に掲げるヒステロスコピー，D321に掲げるコルポスコピー，D322に掲げる子宮ファイバースコピー，D323に掲げる乳管鏡検査，D324に掲げる血管内視鏡検査，D325に掲げる肺臓カテーテル法，肝臓カテーテル法，膵臓カテーテル法，D401に掲げる脳室穿刺，D402に掲げる後頭下穿刺，D403に掲げる腰椎穿刺，胸椎穿刺，頸椎穿刺（脳脊髄圧測定を含む。），D404に掲げる骨髄穿刺，D404-2に掲げる骨髄生検，D405に掲げる関節穿刺（片側），D406に掲げる上顎洞穿刺（片側），D406-2に掲げる扁桃周囲炎又は扁桃周囲膿瘍における試験穿刺（片側），D407に掲げる腎嚢胞又は水腎症穿刺，D408に掲げるダグラス窩穿刺，D409に掲げるリンパ節等穿刺又は針生検，D409-2に掲げるセンチネルリンパ節生検（片側），D410に掲げる乳腺穿刺又は針生検（片側），D411に掲げる甲状腺穿刺又は針生検，D412に掲げる経皮的針生検法（透視，心電図検査及び超音波検査を含む。），D412-2に掲げる経皮的腎生検法，D412-3に掲げる経頸静脈的肝生検，D413に掲げる前立腺針生検法，D414に掲げる内視鏡下生検法（1臓器につき），D414-2に掲げる超音波内視鏡下穿刺吸引生検法（EUS-FNA），D415に掲げる経気管肺生検法，

D415-2に掲げる超音波気管支鏡下穿刺吸引生検法（EBUS-TBNA），D415-3に掲げる経気管肺生検法（ナビゲーションによるもの），D415-4に掲げる経気管肺生検法（仮想気管支鏡を用いた場合），D415-5に掲げる経気管支凍結生検法，D416に掲げる臓器穿刺，組織採取，D417に掲げる組織試験採取，切採法，D418に掲げる子宮腟部等からの検体採取，D419に掲げるその他の検体採取及びD419-2に掲げる眼内液（前房水・硝子体液）検査に係るものに限る。）及びD600に掲げる特定保険医療材料（区分番号D206に掲げる心臓カテーテル法による諸検査（一連の検査について），D295に掲げる関節鏡検査（片側），D296に掲げる喉頭直達鏡検査，D296-2に掲げる鼻咽腔直達鏡検査，D296-3に掲げる内視鏡用テレスコープを用いた咽頭画像等解析（インフルエンザの診断の補助に用いるもの），D298に掲げる嗅裂部・鼻咽腔・副鼻腔入口部ファイバースコピー（部位を問わず一連につき），D298-2に掲げる内視鏡下嚥下機能検査，D299に掲げる喉頭ファイバースコピー，D300に掲げる中耳ファイバースコピー，D300-2に掲げる顎関節鏡検査（片側），D302に掲げる気管支ファイバースコピー，D302-2に掲げる気管支カテーテル気管支肺胞洗浄法検査，D303に掲げる胸腔鏡検査，D304に掲げる縦隔鏡検査，D306に掲げる食道ファイバースコピー，D308に掲げる胃・十二指腸ファイバースコピー，D309に掲げる胆道ファイバースコピー，D310に掲げる小腸内視鏡検査，D310-2に掲げる消化管通過性検査，D311に掲げる直腸鏡検査，D311-2に掲げる肛門鏡検査，D312に掲げる直腸ファイバースコピー，D312-2に掲げる回腸嚢ファイバースコピー，D313に掲げる大腸内視鏡検査，D314に掲げる腹腔鏡検査，D315に掲げる腹腔ファイバースコピー，D316に掲げるクルドスコピー，D317に掲げる膀胱尿道ファイバースコピー，D317-2に掲げる膀胱尿道鏡検査，D318に掲げる尿管カテーテル法（ファイバースコープによるもの）（両側），D319に掲げる腎盂尿管ファイバースコピー（片側），D320に掲げるヒステロスコピー，D321に掲げるコルポスコ

ピー，D322に掲げる子宮ファイバースコピー，D323に掲げる乳管鏡検査，D324に掲げる血管内視鏡検査，D325に掲げる肺臓カテーテル法，肝臓カテーテル法，膵臓カテーテル法，D401に掲げる脳室穿刺，D402に掲げる後頭下穿刺，D403に掲げる腰椎穿刺，胸椎穿刺，頸椎穿刺（脳脊髄圧測定を含む。），D404に掲げる骨髄穿刺，D404-2に掲げる骨髄生検，D405に掲げる関節穿刺（片側），D406に掲げる上顎洞穿刺（片側），D406-2に掲げる扁桃周囲炎又は扁桃周囲膿瘍における試験穿刺（片側），D407に掲げる腎嚢胞又は水腎症穿刺，D408に掲げるダグラス窩穿刺，D409に掲げるリンパ節等穿刺又は針生検，D409-2に掲げるセンチネルリンパ節生検（片側），D410に掲げる乳腺穿刺又は針生検（片側），D411に掲げる甲状腺穿刺又は針生検，D412に掲げる経皮的針生検法（透視，心電図検査及び超音波検査を含む。），D412-2に掲げる経皮的腎生検法，D412-3に掲げる経頸静脈的肝生検，D413に掲げる前立腺針生検法，D414に掲げる内視鏡下生検法（1臓器につき），D414-2に掲げる超音波内視鏡下穿刺吸引生検法（EUS-FNA），D415に掲げる経気管肺生検法，D415-2に掲げる超音波気管支鏡下穿刺吸引生検法（EBUS-TBNA），D415-3に掲げる経気管肺生検法（ナビゲーションによるもの），D415-4に掲げる経気管肺生検法（仮想気管支鏡を用いた場合），D415-5に掲げる経気管支凍結生検法，D416に掲げる臓器穿刺，組織採取，D417に掲げる組織試験採取，切採法，D418に掲げる子宮腟部等からの検体採取，D419に掲げるその他の検体採取及びD419-2に掲げる眼内液（前房水・硝子体液）検査に係るものに限る。）を除く。）

ホ　第4部画像診断（通則第4号及び第6号に掲げる画像診断管理加算1，通則第5号及び第7号に掲げる画像診断管理加算2，画像診断管理加算3及び画像診断管理加算4，区分番号E003に掲げる造影剤注入手技（3のイ（注1及び注2を含む。）に限る。），E300に掲げる薬剤（区分番号E003に掲げる造影剤注入手技（3のイ（注1及び注2を含む。）に限る。）に係るものに限る。）並びにE401に掲げる特定保険

医療材料（区分番号E003に掲げる造影剤注入手技（3のイ（注1及び注2を含む。）に限る。）に係るものに限る。）を除く。）

ヘ　第5部投薬（除外薬剤・注射薬に係る費用を除く。）

ト　第6部注射（区分番号G020に掲げる無菌製剤処理料及び除外薬剤・注射薬に係る費用を除く。）

チ　第7部第2節薬剤料

リ　第8部第2節薬剤料

ヌ　第9部処置（区分番号J001に掲げる熱傷処置（5に限る。），J003に掲げる局所陰圧閉鎖処置（入院），J003-3に掲げる局所陰圧閉鎖処置（腹部開放創），J003-4に掲げる多血小板血漿処置，J007-2に掲げる硬膜外自家血注入，J010-2に掲げる経皮的肝膿瘍等穿刺術，J017に掲げるエタノールの局所注入，J017-2に掲げるリンパ管腫局所注入，J027に掲げる高気圧酸素治療，J034-3に掲げる内視鏡的結腸軸捻転解除術，J038に掲げる人工腎臓，J038-2に掲げる持続緩徐式血液濾過，J039に掲げる血漿交換療法，J040に掲げる局所灌流，J041に掲げる吸着式血液浄化法，J041-2に掲げる血球成分除去療法，J042に掲げる腹膜灌流，J043-6に掲げる人工膵臓療法，J043-7に掲げる経会陰的放射線治療用材料局所注入，J045-2に掲げる一酸化窒素吸入療法，J047に掲げるカウンターショック，J047-2に掲げる心腔内除細動，J049に掲げる食道圧迫止血チューブ挿入法，J052-2に掲げる熱傷温浴療法，J054-2に掲げる皮膚レーザー照射療法，J062に掲げる腎盂内注入（尿管カテーテル法を含む。），J116-5に掲げる酵素注射療法，J118-4に掲げる歩行運動処置（ロボットスーツによるもの），J122に掲げる四肢ギプス包帯（4から6までに限る。ただし，既装着のギプス包帯をギプスシャーレとして切割使用した場合を除く。），J123に掲げる体幹ギプス包帯（既装着のギプス包帯をギプスシャーレとして切割使用した場合を除く。），J124に掲げる鎖骨ギプス包帯（片側）（既装着のギプス包帯をギプスシャーレとして切割使用した場合を除く。），J125に掲げるギプスベッド（既装着のギプス包帯をギプスシャーレとして切割使用し

た場合を除く。），J126に掲げる斜頸矯正ギプス包帯（既装着のギプス包帯をギプスシャーレとして切割使用した場合を除く。），J127に掲げる先天性股関節脱臼ギプス包帯（既装着のギプス包帯をギプスシャーレとして切割使用した場合を除く。），J128に掲げる脊椎側弯矯正ギプス包帯（既装着のギプス包帯をギプスシャーレとして切割使用した場合を除く。），J129に掲げる義肢採型法（2に限る。ただし，既装着のギプス包帯をギプスシャーレとして切割使用した場合を除く。），J129-2に掲げる練習用仮義足又は仮義手採型法（2に限る。ただし，既装着のギプス包帯をギプスシャーレとして切割使用した場合を除く。），J300に掲げる薬剤（区分番号J001に掲げる熱傷処置（5に限る。），J003に掲げる局所陰圧閉鎖処置（入院），J003-3に掲げる局所陰圧閉鎖処置（腹部開放創），J003-4に掲げる多血小板血漿処置，J007-2に掲げる硬膜外自家血注入，J010-2に掲げる経皮的肝膿瘍等穿刺術，J017に掲げるエタノールの局所注入，J017-2に掲げるリンパ管腫局所注入，J027に掲げる高気圧酸素治療，J034-3に掲げる内視鏡的結腸軸捻転解除術，J038に掲げる人工腎臓，J038-2に掲げる持続緩徐式血液濾過，J039に掲げる血漿交換療法，J040に掲げる局所灌流，J041に掲げる吸着式血液浄化法，J041-2に掲げる血球成分除去療法，J042に掲げる腹膜灌流，J043-6に掲げる人工膵臓療法，J043-7に掲げる経会陰的放射線治療用材料局所注入，J045-2に掲げる一酸化窒素吸入療法，J047に掲げるカウンターショック，J047-2に掲げる心腔内除細動，J049に掲げる食道圧迫止血チューブ挿入法，J052-2に掲げる熱傷温浴療法，J054-2に掲げる皮膚レーザー照射療法，J062に掲げる腎盂内注入（尿管カテーテル法を含む。），J116-5に掲げる酵素注射療法，J118-4に掲げる歩行運動処置（ロボットスーツによるもの），J122に掲げる四肢ギプス包帯（4から6までに限る。ただし，既装着のギプス包帯をギプスシャーレとして切割使用した場合を除く。），J123に掲げる体幹ギプス包帯（既装着のギプス包帯をギプスシャーレとして切割使用し

た場合を除く。），J124に掲げる鎖骨ギプス包帯（片側）（既装着のギプス包帯をギプスシャーレとして切割使用した場合を除く。），J125に掲げるギプスベッド（既装着のギプス包帯をギプスシャーレとして切割使用した場合を除く。），J126に掲げる斜頸矯正ギプス包帯（既装着のギプス包帯をギプスシャーレとして切割使用した場合を除く。），J127に掲げる先天性股関節脱臼ギプス包帯（既装着のギプス包帯をギプスシャーレとして切割使用した場合を除く。），J128に掲げる脊椎側弯矯正ギプス包帯（既装着のギプス包帯をギプスシャーレとして切割使用した場合を除く。），J129に掲げる義肢採型法（2に限る。ただし，既装着のギプス包帯をギプスシャーレとして切割使用した場合を除く。）及びJ129-2に掲げる練習用仮義足又は仮義手採型法（2に限る。ただし，既装着のギプス包帯をギプスシャーレとして切割使用した場合を除く。）に係るものに限る。）及びJ400に掲げる特定保険医療材料（区分番号J001に掲げる熱傷処置（5に限る。），J003に掲げる局所陰圧閉鎖処置（入院），J003-3に掲げる局所陰圧閉鎖処置（腹部開放創），J003-4に掲げる多血小板血漿処置，J007-2に掲げる硬膜外自家血注入，J010-2に掲げる経皮的肝膿瘍等穿刺術，J017に掲げるエタノールの局所注入，J017-2に掲げるリンパ管腫局所注入，J027に掲げる高気圧酸素治療，J034-3に掲げる内視鏡的結腸軸捻転解除術，J038に掲げる人工腎臓，J038-2に掲げる持続緩徐式血液濾過，J039に掲げる血漿交換療法，J040に掲げる局所灌流，J041に掲げる吸着式血液浄化法，J041-2に掲げる血球成分除去療法，J042に掲げる腹膜灌流，J043-6に掲げる人工膵臓療法，J043-7に掲げる経会陰的放射線治療用材料局所注入，J045-2に掲げる一酸化窒素吸入療法，J047に掲げるカウンターショック，J047-2に掲げる心腔内除細動，J049に掲げる食道圧迫止血チューブ挿入法，J052-2に掲げる熱傷温浴療法，J054-2に掲げる皮膚レーザー照射療法，J062に掲げる腎盂内注入（尿管カテーテル法を含む。），J116-5に掲げる酵素注射療法，J118-4に掲げる歩行運動処置(ロボッ

トスーツによるもの），J122に掲げる
四肢ギプス包帯（4から6までに限る。
ただし，既装着のギプス包帯をギプス
シャーレとして切割使用した場合を除
く。），J123に掲げる体幹ギプス包帯
（既装着のギプス包帯をギプスシャー
レとして切割使用した場合を除く。），
J124に掲げる鎖骨ギプス包帯（片側）
（既装着のギプス包帯をギプスシャー
レとして切割使用した場合を除く。），
J125に掲げるギプスベッド（既装着
のギプス包帯をギプスシャーレとして
切割使用した場合を除く。），J126に
掲げる斜頸矯正ギプス包帯（既装着の
ギプス包帯をギプスシャーレとして切
割使用した場合を除く。），J127に掲
げる先天性股関節脱臼ギプス包帯（既
装着のギプス包帯をギプスシャーレと
して切割使用した場合を除く。），J
128に掲げる脊椎側弯矯正ギプス包帯
（既装着のギプス包帯をギプスシャー
レとして切割使用した場合を除く。），
J129に掲げる義肢採型法（2に限る。
ただし，既装着のギプス包帯をギプス
シャーレとして切割使用した場合を除
く。）及びJ129-2に掲げる練習用仮義
足又は仮義手採型法（2に限る。ただ
し，既装着のギプス包帯をギプス
シャーレとして切割使用した場合を除
く。）に係るものに限る。）を除く。）
ル　第13部第1節病理標本作製料（区分
　　番号N003に掲げる術中迅速病理組織
　　標本作製（1手術につき）を除く。）
5　看護職員の負担の軽減及び処遇の改善
を図るための看護業務の補助の体制その
他の事項につき別に厚生労働大臣が定め
る施設基準に適合しているものとして地
方厚生局長等に届け出た病棟に入院して
いる患者については，**看護補助体制加算**
として，当該基準に係る区分に従い，入
院した日から起算して14日を限度とし
て，それぞれ所定点数に加算する。
イ　25対1看護補助体制加算（看護補助
　　者5割以上）　　　　　　　**240点**
ロ　25対1看護補助体制加算（看護補助
　　者5割未満）　　　　　　　**220点**
ハ　50対1看護補助体制加算　**200点**
ニ　75対1看護補助体制加算　**160点**
6　夜間における看護業務の補助の体制に
つき別に厚生労働大臣が定める施設基準
に適合しているものとして地方厚生局長
等に届け出た病棟に入院している患者
（看護補助体制加算を算定する患者に限

る。）については，**夜間看護補助体制加算**として，当該基準に係る区分に従い，1日につき次に掲げる点数をそれぞれ更に所定点数に加算する。

イ　夜間30対1看護補助体制加算　**125点**

ロ　夜間50対1看護補助体制加算　**120点**

ハ　夜間100対1看護補助体制加算　　　　　　　　　　　　　　　　　**105点**

7　夜間における看護業務の体制につき別に厚生労働大臣が定める施設基準に適合しているものとして地方厚生局長等に届け出た病棟に入院している患者（看護補助体制加算を算定する患者に限る。）については，**夜間看護体制加算**として，**71点**を更に所定点数に加算する。

8　看護職員の負担の軽減及び処遇の改善を図るための看護業務の補助に係る十分な体制につき別に厚生労働大臣が定める施設基準に適合しているものとして地方厚生局長等に届け出た病棟に入院している患者（看護補助体制加算を算定する患者に限る。）については，**看護補助体制充実加算**として，当該基準に係る区分に従い，1日につきそれぞれ更に所定点数に加算する。ただし，当該患者について，身体的拘束を実施した日は，看護補助体制充実加算3の例により所定点数に加算する。

イ　看護補助体制充実加算1　　**25点**

ロ　看護補助体制充実加算2　　**15点**

ハ　看護補助体制充実加算3　　**5点**

9　別に厚生労働大臣が定める施設基準に適合しているものとして地方厚生局長等に届け出た病棟に入院している患者については，**看護職員夜間配置加算**として，当該基準に係る区分に従い，入院した日から起算して14日を限度として所定点数に加算する。

イ　看護職員夜間12対1配置加算

(1)　看護職員夜間12対1配置加算1　　　　　　　　　　　　　　　　**110点**

(2)　看護職員夜間12対1配置加算2　　　　　　　　　　　　　　　　**90点**

ロ　看護職員夜間16対1配置加算

(1)　看護職員夜間16対1配置加算1　　　　　　　　　　　　　　　　**70点**

(2)　看護職員夜間16対1配置加算2　　　　　　　　　　　　　　　　**45点**

10　リハビリテーション，栄養管理及び口腔管理を連携・推進する体制につき別に厚生労働大臣が定める施設基準に適合しているものとして保険医療機関が地方厚生局長等に届け出た病棟に入院している

患者については，**リハビリテーション・栄養・口腔連携加算**として，リハビリテーション，栄養管理及び口腔管理に係る計画を作成した日から起算して14日を限度として**80点**を所定点数に加算する。この場合において，区分番号A 233-2に掲げる栄養サポートチーム加算は別に算定できない。

A 305 一類感染症患者入院医療管理料（1日につき）

1	14日以内の期間	**9,413点**
2	15日以上の期間	**8,147点**

注1　別に厚生労働大臣が定める施設基準に適合しているものとして地方厚生局長等に届け出た感染症法第6条第13項に規定する特定感染症指定医療機関又は同条第14項に規定する第一種感染症指定医療機関である保険医療機関において，別に厚生労働大臣が定める感染症患者に対して入院医療管理が行われた場合に算定する。なお，同法第19条及び第20条の規定に係る入院の期間を超えた期間は算定しない。

　　2　第1章基本診療料並びに第2章第9部処置及び第13部病理診断のうち次に掲げるものは，一類感染症患者入院医療管理料に含まれるものとする。

　　イ　入院基本料

　　ロ　入院基本料等加算（臨床研修病院入院診療加算，超急性期脳卒中加算，妊産婦緊急搬送入院加算，医師事務作業補助体制加算，地域加算，離島加算，医療安全対策加算，感染対策向上加算，患者サポート体制充実加算，報告書管理体制加算，褥瘡ハイリスク患者ケア加算，データ提出加算，入退院支援加算（1のイに限る。），医療的ケア児（者）入院前支援加算，排尿自立支援加算及び地域医療体制確保加算を除く。）

　　ハ　酸素吸入（使用した酸素及び窒素の費用を除く。）

　　ニ　留置カテーテル設置

　　ホ　第13部第1節の病理標本作製料

A 306 特殊疾患入院医療管理料（1日につき）

2,090点

注1　重度の障害者（重度の意識障害者を含む。），筋ジストロフィー患者又は難病患者等を主として入院させる病室に関する別に厚生労働大臣が定める施設基準に適合しているものとして，地方厚生局長等に届け出た保険医療機関（療養病棟入院基本料，障害者施設等入院基本料，特殊疾患入院施設管理加算又は特殊疾患病棟

◇　一類感染症患者入院医療管理料について

(1)　算定対象となる患者は，次に掲げる患者であって，医師が一類感染症患者入院医療管理が必要と認めた者である。

　　ア　感染症法第6条第9項に規定する新感染症又は同法第6条第2項に規定する一類感染症に罹患している患者

　　イ　アの感染症の疑似症患者又は無症状病原体保有者

(2)　一類感染症患者入院医療管理料に係る算定要件に該当しない患者が，当該治療室に入院した場合には，入院基本料等を算定する。

　　この際，入院基本料等を算定する場合の費用の請求については，「救命救急入院料について」の(4)と同様である。

◆　一類感染症患者入院医療管理料の対象患者

一　感染症法第6条第9項に規定する新感染症又は同条第2項に規定する一類感染症に罹患している患者

二　前号の感染症の疑似症患者又は無症状病原体保有者

◇　特殊疾患入院医療管理料について

(1)　特殊疾患入院医療管理料を算定する病室は，主として長期にわたり療養の必要な患者が入院する病室であり，医療上特に必要がある場合に限り他の病室への患者の移動は認められるが，その医療上の必要性について診療報酬明細書の摘要欄に詳細に記載する。

(2)　特殊疾患入院医療管理料を算定する日に使用するものとされた投薬に係る薬剤料は，特殊疾患入院医療管理料に含まれ，別に算定できない。

(3)　特殊疾患入院医療管理料を算定している患者に対して，1日5時間を超えて体外式陰圧人工呼吸器を使用した場合は，「注2」の加算を

A

基本

特定入院料

入院料を算定する病棟を有しないものに限る。）に入院している患者について，所定点数を算定する。

2　当該病室に入院している患者が人工呼吸器を使用している場合は，1日につき所定点数に**600点**を加算する。

3　当該患者が，他の保険医療機関から転院してきた者であって，当該他の保険医療機関において区分番号A246に掲げる入退院支援加算3を算定したものである場合には，**重症児（者）受入連携加算**として，入院初日に限り**2,000点**を所定点数に加算する。

4　当該病室に入院する**重度の意識障害（脳卒中の後遺症であるものに限る。）**の患者であって，基本診療料の施設基準等第5の3(1)のロに規定する医療区分2の患者又は第6の3(2)のロの④に規定する医療区分1の患者に相当するものについては，注1の規定にかかわらず，次に掲げる点数をそれぞれ算定する。

　イ　医療区分2の患者に相当するもの
　　　　　　　　　　　　　　　1,927点
　ロ　医療区分1の患者に相当するもの
　　　　　　　　　　　　　　　1,761点

5　診療に係る費用（注2及び注3に規定する加算，第2節に規定する臨床研修病院入院診療加算，超急性期脳卒中加算，医師事務作業補助体制加算，特定感染症患者療養環境特別加算，超重症児（者）入院診療加算・準超重症児（者）入院診療加算，地域加算，離島加算，医療安全対策加算，感染対策向上加算，患者サポート体制充実加算，報告書管理体制加算，データ提出加算，入退院支援加算（1のロ及び2のロに限る。），医療的ケア児（者）入院前支援加算，認知症ケア加算及び排尿自立支援加算，第14部その他並びに除外薬剤・注射薬の費用を除く。）は，特殊疾患入院医療管理料に含まれるものとする。

6　当該病室に入院する脳卒中又は脳卒中の後遺症の患者（重度の意識障害者，筋ジストロフィー患者及び難病患者等を除く。）であって，基本診療料の施設基準等第5の3(1)のロに規定する医療区分2の患者又は第6の3(2)のロの④に規定する医療区分1の患者に相当するものについては，注1の規定にかかわらず，次に掲げる点数をそれぞれ算定する。

　イ　医療区分2の患者に相当するもの
　　　　　　　　　　　　　　　1,734点
　ロ　医療区分1の患者に相当するもの

算定できる。

(4)　「注2」に掲げる加算を算定する際に使用した酸素及び窒素の費用は，「酸素及び窒素の価格」（平成2年厚生省告示第41号）に定めるところによる。

(5)　「注3」重症児（者）受入連携加算は，集中治療を経た新生児等を急性期の保険医療機関から受け入れ，病態の安定化のために密度の高い医療を提供することを評価したものであり，入院前の保険医療機関においてA246の入退院支援加算3が算定された患者を，特殊疾患入院医療管理料を算定する病床において受け入れた場合に入院初日に算定する。

(6)　「注4」に定める脳卒中を原因とする重度の意識障害によって当該病室に入院するもの，「注6」に定める脳卒中又は脳卒中の後遺症の患者（重度の意識障害者，筋ジストロフィー患者及び難病患者等を除く。）及び「注7」に定めるJ038人工腎臓，J038-2持続緩徐式血液濾過，J039血漿交換療法又はJ042腹膜灌流を行っている慢性腎臓病の患者（重度の意識障害者，筋ジストロフィー患者，難病患者等及び「注4」又は「注6」に規定する点数を算定する患者を除く。）については，A101療養病棟入院基本料における医療区分（1日に2つ以上の区分に該当する場合には，該当するもののうち最も高い点数の区分）に従い，「注4」及び「注6」については，当該患者ごとに各医療区分に相当する所定点数を算定し，「注7」については，医療区分2に相当する患者である場合に配置基準に応じて所定点数を算定する。その際，当該患者の疾患及び状態の該当する医療区分の項目について，保険医療機関において診療録等に記録する。

(7)　平成28年3月31日時点で，継続して6か月以上脳卒中を原因とする重度の意識障害によって特殊疾患入院医療管理料を算定する病室に入院している患者であって，引き続き同病室に入院しているもの，令和4年3月31日時点で脳卒中又は脳卒中の後遺症により特殊疾患入院医療管理料を算定する病棟に入院している患者（重度の意識障害者，筋ジストロフィー患者及び難病患者等を除く。）であって，引き続き同病棟に入院しているもの及び令和6年3月31日時点で特殊疾患入院医療管理料を算定している病棟に入院している患者であって，J038人工腎臓，J038-2持続緩徐式血液濾過，J039血漿交換療法又はJ042腹膜灌流を行っている慢性腎臓病の患者（重度の意識障害者，筋ジストロフィー患者，難病患者等及び「注4」又は「注6」に規定する点数を算定する患者を除く。）であり，引き続き当該病棟に入院しているものについては，医療区分3に相当するものとみなす。なお，脳卒中を原因とする重度の意識障害によって特殊疾患入院医療管理料を算定する病室に入院している患者であって，その疾患及び状態等が医療区分3に規定する疾患及び状態等に相当するものについては，「注4」によらず，特殊疾患入院医療管理料に規定する所定点数を算定する。

(8)　「注7」に定めるJ038人工腎臓，J038-2持続緩徐式血液濾過，J039血漿交換療法又はJ042腹膜灌流を行っている慢性腎臓病の患者とは，J038人工腎臓，J038-2持続緩徐式血液濾過，J039血漿交換療法又はJ042腹膜灌流が継続的に行われているものとする。

◆　除外薬剤・注射薬「注5」

　インターフェロン製剤（B型肝炎又はC型肝炎の効能若しくは効果を有するものに限る。）

　抗ウイルス剤（B型肝炎又はC型肝炎の効能若しくは効果を有するもの及び後天性免疫不全症候群又はHIV感染症の効能若しくは効果を有するものに限る。）

　血友病の患者に使用する医薬品（血友病患者における出血傾向の抑制の効能又は効果を有するものに限る。）

1,588点

7　当該病棟に入院している患者のうち，区分番号Ｊ038に掲げる人工腎臓，区分番号Ｊ038-2に掲げる持続緩徐式血液濾過，区分番号Ｊ039に掲げる血漿交換療法又は区分番号Ｊ042に掲げる腹膜灌流を行っている慢性腎臓病の患者（注４及び注６に規定する点数を算定する患者を除く。）であって，基本診療料の施設基準等第５の３(1)のロに規定する医療区分２の患者に相当するものについては，注１の規定にかかわらず，**2,011点**を算定する。

A307　小児入院医療管理料（１日につき）

1　小児入院医療管理料1	**4,807点**
2　小児入院医療管理料2	**4,275点**
3　小児入院医療管理料3	**3,849点**
4　小児入院医療管理料4	**3,210点**
5　小児入院医療管理料5	**2,235点**

注１　別に厚生労働大臣の定める小児を入院させる病棟又は施設に関する基準に適合しているものとして地方厚生局長等に届け出た小児科を標榜する保険医療機関の病棟（療養病棟を除く。）に入院している15歳未満の小児（児童福祉法第６条の２第３項に規定する小児慢性特定疾病医療支援の対象である場合は，20歳未満の者）について，当該基準に係る区分に従い，所定点数を算定する。ただし，小児入院医療管理料５を算定する病棟において，当該入院医療管理料に係る算定要件に該当しない患者が当該病棟（精神病棟に限る。）に入院した場合は，区分番号A103に掲げる精神病棟入院基本料の15対１入院基本料の例により算定する。

2　別に**厚生労働大臣が定める施設基準に適合しているもの**として地方厚生局長等に届け出た保険医療機関の病棟において小児入院医療管理が行われた場合は，当該基準に係る区分に従い，次に掲げる点数をそれぞれ１日につき所定点数に加算する。

　イ　保育士１名の場合　**100点**
　ロ　保育士２名以上の場合　**180点**

3　当該病棟に入院している患者が人工呼吸器を使用している場合は，**人工呼吸器使用加算**として，１日につき**600点**を所定点数に加算する。

4　別に厚生労働大臣が定める施設基準に適合しているものとして地方厚生局長等に届け出た保険医療機関に入院している患者（小児入院医療管理料３，小児入院医療管理料４又は小児入院医療管理料５

◇　小児入院医療管理料について

(1)　届け出た保険医療機関における入院中の15歳未満の患者（「児童福祉法」第６条の２第３項に規定する小児慢性特定疾病医療支援の対象である場合は，20歳未満の患者）を対象とする。ただし，当該患者が他の特定入院料を算定できる場合は，小児入院医療管理料は算定しない。

　なお，小児慢性特定疾病医療支援の対象患者については，当該病棟の対象となる年齢以降を見据えた診療体制の構築や診療計画の策定等に留意する。

(2)　小児入院医療管理料を算定する場合であって，患者の家族等が希望により付き添うときは，当該家族等の食事や睡眠環境等の付き添う環境に対して配慮する。

(3)　「注２」に掲げる加算については，当該入院医療管理料を算定する病棟において算定するものであるが，「小児入院医療管理料５」を算定する医療機関にあっては，院内の当該入院医療管理料を算定する患者の全てについて算定できる。

(4)　「注３」に掲げる加算を算定する際に使用した酸素及び窒素の費用は，「酸素及び窒素の価格」に定めるところによる。

(5)　「注４」に規定する重症児受入体制加算は，高度急性期の医療機関から集中治療を経た新生児の受入れを行う等，重症児の受入機能が高い病棟を評価したものである。

(6)　小児入院医療管理料を算定している患者に対して，１日５時間を超えて体外式陰圧人工呼吸器を使用した場合は，「注３」の加算を算定できる。

(7)　「小児入院医療管理料１から４まで」において，当該入院医療管理料に係る算定要件に該当しない患者が当該病棟に入院した場合には，当該医療機関が算定している入院基本料等を算定する。この際，入院基本料等を算定する場合の費用の請求については，「救命救急入院料について」の(4)と同様である。

(8)　「小児入院医療管理料５」において，当該入院医療管理料に係る算定要件に該当しない患者が当該病棟（精神病棟に限る。）に入院した場合は，精神病棟入院基本料の15対１入院基本料を算定する。

(9)　(8)により，A103精神病棟入院基本料の例により算定する場合の費用の請求については，当該保険医療機関に入院した日を入院初日として，以下のとおりとする。

　ア　A103精神病棟入院基本料の「注４」に規定する重度認知症加算は算定することができない。
　イ　A103精神病棟入院基本料の「注５」に規定する救急支援精神病棟初期加算は算定することができない。
　ウ　A103精神病棟入院基本料の「注６」に規定する加算について，

を算定している患者に限る。）について，当該基準に係る区分に従い，次に掲げる点数をそれぞれ１日につき所定点数に加算する。

| イ | 重症児受入体制加算１ | **200点** |
| ロ | 重症児受入体制加算２ | **280点** |

5　別に厚生労働大臣が定める施設基準に適合しているものとして地方厚生局長等に届け出た保険医療機関の病室において，造血幹細胞移植を実施する患者に対して，治療上の必要があって無菌治療室管理が行われた場合は，当該基準に係る区分に従い，90日を限度として，１日につき次に掲げる点数をそれぞれ所定点数に加算する。ただし，区分番号Ａ221-2小児療養環境特別加算を算定する場合は算定しない。

| イ | **無菌治療管理加算１** | **2,000点** |
| ロ | **無菌治療管理加算２** | **1,500点** |

6　当該病棟に入院している児童福祉法第６条の２第３項に規定する小児慢性特定疾病医療支援の対象である患者又は同法第56条の６第２項に規定する障害児である患者について，当該保険医療機関の医師又は当該医師の指示に基づき薬剤師が，退院に際して当該患者又はその家族等に対して，退院後の薬剤の服用等に関する必要な指導を行った上で，保険薬局に対して，当該患者又はその家族等の同意を得て，当該患者に係る調剤に際して必要な情報等を文書により提供した場合は，**退院時薬剤情報管理指導連携加算**として，退院の日に１回に限り，**150点**を所定点数に加算する。

7　患者に対する支援体制につき別に厚生労働大臣が定める施設基準に適合しているものとして地方厚生局長等に届け出た保険医療機関の病棟に入院している患者について，**養育支援体制加算**として，入院初日に限り**300点**を所定点数に加算する。

8　当該保険医療機関が表示する診療時間以外の時間，休日又は深夜において，緊急に入院を必要とする小児患者を受け入れる体制の確保につき別に厚生労働大臣が定める施設基準に適合しているものとして地方厚生局長等に届け出た保険医療機関の病棟に入院している患者（小児入院医療管理料１又は小児入院医療管理料２を現に算定している患者に限る。）について，当該基準に係る区分に従い，入院初日に限り，次に掲げる点数をそれぞれ所定点数に加算する。

当該病棟において各加算の要件を満たしている場合に算定できる。

エ　Ａ103精神病棟入院基本料の「注７」に規定する精神保健福祉士配置加算は算定することができない。

(10)　「注５」に規定する無菌治療管理加算１及び２については，保険医療機関において，造血幹細胞移植を実施する患者に対して，必要があって無菌治療室管理を行った場合に，一連の治療につき，90日を限度として算定する。

なお，無菌治療室管理とは，当該治療室において，医師等の立入等の際にも無菌状態が保たれるよう必要な管理をいう。

(11)　「注６」に規定する退院時薬剤情報管理指導連携加算は，当該保険医療機関の医師又は医師の指示に基づき薬剤師が，小児慢性特定疾病の児童等又は医療的ケア児の退院時に，当該患者又はその家族等に対し退院後の薬剤の服用等に関する必要な指導を行い，当該患者又はその家族等の同意を得て，患者又はその家族等が選択する保険薬局に対して当該患者の調剤に関して必要な情報等を文書により提供した場合に，退院の日に１回に限り算定する。保険薬局への情報提供に当たっては，「薬剤管理サマリー（小児版）」（日本病院薬剤師会）等の様式を参照して，以下の事項を記載した情報提供文書を作成し，作成した文書の写しを診療録等に添付する。

ア　患者の状態に応じた調剤方法

イ　服用状況に合わせた剤形変更に関する情報

ウ　服用上の工夫

エ　入院前の処方薬の変更又は中止に関する情報や変更又は中止後の患者の状態等に関する情報

(12)　当該文書の交付方法は，患者又はその家族等が選択する保険薬局に直接送付することに代えて，患者又はその家族等に交付し，患者又はその家族等が保険薬局に持参することでも差し支えない。

(13)　患者１人につき複数の保険薬局に対し情報提供を行った場合においても，１回のみの算定とする。また，死亡退院の場合は算定できない。

(14)　「注７」に規定する養育支援体制加算は，虐待等不適切な養育が行われていることが疑われる小児患者に対する必要な支援体制を評価するものであり，当該病棟に入院している患者について，入院初日に算定する。

(15)　「注８」に規定する時間外受入体制強化加算は，保険医療機関において，当該保険医療機関が表示する診療時間以外の時間，休日又は深夜において，緊急に入院を必要とする小児患者を受け入れる体制を確保していることを評価するものであり，当該病棟に入院している患者について，入院初日に算定する。

(16)　「注９」及び「注10」に規定する看護補助加算及び看護補助体制充実加算は，当該病棟において施設基準に定める必要な数を超えて配置している看護職員については，看護補助者とみなして計算することができる。ただし，「基本診療料の施設基準等」の第九の九の(12)のロ及び(13)のロに定める夜勤を行う看護補助者の数は，みなし補助者を除いた看護補助者を夜勤時間帯に配置している場合のみ算定できる。

(17)　「注９」及び「注10」に規定する看護補助加算及び看護補助体制充実加算を算定する病棟は，身体的拘束を最小化する取組を実施した上で算定する。取組内容については，「療養病棟入院基本料について」の(20)の例による。

イ　時間外受入体制強化加算1　　300点
ロ　時間外受入体制強化加算2　　180点

9　別に厚生労働大臣が定める基準に適合
　しているものとして保険医療機関が地方
　厚生局長等に届け出た病棟に入院してい
　る患者（小児入院医療管理料1，小児入
　院医療管理料2又は小児入院医療管理料
　3を算定している患者に限る。）につい
　て，**看護補助加算**として，入院した日か
　ら起算して14日を限度として，**151点**を
　所定点数に加算する。この場合において，
　注10に掲げる看護補助体制充実加算は別
　に算定できない。

10　看護職員の負担の軽減及び処遇の改善
　を図るための看護業務の補助の体制その
　他の事項につき別に厚生労働大臣が定め
　る施設基準に適合しているものとして地
　方厚生局長等に届け出た病棟に入院して
　いる患者（小児入院医療管理料1，小児
　入院医療管理料2又は小児入院医療管理
　料3を算定している患者に限る。）につ
　いて，**看護補助体制充実加算**として，入
　院した日から起算して14日を限度とし
　て，**156点**を所定点数に加算する。

11　診療に係る費用（注2，注3及び注5
　から注10までに規定する加算，当該患者
　に対して行った第2章第2部第2節在宅
　療養指導管理料，第3節薬剤料，第4節
　特定保険医療材料料，第5部投薬，第6
　部注射，第10部手術，第11部麻酔，第12
　部放射線治療，第13部第2節病理診断・
　判断料及び第14部その他の費用並びに第
　2節に規定する臨床研修病院入院診療加
　算，超急性期脳卒中加算，在宅患者緊急
　入院診療加算，医師事務作業補助体制加
　算，超重症児（者）入院診療加算・準超
　重症児（者）入院診療加算，地域加算，
　離島加算，特定感染症患者療養環境特別
　加算，小児療養環境特別加算，緩和ケア
　診療加算，小児緩和ケア診療加算，がん
　拠点病院加算，医療安全対策加算，感染
　対策向上加算，患者サポート体制充実加
　算，報告書管理体制加算，褥瘡ハイリス
　ク患者ケア加算，術後疼痛管理チーム加
　算，病棟薬剤業務実施加算1，データ提
　出加算，入退院支援加算（1のイ及び3
　に限る。），医療的ケア児（者）入院前支
　援加算，精神疾患診療体制加算，排尿自
　立支援加算及び地域医療体制確保加算を
　除く。）は，小児入院医療管理料1及び
　小児入院医療管理料2に含まれるものと
　する。

12　診療に係る費用（注2から注7まで，

注9（小児入院医療管理料3を算定する
ものに限る。）及び注10（小児入院医療
管理料3を算定するものに限る。）に規
定する加算，当該患者に対して行った第
2章第2部第2節在宅療養指導管理料，
第3節薬剤料，第4節特定保険医療材料
料，第5部投薬，第6部注射，第10部手
術，第11部麻酔，第12部放射線治療，第
13部第2節病理診断・判断料及び第14部
その他の費用並びに第2節に規定する臨
床研修病院入院診療加算，超急性期脳卒
中加算，在宅患者緊急入院診療加算，医
師事務作業補助体制加算，超重症児（者）
入院診療加算・準超重症児（者）入院診
療加算，地域加算，離島加算，特定感染
症患者療養環境特別加算，小児療養環境
特別加算，医療安全対策加算，感染対策
向上加算，患者サポート体制充実加算，
報告書管理体制加算，褥瘡ハイリスク患
者ケア加算，術後疼痛管理チーム加算，
病棟薬剤業務実施加算1，データ提出加
算，入退院支援加算（1のイ及び3に限
る。），医療的ケア児（者）入院前支援加
算，精神疾患診療体制加算，排尿自立支
援加算及び地域医療体制確保加算を除
く。）は，小児入院医療管理料3及び小
児入院医療管理料4に含まれるものとす
る。

13　診療に係る費用（注2から注7までに
規定する加算，当該患者に対して行った
第2章第2部第2節在宅療養指導管理
料，第3節薬剤料，第4節特定保険医療
材料料，第5部投薬，第6部注射，第10
部手術，第11部麻酔，第12部放射線治療，
第13部第2節病理診断・判断料及び第14
部その他の費用並びに第2節に規定する
臨床研修病院入院診療加算，超急性期脳
卒中加算，在宅患者緊急入院診療加算，
医師事務作業補助体制加算，超重症児
（者）入院診療加算・準超重症児（者）
入院診療加算，地域加算，離島加算，特
定感染症患者療養環境特別加算，小児療
養環境特別加算，強度行動障害入院医療
管理加算，摂食障害入院医療管理加算，
医療安全対策加算，感染対策向上加算，
患者サポート体制充実加算，報告書管理
体制加算，褥瘡ハイリスク患者ケア加算，
術後疼痛管理チーム加算，病棟薬剤業務
実施加算1，データ提出加算，入退院支
援加算（1のイ及び3に限る。），医療的
ケア児（者）入院前支援加算，精神疾患
診療体制加算（精神病棟を除く。）及び
排尿自立支援加算を除く。）は，小児入

院医療管理料5に含まれるものとする。

A 308 回復期リハビリテーション病棟入院料

（1日につき）

1 回復期リハビリテーション病棟入院料1
2,229点（生活療養を受ける場合にあっては，**2,215点**）

2 回復期リハビリテーション病棟入院料2
2,166点（生活療養を受ける場合にあっては，**2,151点**）

3 回復期リハビリテーション病棟入院料3
1,917点（生活療養を受ける場合にあっては，**1,902点**）

4 回復期リハビリテーション病棟入院料4
1,859点（生活療養を受ける場合にあっては，**1,845点**）

5 回復期リハビリテーション病棟入院料5
1,696点（生活療養を受ける場合にあっては，**1,682点**）

6 回復期リハビリテーション入院医療管理料
1,859点（生活療養を受ける場合にあっては，**1,845点**）

注1　1から5までについては，別に厚生労働大臣が定める施設基準に適合しているものとして保険医療機関が地方厚生局長等に届け出た病棟に入院している患者（別に厚生労働大臣が定める回復期リハビリテーションを要する状態にあるものに限る。）について，6については，別に厚生労働大臣が定める施設基準に適合しているものとして保険医療機関が地方厚生局長等に届け出た病室に入院している患者（別に厚生労働大臣が定める回復期リハビリテーションを要する状態にあるものに限る。）について，当該基準に係る区分に従い，当該病棟又は病室に入院した日から起算して，それぞれの状態に応じて別に厚生労働大臣が定める日数を限度として所定点数を算定する。ただし，当該病棟又は病室に入院した患者が当該入院料に係る算定要件に該当しない場合は，当該病棟が一般病棟であるときには区分番号A100に掲げる一般病棟入院基本料の注2に規定する特別入院基本料の例により，当該病棟が療養病棟であるときには区分番号A101に掲げる療養病棟入院料1の入院料27又は療養病棟入院料2の入院料27の例により，それぞれ算定する。

2　回復期リハビリテーション病棟入院料を算定する患者（回復期リハビリテーション病棟入院料3，回復期リハビリテーション病棟入院料4，回復期リハビ

◇　回復期リハビリテーション病棟入院料について

(1)　回復期リハビリテーション病棟入院料及び回復期リハビリテーション入院医療管理料（以下「回復期リハビリテーション病棟入院料等」という。）を算定する病棟又は病室は，脳血管疾患又は大腿骨頸部骨折等の患者に対して，ADLの向上による寝たきりの防止と家庭復帰を目的としたリハビリテーションを集中的に行うための病棟及び病室であり，回復期リハビリテーションを要する状態の患者が常時8割以上入院している病棟及び病室をいう。なお，リハビリテーションの実施に当たっては，医師は定期的な機能検査等をもとに，その効果判定を行いリハビリテーション実施計画書を作成する必要がある。

(2)　医療上特に必要がある場合に限り回復期リハビリテーション病棟入院料等を算定する病棟又は病室から他の病棟への患者の移動は認められるが，その医療上の必要性について診療報酬明細書の摘要欄に詳細に記載する。

(3)　回復期リハビリテーション病棟入院料等を算定する日に使用するものとされた投薬に係る薬剤料は，回復期リハビリテーション病棟入院料等に含まれ，別に算定できない。

(4)　回復期リハビリテーション病棟入院料等に係る算定要件に該当しない患者が，当該病棟又は病室に入院した場合には，当該病棟又は病室が一般病棟である場合は特別入院基本料を，当該病棟又は病室が療養病棟である場合は療養病棟入院基本料の入院料27を算定する。

この場合において，当該病棟が回復期リハビリテーション病棟入院料1から4まで又は回復期リハビリテーション入院医療管理料を算定する病棟又は病室である場合は，療養病棟入院料1の入院料27により，回復期リハビリテーション病棟入院料5を算定する病棟である場合は，療養病棟入院料2の入院料27により算定する。

この際，A100一般病棟入院基本料の「注2」に規定する特別入院基本料を算定する場合の費用の請求については，同「注4」に規定する重症児（者）受入連携加算，同「注5」に規定する救急・在宅等支援病床初期加算は算定できず，同「注10」に規定する加算（特別入院基本料において算定できるものに限る。）は，当該病棟において要件を満たしている場合に算定できる。また，A101療養病棟入院基本料を算定する場合の費用の請求については，「一般病棟入院基本料について」の(10)に準ずる。

(5)　必要に応じて病棟等における早期歩行，ADLの自立等を目的とした理学療法又は作業療法が行われることとする。

(6)　回復期リハビリテーション病棟入院料等を算定している患者は，転院してきた場合においても，転院先の保険医療機関で当該入院料を継続して算定できる。ただし，その場合にあっては，当該入院料等の算定期間を通算する。なお，診療報酬明細書の摘要欄に転院前の保険医療機関における当該入院料の算定日数を記載する。

(7)　回復期リハビリテーション病棟入院料等を算定するに当たっては，当該回復期リハビリテーション病棟入院料等を算定する病棟又は病室への入院時又は転院時及び退院時に日常生活機能評価又は機能的自立度評価法（Functional Independence Measure）（以下「FIM」という。）の測定を行い，その結果について診療録等に記載する。なお，A246入退院支援加算の「注4」に規定する地域連携診療計画加算を算定する患者が当該回復期リハビリテーション病棟入院料等を算定する病棟に転院してきた場合には，原則として当該患者に対して作成された地域連携診療計画に記載された日常生活機能評価又はFIMの結果を入院時に測定された日常生活機能評価又はFIMとみなす。

(8)　回復期リハビリテーション病棟入院料等を算定するに当たっては，

リテーション病棟入院料5又は回復期リハビリテーション入院医療管理料を現に算定している患者に限る。）が入院する保険医療機関について，別に厚生労働大臣が定める施設基準を満たす場合（注1のただし書に規定する場合を除く。）は，**休日リハビリテーション提供体制加算**として，患者1人につき1日につき**60点**を所定点数に加算する。

3　診療に係る費用（注2及び注4に規定する加算，当該患者に対して行った第2章第1部医学管理等の区分番号B001の10に掲げる入院栄養食事指導料（回復期リハビリテーション病棟入院料1を算定するものに限る。）, 区分番号B011-6に掲げる栄養情報連携料（回復期リハビリテーション病棟入院料1を算定するものに限る。）及び区分番号B001の34に掲げる二次性骨折予防継続管理料（ロに限る。）, 第2部在宅医療，第7部リハビリテーションの費用（別に厚生労働大臣が定める費用を除く。）, 第14部その他，第2節に規定する臨床研修病院入院診療加算，医師事務作業補助体制加算，地域加算，離島加算，特定感染症患者療養環境特別加算，医療安全対策加算，感染対策向上加算，患者サポート体制充実加算，報告書管理体制加算，データ提出加算，入退院支援加算（1のイに限る。）, 認知症ケア加算，薬剤総合評価調整加算，排尿自立支援加算，区分番号J038に掲げる人工腎臓，区分番号J042に掲げる腹膜灌流及び区分番号J400に掲げる特定保険医療材料（区分番号J038に掲げる人工腎臓又は区分番号J042に掲げる腹膜灌流に係るものに限る。）並びに除外薬剤・注射薬の費用を除く。）は，回復期リハビリテーション病棟入院料1, 回復期リハビリテーション病棟入院料2, 回復期リハビリテーション病棟入院料3, 回復期リハビリテーション病棟入院料4, 回復期リハビリテーション病棟入院料5及び回復期リハビリテーション入院医療管理料に含まれるものとする。

4　5については，算定を開始した日から起算して2年（回復期リハビリテーション病棟入院料1, 回復期リハビリテーション病棟入院料2, 回復期リハビリテーション病棟入院料3又は回復期リハビリテーション病棟入院料4を算定していた病棟にあっては，1年）を限度として算定する。

定期的（2週間に1回以上）に日常生活機能評価又はFIMの測定を行い，その結果について診療録等に記載する。

(9)　回復期リハビリテーション病棟入院料等を算定するに当たっては，当該入院料等を算定する患者に対し，入棟後2週間以内に入棟時のFIM運動項目の得点について，また退棟（死亡の場合を除く。）に際して退棟時のFIM運動項目の得点について，その合計及び項目別内訳を記載したリハビリテーション実施計画書を作成し，説明すること。なお，患者の求めがあった場合には，作成したリハビリテーション実施計画書を交付すること。

(10)　医師，看護師，理学療法士，作業療法士，言語聴覚士，社会福祉士等の多職種が共同してリハビリテーション総合実施計画書を作成し，これに基づいて行ったリハビリテーションの効果，実施方法等について共同して評価を行った場合は，H003-2リハビリテーション総合計画評価料を算定できる。

(11)　「注2」休日リハビリテーション提供体制加算は，患者が入院当初から集中的なリハビリテーションを継続して受けられるよう，休日であっても平日と同様のリハビリテーションの提供が可能な体制をとる保険医療機関を評価したものである。

(12)　「注3」に規定する「別に厚生労働大臣が定める費用」に係る取扱いについては，以下のとおりとする。

ア　「基本診療料の施設基準等」の「別表第九の三」に規定する「当該保険医療機関における回復期リハビリテーション病棟入院料等を算定する病棟又は病室においてリハビリテーションの提供実績を相当程度有する」場合とは，a及びbを各年度4月，7月，10月及び1月において算出し，aが10名以上かつbが6単位以上である状態が2回連続した場合をいう。bの算出には，「基本診療料施設基準通知」の「別添4」第11の1(8)に示した式において「直近1か月間」とあるものを「直近6か月間」と読み替えた計算式を用いる。

　a　前月までの6か月間に回復期リハビリテーション病棟入院料等を算定する病棟又は病室から退棟した患者数（ウ及びエの規定により計算対象から除外するものを除く。）

　b　直近6か月間の回復期リハビリテーションを要する状態の患者（在棟中に死亡した患者，入棟日においてウのaからdまでのいずれかに該当した患者及びエの規定によりリハビリテーション実績指数の計算対象から除外した患者を含む。）に対する1日当たりのリハビリテーション提供単位数の平均値

イ　「基本診療料の施設基準等」の「別表第九の三」に規定する「効果に係る相当程度の実績が認められない場合」とは，前月までの6か月間に当該医療機関の回復期リハビリテーション病棟入院料等を算定する病棟又は病室から退棟した患者（ウ及びエの規定によって計算対象から除外する患者を除く。）について，以下のaの総和をbの総和で除したもの（以下「リハビリテーション実績指数」という。）を各年度4月，7月，10月及び1月において算出し，リハビリテーション実績指数が2回連続して27を下回った場合をいう。

　a　退棟時のFIM運動項目の得点から，入棟時のFIM運動項目の得点を控除したもの。

　b　各患者の入棟から退棟までの日数を，「注1」に規定する厚生労働大臣が定める日数の上限のうち当該患者の入棟時の状態に応じたもので除したもの

[計算例]

　a　前月までの6か月間に50人退棟し，入棟時にFIM運動項目が50点，退棟時に80点だったものが30人，入棟時にFIM運動項目が40点，退棟時に65点だったものが20人とすると，$(80-50) \times 30$

　　　＋(65－40)×20＝1,400
　　b　前月までの6か月間に50人退棟し，そのうち30人が大腿骨骨折
　　　手術後（回復期リハビリテーション病棟入院料の算定日数上限が
　　　90日）で実際には72日で退棟，残り20人が脳卒中（回復期リハビ
　　　リテーション病棟入院料の算定日数上限が150日）で実際には135
　　　日で退棟したとすると，(72/90)×30＋(135/150)×20＝42
　　　従って，この例ではリハビリテーション実績指数はa／b＝33.3
　　　となる。
ウ　在棟中に一度も回復期リハビリテーション病棟入院料等を算定し
　なかった患者及び在棟中に死亡した患者はリハビリテーション実績
　指数の算出対象から除外する。また，入棟日において次に該当する
　患者については，当該月の入棟患者数（入棟時に回復期リハビリテー
　ションを要する状態であったものに限る。）の100分の30を超えない
　範囲で，リハビリテーション実績指数の算出対象から除外できる。
　ただし，次のeに該当する患者について算出対象から除外する場合
　であっても，当該患者に係るFIMの測定を行う。
　　a　FIM運動項目の得点が20点以下のもの
　　b　FIM運動項目の得点が76点以上のもの
　　c　FIM認知項目の得点が24点以下のもの
　　d　年齢が80歳以上のもの
　　e　「基本診療料の施設基準等」の「別表第九」に掲げる「急性心
　　　筋梗塞，狭心症発作その他急性発症した心大血管疾患又は手術後
　　　の状態」に該当するもの
エ　前月までの6か月間に回復期リハビリテーション病棟入院料等を
　算定する病棟又は病室を退棟した患者（在棟中に回復期リハビリ
　テーション病棟入院料等を算定した患者に限る。）の数に対する高
　次脳機能障害の患者（「基本診療料の施設基準等」の「別表第九」
　に掲げる「高次脳機能障害を伴った重症脳血管障害，重度の頸髄損
　傷及び頭部外傷を含む多部位外傷の場合」に該当し，回復期リハビ
　リテーション病棟入院料等を算定開始日から起算して180日まで算
　定できるものに限る。）の数の割合が4割以上である保険医療機関
　においては，当該月に入棟した高次脳機能障害の患者をリハビリ
　テーション実績指数の算出から全て除外することができる。除外す
　る場合，ウについては，「当該月の入棟患者数（入棟時に回復期リ
　ハビリテーションを要する状態であったものに限る。）の100分の
　30」を，「当該月の入棟患者数（入棟時に回復期リハビリテーショ
　ンを要する状態であったものに限る。）のうち高次脳機能障害の患
　者を除いた患者数の100分の30」と読み替えるものとする。
オ　ウ及びエの除外の判断に当たっては，除外した患者の氏名と除外
　の理由を一覧性のある台帳に順に記入するとともに，当該患者の入
　棟月の診療報酬明細書の摘要欄に，リハビリテーション実績指数の
　算出から除外する旨とその理由を記載する。
カ　在棟中にFIM運動項目の得点が1週間で10点以上低下したもの
　については，リハビリテーション実績指数の算出においては，当該
　低下の直前の時点をもって退棟したものとみなすことができる。
キ　ア及びイによって算出した実績等から，「当該保険医療機関にお
　ける回復期リハビリテーション病棟入院料等を算定する病棟又は病
　室においてリハビリテーションの提供実績を相当程度有するととも
　に，効果に係る相当程度の実績が認められない場合」に該当した場
　合，当該月以降，1日につき6単位を超える疾患別リハビリテーショ
　ン料（脳血管疾患等の患者であって発症後60日以内のものに対して
　行ったものを除く。）は回復期リハビリテーション病棟入院料等に
　包括される。なお，その後，別の月（4月，7月，10月又は1月以

外の月を含む。）において，アのaが10名未満，アのbが6単位未満，又はイのリハビリテーション実績指数が27以上となった場合，当該月以降，再び1日につき6単位を超える疾患別リハビリテーション料を出来高により算定することができる。

ク　回復期リハビリテーション病棟入院料等を算定する保険医療機関は，各年度4月，7月，10月及び1月においてア及びイで算出した内容等について，毎年8月に「別紙様式45」（965頁）を用いて地方厚生（支）局長に報告する。また，各年度4月，7月，10月及び1月において「当該保険医療機関における回復期リハビリテーション病棟入院料等を算定する病棟又は病室においてリハビリテーションの提供実績を相当程度有するとともに，効果に係る相当程度の実績が認められない場合」に該当した場合及びキの規定によりその後，別の月（4月，7月，10月又は1月以外の月を含む。）にア及びイの算出を行った場合には，その都度同様に報告する。

(13)　回復期リハビリテーション病棟入院料1を算定するに当たっては，栄養管理に関するものとして，次に掲げる内容を行う。ただし，令和6年3月31日時点において現に回復期リハビリテーション病棟入院料1を算定する病棟については，令和6年9月30日までの間に限り，アの「栄養状態の評価には，GLIM基準を用いること」の要件を満たしているものとみなす。

ア　当該入院料を算定する全ての患者について，患者ごとに行うリハビリテーション実施計画又はリハビリテーション総合実施計画の作成に当たっては，管理栄養士も参画し，患者の栄養状態を十分に踏まえて行うこと。その際，栄養状態の評価には，GLIM基準を用いること。なお，リハビリテーション実施計画書又はリハビリテーション総合実施計画書における栄養関連項目については，必ず記載すること。

イ　当該入院料を算定する全ての患者について，管理栄養士を含む医師，看護師その他医療従事者が，入棟時の患者の栄養状態の確認，当該患者の栄養状態の定期的な評価及び栄養管理に係る計画の見直しを共同して行うこと。

ウ　当該入院料を算定する患者のうち，栄養障害の状態にあるもの又は栄養管理をしなければ栄養障害の状態になることが見込まれるものその他の重点的な栄養管理が必要なものについては，栄養状態に関する再評価を週1回以上行うとともに，再評価の結果も踏まえた適切な栄養管理を行い，栄養状態の改善等を図ること。

(14)　回復期リハビリテーション病棟入院料2から5及び回復期リハビリテーション入院医療管理料を算定するに当たっては，専任の常勤管理栄養士を配置し，栄養管理に関するものとして，次に掲げる内容を行うことが望ましい。

ア　当該入院料等を算定する全ての患者について，患者ごとに行うリハビリテーション実施計画書又はリハビリテーション総合実施計画書の作成に当たっては，管理栄養士も参画し，患者の栄養状態を十分に踏まえて行うとともに，リハビリテーション実施計画書又はリハビリテーション総合実施計画書における栄養関連項目に記載すること。その際，栄養状態の評価には，GLIM基準を用いること。

イ　当該入院料等を算定する全ての患者について，管理栄養士を含む医師，看護師その他医療従事者が，入棟時の患者の栄養状態の確認，当該患者の栄養状態の定期的な評価及び計画の見直しを共同して行うこと。

ウ　当該入院料等を算定する患者のうち，栄養障害の状態にあるもの又は栄養管理をしなければ栄養障害の状態になることが見込まれるものその他の重点的な栄養管理が必要なものについては，栄養状態

に関する再評価を週1回以上行うとともに，再評価の結果も踏まえた適切な栄養管理を行い，栄養状態の改善等を図ること。

(15)　回復期リハビリテーション病棟入院料1を算定している患者については，B001の「10」入院栄養食事指導料及びB011-6の栄養情報連携料を別に算定できる。

(16)　急性心筋梗塞等の患者（「基本診療料の施設基準等」の「別表第九」に掲げる「急性心筋梗塞，狭心症発作その他急性発症した心大血管疾患又は手術後の状態」に該当する患者であって，回復期リハビリテーション病棟入院料等を算定開始日から起算して90日まで算定できるものに限る。）については，「心血管疾患におけるリハビリテーションに関するガイドライン」（日本循環器学会，日本心臓リハビリテーション学会合同ガイドライン）の内容を踏まえ，心肺運動負荷試験（CPX（cardiopulmonary exercise testing））を入棟時又は入室時及び入棟後又は入室後月に1回以上実施することが望ましい。

(17)　令和4年4月1日以降に，新たに回復期リハビリテーション病棟入院料5を算定する病棟については，当該算定を行った日から起算して，2年の間に限り，また，回復期リハビリテーション病棟入院料1，2，3又は4を算定する病棟について，新たに回復期リハビリテーション病棟入院料5を算定しようとする場合にあっては，当該算定の日から起算して，1年の間に限り，当該入院料を算定できるものとする。

◆　回復期リハビリテーションを要する状態及び算定上限日数「注1」

一　脳血管疾患，脊髄損傷，頭部外傷，くも膜下出血のシャント手術後，脳腫瘍，脳炎，急性脳症，脊髄炎，多発性神経炎，多発性硬化症，腕神経叢損傷等の発症後若しくは手術後の状態又は義肢装着訓練を要する状態（算定開始日から起算して150日以内。ただし，高次脳機能障害を伴った重症脳血管障害，重度の頸髄損傷及び頭部外傷を含む多部位外傷の場合は，算定開始日から起算して180日以内）

二　大腿骨，骨盤，脊椎，股関節若しくは膝関節の骨折又は2肢以上の多発骨折の発症後又は手術後の状態（算定開始日から起算して90日以内）

三　外科手術又は肺炎等の治療時の安静により廃用症候群を有しており，手術後又は発症後の状態（算定開始日から起算して90日以内）

四　大腿骨，骨盤，脊椎，股関節又は膝関節の神経，筋又は靱帯損傷後の状態（算定開始日から起算して60日以内）

五　股関節又は膝関節の置換術後の状態（算定開始日から起算して90日以内）

六　急性心筋梗塞，狭心症発作その他急性発症した心大血管疾患又は手術後の状態（算定開始日から起算して90日以内）

◆　回復期リハビリテーション病棟入院料に包括される厚生労働大臣が定めるもの「注3」

入院中の患者に対する心大血管疾患リハビリテーション料，脳血管疾患等リハビリテーション料，廃用症候群リハビリテーション料，運動器リハビリテーション料又は呼吸器リハビリテーション料であって1日につき6単位を超えるもの（第2章第7部リハビリテーションの通則第4号に規定する脳血管疾患等の患者であって発症後60日以内のものに対して行ったものを除く。）の費用（当該保険医療機関における回復期リハビリテーション病棟又は特定機能病院リハビリテーション病棟においてリハビリテーションの提供実績を相当程度有するとともに，効果に係る相当程度の実績が認められない場合に限る。）

◆　除外薬剤・注射薬「注3」

自己連続携行式腹膜灌流用灌流液

インターフェロン製剤（B型肝炎又はC型肝炎の効能若しくは効果を有するものに限る。）

A

基本

特定入院料

抗ウイルス剤（B型肝炎又はC型肝炎の効能若しくは効果を有するもの及び後天性免疫不全症候群又はHIV感染症の効能若しくは効果を有するものに限る。）

血友病の患者に使用する医薬品（血友病患者における出血傾向の抑制の効能又は効果を有するものに限る。）

A308-2 削除

A308-3 地域包括ケア病棟入院料（1日につき）

1 地域包括ケア病棟入院料1
- イ 40日以内の期間
  2,838点（生活療養を受ける場合にあっては，2,823点）
- ロ 41日以上の期間
  2,690点（生活療養を受ける場合にあっては，2,675点）

2 地域包括ケア入院医療管理料1
- イ 40日以内の期間
  2,838点（生活療養を受ける場合にあっては，2,823点）
- ロ 41日以上の期間
  2,690点（生活療養を受ける場合にあっては，2,675点）

3 地域包括ケア病棟入院料2
- イ 40日以内の期間
  2,649点（生活療養を受ける場合にあっては，2,634点）
- ロ 41日以上の期間
  2,510点（生活療養を受ける場合にあっては，2,495点）

4 地域包括ケア入院医療管理料2
- イ 40日以内の期間
  2,649点（生活療養を受ける場合にあっては，2,634点）
- ロ 41日以上の期間
  2,510点（生活療養を受ける場合にあっては，2,495点）

5 地域包括ケア病棟入院料3
- イ 40日以内の期間
  2,312点（生活療養を受ける場合にあっては，2,297点）
- ロ 41日以上の期間
  2,191点（生活療養を受ける場合にあっては，2,176点）

6 地域包括ケア入院医療管理料3
- イ 40日以内の期間
  2,312点（生活療養を受ける場合にあっては，2,297点）
- ロ 41日以上の期間
  2,191点（生活療養を受ける場合にあっては，2,176点）

7 地域包括ケア病棟入院料4
- イ 40日以内の期間
  2,102点（生活療養を受ける場合にあっては，2,086点）

◇ 地域包括ケア病棟入院料について

(1) 地域包括ケア病棟入院料及び地域包括ケア入院医療管理料（以下「地域包括ケア病棟入院料等」という。）を算定する病棟又は病室は，急性期治療を経過した患者及び在宅において療養を行っている患者等の受入れ並びに患者の在宅復帰支援等を行う機能を有し，地域包括ケアシステムを支える役割を担う。

(2) リハビリテーションに係る費用（H004摂食機能療法を除く。）及び薬剤料（「基本診療料の施設基準等」の「別表第五の一の三」に掲げる薬剤及び注射薬に係る薬剤料を除く。）等は，地域包括ケア病棟入院料等に含まれ，別に算定できない。

(3) 地域包括ケア病棟入院料等を算定する患者が当該病室に入院してから7日以内（当該病室に直接入院した患者を含む。）に，医師，看護師，在宅復帰支援を担当する者，その他必要に応じ関係職種が共同して新たに診療計画（退院に向けた指導・計画等を含む。）を作成し，「基本診療料施設基準通知」の「別添6」の「別紙2」（略）を参考として，文書により病状，症状，治療計画，検査内容及び日程，手術内容及び日程，推定される入院期間等について，患者に対して説明を行い，交付するとともに，その写しを診療録等に添付する（ただし，同一保険医療機関の他の病室から地域包括ケア病棟入院料等を算定する病室へ移動した場合，すでに交付されている入院診療計画書に記載した診療計画に変更がなければ「別紙様式7」（927頁）を参考に在宅復帰支援に係る文書のみを交付するとともに，その写しを診療録等に添付することでも可とする。）。

(4) 地域包括ケア病棟入院料等を算定した患者が退室した場合，退室した先について診療録に記載する。

(5) 「注2」に規定する地域の保険医療機関であって，「基本診療料施設基準通知」の「別添2」の第5の6の規定により看護配置の異なる病棟毎に一般病棟入院基本料を算定しているものについては，各病棟の施設基準に応じて，「注1」に規定する点数又は「注2」に規定する点数を算定する。

(6) 「注3」，「注4」及び「注5」に規定する看護職員配置加算，看護補助者配置加算及び看護補助体制充実加算は，看護職員及び看護補助者の配置について，別に厚生労働大臣が定める施設基準に適合しているものとして地方厚生（支）局長に届け出た病棟又は病室において算定する。

(7) 「注4」及び「注5」に規定する看護補助者配置加算及び看護補助体制充実加算を算定する病棟は，身体的拘束を最小化する取組を実施した上で算定する。取組内容については，A101療養病棟入院基本料の⒇の例による。

(8) 「注5」については，当該患者について，身体的拘束を実施した日は，看護補助体制充実加算1又は看護補助体制充実加算2の届出を行っている場合であっても，看護補助体制充実加算3を算定すること。この場合において，看護補助体制充実加算3の届出は不要である。なお，この身体的拘束を実施した日の取扱いについては，令和7年6月1日より適用する。

(9) 「注6」に規定する急性期患者支援病床初期加算は，急性期医療の後方病床を確保し，在宅患者支援病床初期加算は介護老人保健施設等

A
基本
特定入院料

ロ　41日以上の期間
　　1,992点(生活療養を受ける場合にあっ
　　ては，**1,976点**)
8　地域包括ケア入院医療管理料4
　イ　40日以内の期間
　　　2,102点(生活療養を受ける場合にあっ
　　　ては，**2,086点**)
　ロ　41日以上の期間
　　　1,992点(生活療養を受ける場合にあっ
　　　ては，**1,976点**)

注1　1，3，5及び7については，別に厚
　　生労働大臣が定める施設基準に適合して
　　いるものとして地方厚生局長等に届け出
　　た病棟を有する保険医療機関において，
　　当該届出に係る病棟に入院している患者
　　について，2，4，6及び8については，
　　別に厚生労働大臣が定める施設基準に適
　　合しているものとして地方厚生局長等に
　　届け出た病室を有する保険医療機関にお
　　いて，当該届出に係る病室に入院してい
　　る患者について，当該病棟又は病室に入
　　院した日から起算して60日を限度として
　　それぞれ所定点数(当該病棟又は病室に
　　係る病床が療養病床である場合にあって
　　は，別に厚生労働大臣が定める場合を除
　　き，**所定点数の100分の95に相当する点
　　数**)を算定する。ただし，当該病棟又は
　　病室に入院した患者が地域包括ケア病棟
　　入院料又は地域包括ケア入院医療管理料
　　に係る算定要件に該当しない場合は，当
　　該病棟又は病室を有する病棟が一般病棟
　　であるときには区分番号A100に掲げる
　　一般病棟入院基本料の注2に規定する特
　　別入院基本料の例により，当該病棟又は
　　病室を有する病棟が療養病棟であるとき
　　には区分番号A101に掲げる療養病棟入
　　院料1の入院料27又は療養病棟入院料2
　　の入院料27の例により，それぞれ算定す
　　る。
　2　医療提供体制の確保の状況に鑑み別に
　　厚生労働大臣が定める地域に所在する保
　　険医療機関であって，別に厚生労働大臣
　　が定める施設基準に適合しているものと
　　して地方厚生局長等に届け出た病棟又は
　　病室を有するものについては，注1に規
　　定する届出の有無にかかわらず，地域包
　　括ケア病棟入院料1のイ（特定地域），
　　地域包括ケア病棟入院料1のロ（特定地
　　域），地域包括ケア入院医療管理料1の
　　イ（特定地域），地域包括ケア入院医療
　　管理料1のロ（特定地域），地域包括ケ
　　ア病棟入院料2のイ（特定地域），地域
　　包括ケア病棟入院料2のロ（特定地域），

の入居者等の状態が軽度悪化した際に入院医療を提供できる病床を確
保することにより，急性期医療及び在宅での療養を支えることを目的
として，地域包括ケア病棟入院料等を届け出た病棟又は病室が有する
以下のような機能を評価したものであり，転院，入院又は転棟した日
から起算して14日を限度に算定できる。当該加算を算定するに当たっ
ては，入院前の患者の居場所（転院の場合は入院前の医療機関名），
救急搬送の有無，自院の入院歴の有無，入院までの経過等を診療録に
記載する。

ア　急性期患者支援病床初期加算については，急性期医療を担う病院
　に入院し，急性期治療を終えて一定程度状態が安定した患者を速や
　かに当該病棟又は病室が受け入れることにより，急性期医療を担う
　病院の後方支援を評価するものである。急性期医療を担う病院の一
　般病棟とは，具体的には，急性期一般入院基本料，7対1入院基本
　料若しくは10対1入院基本料（A104特定機能病院入院基本料（一
　般病棟に限る。）又はA105専門病院入院基本料に限る。），A300救
　命救急入院料，A301特定集中治療室管理料，A301-2ハイケアユニッ
　ト入院医療管理料，A301-3脳卒中ケアユニット入院医療管理料，
　A301-4小児特定集中治療室管理料，A302新生児特定集中治療室管
　理料，A303総合周産期特定集中治療室管理料，A303-2新生児治療
　回復室入院医療管理料，A305一類感染症患者入院医療管理料，A
　306特殊疾患入院医療管理料又はA307小児入院医療管理料を算定す
　る病棟である。

イ　在宅患者支援病床初期加算については，介護老人保健施設等又は
　自宅で療養を継続している患者が，軽微な発熱や下痢等の症状をき
　たしたために入院医療を要する状態になった際に，当該病棟又は病
　室が速やかに当該患者を受け入れる体制を有していること及び厚生
　労働省「人生の最終段階における医療・ケアの決定プロセスに関す
　るガイドライン」等の内容を踏まえ，入院時に治療方針に関する患
　者又はその家族等の意思決定に対する支援を行うことにより，自宅
　や介護老人保健施設等における療養の継続に係る後方支援を評価す
　るものである。なお，当該加算を算定する病棟又は病室を有する病
　院に介護老人保健施設等が併設されている場合は，当該併設介護老
　人保健施設等から受け入れた患者については算定できない。

(10)　「注8」に規定する看護職員夜間配置加算は，看護職員の手厚い夜
間配置を評価したものであるため，当該基準を満たしていても，各病
棟における夜勤を行う看護職員の数は，「基本診療料の施設基準等」
の第九の十一の二の(1)のイに定める夜間の看護職員の最小必要数を超
えた看護職員3人以上でなければ算定できない。

(11)　診断群分類点数表に従って診療報酬を算定していた患者が同一保険
医療機関内の地域包括ケア病棟入院料を算定する病棟に転棟した場合
については，診断群分類点数表に定められた入院日Ⅱまでの間，地域
包括ケア入院医療管理料を算定する病室に転室した場合については，
診断群分類点数表に定められた入院日Ⅲまでの間，診断群分類点数表
に従って診療報酬を算定する。なお，入院日Ⅱ又はⅢを超えた日以降
は，医科点数表に従って当該入院料又は管理料を算定することとする
が，その算定期間は診療報酬の算定方法にかかわらず，当該病棟又は
病室に最初に入棟又は入室した日から起算して60日間とする。

(12)　地域包括ケア病棟入院料等に係る算定要件に該当しない患者が，当
該病棟等に入院した場合には，当該病棟が一般病棟等である場合は特
別入院基本料を，当該病棟が療養病棟等である場合は療養病棟入院基
本料の入院料27を算定する。その際，地域包括ケア病棟入院料1，地
域包括ケア入院医療管理料1，地域包括ケア病棟入院料2又は地域包
括ケア入院医療管理料2の場合は療養病棟入院料1の27を，地域包括

地域包括ケア入院医療管理料2のイ（特定地域），地域包括ケア入院医療管理料2のロ（特定地域），地域包括ケア病棟入院料3のイ（特定地域），地域包括ケア病棟入院料3のロ（特定地域），地域包括ケア入院医療管理料3のイ（特定地域），地域包括ケア入院医療管理料3のロ（特定地域），地域包括ケア病棟入院料4のイ（特定地域），地域包括ケア病棟入院料4のロ（特定地域），地域包括ケア入院医療管理料4のイ（特定地域）又は地域包括ケア入院医療管理料4のロ（特定地域）について，所定点数に代えて，当該病棟又は病室に入院した日から起算して60日を限度として，1日につき，それぞれ**2,460点，2,331点，2,460点，2,331点，2,271点，2,152点，2,271点，2,152点，2,008点，1,903点，2,008点，1,903点，1,797点，1,703点，1,797点又は1,703点**（生活療養を受ける場合にあっては，それぞれ**2,445点，2,316点，2,445点，2,316点，2,257点，2,138点，2,257点，2,138点，1,994点，1,889点，1,994点，1,889点，1,783点，1,689点，1,783点又は1,689点**）を算定することができる。ただし，当該病棟又は病室に入院した患者が地域包括ケア病棟入院料（特定地域）又は地域包括ケア入院医療管理料（特定地域）に係る算定要件に該当しない場合は，当該病棟又は病室を有する病棟が一般病棟であるときには区分番号A100に掲げる一般病棟入院基本料の注2に規定する特別入院基本料の例により，当該病棟又は病室を有する病棟が療養病棟であるときには区分番号A101に掲げる療養病棟入院料1の入院料27又は療養病棟入院料2の入院料27の例により，それぞれ算定する。

3　別に厚生労働大臣が定める施設基準に適合しているものとして地方厚生局長等に届け出た病棟又は病室に入院している患者については，**看護職員配置加算**として，1日につき**150点**を所定点数に加算する。

4　別に厚生労働大臣が定める施設基準に適合しているものとして地方厚生局長等に届け出た病棟又は病室に入院している患者については，**看護補助者配置加算**として，1日につき**160点**を所定点数に加算する。この場合において，注5に規定する看護補助体制充実加算は別に算定できない。

5　別に厚生労働大臣が定める施設基準に

ケア病棟入院料3，地域包括ケア入院医療管理料3，地域包括ケア病棟入院料4又は地域包括ケア入院医療管理料4の場合は療養病棟入院料2の27を算定する。この際，A100一般病棟入院基本料の「注2」に規定する特別入院基本料又はA101療養病棟入院基本料を算定する場合の費用の請求については，「回復期リハビリテーション病棟入院料について」の(4)と同様である。

(13)　地域包括ケア病棟入院料及び地域包括ケア病棟入院医療管理料の「注1」及び「注10」から「注13」までの減算に係る算定方法について，これらのうち複数に該当する場合は，最初に所定点数に「注1」（100分の95），「注10」（100分の85），「注11」（100分の90），「注12」（100分の90），「注13」（100分の90）のうち該当するものを乗じ，次に該当するものの加算等を行い，最後に小数点以下第一位を四捨五入した点数を算定する。

◆　「注5」ただし書に係る規定は，令和7年6月1日から適用する。

◆　**厚生労働大臣が定める場合「注1」**
次のいずれかに該当する場合であること。
イ　当該病棟又は病室において，入院患者に占める，自宅等から入院したものの割合が6割以上であること。
ロ　当該病棟又は病室における自宅等からの緊急の入院患者の受入れ人数が，前3月間において30人以上であること。
ハ　救急医療を行うにつき必要な体制が整備されていること。

◆　**厚生労働大臣が定める地域（特定地域）「注2」**
第1章基本診療料の末尾に参考として掲載

◆　**除外薬剤・注射薬「注7」**
自己連続携行式腹膜灌流用灌流液，抗悪性腫瘍剤（悪性新生物に罹患している患者に対して投与された場合に限る。），疼痛コントロールのための医療用麻薬，エリスロポエチン（人工腎臓又は腹膜灌流を受けている患者のうち腎性貧血状態にあるものに対して投与された場合に限る。），ダルベポエチン（人工腎臓又は腹膜灌流を受けている患者のうち腎性貧血状態にあるものに対して投与された場合に限る。），エポエチンベータペゴル（人工腎臓又は腹膜灌流を受けている患者のうち腎性貧血状態にあるものに対して投与された場合に限る。），HIF-PH阻害剤（人工腎臓又は腹膜灌流を受けている患者のうち腎性貧血状態にあるものに対して投与された場合に限る。），インターフェロン製剤（B型肝炎又はC型肝炎の効能若しくは効果を有するものに限る。），抗ウイルス剤（B型肝炎又はC型肝炎の効能若しくは効果を有するもの及び後天性免疫不全症候群又はHIV感染症の効能若しくは効果を有するものに限る。）及び血友病の患者に使用する医薬品（血友病患者における出血傾向の抑制の効能又は効果を有するものに限る。）

◆　**看護職員夜間配置加算を算定できない日「注8」**
当該病棟又は病室を含む病棟における夜勤を行う看護職員の数が3未満である日

◆　**夜間看護体制特定日減算の対象となる保険医療機関・特定日「注9」**
(1)　保険医療機関
許可病床数が100床未満のものであること。
(2)　特定日
次のいずれにも該当する各病棟又は病室を有する各病棟において，夜間の救急外来を受診した患者に対応するため，当該各病棟のいずれか1病棟において夜勤を行う看護職員の数が，一時的に2未満となった日
イ　看護職員の数が一時的に2未満となった時間帯において，患者の看護に支障がないと認められること。
ロ　看護職員の数が一時的に2未満となった時間帯において，看護職

適合しているものとして地方厚生局長等に届け出た病棟又は病室に入院している患者については，当該基準に係る区分に従い，次に掲げる点数をそれぞれ1日につき所定点数に加算する。ただし，当該患者について，身体的拘束を実施した日は，看護補助体制充実加算3の例により所定点数に加算する。

イ　看護補助体制充実加算1　　**190点**
ロ　看護補助体制充実加算2　　**175点**
ハ　看護補助体制充実加算3　　**165点**

6　当該病棟又は病室に入院している患者のうち，急性期医療を担う他の保険医療機関の一般病棟から転院した患者又は当該保険医療機関（急性期医療を担う保険医療機関に限る。）の一般病棟から転棟した患者については，**急性期患者支援病床初期加算**として，介護老人保健施設，介護医療院，特別養護老人ホーム，軽費老人ホーム，有料老人ホーム等又は自宅から入院した患者については，治療方針に関する患者又はその家族の意思決定に対する支援を行った場合に，**在宅患者支援病床初期加算**として，転棟若しくは転院又は入院した日から起算して14日を限度として，次に掲げる点数をそれぞれ1日につき所定点数に加算する。

イ　急性期患者支援病床初期加算
　(1)　許可病床数が400床以上の保険医療機関の場合
　　①　他の保険医療機関（当該保険医療機関と特別の関係にあるものを除く。）の一般病棟から転棟した患者の場合　　**150点**
　　②　①の患者以外の患者の場合　　　　　　　　　　　**50点**
　(2)　許可病床数が400床未満の保険医療機関の場合
　　①　他の保険医療機関（当該保険医療機関と特別の関係にあるものを除く。）の一般病棟から転棟した患者の場合　　**250点**
　　②　①の患者以外の患者の場合　　　　　　　　　　　**125点**

ロ　在宅患者支援病床初期加算
　(1)　介護老人保健施設から入院した患者の場合
　　①　救急搬送された患者又は他の保険医療機関で区分番号C004-2に掲げる救急患者連携搬送料を算定し当該他の保険医療機関から搬送された患者であって，入院初日から当該病棟に入院した患者の場合

員及び看護補助者の数が，看護職員1を含む2以上であること。ただし，入院患者数が30人以下の場合にあっては，看護職員の数が1以上であること。

◆　厚生労働大臣が定める保険医療機関［注13］
　入退院支援加算1に係る届出を行っていない保険医療機関（許可病床数が100床以上のものに限る。）

580点

②　①の患者以外の患者の場合

480点

(2)　介護医療院,特別養護老人ホーム,軽費老人ホーム,有料老人ホーム等又は自宅から入院した患者の場合

①　救急搬送された患者又は他の保険医療機関で区分番号C004-2に掲げる救急患者連携搬送料を算定し当該他の保険医療機関から搬送された患者であって,入院初日から当該病棟に入院した患者の場合

480点

②　①の患者以外の患者の場合

380点

7　診療に係る費用（注3から注6まで及び注8に規定する加算,第2節に規定する臨床研修病院入院診療加算,在宅患者緊急入院診療加算,医師事務作業補助体制加算,地域加算,離島加算,特定感染症患者療養環境特別加算,医療安全対策加算,感染対策向上加算,患者サポート体制充実加算,報告書管理体制加算,データ提出加算,入退院支援加算（1のイに限る。）,医療的ケア児（者）入院前支援加算,認知症ケア加算,薬剤総合評価調整加算,排尿自立支援加算及び協力対象施設入所者入院加算,区分番号B001の34に掲げる二次性骨折予防継続管理料（ロに限る。）,第2章第2部在宅医療,区分番号H004に掲げる摂食機能療法,区分番号J038に掲げる人工腎臓,区分番号J042に掲げる腹膜灌流及び区分番号J400に掲げる特定保険医療材料（区分番号J038に掲げる人工腎臓又は区分番号J042に掲げる腹膜灌流に係るものに限る。）,第10部手術,第11部麻酔,第14部その他並びに除外薬剤・注射薬の費用を除く。）は,地域包括ケア病棟入院料1,地域包括ケア入院医療管理料1,地域包括ケア病棟入院料2,地域包括ケア入院医療管理料2,地域包括ケア病棟入院料3,地域包括ケア入院医療管理料3,地域包括ケア病棟入院料4及び地域包括ケア入院医療管理料4に含まれるものとする。

8　別に厚生労働大臣が定める施設基準に適合しているものとして地方厚生局長等に届け出た病棟又は病室に入院している患者については,**看護職員夜間配置加算**として,1日（別に厚生労働大臣が定める日を除く。）につき**70点**を所定点数に加算する。

9 別に厚生労働大臣が定める保険医療機関においては，別に厚生労働大臣が定める日の特定入院料は，**夜間看護体制特定日減算**として，次のいずれにも該当する場合に限り，**所定点数の100分の5に相当する点数**を減算する。

イ 年6日以内であること。

ロ 当該日が属する月が連続する2月以内であること。

10 注1に規定する地域包括ケア病棟入院料2又は地域包括ケア病棟入院料4の施設基準のうち別に厚生労働大臣が定めるもののみに適合しなくなったものとして地方厚生局長等に届け出た場合に限り，当該病棟に入院している患者については，それぞれの**所定点数の100分の85に相当する点数**を算定する。

11 注1に規定する地域包括ケア病棟入院料3，地域包括ケア入院医療管理料3，地域包括ケア病棟入院料4又は地域包括ケア入院医療管理料4の施設基準のうち別に厚生労働大臣が定めるもののみに適合しなくなったものとして地方厚生局長等に届け出た場合に限り，当該病棟又は病室に入院している患者については，それぞれの**所定点数の100分の90に相当する点数**を算定する。

12 注1に規定する地域包括ケア病棟入院料2，地域包括ケア入院医療管理料2，地域包括ケア病棟入院料4又は地域包括ケア入院医療管理料4の施設基準のうち別に厚生労働大臣が定めるもののみに適合しなくなったものとして地方厚生局長等に届け出た場合に限り，当該病棟又は病室に入院している患者については，それぞれの**所定点数の100分の90に相当する点数**を算定する。

13 別に厚生労働大臣が定める保険医療機関において，地域包括ケア病棟入院料1，地域包括ケア入院医療管理料1，地域包括ケア病棟入院料2又は地域包括ケア入院医療管理料2を算定する病棟又は病室に入院している患者については，それぞれの**所定点数の100分の90に相当する点数**を算定する。

A309 特殊疾患病棟入院料 （1日につき）

1	特殊疾患病棟入院料1	**2,090点**
2	特殊疾患病棟入院料2	**1,694点**

注1 別に厚生労働大臣が定める重度の障害者（重度の意識障害者を含む。），筋ジストロフィー患者又は難病患者等を主として入院させる病棟に関する施設基準に適合しているものとして，保険医療機関が

◇ 特殊疾患病棟入院料について

(1) 特殊疾患病棟は，主として長期にわたり療養が必要な重度の肢体不自由児（者），脊髄損傷等の重度の障害者，重度の意識障害者（病因が脳卒中の後遺症の患者を含む。），筋ジストロフィー患者又は神経難病患者が入院する病棟であり，医療上特に必要がある場合に限り他の病棟への患者の移動は認められるが，その医療上の必要性について診療報酬明細書の摘要欄に詳細に記載する。

(2) 特殊疾患病棟入院料を算定する日に使用するものとされた投薬に係

A
基本
特定入院料

地方厚生局長等に届け出た病棟に入院している患者について，当該基準に係る区分に従い，それぞれ所定点数を算定する。

2　当該病棟に入院している患者が**人工呼吸器を使用している場合**は，**1日につき600点**を所定点数に加算する。

3　当該患者が，他の保険医療機関から転院してきた者であって，当該他の保険医療機関において区分番号A246に掲げる入退院支援加算3を算定したものである場合には，**重症児（者）受入連携加算**として，**入院初日に限り2,000点**を所定点数に加算する。

4　当該病棟に入院する**重度の意識障害（脳卒中の後遺症であるものに限る。）**の患者であって，基本診療料の施設基準等第5の3(1)のロに規定する医療区分2の患者又は第6の3(2)のロの④に規定する医療区分1の患者に相当するものについては，注1の規定にかかわらず，当該患者が入院している病棟の区分に従い，次に掲げる点数をそれぞれ算定する。

イ　特殊疾患病棟入院料1の施設基準を届け出た病棟に入院している場合
(1)　医療区分2の患者に相当するもの
1,928点
(2)　医療区分1の患者に相当するもの
1,763点
ロ　特殊疾患病棟入院料2の施設基準を届け出た病棟に入院している場合
(1)　医療区分2の患者に相当するもの
1,675点
(2)　医療区分1の患者に相当するもの
1,508点

5　診療に係る費用（注2及び注3に規定する加算，第2節に規定する臨床研修病院入院診療加算，医師事務作業補助体制加算（50対1補助体制加算，75対1補助体制加算又は100対1補助体制加算に限る。），超重症児（者）入院診療加算・準超重症児（者）入院診療加算，地域加算，離島加算，特定感染症患者療養環境特別加算，医療安全対策加算，感染対策向上加算，患者サポート体制充実加算，報告書管理体制加算，データ提出加算，入退院支援加算（1のロ及び2のロに限る。），医療的ケア児（者）入院前支援加算，認知症ケア加算，排尿自立支援加算及び協力対象施設入所者入院加算，第14部その他並びに除外薬剤・注射薬の費用を除く。）は，特殊疾患病棟入院料に含まれるものとする。

6　当該病棟に入院する脳卒中又は脳卒中

る薬剤料は，特殊疾患病棟入院料に含まれ，別に算定できない。

(3)　特殊疾患病棟入院料を算定している患者に対して，1日5時間を超えて体外式陰圧人工呼吸器を使用した場合は，「注2」の加算を算定できる。

(4)　「注2」に掲げる加算を算定する際に使用した酸素及び窒素の費用は，「酸素及び窒素の価格」に定めるところによる。

(5)　「注3」重症児（者）受入連携加算は，集中治療を経た新生児等を急性期の保険医療機関から受け入れ，病態の安定化のために密度の高い医療を提供することを評価したものであり，入院前の保険医療機関においてA246の入退院支援加算3が算定された患者を，特殊疾患病棟入院料を算定する病床において受け入れた場合に入院初日に算定する。

(6)　「注4」に定める脳卒中を原因とする重度の意識障害によって当該病棟に入院するもの，「注6」に定める脳卒中又は脳卒中の後遺症の患者（重度の意識障害者，筋ジストロフィー患者及び難病患者等を除く。）及び「注7」に定めるJ038人工腎臓，J038-2持続緩徐式血液濾過，J039血漿交換療法又はJ042腹膜灌流を行っている慢性腎臓病の患者（重度の肢体不自由児（者），脊髄損傷等の重度障害者，重度の意識障害者，筋ジストロフィー患者，難病患者等及び「注4」又は「注6」に規定する点数を算定する患者を除く。）については，A101療養病棟入院基本料における医療区分（1日に2つ以上の区分に該当する場合には，該当するもののうち最も高い点数の区分）に従い，「注4」又は「注6」については，当該患者ごとに各医療区分に相当する所定点数を算定し，「注7」については，医療区分2に相当する患者である場合に配置基準に応じて所定点数を算定する。その際，当該患者の疾患及び状態の該当する医療区分の項目について，保険医療機関において診療録等に記録する。

(7)　平成28年3月31日時点で，継続して6か月以上脳卒中を原因とする重度の意識障害によって特殊疾患病棟入院料を算定する病棟に入院している患者であって，引き続き同病棟に入院しているもの，令和4年3月31日時点で脳卒中又は脳卒中の後遺症により特殊疾患病棟入院料を算定する病棟に入院している患者（重度の意識障害者，筋ジストロフィー患者及び難病患者等を除く。）であって，引き続き同病棟に入院しているもの及び令和6年3月31日時点で特殊疾患病棟入院料を算定している病棟に入院している患者であって，J038人工腎臓，J038-2持続緩徐式血液濾過，J039血漿交換療法又はJ042腹膜灌流を行っている慢性腎臓病の患者（重度の肢体不自由児（者），脊髄損傷等の重度障害者，重度の意識障害者，筋ジストロフィー患者，難病患者等及び「注4」若しくは「注6」に規定する点数を算定する患者を除く。）であり，引き続き当該病棟に入院しているものについては，医療区分3に相当するものとみなす。なお，脳卒中を原因とする重度の意識障害によって特殊疾患病棟入院料を算定する病棟に入院している患者であって，その疾患及び状態等が医療区分3に規定する疾患及び状態等に相当するものについては，「注4」によらず，特殊疾患病棟入院料に規定する所定点数を算定する。

(8)　「注7」に定めるJ038人工腎臓，J038-2持続緩徐式血液濾過，J039血漿交換療法又はJ042腹膜灌流を行っている慢性腎臓病の患者とは，J038人工腎臓，J038-2持続緩徐式血液濾過，J039血漿交換療法又はJ042腹膜灌流が継続的に行われているものとする。

◆　除外薬剤・注射薬「注5」
A306特殊疾患入院医療管理料の「除外薬剤・注射薬」を参照。

の後遺症の患者（重度の意識障害者，筋ジストロフィー患者及び難病患者等を除く。）であって，基本診療料の施設基準等第5の3(1)のロに規定する医療区分2の患者又は第6の3(2)のロの④に規定する医療区分1の患者に相当するものについては，注1の規定にかかわらず，当該患者が入院している病棟の区分に従い，次に掲げる点数をそれぞれ算定する。

イ　特殊疾患病棟入院料1の施設基準を届け出た病棟に入院している場合
(1)　医療区分2の患者に相当するもの
1,735点
(2)　医療区分1の患者に相当するもの
1,586点
ロ　特殊疾患病棟入院料2の施設基準を届け出た病棟に入院している場合
(1)　医療区分2の患者に相当するもの
1,507点
(2)　医療区分1の患者に相当するもの
1,357点

7　当該病棟に入院する患者のうち，区分番号J038に掲げる人工腎臓，区分番号J038-2に掲げる持続緩徐式血液濾過，区分番号J039に掲げる血漿交換療法又は区分番号J042に掲げる腹膜灌流を行っている慢性腎臓病の患者（注4及び注6に規定する点数を算定する患者を除く。）であって，基本診療料の施設基準等第5の3(1)のロに規定する医療区分2の患者に相当するものについては，注1の規定にかかわらず，当該患者が入院している病棟の区分に従い，次に掲げる点数をそれぞれ算定する。

イ　特殊疾患病棟入院料1の施設基準を届け出た病棟に入院している場合
2,010点
ロ　特殊疾患病棟入院料2の施設基準を届け出た病棟に入院している場合
1,615点

A310 緩和ケア病棟入院料（1日につき）

1　緩和ケア病棟入院料1
イ　30日以内の期間　**5,135点**
ロ　31日以上60日以内の期間　**4,582点**
ハ　61日以上の期間　**3,373点**
2　緩和ケア病棟入院料2
イ　30日以内の期間　**4,897点**
ロ　31日以上60日以内の期間　**4,427点**
ハ　61日以上の期間　**3,321点**

注1　別に厚生労働大臣が定める施設基準に適合しているものとして地方厚生局長等に届け出た緩和ケアを行う病棟を有する保険医療機関において，当該届出に係る

◇　緩和ケア病棟入院料について
(1)　緩和ケア病棟は，主として苦痛の緩和を必要とする悪性腫瘍及び後天性免疫不全症候群の患者を入院させ，緩和ケアを行うとともに，外来や在宅への円滑な移行も支援する病棟であり，当該病棟に入院した緩和ケアを要する悪性腫瘍及び後天性免疫不全症候群の患者について算定する。
(2)　緩和ケア病棟入院料を算定する日に使用するものとされた薬剤に係る薬剤料は緩和ケア病棟入院料に含まれるが，退院日に退院後に使用するものとされた薬剤料は別に算定できる。
(3)　悪性腫瘍の患者及び後天性免疫不全症候群の患者以外の患者が，当該病棟に入院した場合には，一般病棟入院基本料の特別入院基本料を算定する。この際，同特別入院基本料の費用の請求については，「回復期リハビリテーション病棟入院料について」の(4)と同様である。

A
基本
特定入院料

病棟に入院している緩和ケアを要する患者について，当該基準に係る区分に従い，それぞれ算定する。ただし，悪性腫瘍の患者及び後天性免疫不全症候群の患者以外の患者が当該病棟に入院した場合は，区分番号A100に掲げる一般病棟入院基本料の注2に規定する特別入院基本料の例により算定する。

2　当該保険医療機関と連携して緩和ケアを提供する別の保険医療機関（在宅療養支援診療所又は在宅療養支援病院に限る。）により在宅での緩和ケアが行われ，当該別の保険医療機関からあらかじめ文書で情報提供を受けた患者について，病状の急変等に伴い，当該別の保険医療機関からの求めに応じて入院させた場合に，**緩和ケア病棟緊急入院初期加算**として，入院した日から起算して15日を限度として，1日につき**200点**を更に所定点数に加算する。

3　診療に係る費用（注2及び注4に規定する加算，第2節に規定する臨床研修病院入院診療加算，妊産婦緊急搬送入院加算，医師事務作業補助体制加算，地域加算，離島加算，特定感染症患者療養環境特別加算，がん拠点病院加算，医療安全対策加算，感染対策向上加算，患者サポート体制充実加算，報告書管理体制加算，褥瘡ハイリスク患者ケア加算，データ提出加算，入退院支援加算（1のイに限る。）及び排尿自立支援加算，第2章第2部第2節在宅療養指導管理料，第3節薬剤料，第4節特定保険医療材料料，第12部放射線治療及び第14部その他，退院時に当該指導管理を行ったことにより算定できる区分番号C108に掲げる在宅麻薬等注射指導管理料，区分番号C108-2に掲げる在宅腫瘍化学療法注射指導管理料，区分番号C108-3に掲げる在宅強心剤持続投与指導管理料，区分番号C108-4に掲げる在宅悪性腫瘍患者共同指導管理料及び区分番号C109に掲げる在宅寝たきり患者処置指導管理料並びに除外薬剤・注射薬の費用を除く。）は，緩和ケア病棟入院料に含まれるものとする。

4　当該病棟に入院している疼痛を有する患者に対して，疼痛の評価その他の療養上必要な指導を行った場合は，**緩和ケア疼痛評価加算**として，1日につき**100点**を所定点数に加算する。

A311　精神科救急急性期医療入院料（1日につき）

1　30日以内の期間　　　　　　**2,420点**

(4)　緩和ケア病棟における悪性腫瘍患者のケアに関しては，「がん疼痛薬物療法ガイドライン」（日本緩和医療学会），「新版 がん緩和ケアガイドブック」（日本医師会監修 厚生労働科学特別研究事業「適切な緩和ケア提供のための緩和ケアガイドブックの改訂に関する研究」班）等の緩和ケアに関するガイドライン（以下この項において「緩和ケアに関するガイドライン」という。）を参考とする。

(5)　「注2」に規定する緩和ケア病棟緊急入院初期加算は，当該保険医療機関と連携して緩和ケアを提供する別の保険医療機関（在宅療養支援診療所又は在宅療養支援病院に限る。）（以下本項において「連携保険医療機関」という。）から在宅緩和ケアを受ける患者の病状が急変し，症状緩和のために一時的に入院治療を要する場合の緩和ケア病棟への受入れを通じ，在宅での緩和ケアを後方支援することを評価するものである。

当該保険医療機関と連携保険医療機関の間では，過去1年以内に，緩和ケアを受ける患者の紹介，緩和ケアに係る研修又は共同でのカンファレンスの実施等の際に，医師その他の職員が面会した実績が記録されている必要がある。

また，在宅緩和ケアを受け，緊急に入院を要する可能性のある患者について，緊急時の円滑な受入れのため，病状及び投薬内容のほか，患者及び家族への説明等について，当該連携保険医療機関より予め文書による情報提供を受ける必要がある。ただし，当該情報についてICTの活用により，当該保険医療機関が常に連携保険医療機関の有する診療情報の閲覧が可能な場合，文書による情報提供に関する要件を満たしていると見なすことができる。

(6)　「注4」に規定する緩和ケア疼痛評価加算を算定する場合には，「緩和ケアに関するガイドライン」を参考として，疼痛の評価その他の療養上必要な指導等を実施する。

◆　除外薬剤・注射薬「注3」
A306特殊疾患入院医療管理料の「除外薬剤・注射薬」を参照。

◇　精神科救急急性期医療入院料について
(1)　精神科救急急性期医療入院料の算定対象となる患者は，次のア若しくはイに該当する患者（以下この項において「新規患者」という。）

2　31日以上60日以内の期間　**2,120点**

3　61日以上90日以内の期間　**1,918点**

注1　別に厚生労働大臣が定める施設基準に適合しているものとして地方厚生局長等に届け出た精神病棟を有する保険医療機関において，当該届出に係る精神病棟に入院している患者（別に厚生労働大臣が定める基準に適合するものに限る。）について算定する。ただし，当該病棟に入院した患者が当該入院料に係る算定要件に該当しない場合は，区分番号A103に掲げる精神病棟入院基本料の15対1入院基本料の例により算定する。

2　診療に係る費用（注3から注5までに規定する加算，第2節に規定する臨床研修病院入院診療加算，医師事務作業補助体制加算，地域加算，離島加算，特定感染症患者療養環境特別加算，精神科措置入院診療加算，精神科応急入院施設管理加算，精神科身体合併症管理加算，医療安全対策加算，感染対策向上加算，患者サポート体制充実加算，報告書管理体制加算，褥瘡ハイリスク患者ケア加算，精神科救急搬送患者地域連携紹介加算，データ提出加算，精神科入退院支援加算，精神科急性期医師配置加算（精神科救急急性期医療入院料を算定するものに限る。），薬剤総合評価調整加算，排尿自立支援加算及び地域医療体制確保加算，第2章第1部医学管理等の区分番号B015に掲げる精神科退院時共同指導料2，第8部精神科専門療法，第10部手術，第11部麻酔，第12部放射線治療及び第14部その他並びに除外薬剤・注射薬に係る費用を除く。）は，精神科救急急性期医療入院料に含まれるものとする。

3　当該病棟に入院している統合失調症の患者に対して，計画的な医学管理の下に非定型抗精神病薬による治療を行い，かつ，療養上必要な指導を行った場合には，当該患者が使用した1日当たりの抗精神病薬が2種類以下の場合に限り，**非定型抗精神病薬加算**として，**1日につき15点**を所定点数に加算する。

4　別に厚生労働大臣が定める施設基準に適合しているものとして地方厚生局長等に届け出た病棟に入院している患者については，入院した日から起算して30日を限度として，**看護職員夜間配置加算**として，1日（別に厚生労働大臣が定める日を除く。）につき**70点**を所定点数に加算する。

5　別に厚生労働大臣が定める施設基準に

又はウに該当する患者である。

ア　措置入院患者，緊急措置入院患者又は応急入院患者

イ　ア以外の患者であって，当該病棟に入院する前3か月において保険医療機関（当該病棟を有する保険医療機関を含む。）の精神病棟に入院（心神喪失等の状態で重大な他害行為を行った者の医療及び観察等に関する法律（平成15年法律第110号）第42条第1項第1号又は第61条第1項第1号に規定する同法による入院（医療観察法入院）を除く。）したことがない患者のうち，入院基本料の入院期間の起算日の取扱いにおいて，当該病院への入院日が入院基本料の起算日に当たる患者（当該病棟が満床である等の理由により一旦他の病棟に入院した後，入院日を含め2日以内に当該病棟に転棟した患者を含む。）

ウ　ア及びイにかかわらず，クロザピンを新規に導入することを目的として，当該入院料に係る病棟を有する保険医療機関において，当該保険医療機関の他の病棟（精神科救急急性期医療入院料，A311-2精神科急性期治療病棟入院料及びA311-3精神科救急・合併症入院料を算定する病棟を除く。）から当該病棟に転棟した患者又は他の保険医療機関（精神科救急急性期医療入院料，A311-2精神科急性期治療病棟入院料及びA311-3精神科救急・合併症入院料を算定する病棟を除く。）から当該病棟に転院した患者

(2)　当該入院料は，入院日から起算して90日を限度として算定する。なお，届出を行い，新たに算定を開始することとなった日から90日以内においては，届出の効力発生前に当該病棟に新規入院した入院期間が90日以内の患者を，新規患者とみなして算定できる。

(3)　(1)のウに該当する患者については，当該保険医療機関の他の病棟から転棟又は他の保険医療機関から転院後，当該病棟においてクロザピンの投与を開始した日から起算して90日を限度として算定する。ただし，クロザピンの投与後に投与を中止した場合については，以下の取扱いとする。

ア　クロザピン投与による無顆粒球症又は好中球減少症により，投与を中止した場合は，投与中止日から2週間まで当該入院料を算定できる。

イ　ア以外の事由により，投与を中止した場合は，投与中止日まで当該入院料を算定できる。

(4)　精神科救急急性期医療入院料を算定する日に使用するものとされた投薬に係る薬剤料は，精神科救急急性期医療入院料に含まれ，別に算定できない。

(5)　精神科救急急性期医療入院料に係る算定要件に該当しない患者が，当該病棟に入院した場合には，精神病棟入院基本料の15対1入院基本料を算定する。

(6)　(5)により，A103精神病棟入院基本料の例により算定する場合の費用の請求については，「小児入院医療管理料について」の(9)と同様である。

(7)　算定対象となる患者は以下の障害を有する者に限る。

ア　症状性を含む器質性精神障害（精神症状を有する状態に限り，単なる認知症の症状を除く。）

イ　精神作用物質使用による精神及び行動の障害（アルコール依存症にあっては，単なる酩酊状態であるものを除く。）

ウ　統合失調症，統合失調型障害及び妄想性障害

エ　気分（感情）障害

オ　神経症性障害，ストレス関連障害及び身体表現性障害（自殺・自傷行為及び栄養障害・脱水等の生命的危険を伴う状態に限る。）

カ　成人の人格及び行動の障害（精神症状を有する状態に限る。）

適合しているものとして地方厚生局長等に届け出た病棟に入院している患者については，当該基準に係る区分に従い，入院した日から起算して90日を限度として，**精神科救急医療体制加算**として，次に掲げる点数（別に厚生労働大臣が定める場合にあっては，それぞれの**点数の100分の60に相当する点数**）をそれぞれ1日につき所定点数に加算する。

イ　精神科救急医療体制加算1　600点
ロ　精神科救急医療体制加算2　590点
ハ　精神科救急医療体制加算3　500点

キ　知的障害（精神症状を有する状態に限る。）

(8)　「注3」に規定する非定型抗精神病薬及び抗精神病薬の種類数は一般名で計算する。また，非定型抗精神病薬及び抗精神病薬の種類については，「別紙36」（956頁）を参考にする。ただし，クロザピンはこれに含めない。

(9)　参考（「別紙36」に掲げる非定型抗精神病薬及び抗精神病薬（クロザピンを除く））

○　抗精神病薬

〈定型薬〉

クロルプロマジン塩酸塩，クロルプロマジンフェノールフタリン酸塩，ペルフェナジンフェンジゾ酸塩，ペルフェナジン，ペルフェナジンマレイン酸塩，プロペリシアジン，フルフェナジンマレイン酸塩，プロクロルペラジンマレイン酸塩，レボメプロマジンマレイン酸塩，ピパンペロン塩酸塩，オキシペルチン，スピペロン，スルピリド，ハロペリドール，ピモジド，ゾテピン，チミペロン，ブロムペリドール，クロカプラミン塩酸塩水和物，スルトプリド塩酸塩，モサプラミン塩酸塩，ネモナプリド，レセルピン，ハロペリドールデカン酸エステル，フルフェナジンデカン酸エステル

〈非定型薬〉

リスペリドン，クエチアピンフマル酸塩，ペロスピロン塩酸塩水和物（ペロスピロン塩酸塩），オランザピン，アリピプラゾール（アリピプラゾール水和物），ブロナンセリン，パリペリドン，パリペリドンパルミチン酸エステル，アセナピンマレイン酸塩，ブレクスピプラゾール，ルラシドン塩酸塩

(10)　「注3」に規定する加算は，非定型抗精神病薬を投与している統合失調症患者に対して，計画的な治療管理を継続して行い，かつ，当該薬剤の効果及び副作用に関する説明を含め，療養上必要な指導を行った場合に算定する。

(11)　「注3」に規定する加算を算定する場合には，1月に1度，治療計画及び指導内容の要点を診療録に記載し，投与している薬剤名を診療報酬明細書に記載する。

(12)　「注4」に規定する看護職員夜間配置加算は，看護職員の手厚い夜間配置を評価したものであり，当該病棟における看護にあたり以下の隔離及び身体的拘束その他の行動制限を最小化する取組を実施した上で算定する。

ア　入院患者に対し，日頃より行動制限を必要としない状態となるよう環境を整える。

イ　やむを得ず行動制限を実施する場合であっても，当該患者の生命及び身体の保護に重点を置いた行動の制限であり，代替の方法が見いだされるまでの間のやむを得ない対応として行われるものであることから，可及的速やかに解除するよう努める。

ウ　行動制限を実施するに当たっては，以下の対応を行う。

a　実施の必要性等のアセスメント
b　患者家族への説明と同意
c　行動制限の具体的行為や実施時間等の記録
d　二次的な身体障害の予防
e　行動制限の解除に向けた検討

エ　行動制限を実施した場合は，解除に向けた検討を少なくとも1日に1度は行う。なお，行動制限を実施することを避けるために，イ及びウの対応をとらず家族等に対し付添いを強要することがあってはならない。

(13)　「注4」に規定する看護職員夜間配置加算を算定する病院は，行動

制限を最小化するための委員会において,入院医療について定期的(少なくとも月1回)な評価を行う。

(14)　「注4」に規定する看護職員夜間配置加算は,当該患者が入院した日から起算して30日を限度として算定できる。

(15)　「注4」に規定する看護職員夜間配置加算を算定する各病棟における夜勤を行う看護職員の数は,「基本診療料の施設基準等」の第九の十四の(1)のへに定める夜間の看護師の最小必要数を超えた看護職員3人以上でなければ算定できない。

(16)　(1)のウに該当する患者について,当該病棟においてクロザピンの投与を開始した日を診療報酬明細書の摘要欄に記載すること。また,当該病棟において,クロザピンの投与を中止した場合は,投与中止日及び投与を中止した理由を(3)のア又はイのいずれか該当するものを診療報酬明細書の摘要欄に記載すること。あわせて,(1)のウに該当する患者として当該病棟へ転棟又は転院する以前にクロザピンの投与を中止したことがある場合は,転棟又は転院する以前の直近の投与中止日及び同一入院期間中における通算の投与中止回数を診療報酬明細書の摘要欄に記載すること。なお,通算の投与中止回数に(3)のア又はイのいずれかに該当するものとして中止した場合は含めないこと。

(17)　「注5」に規定する精神科救急医療体制加算は,地域における役割に応じた精神科救急入院医療の体制の確保を評価したものであり,当該病棟に入院した日から起算して90日を限度として算定する。

(18)　「注5」の算定対象となる患者は以下の障害を有する者に限る。
　ア　認知症を除く症状性を含む器質性精神障害(精神症状を有する状態に限る。)
　イ　精神作用物質使用による精神及び行動の障害(アルコール依存症にあっては,単なる酩酊状態であるものを除く。)
　ウ　統合失調症,統合失調症型障害及び妄想性障害
　エ　気分(感情)障害(躁状態又は自殺・自傷行為及び栄養障害・脱水等の生命的危険を伴う状態に限る。)
　オ　神経症性障害,ストレス関連障害及び身体表現性障害(自殺・自傷行為及び栄養障害・脱水等の生命的危険を伴う状態に限る。)
　カ　成人の人格及び行動の障害(精神症状を有する状態に限る。)
　キ　知的障害(精神症状を有する状態に限る。)

(19)　「注5」に規定する精神科救急医療体制加算を算定する病棟の病床数(精神病床に限る。)は120床までとする。ただし,令和4年3月31日時点で,現に旧医科点数表の精神科救急入院料を算定している病棟において,都道府県等から当該病棟を有する保険医療機関に対し,地域における医療提供体制や医療計画上の必要性等に係る文書が提出されていることが確認できる場合に限り,同時点で精神科救急入院料を算定する病棟の病床数を上限として算定することができる。ただし,この場合にあっては,120床を超えていない病床数も含め,それぞれの所定点数の100分の60に相当する点数により算定する。

◆　精神科救急急性期医療入院料の対象患者「注1」

(1)　精神保健及び精神障害者福祉に関する法律第29条第1項又は第29条の2第1項の規定により入院する患者

(2)　(1)以外の患者であって,精神科救急急性期医療入院料に係る病棟に入院する前3月間において保険医療機関(当該病棟を有する保険医療機関を含む。)の精神病棟に入院(心神喪失等の状態で重大な他害行為を行った者の医療及び観察等に関する法律(平成15年法律第110号)第42条第1項第一号又は第61条第1項第一号の決定による入院(以下「医療観察法入院」という。)を除く。)をしたことがない患者

(3)　精神科救急急性期医療入院料の届出を行っている病棟を有する保険医療機関に入院している患者のうち,(1)又は(2)以外の患者であって,

治療抵抗性統合失調症治療薬による治療を行うために当該病棟に転棟するもの

◆　除外薬剤・注射薬「注2」

インターフェロン製剤（B型肝炎又はC型肝炎の効能若しくは効果を有するものに限る。）

抗ウイルス剤（B型肝炎又はC型肝炎の効能若しくは効果を有するもの及び後天性免疫不全症候群又はHIV感染症の効能若しくは効果を有するものに限る。）

血友病の患者に使用する医薬品（血友病患者における出血傾向の抑制の効能又は効果を有するものに限る。）

クロザピン（治療抵抗性統合失調症治療指導管理料を算定しているものに対して投与された場合に限る。）

持続性抗精神病注射薬剤（投与開始日から起算して60日以内に投与された場合に限る。）

◆　看護職員夜間配置加算を算定できない日「注4」

当該病棟における夜勤を行う看護職員の数が3未満である日

◆　厚生労働大臣が定める場合「注5」

当該病棟が，令和4年3月31日時点で診療報酬の算定方法の一部を改正する件（令和4年厚生労働省告示第54号）による改正前の診療報酬の算定方法の医科点数表の精神科救急入院料に係る届出を行っている場合であって，当該病棟における病床数が120床を超えることにつき診療の実施上やむを得ない事情があると認められるとき

◇　精神科急性期治療病棟入院料について

(1)　算定対象となる患者は，次に掲げる患者である。

　ア　入院基本料の入院期間の起算日の取扱いにおいて，当該保険医療機関への入院日が入院基本料の起算日に当たる患者（当該病棟が満床である等の理由により一旦他の病棟に入院した後，入院日を含め2日以内に当該病棟に転棟した患者を含む。）（以下この項において「新規患者」という。）

　イ　他の病棟から当該病棟に移動した入院患者又は当該病棟に入院中の患者であって当該入院料を算定していない患者のうち，意識障害，昏迷状態等の急性増悪のため当該病院の精神保健指定医が当該病棟における集中的な治療の必要性を認めた患者（以下この項において「転棟患者等」という。）

　ウ　ア及びイにかかわらず，クロザピンを新規に導入することを目的として，当該入院料に係る病棟を有する保険医療機関において，当該保険医療機関の他の病棟（A311精神科救急急性期医療入院料，精神科急性期治療病棟入院料及びA311-3精神科救急・合併症入院料を算定する病棟を除く。）から当該病棟に転棟した患者又は他の保険医療機関（A311精神科救急急性期医療入院料，精神科急性期治療病棟入院料及びA311-3精神科救急・合併症入院料を算定する病棟を除く。）から当該病棟に転院した患者

(2)　新規患者については入院日から起算して90日を限度として算定する。なお，届出を行い，新たに算定を開始することとなった日から90日以内においては，届出の効力発生前に当該病棟に新規入院した入院期間が90日以内の患者を，新規患者とみなして算定できる。

(3)　転棟患者等については，1年に1回に限り，1月を限度として算定する。1年とは暦年をいい，同一暦年において当該入院料の算定開始日が2回にはならない。なお，転棟患者等が当該入院料を算定する場合は，その医療上の必要性について診療報酬明細書の摘要欄に記載する。

(4)　(1)のウに該当する患者については，当該保険医療機関の他の病棟から転棟又は他の保険医療機関から転院後，当該病棟においてクロザピ

A311-2　精神科急性期治療病棟入院料（1日につき）

1　精神科急性期治療病棟入院料1
　イ　30日以内の期間　　　　　　　**2,020点**
　ロ　31日以上60日以内の期間　　　**1,719点**
　ハ　61日以上90日以内の期間　　　**1,518点**
2　精神科急性期治療病棟入院料2
　イ　30日以内の期間　　　　　　　**1,903点**
　ロ　31日以上60日以内の期間　　　**1,618点**
　ハ　61日以上90日以内の期間　　　**1,466点**

注1　別に厚生労働大臣が定める施設基準に適合しているものとして地方厚生局長等に届け出た精神病棟を有する保険医療機関において，当該届出に係る精神病棟に入院している患者（別に厚生労働大臣が定める基準に適合するものに限る。）について，当該基準に係る区分に従い，それぞれ所定点数を算定する。ただし，当該病棟に入院した患者が当該入院料に係る算定要件に該当しない場合は，区分番号A103に掲げる精神病棟入院基本料の15対1入院基本料の例により算定する。

　2　診療に係る費用（注3に規定する加算，第2節に規定する臨床研修病院入院診療加算，妊産婦緊急搬送入院加算，医師事務作業補助体制加算，地域加算，離島加算，特定感染症患者療養環境特別加算，精神科措置入院診療加算，精神科応急入院施設管理加算，精神科身体合併症管理加算，依存症入院医療管理加算，医療安全対策加算，感染対策向上加算，患者サ

ポート体制充実加算，報告書管理体制加算，褥瘡ハイリスク患者ケア加算，精神科救急搬送患者地域連携紹介加算，データ提出加算，精神科入退院支援加算，精神科急性期医師配置加算（精神科急性期治療病棟入院料1を算定するものに限る。），薬剤総合評価調整加算及び排尿自立支援加算，第2章第1部医学管理等の区分番号B015に掲げる精神科退院時共同指導料2，第8部精神科専門療法，第10部手術，第11部麻酔，第12部放射線治療及び第14部その他並びに除外薬剤・注射薬に係る費用を除く。）は，精神科急性期治療病棟入院料に含まれるものとする。

3　当該病棟に入院している統合失調症の患者に対して，計画的な医学管理の下に非定型抗精神病薬による治療を行い，かつ，療養上必要な指導を行った場合には，当該患者が使用した1日当たりの抗精神病薬が2種類以下の場合に限り，**非定型抗精神病薬加算**として，1日につき**15点**を所定点数に加算する。

ンの投与を開始した日から起算して90日を限度として算定する。ただし，クロザピンの投与後に投与を中止した場合については，以下の取扱いとする。

ア　クロザピン投与による無顆粒球症又は好中球減少症により，投与を中止した場合は，投与中止日から2週間まで当該入院料を算定できる。

イ　ア以外の事由により，投与を中止した場合は，投与中止日まで当該入院料を算定できる。

(5)　精神科急性期治療病棟入院料を算定する日に使用するものとされた投薬に係る薬剤料は，精神科急性期治療病棟入院料に含まれ，別に算定できない。

(6)　精神科急性期治療病棟入院料に係る算定要件に該当しない患者が，当該病棟に入院した場合には，精神病棟入院基本料の15対1入院基本料を算定する。

(7)　(6)により，A103精神病棟入院基本料の例により算定する場合の費用の請求については，「小児入院医療管理料について」の(9)と同様である。

(8)　算定対象となる患者は，「精神科救急急性期医療入院料について」の(7)の例による。

(9)　「注3」に規定する加算の算定に当たっては，「精神科救急急性期医療入院料について」の(8)から(11)までの例による。

(10)　(1)のウに該当する患者について，当該病棟においてクロザピンの投与を開始した日を診療報酬明細書の摘要欄に記載すること。また，当該病棟において，クロザピンの投与を中止した場合は，投与中止日及び投与を中止した理由を(4)のア又はイのいずれか該当するものを診療報酬明細書の摘要欄に記載すること。あわせて，(1)のウに該当する患者として当該病棟へ転棟又は転院する以前にクロザピンの投与を中止したことがある場合は，転棟又は転院する以前の直近の投与中止日及び同一入院期間中における通算の投与中止回数を診療報酬明細書の摘要欄に記載すること。なお，通算の投与中止回数に(4)のア又はイのいずれかに該当するものとして中止した場合は含めないこと。

(11)　精神科急性期治療病棟入院料を算定する病棟の病床（精神病床に限る。）数は合計で130床を上限として算定できる。

◆　精神科急性期治療病棟入院料の対象患者「注1」

(1)　精神科急性期治療病棟に入院する前3月間において保険医療機関（当該病棟を有する保険医療機関を含む。）の精神病棟に入院（医療観察法入院を除く。）をしたことがない患者

(2)　精神科急性期治療病棟を有する保険医療機関に入院している患者であって，急性増悪のため当該病棟における治療が必要なもの

(3)　精神科急性期治療病棟入院料の届出を行っている病棟を有する保険医療機関に入院している患者のうち，(1)又は(2)以外の患者であって，治療抵抗性統合失調症治療薬による治療を行うために当該病棟に転棟するもの

◆　除外薬剤・注射薬「注2」

A311精神科救急急性期医療入院料の「除外薬剤・注射薬」を参照。

◇　精神科救急・合併症入院料について

(1)　算定対象となる患者は，次のアからウまでのいずれかに該当する患者（以下この項において「新規患者」という。）又はエに該当する患者である。

ア　措置入院患者，緊急措置入院患者又は応急入院患者

イ　ア以外の患者であって，当該病棟に入院する前3か月において保険医療機関（当該病棟を有する保険医療機関を含む。）の精神病棟（精神病床のみを有する保険医療機関の精神病棟を除く。）に入院（「心

A311-3　精神科救急・合併症入院料（1日につき）

1	30日以内の期間	**3,624点**
2	31日以上60日以内の期間	**3,323点**
3	61日以上90日以内の期間	**3,123点**

注1　別に厚生労働大臣が定める施設基準に適合しているものとして地方厚生局長等に届け出た精神病棟を有する保険医療機

関において，当該届出に係る精神病棟に入院している患者（別に厚生労働大臣が定める基準に適合するものに限る。）について算定する。ただし，当該病棟に入院した患者が当該入院料に係る算定要件に該当しない場合は，区分番号A103に掲げる精神病棟入院基本料の15対１入院基本料の例により算定する。

2　診療に係る費用（注３及び注４に規定する加算，第２節に規定する臨床研修病院入院診療加算，妊産婦緊急搬送入院加算，医師事務作業補助体制加算，地域加算，離島加算，特定感染症患者療養環境特別加算，精神科措置入院診療加算，精神科応急入院施設管理加算，精神科身体合併症管理加算，依存症入院医療管理加算，摂食障害入院医療管理加算，医療安全対策加算，感染対策向上加算，患者サポート体制充実加算，報告書管理体制加算，褥瘡ハイリスク患者ケア加算，精神科救急搬送患者地域連携紹介加算，データ提出加算，精神科入退院支援加算，薬剤総合評価調整加算，排尿自立支援加算及び地域医療体制確保加算，第２章第１部医学管理等の区分番号B015に掲げる精神科退院時共同指導料２，第７部リハビリテーションの区分番号H000に掲げる心大血管疾患リハビリテーション料，H001に掲げる脳血管疾患等リハビリテーション料，H001-2に掲げる廃用症候群リハビリテーション料，H002に掲げる運動器リハビリテーション料，H003に掲げる呼吸器リハビリテーション料，区分番号H004に掲げる摂食機能療法，区分番号H007に掲げる障害児（者）リハビリテーション料及び区分番号H007-2に掲げるがん患者リハビリテーション料，第８部精神科専門療法，第９部処置の区分番号J038に掲げる人工腎臓，区分番号J042に掲げる腹膜灌流及び区分番号J400に掲げる特定保険医療材料（区分番号J038に掲げる人工腎臓又は区分番号J042に掲げる腹膜灌流に係るものに限る。），第10部手術，第11部麻酔，第12部放射線治療並びに第14部その他並びに除外薬剤・注射薬に係る費用を除く。）は，精神科救急・合併症入院料に含まれるものとする。

3　当該病棟に入院している統合失調症の患者に対して，計画的な医学管理の下に非定型抗精神病薬による治療を行い，かつ，療養上必要な指導を行った場合には，当該患者が使用した１日当たりの抗精神

神喪失等の状態で重大な他害行為を行った者の医療及び観察等に関する法律」第42条第１項第１号又は第61条第１項第１号に規定する同法による入院（医療観察法入院）を除く。）したことがない患者のうち，入院基本料の入院期間の起算日の取扱いにおいて，当該病院への入院日が入院基本料の起算日に当たる患者（当該病棟が満床である等の理由により一旦他の病棟に入院した後，入院日を含め２日以内に当該病棟に転棟した患者を含む。）

ウ　イの規定にかかわらず，精神科救急・合併症入院料を算定した後に，身体合併症の病状が悪化等して，当該医療機関においてA301特定集中治療室管理料，A301-2ハイケアユニット入院医療管理料，A301-3脳卒中ケアユニット入院医療管理料，A301-4小児特定集中治療室管理料又はA303総合周産期特定集中治療室管理料（「１」母体・胎児集中治療室管理料を算定するものに限る。）を算定し，再度精神科救急・合併症入院料を算定する病棟へ入院した患者

エ　アからウまでにかかわらず，クロザピンを新規に導入することを目的として，当該入院料に係る病棟を有する保険医療機関において，当該保険医療機関の他の病棟（A311精神科救急急性期医療入院料，A311-2精神科急性期治療病棟入院料及び精神科救急・合併症入院料を算定する病棟を除く。）から当該病棟に転棟した患者又は他の保険医療機関（A311精神科救急急性期医療入院料，A311-2精神科急性期治療病棟入院料及び精神科救急・合併症入院料を算定する病棟を除く。）から当該病棟に転院した患者

(2)　当該入院料は，入院日から起算して90日を限度として算定する。なお，届出を行い，新たに算定を開始することとなった日から90日以内においては，届出の効力発生前に当該病棟に新規入院した入院期間が90日以内の患者を，新規患者とみなして算定できる。

(3)　(1)のエに該当する患者については，当該保険医療機関の他の病棟から転棟又は他の保険医療機関から転院後，当該病棟においてクロザピンの投与を開始した日から起算して90日を限度として算定する。ただし，クロザピンの投与後に投与を中止した場合については，以下の取扱いとする。
　ア　クロザピン投与による無顆粒球症又は好中球減少症により，投与を中止した場合は，投与中止日から２週間まで当該入院料を算定できる。
　イ　ア以外の事由により，投与を中止した場合は，投与中止日まで当該入院料を算定できる。

(4)　精神科救急・合併症入院料を算定する日に使用するものとされた投薬に係る薬剤料は，精神科救急・合併症入院料に含まれ，別に算定できない。

(5)　精神科救急・合併症入院料に係る算定要件に該当しない患者が，当該病棟に入院した場合には，精神病棟入院基本料の15対１入院基本料を算定する。

(6)　(5)により，A103精神病棟入院基本料の例により算定する場合の費用の請求については，「小児入院医療管理料について」の(9)と同様である。

(7)　算定対象となる患者は，「精神科救急急性期医療入院料について」の(7)の例による。

(8)　「注３」に規定する加算の算定に当たっては，「精神科救急急性期医療入院料について」の(8)から(11)までの例による。

(9)　「注４」に規定する看護職員夜間配置加算の算定に当たっては，「精神科救急急性期医療入院料について」の(12)から(14)までの例による。

(10)　「注４」に規定する看護職員夜間配置加算を算定する各病棟における夜勤を行う看護職員の数は，「基本診療料の施設基準等」の第九の

病薬が2種類以下の場合に限り，**非定型抗精神病薬加算**として，1日につき**15点**を所定点数に加算する。

4　別に厚生労働大臣が定める施設基準に適合しているものとして地方厚生局長等に届け出た病棟に入院している患者については，入院した日から起算して30日を限度として，**看護職員夜間配置加算**として，1日（別に厚生労働大臣が定める日を除く。）につき**70点**を所定点数に加算する。

A311-4　児童・思春期精神科入院医療管理料
（1日につき）　　　　　　　　**3,016点**

注1　別に厚生労働大臣が定める施設基準に適合しているものとして地方厚生局長等に届け出た病棟又は治療室に入院している20歳未満の精神疾患を有する患者について，所定点数を算定する。ただし，当該病棟又は治療室に入院した患者が当該入院料に係る算定要件に該当しない場合は，区分番号A103に掲げる精神病棟入院基本料の注2に規定する特別入院基本料の例により算定する。

2　診療に係る費用（注3に規定する加算，第2節に規定する臨床研修病院入院診療加算，医師事務作業補助体制加算（50対1補助体制加算，75対1補助体制加算又は100対1補助体制加算に限る。），地域加算，離島加算，特定感染症患者療養環境特別加算，強度行動障害入院医療管理加算，摂食障害入院医療管理加算，医療安全対策加算，感染対策向上加算，患者サポート体制充実加算，報告書管理体制

十五の二の(1)のトに定める夜間の看護師の最小必要数を超えた看護職員3人以上でなければ算定できない。

(11)　(1)のエに該当する患者について，当該病棟においてクロザピンの投与を開始した日を診療報酬明細書の摘要欄に記載すること。また，当該病棟において，クロザピンの投与を中止した場合は，投与中止日及び投与を中止した理由を(3)のア又はイのいずれか該当するものを診療報酬明細書の摘要欄に記載すること。あわせて，同一の保険医療機関において，(1)のエに該当する患者として当該病棟へ転棟又は転院する以前にクロザピンの投与を中止したことがある場合は，転棟又は転院する以前の直近の投与中止日及び同一入院期間中における通算の投与中止回数を診療報酬明細書の摘要欄に記載すること。なお，通算の投与中止回数に(3)のア又はイのいずれかに該当するものとして中止した場合は含めないこと。

◆　精神科救急・合併症入院料の対象患者「注1」
(1)　精神保健及び精神障害者福祉に関する法律第29条第1項又は第29条の2第1項の規定により入院する患者
(2)　(1)以外の患者であって，精神科救急・合併症入院料に係る病棟に入院する前3月間において保険医療機関（当該病棟を有する保険医療機関を含む。）の精神病棟（精神病床のみを有する保険医療機関の精神病棟を除く。）に入院（医療観察法入院を除く。）をしたことがない患者
(3)　(2)にかかわらず，当該病棟における治療中に，当該保険医療機関においてより高度な管理を行った後，再度，当該病棟において治療を行う患者
(4)　精神科救急・合併症入院料の届出を行っている病棟を有する保険医療機関に入院している患者のうち，(1)，(2)又は(3)以外の患者であって，治療抵抗性統合失調症治療薬による治療を行うために当該病棟に転棟するもの

◆　除外薬剤・注射薬「注2」
A311精神科救急急性期医療入院料の「除外薬剤・注射薬」を参照。

◆　看護職員夜間配置加算を算定できない日「注4」
当該病棟における夜勤を行う看護職員の数が3未満である日

◇　児童・思春期精神科入院医療管理料について
(1)　児童・思春期精神科入院医療管理料を算定する病棟又は治療室は，児童及び思春期の精神疾患患者に対して，家庭及び学校関係者等との連携も含めた体制の下に，医師，看護師，精神保健福祉士及び公認心理師等による集中的かつ多面的な治療が計画的に提供される病棟又は治療室である。
(2)　当該入院料の対象は，20歳未満の精神疾患を有する患者（精神作用物質使用による精神及び行動の障害の患者並びに知的障害の患者を除く。）である。
(3)　当該入院料を算定する場合には，医師は看護師，精神保健福祉士及び公認心理師等と協力し，保護者等と協議の上，「別紙様式4」（921頁）又は「別紙様式4の2」（922頁）若しくはこれに準ずる様式を用いて，詳細な診療計画を作成する。また，作成した診療計画を保護者等に説明の上交付するとともにその写しを診療録に添付する。なお，これにより入院診療計画の基準を満たしたものとされる。
(4)　当該入院料を算定する場合には，保護者，学校関係者等に対して面接相談等適切な指導を適宜行う。
(5)　児童・思春期精神科入院医療管理に係る算定要件に該当しない患者が当該病棟又は治療室に入院した場合には，精神病棟入院基本料の特別入院基本料を算定する。
(6)　(5)により，A103精神病棟入院基本料の例により算定する場合の費用の請求については，「小児入院医療管理料について」の(9)と同様で

加算，褥瘡ハイリスク患者ケア加算，精神科救急搬送患者地域連携受入加算，データ提出加算，精神科入退院支援加算，薬剤総合評価調整加算及び排尿自立支援加算並びに第2章第5部投薬，第6部注射，第10部手術，第11部麻酔，第13部第2節病理診断・判断料及び第14部その他の費用を除く。）は，児童・思春期精神科入院医療管理料に含まれるものとする。

3　当該病棟又は治療室に入院している20歳未満の精神疾患を有する患者に対する支援体制につき別に厚生労働大臣が定める施設基準に適合しているものとして地方厚生局長等に届け出た保険医療機関の病棟に入院している患者について，**精神科養育支援体制加算**として，入院初日に限り**300点**を所定点数に加算する。

A312　精神療養病棟入院料（1日につき）

1,108点

注1　別に厚生労働大臣が定める施設基準に適合しているものとして地方厚生局長等に届け出た精神病棟を有する保険医療機関において，当該届出に係る精神病棟に入院している患者について，所定点数を算定する。

2　診療に係る費用（注3から注5までに規定する加算，第2節に規定する臨床研修病院入院診療加算，医師事務作業補助体制加算（50対1補助体制加算，75対1補助体制加算又は100対1補助体制加算に限る。），地域加算，離島加算，特定感染症患者療養環境特別加算，精神科措置入院診療加算，精神科地域移行実施加算，医療安全対策加算，感染対策向上加算，患者サポート体制充実加算，報告書管理体制加算，精神科救急搬送患者地域連携受入加算，データ提出加算，精神科入退院支援加算，薬剤総合評価調整加算及び排尿自立支援加算，第2章第1部医学管理等の区分番号B015に掲げる精神科退院時共同指導料2，第7部リハビリテーションの区分番号H000に掲げる心大血管疾患リハビリテーション料，区分番号H001に掲げる脳血管疾患等リハビリテーション料，区分番号H001-2に掲げる廃用症候群リハビリテーション料，区分番号H002に掲げる運動器リハビリテーション料，区分番号H003に掲げる呼吸器リハビリテーション料及び区分番号H003-2に掲げるリハビリテーション総合計画評価料，第8部精神科専門療法，第14部その他並びに除外薬剤・注射薬に係る費用を除く。）は，精神療養病棟入院

ある。

(7)　「注3」に規定する精神科養育支援体制加算は，虐待等不適切な養育が行われていることが疑われる20歳未満の精神疾患を有する患者に対する必要な支援体制を評価するものであり，当該病棟又は治療室に入院し，当該入院管理料を算定している患者について，入院初日に算定する。

◇　精神療養病棟入院料について

(1)　精神療養病棟は，主として長期にわたり療養が必要な精神障害患者が入院する病棟として認められたものであり，医療上特に必要がある場合に限り他の病棟への患者の移動は認められるが，その医療上の必要性について診療報酬明細書の摘要欄に詳細に記載する。

(2)　精神療養病棟入院料を算定する日に使用するものとされた投薬に係る薬剤料は，精神療養病棟入院料に含まれ，別に算定できない。

(3)　当該病棟の入院患者に対して退院に向けた相談支援業務等を行う者（以下「退院支援相談員」という）は，以下アからウまでの全ての業務を行う。

ア　退院に向けた相談支援業務

a　当該患者及びその家族等からの相談に応じ，退院に向けた意欲の喚起等に努める。相談を行った場合には，当該相談内容について看護記録等に記録をする。

b　退院に向けた相談支援を行うに当たっては，主治医の指導を受けるとともに，その他当該患者の治療に関わる者との連携を図る。

イ　退院支援委員会に関する業務

退院支援相談員は，担当する患者について退院に向けた支援を推進するための委員会（以下「退院支援委員会」という）を，当該患者1人につき月1回以上行う。なお，医療保護入院の者について，「精神保健及び精神障害者福祉に関する法律」第33条第6項第2号に規定する委員会の開催をもって，退院支援委員会の開催とみなすことができる。

ウ　退院調整に関する業務

患者の退院に向け，居住の場の確保等の退院後の環境にかかる調整を行うとともに，必要に応じて相談支援事業所等と連携する等，円滑な地域生活への移行を図る。

(4)　退院支援委員会の出席者は，以下のとおりとする。

ア　当該患者の主治医

イ　看護職員（当該患者を担当する看護職員が出席することが望ましい）

ウ　当該患者について指定された退院支援相談員

エ　アからウまで以外の病院の管理者が出席を求める当該病院職員

オ　当該患者

カ　当該患者の家族等

キ　相談支援事業所等の当該精神障害者の退院後の生活環境に関わる

料に含まれるものとする。

3　当該病棟に入院している統合失調症の患者に対して，計画的な医学管理の下に非定型抗精神病薬による治療を行い，かつ，療養上必要な指導を行った場合には，当該患者が使用した1日当たりの抗精神病薬が2種類以下の場合に限り，**非定型抗精神病薬加算**として，1日につき**15点**を所定点数に加算する。

4　別に厚生労働大臣が定める状態の患者については，**重症者加算**として，当該患者に係る区分に従い，次に掲げる点数をそれぞれ1日につき所定点数に加算する。ただし，重症者加算1については，別に厚生労働大臣が定める施設基準に適合しているものとして地方厚生局長等に届け出た保険医療機関に入院している患者についてのみ加算する。

イ　重症者加算1　　　　　　　　**60点**
ロ　重症者加算2　　　　　　　　**30点**

5　別に厚生労働大臣が定める施設基準に適合しているものとして保険医療機関が地方厚生局長等に届け出た病棟に入院している患者について，**精神保健福祉士配置加算**として，1日につき**30点**を所定点数に加算する。

6　精神保健福祉士配置加算を算定した場合は，注5に規定する加算，区分番号A230-2に掲げる精神科地域移行実施加算，区分番号A246-2に掲げる精神科入退院支援加算，区分番号I011に掲げる精神科退院指導料及び区分番号I011-2に掲げる精神科退院前訪問指導料は，算定しない。

A313 削除

A314 認知症治療病棟入院料（1日につき）

1　認知症治療病棟入院料1
　イ　30日以内の期間　　　　　　　**1,829点**
　ロ　31日以上60日以内の期間　　　**1,521点**
　ハ　61日以上の期間　　　　　　　**1,221点**

2　認知症治療病棟入院料2
　イ　30日以内の期間　　　　　　　**1,334点**
　ロ　31日以上60日以内の期間　　　**1,129点**
　ハ　61日以上の期間　　　　　　　**1,003点**

注1　別に厚生労働大臣が定める施設基準に適合しているものとして地方厚生局長等に届け出た病院である保険医療機関において，当該届出に係る病棟に入院している患者について，当該基準に係る区分に従い，それぞれ算定する。

2　当該病棟が，別に厚生労働大臣が定め

者

　　なお，オ及びカについては，必要に応じて出席する。また，キの出席については，当該患者の同意を得る。

(5)　退院支援委員会の開催に当たっては，「別紙様式38」（959頁）又はこれに準じた様式を用いて会議の記録を作成し，その写しを診療録等に添付する。なお，医療保護入院の者について，医療保護入院者退院支援委員会の開催をもって，退院支援委員会の開催とみなす場合については，「措置入院者及び医療保護入院者の退院促進に関する措置について」（令和5年11月27日障発1127第7号）に規定する医療保護入院者退院支援委員会の審議記録の写しを代わりに診療録等に添付する必要がある。

(6)　「注3」に規定する加算の算定に当たっては，「精神科救急急性期医療入院料について」の(8)から(11)までの例による。

(7)　「注4」の重症者加算1は，算定する日においてGAF尺度による判定が30以下の患者である場合に算定する。

(8)　「注4」の重症者加算2は，算定する日においてGAF尺度による判定が40以下の患者である場合に算定する。

(9)　「注5」に規定する加算の算定に当たっては，「精神病棟入院基本料について」の(7)の例による。

◆　除外薬剤・注射薬「注2」

　　インターフェロン製剤（B型肝炎又はC型肝炎の効能若しくは効果を有するものに限る。）

　　抗ウイルス剤（B型肝炎又はC型肝炎の効能若しくは効果を有するもの及び後天性免疫不全症候群又はHIV感染症の効能若しくは効果を有するものに限る。）

　　血友病の患者に使用する医薬品（血友病患者における出血傾向の抑制の効能又は効果を有するものに限る。）

　　クロザピン（治療抵抗性統合失調症治療指導管理料を算定しているものに対して投与された場合に限る。）

　　持続性抗精神病注射薬剤（投与開始日から起算して60日以内に投与された場合に限る。）

◆　重症者加算1，重症者加算2の対象患者の状態「注4」

(1)　重症者加算1の対象患者の状態
　　GAF尺度による判定が30以下であること。

(2)　重症者加算2の対象患者の状態
　　GAF尺度による判定が40以下であること。

◇　認知症治療病棟入院料について

(1)　精神症状及び行動異常が特に著しい重度の認知症患者を対象とした急性期に重点をおいた集中的な認知症治療病棟入院医療を行うため，その体制等が整備されているものとして，別に厚生労働大臣が定める施設基準に適合しているものとして届け出た保険医療機関の精神病棟に入院している患者について算定する。なお，精神症状及び行動異常が特に著しい重度の認知症患者とは，ADLにかかわらず認知症に伴って幻覚，妄想，夜間せん妄，徘徊，弄便，異食等の症状が著しく，その看護が著しく困難な患者をいう。

(2)　認知症治療病棟入院医療を行う病棟は重度認知症患者を入院させる施設として特に認められたものであり，他の病棟への移動は医療上特に必要がある場合に限るものとし，単に検査のために短期間他の病棟に転棟すること等は認められない。

　　なお，必要があって他の病棟へ移動した場合は，その医療上の必要性について診療報酬明細書に詳細に記載する。

(3)　認知症治療病棟入院料を算定する日に使用するものとされた投薬に

A

基本

特定入院料

る施設基準に適合しているものとして保険医療機関が地方厚生局長等に届け出た病棟である場合には，**認知症夜間対応加算**として，当該患者の入院期間に応じ，次に掲げる点数をそれぞれ1日につき所定点数に加算する。

イ　30日以内の期間	**84点**
ロ　31日以上の期間	**40点**

3　診療に係る費用(注2に規定する加算，第2節に規定する臨床研修病院入院診療加算，医師事務作業補助体制加算（50対1補助体制加算，75対1補助体制加算又は100対1補助体制加算に限る。），地域加算，離島加算，特定感染症患者療養環境特別加算，精神科措置入院診療加算，精神科身体合併症管理加算，医療安全対策加算，感染対策向上加算，患者サポート体制充実加算，報告書管理体制加算，精神科救急搬送患者地域連携受入加算，データ提出加算，精神科入退院支援加算，薬剤総合評価調整加算及び排尿自立支援加算，第2章第1部医学管理等の区分番号B015に掲げる精神科退院時共同指導料2，第7部リハビリテーションの区分番号H003-2に掲げるリハビリテーション総合計画評価料（1に限る。），区分番号H004に掲げる摂食機能療法及び区分番号H007-3に掲げる認知症患者リハビリテーション料，第8部精神科専門療法，第9部処置の区分番号J038に掲げる人工腎臓（入院した日から起算して60日以内の期間に限る。）及び区分番号J400に掲げる特定保険医療材料（入院した日から起算して60日以内の期間における区分番号J038に掲げる人工腎臓に係るものに限る。），第14部その他並びに除外薬剤・注射薬に係る費用を除く。）は，認知症治療病棟入院料に含まれるものとする。

A315 精神科地域包括ケア病棟入院料（1日につき）　　　　　　　　　　　　**1,535点**

注1　別に厚生労働大臣が定める施設基準に適合しているものとして地方厚生局長等に届け出た精神病棟を有する保険医療機関において，当該届出に係る精神病棟に入院している患者について，区分番号A311に掲げる精神科救急急性期医療入院料，区分番号A311-2に掲げる精神科急性期治療病棟入院料及び区分番号A311-3に掲げる精神科救急・合併症入院料を算定した期間と通算して180日を限度として，所定点数を算定する。ただし，当該病棟に入院した患者が当該入院料に

係る薬剤料は，認知症治療病棟入院料に含まれ，別に算定できない。

(4)　生活機能回復のための訓練及び指導の内容の要点及び実施に要した時間については，診療録等に記載する。

(5)　「注2」の認知症夜間対応加算は，別に厚生労働大臣が定める施設基準に適合しているものとして届け出た保険医療機関において，当該病棟に夜勤を行う看護要員が3人以上の場合に算定できる。

(6)　「注2」の認知症夜間対応加算を算定する病棟は，行動制限を最小化する取組を実施した上で算定する。取組内容については，「精神科救急急性期医療入院料について」の(12)及び(13)の例による。

◆　除外薬剤・注射薬「注3」

A306特殊疾患入院医療管理料の「除外薬剤・注射薬」を参照。

◇　精神科地域包括ケア病棟入院料について

(1)　精神科地域包括ケア病棟入院料を算定する病棟は，精神疾患を有する者の地域移行・地域定着に向けた重点的な支援を提供する精神病棟であり，主として急性期治療を経過した精神疾患を有する患者及び在宅において療養を行っている精神疾患を有する患者等の受入れ並びに患者の住宅復帰支援等を行う機能を有し，精神障害にも対応した地域包括ケアシステムを支える役割を担うものである。

(2)　当該病棟の入院患者に対しては，主治医が病状の評価に基づいた診療計画を作成し，適切な治療を実施するとともに，医師，看護職員，薬剤師，作業療法士，精神保健福祉士，公認心理師等の多職種が共同して，個々の患者の希望や状態に応じて，退院後の療養生活を見据え必要な療養上の指導，服薬指導，作業療法，相談支援，心理支援等を行うこと。

(3)　当該病棟の入院患者のうち必要なものに対しては，療養上の指導，

係る算定要件に該当しない場合は，区分番号A103に掲げる精神病棟入院基本料の注2に規定する特別入院基本料の例により算定する。

2　当該病棟に転棟若しくは転院又は入院した日から起算して90日間に限り，**自宅等移行初期加算**として，**100点**を加算する。

3　過去1年以内に，注1本文及び注2に規定する点数を算定した患者（当該保険医療機関以外の保険医療機関で算定した患者を含む。）については，当該期間を注1本文及び注2に規定する期間に通算する。

4　区分番号A103に掲げる精神病棟入院基本料の15対1入院基本料，18対1入院基本料並びに20対1入院基本料，区分番号A312に掲げる精神療養病棟入院料，区分番号A314に掲げる認知症治療病棟入院料及び区分番号A318に掲げる地域移行機能強化病棟入院料を届け出ている病棟から，当該病棟への転棟は，患者1人につき1回に限る。

5　当該病棟に入院している統合失調症の患者に対して，計画的な医学管理の下に非定型抗精神病薬による治療を行い，かつ，療養上必要な指導を行った場合には，当該患者が使用した1日当たりの抗精神病薬が2種類以下の場合に限り，**非定型抗精神病薬加算**として，**1日につき15点**を所定点数に加算する。

6　診療に係る費用（注2及び注5に規定する加算，第2節に規定する臨床研修病院入院診療加算，医師事務作業補助体制加算（50対1補助体制加算，75対1補助体制加算又は100対1補助体制加算に限る。），特定感染症入院医療管理加算，地域加算，離島加算，特定感染症患者療養環境特別加算，精神科措置入院診療加算，精神科応急入院施設管理加算，精神科身体合併症管理加算，強度行動障害入院医療管理加算，依存症入院医療管理加算，摂食障害入院医療管理加算，医療安全対策加算，感染対策向上加算，患者サポート体制充実加算，報告書管理体制加算，褥瘡ハイリスク患者ケア加算，精神科救急搬送患者地域連携受入加算，データ提出加算，精神科入退院支援加算，薬剤総合評価調整加算及び排尿自立支援加算，第2章第1部医学管理等の区分番号B015に掲げる精神科退院時共同指導料2，第7部リハビリテーションの区分番号H000に掲げる心大血管疾患リハビリテーション料，区分番号H001に掲げる脳血

服薬指導，作業療法，相談支援又は心理支援等を，1日平均2時間以上提供していることが望ましい。

(4)　精神科地域包括ケア病棟入院料を算定する日に使用するものとされた投薬に係る薬剤料は，精神科地域包括ケア病棟入院料に含まれ，別に算定できない。

(5)　当該入院料の算定期間の計算に当たっては，以下のとおりとする。

ア　当該入院料は，A311精神科救急急性期医療入院料，A311-2精神科急性期治療病棟入院料及びA311-3精神科救急・合併症入院料（以下「精神科救急急性期医療入院料等」という。）を算定した期間と通算して180日を限度として算定する。ただし，精神科救急急性期医療入院料等を算定する病棟から退院した日から起算して3月以内に当該病棟に入院した場合も，精神科救急急性期医療入院料等を算定する病棟から退院するまでの間に精神科救急急性期医療入院料等を算定した期間を，当該入院料の算定期間に算入することとする。

イ　過去1年以内に当該入院料を算定した患者については，過去1年以内に当該入院料を算定した期間をアの算定期間に算入することとする。

ウ　ア及びイについては，当該保険医療機関以外の保険医療機関において精神科救急急性期医療入院料等を算定していた場合も含む。

エ　当該入院料を算定する保険医療機関は，患者の当該病棟への入院に際し，患者又はその家族等に対して当該患者の過去1年以内の入院の有無を確認するとともに，入院前の患者の居場所（転院の場合は入院前の医療機関名），自院の入院歴の有無，入院までの経過等を診療録に記載する。必要に応じて，他の保険医療機関等に対し照会等を行うことにより，他の保険医療機関における当該入院料の算定の有無及び算定日数を確認する。

(6)　精神科地域包括ケア病棟入院料を算定した患者が退院した場合，退院した先について診療録に記載する。

(7)　精神科地域包括ケア病棟入院料に係る算定要件に該当しない患者が，当該病棟に入院した場合には，精神病棟入院基本料の特別入院基本料を算定する。

(8)　症状性を含む器質性精神障害の患者にあっては，精神症状を有する状態に限り，当該入院料を算定できるものとし，単なる認知症の症状のみを有する患者については，当該入院料を算定できない。

(9)　「注2」に規定する自宅等移行初期加算は，早期の地域移行・地域定着を推進する観点から，当該病棟への受入れ初期に行われる支援を評価するものであり，転棟若しくは転院又は入院した日から起算して90日を限度として算定できる。なお，当該加算の算定期間の計算に当たって，過去1年以内に当該加算を算定した患者（当該保険医療機関以外の保険医療機関において当該加算を算定していた場合も含む。）については，当該算定期間を当該加算の算定期間に算入する。

(10)　「注5」に規定する加算の算定に当たっては，「精神科救急急性期医療入院料について」の(8)から(11)までの例による。

◆　除外薬剤・注射薬「注6」
　A311精神科救急急性期医療入院料の「除外薬剤・注射薬」を参照。

管疾患等リハビリテーション料，区分番号H001-2に掲げる廃用症候群リハビリテーション料，区分番号H002に掲げる運動器リハビリテーション料，区分番号H003に掲げる呼吸器リハビリテーション料，区分番号H003-2に掲げるリハビリテーション総合計画評価料，第8部精神科専門療法（区分番号Ｉ011に掲げる精神科退院指導料及び区分番号Ｉ011-2に掲げる精神科退院前訪問指導料を除く。），第10部手術，第11部麻酔，第12部放射線治療及び第14部その他並びに除外薬剤・注射薬に係る費用を除く。）は，精神科地域包括ケア病棟入院料に含まれるものとする。

A316 削除

A317 特定一般病棟入院料（1日につき）

1	特定一般病棟入院料1	**1,168点**
2	特定一般病棟入院料2	**1,002点**

注1　医療提供体制の確保の状況に鑑み別に厚生労働大臣が定める地域に所在する保険医療機関（一般病棟が1病棟のものに限る。）が，一定地域で必要とされる医療を当該保険医療機関で確保するための体制につき別に厚生労働大臣が定める施設基準に適合しているものとして地方厚生局長等に届け出た病棟に入院している患者について，当該基準に係る区分に従い，それぞれ所定点数を算定する。

2　当該病棟の入院患者の**入院期間**に応じ，次に掲げる点数をそれぞれ1日につき所定点数に加算する。

イ　14日以内の期間　　　　**450点**
ロ　15日以上30日以内の期間　**192点**

3　当該患者が他の保険医療機関から転院してきた者であって，当該他の保険医療機関において区分番号A246に掲げる入退院支援加算3を算定したものである場合には，**重症児（者）受入連携加算**として，入院初日に限り**2,000点**を所定点数に加算する。

4　当該病棟に入院している患者のうち，急性期医療を担う他の保険医療機関の一般病棟から転院した患者又は介護老人保健施設，介護医療院，特別養護老人ホーム，軽費老人ホーム，有料老人ホーム等若しくは自宅から入院した患者については，転院又は入院した日から起算して14日を限度として，**救急・在宅等支援病床初期加算**として，1日につき**150点**を所定点数に加算する。

5　別に厚生労働大臣が定める施設基準に適合するものとして地方厚生局長等に届

◇　特定一般病棟入院料について

(1)　特定一般病棟は，医療提供体制の確保の状況に鑑み，自己完結した医療を提供しているが，医療資源の少ない地域に所在する一般病棟が1病棟から成る保険医療機関の一般病棟であり，当該病棟に入院した患者について算定する。

(2)　「注2」の加算に係る入院期間の起算日は，第2部入院料等の「通則5」に規定する起算日とする。

(3)　「注5」に規定する一般病棟看護必要度評価加算は，特定一般病棟入院料を算定する病棟であって，別に厚生労働大臣が定める施設基準を満たす病棟に入院しており，看護必要度の測定が行われた患者について算定する。

(4)　特定一般病棟入院料を算定する病棟については，「注6」に掲げる入院基本料等加算について，それぞれの算定要件を満たす場合に算定できる。

(5)　「注7」に規定する点数については，地域包括ケア入院医療管理を行うものとして地方厚生（支）局長に届け出た病室において，急性期治療を経過した患者及び在宅において療養を行っている患者等の受入れ並びに患者の在宅復帰支援等の地域包括ケアシステムを支える医療を提供した場合に，40日以内の期間においては，それぞれ2,459点（地域包括ケア1，40日以内），2,270点（地域包括ケア2，40日以内），2,007点（地域包括ケア3，40日以内）又は1,796点（地域包括ケア4，40日以内）を，41日以上の期間においては，それぞれ2,330点（地域包括ケア1，41日以降），2,151点（地域包括ケア2，41日以降），1,902点（地域包括ケア3，41日以降）又は1,702点（地域包括ケア4，41日以降）を算定する。

◆　厚生労働大臣が定める地域（特定地域）「注1」
第1章基本診療料の末尾に参考として掲載

◆　除外薬剤・注射薬「注8」
A308-3地域包括ケア病棟入院料の「除外薬剤・注射薬」を参照。

け出た病棟において，当該患者の看護必要度について測定を行った場合には，**一般病棟看護必要度評価加算**として，1日につき**5点**を所定点数に加算する。

6　当該病棟においては，第2節の各区分に掲げる入院基本料等加算のうち，総合入院体制加算，急性期充実体制加算，臨床研修病院入院診療加算，救急医療管理加算，超急性期脳卒中加算，妊産婦緊急搬送入院加算，在宅患者緊急入院診療加算，診療録管理体制加算，医師事務作業補助体制加算，乳幼児加算・幼児加算，特定感染症入院医療管理加算，難病等特別入院診療加算，超重症児（者）入院診療加算・準超重症児（者）入院診療加算，看護配置加算，看護補助加算，地域加算，離島加算，療養環境加算，ＨＩＶ感染者療養環境特別加算，特定感染症患者療養環境特別加算，重症者等療養環境特別加算，小児療養環境特別加算，無菌治療室管理加算，放射線治療病室管理加算，緩和ケア診療加算，小児緩和ケア診療加算，精神科リエゾンチーム加算，強度行動障害入院医療管理加算，依存症入院医療管理加算，摂食障害入院医療管理加算，がん拠点病院加算，栄養サポートチーム加算，医療安全対策加算，感染対策向上加算，患者サポート体制充実加算，報告書管理体制加算，褥瘡ハイリスク患者ケア加算，ハイリスク妊娠管理加算，ハイリスク分娩等管理加算（ハイリスク分娩管理加算に限る。），呼吸ケアチーム加算，術後疼痛管理チーム加算，後発医薬品使用体制加算，バイオ後続品使用体制加算，データ提出加算，入退院支援加算（1のイ，2のイ及び3に限る。），医療的ケア児（者）入院前支援加算，認知症ケア加算，せん妄ハイリスク患者ケア加算，精神疾患診療体制加算，薬剤総合評価調整加算，排尿自立支援加算及び協力対象施設入所者入院加算について，同節に規定する算定要件を満たす場合に算定できる。

7　当該病棟の病室のうち，別に厚生労働大臣が定める施設基準に適合しているものとして地方厚生局長等に届け出たものに入院する患者に対し，必要があって**地域包括ケア入院医療管理が行われた場合**には，注1から注6までの規定にかかわらず，当該病室に入院した日から起算して60日を限度として，40日以内の期間においては，それぞれ**2,459点**，**2,270点**，**2,007点**又は**1,796点**を，41日以上の期間においては，それぞれ**2,330点**，**2,151点**，

1,902点又は1,702点を算定する。ただし，当該病室に入院した患者が算定要件に該当しない場合は，区分番号A100に掲げる一般病棟入院基本料の注2に規定する特別入院基本料の例により算定する。

8　注7本文の規定により所定点数を算定する場合においては，診療に係る費用（区分番号A308-3に掲げる地域包括ケア病棟入院料の注3から注6まで及び注8に規定する加算，第2節に規定する臨床研修病院入院診療加算，在宅患者緊急入院診療加算，医師事務作業補助体制加算，地域加算，離島加算，特定感染症患者療養環境特別加算，医療安全対策加算，感染対策向上加算，患者サポート体制充実加算，報告書管理体制加算，データ提出加算，入退院支援加算（1のイに限る。），医療的ケア児（者）入院前支援加算，認知症ケア加算，薬剤総合評価調整加算，排尿自立支援加算及び協力対象施設入所者入院加算，第2章第2部在宅医療，第7部リハビリテーションの区分番号H004に掲げる摂食機能療法，第9部処置の区分番号J038に掲げる人工腎臓，区分番号J042に掲げる腹膜灌流及び区分番号J400に掲げる特定保険医療材料（区分番号J038に掲げる人工腎臓又は区分番号J042に掲げる腹膜灌流に係るものに限る。）及び第14部その他並びに除外薬剤・注射薬の費用を除く。）は，当該所定点数に含まれるものとする。

9　注1から注6までの規定にかかわらず，保険医療機関が地方厚生局長等に届け出た病棟に入院している患者（注7の規定により地方厚生局長等に届け出た病室に入院する者を除く。）であって，当該病棟に90日を超えて入院する患者については，区分番号A101に掲げる療養病棟入院料1の例により算定する。

A318 地域移行機能強化病棟入院料（1日につき）　　　　　　　　　　　　　　1,557点

注1　別に厚生労働大臣が定める施設基準に適合しているものとして地方厚生局長等に届け出た精神病棟を有する保険医療機関において，当該届出に係る精神病棟に入院している患者について算定する。ただし，当該病棟に入院した患者が当該入院料に係る算定要件に該当しない場合は，区分番号A103に掲げる精神病棟入院基本料の15対1入院基本料の例により算定する。

2　当該病棟に入院している統合失調症の患者に対して，計画的な医学管理の下に

◇　地域移行機能強化病棟入院料について

(1)　地域移行機能強化病棟は，当該保険医療機関に1年以上入院している患者又は当該保険医療機関での入院が1年以上に及ぶ可能性がある患者に対し，退院後に地域で安定的に日常生活を送るための訓練や支援を集中的に実施し，地域生活への移行を図る病棟である。

(2)　地域移行機能強化病棟入院料を算定する日に使用するものとされた投薬に係る薬剤料は，地域移行機能強化病棟入院料に含まれ，別に算定できない。

(3)　当該病棟の入院患者には，主治医を含む多職種が共同して，以下の支援を行う。このうち，アからオまでについては，入院患者全員に行う必要がある。個々の患者に応じた具体的支援の内容については退院支援委員会で議論し，退院支援計画に記載する。これらの支援については，必要に応じ，退院後の居住先や日中の活動場所を訪問して行う必要がある。

非定型抗精神病薬による治療を行い，かつ，療養上必要な指導を行った場合には，当該患者が使用した１日当たりの抗精神病薬が２種類以下の場合に限り，**非定型抗精神病薬加算**として，**１日につき15点**を所定点数に加算する。

3　別に厚生労働大臣が定める状態の患者については，**重症者加算**として，当該患者に係る区分に従い，次に掲げる点数をそれぞれ１日につき所定点数に加算する。ただし，重症者加算１については，別に厚生労働大臣が定める施設基準に適合しているものとして地方厚生局長等に届け出た保険医療機関に入院している患者についてのみ加算する。

　　イ　**重症者加算１**　　　　　　　**60点**
　　ロ　**重症者加算２**　　　　　　　**30点**

4　診療に係る費用（注２及び注３本文に規定する加算，第２節に規定する臨床研修病院入院診療加算，医師事務作業補助体制加算（50対１補助体制加算，75対１補助体制加算又は100対１補助体制加算に限る。），地域加算，離島加算，特定感染症患者療養環境特別加算，精神科措置入院診療加算，医療安全対策加算，感染対策向上加算，患者サポート体制充実加算，報告書管理体制加算，データ提出加算，精神科入退院支援加算，薬剤総合評価調整加算及び排尿自立支援加算，第２章第１部医学管理等の区分番号Ｂ015に掲げる精神科退院時共同指導料２，第８部精神科専門療法（区分番号Ｉ011に掲げる精神科退院指導料及び区分番号Ｉ011-2に掲げる精神科退院前訪問指導料を除く。），第14部その他並びに除外薬剤・注射薬に係る費用を除く。）は，地域移行機能強化病棟入院料に含まれるものとする。

ア　保健所，指定特定相談支援事業所・指定一般相談支援事業所の職員，障害福祉サービス事業者の職員，ピアサポーター等との定期的な交流機会を通じた退院意欲の喚起

イ　家事能力や服薬管理等，日常生活に必要な能力を習得する訓練や外出等，地域生活を念頭に置いた実際的なプログラムの実施

ウ　退院後の医療の確保に関すること
　a　通院医療機関の確保
　b　訪問診療及び訪問看護の必要性の検討（必要な場合には，対応可能な医療機関や訪問看護ステーションも確保）
　c　薬物療法のアドヒアランスの確認と安定に向けた介入

エ　居住先に関すること
　a　居住の場の検討と居住先（自宅を含む。）の確保
　b　居住先等での試験外泊や訓練の実施

オ　退院後の生活に関すること
　a　障害福祉サービスや介護保険サービス等の利用の必要性の検討
　b　後見人，補佐人又は補助人の必要性の検討
　c　退院後の相談支援に応じる者の検討と確保（指定一般相談支援事業者，指定特定相談支援事業者，市町村の精神保健相談員又は市町村の保健師等）
　d　症状の悪化時等，トラブル時の対処方法や連絡先の一覧の作成（作成した一覧の写しを診療録に添付するとともに，患者及び家族等患者の日常生活を支援する者に交付する）

カ　その他
　a　市区町村役所での諸手続や居住先で必要な日用品購入等への同行
　b　適切な日中の活動場所の検討
　c　活動場所への移動手段に応じた訓練

(4)　主治医は，当該病棟入院時に，患者と面談し，当該病棟で行われる訓練や治療の内容や目的等について説明する。併せて退院時にも，精神症状や日常生活能力の評価及び改善の可能性，退院後の治療継続の必要性について，患者に説明する。

(5)　当該病棟の入院患者に対して退院に向けた相談支援業務等を行う者（以下本項において「退院支援相談員」という。）は，以下アからエまでの全ての業務を行う。

ア　退院に向けた意欲の喚起及び個別相談支援業務
　a　月１回以上，当該患者と面談し，本人の意向や退院後の生活に関する疑問等を聴取し，退院に向けた意欲の喚起に努める。
　b　aとは別に，当該患者及びその家族等の求めに応じ，随時退院に向けた相談に応じる機会を設ける。
　c　a及びbで患者から聴取した内容や，助言・指導の要点を看護記録等に記録をする。
　d　退院に向けた相談支援を行うに当たっては，主治医，当該患者の治療に関わる者及び相談支援事業者又は居宅介護支援事業者等の当該精神障害者の退院後の生活環境の調整に関わる者との連携を図る。

イ　退院支援委員会に関する業務
　　退院支援相談員は，退院支援委員会を，当該患者１人につき月１回以上開催し，退院支援計画の進捗状況について検証する。また，退院支援委員会の議事の要点を診療録等に記載する。
　　なお，医療保護入院の者について，「精神保健及び精神障害者福祉に関する法律」第33条第６項第２号に規定する委員会の開催をもって，退院支援委員会の開催とみなすことができる。この際，「措置入院者及び医療保護入院者の退院促進に関する措置について」に

規定する医療保護入院者退院支援委員会の審議記録の写しを診療録等に添付する必要がある。

ウ 退院調整に関する業務

患者の退院に向け，居住の場の確保等の退院後の環境に係る調整を行うとともに，必要に応じて相談支援事業所等と連携する等，円滑な地域生活への移行を図る。

エ 退院支援計画の作成及び患者等への説明

担当する患者について，当該患者の意向や退院支援委員会での議事等を踏まえ，具体的な支援の内容とスケジュールを明記した退院支援計画を作成する。退院支援計画の作成に当たっては，「別紙様式6の3」（924頁）又はこれに準ずる様式を用いて作成し，作成した退院支援計画の内容を患者又はその家族等に文書で説明する。退院支援計画は，退院支援委員会の議事等を踏まえ，少なくとも月に1回以上変更の必要性を検討するとともに，変更が必要な場合には変更点を患者又はその家族等に文書で説明する。説明に用いた文書及び退院支援計画の写しを診療録に添付する。

(6) 退院支援委員会の出席者は，以下のとおりとする。

ア 当該患者の主治医

イ 看護職員（当該患者を担当する看護職員が出席することが望ましい）

ウ 当該患者について指定された退院支援相談員

エ アからウまで以外の病院の管理者が出席を求める当該病院職員

オ 当該患者

カ 当該患者の家族等

キ 指定特定相談支援事業者，指定一般相談支援事業者，居宅介護支援事業者等の当該精神障害者の退院後の生活環境に関わる者

なお，オ及びカについては，必要に応じて出席する。また，キについては，当該患者の同意が得られない場合を除き，必ず出席を求める。

(7) 退院を予定している患者（指定特定相談支援事業者又は居宅介護支援事業者が退院後のサービス等利用計画を作成している患者に限る。）に係る他の保険医療機関におけるI008-2精神科ショート・ケア又はI009精神科デイ・ケアの利用については，第2部入院料等「通則」の「入院中の患者の他医療機関への受診について」に規定する入院料の基本点数の控除を行わない。

(8) 精神疾患を有する患者が地域で生活するために必要な保健医療福祉資源の確保に努める。必要な地域資源が十分に確保できない場合には，当該保険医療機関自ら地域資源の整備に取り組むことが望ましい。

(9) 「注2」については，「精神科救急急性期医療入院料について」の(8)から⑾までの例により，「注3」については，「精神療養病棟入院料について」の(7)及び(8)の例による。

◆ 重症者加算1，重症者加算2の対象患者の状態「注3」

(1) 重症者加算1の対象患者の状態
GAF尺度による判定が30以下であること。

(2) 重症者加算2の対象患者の状態
GAF尺度による判定が40以下であること。

◆ 除外薬剤・注射薬「注4」
A312精神療養病棟入院料の「除外薬剤・注射薬」を参照。

◇ 特定機能病院リハビリテーション病棟入院料について

(1) 特定機能病院リハビリテーション病棟は，脳血管疾患又は大腿骨頸部骨折等の患者に対して，ADLの向上による寝たきりの防止と家庭復帰を目的としたリハビリテーションを特に集中的に行うための病棟であり，回復期リハビリテーションを要する状態の患者が常時8割以上入院している病棟をいう。なお，リハビリテーションの実施に当たっ

A319 特定機能病院リハビリテーション病棟入院料

2,229点（生活療養を受ける場合にあっては，**2,215点**）

注1 主として回復期リハビリテーションを行う病棟に関する別に厚生労働大臣が定

める施設基準に適合しているものとして保険医療機関（特定機能病院に限る。）が地方厚生局長等に届け出た病棟に入院している患者であって，別に厚生労働大臣が定める回復期リハビリテーションを要する状態にあるものについて，当該病棟に入院した日から起算して，それぞれの状態に応じて別に厚生労働大臣が定める日数を限度として所定点数を算定する。ただし，当該病棟に入院した患者が当該入院料に係る算定要件に該当しない場合は，区分番号A100に掲げる一般病棟入院基本料の注2に規定する特別入院基本料の例により算定する。

2　診療に係る費用（当該患者に対して行った第2章第1部医学管理等の区分番号B001の10に掲げる入院栄養食事指導料及び区分番号B011-6に掲げる栄養情報連携料，第2部在宅医療，第7部リハビリテーションの費用（別に厚生労働大臣が定める費用を除く。），第2節に規定する臨床研修病院入院診療加算，医師事務作業補助体制加算，地域加算，離島加算，特定感染症患者療養環境特別加算，医療安全対策加算，感染対策向上加算，患者サポート体制充実加算，報告書管理体制加算，データ提出加算，入退院支援加算（1のイに限る。），認知症ケア加算，薬剤総合評価調整加算及び排尿自立支援加算，区分番号J038に掲げる人工腎臓，区分番号J042に掲げる腹膜灌流及び区分番号J400に掲げる特定保険医療材料（区分番号J038に掲げる人工腎臓又は区分番号J042に掲げる腹膜灌流に係るものに限る。），第14部その他並びに除外薬剤・注射薬の費用を除く。）は，特定機能病院リハビリテーション病棟入院料に含まれるものとする。

ては，医師は定期的な機能検査等をもとに，その効果判定を行いリハビリテーション実施計画書を作成する必要がある。

(2)　医療上特に必要がある場合に限り特定機能病院リハビリテーション病棟から他の病棟への患者の移動は認められるが，その医療上の必要性について診療報酬明細書の摘要欄に詳細に記載する。

(3)　特定機能病院リハビリテーション病棟入院料を算定する日に使用するものとされた投薬に係る薬剤料は，特定機能病院リハビリテーション病棟入院料に含まれ，別に算定できない。

(4)　特定機能病院リハビリテーション病棟入院料に係る算定要件に該当しない患者が，当該病棟に入院した場合には，A100一般病棟入院基本料の「注2」に規定する特別入院基本料を算定する。

　　A100一般病棟入院基本料の「注2」に規定する特別入院基本料を算定する場合の費用の請求については，同「注4」に規定する重症児（者）受入連携加算，同「注5」に規定する救急・在宅等支援病床初期加算は算定できず，同「注10」に規定する加算（特別入院基本料において算定できるものに限る。）は，当該病棟において要件を満たしている場合に算定できる。

(5)　必要に応じて病棟等における早期歩行，ADLの自立等を目的とした理学療法又は作業療法が行われることとする。

(6)　特定機能病院リハビリテーション病棟入院料又は回復期リハビリテーション病棟入院料を算定している患者は，特定機能病院リハビリテーション病棟入院料を算定する病棟へ転院してきた場合においても，特定機能病院リハビリテーション病棟入院料を継続して算定できることとする。ただし，その場合にあっては，当該入院料の算定期間を通算する。なお，診療報酬明細書の摘要欄に転院前の保険医療機関における当該入院料の算定日数を記載する。

(7)　特定機能病院リハビリテーション病棟入院料を算定するに当たっては，当該特定機能病院リハビリテーション病棟への入院時又は転院時及び退院時に日常生活機能評価，FIM及びSection GGの測定を行い，その結果について診療録等に記載する。

(8)　特定機能病院リハビリテーション病棟入院料等を算定するに当たっては，定期的（2週間に1回以上）に日常生活機能評価又はFIMの測定を行い，その結果について診療録等に記載する。

(9)　特定機能病院リハビリテーション病棟入院料を算定するに当たっては，当該入院料を算定する患者に対し，入棟後1週間以内に入棟時のFIM運動項目の得点について，また退棟（死亡の場合を除く。）に際して退棟時のFIM運動項目の得点について，その合計及び項目別内訳を記載したリハビリテーション実施計画書を作成し，説明すること。なお，患者の求めがあった場合には，作成したリハビリテーション実施計画書を交付する。

(10)　医師，看護師，理学療法士，作業療法士，言語聴覚士，社会福祉士等の多職種が共同してリハビリテーション総合実施計画書を作成し，これに基づいて行ったリハビリテーションの効果，実施方法等について共同して評価を行った場合は，H003-2リハビリテーション総合計画評価料を算定できる。

(11)　特定機能病院リハビリテーション病棟入院料を算定するに当たっては，栄養管理に関するものとして，次に掲げる内容を行う。

　　ア　当該入院料を算定する全ての患者について，患者ごとに行うリハビリテーション実施計画又はリハビリテーション総合実施計画の作成に当たっては，管理栄養士も参画し，患者の栄養状態を十分に踏まえて行うこと。なお，リハビリテーション実施計画書又はリハビリテーション総合実施計画書における栄養関連項目については，必ず記載すること。その際，栄養状態の評価には，GLIM基準を用い

ること。

イ 当該入院料を算定する全ての患者について，管理栄養士を含む医師，看護師その他医療従事者が，入棟時の患者の栄養状態の確認，当該患者の栄養状態の定期的な評価及び栄養管理に係る計画の見直しを共同して行うこと。

ウ 当該入院料を算定する患者のうち，栄養障害の状態にあるもの又は栄養管理をしなければ栄養障害の状態になることが見込まれるものその他の重点的な栄養管理が必要なものについては，栄養状態に関する再評価を週１回以上行うとともに，再評価の結果も踏まえた適切な栄養管理を行い，栄養状態の改善等を図ること。

(12) 急性心筋梗塞等の患者（「基本診療料の施設基準等」の「別表第九」に掲げる「急性心筋梗塞，狭心症発作その他急性発症した心大血管疾患又は手術後の状態」に該当する患者であって，回復期リハビリテーション病棟入院料を算定開始日から起算して90日まで算定できるものに限る。）については，「心血管疾患におけるリハビリテーションに関するガイドライン」（日本循環器学会，日本心臓リハビリテーション学会合同ガイドライン）の内容を踏まえ，心肺運動負荷試験（ＣＰＸ（cardiopulmonary exercise testing））を入棟時及び入棟後月に１回以上実施することが望ましい。

◆ 回復期リハビリテーションを要する状態及び算定上限日数［注１］
A308回復期リハビリテーション病棟入院料の「回復期リハビリテーションを要する状態及び算定上限日数」を参照。

◆ 特定機能病院リハビリテーション病棟入院料に包括される厚生労働大臣が定めるもの［注２］
A308回復期リハビリテーション病棟入院料の「回復期リハビリテーション病棟入院料に包括される厚生労働大臣が定めるもの」を参照。

◆ 除外薬剤・注射薬［注２］
A308回復期リハビリテーション病棟入院料の「除外薬剤・注射薬」を参照。

第４節 短期滞在手術等基本料

区分

A400 短期滞在手術等基本料

1 短期滞在手術等基本料１（日帰りの場合）
イ 主として入院で実施されている手術を行った場合
(1) 麻酔を伴う手術を行った場合
2,947点
(2) (1)以外の場合　**2,718点**
ロ イ以外の場合
(1) 麻酔を伴う手術を行った場合
1,588点
(2) (1)以外の場合　**1,359点**
2 短期滞在手術等基本料３（４泊５日までの場合）
イ D237 終夜睡眠ポリグラフィー 3
1及び2以外の場合 イ 安全精度管理下で行うもの
9,537点（生活療養を受ける場合にあっては，**9,463点**）
ロ D237 終夜睡眠ポリグラフィー 3
1及び2以外の場合 ロ その他のも

◇ 短期滞在手術等基本料について

(1) 短期滞在手術等（日帰り及び４泊５日以内の入院による手術，検査及び放射線治療）を行うための環境及び当該手術等を行うために必要な術前・術後の管理や定型的な検査，画像診断等を包括的に評価したものであり，次に定める要件を満たしている場合に限り算定できる。
ア 手術室を使用している（(6)のアからカまでを算定する場合を除く。）。なお，内視鏡を用いた手術を実施する場合については，内視鏡室を使用してもよい。
イ 手術等の実施前に十分な説明を行った上で，「別紙様式8」(929頁)を参考にした様式を用いて患者の同意を得る。
ウ 退院翌日に患者の状態を確認する等，十分なフォローアップを行う。
エ 退院後概ね３日間，患者が１時間以内で当該医療機関に来院可能な距離にいる（短期滞在手術等基本料３を除く。）。

(2) 短期滞在手術等基本料を算定した後，当該患者が同一の疾病につき再入院した場合であって，当該再入院日が前回入院の退院の日から起算して７日以内である場合は，当該再入院においては短期滞在手術等基本料を算定せず，第１章基本診療料（第２部第４節短期滞在手術等基本料を除く。）及び第２章特掲診療料に基づき算定する。

(3) 短期滞在手術等基本料１の「イ」主として入院で実施されている手

の
　　8,400点（生活療養を受ける場合にあっては，8,326点）

ハ　D237-2　反復睡眠潜時試験（MSLT）
　　12,676点（生活療養を受ける場合にあっては，12,602点）

ニ　D287　内分泌負荷試験　1　下垂体前葉負荷試験　イ　成長ホルモン（GH）（一連として）
　　9,194点（生活療養を受ける場合にあっては，9,120点）

ホ　D291-2　小児食物アレルギー負荷検査
　　5,278点（生活療養を受ける場合にあっては，5,204点）

ヘ　D413　前立腺針生検法　2　その他のもの
　　10,262点（生活療養を受ける場合にあっては，10,188点）

ト　K007-2　経皮的放射線治療用金属マーカー留置術
　　30,882点（生活療養を受ける場合にあっては，30,808点）

チ　K030　四肢・躯幹軟部腫瘍摘出術　2　手，足（手に限る。）
　　14,667点（生活療養を受ける場合にあっては，14,593点）

リ　K046　骨折観血的手術　2　前腕，下腿，手舟状骨（手舟状骨に限る。）
　　36,240点（生活療養を受ける場合にあっては，36,166点）

ヌ　K048　骨内異物（挿入物を含む。）除去術　3　前腕，下腿（前腕に限る。）
　　19,082点（生活療養を受ける場合にあっては，19,008点）

ル　K048　骨内異物（挿入物を含む。）除去術　4　鎖骨，膝蓋骨，手，足，指（手，足）その他（鎖骨に限る。）
　　20,549点（生活療養を受ける場合にあっては，20,475点）

ヲ　K048　骨内異物（挿入物を含む。）除去術　4　鎖骨，膝蓋骨，手，足，指（手，足）その他（手に限る。）
　　14,893点（生活療養を受ける場合にあっては，14,819点）

ワ　K070　ガングリオン摘出術　1　手，指（手，足）（手に限る。）
　　13,653点（生活療養を受ける場合にあっては，13,579点）

カ　K093-2　関節鏡下手根管開放手術
　　18,038点（生活療養を受ける場合にあっては，17,964点）

ヨ　K196-2　胸腔鏡下交感神経節切除術

術を行った場合とは，以下に掲げる手術等を行った場合をいう。

ア　D287内分泌負荷試験の「1」下垂体前葉負荷試験の「イ」成長ホルモン（GH）（一連として）

イ　D291-2小児食物アレルギー負荷検査

ウ　K006皮膚，皮下腫瘍摘出術（露出部以外）の「4」長径12センチメートル以上（6歳未満に限る。）

エ　K030四肢・躯幹軟部腫瘍摘出術の「2」手，足（手に限る。）

オ　K048骨内異物（挿入物を含む。）除去術の「4」鎖骨，膝蓋骨，手，足，指（手，足）その他（手に限る。）

カ　K068半月板切除術

キ　K068-2関節鏡下半月板切除術

ク　K282水晶体再建術の「1」眼内レンズを挿入する場合の「イ」縫着レンズを挿入するもの

ケ　K282水晶体再建術の「2」眼内レンズを挿入しない場合

コ　K282水晶体再建術の「3」計画的後嚢切開を伴う場合

サ　K474乳腺腫瘍摘出術の「1」長径5センチメートル未満

シ　K474乳腺腫瘍摘出術の「2」長径5センチメートル以上

ス　K508気管支狭窄拡張術（気管支鏡によるもの）

セ　K510気管支腫瘍摘出術（気管支鏡又は気管支ファイバースコープによるもの）

ソ　K617下肢静脈瘤手術の「1」抜去切除術

タ　K653内視鏡的胃，十二指腸ポリープ・粘膜切除術の「1」早期悪性腫瘍粘膜切除術

チ　K834-3顕微鏡下精索静脈瘤手術

ツ　K841-2経尿道的レーザー前立腺切除・蒸散術の「1」ホルミウムレーザー又は倍周波数レーザーを用いるもの

テ　K841-2経尿道的レーザー前立腺切除・蒸散術の「2」ツリウムレーザーを用いるもの

ト　K841-2経尿道的レーザー前立腺切除・蒸散術の「3」その他のもの

(4)　短期滞在手術等基本料1の「イ」又は「ロ」の「(1)」麻酔を伴う手術を行った場合とは，医科点数表第2章第11部に掲げる麻酔のうち，L009麻酔管理料（Ⅰ）及びL010麻酔管理料（Ⅱ）の対象となる，以下に掲げる麻酔を伴う手術等を行った場合をいう。

ア　L002硬膜外麻酔

イ　L004脊椎麻酔

ウ　L008マスク又は気管内挿管による閉鎖循環式全身麻酔

(5)　DPC対象病院においては，短期滞在手術等基本料3を算定できない。

(6)　DPC対象病院及び診療所を除く保険医療機関において，入院した日から起算して5日以内に以下の手術等を行う場合には，特に規定する場合を除き，全ての患者について短期滞在手術等基本料3を算定する。

ア　D237終夜睡眠ポリグラフィーの「3」「1」及び「2」以外の場合の「イ」安全精度管理下で行うもの

イ　D237終夜睡眠ポリグラフィーの「3」「1」及び「2」以外の場合の「ロ」その他のもの

ウ　D237-2反復睡眠潜時試験（MSLT）

エ　D287内分泌負荷試験の「1」下垂体前葉負荷試験の「イ」成長ホルモン（GH）（一連として）

オ　D291-2小児食物アレルギー負荷検査

カ　D413前立腺針生検法の「2」その他のもの

キ　K007-2経皮的放射線治療用金属マーカー留置術

A
基本
短期滞在手術等基本料

（両側）
32,137点（生活療養を受ける場合にあっては，**32,063点**）

タ　K202　涙管チューブ挿入術　1　涙道内視鏡を用いるもの（片側）
8,663点（生活療養を受ける場合にあっては，**8,589点**）

レ　K202　涙管チューブ挿入術　1　涙道内視鏡を用いるもの（両側）
13,990点（生活療養を受ける場合にあっては，**13,916点**）

ソ　K217　眼瞼内反症手術　2　皮膚切開法（片側）
6,524点（生活療養を受ける場合にあっては，**6,450点**）

ツ　K217　眼瞼内反症手術　2　皮膚切開法（両側）
14,425点（生活療養を受ける場合にあっては，**14,351点**）

ネ　K219　眼瞼下垂症手術　1　眼瞼挙筋前転法（片側）
11,000点（生活療養を受ける場合にあっては，**10,926点**）

ナ　K219　眼瞼下垂症手術　1　眼瞼挙筋前転法（両側）
19,357点（生活療養を受ける場合にあっては，**19,283点**）

ラ　K219　眼瞼下垂症手術　3　その他のもの（片側）
10,493点（生活療養を受ける場合にあっては，**10,419点**）

ム　K219　眼瞼下垂症手術　3　その他のもの（両側）
17,249点（生活療養を受ける場合にあっては，**17,175点**）

ウ　K224　翼状片手術（弁の移植を要するもの）（片側）
8,437点（生活療養を受ける場合にあっては，**8,363点**）

ヰ　K224　翼状片手術（弁の移植を要するもの）（両側）
13,030点（生活療養を受ける場合にあっては，**12,956点**）

ノ　K242　斜視手術　2　後転法（片側）
13,877点（生活療養を受ける場合にあっては，**13,803点**）

オ　K242　斜視手術　2　後転法（両側）
19,632点（生活療養を受ける場合にあっては，**19,558点**）

ク　K242　斜視手術　3　前転法及び後転法の併施（片側）
20,488点（生活療養を受ける場合にあっては，**20,414点**）

ク　K030四肢・躯幹軟部腫瘍摘出術の「2」手，足（手に限る。）

ケ　K046骨折観血的手術の「2」前腕，下腿，手舟状骨（手舟状骨に限る。）

コ　K048骨内異物（挿入物を含む。）除去術の「3」前腕，下腿（前腕に限る。）

サ　K048骨内異物（挿入物を含む。）除去術の「4」鎖骨，膝蓋骨，手，足，指（手，足）その他（鎖骨に限る。）

シ　K048骨内異物（挿入物を含む。）除去術の「4」鎖骨，膝蓋骨，手，足，指（手，足）その他（手に限る。）

ス　K070ガングリオン摘出術の「1」手，足，指（手，足）（手に限る。）

セ　K093-2関節鏡下手根管開放手術

ソ　K196-2胸腔鏡下交感神経節切除術（両側）

タ　K202涙管チューブ挿入術の「1」涙道内視鏡を用いるもの

チ　K217眼瞼内反症手術の「2」皮膚切開法

ツ　K219眼瞼下垂症手術の「1」眼瞼挙筋前転法

テ　K219眼瞼下垂症手術の「3」その他のもの

ト　K224翼状片手術（弁の移植を要するもの）

ナ　K242斜視手術の「2」後転法

ニ　K242斜視手術の「3」前転法及び後転法の併施

ヌ　K254治療的角膜切除術の「1」エキシマレーザーによるもの（角膜ジストロフィー又は帯状角膜変性に係るものに限る。）

ネ　K268緑内障手術の「6」水晶体再建術併用眼内ドレーン挿入術

ノ　K282水晶体再建術の「1」眼内レンズを挿入する場合の「ロ」その他のもの

ハ　K282水晶体再建術の「2」眼内レンズを挿入しない場合

ヒ　K318鼓膜形成手術

フ　K333鼻骨骨折整復固定術

ヘ　K389喉頭・声帯ポリープ切除術の「2」直達喉頭鏡又はファイバースコープによるもの

ホ　K474乳腺腫瘍摘出術の「1」長径5センチメートル未満

マ　K474乳腺腫瘍摘出術の「2」長径5センチメートル以上

ミ　K616-4経皮的シャント拡張術・血栓除去術の「1」初回

ム　K616-4経皮的シャント拡張術・血栓除去術の「2」1の実施後3月以内に実施する患者

メ　K617下肢静脈瘤手術の「1」抜去切除術

モ　K617下肢静脈瘤手術の「2」硬化療法（一連として）

ヤ　K617下肢静脈瘤手術の「3」高位結紮術

ユ　K617-2大伏在静脈抜去術

ヨ　K617-4下肢静脈瘤血管内焼灼術

ラ　K617-6下肢静脈瘤血管内塞栓術

リ　K633ヘルニア手術の「5」鼠径ヘルニア

ル　K634腹腔鏡下鼠径ヘルニア手術（両側）

レ　K721内視鏡的大腸ポリープ・粘膜切除術の「1」長径2センチメートル未満

ロ　K721内視鏡的大腸ポリープ・粘膜切除術の「2」長径2センチメートル以上

ワ　K743痔核手術（脱肛を含む。）の「2」硬化療法（四段階注射法によるもの）

ヰ　K747肛門良性腫瘍，肛門ポリープ，肛門尖圭コンジローム切除術（肛門ポリープ切除術に限る。）

ヱ　K747肛門良性腫瘍，肛門ポリープ，肛門尖圭コンジローム切除術（肛門尖圭コンジローム切除術に限る。）

　ヤ　K242　斜視手術　3　前転法及び後
　　転法の併施（両側）
　　　　　33,119点（生活療養を受ける場合に
　　　　　あっては，**33,045点**）

　マ　K254　治療的角膜切除術　1　エキ
　　シマレーザーによるもの（角膜ジストロ
　　フィー又は帯状角膜変性に係るものに限
　　る。）（片側）
　　　　　16,748点（生活療養を受ける場合に
　　　　　あっては，**16,674点**）

　ケ　K254　治療的角膜切除術　1　エキ
　　シマレーザーによるもの（角膜ジストロ
　　フィー又は帯状角膜変性に係るものに限
　　る。）（両側）
　　　　　28,464点（生活療養を受ける場合に
　　　　　あっては，**28,390点**）

　フ　K268　緑内障手術　6　水晶体再建
　　術併用眼内ドレーン挿入術（片側）
　　　　　34,516点（生活療養を受ける場合に
　　　　　あっては，**34,442点**）

　コ　K268　緑内障手術　6　水晶体再建
　　術併用眼内ドレーン挿入術（両側）
　　　　　67,946点（生活療養を受ける場合に
　　　　　あっては，**67,872点**）

　エ　K282　水晶体再建術　1　眼内レン
　　ズを挿入する場合　ロ　その他のもの
　　（片側）
　　　　　17,457点（生活療養を受ける場合に
　　　　　あっては，**17,383点**）

　テ　K282　水晶体再建術　1　眼内レン
　　ズを挿入する場合　ロ　その他のもの
　　（両側）
　　　　　31,685点（生活療養を受ける場合に
　　　　　あっては，**31,611点**）

　ア　K282　水晶体再建術　2　眼内レン
　　ズを挿入しない場合（片側）
　　　　　14,901点（生活療養を受ける場合に
　　　　　あっては，**14,827点**）

　サ　K282　水晶体再建術　2　眼内レン
　　ズを挿入しない場合（両側）
　　　　　25,413点（生活療養を受ける場合に
　　　　　あっては，**25,339点**）

　キ　K318　鼓膜形成手術
　　　　　31,981点（生活療養を受ける場合に
　　　　　あっては，**31,907点**）

　ユ　K333　鼻骨骨折整復固定術
　　　　　16,988点（生活療養を受ける場合に
　　　　　あっては，**16,914点**）

　メ　K389　喉頭・声帯ポリープ切除術
　　2　直達喉頭鏡又はファイバースコープ
　　によるもの
　　　　　24,709点（生活療養を受ける場合に
　　　　　あっては，**24,635点**）

　ヲ　K768体外衝撃波腎・尿管結石破砕術（一連につき）

　ン　K823-6尿失禁手術（ボツリヌス毒素によるもの）

　アア　K834-3顕微鏡下精索静脈瘤手術

　アイ　K867子宮頸部（腟部）切除術

　アウ　K872-3子宮鏡下有茎粘膜下筋腫切出術，子宮内膜ポリープ切
　　除術の「1」電解質溶液利用のもの

　アエ　K872-3子宮鏡下有茎粘膜下筋腫切出術，子宮内膜ポリープ切
　　除術の「3」その他のもの

　アオ　K873子宮鏡下子宮筋腫摘出術の「1」電解質溶液利用のもの

　アカ　K873子宮鏡下子宮筋腫摘出術の「2」その他のもの

　アキ　K890-3腹腔鏡下卵管形成術

　アク　M001-2ガンマナイフによる定位放射線治療

(7)　以下のアからオまでに該当する場合は，「短期滞在手術等基本料3」
　　を算定しない。なお，イ及びウについては，例えば眼科で同一の手術
　　を両眼に実施した場合等，同一の手術等を複数回実施する場合は含ま
　　れない。また，エについては，手術等を実施した保険医療機関，転院
　　先の保険医療機関ともに「短期滞在手術等基本料3」を算定しない。
　ア　特別入院基本料及び月平均夜勤時間超過減算を算定する保険医療
　　機関の場合
　イ　入院した日から起算して5日以内に(6)に掲げる手術等の中から2
　　以上を実施した場合
　ウ　入院した日から起算して5日以内に(6)に掲げる手術等に加えて，
　　手術（医科点数表第2章第10部手術に掲げるもの）を実施した場合
　エ　入院した日から起算して5日以内に(6)に掲げる手術等を実施した
　　後，入院した日から起算して5日以内に他の保険医療機関に転院し
　　た場合
　オ　K721内視鏡的大腸ポリープ・粘膜切除術を行う場合であって，
　　内視鏡的大腸ポリープ・粘膜切除術の「注1」又は「注2」に規定
　　する加算を算定する場合

(8)　「短期滞在手術等基本料3」を算定する場合は，当該患者に対して
　　行った第2章第2部第2節在宅療養指導管理料，第3節薬剤料，第4
　　節特定保険医療材料料，J038人工腎臓及び退院時の投薬に係る薬剤
　　料（第2章第5部第3節薬剤料に掲げる各所定点数をいう。）並びに
　　別に厚生労働大臣が定める除外薬剤・注射薬の費用を除き，医科点数
　　表に掲げる全ての項目について，別に算定できない。また，入院中の
　　患者に対して使用する薬剤は，入院医療機関が入院中に処方すること
　　が原則であり，入院が予定されている場合に，当該入院の契機となる
　　傷病の治療に係るものとして，あらかじめ当該又は他の保険医療機関
　　等で処方された薬剤を患者に持参させ，入院医療機関が使用すること
　　は特別な理由がない限り認められない（やむを得ず患者が持参した薬
　　剤を入院中に使用する場合については，当該特別な理由を診療録に記
　　載する。）。

(9)　「短期滞在手術等基本料3」を算定する患者について，6日目以降
　　においても入院が必要な場合には，6日目以降の療養に係る費用は，
　　第1章基本診療料（第2部第4節短期滞在手術等基本料を除く。）及
　　び第2章特掲診療料に基づき算定する。

(10)　短期滞在手術等を行うことを目的として本基本料1に包括されてい
　　る検査及び当該検査項目等に係る判断料並びに画像診断項目を実施し
　　た場合の費用は「短期滞在手術等基本料1」に含まれ，別に算定でき
　　ない。ただし，当該手術等の実施とは別の目的で当該検査又は画像診
　　断項目を実施した場合は，この限りでない。この場合において，その
　　旨を診療報酬明細書の摘要欄に記載する。

(11)　短期滞在手術等基本料を算定している月においては，D026の「3」

ミ　K474　乳腺腫瘍摘出術　1　長径5
センチメートル未満
16,684点（生活療養を受ける場合に
あっては，**16,610点**）

シ　K474　乳腺腫瘍摘出術　2　長径5
センチメートル以上
22,904点（生活療養を受ける場合に
あっては，**22,830点**）

ヱ　K616-4　経皮的シャント拡張術・血
栓除去術　1　初回
26,013点（生活療養を受ける場合に
あっては，**25,939点**）

ヒ　K616-4　経皮的シャント拡張術・血
栓除去術　2　1の実施後3月以内に実
施する場合
26,057点（生活療養を受ける場合に
あっては，**25,983点**）

モ　K617　下肢静脈瘤手術　1　抜去切
除術
20,366点（生活療養を受ける場合に
あっては，**20,292点**）

セ　K617　下肢静脈瘤手術　2　硬化療
法（一連として）
8,262点（生活療養を受ける場合に
あっては，**8,188点**）

ス　K617　下肢静脈瘤手術　3　高位結
紮術
9,258点（生活療養を受ける場合に
あっては，**9,184点**）

ン　K617-2　大伏在静脈抜去術
20,829点（生活療養を受ける場合に
あっては，**20,755点**）

イイ　K617-4　下肢静脈瘤血管内焼灼術
19,368点（生活療養を受ける場合に
あっては，**19,294点**）

イロ　K617-6　下肢静脈瘤血管内塞栓術
20,479点（生活療養を受ける場合に
あっては，**20,405点**）

イハ　K633　ヘルニア手術　5　鼠径ヘ
ルニア（3歳未満に限る。）
31,914点（生活療養を受ける場合に
あっては，**31,840点**）

イニ　K633　ヘルニア手術　5　鼠径ヘ
ルニア（3歳以上6歳未満に限る。）
24,786点（生活療養を受ける場合に
あっては，**24,712点**）

イホ　K633　ヘルニア手術　5　鼠径ヘ
ルニア（6歳以上15歳未満に限る。）
21,023点（生活療養を受ける場合に
あっては，**20,949点**）

イヘ　K633　ヘルニア手術　5　鼠径ヘ
ルニア（15歳以上に限る。）
24,147点（生活療養を受ける場合に

血液学的検査判断料，同「4」生化学的検査（I）判断料又は同「6」
免疫学的検査判断料は算定できない。ただし，「短期滞在手術等基本
料3」を算定している月においては，入院日の前日までに行った血液
学的検査判断料，生化学的検査（I）判断料又は免疫学的検査判断料
はこの限りではない。

(12)　短期滞在手術等基本料を算定した同一月にD208心電図検査を算定
した場合は，算定の期日にかかわらず，所定点数の100分の90の点数
で算定する。ただし，「短期滞在手術等基本料3」を算定している月
においては，退院日の翌日以降に限る。

(13)　「短期滞在手術等基本料1」を算定する際，使用したフィルムの費
用は，E400フィルムの所定点数により算定する。

(14)　同一の部位につき「短期滞在手術等基本料1」に含まれる写真診断
及び撮影と同時に2枚以上のフィルムを使用して同一の方法により撮
影を行った場合における第2枚目から第5枚目までの写真診断及び撮
影の費用は，それぞれの所定点数の100分の50に相当する点数で別に
算定できる。なお，第6枚目以後の写真診断及び撮影の費用について
は算定できない。

(15)　「短期滞在手術等基本料1」の届出を行った保険医療機関が，短期
滞在手術等基本料の対象となる手術等を行った場合であって入院基本
料を算定する場合には，短期滞在手術等基本料を算定しない詳細な理
由を診療報酬明細書の摘要欄に記載する。

(16)　「短期滞在手術等基本料1」を算定する場合，実施した当該基本料
の対象手術等を診療報酬明細書の摘要欄に記載する。

(17)　短期滞在手術等基本料に包括されている肝炎ウイルス関連検査を
行った場合には，当該検査の結果が陰性であった場合を含め，当該検
査の結果について患者に適切な説明を行い，文書により提供する。

◆　短期滞在手術等基本料1が算定できる手術又は検査

D287内分泌負荷試験の「1」下垂体前葉負荷試験の「イ」成長ホル
モン（GH）（一連として）

D291-2小児食物アレルギー負荷検査

K005皮膚，皮下腫瘍摘出術（露出部）の「3」長径4センチメート
ル以上（6歳未満に限る。）

K006皮膚，皮下腫瘍摘出術（露出部以外）の「3」長径6センチメー
トル以上12センチメートル未満（6歳未満に限る。）

K006皮膚，皮下腫瘍摘出術（露出部以外）の「4」長径12センチメー
トル以上（6歳未満に限る。）

K008腋臭症手術

K030四肢・躯幹軟部腫瘍摘出術の「2」手，足（手に限る。）

K048骨内異物（挿入物を含む。）除去術の「4」鎖骨，膝蓋骨，手，
足，指（手，足）その他（手に限る。）

K068半月板切除術

K068-2関節鏡下半月板切除術

K070ガングリオン摘出術の「1」手，足，指（手，足）（手に限る。）

K093手根管開放手術

K093-2関節鏡下手根管開放手術

K202涙管チューブ挿入術の「1」涙道内視鏡を用いるもの

K217眼瞼内反症手術の「2」皮膚切開法

K219眼瞼下垂症手術の「1」眼瞼挙筋前転法

K219眼瞼下垂症手術の「3」その他のもの

K224翼状片手術（弁の移植を要するもの）

K254治療的角膜切除術の「1」エキシマレーザーによるもの（角膜
ジストロフィー又は帯状角膜変性に係るものに限る。）

K268緑内障手術の「6」水晶体再建術併用眼内ドレーン挿入術

あっては，**24,073点**)

イト　K634　腹腔鏡下鼠径ヘルニア手術
　（両側）（3歳未満に限る。）
　　　　63,751点（生活療養を受ける場合に
　　　　あっては，**63,677点**)

イチ　K634　腹腔鏡下鼠径ヘルニア手術
　（両側）（3歳以上6歳未満に限る。）
　　　　50,817点（生活療養を受ける場合に
　　　　あっては，**50,743点**)

イリ　K634　腹腔鏡下鼠径ヘルニア手術
　（両側）（6歳以上15歳未満に限る。）
　　　　37,838点（生活療養を受ける場合に
　　　　あっては，**37,764点**)

イヌ　K634　腹腔鏡下鼠径ヘルニア手術
　（両側）（15歳以上に限る。）
　　　　49,389点（生活療養を受ける場合に
　　　　あっては，**49,315点**)

イル　K721　内視鏡的大腸ポリープ・粘
　膜切除術　1　長径2センチメートル未
　満
　　　　12,580点（生活療養を受ける場合に
　　　　あっては，**12,506点**)

イヲ　K721　内視鏡的大腸ポリープ・粘
　膜切除術　2　長径2センチメートル以
　上
　　　　16,153点（生活療養を受ける場合に
　　　　あっては，**16,079点**)

イワ　K743　痔核手術（脱肛を含む。）
　2　硬化療法（四段階注射法によるもの）
　　　　10,386点（生活療養を受ける場合に
　　　　あっては，**10,312点**)

イカ　K747　肛門良性腫瘍，肛門ポリー
　プ，肛門尖圭コンジローム切除術（肛門
　ポリープ切除術に限る。）
　　　　10,017点（生活療養を受ける場合に
　　　　あっては，**9,943点**)

イヨ　K747　肛門良性腫瘍，肛門ポリー
　プ，肛門尖圭コンジローム切除術（肛門
　尖圭コンジローム切除術に限る。）
　　　　7,617点（生活療養を受ける場合に
　　　　あっては，**7,543点**)

イタ　K768　体外衝撃波腎・尿管結石破
　砕術（一連につき）
　　　　25,702点（生活療養を受ける場合に
　　　　あっては，**25,628点**)

イレ　K823-6　尿失禁手術（ボツリヌス
　毒素によるもの）
　　　　23,829点（生活療養を受ける場合に
　　　　あっては，**23,755点**)

イソ　K834-3　顕微鏡下精索静脈瘤手術
　　　　21,524点（生活療養を受ける場合に
　　　　あっては，**21,450点**)

イツ　K867　子宮頸部（腟部）切除術

K282水晶体再建術
　K474乳腺腫瘍摘出術
　K508気管支狭窄拡張術（気管支鏡によるもの）
　K510気管支腫瘍摘出術（気管支鏡又は気管支ファイバースコープに
よるもの）
　K616-4経皮的シャント拡張術・血栓除去術の「1」初回
　K616-4経皮的シャント拡張術・血栓除去術の「2」1の実施後3月
以内に実施する場合
　K617下肢静脈瘤手術の「1」抜去切除術
　K617下肢静脈瘤手術の「2」硬化療法（一連として）
　K617下肢静脈瘤手術の「3」高位結紮術
　K617-4下肢静脈瘤血管内焼灼術
　K617-6下肢静脈瘤血管内塞栓術
　K653内視鏡的胃，十二指腸ポリープ・粘膜切除術の「1」早期悪性
腫瘍粘膜切除術
　K721内視鏡的大腸ポリープ・粘膜切除術の「1」長径2センチメー
トル未満
　K743痔核手術（脱肛を含む。）の「2」硬化療法（四段階注射法によ
るもの）
　K747肛門良性腫瘍，肛門ポリープ，肛門尖圭コンジローム切除術（肛
門ポリープ，肛門尖圭コンジローム切除術に限る。）
　K823-6尿失禁手術（ボツリヌス毒素によるもの）
　K834-3顕微鏡下精索静脈瘤手術
　K841-2経尿道的レーザー前立腺切除・蒸散術

◆　短期滞在手術等基本料3を算定する保険医療機関「注2」
　診療報酬の算定方法第一号ただし書に規定する別に厚生労働大臣が指
定する病院の病棟を有する病院（DPC対象病院）又は診療所でないこ
と。

◆　除外薬剤・注射薬「注4」
　抗悪性腫瘍剤（悪性新生物に罹患している患者に対して投与された場
合に限る。），疼痛コントロールのための医療用麻薬，エリスロポエチン
（人工腎臓又は腹膜灌流を受けている患者のうち腎性貧血状態にあるも
のに対して投与された場合に限る。），ダルベポエチン（人工腎臓又は腹
膜灌流を受けている患者のうち腎性貧血状態にあるものに対して投与さ
れた場合に限る。），エポエチンベータペゴル（人工腎臓又は腹膜灌流を
受けている患者のうち腎性貧血状態にあるものに対して投与された場合
に限る。），HIF-PH阻害剤（人工腎臓又は腹膜灌流を受けている患者の
うち腎性貧血状態にあるものに対して投与された場合に限る。），イン
ターフェロン製剤（B型肝炎又はC型肝炎の効能若しくは効果を有する
ものに限る。），抗ウイルス剤（B型肝炎又はC型肝炎の効能若しくは効
果を有するもの及び後天性免疫不全症候群又はHIV感染症の効能若し
くは効果を有するものに限る。）及び血友病の患者に使用する医薬品（血
友病患者における出血傾向の抑制の効能又は効果を有するものに限る。）

　　　15,253点（生活療養を受ける場合に
　　あっては，**15,179点**）
<u>イネ</u>　K872-3　子宮鏡下有茎粘膜下筋腫
　　切出術，子宮内膜ポリープ切除術　1
　　電解質溶液利用のもの
　　　　22,099点（生活療養を受ける場合に
　　あっては，**22,025点**）
<u>イナ</u>　K872-3　子宮鏡下有茎粘膜下筋腫
　　切出術，子宮内膜ポリープ切除術　<u>3</u>
　　その他のもの
　　　　18,115点（生活療養を受ける場合に
　　あっては，**18,041点**）
<u>イラ</u>　K873　子宮鏡下子宮筋腫摘出術
　　1　電解質溶液利用のもの
　　　　36,674点（生活療養を受ける場合に
　　あっては，**36,600点**）
<u>イム</u>　K873　子宮鏡下子宮筋腫摘出術
　　2　その他のもの
　　　　32,538点（生活療養を受ける場合に
　　あっては，**32,464点**）
<u>イウ</u>　K890-3　腹腔鏡下卵管形成術
　　　　100,243点（生活療養を受ける場合
　　にあっては，**100,169点**）
<u>イキ</u>　M001-2　ガンマナイフによる定位
　　放射線治療
　　　　60,796点（生活療養を受ける場合に
　　あっては，**60,722点**）

注1　別に厚生労働大臣が定める施設基準に
　　適合しているものとして地方厚生局長等
　　に届け出た保険医療機関において，別に
　　厚生労働大臣が定める手術を行った場合
　　（同一の日に入院及び退院した場合に限
　　る。）は，短期滞在手術等基本料1を算
　　定する。ただし，当該患者が同一の疾病
　　又は負傷につき，退院の日から起算して
　　7日以内に再入院した場合は，当該基本
　　料は算定しない。
　2　別に厚生労働大臣が定める保険医療機
　　関において，当該手術を行った場合（入
　　院した日から起算して5日までの期間に
　　限る。）は，短期滞在手術等基本料3を
　　算定する。ただし，当該患者が同一の疾
　　病につき，退院の日から起算して7日以
　　内に再入院した場合は，当該基本料は算
　　定しない。
　3　第2章第3部検査，第4部画像診断及
　　び第11部麻酔のうち次に掲げるものは，
　　短期滞在手術等基本料1に含まれるもの
　　とする。
　　イ　尿中一般物質定性半定量検査
　　ロ　血液形態・機能検査
　　　　末梢血液像（自動機械法），末梢血
　　　液像（鏡検法）及び末梢血液一般検査

ハ　出血・凝固検査

出血時間，プロトロンビン時間（PT）及び活性化部分トロンボプラスチン時間（APTT）

ニ　血液化学検査

総ビリルビン，直接ビリルビン又は抱合型ビリルビン，総蛋白，アルブミン（BCP改良法・BCG法），尿素窒素，クレアチニン，尿酸，アルカリホスファターゼ（ALP），コリンエステラーゼ（ChE），γ-グルタミルトランスフェラーゼ（γ-GT），中性脂肪，ナトリウム及びクロール，カリウム，カルシウム，マグネシウム，クレアチン，グルコース，乳酸デヒドロゲナーゼ（LD），アミラーゼ，ロイシンアミノペプチダーゼ（LAP），クレアチンキナーゼ（CK），アルドラーゼ，遊離コレステロール，鉄（Fe），血中ケトン体・糖・クロール検査（試験紙法・アンプル法・固定化酵素電極によるもの），リン脂質，HDL-コレステロール，LDL-コレステロール，無機リン及びリン酸，総コレステロール，アスパラギン酸アミノトランスフェラーゼ（AST），アラニンアミノトランスフェラーゼ（ALT）並びにイオン化カルシウム

ホ　感染症免疫学的検査

梅毒血清反応（STS）定性，抗ストレプトリジンO（ASO）定性，抗ストレプトリジンO（ASO）半定量，抗ストレプトリジンO（ASO）定量，抗ストレプトキナーゼ（ASK）定性，抗ストレプトキナーゼ（ASK）半定量，梅毒トレポネーマ抗体定性，HIV-1抗体，肺炎球菌抗原定性（尿・髄液），ヘモフィルス・インフルエンザb型（Hib）抗原定性（尿・髄液），単純ヘルペスウイルス抗原定性，RSウイルス抗原定性及び淋菌抗原定性

ヘ　肝炎ウイルス関連検査

HBs抗原定性・半定量及びHCV抗体定性・定量

ト　血漿蛋白免疫学的検査

C反応性蛋白（CRP）定性及びC反応性蛋白（CRP）

チ　心電図検査

区分番号D208の1に掲げるもの

リ　写真診断

区分番号E001の1に掲げるもの

ヌ　撮影

区分番号E002の1に掲げるもの

　　ル　麻酔管理料（Ⅰ）
　　　　区分番号L009に掲げるもの
　　ヲ　麻酔管理料（Ⅱ）
　　　　区分番号L010に掲げるもの
　4　第1章基本診療料及び第2章特掲診療
　　料に掲げるもの（当該患者に対して行っ
　　た第2章第2部第2節在宅療養指導管理
　　料，第3節薬剤料，第4節特定保険医療
　　材料料，区分番号J038に掲げる人工腎
　　臓及び退院時の投薬に係る薬剤料，第14
　　部その他並びに除外薬剤・注射薬の費用
　　を除く。）は，短期滞在手術等基本料3
　　に含まれるものとする。

A
基本

【参考1】 人事院規則で定める地域及び当該地域に準じる地域

　この表の「人事院規則九―四九第2条に規定する地域」及び「人事院規則で定める地域に準じる地域」欄に掲げる名称は、平成27年4月1日においてそれらの名称を有する市，町，村又は特別区の同日における区域によって示された地域を示し，その後におけるそれらの名称の変更又はそれらの名称を有するものの区域の変更によって影響されるものではない。

級地区分	都道府県	人事院規則九―四九第2条に規定する地域	人事院規則で定める地域に準じる地域
1級地	東 京 都	特別区	
2級地	茨 城 県	取手市，つくば市	
	埼 玉 県	和光市	
	千 葉 県	袖ケ浦市，印西市	
	東 京 都	武蔵野市，調布市，町田市，小平市，日野市，国分寺市，狛江市，清瀬市，多摩市	
	神奈川県	横浜市，川崎市，厚木市	
	愛 知 県	刈谷市，豊田市	
	大 阪 府	大阪市，守口市	
3級地	茨 城 県	守谷市	
	埼 玉 県	さいたま市，志木市	
	千 葉 県	千葉市，成田市	
	東 京 都	八王子市，青梅市，府中市，東村山市，国立市，福生市，稲城市，西東京市	東久留米市
	神奈川県	鎌倉市	
	愛 知 県	名古屋市，豊明市	大府市
	大 阪 府	池田市，高槻市，大東市，門真市	
	兵 庫 県	西宮市，芦屋市，宝塚市	
4級地	茨 城 県	牛久市	
	埼 玉 県	東松山市，朝霞市	
	千 葉 県	船橋市，浦安市	習志野市
	東 京 都	立川市	昭島市
	神奈川県	相模原市，藤沢市	愛川町，清川村
	三 重 県	鈴鹿市	
	京 都 府	京田辺市	
	大 阪 府	豊中市，吹田市，寝屋川市，箕面市，羽曳野市	
	兵 庫 県	神戸市	
	奈 良 県	天理市	
5級地	宮 城 県	多賀城市	
	茨 城 県	水戸市，日立市，土浦市，龍ケ崎市	阿見町，稲敷市，つくばみらい市
	埼 玉 県	坂戸市	
	千 葉 県	市川市，松戸市，佐倉市，市原市，富津市	八千代市，四街道市
	東 京 都	三鷹市，あきる野市	小金井市，羽村市，日の出町，檜原村
	神奈川県	横須賀市，平塚市，小田原市，茅ヶ崎市，大和市	座間市，綾瀬市，寒川町，伊勢原市，秦野市，海老名市
	愛 知 県	西尾市，知多市，みよし市	東海市，日進市，東郷町
	三 重 県	四日市市	
	滋 賀 県	大津市，草津市，栗東市	
	京 都 府	京都市	八幡市
	大 阪 府	堺市，枚方市，茨木市，八尾市，柏原市，東大阪市，交野市	島本町，摂津市，四條畷市
	兵 庫 県	尼崎市，伊丹市，三田市	川西市，猪名川町
	奈 良 県	奈良市，大和郡山市	川西町，生駒市，平群町
	広 島 県	広島市	安芸郡府中町
	福 岡 県	福岡市，春日市，福津市	
6級地	宮 城 県	仙台市	利府町，七ヶ浜町
	茨 城 県	古河市，ひたちなか市，神栖市	東海村，那珂市，大洗町，坂東市，境町，五霞町，常総市，利根町，河内町

A

基本

級地区分	都道府県	人事院規則九—四九第2条に規定する地域	人事院規則で定める地域に準じる地域
6級地	栃木県	宇都宮市，大田原市，下野市	さくら市
	群馬県	高崎市	明和町
	埼玉県	川越市，川口市，行田市，所沢市，飯能市，加須市，春日部市，羽生市，鴻巣市，深谷市，上尾市，草加市，越谷市，戸田市，入間市，久喜市，三郷市，比企郡滑川町，比企郡鳩山町，北葛飾郡杉戸町	八潮市，吉川市，松伏町，幸手市，宮代町，白岡市，蓮田市，桶川市，川島町，蕨市，新座市，富士見市，三芳町，狭山市，鶴ヶ島市，日高市，毛呂山町，越生町，ときがわ町
	千葉県	野田市，茂原市，東金市，柏市，流山市，印旛郡酒々井町，印旛郡栄町	我孫子市，白井市，鎌ケ谷市，大網白里市，長柄町，長南町，香取市
	東京都		奥多摩町
	神奈川県	三浦市，三浦郡葉山町，中郡二宮町	逗子市，大磯町，中井町
	山梨県	甲府市	
	長野県	塩尻市	
	岐阜県	岐阜市	
	静岡県	静岡市，沼津市，磐田市，御殿場市	
	愛知県	岡崎市，瀬戸市，春日井市，豊川市，津島市，碧南市，安城市，犬山市，江南市，田原市，弥富市，西春日井郡豊山町	蒲郡市，幸田町，知立市，尾張旭市，長久手市，扶桑町，あま市，蟹江町，愛西市
	三重県	津市，桑名市，亀山市	東員町，朝日町，川越町，木曽岬町
	滋賀県	彦根市，守山市，甲賀市	湖南市，野洲市
	京都府	宇治市，亀岡市，向日市，木津川市	精華町，井手町，城陽市，久御山町，長岡京市，南丹市，宇治田原町，和束町，笠置町
	大阪府	岸和田市，泉大津市，泉佐野市，富田林市，河内長野市，和泉市，藤井寺市，泉南市，阪南市，泉南郡熊取町，泉南郡田尻町，泉南郡岬町，南河内郡太子町	松原市，大阪狭山市，高石市，忠岡町，貝塚市，河南町，千早赤阪村，豊能町
	兵庫県	明石市，赤穂市	
	奈良県	大和高田市，橿原市，香芝市，北葛城郡王寺町	御所市，葛城市，斑鳩町，上牧町，広陵町，五條市，三郷町
	和歌山県	和歌山市，橋本市	かつらぎ町，紀の川市，岩出市
	香川県	高松市	
	福岡県	太宰府市，糸島市，糟屋郡新宮町，糟屋郡粕屋町	古賀市，久山町
	佐賀県		佐賀市
7級地	北海道	札幌市	
	宮城県	名取市	村田町
	茨城県	笠間市，鹿嶋市，筑西市	城里町，茨城町，桜川市，石岡市，下妻市，結城市，八千代町，潮来市
	栃木県	栃木市，鹿沼市，小山市，真岡市	日光市，芳賀町，上三川町，壬生町，佐野市，野木町
	群馬県	前橋市，太田市，渋川市	伊勢崎市，沼田市，東吾妻町，玉村町，吉岡町，榛東村，桐生市，大泉町，千代田町，みどり市，板倉町
	埼玉県	熊谷市	吉見町，嵐山町
	千葉県	木更津市，君津市，八街市	富里市，山武市，大多喜町，鴨川市
	東京都	武蔵村山市	東大和市，瑞穂町
	神奈川県		箱根町，山北町，大井町
	新潟県	新潟市	
	富山県	富山市	南砺市
	石川県	金沢市，河北郡内灘町	津幡町
	福井県	福井市	
	山梨県	南アルプス市	甲斐市，昭和町，中央市，市川三郷町，北杜市，早川町，南部町，身延町，富士河口湖町
	長野県	長野市，松本市，諏訪市，伊那市	上田市，筑北村，大町市，長和町，茅野市，下諏

級地区分	都道府県	人事院規則九―四九第2条に規定する地域	人事院規則で定める地域に準じる地域
7級地			訪町，岡谷市，箕輪町，辰野町，南箕輪村，朝日村，木祖村，木曽町，大鹿村，飯田市
	岐 阜 県	大垣市，多治見市，美濃加茂市，各務原市，可児市	土岐市，八百津町，坂祝町，関市，岐南町，笠松町，羽島市，瑞穂市，高山市，御嵩町，海津町
	静 岡 県	浜松市，三島市，富士宮市，富士市，焼津市，掛川市，藤枝市，袋井市	小山町，裾野市，長泉町，清水町，函南町，川根本町，島田市，森町，湖西市
	愛 知 県	豊橋市，一宮市，半田市，常滑市，小牧市，海部郡飛島村	新城市，東浦町，阿久比町，武豊町，大口町，岩倉市，北名古屋市，清須市，高浜市，稲沢市
	三 重 県	名張市，伊賀市	菰野町，いなべ市
	滋 賀 県	長浜市，東近江市	米原市，多賀町，愛荘町，日野町，竜王町，高島市
	京 都 府		南山城村
	兵 庫 県	姫路市，加古川市，三木市	加東市，小野市，稲美町，播磨町，高砂市，加西市
	奈 良 県	桜井市，宇陀市	山添村，吉野町，明日香村，田原本町，曽爾村，安堵町，河合町
	岡 山 県	岡山市	備前市
	広 島 県	三原市，東広島市，廿日市市，安芸郡海田町，安芸郡坂町	世羅町，安芸高田市，安芸太田町，竹原市，熊野町，呉市
	山 口 県	周南市	岩国市
	徳 島 県	徳島市，鳴門市，阿南市	小松島市，勝浦町，松茂町，北島町，藍住町
	香 川 県	坂出市	綾川町
	福 岡 県	北九州市，筑紫野市，糟屋郡宇美町	須恵町，志免町，飯塚市，大野城市，那珂川町，篠栗町
	長 崎 県	長崎市	

A

基本

【参考2】特定地域

　次表の「医療を提供しているが医療資源の少ない地域」に属する保険医療機関（特定機能病院，許可病床数が400床以上の病院，ＤＰＣ対象病院及び一般病棟入院基本料に係る届出において急性期一般入院料1のみを届け出ている病院を除く。）では，Ａ100一般病棟入院基本料の届出を行う場合に，病棟全体で包括的に届出を行うのではなく，看護配置が異なる病棟ごとに届出を行っても差し支えないものとされている。

　また，Ａ226-2緩和ケア診療加算，Ａ233-2栄養サポートチーム加算，Ａ236褥瘡ハイリスク患者ケア加算，Ａ246入退院支援加算，Ａ308-3地域包括ケア病棟入院料，Ａ317特定一般病棟入院料，Ｂ001特定疾患治療管理料の「24」外来緩和ケア管理料，同「27」糖尿病透析予防指導管理料に規定する「医療提供体制の確保の状況に鑑み別に厚生労働大臣が定める地域（特定地域）」は，「基本診療料の施設基準等（平成20年3月5日厚生労働省告示第62号）」の「別表第六の二」に定められているが，この地域についても次表と同様の地域となっている。

都道府県	二次医療圏	市　町　村
北海道	南檜山	江差町，上ノ国町，厚沢部町，乙部町，奥尻町
	日高	日高町，平取町，新冠町，浦河町，様似町，えりも町，新ひだか町
	宗谷	稚内市，猿払村，浜頓別町，中頓別町，枝幸町，豊富町，礼文町，利尻町，利尻富士町，幌延町
	根室	根室市，別海町，中標津町，標津町，羅臼町
青森県	西北五地域	五所川原市，つがる市，鰺ヶ沢町，深浦町，鶴田町，中泊町
	下北地域	むつ市，大間町，東通村，風間浦村，佐井村
岩手県	岩手中部	花巻市，北上市，遠野市，西和賀町
	気仙	大船渡市，陸前高田市，住田町
	宮古	宮古市，山田町，岩泉町，田野畑村
	久慈	久慈市，普代村，野田村，洋野町
秋田県	県南	大仙市，仙北市，美郷町，横手市，湯沢市，羽後町，東成瀬村
山形県	最上	新庄市，金山町，最上町，舟形町，真室川町，大蔵村，鮭川村，戸沢村
東京都	島しょ	大島町，利島村，新島村，神津島村，三宅村，御蔵島村，八丈町，青ヶ島村，小笠原村
新潟県	魚沼	十日町市，魚沼市，南魚沼市，湯沢町，津南町
	佐渡	佐渡市
石川県	能登北部	輪島市，珠洲市，穴水町，能登町
福井県	奥越	大野市，勝山市
山梨県	峡南	市川三郷町，早川町，身延町，南部町，富士川町
長野県	木曽	木曽郡（上松町，南木曽町，木祖村，王滝村，大桑村，木曽町）
	大北	大町市，北安曇郡（池田町，松川村，白馬村，小谷村）
岐阜県	飛騨	高山市，飛騨市，下呂市，白川村
愛知県	東三河北部	新城市，設楽町，東栄町，豊根村
滋賀県	湖北	長浜市，米原市
	湖西	高島市
奈良県	南和	五條市，吉野町，大淀町，下市町，黒滝村，天川村，野迫川村，十津川村，下北山村，上北山村，川上村，東吉野村
兵庫県	但馬	豊岡市，養父市，朝来市，香美町，新温泉町
島根県	雲南	雲南市，奥出雲町，飯南町
	隠岐	海士町，西ノ島町，知夫村，隠岐の島町
香川県	小豆	小豆郡（土庄町，小豆島町）
長崎県	五島	五島市
	上五島	小値賀町，新上五島町
	壱岐	壱岐市
	対馬	対馬市
鹿児島県	熊毛	西之表市，熊毛郡（中種子町，南種子町，屋久島町）
	奄美	奄美市，大島郡（大和村，宇検村，瀬戸内町，龍郷町，喜界町，徳之島町，天城町，伊仙町，和泊町，知名町，与論町）
沖縄県	宮古	宮古島市，多良間村
	八重山	石垣市，竹富町，与那国町

　上記のほか，離島振興法（昭和28年法律第72号）第2条第1項の規定により離島振興対策実施地域として指定された離島の地域，奄美群島振興開発特別措置法（昭和29年法律第189号）第1条に規定する奄美群島の地域，小笠原諸島振興開発特別措置法（昭和44年法律第79号）第4条第1項に規定する小笠原諸島の地域及び沖縄振興特別措置法（平成14年法律第14号）第3条第三号に規定する離島の地域に該当する地域

【参考3】 医療的ケア判定スコア表（別紙14の3）

医療的ケア（診療の補助行為）		基本スコア	見守りスコアの基準（目安）		
			見守り高の場合	見守り中の場合	見守り低の場合（0点）
1　人工呼吸器（鼻マスク式補助換気法、ハイフローセラピー、間歇的陽圧吸入法、排痰補助装置、高頻度胸壁振動装置を含む）の管理 注）人工呼吸器及び括弧内の装置等のうち、いずれか一つに該当する場合にカウントする。		10点	自発呼吸がない等のために人工呼吸器抜去等の人工呼吸器トラブルに対して直ちに対応する必要がある場合（2点）	直ちにではないがおおむね15分以内に対応する必要がある場合（1点）	それ以外の場合
2　気管切開の管理 注）人工呼吸器と気管切開の両方を持つ場合は、気管切開の見守りスコアを加点しない。（人工呼吸器10点＋人工呼吸器見守り0～2点＋気管切開8点）		8点	自発呼吸がほとんどない等のために気管切開カニューレ抜去に対して直ちに対応する必要がある場合（2点）		それ以外の場合
3　鼻咽頭エアウェイの管理		5点	上気道狭窄が著明なためにエアウェイ抜去に対して直ちに対応する必要がある場合（1点）		それ以外の場合
4　酸素療法		8点	酸素投与中止にて短時間のうちに健康及び患者の生命に対して悪影響がもたらされる場合（1点）		それ以外の場合
5　吸引（口鼻腔・気管内吸引）		8点	自発運動等により吸引の実施が困難な場合（1点）		それ以外の場合
6　ネブライザーの管理		3点			
7　経管栄養	(1)　経鼻胃管、胃瘻、経鼻腸管、経胃瘻腸管、腸瘻、食道瘻	8点	自発運動等により栄養管を抜去する/損傷させる可能性がある場合（2点）		それ以外の場合
	(2)　持続経管注入ポンプ使用	3点	自発運動等により注入ポンプを倒す可能性がある場合（1点）		それ以外の場合
8　中心静脈カテーテルの管理（中心静脈栄養、肺高血圧症治療薬、麻薬など）		8点	自発運動等により中心静脈カテーテルを抜去する可能性がある場合（2点）		それ以外の場合
9　皮下注射 注）いずれか一つを選択	(1)　皮下注射（インスリン、麻薬など）	5点	自発運動等により皮下注射を安全に実施できない場合（1点）		それ以外の場合
	(2)　持続皮下注射ポンプ使用	3点	自発運動等により持続皮下注射ポンプを抜去する可能性がある場合（1点）		それ以外の場合
10　血糖測定（持続血糖測定器による血糖測定を含む） 注）インスリン持続皮下注射ポンプと持続血糖測定器とが連動している場合は、血糖測定の項目を加点しない。		3点	血糖測定とその後の対応が頻回に必要になる可能性がある場合（1点）		それ以外の場合
11　継続的な透析（血液透析、腹膜透析を含む）		8点	自発運動等により透析カテーテルを抜去する可能性がある場合（2点）		それ以外の場合
12　導尿 注）いずれか一つを選択	(1)　利用時間中の間欠的導尿	5点			
	(2)　持続的導尿（尿道留置カテーテル、膀胱瘻、腎瘻、尿路ストーマ）	3点	自発運動等により持続的導尿カテーテルを抜去する可能性がある場合（1点）		それ以外の場合
13　排便管理 注）いずれか一つを選択	(1)　消化管ストーマ	5点	自発運動等により消化管ストーマを抜去する可能性がある場合（1点）		それ以外の場合
	(2)　摘便、洗腸	5点			
	(3)　浣腸	3点			
14　痙攣時の　坐剤挿入、吸引、酸素投与、迷走神経刺激装置の作動等の処置 注）医師から発作時の対応として上記処置の指示があり、過去概ね1年以内に発作の既往がある場合		3点	痙攣が10分以上重積する可能性や短時間のうちに何度も繰り返す可能性が高い場合（2点）		それ以外の場合

「13.　排便管理」における「(3)　浣(かん)腸」は、市販のディスポーザブルグリセリン浣(かん)腸器（挿入部の長さがおおむね5センチメートル以上6センチメートル以下のものであって、グリセリンの濃度が50％程度であり、かつ、容量が、成人を対象とする場合にあってはおおむね40グラム以下、6歳以上12歳未満の小児を対象とする場合にあってはおおむね20グラム以下、1歳以上6歳未満の幼児を対象とする場合にあってはおおむね10グラム以下、0歳の乳児を対象とする場合にあってはおおむね5グラム以下のものをいう。）を用いて浣(かん)腸を施す場合を除く。

※スコア表のそれぞれの項目に係る基本スコア及び見守りスコアを合算したものを医療的ケア判定スコアとする。

A
基本

別表 1 （第 1 節入院基本料、第 3 節特定入院料及び第 4 節短期滞在手術等基本料との関係）

○　算定可（特定入院料は、包括されず別途算定可という意味。）
×　算定不可（特定入院料は、包括されており別途算定不可という意味。）
◉　50対 1 補助体制加算、75対 1 補助体制加算及び100対 1 補助体制加算に限る。
□　精神病棟を除く。
▲　母体・胎児集中治療室管理料に限る。

●　難病患者等入院診療加算に限る。
■　二類感染症患者入院診療加算に限る。
★　看護配置等による制限あり
△　A300の「注 2」加算を算定しない場合に限る。
注　短期滞在手術等基本料 3 はDPC対象病院を除く。

項目	特別入院基本料等	A100 急性期一般入院料1	急性期一般入院料2	急性期一般入院料3	急性期一般入院料4	急性期一般入院料6	地域一般入院料1	地域一般入院料2	地域一般入院料3	A101 療養病棟入院料1	療養病棟入院料2	A102 結核病棟入院基本料	A103 精神病棟入院基本料	重症者等割合特別入院基本料	A104 特定機能病院入院基本料（一般病棟）	特定機能病院入院基本料（結核病棟）	特定機能病院入院基本料（精神病棟）	A105 専門病院入院基本料	A106 障害者施設等入院基本料	特定入院基本料（医療区分1・2）に応じた点数	A108 有床診療所入院基本料	A109 有床診療所療養病床入院基本料	A300 救命救急入院料	A301 特定集中治療室管理料	A301-2 ハイケアユニット入院医療管理料	A301-3 脳卒中ケアユニット入院医療管理料	A301-4 小児特定集中治療室管理料	A302 新生児特定集中治療室管理料	A302-2 新生児特定集中治療室重症児対応体制強化管理料	A303 総合周産期特定集中治療室管理料	A303-2 新生児治療回復室入院医療管理料	A304 地域包括医療病棟入院料	A305 一類感染症患者入院医療管理料	A306 特殊疾患入院医療管理料	医療区分1・2に応じた点数	A307 小児入院医療管理料1	小児入院医療管理料2	小児入院医療管理料3	小児入院医療管理料4	小児入院医療管理料5
(病棟区分)		一般	一般	一般	一般	一般	一般	一般	一般	療養	療養	結核	精神		一般	結核	精神	一般	一般		一般	療養	一般	一般	一般	一般	一般	一般	一般	一般	一般	一般	一般	一般		一般	一般	一般	一般	一般
A200 総合入院体制加算	×	○	○	○	○	○	○	○	○	×	×	×	×	×	×	×	×	×	×	×	×	×	×	×	×	×	×	×	×	×	×	×	×	×	×	×	×	×	×	×
A200-2 急性期充実体制加算	×	○	×	×	×	×	×	×	×	×	×	×	×	×	○	×	×	○	×	×	×	×	×	×	×	×	×	×	×	×	×	×	×	×	×	×	×	×	×	×
A204 地域医療支援病院入院診療加算	×	○	○	○	○	○	○	○	○	○	○	○	○	○	×	×	×	○	○	○	○	○	×	×	×	×	×	×	×	×	×	×	×	×	×	○	○	○	○	○
A204-2 臨床研修病院入院診療加算	×	○	○	○	○	○	○	○	○	○	○	○	○	○	○	○	○	○	○	○	○	○	×	×	×	×	×	×	×	×	×	×	×	×	×	○	○	○	○	○
A204-3 紹介受診重点医療機関入院診療加算	×	○	○	○	○	○	○	○	○	×	×	×	×	×	×	×	×	○	×	×	×	×	×	×	×	×	×	×	×	×	×	×	×	×	×	×	×	×	×	×
A205 救急医療管理加算	×	○	○	○	○	○	○	○	○	×	×	×	×	×	○	×	×	○	×	×	○	×	×	×	×	×	×	×	×	×	×	○	×	×	×	×	×	×	×	×
A205-2 超急性期脳卒中加算	×	○	○	○	○	○	○	○	○	×	×	×	×	×	○	×	×	○	×	×	×	×	○	○	○	○	×	×	×	×	×	○	×	×	×	×	×	×	×	×
A205-3 妊産婦緊急搬送入院加算	×	○	○	○	○	○	○	○	○	×	×	×	×	×	○	×	×	○	×	×	○	×	○	○	○	×	×	○	×	○	○	○	×	×	×	×	×	×	×	×
A206 在宅患者緊急入院診療加算	×	○	○	○	○	○	○	○	○	○	○	○	○	○	×	×	×	○	○	○	○	○	×	×	×	×	×	×	×	×	×	×	×	×	×	○	○	○	○	○
A207 診療録管理体制加算	×	○	○	○	○	○	○	○	○	○	○	○	○	○	○	○	○	○	○	○	○	○	×	×	×	×	×	×	×	×	×	×	×	×	×	○	○	○	○	○
A207-2 医師事務作業補助体制加算	×	○	○	○	○	○	○	○	○	◉	◉	◉	◉	×	○	◉	◉	○	◉	×	◉	×	×	×	×	×	×	×	×	×	×	○	×	×	×	○	○	○	○	○
A207-3 急性期看護補助体制加算	×	○	○	○	○	○	○	○	○	×	×	×	×	×	★	×	×	★	×	×	★	×	★	×	×	×	×	×	×	×	×	○	×	×	×	×	×	×	×	×
A207-4 看護職員夜間配置加算	×	○	○	○	○	○	○	○	○	×	×	×	×	×	★	×	×	★	×	×	★	×	★	×	×	×	×	×	×	×	×	○	×	×	×	×	×	×	×	×
A208 乳幼児加算・幼児加算	○	○	○	○	○	○	○	○	○	×	×	○	○	×	○	○	○	○	○	×	○	×	×	×	×	×	×	×	×	×	×	○	×	×	×	×	×	×	×	×
A209 特定感染症入院医療管理加算	×	○	○	○	○	○	○	○	○	○	○	○	○	×	○	○	○	○	○	×	○	○	×	×	×	×	×	×	×	×	×	×	×	×	×	○	○	○	○	○
A210 難病等特別入院診療加算	○	○	○	○	○	○	○	○	○	×	×	●	●	×	○	●	●	○	●	×	●	×	●	●	●	●	×	×	×	×	×	■	■	■	×	○	○	○	○	○
A211 特殊疾患入院施設管理加算	○	×	×	×	×	×	×	×	×	×	×	×	○	×	×	×	×	×	○	×	○	×	×	×	×	×	×	×	×	×	×	×	×	×	×	×	×	×	×	×
A212 超重症児（者）入院診療加算・準超重症児（者）入院診療加算	○	○	○	○	○	○	○	○	○	×	×	×	×	×	○	×	×	○	○	×	○	×	×	×	×	×	○	○	×	○	○	×	×	×	×	○	○	○	○	○
A213 看護配置加算	×	×	×	×	×	×	×	×	×	×	×	★	★	×	×	★	★	×	×	×	★	×	★	×	★	×	×	×	×	×	×	×	×	×	×	×	×	×	×	×
A214 看護補助加算	×	×	×	×	×	★	★	○	○	×	×	×	★	×	×	×	★	×	★	×	★	×	★	×	★	×	×	×	×	×	×	×	×	×	×	×	×	×	×	×
A218 地域加算	○	○	○	○	○	○	○	○	○	○	○	○	○	○	○	○	○	○	○	○	○	○	○	○	○	○	○	○	○	○	○	○	○	○	○	○	○	○	○	○
A218-2 離島加算	○	○	○	○	○	○	○	○	○	○	○	○	○	○	○	○	○	○	○	○	○	○	○	○	○	○	○	○	○	○	○	○	○	○	○	○	○	○	○	○
A219 療養環境加算	×	○	○	○	○	○	○	○	○	×	×	○	○	×	○	○	○	○	○	×	×	×	×	×	×	×	×	×	×	×	×	×	×	×	×	○	○	○	○	○
A220 HIV感染者療養環境特別加算	○	○	○	○	○	○	○	○	○	○	○	○	○	○	○	○	○	○	○	×	○	○	×	×	×	×	×	×	×	×	×	×	×	×	×	○	○	○	○	○
A220-2 特定感染症患者療養環境特別加算	○	○	○	○	○	○	○	○	○	○	○	○	○	○	○	○	○	○	○	×	○	○	×	×	×	×	×	×	×	×	×	×	×	×	×	○	○	○	○	○
A221 重症者等療養環境特別加算	×	○	○	○	○	○	○	○	○	×	×	○	○	×	○	○	○	○	○	×	×	×	×	×	×	×	×	×	×	×	×	×	×	×	×	×	×	×	×	×
A221-2 小児療養環境特別加算	×	○	○	○	○	○	○	○	○	×	×	×	×	×	○	×	×	○	○	×	×	×	×	×	×	×	×	×	×	×	×	×	×	×	×	×	×	×	×	×
A222 療養病棟療養環境加算	×	×	×	×	×	×	×	×	×	○	○	×	×	×	×	×	×	×	×	×	×	×	×	×	×	×	×	×	×	×	×	×	×	×	×	×	×	×	×	×
A222-2 療養病棟療養環境改善加算	×	×	×	×	×	×	×	×	×	○	○	×	×	×	×	×	×	×	×	×	×	×	×	×	×	×	×	×	×	×	×	×	×	×	×	×	×	×	×	×
A223 診療所療養病床療養環境加算	−	×	×	×	×	×	×	×	×	×	×	×	×	×	×	×	×	×	×	×	×	○	×	×	×	×	×	×	×	×	×	×	×	×	×	×	×	×	×	×
A223-2 診療所療養病床療養環境改善加算	−	×	×	×	×	×	×	×	×	×	×	×	×	×	×	×	×	×	×	×	×	○	×	×	×	×	×	×	×	×	×	×	×	×	×	×	×	×	×	×
A224 無菌治療室管理加算	×	○	○	○	○	○	○	○	○	×	×	×	×	×	○	×	×	○	○	×	×	×	×	×	×	×	×	×	×	×	×	×	×	×	×	○	○	○	○	○
A225 放射線治療病室管理加算	×	○	○	○	○	○	○	○	○	×	×	×	×	×	○	×	×	○	○	×	×	×	×	×	×	×	×	×	×	×	×	×	×	×	×	○	○	○	○	○
A226 重症皮膚潰瘍管理加算	○	×	×	×	×	×	×	×	×	×	×	×	×	×	×	×	×	×	○	×	×	○	×	×	×	×	×	×	×	×	×	×	×	×	×	×	×	×	×	×
A226-2 緩和ケア診療加算	×	○	○	○	○	○	○	○	○	×	×	×	×	×	○	×	×	○	○	×	×	×	×	×	×	×	×	×	×	×	×	×	×	×	×	○	○	×	×	×
A226-3 有床診療所緩和ケア診療加算	×	×	×	×	×	×	×	×	×	×	×	×	×	×	×	×	×	×	×	×	○	×	×	×	×	×	×	×	×	×	×	×	×	×	×	×	×	×	×	×
A226-4 小児緩和ケア診療加算	×	○	○	○	○	○	○	○	○	×	×	×	×	×	○	×	×	○	○	×	×	×	×	×	×	×	×	×	×	×	×	×	×	×	×	○	○	○	○	○
A227 精神科措置入院診療加算	○	×	×	×	×	×	×	×	×	×	×	×	○	×	×	×	○	×	×	×	×	×	×	×	×	×	×	×	×	×	×	×	×	×	×	×	×	×	×	×
A228 精神科応急入院施設管理加算	○	×	×	×	×	×	×	×	×	×	×	×	○	×	×	×	○	×	×	×	×	×	×	×	×	×	×	×	×	×	×	×	×	×	×	×	×	×	×	×
A229 精神科隔離室管理加算	○	×	×	×	×	×	×	×	×	×	×	×	○	×	×	×	○	×	×	×	×	×	×	×	×	×	×	×	×	×	×	×	×	×	×	×	×	×	×	×
A230 精神病棟入院時医学管理加算	×	×	×	×	×	×	×	×	×	×	×	×	○	×	×	×	○	×	×	×	×	×	×	×	×	×	×	×	×	×	×	×	×	×	×	×	×	×	×	×

	特定入院料																																											短期滞在	
	A308 回復期リハビリテーション病棟入院料										回復期リハビリテーション入院医療管理料		A308-3 地域包括ケア病棟入院料1		地域包括ケア病棟入院料2		地域包括ケア病棟入院料3		地域包括ケア病棟入院料4		地域包括ケア入院医療管理料1		地域包括ケア入院医療管理料2		地域包括ケア入院医療管理料3		地域包括ケア入院医療管理料4		A309 特殊疾患病棟入院料1	特殊疾患病棟入院料2	医療区分（1・2）に応じた点数	A310 緩和ケア病棟入院料	A311 精神科救急急性期医療入院料	A311-2 精神科急性期治療病棟入院料1	精神科急性期治療病棟入院料2	A311-3 精神科救急・合併症入院料	A311-4 児童・思春期精神科入院医療管理料	A312 精神療養病棟入院料	A314 認知症治療病棟入院料	A315 精神科地域包括ケア病棟入院料	A317 特定一般病棟入院料	地域移行機能強化病棟入院料	A319 特定機能病院リハビリテーション病棟入院	A400 短期滞在手術等基本料1	短期滞在手術等基本料3
	一般	療養	一般	療養	一般	療養	一般	療養	一般	療養	一般	療養	一般	療養	一般	療養	一般	療養	一般	療養	一般	療養	一般	療養	一般	療養	一般	療養	一般	一般・精神	一般・精神	一般	精神	精神	精神	精神	精神	精神	精神	精神	一般	精神	一般	一般	一般
	×	×	×	×	×	×	×	×	×	×	×	×	×	×	×	×	×	×	×	×	×	×	×	×	×	×	×	×	×	×	×	×	×	×	×	×	×	×	×	×	○	×	×	×	×
	×	×	×	×	×	×	×	×	×	×	×	×	×	×	×	×	×	×	×	×	×	×	×	×	×	×	×	×	×	×	×	×	×	×	×	×	×	×	×	×	○	×	×	×	×
	×	×	×	×	×	×	×	×	×	×	×	×	×	×	×	×	×	×	×	×	×	×	×	×	×	×	×	×	×	×	×	×	×	×	×	×	×	×	×	×	×	×	×	×	×
	○	○	○	○	○	○	○	○	○	○	○	○	○	○	○	○	○	○	○	○	○	○	○	○	○	○	○	○	○	○	○	○	○	○	○	○	○	○	○	○	○	○	○	○	○
	×	×	×	×	×	×	×	×	×	×	×	×	×	×	×	×	×	×	×	×	×	×	×	×	×	×	×	×	×	×	×	×	×	×	×	×	×	×	×	×	×	×	×	×	×
	×	×	×	×	×	×	×	×	×	×	×	×	×	×	×	×	×	×	×	×	×	×	×	×	×	×	×	×	×	×	×	×	×	×	×	×	×	×	×	×	×	×	×	×	×
	×	×	×	×	×	×	×	×	×	×	×	×	×	×	×	×	×	×	×	×	×	×	×	×	×	×	×	×	×	×	×	×	×	×	×	×	×	×	×	×	×	×	×	×	×
	×	×	×	×	×	×	×	×	×	×	×	×	○	○	○	○	○	○	○	○	○	○	○	○	○	○	○	○	×	×	×	×	×	×	×	×	×	×	×	×	×	×	×	×	×
	○	○	○	○	○	○	○	○	○	○	○	○	○	○	○	○	○	○	○	○	○	○	○	○	○	○	○	○	⊙	⊙	⊙	⊙	⊙	⊙	⊙	⊙	⊙	⊙	⊙	⊙	⊙	⊙	⊙	×	×
	×	×	×	×	×	×	×	×	×	×	×	×	×	×	×	×	×	×	×	×	×	×	×	×	×	×	×	×	×	×	×	×	×	×	×	×	×	×	×	×	×	×	×	×	×
	×	×	×	×	×	×	×	×	×	×	×	×	×	×	×	×	×	×	×	×	×	×	×	×	×	×	×	×	×	×	×	×	×	×	×	×	×	×	×	×	×	×	×	×	×
	×	×	×	×	×	×	×	×	×	×	×	×	×	×	×	×	×	×	×	×	×	×	×	×	×	×	×	×	×	×	×	×	×	×	×	×	×	×	×	×	×	×	×	×	×
	×	×	×	×	×	×	×	×	×	×	×	×	×	×	×	×	×	×	×	×	×	×	×	×	×	×	×	×	×	×	×	×	×	×	×	×	×	×	×	×	×	×	×	×	×
	×	×	×	×	×	×	×	×	×	×	×	×	×	×	×	×	×	×	×	×	×	×	×	×	×	×	×	×	×	×	×	×	×	×	×	×	×	×	×	×	×	★	×	×	×
	×	×	×	×	×	×	×	×	×	×	×	×	×	×	×	×	×	×	×	×	×	×	×	×	×	×	×	×	×	×	×	×	×	×	×	×	×	×	×	×	×	×	×	×	×
	○	○	○	○	○	○	○	○	○	○	○	○	○	○	○	○	○	○	○	○	○	○	○	○	○	○	○	○	○	○	○	○	○	○	○	○	○	○	○	○	○	○	○	×	×
	○	○	○	○	○	○	○	○	○	○	○	○	○	○	○	○	○	○	○	○	○	○	○	○	○	○	○	○	○	○	○	○	○	○	○	○	○	○	○	○	○	○	○	×	×
	○	○	○	○	○	○	○	○	○	○	○	○	○	○	○	○	○	○	○	○	○	○	○	○	○	○	○	○	○	○	○	○	○	○	○	○	○	○	○	○	○	○	○	×	×
	×	×	×	×	×	×	×	×	×	×	×	×	×	×	×	×	×	×	×	×	×	×	×	×	×	×	×	×	×	×	×	×	×	×	×	×	×	×	×	×	×	×	×	×	×
	×	×	×	×	×	×	×	×	×	×	×	×	×	×	×	×	×	×	×	×	×	×	×	×	×	×	×	×	×	×	×	×	×	×	×	×	×	×	×	×	×	×	×	×	×
	×	×	×	×	×	×	×	×	×	×	×	×	×	×	×	×	×	×	×	×	×	×	×	×	×	×	×	×	×	×	×	×	×	×	×	×	×	×	×	×	×	×	×	×	×
	×	×	×	×	×	×	×	×	×	×	×	×	×	×	×	×	×	×	×	×	×	×	×	×	×	×	×	×	×	×	×	×	×	×	×	×	×	×	×	×	×	×	×	×	×
	×	×	×	×	×	×	×	×	×	×	×	×	×	×	×	×	×	×	×	×	×	×	×	×	×	×	×	×	×	×	×	×	×	×	×	×	×	×	×	×	○	×	×	×	×
	×	×	×	×	×	×	×	×	×	×	×	×	×	×	×	×	×	×	×	×	×	×	×	×	×	×	×	×	×	×	×	×	×	×	×	×	×	×	×	×	○	×	×	×	×
	×	×	×	×	×	×	×	×	×	×	×	×	×	×	×	×	×	×	×	×	×	×	×	×	×	×	×	×	×	×	×	×	○	○	○	○	○	○	○	○	○	○	×	×	×
	×	×	×	×	×	×	×	×	×	×	×	×	×	×	×	×	×	×	×	×	×	×	×	×	×	×	×	×	×	×	×	×	×	×	×	×	×	×	×	×	×	×	×	×	×
	×	×	×	×	×	×	×	×	×	×	×	×	×	×	×	×	×	×	×	×	×	×	×	×	×	×	×	×	×	×	×	×	×	×	×	×	×	×	×	×	×	×	×	×	×

A
基本

別表1 （第1節入院基本料、第3節特定入院料及び第4節短期滞在手術等基本料との関係）

- ○ 算定可（特定入院料は、包括されず別途算定可という意味。）
- × 算定不可（特定入院料は、包括されており別途算定不可という意味。）
- ⊙ 50対1補助体制加算、75対1補助体制加算及び100対1補助体制加算に限る。
- □ 精神病棟を除く。
- ▲ 母体・胎児集中治療室管理料に限る。
- ● 難病患者等入院診療加算に限る。
- ■ 二類感染症患者入院診療加算に限る。
- ★ 看護配置等による制限あり。
- ☆ A300の「注2」加算を算定しない場合に限る。
- 注 短期滞在手術等基本料3はDPC対象病院を除く。

入院基本料

項目	特別入院基本料等	急性期一般入院料1	急性期一般入院料2	急性期一般入院料3	急性期一般入院料4	急性期一般入院料5	急性期一般入院料6	地域一般入院料1	地域一般入院料2	地域一般入院料3	療養病棟入院料1	療養病棟入院料2	結核病棟入院基本料	重症患者割合特別入院基本料	精神病棟入院基本料	特定機能病院入院基本料（一般病棟）	特定機能病院入院基本料（結核病棟）	特定機能病院入院基本料（精神病棟）	専門病院入院基本料	障害者施設等入院基本料	特定入院基本料	有床診療所入院基本料 医療区分（1・2）に応じた点数	有床診療所療養病床入院基本料	救命救急入院料	特定集中治療室管理料	ハイケアユニット入院医療管理料	脳卒中ケアユニット入院医療管理料	小児特定集中治療室管理料	新生児特定集中治療室管理料	新生児特定集中治療室重症児対応体制強化管理料	総合周産期特定集中治療室管理料	新生児治療回復室入院医療管理料	地域包括医療病棟入院料	一類感染症患者入院医療管理料	特殊疾患入院医療管理料	特殊疾患入院医療管理料 医療区分（1・2）に応じた点数	小児入院医療管理料1	小児入院医療管理料2	小児入院医療管理料3	小児入院医療管理料4	小児入院医療管理料5
（区分）		一般	一般	一般	一般	一般	一般	一般	一般	一般	療養	療養	結核	結核	精神	一般	結核	精神	一般	一般	療養	一般	療養	一般	一般	一般	一般	一般	一般	一般	一般	一般	一般	一般	一般	療養	一般	一般	一般	一般	一般
A230-2 精神科地域移行実施加算1	○	×	×	×	×	×	×	×	×	×	×	×	×	×	○	×	×	○	×	×	×	×	×	×	×	×	×	×	×	×	×	×	×	×	×	×	×	×	×	×	×
A230-3 精神科身体合併症管理加算	○	×	×	×	×	×	×	×	×	×	×	×	×	×	★	×	×	★	×	×	×	×	×	×	×	×	×	×	×	×	×	×	×	×	×	×	×	×	×	×	×
A230-4 精神科リエゾンチーム加算	×	○	○	○	○	○	○	○	○	○	○	○	○	×	×	○	○	×	○	○	×	×	×	○	○	○	○	○	×	×	○	×	○	○	○	×	○	○	○	○	○
A231-2 強度行動障害入院医療管理加算	×	○	○	○	○	○	○	○	○	○	×	×	×	×	×	○	×	×	○	○	×	×	×	×	×	×	×	×	×	×	×	×	○	×	×	×	×	×	×	×	○
A231-3 依存症入院医療管理加算	×	○	○	○	○	○	○	○	○	○	×	×	×	×	○	○	×	○	○	○	×	×	×	×	×	×	×	×	×	×	×	×	×	×	×	×	×	×	×	×	×
A231-4 摂食障害入院医療管理加算	×	○	○	○	○	○	○	○	○	○	×	×	×	×	○	○	×	○	○	○	×	×	×	×	×	×	×	×	×	×	×	×	○	×	×	×	×	×	×	×	○
A232 がん拠点病院加算	×	○	○	○	○	○	○	○	○	○	×	×	×	×	×	○	×	×	○	○	×	×	×	○	○	○	○	○	×	×	×	×	○	○	×	×	○	○	○	○	○
A233 リハビリテーション・栄養・口腔連携体制加算	×	○	○	○	○	○	○	○	○	○	×	×	×	×	×	○	×	×	○	×	×	×	×	×	×	×	×	×	×	×	×	×	○	×	×	×	×	×	×	×	×
A233-2 栄養サポートチーム加算	×	○	○	○	○	○	○	○	○	○	○	○	○	×	×	○	○	×	○	○	×	×	×	×	×	×	×	×	×	×	×	×	○	○	○	×	○	○	○	○	○
A234 医療安全対策加算	○	○	○	○	○	○	○	○	○	○	○	○	○	×	○	○	○	○	○	○	×	×	×	○	○	○	○	○	○	○	○	○	○	○	○	×	○	○	○	○	○
A234-2 感染対策向上加算	○	○	○	○	○	○	○	○	○	○	○	○	○	×	○	○	○	○	○	○	×	×	×	○	○	○	○	○	○	○	○	○	○	○	○	×	○	○	○	○	○
A234-3 患者サポート体制充実加算	×	○	○	○	○	○	○	○	○	○	○	○	○	×	○	○	○	○	○	○	×	×	×	○	○	○	○	○	○	○	○	○	○	○	○	×	○	○	○	○	○
A234-4 重症患者初期支援充実加算	×	○	○	○	○	○	○	×	×	×	×	×	×	×	×	○	×	×	○	×	×	×	×	○	○	○	○	○	○	○	○	○	×	×	×	×	×	×	×	×	×
A234-5 報告書管理体制加算	×	○	○	○	○	○	○	○	○	○	○	○	○	×	○	○	○	○	○	○	×	×	×	○	○	○	○	○	○	○	○	○	○	○	○	×	○	○	○	○	○
A236 褥瘡ハイリスク患者ケア加算	×	○	○	○	○	○	○	○	○	○	×	×	×	×	×	○	×	×	○	○	×	×	×	×	×	×	×	×	×	×	×	×	○	×	×	×	×	×	×	×	×
A236-2 ハイリスク妊娠管理加算	×	○	○	○	○	○	○	○	○	○	×	×	×	×	×	○	×	×	○	×	×	×	×	×	×	×	×	×	×	×	×	×	○	×	×	×	×	×	×	×	×
A237 ハイリスク分娩管理加算	×	○	○	○	○	○	○	○	○	○	×	×	×	×	×	○	×	×	○	×	×	×	×	×	×	×	×	×	×	×	×	×	○	×	×	×	×	×	×	×	×
A237-2 地域連携分娩管理加算	×	○	○	○	○	○	○	○	○	○	×	×	×	×	×	○	×	×	○	×	×	×	×	×	×	×	×	×	×	×	×	×	○	×	×	×	×	×	×	×	×
A238-6 精神科救急搬送患者地域連携紹介加算	×	○	○	○	○	○	○	○	○	○	×	×	×	×	×	○	×	×	○	○	×	×	×	×	×	×	×	×	×	×	×	×	○	×	×	×	×	×	×	×	×
A238-7 精神科救急搬送患者地域連携受入加算	×	×	×	×	×	×	×	×	×	×	×	×	×	×	○	×	×	○	×	×	×	×	×	×	×	×	×	×	×	×	×	×	×	×	×	×	×	×	×	×	×
A242 呼吸ケアチーム加算	×	○	○	○	○	○	○	○	○	○	×	×	○	×	×	○	○	×	○	○	×	×	×	×	×	×	×	×	×	×	×	×	○	○	×	×	○	○	○	○	○
A242-2 術後疼痛管理チーム加算	×	○	○	○	○	○	○	○	○	○	×	×	×	×	×	○	×	×	○	○	×	×	×	○	○	○	○	○	×	×	×	×	○	×	×	▲	○	○	○	○	○
A243 後発医薬品使用体制加算	○	○	○	○	○	○	○	○	○	○	×	×	○	×	○	○	○	○	○	○	×	×	×	×	×	×	×	×	×	×	×	×	○	○	○	×	○	○	○	○	○
A243-2 バイオ後続品使用体制加算	○	○	○	○	○	○	○	○	○	○	×	×	○	×	○	○	○	○	○	○	×	×	×	×	×	×	×	×	×	×	×	×	○	○	○	×	○	○	○	○	○
A244 病棟薬剤業務実施加算1	×	○	○	○	○	○	○	○	○	○	×	×	○	×	○	○	○	○	○	○	×	×	×	×	×	×	×	×	×	×	×	×	○	○	○	×	○	○	○	○	○
A244 病棟薬剤業務実施加算2	×	×	×	×	×	×	×	×	×	×	○	○	×	×	○	×	×	○	×	○	×	×	×	×	×	×	×	×	×	×	×	×	×	×	×	×	×	×	×	×	×
A245 データ提出加算	×	○	○	○	○	○	○	○	○	○	○	○	○	×	○	○	○	○	○	○	×	×	×	○	○	○	○	○	○	○	○	○	○	○	○	×	○	○	○	○	○
A246 入退院支援加算1 イ	×	○	○	○	○	○	○	○	○	○	×	×	×	×	×	○	×	×	○	○	×	×	×	×	×	×	×	×	×	×	×	×	○	×	×	×	×	×	×	×	×
A246 入退院支援加算1 ロ	×	×	×	×	×	×	×	×	×	×	○	○	○	×	○	×	○	○	×	×	×	×	×	×	×	×	×	×	×	×	×	×	×	×	×	×	×	×	×	×	×
A246 入退院支援加算2 イ	○	○	○	○	○	○	○	○	○	○	×	×	×	×	×	○	×	×	○	○	×	×	×	×	×	×	×	×	×	×	×	×	○	×	×	×	×	×	×	×	×
A246 入退院支援加算2 ロ	×	×	×	×	×	×	×	×	×	×	○	○	○	×	○	×	○	○	×	×	×	×	×	×	×	×	×	×	×	×	×	×	×	×	×	×	×	×	×	×	×
A246 入退院支援加算3	×	○	○	○	○	○	○	○	○	○	×	×	×	×	×	○	×	×	○	○	×	×	×	×	×	×	×	×	○	○	○	○	○	×	×	×	×	○	○	○	○	○
A246-2 精神科入退院支援加算	×	×	×	×	×	×	×	×	×	×	×	×	×	×	○	×	×	○	×	×	×	×	×	×	×	×	×	×	×	×	×	×	×	×	×	×	×	×	×	×	×
A246-3 医療的ケア児（者）入院前支援加算	○	○	○	○	○	○	○	○	○	○	×	×	×	×	×	○	×	×	○	○	×	×	×	×	×	×	×	×	×	×	×	×	○	×	×	×	×	○	○	○	○	○
A247 認知症ケア加算	×	○	○	○	○	○	○	○	○	○	○	○	○	×	×	○	○	×	○	○	×	×	×	○	○	○	○	○	×	×	×	×	○	○	○	×	×	×	×	×	×
A247-2 せん妄ハイリスク患者ケア加算	×	○	○	○	○	○	○	○	○	○	×	×	×	×	×	○	×	×	○	○	×	×	×	○	○	○	○	○	×	×	×	×	○	○	×	×	×	×	×	×	×
A248 精神疾患診療体制加算	○	○	○	○	○	○	○	○	○	○	×	×	○	×	×	○	○	×	○	○	×	×	×	○	○	○	○	○	○	○	○	○	○	△	○	×	○	○	○	○	□
A249 精神科急性期医師配置加算1	×	×	×	×	×	×	×	×	×	×	×	×	×	×	○	×	×	×	×	×	×	×	×	×	×	×	×	×	×	×	×	×	×	×	×	×	×	×	×	×	×
A249 精神科急性期医師配置加算2 イ	×	×	×	×	×	×	×	×	×	×	×	×	×	×	★	×	×	★	×	×	×	×	×	×	×	×	×	×	×	×	×	×	×	×	×	×	×	×	×	×	×
A249 精神科急性期医師配置加算2 ロ	×	×	×	×	×	×	×	×	×	×	×	×	×	×	○	×	×	○	×	×	×	×	×	×	×	×	×	×	×	×	×	×	×	×	×	×	×	×	×	×	×
A249 精神科急性期医師配置加算3	×	×	×	×	×	×	×	×	×	×	×	×	×	×	○	×	×	○	×	×	×	×	×	×	×	×	×	×	×	×	×	×	×	×	×	×	×	×	×	×	×
A250 薬剤総合評価調整加算	○	○	○	○	○	○	○	○	○	○	○	○	○	×	○	○	○	○	○	○	×	×	×	×	×	×	×	×	×	×	×	×	○	○	○	×	○	○	○	○	○
A251 排尿自立支援加算	×	○	○	○	○	○	○	○	○	○	○	○	○	×	○	○	○	○	○	○	×	×	×	○	○	○	○	○	×	×	×	×	○	○	○	×	○	○	○	○	○
A252 地域医療体制確保加算	×	○	○	○	○	○	○	○	○	○	×	×	★	×	★	○	★	★	○	○	×	×	×	×	×	×	×	×	×	×	×	×	○	×	×	×	×	×	×	×	×
A253 協力対象施設入所者入院加算	×	○	○	○	○	○	○	○	○	○	○	○	○	×	○	×	×	×	○	○	×	×	×	×	×	×	×	×	×	×	×	×	○	×	×	×	×	×	×	×	×

A
基本

	特定入院料																																												短期滞在	
A-code	A308												A308-3																A309				A310	A311	A311-2		A311-3	A311-4	A312	A314	A315	A317	A318	A319	A400	
名称	回復期リハビリテーション病棟入院料1		回復期リハビリテーション病棟入院料2		回復期リハビリテーション病棟入院料3		回復期リハビリテーション病棟入院料4		回復期リハビリテーション病棟入院料5		回復期リハビリテーション入院医療管理料		地域包括ケア病棟入院料1		地域包括ケア病棟入院料2		地域包括ケア病棟入院料3		地域包括ケア病棟入院料4		地域包括ケア入院医療管理料1		地域包括ケア入院医療管理料2		地域包括ケア入院医療管理料3		地域包括ケア入院医療管理料4		特殊疾患病棟入院料1	特殊疾患病棟入院料2	医療区分(1・2)に応じた点数	医療区分(1・2)に応じた点数	緩和ケア病棟入院料	精神科救急急性期医療入院料	精神科急性期治療病棟入院料1	精神科急性期治療病棟入院料2	精神科救急・合併症入院料	児童・思春期精神科入院医療管理料	精神療養病棟入院料	認知症治療病棟入院料	精神科地域包括ケア病棟入院料	特定一般病棟入院料	地域移行機能強化病棟入院料	特定機能病院リハビリテーション病棟入院料	短期滞在手術等基本料1	短期滞在手術等基本料3
区分	一般	療養	一般	療養	一般	療養	一般	療養	一般	療養	一般	療養	一般	療養	一般	療養	一般	療養	一般	療養	一般	療養	一般	療養	一般	療養	一般	療養	一般	一般・精神	一般・精神	一般	一般	精神	精神	精神	精神	精神	精神	精神	一般	一般	精神	一般		
	×	×	×	×	×	×	×	×	×	×	×	×	×	×	×	×	×	×	×	×	×	×	×	×	×	×	×	×	×	×	×	×	×	×	×	×	×	×	×	○	×	×	×	×	×	×
	×	×	×	×	×	×	×	×	×	×	×	×	×	×	×	×	×	×	×	×	×	×	×	×	×	×	×	×	×	×	×	×	×	○	○	○	○	×	×	×	○	○	×	×	×	×
	×	×	×	×	×	×	×	×	×	×	×	×	×	×	×	×	×	×	×	×	×	×	×	×	×	×	×	×	×	×	×	×	×	×	×	×	×	×	×	×	○	×	○	×	×	×
	×	×	×	×	×	×	×	×	×	×	×	×	×	×	×	×	×	×	×	×	×	×	×	×	×	×	×	×	×	×	×	×	×	×	×	×	×	×	○	×	×	×	×	×	×	×
	×	×	×	×	×	×	×	×	×	×	×	×	×	×	×	×	×	×	×	×	×	×	×	×	×	×	×	×	×	×	×	×	×	×	×	×	×	×	○	×	×	×	×	×	×	×
	×	×	×	×	×	×	×	×	×	×	×	×	×	×	×	×	×	×	×	×	×	×	×	×	×	×	×	×	×	×	×	×	×	○	×	×	×	×	×	×	×	×	×	×	×	×
	×	×	×	×	×	×	×	×	×	×	×	×	×	×	×	×	×	×	×	×	×	×	×	×	×	×	×	×	×	×	×	×	×	×	×	×	×	×	×	×	×	×	×	×	×	×
	○	○	○	○	○	○	○	○	○	○	○	○	○	○	○	○	○	○	○	○	○	○	○	○	○	○	○	○	×	×	×	×	×	×	×	×	×	×	×	×	×	×	×	×	×	×
	○	○	○	○	○	○	○	○	○	○	○	○	○	○	○	○	○	○	○	○	○	○	○	○	○	○	○	○	×	×	×	×	×	×	×	×	×	×	×	×	×	×	×	×	×	×
	○	○	○	○	○	○	○	○	○	○	○	○	○	○	○	○	○	○	○	○	○	○	○	○	○	○	○	○	×	×	×	×	×	×	×	×	×	×	×	×	×	×	×	×	×	×
	×	×	×	×	×	×	×	×	×	×	×	×	×	×	×	×	×	×	×	×	×	×	×	×	×	×	×	×	×	×	×	×	×	×	×	×	×	×	×	×	×	×	×	×	×	×
	×	×	×	×	×	×	×	×	×	×	×	×	×	×	×	×	×	×	×	×	×	×	×	×	×	×	×	×	×	×	×	×	×	×	×	×	×	×	×	×	×	×	×	×	×	×
	×	×	×	×	×	×	×	×	×	×	×	×	×	×	×	×	×	×	×	×	×	×	×	×	×	×	×	×	×	×	×	×	×	×	×	×	×	×	×	×	×	×	×	×	×	×
	×	×	×	×	×	×	×	×	×	×	×	×	×	×	×	×	×	×	×	×	×	×	×	×	×	×	×	×	×	×	×	×	×	×	×	×	×	×	×	×	×	×	×	×	×	×
	×	×	×	×	×	×	×	×	×	×	×	×	×	×	×	×	×	×	×	×	×	×	×	×	×	×	×	×	×	×	×	×	×	×	×	×	×	×	×	×	×	×	×	×	×	×
	×	×	×	×	×	×	×	×	×	×	×	×	×	×	×	×	×	×	×	×	×	×	×	×	×	×	×	×	×	×	×	×	×	×	×	×	×	×	×	×	×	×	×	×	×	×
	×	×	×	×	×	×	×	×	×	×	×	×	×	×	×	×	×	×	×	×	×	×	×	×	×	×	×	×	×	×	×	×	×	×	×	×	×	×	×	×	×	×	×	×	×	×
	○	○	○	○	○	○	○	○	○	○	○	○	○	○	○	○	○	○	○	○	○	○	○	○	○	○	○	○	×	×	×	×	×	×	×	×	×	×	×	×	×	×	×	×	×	×
	○	○	○	○	○	○	○	○	○	○	○	○	○	○	○	○	○	○	○	○	○	○	○	○	○	○	○	○	×	×	×	×	×	×	×	×	×	×	×	×	×	×	×	×	×	×
	×	×	×	×	×	×	×	×	×	×	×	×	×	×	×	×	×	×	×	×	×	×	×	×	×	×	×	×	×	×	×	×	×	○	×	×	×	×	×	×	×	×	×	×	×	×
	×	×	×	×	×	×	×	×	×	×	×	×	○	○	○	○	○	○	○	○	○	○	○	○	○	○	○	○	×	×	×	×	×	×	×	×	×	×	×	×	×	×	×	×	×	×
	○	○	○	○	○	○	○	○	○	○	○	○	×	×	×	×	×	×	×	×	×	×	×	×	×	×	×	×	×	×	×	×	×	×	×	×	×	×	×	×	×	×	×	×	×	×
	×	×	×	×	×	×	×	×	×	×	×	×	×	×	×	×	×	×	×	×	×	×	×	×	×	×	×	×	×	×	×	×	×	×	×	×	×	×	×	×	×	×	×	×	×	×
	×	×	×	×	×	×	×	×	×	×	×	×	×	×	×	×	×	×	×	×	×	×	×	×	×	×	×	×	×	×	×	×	×	×	×	×	×	×	×	○	×	×	×	×	×	×
	×	×	×	×	×	×	×	×	×	×	×	×	×	×	×	×	×	×	×	×	×	×	×	×	×	×	×	×	×	×	×	×	×	×	×	×	×	×	×	×	×	×	×	×	×	×
	×	×	×	×	×	×	×	×	×	×	×	×	×	×	×	×	×	×	×	×	×	×	×	×	×	×	×	×	×	×	×	×	×	×	×	×	×	×	×	×	×	×	×	×	×	×
	×	×	×	×	×	×	×	×	×	×	×	×	×	×	×	×	×	×	×	×	×	×	×	×	×	×	×	×	×	×	×	×	×	×	×	×	×	×	×	×	×	×	×	×	×	×
	×	×	×	×	×	×	×	×	×	×	×	×	×	×	×	×	×	×	×	×	×	×	×	×	×	×	×	×	×	×	×	×	×	×	×	×	×	×	×	×	×	×	×	×	×	×
	×	×	×	×	×	×	×	×	×	×	×	×	×	×	×	×	×	×	×	×	×	×	×	×	×	×	×	×	×	×	×	×	×	×	×	×	×	×	×	×	×	×	×	×	×	×
	×	×	×	×	×	×	×	×	×	×	×	×	×	×	×	×	×	×	×	×	×	×	×	×	×	×	×	×	×	×	×	×	×	×	×	×	×	×	×	×	×	×	×	×	×	×
	×	×	×	×	×	×	×	×	×	×	×	×	×	×	×	×	×	×	×	×	×	×	×	×	×	×	×	×	×	×	×	×	×	×	×	×	×	×	×	×	×	×	×	×	×	×
	○	○	○	○	○	○	○	○	○	○	○	○	○	○	○	○	○	○	○	○	○	○	○	○	○	○	○	○	×	×	×	×	×	×	×	×	×	×	×	×	×	×	×	×	×	×
	○	○	○	○	○	○	○	○	○	○	○	○	○	○	○	○	○	○	○	○	○	○	○	○	○	○	○	○	×	×	×	×	×	×	×	×	×	×	×	×	×	×	×	×	×	×
	×	×	×	×	×	×	×	×	×	×	×	×	×	×	×	×	×	×	×	×	×	×	×	×	×	×	×	×	×	×	×	×	×	×	×	×	×	×	×	×	×	×	×	×	×	×
	×	×	×	×	×	×	×	×	×	×	×	×	×	×	×	×	×	×	×	×	×	×	×	×	×	×	×	×	×	×	×	×	×	×	×	×	×	×	×	×	×	×	×	×	×	×

第2章 特掲診療料

◇ 通則
(1) 第1部に規定するB000特定疾患療養管理料，B001特定疾患治療管理料の「1」ウイルス疾患指導料，同「4」小児特定疾患カウンセリング料，同「5」小児科療養指導料，同「6」てんかん指導料，同「7」難病外来指導管理料，同「8」皮膚科特定疾患指導管理料，同「17」慢性疼痛疾患管理料，同「18」小児悪性腫瘍患者指導管理料及び同「21」耳鼻咽喉科特定疾患指導管理料並びに第2部第2節第1款の各区分に規定する在宅療養指導管理料及び第8部精神科専門療法に掲げるI004心身医学療法は特に規定する場合を除き同一月に算定できない。
(2) 算定回数が「週」単位又は「月」単位とされているものについては，特に定めのない限り，それぞれ日曜日から土曜日までの1週間又は月の初日から月の末日までの1か月を単位として算定する。

第1部 医学管理等

通 則
1 医学管理等の費用は，第1節の各区分の所定点数により算定する。
2 医学管理等に当たって，別に厚生労働大臣が定める保険医療材料（以下この部において**「特定保険医療材料」**という。）を使用した場合は，前号により算定した点数及び第3節の所定点数を合算した点数により算定する。
3 組織的な感染防止対策につき区分番号A000に掲げる初診料の注11及び区分番号A001に掲げる再診料の注15に規定する別に厚生労働大臣が定める施設基準に適合しているものとして地方厚生局長等に届け出た保険医療機関（診療所に限る。）において，第1節の各区分に掲げる医学管理料等のうち次に掲げるものを算定した場合は，**外来感染対策向上加算**として，月1回に限り**6点**を所定点数に加算する。ただし，発熱その他感染症を疑わせるような症状を呈する患者に対して適切な感染防止対策を講じた上で，第1節の各区分に掲げる医学管理料等のうち次に掲げるものを算定した場合については，**発熱患者等対応加算**として，月1回に限り**20点**を更に所定点数に加算する。この場合において，区分番号A000に掲げる初診料の注11，区分番号A001に掲げる再診料の注15，第2部の通則第5号又は区分番号I012に掲げる精神科訪問看護・指導料の注13にそれぞれ規定する外来感染対策向上加算を算定した月は，別に算定できない。
イ 小児科外来診療料
ロ 外来リハビリテーション診療料
ハ 外来放射線照射診療料

◇ 医学管理等の費用は，第1節医学管理料等及び第3節特定保険医療材料料に掲げる所定点数を合算した点数により算定する。

◇ 「通則3」の外来感染対策向上加算は，診療所における，平時からの感染防止対策の実施や，地域の医療機関等が連携して実施する感染症対策への参画，空間的・時間的分離を含む適切な感染対策の下で発熱患者等の外来診療等を実施する体制の確保を更に推進する観点から，診療時の感染防止対策に係る体制を評価するものであり，別に厚生労働大臣が定める施設基準に適合しているものとして地方厚生（支）局長に届け出た診療所において次に掲げるものを算定する場合に，患者1人につき月1回に限り加算することができる。ただし，同一月にA000の「注11」，A001の「注15」，第2章第2部在宅医療の「通則5」又はI012の「注13」に規定する外来感染対策向上加算を算定した場合にあっては算定できない。
ア B001-2小児科外来診療料
イ B001-2-7外来リハビリテーション診療料
ウ B001-2-8外来放射線照射診療料
エ B001-2-9地域包括診療料
オ B001-2-10認知症地域包括診療料
カ B001-2-11小児かかりつけ診療料
キ B001-2-12外来腫瘍化学療法診療料
ク B006救急救命管理料
ケ B007-2退院後訪問指導料
◇ 「通則3」の発熱患者等対応加算は，外来感染対策向上加算を算定している場合であって，発熱，呼吸器症状，発しん，消化器症状又は神経症状その他感染症を疑わせるような症状を有する患者に適切な感染対策の下で「通則3」に掲げる「イ」から「リ」までのいずれかを算定する場合に算定する。

B
医管

ニ　地域包括診療料
ホ　認知症地域包括診療料
ヘ　小児かかりつけ診療料
ト　外来腫瘍化学療法診療料
チ　救急救命管理料
リ　退院後訪問指導料

4　感染症対策に関する医療機関間の連携体制につき区分番号Ａ000に掲げる初診料の注12及び区分番号Ａ001に掲げる再診料の注16に規定する別に厚生労働大臣が定める施設基準に適合しているものとして地方厚生局長等に届け出た保険医療機関において，前号に規定する外来感染対策向上加算を算定した場合は，**連携強化加算**として，月１回に限り**3点**を更に所定点数に加算する。

5　感染防止対策に資する情報を提供する体制につき区分番号Ａ000に掲げる初診料の注13及び区分番号Ａ001に掲げる再診料の注17に規定する別に厚生労働大臣が定める施設基準に適合しているものとして地方厚生局長等に届け出た保険医療機関において，第３号に規定する外来感染対策向上加算を算定した場合は，**サーベイランス強化加算**として，月１回に限り**1点**を更に所定点数に加算する。

6　抗菌薬の使用状況につき区分番号Ａ000に掲げる初診料の注14及び区分番号Ａ001に掲げる再診料の注18に規定する別に厚生労働大臣が定める施設基準に適合しているものとして地方厚生局長等に届け出た保険医療機関において，第３号に規定する外来感染対策向上加算を算定した場合は，**抗菌薬適正使用体制加算**として，月１回に限り**5点**を更に所定点数に加算する。

第1節　医学管理料等

区分
B 000 特定疾患療養管理料
1　診療所の場合　　　　　　　　　　**225点**
2　許可病床数が100床未満の病院の場合
　　　　　　　　　　　　　　　　　　147点
3　許可病床数が100床以上200床未満の病院の場合　　　　　　　　　　　　　　　**87点**
注1　別に厚生労働大臣が定める疾患を主病とする患者に対して，治療計画に基づき療養上必要な管理を行った場合に，月２回に限り算定する。
　2　区分番号Ａ000に掲げる初診料を算定する初診の日に行った管理又は当該初診の日から１月以内に行った管理の費用は，初診料に含まれるものとする。
　3　入院中の患者に対して行った管理又は退院した患者に対して退院の日から起算

◇　「通則４」の連携強化加算は，「通則３」の外来感染対策向上加算を算定する場合であって，外来感染対策向上加算を算定する保険医療機関が，Ａ234-2の感染対策向上加算１を算定する保険医療機関に対し，感染症の発生状況，抗菌薬の使用状況等について報告を行っている場合に算定する。

◇　「通則５」のサーベイランス強化加算は，「通則３」の外来感染対策向上加算を算定する場合であって，外来感染対策向上加算を算定する保険医療機関が，院内感染対策サーベイランス（ＪＡＮＩＳ），感染対策連携共通プラットフォーム（Ｊ-ＳＩＰＨＥ）等，地域や全国のサーベイランスに参加している場合に算定する。

◇　「通則６」の抗菌薬適正使用体制加算は，「通則３」の外来感染対策向上加算を算定する場合であって，外来感染対策向上加算を算定する保険医療機関が抗菌薬の使用状況のモニタリングが可能なサーベイランスに参加し，使用する抗菌薬のうちAccess抗菌薬に分類されるものの使用比率が60％以上又は当該サーベイランスに参加する診療所全体の上位30％以内である場合に算定する。

◇　特定疾患療養管理料について
(1)　別に厚生労働大臣が定める疾患（以下，この項において「特定疾患」という。）を主病とする患者について，プライマリケア機能を担う地域のかかりつけ医師が計画的に療養上の管理を行うことを評価したものであり，許可病床数が200床以上の病院においては算定できない。
(2)　特定疾患を主病とする患者に対して，治療計画に基づき，服薬，運動，栄養等の療養上の管理を行った場合に，月２回に限り算定する。
(3)　第１回目の特定疾患療養管理料は，Ａ000初診料（「注５」のただし書に規定する所定点数を算定する場合を含む。特に規定する場合を除き，以下この部において同じ。）を算定した初診の日又は当該保険医療機関から退院した日からそれぞれ起算して１か月を経過した日以降に算定する。ただし，本管理料の性格に鑑み，１か月を経過した日が休日の場合であって，その休日の直前の休日でない日に特定疾患療養管理料の「注１」に掲げる要件を満たす場合には，その日に特定疾患療養管理料を算定できる。
(4)　Ａ000初診料を算定した初診の日又は当該保険医療機関から退院し

して1月以内に行った管理の費用は，第1章第2部第1節に掲げる入院基本料に含まれるものとする。

4　第2部第2節第1款在宅療養指導管理料の各区分に掲げる指導管理料又は区分番号B001の8に掲げる皮膚科特定疾患指導管理料を算定すべき指導管理を受けている患者に対して行った管理の費用は，各区分に掲げるそれぞれの指導管理料に含まれるものとする。

5　別に厚生労働大臣が定める施設基準に適合しているものとして地方厚生局長等に届け出た保険医療機関において，特定疾患療養管理料を算定すべき医学管理を**情報通信機器を用いて行った場合**は，1，2又は3の所定点数に代えて，それぞれ**196点，128点又は76点**を算定する。

た日からそれぞれ起算して1か月を経過した日が翌々月の1日となる場合であって，初診料を算定した初診の日又は退院の日が属する月の翌月の末日（その末日が休日の場合はその前日）に特定疾患療養管理料の「注1」に掲げる要件を満たす場合には，本管理料の性格に鑑み，その日に特定疾患療養管理料を算定できる。

(5)　診察に基づき計画的な診療計画を立てている場合であって，必要やむを得ない場合に，看護に当たっている家族等を通して療養上の管理を行ったときにおいても，特定疾患療養管理料を算定できる。

(6)　管理内容の要点を診療録に記載する。

(7)　同一保険医療機関において，2以上の診療科にわたり受診している場合においては，主病と認められる特定疾患の治療に当たっている診療科においてのみ算定する。

(8)　特定疾患を主病とする者に対し，実際に主病を中心とした療養上必要な管理が行われていない場合又は実態的に主病に対する治療が当該保険医療機関では行われていない場合には算定できない。

(9)　主病とは，当該患者の全身的な医学管理の中心となっている特定疾患をいうものであり，対診又は依頼により検査のみを行っている保険医療機関にあっては算定できない。

(10)　入院中の患者については，いかなる場合であっても特定疾患療養管理料は算定できない。

(11)　別に厚生労働大臣が定める疾患名は，「疾病，傷害及び死因の統計分類基本分類表（平成27年総務省告示第35号）」（以下「分類表」という。）に規定する分類に該当する疾患の名称であるが，疾患名について各医療機関での呼称が異なっていても，その医学的内容が分類表上の対象疾患名と同様である場合は算定の対象となる。ただし，混乱を避けるため，できる限り分類表上の名称を用いることが望ましい。

(12)　「注5」に規定する情報通信機器を用いた医学管理については，オンライン指針に沿って診療を行った場合に算定する。

◆　特定疾患療養管理料の対象疾患

平成27年総務省告示第35号（統計法第28条の規定に基づき，疾病，傷害及び死因に関する分類を定める件）の「6(1)　基本分類表」（以下「分類表」という。）に規定する疾病のうち次の疾病

　結核
　悪性新生物
　甲状腺障害
　処置後甲状腺機能低下症
　スフィンゴリピド代謝障害及びその他の脂質蓄積障害
　ムコ脂質症
　リポ蛋白代謝障害及びその他の脂（質）血症（家族性高コレステロール血症等の遺伝性疾患に限る。）
　リポジストロフィー
　ローノア・ベンソード腺脂肪腫症
　虚血性心疾患
　不整脈
　心不全
　脳血管疾患
　一過性脳虚血発作及び関連症候群
　単純性慢性気管支炎及び粘液膿性慢性気管支炎
　詳細不明の慢性気管支炎
　その他の慢性閉塞性肺疾患
　肺気腫
　喘息
　喘息発作重積状態

気管支拡張症
胃潰瘍
十二指腸潰瘍
胃炎及び十二指腸炎
肝疾患（経過が慢性なものに限る。）
慢性ウイルス肝炎
アルコール性慢性膵炎
その他の慢性膵炎
思春期早発症
性染色体異常
アナフィラキシー
ギラン・バレー症候群

B 001　特定疾患治療管理料

1　ウイルス疾患指導料

イ　ウイルス疾患指導料1　　　**240点**
ロ　ウイルス疾患指導料2　　　**330点**

注1　イについては，肝炎ウイルス疾患又は成人Ｔ細胞白血病に罹患している患者に対して，ロについては，後天性免疫不全症候群に罹患している患者に対して，それぞれ療養上必要な指導及び感染予防に関する指導を行った場合に，イについては患者1人につき1回に限り，ロについては患者1人につき月1回に限り算定する。ただし，区分番号Ｂ000に掲げる特定疾患療養管理料を算定している患者については算定しない。

2　別に**厚生労働大臣が定める施設基準に適合しているもの**として地方厚生局長等に届け出た保険医療機関において，ロの指導が行われる場合は，**220点**を所定点数に加算する。

3　別に厚生労働大臣が定める施設基準に適合しているものとして地方厚生局長等に届け出た保険医療機関において，ウイルス疾患指導料を算定すべき医学管理を情報通信機器を用いて行った場合は，イ又はロの所定点数に代えて，それぞれ**209点**又は**287点**を算定する。

2　特定薬剤治療管理料

イ　特定薬剤治療管理料1　　　**470点**
ロ　特定薬剤治療管理料2　　　**100点**

注1　イについては，ジギタリス製剤又は抗てんかん剤を投与している患者，免疫抑制剤を投与している臓器移植後の患者その他別に厚生労働大臣が定める患者に対して，薬物血中濃度を測定して計画的な治療管理を行った場合に算定する。

2　イについては，同一の患者につき特定薬剤治療管理料を算定すべき測定及

◇　ウイルス疾患指導料について

(1)　肝炎ウイルス，ＨＩＶ又は成人Ｔ細胞白血病ウイルスによる疾患に罹患しており，かつ，他人に対し感染させる危険がある者又はその家族に対して，療養上必要な指導及びウイルス感染防止のための指導を行った場合に，肝炎ウイルス疾患又は成人Ｔ細胞白血病については，患者1人につき1回に限り算定し，後天性免疫不全症候群については，月1回に限り算定する。

(2)　当該ウイルス疾患に罹患していることが明らかにされた時点以降に，「注1」に掲げる指導を行った場合に算定する。なお，ウイルス感染防止のための指導には，公衆衛生上の指導及び院内感染，家族内感染防止のための指導等が含まれる。

(3)　ＨＩＶの感染者に対して指導を行った場合には，「ロ」を算定する。

(4)　同一の患者に対して，同月内に「イ」及び「ロ」の双方に該当する指導が行われた場合は，主たるもの一方の所定点数のみを算定する。

(5)　「注2」に掲げる加算は，別に厚生労働大臣が定める施設基準に適合しているものとして地方厚生（支）局長に届け出た保険医療機関において，後天性免疫不全症候群に罹患している患者又はＨＩＶの感染者に対して療養上必要な指導及び感染予防に関する指導を行った場合に算定する。

(6)　指導内容の要点を診療録に記載する。

(7)　「注3」に規定する情報通信機器を用いた医学管理については，オンライン指針に沿って診療を行った場合に算定する。

◇　特定薬剤治療管理料1について

ア　下記のものに対して投与薬剤の血中濃度を測定し，その結果に基づき当該薬剤の投与量を精密に管理した場合，月1回に限り算定する。

(イ)　心疾患患者であってジギタリス製剤を投与しているもの
(ロ)　てんかん患者であって抗てんかん剤を投与しているもの
(ハ)　臓器移植術を受けた患者であって臓器移植における拒否反応の抑制を目的として免疫抑制剤を投与しているもの
(ニ)　気管支喘息，喘息性（様）気管支炎，慢性気管支炎，肺気腫又は未熟児無呼吸発作の患者であってテオフィリン製剤を投与しているもの
(ホ)　不整脈の患者であって不整脈用剤を継続的に投与しているもの

び計画的な治療管理を月2回以上行った場合においては，特定薬剤治療管理料は1回に限り算定することとし，第1回の測定及び計画的な治療管理を行ったときに算定する。

　(ヘ)　統合失調症の患者であってハロペリドール製剤又はブロムペリドール製剤を投与しているもの
　(ト)　躁うつ病の患者であってリチウム製剤を投与しているもの
　(チ)　躁うつ病又は躁病の患者であってバルプロ酸ナトリウム又はカルバマゼピンを投与しているもの
　(リ)　ベーチェット病の患者であって活動性・難治性眼症状を有するもの又はその他の非感染性ぶどう膜炎（既存治療で効果不十分で，視力低下のおそれのある活動性の中間部又は後部の非感染性ぶどう膜炎に限る。），再生不良性貧血，赤芽球癆，尋常性乾癬，膿疱性乾癬，乾癬性紅皮症，関節症性乾癬，全身型重症筋無力症，アトピー性皮膚炎（既存治療で十分な効果が得られない患者に限る。），ネフローゼ症候群若しくは川崎病の急性期の患者であってシクロスポリンを投与しているもの
　(ヌ)　全身型重症筋無力症，関節リウマチ，ループス腎炎，潰瘍性大腸炎又は間質性肺炎（多発性筋炎又は皮膚筋炎に合併するものに限る。）の患者であってタクロリムス水和物を投与しているもの
　(ル)　若年性関節リウマチ，リウマチ熱又は慢性関節リウマチの患者であってサリチル酸系製剤を継続的に投与しているもの
　(ヲ)　悪性腫瘍の患者であってメトトレキサートを投与しているもの
　(ワ)　結節性硬化症の患者であってエベロリムスを投与しているもの
　(カ)　入院中の患者であってアミノ配糖体抗生物質，グリコペプチド系抗生物質又はトリアゾール系抗真菌剤を数日間以上投与しているもの
　(ヨ)　重症又は難治性真菌感染症又は造血幹細胞移植の患者であってトリアゾール系抗真菌剤を投与（造血幹細胞移植の患者にあっては，深在性真菌症の予防を目的とするものに限る。）しているもの
　(タ)　イマチニブを投与しているもの
　(レ)　リンパ脈管筋腫症の患者であってシロリムス製剤を投与しているもの
　(ソ)　腎細胞癌の患者であって抗悪性腫瘍剤としてスニチニブを投与しているもの
　(ツ)　片頭痛の患者であってバルプロ酸ナトリウムを投与しているもの
　(ネ)　統合失調症の患者であって治療抵抗性統合失調症治療薬を投与しているもの
　(ナ)　ブスルファンを投与しているもの
イ　特定薬剤治療管理料1を算定できる不整脈用剤とはプロカインアミド，N-アセチルプロカインアミド，ジソピラミド，キニジン，アプリンジン，リドカイン，ピルジカイニド塩酸塩，プロパフェノン，メキシレチン，フレカイニド，シベンゾリンコハク酸塩，ピルメノール，アミオダロン，ソタロール塩酸塩及びベプリジル塩酸塩をいう。
ウ　特定薬剤治療管理料1を算定できるグリコペプチド系抗生物質とは，バンコマイシン及びテイコプラニンをいい，トリアゾール系抗真菌剤とは，ボリコナゾールをいう。
エ　特定薬剤治療管理料1を算定できる免疫抑制剤とは，シクロスポリン，タクロリムス水和物，エベロリムス及びミコフェノール酸モフェチルをいう。
オ　特定薬剤治療管理料1を算定できる治療抵抗性統合失調症治療薬とは，クロザピンをいう。
カ　当該管理料には，薬剤の血中濃度測定，当該血中濃度測定に係る採血及び測定結果に基づく投与量の管理に係る費用が含まれるものであり，1月のうちに2回以上血中濃度を測定した場合であっても，それに係る費用は別に算定できない。ただし，別の疾患に対して別

　　の薬剤を投与した場合（例えば，てんかんに対する抗てんかん剤と気管支喘息に対するテオフィリン製剤の両方を投与する場合）及び同一疾患についてアの(イ)から(ネ)までのうち同一の区分に該当しない薬剤を投与した場合（例えば，発作性上室性頻脈に対してジギタリス製剤及び不整脈用剤を投与した場合）はそれぞれ算定できる。

キ　薬剤の血中濃度，治療計画の要点を診療録に添付又は記載する。

ク　特殊な薬物血中濃度の測定及び計画的な治療管理のうち，特に本項を準用する必要のあるものについては，その都度当局に内議し，最も近似する測定及び治療管理として準用が通知された算定方法により算定する。

◇　特定薬剤治療管理料2について

ア　特定薬剤治療管理料2は，胎児曝露を未然に防止するための安全管理手順を遵守した上でサリドマイド製剤及びその誘導体の処方及び調剤を実施した患者に対して，医師及び薬剤師が，当該薬剤の管理の状況について確認及び適正使用に係る必要な説明を行い，当該医薬品の製造販売を行う企業に対して確認票等を用いて定期的に患者の服薬に係る安全管理の遵守状況等を報告した場合において，月に1回につき算定する。

イ　サリドマイド製剤及びその誘導体とは，サリドマイド，レナリドミド及びポマリドミドをいう。

ウ　安全管理手順については「サリドマイド製剤安全管理手順(TERMS)」及び「レナリドミド・ポマリドミド適正管理手順(RevMate)」を遵守する。

エ　特定薬剤治療管理料2を算定する場合は，診療録等に指導内容の要点を記録する。

◆　特定薬剤治療管理料1の対象患者

(1)　テオフィリン製剤を投与している患者

(2)　不整脈用剤を投与している患者

(3)　ハロペリドール製剤又はブロムペリドール製剤を投与している患者

(4)　リチウム製剤を投与している患者

(5)　免疫抑制剤を投与している患者

(6)　サリチル酸系製剤を投与している若年性関節リウマチ，リウマチ熱又は関節リウマチの患者

(7)　メトトレキサートを投与している悪性腫瘍の患者

(8)　アミノ配糖体抗生物質，グリコペプチド系抗生物質又はトリアゾール系抗真菌剤を投与している入院中の患者

(9)　イマチニブを投与している患者

(10)　シロリムス製剤を投与している患者

(11)　スニチニブを投与している患者

(12)　治療抵抗性統合失調症治療薬を投与している患者

(13)　ブスルファンを投与している患者

(14)　(1)から(13)までに掲げる患者に準ずるもの

3　イについては，**ジギタリス製剤の急速飽和を行った場合**又はてんかん重積状態の患者に対して，**抗てんかん剤の注射等を行った場合**は，所定点数にかかわらず，1回に限り**740点**を特定薬剤治療管理料1として算定する。

◇　「注3」について

(1)　ジギタリス製剤の急速飽和を行った場合は，1回に限り急速飽和完了日に「注3」に規定する点数を算定することとし，当該算定を行った急速飽和完了日の属する月においては，別に特定薬剤治療管理料1は算定できない。なお，「急速飽和」とは，重症うっ血性心不全の患者に対して2日間程度のうちに数回にわたりジギタリス製剤を投与し，治療効果が得られる濃度にまで到達させることをいう。

(2)　てんかん重積状態のうち算定の対象となるものは，全身性けいれん発作重積状態であり，抗てんかん剤を投与している者について，注射薬剤等の血中濃度を測定し，その測定結果をもとに投与量を精密に管理した場合は，1回に限り，重積状態が消失した日に「注3」に規定

する点数を算定することとし，当該算定を行った重積状態消失日の属する月においては，別に特定薬剤治療管理料1は算定できない。

(3)　「注3」に規定する点数を算定する場合にあっては，「注8」に規定する加算を含め別に特定薬剤治療管理料1は算定できない。

◇　「抗てんかん剤又は免疫抑制剤を投与している患者」には，躁うつ病又は躁病によりバルプロ酸又はカルバマゼピンを投与している患者が含まれ，当該患者は4月目以降においても減算対象とならない。また，所定点数の100分の50に相当する点数により算定する「4月目以降」とは，初回の算定から暦月で数えて4月目以降のことである。

4　イについては，抗てんかん剤又は免疫抑制剤を投与している患者以外の患者に対して行った薬物血中濃度の測定及び計画的な治療管理のうち，**4月目以降のものについては，所定点数の100分の50に相当する点数**により算定する。

5　イについては，てんかんの患者であって，2種類以上の抗てんかん剤を投与されているものについて，同一暦月に血中の複数の抗てんかん剤の濃度を測定し，その測定結果に基づき，個々の投与量を精密に管理した場合は，当該管理を行った月において，2回に限り所定点数を算定できる。

6　イについては，**臓器移植後の患者に対して，免疫抑制剤の投与を行った場合**は，臓器移植を行った日の属する月を含め3月に限り，**2,740点**を所定点数に加算する。

◇　免疫抑制剤を投与している臓器移植後の患者については，臓器移植を行った日の属する月を含め3月に限り，臓器移植加算として「注6」に規定する加算を算定し，「注8」に規定する初回月加算は算定しない。また，「注6」に規定する加算を算定する場合には，「注9」及び「注10」に規定する加算は算定できない。

7　イについては，入院中の患者であって，**バンコマイシンを投与しているもの**に対して，血中のバンコマイシンの濃度を複数回測定し，その測定結果に基づき，投与量を精密に管理した場合は，1回に限り，**530点**を所定点数に加算する。

◇　「注7」に規定する加算は，入院中の患者であって，バンコマイシンを数日間以上投与しているものに対して，バンコマイシンの安定した血中至適濃度を得るため頻回の測定を行った場合は，1回に限り，初回月加算（バンコマイシンを投与した場合）として「注7」に規定する加算を算定し，「注8」に規定する加算は別に算定できない。

8　イについては，注6及び注7に規定する患者以外の患者に対して，特定薬剤治療管理に係る薬剤の投与を行った場合は，1回目の特定薬剤治療管理料を算定すべき月に限り，**280点**を所定点数に加算する。

◇　「注8」に規定する初回月加算は，投与中の薬剤の安定した血中至適濃度を得るため頻回の測定が行われる初回月に限り算定できるものであり，薬剤を変更した場合においては算定できない。

9　イについては，**ミコフェノール酸モフェチルを投与している臓器移植後の患者**であって，2種類以上の免疫抑制剤を投与されているものについて，医師が必要と認め，同一暦月に血中の複数の免疫抑制剤の濃度を測定し，その測定結果に基づき，個々の投与量を精密に管理した場合は，6月に1回に限り**250点**を所定点数に加算する。

◇　「注9」に規定する加算を算定する場合は，ミコフェノール酸モフェチルの血中濃度測定の必要性について診療報酬明細書の摘要欄に詳細を記載する。

◇　「注9」及び「注10」に規定する加算は同一月内に併せて算定できない。

10　イについては，**エベロリムスを投与している臓器移植後の患者**であって，2種類以上の免疫抑制剤を投与されているものについて，医師が必要と認め，同一暦月に血中の複数の免疫抑制剤の濃度を測定し，その測定結果に基づき，個々の投与量を精密に管理した場合

◇　「注10」に規定する加算を算定する場合は，エベロリムスの初回投与から3月の間に限り，当該薬剤の血中濃度測定の必要性について診療報酬明細書の摘要欄に詳細を記載する。

は，エベロリムスの初回投与を行った日の属する月を含め３月に限り月１回，４月目以降は４月に１回に限り**250点**を所定点数に加算する。

11　ロについては，サリドマイド及びその誘導体を投与している患者について，服薬に係る安全管理の遵守状況を確認し，その結果を所定の機関に報告する等により，投与の妥当性を確認した上で，必要な指導等を行った場合に月１回に限り所定点数を算定する。

3　悪性腫瘍特異物質治療管理料

イ　尿中ＢＴＡに係るもの　　　　**220点**
ロ　その他のもの
　(1)　１項目の場合　　　　　　**360点**
　(2)　２項目以上の場合　　　　**400点**

注１　イについては，悪性腫瘍の患者に対して，尿中ＢＴＡに係る検査を行い，その結果に基づいて計画的な治療管理を行った場合に，月１回に限り第１回の検査及び治療管理を行ったときに算定する。

　　2　ロについては，悪性腫瘍の患者に対して，区分番号D009に掲げる腫瘍マーカーに係る検査（注１に規定する検査を除く。）のうち１又は２以上の項目を行い，その結果に基づいて計画的な治療管理を行った場合に，月１回に限り第１回の検査及び治療管理を行ったときに算定する。

◇　悪性腫瘍特異物質治療管理料について
(1)　悪性腫瘍であると既に確定診断がされた患者について，腫瘍マーカー検査を行い，当該検査の結果に基づいて計画的な治療管理を行った場合に，月１回に限り算定する。
(2)　腫瘍マーカー検査，当該検査に係る採血及び当該検査の結果に基づく治療管理に係る費用が含まれるものであり，１月のうち２回以上腫瘍マーカー検査を行っても，それに係る費用は別に算定できない。
(3)　腫瘍マーカー検査の結果及び治療計画の要点を診療録に添付又は記載する。
(4)　D009腫瘍マーカーにおいて，併算定が制限されている項目を同一月に併せて実施した場合には，１項目とみなして，本管理料を算定する。
※　D008内分泌学的検査の「25」の酒石酸抵抗性酸ホスファターゼ（ＴＲＡＣＰ-5ｂ）は，乳癌，肺癌又は前立腺癌であると既に確定診断された患者について骨転移の診断のために当該検査を行い，当該検査に基づいて計画的な治療管理を行った場合は，Ｂ001特定疾患治療管理料の「３」悪性腫瘍特異物質治療管理料の「ロ」を算定する。
※　D009腫瘍マーカーの「１」の尿中ＢＴＡは，膀胱癌であると既に確定診断がされた患者に対して，膀胱癌再発の診断のために行い，当該検査の結果に基づいて計画的な治療管理を行った場合に限り，Ｂ001特定疾患治療管理料の「３」悪性腫瘍特異物質治療管理料の「イ」を算定する。
※　D009腫瘍マーカーの「12」の核マトリックスプロテイン22（ＮＭＰ22）定量（尿）及び同「12」の核マトリックスプロテイン22（ＮＭＰ22）定性（尿）については，尿路上皮癌の診断が確定した後に行った場合であっても，Ｂ001特定疾患治療管理料の「３」悪性腫瘍特異物質治療管理料は算定できない。
※　D009腫瘍マーカーの「18」のサイトケラチン19フラグメント（シフラ）は，悪性腫瘍であることが既に確定診断された患者については，小細胞癌を除く肺癌の場合に限り，Ｂ001特定疾患治療管理料の「３」悪性腫瘍特異物質治療管理料を算定できる。
※　D009腫瘍マーカーの「21」のサイトケラチン８・18（尿）は，尿路上皮癌の診断が確定した後に行った場合であっても，Ｂ001特定疾患治療管理料の「３」悪性腫瘍特異物質治療管理料は算定できない。
※　D009腫瘍マーカーの「23」のⅠ型コラーゲン-Ｃ-テロペプチド（ＩＣＴＰ），D008内分泌学的検査の「25」のⅠ型コラーゲン架橋Ｎ-テロペプチド（ＮＴＸ）又は同「39」のデオキシピリジノリン（ＤＰＤ）（尿）は，乳癌，肺癌又は前立腺癌であると既に確定診断された患者について骨転移の診断のために当該検査を行い，当該検査の結果に基づいて計画的な治療管理を行った場合に限り，Ｂ001特定疾患治療管理料の「３」悪性腫瘍特異物質治療管理料の「ロ」を算定する。
※　D009腫瘍マーカーの「30」の可溶性メソテリン関連ペプチドを悪性

B

医管

中皮腫の治療効果の判定又は経過観察を目的として実施する場合は，悪性中皮腫であると既に確定診断された患者に対して，当該検査の結果に基づいて計画的な治療管理を行った場合に限り，B 001特定疾患治療管理料の「3」悪性腫瘍特異物質治療管理料の「ロ」を算定する。

※　D009腫瘍マーカーの「34」のHER2蛋白は，悪性腫瘍が既に確定診断され，かつ，HER2蛋白過剰発現が認められている患者又は他の測定法により，HER2蛋白過剰発現の有無が確認されていない再発癌患者に対して，当該検査の結果に基づいて計画的な治療管理を行った場合に限り，B 001特定疾患治療管理料の「3」悪性腫瘍特異物質治療管理料の「ロ」を算定する。

※　D009腫瘍マーカーの「36」の可溶性インターロイキン-2レセプター（sIL-2R）は，非ホジキンリンパ腫又はATLであることが既に確定診断された患者に対して，経過観察のために測定した場合は，B 001特定疾患治療管理料の「3」悪性腫瘍特異物質治療管理料の「ロ」により算定する。

3　注2に規定する悪性腫瘍特異物質治療管理に係る腫瘍マーカーの検査を行った場合は，**1回目の悪性腫瘍特異物質治療管理料を算定すべき月**に限り，**150点**をロの所定点数に加算する。ただし，当該月の前月に腫瘍マーカーの所定点数を算定している場合は，この限りでない。

◇　「初回月加算」は，適切な治療管理を行うために多項目の腫瘍マーカー検査を行うことが予想される初回月に限って算定する。ただし，悪性腫瘍特異物質治療管理料を算定する当該初回月の前月において，D009腫瘍マーカーを算定している場合は，当該初回月加算は算定できない。

4　注1に規定する検査及び治療管理並びに注2に規定する検査及び治療管理を同一月に行った場合にあっては，ロの所定点数のみにより算定する。

5　腫瘍マーカーの検査に要する費用は所定点数に含まれるものとする。

◇　当該月に悪性腫瘍特異物質以外の検査（D009腫瘍マーカーの通知に規定する例外規定を含む。）を行った場合は，本管理料とは別に，検査に係る判断料を算定できる。

（例）　肝癌の診断が確定している患者でα-フェトプロテインを算定し，別に，D008内分泌学的検査を行った場合の算定

　　　　悪性腫瘍特異物質治療管理料「ロ」の「(1)」
　　　　＋D008内分泌学的検査の実施料
　　　　＋D026の「5」生化学的検査（Ⅱ）判断料

6　注1及び注2に規定されていない腫瘍マーカーの検査及び計画的な治療管理であって特殊なものに要する費用は，注1又は注2に掲げられている腫瘍マーカーの検査及び治療管理のうち，最も近似するものの所定点数により算定する。

◇　特殊な腫瘍マーカー検査及び計画的な治療管理のうち，特に本項を準用する必要のあるものについては，その都度当局に内議し，最も近似する腫瘍マーカー検査及び治療管理として準用が通知された算定方法により算定する。

4　小児特定疾患カウンセリング料

イ　医師による場合

(1)　初回　　　　　　　　　　　　　**800点**

(2)　初回のカウンセリングを行った日後1年以内の期間に行った場合

①　月の1回目　　　　　　　　**600点**

②　月の2回目　　　　　　　　**500点**

(3)　初回のカウンセリングを行った日から起算して2年以内の期間に行った場合（(2)の場合を除く。）

①　月の1回目　　　　　　　　**500点**

◇　小児特定疾患カウンセリング料について

(1)　「イ」については，乳幼児期及び学童期における特定の疾患を有する患者及びその家族に対して日常生活の環境等を十分勘案した上で，小児科（小児外科を含む。以下この部において同じ。）又は心療内科の医師が一定の治療計画に基づいて療養上必要なカウンセリングを行った場合に算定する。

(2)　「ロ」については，乳幼児期及び学童期における特定の疾患を有する患者及びその家族等に対して，日常生活の環境等を十分勘案した上で，当該患者の診療を担当する小児科又は心療内科の医師の指示の下，公認心理師が当該医師による治療計画に基づいて療養上必要なカウンセリングを20分以上行った場合に算定する。なお，一連のカウンセリ

② 月の2回目　**400点**
(4) 初回のカウンセリングを行った日から起算して4年以内の期間に行った場合（(2)及び(3)の場合を除く。）　**400点**
ロ 公認心理師による場合　**200点**
注1 小児科又は心療内科を標榜する保険医療機関において，小児科若しくは心療内科を担当する医師又は医師の指示を受けた公認心理師が，別に厚生労働大臣が定める患者であって入院中以外のものに対して，療養上必要なカウンセリングを同一月内に1回以上行った場合に，初回のカウンセリングを行った日から起算して，2年以内の期間においては月2回に限り，2年を超える期間においては，4年を限度として，月1回に限り，算定する。ただし，区分番号B000に掲げる特定疾患療養管理料，区分番号I002に掲げる通院・在宅精神療法又は区分番号I004に掲げる心身医学療法を算定している患者については算定しない。
2 別に厚生労働大臣が定める施設基準に適合しているものとして地方厚生局長等に届け出た保険医療機関において，小児特定疾患カウンセリング料イの(1)，(2)，(3)又は(4)を算定すべき医学管理を**情報通信機器を用いて行った場合**は，イの(1)，(2)の①若しくは②，(3)の①若しくは②又は(4)の所定点数に代えて，それぞれ**696点**，**522点**若しくは**435点**，**435点**若しくは**348点**又は**348点**を算定する。

5 **小児科療養指導料**　**270点**
注1 小児科を標榜する保険医療機関において，慢性疾患であって生活指導が特に必要なものを主病とする15歳未満の患者であって入院中以外のものに対して，必要な生活指導を継続して行った場合に，月1回に限り算定する。ただし，区分番号B000に掲げる特定疾患療養管理料，区分番号B001の7に掲げる難病外来指導管理料又は区分番号B001の18に掲げる小児悪性腫瘍患者指導管理料を算定している患者については算定しない。
2 区分番号A000に掲げる初診料を算

ングの初回は当該医師が行うものとし，継続的にカウンセリングを行う必要があると認められる場合においても，3月に1回程度，医師がカウンセリングを行う。
(3) カウンセリングを患者の家族等に対して行った場合は，患者を伴った場合に限り算定する。
(4) 対象となる患者は，次に掲げる患者である。
　ア 気分障害の患者
　イ 神経症性障害の患者
　ウ ストレス関連障害の患者
　エ 身体表現性障害（小児心身症を含む。また，喘息や周期性嘔吐症等の状態が心身症と判断される場合は対象となる。）の患者
　オ 生理的障害及び身体的要因に関連した行動症候群（摂食障害を含む。）の患者
　カ 心理的発達の障害（自閉症を含む。）の患者
　キ 小児期又は青年期に通常発症する行動及び情緒の障害（多動性障害を含む。）の患者
(5) 対象となる患者には，登校拒否の者及び家族又は同居者から虐待を受けている又はその疑いがある者を含む。
(6) イの(1)は，原則として同一患者に対して，初めてカウンセリングを行った場合に限り算定することができる。
(7) 同一暦月において，初回のカウンセリングを行った日から起算して2年以内は第1回目及び第2回目のカウンセリングを行った日，2年を超える期間においては4年を限度として第1回目のカウンセリングを行った日に算定する。
(8) 「ロ」を算定する場合，公認心理師は，当該疾病の原因と考えられる要素，治療計画及び指導内容の要点等についてカウンセリングに係る概要を作成し，指示を行った医師に報告する。当該医師は，公認心理師が作成した概要の写しを診療録に添付する。
(9) 小児特定疾患カウンセリング料を算定する場合には，同一患者に対し初めてのカウンセリングを行った年月日を診療報酬明細書の摘要欄に記載する。
(10) 電話によるカウンセリングは，本カウンセリングの対象とはならない。
(11) 「注2」に規定する情報通信機器を用いたカウンセリングについては，オンライン指針に沿って診療を行った場合に算定する。

◆ 小児特定疾患カウンセリング料の対象患者
　18歳未満の気分障害，神経症性障害，ストレス関連障害及び身体的要因に関連した行動症候群，心理的発達の障害又は小児期及び青年期に通常発症する行動及び情緒の障害の患者

◇ 小児科療養指導料について
(1) 小児科のみを専任する医師が作成する一定の治療計画に基づき療養上の指導を行った場合に限り算定する。治療計画を作成する医師が当該保険医療機関が標榜する他の診療科を併せ担当している場合にあっては算定できない。ただし，アレルギー科を併せ担当している場合はこの限りでない。
(2) 小児科療養指導料の対象となる疾患及び状態は，脳性麻痺，先天性心疾患，ネフローゼ症候群，ダウン症等の染色体異常，川崎病で冠動脈瘤のあるもの，脂質代謝障害，腎炎，溶血性貧血，再生不良性貧血，血友病，血小板減少性紫斑病，先天性股関節脱臼，内反足，二分脊椎，骨系統疾患，先天性四肢欠損，分娩麻痺，先天性多発関節拘縮症及び「児童福祉法」第6条の2第1項に規定する小児慢性特定疾病（同条第3項に規定する小児慢性特定疾病医療支援の対象に相当する状態のものに限る。）並びに同法第56条の6第2項に規定する障害児に該当

定する初診の日に行った指導又は当該
初診の日の同月内に行った指導の費用
は，初診料に含まれるものとする。

3　入院中の患者に対して行った指導又
は退院した患者に対して退院の日から
起算して1月以内に行った指導の費用
は，第1章第2部第1節に掲げる入院
基本料に含まれるものとする。

4　第2部第2節第1款在宅療養指導管
理料の各区分に掲げる指導管理料又は
区分番号B001の8に掲げる皮膚科特
定疾患指導管理料を算定すべき指導管
理を受けている患者に対して行った指
導の費用は，各区分に掲げるそれぞれ
の指導管理料に含まれるものとする。

5　人工呼吸器管理の適応となる患者と
病状，治療方針等について話し合い，
当該患者に対し，その内容を文書によ
り提供した場合は，**人工呼吸器導入時
相談支援加算**として，当該内容を文書
により提供した日の属する月から起算
して1月を限度として，1回に限り，
500点を所定点数に加算する。

6　別に厚生労働大臣が定める施設基準
に適合しているものとして地方厚生局
長等に届け出た保険医療機関におい
て，小児科療養指導料を算定すべき医
学管理を情報通信機器を用いて行った
場合は，所定点数に代えて，**235点**を
算定する。

6　てんかん指導料　　　　　250点

注1　小児科，神経科，神経内科，精神科，
脳神経外科又は心療内科を標榜する保
険医療機関において，その標榜する診
療科を担当する医師が，てんかん（外
傷性のものを含む。）の患者であって
入院中以外のものに対して，治療計画
に基づき療養上必要な指導を行った場
合に，月1回に限り算定する。

2　区分番号A000に掲げる初診料を算
定する初診の日に行った指導又は当該
初診の日から1月以内に行った指導の
費用は，初診料に含まれるものとする。

3　退院した患者に対して退院の日から
起算して1月以内に指導を行った場合
における当該指導の費用は，第1章第
2部第1節に掲げる入院基本料に含ま
れるものとする。

4　区分番号B000に掲げる特定疾患療
養管理料，区分番号B001の5に掲げ
る小児科療養指導料又は区分番号B
001の18に掲げる小児悪性腫瘍患者指
導管理料を算定している患者について

する状態であり，対象となる患者は，15歳未満の入院中の患者以外の
患者である。また，出生時の体重が1,500g未満であった6歳未満の
者についても，入院中の患者以外の患者はその対象となる。

(3)　当該疾病又は状態を主病とする患者又はその家族に対して，治療計
画に基づき療養上の指導を行った場合に月1回に限り算定する。ただ
し，家族に対して指導を行った場合は，患者を伴った場合に限り算定
する。

(4)　第1回目の小児科療養指導料は，A000初診料を算定した初診の日
の属する月の翌月の1日又は当該保険医療機関から退院した日から起
算して1か月を経過した日以降に算定する。

(5)　指導内容の要点を診療録等に記載する。

(6)　必要に応じ，患者の通学する学校との情報共有・連携を行う。

(7)　日常的に車椅子を使用する患者であって，車椅子上での姿勢保持が
困難なため，食事摂取等の日常生活動作の能力の低下を来した患者に
ついては，医師の指示を受けた理学療法士又は作業療法士等が，車椅
子や座位保持装置上の適切な姿勢保持や褥瘡予防のため，患者の体幹
機能や座位保持機能を評価した上で体圧分散やサポートのためのクッ
ションや附属品の選定や調整を行うことが望ましい。

(8)　「注5」に規定する加算は，長期的に人工呼吸器による呼吸管理が
必要と見込まれる患者に対して，患者やその家族等の心理状態に十分
配慮された環境で，医師及び看護師が必要に応じてその他の職種と共
同して，人工呼吸器による管理が適応となる病状及び治療方法等につ
いて，患者やその家族等が十分に理解し，同意した上で治療方針を選
択できるよう，説明及び相談を行った場合に算定する。説明及び相談
に当たっては，患者及びその家族が理解できるよう，必要時に複数回
に分けて説明や相談を行う。なお，説明等の内容の要点を診療録等に
記載する。

(9)　「注6」に規定する情報通信機器を用いた医学管理については，オ
ンライン指針に沿って診療を行った場合に算定する。

◇　てんかん指導料について

(1)　小児科，神経科，神経内科，精神科，脳神経外科又は心療内科を標
榜する保険医療機関において，当該標榜診療科の専任の医師が，てん
かん（外傷性を含む。）の患者であって入院中以外のもの又はその家
族に対し，治療計画に基づき療養上必要な指導を行った場合に，月1
回に限り算定する。

(2)　第1回目のてんかん指導料は，A000初診料を算定した初診の日又
は当該保険医療機関から退院した日からそれぞれ起算して1か月を経
過した日以降に算定できる。

(3)　診療計画及び診療内容の要点を診療録に記載する。

(4)　「注6」に規定する情報通信機器を用いた医学管理については，オ
ンライン指針に沿って診療を行った場合に算定する。

は算定しない。

　　5　第2部第2節第1款在宅療養指導管理料の各区分に掲げる指導管理料を算定すべき指導管理を受けている患者に対して行った指導の費用は，各区分に掲げるそれぞれの指導管理料に含まれるものとする。

　　6　別に厚生労働大臣が定める施設基準に適合しているものとして地方厚生局長等に届け出た保険医療機関において，てんかん指導料を算定すべき医学管理を情報通信機器を用いて行った場合は，所定点数に代えて，**218点**を算定する。

7　難病外来指導管理料　　　　270点

注1　入院中の患者以外の患者であって別に厚生労働大臣が定める疾患を主病とするものに対して，計画的な医学管理を継続して行い，かつ，治療計画に基づき療養上必要な指導を行った場合に，月1回に限り算定する。

　　2　区分番号A000に掲げる初診料を算定する初診の日に行った指導又は当該初診の日から1月以内に行った指導の費用は，初診料に含まれるものとする。

　　3　退院した患者に対して退院の日から起算して1月以内に指導を行った場合における当該指導の費用は，第1章第2部第1節に掲げる入院基本料に含まれるものとする。

　　4　区分番号B000に掲げる特定疾患療養管理料又は区分番号B001の8に掲げる皮膚科特定疾患指導管理料を算定している患者については算定しない。

　　5　人工呼吸器管理の適応となる患者と病状，治療方針等について話し合い，当該患者に対し，その内容を文書により提供した場合は，**人工呼吸器導入時相談支援加算**として，当該内容を文書により提供した日の属する月から起算して1月を限度として，1回に限り，**500点**を所定点数に加算する。

　　6　別に厚生労働大臣が定める施設基準に適合しているものとして地方厚生局長等に届け出た保険医療機関において，難病外来指導管理料を算定すべき医学管理を情報通信機器を用いて行った場合は，所定点数に代えて，**235点**を算定する。

8　皮膚科特定疾患指導管理料

イ　皮膚科特定疾患指導管理料（Ⅰ）**250点**
ロ　皮膚科特定疾患指導管理料（Ⅱ）**100点**

注1　皮膚科又は皮膚泌尿器科を標榜する

◇　難病外来指導管理料について

(1)　別に厚生労働大臣が定める疾病を主病とする患者に対して，治療計画に基づき療養上の指導を行った場合に，月1回に限り算定する。

(2)　第1回目の難病外来指導管理料は，A000初診料を算定した初診の日又は当該保険医療機関から退院した日からそれぞれ起算して1か月を経過した日以降に算定できる。

(3)　別に厚生労働大臣が定める疾患を主病とする患者にあっても，実際に主病を中心とした療養上必要な指導が行われていない場合又は実態的に主病に対する治療が行われていない場合には算定できない。

(4)　診療計画及び診療内容の要点を診療録に記載する。

(5)　「注5」に規定する加算は，長期的に人工呼吸器による呼吸管理が必要と見込まれる患者に対して，患者やその家族等の心理状態に十分配慮された環境で，医師及び看護師が必要に応じてその他の職種と共同して，人工呼吸器による管理が適応となる病状及び治療方法等について，患者やその家族等が十分に理解し，同意した上で治療方針を選択できるよう，説明及び相談を行った場合に算定する。説明及び相談に当たっては，患者及びその家族が理解できるよう，必要時に複数回に分けて説明や相談を行う。なお，説明等の内容の要点を診療録等に記載する。

(6)　「注6」に規定する情報通信機器を用いた医学管理については，オンライン指針に沿って診療を行った場合に算定する。

◆　難病外来指導管理料の対象疾患

　難病の患者に対する医療等に関する法律（平成26年法律第50号）第5条第1項に規定する指定難病（同法第7条第4項に規定する医療受給者証を交付されている患者（同条第1項各号に規定する特定医療費の支給認定に係る基準を満たすものとして診断を受けたものを含む。）に係るものに限る。）その他これに準ずる疾患

　「その他これに準ずる疾患」とは，「特定疾患治療研究事業について」（昭和48年4月17日衛発第242号）に掲げる疾患（当該疾患に罹患している患者として都道府県知事から受給者証の交付を受けているものに係るものに限る。ただし，スモンについては過去に公的な認定を受けたことが確認できる場合等を含む。）又は「先天性血液凝固因子障害等治療研究事業実施要綱について」（平成元年7月24日健医発第896号）に掲げる疾患（当該疾患に罹患している患者として都道府県知事から受給者証の交付を受けているものに係るものに限る。）をいう。

◇　皮膚科特定疾患指導管理料について

(1)　皮膚科を標榜する保険医療機関とは，皮膚科，皮膚泌尿器科又は皮膚科及び泌尿器科，形成外科若しくはアレルギー科を標榜するものをいい，他の診療科を併せ標榜するものにあっては，皮膚科又は皮膚泌

保険医療機関において，皮膚科又は皮膚泌尿器科を担当する医師が，別に厚生労働大臣が定める疾患に罹患している患者に対して，計画的な医学管理を継続して行い，かつ，療養上必要な指導を行った場合に，当該疾患の区分に従い，それぞれ月1回に限り算定する。

2　区分番号A000に掲げる初診料を算定する初診の日に行った指導又は当該初診の日から1月以内に行った指導の費用は，初診料に含まれるものとする。

3　入院中の患者に対して指導を行った場合又は退院した患者に対して退院の日から1月以内に指導を行った場合における当該指導の費用は，第1章第2部第1節に掲げる入院基本料に含まれるものとする。

4　別に厚生労働大臣が定める施設基準に適合しているものとして地方厚生局長等に届け出た保険医療機関において，皮膚科特定疾患指導管理料を算定すべき医学管理を**情報通信機器を用いて行った場合**は，イ又はロの所定点数に代えて，それぞれ**218点**又は**87点**を算定する。

尿器科を専任する医師が本指導管理を行った場合に限り算定するものであり，同一医師が当該保険医療機関が標榜する他の診療科を併せ担当している場合にあっては算定できない。

(2)　皮膚科特定疾患指導管理料（Ⅰ）の対象となる特定疾患は，天疱瘡，類天疱瘡，エリテマトーデス（紅斑性狼瘡），紅皮症，尋常性乾癬，掌蹠膿疱症，先天性魚鱗癬，類乾癬，扁平苔癬並びに結節性痒疹及びその他の痒疹（慢性型で経過が1年以上のものに限る。）であり，皮膚科特定疾患指導管理料（Ⅱ）の対象となる特定疾患は，帯状疱疹，じんま疹，アトピー性皮膚炎（16歳以上の患者が罹患している場合に限る。），尋常性白斑，円形脱毛症及び脂漏性皮膚炎である。ただし，アトピー性皮膚炎については，外用療法を必要とする場合に限り算定できる。

(3)　医師が一定の治療計画に基づいて療養上必要な指導管理を行った場合に，月1回に限り算定する。

(4)　第1回目の皮膚科特定疾患指導管理料は，A000初診料を算定した初診の日又は当該保険医療機関から退院した日からそれぞれ起算して1か月を経過した日以降に算定する。

(5)　「注4」に規定する情報通信機器を用いた医学管理については，オンライン指針に沿って診療を行った場合に算定する。

(6)　皮膚科特定疾患指導管理料（Ⅰ）及び（Ⅱ）は，同一暦月には算定できない。

(7)　診療計画及び指導内容の要点を診療録に記載する。

◆　皮膚科特定疾患指導管理料（Ⅰ）の対象疾患
　　天疱瘡
　　類天疱瘡
　　エリテマトーデス（紅斑性狼瘡）
　　紅皮症
　　尋常性乾癬
　　掌蹠膿疱症
　　先天性魚鱗癬
　　類乾癬
　　扁平苔癬
　　結節性痒疹その他の痒疹（慢性型で経過が1年以上のものに限る。）

◆　皮膚科特定疾患指導管理料（Ⅱ）の対象疾患
　　帯状疱疹
　　じんま疹
　　アトピー性皮膚炎（16歳以上の患者が罹患している場合に限る。）
　　尋常性白斑
　　円形脱毛症
　　脂漏性皮膚炎

9　外来栄養食事指導料

イ　外来栄養食事指導料1
　(1)　初回
　　①　対面で行った場合　　　　**260点**
　　②　情報通信機器等を用いた場合
　　　　　　　　　　　　　　　　235点
　(2)　2回目以降
　　①　対面で行った場合　　　　**200点**
　　②　情報通信機器等を用いた場合
　　　　　　　　　　　　　　　　180点
ロ　外来栄養食事指導料2
　(1)　初回
　　①　対面で行った場合　　　　**250点**

◇　外来栄養食事指導料について

(1)　外来栄養食事指導料（「注2」及び「注3」を除く。）は，入院中の患者以外の患者であって，別に厚生労働大臣が定める特別食を保険医療機関の医師が必要と認めた者又は次のいずれかに該当する者に対し，管理栄養士が医師の指示に基づき，患者ごとにその生活条件，嗜好を勘案した食事計画案等を必要に応じて交付し，初回にあっては概ね30分以上，2回目以降にあっては概ね20分以上，療養のため必要な栄養の指導を行った場合に算定する。

ア　がん患者
イ　摂食機能又は嚥下機能が低下した患者
ウ　低栄養状態にある患者

(2)　特別食には，心臓疾患及び妊娠高血圧症候群等の患者に対する減塩食，十二指腸潰瘍の患者に対する潰瘍食，侵襲の大きな消化管手術後

② 情報通信機器等を用いた場合

225点

(2) 2回目以降
① 対面で行った場合 **190点**
② 情報通信機器等を用いた場合

170点

注1　イの(1)の①及び(2)の①については，入院中の患者以外の患者であって，別に厚生労働大臣が定めるものに対して，保険医療機関の医師の指示に基づき当該保険医療機関の管理栄養士が具体的な献立等によって指導を行った場合に，初回の指導を行った月にあっては月2回に限り，その他の月にあっては月1回に限り算定する。

2　別に厚生労働大臣が定める施設基準に適合しているものとして地方厚生局長等に届け出た保険医療機関において，外来化学療法を実施している悪性腫瘍の患者に対して，医師の指示に基づき当該保険医療機関の管理栄養士が具体的な献立等によって月2回以上の指導を行った場合に限り，月の2回目の指導時にイの(2)の①の点数を算定する。ただし，区分番号B001-2-12に掲げる外来腫瘍化学療法診療料を算定した日と同日であること。

3　別に厚生労働大臣が定める施設基準に適合しているものとして地方厚生局長等に届け出た保険医療機関において，外来化学療法を実施している悪性腫瘍の患者に対して，医師の指示に基づき当該保険医療機関の専門的な知識を有する管理栄養士が具体的な献立等によって指導を行った場合に限り，月1回に限り**260点**を算定する。

4　イの(1)の②及び(2)の②については，入院中の患者以外の患者であって，別に厚生労働大臣が定めるものに対して，保険医療機関の医師の指示に基づき当該保険医療機関の管理栄養士が電話又は情報通信機器によって必要な指導を行った場合に，初回の指導を行った月にあっては月2回に限り，その他の月にあっては月1回に限り算定する。

5　ロの(1)の①及び(2)の①については，入院中の患者以外の患者であって，別に厚生労働大臣が定めるものに対して，保険医療機関（診療所に限る。）の医師の指示に基づき当該保険医療機関以外の管理栄養士が具体的な献立等によって指導を行った場合に，初回の指導を行った月にあっては月2回に限

の患者に対する潰瘍食，クローン病及び潰瘍性大腸炎等により腸管の機能が低下している患者に対する低残渣食，高度肥満症（肥満度が＋40％以上又はBMIが30以上）の患者に対する治療食並びにてんかん食（難治性てんかん（外傷性のものを含む。），グルコーストランスポーター1欠損症又はミトコンドリア脳筋症の患者に対する治療食であって，グルコースに代わりケトン体を熱量源として供給することを目的に炭水化物量の制限と脂質量の増加が厳格に行われたものに限る。）を含む。ただし，高血圧症の患者に対する減塩食（塩分の総量が6g未満のものに限る。）及び小児食物アレルギー患者（食物アレルギー検査の結果（他の保険医療機関から提供を受けた食物アレルギー検査の結果を含む。），食物アレルギーを持つことが明らかな16歳未満の小児に限る。）に対する小児食物アレルギー食については，入院時食事療養（I）又は入院時生活療養（I）の特別食加算の場合と異なり，特別食に含まれる。なお，妊娠高血圧症候群の患者に対する減塩食は，日本高血圧学会，日本妊娠高血圧学会等の基準に準じていること。

(3) 管理栄養士への指示事項は，当該患者ごとに適切なものとし，熱量・熱量構成，蛋白質，脂質その他の栄養素の量，病態に応じた食事の形態等に係る情報のうち医師が必要と認めるものに関する具体的な指示を含まなければならない。

(4) 管理栄養士は常勤である必要はなく，要件に適合した指導が行われていれば算定できる。

(5) 摂食機能又は嚥下機能が低下した患者とは，医師が，硬さ，付着性，凝集性などに配慮した嚥下調整食（日本摂食嚥下リハビリテーション学会の分類に基づく。）に相当する食事を要すると判断した患者をいう。

(6) 低栄養状態にある患者とは，次のいずれかを満たす患者をいう。
ア　GLIM基準による栄養評価を行い，低栄養と判定された患者
イ　医師が栄養管理により低栄養状態の改善を要すると判断した患者

(7) 外来栄養食事指導料1は，保険医療機関の管理栄養士が当該保険医療機関の医師の指示に基づき，指導を行った場合に算定する。
　　また，外来栄養食事指導料2は，当該診療所以外（公益社団法人日本栄養士会若しくは都道府県栄養士会が設置し，運営する「栄養ケア・ステーション」又は他の保険医療機関に限る。）の管理栄養士が当該診療所の医師の指示に基づき，指導を行った場合に算定する。

(8) 外来栄養食事指導料（「注2」及び「注3」を除く。）は初回の指導を行った月にあっては1月に2回を限度として，その他の月にあっては1月に1回を限度として算定する。ただし，初回の指導を行った月の翌月に2回指導を行った場合であって，初回と2回目の指導の間隔が30日以内の場合は，初回の指導を行った翌月に2回算定することができる。

(9) 「注2」については，B001-2-12外来腫瘍化学療法診療料の「注8」に規定する連携充実加算の施設基準を満たす外来化学療法室を担当する管理栄養士が外来化学療法を実施している悪性腫瘍の患者に対して，具体的な献立等によって月2回以上の指導をした場合に限り，指導の2回目に外来栄養食事指導料の「イ」の「(2)」の「①」を算定する。ただし，当該指導料を算定する日は，B001-2-12外来腫瘍化学療法診療料を算定した日と同日であること。
　　なお，「外来栄養食事指導料について」の(1)の初回の要件を満たしている場合は，外来栄養食事指導料の「イ」の「(1)」の所定点数を算定できる。

(10) 「注1」に規定する「イ」の「(2)」の「①」，「注2」に規定する「イ」の「(2)」の「①」及び「注3」に規定する指導料は，同一月に併せて算定できない。

り，その他の月にあっては月1回に限り算定する。

6　ロの(1)の②及び(2)の②については，入院中の患者以外の患者であって，別に厚生労働大臣が定めるものに対して，保険医療機関（診療所に限る。）の医師の指示に基づき当該保険医療機関以外の管理栄養士が電話又は情報通信機器によって必要な指導を行った場合に，初回の指導を行った月にあっては月2回に限り，その他の月にあっては月1回に限り算定する。

(11)　「注3」については，専門的な知識を有した管理栄養士が医師の指示に基づき，外来化学療法を実施している悪性腫瘍の患者ごとにその生活条件，し好を勘案した食事計画案等を必要に応じて交付し，療養のため必要な指導を行った場合に算定する。患者の症状等に応じ，対面又は電話若しくはビデオ通話が可能な情報通信機器等（以下この区分において「情報通信機器等」という。）による指導のいずれを選択することも可能であるが，情報通信機器等を用いる場合は，(12)と同様の対応を行うこと。

(12)　「注4」及び「注6」については，以下の要件を満たすこと。
　ア　管理栄養士が(1)の患者に対し，情報通信機器等を活用して，指導を行う。
　イ　外来受診した場合は必ず対面にて指導を行う。
　ウ　情報通信機器等による指導の実施に当たっては，事前に対面による指導と情報通信機器等による指導を組み合わせた指導計画を作成し，当該計画に基づいて指導を実施する。また，外来受診時等に受診結果等を基に，必要に応じて指導計画を見直す。なお，当該保険医療機関を退院した患者に対して，初回から情報通信機器等による指導を実施する場合は，当該指導までの間に指導計画を作成する。
　エ　当該指導において，患者の個人情報を情報通信機器等の画面上で取り扱う場合には，患者の同意を得る。また，厚生労働省の定める「医療情報システムの安全管理に関するガイドライン」等に対応している。加えて，情報通信機器等による指導の実施に際しては，オンライン指針を参考に必要な対応を行う。
　オ　情報通信機器等による指導は，原則として当該保険医療機関内において行う。なお，当該保険医療機関外で情報通信機器等による指導を実施する場合であっても上記「エ」に沿った対応を行うとともに，指導を実施した場所については，事後的に実施状況が確認可能な場所である。

(13)　「イ」の「(1)」の「①」については「イ」の「(1)」の「②」と，「イ」の「(2)」の「①」については「イ」の「(2)」の「②」と，「ロ」の「(1)」の「①」については「ロ」の「(1)」の「②」と，並びに「ロ」の「(2)」の「①」については「ロ」の「(2)」の「②」と同一月に併せて算定できない。

(14)　「注4」及び「注6」の指導を行う際の情報通信機器等の運用に要する費用については，療養の給付と直接関係ないサービス等の費用として別途徴収できる。

(15)　外来栄養食事指導料を算定するに当たって，管理栄養士は，患者ごとに栄養指導記録を作成するとともに，指導内容の要点，指導時間（「注2」及び「注3」を除く。）及び指導した年月日（「注4」及び「注6」に限る。）を記載する。

(16)　「注2」の場合，指導した年月日を全て診療報酬明細書の摘要欄に記載する。

◆　外来栄養食事指導料の対象患者
疾病治療の直接手段として，医師の発行する食事箋に基づき提供された適切な栄養量及び内容を有する次の特別食を必要とする患者，がん患者，摂食機能若しくは嚥下機能が低下した患者又は低栄養状態にある患者
　腎臓食
　肝臓食
　糖尿食
　胃潰瘍食
　貧血食
　膵臓食

脂質異常症食
痛風食
てんかん食
フェニールケトン尿症食
楓糖尿症食
ホモシスチン尿症食
尿素サイクル異常症食
メチルマロン酸血症食
プロピオン酸血症食
極長鎖アシル-CoA脱水素酵素欠損症食
糖原病食
ガラクトース血症食
治療乳
無菌食
小児食物アレルギー食（外来栄養食事指導料及び入院栄養食事指導料に限る。）
特別な場合の検査食（単なる流動食及び軟食を除く。）

10　入院栄養食事指導料（週1回）

イ　入院栄養食事指導料1
(1)　初回　　　　　　　　　　　**260点**
(2)　2回目　　　　　　　　　　**200点**
ロ　入院栄養食事指導料2
(1)　初回　　　　　　　　　　　**250点**
(2)　2回目　　　　　　　　　　**190点**
注1　イについては，入院中の患者であって，別に厚生労働大臣が定めるものに対して，保険医療機関の医師の指示に基づき当該保険医療機関の管理栄養士が具体的な献立等によって指導を行った場合に，入院中2回に限り算定する。
　2　ロについては，診療所において，入院中の患者であって，別に厚生労働大臣が定めるものに対して，保険医療機関の医師の指示に基づき当該保険医療機関以外の管理栄養士が具体的な献立等によって指導を行った場合に，入院中2回に限り算定する。

11　集団栄養食事指導料　　　**80点**

注　別に厚生労働大臣が定める特別食を必要とする複数の患者に対して，保険医療機関の医師の指示に基づき当該保険医療機関の管理栄養士が栄養指導を行った場合に，患者1人につき月1回に限り算定する。

◇　入院栄養食事指導料について
(1)　入院栄養食事指導料は，入院中の患者であって，別に厚生労働大臣が定める特別食を保険医療機関の医師が必要と認めた者又は次のいずれかに該当する者に対し，管理栄養士が医師の指示に基づき，患者ごとにその生活条件，し好を勘案した食事計画案等を必要に応じて交付し，初回にあっては概ね30分以上，2回目にあっては概ね20分以上，療養のため必要な栄養の指導を行った場合に入院中2回に限り算定する。ただし，1週間に1回に限り算定する。
　ア　がん患者
　イ　摂食機能又は嚥下機能が低下した患者
　ウ　低栄養状態にある患者
(2)　入院栄養食事指導料1は，当該保険医療機関の管理栄養士が当該保険医療機関の医師の指示に基づき，指導を行った場合に算定する。
　また，入院栄養食事指導料2は，有床診療所において，当該診療所以外（公益社団法人日本栄養士会若しくは都道府県栄養士会が設置し，運営する「栄養ケア・ステーション」又は他の保険医療機関に限る。）の管理栄養士が当該診療所の医師の指示に基づき，対面による指導を行った場合に算定する。
(3)　入院栄養食事指導料を算定するに当たって，上記以外の事項は「外来栄養食事指導料について」の(2)から(6)まで及び(15)の例による。
◆　入院栄養食事指導料の対象患者
　上記「外来栄養食事指導料の対象患者」を参照。
◇　集団栄養食事指導料について
(1)　別に厚生労働大臣が定める特別食を保険医療機関の医師が必要と認めた者に対し，当該保険医療機関の管理栄養士が当該保険医療機関の医師の指示に基づき，複数の患者を対象に指導を行った場合に患者1人につき月1回に限り所定点数を算定する。
(2)　入院中の患者については，入院期間が2か月を超える場合であっても，入院期間中に2回を限度として算定する。
(3)　入院中の患者と入院中の患者以外の患者が混在して指導が行われた場合であっても算定できる。
(4)　1回の指導における患者の人数は15人以下を標準とする。
(5)　1回の指導時間は40分を超えるものとする。
(6)　それぞれの算定要件を満たしていれば，集団栄養食事指導料と本区分の「9」外来栄養食事指導料又は同「10」入院栄養食事指導料を同一日に併せて算定することができる。

B
医管

(7) 集団栄養食事指導料を算定する医療機関にあっては，集団による指導を行うのに十分なスペースを持つ指導室を備えるものとする。ただし，指導室が専用であることを要しない。

(8) 管理栄養士は，患者ごとに栄養指導記録を作成するとともに，指導内容の要点及び指導時間を記載する。

(9) 集団栄養食事指導料を算定するに当たって，上記以外の事項は「外来栄養食事指導料について」の(2)から(4)までの例による。ただし，「外来栄養食事指導料について」の(2)の小児食物アレルギー患者（16歳未満の小児に限る。）に対する特別食の取扱いを除く。

◆ 集団栄養食事指導料の対象特別食
疾病治療の直接手段として，医師の発行する食事箋に基づき提供された適切な栄養量及び内容を有する次の特別食
　腎臓食
　肝臓食
　糖尿食
　胃潰瘍食
　貧血食
　膵臓食
　脂質異常症食
　痛風食
　てんかん食
　フェニールケトン尿症食
　楓糖尿症食
　ホモシスチン尿症食
　尿素サイクル異常症食
　メチルマロン酸血症食
　プロピオン酸血症食
　極長鎖アシル-CoA脱水素酵素欠損症食
　糖原病食
　ガラクトース血症食
　治療乳
　無菌食
　特別な場合の検査食（単なる流動食及び軟食を除く。）

12 心臓ペースメーカー指導管理料

　イ　着用型自動除細動器による場合　**360点**
　ロ　ペースメーカーの場合　　　　　　**300点**
　ハ　植込型除細動器又は両室ペーシング機
　　　能付き植込型除細動器の場合　　**520点**
注1　体内植込式心臓ペースメーカー等を使用している患者（ロについては入院中の患者以外のものに限る。）に対して，療養上必要な指導を行った場合に，1月に1回に限り算定する。

　　2　区分番号K597に掲げるペースメーカー移植術，区分番号K598に掲げる両心室ペースメーカー移植術，区分番号K599に掲げる植込型除細動器移植術又は区分番号K599-3に掲げる両室ペーシング機能付き植込型除細動器移植術を行った日から起算して3月以内の期間に行った場合には，**導入期加算**として，**140点**を所定点数に加算する。

　　3　区分番号B000に掲げる特定疾患療

◇ 心臓ペースメーカー指導管理料について

(1) 「注1」に規定する「体内植込式心臓ペースメーカー等」とは特定保険医療材料のペースメーカー，植込型除細動器，両室ペーシング機能付き植込型除細動器及び着用型自動除細動器を指す。

(2) 電気除細動器，一時的ペーシング装置，ペースメーカー機能計測装置（ペーサーグラフィー，プログラマー等）等を有する保険医療機関において，体内植込式心臓ペースメーカー等を使用している患者であって入院中の患者以外のものについて，当該ペースメーカー等のパルス幅，スパイク間隔，マグネットレート，刺激閾値，感度等の機能指標を計測するとともに，療養上必要な指導を行った場合に算定する。この場合において，プログラム変更に要する費用は所定点数に含まれる。

(3) 計測した機能指標の値及び指導内容の要点を診療録に添付又は記載する。

(4) 心臓ペースメーカー患者等の指導管理については，関係学会より示された留意事項を参考とする。

(5) 「注4」の植込型除細動器移行期加算は，次のいずれかに該当する場合に算定する。当該加算を算定する場合は，着用型自動除細動器の使用開始日及び次のいずれに該当するかを診療報酬明細書の摘要欄に記載する。

養管理料を算定している患者については算定しない。

4　別に厚生労働大臣が定める施設基準を満たす保険医療機関において，当該患者（イを算定する場合に限る。）に対して，植込型除細動器の適応の可否が確定するまでの期間等に使用する場合に限り，初回算定日の属する月から起算して3月を限度として，月1回に限り，**植込型除細動器移行期加算**として，**31,510点**を所定点数に加算する。

5　ロ又はハを算定する患者について，別に厚生労働大臣が定める施設基準に適合しているものとして地方厚生局長等に届け出た保険医療機関において，前回受診月の翌月から今回受診月の前月までの期間，遠隔モニタリングを用いて療養上必要な指導を行った場合は，**遠隔モニタリング加算**として，それぞれ**260点**又は**480点に当該期間の月数**（当該指導を行った月に限り，11月を限度とする。）**を乗じて得た点数**を，所定点数に加算する。

13　在宅療養指導料　　　　　170点

注1　第2部第2節第1款在宅療養指導管理料の各区分に掲げる指導管理料を算定すべき指導管理を受けている患者，器具を装着しておりその管理に配慮を必要とする患者又は退院後1月以内の慢性心不全の患者に対して，医師の指示に基づき保健師，助産師又は看護師が在宅療養上必要な指導を個別に行った場合に，患者1人につき月1回（初回の指導を行った月にあっては，月2回）に限り算定する。

2　1回の指導時間は30分を超えるものでなければならないものとする。

ア　心室頻拍又は心室細動による心臓突然死のリスクが高く，植込型除細動器（以下「ICD」という。）の適応の可否が未確定の患者を対象として，除細動治療を目的に，ICDの適応の可否が確定するまでの期間に限り使用する場合

イ　ICDの適応であるが，患者の状態等により直ちにはICDが植え込めない患者を対象として，ICDの植え込みを行うまでの期間に限り使用する場合

(6)　「注5」の遠隔モニタリング加算は，遠隔モニタリングに対応した体内植込式心臓ペースメーカー，植込型除細動器又は両室ペーシング機能付き植込型除細動器を使用している患者であって，入院中の患者以外のものについて，適切な管理を行い，状況に応じて適宜患者に来院等を促す体制が整っている場合に算定する。この場合において，当該加算は，遠隔モニタリングによる来院時以外の期間における体内植込式心臓ペースメーカー等の機能指標の計測等を含めて評価したものであり，このような一連の管理及び指導を行った場合において，11か月を限度として来院時に算定することができる。なお，この場合において，プログラム変更に要する費用は所定点数に含まれる。また，患者の急変等により患者が受診し，療養上必要な指導を行った場合は，「ロ」又は「ハ」を算定することができる。

◇　在宅療養指導料について

(1)　次のいずれかの患者に対して指導を行った場合に，初回の指導を行った月にあっては月2回に限り，その他の月にあっては月1回に限り算定する。

ア　在宅療養指導管理料を算定している患者

イ　入院中の患者以外の患者であって，器具（人工肛門，人工膀胱，気管カニューレ，留置カテーテル，ドレーン等）を装着しており，その管理に配慮を要する患者

ウ　退院後1月以内の患者であって，過去1年以内に心不全による入院が，当該退院に係る直近の入院を除き，1回以上ある慢性心不全の患者（治療抵抗性心不全の患者を除く。）

(2)　保健師，助産師又は看護師が個別に30分以上療養上の指導を行った場合に算定できるものであり，同時に複数の患者に行った場合や指導の時間が30分未満の場合には算定できない。なお，指導は患者のプライバシーが配慮されている専用の場所で行うことが必要であり，保険医療機関を受診した際に算定できるものであって，患家において行った場合には算定できない。

(3)　療養の指導に当たる保健師，助産師又は看護師は，訪問看護や外来診療の診療補助を兼ねることができる。

(4)　保健師，助産師又は看護師は，患者ごとに療養指導記録を作成し，当該療養指導記録に指導の要点，指導実施時間を明記する。

(5)　当該療養上の指導を行う保健師，助産師又は看護師は，次に掲げる在宅療養支援能力向上のための適切な研修を修了していることが望ましい。

ア　国，都道府県及び医療関係団体等が主催する研修であること（5時間程度）

イ　講義及び演習により，次の項目を行う研修であること

(イ)　外来における在宅療養支援について

(ロ)　在宅療養を支える地域連携とネットワークについて

(ハ)　在宅療養患者（外来患者）の意思決定支援について

B

医管

14 高度難聴指導管理料
イ 区分番号K328に掲げる人工内耳植込術を行った日から起算して3月以内の期間に行った場合 **500点**
ロ イ以外の場合 **420点**
注1 別に厚生労働大臣が定める施設基準を満たす保険医療機関において，高度難聴の患者に対して必要な療養上の指導を行った場合に算定する。
2 区分番号K328に掲げる人工内耳植込術を行った患者については月1回に限り，その他の患者については年1回に限り算定する。
3 区分番号K328に掲げる人工内耳植込術を行った患者に対して，人工内耳用音声信号処理装置の機器調整を行った場合は，**人工内耳機器調整加算**として6歳未満の乳幼児については3月に1回に限り，6歳以上の患者については6月に1回に限り**800点**を所定点数に加算する。

15 慢性維持透析患者外来医学管理料
2,211点
注1 入院中の患者以外の慢性維持透析患者に対して検査の結果に基づき計画的な医学管理を行った場合に，月1回に限り算定する。
2 第3部検査及び第4部画像診断のうち次に掲げるものは所定点数に含まれるものとし，また，区分番号D026に掲げる尿・糞便等検査判断料，血液学的検査判断料，生化学的検査（Ⅰ）判断料，生化学的検査（Ⅱ）判断料又は免疫学的検査判断料は別に算定できないものとする。
イ 尿中一般物質定性半定量検査
ロ 尿沈渣（鏡検法）
ハ 糞便検査
糞便中ヘモグロビン定性
ニ 血液形態・機能検査
赤血球沈降速度（ESR），網赤血球数，末梢血液一般検査，末梢血液像（自動機械法），末梢血液像（鏡検法），ヘモグロビンA1c（HbA1c）
ホ 出血・凝固検査
出血時間
ヘ 血液化学検査
総ビリルビン，総蛋白，アルブミン（BCP改良法・BCG法），尿素窒素，クレアチニン，尿酸，グルコース，乳酸デヒドロゲナーゼ（LD），アルカリホスファターゼ（ALP），

㈡ 在宅療養患者（外来患者）を支える社会資源について
◇ 高度難聴指導管理料について
(1) K328人工内耳植込術を行った患者，伝音性難聴で両耳の聴力レベルが60dB以上の場合，混合性難聴又は感音性難聴の患者について，別に厚生労働大臣が定める施設基準を満たす保険医療機関において，耳鼻咽喉科の常勤医師が耳鼻咽喉科学的検査の結果に基づき療養上必要な指導を行った場合に算定する。
(2) K328人工内耳植込術を行った患者については，1か月に1回を限度として，その他の患者については年1回に限って算定する。
(3) 指導内容の要点を診療録に記載する。
(4) 「注3」に規定する人工内耳機器調整加算は，耳鼻咽喉科の常勤医師又は耳鼻咽喉科の常勤医師の指示を受けた言語聴覚士が人工内耳用音声信号処理装置の機器調整を行った場合に算定する。なお，6歳の誕生日より前に当該加算を算定した場合にあっては，6歳の誕生日以後，最初に算定する日までは6歳未満の乳幼児の算定方法の例による。また，前回の算定年月日（初回の場合は初回である旨）を診療報酬明細書の摘要欄に記載する。
(5) 人工内耳用音声信号処理装置の機器調整とは，人工内耳用音声信号処理装置と機器調整専用のソフトウエアが搭載されたコンピューターを接続し，人工内耳用インプラントの電気的な刺激方法及び大きさ等について装用者に適した調整を行うことをいう。

◇ 慢性維持透析患者外来医学管理料について
(1) 安定した状態にある慢性維持透析患者について，特定の検査結果に基づいて計画的な治療管理を行った場合に，月1回に限り算定し，本管理料に含まれる検査の点数は別途算定できない。なお，安定した状態にある慢性維持透析患者とは，透析導入後3か月以上が経過し，定期的に透析を必要とする入院中の患者以外の患者をいう（ただし，結核病棟入院基本料，精神病棟入院基本料，特定機能病院入院基本料（結核病棟及び精神病棟に限る。），有床診療所入院基本料，有床診療所療養病床入院基本料，精神科救急急性期医療入院料，精神科急性期治療病棟入院料，精神科救急・合併症入院料，児童・思春期入院医療管理料，精神療養病棟入院料，認知症治療病棟入院料，精神科地域包括ケア病棟入院料及び地域移行機能強化病棟入院料を算定する場合における入院中の患者の他医療機関への受診時の透析を除く。）。なお，診療録に特定の検査結果及び計画的な治療管理の要点を添付又は記載する。
(2) 特定の検査とは「注2」に掲げるものをいい，実施される種類及び回数にかかわらず，所定点数のみを算定する。これらの検査料及びD026の「1」尿・糞便等検査判断料，同「3」血液学的検査判断料，同「4」生化学的検査（Ⅰ）判断料，同「5」生化学的検査（Ⅱ）判断料，同「6」免疫学的検査判断料は本管理料に含まれ，別に算定できない。また，これらの検査に係る検査の部の「通則」，「款」及び「注」に規定する加算は，別に算定できない。
(3) 同一検査名で，定性，半定量及び定量測定がある場合は，いずれの検査も本管理料に含まれ，別に算定できない。試験紙法等による血中の糖の検査についても同様である。
(4) 慢性維持透析患者外来医学管理料に包括される検査以外の検体検査を算定する場合には，その必要性を診療報酬明細書の摘要欄に記載する。
(5) 包括されている画像診断に係る画像診断の部の「通則」，「節」及び「注」に規定する加算は別に算定できる。なお，本管理料を算定した月において，本管理料に包括されていないE001の「1」単純撮影（胸部を除く。）及びE002の「1」単純撮影（胸部を除く。）を算定した

コリンエステラーゼ（ChE），アミラーゼ，γ-グルタミルトランスフェラーゼ（γ-GT），ロイシンアミノペプチダーゼ（LAP），クレアチンキナーゼ（CK），中性脂肪，ナトリウム及びクロール，カリウム，カルシウム，鉄（Fe），マグネシウム，無機リン及びリン酸，総コレステロール，アスパラギン酸アミノトランスフェラーゼ（AST），アラニンアミノトランスフェラーゼ（ALT），グリコアルブミン，1,5-アンヒドロ-D-グルシトール（1,5AG），1,25-ジヒドロキシビタミンD$_3$，HDL-コレステロール，LDL-コレステロール，不飽和鉄結合能（UIBC）（比色法），総鉄結合能（TIBC）（比色法），蛋白分画，血液ガス分析，アルミニウム（Al），フェリチン半定量，フェリチン定量，シスタチンC，ペントシジン
ト　内分泌学的検査
　　トリヨードサイロニン（T$_3$），サイロキシン（T$_4$），甲状腺刺激ホルモン（TSH），副甲状腺ホルモン（PTH），遊離トリヨードサイロニン（FT$_3$），C-ペプチド（CPR），遊離サイロキシン（FT$_4$），カルシトニン，心房性Na利尿ペプチド（ANP），脳性Na利尿ペプチド（BNP）
チ　感染症免疫学的検査
　　梅毒血清反応（STS）定性，梅毒血清反応（STS）半定量，梅毒血清反応（STS）定量
リ　肝炎ウイルス関連検査
　　HBs抗原，HBs抗体，HCV抗体定性・定量
ヌ　血漿蛋白免疫学的検査
　　C反応性蛋白（CRP），血清補体価（CH$_{50}$），免疫グロブリン，C$_3$，C$_4$，トランスフェリン（Tf），β$_2$-マイクログロブリン
ル　心電図検査
ヲ　写真診断
　　単純撮影（胸部）
ワ　撮影
　　単純撮影（胸部）
3　腎代替療法に関して別に厚生労働大臣が定める施設基準に適合しているものとして地方厚生局長等に届け出た保険医療機関においては，**腎代替療法実績加算**として，**100点**を所定点数に加算する。

場合は，診療報酬明細書の摘要欄に撮影部位を記載する。
(6)　透析導入後3か月目が月の途中である場合は，当該月の翌月より本管理料を算定する。
(7)　同一月内に2以上の保険医療機関で透析を定期的に行っている場合は，主たる保険医療機関において本管理料を請求し，その配分は相互の合議に委ねる。
(8)　同一の保険医療機関において同一月内に入院と入院外が混在する場合，又は人工腎臓と自己腹膜灌流療法を併施している場合は，本管理料は算定できない。
(9)　**C102-2**在宅血液透析指導管理料は，本管理料と別に算定できる。
(10)　下記のアからカまでに掲げる要件に該当するものとして，それぞれ算定を行った場合は，該当するものを診療報酬明細書の摘要欄に記載する。
ア　出血性合併症を伴った患者が手術のため入院した後退院した場合，退院月の翌月における末梢血液一般検査は，月2回以上実施する場合においては，当該2回目以後の検査について，慢性維持透析患者外来医学管理料に加えて別に算定する。
イ　副甲状腺機能亢進症に対するパルス療法施行時のカルシウム，無機リンの検査は，月2回以上実施する場合においては，当該2回目以後の検査について月2回に限り，慢性維持透析患者外来医学管理料に加えて別に算定する。また，副甲状腺機能亢進症に対するパルス療法施行時のPTH検査は，月2回以上実施する場合においては，当該2回目以後の検査について月1回に限り，慢性維持透析患者外来医学管理料に加えて別に算定する。
ウ　副甲状腺機能亢進症により副甲状腺切除を行った患者に対するカルシウム，無機リンの検査は，退院月の翌月から5か月間は，月2回以上実施する場合においては，当該2回目以後の検査について慢性維持透析患者外来医学管理料に加えて別に算定する。また，副甲状腺機能亢進症により副甲状腺切除を行った患者に対するPTH検査は，月2回以上実施する場合においては，当該2回目以後の検査について月1回に限り，慢性維持透析患者外来医学管理料に加えて別に算定する。
エ　シナカルセト塩酸塩，エテルカルセチド，エボカルセト又はウパシカルセトナトリウムの初回投与から3か月以内の患者に対するカルシウム，無機リンの検査は，月2回以上実施する場合においては，当該2回目以後の検査について月2回に限り，慢性維持透析患者外来医学管理料に加えて別に算定する。また，当該薬剤の初回投与から3か月以内の患者に対するPTH検査を月2回以上実施する場合においては，当該2回目以後の検査について月1回に限り，慢性維持透析患者外来医学管理料に加えて別に算定する。
オ　透析導入後5年以上経過した透析アミロイド症に対して，ダイアライザーの選択に当たりβ$_2$-マイクログロブリン除去効果の確認が必要な場合においては，その選択をした日の属する月を含めた3か月間に，β$_2$-マイクログロブリン検査を月2回以上実施する場合においては，当該2回目以後の検査について月1回に限り，慢性維持透析患者外来医学管理料に加えて別に算定する。
カ　高アルミニウム血症とヘモクロマトージスを合併した透析患者に対して，デフェロキサミンメシル酸塩を投与している期間中におけるアルミニウム（Al）の検査は，慢性維持透析患者外来医学管理料に加えて別に算定する。
(11)　慢性維持透析患者の検査の実施に当たっては，関係学会より標準的な検査項目及びその頻度が示されており，それらを踏まえ患者管理を適切に行う。

16　喘息治療管理料

イ　喘息治療管理料1
 (1)　1月目　**75点**
 (2)　2月目以降　**25点**
ロ　喘息治療管理料2　**280点**

注1　イについては，入院中の患者以外の喘息の患者に対して，ピークフローメーターを用いて計画的な治療管理を行った場合に，月1回に限り算定する。

2　イについては，別に厚生労働大臣が定める施設基準に適合しているものとして地方厚生局長等に届け出た保険医療機関において，重度喘息である20歳以上の患者（中等度以上の発作により当該保険医療機関に緊急受診（区分番号A000に掲げる初診料の注7，区分番号A001に掲げる再診料の注5又は区分番号A002に掲げる外来診療料の注8に規定する加算を算定したものに限る。）した回数が過去1年間に3回以上あるものに限る。）に対して，治療計画を策定する際に，日常の服薬方法，急性増悪時における対応方法について，その指導内容を文書により交付し，週1回以上ピークフローメーターに加え一秒量等計測器を用い，検査値等を報告させた上で管理した場合に，**重度喘息患者治療管理加算**として，次に掲げる点数を月1回に限り加算する。
 イ　1月目　**2,525点**
 ロ　2月目以降6月目まで　**1,975点**

3　ロについては，入院中の患者以外の喘息の患者（6歳未満又は65歳以上の

◇　喘息治療管理料について

(1)　喘息治療管理料1は，保険医療機関が，ピークフローメーター，ピークフロー測定日記等を患者に提供し，計画的な治療管理を行った場合に月1回に限り算定する。なお，当該ピークフローメーター，ピークフロー測定日記等に係る費用は所定点数に含まれる。なお，喘息治療管理料1において，「1月目」とは初回の治療管理を行った月のことをいう。

(2)　喘息治療管理料2は，6歳未満又は65歳以上の喘息の患者であって，吸入ステロイド薬を服用する際に吸入補助器具を必要とするものに対して，吸入補助器具を患者に提供し，服薬指導等を行った場合に，初回に限り算定する。指導に当たっては，吸入補助器具の使用方法等について文書を用いた上で患者等に説明し，指導内容の要点を診療録に記載する。なお，この場合において，吸入補助器具に係る費用は所定点数に含まれる。

(3)　喘息治療管理料を算定する場合，保険医療機関は，次の機械及び器具を備えていなければならない。ただし，これらの機械及び器具を備えた別の保険医療機関と常時連携体制をとっている場合には，その旨を患者に対して文書により説明する場合は，備えるべき機械及び器具はカ及びキで足りるものとする。
 ア　酸素吸入設備
 イ　気管内挿管又は気管切開の器具
 ウ　レスピレーター
 エ　気道内分泌物吸引装置
 オ　動脈血ガス分析装置（常時実施できる状態にあるもの）
 カ　スパイロメトリー用装置（常時実施できる状態にあるもの）
 キ　胸部エックス線撮影装置（常時実施できる状態にあるもの）

(4)　ピークフローメーターによる治療管理の実施に当たっては，関係学会よりガイドラインが示されているので，治療管理が適切になされるよう十分留意されたい。

◇　「注2」について

(1)　当該加算を算定する前1年間において，中等度以上の発作による当該保険医療機関への緊急外来受診回数が3回以上あり，在宅での療養中である20歳以上の重度喘息患者を対象とし，初回の所定点数を算定する月（暦月）から連続した6か月について，必要な治療管理を行った場合に月1回に限り算定する。

(2)　当該加算を算定する場合，ピークフローメーター，一秒量等計測器及びスパイロメーターを患者に提供するとともに，ピークフローメーター，一秒量等計測器及びスパイロメーターの適切な使用方法，日常の服薬方法及び増悪時の対応方法を含む治療計画を作成し，その指導内容を文書で交付する。

(3)　当該加算を算定する患者に対しては，ピークフロー値，一秒量等を毎日計測させ，その検査値について週に1度以上報告させるとともに，その検査値等に基づき，随時治療計画の見直しを行い，服薬方法及び増悪時の対応について指導する。

(4)　当該加算を算定する患者が重篤な喘息発作を起こすなど，緊急入院による治療が必要となった場合は，適切に対応する。

ものに限る。) であって，吸入ステロイ
ド薬を服用する際に吸入補助器具を必
要とするものに対して，吸入補助器具
を用いた服薬指導等を行った場合に，
初回に限り算定する。

17　慢性疼痛疾患管理料　　　　130点

注1　診療所である保険医療機関におい
　　て，入院中の患者以外の慢性疼痛に係
　　る疾患を主病とする患者に対して，療
　　養上必要な指導を行った場合に，月1
　　回に限り算定する。

　2　区分番号 J 118に掲げる介達牽引，
　　区分番号 J 118-2に掲げる矯正固定，
　　区分番号 J 118-3に掲げる変形機械矯
　　正術，区分番号 J 119に掲げる消炎鎮
　　痛等処置，区分番号 J 119-2に掲げる
　　腰部又は胸部固定帯固定，区分番号 J
　　119-3に掲げる低出力レーザー照射及
　　び区分番号 J 119-4に掲げる肛門処置
　　の費用（薬剤の費用を除く。）は，所
　　定点数に含まれるものとする。

18　小児悪性腫瘍患者指導管理料　　550点

注1　小児科を標榜する保険医療機関にお
　　いて，悪性腫瘍を主病とする15歳未満
　　の患者であって入院中の患者以外のも
　　のに対して，計画的な治療管理を行っ
　　た場合に，月1回に限り算定する。た
　　だし，区分番号 B 000に掲げる特定疾
　　患療養管理料又は区分番号 B 001の5
　　に掲げる小児科療養指導料を算定して
　　いる患者については算定しない。

　2　区分番号 A 000に掲げる初診料を算
　　定する初診の日に行った指導又は当該
　　初診の日の同月内に行った指導の費用
　　は，初診料に含まれるものとする。

　3　入院中の患者に対して行った指導又
　　は退院した患者に対して退院の日から
　　起算して1月以内に行った指導の費用
　　は，第1章第2部第1節に掲げる入院
　　基本料に含まれるものとする。

　4　第2部第2節第1款在宅療養指導管
　　理料の各区分に掲げる指導管理料又は
　　区分番号 B 001の8に掲げる皮膚科特
　　定疾患指導管理料を算定すべき指導管
　　理を受けている患者に対して行った指
　　導の費用は，各区分に掲げるそれぞれ
　　の指導管理料に含まれるものとする。

　5　別に厚生労働大臣が定める施設基準
　　に適合しているものとして地方厚生局
　　長等に届け出た保険医療機関におい
　　て，小児悪性腫瘍患者指導管理料を算
　　定すべき医学管理を情報通信機器を用
　　いて行った場合は，所定点数に代えて，

◇　慢性疼痛疾患管理料について

(1)　変形性膝関節症，筋筋膜性腰痛症等の疼痛を主病とし，疼痛による
　　運動制限を改善する等の目的でマッサージ又は器具等による療法を
　　行った場合に算定することができる。

(2)　J 118介達牽引，J 118-2矯正固定，J 118-3変形機械矯正術，J 119
　　消炎鎮痛等処置，J 119-2腰部又は胸部固定帯固定，J 119-3低出力レー
　　ザー照射及び J 119-4肛門処置の費用は所定点数に含まれるが，これ
　　らの処置に係る薬剤料は，別途算定できる。

(3)　保険医療機関は，患者ごとに慢性疼痛疾患管理料の算定を行うかど
　　うかを判断することができるものであり，これに関し，特段の届出は
　　必要ない。このため，当該保険医療機関における変形性膝関節症，筋
　　筋膜性腰痛症等の疼痛を主病とする全ての患者について，慢性疼痛疾
　　患管理料を算定する必要はない。

◇　小児悪性腫瘍患者指導管理料について

(1)　小児科を標榜する保険医療機関において，小児悪性腫瘍，白血病又
　　は悪性リンパ腫の患者であって入院中以外のもの又はその家族等に対
　　し，治療計画に基づき療養上必要な指導管理を行った場合に，月1回
　　に限り算定する。ただし，家族等に対して指導を行った場合は，患者
　　を伴った場合に限り算定する。

(2)　第1回目の小児悪性腫瘍患者指導管理料は，A 000初診料を算定し
　　た初診の日の属する月の翌月の1日以降又は当該保険医療機関から退
　　院した日から起算して1か月を経過した日以降に算定する。

(3)　治療計画及び指導内容の要点を診療録に記載する。

(4)　必要に応じ，患者の通学する学校との情報共有・連携を行う。

(5)　「注5」に規定する情報通信機器を用いた医学管理については，オ
　　ンライン指針に沿って診療を行った場合に算定する。

479点を算定する。

19 削除

20 糖尿病合併症管理料 **170点**

注1 別に厚生労働大臣が定める施設基準に適合しているものとして地方厚生局長等に届け出た保険医療機関において，糖尿病足病変ハイリスク要因を有し，医師が糖尿病足病変に関する指導の必要性があると認めた入院中の患者以外の患者に対して，医師又は医師の指示に基づき看護師が当該指導を行った場合に，月1回に限り算定する。

2 1回の指導時間は30分以上でなければならないものとする。

◇ 糖尿病合併症管理料について

(1) 次に掲げるいずれかの糖尿病足病変ハイリスク要因を有する入院中の患者以外の患者（通院する患者のことをいい，在宅での療養を行うものを除く。）に対し，医師が糖尿病足病変に関する指導の必要性があると認めた場合に，月1回に限り算定する。

ア 足潰瘍，足趾・下肢切断既往
イ 閉塞性動脈硬化症
ウ 糖尿病神経障害

(2) 当該管理料は，専任の常勤医師又は当該医師の指示を受けた専任の看護師が，(1)の患者に対し，爪甲切除（陥入爪，肥厚爪又は爪白癬等に対して麻酔を要しないで行うもの），角質除去，足浴等を必要に応じて実施するとともに，足の状態の観察方法，足の清潔・爪切り等の足のセルフケア方法，正しい靴の選択方法についての指導を行った場合に算定する。

(3) 当該管理料を算定すべき指導の実施に当たっては，専任の常勤医師又は当該医師の指示を受けた専任の看護師が，糖尿病足病変ハイリスク要因に関する評価を行い，その結果に基づいて，指導計画を作成する。

(4) 当該管理を実施する医師又は看護師は，糖尿病足病変ハイリスク要因に関する評価結果，指導計画及び実施した指導内容を診療録又は療養指導記録に記載する。

(5) 同一月又は同一日においても第2章第1部の各区分に規定する他の医学管理等及び第2部第2節第1款の各区分に規定する在宅療養指導管理料は併算定できる。

(6) (2)及び(3)の常勤医師については，週3日以上常態として勤務しており，かつ，所定労働時間が週22時間以上の勤務を行っている専任の非常勤医師（糖尿病治療及び糖尿病足病変の診療に従事した経験を5年以上有する医師に限る。）を2名以上組み合わせることにより，常勤医師の勤務時間帯と同じ時間帯に当該医師が配置されている場合には，当該2名以上の非常勤医師が連携して当該管理料に係る指導を実施した場合に限り，常勤医師の配置基準を満たしているものとして算定できる。

21 耳鼻咽喉科特定疾患指導管理料 **150点**

注1 耳鼻咽喉科を標榜する保険医療機関において，耳鼻咽喉科を担当する医師が，別に厚生労働大臣が定める患者であって入院中以外のものに対して，計画的な医学管理を継続して行い，かつ，療養上必要な指導を行った場合に，月1回に限り算定する。

2 区分番号A000に掲げる初診料を算定する初診の日に行った指導又は当該初診の日から1月以内に行った指導の費用は，初診料に含まれるものとする。

3 退院した患者に対して退院の日から起算して1月以内に指導を行った場合における当該指導の費用は，第1章第2部第1節に掲げる入院基本料に含まれるものとする。

◇ 耳鼻咽喉科特定疾患指導管理料について

(1) 耳鼻咽喉科と他の診療科を併せ標榜する保険医療機関にあっては，耳鼻咽喉科を専任する医師が当該指導管理を行った場合に限り算定するものであり，同一医師が当該保険医療機関が標榜する他の診療科を併せて担当している場合にあっては算定できない。

(2) 耳鼻咽喉科特定疾患指導管理料の対象となる患者は，15歳未満の患者であって，発症から3か月以上遷延している若しくは当該管理料を算定する前の1年間において3回以上繰り返し発症している滲出性中耳炎の患者である。

(3) 医師が一定の治療計画に基づいて療養上必要な指導管理を行った場合に，月1回に限り算定する。

(4) A000初診料を算定した初診の日又は当該保険医療機関から退院した日からそれぞれ起算して1か月を経過した日以降に算定する。

(5) 診療計画及び指導内容の要点を診療録に記載する。

◆ 耳鼻咽喉科特定疾患指導管理料の対象患者
15歳未満の滲出性中耳炎（疾患の反復や遷延がみられるものに限る。）の患者

22 がん性疼痛緩和指導管理料 **200点**

注1 別に厚生労働大臣が定める施設基準

◇ がん性疼痛緩和指導管理料について

(1) 医師ががん性疼痛の症状緩和を目的として麻薬を投与しているがん

B
医管

に適合しているものとして地方厚生局長等に届け出た保険医療機関において，がん性疼痛の症状緩和を目的として麻薬を投与している患者に対して，WHO方式のがん性疼痛の治療法に基づき，当該保険医療機関の緩和ケアに係る研修を受けた保険医が計画的な治療管理及び療養上必要な指導を行い，麻薬を処方した場合に，月1回に限り算定する。

2　別に厚生労働大臣が定める施設基準に適合しているものとして地方厚生局長等に届け出た保険医療機関において，がん性疼痛緩和のための専門的な治療が必要な患者に対して，当該患者又はその家族等の同意を得て，当該保険医療機関の保険医が，その必要性及び診療方針等について文書により説明を行った場合に，**難治性がん性疼痛緩和指導管理加算**として，患者1人につき1回に限り所定点数に**100点**を加算する。

3　当該患者が15歳未満の小児である場合には，**小児加算**として，所定点数に**50点**を加算する。

4　別に厚生労働大臣が定める施設基準に適合しているものとして地方厚生局長等に届け出た保険医療機関において，がん性疼痛緩和指導管理料を算定すべき医学管理を**情報通信機器**を用いて行った場合は，所定点数に代えて，**174点**を算定する。

23　がん患者指導管理料

イ　医師が看護師と共同して診療方針等について話し合い，その内容を文書等により提供した場合　　　　**500点**
ロ　医師，看護師又は公認心理師が心理的不安を軽減するための面接を行った場合　**200点**
ハ　医師又は薬剤師が抗悪性腫瘍剤の投薬又は注射の必要性等について文書により説明を行った場合　　　　**200点**
ニ　医師が遺伝子検査の必要性等について文書により説明を行った場合　**300点**
注1　イについては，別に厚生労働大臣が定める施設基準に適合しているものとして地方厚生局長等に届け出た保険医療機関において，がんと診断された患者であって継続して治療を行うものに対して，当該患者の同意を得て，当該保険医療機関の保険医が看護師と共同して，診療方針等について十分に話し合い，その内容を文書等により提供し

患者に対して，WHO方式のがん性疼痛の治療法（World Guidelines for pharmacological and radiotherapeutic management of cancer pain in adults and adolescents 2018）に従って，副作用対策等を含めた計画的な治療管理を継続して行い，療養上必要な指導を行った場合に，月1回に限り，当該薬剤に関する指導を行い，当該薬剤を処方した日に算定する。なお，当該指導には，当該薬剤の効果及び副作用に関する説明，疼痛時に追加する臨時の薬剤の使用方法に関する説明を含める。

(2)　緩和ケアの経験を有する医師（緩和ケアに係る研修を受けた者に限る。）が当該指導管理を行った場合に算定する。

(3)　がん性疼痛緩和指導管理料を算定する場合は，麻薬の処方前の疼痛の程度（疼痛の強さ，部位，性状，頻度等），麻薬の処方後の効果判定，副作用の有無，治療計画及び指導内容の要点を診療録に記載する。

(4)　「注2」に規定する難治性がん性疼痛緩和指導管理加算は，がん疼痛の症状緩和を目的とした放射線治療及び神経ブロック等の療法について，患者又はその家族等が十分に理解し，納得した上で治療方針を選択できるように文書を用いて説明を行った場合に，患者1人につき1回に限り算定する。

(5)　「注2」に規定する難治性がん性疼痛緩和指導管理加算を算定する場合は，説明内容の要点を診療録に記載する。

(6)　同一月又は同一日においても第2章第1部の各区分に規定する他の医学管理等及び第2部第2節第1款の各区分に規定する在宅療養指導管理料は併算定できる。

(7)　「注4」に規定する情報通信機器を用いた医学管理については，オンライン指針に沿って診療を行った場合に算定する。

◇　がん患者指導管理料について

(1)　がん患者指導管理料の「イ」について

ア　悪性腫瘍と診断された患者に対して，患者の心理状態に十分配慮された環境で，がん診療の経験を有する医師及びがん患者の看護に従事した経験を有する専任の看護師が適宜必要に応じてその他の職種と共同して，診断結果及び治療方法等について患者が十分に理解し，納得した上で治療方針を選択できるように説明及び相談を行った場合又は入院中の患者以外の末期の悪性腫瘍の患者に対して，当該患者の同意を得て，患者の心理状態に十分配慮された環境で，がん診療の経験を有する医師及びがん患者の看護に従事した経験を有する専任の看護師が適宜必要に応じてその他の職種と共同して，診療方針等について十分に話し合った上で，当該診療方針等に関する当該患者の意思決定に対する支援を行い，その内容を文書等により提供した場合に算定する。なお，化学療法の対象となる患者に対しては，外来での化学療法の実施方法についても説明を行う。

イ　当該患者についてB005-6がん治療連携計画策定料を算定した保険医療機関及びB005-6-2がん治療連携指導料を算定した保険医療機関が，それぞれ当該指導管理を実施した場合には，それぞれの保険医療機関において，患者1人につき1回算定できる。ただし，当該悪性腫瘍の診断を確定した後に新たに診断された悪性腫瘍（転移性腫瘍及び再発性腫瘍を除く。）に対して行った場合は別に算定で

た場合又は入院中の患者以外の末期の悪性腫瘍の患者に対して，当該患者の同意を得て，当該保険医療機関の保険医が看護師と共同して，診療方針等について十分に話し合った上で，当該診療方針等に関する当該患者の意思決定に対する支援を行い，その内容を文書等により提供した場合に，患者1人につき1回（当該患者について区分番号B005-6に掲げるがん治療連携計画策定料を算定した保険医療機関及び区分番号B005-6-2に掲げるがん治療連携指導料を算定した保険医療機関が，それぞれ当該指導管理を実施した場合には，それぞれの保険医療機関において，患者1人につき1回）に限り算定する。

2　ロについては，別に厚生労働大臣が定める施設基準に適合しているものとして地方厚生局長等に届け出た保険医療機関において，がんと診断された患者であって継続して治療を行うものに対して，当該患者の同意を得て，当該保険医療機関の保険医又は当該保険医の指示に基づき看護師若しくは公認心理師が，患者の心理的不安を軽減するための面接を行った場合に，患者1人につき6回に限り算定する。

3　ハについては，別に厚生労働大臣が定める施設基準に適合しているものとして地方厚生局長等に届け出た保険医療機関において，がんと診断された患者であって継続して抗悪性腫瘍剤の投薬又は注射を受けているものに対して，当該患者の同意を得て，当該保険医療機関の保険医又は当該保険医の指示に基づき薬剤師が，投薬又は注射の前後にその必要性等について文書により説明を行った場合に，患者1人につき6回に限り算定する。

4　ニについては，別に厚生労働大臣が定める施設基準に適合しているものとして地方厚生局長等に届け出た保険医療機関において，別に厚生労働大臣が定める患者に対して，当該患者の同意を得て，当該保険医療機関の保険医が，区分番号D006-18に掲げるBRCA1／2遺伝子検査の血液を検体とするものを実施する前にその必要性及び診療方針等について文書により説明を行った場合に，患者1人につき1回に限り算定する。

5　ロについて，区分番号A226-2に掲げる緩和ケア診療加算，区分番号B

きる。

ウ　指導内容等の要点を診療録又は看護記録に記載する。

エ　患者の十分な理解が得られない場合又は患者の意思が確認できない場合は，算定の対象とならない。また患者を除く家族等にのみ説明を行った場合は算定できない。

オ　「注7」に規定する情報通信機器を用いた医学管理については，オンライン指針に沿って診療を行った場合に算定する。

(2)　がん患者指導管理料の「ロ」について

ア　悪性腫瘍と診断された患者に対して，患者の心理状態に十分配慮された環境で，がん診療の経験を有する医師，がん患者の看護に従事した経験を有する専任の看護師又はがん患者への心理支援に従事した経験を有する専任の公認心理師が適宜必要に応じてその他の職種と共同して，身体症状及び精神症状の評価及び対応，病状，診療方針，診療計画，外来での化学療法の実施方法，日常生活での注意点等の説明，患者の必要とする情報の提供，意思決定支援，他部門との連絡及び調整等，患者の心理的不安を軽減するための指導を実施した場合に算定する。なお，患者の理解に資するため，必要に応じて文書を交付するなど，分かりやすく説明するよう努める。

イ　がん患者指導管理料の「ロ」の算定対象となる患者は，がんと診断された患者であって継続して治療を行う者のうち，STAS-J（STAS日本語版）で2以上の項目が2項目以上該当する者，又はDCS（Dicisional Conflict Scale）40点以上のものである。なお，STAS-Jについては日本ホスピス・緩和ケア研究振興財団（以下「ホスピス財団」という。）の「STAS-J（STAS日本語版）スコアリングマニュアル第3版」（ホスピス財団ホームページに掲載）に沿って評価を行う。

ウ　看護師又は公認心理師が実施した場合は，アに加えて，指導を行った看護師又は公認心理師が，当該患者の診療を担当する医師に対して，患者の状態，指導内容等について情報提供等を行わなければならない。

エ　指導内容等の要点を診療録又は看護記録に記載する。

オ　患者の十分な理解が得られない場合又は患者の意思が確認できない場合は，算定の対象とならない。また患者を除く家族等にのみ説明を行った場合は算定できない。

カ　「注7」に規定する情報通信機器を用いた医学管理については，オンライン指針に沿って診療を行った場合に算定する。

(3)　がん患者指導管理料の「ハ」について

ア　悪性腫瘍と診断された患者のうち，抗悪性腫瘍剤を投薬又は注射されている者（予定を含む。）に対して，患者の心理状態に十分配慮された環境で，がん診療の経験を有する医師又は抗悪性腫瘍剤に係る業務に従事した経験を有する専任の薬剤師が必要に応じてその他の職種と共同して，抗悪性腫瘍剤の投薬若しくは注射の開始日前30日以内，又は投薬若しくは注射をしている期間に限り，薬剤の効能・効果，服用方法，投与計画，副作用の種類とその対策，日常生活での注意点，副作用に対応する薬剤や医療用麻薬等の使い方，他の薬を服用している場合は薬物相互作用，外来での化学療法の実施方法等について文書により説明を行った場合に算定する。

イ　薬剤師が実施した場合は，アに加えて，指導を行った薬剤師が，当該患者の診療を担当する医師に対して，指導内容，過去の治療歴に関する患者情報（患者の投薬歴，副作用歴，アレルギー歴等），服薬状況，患者の不安の有無等について情報提供するとともに，必要に応じて，副作用に対応する薬剤，医療用麻薬等又は抗悪性腫瘍剤の処方に関する提案等を行わなければならない。

001の18に掲げる小児悪性腫瘍患者指
導管理料，区分番号B 001の22に掲げ
るがん性疼痛緩和指導管理料又は区分
番号B 001の24に掲げる外来緩和ケア
管理料は，別に算定できない。
6　ハについて，区分番号B 001の18に
掲げる小児悪性腫瘍患者指導管理料，
区分番号B 001-2-12に掲げる外来腫瘍
化学療法診療料，区分番号B 008に掲
げる薬剤管理指導料，区分番号F 100
に掲げる処方料の注7に規定する加算
又は区分番号F 400に掲げる処方箋料
の注6に規定する加算は，別に算定で
きない。
7　別に厚生労働大臣が定める施設基準
に適合しているものとして地方厚生局
長等に届け出た保険医療機関におい
て，がん患者指導管理料を算定すべき
医学管理を**情報通信機器を用いて行っ
た場合**は，イ，ロ，ハ又はニの所定点
数に代えて，それぞれ**435点**，**174点**，
174点又は**261点**を算定する。

24　外来緩和ケア管理料　　　　290点

注1　別に厚生労働大臣が定める施設基準
に適合しているものとして地方厚生局
長等に届け出た保険医療機関におい
て，緩和ケアを要する入院中の患者以
外の患者（症状緩和を目的として麻薬
が投与されている患者に限る。）に対
して，当該保険医療機関の保険医，看
護師，薬剤師等が共同して療養上必要
な指導を行った場合に，月1回に限り
算定する。
2　当該患者が15歳未満の小児である場
合には，**小児加算**として，所定点数に
150点を加算する。
3　区分番号B 001の22に掲げるがん性
疼痛緩和指導管理料は，別に算定でき
ない。
4　医療提供体制の確保の状況に鑑み別
に厚生労働大臣が定める地域に所在す
る保険医療機関であって，別に厚生労
働大臣が定める施設基準に適合してい
るものとして地方厚生局長等に届け出

ウ　指導内容等の要点を診療録若しくは薬剤管理指導記録に記載又は
説明に用いた文書の写しを診療録等に添付する。
エ　患者の十分な理解が得られない場合又は患者の意思が確認できな
い場合は，算定の対象とならない。また患者を除く家族等にのみ説
明を行った場合は算定できない。
オ　「注7」に規定する情報通信機器を用いた医学管理については，
オンライン指針に沿って診療を行った場合に算定する。
(4)　がん患者指導管理料の「ニ」について
ア　乳癌，卵巣癌又は卵管癌と診断された患者のうち遺伝性乳癌卵巣
癌症候群が疑われる患者に対して，臨床遺伝学に関する十分な知識
を有する医師及びがん診療の経験を有する医師が共同で，診療方針，
診療計画及び遺伝子検査の必要性等について患者が十分に理解し，
納得した上で診療方針を選択できるように説明及び相談を行った場
合に算定する。
イ　説明及び相談内容等の要点を診療録に記載する。
ウ　説明した結果，D 006-18の「2」に掲げるBRCA 1 / 2遺伝子
検査の血液を検体とするものを実施し，D 026検体検査判断料の「注
6」に掲げる遺伝カウンセリング加算を算定する場合は，がん患者
指導管理料の「ニ」の所定点数は算定できない。
エ　遺伝カウンセリング加算に係る施設基準の届出を行っている他保
険医療機関の臨床遺伝学に関する十分な知識を有する医師と連携し
て指導を行った場合においても算定できる。なお，その場合の診療
報酬の分配は相互の合議に委ねる。ただし，その場合であってもD
026検体検査判断料の「注6」に掲げる遺伝カウンセリング加算を
算定する場合は，がん患者指導管理料の「ニ」の所定点数は算定で
きない。
オ　「注7」に規定する情報通信機器を用いた医学管理については，
オンライン指針に沿って診療を行った場合に算定する。

◆　がん患者指導管理料の「ニ」の対象患者
　　乳癌，卵巣癌又は卵管癌と診断された患者のうち，遺伝性乳癌卵巣
癌症候群が疑われる患者

◇　外来緩和ケア管理料について
(1)　医師ががん性疼痛の症状緩和を目的として麻薬を投与している入院
中の患者以外の悪性腫瘍，後天性免疫不全症候群又は末期心不全の患
者のうち，疼痛，倦怠感，呼吸困難等の身体的症状又は不安，抑うつ
などの精神症状を持つ者に対して，当該患者の同意に基づき，症状緩
和に係るチーム（以下「緩和ケアチーム」という。）による診療が行
われた場合に算定する。
(2)　末期心不全の患者とは，以下のアからウまでの基準及びエからカま
でのいずれかの基準に該当するものをいう。
ア　心不全に対して適切な治療が実施されている。
イ　器質的な心機能障害により，適切な治療にもかかわらず，慢性的
にNYHA重症度分類IV度の症状に該当し，頻回又は持続的に点滴
薬物療法を必要とする状態である。
ウ　過去1年以内に心不全による急変時の入院が2回以上ある。なお，
「急変時の入院」とは，患者の病状の急変等による入院を指し，予
定された入院を除く。
エ　左室駆出率が20％以下である。
オ　医学的に終末期であると判断される状態である。
カ　エ又はオに掲げる状態に準ずる場合である。
(3)　緩和ケアチームは，身体症状及び精神症状の緩和を提供することが
必要である。緩和ケアチームの医師は緩和ケアに関する研修を修了し
た上で診療に当たる。ただし，後天性免疫不全症候群の患者を診療す

たものについては，注1に規定する届出の有無にかかわらず，所定点数に代えて，**外来緩和ケア管理料（特定地域）**として，**150点**を算定する。

　5　別に厚生労働大臣が定める施設基準に適合しているものとして地方厚生局長等に届け出た保険医療機関において，外来緩和ケア管理料を算定すべき医学管理を情報通信機器を用いて行った場合は，所定点数に代えて，**252点**（注4に規定する外来緩和ケア管理料（特定地域）を算定すべき医学管理を**情報通信機器を用いて行った場合**にあっては，**131点**）を算定する。

25　移植後患者指導管理料
　イ　臓器移植後の場合　　　　　　**300点**
　ロ　造血幹細胞移植後の場合　　　**300点**
　注1　別に厚生労働大臣が定める施設基準に適合しているものとして地方厚生局長等に届け出た保険医療機関において，臓器移植後又は造血幹細胞移植後の患者であって，入院中の患者以外の患者に対して，当該保険医療機関の保険医，看護師，薬剤師等が共同して計画的な医学管理を継続して行った場合に，月1回に限り算定する。
　　2　区分番号B000に掲げる特定疾患療養管理料を算定している患者については算定しない。
　　3　別に厚生労働大臣が定める施設基準に適合しているものとして地方厚生局長等に届け出た保険医療機関において，移植後患者指導管理料を算定すべき医学管理を**情報通信機器を用いて行った場合**は，イ又はロの所定点数に代えて，それぞれ**261点**を算定する。

26　植込型輸液ポンプ持続注入療法指導管理料　　　　　　　　　　　**810点**
　注1　植込型輸液ポンプ持続注入療法（髄腔内投与を含む。）を行っている入院中の患者以外の患者に対して，当該療

る際には当該研修を修了していなくても本管理料は算定できる。

(4)　緩和ケアチームは初回の診療に当たり，当該患者の診療を担う保険医，看護師及び薬剤師などと共同の上，「別紙様式3」（920頁）又はこれに準じた緩和ケア診療実施計画書を作成し，その内容を患者に説明の上交付するとともに，その写しを診療録等に添付する。

(5)　1日当たりの算定患者数は，1チームにつき概ね30人以内とする。ただし，「注4」に規定する点数を算定する場合は，1日当たりの算定患者数は，1チームにつき概ね15人以内とする。

(6)　症状緩和に係るカンファレンスが週1回程度開催されており，緩和ケアチームの構成員及び必要に応じて，当該患者の診療を担当する保険医，看護師などが参加している。

(7)　当該保険医療機関に緩和ケアチームが組織上明確に位置づけられている。

(8)　院内の見やすい場所に緩和ケアチームによる診療が受けられる旨の掲示をするなど，患者に対して必要な情報提供がなされている。

(9)　当該緩和ケアチームは，緩和ケア診療加算の緩和ケアチームと兼任可能である。

(10)　「注4」に規定する点数は，「基本診療料の施設基準等」の「別表第6の2」に掲げる地域に所在する保険医療機関（特定機能病院，許可病床数が400床以上の病院，DPC対象病院及び一般病棟入院基本料に係る届出において急性期一般入院料1のみを届け出ている病院を除く。）において，算定可能である。

(11)　「注5」に規定する情報通信機器を用いた医学管理については，オンライン指針に沿って診療を行った場合に算定する。

◆　厚生労働大臣が定める地域
　第1章基本診療料の末尾に参考として掲載
◇　移植後患者指導管理料について

(1)　臓器移植（角膜移植を除く。）又は造血幹細胞移植を受けた患者（以下「臓器等移植後の患者」という。）が，移植した臓器又は造血幹細胞を長期にわたって生着させるために，多職種が連携して，移植の特殊性に配慮した専門的な外来管理を行うことを評価するものである。臓器移植後の患者については「イ」臓器移植後の場合を，造血幹細胞移植後の患者については「ロ」造血幹細胞移植後の場合を算定する。

(2)　臓器等移植後の患者に対して，移植に係る診療科に専任する医師と移植医療に係る適切な研修を受けた専任の看護師が，必要に応じて，薬剤師等と連携し，治療計画を作成し，臓器等移植後の患者に特有の拒絶反応や移植片対宿主病（GVHD），易感染性等の特性に鑑みて，療養上必要な指導管理を行った場合に，月1回に限り算定する。

(3)　移植医療に係る適切な研修を受けた看護師は，関係診療科及び関係職種と緊密に連携をとり，かつ適切な役割分担を考慮しつつ，医師の指示のもと臓器等移植後の患者に対して提供される医療について調整を行う。

(4)　臓器等移植後患者であっても，移植後の患者に特有な指導が必要ない状態となった場合は移植後患者指導管理料は算定できない。

(5)　「注3」に規定する情報通信機器を用いた医学管理については，オンライン指針に沿って診療を行った場合に算定する。

◇　植込型輸液ポンプ持続注入療法指導管理料について

(1)　植込型輸液ポンプを使用している患者であって，入院中の患者以外の患者について，診察とともに投与量の確認や調節など，療養上必要な指導を行った場合に，1月に1回に限り算定する。この場合において，プログラム変更に要する費用は所定点数に含まれる。

法に関する指導管理を行った場合に算定する。

2　植込術を行った日から起算して3月以内の期間に行った場合には、**導入期加算**として、**140点**を所定点数に加算する。

27　糖尿病透析予防指導管理料　　350点

注1　別に厚生労働大臣が定める施設基準に適合しているものとして地方厚生局長等に届け出た保険医療機関において、糖尿病の患者（別に厚生労働大臣が定める者に限る。）であって、医師が透析予防に関する指導の必要性があると認めた入院中の患者以外の患者に対して、当該保険医療機関の医師、看護師又は保健師及び管理栄養士等が共同して必要な指導を行った場合に、月1回に限り算定する。

2　区分番号B001の9に掲げる外来栄養食事指導料及び区分番号B001の11に掲げる集団栄養食事指導料は、所定点数に含まれるものとする。

3　医療提供体制の確保の状況に鑑み別に厚生労働大臣が定める地域に所在する保険医療機関であって、別に厚生労働大臣が定める施設基準に適合しているものとして地方厚生局長等に届け出たものについては、注1に規定する届出の有無にかかわらず、所定点数に代えて、**糖尿病透析予防指導管理料（特定地域）**として、**175点**を算定する。

4　別に厚生労働大臣が定める施設基準に適合しているものとして地方厚生局長等に届け出た保険医療機関において、高度腎機能障害の患者に対して医師が必要な指導を行った場合には、**高度腎機能障害患者指導加算**として、**100点**を所定点数に加算する。

5　別に厚生労働大臣が定める施設基準に適合しているものとして地方厚生局長等に届け出た保険医療機関において、糖尿病透析予防指導管理料を算定すべき医学管理を**情報通信機器を用いて行った場合**は、所定点数に代えて、**305点**（注3に規定する糖尿病透析予防指導管理料（特定地域）を算定すべき医学管理を**情報通信機器を用いて行った場合**にあっては、**152点**）を算定する。

(2)　指導内容の要点を診療録に記載する。

◇　糖尿病透析予防指導管理料について

(1)　入院中の患者以外の糖尿病患者（通院する患者のことをいい、在宅での療養を行う患者を除く。）のうち、ヘモグロビンA1c（HbA1c）がJDS値で6.1%以上（NGSP値で6.5%以上）又は内服薬やインスリン製剤を使用している者であって、糖尿病性腎症第2期以上の患者（現に透析療法を行っている者を除く。）に対し、医師が糖尿病透析予防に関する指導の必要性があると認めた場合に、月1回に限り算定する。

(2)　当該指導管理料は、専任の医師、当該医師の指示を受けた専任の看護師（又は保健師）及び管理栄養士（以下「透析予防診療チーム」という。）が、(1)の患者に対し、日本糖尿病学会の「糖尿病治療ガイド」等に基づき、患者の病期分類、食塩制限及び蛋白制限等の食事指導、運動指導、その他生活習慣に関する指導等を必要に応じて個別に実施した場合に算定する。

(3)　当該指導管理料を算定すべき指導の実施に当たっては、透析予防診療チームは、糖尿病性腎症のリスク要因に関する評価を行い、その結果に基づいて、指導計画を作成する。

(4)　当該管理を実施する透析予防診療チームは、糖尿病性腎症のリスク要因に関する評価結果、指導計画及び実施した指導内容を診療録、療養指導記録又は栄養指導記録に添付又は記載する。

(5)　「注3」に規定する点数は、「基本診療料の施設基準等」の「別表第六の二」に掲げる地域に所在する保険医療機関（特定機能病院、許可病床数が400床以上の病院、DPC対象病院及び一般病棟入院基本料に係る届出において急性期一般入院料1のみを届け出ている病院を除く。）において、算定可能である。

(6)　同一月又は同一日においても、「注2」に規定するものを除き、第2章第1部の各区分に規定する他の医学管理等及び第2部第2節第1款の各区分に規定する在宅療養指導管理料は併算定できる。

(7)　当該管理料を算定する場合は、「特掲診療料施設基準通知」の「別添2」の「様式5の7」（略）に基づき、1年間に当該指導管理料を算定した患者の人数、状態の変化等について報告を行う。

(8)　「注4」に規定する高度腎機能障害患者指導加算は、eGFR（mL/分/1.73m^2）が45未満の患者に対し、専任の医師が、当該患者が腎機能を維持する観点から必要と考えられる運動について、その種類、頻度、強度、時間、留意すべき点等について指導し、また既に運動を開始している患者についてはその状況を確認し、必要に応じて更なる指導を行った場合に算定する。なお、指導については日本腎臓リハビリテーション学会から「保存期CKD患者に対する腎臓リハビリテーションの手引き」が示されているので、指導が適切になされるよう留意されたい。

(9)　本管理料を算定する患者について、保険者から保健指導を行う目的で情報提供等の協力の求めがある場合には、患者の同意を得て、必要な協力を行う。

(10)　「注5」に規定する情報通信機器を用いた医学管理については、オンライン指針に沿って診療を行った場合に算定する。

(11)　「注5」に規定する点数を算定する場合には、以下の要件を満たすこと。

ア　透析予防診療チームが，情報通信機器を用いた診療による計画的な療養上の医学管理を行う月において，(1)の患者に対し，ビデオ通話が可能な情報通信機器を活用して，日本糖尿病学会の「糖尿病治療ガイド」等に基づき，患者の病期分類，食塩制限，蛋白制限等の食事指導，運動指導，その他生活習慣に関する指導等を必要に応じて個別に実施する。なお，情報通信機器を用いた診療による計画的な療養上の医学管理を行う月にあっては，医師又は医師の指示を受けた看護師若しくは管理栄養士による指導等について，各職種が当該月の別日に指導等を実施した場合においても算定できる。

イ　当該指導等の実施に当たっては，透析予防診療チームは，事前に，対面による指導と情報通信機器を用いた診療による指導を組み合わせた指導計画を作成し，当該計画に基づいて指導を実施する。

ウ　透析予防診療チームは，情報通信機器を用いた診療により実施した指導内容，指導実施時間等を診療録，療養指導記録又は栄養指導記録に記載する。

◆　糖尿病透析予防指導管理料の対象糖尿病患者
　透析を要する状態となることを予防するために重点的な指導管理を要する患者

◆　厚生労働大臣が定める地域
　第1章基本診療料の末尾に参考として掲載

◇　小児運動器疾患指導管理料について

28　小児運動器疾患指導管理料　　250点

注　別に厚生労働大臣が定める施設基準に適合しているものとして地方厚生局長等に届け出た保険医療機関において，入院中の患者以外の患者であって，運動器疾患を有する20歳未満のものに対し，小児の運動器疾患に関する専門の知識を有する医師が，計画的な医学管理を継続して行い，かつ，療養上必要な指導を行った場合に，6月に1回（初回算定日の属する月から起算して6月以内は月1回）に限り算定する。ただし，同一月に区分番号B001の5に掲げる小児科療養指導料を算定している患者については，算定できない。

(1)　小児運動器疾患指導管理料は，入院中の患者以外の患者であって，運動器疾患に対し継続的な管理を必要とするものに対し，専門的な管理を行った場合に算定するものであり，小児の運動器疾患に関する適切な研修を修了した医師が，治療計画に基づき療養上の指導を行った場合に算定できる。

(2)　対象患者は，以下のいずれかに該当する20歳未満の患者とする。

ア　先天性股関節脱臼，斜頸，内反足，ペルテス病，脳性麻痺，脚長不等，四肢の先天奇形，良性骨軟部腫瘍による四肢変形，外傷後の四肢変形，二分脊椎，脊髄係留症候群又は側弯症を有する患者

イ　装具を使用する患者

ウ　医師が継続的なリハビリテーションが必要と判断する状態の患者

エ　その他，手術適応の評価等，成長に応じた適切な治療法の選択のために，継続的な診療が必要な患者

(3)　初回算定時に治療計画を作成し，患者の家族等に説明して同意を得るとともに，毎回の指導の要点を診療録に記載する。

(4)　日常的に車椅子を使用する患者であって，車椅子上での姿勢保持が困難なため，食事摂取等の日常生活動作の能力の低下を来した患者については，医師の指示を受けた理学療法士又は作業療法士等が，車椅子や座位保持装置上の適切な姿勢保持や褥瘡予防のため，患者の体幹機能や座位保持機能を評価した上で体圧分散やサポートのためのクッションや附属品の選定や調整を行うことが望ましい。

◇　乳腺炎重症化予防ケア・指導料について

29　乳腺炎重症化予防ケア・指導料

イ　乳腺炎重症化予防ケア・指導料1
(1)　初回　　　　　　　　　　500点
(2)　2回目から4回目まで　　150点

ロ　乳腺炎重症化予防ケア・指導料2
(1)　初回　　　　　　　　　　500点
(2)　2回目から8回目まで　　200点

注1　イについては，別に厚生労働大臣が定める施設基準に適合しているものとして地方厚生局長等に届け出た保険医療機関において，入院中の患者以外の

(1)　乳腺炎重症化予防ケア・指導料1は，入院中以外の乳腺炎の患者であって，乳腺炎が原因となり母乳育児に困難がある患者に対して，医師がケア及び指導の必要性があると認めた場合で，乳腺炎の重症化及び再発予防に係る指導並びに乳房に係る疾患を有する患者の診療について経験を有する医師又は乳腺炎及び母乳育児に関するケア・指導に係る経験を有する助産師が，当該患者に対して乳房のマッサージや搾乳等の乳腺炎に係るケア，授乳や生活に関する指導，心理的支援等の乳腺炎の早期回復，重症化及び再発予防に向けた包括的なケア及び指導を行った場合に，分娩1回につき4回に限り算定する。

(2)　乳腺炎重症化予防ケア・指導料2は，入院中以外の乳腺炎の患者で

患者であって，乳腺炎が原因となり母乳育児に困難を来しているものに対して，医師又は助産師が乳腺炎に係る包括的なケア及び指導を行った場合に，1回の分娩につき4回に限り算定する。

2　ロについては，別に厚生労働大臣が定める施設基準に適合しているものとして地方厚生局長等に届け出た保険医療機関において，入院中の患者以外の患者であって，乳腺炎が悪化し区分番号K472に掲げる乳腺膿瘍切開術を行ったことに伴い母乳育児に困難を来しているものに対し，医師又は助産師が乳腺膿瘍切開創の管理を含む乳腺炎に係る包括的なケア及び指導を行った場合に，1回の分娩につき8回に限り算定する。

30　婦人科特定疾患治療管理料　　250点

注1　別に厚生労働大臣が定める施設基準に適合しているものとして地方厚生局長等に届け出た保険医療機関において，入院中の患者以外の器質性月経困難症の患者であって，ホルモン剤（器質性月経困難症に対して投与されたものに限る。）を投与している患者に対して，婦人科又は産婦人科を担当する医師が，患者の同意を得て，計画的な医学管理を継続して行い，かつ，療養上必要な指導を行った場合に，3月に1回に限り算定する。

2　区分番号A000に掲げる初診料を算定する初診の日に行った指導又は当該初診の日の同月内に行った指導の費用は，初診料に含まれるものとする。

31　腎代替療法指導管理料　　500点

注1　別に厚生労働大臣が定める施設基準に適合しているものとして地方厚生局長等に届け出た保険医療機関において，別に厚生労働大臣が定める患者であって入院中の患者以外のものに対して，当該患者の同意を得て，看護師と共同して，当該患者と診療方針等について十分に話し合い，その内容を文書等により提供した場合に，患者1人につき2回に限り算定する。

2　1回の指導時間は30分以上でなければならないものとする。

3　別に厚生労働大臣が定める施設基準に適合しているものとして地方厚生局長等に届け出た保険医療機関において，腎代替療法指導管理料を算定すべき医学管理を情報通信機器を用いて行った場合は，所定点数に代えて，

あって，乳腺膿瘍切開術を行ったことに伴い母乳育児に困難がある患者に対して，医師がケア及び指導の必要性があると認めた場合で，乳腺炎の重症化及び再発予防に係る指導並びに乳房に係る疾患を有する患者の診療について経験を有する医師又は乳腺炎及び母乳育児に関するケア・指導に係る経験を有する助産師が，当該患者に対して乳腺膿瘍切開創の感染予防管理，排膿促進及び切開創を避けた授乳指導並びに(1)に規定する包括的なケア及び指導を行った場合に，分娩1回につき8回に限り算定する。

(3)　乳腺炎重症化予防ケア・指導料1を算定した後に乳腺膿瘍切開術を行った場合，引き続き乳腺炎重症化予防ケア・指導料2を分娩1回につき8回に限り算定できる。

(4)　当該ケア及び指導を実施する医師又は助産師は，包括的なケア及び指導に関する計画を作成し計画に基づき実施するとともに，実施した内容を診療録等に記載する。

◇　婦人科特定疾患治療管理料について

(1)　婦人科又は産婦人科を標榜する保険医療機関において，入院中の患者以外の器質性月経困難症の患者であって，ホルモン剤（器質性月経困難症に対して投与されたものに限る。）を投与しているものに対して，婦人科又は産婦人科を担当する医師が，患者の同意を得て，計画的な医学管理を継続して行い，かつ，療養上必要な指導を行った場合に，3月に1回に限り算定する。

(2)　治療計画を作成し，患者に説明して同意を得るとともに，毎回の指導内容の要点を診療録に記載する。なお，治療計画の策定に当たっては，患者の病態，社会的要因，薬物療法の副作用や合併症のリスク等を考慮する。

(3)　治療に当たっては，関連学会等から示されているガイドラインを踏まえ，薬物療法等の治療方針について適切に検討する。

◇　腎代替療法指導管理料について

(1)　腎代替療法指導管理料は，腎臓内科の経験を有する常勤医師及び腎臓病患者の看護に従事した経験を有する専任の看護師が，当該患者への腎代替療法の情報提供が必要と判断した場合に，腎代替療法について指導を行い，当該患者が十分に理解し，納得した上で治療方針を選択できるように説明及び相談を行った場合に，患者1人につき2回に限り算定する。なお，2回目の当該管理料の算定に当たっては，その医療上の必要性について診療報酬明細書の摘要欄に記載する。

(2)　当該管理料の対象となる患者は，次のいずれかの要件を満たすものとする。

ア　慢性腎臓病の患者であって，3月前までの直近2回のeGFR（mL/分/1.73m^2）がいずれも30未満の場合

イ　急速進行性糸球体腎炎等による腎障害により，急速な腎機能低下を呈し，不可逆的に慢性腎臓病に至ると判断される場合

(3)　当該管理料を算定すべき指導の実施に当たっては，(2)の要件を満たす慢性腎臓病患者の腎代替療法選択にとって，適切と判断される時期に行うこととし，血液透析，腹膜透析，腎移植等の腎代替療法のうち，いずれについても情報提供する。なお，当該情報提供は，腎臓病教室とは別に行う。

435点を算定する。

(4)　指導内容等の要点を診療録に記載する。なお，説明に用いた文書の写しの診療録への添付により診療録への記載に代えることができる。

(5)　説明に当たっては，関連学会の作成した腎代替療法選択に係る資料又はそれらを参考に作成した資料に基づき説明を行う。

(6)　当該管理料を算定する場合にあっては，(2)のア又はイのうち該当するものに応じて，以下の事項を診療報酬明細書の摘要欄に記載する。

　ア　(2)のアに該当する場合は，直近の血液検査におけるeGFRの検査値について，以下の(イ)から(ハ)までのうちいずれかに該当するもの。

　　(イ)　25mL/min/1.73m^{2}以上30mL/min/1.73m^{2}未満

　　(ロ)　15mL/min/1.73m^{2}以上25mL/min/1.73m^{2}未満

　　(ハ)　15mL/min/1.73m^{2}未満

　イ　(2)のイに該当する場合は，当該指導管理の実施について適切な時期と判断した理由。

(7)　「注3」に規定する情報通信機器を用いた医学管理については，オンライン指針に沿って診療を行った場合に算定する。

◆　腎代替療法指導管理料の対象患者

①　腎代替療法の指導管理を要する慢性腎臓病の患者

②　急速に腎機能が低下しており，腎代替療法の指導管理を要する患者

32　一般不妊治療管理料　　　　250点

注1　別に厚生労働大臣が定める施設基準に適合しているものとして地方厚生局長等に届け出た保険医療機関において，入院中の患者以外の不妊症の患者であって，一般不妊治療を実施しているものに対して，当該患者の同意を得て，計画的な医学管理を継続して行い，かつ，療養上必要な指導を行った場合に，3月に1回に限り算定する。ただし，区分番号B 001の33に掲げる生殖補助医療管理料を算定している患者については算定しない。

　2　区分番号A 000に掲げる初診料を算定する初診の日に行った指導又は当該初診の日の同月内に行った指導の費用は，初診料に含まれるものとする。

◇　一般不妊治療管理料について

(1)　一般不妊治療管理料は，入院中の患者以外の不妊症の患者であって，一般不妊治療を実施しているものに対して，当該患者の同意を得て，計画的な医学管理を継続して行い，かつ，療養上必要な指導を行った場合に，3月に1回に限り算定する。

(2)　治療計画を作成し，当該患者及びそのパートナー（当該患者と共に不妊症と診断された者をいう。以下この区分において同じ。）に文書を用いて説明の上交付し，文書による同意を得る。また，交付した文書の写し及び同意を得た文書を診療録に添付する。なお，治療計画の作成に当たっては，当該患者及びそのパートナーの病態，就労の状況を含む社会的要因，薬物療法の副作用や合併症のリスク等を考慮する。

(3)　少なくとも6月に1回以上，当該患者及びそのパートナーに対して治療内容等に係る同意について確認するとともに，必要に応じて治療計画の見直しを行う。なお，治療計画の見直しを行った場合には，当該患者及びそのパートナーに文書を用いて説明の上交付し，文書による同意を得る。また，交付した文書の写し及び同意を得た文書を診療録に添付する。

(4)　治療計画の作成に当たっては，関係学会から示されているガイドライン等を踏まえ，薬物療法等の治療方針について適切に検討する。また，治療が奏効しない場合には，治療計画の見直しを行う。なお，必要に応じて，連携する生殖補助医療を実施できる他の保険医療機関への紹介を行う。

(5)　当該患者に対する毎回の指導内容の要点を診療録に記載する。

(6)　当該管理料の初回算定時に，当該患者及びそのパートナーを不妊症と診断した理由について，診療録に記載する。

(7)　当該管理料の初回算定時に，以下のいずれかに該当することを確認する。

　ア　当該患者及びそのパートナーが，婚姻関係にある。

　イ　当該患者及びそのパートナーが，治療の結果，出生した子について認知を行う意向がある。

(8)　(7)の確認に当たっては，確認した方法について，診療録に記載するとともに，提出された文書等がある場合には，当該文書等を診療録に添付する。

33　生殖補助医療管理料

　イ　生殖補助医療管理料1　　　　300点

◇　生殖補助医療管理料について

(1)　生殖補助医療管理料は，入院中の患者以外の不妊症の患者であって，

ロ　生殖補助医療管理料2　　**250点**
注1　別に厚生労働大臣が定める施設基準
　　　に適合しているものとして地方厚生局
　　　長等に届け出た保険医療機関におい
　　　て，入院中の患者以外の不妊症の患者
　　　であって，生殖補助医療を実施してい
　　　るものに対して，当該患者の同意を得
　　　て，計画的な医学管理を継続して行い，
　　　かつ，療養上必要な指導を行った場合
　　　に，当該基準に係る区分に従い，月1
　　　回に限り算定する。
　　2　区分番号A000に掲げる初診料を算
　　　定する初診の日に行った指導又は当該
　　　初診の日の同月内に行った指導の費用
　　　は，初診料に含まれるものとする。

生殖補助医療を実施しているもの（実施するための準備をしている者を含み，当該患者又はそのパートナー（当該患者と共に不妊症と診断された者をいう。以下この区分において同じ。）のうち女性の年齢が当該生殖補助医療の開始日において43歳未満である場合に限る。）に対して，当該患者の同意を得て，計画的な医学管理を継続して行い，かつ，療養上必要な指導を行った場合に，月に1回に限り算定する。
(2)　治療計画を作成し，当該患者及びそのパートナーに文書を用いて説明の上交付し，文書による同意を得る。また，交付した文書の写し及び同意を得た文書を診療録に添付する。なお，治療計画の作成に当たっては，当該患者及びそのパートナーの病態，就労の状況を含む社会的要因，薬物療法の副作用や合併症のリスク等を考慮する。
(3)　治療計画は，胚移植術の実施に向けた一連の診療過程ごとに作成する。また，当該計画は，採卵術（実施するための準備を含む。）から胚移植術(その結果の確認を含む。)までの診療過程を含めて作成する。ただし，既に凍結保存されている胚を用いて凍結・融解移植術を実施する場合には，当該胚移植術の準備から結果の確認までを含めて作成すればよい。
(4)　治療計画の作成に当たっては，当該患者及びそのパートナーのこれまでの治療経過を把握する。特に，治療計画の作成時点における胚移植術の実施回数の合計について確認した上で，診療録に記載するとともに，当該時点における実施回数の合計及び確認した年月日を診療報酬明細書の摘要欄に記載する。なお，確認に当たっては，患者及びそのパートナーからの申告に基づき確認するとともに，必要に応じて，過去に治療を実施した他の保険医療機関に照会する。
(5)　少なくとも6月に1回以上，当該患者及びそのパートナーに対して治療内容等に係る同意について確認するとともに，必要に応じて治療計画の見直しを行う。なお，治療計画の見直しを行った場合には，当該患者及びそのパートナーに文書を用いて説明の上交付し，文書による同意を得る。また，交付した文書の写し及び同意を得た文書を診療録に添付する。
(6)　治療計画の作成に当たっては，関係学会から示されているガイドライン等を踏まえ，薬物療法等の治療方針について適切に検討する。また，治療が奏効しない場合には，治療計画の見直しを行う。
(7)　治療計画を作成し，又は見直した場合における当該患者及びそのパートナーに説明して同意を得た年月日を診療報酬明細書の摘要欄に記載する。また，2回目以降の胚移植術に向けた治療計画を作成した場合には，その内容について当該患者及びそのパートナーに説明して同意を得た年月日を診療報酬明細書の摘要欄に記載する。
(8)　当該患者に対する毎回の指導内容の要点を診療録に記載する。
(9)　治療に当たっては，当該患者の状態に応じて，必要な心理的ケアや社会的支援について検討し，適切なケア・支援の提供又は当該支援等を提供可能な他の施設への紹介等を行う。
(10)　当該管理料の初回算定時に，当該患者及びそのパートナーを不妊症と診断した理由について，診療録に記載する。
(11)　当該管理料の初回算定時に，以下のいずれかに該当することを確認する。ただし，同一保険医療機関において，当該患者又はそのパートナーに対してB001の「32」一般不妊治療管理料に係る医学管理を行っていた場合にあっては，この限りではない。
　ア　当該患者及びそのパートナーが，婚姻関係にある。
　イ　当該患者及びそのパートナーが，治療の結果，出生した子について認知を行う意向がある。
(12)　(11)の確認に当たっては，確認した方法について，診療録に記載するとともに，提出された文書等がある場合には，当該文書等を診療録に

B
医管

34　二次性骨折予防継続管理料

イ　二次性骨折予防継続管理料1　**1,000点**
ロ　二次性骨折予防継続管理料2　**750点**
ハ　二次性骨折予防継続管理料3　**500点**

注1　イについては，別に厚生労働大臣が定める施設基準に適合しているものとして保険医療機関が地方厚生局長等に届け出た病棟に入院している患者であって，大腿骨近位部骨折に対する手術を行ったものに対して，二次性骨折の予防を目的として，骨粗鬆症の計画的な評価及び治療等を行った場合に，当該入院中1回に限り算定する。

2　ロについては，別に厚生労働大臣が定める施設基準に適合しているものとして保険医療機関が地方厚生局長等に届け出た病棟に入院している患者であって，他の保険医療機関においてイを算定したものに対して，継続して骨粗鬆症の計画的な評価及び治療等を行った場合に，当該入院中1回に限り算定する。

3　ハについては，別に厚生労働大臣が定める施設基準に適合しているものとして地方厚生局長等に届け出た保険医療機関において，入院中の患者以外の患者であって，イを算定したものに対して，継続して骨粗鬆症の計画的な評価及び治療等を行った場合に，初回算定日の属する月から起算して1年を限度として，月1回に限り算定する。

35　アレルギー性鼻炎免疫療法治療管理料

イ　1月目　**280点**
ロ　2月目以降　**25点**

注　別に厚生労働大臣が定める施設基準を満たす保険医療機関において，入院中の患者以外のアレルギー性鼻炎の患者に対して，アレルゲン免疫療法による治療の必要を認め，治療内容等に係る説明を文書を用いて行い，当該患者の同意を得た上で，アレルゲン免疫療法による計画的な治療管理を行った場合に，月1回に限り算定する。

36　下肢創傷処置管理料　500点

注　別に厚生労働大臣が定める施設基準に適合しているものとして地方厚生局長等に届け出た保険医療機関において，入院中の患者以外の患者であって，下肢の潰瘍を有するものに対して，下肢創傷処置に関する専門の知識を有する医師が，計画的な医学管理を継続して行い，かつ，療養上必要な指導を行った場合に，区分

添付する。

◇　二次性骨折予防継続管理料について

(1)　二次性骨折予防継続管理料は，骨粗鬆症の治療による二次性骨折の予防を推進する観点から，骨粗鬆症を有する大腿骨近位部骨折患者に対して早期から必要な治療を実施した場合について評価を行うものである。大腿骨近位部骨折の患者に対して，関係学会のガイドラインに沿って継続的に骨粗鬆症の評価を行い，必要な治療等を実施した場合に，「イ」及び「ロ」については入院中に1回，「ハ」については初回算定日より1年を限度として月に1回に限り算定する。

(2)　「イ」を算定した患者が当該保険医療機関と特別の関係にある保険医療機関に転院した場合又は同一の保険医療機関のリハビリテーション医療等を担う病棟に転棟した場合において「ロ」は算定できない。

(3)　「イ」又は「ロ」を算定した患者が退院し，入院していた保険医療機関と同一の保険医療機関又は当該保険医療機関と特別の関係にある保険医療機関の外来を受診した場合について，「イ」又は「ロ」を算定した同一月において「ハ」は算定できない。

(4)　「イ」については，関係学会より示されている「骨折リエゾンサービス（FLS）クリニカルスタンダード」及び「骨粗鬆症の予防と治療ガイドライン」に沿った適切な評価及び治療等が実施された場合に算定する。

(5)　「ロ」及び「ハ」は，関係学会より示されている「骨折リエゾンサービス（FLS）クリニカルスタンダード」及び「骨粗鬆症の予防と治療ガイドライン」に沿った適切な評価及び治療効果の判定等，必要な治療を継続して実施した場合に算定する。

(6)　当該管理料を算定すべき医学管理の実施に当たっては，骨量測定，骨代謝マーカー，脊椎エックス線写真等による必要な評価を行う。

◇　アレルギー性鼻炎免疫療法治療管理料について

(1)　アレルギー性鼻炎免疫療法治療管理料は，入院中の患者以外のアレルギー性鼻炎と診断された患者に対して，アレルゲン免疫療法による計画的な治療管理を行った場合に月1回に限り算定する。なお，アレルギー性鼻炎免疫療法治療管理料の「イ」において「1月目」とは初回の治療管理を行った月のことをいう。

(2)　アレルゲン免疫療法を開始する前に，治療内容，期待される効果，副作用等について文書を用いた上で患者に説明し，同意を得る。また，説明内容の要点を診療録に記載する。

(3)　学会によるガイドライン等を参考にする。

◇　下肢創傷処置管理料について

(1)　下肢創傷処置管理料は，入院中の患者以外の患者であって，下肢の潰瘍に対し継続的な管理を必要とするものに対し，J 000-2下肢創傷処置と併せて，専門的な管理を行った場合に算定するものであり，下肢創傷処置に関する適切な研修を修了した医師が，治療計画に基づき療養上の指導を行った場合に算定できる。

(2)　初回算定時に治療計画を作成し，患者及び家族等に説明して同意を得るとともに，毎回の指導の要点を診療録に記載する。

(3)　学会によるガイドライン等を参考にする。

B
医管

番号 J 000-2に掲げる下肢創傷処置を算定した日の属する月において，月1回に限り算定する。ただし，区分番号 B 001の20に掲げる糖尿病合併症管理料は，別に算定できない。

37　慢性腎臓病透析予防指導管理料
イ　初回の指導管理を行った日から起算して1年以内の期間に行った場合　**300点**
ロ　初回の指導管理を行った日から起算して1年を超えた期間に行った場合　**250点**
注1　別に厚生労働大臣が定める施設基準に適合しているものとして地方厚生局長等に届け出た保険医療機関において，慢性腎臓病の患者（糖尿病患者又は現に透析療法を行っている患者を除き，別に厚生労働大臣が定める者に限る。）であって，医師が透析予防に関する指導の必要性があると認めた入院中の患者以外の患者に対して，当該保険医療機関の医師，看護師又は保健師及び管理栄養士等が共同して必要な指導を行った場合に，月1回に限り算定する。
　2　区分番号 B 001の9に掲げる外来栄養食事指導料及び区分番号 B 001の11に掲げる集団栄養食事指導料は，所定点数に含まれるものとする。
　3　別に厚生労働大臣が定める施設基準に適合しているものとして地方厚生局長等に届け出た保険医療機関において，慢性腎臓病透析予防指導管理料を算定すべき医学管理を**情報通信機器を用いて行った場合**は，イ又はロの所定点数に代えて，**261点**又は**218点**を算定する。

◇　慢性腎臓病透析予防指導管理料について
(1)　慢性腎臓病透析予防指導管理料は，入院中の患者以外の患者（通院する患者のことをいい，在宅での療養を行う患者を除く。）であって慢性腎臓病の患者のうち慢性腎臓病の重症度分類で透析のリスクが高い患者（糖尿病患者又は現に透析療法を行っている患者を除く。）に対し，医師が透析を要する状態となることを予防するために重点的な指導の必要性があると認めた場合に，月1回に限り算定する。
(2)　当該指導管理料は，専任の医師，当該医師の指示を受けた専任の看護師（又は保健師）及び管理栄養士（以下「透析予防診療チーム」という。）が，(1)の患者に対し，日本腎臓学会の「エビデンスに基づくCKD診療ガイドライン」等に基づき，患者の病期分類，食塩制限及び蛋白制限等の食事指導，運動指導，その他生活習慣に関する指導等を必要に応じて個別に実施した場合に算定する。
(3)　当該指導管理料を算定すべき指導の実施に当たっては，透析予防診療チームは，慢性腎臓病のリスク要因に関する評価を行い，その結果に基づいて，指導計画を作成する。
(4)　当該管理を実施する透析予防診療チームは，慢性腎臓病のリスク要因に関する評価結果，指導計画及び実施した指導内容を診療録，療養指導記録又は栄養指導記録に添付又は記載する。
(5)　同一月又は同一日においても，「注2」に規定するものを除き，第2章第1部の各区分に規定する他の医学管理等及び第2部第2節第1款の各区分に規定する在宅療養指導管理料は併算定できる。
(6)　当該管理料を算定する場合は，「特掲診療料施設基準通知」の「別添2」の「様式13の10」（略）に基づき，1年間に当該指導管理料を算定した患者の人数，状態の変化等について報告を行う。
(7)　本管理料を算定する患者について，保険者から保健指導を行う目的で情報提供等の協力の求めがある場合には，患者の同意を得て，必要な協力を行う。
(8)　「注3」に規定する情報通信機器を用いた医学管理については，オンライン指針に沿って診療を行った場合に算定する。
(9)　「注3」に規定する点数を算定する場合には，以下の要件を満たすこと。
　ア　透析予防診療チームが，情報通信機器を用いた診療による計画的な療養上の医学管理を行う月において，(1)の患者に対し，ビデオ通話が可能な情報通信機器を活用して，日本腎臓学会の「エビデンスに基づくCKD診療ガイドライン」等に基づき，患者の病期分類，食塩制限及び蛋白制限等の食事指導，運動指導，その他生活習慣に関する指導等を必要に応じて個別に実施する。なお，情報通信機器を用いた診療による計画的な療養上の医学管理を行う月にあっては，医師又は当該医師の指示を受けた看護師（又は保健師）若しくは管理栄養士による指導等について，各職種が当該月の別日に指導等を実施した場合においても算定できる。
　イ　当該指導等の実施に当たっては，透析予防診療チームは，事前に，対面による指導と情報通信機器を用いた診療による指導を組み合わせた指導計画を作成し，当該計画に基づいて指導を実施する。
　ウ　透析予防診療チームは，情報通信機器を用いた診療により実施した指導内容，指導実施時間等を診療録，療養指導記録又は栄養指導記録に記載する。

B

医管

B001-2 小児科外来診療料（1日につき）

1 保険薬局において調剤を受けるために処方箋を交付する場合
　イ　初診時　　　　　　　　　　**604点**
　ロ　再診時　　　　　　　　　　**410点**
2 1以外の場合
　イ　初診時　　　　　　　　　　**721点**
　ロ　再診時　　　　　　　　　　**528点**

注1　小児科を標榜する保険医療機関において，入院中の患者以外の患者（6歳未満の乳幼児に限る。）に対して診療を行った場合に，保険医療機関単位で算定する。

2　区分番号A001に掲げる再診料の注9に規定する場合，区分番号B001-2-11に掲げる小児かかりつけ診療料を算定する場合，第2部第2節第1款在宅療養指導管理料の各区分に掲げる指導管理料を算定している場合又は別に厚生労働大臣が定める薬剤を投与している場合については，算定しない。

3　注4に規定する加算，区分番号A000に掲げる初診料の注7，注8，注10，注15及び注16に規定する加算，区分番号A001に掲げる再診料の注5，注6及び注19に規定する加算，区分番号A002に掲げる外来診療料の注8から注10までに規定する加算，通則第3号から第6号までに規定する加算，区分番号B001-2-2に掲げる地域連携小児夜間・休日診療料，区分番号B001-2-5に掲げる院内トリアージ実施料，区分番号B001-2-6に掲げる夜間休日救急搬送医学管理料，区分番号B010に掲げる診療情報提供料（Ⅱ），区分番号B011に掲げる連携強化診療情報提供料，区分番号C000に掲げる往診料及び第14部その他を除き，診療に係る費用は，小児科外来診療料に含まれるものとする。ただし，**区分番号A000に掲げる初診料の注7及び注8に規定する加算を算定する場合**については，それぞれの加算点数から**115点**を減じた点数を，**区分番号A001に掲げる再診料の注5及び注6に規定する加算並びに区分番号A002に掲げる外来診療料の注8及び注9に規定する加算を算定する場合**については，それぞれの加算点数から**70点**を減じた点数を算定するものとする。

4　1のイ又は2のイについて，別に厚生労働大臣が定める施設基準を満たす保険医療機関において，急性気道感染症，急

◆　「注1」に規定する厚生労働大臣が定める者
　透析を要する状態となることを予防するために重点的な指導管理を要する患者

◇　小児科外来診療料について

(1)　入院中の患者以外の患者であって，6歳未満の全ての者を対象とする。また，対象患者に対する診療報酬の請求については，原則として小児科外来診療料により行う。

(2)　小児科を標榜する保険医療機関において算定する。ただし，B001-2-11小児かかりつけ診療料を算定している患者，第2部第2節第1款の各区分に掲げる在宅療養指導管理料を算定している患者（他の保険医療機関で算定している患者を含む。）及びパリビズマブを投与している患者（投与当日に限る。）については，小児科外来診療料の算定対象とはならない。

(3)　当該患者の診療に係る費用は，「注4」の小児抗菌薬適正使用支援加算，A000初診料，A001再診料及びA002外来診療料の時間外加算，休日加算，深夜加算，小児科特例加算及び医療情報取得加算，A000初診料の機能強化加算，医療DX推進体制整備加算「通則3」の外来感染対策向上加算及び発熱患者等対応加算，「通則4」の連携強化加算，「通則5」のサーベイランス強化加算，「通則6」の抗菌薬適正使用体制加算，B001-2-2地域連携小児夜間・休日診療料，B001-2-5院内トリアージ実施料，B001-2-6夜間休日救急搬送医学管理料，B010診療情報提供料（Ⅱ），B011連携強化診療情報提供料並びにC000往診料（往診料の加算を含む。）並びに第14部その他を除き，全て所定点数に含まれる。ただし，A000初診料の時間外加算，休日加算，深夜加算又は小児科特例加算を算定する場合は，それぞれ85点，250点，580点又は230点を，A001再診料及びA002外来診療料の時間外加算，休日加算，深夜加算又は小児科特例加算を算定する場合は，それぞれ65点，190点，520点又は180点を算定する。

(4)　同一日において，同一患者の再診が2回以上行われた場合であっても，1日につき所定の点数を算定する。

(5)　同一月において，院外処方箋を交付した日がある場合は，当該月においては，「1」の所定点数により算定する。ただし，この場合であっても，院外処方箋を交付している患者に対し，夜間緊急の受診の場合等やむを得ない場合において院内投薬を行う場合は，「2」の所定点数を算定できるが，その場合には，その理由を診療報酬明細書の摘要欄に記載する。

(6)　当該保険医療機関において，院内処方を行わない場合は，「1　処方箋を交付する場合」の所定点数を算定する。

(7)　小児科外来診療料を算定している保険医療機関において，6歳未満の小児が初診を行いそのまま入院となった場合の初診料は，小児科外来診療料ではなく，A000初診料を算定し，当該初診料の請求は入院の診療報酬明細書により行う。

(8)　6歳の誕生日が属する月において，6歳の誕生日前に当該保険医療機関を受診し，小児科外来診療料を算定した場合にあっては，6歳の誕生日後に当該保険医療機関を受診しても，当該月の診療に係る請求は小児科外来診療料により行う。

(9)　小児科外来診療料を算定している保険医療機関のうち，許可病床数が200床以上の病院においては，他の保険医療機関等からの紹介なしに受診した6歳未満の乳幼児の初診については，保険外併用療養費に係る選定療養の対象となる。したがって，小児科外来診療料の初診時の点数を算定した上に，患者からの特別の料金を徴収できる。

(10)　本診療料を算定する保険医療機関の保険医が「特別養護老人ホーム等における療養の給付の取扱いについて」（平成18年3月31日保医発

性中耳炎，急性副鼻腔炎又は急性下痢症により受診した患者であって，診察の結果，抗菌薬の投与の必要性が認められないため抗菌薬を使用しないものに対して，療養上必要な指導及び検査結果の説明を行い，文書により説明内容を提供した場合は，**小児抗菌薬適正使用支援加算**として，月1回に限り**80点**を所定点数に加算する。

第0331002号）に定める「配置医師」であり，それぞれの配置されている施設に赴き行った診療については，本診療料は算定できないが，それぞれの診療行為に係る所定点数により算定できる。

(11)　本診療料を算定する場合，抗菌薬の適正な使用を推進するため，「抗微生物薬適正使用の手引き」（厚生労働省健康局結核感染症課）を参考に，抗菌薬の適正な使用の普及啓発に資する取組を行っていること。

(12)　「注4」に規定する小児抗菌薬適正使用支援加算は，急性気道感染症，急性中耳炎，急性副鼻腔炎又は急性下痢症により受診した基礎疾患のない患者であって，診察の結果，抗菌薬の投与の必要性が認められないため抗菌薬を使用しないものに対して，療養上必要な指導及び検査結果の説明を行い，文書により説明内容を提供した場合に，小児科を担当する専任の医師が診療を行った初診時に，月に1回に限り算定する。なお，インフルエンザウイルス感染の患者又はインフルエンザウイルス感染の疑われる患者及び新型コロナウイルス感染症の患者又は新型コロナウイルス感染症が疑われる患者については，算定できない。

◆　**厚生労働大臣が定める薬剤**
　パリビズマブ

B 001-2-2　地域連携小児夜間・休日診療料

1　地域連携小児夜間・休日診療料1　**450点**
2　地域連携小児夜間・休日診療料2　**600点**
注　別に厚生労働大臣が定める施設基準に適合しているものとして地方厚生局長等に届け出た小児科を標榜する保険医療機関において，夜間であって別に厚生労働大臣が定める時間，休日又は深夜において，入院中の患者以外の患者（6歳未満の小児に限る。）に対して診療を行った場合に，当該基準に係る区分に従い，それぞれ算定する。

◇　地域連携小児夜間・休日診療料について

(1)　保険医療機関が地域の小児科を専ら担当する診療所その他の保険医療機関の医師と連携をとりつつ，小児の救急医療の確保のために，夜間，休日又は深夜に小児の診療が可能な体制を保つことを評価するものである。

(2)　「地域連携小児夜間・休日診療料1」については，夜間，休日又は深夜であって，保険医療機関があらかじめ地域に周知している時間に，「地域連携小児夜間・休日診療料2」については，保険医療機関が24時間診療することを周知した上で，夜間，休日又は深夜に，それぞれ6歳未満の小児を診療した場合に算定する。

(3)　夜間，休日又は深夜に急性に発症し，又は増悪した6歳未満の患者であって，やむを得ず当該時間帯に保険医療機関を受診するものを対象としたものである。したがって，慢性疾患の継続的な治療等のための受診については算定できない。

(4)　夜間，休日又は深夜における担当医師名とその主たる勤務先について，予定表を作成し院内に掲示する。

(5)　地域連携小児夜間・休日診療料を算定する場合にあっては，診療内容の要点，診療医師名及びその主たる勤務先名を診療録に記載する。

(6)　一連の夜間及び深夜又は同一休日に，同一の患者に対しては，地域連携小児夜間・休日診療料は原則として1回のみ算定する。なお，病態の度重なる変化等による複数回の受診のため2回以上算定する場合は，診療報酬明細書の摘要欄にその理由を詳細に記載する。

(7)　入院中の患者については，地域連携小児夜間・休日診療料は算定できない。ただし，患者が地域連携小児夜間・休日診療料を算定すべき診療を経た上で入院した場合は，算定できる。

(8)　患者本人が受診せず，家族などに対して指導等を行った場合には，当該診療料は算定できない。

(9)　地域の夜間・急病センター，病院等において地域の医師が連携・協力して，診療に当たる体制を評価したものであり，在宅当番医制で行う夜間・休日診療においては算定できない。

B 001-2-3　乳幼児育児栄養指導料　　**130点**

注1　小児科を標榜する保険医療機関において，小児科を担当する医師が，3歳未満の乳幼児に対する初診時に，育児，栄養その他療養上必要な指導を行った場合に

◇　乳幼児育児栄養指導料について

(1)　小児科を標榜する保険医療機関において，小児科を担当する医師が3歳未満の乳幼児に対して**A000**初診料（「注5」のただし書に規定する初診を除く。）を算定する初診を行った場合に，育児，栄養その他療養上必要な指導を行ったときに算定する。この場合，指導の要点を

算定する。

2 別に厚生労働大臣が定める施設基準に適合しているものとして地方厚生局長等に届け出た保険医療機関において，乳幼児育児栄養指導料を算定すべき医学管理を情報通信機器を用いて行った場合は，所定点数に代えて，**113点**を算定する。

B 001-2-4 地域連携夜間・休日診療料　200点

注 別に厚生労働大臣が定める施設基準に適合しているものとして地方厚生局長等に届け出た保険医療機関において，夜間であって別に厚生労働大臣が定める時間，休日又は深夜において，入院中の患者以外の患者（区分番号B 001-2-2に掲げる地域連携小児夜間・休日診療料を算定する患者を除く。）に対して診療を行った場合に算定する。

B 001-2-5 院内トリアージ実施料　　　300点

注 別に厚生労働大臣が定める施設基準に適合しているものとして地方厚生局長等に届け出た保険医療機関において，夜間であって別に厚生労働大臣が定める時間，休日又は深夜において，入院中の患者以外の患者（救急用の自動車等により緊急に搬送された者を除く。）であって，区分番号A 000に掲げる初診料を算定する患者に対し，当該患者の来院後速やかに院内トリアージが実施された場合に算定する。

B 001-2-6 夜間休日救急搬送医学管理料　600点

注1 別に厚生労働大臣が定める施設基準を満たす保険医療機関において，当該保険医療機関が表示する診療時間以外の時間（土曜日以外の日（休日を除く。）にあっては，夜間に限る。），休日又は深夜において，救急用の自動車等により緊急に搬送された患者に対して必要な医学管理を行った場合に，区分番号A 000に掲げる

診療録に記載する。ただし，初診料を算定する初診を行った後，即入院となった場合には算定できない。

(2) 「注2」に規定する情報通信機器を用いた医学管理については，オンライン指針に沿って診療を行った場合に算定する。

◇ 地域連携夜間・休日診療料について

(1) 保険医療機関が地域の他の保険医療機関の医師と連携をとりつつ，救急医療の確保のために，夜間，休日又は深夜に診療が可能な体制を保つことを評価するものである。

(2) 夜間，休日又は深夜であって，保険医療機関があらかじめ地域に周知している時間に，患者を診療した場合に算定する。

(3) 夜間，休日又は深夜に急性に発症し，又は増悪した患者であって，やむを得ず当該時間帯に保険医療機関を受診するものを対象としたものである。したがって，慢性疾患の継続的な治療等のための受診については算定できない。

(4) 夜間，休日又は深夜における担当医師名とその主たる勤務先について，予定表を作成し院内に掲示する。

(5) 地域連携夜間・休日診療料を算定する場合にあっては，診療内容の要点，診療医師名及びその主たる勤務先名を診療録に記載する。

(6) 一連の夜間及び深夜又は同一休日に，同一の患者に対しては，地域連携夜間・休日診療料は原則として1回のみ算定する。なお，病態の度重なる変化等による複数回の受診のため2回以上算定する場合は，診療報酬明細書の摘要欄にその理由を詳細に記載する。

(7) 入院中の患者については，地域連携夜間・休日診療料は算定できない。ただし，患者が地域連携夜間・休日診療料を算定すべき診療を経た上で入院した場合は，算定できる。

(8) 患者本人が受診せず，家族などに対して指導等を行った場合には，当該診療料は算定できない。

(9) 地域の夜間・急病センター，病院等において地域の医師が連携・協力して，診療に当たる体制を評価したものであり，在宅当番医制で行う夜間・休日診療においては算定できない。

◇ 院内トリアージ実施料について

(1) 院内トリアージ体制を整えている保険医療機関において，夜間，休日又は深夜に受診した患者であって初診のものに対して当該保険医療機関の院内トリアージ基準に基づいて専任の医師又は救急医療に関する3年以上の経験を有する専任の看護師により患者の来院後速やかに患者の状態を評価し，患者の緊急度区分に応じて診療の優先順位付けを行う院内トリアージが行われ，診療録等にその旨を記載した場合に算定できる。ただし，B 001-2-6夜間休日救急搬送医学管理料を算定した患者については算定できない。

(2) 院内トリアージを行う際には患者又はその家族等に対して，十分にその趣旨を説明する。

◇ 夜間休日救急搬送医学管理料について

(1) 第二次救急医療機関（都道府県が作成する医療計画において，入院を要する救急医療を担う医療機関であって，第三次救急医療機関以外のものをいう。）又は都道府県知事若しくは指定都市市長の指定する精神科救急医療施設において，深夜，時間外（土曜日以外の日（休日を除く。）にあっては，夜間に限る。），休日に，救急用の自動車（消防法及び消防法施行令に規定する市町村又は都道府県の救急業務を行うための救急隊の救急自動車，並びに道路交通法及び道路交通法施行令に規定する緊急自動車（傷病者の緊急搬送に用いるものに限る。）

B

医管

初診料を算定する初診の日に限り算定する。

2　急性薬毒物中毒（アルコール中毒を除く。）と診断された患者又は過去6月以内に精神科受診の既往がある患者に対して必要な医学管理を行った場合には，**精神科疾患患者等受入加算**として，**400点**を所定点数に加算する。

3　別に厚生労働大臣が定める施設基準に適合しているものとして地方厚生局長等に届け出た保険医療機関において，必要な医学管理を行った場合は，当該基準に係る区分に従い，次に掲げる点数をそれぞれ所定点数に加算する。

イ　救急搬送看護体制加算1　　400点
ロ　救急搬送看護体制加算2　　200点

B 001-2-7　外来リハビリテーション診療料

1　外来リハビリテーション診療料1　73点
2　外来リハビリテーション診療料2　110点

注1　別に厚生労働大臣が定める施設基準を満たす保険医療機関において，リハビリテーション（区分番号H000に掲げる心大血管疾患リハビリテーション料，区分番号H001に掲げる脳血管疾患等リハビリテーション料，区分番号H001-2に掲げる廃用症候群リハビリテーション料，区分番号H002に掲げる運動器リハビリテーション料又は区分番号H003に掲げる呼吸器リハビリテーション料を算定するものに限る。以下この区分番号において同じ。）を要する入院中の患者以外の患者に対して，リハビリテーションの実施に関し必要な診療を行った場合に，外来リハビリテーション診療料1については7日間に1回に限り，外来リハビリテーション診療料2については14日間に1回に限り算定する。

2　外来リハビリテーション診療料1を算定する日から起算して7日以内の期間においては，当該リハビリテーションの実施に係る区分番号A000に掲げる初診料（注15及び注16に規定する加算を除く。），区分番号A001に掲げる再診料（注19に規定する加算を除く。），区分番号A002に掲げる外来診療料（注10に規定する加算を除く。）及び外来リハビリテーション診療料2は，算定しない。

3　外来リハビリテーション診療料2を算定する日から起算して14日以内の期間においては，当該リハビリテーションの実施に係る区分番号A000に掲げる初診料（注15及び注16に規定する加算を除く。），区分番号A001に掲げる再診料（注19に

をいう。）及び救急医療用ヘリコプターを用いた救急医療の確保に関する特別措置法第2条に規定する救急医療用ヘリコプターにより搬送された患者であって初診のものについて，必要な医学管理が行われた場合に算定する。

なお，夜間及び深夜の取扱いは，C000往診料の場合と同様である。

(2)　「注2」に規定する精神科疾患患者等受入加算の対象患者は，深夜，時間外又は休日に救急用の自動車及び救急医療用ヘリコプターで搬送された患者のうち，以下のいずれかのものとする。

ア　過去6月以内に精神科受診の既往がある患者
イ　アルコール中毒を除く急性薬毒物中毒が診断された患者

(3)　B 001-2-5院内トリアージ実施料を算定した患者には夜間休日救急搬送医学管理料は算定できない。

◇　外来リハビリテーション診療料について

(1)　医師によるリハビリテーションに関する包括的な診察を評価するものである。

(2)　「外来リハビリテーション診療料1」の対象患者は，状態が比較的安定している患者であって，リハビリテーション実施計画書においてH000心大血管疾患リハビリテーション料，H001脳血管疾患等リハビリテーション料，H001-2廃用症候群リハビリテーション料，H002運動器リハビリテーション料又はH003呼吸器リハビリテーション料に掲げるリハビリテーション（以下「疾患別リハビリテーション」という。）を1週間に2日以上提供することとしている患者である。

(3)　外来リハビリテーション診療料1を算定した日から起算して7日間は，疾患別リハビリテーションの提供に係るA000初診，A001再診料又はA002外来診療料は算定できないものとし，当該7日間は，A000初診，A001再診料又はA002外来診療料を算定せずに，疾患別リハビリテーションの費用を算定できる。

(4)　「外来リハビリテーション診療料2」の対象患者は，状態が比較的安定している患者であって，リハビリテーション実施計画書において疾患別リハビリテーションを2週間に2日以上提供することとしている患者である。

(5)　外来リハビリテーション診療料2を算定した日から起算して14日間は，疾患別リハビリテーションの提供に係るA000初診，A001再診料又はA002外来診療料は算定できないものとし，当該14日間はA000初診，A001再診料又はA002外来診療料を算定せずに，疾患別リハビリテーションの費用を算定できる。

(6)　外来リハビリテーション診療料1及び2を算定している場合は，疾患別リハビリテーションを提供する日において，リハビリテーションスタッフ（疾患別リハビリテーションの実施に係る理学療法士，作業療法士及び言語聴覚士等をいう。以下同じ。）がリハビリテーション提供前に患者の状態を十分に観察し，療養指導記録に記載する。また，患者の状態を観察した際に，前回と比べて状態の変化が認められた場合や患者の求めがあった場合等には，必要に応じて医師が診察を行う。

(7)　外来リハビリテーション診療料1及び2を算定している場合は，医師は疾患別リハビリテーション料の算定ごとに当該患者にリハビリテーションを提供したリハビリテーションスタッフからの報告を受け，当該患者のリハビリテーションの効果や進捗状況等を確認し，診療録等に記載する。なお，リハビリテーションスタッフからの報告は，カンファレンスの実施により代えることとしても差し支えない。

B

医管

規定する加算を除く。），区分番号 A 002
に掲げる外来診療料（注10に規定する加
算を除く。）及び外来リハビリテーショ
ン診療料 1 は，算定しない。

B 001-2-8 外来放射線照射診療料　　　297点

注1　別に厚生労働大臣が定める施設基準に
適合しているものとして地方厚生局長等
に届け出た保険医療機関において，放射
線治療を要する入院中の患者以外の患者
に対して，放射線治療の実施に関し必要
な診療を行った場合に，7 日間に 1 回に
限り算定する。

　　2　外来放射線照射診療料を算定する日か
ら起算して 7 日以内の期間に 4 日以上の
**放射線治療を予定していない場合には，
所定点数の100分の50に相当する点数に**
より算定する。

　　3　外来放射線照射診療料を算定する日か
ら起算して 7 日以内の期間においては，
当該放射線治療の実施に係る区分番号 A
000に掲げる初診料（注15及び注16に規
定する加算を除く。），区分番号 A 001に
掲げる再診料（注19に規定する加算を除
く。）及び区分番号 A 002に掲げる外来診
療料（注10に規定する加算を除く。）は，
算定しない。

B 001-2-9 地域包括診療料 （月 1 回）

　1　地域包括診療料 1　　　　　**1,660点**
　2　地域包括診療料 2　　　　　**1,600点**

注1　別に厚生労働大臣が定める施設基準に
適合しているものとして地方厚生局長等
に届け出た保険医療機関（許可病床数が
200床未満の病院又は診療所に限る。）に
おいて，脂質異常症，高血圧症，糖尿病，
慢性心不全，慢性腎臓病（慢性維持透析
を行っていないものに限る。）又は認知
症のうち 2 以上の疾患を有する入院中の
患者以外の患者に対して，当該患者の同
意を得て，療養上必要な指導及び診療を
行った場合（初診の日を除く。）に，当
該基準に係る区分に従い，それぞれ患者
1 人につき月 1 回に限り算定する。

　　2　地域包括診療を受けている患者に対し
て行った注 3 に規定する加算並びに区分
番号 A 001に掲げる再診料の注 5 から注
7 まで及び注19に規定する加算，通則第
3 号から第 6 号までに規定する加算，区
分番号 B 001-2-2に掲げる地域連携小児
夜間・休日診療料，区分番号 B 010に掲
げる診療情報提供料（Ⅱ）及び区分番号
B 011に掲げる連携強化診療情報提供料
並びに第 2 章第 2 部在宅医療（区分番号
C 001に掲げる在宅患者訪問診療料（Ⅰ），

◇　外来放射線照射診療料について

(1)　放射線治療医（放射線治療の経験を 5 年以上有するものに限る。）
が診察を行った日に算定し，算定日から起算して 7 日間は放射線照射
の実施に係る A 000初診料，A 001再診料又は A 002外来診療料は算定
できないものとし，当該 7 日間は，A 000初診料，A 001再診料又は A
002外来診療料を算定せずに，放射線照射の費用は算定できる。

(2)　外来放射線照射診療料を算定した場合にあっては，第 2 日目以降の
看護師，診療放射線技師等による患者の観察については，照射ごとに
記録し，医師に報告する。

(3)　放射線治療を行う前に，放射線治療により期待される治療効果や成
績などとともに，合併症，副作用等についても必ず患者又はその家族
に説明し，文書等による同意を得る。

(4)　関係学会による放射線精度管理等のガイドラインを遵守する。

(5)　算定した日を含め，3 日間以内で放射線照射が終了する場合は，本
点数の100分の50に相当する点数を算定する。

◇　地域包括診療料について

(1)　外来の機能分化の観点から，主治医機能を持った中小病院及び診療
所の医師が，複数の慢性疾患を有する患者に対し，患者の同意を得た
上で，継続的かつ全人的な医療を行うことについて評価したものであ
り，初診時や訪問診療時（往診を含む。）は算定できない。なお，地
域包括診療料と A 001再診料の「注12」地域包括診療加算はどちらか
一方に限り届出することができる。

(2)　対象患者は，高血圧症，糖尿病，脂質異常症，慢性心不全，慢性腎
臓病（慢性維持透析を行っていないものに限る。）及び認知症の 6 疾
病のうち，2 つ以上（疑いを除く。）を有する者である。なお，当該
医療機関で診療を行う対象疾病（上記 6 疾病のうち 2 つ）と重複しな
い疾病を対象とする場合に限り，他医療機関でも当該診療料，A 001
再診料の「注12」地域包括診療加算，同「注13」認知症地域包括診療
加算又は B 001-2-10認知症地域包括診療料を算定可能である。

(3)　当該患者を診療する担当医を決める。担当医は，慢性疾患の指導に
係る適切な研修を修了した医師とし，担当医により指導及び診療を
行った場合に当該診療料を算定する。なお，服薬，運動，休養，栄養，
喫煙，家庭での体重や血圧の計測，飲酒，その他療養を行うに当たっ
ての問題点等に係る生活面の指導については，必要に応じて，当該医
師の指示を受けた看護師や管理栄養士，薬剤師が行っても差し支えな
い。

(4)　患者又はその家族からの求めに応じ，疾患名，治療計画等について
の文書を交付し，適切な説明を行うことが望ましい。その際，文書の
交付については電子カルテ情報共有システムにおける患者サマリーに
入力し，診療録にその記録及び患者の同意を得た旨を残している場合
は，文書を交付しているものとみなす。

(5)　当該患者に対し，以下の指導，服薬管理等を行う。

区分番号C001-2に掲げる在宅患者訪問診療料（Ⅱ），区分番号C002に掲げる在宅時医学総合管理料及び区分番号C002-2に掲げる施設入居時等医学総合管理料を除く。），第5部投薬（区分番号F100に掲げる処方料及び区分番号F400に掲げる処方箋料を除く。）及び第14部その他を除く費用は，地域包括診療料に含まれるものとする。ただし，患者の病状の急性増悪時に実施した検査，画像診断及び処置に係る費用は，所定点数が**550点**未満のものに限り，当該診療料に含まれるものとする。

3　他の保険医療機関に入院した患者又は介護老人保健施設に入所した患者について，当該他の保険医療機関又は介護老人保健施設と連携して薬剤の服用状況や薬剤服用歴に関する情報共有等を行うとともに，当該他の保険医療機関又は介護老人保健施設において処方した薬剤の種類数が減少した場合であって，退院後又は退所後1月以内に当該他の保険医療機関又は介護老人保健施設から入院中又は入所中の処方内容について情報提供を受けた場合には，**薬剤適正使用連携加算**として，退院日又は退所日の属する月から起算して2月目までに1回に限り，**30点**を所定点数に加算する。

ア　患者の同意を得て，計画的な医学管理の下に療養上必要な指導及び診療を行う。

イ　他の保険医療機関と連携及びオンライン資格確認を活用して，患者が受診している医療機関を全て把握するとともに，当該患者に処方されている医薬品を全て管理し，診療録等に記載する。必要に応じ，担当医の指示を受けた看護師，准看護師等が情報の把握を行うことも可能である。

ウ　当該患者について，原則として院内処方を行う。ただし，エ及びオの場合に限り院外処方を可能とする。

エ　病院において，患者の同意が得られた場合は，以下の全てを満たす薬局に対して院外処方を行うことを可能とする。

　a　24時間開局している薬局である。なお，24時間開局している薬局のリストを患者に説明した上で患者が選定した薬局である。

　b　当該患者がかかっている医療機関を全て把握した上で，薬剤服用歴を一元的かつ継続的に管理し，投薬期間中の服薬状況等を確認及び適切な指導を行い，当該患者の服薬に関する情報を医療機関に提供している薬局である。

　c　病院において院外処方を行う場合は，以下の通りとする。

　　①　当該患者が受診している医療機関のリスト及び当該患者が当該診療料を算定している旨を，処方箋に添付して患者に渡すことにより，当該薬局に対して情報提供を行う。

　　②　患者に対して，当該医療機関を受診時に，薬局若しくは当該医療機関が発行するお薬手帳を持参させる。また，当該患者の院外処方を担当する保険薬局から文書で情報提供を受けることでもよい。なお，保険薬局から文書で情報提供を受けた場合も，当該患者に対し，事後的にお薬手帳の提示に協力を求めることが望ましい。

　　③　また，診療録にお薬手帳のコピー若しくは保険薬局からの文書のコピーを添付する，又は，当該点数の算定時の投薬内容について診療録に記載する。

オ　診療所において，院外処方を行う場合は，以下のとおりとする。

　a　調剤について24時間対応できる体制を整えている薬局（以下「連携薬局」という。）と連携している。

　b　原則として，院外処方を行う場合は連携薬局にて処方を行うこととするが，患者の同意がある場合に限り，その他の薬局での処方も可能とする。その場合，当該患者に対して，時間外においても対応できる薬局のリストを文書により提供し，説明する。

　c　当該患者が受診している医療機関のリスト及び当該患者が当該診療料を算定している旨を，処方箋に添付して患者に渡すことにより，当該薬局に対して情報提供を行う。

　d　患者に対して，当該医療機関を受診時に，薬局若しくは当該医療機関が発行するお薬手帳を持参させる。また，当該患者の院外処方を担当する保険薬局から文書で情報提供を受けることでもよい。なお，保険薬局から文書で情報提供を受けた場合も，当該患者に対し，事後的にお薬手帳の提示に協力を求めることが望ましい。

　e　また，診療録にお薬手帳のコピー若しくは保険薬局からの文書のコピーを添付する，又は，当該点数の算定時の投薬内容について診療録等に記載する。

カ　標榜診療時間外の電話等による問い合わせに対応可能な体制を有し，連絡先について情報提供するとともに，患者又は患者の家族等から連絡を受けた場合には，受診の指示等，速やかに必要な対応を行う。

キ　当該患者について，当該医療機関で検査（院外に委託した場合を含む。）を行う。

ク　健康診断や検診の受診勧奨を行い，その結果等を診療録に添付又は記載するとともに，患者に提供し，評価結果をもとに患者の健康状態を管理する。

ケ　必要に応じ，要介護認定に係る主治医意見書を作成する。

コ　必要に応じ，患者の予防接種の実施状況を把握すること等により，当該患者からの予防接種に係る相談に対応する。

サ　患者の同意について，当該診療料の初回算定時に，「別紙様式48」（969頁）を参考に，当該患者の署名付の同意書を作成し，診療録等に添付する。ただし，直近1年間に4回以上の受診歴を有する患者については，「別紙様式48」（968頁）を参考に診療の要点を説明していれば，同意の手続きは省略して差し支えない。なお，当該医療機関自ら作成した文書を用いることでよい。

シ　当該診療料を算定する場合は，投薬の部に掲げる「7種類以上の内服薬の投薬を行う場合」の規定は適用しない。

ス　認知症の患者に対し当該診療料を算定する場合であって，当該患者の病状から，患者への説明及び患者の同意について，患者の家族等への説明及び当該患者の家族等による同意による方が適切と考えられる場合には，当該部分について「患者」を「患者の家族等」と読み替える。

(6)　当該医療機関において，院内掲示により以下の対応が可能なことを周知し，患者の求めがあった場合に適切に対応する。

ア　健康相談を行っていること。

イ　介護保険に係る相談を行っていること。

ウ　予防接種に係る相談を行っていること。

(7)　当該保険医療機関に通院する患者について，「介護保険法」第7条第5項に規定する介護支援専門員及び「障害者の日常生活及び社会生活を総合的に支援するための法律に基づく指定計画相談支援の事業の人員及び運営に関する基準」第3条第1項に規定する相談支援専門員からの相談に適切に対応するとともに，当該対応が可能であることを当該保険医療機関の見やすい場所に掲示する。

(8)　患者の状態に応じ，28日以上の長期の投薬を行うこと又はリフィル処方箋を交付することについて，当該対応が可能であることを当該保険医療機関の見やすい場所に掲示するとともに，患者から求められた場合に適切に対応する。

(9)　(7)及び(8)の掲示事項について，原則として，ウェブサイトに掲載していること。

(10)　地域包括診療料を算定する医療機関においては，往診又は訪問診療を提供可能であること。往診又は訪問診療の対象の患者には，24時間対応可能な夜間の連絡先を提供し，患者又は患者の家族等から連絡を受けた場合には，往診，外来受診の指示等，速やかに必要な対応を行う。「特掲診療料施設基準通知」の第9在宅療養支援診療所の施設基準の1の(1)に規定する在宅療養支援診療所以外の在宅療養支援診療所においては，連絡を受けて行う往診又は外来診療の体制について，連携する他の保険医療機関とともに行うことも可能である。

(11)　抗菌薬の適正な使用を推進するため，「抗微生物薬適正使用の手引き」（厚生労働省健康局結核感染症課）を参考に，抗菌薬の適正な使用の普及啓発に資する取組を行っている。

(12)　「注3」の薬剤適正使用連携加算については，A001再診料の「注14」に規定する薬剤適正使用連携加算の例による。

B 001-2-10　認知症地域包括診療料（月1回）

1	認知症地域包括診療料1	1,681点

◇　認知症地域包括診療料について

(1)　外来の機能分化の観点から，主治医機能を持った中小病院及び診療

2　認知症地域包括診療料2　　　**1,613点**

注1　別に厚生労働大臣が定める施設基準を満たす保険医療機関（許可病床数が200床未満の病院又は診療所に限る。）において，認知症の患者（認知症以外に1以上の疾患（疑いのものを除く。）を有する入院中の患者以外のものであって，1処方につき5種類を超える内服薬の投薬を行った場合及び1処方につき抗うつ薬，抗精神病薬，抗不安薬又は睡眠薬を合わせて3種類を超えて投薬を行った場合のいずれにも該当しないものに限る。）に対して，当該患者又はその家族等の同意を得て，療養上必要な指導及び診療を行った場合（初診の日を除く。）に，当該基準に係る区分に従い，それぞれ患者1人につき月1回に限り算定する。

2　認知症地域包括診療を受けている患者に対して行った注3に規定する加算並びに区分番号A001に掲げる再診料の注5から注7まで及び注19に規定する加算，通則第3号から第6号までに規定する加算，区分番号B001-2-2に掲げる地域連携小児夜間・休日診療料，区分番号B010に掲げる診療情報提供料（Ⅱ）及び区分番号B011に掲げる連携強化診療情報提供料並びに第2章第2部在宅医療（区分番号C001に掲げる在宅患者訪問診療料（Ⅰ），区分番号C001-2に掲げる在宅患者訪問診療料（Ⅱ），区分番号C002に掲げる在宅時医学総合管理料及び区分番号C002-2に掲げる施設入居時等医学総合管理料を除く。），第5部投薬（区分番号F100に掲げる処方料及び区分番号F400に掲げる処方箋料を除く。）及び第14部その他を除く費用は，認知症地域包括診療料に含まれるものとする。ただし，患者の病状の急性増悪時に実施した検査，画像診断及び処置に係る費用は，所定点数が**550点**未満のものに限り，当該診療料に含まれるものとする。

3　他の保険医療機関に入院した患者又は介護老人保健施設に入所した患者について，当該他の保険医療機関又は介護老人保健施設と連携して薬剤の服用状況や薬剤服用歴に関する情報共有等を行うとともに，当該他の保険医療機関又は介護老人保健施設において処方した薬剤の種類数が減少した場合であって，退院後又は退所後1月以内に当該他の保険医療機関又は介護老人保健施設から入院中又は入所中の処方内容について情報提供を受けた場合には，**薬剤適正使用連携加算**とし

所の医師が，認知症患者であって以下の全ての要件を満たす患者に対し，患者の同意を得た上で，継続的かつ全人的な医療を行うことについて評価したものであり，初診時や訪問診療時（往診を含む。）は算定できない。

ア　認知症以外に1以上の疾病（疑いを除く。）を有する者

イ　同月に，当該保険医療機関において以下のいずれの投薬も受けていない患者

　　a　1処方につき5種類を超える内服薬があるもの

　　b　1処方につき抗うつ薬，抗精神病薬，抗不安薬及び睡眠薬をあわせて3種類を超えて含むもの

　　なお，イaの内服薬数の種類数は錠剤，カプセル剤，散剤，顆粒剤及び液剤については，1銘柄ごとに1種類として計算する。また，イbの抗うつ薬，抗精神病薬，抗不安薬及び睡眠薬の種類数はF100処方料の「1」における向精神薬の種類と同様の取扱いとする。

(2)　「地域包括診療料について」の(3)から(11)まで（(5)のシを除く。）を満たすこと。

(3)　「注3」の薬剤適正使用連携加算については，A001再診料の「注14」に規定する薬剤適正使用連携加算の例による。

(4)　当該医療機関で診療を行う疾病（認知症を含む2つ以上）と重複しない疾病を対象とする場合に限り，他医療機関でもA001再診料の「注12」地域包括診療加算又はB001-2-9地域包括診療料を算定可能である。また，他医療機関で当該診療料又はA001再診料の「注13」認知症地域包括診療加算は算定できない。

て，退院日又は退所日の属する月から起算して2月目までに1回に限り，**30点**を所定点数に加算する。

B 001-2-11　小児かかりつけ診療料（1日につき）

1　小児かかりつけ診療料1
イ　処方箋を交付する場合
(1)　初診時　　　　　　　　　**652点**
(2)　再診時　　　　　　　　　**458点**
ロ　処方箋を交付しない場合
(1)　初診時　　　　　　　　　**769点**
(2)　再診時　　　　　　　　　**576点**
2　小児かかりつけ診療料2
イ　処方箋を交付する場合
(1)　初診時　　　　　　　　　**641点**
(2)　再診時　　　　　　　　　**447点**
ロ　処方箋を交付しない場合
(1)　初診時　　　　　　　　　**758点**
(2)　再診時　　　　　　　　　**565点**

注1　別に厚生労働大臣が定める施設基準に適合しているものとして地方厚生局長等に届け出た保険医療機関において，未就学児（6歳以上の患者にあっては，6歳未満から小児かかりつけ診療料を算定しているものに限る。）の患者であって入院中の患者以外のものに対して診療を行った場合に，当該基準に係る区分に従い，それぞれ算定する。

2　区分番号A001に掲げる再診料の注9に規定する場合については，算定しない。

3　注4に規定する加算，区分番号A000に掲げる初診料の注7，注8，注10，注15及び注16に規定する加算，区分番号A001に掲げる再診料の注5，注6及び注19に規定する加算，区分番号A002に掲げる外来診療料の注8から注10までに規定する加算並びに通則第3号から第6号までに規定する加算，区分番号B001-2-2に掲げる地域連携小児夜間・休日診療料，区分番号B001-2-5に掲げる院内トリアージ実施料，区分番号B001-2-6に掲げる夜間休日救急搬送医学管理料，区分番号B009に掲げる診療情報提供料（Ⅰ），区分番号B009-2に掲げる電子的診療情報評価料，区分番号B010に掲げる診療情報提供料（Ⅱ），区分番号B011に掲げる連携強化診療情報提供料，区分番号C000に掲げる往診料及び第14部その他を除き，診療に係る費用は，小児かかりつけ診療料に含まれるものとする。

4　別に厚生労働大臣が定める施設基準を満たす保険医療機関において，急性気道感染症，急性中耳炎，急性副鼻腔炎又は

◇　小児かかりつけ診療料について
(1)　かかりつけ医として，患者の同意を得た上で，緊急時や明らかに専門外の場合等を除き継続的かつ全人的な医療を行うことについて評価したものであり，原則として1人の患者につき1か所の保険医療機関が算定する。

(2)　当該保険医療機関を4回以上受診（予防接種の実施等を目的とした保険外のものを含む。）した未就学児（6歳以上の患者にあっては，6歳未満から小児かかりつけ診療料を算定しているものに限る。）の患者を対象とする。なお，過去に当該診療料の算定を行っていた患者が，当該診療料の算定を行わなくなった場合，6歳以上の患者については，再度当該診療料を算定することはできない。

(3)　同一日において，同一患者の再診が2回以上行われた場合であっても，1日につき所定の点数を算定する。

(4)　同一月において，院外処方箋を交付した日がある場合は，当該月においては，「イ」の所定点数により算定する。ただし，この場合であっても，院外処方箋を交付している患者に対し，夜間緊急の受診の場合等やむを得ない場合において院内投薬を行う場合は，「ロ」の所定点数を算定できるが，その場合には，その理由を診療報酬明細書の摘要欄に記載する。

(5)　当該保険医療機関において院内処方を行わない場合は，「イ　処方箋を交付する場合」の所定点数を算定する。

(6)　算定に当たっては，以下の指導等を行う。
ア　急性疾患を発症した際の対応の仕方や，アトピー性皮膚炎，喘息その他乳幼児期に頻繁にみられる慢性疾患の管理等について，かかりつけ医として療養上必要な指導及び診療を行う。
イ　他の保険医療機関との連携及びオンライン資格確認を活用して，患者が受診している医療機関を全て把握するとともに，必要に応じて専門的な医療を要する際の紹介等を行う。
ウ　患者について，健康診査の受診状況及び受診結果を把握するとともに，発達段階に応じた助言・指導を行い，保護者からの健康相談に応じる。
エ　患者について，予防接種の実施状況を把握するとともに，予防接種の有効性・安全性に関する指導やスケジュール管理等に関する指導を行う。
オ　発達障害の疑いがある患者について，診療及び保護者からの相談に対応するとともに，必要に応じて専門的な医療を要する際の紹介等を行う。
カ　不適切な養育にも繋がりうる育児不安等の相談に適切に対応する。
キ　かかりつけ医として，上記アからカまでに掲げる指導等を行う旨を患者に対して書面（「別紙様式10」（931頁）を参考とし，各医療機関において作成する。）を交付して説明し，同意を得る。また，小児かかりつけ医として上記アからカまでに掲げる指導等を行っている旨を，当該保険医療機関の外来受付等の見やすい場所及びホームページ等に掲示している。
ク　キの掲示事項について，原則として，ウェブサイトに掲載していること。自ら管理するホームページ等を有しない場合については，この限りではない。また，令和7年5月31日までの間に限り，クに該当するものとみなす。

(7)　小児かかりつけ診療料を算定した場合は，B 001-2小児科外来診療料は算定できない。

急性下痢症により受診した患者であって，診察の結果，抗菌薬の投与の必要性が認められないため抗菌薬を使用しないものに対して，療養上必要な指導及び検査結果の説明を行い，文書により説明内容を提供した場合（初診時に限る。）は，**小児抗菌薬適正使用支援加算**として，**月1回に限り80点**を所定点数に加算する。

B 001-2-12 外来腫瘍化学療法診療料

1　外来腫瘍化学療法診療料1
　イ　抗悪性腫瘍剤を投与した場合
　　(1)　初回から3回目まで　　**800点**
　　(2)　4回目以降　　　　　　**450点**
　ロ　イ以外の必要な治療管理を行った場合
　　　　　　　　　　　　　　　350点
2　外来腫瘍化学療法診療料2
　イ　抗悪性腫瘍剤を投与した場合
　　(1)　初回から3回目まで　　**600点**
　　(2)　4回目以降　　　　　　**320点**
　ロ　イ以外の必要な治療管理を行った場合
　　　　　　　　　　　　　　　220点
3　外来腫瘍化学療法診療料3
　イ　抗悪性腫瘍剤を投与した場合
　　(1)　初回から3回目まで　　**540点**
　　(2)　4回目以降　　　　　　**280点**
　ロ　イ以外の必要な治療管理を行った場合
　　　　　　　　　　　　　　　180点
注1　別に厚生労働大臣が定める施設基準に適合しているものとして地方厚生局長等に届け出た保険医療機関において，悪性腫瘍を主病とする患者であって入院中の患者以外のものに対して，外来化学療法（別に厚生労働大臣が定めるものに限る。）の実施その他の必要な治療管理を行った場合に，当該基準に係る区分に従い算定する。この場合において，区分番号A000に掲げる初診料（注6から注8まで，注15及び注16に規定する加算を除く。），区分番号A001に掲げる再診料（注4から注6まで及び注19に規定する加算を除く。），区分番号A002に掲げる外来診療料（注7から注10までに規定する加算を除く。），区分番号B001の23に掲げるがん患者指導管理料のハ又は区分番号C101に掲げる在宅自己注射指導管理料は，別に算定できない。
2　1のイの(1)，2のイの(1)及び3のイの

(8)　小児かかりつけ診療料を算定する場合，抗菌薬の適正な使用を推進するため，「抗微生物薬適正使用の手引き」（厚生労働省健康局結核感染症課）を参考に，抗菌薬の適正な使用の普及啓発に資する取組を行っていること。

(9)　「注4」に規定する小児抗菌薬適正使用支援加算は，急性気道感染症，急性中耳炎，急性副鼻腔炎又は急性下痢症により受診した基礎疾患のない患者であって，診察の結果，抗菌薬の投与の必要性が認められないため抗菌薬を使用しないものに対して，療養上必要な指導及び検査結果の説明を行い，文書により説明内容を提供した場合に，小児科を担当する専任の医師が診療を行った初診時に，月に1回に限り算定する。なお，インフルエンザウイルス感染の患者またはインフルエンザウイルス感染の疑われる患者及び新型コロナウイルス感染症の患者又は新型コロナウイルス感染症が疑われる患者については，算定できない。

◇　外来腫瘍化学療法診療料について
(1)　外来腫瘍化学療法診療料は，入院中の患者以外の悪性腫瘍を主病とする患者に対して，患者の同意を得た上で，化学療法の経験を有する医師，化学療法に従事した経験を有する専任の看護師及び化学療法に係る調剤の経験を有する専任の薬剤師が必要に応じてその他の職種と共同して，注射による外来化学療法の実施その他の必要な治療管理を行った場合に算定する。
(2)　「1」の「イ」の「(1)」，「2」の「イ」の「(1)」又は「3」の「イ」の「(1)」に規定する点数は，月の初日から起算して，抗悪性腫瘍剤を1回目に投与した日から3回目に投与した日に算定し，「1」の「イ」の「(2)」，「2」の「イ」の「(2)」又「3」の「イ」の「(2)」に規定する点数は，月の初日から起算して，抗悪性腫瘍剤を4回目以降に投与した日に算定する。
(3)　「1」の「ロ」，「2」の「ロ」及び「3」の「ロ」に規定する点数は，注射による外来化学療法の実施その他必要な治療管理を実施中の期間に，当該外来化学療法を実施している保険医療機関において，当該外来化学療法又は治療に伴う副作用等で来院した患者に対し，診察（視診，聴診，打診及び触診等の身体診察を含む）の上，必要に応じて速やかに検査，投薬等を行う体制を評価したものである。
　また，外来腫瘍化学療法診療料3の届出を行っている保険医療機関において外来化学療法を実施している患者が，外来腫瘍化学療法診療料1の届出を行っている他の連携する保険医療機関を緊急的な副作用等で受診した場合には，「1」の「ロ」を算定できる。ただし，あらかじめ治療等に必要な情報を文書（電子媒体を含む。）により当該外来腫瘍化学療法診療料3の届出を行っている医療機関から受理している場合に限る。
　なお，「外来化学療法の実施その他必要な治療管理を実施中の期間」とは，当該化学療法のレジメンの期間内とする。
(4)　外来化学療法の実施及びその他必要な治療管理を行うに当たっては，患者の心理状態に十分配慮された環境で，以下の説明及び指導等を行う。
　なお，患者の十分な理解が得られない場合又は患者を除く家族等にのみ説明を行った場合は算定できない。
　ア　化学療法を初めて実施する場合，レジメンを変更した際，及び必要に応じて，患者に対して，抗悪性腫瘍剤の効能・効果，投与計画，副作用の種類とその対策，副作用に対する薬剤や医療用麻薬等の使い方，他の薬を服用している場合は薬物相互作用，日常生活での注意点，抗悪性腫瘍剤ばく露の予防方法等について文書により説明を行う。

B
医管

(1)については，当該患者に対して，抗悪性腫瘍剤を投与した場合に，月3回に限り算定する。

3　1のイの(2)，2のイの(2)及び3のイの(2)については，1のイの(1)，2のイの(1)又は3のイの(1)を算定する日以外の日において，当該患者に対して，抗悪性腫瘍剤を投与した場合に，週1回に限り算定する。

4　1のロについては，次に掲げるいずれかの治療管理を行った場合に，週1回に限り算定する。

イ　1のイの(1)又は(2)を算定する日以外の日において，当該患者に対して，抗悪性腫瘍剤の投与以外の必要な治療管理を行った場合

ロ　連携する他の保険医療機関が外来化学療法を実施している患者に対し，緊急に抗悪性腫瘍剤の投与以外の必要な治療管理を行った場合

5　2のロ及び3のロについては，2のイの(1)若しくは(2)又は3のイの(1)若しくは(2)を算定する日以外の日において，当該患者に対して，抗悪性腫瘍剤の投与以外の必要な治療管理を行った場合に，週1回に限り算定する。

6　退院した患者に対して退院の日から起算して7日以内に行った治療管理の費用は，第1章第2部第1節に掲げる入院基本料に含まれるものとする。

7　当該患者が15歳未満の小児である場合には，**小児加算**として，所定点数に**200点**を加算する。

8　別に厚生労働大臣が定める施設基準に適合しているものとして地方厚生局長等に届け出た保険医療機関において，1のイの(1)を算定した患者に対して，当該保険医療機関の医師又は当該医師の指示に基づき薬剤師が，副作用の発現状況，治療計画等を文書により提供した上で，当該患者の状態を踏まえて必要な指導を行った場合は，**連携充実加算**として，月1回に限り**150点**を所定点数に加算する。

9　別に厚生労働大臣が定める施設基準に適合しているものとして地方厚生局長等に届け出た保険医療機関において，1のイの(1)を算定する患者に対して，当該保険医療機関の医師の指示に基づき薬剤師が，服薬状況，副作用の有無等の情報の収集及び評価を行い，医師の診察前に情報提供や処方の提案等を行った場合は，**がん薬物療法体制充実加算**として，月1回に限り**100点**を所定点数に加算する。

なお，抗悪性腫瘍剤ばく露の予防方法については，関係学会から示されている抗悪性腫瘍剤ばく露対策の指針に基づき，患者及びその家族等に対して指導を行う。

イ　アについては，医師の指示を受けた，抗悪性腫瘍剤に係る業務に従事した経験を有する専任の薬剤師が実施しても差し支えない。ただし，その場合，アに加えて，指導を行った薬剤師が，当該患者の診療を担当する医師に対して，指導内容，過去の治療歴に関する患者情報（患者の投薬歴，副作用歴，アレルギー歴等），服薬状況，患者からの症状及び不安等の訴えの有無等について医師に報告するとともに，必要に応じて，副作用に対応する薬剤，医療用麻薬等又は抗悪性腫瘍剤の処方に関する提案等を行う。

ウ　指導内容等の要点を診療録若しくは薬剤管理指導記録に記載又は説明に用いた文書の写しを診療録等に添付する。

(5)　抗悪性腫瘍剤の注射による投与を行うに当たっては，外来化学療法に係る専用室において，投与を行う。

(6)　当該診療料を算定する患者からの電話等による緊急の相談等に対して24時間対応できる体制を確保し，連絡先電話番号及び緊急時の注意事項等について，文書により提供する。

(7)　外来腫瘍化学療法診療料1は，当該保険医療機関で実施される化学療法のレジメン（治療内容）の妥当性を評価し，承認する委員会（他の保険医療機関と連携し，共同で開催する場合を含む。）において，承認され，登録されたレジメンを用いて治療を行ったときのみ算定できる。

(8)　外来腫瘍化学療法診療料3の届出を行う医療機関は，外来腫瘍化学療法診療料1の届出を行っている他の連携する保険医療機関に対して，緊急時に当該他の連携する保険医療機関に受診を希望する患者について，あらかじめ治療等に必要な情報を文書により，少なくとも治療開始時に1回は提供し，以降は適宜必要に応じて提供していること。

(9)　「注8」に規定する連携充実加算については，外来腫瘍化学療法診療料1を届け出た保険医療機関において，外来腫瘍化学療法診療料1のイの「(1)」を算定する日に，次に掲げる全ての業務を実施した場合に月1回に限り算定する。

ア　化学療法の経験を有する専任の医師又は化学療法に係る調剤の経験を有する専任の薬剤師が必要に応じてその他の職種と共同して，患者に注射又は投薬されている抗悪性腫瘍剤等の副作用の発現状況を評価するとともに，副作用の発現状況を記載した治療計画等の治療の進捗に関する文書を患者に交付する。なお，当該文書に次に掲げる事項が記載されている。

a　患者に実施しているレジメン

b　当該レジメンの実施状況

c　患者に投与した抗悪性腫瘍剤等の投与量

d　主な副作用の発現状況（「有害事象共通用語規準 v5.0 日本語訳JCOG版」に基づく副作用の重篤度のスケール（Grade）及び関連する血液・生化学的検査の結果等）

e　その他医学・薬学的管理上必要な事項

イ　治療の状況等を共有することを目的に，交付した治療計画等の治療の進捗に関する文書を他の保険医療機関の医師若しくは薬剤師又は保険薬局の薬剤師に提示するよう患者に指導を行う。

ウ　他の保険医療機関又は保険薬局から服薬状況，抗悪性腫瘍剤等の副作用等に関する情報が提供された場合には，必要な分析又は評価等を行う。

エ　悪性腫瘍の治療を担当する医師の診察に当たっては，あらかじめ薬剤師，看護師等と連携して服薬状況，抗悪性腫瘍剤等の副作用等

に関する情報を収集し，診療に活用することが望ましい。

オ　療養のため必要な栄養の指導を実施する場合には，管理栄養士と連携を図る。

⑽　「注9」に規定するがん薬物療法体制充実加算については，外来腫瘍化学療法診療料1を届け出た保険医療機関において，外来腫瘍化学療法診療料1のイの「(1)」を算定する患者に対して(4)イ及びウに掲げる業務について，医師の指示を受けた薬剤師による業務のうち，医師の診察前に服薬状況，副作用の有無等の情報を患者から直接収集し，評価を行った上で，当該医師に当該患者に係る情報提供，処方提案等を行った場合は，月1回に限り100点を所定点数に加算する。なお，必要に応じて，医師の診察後においても，抗悪性腫瘍剤，副作用に対する薬剤等の使い方等について，適宜患者に対して説明を行う。

◆　厚生労働大臣が定める外来化学療法

診療報酬の算定方法別表第一医科診療報酬点数表（以下「医科点数表」という。）第2章第6部注射に掲げる診療に係る費用のうち次に掲げるものについて，入院中の患者以外の患者に対して，抗悪性腫瘍剤の投与を行う化学療法

イ　G001静脈内注射

ロ　G002動脈注射

ハ　G003抗悪性腫瘍剤局所持続注入

ニ　G003-3肝動脈塞栓を伴う抗悪性腫瘍剤肝動脈内注入

ホ　G004点滴注射

ヘ　G005中心静脈注射

ト　G006植込型カテーテルによる中心静脈注射

◇　生活習慣病管理料（Ⅰ）について

(1)　脂質異常症，高血圧症又は糖尿病を主病とする患者の治療においては生活習慣に関する総合的な治療管理が重要であることから設定されたものであり，治療計画を策定し，当該治療計画に基づき，栄養，運動，休養，喫煙，家庭での体重や血圧の測定，飲酒，服薬及びその他療養を行うに当たっての問題点等の生活習慣に関する総合的な治療管理を行った場合に，許可病床数が200床未満の病院及び診療所である保険医療機関において算定する。この場合において，当該治療計画に基づく総合的な治療管理は，歯科医師，薬剤師，看護職員，管理栄養士等の多職種と連携して実施することが望ましい。なお，A000初診料を算定した日の属する月においては，本管理料は算定しない。

(2)　栄養，運動，休養，喫煙，飲酒及び服薬等の生活習慣に関する総合的な治療管理を行う旨，患者に対して療養計画書（療養計画書の様式は，「別紙様式9」(930頁)又はこれに準じた様式とする。以下同じ。）により丁寧に説明を行い，患者の同意を得るとともに，当該計画書に患者の署名を受けた場合に算定できる。また，交付した療養計画書の写しは診療録に添付しておく。なお，療養計画書は，当該患者の治療管理において必要な項目のみを記載することで差し支えない。また，血液検査結果を療養計画書とは別に交付している場合又は患者の求めに応じて，電子カルテ情報共有サービスを活用して共有している場合であって，その旨を診療録に記載している場合は，療養計画書の血液検査項目についての記載を省略して差し支えない。

(3)　当該患者の診療に際して行ったA001再診料の注8に規定する外来管理加算，第2章第1部医学管理等（B001の「20」糖尿病合併症管理料，同「22」がん性疼痛緩和指導管理料，同「24」外来緩和ケア管理料，同「27」糖尿病透析予防指導管理料及び同「37」腎臓病透析予防指導管理料を除く。），第3部検査，第6部注射及び第13部病理診断の費用は全て所定点数に含まれる。

(4)　生活習慣病管理料（Ⅰ）を継続して算定する月においては，栄養，

B 001-3　生活習慣病管理料（Ⅰ）

1　脂質異常症を主病とする場合　　**610点**

2　高血圧症を主病とする場合　　　**660点**

3　糖尿病を主病とする場合　　　　**760点**

注1　別に厚生労働大臣が定める施設基準を満たす保険医療機関（許可病床数が200床未満の病院又は診療所に限る。）において，脂質異常症，高血圧症又は糖尿病を主病とする患者（入院中の患者を除く。）に対して，当該患者の同意を得て治療計画を策定し，当該治療計画に基づき，生活習慣に関する総合的な治療管理を行った場合に，月1回に限り算定する。ただし，糖尿病を主病とする場合にあっては，区分番号C101に掲げる在宅自己注射指導管理料を算定しているときは，算定できない。

2　生活習慣病管理を受けている患者に対して行った区分番号A001の注8に掲げる医学管理，第2章第1部医学管理等（区分番号B001の20に掲げる糖尿病合併症管理料，区分番号B001の22に掲げるがん性疼痛緩和指導管理料，区分番号B001の24に掲げる外来緩和ケア管理料，区分番号B001の27に掲げる糖尿病透析予防指導管理料及び区分番号B001の37に掲げる慢性腎臓病透析予防指導管理料を除く。），第3部検査，第6部注射及び第13部病理診断の費用は，生活習慣病管

理料（Ⅰ）に含まれるものとする。

3　糖尿病を主病とする患者（２型糖尿病の患者であってインスリン製剤を使用していないものに限る。）に対して，血糖自己測定値に基づく指導を行った場合は，**血糖自己測定指導加算**として，年１回に限り所定点数に**500点**を加算する。

4　別に厚生労働大臣が定める施設基準に適合しているものとして地方厚生局長等に届け出た保険医療機関において，当該保険医療機関における診療報酬の請求状況，生活習慣病の治療管理の状況等の診療の内容に関するデータを継続して厚生労働省に提出している場合は，**外来データ提出加算**として，**50点**を所定点数に加算する。

運動，休養，喫煙，家庭での体重や血圧の測定，飲酒に係る情報提供及びその他療養を行うに当たっての問題点等の生活習慣に関する総合的な治療管理に係る療養計画書（療養計画書の様式は，「別紙様式９の２」（930頁）又はこれに準じた様式とする。）を交付するものとするが，当該療養計画書の内容に変更がない場合はこの限りでない。ただし，その場合においても，患者又はその家族等から求めがあった場合に交付するものとするとともに，概ね４月に１回以上は交付するものとする。なお，交付した当該療養計画書の写しは診療録に添付しておく。また，血液検査結果を療養計画書と別に交付している場合又は患者の求めに応じて，電子カルテ情報共有サービスを活用して共有している場合であって，その旨を診療録に記載している場合は，療養計画書の血液検査項目についての記載を省略して差し支えない。

(5)　(2)及び(4)について，患者の求めに応じて，電子カルテ情報共有サービスにおける患者サマリーに，療養計画書での記載事項を入力し，診療録にその記録及び患者の同意を得た旨を記録している場合は，療養計画書の作成及び交付をしているものとみなす。ただし，この場合においても，(2)のとおり，栄養，運動，休養，喫煙，飲酒及び服薬等の生活習慣に関する総合的な治療管理を行う旨，丁寧に説明を行い，患者の同意を得る。

(6)　同一保険医療機関において，脂質異常症，高血圧症又は糖尿病を主病とする患者について，当該管理料を算定するものと算定しないものが混在するような算定を行うことができる。

(7)　学会等の診療ガイドライン等や診療データベース等の診療支援情報を参考にする。

(8)　患者の状態に応じ，28日以上の長期の投薬を行うこと又はリフィル処方箋を交付することについて，当該対応が可能であることを当該保険医療機関の見やすい場所に掲示するとともに，患者から求められた場合に，患者の状態を踏まえて適切に対応を行う。

(9)　本管理料を算定する患者について，保険者から特定保健指導を行う目的で情報提供の求めがある場合には，患者の同意の有無を確認するとともに，患者の同意が得られている場合は必要な協力を行う。

(10)　糖尿病の患者については，患者の状態に応じて，年１回程度眼科の医師の診察を受けるよう指導を行う。また，糖尿病の患者について，歯周病の診断と治療のため，歯科を標榜する保険医療機関への受診を促す。

(11)　「注３」に規定する加算については，中等度以上の糖尿病（２型糖尿病の患者であってインスリン製剤を使用していないものに限る。）の患者を対象とし，必要な指導を行った場合に１年に１回に限り算定する。なお，中等度以上の糖尿病の患者とは，当該加算を算定する当月若しくは前月においてヘモグロビンA1c（HbA1c）がＪＤＳ値で8.0％以上（ＮＧＳＰ値で8.4％以上）の者をいう。

(12)　「注３」の加算を算定する患者に対しては，患者教育の観点から血糖自己測定器を用いて月20回以上血糖を自己測定させ，その検査値や生活状況等を報告させるとともに，その報告に基づき，必要な指導を行い療養計画に反映させる。

　当該加算は，血糖試験紙（テスト・テープ）又は固定化酵素電極（バイオセンサー）を給付し，在宅で血糖の自己測定をさせ，その記録に基づき指導を行った場合に算定するものであり，血糖試験紙，固定化酵素電極，穿刺器，穿刺針及び測定機器を患者に給付又は貸与した場合における費用その他血糖自己測定に係る全ての費用は当該加算点数に含まれ，別に算定できない。

(13)　「注４」に規定する外来データ提出加算を算定する場合には，以下の要件を満たすこと。

ア　厚生労働省が毎年実施する「外来医療，在宅医療，リハビリテーション医療の影響評価に係る調査」（以下「外来医療等調査」という。）に準拠したデータを正確に作成し，継続して提出されることを評価したものである。

イ　当該加算は，データ提出の実績が認められた保険医療機関において，生活習慣病管理料（Ⅰ）を現に算定している患者について，データを提出する外来診療に限り算定する。

ウ　データの提出を行っていない場合又はデータの提出（データの再照会に係る提出も含む。）に遅延等が認められた場合，当該月の翌々月以降について，算定できない。なお，遅延等とは，厚生労働省が調査の一部事務を委託する調査事務局宛に，調査実施説明資料に定められた期限までに，当該医療機関のデータが提出されていない場合（提出時刻が確認できない手段等，調査実施説明資料にて定められた提出方法以外の方法で提出された場合を含む。），提出されたデータが調査実施説明資料に定められたデータと異なる内容であった場合（データが格納されていない空の媒体が提出された場合を含む。）をいう。

また，算定ができなくなった月以降，再度，データ提出の実績が認められた場合は，翌々月以降について，算定ができる。

エ　データの作成は3月単位で行うものとし，作成されたデータには第1月の初日から第3月の末日までにおいて対象となる診療に係るデータが全て含まれていなければならない。

オ　イの「データ提出の実績が認められた保険医療機関」とは，データの提出が厚生労働省保険局医療課において確認され，その旨を通知された保険医療機関をいう。

◇　ニコチン依存症管理料について

(1)　入院中の患者以外の患者に対し，「禁煙治療のための標準手順書」（日本循環器学会，日本肺癌学会，日本癌学会及び日本呼吸器学会の承認を得たものに限る。）に沿って，初回の当該管理料を算定した日から起算して12週間にわたり計5回の禁煙治療を行った場合に算定する。なお，加熱式たばこを喫煙している患者についても，「禁煙治療のための標準手順書」に沿って禁煙治療を行う。

(2)　算定対象となる患者は，次の全てに該当するものであって，医師がニコチン依存症の管理が必要であると認めたものである。

ア　「禁煙治療のための標準手順書」に記載されているニコチン依存症に係るスクリーニングテスト（TDS）で，ニコチン依存症と診断されたもの。

イ　35歳以上の者については，1日の喫煙本数に喫煙年数を乗じて得た数が200以上であるもの。

ウ　直ちに禁煙することを希望している患者であって，「禁煙治療のための標準手順書」に則った禁煙治療について説明を受け，当該治療を受けることを文書により同意しているもの。

(3)　初回算定日より起算して1年を超えた日からでなければ，再度算定することはできない。

(4)　治療管理の要点を診療録に記載する。

(5)　情報通信機器を用いて診察を行う医師は，初回に診察を行う医師と同一のものに限る。

(6)　情報通信機器を用いて診察を行う際には，オンライン指針に沿って診療を行う。

(7)　情報通信機器を用いた診察は，当該保険医療機関内において行う。

(8)　情報通信機器を用いた診察時に，投薬の必要性を認めた場合は，F100処方料又はF400処方箋料を別に算定できる。

(9)　情報通信機器を用いて診察を行う際には，予約に基づく診察による

B 001-3-2　ニコチン依存症管理料

1　ニコチン依存症管理料1	
イ　初回	**230点**
ロ　2回目から4回目まで	
（1）　対面で行った場合	**184点**
（2）　情報通信機器を用いた場合	**155点**
ハ　5回目	**180点**
2　ニコチン依存症管理料2（一連につき）	**800点**

注1　別に厚生労働大臣が定める施設基準に適合しているものとして地方厚生局長等に届け出た保険医療機関において，禁煙を希望する患者であって，スクリーニングテスト（TDS）等によりニコチン依存症であると診断されたものに対し，治療の必要を認め，治療内容等に係る説明を行い，当該患者の同意を文書により得た上で，禁煙に関する総合的な指導及び治療管理を行うとともに，その内容を文書により情報提供した場合に，1の場合は5回に限り，2の場合は初回時に1回に限り算定する。ただし，別に**厚生労働大臣が定める基準を満たさない場合**には，それぞれの**所定点数の100分の70に相当する点数**により算定する。

2　区分番号D200に掲げるスパイログラフィー等検査の4の呼気ガス分析の費用は，所定点数に含まれるものとする。

3　1のロの(2)を算定する場合は，区分番号A001に掲げる再診料，区分番号A002に掲げる外来診療料，区分番号C000に掲げる往診料，区分番号C001に掲げる在宅患者訪問診療料（Ⅰ）又は区分番号C001-2に掲げる在宅患者訪問診療料（Ⅱ）は別に算定できない。

特別の料金の徴収を行うことはできない。

(10)　情報通信機器を用いた診察を行う際の情報通信機器の運用に要する費用については，療養の給付と直接関係ないサービス等の費用として別途徴収できる。

(11)　「ニコチン依存症管理料2」を算定する場合は，患者の同意を文書により得た上で初回の指導時に，診療計画書を作成し，患者に説明し，交付するとともに，その写しを診療録に添付する。

(12)　「ニコチン依存症管理料2」を算定した患者について，2回目以降の指導予定日に受診しなかった場合は，当該患者に対して電話等によって，受診を指示する。また，受診を中断する場合には，受診を中断する理由を聴取し，診療録等に記載する。

(13)　「ニコチン依存症管理料2」を算定する場合においても，2回目から4回目の指導について，情報通信機器を用いて実施することができる。なお，その場合の留意事項は，(5)から(10)まで及び(12)に示すものと同様である。

(14)　(2)に規定するニコチン依存症管理料の算定対象となる患者について，「注1」に規定する厚生労働大臣が定める基準を満たさない場合には，所定点数の100分の70に相当する点数を算定する。

◆　満たさない場合に所定点数を100分の70で算定する基準
当該保険医療機関における過去1年間のニコチン依存症管理料の平均継続回数が2回以上であること。ただし，過去1年間にニコチン依存症管理料の算定の実績を有しない場合は，この限りでない。

B 001-3-3　生活習慣病管理料（Ⅱ）　333点

注1　別に厚生労働大臣が定める施設基準を満たす保険医療機関（許可病床数が200床未満の病院又は診療所に限る。）において，脂質異常症，高血圧症又は糖尿病を主病とする患者（入院中の患者を除く。）に対して，当該患者の同意を得て治療計画を策定し，当該治療計画に基づき，生活習慣に関する総合的な治療管理を行った場合に，月1回に限り算定する。ただし，糖尿病を主病とする場合にあっては，区分番号C101に掲げる在宅自己注射指導管理料を算定しているときは，算定できない。

2　生活習慣病管理を受けている患者に対して行った区分番号A001の注8に掲げる医学管理，第2章第1部第1節医学管理等（区分番号B001の9に掲げる外来栄養食事指導料，区分番号B001の11に掲げる集団栄養食事指導料，区分番号B001の20に掲げる糖尿病合併症管理料，区分番号B001の22に掲げるがん性疼痛緩和指導管理料，区分番号B001の24に掲げる外来緩和ケア管理料，区分番号B001の27に掲げる糖尿病透析予防指導管理料，区分番号B001の37に掲げる慢性腎臓病透析予防指導管理料，区分番号B001-3-2に掲げるニコチン依存症管理料，区分番号B001-9に掲げる療養・就労両立支援指導料，B005の14に掲げるプログラム医療機器等指導管理料，区分番号

◇　生活習慣病管理料（Ⅱ）について

(1)　生活習慣病管理料（Ⅱ）は，脂質異常症，高血圧症又は糖尿病を主病とする患者の治療においては生活習慣に関する総合的な治療管理が重要であることから設定されたものであり，治療計画を策定し，当該治療計画に基づき，栄養，運動，休養，喫煙，家庭での体重や血圧の測定，飲酒，服薬及びその他療養を行うに当たっての問題点等の生活習慣に関する総合的な治療管理を行った場合に，許可病床数が200床未満の病院及び診療所である保険医療機関において算定する。この場合において，当該治療計画に基づく総合的な治療管理は，歯科医師，薬剤師，看護職員，管理栄養士等の多職種と連携して実施することが望ましい。なお，A000初診料を算定した日の属する月においては，本管理料は算定しない。

(2)　生活習慣病管理料（Ⅱ）は，栄養，運動，休養，喫煙，飲酒及び服薬等の生活習慣に関する総合的な治療管理を行う旨，患者に対して療養計画書（療養計画書の様式は，「別紙様式9」(930頁)又はこれに準じた様式とする。以下同じ。）により丁寧に説明を行い，患者の同意を得るとともに，当該計画書に患者の署名を受けた場合に算定できる。また，交付した療養計画書の写しは診療録に添付しておく。なお，療養計画書は，当該患者の治療管理において必要な項目のみを記載することで差し支えない。また，血液検査結果を療養計画書と別に交付している場合又は患者の求めに応じて，電子カルテ情報共有サービスを活用して共有している場合であって，その旨を診療録に記載している場合は，療養計画書の血液検査項目についての記載を省略して差し支えない。

(3)　当該患者の診療に際して行ったA001再診料の「注8」に規定する外来管理加算，第2章第1部第1節医学管理料等（B001の「9」外来栄養食事指導料，同「11」集団栄養食事指導料，同「20」糖尿病合併症管理料，同「22」がん性疼痛緩和指導管理料，同「24」外来緩和ケア管理料，同「27」糖尿病透析予防指導管理料，同「37」慢性腎臓病透析予防指導管理料，B001-3-2ニコチン依存症管理料，B001-9療養・就労両立支援指導料，B005-14プログラム医療機器等指導管理料，

B B 009に掲げる診療情報提供料（Ⅰ），区
分番号B 009-2に掲げる電子的診療情
報評価料，区分番号B 010に掲げる診療情
報提供料（Ⅱ），区分番号B 010-2に掲げ
る診療情報連携共有料，区分番号B 011
に掲げる連携強化診療情報提供料及び区
分番号B 011-3に掲げる薬剤情報提供料
を除く。）の費用は，生活習慣病管理料
（Ⅱ）に含まれるものとする。

3　糖尿病を主病とする患者（2型糖尿病
の患者であってインスリン製剤を使用し
ていないものに限る。）に対して，血糖
自己測定値に基づく指導を行った場合
は，**血糖自己測定指導加算**として，**年1
回**に限り所定点数に**500点**を加算する。

4　別に厚生労働大臣が定める施設基準に
適合しているものとして地方厚生局長等
に届け出た保険医療機関において，当該
保険医療機関における診療報酬の請求状
況，生活習慣病の治療管理の状況等の診
療の内容に関するデータを継続して厚生
労働省に提出している場合は，**外来デー
タ提出加算**として，**50点**を所定点数に加
算する。

5　区分番号B 001-3に掲げる生活習慣病
管理料（Ⅰ）を算定した日の属する月か
ら起算して**6月以内**の期間においては，
生活習慣病管理料（Ⅱ）は，算定できな
い。

6　別に厚生労働大臣が定める施設基準に
適合しているものとして地方厚生局長等
に届け出た保険医療機関において，生活
習慣病管理料（Ⅱ）を算定すべき医学管
理を情報通信機器を用いて行った場合
は，所定点数に代えて，**290点**を算定する。

B 001-4　手術前医学管理料　　1,192点
注1　手術前に行われる検査の結果に基づき
計画的な医学管理を行う保険医療機関に
おいて，手術の実施に際して区分番号L
002に掲げる硬膜外麻酔，区分番号L 004
に掲げる脊椎麻酔又は区分番号L 008に
掲げるマスク又は気管内挿管による閉鎖
循環式全身麻酔を行った場合に，当該手
術に係る手術料を算定した日に算定す

B 009診療情報提供料（Ⅰ），B 009-2電子的診療情報評価料，B 010診
療情報提供料（Ⅱ），B 010-2診療情報連携共有料，B 011連携強化診
療情報提供料及びB 011-3薬剤情報提供料を除く。）の費用は全て所定
点数に含まれる。

(4)　生活習慣病管理料（Ⅱ）を継続して算定する月においては，栄養，
運動，休養，喫煙，家庭での体重や血圧の測定，飲酒に係る情報提供
及びその他療養を行うに当たっての問題点等の生活習慣に関する総合
的な治療管理に係る療養計画書（療養計画書の様式は，「別紙様式9
の2」(930頁)又はこれに準じた様式とする。）を交付するものとす
るが，当該療養計画書の内容に変更がない場合はこの限りでない。た
だし，その場合においても，患者又はその家族等から求めがあった場
合に交付するものとするとともに，概ね4月に1回以上は交付するも
のとする。交付した当該療養計画書の写しは診療録に添付しておく。
なお，血液検査結果を療養計画書と別に交付している場合又は患者の
求めに応じて，電子カルテ情報共有サービスを活用して共有している
場合であって，その旨を診療録に記載している場合は，療養計画書の
血液検査項目についての記載を省略して差し支えない。

(5)　(2)及び(4)について，患者の求めに応じて，電子カルテ情報共有サー
ビスにおける患者サマリーに，療養計画書での記載事項を入力し，診
療録にその記録及び患者の同意を得た旨を記録している場合は，療養
計画書の作成及び交付をしているものとみなす。ただし，この場合に
おいても，(2)のとおり，栄養，運動，休養，喫煙，飲酒及び服薬等の
生活習慣に関する総合的な治療管理を行う旨，丁寧に説明を行い，患
者の同意を得る。

(6)　同一保険医療機関において，脂質異常症，高血圧症又は糖尿病を主
病とする患者について，当該管理料を算定するものと算定しないもの
が混在するような算定を行うことができる。

(7)　学会等の診療ガイドライン等や診療データベース等の診療支援情報
を参考にする。

(8)　患者の状態に応じ，28日以上の長期の投薬を行うこと又はリフィル
処方箋を交付することについて，当該対応が可能であることを当該保
険医療機関の見やすい場所に掲示するとともに，患者から求められた
場合に，患者の状態を踏まえて適切に対応する。

(9)　本管理料を算定する患者について，保険者から特定保健指導を行う
目的で情報提供の求めがある場合には，患者の同意の有無を確認する
とともに，患者の同意が得られている場合は必要な協力を行う。

(10)　糖尿病の患者については，患者の状態に応じて，年1回程度眼科の
医師の診察を受けるよう指導を行う。また，糖尿病の患者について，
歯周病の診断と治療のため，歯科を標榜する保険医療機関への受診を
促す。

(11)　「注3」及び「注4」に規定する加算の取扱いについては，「生活
習慣病管理料（Ⅰ）について」の(11)～(13)の例による。

(12)　「注6」に規定する情報通信機器を用いた医学管理については，オ
ンライン指針に沿って診療を行った場合に算定する。

◇　手術前医学管理料について
(1)　硬膜外麻酔，脊椎麻酔又は全身麻酔下で行われる手術の前に行われ
る定型的な検査・画像診断について，請求の簡素化等の観点から包括
して評価したものであり，L 002硬膜外麻酔，L 004脊椎麻酔若しくは
L 008マスク又は気管内挿管による閉鎖循環式全身麻酔下に手術が行
われた場合に，月1回に限り，疾病名を問わず全て本管理料を算定す
る。

(2)　手術前1週間に本管理料に包括されている検査及び画像診断項目
（以下この項において「検査項目等」という。）のいずれも行わなかっ

る。

2　同一の患者につき1月以内に手術前医学管理料を算定すべき医学管理を2回以上行った場合は，第1回目の手術前医学管理に係る手術料を算定した日1回に限り，手術前医学管理料を算定する。

3　手術前医学管理料を算定した同一月に区分番号D208に掲げる心電図検査を算定した場合には，算定の期日にかかわらず，**所定点数の100分の90に相当する点数**を算定する。

4　同一の部位につき当該管理料に含まれる区分番号E001に掲げる写真診断及び区分番号E002に掲げる撮影と同時に2枚以上のフィルムを使用して同一の方法により撮影を行った場合における第2枚目から第5枚目までの写真診断及び撮影の費用は，それぞれの**所定点数の100分の50に相当する点数**で別に算定できる。この場合において，第6枚目以後の写真診断及び撮影の費用については算定できない。

5　第3部検査及び第4部画像診断のうち次に掲げるもの（手術を行う前1週間以内に行ったものに限る。）は，所定点数に含まれるものとする。ただし，当該期間において同一の検査又は画像診断を2回以上行った場合の第2回目以降のものについては，別に算定することができる。

イ　尿中一般物質定性半定量検査

ロ　血液形態・機能検査

　　末梢血液像（自動機械法），末梢血液像（鏡検法）及び末梢血液一般検査

ハ　出血・凝固検査

　　出血時間，プロトロンビン時間（PT）及び活性化部分トロンボプラスチン時間（APTT）

ニ　血液化学検査

　　総ビリルビン，直接ビリルビン又は抱合型ビリルビン，総蛋白，アルブミン（BCP改良法・BCG法），尿素窒素，クレアチニン，尿酸，アルカリホスファターゼ（ALP），コリンエステラーゼ（ChE），γ-グルタミルトランスフェラーゼ（γ-GT），中性脂肪，ナトリウム及びクロール，カリウム，カルシウム，マグネシウム，クレアチン，グルコース，乳酸デヒドロゲナーゼ（LD），アミラーゼ，ロイシンアミノペプチダーゼ（LAP），クレアチンキナーゼ（CK），アルドラーゼ，遊離コレステロール，鉄（Fe），血中ケトン体・糖・クロール検査（試

た場合は，本管理料は算定しない。なお，「手術を行う前1週間以内に行ったもの」とは，手術を行う日の前日を起算日として1週間前の日から当該手術を実施した当日の手術実施前までに行ったものをいう。

(3)　手術前医学管理料には，包括されている検査項目等に係る判断料が含まれており，手術前医学管理料を算定した月にD026の「3」血液学的検査判断料，同「4」生化学的検査（Ⅰ）判断料及び同「6」免疫学的検査判断料は別に算定できない。

(4)　手術前医学管理料を算定する際使用したフィルムの費用は，E400フィルムの所定点数により算定する。

(5)　本管理料を算定する手術前1週間において，入院と入院外が混在する場合においても，本管理料に包括されている検査項目等の1回目の所定点数については別に算定できない。

(6)　本管理料を月初めに算定し，手術前1週間が月をまたがる場合においても，本管理料の所定点数に包括されている検査項目等の1回目の所定点数については別に算定できない。

(7)　同一の患者について，月をまたがって1週間以内に硬膜外麻酔，脊椎麻酔又は全身麻酔下の手術を2回以上行った場合には，最初に行った手術の際に手術前医学管理料を算定し，2回目の手術の際には手術前医学管理料を算定せず，それぞれの検査項目等の所定点数により算定する。

（例）　当該月の29日に硬膜外麻酔，脊椎麻酔，全身麻酔下の手術を行い，翌月の3日に再び硬膜外麻酔，脊椎麻酔，全身麻酔下の手術を行った場合の算定。

　　　当該月の29日に手術前医学管理料を算定し，翌月の手術の3日の際には手術前医学管理料を算定せず，それぞれの検査項目等の所定点数で算定する。

(8)　本管理料に包括されている肝炎ウイルス関連検査を行った場合には，当該検査の結果が陰性であった場合も含め，当該検査の結果について患者に適切な説明を行い，文書により提供する。

験紙法・アンプル法・固定化酵素電極
によるもの），不飽和鉄結合能（ＵＩ
ＢＣ）（比色法），総鉄結合能（ＴＩＢ
Ｃ）（比色法），リン脂質，ＨＤＬ-コ
レステロール，ＬＤＬ-コレステロー
ル，無機リン及びリン酸，総コレステ
ロール，アスパラギン酸アミノトラン
スフェラーゼ（ＡＳＴ），アラニンア
ミノトランスフェラーゼ（ＡＬＴ）並
びにイオン化カルシウム
　ホ　感染症免疫学的検査
　　　梅毒血清反応（ＳＴＳ）定性，抗
ストレプトリジンＯ（ＡＳＯ）定性，抗
ストレプトリジンＯ（ＡＳＯ）半定量，
抗ストレプトリジンＯ（ＡＳＯ）定量，
抗ストレプトキナーゼ（ＡＳＫ）定性，
抗ストレプトキナーゼ（ＡＳＫ）半定
量，梅毒トレポネーマ抗体定性，ＨＩ
Ｖ-1抗体，肺炎球菌抗原定性（尿・髄
液），ヘモフィルス・インフルエンザ
ｂ型（Hib）抗原定性（尿・髄液），
単純ヘルペスウイルス抗原定性，ＲＳ
ウイルス抗原定性及び淋菌抗原定性
　ヘ　肝炎ウイルス関連検査
　　　HBs抗原定性・半定量及びＨＣＶ抗
体定性・定量
　ト　血漿蛋白免疫学的検査
　　　Ｃ反応性蛋白（ＣＲＰ）定性及びＣ
反応性蛋白（ＣＲＰ）
　チ　心電図検査
　　　区分番号D208の1に掲げるもの
　リ　写真診断
　　　区分番号Ｅ001の1のイに掲げるも
の
　ヌ　撮影
　　　区分番号Ｅ002の1に掲げるもの
6　区分番号D026に掲げる血液学的検査
判断料，生化学的検査（Ｉ）判断料又は
免疫学的検査判断料を算定している患者
については算定しない。
7　第1章第2部第3節に掲げる特定入院
料又は区分番号D027に掲げる基本的検
体検査判断料を算定している患者につい
ては算定しない。

B 001-5　手術後医学管理料（1日につき）

1　病院の場合　　　　　　　　　　**1,188点**
2　診療所の場合　　　　　　　　　**1,056点**
注1　病院（療養病棟，結核病棟及び精神病
棟を除く。）又は診療所（療養病床に係
るものを除く。）に入院している患者に
ついて，入院の日から起算して10日以内
に行われた区分番号Ｌ008に掲げるマス
ク又は気管内挿管による閉鎖循環式全身

◇　手術後医学管理料について

(1)　Ｌ008マスク又は気管内挿管による閉鎖循環式全身麻酔を伴う手術
後に必要な医学的管理を評価するとともに，手術後に行われる定型的
な検査について，請求の簡素化等の観点から包括して評価したもので
あり，Ａ300救命救急入院料又はＡ301特定集中治療室管理料に係る届
出を行っていない保険医療機関の一般病棟に入院する患者について算
定する。

(2)　手術後医学管理料には，包括されている検査項目に係る判断料が含
まれており，手術後医学管理料を算定した月にD026の「1」尿・糞

麻酔を伴う手術後に必要な医学管理を行った場合に，当該手術に係る手術料を算定した日の翌日から起算して3日に限り算定する。

2　同一の手術について，同一月に区分番号B 001-4に掲げる手術前医学管理料を算定する場合は，本管理料を算定する3日間については，**所定点数の100分の95に相当する点数**を算定する。

3　第3部検査のうち次に掲げるもの（当該手術に係る手術料を算定した日の翌日から起算して3日以内に行ったものに限る。）は，所定点数に含まれるものとする。

イ　尿中一般物質定性半定量検査

ロ　尿中特殊物質定性定量検査
　　尿蛋白及び尿グルコース

ハ　血液形態・機能検査
　　赤血球沈降速度（ESR），末梢血液像（自動機械法），末梢血液像（鏡検法）及び末梢血液一般検査

ニ　血液化学検査
　　総ビリルビン，直接ビリルビン又は抱合型ビリルビン，総蛋白，アルブミン（BCP改良法・BCG法），尿素窒素，クレアチニン，尿酸，アルカリホスファターゼ（ALP），コリンエステラーゼ（ChE），γ-グルタミルトランスフェラーゼ（γ-GT），中性脂肪，ナトリウム及びクロール，カリウム，カルシウム，マグネシウム，クレアチン，グルコース，乳酸デヒドロゲナーゼ（LD），アミラーゼ，ロイシンアミノペプチダーゼ（LAP），クレアチンキナーゼ（CK），アルドラーゼ，遊離コレステロール，鉄（Fe），血中ケトン体・糖・クロール検査（試験紙法・アンプル法・固定化酵素電極によるもの），不飽和鉄結合能（UIBC）（比色法），総鉄結合能（TIBC）（比色法），リン脂質，HDL-コレステロール，LDL-コレステロール，無機リン及びリン酸，総コレステロール，アスパラギン酸アミノトランスフェラーゼ（AST），アラニンアミノトランスフェラーゼ（ALT），イオン化カルシウム並びに血液ガス分析

ホ　心電図検査

ヘ　呼吸心拍監視

ト　経皮的動脈血酸素飽和度測定

チ　終末呼気炭酸ガス濃度測定

リ　中心静脈圧測定

ヌ　動脈血採取

4　区分番号D026に掲げる尿・糞便等検便等検査判断料，同「3」血液学的検査判断料及び同「4」生化学的検査（I）判断料は別に算定できない。ただし，本管理料を算定する3日間が月をまたがる場合は，本管理料を算定する最初の日が属する月に係るこれらの判断料は別に算定できないが，その翌月にこれらの判断料の対象となる検査を実施した場合には，別に算定できる。

(3)　同一保険医療機関において，同一月に本管理料を算定するものと算定しないものが混在するような算定はできない。

(4)　手術後医学管理料の算定開始日となる入院の日とは，第1章第2部入院料等の「通則5」に定める起算日のことをいう。

査判断料，血液学的検査判断料又は生化
学的検査（Ｉ）判断料を算定している患
者については算定しない。
5　第１章第２部第３節に掲げる特定入院
料又は区分番号D027に掲げる基本的検
体検査判断料を算定している患者につい
ては算定しない。
6　区分番号Ａ300の救命救急入院料又は
区分番号Ａ301の特定集中治療室管理料
に係る別に厚生労働大臣が定める施設基
準に適合しているものとして地方厚生局
長等に届け出た保険医療機関に入院して
いる患者については算定しない。

B 001-6　肺血栓塞栓症予防管理料　　305点

注1　病院（療養病棟を除く。）又は診療所（療
養病床に係るものを除く。）に入院中の
患者であって肺血栓塞栓症を発症する危
険性が高いもの（結核病棟に入院中の患
者においては手術を伴うもの，精神病棟
に入院中の患者においては治療上必要が
あって身体拘束が行われているものに限
る。）に対して，肺血栓塞栓症の予防を
目的として，必要な機器又は材料を用い
て計画的な医学管理を行った場合に，当
該入院中１回に限り算定する。
2　肺血栓塞栓症の予防を目的として行っ
た処置に用いた機器及び材料の費用は，
所定点数に含まれるものとする。

B 001-7　リンパ浮腫指導管理料　　100点

注1　保険医療機関に入院中の患者であっ
て，鼠径部，骨盤部若しくは腋窩部のリ
ンパ節郭清を伴う悪性腫瘍に対する手術
を行ったもの又は原発性リンパ浮腫と診
断されたものに対して，当該手術を行っ
た日の属する月又はその前月若しくは翌
月のいずれか（原発性リンパ浮腫と診断
されたものにあっては，当該診断がされ
た日の属する月又はその翌月のいずれ
か）に，医師又は医師の指示に基づき看
護師，理学療法士若しくは作業療法士が，
リンパ浮腫の重症化等を抑制するための

◇　肺血栓塞栓症予防管理料について
(1)　肺血栓塞栓症予防管理料は，肺血栓塞栓症を発症する危険性が高い
患者に対して，肺血栓塞栓症の予防を目的として，必要な医学管理を
行った場合を評価するものである。
(2)　病院（療養病棟を除く。）又は診療所（療養病床に係るものを除く。）
に入院中の患者であって，肺血栓塞栓症を発症する危険性の高いもの
（結核病棟においては手術を伴う患者，精神病棟においては治療上の
必要から身体拘束が行われている患者に限る。）に対して，肺血栓塞
栓症の予防を目的として，弾性ストッキング（患者の症状により弾性
ストッキングが使用できないなどやむを得ない理由により使用する弾
性包帯を含む。）又は間歇的空気圧迫装置を用いて計画的な医学管理
を行った場合に，入院中１回に限り算定する。なお，当該管理料は，
肺血栓塞栓症の予防を目的として弾性ストッキング又は間歇的空気圧
迫装置を用いた場合に算定できるものであり，薬剤のみで予防管理を
行った場合には算定できない。また，第１章第２部入院料等の「通則
５」に規定する入院期間が通算される再入院の場合においても，各々
の入院において入院中１回算定できる。
(3)　肺血栓塞栓症の予防を目的として使用される弾性ストッキング及び
間歇的空気圧迫装置を用いた処置に要する費用は所定点数に含まれて
おり，別にＪ119消炎鎮痛等処置の点数は算定できない。肺血栓塞栓
症の予防を目的として弾性ストッキングが複数回使用される場合で
あっても，当該費用は所定点数に含まれる。なお，肺血栓塞栓症の予
防を目的としないＪ119消炎鎮痛等処置は別に算定できる。また，同
一の弾性ストッキングを複数の患者に使用しない。
(4)　肺血栓塞栓症の予防に係る計画的な医学管理を行うに当たっては，
関係学会より標準的な管理方法が示されているので，患者管理が適切
になされるよう十分留意されたい。

◇　リンパ浮腫指導管理料について
(1)　手術前若しくは手術後又は診断時若しくは診断後において，以下に
示す事項について，個別に説明及び指導管理を行った場合に算定でき
る。
　　当該指導管理料は，当該指導管理料の算定対象となる手術を受けた
保険医療機関に入院中に当該説明及び指導管理を行った場合に１回，
当該保険医療機関を退院した後に，当該保険医療機関又は当該患者の
退院後においてＢ005-6がん治療連携計画策定料の「注１」に規定す
る地域連携診療計画に基づいた治療を担う他の保険医療機関（当該患
者についてＢ005-6-2がん治療連携指導料を算定した場合に限る。）に
おいて当該説明及び指導管理を行った場合にいずれか一方の保険医療
機関において１回に限り，算定できる。
ア　リンパ浮腫の病因と病態

指導を実施した場合に，入院中1回に限り算定する。

2　注1に基づき当該点数を算定した患者であって当該保険医療機関を退院したものに対して，当該保険医療機関又は当該患者の退院後において区分番号B005-6の注1に規定する地域連携診療計画に基づいた治療を担う他の保険医療機関（当該患者について区分番号B005-6-2に掲げるがん治療連携指導料を算定した場合に限る。）において，退院した日の属する月又はその翌月に注1に規定する指導を再度実施した場合に，当該指導を実施した，いずれかの保険医療機関において，1回に限り算定する。

B 001-8　臍ヘルニア圧迫指導管理料　　100点

注　保険医療機関において，医師が1歳未満の乳児に対する臍ヘルニアについて療養上の必要な指導を行った場合に，患者1人につき1回に限り算定する。

B 001-9　療養・就労両立支援指導料

1　初回　　　　　　　　　　　　　800点
2　2回目以降　　　　　　　　　　400点

注1　1については，別に厚生労働大臣が定める疾患に罹患している患者に対して，当該患者と当該患者を使用する事業者が共同して作成した勤務情報を記載した文書の内容を踏まえ，就労の状況を考慮して療養上の指導を行うとともに，当該患者の同意を得て，当該患者が勤務する事業場において選任されている労働安全衛生法（昭和47年法律第57号）第13条第1項に規定する産業医，同法第10条第1項に規定する総括安全衛生管理者，同法第12条に規定する衛生管理者若しくは同法第12条の2に規定する安全衛生推進者若しくは衛生推進者又は同法第13条の2の規定により労働者の健康管理等を行う保健師（以下「産業医等」という。）に対し，病状，治療計画，就労上の措置に関する意見等当該患者の就労と療養の両立に必要な情報を提供した場合に，月1回に限り算定する。

2　2については，当該保険医療機関において1を算定した患者について，就労の状況を考慮して療養上の指導を行った場合に，1を算定した日の属する月又はその翌月から起算して3月を限度として，

イ　リンパ浮腫の治療方法の概要
ウ　セルフケアの重要性と局所へのリンパ液の停滞を予防及び改善するための具体的実施方法
　　a　リンパドレナージに関すること
　　b　弾性着衣又は弾性包帯による圧迫に関すること
　　c　弾性着衣又は弾性包帯を着用した状態での運動に関すること
　　d　保湿及び清潔の維持等のスキンケアに関すること
エ　生活上の具体的注意事項
　　リンパ浮腫を発症又は増悪させる感染症又は肥満の予防に関すること
オ　感染症の発症等増悪時の対処方法
　　感染症の発症等による増悪時における診察及び投薬の必要性に関すること
(2)　指導内容の要点を診療録等に記載する。
(3)　手術前においてリンパ浮腫に関する指導を行った場合であって，結果的に手術が行われなかった場合にはリンパ浮腫指導管理料は算定できない。

◇　臍ヘルニア圧迫指導管理料について
(1)　臍ヘルニアの患者の保護者に対して以下に示す事項について，個別に説明及び指導管理を行った場合に算定できる。
　ア　臍ヘルニアの病態
　イ　臍ヘルニア圧迫療法の概要及び具体的実施方法
　ウ　臍ヘルニア圧迫療法の治癒率と治癒しなかった場合の治療法
　エ　想定される合併症及び緊急時の対処方法
(2)　指導内容の要点を診療録に記載する。

◇　療養・就労両立支援指導料について
(1)　療養・就労両立支援指導料は，就労中の患者の療養と就労の両立支援のため，患者と患者を雇用する事業者が共同して作成した勤務情報を記載した文書の内容を踏まえ，就労の状況を考慮して，療養上の指導を行うこと及び当該患者が勤務する事業場において選任されている「労働安全衛生法」（昭和47年法律第57号）第13条第1項に規定する産業医，同法第10条第1項に規定する総括安全衛生管理者，同法第12条に規定する衛生管理者若しくは同法第12条の2に規定する安全衛生推進者若しくは衛生推進者又は同法第13条の2の規定により労働者の健康管理等を行う保健師（以下この区分において「産業医等」という。）に就労と療養の両立に必要な情報を提供すること並びに診療情報を提供した後の勤務環境の変化を踏まえ療養上必要な指導を行った場合を評価するものである。
(2)　療養・就労両立支援指導料は，入院中の患者以外の患者であって，別に厚生労働大臣が定める疾患に罹患しているものの求めを受けて，患者の同意を得て，以下の全ての医学管理を実施した場合に，月1回に限り算定する。
　ア　治療を担当する医師が，患者から当該患者と当該患者を使用する事業者が共同して作成した勤務情報を記載した文書を当該患者から受け取る。
　イ　治療を担当する医師が，アの文書の内容を踏まえ，療養上の指導を行うとともに，当該医師又は当該医師の指示を受けた看護師，社会福祉士，精神保健福祉士又は公認心理師が，患者から就労の状況を聴取した上で，治療や疾患の経過に伴う状態変化に応じた就労上の留意点に係る指導を行う。
　ウ　治療を担当する医師が，①又は②のいずれかにより，当該患者が勤務する事業場において選任されている産業医等に対し，病状，治療計画，就労上の措置に関する意見等当該患者の就労と療養の両立

月1回に限り算定する。

3　別に厚生労働大臣が定める施設基準に適合しているものとして地方厚生局長等に届け出た保険医療機関において，当該患者に対して，看護師，社会福祉士，精神保健福祉士又は公認心理師が相談支援を行った場合に，**相談支援加算**として，**50点**を所定点数に加算する。

4　注1の規定に基づく産業医等への文書の提供に係る区分番号B009に掲げる診療情報提供料（Ⅰ）又は区分番号B010に掲げる診療情報提供料（Ⅱ）の費用は，所定点数に含まれるものとする。

5　別に厚生労働大臣が定める施設基準に適合しているものとして地方厚生局長等に届け出た保険医療機関において，療養・就労両立支援指導料を算定すべき医学管理を**情報通信機器を用いて行った場合**は，1又は2の所定点数に代えて，それぞれ**696点**又は**348点**を算定する。

に必要な情報の提供を行う。

① 病状，治療計画，治療に伴い予想される症状，就労上必要な配慮等について，「別紙様式49」（969頁），「別紙様式49の2」（970頁）又はこれに準ずる様式を用いて，患者の勤務する事業場の産業医等に対して就労と療養の両立に必要な情報を記載した文書の提供を行い，当該文書の写しを診療録に添付する。患者の勤務する事業場の産業医等があらかじめ指定した様式を用いて就労上の留意点等を提供することも差し支えない。なお，当該患者が勤務する事業場において産業医が選任されている場合は，当該産業医に対して当該患者の就労と療養の両立に必要な情報の提供を行う。

② 当該患者の診察に同席した産業医等に対して，就労と療養の両立に必要なことを説明し，説明の内容を診療録等に記載する。

(3)　「2」については，「1」を算定した患者について，情報提供を行った診療の次回以降の受診時に，就労の状況等を確認し，必要な療養上の指導を行った場合に，「1」を算定した日の属する月又はその翌月から起算して3月を限度として，月1回に限り算定する。なお，「1」を算定した日の属する月に「2」を算定しなかった場合に限り，その翌月から起算すること。

(4)　「注3」に規定する相談支援加算については，専任の看護師，社会福祉士，精神保健福祉士又は公認心理師が，療養上の指導に同席し，相談支援を行った場合に算定できる。

(5)　「1」については，事業場の産業医等への就労と療養の両立に必要な情報を記載した文書の作成に係る評価を含むことから，当該指導料を算定する場合，当該文書の発行に係る費用を，療養の給付と直接関係ないサービス等の費用として別途徴収できない。

(6)　治療を担当する医師と産業医が同一の者である場合及び治療を担当する医師が患者の勤務する事業場と同一資本の施設で勤務している場合においては，当該指導料は算定できない。

(7)　「注5」に規定する情報通信機器を用いた医学管理については，オンライン指針に沿って診療を行った場合に算定する。

◆　療養・就労両立支援指導料の対象疾患

悪性新生物

脳梗塞，脳出血，くも膜下出血その他の急性発症した脳血管疾患

肝疾患（経過が慢性なものに限る。）

心疾患

糖尿病

若年性認知症

難病の患者に対する医療等に関する法律第5条第1項に規定する指定難病（同法第7条第4項に規定する医療受給者証を交付されている患者（同条第1項各号に規定する特定医療費の支給認定に係る基準を満たすものとして診断を受けたものを含む。）に係るものに限る。）その他これに準ずる疾患

「その他これに準ずる疾患」とは，「特定疾患治療研究事業について」（昭和48年4月17日衛発第242号）に掲げる疾患（当該疾患に罹患している患者として都道府県知事から受給者証の交付を受けているものに係るものに限る。ただし，スモンについては過去に公的な認定を受けたことが確認できる場合等を含む。）又は「先天性血液凝固因子障害等治療研究事業実施要綱について」（平成元年7月24日健医発第896号）に掲げる疾患（当該疾患に罹患している患者として都道府県知事から受給者証の交付を受けているものに係るものに限る。）をいう。

◇　開放型病院共同指導料（Ⅰ）及び（Ⅱ）について

B002 開放型病院共同指導料（Ⅰ）　350点

注1　診察に基づき紹介された患者が，別に厚生労働大臣が定める開放利用に係る施

(1)　開放型病院共同指導料（Ⅰ）は，開放型病院に自己の診察した患者を入院させた保険医が，開放型病院に赴き，開放型病院の保険医と共

設基準に適合しているものとして地方厚生局長等に届け出た保険医療機関（以下この表において「**開放型病院**」という。）に入院中である場合において，当該開放型病院に赴いて，当該患者に対して療養上必要な指導を共同して行った場合に，患者1人1日につき1回算定する。

2　区分番号A000に掲げる初診料，区分番号A001に掲げる再診料，区分番号A002に掲げる外来診療料，区分番号C000に掲げる往診料，区分番号C001に掲げる在宅患者訪問診療料（Ⅰ）又は区分番号C001-2に掲げる在宅患者訪問診療料（Ⅱ）は別に算定できない。

B003 開放型病院共同指導料（Ⅱ）　220点

注　診察に基づき紹介された患者が開放型病院に入院中である場合において，当該開放型病院において，当該患者を診察した保険医療機関の医師と共同して療養上必要な指導を行った場合に，患者1人1日につき1回算定する。

B004 退院時共同指導料1

1　在宅療養支援診療所（地域における退院後の患者に対する在宅療養の提供に主たる責任を有する診療所であって，別に厚生労働大臣が定める施設基準に適合しているものとして地方厚生局長等に届け出たものをいう。以下この表において同じ。）の場合　**1,500点**

2　1以外の場合　**900点**

注1　保険医療機関に入院中の患者について，地域において当該患者の退院後の在宅療養を担う保険医療機関（以下この区分番号，区分番号B005及び区分番号B015において「**在宅療養担当医療機関**」という。）の保険医又は当該保険医の指示を受けた保健師，助産師，看護師，准看護師（以下この区分番号及び区分番号B005において「**看護師等**」という。），薬剤師，管理栄養士，理学療法士，作業療法士，言語聴覚士若しくは社会福祉士が，当該患者の同意を得て，退院後の在宅での療養上必要な説明及び指導を，入院中の保険医療機関の保険医又は看護師等，薬剤師，管理栄養士，理学療法士，作業療法士，言語聴覚士若しくは社会福祉士と共同して行った上で，文書により情報提供した場合に，当該入院中1回に限り，在宅療養担当医療機関において算定する。ただし，別に厚生労働大臣が定める疾病等の患者については，在宅療養担当医療機関の保険医又は当該保険医の指示を受けた看護師等が，当該患者が入

同で診療，指導等を行った場合に1人の患者に1日につき1回算定できるものであり，その算定は当該患者を入院させた保険医が属する保険医療機関において行う。

(2) 開放型病院共同指導料（Ⅰ）を算定した場合は，A000初診料，A001再診料，A002外来診療料，C000往診料及びC001在宅患者訪問診療料（Ⅰ）の「1」等は算定できない。

(3) 診療所による紹介に基づき開放型病院に入院している患者に対して，当該診療所の保険医が開放型病院に赴き診療，指導等を行った場合において，その患者について，B009診療情報提供料（Ⅰ）が既に算定されている場合であっても，開放型病院共同指導料（Ⅰ）を算定できる。

(4) 開放型病院共同指導料（Ⅰ）を算定する場合，当該患者を入院させた保険医の診療録には，開放型病院において患者の指導等を行った事実を記載し，開放型病院の診療録には当該患者を入院させた保険医の指導等が行われた旨を記載する。

(5) 開放型病院共同指導料（Ⅱ）は，当該患者を入院させた保険医の属する保険医療機関が開放型病院共同指導料（Ⅰ）を算定した場合に，開放型病院において算定する。

◇　退院時共同指導料1及び2について

(1) 退院時共同指導料1又は退院時共同指導料2は，保険医療機関に入院中の患者について，地域において当該患者の退院後の在宅療養を担う保険医療機関（以下この区分において「在宅療養担当医療機関」という。）の保険医又は当該保険医の指示を受けた当該保険医療機関の保健師，助産師，看護師若しくは准看護師（以下この区分において「看護師等」という。），薬剤師，管理栄養士，理学療法士，作業療法士，言語聴覚士若しくは社会福祉士が，患者の同意を得て，退院後の在宅での療養上必要な説明及び指導を，入院中の保険医療機関の保険医又は看護師等，薬剤師，管理栄養士，理学療法士，作業療法士，言語聴覚士若しくは社会福祉士と共同して行った上で，文書により情報提供した場合に，当該入院中1回に限り，それぞれの保険医療機関において算定する。ただし，「特掲診療料の施設基準等」の「別表第三の一の三」に掲げる「退院時共同指導料1及び退院時共同指導料2を二回算定できる疾病等の患者」であって，当該入院中に2回算定する場合は，当該2回中1回はそれぞれの保険医療機関の保険医，看護師又は准看護師が共同して指導する。なお，当該患者の在宅療養担当医療機関の准看護師と当該患者が入院中の保険医療機関の准看護師が共同して在宅での療養上必要な説明及び指導を行う場合には，それぞれの保険医療機関の医師又は看護師の指示を受けて行う。

(2) 退院時共同指導料は，患者の家族等退院後に患者の看護を担当する者に対して指導を行った場合にも算定できる。

(3) 行った指導の内容等について，要点を診療録等に記載し，又は患者若しくはその家族等に提供した文書の写しを診療録等に添付する。

(4) 退院時共同指導料1の「1」は，在宅療養支援診療所の医師が当該患者に対して，その退院後に往診及び訪問看護により24時間対応できる体制等を確保し，在宅療養支援診療所において，24時間連絡を受ける医師又は看護師等の氏名，連絡先電話番号等，担当日，緊急時の注意事項等並びに往診担当医及び訪問看護担当者の氏名等について，文書により提供した場合に限り算定できる。

(5) 退院時共同指導料は，退院後在宅での療養を行う患者が算定の対象となり，他の保険医療機関，社会福祉施設，介護老人保健施設，介護

B

医管

院している保険医療機関の保険医又は看護師等と1回以上共同して行う場合は，当該入院中2回に限り算定できる。

2　注1の場合において，当該患者が別に厚生労働大臣が定める特別な管理を要する状態等にあるときは，**特別管理指導加算**として，所定点数に**200点**を加算する。

3　区分番号A000に掲げる初診料，区分番号A001に掲げる再診料，区分番号A002に掲げる外来診療料，区分番号B002に掲げる開放型病院共同指導料（Ⅰ），区分番号C000に掲げる往診料，区分番号C001に掲げる在宅患者訪問診療料（Ⅰ）又は区分番号C001-2に掲げる在宅患者訪問診療料（Ⅱ）は別に算定できない。

B 005　退院時共同指導料2　　　　400点

注1　保険医療機関に入院中の患者について，当該保険医療機関の保険医又は看護師等，薬剤師，管理栄養士，理学療法士，作業療法士，言語聴覚士若しくは社会福祉士が，入院中の患者に対して，当該患者の同意を得て，退院後の在宅での療養上必要な説明及び指導を，在宅療養担当医療機関の保険医若しくは当該保険医の指示を受けた看護師等，薬剤師，管理栄養士，理学療法士，作業療法士，言語聴覚士若しくは社会福祉士又は在宅療養担当医療機関の保険医の指示を受けた訪問看護ステーションの看護師等（准看護師を除く。），理学療法士，作業療法士若しくは言語聴覚士と共同して行った上で，文書により情報提供した場合に，当該患者が入院している保険医療機関において，当該入院中1回に限り算定する。ただし，別に厚生労働大臣が定める疾病等の患者については，当該患者が入院している保険医療機関の保険医又は看護師等が，在宅療養担当医療機関の保険医若しくは当該保険医の指示を受けた看護師等又は在宅療養担当医療機関の保険医の指示を受けた訪問看護ステーションの看護師等（准看護師を除く。）と1回以上，共同して行う場合は，当該入院中2回に限り算定できる。

2　注1の場合において，入院中の保険医療機関の保険医及び在宅療養担当医療機関の保険医が**共同して指導を行った場合**に，**300点**を所定点数に加算する。ただし，注3に規定する加算を算定する場合は，算定できない。

3　注1の場合において，入院中の保険医療機関の保険医又は看護師等が，在宅療

老人福祉施設に入院若しくは入所する患者又は死亡退院した患者については，対象とはならない。ただし，退院時共同指導料2の「注4」は，本文の規定にかかわらず，退院後在宅で療養を行う患者に加え，退院後に介護老人保健施設，介護医療院，介護老人福祉施設（地域密着型介護老人福祉施設を含む。），特定施設（地域密着型特定施設を含む。）又は障害者支援施設（生活介護を行う施設又は自立訓練（機能訓練）を行う施設に限る。），福祉型障害児入所施設若しくは医療型障害児入所施設（以下この区分において「介護施設等」という。）に入所する患者も対象となる。なお，当該患者が当該保険医療機関に併設する介護施設等に入所する場合は算定することはできない。

(6)　退院時共同指導料1の「注2」に規定する加算は，当該患者が厚生労働大臣の定める特別な管理を必要とする者であった場合，1人の患者に対して入院中1回に限り算定できる。ただし，厚生労働大臣が定める疾病等の患者については当該入院中に2回に限り算定できる。

(7)　退院時共同指導料2の「注1」は，退院後の在宅での療養上必要な説明及び指導を，当該患者が入院している保険医療機関の保険医又は看護師等，薬剤師，管理栄養士，理学療法士，作業療法士，言語聴覚士若しくは社会福祉士と在宅療養担当医療機関の保険医若しくは当該保険医の指示を受けた看護師等，薬剤師，管理栄養士，理学療法士，作業療法士，言語聴覚士若しくは社会福祉士又は在宅療養担当医療機関の保険医の指示を受けた訪問看護ステーションの保健師，助産師，看護師，理学療法士，作業療法士若しくは言語聴覚士が共同して行った場合に算定する。なお，退院後に介護保険によるリハビリテーション（「介護保険法」第8条第5項に規定する訪問リハビリテーション，同法第8条第8項に規定する通所リハビリテーション，同法第8条の2第4項に規定する介護予防訪問リハビリテーション又は同法第8条の2第6項に規定する介護予防通所リハビリテーションをいう。）を利用予定の場合，在宅での療養上必要な説明及び指導について，当該患者が入院している医療機関の医師等が，介護保険によるリハビリテーションを提供する事業所の医師，理学療法士，作業療法士又は言語聴覚士の参加を求めることが望ましい。

(8)　退院時共同指導料1の「注1」及び退院時共同指導料2の「注1」の共同指導は，ビデオ通話が可能な機器を用いて実施しても差し支えない。

(9)　退院時共同指導料2の「注3」に規定する加算は，退院後の在宅での療養上必要な説明及び指導を，当該患者が入院している保険医療機関の保険医又は看護師等が，在宅療養担当医療機関の保険医若しくは看護師等，保険医である歯科医師若しくはその指示を受けた歯科衛生士，保険薬局の保険薬剤師，訪問看護ステーションの保健師，助産師，看護師，理学療法士，作業療法士若しくは言語聴覚士，介護支援専門員又は相談支援専門員のいずれかのうち3者以上と共同して行った場合に算定する。

(10)　(9)における共同指導は，ビデオ通話が可能な機器を用いて実施しても差し支えない。

(11)　退院時共同指導料2の「注3」に規定する指導と同一日に行う「注2」に規定する指導に係る費用及び**B 005-1-2**介護支援等連携指導料は，「注3」に規定する加算に含まれ，別に算定できない。

(12)　退院時共同指導料2の「注4」は，地域連携診療計画と同等の事項（当該医療機関の退院基準，退院後に必要とされる診療等）に加えて退院後の在宅又は介護施設等での療養上必要な指導を行うために必要な看護及び栄養管理の状況等の情報を当該患者及び家族に「別紙様式50」（970頁）を参考に文書で説明し，退院後の治療等を担う他の保険医療機関のほか，訪問看護ステーション，介護施設等と共有する。

養担当医療機関の保険医若しくは看護師等，保険医である歯科医師若しくはその指示を受けた歯科衛生士，保険薬局の保険薬剤師，訪問看護ステーションの看護師等（准看護師を除く。），理学療法士，作業療法士若しくは言語聴覚士，介護支援専門員（介護保険法第7条第5項に規定する介護支援専門員をいう。以下同じ。）又は相談支援専門員（障害者の日常生活及び社会生活を総合的に支援するための法律に基づく指定計画相談支援の事業の人員及び運営に関する基準（平成24年厚生労働省令第28号）第3条第1項又は児童福祉法に基づく指定障害児相談支援の事業の人員及び運営に関する基準（平成24年厚生労働省令第29号）第3条第1項に規定する相談支援専門員をいう。以下同じ。）のうちいずれか3者以上と共同して指導を行った場合に，**多機関共同指導加算**として，**2,000点**を所定点数に加算する。

4　注1の規定にかかわらず，区分番号A246に掲げる入退院支援加算を算定する患者にあっては，当該保険医療機関において，疾患名，当該保険医療機関の退院基準，退院後に必要とされる診療等の療養に必要な事項を記載した退院支援計画を策定し，当該患者に説明し，文書により提供するとともに，これを在宅療養担当医療機関と共有した場合に限り算定する。

5　区分番号B003に掲げる開放型病院共同指導料（Ⅱ）は別に算定できない。

(13)　(8)及び(10)において，患者の個人情報を当該ビデオ通話の画面上で共有する際は，患者の同意を得ていること。また，保険医療機関の電子カルテなどを含む医療情報システムと共通のネットワーク上の端末において共同指導を実施する場合には，厚生労働省「医療情報システムの安全管理に関するガイドライン」に対応していること。

(14)　退院時共同指導料2については，入院中の保険医療機関の理学療法士，作業療法士又は言語聴覚士が指導等を行った場合は，同一日にB006-3退院時リハビリテーション指導料は別に算定できない。また，入院中の保険医療機関の薬剤師が指導等を行った場合は，同一日にB014退院時薬剤情報管理指導料は別に算定できない。

(15)　同一日に退院時共同指導料2とB006-3退院時リハビリテーション指導料又はB014退院時薬剤情報管理指導料を算定した場合は，診療報酬明細書の摘要欄に，共同指導を行った者の職種及び年月日を記載する。

◆　退院時共同指導料1及び2を2回算定できる疾病等の患者

一　末期の悪性腫瘍の患者（在宅がん医療総合診療料を算定している患者を除く。）

二　(1)であって，(2)又は(3)の状態である患者

(1)　在宅自己腹膜灌流指導管理，在宅血液透析指導管理，在宅酸素療法指導管理，在宅中心静脈栄養法指導管理，在宅成分栄養経管栄養法指導管理，在宅人工呼吸指導管理，在宅麻薬等注射指導管理，在宅腫瘍化学療法注射指導管理，在宅強心剤持続投与指導管理，在宅自己疼痛管理指導管理，在宅肺高血圧症患者指導管理又は在宅気管切開患者指導管理を受けている状態にある者

(2)　ドレーンチューブ又は留置カテーテルを使用している状態

(3)　人工肛門又は人工膀胱を設置している状態

三　在宅での療養を行っている患者であって，高度の指導管理を必要とするもの

◆　特別管理指導加算の対象患者

一　在宅麻薬等注射指導管理，在宅腫瘍化学療法注射指導管理又は在宅強心剤持続投与指導管理若しくは在宅気管切開患者指導管理を受けている状態にある者又は気管カニューレ若しくは留置カテーテルを使用している状態にある者

二　在宅自己腹膜灌流指導管理，在宅血液透析指導管理，在宅酸素療法指導管理，在宅中心静脈栄養法指導管理，在宅成分栄養経管栄養法指導管理，在宅自己導尿指導管理，在宅人工呼吸指導管理，在宅持続陽圧呼吸療法指導管理，在宅自己疼痛管理指導管理又は在宅肺高血圧症患者指導管理を受けている状態にある者

三　人工肛門又は人工膀胱を設置している状態にある者

四　真皮を越える褥瘡の状態にある者

五　在宅患者訪問点滴注射管理指導料を算定している者

B 005-1-2 介護支援等連携指導料　　　400点

注　当該保険医療機関に入院中の患者に対して，当該患者の同意を得て，医師又は医師の指示を受けた看護師，社会福祉士等が介護支援専門員又は相談支援専門員と共同して，患者の心身の状態等を踏まえて導入が望ましい介護サービス又は障害福祉サービス等や退院後に利用可能な介護サービス又は障害福祉サービス等について説明及び指導を行った場合に，当該入院中2回に限り算定する。この場合において，同一日に，区分番号B005の注3に掲げる加算（介護

◇　介護支援等連携指導料について

(1)　入院の原因となった疾患・障害や入院時に行った患者の心身の状況等の総合的な評価の結果を踏まえ，退院後に介護サービス又は障害福祉サービス，地域相談支援若しくは障害児通所支援（以下この区分において「介護等サービス」という。）を導入することが適当であると考えられ，また，本人も導入を望んでいる患者が，退院後により適切な介護等サービスを受けられるよう，入院中から居宅介護支援事業者等の介護支援専門員（ケアマネジャー）又は指定特定相談支援事業者若しくは指定障害児相談支援事業者（以下この区分において「指定特定相談支援事業者等」という。）の相談支援専門員と連携し退院後のケアプラン又はサービス等利用計画若しくは障害児支援利用計画（以下この区分において「ケアプラン等」という。）の作成につなげるこ

支援専門員又は相談支援専門員と共同して指導を行った場合に限る。）は，別に算定できない。

とを評価するものである。

(2)　医師又は医師の指示を受けた看護師，社会福祉士，薬剤師，理学療法士，作業療法士，言語聴覚士，その他，退院後に導入が望ましい介護等サービスから考え適切な医療関係職種が，患者の入院前からケアマネジメントを担当していた介護支援専門員若しくは相談支援専門員又は退院後のケアプラン等の作成を行うため患者が選択した居宅介護支援事業者，介護予防支援事業者，介護保険施設等の介護支援専門員若しくは指定特定相談支援事業者等の相談支援専門員と共同して，患者に対し，患者の心身の状況等を踏まえ導入が望ましいと考えられる介護等サービスや，当該地域において提供可能な介護等サービス等の情報を提供した場合に入院中2回に限り算定できる。

(3)　ここでいう介護保険施設等とは，介護保険の給付が行われる保健医療サービス又は福祉サービスを提供する施設であって，次の施設をいう。

　ア　介護老人福祉施設（「介護保険法」第8条第22項に規定する地域密着型介護老人福祉施設及び同条第27項に規定する介護老人福祉施設のことをいう。）

　イ　「介護保険法」第8条第28項に規定する介護老人保健施設

　ウ　「介護保険法」第8条第29項に規定する介護医療院

　エ　特定施設（「介護保険法」第8条第11項に規定する特定施設，同条第21項に規定する地域密着型特定施設及び同法第8条の2第9項に規定する介護予防特定施設入居者生活介護を提供する施設のことをいい，「指定居宅サービス等の事業の人員，設備及び運営に関する基準」（平成11年厚生省令第37号）第192条の2に規定する外部サービス利用型指定特定施設入居者生活介護を受けている患者が入居する施設を含む。）

　オ　認知症対応型グループホーム（「介護保険法」第8条第20項に規定する認知症対応型共同生活介護及び同法第8条の2第15項に規定する介護予防認知症対応型共同生活介護を提供する施設のことをいう。）

　カ　小規模多機能居宅介護事業所（「介護保険法」第8条第19項に規定する小規模多機能型居宅介護及び同法第8条の2第14項に規定する介護予防小規模多機能型居宅介護を提供する施設のことをいう。）

　キ　複合型サービス事業所（「介護保険法」第8条第23項に規定する複合型サービスを提供する施設のことをいう。）

(4)　初回の指導は，介護等サービスの利用の見込みがついた段階で，退院後の生活を見越し，当該地域で導入可能な介護等サービスや要介護認定の申請の手続き等の情報について，患者や医療関係者と情報共有することで，適切な療養場所の選択や手続きの円滑化に資するものであり，2回目の指導は，実際の退院を前に，退院後に想定されるケアプラン等の原案の作成に資するような情報の収集や退院後の外来診療の見込み等を念頭に置いた指導を行うこと等を想定したものである。

(5)　行った指導の内容等について，要点を診療録等に記載する。また，指導の内容を踏まえ作成されたケアプラン等については，患者の同意を得た上で，当該介護支援専門員又は相談支援専門員に情報提供を求めることとし，ケアプラン等の写しを診療録等に添付する。

(6)　介護支援等連携指導料を算定するに当たり共同指導を行う介護支援専門員又は相談支援専門員は，介護等サービスの導入を希望する患者の選択によるものであり，患者が選択した場合には，当該医療機関に併設する居宅介護事業所の介護支援専門員又は指定特定相談支援事業者等の相談支援専門員であっても介護支援等連携指導料の算定を妨げるものではない。ただし，当該医療機関に併設する介護保険施設等の介護支援専門員と共同指導を行った場合については介護支援等連携指

B

医管

導料を算定することはできない。

(7) 同一日にB005退院時共同指導料2の「注3」に掲げる加算を算定すべき介護支援専門員又は相談支援専門員を含めた共同指導を行った場合には，介護支援等連携指導料あるいはB005退院時共同指導料2の「注3」に掲げる加算の両方を算定することはできない。

(8) 当該共同指導は，ビデオ通話が可能な機器を用いて実施しても差し支えない。この場合において，患者の個人情報を当該ビデオ通話の画面上で共有する際は，患者の同意を得ていること。また，保険医療機関の電子カルテなどを含む医療情報システムと共通のネットワーク上の端末において共同指導を実施する場合には，厚生労働省「医療情報システムの安全管理に関するガイドライン」に対応していること。

B005-1-3 介護保険リハビリテーション移行支援料　　500点

注　入院中の患者以外の患者（区分番号H001の注5，区分番号H001-2の注5又は区分番号H002の注5の規定により所定点数を算定する者に限る。）に対して，当該患者の同意を得て，医師又は医師の指示を受けた看護師，社会福祉士等が介護支援専門員等と連携し，当該患者を介護保険法第8条第5項に規定する訪問リハビリテーション，同条第8項に規定する通所リハビリテーション，同法第8条の2第4項に規定する介護予防訪問リハビリテーション又は同条第6項に規定する介護予防通所リハビリテーション（以下「介護リハビリテーション」という。）に移行した場合に，患者1人につき1回に限り算定する。

◇　介護保険リハビリテーション移行支援料について

(1) 維持期のリハビリテーション（H001脳血管疾患等リハビリテーション料の「注5」，H001-2廃用症候群リハビリテーション料の「注5」及びH002運動器リハビリテーション料の「注5」に規定するものをいう。）を受けている入院中の患者以外の者に対して，患者の同意を得て，介護保険によるリハビリテーション（「介護保険法」第8条第5項に規定する訪問リハビリテーション，同法第8条第8項に規定する通所リハビリテーション，同法第8条の2第4項に規定する介護予防訪問リハビリテーション又は同法第8条の2第6項に規定する介護予防通所リハビリテーションをいう。）へ移行するため，居宅介護支援事業者等の介護支援専門員（ケアマネジャー）及び必要に応じて，介護保険によるリハビリテーションを当該患者に対して提供する事業所の従事者と連携し，介護サービス計画書（ケアプラン）作成を支援した上で，介護保険によるリハビリテーションを開始し，維持期のリハビリテーションを終了した場合に，患者1人につき1回に限り算定できる。なお，維持期のリハビリテーションと介護保険によるリハビリテーションを併用して行うことができる2月間（「医療保険と介護保険の給付調整に関する留意事項及び医療保険と介護保険の相互に関連する事項等について」の第4の10に規定する2月間をいう。）は，当該支援料を算定できない。

(2) 患者の同意を得た上で，介護支援専門員より情報提供を受け，介護サービス計画書（ケアプラン）の写しを診療録等に添付するとともに，診療報酬明細書の摘要欄に当該患者が介護保険によるリハビリテーションを開始した日及び維持期のリハビリテーションを終了した日を記載する。

(3) 当該患者が，当該医療機関内で維持期のリハビリテーションから介護保険によるリハビリテーションに移行した場合は算定できない。

B005-2 削除
B005-3 削除
B005-3-2 削除

B005-4 ハイリスク妊産婦共同管理料（I）　　800点

注　別に厚生労働大臣が定める施設基準に適合しているものとして地方厚生局長等に届け出た保険医療機関において，診療に基づき紹介した患者（別に厚生労働大臣が定める状態等であるものに限る。）が病院である別の保険医療機関（区分番号A236-2に掲げるハイリスク妊娠管理加算の注又は区分番号A237に掲げるハイリスク分娩管理加算の注1に規定する施設基準に適合しているものとして届け出た保険医療機関に限

◇　ハイリスク妊産婦共同管理料（I）及び（II）について

(1) ハイリスク妊産婦共同管理料（I）は，診療に基づき患者を紹介した医師（以下この項において「紹介元医師」という。）が，当該患者が入院中である紹介先の病院に赴き，紹介先の病院の医師と共同で，医学管理等を行った場合に患者1人につき1回に限り，算定できるものであり，その算定は紹介元医師が属する保険医療機関において行う。

(2) ハイリスク妊産婦共同管理料（I）を算定した場合は，A001再診料，A002外来診療料，C000往診料及びC001在宅患者訪問診療料（I）の「1」等は算定できない。

(3) 紹介元医師による紹介に基づき紹介先の病院に入院している患者に対して，当該紹介元医師が病院に赴き診療，指導等を行った場合において，その患者について，B009診療情報提供料（I）が既に算定さ

る。）に入院中である場合において，当該病院に赴いて，当該病院の保険医と共同してハイリスク妊娠又はハイリスク分娩に関する医学管理を共同して行った場合に，当該患者を紹介した保険医療機関において患者1人につき1回算定する。

B 005-5　ハイリスク妊産婦共同管理料（Ⅱ）
500点

注　区分番号A 236-2に掲げるハイリスク妊娠管理加算の注又は区分番号A 237に掲げるハイリスク分娩管理加算の注1に規定する施設基準に適合するものとして届け出た病院である保険医療機関において，ハイリスク妊娠又はハイリスク分娩に関する医学管理が必要であるとして別に厚生労働大臣が定める施設基準に適合しているものとして地方厚生局長等に届け出た別の保険医療機関から紹介された患者（区分番号B 005-4に掲げるハイリスク妊産婦共同管理料（Ⅰ）の注に規定する別に厚生労働大臣が定める状態等であるものに限る。）が当該病院に入院中である場合において，当該患者を紹介した別の保険医療機関の保険医と共同してハイリスク妊娠又はハイリスク分娩に関する医学管理を行った場合に，当該病院において，患者1人につき1回算定する。

れている場合であっても，その算定された日を除き，ハイリスク妊産婦共同管理料（Ⅰ）を算定できる。

(4)　ハイリスク妊産婦共同管理料（Ⅰ）を算定する場合，紹介元医師の診療録には，紹介先の病院において患者の医学管理等を行った事実を記載し，紹介先の病院の診療録には紹介元医師による医学管理等が行われた旨を記載する。

(5)　ハイリスク妊産婦共同管理料（Ⅱ）は，紹介元医師の属する保険医療機関がハイリスク妊産婦共同管理料（Ⅰ）を算定した場合に，紹介先の病院において算定する。

(6)　自院にて診療していた妊産婦の状態に異常が認められたために，他院へ搬送する場合において，医師が搬送先医療機関まで付き添い，搬送先の病院の医師と共同で医学管理等を行った場合においても算定できる。

(7)　ハイリスク妊産婦共同管理料（Ⅰ）は，C 004救急搬送診療料と併せて算定することができる。

◆　ハイリスク妊産婦共同管理料の対象患者

妊婦又は妊産婦であって，次のもの

一　妊婦であって次に掲げる状態にあるもの
　　分娩時の妊娠週数が22週から32週未満の早産である患者
　　妊娠高血圧症候群重症の患者
　　前置胎盤（妊娠28週以降で出血等の病状を伴うものに限る。）の患者
　　妊娠30週未満の切迫早産（子宮収縮，子宮出血，頸管の開大，短縮又は軟化のいずれかの兆候を示すもの等に限る。）の患者
　　多胎妊娠の患者
　　子宮内胎児発育遅延の患者
　　心疾患（治療中のものに限る。）の患者
　　糖尿病（治療中のものに限る。）の患者
　　甲状腺疾患（治療中のものに限る。）の患者
　　腎疾患（治療中のものに限る。）の患者
　　膠原病（治療中のものに限る。）の患者
　　特発性血小板減少性紫斑病（治療中のものに限る。）の患者
　　白血病（治療中のものに限る。）の患者
　　血友病（治療中のものに限る。）の患者
　　出血傾向のある状態（治療中のものに限る。）の患者
　　ＨＩＶ陽性の患者
　　Rh不適合の患者
　　当該妊娠中に帝王切開術以外の開腹手術を行った患者又は行うことを予定している患者
　　精神疾患の患者（精神療法が実施されているものに限る。）

二　妊産婦であって次に掲げる状態にあるもの
　　妊娠22週から32週未満の早産の患者
　　40歳以上の初産婦の患者
　　分娩前のＢＭＩが35以上の初産婦の患者
　　妊娠高血圧症候群重症の患者
　　常位胎盤早期剥離の患者
　　前置胎盤（妊娠28週以降で出血等の病状を伴うものに限る。）の患者
　　双胎間輸血症候群の患者
　　多胎妊娠の患者
　　子宮内胎児発育遅延の患者
　　心疾患（治療中のものに限る。）の患者
　　糖尿病（治療中のものに限る。）の患者
　　特発性血小板減少性紫斑病（治療中のものに限る。）の患者
　　白血病（治療中のものに限る。）の患者

血友病（治療中のものに限る。）の患者

出血傾向のある状態（治療中のものに限る。）の患者

ＨＩＶ陽性の患者

当該妊娠中に帝王切開術以外の開腹手術を行った患者又は行うことを予定している患者

精神疾患の患者（精神療法が実施されているものに限る。）

B 005-6　がん治療連携計画策定料

1	がん治療連携計画策定料1	**750点**
2	がん治療連携計画策定料2	**300点**

注1　がん治療連携計画策定料1については，入院中のがん患者の退院後の治療を総合的に管理するため，別に厚生労働大臣が定める施設基準に適合しているものとして地方厚生局長等に届け出た病院である保険医療機関（以下この表において**「計画策定病院」**という。）が，あらかじめがんの種類やステージを考慮した地域連携診療計画を作成し，がん治療を担う別の保険医療機関と共有し，かつ，当該患者の同意を得た上で，入院中又は当該保険医療機関を退院した日から起算して30日以内に，当該計画に基づき当該患者の治療計画を作成し，患者に説明し，文書により提供するとともに，退院時又は退院した日から起算して30日以内に当該別の保険医療機関に当該患者に係る診療情報を文書により提供した場合（がんと診断されてから最初の入院に係るものに限る。）に，退院時又は退院した日から起算して30日以内に1回に限り所定点数を算定する。

2　がん治療連携計画策定料2については，当該保険医療機関において注1に規定するがん治療連携計画策定料1を算定した患者であって，他の保険医療機関において区分番号B 005-6-2に掲げるがん治療連携指導料を算定しているものについて，状態の変化等に伴う当該他の保険医療機関からの紹介により，当該患者を診療し，当該患者の治療計画を変更した場合に，患者1人につき月1回に限り所定点数を算定する。

3　注1及び注2の規定に基づく当該別の保険医療機関への文書の提供に係る区分番号B 009に掲げる診療情報提供料（Ⅰ）の費用は，所定点数に含まれるものとする。

4　区分番号B 003に掲げる開放型病院共同指導料（Ⅱ）又は区分番号B 005に掲げる退院時共同指導料2は，別に算定できない。

5　がん治療連携計画策定料2については，別に厚生労働大臣が定める施設基準

◇　がん治療連携計画策定料及びがん治療連携指導料について

(1)　がん診療連携拠点病院，地域がん診療病院又は小児がん拠点病院を中心に策定された地域連携診療計画に沿ったがん治療に関わる医療機関の連携により，がん患者に対して地域における切れ目のない医療が提供されることを評価したものである。

(2)　地域連携診療計画は，あらかじめがん診療連携拠点病院等において，がんの種類や治療方法等ごとに作成され，当該がん診療連携拠点病院等からの退院後の治療を共同して行う複数の連携保険医療機関との間で共有して活用されるものであり，病名，ステージ，入院中に提供される治療，退院後，計画策定病院で行う治療内容及び受診の頻度，連携医療機関で行う治療の内容及び受診の頻度，その他必要な項目が記載されたものである。

(3)　「がん治療連携計画策定料1」は，がんと診断され，がんの治療目的に初回に入院した際に，地域連携診療計画に沿って治療を行うことについて患者の同意を得た上で，地域連携診療計画に基づく個別の患者ごとの治療計画を作成するとともに，説明し，それを文書にて患者又は家族に提供した場合に，退院時又は退院した日から起算して30日以内に計画策定病院において算定する。その際，患者に交付した治療計画書の写しを診療録に添付する。

(4)　「がん治療連携計画策定料1」は，病理診断の結果が出ない又は退院後一定期間の外来診療を必要とする等の理由で，個別の患者の治療計画を入院中に策定できない場合であっても，退院した日から起算して30日以内に速やかに個別の治療計画を策定するとともに，文書にて患者又は家族に提供した場合にあっては，算定可能とする。その際，交付した治療計画書の写しを診療録に添付する。

(5)　計画策定病院は，治療計画に基づき，患者に対して治療を提供するとともに，患者の同意を得て，適切に連携医療機関と情報共有を図るとともに，必要に応じて適宜治療計画を見直す。なお，「がん治療連携計画策定料2」は，当該患者の状態の変化等により連携医療機関から紹介を受け，当該患者を診療した上で，当該患者の治療計画を変更し，患者又はその家族等に説明するとともに，文書にて提供した場合に計画策定病院において算定する（連携医療機関においてB 005-6-2がん治療連携指導料を算定している患者に限る。）。その際，交付した治療計画書の写しを診療録に添付する。

(6)　がん治療連携指導料は，連携医療機関において，患者ごとに作成された治療計画に基づく診療を提供し，計画策定病院に対し患者の診療に関する情報提供をした際に算定する。計画策定病院に対する情報提供の頻度は，基本的には治療計画に記載された頻度に基づくものとするが，患者の状態の変化等により，計画策定病院に対し治療方針等につき，相談・変更が必要となった際に情報提供を行った際にも算定できる。

(7)　がん治療連携計画策定料又はがん治療連携指導料を算定した場合は，A 246入退院支援加算の「注4」及びB 009診療情報提供料（Ⅰ）の「注16」に規定する地域連携診療計画加算は算定できない。

(8)　がん治療連携計画策定料の「注5」に規定する情報通信機器を用いた医学管理については，オンライン指針に沿って診療を行った場合に算定する。

B

に適合しているものとして地方厚生局長等に届け出た保険医療機関において，がん治療連携計画策定料2を算定すべき医学管理を情報通信機器を用いて行った場合は，所定点数に代えて，**261点**を算定する。

B 005-6-2 がん治療連携指導料　　300点

注1　別に厚生労働大臣が定める施設基準に適合しているものとして地方厚生局長等に届け出た保険医療機関（計画策定病院を除く。）が，区分番号B 005-6に掲げるがん治療連携計画策定料1又はがん治療連携計画策定料2を算定した患者であって入院中の患者以外のものに対して，地域連携診療計画に基づいた治療を行うとともに，当該患者の同意を得た上で，計画策定病院に当該患者に係る診療情報を文書により提供した場合に，月1回に限り算定する。

2　注1の規定に基づく計画策定病院への文書の提供に係る区分番号B 009に掲げる診療情報提供料（I）及び区分番号B 011に掲げる連携強化診療情報提供料の費用は，所定点数に含まれるものとする。

B 005-6-3 がん治療連携管理料

1　がん診療連携拠点病院の場合　　**500点**
2　地域がん診療病院の場合　　**300点**
3　小児がん拠点病院の場合　　**750点**
注　別に厚生労働大臣が定める施設基準を満たす保険医療機関が，他の保険医療機関等から紹介された患者であってがんと診断された入院中の患者以外の患者に対して，化学療法又は放射線治療を行った場合に，当該基準に係る区分に従い，1人につき1回に限り所定点数を算定する。

B 005-6-4 外来がん患者在宅連携指導料　500点

注1　別に厚生労働大臣が定める施設基準を満たす保険医療機関が，外来で化学療法又は緩和ケアを実施している進行がんの

◇　がん治療連携管理料について
(1)　がんの集学的治療，緩和ケアの提供，地域医療との連携，専門医師その他の専門の医療従事者の配置，院内がん登録の適切な実施，相談支援センター等の体制を備えた，がん診療連携拠点病院，地域がん診療病院又は小児がん拠点病院として指定された病院を評価したものである。
(2)　別の保険医療機関又は健康診断を実施した医療機関の医師により，悪性腫瘍の疑いがあるとされた患者（最終的に悪性腫瘍と診断された患者に限る。）又は悪性腫瘍と診断された患者に対し，がん治療連携管理料の「1」についてはこれらの保険医療機関等から紹介を受けたがん診療連携拠点病院が，がん治療連携管理料の「2」についてはこれらの保険医療機関等から紹介を受けた地域がん診療病院が，外来における化学療法又は放射線治療を行った場合に，患者1人につき1回に限り所定点数を算定する。
(3)　「3」は，別の保険医療機関又は健康診断を実施した医療機関の医師により，悪性腫瘍の疑いがあるとされた小児の患者（最終的に悪性腫瘍と診断された患者に限る。）又は悪性腫瘍と診断された小児の患者に対し，これらの保険医療機関等から紹介を受けた小児がん拠点病院が，外来における化学療法又は放射線治療を行った場合に，患者1人につき1回に限り所定点数を算定する。
(4)　当該管理料の対象患者は，(2)及び(3)に定める患者であり，悪性腫瘍以外の疾患で別の保険医療機関から紹介を受け，当該がん診療連携拠点病院において悪性腫瘍と診断された患者は含まれない。
(5)　がん治療連携管理料を算定した場合は，A 232がん拠点病院加算は算定できない。

◇　外来がん患者在宅連携指導料について
(1)　進行がん患者の緩和ケアに係る外来から在宅への切れ目のない移行を図り，在宅において質の高い緩和ケアを提供する体制を実現するため，進行がん患者に対して外来で化学療法又は緩和ケアを行う保険医

B

医管

患者であって，在宅での緩和ケアに移行が見込まれるものについて，患者と診療の方針等について十分に話し合い，当該患者の同意を得た上で，在宅で緩和ケアを実施する他の保険医療機関に対して文書で紹介を行った場合に，1人につき1回に限り所定点数を算定する。

2　注1の規定に基づく他の保険医療機関への文書の提供に係る区分番号B009に掲げる診療情報提供料（I）の費用は，所定点数に含まれるものとする。

3　別に厚生労働大臣が定める施設基準に適合しているものとして地方厚生局長等に届け出た保険医療機関において，外来がん患者在宅連携指導料を算定すべき医学管理を情報通信機器を用いて行った場合は，所定点数に代えて，**435点**を算定する。

B005-7　認知症専門診断管理料

1　認知症専門診断管理料1
　イ　基幹型又は地域型の場合　　　**700点**
　ロ　連携型の場合　　　　　　　　**500点**
2　認知症専門診断管理料2
　イ　基幹型又は地域型の場合　　　**300点**
　ロ　連携型の場合　　　　　　　　**280点**

注1　認知症専門診断管理料1については，別に厚生労働大臣が定める施設基準を満たす保険医療機関が，他の保険医療機関から紹介された認知症の疑いのある患者であって，入院中の患者以外のもの又は当該他の保険医療機関の療養病棟に入院している患者に対して，当該患者又はその家族等の同意を得て，認知症の鑑別診断を行った上で療養方針を決定するとともに，認知症と診断された患者については認知症療養計画を作成し，これらを患者に説明し，文書により提供するとともに，地域において療養を担う他の保険医療機関に当該患者に係る診療情報を文書により提供した場合に，1人につき1回に限り所定点数を算定する。

2　認知症専門診断管理料2については，別に厚生労働大臣が定める施設基準を満たす保険医療機関が，地域において診療を担う他の保険医療機関から紹介された患者であって認知症の症状が増悪したもの（入院中の患者以外の患者又は当該他の保険医療機関の療養病棟に入院している患者に限る。）に対して，当該患者又はその家族等の同意を得て，診療を行った上で今後の療養計画等を患者に説明し，文書により提供するとともに，当該他の保険医療機関に当該患者に係る診療情報

療機関が，当該患者を在宅で緩和ケアを実施する別の保険医療機関に適切な時期に紹介することを評価したものである。

(2)　外来がん患者在宅連携指導料を算定する保険医療機関においては，在宅での緩和ケアを行う保険医療機関や訪問看護ステーションと連携関係を構築するとともに，そのリストを整備し，患者の特性や居住する地域に応じて患者に紹介できる体制を確保する。

(3)　進行がん患者に対して外来で化学療法又は緩和ケアを提供する病院は，当該患者の病状が進行した際に在宅で緩和ケアを実施する体制を早期に整えることのできるよう，外来において化学療法等を実施している段階から，在宅で実施することが見込まれる緩和ケア及び見込まれる予後等について十分に患者に説明し，患者の同意を得た上で，在宅で緩和ケアを実施する保険医療機関を紹介する。

(4)　「注3」に規定する情報通信機器を用いた医学管理については，オンライン指針に沿って診療を行った場合に算定する。

◇　認知症専門診断管理料について

(1)　「認知症専門診断管理料1」は，基幹型，地域型又は連携型認知症疾患医療センターが他の保険医療機関から紹介された患者に対して，患者又は家族等の同意を得た上で，認知症の鑑別診断を行った上で療養方針を決定（認知症と診断された患者については認知症療養計画を作成）し，説明し，それを文書にて患者又は家族等に提供した場合であって，紹介を受けた他の保険医療機関に対して文書にて報告した場合に，1人につき1回に限り算定する。なお，患者に交付した文書の写しを診療録等に添付する。

(2)　「注1」に規定する認知症療養計画は，「別紙様式32」（954頁）及び「別紙様式32の2」（955頁）又はこれらに準じて作成された，病名，検査結果，症状の評価（認知機能（MMSE，HDS-R等），生活機能（ADL，IADL等），行動・心理症状（NPI，DBD等）等），家族又は介護者等による介護の状況（介護負担度の評価（NPI等）等），治療計画（受診頻度，内服薬の調整等），必要と考えられる医療連携や介護サービス，緊急時の対応，その他必要な項目が記載されたものであり，認知症に係る専門知識を有する多職種が連携していることが望ましい。「認知症専門診断管理料1」を算定するに当たり文書にて報告した他の保険医療機関と定期的に診療情報等の共有を図ることが望ましい。

(3)　「認知症専門診断管理料2」は，基幹型，地域型又は連携型認知症疾患医療センターが認知症の症状が増悪した患者に対して，患者又は家族等の同意を得た上で，今後の療養計画等を説明し，それを文書にて患者又は家族等に提供した場合であって，紹介を受けた他の保険医療機関に対して文書にて報告した場合に，患者1人につき3月に1回に限り算定する。なお，患者に交付した文書の写しを診療録に添付する。

を文書により提供した場合に，3月に1
回に限り所定点数を算定する。
3　注1及び注2の規定に基づく他の保険
医療機関への文書の提供に係る区分番号
B 009に掲げる診療情報提供料（Ⅰ）及
び区分番号B 011に掲げる連携強化診療
情報提供料の費用は，所定点数に含まれ
るものとする。
4　区分番号B 000に掲げる特定疾患療養
管理料は，別に算定できない。

B 005-7-2　認知症療養指導料
1　認知症療養指導料1　　　　　**350点**
2　認知症療養指導料2　　　　　**300点**
3　認知症療養指導料3　　　　　**300点**
注1　1については，当該保険医療機関の紹
介により他の保険医療機関において認知
症の鑑別診断を受け，区分番号B 005-7
に掲げる認知症専門診断管理料1を算定
した患者であって，入院中の患者以外の
患者又は療養病棟に入院している患者に
対して，当該保険医療機関において，認
知症療養計画に基づいた治療を行うとと
もに，当該患者又はその家族等の同意を
得た上で，当該他の保険医療機関に当該
患者に係る診療情報を文書により提供し
た場合に，当該治療を行った日の属する
月を含め6月を限度として，月1回に限
り算定する。
2　2については，当該保険医療機関の紹
介により他の保険医療機関において区分
番号B 005-7-3に掲げる認知症サポート
指導料を算定した患者であって，入院中
の患者以外のものに対して，当該他の保
険医療機関から認知症の療養方針に係る
助言を得て，当該保険医療機関において，
認知症療養計画に基づいた治療を行うと
ともに，当該患者又はその家族等の同意
を得た上で，当該他の保険医療機関に当
該患者に係る診療情報を文書により提供
した場合に，当該治療を行った日の属す
る月を含め6月を限度として，月1回に
限り算定する。
3　3については，新たに認知症と診断さ
れた患者又は認知症の病状変化により認
知症療養計画の再検討が必要な患者で
あって，入院中の患者以外のものに対し
て，認知症患者に対する支援体制の確保
に協力している医師が，当該患者又はそ
の家族等の同意を得て，療養方針を決定
し，認知症療養計画を作成の上，これら
を当該患者又はその家族等に説明し，文
書により提供するとともに，当該保険医
療機関において当該計画に基づく治療を

◇　認知症療養指導料について
(1)　保険医療機関が認知症の患者に対して，認知症療養計画に基づき，
症状の定期的な評価（認知機能（MMSE，HDS-R等），生活機能
（ADL，IADL等），行動・心理症状（NPI，DBD等）等），
家族又は介護者等による介護の状況（介護負担度の評価（NPI等））
の定期的な評価，抗認知症薬等の効果や副作用の有無等の定期的な評
価等を行い，診療録にその要点を記載し，療養指導を行う。
(2)　「1」については，認知症疾患医療センターで認知症と診断された
患者について，当該認知症疾患医療センターにおいて作成された認知
症療養計画に基づき，(1)に規定する定期的な評価等を行った場合に算
定する。
(3)　「2」については，認知症の患者であって，病状悪化や介護負担の
増大等が生じたものについて，療養に係る助言を得ることを目的に，
地域において認知症患者に対する支援体制の確保に協力している認知
症サポート医に紹介した場合であって，当該認知症サポート医の助言
を受けて，認知症に係る療養計画を作成した上で，(1)に規定する定期
的な評価等を行った場合に算定する。ただし，当該認知症サポート医
からの文書により，当該認知症サポート医がB 005-7-3認知症サポー
ト指導料を算定していることが明らかな場合に限る。また，認知症に
係る療養計画については診療録に記載する。
(4)　「3」については，初めて認知症と診断された患者又は認知症の患
者であって病状悪化や介護負担の増大等が生じたものに対し，地域に
おいて認知症患者に対する支援体制の確保に協力している認知症サ
ポート医が，「別紙様式32」（954頁）及び「別紙様式32の2」（955頁）
又はこれらに準じて認知症療養計画を作成した上で，(1)に規定する定
期的な評価等を行った場合に算定する。
(5)　地域において認知症患者に対する支援体制の確保に協力している認
知症サポート医とは，アに加え，イ又はウのいずれかを満たす医師を
いう。
ア　国立研究開発法人国立長寿医療研究センターが都道府県又は指定
都市の委託を受けて実施する認知症サポート医養成研修を修了した
医師である。
イ　直近1年間に，「認知症初期集中支援チーム」等，市区町村が実
施する認知症施策に協力している実績がある。
ウ　直近1年間に，都道府県医師会又は指定都市医師会を単位とした，
かかりつけ医等を対象とした認知症対応力の向上を図るための研修
の講師を務めた実績がある。

B

医管

行う場合に，当該治療を開始した日の属する月を含め6月を限度として，月1回に限り算定する。

4　注1及び注2の規定に基づく他の保険医療機関への文書の提供に係る区分番号B009に掲げる診療情報提供料（I）及び区分番号B011に掲げる連携強化診療情報提供料の費用は，所定点数に含まれるものとする。

5　1から3までは同時に算定できず，区分番号B000に掲げる特定疾患療養管理料及び区分番号I002に掲げる通院・在宅精神療法は，別に算定できない。

B 005-7-3　認知症サポート指導料　　　450点

注1　認知症患者に対する支援体制の確保に協力している医師が，他の保険医療機関からの求めに応じ，認知症を有する入院中の患者以外の患者に対し，当該患者又はその家族等の同意を得て療養上の指導を行うとともに，当該他の保険医療機関に対し，療養方針に係る助言を行った場合に，6月に1回に限り算定する。

2　注1の規定に基づく他の保険医療機関への助言に係る区分番号B009に掲げる診療情報提供料（I）及び区分番号B011に掲げる連携強化診療情報提供料の費用は，所定点数に含まれるものとする。

B 005-8　肝炎インターフェロン治療計画料
700点

注1　別に厚生労働大臣が定める施設基準に適合しているものとして地方厚生局長等に届け出た保険医療機関が，長期継続的にインターフェロン治療が必要な肝炎の患者に対して，当該患者の同意を得た上で，治療計画を作成し，副作用等を含めて患者に説明し，文書により提供するとともに，地域において治療を担う他の保険医療機関に当該患者に係る治療計画及び診療情報を文書により提供した場合に，1人につき1回に限り算定する。

2　注1の規定に基づく他の保険医療機関への文書の提供に係る区分番号B009に掲げる診療情報提供料（I）の費用は，所定点数に含まれるものとする。

3　別に厚生労働大臣が定める施設基準に適合しているものとして地方厚生局長等に届け出た保険医療機関において，入院中の患者以外の患者に対して，肝炎インターフェロン治療計画料を算定すべき医学管理を情報通信機器を用いて行った場合は，所定点数に代えて，609点を算定する。

B 005-9　外来排尿自立指導料　　　200点

◇　認知症サポート指導料について

(1)　認知症サポート指導料は，地域において認知症患者に対する支援体制の確保に協力している認知症サポート医が，他の保険医療機関から紹介された認知症の患者に対して，患者又は家族等の同意を得た上で，患者又は家族等に文書を用いて療養上の指導を行うとともに，今後の療養方針について，紹介を受けた他の保険医療機関に対して文書にて助言を行った場合に，1人につき6月に1回に限り算定する。なお，患者及び紹介を受けた他の医療機関に交付した文書の写しを診療録に添付する。

(2)　地域において認知症患者に対する支援体制の確保に協力している認知症サポート医については，B 005-7-2認知症療養指導料の例による。

(3)　紹介を受けた他の保険医療機関に対して助言を行う文書において，認知症サポート指導料を算定した患者である旨を記載する。

◇　肝炎インターフェロン治療計画料について

(1)　インターフェロン治療を受ける肝炎患者に対して，治療計画に沿って治療を行うことについて患者の同意を得た上で，治療計画を作成し，副作用等を含めて患者に説明し，文書により提供するとともに，地域で連携して当該インターフェロン治療を行う保険医療機関に当該患者に係る治療計画及び診療情報を文書により提供した場合に，1人につき1回に限り算定する。患者に交付した治療計画書の写しを診療録に添付する。

(2)　治療計画の策定に当たっては，患者の求めに応じて夜間や休日に診療を行っている医療機関を紹介するなど，当該患者が長期の治療を継続できるよう配慮を行う。

(3)　入院中の患者については退院時に算定する。

(4)　「注3」に規定する情報通信機器を用いた医学管理については，オンライン指針に沿って診療を行った場合に算定する。

◇　外来排尿自立指導料について

注　別に厚生労働大臣が定める施設基準に適合しているものとして地方厚生局長等に届け出た保険医療機関において，入院中の患者以外の患者であって，別に厚生労働大臣が定めるものに対して，包括的な排尿ケアを行った場合に，患者1人につき，週1回に限り，区分番号A251に掲げる排尿自立支援加算を算定した期間と通算して12週を限度として算定する。ただし，区分番号C106に掲げる在宅自己導尿指導管理料を算定する場合は，算定できない。

(1)　外来排尿自立指導料は，当該保険医療機関に排尿に関するケアに係る専門的知識を有した多職種からなるチーム（以下「排尿ケアチーム」という。）を設置し，入院中から当該患者の排尿自立の可能性及び下部尿路機能を評価し，排尿誘導等の保存療法，リハビリテーション，薬物療法等を組み合わせるなど，下部尿路機能の回復のための包括的なケア（以下「包括的排尿ケア」という。）を実施していた患者に対して，入院中に退院後の包括的排尿ケアの必要性を認めた場合に，外来において，引き続き包括的排尿ケアを実施することを評価するものである。

(2)　当該指導料は，当該保険医療機関の入院中にA251排尿自立支援加算を算定し，かつ，退院後に継続的な包括的排尿ケアの必要があると認めたものであって，次のいずれかに該当する者について算定できる。なお，排尿自立支援加算に規定するとおり，退院後に継続的な包括的排尿ケアの必要があると認めた旨を診療録等に記載していること。

ア　尿道カテーテル抜去後に，尿失禁，尿閉等の下部尿路機能障害の症状を有するもの

イ　尿道カテーテル留置中の患者であって，尿道カテーテル抜去後に下部尿路機能障害を生ずると見込まれるもの

(3)　排尿ケアチーム及び当該患者の診療を担う医師又は看護師等は，共同して，入院中に策定した包括的排尿ケアの計画に基づき包括的排尿ケアを実施し，定期的に評価を行う。必要に応じて排尿ケアチームが当該計画の見直しを行う。

(4)　(3)について，診療録等に記載する。なお，見直した計画については，計画書を診療録等に添付することとしても差し支えない。

(5)　当該指導料を算定するに当たっては，排尿ケアチームが当該患者の状況を評価する等の関与を行い，かつ，排尿ケアチーム，当該患者の診療を担う医師又は当該医師の指示を受けた看護師等が，包括的排尿ケアの計画に基づいて患者に対し直接的な指導又は援助を行う。当該指導料は，週1回に限り，排尿自立支援加算を算定した期間と通算して計12週を限度として算定できる。

◆　外来排尿自立指導料の対象患者

当該保険医療機関の入院中に排尿自立支援加算を算定していた患者のうち，尿道カテーテル抜去後に下部尿路機能障害の症状を有する患者又は尿道カテーテル留置中の患者であって，尿道カテーテル抜去後に下部尿路機能障害を生ずると見込まれるもの

◇　ハイリスク妊産婦連携指導料1について

(1)　「ハイリスク妊産婦連携指導料1」の算定対象となる患者とは，当該保険医療機関で精神療法が実施されている患者若しくは他の保険医療機関で精神療法が実施されている患者であって当該保険医療機関に対して診療情報が文書により提供されている又はエジンバラ産後うつ病質問票（EPDS）等を参考にしてメンタルヘルスのスクリーニングを実施し，精神疾患が疑われるものとして精神科若しくは心療内科を標榜する保険医療機関に対して診療情報が文書により提供された妊婦又は出産後2ヶ月以内であるものに限る。

(2)　精神療法が他の保険医療機関で実施されている場合については，患者の同意を得て，当該他の保険医療機関との間で当該患者に係る診療情報が相互かつ定期的に提供されている。

(3)　必要に応じて小児科と適切に連携して診療する体制を有している。

(4)　産科又は産婦人科を担当する医師又は当該医師の指示を受けた保健師，助産師若しくは看護師が，概ね月に1回の頻度で，患者の心理的不安を軽減するための面接及び療養上の指導を行う。

(5)　当該患者の診療方針等に係るカンファレンスが概ね2か月に1回の頻度で開催されている。また，当該カンファレンスには以下に掲げる者が参加している。

B005-10　ハイリスク妊産婦連携指導料1
1,000点

注1　別に厚生労働大臣が定める施設基準に適合しているものとして地方厚生局長等に届け出た産科又は産婦人科を標榜する保険医療機関において，入院中の患者以外の患者であって，精神疾患を有する又は精神疾患が疑われるものとして精神科若しくは心療内科を担当する医師への紹介が必要であると判断された妊婦又は出産後2月以内であるものに対して，当該患者の同意を得て，産科又は産婦人科を担当する医師及び保健師，助産師又は看護師が共同して精神科又は心療内科と連携し，診療及び療養上必要な指導を行った場合に，患者1人につき月1回に限り算定する。

2　同一の保険医療機関において，区分番号B005-10-2に掲げるハイリスク妊産婦

連携指導料2を同一の患者について別に算定できない。

ア　当該患者の診療を担当する産科又は産婦人科を担当する医師

イ　当該患者の診療を担当する精神科又は心療内科を担当する医師

ウ　当該患者の診療を担当する保健師，助産師又は看護師（ア及びイの診療科からそれぞれ参加していること。）

エ　市町村又は都道府県の担当者

オ　必要に応じて，精神保健福祉士，社会福祉士，公認心理師等

カ　必要に応じて，当該患者の訪問看護を担当する訪問看護ステーションの保健師，助産師又は看護師

(6)　(5)のカンファレンスは，関係者全員が一堂に会し実施することが原則であるが，ビデオ通話が可能な機器を用いて実施した場合でも算定可能である。なお，(5)のカンファレンスにおいて，ビデオ通話が可能な機器を用いる場合，患者の個人情報を当該ビデオ通話の画面上で共有する際は，患者の同意を得ている。また，保険医療機関の電子カルテなどを含む医療情報システムと共通のネットワーク上の端末においてカンファレンスを実施する場合には，厚生労働省「医療情報システムの安全管理に関するガイドライン」に対応している。

(7)　(5)の規定にかかわらず，カンファレンスに市町村等の担当者が参加しなかった場合は，その都度，患者の同意を得た上で，市町村等の担当者にその結果を文書により情報提供することに代えることとしても差し支えない。

(8)　当該患者について，出産後の養育について支援を行うことが必要と認められる場合，その旨を患者に説明し，当該患者の同意を得た上で，市町村等に相談し，情報提供を行う。

(9)　以上の実施に当たっては，日本産婦人科医会が作成した「妊産婦メンタルヘルスケアマニュアル～産後ケアへの切れ目のない支援に向けて～」を参考にする。

(10)　当該連携指導料を算定する場合は，B 009診療情報提供料（Ⅰ）は別に算定できない。

◇　ハイリスク妊産婦連携指導料2について

(1)　「ハイリスク妊産婦連携指導料2」の算定対象となる患者とは，当該保険医療機関で精神療法が実施されている又は精神疾患が疑われるものとして産科若しくは産婦人科を担当する医師から紹介された妊婦又は出産後6月以内であるものに限る。

(2)　産科又は産婦人科に係る診療が他の保険医療機関で実施されている場合については，患者の同意を得て，当該他の保険医療機関との間で当該患者に係る診療情報が相互かつ定期的に提供されている。特に，向精神薬が投与されている患者については，当該薬剤が妊娠，出産等に与える影響等の情報について，当該他の保険医療機関に対し適切に提供している。

(3)　必要に応じて小児科と適切に連携して診療する体制を有している。

(4)　精神科又は心療内科を担当する医師が，精神疾患及びその治療による妊娠，出産等への影響について患者に説明し，療養上の指導を行う。

(5)　当該患者の診療方針等に係るカンファレンスが概ね2か月に1回の頻度で開催されている。また，当該カンファレンスには以下に掲げる者が参加している。

ア　当該患者の診療を担当する精神科又は心療内科を担当する医師

イ　当該患者の診療を担当する産科又は産婦人科を担当する医師

ウ　当該患者の診療を担当する保健師，助産師又は看護師（ア及びイの診療科からそれぞれ参加していること。）

エ　市町村又は都道府県の担当者

オ　必要に応じて，精神保健福祉士，社会福祉士，公認心理師等

カ　必要に応じて，当該患者の訪問看護を担当する訪問看護ステーションの保健師，助産師又は看護師

B 005-10-2　ハイリスク妊産婦連携指導料2

750点

注1　別に厚生労働大臣が定める施設基準に適合しているものとして地方厚生局長等に届け出た精神科又は心療内科を標榜する保険医療機関において，入院中の患者以外の患者であって，精神疾患を有する又は精神疾患が疑われるものとして産科若しくは産婦人科を担当する医師から紹介された妊婦又は出産後6月以内であるものに対して，当該患者の同意を得て，精神科又は心療内科を担当する医師が産科又は産婦人科と連携し，診療及び療養上必要な指導を行った場合に，患者1人につき月1回に限り算定する。

2　同一の保険医療機関において，区分番号B 005-10に掲げるハイリスク妊産婦連携指導料1を同一の患者について別に算定できない。

B

医管

なお，出産後，産科又は産婦人科による医学的な管理が終了した場合については，当該カンファレンスへの産科又は産婦人科を担当する医師の参加は不要である。

(6) (5)のカンファレンスは，関係者全員が一堂に会し実施することが原則であるが，ビデオ通話が可能な機器を用いて実施した場合でも算定可能である。なお，(5)のカンファレンスにおいて，ビデオ通話が可能な機器を用いる場合，患者の個人情報を当該ビデオ通話の画面上で共有する際は，患者の同意を得ている。また，保険医療機関の電子カルテなどを含む医療情報システムと共通のネットワーク上の端末においてカンファレンスを実施する場合には，厚生労働省「医療情報システムの安全管理に関するガイドライン」に対応している。

(7) (5)の規定にかかわらず，カンファレンスに市町村等の担当者が参加しなかった場合は，その都度，患者の同意を得た上で，市町村等の担当者にその結果を文書により情報提供することに代えることとしても差し支えない。

(8) 当該患者について，出産後の養育について支援を行うことが必要と認められる場合，その旨を患者に説明し，当該患者の同意を得た上で，市町村等に相談し，情報提供を行う。

(9) 当該連携指導料を算定する場合は，B 009診療情報提供料（I）及びB 011連携強化診療情報提供料は別に算定できない。

◇ 遠隔連携診療料について

(1) 「注1」については，「難病の患者に対する医療等に関する法律」第5条第1項に規定する指定難病又はてんかん（外傷性のてんかん及び知的障害を有する者に係るものを含む。）の診断を行うことを目的として，患者の同意を得て，難病又はてんかんに関する専門的な診療を行っている他の保険医療機関の医師に事前に診療情報提供を行った上で，当該患者の来院時に，ビデオ通話が可能な情報通信機器を用いて，当該他の保険医療機関の医師と連携して診療を行った場合に，患者の診断の確定までの間に3月に1回に限り算定する。

(2) 「注2」については，指定難病又はてんかん（知的障害を有する者に係るものに限る。）の治療を行うことを目的として，患者の同意を得て，指定難病又はてんかんに関する専門的な診療を行っている他の保険医療機関の医師に事前に診療情報提供を行った上で，当該患者の来院時に，ビデオ通話が可能な情報通信機器を用いて，当該他の保険医療機関の医師と連携して診療を行った場合に，3月に1回に限り算定する。

(3) 遠隔連携診療料の算定に当たっては，患者に対面診療を行っている保険医療機関の医師が，他の保険医療機関の医師に診療情報の提供を行い，当該医師と連携して診療を行うことについて，あらかじめ患者に説明し同意を得る。

(4) 他の保険医療機関の医師と連携して診療を行った際には，患者に対面診療を行っている保険医療機関の医師は，当該診療の内容，診療を行った日，診療時間等の要点を診療録に記載する。

(5) 当該他の保険医療機関は，「都道府県における地域の実情に応じた難病の医療提供体制の構築について」（平成29年4月14日健難発0414第3号厚生労働省健康局難病対策課長通知）に規定する難病診療連携拠点病院，難病診療分野別拠点病院及び難病医療協力病院又は「てんかん地域診療連携体制整備事業の実施について」（平成27年5月28日障発0528第1号）に定めるてんかん診療拠点機関である。

(6) 連携して診療を行う他の保険医療機関の医師は，オンライン指針に沿って診療を行う。また，当該他の保険医療機関内において診療を行う。

(7) 事前の診療情報提供については，B 009診療情報提供料（I）は別

B 005-11 遠隔連携診療料

| 1 | 診断を目的とする場合 | 750点 |
| 2 | その他の場合 | 500点 |

注1　1については，別に厚生労働大臣が定める施設基準を満たす保険医療機関において，対面診療を行っている入院中の患者以外の患者であって，別に厚生労働大臣が定めるものに対して，診断を目的として，患者の同意を得て当該施設基準を満たす難病又はてんかんに関する専門的な診療を行っている他の保険医療機関の医師に事前に診療情報提供を行った上で，当該患者の来院時に，情報通信機器を用いて，当該他の保険医療機関の医師と連携して診療を行った場合に，当該診断の確定までの間に3月に1回に限り算定する。

2　2については，別に厚生労働大臣が定める施設基準を満たす保険医療機関において，対面診療を行っている入院中の患者以外の患者であって，別に厚生労働大臣が定めるものに対して，治療を行うことを目的として，患者の同意を得て，当該施設基準を満たす難病又はてんかんに関する専門的な診療を行っている他の保険医療機関の医師に事前に診療情報提供を行った上で，当該患者の来院時に，情報通信機器を用いて，当該他の保険医療機関の医師と連携して診療を行った場合に，3月に1回に限り算定する。

B

医管

に算定できない。

(8) 当該診療報酬の請求については，対面による診療を行っている保険医療機関が行うものとし，当該診療報酬の分配は相互の合議に委ねる。

◆　遠隔連携診療料「1」の対象患者

イ　難病の患者に対する医療等に関する法律第5条第1項に規定する指定難病の疑いがある患者

ロ　てんかん（外傷性のてんかん及び知的障害を有する者に係るものを含む。）の疑いがある患者

◆　遠隔連携診療料「2」の対象患者

イ　てんかんの患者（知的障害を有するものに限る。）

ロ　難病の患者に対する医療等に関する法律第5条第1項に規定する指定難病の患者

◇　こころの連携指導料（I）について

B005-12　こころの連携指導料（I）　350点

注　別に厚生労働大臣が定める施設基準に適合しているものとして地方厚生局長等に届け出た保険医療機関において，入院中の患者以外の患者であって，地域社会からの孤立の状況等により，精神疾患が増悪するおそれがあると認められるもの又は精神科若しくは心療内科を担当する医師による療養上の指導が必要であると判断されたものに対して，診療及び療養上必要な指導を行い，当該患者の同意を得て，精神科又は心療内科を標榜する保険医療機関に対して当該患者に係る診療情報の文書による提供等を行った場合に，初回算定日の属する月から起算して1年を限度として，患者1人につき月1回に限り算定する。

(1) 精神疾患が増悪するおそれがあると認められる患者又は精神科若しくは心療内科を担当する医師による療養上の指導が必要であると判断された患者とは，SAD Personsスケール，EPDS，PHQ-9又はK-6等によるスクリーニングにより，精神科又は心療内科への紹介が必要であると認められる患者をいう。

(2) 診療及び療養上必要な指導においては，患者の心身の不調に配慮するとともに，当該患者の生活上の課題等について聴取し，その内容及び指導の要点を診療録に記載する。

(3) 当該患者に対する2回目以降の診療等においては，連携する精神科又は心療内科を担当する医師から提供された当該患者に係る診療情報等を踏まえ，適切な診療及び療養上必要な指導に努める。また，2回目以降の診療等に関し，連携する精神科又は心療内科を担当する医師に対して文書による情報提供を行うことは必ずしも要しないが，あらかじめ定められた方法で，情報共有を行う。

(4) 初回の診療等における他の保険医療機関への文書の提供に係るB009診療情報提供料（I）の費用は，別に算定できない。

(5) 必要に応じて，当該患者の同意を得た上で，当該患者に係る情報を市町村等に提供する。

◇　こころの連携指導料（II）について

B005-13　こころの連携指導料（II）　500点

注　別に厚生労働大臣が定める施設基準に適合しているものとして地方厚生局長等に届け出た保険医療機関において，入院中の患者以外の患者であって，区分番号B005-12に掲げるこころの連携指導料（I）を算定し，当該保険医療機関に紹介されたものに対して，精神科又は心療内科を担当する医師が，診療及び療養上必要な指導を行い，当該患者の同意を得て，当該患者を紹介した医師に対して当該患者に係る診療情報の文書による提供等を行った場合に，初回算定日の属する月から起算して1年を限度として，患者1人につき月1回に限り算定する。

(1) 当該指導料は，連携体制を構築しているかかりつけ医等からの診療情報等を活用し，患者の心身の不調に対し早期に専門的に対応することを評価したものである。

(2) 当該患者に対する2回目以降の診療等については，当該患者を紹介した医師に対して文書による情報提供を行うことは必ずしも要しないが，あらかじめ定められた方法で，情報共有を行う。

(3) 初回の診療等における他の保険医療機関への文書の提供に係るB009診療情報提供料（I）及びB011連携強化診療情報提供料の費用は，別に算定できない。

(4) 必要に応じて，当該患者の同意を得た上で，当該患者に係る情報を市町村等に提供する。

B005-14　プログラム医療機器等指導管理料　90点

注1　別に厚生労働大臣が定める施設基準に適合しているものとして地方厚生局長等に届け出た保険医療機関において，主に患者自らが使用するプログラム医療機器等（特定保険医療材料に限る。）に係る

◇　プログラム医療機器等指導管理料について

　プログラム医療機器等指導管理料は，疾病の管理等のために主に患者自らが使用するプログラム医療機器等である特定保険医療材料の使用に係る指導及び医学管理を行った場合に月1回に限り算定する。具体的には，例えば以下のような場合を指す。

ア　ニコチン依存症治療補助アプリを用いる場合は，B001-3-2に掲げるニコチン依存症管理料の「1」の「イ」又は「2」を算定し，かつ，

指導管理を行った場合は，プログラム医療機器等指導管理料として，月に１回に限り算定する。

　2　プログラム医療機器等に係る初回の指導管理を行った場合は，当該初回の指導管理を行った月に限り，**導入期加算**として，**50点**を更に所定点数に加算する。

B 006　救急救命管理料　　　　　　500点

注1　患者の発生した現場に保険医療機関の救急救命士が赴いて必要な処置等を行った場合において，当該救急救命士に対して必要な指示を行った場合に算定する。

　2　救急救命士が行った処置等の費用は，所定点数に含まれるものとする。

B 006-2　削除

B 006-3　退院時リハビリテーション指導料

300点

注　患者の退院時に当該患者又はその家族等に対して，退院後の在宅での基本的動作能力若しくは応用的動作能力又は社会的適応能力の回復を図るための訓練等について必要な指導を行った場合に算定する。この場合において，同一日に，区分番号B 005に掲げる退院時共同指導料２（注１の規定により，入院中の保険医療機関の理学療法士，作業療法士又は言語聴覚士が指導等を行った場合に限る。）は，別に算定できない。

B 007　退院前訪問指導料　　　　　580点

注1　入院期間が１月を超えると見込まれる患者の円滑な退院のため，患家を訪問し，当該患者又はその家族等に対して，退院後の在宅での療養上の指導を行った場合に，当該入院中１回（入院後早期に退院前訪問指導の必要があると認められる場合は，２回）に限り算定する。

　2　注１に掲げる指導に要した交通費は，患家の負担とする。

特定保険医療材料のニコチン依存症治療補助アプリを算定する場合

イ　高血圧治療補助アプリを用いる場合は，高血圧症の医学管理において第２章第１部第１節医学管理料等（プログラム医療機器等指導管理料を除く。）のうち要件を満たすものを算定し，かつ，特定保険医療材料の高血圧治療補助アプリを算定する場合

また，導入期加算は，プログラム医療機器等に係る初回の指導管理の際に，当該プログラム医療機器等を使用する際の療養上の注意点及び当該プログラム医療機器等の使用方法等の指導を行った場合に算定する。

◇　救急救命管理料について
(1)　保険医療機関に所属する救急救命士に対して，必要な指示等を行った医師の所属する保険医療機関において算定する。
(2)　救急救命士の行った処置等の費用は，所定点数に含まれ別に算定できない。
(3)　救急救命士の所属する保険医療機関と指示等を行った医師の所属する保険医療機関が異なる場合においても，当該指示等を行った医師の所属する保険医療機関において算定する。
(4)　医師が救急救命士に指示を行ったのみで，診察をしていない場合には，救急救命管理料のみを算定し，A 000初診料，A 001再診料又はA 002外来診療料は算定できない。

◇　退院時リハビリテーション指導料について
(1)　入院していた患者の退院に際し，患者の病状，患家の家屋構造，介護力等を考慮しながら，患者又はその家族等退院後患者の看護に当たる者に対して，リハビリテーションの観点から退院後の療養上必要と考えられる指導を行った場合に算定する。
(2)　指導を行った者及び指導を受けたものが患者又はその家族等であるかの如何を問わず，退院日に１回に限り算定する。
(3)　当該患者の入院中，主として医学的管理を行った医師又はリハビリテーションを担当した医師が，患者の退院に際し，指導を行った場合に算定する。なお，医師の指示を受けて，保険医療機関の理学療法士，作業療法士又は言語聴覚士が保健師，看護師，社会福祉士，精神保健福祉士とともに指導を行った場合にも算定できる。
(4)　指導の内容は，患者の運動機能及び日常生活動作能力の維持及び向上を目的として行う体位変換，起座又は離床訓練，起立訓練，食事訓練，排泄訓練，生活適応訓練，基本的対人関係訓練，家屋の適切な改造，患者の介助方法，患者の居住する地域において利用可能な在宅保健福祉サービスに関する情報提供等に関する指導とする。
(5)　指導（又は指示）内容の要点を診療録等に記載する。
(6)　死亡退院の場合は，算定できない。

◇　退院前訪問指導料について
(1)　継続して１月を超えて入院すると見込まれる入院患者の円滑な退院のため，入院中（外泊時を含む。）又は退院日に患家を訪問し，患者の病状，患家の家屋構造，介護力等を考慮しながら，患者又はその家族等退院後に患者の看護に当たる者に対して，退院後の在宅での療養上必要と考えられる指導を行った場合に算定する。なお，入院期間は暦月で計算する。
(2)　指導の対象が患者又はその家族等であるかの如何を問わず，１回の入院につき１回を限度として，指導の実施日にかかわらず，退院日に算定する。ただし，入院後早期（入院後14日以内とする。）に退院に向けた訪問指導の必要性を認めて訪問指導を行い，かつ在宅療養に向けた最終調整を目的として再度訪問指導を行う場合に限り，指導の実施日にかかわらず退院日に２回分を算定する。
(3)　退院して家庭に復帰する患者が算定の対象であり，特別養護老人

ホーム等医師又は看護師等が配置されている施設に入所予定の患者は算定の対象としない。

(4) 医師の指示を受けて保険医療機関の保健師，看護師，理学療法士，作業療法士等が訪問し，指導を行った場合にも算定できる。

(5) 指導又は指示内容の要点を診療録等に記載する。

(6) 退院前訪問指導に当たっては，当該保険医療機関における看護業務等に支障をきたすことのないよう留意する。

(7) 保険医療機関は，退院前訪問指導の実施に当たっては，市町村の実施する訪問指導事業等関連事業との連携に十分配意する。

(8) 退院前訪問指導料を算定した場合は，I 011-2精神科退院前訪問指導料は算定できない。

◇　退院後訪問指導料について

(1) 医療ニーズが高い患者が安心・安全に在宅療養に移行し，在宅療養を継続できるようにするために，患者が入院していた保険医療機関(以下この区分において「入院保険医療機関」という。)が退院直後において行う訪問指導を評価するものである。

(2) 入院保険医療機関の医師又は当該医師の指示を受けた当該保険医療機関の保健師，助産師又は看護師が患家，介護保険施設又は指定障害者支援施設等において患者又はその家族等の患者の看護に当たる者に対して，在宅での療養上必要な指導を行った場合に算定する。ただし，介護老人保健施設に入所中又は医療機関に入院中の患者は算定の対象としない。

(3) 指導又は指示内容の要点を診療録等に記載する。

(4) 退院後訪問指導に当たっては，当該保険医療機関における看護業務等に支障をきたすことのないよう留意する。

(5) 「注2」に規定する訪問看護同行加算は，当該患者の在宅療養を担う訪問看護ステーション又は他の保険医療機関の看護師等と同行して患家等を訪問し，当該看護師等への技術移転又は療養上必要な指導を行った場合に算定する。

(6) 退院後訪問指導料を算定した場合は，同一の保険医療機関において，I 016精神科在宅患者支援管理料は算定できない。

(7) 退院後訪問指導料を算定した日においては，C 013在宅患者訪問褥瘡管理指導料は算定できない。

(8) 退院後訪問指導料を算定した日においては，同一の保険医療機関及び特別の関係にある保険医療機関は，C 000往診料，C 001在宅患者訪問診療料（I），C 001-2在宅患者訪問診療料（II），C 005在宅患者訪問看護・指導料，C 005-1-2同一建物居住者訪問看護・指導料，I 012精神科訪問看護・指導料を算定できない。ただし，退院後訪問指導を行った後，患者の病状の急変等により，往診を行った場合のC 000往診料の算定については，この限りではない。

(9) 対象の患者は，「特掲診療料の施設基準等」の「別表第八」に掲げる状態の患者又は「「認知症高齢者の日常生活自立度判定基準」の活用について」（平成18年4月3日老発第0403003号）におけるランクIII以上の患者である。

◆　退院後訪問指導料の対象患者

(1) 次の状態の患者

一　在宅麻薬等注射指導管理，在宅腫瘍化学療法注射指導管理又は在宅強心剤持続投与指導管理若しくは在宅気管切開患者指導管理を受けている状態にある者又は気管カニューレ若しくは留置カテーテルを使用している状態にある者

二　在宅自己腹膜灌流指導管理，在宅血液透析指導管理，在宅酸素療法指導管理，在宅中心静脈栄養法指導管理，在宅成分栄養経管栄養法指導管理，在宅自己導尿指導管理，在宅人工呼吸指導管理，在宅

B 007-2　退院後訪問指導料　　　580点

注1　当該保険医療機関が，保険医療機関を退院した別に厚生労働大臣が定める状態の患者の地域における円滑な在宅療養への移行及び在宅療養の継続のため，患家等を訪問し，当該患者又はその家族等に対して，在宅での療養上の指導を行った場合に，当該患者が退院した日から起算して1月(退院日を除く。)を限度として，5回に限り算定する。

2　在宅療養を担う訪問看護ステーション又は他の保険医療機関の保健師，助産師，看護師又は准看護師と同行し，必要な指導を行った場合には，訪問看護同行加算として，退院後1回に限り，20点を所定点数に加算する。

3　注1及び注2に掲げる指導に要した交通費は，患家の負担とする。

持続陽圧呼吸療法指導管理，在宅自己疼痛管理指導管理又は在宅肺
高血圧症患者指導管理を受けている状態にある者
　　三　人工肛門又は人工膀胱を設置している状態にある者
　　四　真皮を越える褥瘡の状態にある者
　　五　在宅患者訪問点滴注射管理指導料を算定している者
(2)　認知症又は認知症の症状を有し，日常生活を送る上で介助が必要な
　　状態の患者

B 008　薬剤管理指導料

　1　特に安全管理が必要な医薬品が投薬又は
　　注射されている患者の場合　　　**380点**
　2　1の患者以外の患者の場合　　　**325点**
注1　別に厚生労働大臣が定める施設基準に
　　適合しているものとして地方厚生局長等
　　に届け出た保険医療機関に入院している
　　患者のうち，1については別に厚生労働
　　大臣が定める患者に対して，2について
　　はそれ以外の患者に対して，それぞれ投
　　薬又は注射及び薬学的管理指導を行った
　　場合は，当該患者に係る区分に従い，患
　　者1人につき週1回かつ月4回に限り算
　　定する。
　2　麻薬の投薬又は注射が行われている患
　　者に対して，麻薬の使用に関し，必要な
　　薬学的管理指導を行った場合は，**麻薬管
　　理指導加算**として，1回につき**50点**を所
　　定点数に加算する。

◇　薬剤管理指導料について
(1)　当該保険医療機関の薬剤師が医師の同意を得て薬剤管理指導記録に
　　基づき，直接服薬指導，服薬支援その他の薬学的管理指導（処方され
　　た薬剤の投与量，投与方法，投与速度，相互作用，重複投薬，配合変
　　化，配合禁忌等に関する確認並びに患者の状態を適宜確認することに
　　よる効果，副作用等に関する状況把握を含む。）を行った場合に週1
　　回に限り算定できる。
　　　また，薬剤管理指導料の算定対象となる小児及び精神障害者等につ
　　いては，必要に応じて，その家族等に対して服薬指導等を行った場合
　　であっても算定できる。
　　　なお，施設基準を満たしていても，上記要件に該当しない場合にあっ
　　ては，F 500調剤技術基本料の「1」により算定する。
(2)　薬剤管理指導料の「1」は，抗悪性腫瘍剤，免疫抑制剤，不整脈用
　　剤，抗てんかん剤，血液凝固阻止剤（内服薬に限る。），ジギタリス製
　　剤，テオフィリン製剤，カリウム製剤（注射薬に限る。），精神神経用
　　剤，糖尿病用剤，膵臓ホルモン剤又は抗HIV薬が投薬又は注射され
　　ている患者に対して，これらの薬剤に関し，薬学的管理指導を行った
　　場合に算定する。なお，具体的な対象薬剤については，その一覧を厚
　　生労働省のホームページに掲載している。
(3)　当該保険医療機関の薬剤師は，過去の投薬・注射及び副作用発現状
　　況等を患者又はその家族等から聴取し，当該医療機関及び可能な限り
　　他の医療機関における投薬及び注射に関する基礎的事項を把握する。
(4)　薬剤管理指導料の算定日を診療報酬明細書の摘要欄に記載する。
(5)　当該保険医療機関の薬剤師が患者ごとに作成する薬剤管理指導記録
　　には，次の事項を記載し，最後の記入の日から最低3年間保存する。
　　　患者の氏名，生年月日，性別，入院年月日，退院年月日，診療録の
　　番号，投薬・注射歴，副作用歴，アレルギー歴，薬学的管理指導の内
　　容，患者への指導及び患者からの相談事項，薬剤管理指導等の実施日，
　　記録の作成日及びその他の事項
　　　なお，薬剤管理指導記録を診療録等とともに管理する場合にあって
　　は，上記の記載事項のうち，重複する項目については，別途記録の作
　　成を要しない。また，薬剤管理指導記録に添付が必要な文書等を別途
　　保存することは差し支えないが，この場合にあっては，薬剤管理指導
　　記録と当該文書等を速やかに突合できるような管理体制を整備する。
(6)　「注2」の麻薬管理指導加算は，当該指導料を算定している患者の
　　うち，麻薬が投与されている患者に対して，投与される麻薬の服用に
　　関する注意事項等に関し，必要な薬学的管理指導を行った場合に算定
　　する。
(7)　薬剤管理指導料を算定している患者に投薬された医薬品について，
　　当該保険医療機関の薬剤師が以下の情報を知ったときは，原則として
　　当該薬剤師は，速やかに当該患者の診療を担う保険医に対し，当該情
　　報を文書により提供するとともに，当該保険医に相談の上，必要に応
　　じ，患者に対する薬学的管理指導を行う。
　　ア　緊急安全性情報，安全性速報
　　イ　医薬品・医療機器等安全性情報
(8)　「注2」の麻薬管理指導加算の算定に当たっては，前記の薬剤管理

指導記録に少なくとも次の事項についての記載がされていなければならない。

ア　麻薬に係る薬学的管理指導の内容（麻薬の服薬状況，疼痛緩和の状況等）

イ　麻薬に係る患者への指導及び患者からの相談事項

ウ　その他麻薬に係る事項

(9)　薬剤管理指導及び麻薬管理指導を行った場合は，必要に応じ，その要点を文書で医師に提供する。

◆　薬剤管理指導料の「1」の対象患者

次の医薬品が投薬又は注射されている患者

抗悪性腫瘍剤

免疫抑制剤

不整脈用剤

抗てんかん剤

血液凝固阻止剤（内服薬に限る。）

ジギタリス製剤

テオフィリン製剤

カリウム製剤（注射薬に限る。）

精神神経用剤

糖尿病用剤

膵臓ホルモン剤

抗ＨＩＶ薬

B 008-2　薬剤総合評価調整管理料　　　250点

注1　入院中の患者以外の患者であって，6種類以上の内服薬（特に規定するものを除く。）が処方されていたものについて，当該処方の内容を総合的に評価及び調整し，当該患者に処方する内服薬が2種類以上減少した場合に，月1回に限り所定点数を算定する。

2　処方の内容の調整に当たって，別の保険医療機関又は保険薬局に対して，照会又は情報提供を行った場合，**連携管理加算**として，**50点**を所定点数に加算する。ただし，連携管理加算を算定した場合において，区分番号B009に掲げる診療情報提供料（Ⅰ）（当該別の保険医療機関に対して患者の紹介を行った場合に限る。）は同一日には算定できない。

3　別に厚生労働大臣が定める施設基準に適合しているものとして地方厚生局長等に届け出た保険医療機関において，薬剤総合評価調整管理料を算定すべき医学管理を**情報通信機器を用いて**行った場合は，所定点数に代えて，**218点**を算定する。

◇　薬剤総合評価調整管理料について

(1)　内服を開始して4週間以上経過した内服薬が6種類以上処方されている入院中の患者以外の患者に対して，複数の薬剤の投与により期待される効果と副作用の可能性等について，当該患者の病状及び生活状況等に伴う服薬アドヒアランスの変動等について十分に考慮した上で，総合的に評価を行い，処方内容を検討した結果，処方される内服薬が減少した場合について評価したものである。

(2)　当該保険医療機関で処方された内服薬の種類数が2種類以上減少し，その状態が4週間以上継続すると見込まれる場合に算定する。ただし，他の保険医療機関から投薬を受けていた患者については，当該保険医療機関及び当該他の保険医療機関で処方された内服薬を合計した種類数から2種類以上減少した場合については，A250薬剤総合評価調整加算と合わせて，1か所の保険医療機関に限り算定できる。この場合には当該他の保険医療機関名及び各保険医療機関における調整前後の薬剤の種類数を診療報酬明細書の摘要欄に記載する。また，保険薬局からの提案を踏まえて，処方内容の評価を行い，処方内容を調整した場合には，その結果について当該保険薬局に情報提供を行う。

(3)　連携管理加算は，処方内容の総合調整に当たって，薬効の類似した処方又は相互作用を有する処方等について，患者が受診する他の保険医療機関又は保険薬局に照会を行った場合及び当該他の保険医療機関等からの情報提供を受けて，処方内容の調整又は評価を行い，その結果について当該他の保険医療機関等に情報提供を行った場合に算定する。

(4)　受診時において当該患者が処方されている内服薬のうち，屯服薬については内服薬の種類数から除外する。また，服用を開始して4週間以内の薬剤については，調整前の内服薬の種類数から除外する。

(5)　当該管理料の算定における内服薬の種類数の計算に当たっては，錠剤，カプセル剤，散剤，顆粒剤及び液剤については，1銘柄ごとに1種類として計算する。

(6)　医師が内服薬を総合的に評価及び調整する際しては，「高齢者の医薬品適正使用の指針（総論編）」（厚生労働省），「高齢者の医薬品適

正使用の指針（各論編（療養環境別））」（厚生労働省），日本老年医学会の関連ガイドライン（高齢者の安全な薬物療法ガイドライン）等を参考にする。

(7) 医師が内服薬を調整するに当たっては，評価した内容や調整の要点を診療録に記載する。

(8) 当該保険医療機関でA250薬剤総合評価調整加算の「注2」に掲げる薬剤調整加算又は薬剤総合評価調整管理料を1年以内に算定した場合においては，前回の算定に当たって減少した後の内服薬の種類数から更に2種類以上減少しているときに限り新たに算定することができる。

(9) 「注3」に規定する情報通信機器を用いた医学管理については，オンライン指針に沿って診療を行った場合に算定する。

◇　診療情報提供料（Ⅰ）について

(1) 医療機関間の有機的連携の強化及び医療機関から保険薬局又は保健・福祉関係機関への診療情報提供機能の評価を目的として設定されたものであり，両者の患者の診療に関する情報を相互に提供することにより，継続的な医療の確保，適切な医療を受けられる機会の増大，医療・社会資源の有効利用を図ろうとするものである。

(2) 保険医療機関が，診療に基づき他の機関での診療の必要性等を認め，患者に説明し，その同意を得て当該機関に対して，診療状況を示す文書を添えて患者の紹介を行った場合に算定する。

(3) 紹介に当たっては，事前に紹介先の機関と調整の上，下記の紹介先機関ごとに定める様式又はこれに準じた様式の文書に必要事項を記載し，患者又は紹介先の機関に交付する。また，交付した文書の写しを診療録に添付するとともに，診療情報の提供先からの当該患者に係る問い合わせに対しては，懇切丁寧に対応する。

　ア　イ，ウ及びエ以外の場合
　　　　　　「別紙様式11」（932頁）又は「別紙様式11の2」（932頁）
　イ　市町村又は指定居宅介護支援事業者等
　　　　　　「別紙様式12」から「別紙様式12の4」まで（933頁〜934頁）
　ウ　介護老人保健施設又は介護医療院　　　「別紙様式13」（936頁）
　エ　保育所等又は幼稚園，小学校，中学校，義務教育学校，高等学校，中等教育学校，特別支援学校，高等専門学校若しくは専修学校
　　　　　　「別紙様式14」から「別紙様式14の3」まで（936頁〜938頁）

(4) 当該情報を提供する保険医療機関と特別の関係にある機関に情報提供が行われた場合や，市町村等が開設主体である保険医療機関が当該市町村等に対して情報提供を行った場合は算定できない。

(5) A保険医療機関には，検査又は画像診断の設備がないため，B保険医療機関（特別の関係にあるものを除く。）に対して，診療状況を示す文書を添えてその実施を依頼した場合には，診療情報提供料（Ⅰ）は算定できる。

(6) (5)の場合において，B保険医療機関が単に検査又は画像診断の設備の提供にとどまる場合には，B保険医療機関においては，診療情報提供料（Ⅰ），初診料，検査料，画像診断料等は算定できない。なお，この場合，検査料，画像診断料等を算定するA保険医療機関との間で合議の上，費用の精算を行う。

(7) (5)の場合において，B保険医療機関が，検査又は画像診断の判読も含めて依頼を受け，その結果をA保険医療機関に文書により回答した場合には，診療情報提供料（Ⅰ）を算定できる。なお，この場合に，B保険医療機関においては，初診料，検査料，画像診断料等を算定でき，A保険医療機関においては検査料，画像診断料等は算定できない。

(8) 提供される情報の内容が，患者に対して交付された診断書等であって，当該患者より自費を徴収している場合，意見書等であって，意見

B 009　診療情報提供料（Ⅰ）　250点

注1　保険医療機関が，診療に基づき，別の保険医療機関での診療の必要を認め，これに対して，患者の同意を得て，診療状況を示す文書を添えて患者の紹介を行った場合に，紹介先保険医療機関ごとに患者1人につき月1回に限り算定する。

　2　保険医療機関が，診療に基づき患者の同意を得て，当該患者の居住地を管轄する市町村又は介護保険法第46条第1項に規定する指定居宅介護支援事業者，同法第58条第1項に規定する指定介護予防支援事業者，障害者の日常生活及び社会生活を総合的に支援するための法律第51条の17第1項第1号に規定する指定特定相談支援事業者，児童福祉法第24条の26第1項第1号に規定する指定障害児相談支援事業者等に対して，診療状況を示す文書を添えて，当該患者に係る保健福祉サービスに必要な情報を提供した場合に，患者1人につき月1回に限り算定する。

　3　保険医療機関が，診療に基づき保険薬局による在宅患者訪問薬剤管理指導の必要を認め，在宅での療養を行っている患者であって通院が困難なものの同意を得て，当該保険薬局に対して，診療状況を示す文書を添えて，当該患者に係る在宅患者訪問薬剤管理指導に必要な情報を提供した場合に，患者1人につき月1回に限り算定する。

　4　保険医療機関が，精神障害者である患者であって，障害者の日常生活及び社会生活を総合的に支援するための法律に規定する障害福祉サービスを行う施設又は福祉ホーム（以下「精神障害者施設」という。）に入所若しくは通所しているもの又は介護老人保健施設に入所しているものの同意を得て，当該精神障害者施設又は介護老人保健施設に対して，診療状況を示す文書を添えて，当該患者の社会

復帰の促進に必要な情報を提供した場合に，患者1人につき月1回に限り算定する。

5　保険医療機関が，診療に基づき患者の同意を得て，介護老人保健施設又は介護医療院に対して，診療状況を示す文書を添えて患者の紹介を行った場合に，患者1人につき月1回に限り算定する。

6　保険医療機関が，認知症の状態にある患者について，診断に基づき認知症に関する専門の保険医療機関等での鑑別診断等の必要を認め，当該患者又はその家族等の同意を得て，認知症に関する専門の保険医療機関等に対して診療状況を示す文書を添えて患者の紹介を行った場合に，患者1人につき月1回に限り算定する。

7　保険医療機関が，児童福祉法第6条の2第3項に規定する小児慢性特定疾病医療支援の対象である患者，同法第56条の6第2項に規定する障害児である患者又はアナフィラキシーの既往歴のある患者若しくは食物アレルギー患者について，診療に基づき当該患者又はその家族等の同意を得て，当該患者が通園又は通学する同法第39条第1項に規定する保育所又は学校教育法（昭和22年法律第26号）第1条に規定する学校（大学を除く。）等の学校医等に対して，診療状況を示す文書を添えて，当該患者が学校生活等を送るに当たり必要な情報を提供した場合に，患者1人につき月1回に限り算定する。

8　保険医療機関が，患者の退院日の属する月又はその翌月に，添付の必要を認め，当該患者の同意を得て，別の保険医療機関，精神障害者施設又は介護老人保健施設若しくは介護医療院に対して，退院後の治療計画，検査結果，画像診断に係る画像情報その他の**必要な情報を添付して紹介を行った場合**は，**200点**を所定点数に加算する。

9　区分番号B005-4に掲げるハイリスク妊産婦共同管理料（I）の施設基準に適合しているものとして地方厚生局長等に届け出た保険医療機関が，ハイリスク妊産婦共同管理料（I）に規定する別に厚生労働大臣が定める状態等の患者の同意を得て，検査結果，画像診断に係る画像情報その他の必要な情報を添付してハイリスク妊産婦共同管理料（I）に規定する別の保険医療機関に対して紹介を行った場合は，**ハイリスク妊婦紹介加算**とし

書の交付について診療報酬又は公費で既に相応の評価が行われている場合には，診療情報提供料（I）は算定できない。

(9)　下記のア，イの場合については，患者1人につき月1回に限り，所定点数を算定する。また，いずれの場合も診療情報の提供に当たって交付した文書の写しを診療録に添付する。

ア　C001在宅患者訪問診療料（I）又はC001-2在宅患者訪問診療料（II）を算定すべき訪問診療を行っている保険医療機関が，患者の同意を得て，診療の日から2週間以内に，当該患者に対して継続してC005在宅患者訪問看護・指導料又はC005-1-2同一建物居住者訪問看護・指導料を算定すべき看護若しくは指導又はC006在宅患者訪問リハビリテーション指導管理料を算定すべき指導管理を行っている別の保険医療機関に対して，診療日，診療内容，患者の病状，日常生活動作能力等の診療情報を示す文書を添えて，当該患者に係る療養上必要な情報を提供した場合

イ　C005在宅患者訪問看護・指導料又はC005-1-2同一建物居住者訪問看護・指導料を算定すべき看護若しくは指導又はC006在宅患者訪問リハビリテーション指導管理料を算定すべき指導管理を行っている保険医療機関が，患者の同意を得て，診療の日から2週間以内に，別の保険医療機関に対して，病歴，診療内容，患者の病状等の診療状況を示す文書を添えて，当該患者に係る療養上必要な情報を提供した場合

(10)　診療情報の提供に当たり，レントゲンフィルム等をコピーした場合には，当該レントゲンフィルム等及びコピーに係る費用は当該情報提供料に含まれ，別に算定できない。

(11)　「注2」に掲げる「市町村又は介護保険法第46条第1項に規定する指定居宅介護支援事業者，同法第58条第1項に規定する指定介護予防支援事業者，障害者の日常生活及び社会生活を総合的に支援するための法律第51条の17第1項第1号に規定する指定特定相談支援事業者，児童福祉法第24条の26第1項第1号に規定する指定障害児相談支援事業者等」とは，当該患者の居住地を管轄する市町村（特別区を含む。以下同じ。），保健所若しくは精神保健福祉センター，児童相談所，指定居宅介護支援事業者，指定介護予防支援事業者若しくは地域包括支援センター又は指定特定相談支援事業者若しくは指定障害児相談支援事業者をいう（以下「指定居宅介護支援事業者等」という。）。また，「保健福祉サービスに必要な情報」とは，当該患者に係る健康教育，健康相談，機能訓練，訪問指導等の保健サービス又はホームヘルプサービス，ホームケア促進事業，ショートステイ，デイサービス，日常生活用具の給付等の介護保険の居宅サービス若しくは福祉サービスを有効かつ適切に実施するために必要な診療並びに家庭の状況に関する情報をいう。

(12)　「注2」に掲げる「市町村」又は「指定居宅介護支援事業者等」に対する診療情報提供は，入院患者については，退院時に患者の同意を得て退院の日の前後2週間以内の期間に診療情報の提供を行った場合にのみ算定する。ただし，退院前に算定する場合，B005-1-2介護支援等連携指導料を算定した患者については算定できない。また，「市町村」又は「指定居宅介護支援事業者等」に対する診療情報提供においては，自宅に復帰する患者が対象であり，別の保険医療機関，社会福祉施設，介護老人保健施設等に入院若しくは入所する患者又は死亡退院した患者について，その診療情報を市町村又は指定居宅介護支援事業者等に提供しても，診療情報提供料（I）の算定対象とはならない。

(13)　「注3」については，在宅での療養を行っている疾病，負傷のため通院困難な患者（以下「在宅患者」という。）に対して，適切な在宅

て，当該患者の妊娠中1回に限り**200点**を所定点数に加算する。

10　保険医療機関が，認知症の疑いのある患者について専門医療機関での鑑別診断等の必要を認め，当該患者又はその家族等の同意を得て，当該専門医療機関に対して，診療状況を示す文書を添えて，患者の紹介を行った場合は，**認知症専門医療機関紹介加算**として，**100点**を所定点数に加算する。

11　保険医療機関が，認知症の専門医療機関において既に認知症と診断された患者であって入院中の患者以外のものについて症状が増悪した場合に，当該患者又はその家族等の同意を得て，当該専門医療機関に対して，診療状況を示す文書を添えて当該患者の紹介を行った場合は，**認知症専門医療機関連携加算**として，**50点**を所定点数に加算する。

12　精神科以外の診療科を標榜する保険医療機関が，入院中の患者以外の患者について，うつ病等の精神障害の疑いによりその診断治療等の必要性を認め，当該患者の同意を得て，精神科を標榜する別の保険医療機関に当該患者が受診する日の予約を行った上で患者の紹介を行った場合は，**精神科医連携加算**として，**200点**を所定点数に加算する。

13　保険医療機関が，治療計画に基づいて長期継続的にインターフェロン治療が必要な肝炎の患者であって入院中の患者以外のものの同意を得て，当該保険医療機関と連携して治療を行う肝疾患に関する専門医療機関に対して，治療計画に基づく診療状況を示す文書を添えて当該患者の紹介を行った場合は，**肝炎インターフェロン治療連携加算**として，**50点**を所定点数に加算する。

14　保険医療機関が，患者の口腔機能の管理の必要を認め，歯科診療を行う他の保険医療機関に対して，患者又はその家族等の同意を得て，診療情報を示す文書を添えて，当該患者の紹介を行った場合は，**歯科医療機関連携加算1**として，**100点**を所定点数に加算する。

15　保険医療機関が，周術期等における口腔機能管理の必要を認め，患者又はその家族等の同意を得て，歯科を標榜する他の保険医療機関に当該患者が受診する日の予約を行った上で当該患者の紹介を行った場合は，**歯科医療機関連携加算2**として**100点**を所定点数に加算する。

16　別に厚生労働大臣が定める施設基準に

医療を確保するため，当該患者の選択する保険薬局の保険薬剤師が，訪問薬剤管理指導を行う場合であって，当該患者又はその看護等に当たる者の同意を得た上で，当該保険薬局に対して処方箋又はその写しに添付して，当該患者の訪問薬剤管理指導に必要な診療情報を提供した場合に算定する。この場合において，交付した文書の他，処方箋の写しを診療録に添付する。

なお，処方箋による訪問薬剤管理指導の依頼のみの場合は診療情報提供料（Ⅰ）は算定できない。

(14)　「注4」については，精神障害者である患者であって，次に掲げる施設に入所している患者又は介護老人保健施設（当該保険医療機関と同一の敷地内にある介護老人保健施設その他これに準ずる介護老人保健施設を除く。「注5」において同じ。）に入所している患者の診療を行っている保険医療機関が，診療の結果に基づき，患者の同意を得て，当該患者が入所しているこれらの施設に対して文書で診療情報を提供した場合に算定する。

ア　グループホーム（「障害者総合支援法」第5条第17項に規定する共同生活援助を行う事業所をいう。）

イ　障害者支援施設（「障害者総合支援法」第5条第11項に規定する障害者支援施設をいい，日中活動として同条第7項に規定する生活介護を行うものを除く。）

ウ　「障害者の日常生活及び社会生活を総合的に支援するための法律施行規則」（平成18年厚生労働省令第19号）第6条の7第2号に規定する自立訓練（生活訓練）を行う事業所

エ　「障害者総合支援法」第5条第13項に規定する就労移行支援を行う事業所

オ　「障害者総合支援法」第5条第14項に規定する就労継続支援を行う事業所

カ　「障害者総合支援法」第5条第28項に規定する福祉ホーム

なお，「障害者の日常生活及び社会生活を総合的に支援するための法律等の一部を改正する法律」が令和7年10月1日に施行され，新たに就労選択支援が創設される予定であることを踏まえ，エからカまでに掲げる施設については，同日以降，次のエからキまでに掲げる施設とする。

エ　「障害者総合支援法」第5条第13項に規定する就労選択支援を行う事業所

オ　「障害者総合支援法」第5条第14項に規定する就労移行支援を行う事業所

カ　「障害者総合支援法」第5条第15項に規定する就労継続支援を行う事業所

キ　「障害者総合支援法」第5条第29項に規定する福祉ホーム

(15)　「注6」に掲げる「認知症に関する専門の保険医療機関等」とは，「認知症施策等総合支援事業の実施について」（平成26年7月9日老発0709第3号（一部改正，平成27年6月26日老発0626第3号）老健局長通知）に規定されている認知症疾患医療センターである。

(16)　「注7」に掲げる「児童福祉法」第6条の2第3項に規定する小児慢性特定疾病医療支援の対象患者又は同法第56条の6第2項に規定する，人工呼吸器を装着している障害児その他の日常生活を営むために医療を要する状態にある障害児である患者については，当該患者が通園又は通学する学校等の学校医等に対して，当該学校等において当該患者（18歳に達する日以後最初の3月31日以前の患者をいう）が生活するに当たり看護職員が実施する診療の補助に係る行為について，学校医等が指導，助言等を行うに当たり必要な診療情報を提供した場合に算定する。

適合しているものとして地方厚生局長等に届け出た保険医療機関が，患者の退院日の属する月又はその翌月に，連携する保険医療機関において区分番号 A 246の注4に掲げる地域連携診療計画加算を算定して当該連携保険医療機関を退院した患者（あらかじめ共有されている地域連携診療計画に係る入院中の患者以外の患者に限る。）の同意を得て，当該連携保険医療機関に対して，診療状況を示す文書を添えて当該患者の地域連携診療計画に基づく療養に係る必要な情報を提供した場合に，**地域連携診療計画加算**として，**50点**を所定点数に加算する。

17　保険医療機関が，患者の同意を得て，当該患者が入院又は入所する保険医療機関又は介護老人保健施設若しくは介護医療院に対して文書で診療情報を提供する際，当該患者に対して定期的に訪問看護を行っている訪問看護ステーションから得た療養に係る情報を添付して紹介を行った場合は，**療養情報提供加算**として，**50点**を所定点数に加算する。

18　別に厚生労働大臣が定める施設基準に適合しているものとして地方厚生局長等に届け出た保険医療機関が，患者の紹介を行う際に，検査結果，画像情報，画像診断の所見，投薬内容，注射内容，退院時要約等の診療記録のうち主要なものについて，他の保険医療機関に対し，電子的方法により閲覧可能な形式で提供した場合又は電子的に送受される診療情報提供書に添付した場合に，**検査・画像情報提供加算**として，次に掲げる点数をそれぞれ所定点数に加算する。ただし，イについては，注8に規定する加算を算定する場合は算定しない。

イ　退院する患者について，当該患者の退院日の属する月又はその翌月に，必要な情報を提供した場合　　　**200点**

ロ　入院中の患者以外の患者について，必要な情報を提供した場合　　**30点**

なお，当該患者の診療情報に係る文書を交付する場合にあっては，患者又は家族等を介して当該学校等に交付できるものである。

⒄　「注7」に掲げるアナフィラキシーの既往歴のある患者若しくは食物アレルギー患者については，保険医療機関が交付する生活管理指導表のアナフィラキシーありに該当する患者若しくは食物アレルギーあり（除去根拠のうち，食物経口負荷試験陽性又は明らかな症状の既往及びIgE抗体等検査結果陽性に該当する者に限る。）に該当する患者であって，当該患者が通園又は通学する学校等の学校医等に対して，当該学校等において当該患者（18歳に達する日以後最初の 3月31日以前の患者をいう）が生活するに当たり必要な診療情報や学校生活上の留意点等を記載した生活管理指導表を交付した場合に算定する。

なお，アナフィラキシーの既往歴のある患者若しくは食物アレルギー患者に生活管理指導表を交付する場合にあっては，患者又は家族等を介して当該学校等に交付できるものである。ただし，食物アレルギー患者については，当該学校等からの求めに応じて交付するものである。

⒅　「注7」に掲げる「学校等」とは，「児童福祉法」第39条第1項に規定する保育所，「就学前の子どもに関する教育，保育等の総合的な提供の推進に関する法律」（平成18年法律第77号）第2条第6項に規定する認定こども園，「児童福祉法」第6条の3第9項に規定する家庭的保育事業を行う者，同条第10項に規定する小規模保育事業を行う者及び同条第12項に規定する事業所内保育事業を行う者並びに「学校教育法」（昭和22年法律第26号）第1条に規定する幼稚園，小学校，中学校，義務教育学校，高等学校，中等教育学校，特別支援学校，高等専門学校及び同法第124条に規定する専修学校をいう。

⒆　「注7」に掲げる「学校医等」とは，当該学校等の学校医，嘱託医又は当該学校等が医療的ケアについて助言や指導を得るために委嘱する医師をいう。

⒇　「注7」については，当該保険医療機関の主治医と学校医等が同一の場合は算定できない。

(21)　「注8」に掲げる退院患者の紹介に当たっては，心電図，脳波，画像診断の所見等診療上必要な検査結果，画像情報等及び退院後の治療計画等を添付する。また，添付した写し又はその内容を診療録に添付又は記載する。なお，算定対象が介護老人保健施設又は介護医療院である場合は，当該加算を算定した患者にあっては，その後6か月間，当該加算は算定できない。

(22)　「注9」の加算は，B 005-4ハイリスク妊産婦共同管理料（Ⅰ）が算定されない場合であっても算定できる。

(23)　「注10」に掲げる「専門医療機関」とは，鑑別診断，専門医療相談，合併症対応，医療情報提供等を行うとともに，かかりつけの医師や介護サービス等との調整を行う保険医療機関である。

(24)　「注11」に規定する認知症専門医療機関連携加算は，B 005-7の認知症専門診断管理料2を算定する専門医療機関において既に認知症と診断された患者が，症状の増悪や療養方針の再検討を要する状態となった場合に，当該専門医療機関に対して，診療状況を示す文書を添えて当該患者の紹介を行った場合に算定する。

(25)　「注12」に規定する精神科医連携加算については，身体症状を訴えて精神科以外の診療科を受診した患者について，当該精神科以外の診療科の医師が，その原因となりうる身体疾患を除外診断した後に，うつ病等の精神疾患を疑い，精神医療の必要性を認め，患者に十分な説明を行い，同意を得て，精神科を標榜する別の保険医療機関の精神科に当該患者が受診する日（紹介した日より1月間以内とし，当該受診日を診療録に記載する。）について予約を行った上で，患者の紹介を

行った場合に算定する。

(26)　「注13」に規定する肝炎インターフェロン治療連携加算は，B005-8肝炎インターフェロン治療計画料を算定する専門医療機関において作成された治療計画に基づいて行った診療の状況を示す文書を添えて，当該専門医療機関に対して当該患者の紹介を行った場合に算定する。

(27)　「注14」に規定する歯科医療機関連携加算1は，保険医療機関（歯科診療を行う保険医療機関を除く。）が，歯科を標榜する保険医療機関に対して，当該歯科を標榜する保険医療機関において口腔内の管理が必要であると判断した患者に関する情報提供を，以下のア又はイにより行った場合に算定する。なお，診療録に情報提供を行った歯科医療機関名を記載する。

　ア　歯科を標榜していない病院が，医科点数表第2章第10部手術の第1節第6款，第7款及び第9款に掲げる悪性腫瘍手術（病理診断により悪性腫瘍であることが確認された場合に限る。）又は第8款に掲げる心・脈管系（動脈・静脈を除く。）の手術，人工関節置換術若しくは人工関節再置換術（股関節に対して行うものに限る。）又は造血幹細胞移植の手術を行う患者について，手術前に歯科医師による周術期口腔機能管理の必要性を認め，歯科を標榜する保険医療機関に対して情報提供を行った場合

　イ　医科の保険医療機関又は医科歯科併設の保険医療機関の医師が，歯科訪問診療の必要性を認めた患者について，在宅歯科医療を行う，歯科を標榜する保険医療機関に対して情報提供を行った場合

(28)　「注15」に規定する歯科医療機関連携加算2については，(27)のアによる情報提供を行う際に，患者に十分な説明を行い，同意を得て，歯科を標榜する他の保険医療機関に当該患者が受診する日（手術前に必要な歯科診療を行うことができる日とし，当該受診日を診療録に記載する。）について予約を行った場合に算定する。なお，「注14」に規定する歯科医療機関連携加算1と併せて算定することができる。

(29)　「注16」に規定する地域連携診療計画加算は，あらかじめ地域連携診療計画を共有する連携保険医療機関において，A246入退院支援加算の「注4」に掲げる地域連携診療計画加算を算定して退院した入院中の患者以外の患者について，地域連携診療計画に基づく療養を提供するとともに，患者の同意を得た上で，退院時の患者の状態や在宅復帰後の患者の状況等について，退院の属する月又はその翌月までに当該連携保険医療機関に対して情報提供を行った場合に算定する。

(30)　「注17」に規定する療養情報提供加算は，在宅で療養を行う患者の診療を担う保険医療機関が，当該患者が入院又は入所する他の保険医療機関，介護老人保健施設又は介護医療院（以下この区分において「保険医療機関等」という。）に対し患者の紹介を行う際に，当該患者に訪問看護を行っている訪問看護ステーションから得た訪問看護に係る情報を診療情報提供書に添付し，当該患者の保険医療機関等への入院又は入所後速やかに情報提供を行った場合に算定する。なお，訪問看護ステーションからの情報を添付し保険医療機関等へ診療情報を提供した際は，その旨を当該訪問看護ステーションに共有する。

(31)　「注18」に規定する検査・画像情報提供加算は，保険医療機関が，患者の紹介を行う際に，検査結果，画像情報，画像診断の所見，投薬内容，注射内容及び退院時要約等の診療記録のうち主要なもの（少なくとも検査結果及び画像情報を含むものに限る。画像診断の所見を含むことが望ましい。また，「イ」については，平成30年4月以降は，退院時要約を含むものに限る。）について，①医療機関間で電子的に医療情報を共有するネットワークを通じ他の保険医療機関に常時閲覧可能なよう提供した場合，又は②電子的に送受される診療情報提供書に添付した場合に加算する。なお，多数の検査結果及び画像情報等を

B

医管

B009-2 電子的診療情報評価料　　30点

注　別に厚生労働大臣が定める施設基準に適
合しているものとして地方厚生局長等に届
け出た保険医療機関が，別の保険医療機関
から診療情報提供書の提供を受けた患者に
係る検査結果，画像情報，画像診断の所見，
投薬内容，注射内容，退院時要約等の診療
記録のうち主要なものについて，電子的方
法により閲覧又は受信し，当該患者の診療
に活用した場合に算定する。

B010 診療情報提供料（Ⅱ）　　500点

注　保険医療機関が，治療法の選択等に関し
て当該保険医療機関以外の医師の意見を求
める患者からの要望を受けて，治療計画，
検査結果，画像診断に係る画像情報その他
の別の医療機関において必要な情報を添付
し，診療状況を示す文書を患者に提供する
ことを通じて，患者が当該保険医療機関以
外の医師の助言を得るための支援を行った
場合に，患者1人につき月1回に限り算定
する。

B010-2 診療情報連携共有料　　120点

注1　歯科診療を担う別の保険医療機関から
の求めに応じ，患者の同意を得て，検査
結果，投薬内容等を文書により提供した
場合に，提供する保険医療機関ごとに患
者1人につき3月に1回に限り算定す
る。

2　区分番号B009に掲げる診療情報提供
料（Ⅰ）（同一の保険医療機関に対して
紹介を行った場合に限る。）を算定した
同一月においては，別に算定できない。

提供する場合には，どの検査結果及び画像情報等が主要なもので
あるかを併せて情報提供することが望ましい。

◇　電子的診療情報評価料について

(1)　別の保険医療機関から診療情報提供書の提供を受けた患者につ
いて，同時に電子的方法により提供された検査結果，画像情報，画像
診断の所見，投薬内容，注射内容及び退院時要約等のうち主要なものを
電子的方法により閲覧又は受信し，当該検査結果等を診療に活用する
ことによって，質の高い診療が効率的に行われることを評価するもの
である。

(2)　保険医療機関が，他の保険医療機関から診療情報提供書の提供を受
けた患者について，検査結果，画像情報，画像診断の所見，投薬内容，
注射内容及び退院時要約等のうち主要なもの（少なくとも検査結果及
び画像情報を含む場合に限る。）を①医療機関間で電子的に医療情報
を共有するネットワークを通じ閲覧，又は②電子的に送付された診療
情報提供書と併せて受信し，当該検査結果や画像を評価して診療に活
用した場合に算定する。その際，検査結果や画像の評価の要点を診療
録に記載する。

(3)　提供された情報が当該保険医療機関の依頼に基づくものであった場
合は，算定できない。

(4)　検査結果や画像情報の電子的な方法による閲覧等の回数にかかわら
ず，B009診療情報提供料（Ⅰ）を算定する他の保険医療機関からの
1回の診療情報提供に対し，1回に限り算定する。

◇　診療情報提供料（Ⅱ）について

(1)　診療を担う医師以外の医師による助言（セカンド・オピニオン）を
得ることを推進するものとして，診療を担う医師がセカンド・オピニ
オンを求める患者又はその家族からの申し出に基づき，治療計画，検
査結果，画像診断に係る画像情報等，他の医師が当該患者の診療方針
について助言を行うために必要かつ適切な情報を添付した診療状況を
示す文書を患者又はその家族に提供した場合に算定できる。なお，入
院中の患者に対して当該情報を提供した場合であっても算定できる。

(2)　患者又はその家族からの申し出に基づき，診療に関する情報を患者
に交付し，当該患者又はその家族が診療を担う医師及び当該保険医療
機関に所属する医師以外の医師による助言を求めるための支援を行う
ことを評価したものであり，医師が別の保険医療機関での診療の必要
性を認め，患者の同意を得て行うB009診療情報提供料（Ⅰ）を算定
すべき診療情報の提供とは明確に区別されるべきものである。

(3)　診療情報提供料（Ⅱ）を算定すべき診療情報の提供に当たっては，
患者又はその家族からの希望があった旨を診療録に記載する。

(4)　助言を受けた患者又はその家族の希望については，その後の治療計
画に十分に反映させる。

◇　診療情報連携共有料について

(1)　診療情報連携共有料は，歯科診療を担う別の保険医療機関との間で
情報共有することにより，質の高い診療が効率的に行われることを評
価するものであり，歯科診療を担う別の保険医療機関からの求めに応
じ，患者の同意を得て，当該患者に関する検査結果，投薬内容等の診
療情報を提供した場合に，提供する保険医療機関ごとに3月に1回に
限り算定する。

(2)　診療情報を提供するに当たっては，次の事項を記載した文書を作成
し，患者又は提供する保険医療機関に交付する。また，交付した文書
の写しを診療録に添付する。

ア　患者の氏名，生年月日，連絡先

イ　診療情報の提供先保険医療機関名

ウ　提供する診療情報の内容（検査結果，投薬内容等）

B

B011 連携強化診療情報提供料　　150点

注1　別に厚生労働大臣が定める施設基準を満たす保険医療機関において，別に厚生労働大臣が定める基準を満たす他の保険医療機関から紹介された患者について，当該患者を紹介した他の保険医療機関からの求めに応じ，患者の同意を得て，診療状況を示す文書を提供した場合（区分番号A000に掲げる初診料を算定する日を除く。ただし，当該保険医療機関に次回受診する日の予約を行った場合はこの限りでない。）に，提供する保険医療機関ごとに患者1人につき月1回に限り算定する。

2　注1に該当しない場合であって，注1に規定する別に厚生労働大臣が定める施設基準を満たす外来機能報告対象病院等（医療法第30条の18の4第1項第2号の規定に基づき，同法第30条の18の2第1項第1号の厚生労働省令で定める外来医療を提供する基幹的な病院又は診療所として都道府県が公表したものに限る。）である保険医療機関において，他の保険医療機関（許可病床の数が200未満の病院又は診療所に限る。）から紹介された患者について，当該患者を紹介した他の保険医療機関からの求めに応じ，患者の同意を得て，診療状況を示す文書を提供した場合（区分番号A000に掲げる初診料を算定する日を除く。ただし，当該保険医療機関に次回受診する日の予約を行った場合はこの限りではない。）に，提供する保険医療機関ごとに患者1人につき月1回に限り算定する。

3　注1又は注2に該当しない場合であって，別に厚生労働大臣が定める施設基準を満たす保険医療機関において，他の保険医療機関から紹介された患者について，当該患者を紹介した他の保険医療機関からの求めに応じ，患者の同意を得て，診療状況を示す文書を提供した場合（区分番号A000に掲げる初診料を算定する日を除く。ただし，当該保険医療機関に次回受診する日の予約を行った場合はこの限りではない。）に，提供する保険医療機関ごとに患者1人につき月1回に限

エ　診療情報を提供する保険医療機関名及び担当医師名

(3)　診療情報連携共有料を算定するに当たっては，歯科診療を担う別の保険医療機関と連携を図り，必要に応じて問い合わせに対応できる体制（窓口の設置など）を確保している。

(4)　同一の患者について，同一の保険医療機関に対して紹介を行いB009診療情報提供料（Ⅰ）を算定した月においては，診療情報連携共有料は別に算定できない。

◇　連携強化診療情報提供料について

(1)　連携強化診療情報提供料は，かかりつけ医機能を有する保険医療機関，外来機能報告対象病院等（「医療法」第30条の18の4第1項第2号の規定に基づき，同法第30条の18の2第1項第1号の厚生労働省令で定める外来医療を提供する基幹的な病院として都道府県により公表されたものに限る。）又は難病若しくはてんかんに係る専門的な外来医療を提供する保険医療機関又は産科若しくは産婦人科を標榜する保険医療機関等と他の保険医療機関が連携することで，質の高い診療が効率的に行われることを評価するものであり，他の保険医療機関から紹介された患者について，当該患者を紹介した他の保険医療機関等からの求めに応じ，患者の同意を得て，診療状況を示す文書を提供した場合に，患者1人につき提供する保険医療機関ごとに1月に1回又は3月に1回に限り算定する。

(2)　診療状況を示す文書については，次の事項を記載し，患者又は提供する保険医療機関に交付する。また，交付した文書の写しを診療録に添付する。

ア　患者の氏名，生年月日，連絡先

イ　診療情報の提供先保険医療機関名

ウ　診療の方針，患者への指導内容，検査結果，投薬内容その他の診療状況の内容

エ　診療情報を提供する保険医療機関名及び担当医師名

(3)　必要に応じて，紹介元の保険医療機関が「注1」に規定する別に厚生労働大臣が定める基準を満たす保険医療機関であるかを確認する。

(4)　「次回受診する日の予約を行った場合」については，次回受診する日を診療録に記載する。なお，予約診療を実施していない保険医療機関については，次回受診する日を決めた上で，次回受診する日を診療録に記載していればよい。

(5)　次回受診する日の予約を行った上で，初診時に連携強化診療情報提供料を算定した場合は，次回受診時に予約に基づく診察による特別の料金の徴収はできない。

(6)　「注5」については，3月に1回に限り算定する。ただし，診療に基づき，頻回の情報提供の必要性を認め，当該患者を紹介した他の保険医療機関に情報提供を行った場合に，月1回に限り算定する。

(7)　同一の患者について，同一の保険医療機関に対して紹介を行いB009診療情報提供料（Ⅰ）を算定した保険医療機関においては，B009診療情報提供料（Ⅰ）を算定した月について，当該患者に対して連携強化診療情報提供料は別に算定できない。

(8)　当該情報を提供する保険医療機関と特別の関係にある保険医療機関に情報提供が行われた場合は算定できない。

◆　連携強化診療情報提供料の他の保険医療機関の基準

次のいずれかに係る届出を行っていること。

イ　A001の「注12」地域包括診療加算

ロ　B001-2-9地域包括診療料

ハ　B001-2-11小児かかりつけ診療料

ニ　C002在宅時医学総合管理料（在宅療養支援診療所（医科点数表のB004退院時共同指導料1に規定する在宅療養支援診療所をいう。以

B

医管

り算定する。

4　注1から注3までのいずれにも該当しない場合であって，別に厚生労働大臣が定める施設基準を満たす保険医療機関において，他の保険医療機関から紹介された難病の患者に対する医療等に関する法律（平成26年法律第50号）第5条第1項に規定する指定難病の患者又はてんかんの患者（当該疾病が疑われる患者を含む。）について，当該患者を紹介した他の保険医療機関からの求めに応じ，患者の同意を得て，診療状況を示す文書を提供した場合（区分番号A000に掲げる初診料を算定する日を除く。ただし，当該保険医療機関に次回受診する日の予約を行った場合はこの限りではない。）に，提供する保険医療機関ごとに患者1人につき月1回に限り算定する。

5　注1から注4までのいずれにも該当しない場合であって，注1に規定する別に厚生労働大臣が定める施設基準を満たす保険医療機関において，他の保険医療機関から紹介された妊娠中の患者について，当該患者を紹介した他の保険医療機関からの求めに応じ，患者の同意を得て，診療状況を示す文書を提供した場合（区分番号A000に掲げる初診料を算定する日を除く。ただし，当該保険医療機関に次回受診する日の予約を行った場合はこの限りでない。）に，提供する保険医療機関ごとに患者1人につき3月に1回（別に厚生労働大臣が定める施設基準を満たす保険医療機関において，産科若しくは産婦人科を標榜する保険医療機関から紹介された妊娠中の患者又は産科若しくは産婦人科を標榜する別に厚生労働大臣が定める施設基準を満たす保険医療機関において，他の保険医療機関から紹介された妊娠中の患者について，診療に基づき，頻回の情報提供の必要を認め，当該患者を紹介した他の保険医療機関に情報提供を行った場合にあっては，月1回）に限り算定する。

6　区分番号B009に掲げる診療情報提供料（I）（同一の保険医療機関に対して紹介を行った場合に限る。）を算定した月は，別に算定できない。

B011-2 削除

B011-3 薬剤情報提供料　　　　**4点**

注1　入院中の患者以外の患者に対して，処方した薬剤の名称，用法，用量，効能，効果，副作用及び相互作用に関する主な情報を文書により提供した場合に，月1

下同じ。）又は在宅療養支援病院（C000往診料の注1に規定する在宅療養支援病院をいう。以下同じ。）に限る。）

ホ　C002-2施設入居時等医学総合管理料（在宅療養支援診療所又は在宅療養支援病院に限る。）

◇　薬剤情報提供料について

(1)　入院中の患者以外の患者に対して，処方した薬剤の名称（一般名又は商品名），用法，用量，効能，効果，副作用及び相互作用に関する主な情報を，当該処方に係る全ての薬剤について，文書（薬袋等に記載されている場合も含む。）により提供した場合に月1回に限り所定

回に限り（処方の内容に変更があった場合は、その都度）算定する。
2　注1の場合において、処方した薬剤の名称を当該患者の求めに応じて患者の薬剤服用歴等を経時的に記録する手帳（以下単に「手帳」という。）に記載した場合には、**手帳記載加算**として、**3点**を所定点数に加算する。
3　保険薬局において調剤を受けるために処方箋を交付した患者については、算定しない。

(2)　「注1」に規定する場合において、さらに、当該患者の求めに応じて薬剤服用歴が経時的に管理できる手帳に、処方した薬剤の名称（一般名又は商品名）、保険医療機関名及び処方年月日を記載した場合には、月1回に限り「注2」に規定する手帳記載加算を算定できる。なお、この場合の「手帳」とは、経時的に薬剤の記録が記入でき、かつ次のアからウまでに掲げる事項を記録する欄がある薬剤の記録用の手帳をいう。
　ア　患者の氏名、生年月日、連絡先等患者に関する記録
　イ　患者のアレルギー歴、副作用歴等薬物療法の基礎となる記録
　ウ　患者の主な既往歴等疾病に関する記録
　　また、所有している手帳を持参しなかった患者に対して薬剤の名称が記載された簡潔な文書（シール等）を交付した場合は、手帳記載加算を算定できない。
(3)　やむを得ない理由により、薬剤の名称に関する情報を提供できない場合は、これに代えて薬剤の形状（色、剤形等）に関する情報を提供することにより算定できる。また、効能、効果、副作用及び相互作用に関する情報については患者が理解しやすい表現であることが必要である。
(4)　同一薬剤であっても、投与目的（効能又は効果）が異なる場合には、当該情報を提供すれば薬剤情報提供料を算定できる。また、類似する効能又は効果を有する薬剤への変更の場合にあっても薬剤情報提供料を算定できる。
(5)　処方の内容に変更があった場合については、その都度薬剤情報提供料を算定できる。ただし、薬剤の処方日数のみの変更の場合は、薬剤情報提供料は算定できない。
(6)　複数の診療科を標榜する保険医療機関において、同一日に2以上の診療科で処方された場合であっても、1回のみの算定とする。
(7)　薬剤情報提供料を算定した場合は、薬剤情報を提供した旨を診療録等に記載する。

◇　医療機器安全管理料について
(1)　医療機器安全管理料を算定する保険医療機関においては、医療機器の安全使用のための職員研修を計画的に実施するとともに、医療機器の保守点検に関する計画の策定、保守点検の適切な実施及び医療機器の安全使用のための情報収集等が適切に行われていること。
(2)　医療機器安全管理料の「1」は、医師の指示の下に、生命維持管理装置の安全管理、保守点検及び安全使用を行う臨床工学技士を配置した保険医療機関を評価したものであり、当該保険医療機関において、生命維持管理装置を用いて治療を行った場合に1月に1回に限り算定する。
(3)　生命維持管理装置とは、人工心肺装置及び補助循環装置、人工呼吸器、血液浄化装置（人工腎臓を除く。）、除細動装置及び閉鎖式保育器をいう。
(4)　医療機器安全管理料の「2」は、医師の指示の下に、放射線治療機器の安全管理、保守点検及び安全使用のための精度管理を行う体制を評価したものであり、当該保険医療機関において、照射計画に基づく放射線治療が行われた場合、一連の照射につき当該照射の初日に1回に限り算定する。
(5)　放射線治療機器とは、高エネルギー放射線治療装置（直線加速器）、ガンマナイフ装置及び密封小線源治療機器をいう。

◇　がんゲノムプロファイリング評価提供料について
(1)　固形がん患者について、D006-19がんゲノムプロファイリング検査を行った場合であって、得られた包括的なゲノムプロファイルの結果

B011-4 医療機器安全管理料
1　臨床工学技士が配置されている保険医療機関において、生命維持管理装置を用いて治療を行う場合（1月につき）　**100点**
2　放射線治療機器の保守管理、精度管理等の体制が整えられている保険医療機関において、放射線治療計画を策定する場合（一連につき）　**1,100点**
注1　1については、別に厚生労働大臣が定める施設基準に適合しているものとして地方厚生局長等に届け出た保険医療機関において、生命維持管理装置を用いて治療を行った場合に、患者1人につき月1回に限り算定する。
2　2については、別に厚生労働大臣が定める施設基準に適合しているものとして地方厚生局長等に届け出た保険医療機関において、放射線治療が必要な患者に対して、放射線治療計画に基づいて治療を行った場合に算定する。

B011-5 がんゲノムプロファイリング評価提供料　**12,000点**
注　別に厚生労働大臣が定める施設基準を満

たす保険医療機関において，区分番号D006-19に掲げるがんゲノムプロファイリング検査により得られた包括的なゲノムプロファイルの結果について，当該検査結果を医学的に解釈するためのがん薬物療法又は遺伝医学に関する専門的な知識及び技能を有する医師，遺伝カウンセリング技術を有する者等による検討会での検討を経た上で患者に提供し，かつ，治療方針等について文書を用いて当該患者に説明した場合に，患者1人につき1回に限り算定する。

B 011-6　栄養情報連携料　　　　70点

注1　区分番号B 001の10に掲げる入院栄養食事指導料を算定する患者に対して，退院後の栄養食事管理について指導を行った内容及び入院中の栄養管理に関する情報を示す文書を用いて説明し，これを他の保険医療機関，介護老人保健施設，介護医療院，特別養護老人ホーム又は障害者の日常生活及び社会生活を総合的に支援する法律第34条第1項に規定する指定障害者支援施設等若しくは児童福祉法第42条第1号に規定する福祉型障害児入所施設（以下この区分番号において「**保険医療機関等**」という。）の医師又は管理栄養士に情報提供し，共有した場合に，入院中1回に限り算定する。

　2　注1に該当しない場合であって，当該保険医療機関を退院後に他の保険医療機関等に転院又は入所する患者であって栄養管理計画が策定されているものについて，患者又はその家族等の同意を得て，入院中の栄養管理に関する情報を示す文書を用いて当該他の保険医療機関等の管理栄養士に情報提供し，共有した場合に，入院中1回に限り算定する。

　3　区分番号B 005に掲げる退院時共同指導料2は，別に算定できない。

B 012　傷病手当金意見書交付料　　100点

注　健康保険法第99条第1項の規定による傷病手当金に係る意見書を交付した場合に算定する。

を医学的に解釈するための多職種（がん薬物療法に関する専門的な知識及び技能を有する医師，遺伝医学に関する専門的な知識及び技能を有する医師，遺伝カウンセリング技術を有する者等）による検討会（エキスパートパネル）で検討を行った上で，治療方針等について文書を用いて患者に説明した場合に患者1人につき1回に限り算定する。

(2)　当該検査実施時に患者から得られた同意に基づき，当該患者のがんゲノムプロファイルの解析により得られた遺伝子のシークエンスデータ（FASTQ又はBAM），解析データ（VCF，XML又はYAML）及び臨床情報等を，保険医療機関又は検査会社等からがんゲノム情報管理センター（C-CAT）に提出した場合に算定する。ただし，患者から同意が得られなかった場合については，この限りではない。

(3)　C-CATへのデータ提出に係る手続きに当たっては，個人情報の保護に係る諸法令を遵守すること。

◇　栄養情報連携料について

(1)　栄養情報連携料は，退院後の栄養食事指導に関する内容（「注1」の場合に限る）及び入院中の栄養管理に関する情報について，医療機関間の有機的連携の強化及び保健又は福祉関係機関等への栄養情報提供等の連携機能の評価を目的として設定されたものであり，両者が患者の栄養に関する情報（必要栄養量，摂取栄養量，食事形態（嚥下食コードを含む。），禁止食品，栄養管理に係る経過等）を共有することにより，継続的な栄養管理の確保等を図るものである。

(2)　「注1」は，当該保険医療機関の管理栄養士が栄養指導に加え，当該指導内容及び入院中の栄養管理に関する情報を「別紙様式12の5」（935頁）又はこれに準ずる様式を用いて患者に退院の見通しが立った際に説明するとともに，これを他の保険医療機関，介護老人保健施設，介護医療院，特別養護老人ホーム又は「障害者の日常生活及び社会生活を総合的に支援する法律」第34条第1項に規定する指定障害者支援施設等若しくは「児童福祉法」第42条第1号に規定する福祉型障害児入所施設（以下この区分番号において「保険医療機関等」という。）の医師又は管理栄養士に情報提供し，共有した場合に，入院中1回に限り算定する。

(3)　「注2」は，患者又はその家族等の同意を得た上で，当該保険医療機関の管理栄養士が入院中の栄養管理に関する情報を「別紙様式12の5」（935頁）又はこれに準ずる様式を用いて，入院または入所する先の他の保険医療機関等の管理栄養士に，対面又は電話，ビデオ通話が可能な情報通信機器等により説明の上，情報提供し，共有した場合に，入院中1回に限り算定する。

(4)　当該情報を提供する保険医療機関と特別の関係にある機関に情報提供が行われた場合は，算定できない。

(5)　栄養情報提供に当たっては，「別紙様式12の5」（935頁）又はこれに準ずる様式を交付するとともに交付した文書の写しを診療録等に添付する。なお，診療情報を示す文書等が交付されている場合にあっては，当該文書等と併せて他の保険医療機関等に情報提供することが望ましい。

◇　傷病手当金意見書交付料について

(1)　医師・歯科医師が労務不能と認め証明した期間ごとにそれぞれ算定できる。

(2)　意見書の交付時点において当該被保険者に対し療養の給付を行うべき者に対し請求する。

(3)　傷病手当金を受給できる被保険者が死亡した後に，その遺族等が当該傷病手当金を受給するために意見書の交付を求め，医師・歯科医師が意見書を交付した場合は，当該遺族等に対する療養の給付として請求する。

なお，この場合において，診療報酬明細書の摘要欄に(相続)と表示し，また，傷病名欄には，遺族等が他に療養の給付を受けていない場合は意見書の対象となった傷病名を，他に療養の給付を受けている場合は遺族自身の傷病名と意見書の対象となった傷病名の両方を記載する。

(4)　医師・歯科医師が傷病手当金意見書を被保険者に交付した後に，被保険者が当該意見書を紛失し，再度医師・歯科医師が意見書を交付した場合は，最初の傷病手当金意見書交付料のみを算定する。この場合，2度目の意見書の交付に要する費用は，被保険者の負担とする。

◇　「健康保険法」若しくは「国民健康保険法」（昭和33年法律第192号）に基づく出産育児一時金若しくは出産手当金に係る証明書又は意見書については算定しない。

※　感染症法第37条の2による医療を受けるべき患者に対して，公費負担申請のために必要な診断書の記載を行った場合は，傷病手当金意見書交付料の所定点数の100分の100を，更に被保険者である患者について，この申請手続に協力して保険医療機関が代行した場合は，同じく傷病手当金意見書交付料の所定点数の100分の100を算定できる。なお，感染症法第37条による結核患者の入院に係る感染症法関係の診断書についても所定点数の100分の100を算定できる。

B013 療養費同意書交付料　　**100点**

注　健康保険法第87条の規定による療養費（柔道整復以外の施術に係るものに限る。）に係る同意書を交付した場合に算定する。

◇　療養費同意書交付料について

(1)　当該疾病について現に診察している主治の医師（緊急その他やむを得ない場合は主治の医師に限らない。）が，当該診察に基づき，(2)から(4)までの療養費の支給対象に該当すると認めた患者に対し，あん摩・マッサージ・指圧，はり，きゅうの施術に係る同意書又は診断書（以下「同意書等」という。）を交付した場合に算定する。

(2)　あん摩・マッサージ・指圧の施術に係る療養費の支給対象となる適応症は，一律にその診断名によることなく筋麻痺・関節拘縮等であって，医療上マッサージを必要とする症例について支給対象とされている。

(3)　はり，きゅうの施術に係る療養費の支給対象となる疾病は，慢性病であって医師による適当な治療手段がないものとされており，主として神経痛・リウマチなどであって，類症疾患についてはこれらの疾病と同一範疇と認められる疾病（頸腕症候群・五十肩・腰痛症及び頸椎捻挫後遺症等の慢性的な疼痛を症状とする疾患）に限り支給対象とされている。具体的には，神経痛，リウマチ，頸腕症候群，五十肩，腰痛症，頸椎捻挫後遺症について，保険医より同意書の交付を受けて施術を受けた場合は，保険者は医師による適当な治療手段のないものとし療養費の支給対象として差し支えないものとされている。また，神経痛，リウマチ，頸腕症候群，五十肩，腰痛症及び頸椎捻挫後遺症以外の疾病による同意書又は慢性的な疼痛を主症とする6疾病以外の類症疾患について診断書が提出された場合は，記載内容等から医師による適当な治療手段のないものであるか支給要件を保険者が個別に判断し，支給の適否が決定される。なお，これらの疾病については，慢性期に至らないものであっても差し支えない。

(4)　あん摩・マッサージ・指圧及びはり，きゅうについて，保険医療機関に入院中の患者の施術は，当該保険医療機関に往診した場合，患者が施術所に出向いてきた場合のいずれであっても療養費は支給されず，はり，きゅうについて，同一疾病に係る療養の給付（診察，検査及び療養費同意書交付を除く。）との併用は認められていない。

(5)　患者が同意書等により療養費の支給可能な期間（初療又は同意の日から6月。変形徒手矯正術に係るものについては1月）を超えてさらにこれらの施術を受ける必要がある場合において，医師が当該患者に対し同意書等を再度交付する場合にも別に算定できる。ただし，同意

B 医管

B014 退院時薬剤情報管理指導料　　　90点

注1　保険医療機関が，患者の入院時に当該
患者が服薬中の医薬品等について確認す
るとともに，当該患者に対して入院中に
使用した主な薬剤の名称（副作用が発現
した場合については，当該副作用の概要，
講じた措置等を含む。）に関して当該患
者の手帳に記載した上で，退院に際して
当該患者又はその家族等に対して，退院
後の薬剤の服用等に関する必要な指導を
行った場合に，退院の日に1回に限り算
定する。この場合において，同一日に，
区分番号B005に掲げる退院時共同指導
料2（注1の規定により，入院中の保険
医療機関の薬剤師が指導等を行った場合
に限る。）は，別に算定できない。
　2　保険医療機関が，入院前の内服薬の変
更をした患者又は服用を中止した患者に
ついて，保険薬局に対して，当該患者又
はその家族等の同意を得て，その理由や
変更又は中止後の当該患者の状況を文書
により提供した場合に，**退院時薬剤情報
連携加算**として，**60点**を所定点数に加算
する。

書等によらず，医師の同意によった場合には算定できない。
(6)　同意書等を再度交付する場合，前回の交付年月日が月の15日以前の
場合は当該月の4ヶ月後の月の末日，月の16日以降の場合は当該月の
5ヶ月後の月の末日までの交付については算定できない。ただし，変
形徒手矯正術については，前回の交付年月日から起算して1月以内の
交付については1回に限り算定できる。
(7)　医師が同意書等を交付した後に，被保険者等が当該同意書等を紛失
し，再度医師が同意書等を交付した場合は，最初に同意書等を交付し
た際にのみ算定できる。この場合において，2度目の同意書等の交付
に要する費用は，被保険者の負担とする。

◇　退院時薬剤情報管理指導料について
(1)　医薬品の副作用や相互作用，重複投薬を防止するため，患者の入院
時に，必要に応じ保険薬局に照会するなどして薬剤服用歴や患者が持
参した医薬品等（医薬部外品及びいわゆる健康食品等を含む。）を確
認するとともに，入院中に使用した主な薬剤の名称等について，患者
の薬剤服用歴が経時的に管理できる手帳（「薬剤情報提供料について」
の(2)に掲げる手帳をいう。以下同じ。）に記載した上で，患者の退院
に際して当該患者又はその家族等に対して，退院後の薬剤の服用等に
関する必要な指導を行った場合に，退院の日に1回に限り算定する。
なお，ここでいう退院とは，第1章第2部入院料等の「通則5」に規
定する入院期間が通算される入院における退院のことをいい，入院期
間が通算される再入院に係る退院日には算定できない。
(2)　入院時に，医薬品の服用状況及び薬剤服用歴を手帳等により確認す
るとともに，患者が，医薬品等を持参している場合には，当該医薬品
等について実際に確認し，その名称等及び確認した結果の要点を診療
録等に記載する。
(3)　入院中に使用した薬剤のうち，どの薬剤について手帳に記載するか
は，患者の病態や使用する薬剤の種類によるが，少なくとも，退院直
前（概ね退院前1週間以内）に使用した薬剤及び入院中に副作用が発
現した薬剤については記載する。副作用が発現した薬剤については，
投与量，当該副作用の概要，投与継続の有無を含む講じた措置，転帰
等について記載する。
(4)　患者の退院に際して，当該患者又はその家族等に，退院後の薬剤の
服用等に関する必要な指導（保険医療機関を受診する際や保険薬局に
処方箋を提出する際に，手帳を提示する旨の指導を含む。）を行うと
ともに，退院後の療養を担う保険医療機関での投薬又は保険薬局での
調剤に必要な服薬の状況及び投薬上の工夫に関する情報について，手
帳に記載する。なお，指導の要点についても，分かりやすく手帳に記
載し，必要に応じて退院時の処方に係る薬剤の情報を文書で提供する。
なお，退院後，在宅療養を必要とする患者であって，手帳にかかりつ
け薬剤師の氏名が記載されている場合は，退院後の薬学的管理及び指
導に関しかかりつけ薬剤師への相談を促すよう努める。
　　また，入院時に当該患者が持参した医薬品の服用状況等について保
険薬局から提供を受けた場合には，患者の退院に際して，患者の同意
を得たうえで，当該保険薬局に対して当該患者の入院中の使用薬剤や
服薬の状況等について情報提供する。
(5)　手帳を所有している患者については，原則として，退院時までに家
族等に持参してもらうこととするが，持参できない場合には，必要な
情報が記載された簡潔な文書（シール等）を交付し，所有している手
帳に添付するよう，患者に対して指導を行った場合又は新たに手帳を
発行した場合でも算定できる。
(6)　退院時薬剤情報管理指導料を算定した場合は，薬剤情報を提供した
旨及び提供した情報並びに指導した内容の要点を診療録等に記載す

る。なお，B008薬剤管理指導料を算定している患者の場合にあっては，薬剤管理指導記録に記載することで差し支えない。

(7) 「注2」に規定する退院時薬剤情報連携加算は，地域における継続的な薬学的管理指導を支援するため，保険医療機関から保険薬局に対して，患者の入院前の処方薬の変更又は中止に関する情報や変更又は中止後の患者の状態等に関する情報を提供することを評価するものである。

(8) 「注2」に規定する退院時薬剤情報連携加算は，退院時薬剤情報管理指導料の算定対象となる患者であって，入院前の処方の内容に変更又は中止の見直しがあったものに対して，患者又はその家族等の同意を得て，退院時に見直しの理由や見直し後の患者の状態等を，患者又はその家族等の選択する保険薬局に対して，文書で情報提供を行った場合に，退院の日に1回に限り算定する。なお，患者1人につき複数の保険薬局に対し情報提供を行った場合においても，1回のみの算定とする。

(9) 保険薬局への情報提供に当たっては，「薬剤管理サマリー」（日本病院薬剤師会）等の様式を参照して情報提供文書を作成し，当該文書を患者若しくはその家族等又は保険薬局に交付する。この場合において交付した文書の写しを診療録等に添付する。

(10) 死亡退院の場合は算定できない。

◇　精神科退院時共同指導料について

(1) 精神科退院時共同指導料1については，他の保険医療機関の精神病棟に入院中の患者であって，(2)又は(3)に定める患者に対して，当該患者の外来又は在宅療養を担う保険医療機関の多職種チームが，入院中の保険医療機関の多職種チームとともに，当該患者の同意を得て，退院後の療養上必要な説明及び指導を共同で行った上で，支援計画を作成し，文書により情報提供した場合に外来又は在宅療養を担う精神科又は心療内科を標榜する保険医療機関において，入院中に1回に限り算定する。

(2) 「1」の「イ」については，精神病棟に入院中の患者であって，「精神保健福祉法」第29条又は第29条の2に規定する入院措置に係る患者，「心神喪失等の状態で重大な他害行為を行った者の医療及び観察等に関する法律」第42条第1項第1号又は第61条第1項第1号に規定する同法による入院又は同法第42条第1項第2号に規定する同法による通院をしたことがある患者又は当該入院の期間が1年以上の患者（この区分において「措置入院患者等」という。）に対して，当該保険医療機関の多職種チームが，当該患者が入院中の保険医療機関の多職種チームとともに，共同指導を行った場合に算定する。なお，共同指導を行う当該保険医療機関の多職種チームには，以下のアからウまでの職種がそれぞれ1名以上参加していること。また，必要に応じてエからコまでの職種が参加していること。ただし，アからカまでについては，当該保険医療機関の者に限る。

ア　精神科の担当医
イ　保健師又は看護師（この区分において「看護師等」という。）
ウ　精神保健福祉士
エ　薬剤師
オ　作業療法士
カ　公認心理師
キ　在宅療養担当医療機関の保険医の指示を受けた訪問看護ステーションの看護師等
ク　在宅療養担当医療機関の保険医の指示を受けた訪問看護ステーションの作業療法士
ケ　市町村若しくは都道府県，保健所を設置する市又は特別区等（こ

B015　精神科退院時共同指導料

1　精神科退院時共同指導料1（外来を担う保険医療機関又は在宅療養担当医療機関の場合）

イ　精神科退院時共同指導料（Ⅰ）

1,500点

ロ　精神科退院時共同指導料（Ⅱ）　**900点**

2　精神科退院時共同指導料2（入院医療を提供する保険医療機関の場合）　**700点**

注1　1のイについては，精神保健福祉法第29条若しくは第29条の2に規定する入院措置に係る患者，心神喪失等の状態で重大な他害行為を行った者の医療及び観察等に関する法律（平成15年法律第110号）第42条第1項第1号若しくは第61条第1項第1号に規定する同法による入院若しくは同法第42条第1項第2号に規定する同法による通院をしたことがあるもの又は当該入院の期間が1年以上のものに対して，当該患者の外来を担う保険医療機関又は在宅療養担当医療機関であって，別に厚生労働大臣が定める施設基準に適合しているものとして地方厚生局長等に届け出た保険医療機関が，当該患者が入院している他の保険医療機関と共同して，当該患者の同意を得て，退院後の療養上必要な説明及び指導を行った上で，支援計画を作成し，文書により情報提供した場合に，入院中に1回に限り算定する。

　　2　1のロについては，療養生活環境の整備のため重点的な支援を要する患者に対して，当該患者の外来を担う保険医療機

関又は在宅療養担当医療機関であって，別に厚生労働大臣が定める施設基準に適合しているものとして地方厚生局長等に届け出た保険医療機関が，当該患者が入院している他の保険医療機関と共同して，当該患者の同意を得て，退院後の療養上必要な説明及び指導を行った上で，支援計画を作成し，文書により情報提供した場合に，入院中に1回に限り算定する。

3　1について，区分番号A000に掲げる初診料，区分番号A001に掲げる再診料，区分番号A002に掲げる外来診療料，区分番号B002に掲げる開放型病院共同指導料（I），区分番号B004に掲げる退院時共同指導料1，区分番号C000に掲げる往診料，区分番号C001に掲げる在宅患者訪問診療料（I）又は区分番号C001-2に掲げる在宅患者訪問診療料（II）は別に算定できない。

4　2については，精神病棟に入院している患者であって，他の保険医療機関において1を算定するものに対して，当該患者が入院している保険医療機関であって，別に厚生労働大臣が定める施設基準に適合しているものとして地方厚生局長等に届け出た保険医療機関が，当該患者の外来を担う保険医療機関又は在宅療養担当医療機関と共同して，当該患者の同意を得て，退院後の療養上必要な説明及び指導を行った上で，支援計画を作成し，文書により情報提供した場合に，入院中に1回に限り算定する。ただし，区分番号B003に掲げる開放型病院共同指導料（II），区分番号B005に掲げる退院時共同指導料2又は区分番号I011に掲げる精神科退院指導料は，別に算定できない。

B016　削除
B017　削除
B018　削除

の区分において「市町村等」という。）の担当者
コ　その他の関係職種
(3)　「1」の「ロ」については，「1」の「イ」以外の患者であって，平成28～30年度厚生労働行政調査推進補助金障害者対策総合研究事業において「多職種連携による包括的支援マネジメントに関する研究」の研究班が作成した，「別紙様式51」(972頁)に掲げる「包括的支援マネジメント　実践ガイド」における「包括的支援マネジメント　導入基準」を1つ以上満たした療養生活環境の整備のため重点的な支援を要する患者（この区分において「重点的な支援を要する患者」という。）に対して，当該保険医療機関の多職種チームが，当該患者が入院中の保険医療機関の多職種チームとともに，共同指導を行った場合に算定する。なお，共同指導を行う当該保険医療機関の多職種チームには，(2)のア又はイ及びウの職種がそれぞれ1名以上参加していること。また，必要に応じてエからコまでの職種が参加していること。ただし，アからカまでについては，当該保険医療機関の者に限る。

(4)　精神科退院時共同指導料2については，精神病棟に入院中の患者であって，措置入院患者等又は重点的な支援を要する患者に対して，入院中の保険医療機関の多職種チームが，当該患者の外来又は在宅療養を担う他の保険医療機関の多職種チームとともに，当該患者の同意を得て，退院後の療養上必要な説明及び指導を共同で行った上で，支援計画を作成し，文書により情報提供した場合に入院医療を担う保険医療機関において，入院中に1回に限り算定する。

(5)　「2」については，(4)に規定する患者に対して，当該保険医療機関の精神科の医師，看護師等及び精神保健福祉士並びに必要に応じて薬剤師，作業療法士，公認心理師，在宅療養担当医療機関の保険医の指示を受けた訪問看護ステーションの看護師等若しくは作業療法士又は市町村等の担当者等が共同指導を行った場合に算定する。

(6)　重点的な支援を要する患者に対して共同指導を実施する場合，「包括的支援マネジメント　導入基準」のうち該当するものを診療録等に添付又は記載する。

(7)　共同指導の実施及び支援計画の作成に当たっては，平成28～30年度厚生労働行政調査推進補助金障害者対策総合研究事業において「多職種連携による包括的支援マネジメントに関する研究」の研究班が作成した，「包括的支援マネジメント　実践ガイド」を参考にする。なお，患者又はその家族等に対して提供する文書については，「別紙様式51の2」(972頁)「療養生活の支援に関する計画書」を用いる。また，当該文書の写しを診療録等に添付する。

(8)　共同指導は，ビデオ通話が可能な機器を用いて実施しても差し支えない。なお，ビデオ通話が可能な機器を用いる場合，患者の個人情報を当該ビデオ通話の画面上で共有する際は，患者の同意を得ている。また，保険医療機関の電子カルテなどを含む医療情報システムと共通のネットワーク上の端末においてカンファレンスを実施する場合には，厚生労働省「医療情報システムの安全管理に関するガイドライン」に対応している。

(9)　精神科退院時共同指導料は，退院後在宅での療養を行う患者が算定の対象となり，他の保険医療機関，社会福祉施設，介護老人保健施設，介護老人福祉施設に入院若しくは入所する患者又は死亡退院した患者については，対象とはならない。

(10)　精神科退院時共同指導料を算定する場合は，診療報酬明細書の摘要欄に，当該指導料の対象となる患者の状態について記載する。

第2節　削除

第3節　特定保険医療材料料

区分
B 200 特定保険医療材料　材料価格を10円で除
して得た点数
　注　使用した特定保険医療材料の材料価格
　　は，別に厚生労働大臣が定める。

第2部　在宅医療

通　則

1　在宅医療の費用は，第1節又は第2節の各区分の所定点数により算定する。

2　在宅療養指導管理に当たって患者に対して薬剤を使用した場合は，前号により算定した点数及び第3節の所定点数を合算した点数により算定する。

3　在宅療養指導管理に当たって，別に厚生労働大臣が定める保険医療材料（以下この部において「特定保険医療材料」という。）を支給した場合は，前2号により算定した点数及び第4節の所定点数を合算した点数により算定する。

4　第1節又は第2節に掲げられていない在宅医療であって特殊なものの費用は，第1節又は第2節に掲げられている在宅医療のうちで最も近似する在宅医療の各区分の所定点数により算定する。

5　組織的な感染防止対策につき区分番号A000に掲げる初診料の注11及び区分番号A001に掲げる再診料の注15に規定する別に厚生労働大臣が定める施設基準に適合しているものとして地方厚生局長等に届け出た保険医療機関（診療所に限る。）において，第1節の各区分に掲げる在宅患者診療・指導料のうち次に掲げるものを算定した場合は，**外来感染対策向上加算**として，月1回に限り**6点**を所定点数に加算する。ただし，発熱その他感染症を疑わせるような症状を呈する患者に対して適切な感染防止対策を講じた上で，第1節の各区分に掲げる在宅患者診療・指導料のうち次に掲げるものを算定した場合については，**発熱患者等対応加算**として，月1回に限り**20点**を更に所定点数に加算する。この場合において，区分番号A000に掲げる初診料の注11，区分番号A001に掲げる再診料の注15，第1部の通則第3号又は区分番号I012に掲げる精神科訪問看護・指導料の注13にそれぞれ規定する外来感染対策向上加算を算定した月は，別に算定できない。

イ　在宅患者訪問診療料（Ⅰ）

ロ　在宅患者訪問診療料（Ⅱ）

ハ　在宅患者訪問看護・指導料

ニ　同一建物居住者訪問看護・指導料

ホ　在宅患者訪問点滴注射管理指導料

ヘ　在宅患者訪問リハビリテーション指導管理料

ト　在宅患者訪問薬剤管理指導料

チ　在宅患者訪問栄養食事指導料

◇　通則

(1)　在宅医療の費用は，第1節在宅患者診療・指導料，第2節第1款在宅療養指導管理料，同節第2款在宅療養指導管理材料加算，第3節薬剤料及び第4節特定保険医療材料料に掲げる所定点数を合算した点数により算定する。

(2)　在宅医療において，患者の診療を担う保険医の指示に基づき，当該保険医の診療日以外の日に訪問看護ステーション等の看護師等が，当該患者に対し点滴又は処置等を実施した場合は，使用した薬剤の費用については第3節薬剤料により，特定保険医療材料の費用については第4節特定保険医療材料料により，当該保険医療機関において算定する。

◇　「通則5」の外来感染対策向上加算は，診療所における，平時からの感染防止対策の実施や，地域の医療機関等が連携して実施する感染症対策への参画，空間的・時間的分離を含む適切な感染対策の下で発熱患者等の外来診療等を実施する体制の確保を更に推進する観点から，診療時の感染防止対策に係る体制を評価するものであり，別に厚生労働大臣が定める施設基準に適合しているものとして地方厚生（支）局長に届け出た診療所において次に掲げるものを算定する場合に，患者1人につき月1回に限り加算することができる。ただし，同一月にA000の「注11」，A001の「注15」，第2章第1部医学管理等の「通則3」又はI012の「注13」に規定する外来感染対策向上加算を算定した場合にあっては算定できない。

ア　C001在宅患者訪問診療料（Ⅰ）

イ　C001-2在宅患者訪問診療料（Ⅱ）

ウ　C005在宅患者訪問看護・指導料

エ　C005-1-2同一建物居住者訪問看護・指導料

オ　C005-2在宅患者訪問点滴注射管理指導料

カ　C006在宅患者訪問リハビリテーション指導管理料

キ　C008在宅患者訪問薬剤管理指導料

ク　C009在宅患者訪問栄養食事指導料

ケ　C011在宅患者緊急時等カンファレンス料

◇　「通則5」の発熱患者等対応加算は，外来感染対策向上加算を算定している場合であって，発熱，呼吸器症状，発しん，消化器症状又は神経症状その他感染症を疑わせるような症状を有する患者に適切な感染対策の下で「通則5」に掲げる「イ」から「リ」までのいずれかを算定する場合に算定する。

C

リ　在宅患者緊急時等カンファレンス料

6　感染症対策に関する医療機関間の連携体制につき区分番号Ａ000に掲げる初診料の注12及び区分番号Ａ001に掲げる再診料の注16に規定する別に厚生労働大臣が定める施設基準に適合しているものとして地方厚生局長等に届け出た保険医療機関において，前号に規定する外来感染対策向上加算を算定した場合は，**連携強化加算**として，月１回に限り**3点**を更に所定点数に加算する。

7　感染防止対策に資する情報を提供する体制につき区分番号Ａ000に掲げる初診料の注13及び区分番号Ａ001に掲げる再診料の注17に規定する別に厚生労働大臣が定める施設基準に適合しているものとして地方厚生局長等に届け出た保険医療機関において，第５号に規定する外来感染対策向上加算を算定した場合は，**サーベイランス強化加算**として，月１回に限り**1点**を更に所定点数に加算する。

8　抗菌薬の使用状況につき区分番号Ａ000に掲げる初診料の注14及び区分番号Ａ001に掲げる再診料の注18に規定する別に厚生労働大臣が定める施設基準に適合しているものとして地方厚生局長等に届け出た保険医療機関において，第５号に規定する外来感染対策向上加算を算定した場合は，**抗菌薬適正使用体制加算**として，月１回に限り**5点**を更に所定点数に加算する。

第1節　在宅患者診療・指導料

◇　「通則6」の連携強化加算は，「通則5」の外来感染対策向上加算を算定する場合であって，外来感染対策向上加算を算定する保険医療機関が，Ａ234-2の感染対策向上加算1を算定する保険医療機関に対し，感染症の発生状況，抗菌薬の使用状況等について報告を行っている場合に算定する。

◇　「通則7」のサーベイランス強化加算は，「通則5」の外来感染対策向上加算を算定する場合であって，外来感染対策向上加算を算定する保険医療機関が，院内感染対策サーベイランス（ＪＡＮＩＳ），感染対策連携共通プラットフォーム（Ｊ－ＳＩＰＨＥ）等，地域や全国のサーベイランスに参加している場合に算定する。

◇　「通則8」の抗菌薬適正使用体制加算は，「通則5」の外来感染対策向上加算を算定する場合であって，外来感染対策向上加算を算定する保険医療機関が抗菌薬の使用状況のモニタリングが可能なサーベイランスに参加し，使用する抗菌薬のうちAccess抗菌薬に分類されるものの使用比率が60％以上又は当該サーベイランスに参加する診療所全体の上位30％以内である場合に算定する。

◇　在宅患者診療・指導料について
(1)　保険医療機関は，同一の患者について，Ｃ000往診料，Ｃ001在宅患者訪問診療料（Ｉ），Ｃ001-2在宅患者訪問診療料（Ⅱ），Ｃ005在宅患者訪問看護・指導料，Ｃ005-1-2同一建物居住者訪問看護・指導料，Ｃ006在宅患者訪問リハビリテーション指導管理料，Ｃ008在宅患者訪問薬剤管理指導料，Ｃ009在宅患者訪問栄養食事指導料又はＩ012精神科訪問看護・指導料（以下この部において「訪問診療料等」という。）のうち，いずれか１つを算定した日においては，他のものを算定できない。
　　ただし，在宅患者訪問診療等を行った後，患者の病状の急変等により，往診を行った場合の往診料の算定については，この限りではない。
(2)　一の保険医療機関が訪問診療料等のいずれか１つを算定した日については，当該保険医療機関と特別の関係にある他の保険医療機関は訪問診療料等を算定できない。
　　ただし，訪問診療等を行った後，患者の病状の急変等により，往診を行った場合の往診料の算定については，この限りではない。
(3)　保険医療機関と特別の関係にある訪問看護ステーションが，当該保険医療機関の医師から訪問看護指示書の交付を受けた患者について，訪問看護療養費を算定した日においては，当該保険医療機関は訪問診療料等を算定できない。
　　ただし，当該訪問看護を行った後，患者の病状の急変等により，往診を行った場合の往診料の算定については，この限りではない。また，Ｉ016精神科在宅患者支援管理料の「1」を算定する保険医療機関と連携する訪問看護ステーションのそれぞれが，同一日に訪問看護を実

C

施した場合におけるI012精神科訪問看護・指導料（作業療法士又は精神保健福祉士による場合に限る。）及び精神科訪問看護基本療養費の算定については，この限りでない。

◇　在宅療養支援診療所について

(1)　「在宅療養支援診療所」とは，地域における患者の在宅療養の提供に主たる責任を有するものであり，患者からの連絡を一元的に当該診療所で受けるとともに，患者の診療情報を集約する等の機能を果たす必要がある。このため，緊急時の連絡体制及び24時間往診できる体制（「基本診療料の施設基準等」の「別表第六の二」に掲げる地域（240頁）に所在し，看護師等といる患者に対して情報通信機器を用いた診療を行うことが24時間可能な体制を有する保険医療機関を除く。）等を確保しなければならない。なお，当該診療所が他の保険医療機関（特別の関係にあるものを含む。）又は訪問看護ステーション（特別の関係にあるものを含む。）（以下この部において「連携保険医療機関等」という。）と連携する場合には，連携保険医療機関等の保険医又は看護師等との診療情報の共有に際し，当該患者の診療情報の提供を行った場合，これに係る費用は各所定点数に含まれ別に算定できない。

(2)　連携保険医療機関等の保険医又は看護師等であって，在宅療養支援診療所の保険医の指示により，緊急の往診又は訪問看護を行うものは，患者の診療情報について，あらかじめ在宅療養支援診療所の保険医から提供を受け，緊急時に十分活用できる体制にて保管する必要がある。また，当該緊急の往診又は訪問看護の後には，診療内容等の要点を診療録等に記載するとともに，在宅療養支援診療所の保険医が患者の診療情報を集約して管理できるよう，速やかに在宅療養支援診療所の保険医に対し，診療情報の提供を行う。なお，在宅療養支援診療所の保険医に対し，連携保険医療機関等から当該患者の診療情報の提供を行った場合の費用は，各所定点数に含まれ別に算定できない。

(3)　当該患者の病状急変時等に，連携保険医療機関等の保険医又は看護師等が往診又は訪問看護を行った場合には，A000初診料，A001再診料，C000往診料又はC005在宅患者訪問看護・指導料は往診等を行った保険医又は看護師等の属する保険医療機関において算定する。

(4)　連携保険医療機関等が，在宅療養支援診療所の保険医の指示により往診又は訪問看護を行った場合は，診療報酬明細書の摘要欄に連携する在宅療養支援診療所の名称及び㊥支援と記載する。

区分

C000 往診料　　　　　　　　　　　**720点**

注1　別に厚生労働大臣が定める時間において入院中の患者以外の患者に対して診療に従事している場合に緊急に行う往診，夜間（深夜を除く。）又は休日の往診，深夜の往診を行った場合には，在宅療養支援診療所，在宅療養支援病院（地域において在宅療養を提供する診療所がないことにより，当該地域における退院後の患者に対する在宅療養の提供に主たる責任を有する病院であって，別に厚生労働大臣が定める施設基準に適合しているものとして地方厚生局長等に届け出たものをいう。以下この表において同じ。）等の区分に従い，次に掲げる点数を，それぞれ所定点数に加算する。

イ　別に厚生労働大臣が定める患者に対

◇　往診料について

(1)　患者又は家族等患者の看護等に当たる者が，保険医療機関に対し電話等で直接往診を求め，当該保険医療機関の医師が往診の必要性を認めた場合に，可及的速やかに患家に赴き診療を行った場合に算定できるものであり，定期的ないし計画的に患家又は他の保険医療機関に赴いて診療を行った場合には算定できない。

(2)　緊急往診加算は，保険医療機関において，標榜時間内であって，入院中の患者以外の患者に対して診療に従事している時に，患者又は現にその看護に当たっている者から緊急に求められて往診を行った場合に算定する。

(3)　「注1」に規定する「別に厚生労働大臣が定める時間」とは，保険医療機関において専ら診療に従事している時間であって，概ね午前8時から午後1時までの間とする。

(4)　「注1」における緊急に行う往診とは，患者又は現にその看護に当たっている者からの訴えにより，速やかに往診しなければならないと判断した場合をいい，具体的には，往診の結果，急性心筋梗塞，脳血管障害，急性腹症等が予想される場合（15歳未満の小児（「児童福祉法」

C

し，在宅療養支援診療所又は在宅療養支援病院であって別に厚生労働大臣が定めるものの保険医が行う場合

(1) 病床を有する場合

① 緊急往診加算　　850点
② 夜間・休日往診加算　1,700点
③ 深夜往診加算　2,700点

(2) 病床を有しない場合

① 緊急往診加算　　750点
② 夜間・休日往診加算　1,500点
③ 深夜往診加算　2,500点

ロ　別に厚生労働大臣が定める患者に対し，在宅療養支援診療所又は在宅療養支援病院（イに規定するものを除く。）の保険医が行う場合

(1) 緊急往診加算　　650点
(2) 夜間・休日往診加算　1,300点
(3) 深夜往診加算　2,300点

ハ　別に厚生労働大臣が定める患者に対し，イからロまでに掲げるもの以外の保険医療機関の保険医が行う場合

(1) 緊急往診加算　　325点
(2) 夜間・休日往診加算　650点
(3) 深夜往診加算　1,300点

ニ　別に厚生労働大臣が定める患者以外の患者に対して行う場合

(1) 緊急往診加算　　325点
(2) 夜間・休日往診加算　405点
(3) 深夜往診加算　485点

2　患家における診療時間が1時間を超えた場合は，患家診療時間加算として，30分又はその端数を増すごとに，100点を所定点数に加算する。

3　在宅で死亡した患者（往診を行った後，24時間以内に在宅以外で死亡した患者を含む。）に対して，その死亡日及び死亡日前14日以内に，区分番号B004に掲げる退院時共同指導料1を算定し，かつ，往診を実施した場合には，当該患者に係る区分等に従い，在宅ターミナルケア加算として，次に掲げる点数をそれぞれ所定点数に加算する。この場合において，区分番号C001の注6に規定する在宅ターミナルケア加算及び区分番号C001-2の注5に規定する在宅ターミナルケア加算は算定できない。ただし，別に厚生労働大臣が定める施設基準に適合するものとして地方厚生局長等に届け出た保険医療機関が行った場合は，当該基準に掲げる区分に従い，在宅緩和ケア充実診療所・病院加算，在宅療養実績加算1又は在宅療養実績加算2として，それぞれ1,000点，750点又は500点を，がん患者

第6条の2第3項に規定する小児慢性特定疾病医療支援の対象である場合は，20歳未満の者）については，これに加えて，低体温，けいれん，意識障害，急性呼吸不全等が予想される場合）をいう。また，医学的に終末期であると考えられる患者（当該保険医療機関又は当該保険医療機関と連携する保険医療機関が訪問診療を提供している患者に限る。）に対して往診した場合にも緊急往診加算を算定できる。

(5)　「注1」における所定点数とは，往診料に「注2」及び「注6」における加算点数を合算した点数をいう。

(6)　夜間（深夜を除く。）とは午後6時から午前8時までとし，深夜の取扱いについては，午後10時から午前6時までとする。ただし，これらの時間帯が標榜時間に含まれる場合，夜間・休日往診加算及び深夜往診加算は算定できない。

(7)　休日とは，日曜日及び「国民の祝日に関する法律」第3条に規定する休日をいう。なお，1月2日及び3日並びに12月29日，30日及び31日は，休日として取り扱う。

(8)　「注1」の「イ」，「注3」の「イ」の「(1)」及び「注3」の「ロ」の「(1)」に規定する「在宅療養支援診療所又は在宅療養支援病院であって別に厚生労働大臣が定めるもの」とは，「特掲診療施設基準通知」の第9在宅療養支援診療所の施設基準の1の(1)及び(2)に規定する在宅療養支援診療所，第14の2在宅療養支援病院の施設基準の1の(1)及び(2)に規定する在宅療養支援病院である。

　　「注1」の「イ」の「(1)」，「注3」の「イ」の「(1)」の「①」及び「注3」の「ロ」の「(1)」の「①」に規定する「病床を有する場合」，「注1」の「イ」の「(2)」，「注3」の「イ」の「(1)」の「②」及び「注3」の「ロ」の「(1)」の「②」に規定する「病床を有しない場合」とは，同通知の第9在宅療養支援診療所の施設基準の2の(1)及び(2)，第14の2在宅療養支援病院の施設基準の2の(1)の規定による。

(9)　「注2」における「診療時間」とは，実際に診療に当たっている時間をいう。交通機関の都合その他診療の必要以外の事由によって患家に滞在又は宿泊した場合においては，その患家滞在の時間については，診療時間に算入しない。

(10)　同一の患家又は有料老人ホーム等であって，その形態から当該ホーム全体を同一の患家とみなすことが適当であるものにおいて，2人以上の患者を診療した場合は，2人目以降の患者については往診料を算定せず，A000初診料又はA001再診料若しくはA002外来診療料及び第2章特掲診療料のみを算定する。この場合において，2人目以降のそれぞれの患者の診療に要した時間が1時間を超えた場合は，その旨を診療報酬明細書の摘要欄に記載し，往診料の「注2」に規定する加算を算定する。

(11)　往診を行った後に，患者又はその家族等が単に薬剤を取りに医療機関に来た場合は，A001再診料又はA002外来診療料は算定できない。

〈在宅ターミナルケア加算「注3」〉

(12)　「注3」に規定する在宅ターミナルケア加算は，死亡日及び死亡日前14日以内の計15日間にB004退院時共同指導料1を算定した上で往診を行った患者が，在宅で死亡した場合（往診を行った後，24時間以内に在宅以外で死亡した場合を含む。）に算定する。この場合，診療内容の要点等を診療録に記載する。また，ターミナルケアの実施については，厚生労働省「人生の最終段階における医療・ケアの決定プロセスに関するガイドライン」等の内容を踏まえ，患者本人及びその家族等と話し合いを行い，患者本人の意思決定を基本に，他の関係者と連携の上対応する。なお，死亡日及び死亡日前14日以内の計15日間にC001在宅患者訪問診療料（Ⅰ）又はC001-2在宅患者訪問診療料（Ⅱ）を算定している場合は，C001在宅患者訪問診療料（Ⅰ）の「注6」

に対して酸素療法を行っていた場合は**酸素療法加算**として**2,000点**を更に所定点数に加算する。

　イ　有料老人ホームその他これに準ずる施設（以下この区分番号，区分番号C001及び区分番号C001-2において「**有料老人ホーム等**」という。）に入居する患者以外の患者

　　(1)　在宅療養支援診療所又は在宅療養支援病院であって別に厚生労働大臣が定めるものの場合

　　　①　病床を有する場合　　**6,500点**

　　　②　病床を有しない場合　**5,500点**

　　(2)　在宅療養支援診療所又は在宅療養支援病院（(1)に規定するものを除く。）の場合　　　　　　**4,500点**

　　(3)　(1)及び(2)に掲げるもの以外の場合

　　　　　　　　　　　　　　　　　3,500点

　ロ　有料老人ホーム等に入居する患者

　　(1)　在宅療養支援診療所又は在宅療養支援病院であって別に厚生労働大臣が定めるものの場合

　　　①　病床を有する場合　　**6,500点**

　　　②　病床を有しない場合　**5,500点**

　　(2)　在宅療養支援診療所又は在宅療養支援病院（(1)に規定するものを除く。）の場合　　　　　　**4,500点**

　　(3)　(1)及び(2)に掲げるもの以外の場合

　　　　　　　　　　　　　　　　　3,500点

4　往診を行い，在宅で患者を看取った場合（注3に規定する在宅ターミナルケア加算を算定する場合に限る。）には，**看取り加算**として，**3,000点**を所定点数に加算する。この場合において，区分番号C001の注7（区分番号C001-2の注6の規定により準用する場合を含む。）に規定する看取り加算は算定できない。

5　患家において死亡診断を行った場合は，**死亡診断加算**として，**200点**を所定点数に加算する。ただし，注4に規定する加算を算定する場合は，算定できない。

6　保険医療機関の所在地と患家の所在地との距離が16キロメートルを超えた場合又は海路による往診を行った場合で，特殊の事情があったときの往診料は，別に厚生労働大臣が定めるところにより算定する。

7　往診に要した交通費は，患家の負担とする。

8　注1のイからハまでについては，別に厚生労働大臣が定める施設基準に適合するものとして地方厚生局長等に届け出た保険医療機関の保険医が行った場合は，

に規定する在宅ターミナルケア加算又はC001-2在宅患者訪問診療料（Ⅱ）の「注5」に規定する在宅ターミナルケア加算を算定する。

⒀　「注3」の「イ」及び「注3」の「ロ」に規定する有料老人ホーム等に入居する患者とは，以下のいずれかに該当する患者をいう。

　ア　「在宅時医学総合管理料及び施設入居時等医学総合管理料について」の(3)においてC002-2施設入居時等医学総合管理料の算定患者とされている患者

　イ　「障害者総合支援法」に規定する障害福祉サービスを行う施設及び事業所又は福祉ホームに入居する患者

　ウ　「介護保険法」第8条第19項に規定する小規模多機能型居宅介護又は同法第8条第23項に規定する複合型サービスにおける宿泊サービスを利用中の患者

〈酸素療法加算「注3」〉

⒁　「注3」に規定する酸素療法加算は，悪性腫瘍と診断されている患者に対し，死亡した月において，在宅酸素療法を行った場合に算定する。在宅酸素療法を指示した医師は，在宅酸素療法のための酸素投与方法（使用機器，ガス流量，吸入時間等），緊急時連絡方法等を装置に掲示すると同時に，夜間も含めた緊急時の対処法について，患者本人及びその家族等に説明を行う。酸素療法加算を算定した月については，C103在宅酸素療法指導管理料，C107在宅人工呼吸指導管理料，C157酸素ボンベ加算，C158酸素濃縮装置加算，C159液化酸素装置加算，C164人工呼吸器加算，J018喀痰吸引，J018-3干渉低周波去痰器による喀痰排出，J024酸素吸入，J024-2突発性難聴に対する酸素療法，J025酸素テント，J026間歇的陽圧吸入法，J026-2鼻マスク式補助換気法，J026-3体外式陰圧人工呼吸器治療及びJ045人工呼吸は算定できない。

〈看取り加算「注4」〉

⒂　「注4」に規定する看取り加算は，事前に当該患者又はその家族等に対して，療養上の不安等を解消するために十分な説明と同意を行った上で，死亡日及び死亡日前14日以内の計15日間に退院時共同指導を行った上で死亡日に往診を行い，当該患者を患家で看取った場合に算定する。この場合，診療内容の要点等を当該患者の診療録に記載する。

〈死亡診断加算「注5」〉

⒃　「注5」に規定する死亡診断加算は，患者が在宅で死亡した場合であって，死亡日に往診を行い，死亡診断を行った場合に算定する。ただし，「注4」に規定する看取り加算には，死亡診断に係る費用が含まれており，「注5」に規定する死亡診断加算は別に算定できない。

〈特別往診料「注6」〉

⒄　「注6」に規定する保険医療機関の所在地と患家の所在地との距離が16キロメートルを超える往診については，当該保険医療機関からの往診を必要とする絶対的な理由がある場合に認められるものであって，この場合の往診料の算定については，16キロメートル以内の場合と同様，本区分及び「注1」から「注5」まで及び「注8」から「注10」までにより算定する。この絶対的に必要であるという根拠がなく，特に患家の希望により16キロメートルを超える往診をした場合の往診料は保険診療としては算定が認められないことから，患者負担とする。この場合において，「保険医療機関の所在地と患家の所在地との距離が16キロメートルを超えた場合」とは，当該保険医療機関を中心とする半径16キロメートルの圏域の外側に患家が所在する場合をいう。

⒅　(17)にかかわらず，往診距離が片道16キロメートルを超えて又は海路によりアの適用地域に往診した場合であって，イの各号の一に該当する特殊の事情があったときの往診料は，ウの算定方法によって算定する。

当該基準に掲げる区分に従い，**在宅緩和ケア充実診療所・病院加算**，**在宅療養実績加算1**又は**在宅療養実績加算2**として，**100点**，**75点**又は**50点**を，それぞれ更に所定点数に加算する。

9 在宅療養支援診療所又は在宅療養支援病院が，当該保険医療機関と連携する他の保険医療機関（在宅療養支援診療所又は在宅療養支援病院以外の保険医療機関に限る。）によって計画的な医学管理の下に主治医として定期的に訪問診療を行っている患者に対して，往診を行った場合，**往診時医療情報連携加算**として**200点**を所定点数に加算する。

10 別に厚生労働大臣が定める施設基準に適合しているものとして地方厚生局長等に届け出た保険医療機関が，介護老人保健施設，介護医療院及び特別養護老人ホーム（以下この注において「**介護保険施設等**」という。）の協力医療機関であって，当該介護保険施設等に入所している患者の病状の急変等に伴い，往診を行った場合に，**介護保険施設等連携往診加算**として，**200点**を所定点数に加算する。

ア 適用地域

次の各号の一に該当する地域であって，イに掲げる特殊の事情のいずれかが一般的に存するものについて，地方厚生（支）局長が厚生労働大臣の承認を得て指定した地域とする。

なお，指定地域が指定要件を欠くに至ったときは，当局に内議のうえ，速やかに地域の指定を取り消すものとする。

a 医療機関のない島の地域又は通例路程の大部分を海路による以外に往診することが困難な事情にある地域であって医療機関のないもの（以下「1号地域」という。地域の単位は，原則として，島，部落又は小字とする。）。

b 1号地域以外の地域であって，最寄りの医療機関からの往診距離が片道16キロメートルを超えるもの（以下「2号地域」という。地域の単位は，原則として，部落又は小字とする。）。

イ 特殊の事情

a 定期に航行する船舶がないか，又は定期に航行する船舶があっても航行回数がきわめて少ないか，若しくは航行に長時間を要すること。

b 海上の状態や気象条件がきわめて悪いため，又は航路に暗礁が散在するため，若しくは流氷等のため航行に危険が伴うこと。

c 冬期積雪の期間通常の車両の運行が不能のため往診に相当長時間を要する事情にあること，又は道路事情がきわめて悪く，相当の路程を徒歩によらなければならないため，往診に相当長時間を要する事情にあること。

ウ 算定方法

往診料の項に定める算定方法に準じて算定した点数（720点に「注1」から「注5」まで及び「注8」から「注10」までによる点数を加算した点数）に，次の点数（1号地域については次のaの①及び②により算出した点数，2号地域については，次のbにより算出した点数）を加算する。

a 1号地域に対する往診の場合

① 波浪時（波浪注意報の出ていたとき又は波浪により通常の航海時間の概ね1.5倍以上を要したときとする。）であった海路につき海路距離が片道1キロメートル又はその端数を増すごとに所定点数に「注2」に規定する点数の100分の150を加算した点数（往復の場合は100分の200，片道の場合は100分の100とする。）。

② 適用地域における往診に必要とした滞在時間（島に上陸したときから離島するまでの時間）については30分又はその端数を増すごとに100点を加算する方法で算出した点数の100分の200に相当する点数。

b 2号地域に対する往診の場合

往診のため保険医が当該保険医療機関を出発してから帰院するまでの往診時間について，30分又はその端数を増すごとに100点を加算する方法で算出した点数の100分の300に相当する点数。

〈16キロメートルを超える場合の対診〉

⑲ 保険医療機関の所在地と患家の所在地との距離が16キロメートル以上の地域に居住する保険医に対して在宅での療養を行う患者の診療を担う保険医が往診による対診を求めることができるのは，患家の所在地から半径16キロメートル以内に患家の求める診療に専門的に対応できる保険医療機関が存在しない場合や，患家の求める診療に専門的に対応できる保険医療機関が存在していても当該保険医療機関が往診等を行っていない場合などのやむを得ない絶対的理由のある場合に限られる。

〈交通費「注7」〉

⑳　「注7」に規定する交通費は実費とする。

㉑　交通費には自家用車による費用を含む。

㉒　自転車, スクーター等の費用は往診料に含まれているので前項は適用されず, したがって「注7」に規定する患家の負担となる交通費には該当しない。

〈診察を伴わない往診〉

㉓　往診を求められて患家へ赴いたが, 既に他医に受診していたため, 診察を行わないで帰った場合の往診料は, 療養の給付の対象としない扱いとする。したがって患者負担とする。

〈事業者に赴いて診療した場合の取扱い〉

㉔　特定の被保険者の求めに応ずるのではなく, 保険診療を行う目的をもって定期又は不定期に事業所へ赴き, 被保険者（患者）を診療する場合は, 往診料として取り扱うことは認められない。

㉕　複数事業所の衛生管理医をしている保険医が, 衛生管理医として毎日又は定期的に事業所に赴いた（巡回）際, 当該事業所において常態として診療を行う場合は, ㉔と同様である。

〈2か所開設の場合の往診料〉

㉖　同一保険医が2か所の保険医療機関を開設している場合の往診料は, 往診の依頼を受けた医療機関を起点とするのではなく, 当該保険医が患家に赴くために出発した保険医療機関から患家までの距離により算定する。

〈定期的・計画的に行われる対診〉

㉗　定期的又は計画的に行われる対診の場合は往診料を算定できない。

〈往診時医療情報連携加算「注9」〉

㉘　「注9」に規定する往診時医療情報連携加算は, 他の保険医療機関（在宅療養支援診療所又は在宅療養支援病院以外の保険医療機関に限る。）と月1回程度の定期的なカンファレンス又はICTの活用により当該他の保険医療機関が定期的に訪問診療を行っている患者の診療情報及び当該患者の病状の急変時の対応方針等の情報（以下「診療情報等」という。）の共有を行っている保険医療機関（在宅療養支援診療所又は在宅療養支援病院に限る。）が, 当該患者（当該他の保険医療機関が往診を行うことが困難な時間帯等に対応を行う予定の在宅療養支援診療所又は在宅療養支援病院の医療機関名, 電話番号及び担当医師の氏名等を提供されている患者に限る。）に対して, 当該他の保険医療機関が往診を行うことが困難な時間帯に, 共有された診療情報等を参考にして, 往診を行った場合において算定できる。この場合, 当該他の保険医療機関名, 参考にした診療情報等及び診療の要点を診療録に記録する。

㉙　往診時医療情報連携加算を算定するに当たって, ICTを用いて連携機関と患者の個人情報を取り扱う場合には, 厚生労働省の定める「医療情報システムの安全管理に関するガイドライン」に対応していること。

〈介護保険施設等連携往診加算「注10」〉

㉚　「注10」に規定する介護保険施設等連携往診加算は, 介護老人保健施設, 介護医療院及び特別養護老人ホーム（当該保険医療機関と特別の関係にあるものを除く。以下この項において「介護保険施設等」という。）において療養を行っている患者の病状の急変等に伴い, 当該介護保険施設等の従事者等の求めに応じて事前に共有されている当該患者に関する診療情報及び病状の急変時の対応方針等を踏まえて往診を行った際に, 提供する医療の内容について患者又は当該介護保険施設等の従事者に十分に説明した場合に限り算定できる。この場合, 介護保険施設等の名称, 活用した当該患者の診療情報, 急変時の対応

方針及び診療の要点を診療録に記録する。なお，この項において「特別の関係」とは，当該保険医療機関と介護保険施設等の関係が以下のいずれかに該当する場合は特別の関係にあると認められる。

ア 当該保険医療機関の開設者が，当該介護保険施設等の開設者と同一の場合

イ 当該保険医療機関の代表者が，当該介護保険施設等の代表者と同一の場合

ウ 当該保険医療機関の代表者が，当該介護保険施設等の代表者の親族等の場合

エ 当該保険医療機関の理事・監事・評議員その他の役員等のうち，当該介護保険施設等の役員等の親族等の占める割合が10分の3を超える場合

オ アからエまでに掲げる場合に準ずる場合（人事，資金等の関係を通じて，当該保険医療機関が，当該介護保険施設等の経営方針に対して重要な影響を与えることができると認められる場合に限る。）

◆ 厚生労働大臣が定める患者「注1」の「イ」・「ロ」・「ハ」・「ニ」
次のいずれかに該当するものであること。

(1) 往診を行う保険医療機関において過去60日以内に在宅患者訪問診療料（Ⅰ），在宅患者訪問診療料（Ⅱ）又は在宅がん医療総合診療料を算定しているもの

(2) 往診を行う保険医療機関と連携体制を構築している他の保険医療機関において，過去60日以内に在宅患者訪問診療料（Ⅰ），在宅患者訪問診療料（Ⅱ）又は在宅がん医療総合診療料を算定しているもの

(3) 往診を行う保険医療機関の外来において継続的に診療を受けている患者

(4) 往診を行う保険医療機関と平時からの連携体制を構築している介護老人保健施設，介護医療院及び特別養護老人ホームに入所する患者

◆ 往診料に規定する患者
以下のいずれかに該当する者であって，当該患者又はその家族等患者の看護等に当たる者が，往診を行う医療機関（以下この項において「往診医療機関」という。）に対し電話等で直接往診を求め，当該往診医療機関の医師が往診の必要性を認めたもの。

1 往診医療機関において，過去60日間に在宅患者訪問診療料（Ⅰ），在宅患者訪問診療料（Ⅱ）又は在宅がん医療総合診療料を算定しているもの。

2 往診医療機関と連携する保険医療機関（以下この項において「連携医療機関」という。）において，過去60日間に在宅患者訪問診療料（Ⅰ），在宅患者訪問診療料（Ⅱ）又は在宅がん医療総合診療料を算定しているもの。ただし，この場合において，連携医療機関は以下のいずれも満たしていること。

(1) 計画的な医学管理の下，主治医として定期的に訪問診療を実施している保険医の所属する保険医療機関であって，往診医療機関と連携体制を構築していること。

(2) 当該保険医療機関において，連携する往診医療機関が往診を行う場合に，当該患者の疾患名，患者の状態，治療方針及び急変時の対応方針等（以下この項において「診療情報等」という。）を，あらかじめ患者の同意を得た上で往診医療機関がICT等を用いて確認できるように，適切な情報提供を行う体制を有していること。

(3) 連携医療機関が患者に対し，当該保険医療機関において往診を行うことが困難な時間帯等に対応を行う他の保険医療機関の名称，電話番号及び担当者の氏名等を文書により提供していること。

3 過去180日間に往診医療機関の外来を受診し，A001再診料，A002外来診療料，B001-2小児科外来診療料（再診時に限る。），B001-2-9地

域包括診療料，B001-2-10認知症地域包括診療料，B001-2-11小児か
かりつけ診療料（再診時に限る。）又はB001-2-12外来腫瘍化学療法
診療料（再診時に限る。）を３回以上算定しているもの。

4　介護老人保健施設，介護医療院及び特別養護老人ホーム（以下この
項において「介護保険施設等」という。）に入所している患者であって，
当該患者又は当該介護保険施設の従事者等が，介護保険施設等の協力
医療機関として定められている当該往診医療機関に対し電話等で直接
往診を求め，当該往診医療機関の医師が往診の必要性を認めたもの。
ただし，この場合において介護保険施設等は以下のいずれかに該当す
る患者であること。

(1)　次のア及びイに該当していること。

ア　介護保険施設等において，当該往診医療機関が往診を行う場合
に，往診を行う患者の診療情報等を，あらかじめ患者の同意を得
た上で，当該介護保険施設から往診医療機関に適切に提供されて
おり，必要に応じて往診医療機関がＩＣＴを活用して患者の診療
情報等を常に確認可能な体制を有していること。

イ　往診を受ける患者が入所している介護保険施設等と当該往診医
療機関において，当該入所者の診療情報等の共有を図るため，年
３回以上の頻度でカンファレンスを実施していること。なお，当
該カンファレンスは，ビデオ通話が可能な機器を用いて実施して
も差し支えない。

(2)　当該患者が入所している介護保険施設等と当該往診医療機関にお
いて，当該入所者の診療情報等の共有を図るため，月１回以上の頻
度でカンファレンスを実施していること。なお，当該カンファレン
スは，ビデオ通話が可能な機器を用いて実施しても差し支えない。

C001　在宅患者訪問診療料（Ｉ）（１日につき）

1　在宅患者訪問診療料1
　イ　同一建物居住者以外の場合　　**888点**
　ロ　同一建物居住者の場合　　　　**213点**
2　在宅患者訪問診療料2
　イ　同一建物居住者以外の場合　　**884点**
　ロ　同一建物居住者の場合　　　　**187点**

注1　1については，在宅で療養を行ってい
　　る患者であって通院が困難なものに対し
　　て，当該患者の同意を得て，計画的な医
　　学管理の下に定期的に訪問して診療を
　　行った場合（区分番号A000に掲げる初
　　診料を算定する初診の日に訪問して診療
　　を行った場合及び有料老人ホーム等に併
　　設される保険医療機関が，当該有料老人
　　ホーム等に入居している患者に対して
　　行った場合を除く。）に，当該患者が同
　　一建物居住者（当該患者と同一の建物に
　　居住する他の患者に対して当該保険医療
　　機関が同一日に訪問診療を行う場合の当
　　該患者をいう。以下この区分番号におい
　　て同じ。）以外である場合はイを，当該
　　患者が同一建物居住者である場合はロ
　　を，それぞれ，当該患者１人につき週３
　　回（同一の患者について，イ及びロを併
　　せて算定する場合において同じ。）に限
　　り（別に厚生労働大臣が定める疾病等の
　　患者に対する場合を除く。）算定する。

◇　在宅患者訪問診療料（Ｉ）について

(1)　在宅での療養を行っている患者であって，疾病，傷病のために通院
による療養が困難な者に対して，患者の入居する有料老人ホーム等に
併設される保険医療機関以外の保険医療機関が定期的に訪問して診療
を行った場合の評価であり，継続的な診療の必要のない者や通院が可
能な者に対して安易に算定してはならない。例えば，少なくとも独歩
で家族・介助者等の助けを借りずに通院ができる者などは，通院は容
易であると考えられるため，在宅患者訪問診療料（Ｉ）は算定できな
い。なお，訪問診療を行っておらず外来受診が可能な患者には，外来
においてA001再診料の「注12」地域包括診療加算又はB001-2-9地域
包括診療料が算定可能である。

(2)　在宅での療養を行っている患者とは，保険医療機関，介護老人保健
施設又は介護医療院で療養を行っている患者以外の患者をいう。

　　ただし，「要介護被保険者等である患者について療養に要する費用
の額を算定できる場合」（平成20年厚生労働省告示第128号），「特別養
護老人ホーム等における療養の給付の取扱いについて」（平成18年３
月31日保医発第0331002号）等（以下「給付調整告示等」という。）に
規定する場合を除き，医師の配置が義務づけられている施設に入所し
ている患者については算定の対象としない。

(3)　「同一建物居住者の場合」は，同一建物居住者に対して保険医療機
関の保険医が同一日に訪問診療を行う場合に，患者１人につき所定点
数を算定する。同一建物居住者とは，基本的には，「建築基準法」（昭
和25年法律第201号）第２条第１号に掲げる建築物に居住する複数の
者（往診を実施した患者，末期の悪性腫瘍と診断した後に訪問診療を
行い始めた日から60日以内の患者，又は死亡日からさかのぼって30日
以内の患者を除く。）のことをいう。

(4)　保険医療機関の保険医が，同一建物に居住する当該患者１人のみに
対し訪問診療を行う場合は，「同一建物居住者以外の場合」の所定点

この場合において，区分番号A001に掲げる再診料，区分番号A002に掲げる外来診療料又は区分番号C000に掲げる往診料は，算定しない。

2　2については，区分番号C002に掲げる在宅時医学総合管理料，区分番号C002-2に掲げる施設入居時等医学総合管理料又は区分番号C003に掲げる在宅がん医療総合診療料の算定要件を満たす他の保険医療機関の求めに応じ，当該他の保険医療機関から紹介された患者に対して，当該患者の同意を得て，計画的な医学管理の下に訪問して診療を行った場合（有料老人ホーム等に併設される保険医療機関が，当該有料老人ホーム等に入居している患者に対して行った場合を除く。）に，当該患者が同一建物居住者以外である場合はイを，当該患者が同一建物居住者である場合はロを，当該患者1人につき，訪問診療を開始した日の属する月から起算して6月（別に厚生労働大臣が定める疾病等の患者に対する場合を除く。）を限度として，月1回に限り算定する。この場合において，区分番号A000に掲げる初診料，区分番号A001に掲げる再診料，区分番号A002に掲げる外来診療料又は区分番号C000に掲げる往診料は，算定しない。

3　1について，保険医療機関が，診療に基づき，患者の急性増悪等により一時的に頻回の訪問診療を行う必要性を認め，計画的な医学的管理の下に，在宅での療養を行っている患者であって通院が困難なものに対して訪問診療を行った場合は，注1の規定にかかわらず，1月に1回に限り，当該診療の日から14日以内に行った訪問診療については14日を限度として算定する。

4　6歳未満の乳幼児に対して訪問診療を行った場合には，**乳幼児加算**として，**400点**を所定点数に加算する。

5　患家における診療時間が1時間を超えた場合は，**患家診療時間加算**として，30分又はその端数を増すごとに，**100点**を所定点数に加算する。

6　在宅で死亡した患者（往診又は訪問診療を行った後，24時間以内に在宅以外で死亡した患者を含む。）に対してその死亡日及び死亡日前14日以内に，2回以上の往診若しくは訪問診療を実施した場合（1を算定する場合に限る。）又は区分番号B004に掲げる退院時共同指導料1を算定し，かつ，訪問診療を実施した場合

数を算定する。

(5)　同居する同一世帯の複数の患者に対して診察をした場合など，同一の患家において2人以上の患者を診療した場合には，(3)の規定にかかわらず，1人目は，「同一建物居住者以外の場合」を算定し，2人目以降の患者については，A000初診料又はA001再診料若しくはA002外来診療料及び第2章特掲診療料のみを算定する。この場合において，2人目の患者の診療に要した時間が1時間を超えた場合は，その旨を診療報酬明細書の摘要欄に記載し，在宅患者訪問診療料（Ⅰ）の「注5」に規定する加算を算定する。

(6)　「1」は，1人の患者に対して1つの保険医療機関の保険医の指導管理の下に継続的に行われる訪問診療について，1日につき1回に限り算定するが，A000初診料を算定した初診の日には算定できない。

ただし，C108-4在宅悪性腫瘍患者共同指導管理料を算定する場合に限り，1人の患者に対して2つの保険医療機関の保険医が，1日につきそれぞれ1回に限り算定できる。なお，この場合においても，A000初診料を算定した初診の日には算定できない。

(7)　「2」は，当該患者の同意を得て，計画的な医学管理のもと，主治医として定期的に訪問診療を行っている保険医が属する他の保険医療機関（以下この区分で単に「他の保険医療機関」という。）の求めを受けて，他の保険医療機関が診療を求めた傷病に対し訪問診療を行った場合に，求めがあった日を含む月から6月を限度として算定できる。ただし，他の保険医療機関の求めに応じ，既に訪問診療を行った患者と同一の患者について，他の保険医療機関との間で情報共有し，主治医である保険医がその診療状況を把握した上で，医学的に必要と判断し，以下に該当する診療の求めが新たにあった場合には，6月を超えて算定できる。また，この場合において，診療報酬明細書の摘要欄に，継続的な訪問診療の必要性について記載する。

ア　その診療科の医師でなければ困難な診療
イ　既に診療した傷病やその関連疾患とは明らかに異なる傷病に対する診療

(8)　(7)の前段の規定にかかわらず，別に厚生労働大臣が定める疾病等の患者については，6月を超えて算定することも差し支えない。この場合において，診療を求めた他の保険医療機関に対し，概ね6月ごとに診療の状況を情報提供するとともに，診療報酬明細書の摘要欄に，別に厚生労働大臣が定める疾病等の患者のいずれに該当するかを記載する。

【厚生労働大臣が定める疾病等の患者】
末期の悪性腫瘍，多発性硬化症，重症筋無力症，スモン，筋萎縮性側索硬化症，脊髄小脳変性症，ハンチントン病，進行性筋ジストロフィー症，パーキンソン病関連疾患（進行性核上性麻痺，大脳皮質基底核変性症，パーキンソン病（ホーエン・ヤールの重症度分類がステージ3以上かつ生活機能障害度がⅡ度又はⅢ度のものに限る。）），多系統萎縮症（線条体黒質変性症，オリーブ橋小脳萎縮症，シャイ・ドレーガー症候群），プリオン病，亜急性硬化性全脳炎，ライソゾーム病，副腎白質ジストロフィー，脊髄性筋萎縮症，球脊髄性筋萎縮症，慢性炎症性脱髄性多発神経炎，後天性免疫不全症候群若しくは頸髄損傷の患者又は人工呼吸器を使用している状態の患者

(9)　「1」の算定については週3回を限度とするが，(8)に規定する厚生労働大臣が定める疾病等の患者についてはこの限りでない。

(10)　「1」について，診療に基づき患者の病状の急性増悪，終末期等により一時的に週4回以上の頻回な訪問診療の必要を認め，当該患者の病状に基づいた訪問診療の計画を定め，当該計画に基づいて患家を定期的に訪問し，診療を行った場合には，

（1を算定する場合に限る。）には，当該患者に係る区分等に従い，**在宅ターミナルケア加算**として，次に掲げる点数を，それぞれ所定点数に加算する。この場合において，区分番号C000の注3に規定する在宅ターミナルケア加算は算定できない。ただし，別に厚生労働大臣が定める施設基準に適合するものとして地方厚生局長等に届け出た保険医療機関が行った場合は，当該基準に掲げる区分に従い，**在宅緩和ケア充実診療所・病院加算**，**在宅療養実績加算1**又は**在宅療養実績加算2**として，それぞれ**1,000点**，**750点**又は**500点**を，がん患者に対して酸素療法を行っていた場合は**酸素療法加算**として**2,000点**を更に所定点数に加算する。

イ　有料老人ホーム等に入居する患者以外の患者
(1) 在宅療養支援診療所又は在宅療養支援病院であって別に厚生労働大臣が定めるものの場合
① 病床を有する場合　**6,500点**
② 病床を有しない場合　**5,500点**
(2) 在宅療養支援診療所又は在宅療養支援病院（(1)に規定するものを除く。）の場合　**4,500点**
(3) (1)及び(2)に掲げるもの以外の場合　**3,500点**
ロ　有料老人ホーム等に入居する患者
(1) 在宅療養支援診療所又は在宅療養支援病院であって別に厚生労働大臣が定めるものの場合
① 病床を有する場合　**6,500点**
② 病床を有しない場合　**5,500点**
(2) 在宅療養支援診療所又は在宅療養支援病院（(1)に規定するものを除く。）の場合　**4,500点**
(3) (1)及び(2)に掲げるもの以外の場合　**3,500点**

7　往診又は訪問診療を行い，在宅で患者を看取った場合（1を算定する場合に限る。）には，**看取り加算**として，**3,000点**を所定点数に加算する。

8　死亡診断を行った場合（1を算定する場合に限る。）には，**死亡診断加算**として，**200点**を所定点数に加算する。ただし，注7に規定する加算を算定する場合は，算定できない。

9　保険医療機関の所在地と患家の所在地との距離が16キロメートルを超えた場合又は海路による訪問診療を行った場合で，特殊の事情があったときの在宅患者訪問診療料（Ⅰ）は，別に厚生労働大臣

ア　当該訪問診療が必要な旨
イ　当該訪問診療の必要を認めた日
ウ　当該訪問診療を行った日
を診療報酬明細書に付記することにより，1月に1回に限り，当該診療を行った日から14日以内について14日を限度として算定することができる。

(11) 定期的・計画的な訪問診療を行っている期間における緊急の場合の往診の費用の算定については，在宅患者訪問診療料（Ⅰ）は算定せず，C000往診料及びA001再診料又はA002外来診療料を算定する。ただし，当該緊急往診を必要とした症状が治まったことを在宅での療養を行っている患者の療養を担う保険医が判断した以降の定期的訪問診療については，在宅患者訪問診療料（Ⅰ）の算定対象とする。

(12) 訪問診療を実施する場合には，以下の要件を満たす。
ア　当該患者又はその家族等の署名付の訪問診療に係る同意書を作成した上で診療録に添付する。
イ　訪問診療の計画及び診療内容の要点を診療録に記載する。「2」を算定する場合には，他の保険医療機関が診療を求めた傷病も記載する。
ウ　訪問診療を行った日における当該医師の当該在宅患者に対する診療時間（開始時刻及び終了時刻）及び診療場所について，診療録に記載する。

〈乳幼児加算「注4」〉
(13) 「注4」に規定する乳幼児加算は，6歳未満の乳幼児に対して訪問診療を実施した場合に，1日につき1回に限り算定できる。

〈在宅ターミナルケア加算「注6」〉
(14) 「注6」に規定する在宅ターミナルケア加算は，死亡日及び死亡日前14日以内の計15日間に2回以上往診若しくは訪問診療を行った患者又はB004退院時共同指導料1を算定し，かつ，訪問診療を行った患者が，在宅で死亡した場合（往診又は訪問診療を行った後，24時間以内に在宅以外で死亡した場合を含む。）に算定する。この場合，診療内容の要点等を診療録に記載する。また，ターミナルケアの実施については，厚生労働省「人生の最終段階における医療・ケアの決定プロセスに関するガイドライン」等の内容を踏まえ，患者本人及びその家族等と話し合いを行い，患者本人の意思決定を基本に，他の関係者との連携の上対応する。

(15) 「注6」の「イ」の「(1)」に規定する「在宅療養支援診療所又は在宅療養支援病院であって別に厚生労働大臣が定めるもの」とは，「特掲診療料施設基準通知」の第9在宅療養支援診療所の施設基準の1の(1)及び(2)に規定する在宅療養支援診療所，第14の2在宅療養支援病院の施設基準の1の(1)及び(2)に規定する在宅療養支援病院である。
「注6」の「イ」の「(1)」の「①」に規定する「病床を有する場合」，「注6」の「イ」の「(1)」の「②」に規定する「病床を有しない場合」とは，同通知の第9在宅療養支援診療所の施設基準の2の(1)及び(2)，第14の2在宅療養支援病院の施設基準の2の(1)の規定による。「注6」の「ロ」についても，この例による。

(16) 「注6」の「イ」及び「注6」の「ロ」に規定する有料老人ホーム等に入居する患者とは，以下のいずれかに該当する患者をいう。
ア　「在宅時医学総合管理料及び施設入居時等医学総合管理料について」の(3)においてC002-2施設入居時等医学総合管理料の算定患者とされている患者
イ　「障害者総合支援法」に規定する障害福祉サービスを行う施設及び事業所又は福祉ホームに入居する患者
ウ　「介護保険法」第8条第19項に規定する小規模多機能型居宅介護

が定めるところによって算定する。

10　往診料を算定する往診の日の翌日までに行った訪問診療（在宅療養支援診療所又は在宅療養支援病院の保険医が行ったものを除く。）の費用は算定しない。

11　訪問診療に要した交通費は，患家の負担とする。

12　1について，在宅療養支援診療所又は在宅療養支援病院であって別に厚生労働大臣が定める基準に適合しなくなった場合には，当該基準に適合しなくなった後の直近1月に限り，同一患者につき同一月において訪問診療を5回以上実施した場合における5回目以降の当該訪問診療については，所定点数の100分の50に相当する点数により算定する。

13　別に厚生労働大臣が定める施設基準に適合しているものとして地方厚生局長等に届け出た保険医療機関において，健康保険法第3条第13項に規定する電子資格確認等により得られる情報を踏まえて計画的な医学管理の下に，訪問して診療を行った場合は，在宅医療DX情報活用加算として，月1回に限り10点を所定点数に加算する。ただし，区分番号A000に掲げる初診料の注15，区分番号A001に掲げる再診料の注19若しくは区分番号A002に掲げる外来診療料の注10にそれぞれ規定する医療情報取得加算，区分番号A000に掲げる初診料の注16に規定する医療DX推進体制整備加算，区分番号C003に掲げる在宅がん医療総合診療料の注8に規定する在宅医療DX情報活用加算又は区分番号C005に掲げる在宅患者訪問看護・指導料の注17（区分番号C005-1-2の注6の規定により準用する場合を含む。）若しくは区分番号I012に掲げる精神科訪問看護・指導料の注17にそれぞれ規定する訪問看護医療DX情報活用加算を算定した月は，在宅医療DX情報活用加算は算定できない。

又は同法第8条第23項に規定する複合型サービスにおける宿泊サービスを利用中の患者

〈酸素療法加算「注6」〉

⒄　「注6」に規定する酸素療法加算は，悪性腫瘍と診断されている患者に対し，死亡した月において，在宅酸素療法を行った場合に算定する。在宅酸素療法を指示した医師は，在宅酸素療法のための酸素投与方法（使用機器，ガス流量，吸入時間等），緊急時連絡方法等を装置に掲示すると同時に，夜間も含めた緊急時の対処法について，患者に説明を行う。酸素療法加算を算定した月については，C103在宅酸素療法指導管理料，C107在宅人工呼吸指導管理料，C157酸素ボンベ加算，C158酸素濃縮装置加算，C159液化酸素装置加算，C164人工呼吸器加算，J018喀痰吸引，J018-3干渉低周波去痰器による喀痰排出，J024酸素吸入，J024-2突発性難聴に対する酸素療法，J025酸素テント，J026間歇的陽圧吸入法，J026-2鼻マスク式補助換気法，J026-3体外式陰圧人工呼吸器治療及びJ045人工呼吸は算定できない。

〈看取り加算「注7」〉

⒅　「注7」に規定する看取り加算は，事前に当該患者又はその家族等に対して，療養上の不安等を解消するために十分な説明と同意を行った上で，死亡日に往診又は訪問診療を行い，当該患者を患家で看取った場合に算定する。この場合，診療内容の要点等を当該患者の診療録に記載する。

〈死亡診断加算「注8」〉

⒆　「注8」に規定する死亡診断加算は，在宅での療養を行っている患者が在宅で死亡した場合であって，死亡日に往診又は訪問診療を行い，死亡診断を行った場合に算定する。ただし，「注7」に規定する加算には，死亡診断に係る費用が含まれており，「注8」に規定する加算は別に算定できない。以下の要件を満たしている場合であって，「情報通信機器（ICT）を利用した死亡診断等ガイドライン（平成29年9月厚生労働省）」に基づき，ICTを利用した看護師との連携による死亡診断を行う場合には，往診又は訪問診療の際に死亡診断を行っていない場合でも，死亡診断加算のみを算定可能である。この場合，診療報酬明細書の摘要欄に，ICTを利用した看護師との連携による死亡診断を行った旨を記載する。

ア　当該患者に対して定期的・計画的な訪問診療を行っていた。

イ　正当な理由のために，医師が直接対面での死亡診断等を行うまでに12時間以上を要することが見込まれる状況である。

ウ　「特掲診療料の施設基準等」の第四の四の三の三に規定する地域に居住している患者であって，連携する他の保険医療機関においてC005在宅患者訪問看護・指導料の在宅ターミナルケア加算若しくはC005-1-2同一建物居住者訪問看護・指導料の同一建物居住者ターミナルケア加算又は連携する訪問看護ステーションにおいて訪問看護ターミナルケア療養費若しくは「指定居宅サービスに要する費用の額の算定に関する基準」（平成12年厚生省告示第19号）「別表」の「指定居宅サービス介護給付費単位数表」の「3」の「イ」，「ロ」及び「ハ」の「注15」に掲げるターミナルケア加算を算定している。

〈16キロメートルを超える場合等の取扱い〉

⒇　患家における診療時間が1時間を超える場合の加算の算定方法，保険医療機関の所在地と患家の所在地との距離が16キロメートルを超えた場合又は海路による訪問診療を行った場合であって特殊な事情があった場合の在宅患者訪問診療料（I）の算定方法及び訪問診療に要した交通費の取扱いは，C000往診料における取扱いの例による。

〈往診日又は翌日に行う訪問診療の費用「注10」〉

(21)　往診の日又はその翌日に行う訪問診療の費用については，算定でき

ない。ただし，在宅療養支援診療所若しくは在宅療養支援診療所と連携する保険医療機関（特別の関係にある保険医療機関を含む。）又は在宅療養支援病院の保険医が，往診及び訪問看護により24時間対応できる体制を確保し，在宅療養支援診療所又は在宅療養支援病院の連絡担当者の氏名，連絡先電話番号等，担当日，緊急時の注意事項等並びに往診担当医及び訪問看護担当者の氏名等について，文書により提供している患者に対して，往診を行った場合はこの限りではない。

〈交通費「注11」〉

⑫　「注11」に規定する交通費は実費とする。

〈5回目以降所定点数の100分の50の点数「注12」〉

⑬　「注12」に規定する点数は，算定月において「特掲施設基準通知」第9の3又は第14の2の3の基準に該当しなくなった場合において，当該算定月の5回目以降の訪問診療を行った際に算定するものであり，各月の4回目の訪問診療までは，「注12」の規定にかかわらず，「1」に掲げる所定点数により算定する。

〈在宅医療ＤＸ情報活用加算「注13」〉

⑭　「注13」に規定する在宅医療ＤＸ情報活用加算は，在宅医療における診療計画の作成において居宅同意取得型のオンライン資格確認等システム等，電子処方箋及び電子カルテ情報共有サービス等により取得された患者の診療情報や薬剤情報等（以下この項において「診療情報等」という。）を活用することで質の高い医療を実施することを評価するものであり，別に厚生労働大臣が定める施設基準を満たす保険医療機関において当該診療情報等を踏まえて，計画的な医学管理の下に，訪問して診療を行った場合は，在宅医療ＤＸ情報活用加算として，月1回に限り所定点数に10点を加算する。

⑮　在宅医療ＤＸ情報活用加算の算定に当たっては，初回の訪問診療の場合には，訪問診療に係る計画の作成において，あらかじめ，診療情報等を活用していない場合には算定できない。ただし，あらかじめ診療情報等を取得している場合であって，初回の訪問診療の際に患者の診療情報等を活用可能な場合には，初回の訪問診療から算定できる。

⑯　Ａ000初診料の「注15」，Ａ001再診料の「注19」若しくはＡ002外来診療料の「注10」に規定する医療情報取得加算，Ａ000初診料の「注16」に規定する医療ＤＸ推進体制整備加算，Ｃ003在宅がん医療総合診療料の「注8」に規定する在宅医療ＤＸ情報活用加算又はＣ005在宅患者訪問看護・指導料の「注17」（Ｃ005-1-2の「注6」の規定により準用する場合を含む。）若しくはＩ012精神科訪問看護・指導料の「注17」に規定する訪問看護医療ＤＸ情報活用加算を算定した月は，在宅医療ＤＸ情報活用加算は算定できない。

〈訪問診療後に薬剤のみを取りにきた場合〉

⑰　訪問診療を行った後に，患者又はその家族等が単に薬剤を取りに医療機関に来た場合は，Ａ001再診料又はＡ002外来診療料は算定できない。

◆　在宅患者訪問診療料（Ⅰ）の算定回数の特例「注1」，算定期間の特例の対象疾病等「注2」
末期の悪性腫瘍
多発性硬化症
重症筋無力症
スモン
筋萎縮性側索硬化症
脊髄小脳変性症
ハンチントン病
進行性筋ジストロフィー症
パーキンソン病関連疾患（進行性核上性麻痺，大脳皮質基底核変性症

及びパーキンソン病（ホーエン・ヤールの重症度分類がステージ3以上
であって生活機能障害度がⅡ度又はⅢ度のものに限る。））
　多系統萎縮症（線条体黒質変性症，オリーブ橋小脳萎縮症及びシャイ・
ドレーガー症候群）
　プリオン病
　亜急性硬化性全脳炎
　ライソゾーム病
　副腎白質ジストロフィー
　脊髄性筋萎縮症
　球脊髄性筋萎縮症
　慢性炎症性脱髄性多発神経炎
　後天性免疫不全症候群
　頸髄損傷
　人工呼吸器を使用している状態

◆　厚生労働大臣が定める基準［注12］
　　患者1人当たりの直近3月の訪問診療の回数が一定数未満であること。
次のアに掲げる数をイに掲げる数で除した値が12未満であること。な
お，アの数が120を超えない場合はこの限りではない。
ア　直近3月に訪問診療を行った回数（上記の「算定回数の特例「注1」，
　　算定期間の特例の対象疾病等「注2」」の患者，死亡した者，末期心
　　不全の患者，呼吸器疾患の終末期患者，当該期間中に訪問診療を新た
　　に開始した患者又は終了した患者に行う場合を除く。）
イ　直近3月に訪問診療を行った患者の数（上記の「算定回数の特例「注
　　1」，算定期間の特例の対象疾病等「注2」」の患者，死亡した者，末
　　期心不全の患者，呼吸器疾患の終末期患者，当該期間中に訪問診療を
　　新たに開始した患者又は終了した患者に行う場合を除く。）

※経過措置
　令和6年3月31日において現に在宅療養支援診療所又は在宅療養支
援病院に係る届出を行っている保険医療機関については，同年9月30日ま
での間に限り，上記の「厚生労働大臣が定める基準」に該当するものと
みなす。

C001-2 在宅患者訪問診療料（Ⅱ）（1日につき）
150点

注1　有料老人ホーム等に併設される保険医
療機関が，当該施設に入居している患者
に対して，次のいずれかに該当する訪問
診療を行った場合に算定する。この場合
において，区分番号A000に掲げる初診
料，区分番号A001に掲げる再診料，区
分番号A002に掲げる外来診療料又は区
分番号C000に掲げる往診料は，算定し
ない。
　イ　当該保険医療機関が，区分番号C
002に掲げる在宅時医学総合管理料又
は区分番号C002-2に掲げる施設入居
時等医学総合管理料の算定要件を満た
す保険医療機関として，当該患者の同
意を得て，計画的な医学管理の下に定
期的に訪問して診療を行った場合（区
分番号A000に掲げる初診料を算定す
る初診の日に訪問して診療を行った場
合を除く。）
　ロ　区分番号C002に掲げる在宅時医学

◇　在宅患者訪問診療料（Ⅱ）について
(1)　在宅患者訪問診療料（Ⅱ）は，在宅での療養を行っている患者であっ
て，疾病，傷病のために通院による療養が困難な者に対して，患者の
入居する有料老人ホーム等に併設される保険医療機関が定期的に訪問
して診療を行った場合の評価であり，継続的な診療の必要のない者や
通院が可能な者に対して安易に算定してはならない。例えば，少なく
とも独歩で家族又は介助者等の助けを借りずに通院ができる者など
は，通院は容易であると考えられるため，在宅患者訪問診療料（Ⅱ）は
算定できない。なお，訪問診療を行っておらず外来受診が可能な患者
には，外来においてA001再診料の「注12」地域包括診療加算又はB
001-2-9地域包括診療料が算定可能である。
(2)　有料老人ホーム等に入居している患者とは，以下のいずれかに該当
する患者をいう。
　ア　「在宅時医学総合管理料及び施設入居時等医学総合管理料につい
　　て」の(3)において施設入居時等医学総合管理料の算定患者とされて
　　いる患者
　イ　「障害者総合支援法」に規定する障害福祉サービスを行う施設及
　　び事業所又は福祉ホームに入居する患者
　ウ　「介護保険法」第8条第19項に規定する小規模多機能型居宅介護
　　又は同法第8条第23項に規定する複合型サービスにおける宿泊サー
　　ビスを利用中の患者
(3)　有料老人ホーム等に併設される保険医療機関とは，有料老人ホーム

総合管理料，区分番号C002-2に掲げる施設入居時等医学総合管理料又は区分番号C003に掲げる在宅がん医療総合診療料の算定要件を満たす他の保険医療機関の求めに応じ，当該他の保険医療機関から紹介された患者に対して，当該患者の同意を得て，計画的な医学管理の下に訪問して診療を行った場合

2　注1のイの場合については，当該患者1人につき週3回（別に厚生労働大臣が定める疾病等の患者に対する場合を除く。）に限り算定する。

3　注1のロの場合については，当該患者1人につき訪問診療を開始した日の属する月から起算して6月（別に厚生労働大臣が定める疾病等の患者に対する場合を除く。）を限度として，月1回に限り算定する。

4　注1のイの場合について，保険医療機関が，診療に基づき，患者の急性増悪等により一時的に頻回の訪問診療を行う必要性を認め，計画的な医学管理の下に，訪問診療を行った場合は，注2の規定にかかわらず，1月に1回に限り，当該診療の日から14日以内に行った訪問診療については14日を限度として算定する。

5　患者の居住する有料老人ホーム等で死亡した患者（往診又は訪問診療を行った後，24時間以内に当該有料老人ホーム等以外で死亡した患者を含む。）に対してその死亡日及び死亡日前14日以内に，2回以上の往診若しくは訪問診療を実施した場合（注1のイの場合に限る。）又は区分番号B004に掲げる退院時共同指導料1を算定し，かつ，訪問診療を実施した場合（注1のイの場合に限る。）には，**在宅ターミナルケア加算**として，次に掲げる点数を，それぞれ所定点数に加算する。この場合において，区分番号C000の注3に規定する在宅ターミナルケア加算は算定できない。ただし，別に厚生労働大臣が定める施設基準に適合するものとして地方厚生局長等に届け出た保険医療機関が行った場合は，当該基準に掲げる区分に従い，**在宅緩和ケア充実診療所・病院加算，在宅療養実績加算1又は在宅療養実績加算2**として，それぞれ**1,000点，750点又は500点**を，がん患者に対して酸素療法を行っていた場合は**酸素療法加算**として**2,000点**を，更に所定点数に加算する。

　イ　在宅療養支援診療所又は在宅療養支

等と同一敷地内又は隣接する敷地内に位置する保険医療機関をいう。

(4)　「注2」から「注5」の取扱いについては，**C001**在宅患者訪問診療料（I）の例による。この場合において，「1」及び「2」については，それぞれ「注1のイ」及び「注1のロ」と読み替える。

◆　在宅患者訪問診療料（II）の算定回数の特例「注2」，算定期間の特例の対象疾病等「注3」

　C001の「在宅患者訪問診療料（I）の算定回数の特例「注1」，算定期間の特例の対象疾病等「注2」」を参照。

◆　厚生労働大臣が定める基準「注6」（C001在宅患者訪問診療料（I）の「注12」を準用）

　C001在宅患者訪問診療料（I）の「厚生労働大臣が定める基準「注12」」を参照。

援病院であって別に厚生労働大臣が定
めるものの場合
　(1)　病床を有する場合　　**6,200点**
　(2)　病床を有しない場合　　**5,200点**
ロ　在宅療養支援診療所又は在宅療養支
援病院（イに規定するものを除く。）
の場合　　　　　　　　　**4,200点**
ハ　イ及びロに掲げるもの以外の場合
　　　　　　　　　　　　　　3,200点
6　区分番号C001の注4，注5，注7，
注8，注10，注12及び注13の規定は，在
宅患者訪問診療料（Ⅱ）について準用す
る。この場合において，同注7中「在宅」
とあるのは「患者の入居する有料老人
ホーム等」と，「1を算定する場合」と
あるのは「注1のイの場合」と，同注8
中「1を算定する場合」とあるのは「注
1のイの場合」と，「注7に規定する加算」
とあるのは「注6において準用するC
001の注7に規定する加算」，同注12中「1
について」とあるのは「注1のイについ
て」と読み替えるものとする。

C002　在宅時医学総合管理料（月1回）

1　在宅療養支援診療所又は在宅療養支援病
院であって別に厚生労働大臣が定めるもの
の場合
　イ　病床を有する場合
　　(1)　別に厚生労働大臣が定める状態の患
者に対し，月2回以上訪問診療を行っ
ている場合
　　　①　単一建物診療患者が1人の場合
　　　　　　　　　　　　　　5,385点
　　　②　単一建物診療患者が2人以上9人
以下の場合　　　　　**4,485点**
　　　③　単一建物診療患者が10人以上19人
以下の場合　　　　　**2,865点**
　　　④　単一建物診療患者が20人以上49人
以下の場合　　　　　**2,400点**
　　　⑤　①から④まで以外の場合　**2,110点**
　　(2)　月2回以上訪問診療を行っている場
合（(1)の場合を除く。）
　　　①　単一建物診療患者が1人の場合
　　　　　　　　　　　　　　4,485点
　　　②　単一建物診療患者が2人以上9人
以下の場合　　　　　**2,385点**
　　　③　単一建物診療患者が10人以上19人
以下の場合　　　　　**1,185点**
　　　④　単一建物診療患者が20人以上49人
以下の場合　　　　　**1,065点**
　　　⑤　①から④まで以外の場合　**905点**
　　(3)　月2回以上訪問診療等を行っている
場合であって，うち1回以上情報通信
機器を用いた診療を行っている場合

◇　在宅時医学総合管理料及び施設入居時等医学総合管理料について
(1)　在宅時医学総合管理料又は施設入居時等医学総合管理料は，在宅で
の療養を行っている患者に対するかかりつけ医機能の確立及び在宅で
の療養の推進を図るものである。
(2)　在宅時医学総合管理料は，在宅での療養を行っている患者であって，
通院困難な者（(3)で規定する施設入居時等医学総合管理料の対象患者
を除く。）に対して，個別の患者ごとに総合的な在宅療養計画を作成し，
定期的に訪問して診療を行い，総合的な医学管理を行った場合の評価
であることから，継続的な診療の必要のない者や通院が可能な者に対
して安易に算定してはならない。例えば，少なくとも独歩で家族・介
助者等の助けを借りずに通院ができる者などは，通院は容易であると
考えられるため，在宅時医学総合管理料は算定できない。なお，訪問
診療を行っておらず外来受診が可能な患者には，外来においてA001
再診料の「注12」地域包括診療加算又はB001-2-9地域包括診療料が
算定可能である。
(3)　施設入居時等医学総合管理料は，施設において療養を行っている次
に掲げる患者であって，通院困難な者に対して個別の患者ごとに総合
的な在宅療養計画を作成し，定期的に訪問して診療を行い，総合的な
医学管理を行った場合の評価であることから，継続的な診療の必要の
ない者や通院が可能な者に対して安易に算定してはならない。例えば，
少なくとも独歩で家族・介助者等の助けを借りずに通院ができる者な
どは，通院は容易であると考えられるため，施設入居時等医学総合管
理料は算定できない。なお，訪問診療を行っておらず外来受診が可能
な患者には，外来においてA001再診料の「注12」地域包括診療加算
又はB001-2-9地域包括診療料が算定可能である。なお，施設入居時
等医学総合管理料の算定の対象となる患者は，給付調整告示等の規定
による。
ア　次に掲げるいずれかの施設において療養を行っている患者
　a　養護老人ホーム
　b　軽費老人ホーム（「軽費老人ホームの設備及び運営に関する基
準」（平成20年厚生労働省令第107号）附則第2条第1号に規定す

((1)及び(2)の場合を除く。)
① 単一建物診療患者が1人の場合　**3,014点**
② 単一建物診療患者が2人以上9人以下の場合　**1,670点**
③ 単一建物診療患者が10人以上19人以下の場合　**865点**
④ 単一建物診療患者が20人以上49人以下の場合　**780点**
⑤ ①から④まで以外の場合　**660点**
(4) 月1回訪問診療を行っている場合
① 単一建物診療患者が1人の場合　**2,745点**
② 単一建物診療患者が2人以上9人以下の場合　**1,485点**
③ 単一建物診療患者が10人以上19人以下の場合　**765点**
④ 単一建物診療患者が20人以上49人以下の場合　**670点**
⑤ ①から④まで以外の場合　**575点**
(5) 月1回訪問診療等を行っている場合であって、2月に1回に限り情報通信機器を用いた診療を行っている場合
① 単一建物診療患者が1人の場合　**1,500点**
② 単一建物診療患者が2人以上9人以下の場合　**828点**
③ 単一建物診療患者が10人以上19人以下の場合　**425点**
④ 単一建物診療患者が20人以上49人以下の場合　**373点**
⑤ ①から④まで以外の場合　**317点**
ロ 病床を有しない場合
(1) 別に厚生労働大臣が定める状態の患者に対し、月2回以上訪問診療を行っている場合
① 単一建物診療患者が1人の場合　**4,985点**
② 単一建物診療患者が2人以上9人以下の場合　**4,125点**
③ 単一建物診療患者が10人以上19人以下の場合　**2,625点**
④ 単一建物診療患者が20人以上49人以下の場合　**2,205点**
⑤ ①から④まで以外の場合　**1,935点**
(2) 月2回以上訪問診療を行っている場合((1)の場合を除く。)
① 単一建物診療患者が1人の場合　**4,085点**
② 単一建物診療患者が2人以上9人以下の場合　**2,185点**
③ 単一建物診療患者が10人以上19人以下の場合　**1,085点**

る軽費老人ホームA型に限る。）
c 特別養護老人ホーム
d 有料老人ホーム
e 「高齢者の居住の安定確保に関する法律」（平成13年法律第26号）第5条第1項に規定するサービス付き高齢者向け住宅
f 認知症対応型共同生活介護事業所
イ 次に掲げるいずれかのサービスを受けている患者
a 短期入所生活介護
b 介護予防短期入所生活介護
(4) 在宅時医学総合管理料又は施設入居時等医学総合管理料は、別に厚生労働大臣の定める施設基準に適合しているものとして地方厚生（支）局長に届け出た保険医療機関の保険医が、在宅療養計画に基づき診療を行った場合に月1回に限り算定する。「特掲診療料の施設基準等」の「別表第八の二」に掲げる「別に厚生労働大臣が定める状態の患者」に対して、C001在宅患者訪問診療料（Ⅰ）の「1」又はC001-2在宅患者訪問診療料（Ⅱ）（「注1」の「イ」の場合に限る。）を月2回以上算定した場合には「別に厚生労働大臣が定める状態の患者に対し、月2回以上訪問診療を行っている場合」を単一建物診療患者の人数に従い算定する。同様に、C001在宅患者訪問診療料（Ⅰ）の「1」又はC001-2在宅患者訪問診療料（Ⅱ）（「注1」の「イ」の場合に限る。）を月2回以上算定した場合には「月2回以上訪問診療を行っている場合」を、C001在宅患者訪問診療料（Ⅰ）の「1」又はC001-2在宅患者訪問診療料（Ⅱ）（「注1」の「イ」の場合に限る。）を月1回算定した場合には「月1回訪問診療を行っている場合」を単一建物診療患者の人数に従い算定する。ここでいう単一建物診療患者の人数とは、当該患者が居住する建築物に居住する者のうち、当該保険医療機関がC002在宅時医学総合管理料又はC002-2施設入居時等医学総合管理料を算定する者（当該保険医療機関と特別の関係にある保険医療機関において算定するものを含む。）の人数をいう。なお、ユニット数が3以下の認知症対応型共同生活介護事業所については、それぞれのユニットにおいて、施設入居時等医学総合管理料を算定する人数を、単一建物診療患者の人数とみなすことができる。また、同居する同一世帯の複数の患者に対して診察をした場合など、同一の患家において2人以上の患者を診療した場合に、2人目以降の患者について、A000初診料又はA001再診料若しくはA002外来診療料及び第2章特掲診療料のみを算定した場合においては、その旨を診療報酬明細書の摘要欄に記載し、C001在宅患者訪問診療料（Ⅰ）の「1」又はC001-2在宅患者訪問診療料（Ⅱ）（「注1」の「イ」の場合に限る。）を算定したものとみなすことができる。

「1」及び「2」については、在宅療養支援診療所又は在宅療養支援病院の保険医が、往診及び訪問看護により24時間対応できる体制を確保し、在宅療養支援診療所又は在宅療養支援病院の連絡担当者の氏名、連絡先電話番号等、担当日、緊急時の注意事項等並びに往診担当医及び訪問看護担当者の氏名等について、文書により提供している患者に限り、在宅療養支援診療所又は在宅療養支援病院において算定し、在宅療養支援診療所又は在宅療養支援病院の保険医が、当該患者以外の患者に対し、継続して訪問した場合には、「3」を算定する。

なお、「1」に規定する「在宅療養支援診療所又は在宅療養支援病院であって別に厚生労働大臣が定めるもの」とは、「特掲診療料施設基準通知」の第9在宅療養支援診療所の施設基準の1の(1)及び(2)に規定する在宅療養支援診療所、第14の2在宅療養支援病院の施設基準の1の(1)及び(2)に規定する在宅療養支援病院である。

また、「1」の「イ」に規定する「病床を有する場合」、「1」の「ロ」

④　単一建物診療患者が20人以上49人
以下の場合　　　　　　　　**970点**

⑤　①から④まで以外の場合　**825点**

(3)　月2回以上訪問診療等を行っている
場合であって，うち1回以上情報通信
機器を用いた診療を行っている場合
((1)及び(2)の場合を除く。)

①　単一建物診療患者が1人の場合
　　　　　　　　　　　　　　2,774点

②　単一建物診療患者が2人以上9人
以下の場合　　　　　　　**1,550点**

③　単一建物診療患者が10人以上19人
以下の場合　　　　　　　　**805点**

④　単一建物診療患者が20人以上49人
以下の場合　　　　　　　　**720点**

⑤　①から④まで以外の場合　**611点**

(4)　月1回訪問診療を行っている場合

①　単一建物診療患者が1人の場合
　　　　　　　　　　　　　　2,505点

②　単一建物診療患者が2人以上9人
以下の場合　　　　　　　**1,365点**

③　単一建物診療患者が10人以上19人
以下の場合　　　　　　　　**705点**

④　単一建物診療患者が20人以上49人
以下の場合　　　　　　　　**615点**

⑤　①から④まで以外の場合　**525点**

(5)　月1回訪問診療等を行っている場合
であって，2月に1回に限り情報通信
機器を用いた診療を行っている場合

①　単一建物診療患者が1人の場合
　　　　　　　　　　　　　　1,380点

②　単一建物診療患者が2人以上9人
以下の場合　　　　　　　　**768点**

③　単一建物診療患者が10人以上19人
以下の場合　　　　　　　　**395点**

④　単一建物診療患者が20人以上49人
以下の場合　　　　　　　　**344点**

⑤　①から④まで以外の場合　**292点**

2　在宅療養支援診療所又は在宅療養支援病
院（1に規定するものを除く。）の場合

イ　別に厚生労働大臣が定める状態の患者
に対し，月2回以上訪問診療を行ってい
る場合

(1)　単一建物診療患者が1人の場合
　　　　　　　　　　　　　　4,585点

(2)　単一建物診療患者が2人以上9人以
下の場合　　　　　　　　**3,765点**

(3)　単一建物診療患者が10人以上19人以
下の場合　　　　　　　　**2,385点**

(4)　単一建物診療患者が20人以上49人以
下の場合　　　　　　　　**2,010点**

(5)　(1)から(4)まで以外の場合　**1,765点**

ロ　月2回以上訪問診療を行っている場合

に規定する「病床を有しない場合」とは，同通知の第9在宅療養支援
診療所の施設基準の2の(1)及び(2)，第14の2在宅療養支援病院の施設
基準の2の(1)の規定による。

(5)　個別の患者ごとに総合的な在宅療養計画を作成し，その内容を患者，
家族及びその看護に当たる者等に対して説明し，在宅療養計画及び説
明の要点等を診療録に記載する。

(6)　他の保健医療サービス又は福祉サービスとの連携に努める。

(7)　当該患者が診療科の異なる他の保険医療機関を受診する場合には，
診療の状況を示す文書を当該保険医療機関に交付する等十分な連携を
図るよう努める。

(8)　当該保険医療機関以外の保険医療機関が，当該患者に対して診療を
行おうとする場合には，当該患者等に対し照会等を行うことにより，
他の保険医療機関における在宅時医学総合管理料又は施設入居時等医
学総合管理料の算定の有無を確認する。

(9)　当該患者について在宅時医学総合管理料又は施設入居時等医学総合
管理料が算定されている月において，B000特定疾患療養管理料，B
001特定疾患治療管理料の「4」小児特定疾患カウンセリング料，同「5」
小児科療養指導料，同「6」てんかん指導料，同「7」難病外来指導
管理料，同「8」皮膚科特定疾患指導管理料，同「18」小児悪性腫瘍
患者指導管理料，同「27」糖尿病透析予防指導管理料，同「37」慢性
腎臓病透析予防指導管理料，B001-3生活習慣病管理料（Ⅰ），B001-
3-3生活習慣病管理料（Ⅱ），C007訪問看護指示料の「注4」に規定
する衛生材料等提供加算，C109在宅寝たきり患者処置指導管理料，
I012-2精神科訪問看護指示料の「注4」に規定する衛生材料等提供
加算，J000創傷処置，J001-7爪甲除去，J001-8穿刺排膿後薬液注入，
J018喀痰吸引，J018-3干渉低周波去痰器による喀痰排出，J043-3
ストーマ処置，J053皮膚科軟膏処置，J060膀胱洗浄，J060-2後部
尿道洗浄，J063留置カテーテル設置，J064導尿，J118介達牽引，
J118-2矯正固定，J118-3変形機械矯正術，J119消炎鎮痛等処置，
J119-2腰部又は胸部固定帯固定，J119-3低出力レーザー照射，J
119-4肛門処置及びJ120鼻腔栄養は所定点数に含まれ，別に算定でき
ない。

　　なお，在宅での総合的な医学管理に当たって必要な薬剤（投薬に係
るものを除く。）及び特定保険医療材料については，第3節薬剤料及
び第4節特定保険医療材料料において算定することができる。

(10)　当該点数を算定した月において，当該点数を算定する保険医療機関
の外来を受診した場合においても第5部投薬の費用は算定できない。

(11)　1つの患家に在宅時医学総合管理料又は施設入居時等医学総合管理
料の対象となる同居する同一世帯の患者が2人以上いる場合の在宅時
医学総合管理料又は施設入居時等医学総合管理料は，患者ごとに「単
一建物診療患者が1人の場合」を算定する。また，在宅時医学総合管
理料について，当該建築物において当該保険医療機関が在宅医学管理
を行う患者数が，当該建築物の戸数の10％以下の場合又は当該建築物
の戸数が20戸未満であって，当該保険医療機関が在宅医学管理を行う
患者が2人以下の場合には，それぞれ「単一建物診療患者が1人の場
合」を算定する。

(12)　同一月内において院外処方箋を交付した訪問診療と院外処方箋を交
付しない訪問診療とが行われた場合は，在宅時医学総合管理料の「注
2」又は施設入居時等医学総合管理料の「注5」の規定により準用す
る在宅時医学総合管理料の「注2」に係る加算は算定できない。

(13)　投与期間が30日を超える薬剤を含む院外処方箋を交付した場合は，
その投与期間に係る在宅時医学総合管理料の「注2」又は施設入居時
等医学総合管理料の「注5」の規定により準用する在宅時医学総合管

C
在宅

（イの場合を除く。）
(1) 単一建物診療患者が1人の場合
3,685点
(2) 単一建物診療患者が2人以上9人以下の場合
1,985点
(3) 単一建物診療患者が10人以上19人以下の場合
985点
(4) 単一建物診療患者が20人以上49人以下の場合
875点
(5) (1)から(4)まで以外の場合 **745点**
ハ 月2回以上訪問診療等を行っている場合であって，うち1回以上情報通信機器を用いた診療を行っている場合（イ及びロの場合を除く。）
(1) 単一建物診療患者が1人の場合
2,554点
(2) 単一建物診療患者が2人以上9人以下の場合
1,450点
(3) 単一建物診療患者が10人以上19人以下の場合
765点
(4) 単一建物診療患者が20人以上49人以下の場合
679点
(5) (1)から(4)まで以外の場合 **578点**
ニ 月1回訪問診療を行っている場合
(1) 単一建物診療患者が1人の場合
2,285点
(2) 単一建物診療患者が2人以上9人以下の場合
1,265点
(3) 単一建物診療患者が10人以上19人以下の場合
665点
(4) 単一建物診療患者が20人以上49人以下の場合
570点
(5) (1)から(4)まで以外の場合 **490点**
ホ 月1回訪問診療等を行っている場合であって，2月に1回に限り情報通信機器を用いた診療を行っている場合
(1) 単一建物診療患者が1人の場合
1,270点
(2) 単一建物診療患者が2人以上9人以下の場合
718点
(3) 単一建物診療患者が10人以上19人以下の場合
375点
(4) 単一建物診療患者が20人以上49人以下の場合
321点
(5) (1)から(4)まで以外の場合 **275点**
3 1及び2に掲げるもの以外の場合
イ 別に厚生労働大臣が定める状態の患者に対し，月2回以上訪問診療を行っている場合
(1) 単一建物診療患者が1人の場合
3,435点
(2) 単一建物診療患者が2人以上9人以下の場合
2,820点

理料の「注2」に係る加算は算定できない。
(14) 在宅時医学総合管理料又は施設入居時等医学総合管理料は，当該患者に対して主として診療を行っている保険医が属する1つの保険医療機関において算定する。
(15) C003在宅がん医療総合診療料を算定した日の属する月にあっては，在宅時医学総合管理料又は施設入居時等医学総合管理料は算定できない。
〈在宅移行早期加算「C002」の「注4」，「C002-2」の「注5」〉
(16) 在宅時医学総合管理料の「注4」又は施設入居時等医学総合管理料の「注5」の規定により準用する在宅時医学総合管理料の「注4」に規定する在宅移行早期加算は，退院後に在宅において療養を始めた患者であって，訪問診療を行うものに対し，在宅時医学総合管理料又は施設入居時等医学総合管理料の算定開始月から3月を限度として，1月1回に限り所定点数に加算する。
(17) 在宅移行早期加算は，退院から1年を経過した患者に対しては算定できない。ただし，在宅移行早期加算を既に算定した患者が再度入院し，その後退院した場合にあっては，新たに3月を限度として，月1回に限り所定点数に加算できる。
〈頻回訪問加算「C002」の「注5」，「C002-2」の「注5」〉
(18) 在宅時医学総合管理料の「注5」又は施設入居時等医学総合管理料の「注5」の規定により準用する在宅時医学総合管理料の「注5」に係る加算は，「特掲診療料の施設基準等」の「別表第三の一の三」に掲げる患者に対し，月4回以上の往診又は訪問診療を行い，必要な医学管理を行っている場合に頻回訪問加算として算定する。
(19) 別に厚生労働大臣が定める状態等のうち，「特掲診療料の施設基準等」の「別表第三の一の三」第三号に掲げる「高度な指導管理を必要とするもの」とは，「別表第三の一の三」第二号の(1)に掲げる指導管理を2つ以上行っているものをいう。
〈在宅療養移行加算「C002」の「注9」，「C002-2」の「注5」〉
(20) 在宅時医学総合管理料の「注9」又は施設入居時等医学総合管理料の「注5」の規定により準用する在宅時医学総合管理料の「注9」に規定する在宅療養移行加算1，2，3及び4は，保険医療機関（在宅療養支援診療所及び在宅療養支援病院を除く。）の外来を4回以上受診した後に，訪問診療に移行した患者に対して，当該保険医療機関が訪問診療を実施した場合に，以下により算定する。
ア 在宅療養移行加算1については，以下の全ての要件，在宅療養移行加算2については，以下の(イ)から(ハ)を満たして訪問診療を実施した場合に算定する。なお，在宅療養移行加算1又は2を算定して訪問診療及び医学管理を行う月のみ以下の体制を確保すればよく，地域医師会等の協力を得てa又はbに規定する体制を確保することでも差し支えない。
a 当該医療機関単独又は連携する他の医療機関の協力により，24時間の往診体制及び24時間の連絡体制を有している。
b 訪問看護が必要な患者に対し，当該保険医療機関，連携する他の医療機関又は連携する訪問看護ステーションが訪問看護を提供する体制を確保している。
c 当該医療機関又は連携する医療機関の連絡担当者の氏名，診療時間内及び診療時間外の連絡先電話番号等，緊急時の注意事項等並びに往診担当医の氏名等について，患者又は患者の家族に文書により提供し，説明している。
d 当該医療機関が保有する当該患者の診療情報及び患者の病状の急変時の対応方針について，当該医療機関と連携する医療機関との月に1回程度の定期的なカンファレンスにより当該連携医療機

(3)　単一建物診療患者が10人以上19人以下の場合　**1,785点**

(4)　単一建物診療患者が20人以上49人以下の場合　**1,500点**

(5)　(1)から(4)まで以外の場合　**1,315点**

ロ　月2回以上訪問診療を行っている場合（イの場合を除く。）

(1)　単一建物診療患者が1人の場合　**2,735点**

(2)　単一建物診療患者が2人以上9人以下の場合　**1,460点**

(3)　単一建物診療患者が10人以上19人以下の場合　**735点**

(4)　単一建物診療患者が20人以上49人以下の場合　**655点**

(5)　(1)から(4)まで以外の場合　**555点**

ハ　月2回以上訪問診療等を行っている場合であって、うち1回以上情報通信機器を用いた診療を行っている場合（イ及びロの場合を除く。）

(1)　単一建物診療患者が1人の場合　**2,014点**

(2)　単一建物診療患者が2人以上9人以下の場合　**1,165点**

(3)　単一建物診療患者が10人以上19人以下の場合　**645点**

(4)　単一建物診療患者が20人以上49人以下の場合　**573点**

(5)　(1)から(4)まで以外の場合　**487点**

ニ　月1回訪問診療を行っている場合

(1)　単一建物診療患者が1人の場合　**1,745点**

(2)　単一建物診療患者が2人以上9人以下の場合　**980点**

(3)　単一建物診療患者が10人以上19人以下の場合　**545点**

(4)　単一建物診療患者が20人以上49人以下の場合　**455点**

(5)　(1)から(4)まで以外の場合　**395点**

ホ　月1回訪問診療等を行っている場合であって、2月に1回に限り情報通信機器を用いた診療を行っている場合

(1)　単一建物診療患者が1人の場合　**1,000点**

(2)　単一建物診療患者が2人以上9人以下の場合　**575点**

(3)　単一建物診療患者が10人以上19人以下の場合　**315点**

(4)　単一建物診療患者が20人以上49人以下の場合　**264点**

(5)　(1)から(4)まで以外の場合　**225点**

注1　別に厚生労働大臣が定める施設基準に適合しているものとして地方厚生局長等

関に適切に提供している。ただし、当該情報についてICT等を活用して連携する医療機関が常に確認できる体制を確保している場合はこの限りでない。

イ　在宅療養移行加算3については、以下の全ての要件を、在宅療養移行加算4については以下のaからdを満たして訪問診療を実施した場合に算定する。なお、在宅療養移行加算3又は4を算定して訪問診療及び医学管理を行う月のみ以下の体制を確保すればよく、市町村や地域医師会との協力によりa又はbに規定する体制を確保することでも差し支えない。

a　往診が必要な患者に対し、当該医療機関又は連携する他の医療機関が往診を提供する体制を有している。

b　当該医療機関単独又は連携する他の医療機関の協力により、24時間の連絡体制を有している。

c　訪問看護が必要な患者に対し、当該医療機関、連携する他の医療機関、連携する訪問看護ステーションが訪問看護を提供する体制を確保している。

d　当該医療機関又は連携する他の医療機関の診療時間内及び診療時間外の連絡先電話番号等、緊急時の注意事項等について、患者又は患者の家族に文書により提供し、説明している。

e　当該医療機関が保有する当該患者の診療情報及び患者の病状の急変時の対応方針について、当該医療機関と連携する他の医療機関との月1回程度の定期的なカンファレンスにより連携する他の医療機関に適切に提供している。ただし、当該情報についてICT等を活用して連携する他の医療機関が常に確認できる体制を確保している場合はこの限りでない。

(21)　(20)のアのa及びイのaに掲げる連携する他の医療機関が訪問診療を行った場合には、当該他の医療機関では、在宅時医学総合管理料は算定できない。また、当該他の医療機関が、患家を訪問して診療を行った場合には、C001在宅患者訪問診療料（Ⅰ）及びC001-2在宅患者訪問診療料（Ⅱ）は算定できず、C000往診料を算定する。また、訪問看護が必要な患者については、当該患者の訪問看護を提供する訪問看護ステーション等に対し、当該他の医療機関の医師による指示についても適切に対応するよう、連携を図る。

(22)　在宅療養移行加算を算定するに当たって、ICTを用いて連携機関と患者の個人情報を取り扱う場合には、厚生労働省の定める「医療情報システムの安全管理に関するガイドライン」に対応していること。

〈包括的支援加算「C002」の「注10」、「C002-2」の「注5」〉

(23)　在宅時医学総合管理料の「注10」又は施設入居時等医学総合管理料の「注5」の規定により準用する在宅時医学総合管理料の「注10」に規定する包括的支援加算は、「特掲診療料の施設基準等」の「別表第八の三」に規定する状態の患者に対し、訪問診療を行っている場合に算定する。当該状態については、以下のとおりとし、いずれの状態に該当するかを診療報酬明細書の摘要欄に記載する。

ア　「要介護3以上の状態又はこれに準ずる状態」とは、「介護保険法」第7条に規定する要介護状態区分における要介護3、要介護4若しくは要介護5である状態又は「障害者総合支援法」における障害支援区分において障害支援区分2以上と認定されている状態をいう。

イ　「日常生活に支障を来たすような症状・行動や意思疎通の困難さが見られ、介護を必要とする認知症の状態」とは、医師が「認知症高齢者の日常生活自立度」におけるランクⅢ以上と診断した状態をいう。

ウ　「頻回の訪問看護を受けている状態」とは、週1回以上訪問看護を受けている状態をいう。

に届け出た保険医療機関（診療所，在宅療養支援病院及び許可病床数が200床未満の病院（在宅療養支援病院を除く。）に限る。）において，在宅での療養を行っている患者（特別養護老人ホーム，軽費老人ホーム又は有料老人ホームその他入居している施設において療養を行っている患者（以下「施設入居者等」という。）を除く。）であって通院が困難なものに対して，当該患者の同意を得て，計画的な医学管理の下に定期的な訪問診療を行っている場合に，訪問回数及び単一建物診療患者（当該患者が居住する建物に居住する者のうち，当該保険医療機関が訪問診療を実施し，医学管理を行っているものをいう。以下この表において同じ。）の人数に従い，所定点数を月1回に限り算定する。

2 注1において，**処方箋を交付しない場合は，300点**を所定点数に加算する。

3 在宅時医学総合管理料を算定すべき医学管理を行った場合においては，別に厚生労働大臣が定める診療に係る費用及び投薬の費用は，所定点数に含まれるものとする。

4 在宅医療に移行後，当該点数を算定した日の属する月から起算して3月以内の期間，月1回に限り，**在宅移行早期加算**として，**100点**を所定点数に加算する。ただし，在宅医療に移行後，1年を経過した患者については算定しない。

5 在宅時医学総合管理料を算定すべき医学管理に関し特別な管理を必要とする患者（別に厚生労働大臣が定める状態等にあるものに限る。）に対して，1月に4回以上の往診又は訪問診療を行った場合には，患者1人につき1回に限り，**頻回訪問加算**として，次に掲げる点数を所定点数に加算する。

イ 初回の場合　　　　　　**800点**
ロ 2回目以降の場合　　　**300点**

6 区分番号C002-2に掲げる施設入居時等医学総合管理料を算定している患者については算定しない。

7 別に厚生労働大臣が定める施設基準に適合するものとして地方厚生局長等に届け出た保険医療機関が行った場合は，当該基準に掲げる区分に従い，次に掲げる点数を，それぞれ更に所定点数に加算する。

イ 　**在宅緩和ケア充実診療所・病院加算**
　(1) 単一建物診療患者が1人の場合

400点

エ 「訪問診療又は訪問看護において処置を受けている状態」とは，訪問診療又は訪問看護において，注射又は喀痰吸引，経管栄養等の処置（「特掲診療料の施設基準等」第四の一の六(3)に掲げる処置のうち，ヨからレまで及びツからフまでに規定する処置を除く。）を受けている状態をいう。

オ 「介護保険法第8条第11項に規定する特定施設等看護職員が配置された施設に入居し，医師の指示を受けた看護職員による処置を受けている状態」とは，特定施設，認知症対応型共同生活介護事業所，特別養護老人ホーム，「障害者総合支援法」第5条第11項に規定する障害者支援施設等に入居又は入所する患者であって，医師による文書での指示を受け，当該施設に配置された看護職員による注射又は処置を受けている状態をいう。処置の範囲はエの例による。

カ 「麻薬の投薬を受けている状態」とは，医師から麻薬の投薬を受けている状態をいう。

キ 「その他関係機関との調整等のために訪問診療を行う医師による特別な医学管理を必要とする状態」とは，以下のいずれかに該当する患者の状態をいう。

　a 脳性麻痺，先天性心疾患，ネフローゼ症候群，ダウン症等の染色体異常，川崎病で冠動脈瘤のあるもの，脂質代謝障害，腎炎，溶血性貧血，再生不良性貧血，血友病，血小板減少性紫斑病，先天性股関節脱臼，内反足，二分脊椎，骨系統疾患，先天性四肢欠損，分娩麻痺，先天性多発関節拘縮症，「児童福祉法」第6条の2第1項に規定する小児慢性特定疾病（同条第3項に規定する小児慢性特定疾病医療支援の対象に相当する状態のものに限る。）及び同法第56条の6第2項に規定する障害児に該当する状態である15歳未満の患者

　b 出生時の体重が1,500g未満であった1歳未満の患者

　c 「超重症児（者）・準超重症児（者）の判定基準」による判定スコアが10以上である患者

　d 訪問診療を行う医師又は当該医師の指示を受けた看護職員の指導管理に基づき，家族等患者の看護に当たる者が注射又は喀痰吸引，経管栄養等の処置（「特掲診療料の施設基準等」第四の一の六(3)に掲げる処置のうち，ヨからコまでに規定する処置をいう。）を行っている患者

〈特別の関係にある保険医療機関〉

(24) 算定対象となる患者が入居又は入所する施設と特別の関係にある保険医療機関においても，算定できる。

〈在宅専門診療所で算定する場合「C002」の「注8」，「C002-2」の「注5」〉

(25) 「3」について，主として往診又は訪問診療を実施する診療所で算定する場合は，それぞれ所定点数の100分の80に相当する点数を算定する。

〈悪性腫瘍と診断された患者〉

(26) 悪性腫瘍と診断された患者については，医学的に末期であると判断した段階で，当該患者のケアマネジメントを担当する居宅介護支援専門員に対し，予後及び今後想定される病状の変化，病状の変化に合わせて必要となるサービス等について，適時情報提供する。

〈I002通院・在宅精神療法及びC001在宅患者訪問診療料（I）の「1」を算定している場合「C002」の「注11」〉

(27) 在宅時医学総合管理料の「注11」について，当該医療機関において，I002通院・在宅精神療法及びC001在宅患者訪問診療料（I）の「1」を算定している場合には，在宅時医学総合管理料は算定できない。また，施設入居時等医学総合管理料の「注4」について，当該医療機関

(2)　単一建物診療患者が2人以上9人
以下の場合　**200点**

(3)　単一建物診療患者が10人以上19人
以下の場合　**100点**

(4)　単一建物診療患者が20人以上49人
以下の場合　**85点**

(5)　(1)から(4)まで以外の場合　**75点**

ロ　**在宅療養実績加算1**

(1)　単一建物診療患者が1人の場合
300点

(2)　単一建物診療患者が2人以上9人
以下の場合　**150点**

(3)　単一建物診療患者が10人以上19人
以下の場合　**75点**

(4)　単一建物診療患者が20人以上49人
以下の場合　**63点**

(5)　(1)から(4)まで以外の場合　**56点**

ハ　**在宅療養実績加算2**

(1)　単一建物診療患者が1人の場合
200点

(2)　単一建物診療患者が2人以上9人
以下の場合　**100点**

(3)　単一建物診療患者が10人以上19人
以下の場合　**50点**

(4)　単一建物診療患者が20人以上49人
以下の場合　**43点**

(5)　(1)から(4)まで以外の場合　**38点**

8　3について，別に**厚生労働大臣が定め
る基準を満たさない場合**には，それぞれ
所定点数の100分の80に相当する点数を
算定する。

9　3を算定する患者であって継続的に診
療を行っているものに対して，保険医療
機関が，当該患者の同意を得て，当該保
険医療機関において又は他の保険医療機
関等との連携により，常時往診を行う体
制等を確保した上で訪問診療を行った場
合に，当該体制等に応じて，次に掲げる
点数を所定点数に加算する。

イ　**在宅療養移行加算1**　**316点**

ロ　**在宅療養移行加算2**　**216点**

ハ　**在宅療養移行加算3**　**216点**

ニ　**在宅療養移行加算4**　**116点**

10　1のイの(2)から(5)まで，1のロの(2)か
ら(5)まで，2のロからホまで及び3のロ
からホまでについて，別に厚生労働大臣
が定める状態の患者については，**包括的
支援加算**として，**150点**を所定点数に加
算する。

11　区分番号Ⅰ002に掲げる通院・在宅精
神療法を算定している患者であって，区
分番号C001に掲げる在宅患者訪問診療
料（Ⅰ）の1を算定しているものについ

において，Ⅰ002通院・在宅精神療法及びC001在宅患者訪問診療料
（Ⅰ）の「1」又はC001-2在宅患者訪問診療料（Ⅱ）（「注1」の「イ」
の場合に限る。）を算定している場合には，施設入居時等医学総合管
理料は算定できない。

ただし，「特掲診療料の施設基準等」の「別表第八の四」に規定す
る状態の患者に対し，訪問診療を行っている場合にはこの限りでない。
当該「別表第八の四」に規定する状態のうち，「別表第八の二」に掲
げる状態以外の状態については，以下のとおりとする。

ア　「要介護2以上の状態又はこれに準ずる状態」とは，「介護保険法」
第7条に規定する要介護状態区分における要介護2，要介護3，要
介護4若しくは要介護5である状態又は「身体障害者福祉法」（昭
和24年法律第283号）第4条に規定する身体障害者であって，「障害
者総合支援法」第4条第4項に規定する障害支援区分において障害
支援区分2，障害支援区分3，障害支援区分4若しくは障害支援区
分5である状態をいう。

イ　「訪問診療又は訪問看護において処置を受けている状態」及び「介
護保険法第8条第11項に規定する特定施設等看護職員が配置された
施設に入居し，医師の指示を受けた看護職員による処置を受けてい
る状態」については，それぞれ(23)のエ及びオの例による。

ウ　「がんに対し治療を受けている状態」及び「精神疾患以外の疾患
の治療のために訪問診療を行う医師による特別な医学管理を必要と
する状態」は，それぞれ悪性腫瘍と診断された患者であって，悪性
腫瘍に対する治療（緩和ケアを含む。）を行っている状態及び(23)の
キに該当する状態をいう。

〈情報通信機器を用いた診療「C002」の「注12」，「C002-2」の「注6」〉

(28)　情報通信機器を用いた診療を行っている場合については，次の点に
留意する。

ア　情報通信機器を用いた診療は，訪問診療と情報通信機器を用いた
診療を組み合わせた在宅診療計画を作成し，当該計画に基づいて，
計画的な療養上の医学管理を行うことを評価したものである。

イ　患者の同意を得た上で，訪問診療と情報通信機器を用いた診療を
組み合わせた在宅診療計画を作成する。当該計画の中には，患者の
急変時における対応等も記載する。

ウ　当該計画に沿って，情報通信機器を用いた診療による計画的な療
養上の医学管理を行った際には，当該管理の内容，当該管理に係る
情報通信機器を用いた診療を行った日，診察時間等の要点を診療録
に記載すること。

エ　情報通信機器を用いた診療による計画的な療養上の医学管理を行
う医師は，在宅時医学総合管理料又は施設入居時等医学総合管理料
を算定する際に診療を行う医師と同一のものに限る。ただし，在宅
診療を行う医師が，同一の保険医療機関に所属するチームで診療を
行っている場合であって，あらかじめ診療を行う医師について在宅
診療計画に記載し，複数医師が診療を行うことについて患者の同意
を得ている場合に限り，事前の対面診療を行っていない医師が情報
通信機器を用いた診療による医学管理を行っても差し支えない。

オ　情報通信機器を用いた診療を行う際には，オンライン指針に沿っ
て診察を行う。

カ　情報通信機器を用いた診療による計画的な療養上の医学管理は，
原則として，保険医療機関に所属する保険医が保険医療機関内で実
施すること。なお，保険医療機関外で情報通信機器を用いた診療を
実施する場合であっても，オンライン指針に沿った適切な診療が行
われるものであり，情報通信機器を用いた診療を実施した場所につ
いては，事後的に確認可能な場所であること。

C

在宅

ては，別に厚生労働大臣が定める状態の
患者に限り，算定できるものとする。

12　1のイの(3)及び(5)，1のロの(3)及び(5)，
2のハ及びホ並びに3のハ及びホについ
ては，別に厚生労働大臣が定める施設基
準に適合しているものとして地方厚生局
長等に届け出た保険医療機関において行
われる場合に限り算定する。

13　別に厚生労働大臣が定める施設基準に
適合しているものとして地方厚生局長等
に届け出た保険医療機関において，当該
保険医療機関における診療報酬の請求状
況，診療の内容に関するデータを継続し
て厚生労働省に提出している場合は，**在
宅データ提出加算**として，**50点**を所定点
数に加算する。

14　1のイの(1)の③から⑤まで，1のイの
(2)の③から⑤まで，1のイの(3)の③から
⑤まで，1のイの(4)の③から⑤まで，1
のイの(5)の③から⑤まで，1のロの(1)の
③から⑤まで，1のロの(2)の③から⑤ま
で，1のロの(3)の③から⑤まで，1のロ
の(4)の③から⑤まで，1のロの(5)の③か
ら⑤まで，2のイの(3)から(5)まで，2の
ロの(3)から(5)まで，2のハの(3)から(5)ま
で，2のニの(3)から(5)まで，2のホの(3)
から(5)まで，3のイの(3)から(5)まで，3
のロの(3)から(5)まで，3のハの(3)から(5)
まで，3のニの(3)から(5)まで及び3のホ
の(3)から(5)までについて，別に厚生労働
大臣が定める基準を**満たさない場合**に
は，それぞれ**所定点数の100分の60に相
当する点数**を算定する。

15　別に厚生労働大臣が定める施設基準に
適合しているものとして地方厚生局長等
に届け出た訪問診療を実施している保険
医療機関の保険医が，在宅での療養を
行っている患者であって通院が困難なも
のの同意を得て，当該保険医療機関と連
携する他の保険医療機関の保険医，歯科
訪問診療を実施している保険医療機関の
保険医である歯科医師等，訪問薬剤管理
指導を実施している保険薬局の保険薬剤
師，訪問看護ステーションの保健師，助
産師，看護師，理学療法士，作業療法士
若しくは言語聴覚士，管理栄養士，介護
支援専門員又は相談支援専門員等であっ
て当該患者に関わる者が電子情報処理組
織を使用する方法その他の情報通信の技
術を利用する方法を用いて記録した当該
患者に係る診療情報等を活用した上で計
画的な医学管理を行った場合に，**在宅医
療情報連携加算**として，**月1回**に限り，

キ　当該管理料を算定する場合，情報通信機器を用いた診療を受ける
患者は，当該患者の自宅において情報通信機器を用いた診療を受け
る必要がある。また，複数の患者に対して同時に情報通信機器を用
いた診療を行った場合，当該管理料は算定できない。

ク　当該診察を行う際の情報通信機器の運用に要する費用について
は，療養の給付と直接関係ないサービス等の費用として別途徴収で
きる。

〈在宅データ提出加算「C002」の「注13」，「C002-2」の「注7」〉

(29)　在宅時医学総合管理料の「注13」又は施設入居時等医学総合管理料
の「注7」に規定する在宅データ提出加算を算定する場合には，次の
点に留意する。

ア　厚生労働省が毎年実施する外来医療等調査に準拠したデータを正
確に作成し，継続して提出されることを評価したものである。

　　提出されたデータについては，特定の患者個人を特定できないよ
うに集計し，厚生労働省保険局において外来医療等に係る実態の把
握・分析等のために適宜活用されるものである。

イ　当該加算は，データ提出の実績が認められた保険医療機関におい
て，在宅時医学総合管理料又は施設入居時等医学総合管理料を現に
算定している患者について，データを提出する診療に限り算定する。

ウ　データの提出を行っていない場合又はデータの提出（データの再
照会に係る提出も含む。）に遅延等が認められた場合，当該月の翌々
月以降について，算定できない。なお，遅延等とは，厚生労働省が
調査の一部事務を委託する調査事務局宛てに，調査実施説明資料に
定められた期限までに，当該医療機関のデータが提出されていない
場合（提出時刻が確認できない手段等，調査実施説明資料にて定め
られた提出方法以外の方法で提出された場合を含む。），提出された
データが調査実施説明資料に定められたデータと異なる内容であっ
た場合（データが格納されていない空の媒体が提出された場合を含
む。）をいう。

　　また，算定ができなくなった月以降，再度，データ提出の実績が
認められた場合は，翌々月以降について，算定ができる。

エ　データの作成は3月単位で行うものとし，作成されたデータには
第1月の初日から第3月の末日までにおいて対象となる診療に係る
データが全て含まれていなければならない。

オ　イの「データ提出の実績が認められた保険医療機関」とは，デー
タの提出が厚生労働省保険局医療課において確認され，その旨を通
知された保険医療機関をいう。

〈在宅医療情報連携加算「C002」の「注15」，「C002-2」の「注5」〉

(30)　在宅時医学総合管理料の「注15」及び施設入居時等医学総合管理料
の「注5」の規定により準用する在宅時医学総合管理料の「注15」に
規定する在宅医療情報連携加算は，在宅での療養を行っている患者に
対し，訪問診療を行っている保険医療機関の医師が，連携する他の保
険医療機関等に所属する患者の医療・ケアに関わる医療関係職種及び
介護関係職種等（以下「医療関係職種等」という。）によりICTを
用いて記録された情報を取得及び活用し，計画的な医学管理を行った
場合に算定できる。なお，算定に当たっては以下の要件をいずれも満
たす必要がある。

ア　以下について，患者からの同意を得ている。

(イ)　当該保険医療機関の医師が，医療関係職種等によりICTを用
いて記録された患者の医療・ケアに関わる情報を取得及び活用し
た上で，計画的な医学管理を行うこと。

(ロ)　医師が診療を行った際の診療情報等についてICTを用いて記
録し，医療関係職種等に共有すること。

100点を所定点数に加算する。

C002-2 施設入居時等医学総合管理料（月1回）

1　在宅療養支援診療所又は在宅療養支援病
院であって別に厚生労働大臣が定めるもの
の場合
イ　病床を有する場合
　(1)　別に厚生労働大臣が定める状態の患
者に対し，月2回以上訪問診療を行っ
ている場合
　　①　単一建物診療患者が1人の場合
3,885点
　　②　単一建物診療患者が2人以上9人
以下の場合　**3,225点**
　　③　単一建物診療患者が10人以上19人
以下の場合　**2,865点**
　　④　単一建物診療患者が20人以上49人
以下の場合　**2,400点**
　　⑤　①から④まで以外の場合 **2,110点**
　(2)　月2回以上訪問診療を行っている場
合（(1)の場合を除く。）
　　①　単一建物診療患者が1人の場合
3,185点
　　②　単一建物診療患者が2人以上9人
以下の場合　**1,685点**
　　③　単一建物診療患者が10人以上19人
以下の場合　**1,185点**
　　④　単一建物診療患者が20人以上49人
以下の場合　**1,065点**
　　⑤　①から④まで以外の場合　**905点**
　(3)　月2回以上訪問診療等を行っている
場合であって，うち1回以上情報通信
機器を用いた診療を行っている場合
（(1)及び(2)の場合を除く。）
　　①　単一建物診療患者が1人の場合
2,234点
　　②　単一建物診療患者が2人以上9人
以下の場合　**1,250点**
　　③　単一建物診療患者が10人以上19人
以下の場合　**865点**
　　④　単一建物診療患者が20人以上49人
以下の場合　**780点**
　　⑤　①から④まで以外の場合　**660点**
　(4)　月1回訪問診療を行っている場合
　　①　単一建物診療患者が1人の場合
1,965点
　　②　単一建物診療患者が2人以上9人
以下の場合　**1,065点**
　　③　単一建物診療患者が10人以上19人
以下の場合　**765点**
　　④　単一建物診療患者が20人以上49人
以下の場合　**670点**
　　⑤　①から④まで以外の場合　**575点**
　(5)　月1回訪問診療等を行っている場合

イ　訪問診療を行った日に当該保険医療機関の職員が，次回の訪問診
療の予定日及び当該患者の治療方針の変更の有無について，ICT
を用いて医療関係職種等に共有できるように記録する。また，当該
患者の治療方針に変更があった場合には，医師がその変更の概要に
ついて同様に記録する。
ウ　訪問診療を行った日に医師が，患者の医療・ケアを行う際の留意
点を医療関係職種等に共有することが必要と判断した場合におい
て，当該留意点をICTを用いて医療関係職種等に共有できるよう
に記録する。
エ　当該保険医療機関の患者の医療・ケアに関わる者が，患者の人生
の最終段階における医療・ケア及び病状の急変時の治療方針等につ
いての希望を患者又はその家族等から取得した場合に，患者又はそ
の家族等の同意を得た上でICTを用いて医療関係職種等に共有で
きるように記録する。なお，医療関係職種等が当該情報を取得した
場合も同様に記録することを促すよう努める。
オ　訪問診療を行う場合に，過去90日以内に記録された患者の医療・
ケアに関する情報（当該保険医療機関及び当該保険医療機関と特別
の関係にある保険医療機関等が記録した情報を除く。）をICTを
用いて取得した数が1つ以上であること。なお，当該情報は当該保
険医療機関において常に確認できる状態であること。
カ　医療関係職種等から患者の医療・ケアを行うに当たっての助言の
求めがあった場合は，適切に対応する。

◆　**厚生労働大臣が定める状態の患者（難病等）**
一　次に掲げる疾患に罹患している患者
　　末期の悪性腫瘍
　　スモン
　　難病の患者に対する医療等に関する法律第5条第1項に規定する指
定難病
　　後天性免疫不全症候群
　　脊髄損傷
　　真皮を越える褥瘡
二　次に掲げる状態の患者
　　在宅自己連続携行式腹膜灌流を行っている状態
　　在宅血液透析を行っている状態
　　在宅酸素療法を行っている状態
　　在宅中心静脈栄養法を行っている状態
　　在宅成分栄養経管栄養法を行っている状態
　　在宅自己導尿を行っている状態
　　在宅人工呼吸を行っている状態
　　植込型脳・脊髄刺激装置による疼痛管理を行っている状態
　　肺高血圧症であって，プロスタグランジンI_2製剤を投与されている
状態
　　気管切開を行っている状態
　　気管カニューレを使用している状態
　　ドレーンチューブ又は留置カテーテルを使用している状態
　　人工肛門又は人工膀胱を設置している状態

◆　**在宅時医学総合管理料及び施設入居時等医学総合管理料に含まれる
診療に係る費用**
医科点数表の第2章第1部医学管理等，第2部在宅医療及び第9部処
置に掲げる診療に係る費用のうち次に掲げるもの
イ　B000特定疾患療養管理料
ロ　B001の「4」小児特定疾患カウンセリング料
ハ　B001の「5」小児科療養指導料

であって，2月に1回に限り情報通信機器を用いた診療を行っている場合
① 単一建物診療患者が1人の場合
1,110点
② 単一建物診療患者が2人以上9人以下の場合 **618点**
③ 単一建物診療患者が10人以上19人以下の場合 **425点**
④ 単一建物診療患者が20人以上49人以下の場合 **373点**
⑤ ①から④まで以外の場合 **317点**
ロ 病床を有しない場合
(1) 別に厚生労働大臣が定める状態の患者に対し，月2回以上訪問診療を行っている場合
① 単一建物診療患者が1人の場合
3,585点
② 単一建物診療患者が2人以上9人以下の場合 **2,955点**
③ 単一建物診療患者が10人以上19人以下の場合 **2,625点**
④ 単一建物診療患者が20人以上49人以下の場合 **2,205点**
⑤ ①から④まで以外の場合 **1,935点**
(2) 月2回以上訪問診療を行っている場合（(1)の場合を除く。）
① 単一建物診療患者が1人の場合
2,885点
② 単一建物診療患者が2人以上9人以下の場合 **1,535点**
③ 単一建物診療患者が10人以上19人以下の場合 **1,085点**
④ 単一建物診療患者が20人以上49人以下の場合 **970点**
⑤ ①から④まで以外の場合 **825点**
(3) 月2回以上訪問診療等を行っている場合であって，うち1回以上情報通信機器を用いた診療を行っている場合（(1)及び(2)の場合を除く。）
① 単一建物診療患者が1人の場合
2,054点
② 単一建物診療患者が2人以上9人以下の場合 **1,160点**
③ 単一建物診療患者が10人以上19人以下の場合 **805点**
④ 単一建物診療患者が20人以上49人以下の場合 **720点**
⑤ ①から④まで以外の場合 **611点**
(4) 月1回訪問診療を行っている場合
① 単一建物診療患者が1人の場合
1,785点
② 単一建物診療患者が2人以上9人以下の場合 **975点**

ニ　B001の「6」てんかん指導料
ホ　B001の「7」難病外来指導管理料
ヘ　B001の「8」皮膚科特定疾患指導管理料
ト　B001の「18」小児悪性腫瘍患者指導管理料
チ　B001の「27」糖尿病透析予防指導管理料
リ　B001の「37」慢性腎臓病透析予防指導管理料
ヌ　B001-3生活習慣病管理料（Ⅰ）
ル　B001-3-3生活習慣病管理料（Ⅱ）
ヲ　C007の「注4」衛生材料等提供加算
ワ　C109在宅寝たきり患者処置指導管理料
カ　I012-2の「注4」衛生材料等提供加算
ヨ　J000創傷処置
タ　J001-7爪甲除去
レ　J001-8穿刺排膿後薬液注入
ソ　J018喀痰吸引
ツ　J018-3干渉低周波去痰器による喀痰排出
ネ　J043-3ストーマ処置
ナ　J053皮膚科軟膏処置
ラ　J060膀胱洗浄
ム　J060-2後部尿道洗浄（ウルツマン）
ウ　J063留置カテーテル設置
キ　J064導尿（尿道拡張を要するもの）
ノ　J118介達牽引
オ　J118-2矯正固定
ク　J118-3変形機械矯正術
ヤ　J119消炎鎮痛等処置
マ　J119-2腰部又は胸部固定帯固定
ケ　J119-3低出力レーザー照射
フ　J119-4肛門処置
コ　J120鼻腔栄養

◆ 頻回訪問加算の状態等にある患者
一 末期の悪性腫瘍の患者（在宅がん医療総合診療料を算定している患者を除く。）
二 (1)であって，(2)又は(3)の状態である患者
(1) 在宅自己腹膜灌流指導管理，在宅血液透析指導管理，在宅酸素療法指導管理，在宅中心静脈栄養法指導管理，在宅成分栄養経管栄養法指導管理，在宅人工呼吸指導管理，在宅麻薬等注射指導管理，在宅腫瘍化学療法注射指導管理，在宅強心剤持続投与指導管理，在宅自己疼痛管理指導管理，在宅肺高血圧症患者指導管理又は在宅気管切開患者指導管理を受けている状態にある者
(2) ドレーンチューブ又は留置カテーテルを使用している状態
(3) 人工肛門又は人工膀胱を設置している状態
三 在宅での療養を行っている患者であって，高度な指導管理を必要とするもの
◆ 満たさない場合に「3」の所定点数を100分の80で算定することとなる基準
保険医療機関であって，主として往診又は訪問診療を実施する診療所以外の診療所（直近1か月に初診，再診，往診又は訪問診療を実施した患者のうち，往診又は訪問診療を実施した患者の割合が9割5分未満の診療所）であるものとして，地方厚生局長等に届け出たものであること。
◆ 包括的支援加算の対象患者
要介護3以上の状態又はこれに準ずる状態
日常生活に支障を来すような症状・行動や意思疎通の困難さが見ら

③　単一建物診療患者が10人以上19人
　　以下の場合　　　　　　**705点**
④　単一建物診療患者が20人以上49人
　　以下の場合　　　　　　**615点**
⑤　①から④まで以外の場合　**525点**
(5)　月1回訪問診療等を行っている場合
　　であって，2月に1回に限り情報通信
　　機器を用いた診療を行っている場合
①　単一建物診療患者が1人の場合
　　　　　　　　　　　　　1,020点
②　単一建物診療患者が2人以上9人
　　以下の場合　　　　　　**573点**
③　単一建物診療患者が10人以上19人
　　以下の場合　　　　　　**395点**
④　単一建物診療患者が20人以上49人
　　以下の場合　　　　　　**344点**
⑤　①から④まで以外の場合　**292点**
2　在宅療養支援診療所又は在宅療養支援病
　院（1に規定するものを除く。）の場合
イ　別に厚生労働大臣が定める状態の患者
　　に対し，月2回以上訪問診療を行ってい
　　る場合
(1)　単一建物診療患者が1人の場合
　　　　　　　　　　　　3,285点
(2)　単一建物診療患者が2人以上9人以
　　下の場合　　　　　　**2,685点**
(3)　単一建物診療患者が10人以上19人以
　　下の場合　　　　　　**2,385点**
(4)　単一建物診療患者が20人以上49人以
　　下の場合　　　　　　**2,010点**
(5)　(1)から(4)まで以外の場合　**1,765点**
ロ　月2回以上訪問診療を行っている場合
　（イの場合を除く。）
(1)　単一建物診療患者が1人の場合
　　　　　　　　　　　　2,585点
(2)　単一建物診療患者が2人以上9人以
　　下の場合　　　　　　**1,385点**
(3)　単一建物診療患者が10人以上19人以
　　下の場合　　　　　　**985点**
(4)　単一建物診療患者が20人以上49人以
　　下の場合　　　　　　**875点**
(5)　(1)から(4)まで以外の場合　**745点**
ハ　月2回以上訪問診療等を行っている場
　合であって，うち1回以上情報通信機器
　を用いた診療を行っている場合（イ及び
　ロの場合を除く。）
(1)　単一建物診療患者が1人の場合
　　　　　　　　　　　　1,894点
(2)　単一建物診療患者が2人以上9人以
　　下の場合　　　　　　**1,090点**
(3)　単一建物診療患者が10人以上19人以
　　下の場合　　　　　　**765点**
(4)　単一建物診療患者が20人以上49人以

れ，介護を必要とする認知症の状態
　　頻回の訪問看護を受けている状態
　　訪問診療又は訪問看護において処置を受けている状態
　　介護保険法第8条第11項に規定する特定施設等看護職員が配置された施設に入居し，医師の指示を受けた看護職員による処置を受けている状態
　　麻薬の投薬を受けている状態
　　その他関係機関との調整等のために訪問診療を行う医師による特別な医学管理を必要とする状態
◆　厚生労働大臣が定める状態の患者「C002」の「注11」，「C002-2」の「注4」
○　次に掲げる状態
一　次に掲げる疾患に罹患している患者
　　末期の悪性腫瘍
　　スモン
　　難病の患者に対する医療等に関する法律第5条第1項に規定する指定難病
　　後天性免疫不全症候群
　　脊髄損傷
　　真皮を越える褥瘡
二　次に掲げる状態の患者
　　在宅自己連続携行式腹膜灌流を行っている状態
　　在宅血液透析を行っている状態
　　在宅酸素療法を行っている状態
　　在宅中心静脈栄養法を行っている状態
　　在宅成分栄養経管栄養法を行っている状態
　　在宅自己導尿を行っている状態
　　在宅人工呼吸を行っている状態
　　植込型脳・脊髄刺激装置による疼痛管理を行っている状態
　　肺高血圧症であって，プロスタグランジンI_2製剤を投与されている状態
　　気管切開を行っている状態
　　気管カニューレを使用している状態
　　ドレーンチューブ又は留置カテーテルを使用している状態
　　人工肛門又は人工膀胱を設置している状態
○　要介護2以上の状態又はこれに準ずる状態
○　訪問診療又は訪問看護において処置を受けている状態
○　介護保険法第8条第11項に規定する特定施設等看護職員が配置された施設に入居し，医師の指示を受けた看護職員による処置を受けている状態
○　がんの治療を受けている状態
○　精神疾患以外の疾患の治療のために訪問診療を行う医師による特別な医学管理を必要とする状態
◆　厚生労働大臣が定める基準「C002」の「注14」，「C002-2」の「注5」
　　当該保険医療機関の訪問診療の回数及び当該保険医療機関と特別の関係にある保険医療機関（令和6年3月31日までに開設した保険医療機関を除く。）の訪問診療の回数の合計が一定数を超えないこと。
　　直近3月間の当該保険医療機関及び当該保険医療機関と特別の関係にある保険医療機関（令和6年3月31日以前に開設されたものを除く。）の訪問診療回数の合算が2,100回未満であること。なお，次の要件をいずれも満たす場合は当該基準に該当するものとする。
(1)　当該保険医療機関において，直近1年間に5つ以上の保険医療機関

下の場合　　　　　　　　　**679点**

　(5)　(1)から(4)まで以外の場合　　**578点**

ニ　月1回訪問診療を行っている場合

　(1)　単一建物診療患者が1人の場合

　　　　　　　　　　　　　　1,625点

　(2)　単一建物診療患者が2人以上9人以

　　　下の場合　　　　　　　　**905点**

　(3)　単一建物診療患者が10人以上19人以

　　　下の場合　　　　　　　　**665点**

　(4)　単一建物診療患者が20人以上49人以

　　　下の場合　　　　　　　　**570点**

　(5)　(1)から(4)まで以外の場合　　**490点**

ホ　月1回訪問診療等を行っている場合で

　あって，2月に1回に限り情報通信機器

　を用いた診療を行っている場合

　(1)　単一建物診療患者が1人の場合

　　　　　　　　　　　　　　　940点

　(2)　単一建物診療患者が2人以上9人以

　　　下の場合　　　　　　　　**538点**

　(3)　単一建物診療患者が10人以上19人以

　　　下の場合　　　　　　　　**375点**

　(4)　単一建物診療患者が20人以上49人以

　　　下の場合　　　　　　　　**321点**

　(5)　(1)から(4)まで以外の場合　　**275点**

3　1及び2に掲げるもの以外の場合

イ　別に厚生労働大臣が定める状態の患者

　に対し，月2回以上訪問診療を行ってい

　る場合

　(1)　単一建物診療患者が1人の場合

　　　　　　　　　　　　　　2,435点

　(2)　単一建物診療患者が2人以上9人以

　　　下の場合　　　　　　　**2,010点**

　(3)　単一建物診療患者が10人以上19人以

　　　下の場合　　　　　　　**1,785点**

　(4)　単一建物診療患者が20人以上49人以

　　　下の場合　　　　　　　**1,500点**

　(5)　(1)から(4)まで以外の場合　**1,315点**

ロ　月2回以上訪問診療を行っている場合

　（イの場合を除く。）

　(1)　単一建物診療患者が1人の場合

　　　　　　　　　　　　　　1,935点

　(2)　単一建物診療患者が2人以上9人以

　　　下の場合　　　　　　　**1,010点**

　(3)　単一建物診療患者が10人以上19人以

　　　下の場合　　　　　　　　**735点**

　(4)　単一建物診療患者が20人以上49人以

　　　下の場合　　　　　　　　**655点**

　(5)　(1)から(4)まで以外の場合　　**555点**

ハ　月2回以上訪問診療等を行っている場

　合であって，うち1回以上情報通信機器

　を用いた診療を行っている場合（イ及び

　ロの場合を除く。）

　(1)　単一建物診療患者が1人の場合

から，文書による紹介を受けて訪問診療を開始した実績があること。

(2)　当該保険医療機関において，直近1年間の在宅における看取りの実績を20件以上有していること又は重症児の十分な診療実績等を有していること。なお，ここでいう重症児の十分な診療実績とは，直近3月間において，15歳未満の超重症児及び準超重症児に対する在宅医療の実績（3回以上の定期的な訪問診療を実施し，C002在宅時医学総合管理料又はC002-2施設入居時等医学総合管理料を算定している場合に限る。）を10件以上有していることをいう。

(3)　当該保険医療機関において，直近3か月に在宅時医学総合管理料又は施設入居時等医学総合管理料を算定した患者のうち，施設入居時等医学総合管理料を算定した患者の割合が7割以下であること。

(4)　当該保険医療機関において，直近3か月に在宅時医学総合管理料又は施設入居時等医学総合管理料を算定した患者のうち，要介護3以上又は上記「厚生労働大臣が定める状態の患者（難病等）」の割合が5割以上であること。

　上記については，在宅時医学総合管理料の「注14」（施設入居時等医学総合管理料の「注5」の規定により準用する場合を含む。）に規定する基準を満たさない場合には，満たさなくなった月の翌月に「特掲施設基準通知」の「別添2」の「様式19の2」（略）を用いて届出を行うこと。

※経過措置

　令和6年3月31日において現に在宅時医学総合管理料又は施設入居時等医学総合管理料に係る届出を行っている保険医療機関については，同年9月30日までの間に限り，上記の基準に該当するものとみなす。

<u>1,534点</u>

(2) 単一建物診療患者が 2 人以上 9 人以
下の場合　　　　　　　　**895点**

(3) 単一建物診療患者が10人以上19人以
下の場合　　　　　　　　**645点**

(4) 単一建物診療患者が20人以上49人以
下の場合　　　　　　　　**573点**

(5) (1)から(4)まで以外の場合　**487点**

ニ　月 1 回訪問診療を行っている場合

(1) 単一建物診療患者が 1 人の場合

<u>1,265点</u>

(2) 単一建物診療患者が 2 人以上 9 人以
下の場合　　　　　　　　**710点**

(3) 単一建物診療患者が10人以上19人以
下の場合　　　　　　　　**545点**

(4) 単一建物診療患者が20人以上49人以
下の場合　　　　　　　　**455点**

(5) (1)から(4)まで以外の場合　**395点**

ホ　月 1 回訪問診療等を行っている場合で
あって，2 月に 1 回に限り情報通信機器
を用いた診療を行っている場合

(1) 単一建物診療患者が 1 人の場合

760点

(2) 単一建物診療患者が 2 人以上 9 人以
下の場合　　　　　　　　**440点**

(3) 単一建物診療患者が10人以上19人以
下の場合　　　　　　　　**315点**

(4) 単一建物診療患者が20人以上49人以
下の場合　　　　　　　　**264点**

(5) (1)から(4)まで以外の場合　**225点**

注1　別に厚生労働大臣が定める施設基準に
適合しているものとして地方厚生局長等
に届け出た保険医療機関（診療所，在宅
療養支援病院及び許可病床数が200床未
満の病院（在宅療養支援病院を除く。）
に限る。）において，施設入居者等であっ
て通院が困難なものに対して，当該患者
の同意を得て，計画的な医学管理の下に
定期的な訪問診療を行っている場合，訪
問回数及び単一建物診療患者の人数に従
い，所定点数を月 1 回に限り算定する。

2　区分番号Ｃ002に掲げる在宅時医学総
合管理料を算定している患者については
算定しない。

3　別に厚生労働大臣が定める施設基準に
適合するものとして地方厚生局長等に届
け出た保険医療機関が行った場合は，当
該基準に掲げる区分に従い，次に掲げる
点数を，それぞれ更に所定点数に加算す
る。

イ　**在宅緩和ケア充実診療所・病院加算**

(1) 単一建物診療患者が 1 人の場合

300点

　　(2)　単一建物診療患者が 2 人以上 9 人
　　　　以下の場合　　　　　　　**150点**
　　(3)　単一建物診療患者が10人以上19人
　　　　以下の場合　　　　　　　**75点**
　　(4)　単一建物診療患者が20人以上49人
　　　　以下の場合　　　　　　　**63点**
　　(5)　(1)から(4)まで以外の場合　**56点**
　ロ　**在宅療養実績加算 1**
　　(1)　単一建物診療患者が 1 人の場合
　　　　　　　　　　　　　　　　225点
　　(2)　単一建物診療患者が 2 人以上 9 人
　　　　以下の場合　　　　　　　**110点**
　　(3)　単一建物診療患者が10人以上19人
　　　　以下の場合　　　　　　　**56点**
　　(4)　単一建物診療患者が20人以上49人
　　　　以下の場合　　　　　　　**47点**
　　(5)　(1)から(4)まで以外の場合　**42点**
　ハ　**在宅療養実績加算 2**
　　(1)　単一建物診療患者が 1 人の場合
　　　　　　　　　　　　　　　　150点
　　(2)　単一建物診療患者が 2 人以上 9 人
　　　　以下の場合　　　　　　　**75点**
　　(3)　単一建物診療患者が10人以上19人
　　　　以下の場合　　　　　　　**40点**
　　(4)　単一建物診療患者が20人以上49人
　　　　以下の場合　　　　　　　**33点**
　　(5)　(1)から(4)まで以外の場合　**30点**
4　区分番号 I 002に掲げる通院・在宅精
　神療法を算定している患者であって，区
　分番号C001に掲げる在宅患者訪問診療
　料（I）の 1 又は区分番号C001-2に掲げ
　る在宅患者訪問診療料（II）（注 1 のイの
　場合に限る。）を算定しているものにつ
　いては，別に厚生労働大臣が定める状態
　の患者に限り，算定できるものとする。
5　区分番号C002の注 2 から注 5 まで，
　注 8 から注10まで，注14及び注15の規定
　は，施設入居時等医学総合管理料につい
　て準用する。この場合において，同注 3
　及び同注 5 中「在宅時医学総合管理料」
　とあるのは，「施設入居時等医学総合管
　理料」と読み替えるものとする。
6　1 のイの(3)及び(5)，1 のロの(3)及び(5)，
　2 のハ及びホ並びに 3 のハ及びホについ
　ては，別に厚生労働大臣が定める施設基
　準に適合しているものとして地方厚生局
　長等に届け出た保険医療機関において行
　われる場合に限り算定する。
7　別に厚生労働大臣が定める施設基準に
　適合しているものとして地方厚生局長等
　に届け出た保険医療機関において，当該
　保険医療機関における診療報酬の請求状
　況，診療の内容に関するデータを継続し

て厚生労働省に提出している場合は，**在宅データ提出加算**として，**50点**を所定点数に加算する。

C003　在宅がん医療総合診療料（1日につき）

1　在宅療養支援診療所又は在宅療養支援病院であって別に厚生労働大臣が定めるものの場合
　イ　病床を有する場合
　　(1)　保険薬局において調剤を受けるために処方箋を交付する場合　**1,798点**
　　(2)　処方箋を交付しない場合　**2,000点**
　ロ　病床を有しない場合
　　(1)　保険薬局において調剤を受けるために処方箋を交付する場合　**1,648点**
　　(2)　処方箋を交付しない場合　**1,850点**
2　在宅療養支援診療所又は在宅療養支援病院（1に規定するものを除く。）の場合
　イ　保険薬局において調剤を受けるために処方箋を交付する場合　**1,493点**
　ロ　処方箋を交付しない場合　**1,685点**

注1　別に厚生労働大臣が定める施設基準に適合しているものとして地方厚生局長等に届け出た保険医療機関（在宅療養支援診療所又は在宅療養支援病院に限る。）において，在宅での療養を行っている末期の悪性腫瘍の患者であって通院が困難なものに対して，当該患者の同意を得て，計画的な医学管理の下に総合的な医療を提供した場合に1週を単位として算定する。
　2　死亡診断を行った場合は，**死亡診断加算**として，**200点**を所定点数に加算する。
　3　注2に規定する加算及び特に規定するものを除き，診療に係る費用は，在宅がん医療総合診療料に含まれるものとする。
　4　在宅がん医療総合診療に要した交通費は，患家の負担とする。
　5　別に厚生労働大臣が定める施設基準に適合するものとして地方厚生局長等に届け出た保険医療機関が行った場合は，当該基準に掲げる区分に従い，**在宅緩和ケア充実診療所・病院加算**，**在宅療養実績加算1**又は**在宅療養実績加算2**として，**150点**，**110点**又は**75点**を，それぞれ更に所定点数に加算する。
　6　15歳未満の小児（児童福祉法第6条の2第3項に規定する小児慢性特定疾病医療支援の対象である場合は，20歳未満の者）に対して総合的な医療を提供した場合は，**小児加算**として，週1回に限り，**1,000点**を所定点数に加算する。
　7　別に厚生労働大臣が定める施設基準に

◇　在宅がん医療総合診療料について

(1)　別に厚生労働大臣の定める施設基準に適合しているものとして地方厚生（支）局長に届け出た保険医療機関である在宅療養支援診療所又は在宅療養支援病院が，在宅での療養を行っている通院が困難な末期の悪性腫瘍の患者（医師又は看護師等の配置が義務付けられている施設に入居又は入所している患者（給付調整告示等に規定する場合を除く。）の場合を除く。）であって，往診及び訪問看護により24時間対応できる体制を確保し，在宅療養支援診療所又は在宅療養支援病院の連絡担当者の氏名，連絡先電話番号等，担当日，緊急時の注意事項等並びに往診担当医及び訪問看護担当者の氏名等について，文書により提供しているものに対して，計画的な医学管理の下に，次に掲げる基準のいずれにも該当する総合的な医療を提供した場合に，1週間（日曜日から土曜日までの暦週をいう。本項において同じ。）を単位として当該基準を全て満たした日に算定する。
　ア　当該患者に対し，訪問診療又は訪問看護を行う日が合わせて週4日以上である（同一日において訪問診療及び訪問看護を行った場合であっても1日とする。）。
　イ　訪問診療の回数が週1回以上である。
　ウ　訪問看護の回数が週1回以上である。
(2)　1週間のうちに全ての要件を満たさなかった場合，1週間のうちに在宅医療と入院医療が混在した場合には算定できない。ただし，現に在宅がん医療総合診療料を算定している患者が，当該在宅療養支援診療所又は当該在宅療養支援病院に一時的に入院する場合は，引き続き計画的な医学管理の下に在宅における療養を継続しているものとみなし，当該入院の日も含めた1週間について，(1)のアからウまでの要件を満たす場合には，在宅がん医療総合診療料を算定できる。ただし，この場合には，入院医療に係る費用は別に算定できない。
(3)　在宅療養支援診療所において，連携により必要な体制を確保する場合にあっては，緊急時の往診又は訪問看護を連携保険医療機関等の医師又は看護師等が行うことが有り得ることを予め患者等に説明するとともに，当該患者の病状，治療計画，直近の診療内容等緊急時の対応に必要な診療情報を連携保険医療機関等に文書（電子媒体を含む。）により随時提供し，当該提供した診療情報は当該患者の診療録に添付する。なお，連携保険医療機関等の保険医又は看護師等との診療情報の共有に際し，当該患者の診療情報の提供を行った場合，これに係る費用は各所定点数に含まれ別に算定できない。
(4)　在宅療養支援診療所と連携保険医療機関等，又は在宅療養支援病院と訪問看護ステーションが共同で訪問看護を行い，又は緊急時の往診体制をとっている場合は，当該患者の訪問看護，往診に係る費用は，在宅がん医療総合診療料を算定する在宅療養支援診療所又は在宅療養支援病院の保険医の属する保険医療機関において一括して算定する。
(5)　連携保険医療機関等又は在宅療養支援病院と連携する訪問看護ステーションが当該患者に訪問看護を行った場合又は当該患者の病状急変時等に連携保険医療機関の保険医が往診を行った場合は，当該連携保険医療機関等又は在宅療養支援病院と連携する訪問看護ステーションは，診療内容等を在宅がん医療総合診療料を算定する在宅療養支援診療所又は在宅療養支援病院の保険医に速やかに報告し，当該保険医は診療内容等の要点を当該患者の診療録に記載する必要がある。ただし，これに係る診療情報提供の費用は所定点数に含まれ別に算定できない。

適合しているものとして地方厚生局長等に届け出た保険医療機関において，当該保険医療機関における診療報酬の請求状況，診療の内容に関するデータを継続して厚生労働省に提出している場合は，**在宅データ提出加算**として，**月1回**に限り，**50点**を所定点数に加算する。

8　別に厚生労働大臣が定める施設基準に適合しているものとして地方厚生局長等に届け出た保険医療機関において，健康保険法第3条第13項に規定する電子資格確認等により得られる情報を踏まえて計画的な医学管理の下に，訪問して診療を行った場合は，**在宅医療DX情報活用加算**として，**月1回に限り10点**を所定点数に加算する。ただし，区分番号A000に掲げる初診料の注15，区分番号A001に掲げる再診料の注19若しくは区分番号A002に掲げる外来診療料の注10にそれぞれ規定する医療情報取得加算，区分番号A000に掲げる初診料の注16に規定する医療DX推進体制整備加算，区分番号C001に掲げる在宅患者訪問診療料（Ⅰ）の注13（区分番号C001-2の注6の規定により準用する場合を含む。）に規定する在宅医療DX情報活用加算又は区分番号C005に掲げる在宅患者訪問看護・指導料の注17（区分番号C005-1-2の注6の規定により準用する場合を含む。）若しくは区分番号I012に掲げる精神科訪問看護・指導料の注17にそれぞれ規定する訪問看護医療DX情報活用加算を算定した月は，在宅医療DX情報活用加算は算定できない。

9　別に厚生労働大臣が定める施設基準に適合しているものとして地方厚生局長等に届け出た訪問診療を実施している保険医療機関の保険医が，在宅での療養を行っている末期の悪性腫瘍の患者であって通院が困難なものの同意を得て，当該保険医療機関と連携する他の保険医療機関の保険医，歯科訪問診療を実施している保険医療機関の保険医である歯科医師等，訪問薬剤管理指導を実施している保険薬局の保険薬剤師，訪問看護ステーションの保健師，助産師，看護師，理学療法士，作業療法士若しくは言語聴覚士，管理栄養士，介護支援専門員又は相談支援専門員等であって当該患者に関わる者が電子情報処理組織を使用する方法その他の情報通信の技術を利用する方法を用いて記録した当該患者に係る診療情報等を活用した上で計画的な医学管理を行っ

(6)　在宅療養支援診療所又は在宅療養支援病院は，算定の対象となる患者について，総合的な在宅医療計画を策定し，これに基づいて訪問診療及び訪問看護を積極的に行うとともに，他の保健医療サービス又は福祉サービスとの連携に努める。なお，在宅がん医療総合診療は，同一の患者に対して継続的に行うことが望ましい。

(7)　在宅療養支援診療所又は在宅療養支援病院が，当該患者に対して診療を行おうとする場合には，当該患者等に対し照会等を行うことにより，他の保険医療機関における在宅がん医療総合診療料の算定の有無を確認する。

(8)　「1」に規定する「在宅療養支援診療所又は在宅療養支援病院であって別に厚生労働大臣が定めるもの」とは，「特掲診療料施設基準通知」の第9在宅療養支援診療所の施設基準の1の(1)及び(2)に規定する在宅療養支援診療所，第14の2在宅療養支援病院の施設基準の1の(1)及び(2)に規定する在宅療養支援病院である。

　「1」の「イ」に規定する「病床を有する場合」，「1」の「ロ」に規定する「病床を有しない場合」とは，同通知の第9在宅療養支援診療所の施設基準の2の(1)及び(2)，第14の2在宅療養支援病院の施設基準の2の(1)の規定による。

(9)　1週間のうち院外処方箋を交付した日がある場合は，当該1週間分を「院外処方箋を交付する場合」で算定し，それ以外の場合は「院外処方箋を交付しない場合」で算定する。

　なお，当該診療を開始又は終了（死亡による場合を含む。）した週にあって，当該1週間のうちに(1)に掲げる基準を満たした場合には，当該診療の対象となった日数分について算定する。

〈死亡診断加算「注2」〉

(10)　「注2」に規定する加算は，在宅での療養を行っている患者が在宅で死亡した場合であって，死亡日に往診又は訪問診療を行い，死亡診断を行った場合に算定する。ただし，(12)のイに基づき，C001在宅患者訪問診療料（Ⅰ）の「注7」又はC001-2在宅患者訪問診療料（Ⅱ）の「注6」の規定により準用するC001在宅患者訪問診療料（Ⅰ）の「注7」に規定する加算を算定する場合には，算定できない。

〈診療に係る費用「注3」〉

(11)　当該患者の診療に係る費用は，(12)に掲げる費用及び「注2」の加算を除き，全て所定点数に含まれる。ただし，同一月において在宅がん医療総合診療料が算定された日の前日までに算定された検体検査判断料等については，別に算定できる。

(12)　「注3」の特に規定するものとは次の費用であり，当該費用は，要件を満たせば在宅がん医療総合診療料と別に算定できる。

ア　週3回以上の訪問診療を行った場合であって，訪問診療を行わない日に患家の求めに応じて緊急に往診を行った場合の往診料（C000往診料の「注1」及び「注2」の加算を含む。）（ただし，週2回を限度とする。）

イ　C001在宅患者訪問診療料（Ⅰ）の「注6」に規定する加算及び「注7」に規定する加算並びにC001-2在宅患者訪問診療料（Ⅱ）の「注5」に規定する加算及び「注6」の規定により準用するC001在宅患者訪問診療料（Ⅰ）の「注7」に規定する加算（ただし，C001在宅患者訪問診療料（Ⅰ）の「注6」に規定する加算又はC001-2在宅患者訪問診療料（Ⅱ）の「注5」の加算を算定する場合には，C005在宅患者訪問看護・指導料の「注10」の加算及びC005-1-2同一建物居住者訪問看護・指導料の「注4」の規定により準用するC005在宅患者訪問看護・指導料の「注10」の加算，C001在宅患者訪問診療料（Ⅰ）の「注7」の加算又はC001-2在宅患者訪問診療料（Ⅱ）の「注6」の規定により準用するC001在宅患者訪問診療料（Ⅰ）

た場合に，**在宅医療情報連携加算**として，**月1回に限り**，**100点**を所定点数に加算する。

の「注7」の加算を算定する場合には，在宅がん医療総合診療料の「注2」の加算，C005在宅患者訪問看護・指導料の「注10」の加算及びC005-1-2同一建物居住者訪問看護・指導料の「注4」の規定により準用するC005在宅患者訪問看護・指導料の「注10」の加算は別に算定できない。なお，在宅療養支援診療所及びその連携保険医療機関が連携してC001在宅患者訪問診療料（Ⅰ）の「注6」の加算又はC001-2在宅患者訪問診療料（Ⅱ）の「注5」に規定する加算の要件を満たした場合には在宅療養支援診療所が，当該C001在宅患者訪問診療料（Ⅰ）の「注7」の加算又はC001-2在宅患者訪問診療料（Ⅱ）の「注6」の規定により準用するC001在宅患者訪問診療料（Ⅰ）の「注7」の加算の要件を満たした場合については，看取った保険医療機関が診療報酬請求を行い，それぞれの費用の分配は相互の合議に委ねることとする。）

ウ　第14部に規定するその他の費用（ただし，訪問診療を行った場合に限る。）

〈居宅介護支援事業者に対する情報提供〉

⒀　当該患者を担当する居宅介護支援事業者に対し，予後及び今後想定される病状の変化，病状の変化に合わせて必要となるサービス等について，適時情報提供する。

〈交通費「注4」〉

⒁　「注4」に規定する交通費は実費とする。

〈小児加算「注6」〉

⒂　「注6」に掲げる小児加算については，15歳未満（「児童福祉法」第6条の2第3項に規定する小児慢性特定疾病医療支援の対象である場合は，20歳未満）の患者に対して診療が行われた場合に週に1回を限度として算定する。

〈在宅データ提出加算「注7」〉

⒃　「注7」に規定する在宅データ提出加算の取扱いは，「在宅時医学総合管理料及び施設入居時等医学総合管理料について」の⒆と同様である。

〈在宅医療DX情報活用加算「注8」〉

⒄　「注8」に規定する在宅医療DX情報活用加算の取扱いは，「在宅患者訪問診療料（Ⅰ）について」の⒁から⒃と同様である。

〈在宅医療情報連携加算「注9」〉

⒅　「注9」に規定する在宅医療情報連携加算の取扱いは，「在宅時医学総合管理料及び施設入居時等医学総合管理料について」の⑴と同様である。

C004 救急搬送診療料　　　　　　　　1,300点

注1　患者を救急用の自動車等で保険医療機関に搬送する際，診療上の必要から，当該自動車等に同乗して診療を行った場合に算定する。

2　新生児又は6歳未満の乳幼児（新生児を除く。）に対して当該診療を行った場合には，**新生児加算又は乳幼児加算**として，それぞれ**1,500点**又は**700点**を所定点数に加算する。

3　注1に規定する場合であって，当該診療に要した時間が30分を超えた場合には，**長時間加算**として，**700点**を所定点数に加算する。

4　注1に規定する場合であって，別に厚生労働大臣が定める施設基準に適合して

◇　救急搬送診療料について

⑴　救急用の自動車とは，「消防法」及び「消防法施行令」に規定する市町村又は都道府県の救急業務を行うための救急隊の救急自動車並びに「道路交通法」及び「道路交通法施行令」に規定する緊急自動車であって当該保険医療機関に属するものをいう。

⑵　「救急医療用ヘリコプターを用いた救急医療の確保に関する特別措置法」第2条に規定する「救急医療用ヘリコプター」により搬送される患者に対して，救急医療用ヘリコプター内において診療を行った場合についても救急搬送診療料を算定することができる。

⑶　診療を継続して提供した場合，A000初診料，A001再診料又はA002外来診療料は，救急搬送の同一日に1回に限り算定する。

⑷　搬送先の保険医療機関の保険医に立会診療を求められた場合は，A000初診料，A001再診料又はA002外来診療料は1回に限り算定し，C000往診料は併せて算定できない。ただし，患者の発生した現場に赴き，診療を行った後，救急用の自動車等に同乗して診療を行った場合は，C000往診料を併せて算定できる。

いるものとして地方厚生局長等に届け出た保険医療機関が，重篤な患者に対して当該診療を行った場合には，**重症患者搬送加算**として，**1,800点**を所定点数に加算する。

(5)　救急搬送診療料は，救急用の自動車等に同乗して診療を行った医師の所属する保険医療機関において算定する。

(6)　入院患者を他の保険医療機関に搬送した場合，救急搬送診療料は算定できない。ただし，以下のいずれかに該当する場合においては，入院患者についても救急搬送診療料を算定することができる。

ア　搬送元保険医療機関以外の保険医療機関の医師が，救急用の自動車等に同乗して診療を行った場合

イ　救急搬送中に人工心肺補助装置，補助循環装置又は人工呼吸器を装着し医師による集中治療を要する状態の患者について，日本集中治療医学会の定める指針等に基づき，患者の搬送を行う場合

(7)　「注2」の加算は，新生児又は6歳未満の乳幼児（新生児を除く。）に対して救急搬送診療料を算定する場合に加算する。

(8)　「注3」の加算は，患者の発生した現場に赴き，診療を開始してから，医療機関に到着し，医療機関内で診療を開始するまでの時間が30分を超えた場合に加算する。

(9)　「注4」の加算は，救急搬送中に人工心肺補助装置，補助循環装置又は人工呼吸器を装着し医師による集中治療を要する状態の患者について，日本集中治療医学会の定める指針等に基づき，重症患者搬送チームが搬送を行った場合に加算する。

(10)　同一の搬送において，複数の保険医療機関の医師が診療を行った場合，主に診療を行った医師の所属する保険医療機関が診療報酬請求を行い，それぞれの費用の分配は相互の合議に委ねることとする。

◇　救急患者連携搬送料について

(1)　救急患者連携搬送料は，厚生労働大臣が定める施設基準に適合しているものとして地方厚生（支）局長に届け出た保険医療機関において，救急外来を受診した患者に対する初期診療を実施した場合に，連携する他の保険医療機関（特定機能病院，「救急医療対策事業実施要綱」（昭和52年7月6日医発第692号）に定める第3「救命救急センター」又は第4「高度救命救急センター」を設置している保険医療機関，A200総合入院体制加算又はA200-2急性期充実体制加算の届出を行っている保険医療機関及び特別の関係にある保険医療機関を除く。）において入院医療を提供することが適当と判断した上で，当該他の保険医療機関に入院医療を提供する目的で搬送を行った場合に算定する。ただし，搬送された後に当該患者が搬送先の保険医療機関に入院しなかった場合には算定できない。

(2)　救急患者連携搬送料は，地域における医療資源の効率的な活用の観点から，第三次救急医療機関等が高度で専門的な知識や技術を要する患者に十分対応できるように他の保険医療機関と連携し，当該他の医療機関で対応可能な患者を初期診療後に搬送することを評価したものであり，より高度で専門的な体制を有する医療機関に搬送する場合や，初期診療を行った医療機関において入院医療の提供を行っていない診療科に係る入院医療を提供するために他の医療機関に搬送する場合等は，算定できない。

(3)　他の保険医療機関への搬送は，救急患者連携搬送料を算定する保険医療機関に所属する医師，看護師又は救急救命士が同乗の上で，「道路交通法」及び「道路交通法施行令」に規定する緊急自動車であって当該保険医療機関又は搬送先の保険医療機関に属するものにより行われる。

C004-2　救急患者連携搬送料

1	入院中の患者以外の患者の場合	**1,800点**
2	入院初日の患者の場合	**1,200点**
3	入院2日目の患者の場合	**800点**
4	入院3日目の患者の場合	**600点**

注　別に厚生労働大臣が定める施設基準に適合しているものとして地方厚生局長等に届け出た保険医療機関において，救急外来を受診した患者に対する初期診療を実施し，連携する他の保険医療機関において入院医療を提供することが適当と判断した上で，当該他の保険医療機関において入院医療を提供する目的で医師，看護師又は救急救命士が同乗の上，搬送を行った場合に算定する。この場合において，区分番号C004に掲げる救急搬送診療料は別に算定できない。

(4)　救急患者連携搬送料を算定する保険医療機関は，搬送する患者の初期診療における診断名，診療経過及び初期診療後に入院が必要な理由等の情報について，搬送先の他の保険医療機関に対して搬送を行う際に文書等により提供するとともに，提供した情報の内容について診療録に添付又は記載する。また，搬送先の保険医療機関名について診療

C005 在宅患者訪問看護・指導料（1日につき）

1 保健師，助産師又は看護師（3の場合を除く。）による場合
　イ 週3日目まで　　　　　　　　　**580点**
　ロ 週4日目以降　　　　　　　　　**680点**
2 准看護師による場合
　イ 週3日目まで　　　　　　　　　**530点**
　ロ 週4日目以降　　　　　　　　　**630点**
3 悪性腫瘍の患者に対する緩和ケア，褥瘡ケア又は人工肛門ケア及び人工膀胱ケアに係る専門の研修を受けた看護師による場合
　　　　　　　　　　　　　　　　1,285点

注1　1及び2については，保険医療機関が，在宅で療養を行っている患者（当該患者と同一の建物に居住する他の患者に対して当該保険医療機関が同一日に訪問看護・指導を行う場合の当該患者（以下この区分番号及び区分番号C005-1-2において「同一建物居住者」という。）を除く。注8及び注9において同じ。）であって通院が困難なものに対して，診療に基づく訪問看護計画により，保健師，助産師，看護師又は准看護師（以下この部において「看護師等」という。）を訪問させて看護又は療養上必要な指導を行った場合に，当該患者1人について日単位で算定する。ただし，別に厚生労働大臣が定める疾病等の患者以外の患者については，区分番号C005-1-2に掲げる同一建物居住者訪問看護・指導料（3を除く。）又は区分番号I012に掲げる精神科訪問看護・指導料を算定する日と合わせて週3日（保険医療機関が，診療に基づき患者の急性増悪等により一時的に頻回の訪問看護・指導を行う必要を認めて，訪問看護・指導を行う場合にあっては，1月に1回（別に厚生労働大臣が定めるものについては，月2回）に限り，週7日（当該診療の日から起算して14日以内の期間に行われる場合に限る。））を限度とする。

2　3については，別に厚生労働大臣が定める施設基準に適合しているものとして地方厚生局長等に届け出た保険医療機関が，在宅で療養を行っている悪性腫瘍の鎮痛療法若しくは化学療法を行っている患者，真皮を越える褥瘡の状態にある患者（区分番号C013に掲げる在宅患者訪問褥瘡管理指導料を算定する場合にあっては真皮までの状態の患者）又は人工肛門若しくは人工膀胱を造設している者で管理が困難な患者（いずれも同一建物居住者を除く。）であって通院が困難なも

録及び診療報酬明細書の摘要欄に記載する。

◇　在宅患者訪問看護・指導料及び同一建物居住者訪問看護・指導料について

(1)　在宅患者訪問看護・指導料及び同一建物居住者訪問看護・指導料は，在宅での療養を行っている通院困難な患者の病状に基づいて訪問看護・指導計画を作成し，かつ，当該計画に基づき実際に患家を定期的に訪問し，看護及び指導を行った場合に，1日に1回を限度として算定する。ただし，医師又は看護師の配置が義務付けられている施設に入所している患者（給付調整告示等により規定する場合を除く。）については，算定の対象としない。

在宅患者訪問看護・指導料は，在宅での療養を行っている患者（同一建物居住者であるものを除く。）に対して，同一建物居住者訪問看護・指導料は，同一建物居住者であるものに対して算定する。

(2)　在宅患者訪問看護・指導料又は同一建物居住者訪問看護・指導料（以下「在宅患者訪問看護・指導料等」という。）は，訪問看護・指導を実施する保険医療機関において医師による診療のあった日から1月以内に行われた場合に算定する。

ただし，当該患者（患者の病状に特に変化がないものに限る。）に関し，C001在宅患者訪問診療料（I）等を算定すべき訪問診療を行っている保険医療機関が，患者の同意を得て，診療の日から2週間以内に，当該患者に対して継続して訪問看護・指導を行っている別の保険医療機関に対して，診療状況を示す文書を添えて，当該患者に係る療養上必要な情報を提供した場合には，当該診療情報の提供（B009診療情報提供料（I）の場合に限る。）を行った保険医療機関において，当該診療情報提供料の基礎となる診療があった日から1月以内に行われた場合に算定する。

(3)　同一建物居住者訪問看護・指導料については，以下のア又はイにより算定する。なお，同一建物居住者に係る人数については，同一日に同一建物居住者訪問看護・指導料を算定する患者数とI012の「3」精神科訪問看護・指導料(III)を算定する患者数とを合算した人数とする。
　ア　同一建物居住者が2人の場合は，当該患者全員に対して，「1」の「イ」又は「2」の「イ」により算定
　イ　同一建物居住者が3人以上の場合は，当該患者全員に対して，「1」の「ロ」又は「2」の「ロ」により算定

〈算定日数等について「注1」〉
(4)　在宅患者訪問看護・指導料等の算定は週3日を限度とするが，厚生労働大臣が定める疾病等の患者については週4日以上算定できる。
　【厚生労働大臣が定める疾病等の患者】
　　○「特掲診療料の施設基準等」の「別表第七」に掲げる疾病等の患者
　　　末期の悪性腫瘍，多発性硬化症，重症筋無力症，スモン，筋萎縮性側索硬化症，脊髄小脳変性症，ハンチントン病，進行性筋ジストロフィー症，パーキンソン病関連疾患（進行性核上性麻痺，大脳皮質基底核変性症，パーキンソン病（ホーエン・ヤールの重症度分類がステージ3以上かつ生活機能障害度がII度又はIII度のものに限る。）），多系統萎縮症（線条体黒質変性症，オリーブ橋小脳萎縮症，シャイ・ドレーガー症候群），プリオン病，亜急性硬化性全脳炎，ライソゾーム病，副腎白質ジストロフィー，脊髄性筋萎縮症，球脊髄性筋萎縮症，慢性炎症性脱髄性多発神経炎，後天性免疫不全症候群若しくは頸髄損傷の患者又は人工呼吸器を使用している状態の患者
　　○「特掲診療料の施設基準等」の「別表第八」に掲げる状態等の患者
　　　在宅麻薬等注射指導管理，在宅腫瘍化学療法注射指導管理又は在

のに対して，診療に基づく訪問看護計画
により，緩和ケア，褥瘡ケア又は人工肛
門ケア及び人工膀胱ケアに係る専門の研
修を受けた看護師を訪問させて，他の保
険医療機関の看護師若しくは准看護師又
は訪問看護ステーションの看護師若しく
は准看護師と共同して同一日に看護又は
療養上必要な指導を行った場合に，当該
患者1人について，それぞれ月1回に限
り算定する。

3　1及び2については，注1ただし書に
規定する別に厚生労働大臣が定める疾病
等の患者又は同注ただし書の規定に基づ
き週7日を限度として所定点数を算定す
る患者に対して，当該患者に対する診療
を担う保険医療機関の保険医が必要と認
めて，1日に2回又は3回以上訪問看
護・指導を実施した場合は，**難病等複数
回訪問加算**として，それぞれ**450点**又は
800点を所定点数に加算する。

4　1及び2については，患者又はその看
護に当たっている者の求めを受けた診療
所又は在宅療養支援病院の保険医の指示
により，保険医療機関の看護師等が緊急
に訪問看護・指導を実施した場合には，
緊急訪問看護加算として，次に掲げる区
分に従い，1日につき，いずれかを所定
点数に加算する。

イ　月14日目まで　　　　　　**265点**
ロ　月15日目以降　　　　　　**200点**

5　1及び2については，別に厚生労働大
臣が定める長時間の訪問を要する者に対
し，保険医療機関の看護師等が，長時間
にわたる訪問看護・指導を実施した場合
には，**長時間訪問看護・指導加算**として，
週1日（別に厚生労働大臣が定める者の
場合にあっては週3日）に限り，**520点**
を所定点数に加算する。

6　1及び2については，6歳未満の乳幼
児に対し，保険医療機関の看護師等が訪
問看護・指導を実施した場合には，**乳幼
児加算**として，1日につき**130点**（別に
厚生労働大臣が定める者に該当する場合
にあっては，**180点**）を所定点数に加算
する。

7　1及び2については，同時に複数の看
護師等又は看護補助者による訪問看護・
指導が必要な者として別に厚生労働大臣
が定める者に対して，保険医療機関の看
護師等が，当該保険医療機関の他の看護
師等又は看護補助者（以下この部におい
て「その他職員」という。）と同時に訪
問看護・指導を行うことについて，当該

宅強心剤持続投与指導管理若しくは在宅気管切開患者指導管理を受け
ている状態にある者又は気管カニューレ若しくは留置カテーテル
を使用している状態にある者，在宅自己腹膜灌流指導管理，在宅血
液透析指導管理，在宅酸素療法指導管理，在宅中心静脈栄養法指導
管理，在宅成分栄養経管栄養法指導管理，在宅自己導尿指導管理，
在宅人工呼吸指導管理，在宅持続陽圧呼吸療法指導管理，在宅自己
疼痛管理指導管理又は在宅肺高血圧症患者指導管理を受けている状
態にある者，人工肛門又は人工膀胱を設置している状態にある者，
真皮を越える褥瘡の状態にある者，C005-2在宅患者訪問点滴注射
管理指導料を算定している者

(5)　診療に基づき，患者の病状の急性増悪，終末期，退院直後等により
一時的に週4日以上の頻回の訪問看護・指導が必要であると認められ
た患者（厚生労働大臣が定める疾病等の患者を除く。）については，
月1回（気管カニューレを使用している状態にある者又は真皮を越え
る褥瘡の状態にある者については，月2回）に限り，当該診療を行っ
た日から14日以内の期間において，14日を限度として算定できる。ま
た，当該患者に対する訪問看護・指導については，当該患者の病状等
を十分把握し，一時的に頻回に訪問看護・指導が必要な理由を訪問看
護計画書及び訪問看護報告書等に記載し，訪問看護・指導の実施等に
おいて，医師と連携を密にする。また，例えば，毎月，恒常的に週4
日以上の訪問看護・指導が頻回に必要な場合については，その理由を
訪問看護計画書及び報告書に記載する。

　当該患者が「介護保険法」第62条に規定する要介護被保険者等であ
る場合には，看護記録に頻回の訪問看護・指導が必要であると認めた
理由及び頻回の訪問看護・指導が必要な期間（ただし14日間以内に限
る。）を記載する。

(6)　(4)又は(5)により，週4回以上在宅患者訪問看護・指導料等を算定す
る場合は，在宅患者訪問看護・指導料等の「1」の「ロ」又は「2」
の「ロ」，同一建物居住者訪問看護・指導料の「1」の「イ」の「(2)」，
「1」の「ロ」の「(2)」，「2」の「イ」の「(2)」又は「2」の「ロ」
の「(2)」により算定する。

〈「3」について〉

(7)　在宅患者訪問看護・指導料等の「3」については，在宅で療養を行っ
ている悪性腫瘍の鎮痛療法若しくは化学療法を行っている患者，真皮
を越える褥瘡の状態にある患者（C013在宅患者訪問褥瘡管理指導料
を算定する場合にあっては真皮までの状態の患者）又は人工肛門若し
くは人工膀胱周囲の皮膚にびらん等の皮膚障害が継続若しくは反復し
て生じている状態にある患者若しくは人工肛門若しくは人工膀胱のそ
の他の合併症を有する患者に対し，別に定める施設基準に適合してい
るものとして届け出た保険医療機関が専門の研修を受けた看護師を訪
問させて，他の保険医療機関の看護師若しくは准看護師又は訪問看護
ステーションの看護師若しくは准看護師と共同して同一日に看護又は
療養上必要な指導を行った場合に，在宅患者訪問看護・指導料等の
「3」により当該患者につきそれぞれ月1回を限度として，当該専門
の看護師が所属する保険医療機関において算定する。この場合，当該
医療機関で別に定める専従要件となっている場合であっても，別に定
める専従業務に支障が生じなければ訪問しても差し支えない。

〈「1」の助産師による算定対象患者〉

(8)　「1」の助産師による在宅患者訪問看護・指導料等の算定の対象と
なる患者は，在宅での療養を行っている通院困難な妊産婦及び乳幼児
であって，疾病等に係る療養上の指導等が必要な患者であり，療養上
必要と認められない一般的保健指導を専ら行う場合は算定しない。

〈訪問看護・指導計画〉

患者又はその家族等の同意を得て，訪問看護・指導を実施した場合には，**複数名訪問看護・指導加算**として，次に掲げる区分に従い，1日につき，いずれかを所定点数に加算する。ただし，イ又はロの場合にあっては週1日を，ハの場合にあっては週3日を限度として算定する。

イ　所定点数を算定する訪問看護・指導を行う看護師等が他の保健師，助産師又は看護師と同時に訪問看護・指導を行う場合　　　　　**450点**

ロ　所定点数を算定する訪問看護・指導を行う看護師等が他の准看護師と同時に訪問看護・指導を行う場合　**380点**

ハ　所定点数を算定する訪問看護・指導を行う看護師等がその他職員と同時に訪問看護・指導を行う場合（別に厚生労働大臣が定める場合を除く。）
　　　　　　　　　　　　　　300点

ニ　所定点数を算定する訪問看護・指導を行う看護師等がその他職員と同時に訪問看護・指導を行う場合（別に厚生労働大臣が定める場合に限る。）

(1)　1日に1回の場合　　　**300点**
(2)　1日に2回の場合　　　**600点**
(3)　1日に3回以上の場合　**1,000点**

8　1及び2については，訪問診療を実施している保険医療機関の保健師，助産師又は看護師が，在宅で療養を行っている患者であって通院が困難なものに対して，当該患者の同意を得て，訪問診療を実施している保険医療機関を含め，歯科訪問診療を実施している保険医療機関又は訪問薬剤管理指導を実施している保険薬局と文書等により情報共有を行うとともに，共有された情報を踏まえて療養上必要な指導を行った場合に，**在宅患者連携指導加算**として，**月1回**に限り**300点**を所定点数に加算する。

9　1及び2については，保険医療機関の保健師，助産師又は看護師が，在宅で療養を行っている患者であって通院が困難なものの状態の急変等に伴い，当該患者の在宅療養を担う他の保険医療機関の保険医の求めにより，当該他の保険医療機関の保険医等，歯科訪問診療を実施している保険医療機関の保険医である歯科医師等，訪問薬剤管理指導を実施している保険薬局の保険薬剤師，介護支援専門員又は相談支援専門員と共同で，カンファレンスに参加し，それらの者と共同で療養上必要な指導を行った場合には，**在宅患者緊急時等カンファレンス加算**とし

(9)　訪問看護・指導計画は，医師又は保健師，助産師若しくは看護師が患家を訪問し，患者の家庭における療養状況を踏まえて作成し，当該計画は少なくとも1月に1回は見直しを行うほか，患者の病状に変化があった場合には適宜見直す。
　　訪問看護・指導計画には，看護及び指導の目標，実施すべき看護及び指導の内容並びに訪問頻度等を記載する。

〈診療録の記載等〉

(10)　医師は，保健師，助産師，看護師又は准看護師（以下この区分において「看護師等」という。）に対して行った指示内容の要点を診療録に記載する。また，看護師等が准看護師に対して指示を行ったときは，その内容の要点を記録する。また，保険医療機関における日々の訪問看護・指導を実施した患者氏名，訪問場所，訪問時間（開始時刻及び終了時刻）及び訪問人数等について記録し，保管しておく。

(11)　看護師等は，患者の体温，血圧等基本的な病態を含む患者の状態並びに行った指導及び看護の内容の要点を記録する。

〈他の保険医療機関で算定している患者〉

(12)　他の保険医療機関において在宅患者訪問看護・指導料等を算定している患者については，在宅患者訪問看護・指導料等を算定できない。ただし，保険医療機関を退院後1月以内の患者に対して当該保険医療機関が行った訪問看護・指導及び緩和ケア，褥瘡ケア又は人工肛門ケア及び人工膀胱ケアに係る専門の研修を受けた看護師が，当該患者の在宅療養を担う他の保険医療機関の看護師若しくは准看護師又は訪問看護ステーションの看護師若しくは准看護師と共同して行った訪問看護・指導については，この限りではない。

〈訪問看護療養費を算定した月〉

(13)　同一の患者について，訪問看護ステーションにおいて訪問看護療養費を算定した月については，在宅患者訪問看護・指導料等を算定できない。ただし，次に掲げる場合はこの限りではない。

ア　(4)の厚生労働大臣が定める疾病等の患者について，訪問看護療養費を算定した場合

イ　急性増悪等により一時的に週4日以上の頻回の訪問看護・指導を行う必要を認めた患者

ウ　当該保険医療機関を退院後1月以内の患者

エ　緩和ケア，褥瘡ケア又は人工肛門ケア及び人工膀胱ケアに係る専門の研修を受けた看護師が，当該患者の在宅療養を担う他の保険医療機関の看護師若しくは准看護師又は訪問看護ステーションの看護師若しくは准看護師と共同して訪問看護・指導を行った場合

(14)　(13)において，同一の患者について，在宅患者訪問看護・指導料等及び訪問看護療養費を算定できる場合であっても，訪問看護療養費を算定した日については，在宅患者訪問看護・指導料等を算定できない。ただし，(13)のウ及びエの場合は，この限りではない。

〈複数の保険医療機関等で訪問看護・指導を行う場合〉

(15)　同一の患者について，複数の保険医療機関や訪問看護ステーションにおいて訪問看護・指導を行う場合は，保険医療機関間及び保険医療機関と訪問看護ステーションとの間において十分に連携を図る。具体的には，訪問看護・指導の実施による患者の目標の設定，訪問看護・指導計画の立案，訪問看護・指導の実施状況及び評価を共有する。

〈高齢者向け施設等に入所している患者に訪問看護・指導を行う場合〉

(16)　「介護保険法」第8条第20項に規定する認知症対応型共同生活介護を行う施設，「高齢者の居住の安定確保に関する法律」第5条第1項に規定するサービス付き高齢者向け住宅，「障害者総合支援法」第5条第1項に規定する障害福祉サービスを行う施設，その他の高齢者向け施設等に入所している患者に訪問看護・指導を行う場合においては，介

C
在宅

て，月2回に限り**200点**を所定点数に加算する。

10　1及び2については，在宅で死亡した患者又は特別養護老人ホームその他これに準ずる施設（以下この注において「**特別養護老人ホーム等**」という。）で死亡した患者に対して，保険医療機関の保険医の指示により，その死亡日及び死亡日前14日以内に，2回以上訪問看護・指導を実施し，かつ，訪問看護におけるターミナルケアに係る支援体制について患者及び家族等に対して説明した上でターミナルケアを行った場合は，**在宅ターミナルケア加算**として，次に掲げる区分に従い，いずれかを所定点数に加算する。

イ　在宅で死亡した患者（ターミナルケアを行った後，24時間以内に在宅以外で死亡した患者を含む。）又は特別養護老人ホーム等で死亡した患者（ターミナルケアを行った後，24時間以内に当該特別養護老人ホーム等以外で死亡した患者を含み，指定施設サービス等に要する費用の額の算定に関する基準（平成12年厚生省告示第21号）別表の1に規定する看取り介護加算その他これに相当する加算（以下この注において「**看取り介護加算等**」という。）を算定しているものを除く。）　**2,500点**

ロ　特別養護老人ホーム等で死亡した患者（ターミナルケアを行った後，24時間以内に当該特別養護老人ホーム等以外で死亡した患者を含む。）であって，看取り介護加算等を算定しているもの　**1,000点**

11　1及び2については，訪問看護・指導に関して特別な管理を必要とする患者（別に厚生労働大臣が定める状態等にある者に限る。以下この注において同じ。）に対して，当該患者に係る訪問看護・指導に関する計画的な管理を行った場合は，患者1人につき1回に限り，**在宅移行管理加算**として，**250点**を所定点数に加算する。ただし，特別な管理を必要とする患者のうち**重症度等の高いもの**として別に厚生労働大臣が定める状態等にあるものについては，患者1人につき1回に限り，**500点**を所定点数に加算する。

12　1及び2については，夜間（午後6時から午後10時までの時間をいう。）又は早朝（午前6時から午前8時までの時間をいう。）に訪問看護・指導を行った場合は，**夜間・早朝訪問看護加算**として**210点**を所定点数に加算し，深夜に訪問看

護保険又は障害福祉サービスによる医療及び看護サービスの提供に係る加算の算定等を含む当該施設における利用者の医療ニーズへの対応について確認し，当該施設で行われているサービスと十分に連携する。また，当該施設において当該保険医療機関が日常的な健康管理等（医療保険制度の給付によるものを除く。）を行っている場合は，健康管理等と医療保険制度の給付による訪問看護・指導を区別して実施する。

〈**難病等複数回訪問加算**「C005」の「注3」，「C005-1-2」の「注3」〉

(17)　在宅患者訪問看護・指導料の「注3」又は同一建物居住者訪問看護・指導料の「注3」に規定する難病等複数回訪問加算は，(4)の厚生労働大臣が定める疾病等の患者又は一時的に頻回の訪問看護・指導を行う必要が認められた患者に対して，1日に2回又は3回以上訪問看護・指導を実施した場合に算定する。

また，同一建物居住者訪問看護・指導料の「注3」に規定する難病等複数回訪問加算を算定する場合にあっては，同一建物内において，当該加算又はI012精神科訪問看護・指導料の「注10」に規定する精神科複数回訪問加算（1日当たりの回数の区分が同じ場合に限る。）を同一日に算定する患者の人数に応じて，以下のア又はイにより算定する。

ア　同一建物内に1人又は2人の場合は，当該加算を算定する患者全員に対して，「注3」の「イ」の「(1)」又は「ロ」の「(1)」により算定

イ　同一建物内に3人以上の場合は，当該加算を算定する患者全員に対して，「注3」の「イ」の「(2)」又は「ロ」の「(2)」により算定

〈**緊急訪問看護加算**「C005」の「注4」，「C005-1-2」の「注6」〉

(18)　在宅患者訪問看護・指導料の「注4」又は同一建物居住者訪問看護・指導料の「注6」の規定により準用する在宅患者訪問看護・指導料の「注4」に規定する緊急訪問看護加算は，訪問看護・指導計画に基づき定期的に行う訪問看護・指導以外であって，緊急の患家の求めに応じて，診療所又は在宅療養支援病院の保険医の指示により，当該保険医の属する保険医療機関又は連携する保険医療機関の看護師等が訪問看護・指導した場合に1日につき1回に限り算定する。その際，当該保険医はその指示内容を診療録に記載する。また，当該看護師等は，患者又はその家族等の緊急の求めの内容の要点，医師の指示及び当該指示に基づき行った訪問看護・指導の日時，内容の要点及び対応状況を看護記録等に記録する。なお，当該加算は，診療所又は在宅療養支援病院が24時間往診及び訪問看護により対応できる体制を確保し，診療所又は在宅療養支援病院の連絡担当者の氏名，連絡先電話番号等，担当日，緊急時の注意事項並びに往診担当医及び訪問看護担当者の氏名等について，文書により提供している患者に限り算定できる。

当該加算を算定する場合には，診療報酬明細書の摘要欄にその理由を詳細に記載する。

〈**長時間訪問看護・指導加算**「C005」の「注5」，「C005-1-2」の「注6」〉

(19)　在宅患者訪問看護・指導料の「注5」又は同一建物居住者訪問看護・指導料の「注6」の規定により準用する在宅患者訪問看護・指導料の「注5」に規定する長時間訪問看護・指導加算は，「特掲診療料の施設基準等」第四の四の(3)のイに規定する長時間の訪問を要する者に対して，1回の訪問看護・指導の時間が90分を超えた場合について算定するものであり，週1回（「特掲診療料の施設基準等」第四の四の(3)のロに規定する者にあっては週3回）に限り算定できるものとする。なお，「特掲診療料の施設基準等」第四の四の(3)のロに規定する者のうち，超重症児・準超重症児については，「基本診療料施設基準通知」の「別添6」の「別紙14」の超重症児（者）・準超重症児（者）の判定基準

護・指導を行った場合は，**深夜訪問看護加算**として**420点**を所定点数に加算する。

13　1及び2については，別に厚生労働大臣が定める者について，保険医療機関の看護師又は准看護師が，登録喀痰吸引等事業者(社会福祉士及び介護福祉士法(昭和62年法律第30号)第48条の3第1項の登録を受けた登録喀痰吸引等事業者をいう。以下同じ。)又は登録特定行為事業者(同法附則第27条第1項の登録を受けた登録特定行為事業者をいう。以下同じ。)と連携し，社会福祉士及び介護福祉士法施行規則(昭和62年厚生省令第49号)第1条各号に掲げる医師の指示の下に行われる行為(以下**「喀痰吸引等」**という。)が円滑に行われるよう，喀痰吸引等に関してこれらの事業者の介護の業務に従事する者に対して必要な支援を行った場合には，**看護・介護職員連携強化加算**として，月1回に限り**250点**を所定点数に加算する。

14　保険医療機関の看護師等が，最も合理的な経路及び方法による当該保険医療機関の所在地から患家までの移動にかかる時間が1時間以上である者に対して訪問看護・指導を行い，次のいずれかに該当する場合，**特別地域訪問看護加算**として，**所定点数の100分の50に相当する点数**を加算する。
　　イ　別に厚生労働大臣が定める地域に所在する保険医療機関の看護師等が訪問看護・指導を行う場合
　　ロ　別に厚生労働大臣が定める地域外に所在する保険医療機関の看護師等が別に厚生労働大臣が定める地域に居住する患者に対して訪問看護・指導を行う場合

15　別に厚生労働大臣が定める施設基準に適合しているものとして地方厚生局長等に届け出た保険医療機関の看護師等が訪問看護・指導を実施した場合には，**訪問看護・指導体制充実加算**として，月1回に限り**150点**を所定点数に加算する。

16　1については，別に厚生労働大臣が定める施設基準に適合しているものとして地方厚生局長等に届け出た保険医療機関の緩和ケア，褥瘡ケア若しくは人工肛門ケア及び人工膀胱ケアに係る専門の研修を受けた看護師又は保健師助産師看護師法(昭和23年法律第203号)第37条の2第2項第5号に規定する指定研修機関において行われる研修(以下**「特定行為研修」**という。)を修了した看護師が，訪

による判定スコアが10以上のものをいう(以下この項において同じ)。
〈乳幼児加算「C005」の「注6」，「C005-1-2」の「注6」〉

⒇　在宅患者訪問看護・指導料の「注6」又は同一建物居住者訪問看護・指導料の「注6」の規定により準用する在宅患者訪問看護・指導料の「注6」に規定する乳幼児加算は，6歳未満の乳幼児に対して，訪問看護・指導を実施した場合に1日につき1回に限り算定できる。
　　「厚生労働大臣が定める者」とは，「特掲診療料の施設基準等」第四の四の(6)に規定する者をいう。
　【厚生労働大臣が定める者】
　ア　超重症児・準超重症児
　イ　「特掲診療料の施設基準等」の「別表第七」に掲げる疾病等の者
　ウ　「特掲診療料の施設基準等」の「別表第八」に掲げる者
〈複数名訪問看護・指導加算「C005」の「注7」，「C005-1-2」の「注4」〉

㉑　在宅患者訪問看護・指導料の「注7」又は同一建物居住者訪問看護・指導料の「注4」に規定する複数名訪問看護・指導加算は，「特掲診療料の施設基準等」第四の四の二の(1)に規定する複数名訪問看護・指導加算に係る厚生労働大臣が定める者に該当する1人の患者に対して，患者又はその家族等の同意を得て，看護師等と他の看護師等又は看護補助者(以下「その他職員」という。)の複数名が同時に訪問看護・指導を実施した場合に，1日につき在宅患者訪問看護・指導料の「注7」の「イ」から「ニ」まで又は同一建物居住者訪問看護・指導料の「注4」の「イ」から「ニ」までのいずれかを，以下のアからエまでにより算定する。なお，単に2人の看護師等又は看護補助者が同時に訪問看護・指導を行ったことのみをもって算定することはできない。
　ア　看護師等が他の保健師，助産師又は看護師と同時に訪問看護・指導を行う場合は，週1日に限り，在宅患者訪問看護・指導料の「注7」の「イ」又は同一建物居住者訪問看護・指導料の「注4」の「イ」を算定する。
　イ　看護師等が他の准看護師と同時に訪問看護・指導を行う場合は，週1日に限り，在宅患者訪問看護・指導料の「注7」の「ロ」又は同一建物居住者訪問看護・指導料の「注4」の「ロ」を算定する。
　ウ　看護師等がその他職員と同時に，「特掲診療料の施設基準等」第四の四の二の(1)に規定する複数名訪問看護・指導加算に係る厚生労働大臣が定める者のうち，同(2)に規定する厚生労働大臣が定める場合に該当しない患者に訪問看護・指導を行う場合は，週3日に限り，在宅患者訪問看護・指導料の「注7」の「ハ」又は同一建物居住者訪問看護・指導料の「注4」の「ハ」を算定する。
　エ　看護師等がその他職員と同時に，「特掲診療料の施設基準等」第四の四の二の(1)に規定する複数名訪問看護・指導加算に係る厚生労働大臣が定める者のうち，同(2)に規定する厚生労働大臣が定める場合に該当する患者に訪問看護・指導を行う場合は在宅患者訪問看護・指導料の「注7」の「ニ」又は同一建物居住者訪問看護・指導料の「注4」の「ニ」を，1日当たりの回数に応じて算定する。
　　　また，同一建物居住者訪問看護・指導料の「注4」に規定する複数名訪問看護・指導加算を算定する場合にあっては，同一建物内において，当該加算又はI012精神科訪問看護・指導料の「注4」に規定する複数名精神科訪問看護・指導加算(同時に訪問看護・指導を実施する職種及び1日当たりの回数の区分が同じ場合に限る。)を同一日に算定する患者の人数に応じて，以下のオ又はカにより算定する。
　オ　同一建物内に1人又は2人の場合は，当該加算を算定する患者全員に対して，「注4」の「イ」の「(1)」，「ロ」の「(1)」，「ハ」の「(1)」，

C

在宅

問看護・指導の実施に関する計画的な管理を行った場合には，**専門管理加算**として，月1回に限り，次に掲げる区分に従い，いずれかを所定点数に加算する。

イ　緩和ケア，褥瘡ケア又は人工肛門ケア及び人工膀胱ケアに係る専門の研修を受けた看護師が計画的な管理を行った場合（悪性腫瘍の鎮痛療法若しくは化学療法を行っている患者，真皮を越える褥瘡の状態にある患者（区分番号C013に掲げる在宅患者訪問褥瘡管理指導料を算定する場合にあっては真皮までの状態の患者）又は人工肛門若しくは人工膀胱を造設している者で管理が困難な患者に対して行った場合に限る。）　　　　**250点**

ロ　特定行為研修を修了した看護師が計画的な管理を行った場合（保健師助産師看護師法第37条の2第2項第1号に規定する特定行為（訪問看護において専門の管理を必要とするものに限る。以下この部において同じ。）に係る管理の対象となる患者に対して行った場合に限る。）　　　　**250点**

<u>17</u>　別に厚生労働大臣が定める施設基準に適合しているものとして地方厚生局長等に届け出た保険医療機関の看護師等（准看護師を除く。）が，健康保険法第3条第13項の規定による電子資格確認により，患者の診療情報を取得等した上で訪問看護・指導の実施に関する計画的な管理を行った場合には，**訪問看護医療ＤＸ情報活用加算**として，月1回に限り**5点**を所定点数に加算する。ただし，区分番号A000に掲げる初診料の注15，区分番号A001に掲げる再診料の注19若しくは区分番号A002に掲げる外来診療料の注10にそれぞれ規定する医療情報取得加算，区分番号A000に掲げる初診料の注16に規定する医療ＤＸ推進体制整備加算，区分番号C001に掲げる在宅患者訪問診療料（Ⅰ）の注13（区分番号C001-2の注6の規定により準用する場合を含む。）若しくは区分番号C003に掲げる在宅がん医療総合診療料の注8にそれぞれ規定する在宅医療ＤＸ情報活用加算又は区分番号Ｉ012に掲げる精神科訪問看護・指導料の注17に規定する訪問看護医療ＤＸ情報活用加算を算定した月は，訪問看護医療ＤＸ情報活用加算は算定できない。

<u>18</u>　別に厚生労働大臣が定める施設基準に適合しているものとして地方厚生局長等

「ニ」の「(1)」の「①」，「ニ」の「(2)」の「①」又は「ニ」の「(3)」の「①」により算定

カ　同一建物内に3人以上の場合は，当該加算を算定する患者全員に対して，「注4」の「イ」の「(2)」，「ロ」の「(2)」，「ハ」の「(2)」，「ニ」の「(1)」の「②」，「ニ」の「(2)」の「②」又は「ニ」の「(3)」の「②」により算定

〈在宅患者連携指導加算「C005」の「注8」，同一建物居住者連携指導加算「C005-1-2」の「注6」〉

⑵　在宅患者訪問看護・指導料の「注8」又は同一建物居住者訪問看護・指導料の「注6」の規定により準用する在宅患者訪問看護・指導料の「注8」に規定する在宅患者連携指導加算又は同一建物居住者連携指導加算は，以下の要件を満たす場合に算定する。

ア　当該加算は，在宅での療養を行っている患者の診療情報等を，当該患者の診療等を担う保険医療機関等の医療関係職種間で文書等により共有し，それぞれの職種が当該診療情報等を踏まえ診療等を行う取組を評価するものである。

イ　在宅での療養を行っている患者であって通院が困難な者に対して，患者の同意を得て，月2回以上医療関係職種間で文書等（電子メール，ファクシミリでも可）により共有された診療情報を基に，患者に対して指導等を行った場合に，月1回に限り算定できる。

ウ　単に医療関係職種間で当該患者に関する診療情報等を交換したのみの場合は算定できない。

エ　他職種から情報提供を受けた場合，できる限り速やかに患者への指導等に反映させるよう留意しなければならない。また，当該患者の療養上の指導に関する留意点がある場合には，速やかに他職種に情報提供するよう努めなければならない。

オ　当該患者の診療を担う保険医療機関の保険医との間のみで診療情報等を共有し，訪問看護・指導を行った場合は，所定点数を算定できない。

カ　他職種から受けた診療情報等の内容及びその情報提供日並びにその診療情報等を基に行った指導等の内容の要点及び指導日を看護記録に記載する。

〈在宅患者緊急時等カンファレンス加算「C005」の「注9」，同一建物居住者緊急時等カンファレンス加算「C005-1-2」の「注6」〉

⑵　在宅患者訪問看護・指導料の「注9」又は同一建物居住者訪問看護・指導料の「注6」の規定により準用する在宅患者訪問看護・指導料の「注9」に規定する在宅患者緊急時等カンファレンス加算又は同一建物居住者緊急時等カンファレンス加算は，以下の要件を満たす場合に算定する。

ア　当該加算は，在宅で療養を行っている患者の状態の急変や診療方針の変更等の際，当該患者に対する診療等を行う医療関係職種等が一堂に会しカンファレンスを行うことにより，より適切な診療方針を立てること及び当該カンファレンスの参加者の間で診療方針の変更等の的確な情報共有を可能とすることは，患者及びその家族が安心して療養生活を行う上で重要であることから，そのような取組に対して評価するものである。

イ　関係する医療関係職種等が共同でカンファレンスを行い，当該カンファレンスで共有した当該患者の診療情報等を踏まえ，それぞれの職種が患者に対して療養上必要な指導を行った場合に月2回に限り算定する。なお，当該カンファレンスは，原則として患家で行うこととするが，患者又は家族が患家以外の場所でのカンファレンスを希望する場合はこの限りではない。

ウ　当該カンファレンスは，1者以上が患家に赴きカンファレンスを

に届け出た保険医療機関において，区分番号C001の注8（区分番号C001-2の注6の規定により準用する場合を含む。）に規定する死亡診断加算及び区分番号C005の注10（区分番号C005-1-2の注6の規定により準用する場合を含む。）に規定する在宅ターミナルケア加算を算定する患者（別に厚生労働大臣が定める地域に居住する患者に限る。）に対して，医師の指示の下，情報通信機器を用いた在宅での看取りに係る研修を受けた看護師が，情報通信機器を用いて医師の死亡診断の補助を行った場合は，**遠隔死亡診断補助加算**として，**150点**を所定点数に加算する。

19　在宅患者訪問看護・指導料を算定した場合には，区分番号C005-1-2に掲げる同一建物居住者訪問看護・指導料又は区分番号I012に掲げる精神科訪問看護・指導料は，算定しない。

20　訪問看護・指導に要した交通費は，患家の負担とする。

C005-1-2　同一建物居住者訪問看護・指導料
（1日につき）

1　保健師，助産師又は看護師（3の場合を除く。）による場合

イ　同一日に2人
(1)　週3日目まで　**580点**
(2)　週4日目以降　**680点**

ロ　同一日に3人以上
(1)　週3日目まで　**293点**
(2)　週4日目以降　**343点**

2　准看護師による場合

イ　同一日に2人
(1)　週3日目まで　**530点**
(2)　週4日目以降　**630点**

ロ　同一日に3人以上
(1)　週3日目まで　**268点**
(2)　週4日目以降　**318点**

3　悪性腫瘍の患者に対する緩和ケア，褥瘡ケア又は人工肛門ケア及び人工膀胱ケアに係る専門の研修を受けた看護師による場合
1,285点

注1　1及び2については，保険医療機関が，在宅で療養を行っている患者（同一建物居住者に限る。）であって通院が困難なものに対して，診療に基づく訪問看護計画により，看護師等を訪問させて看護又は療養上必要な指導を行った場合に，患者1人について日単位で算定する。ただし，別に厚生労働大臣が定める疾病等の患者以外の患者については，区分番号C005に掲げる在宅患者訪問看護・指導料

行う場合には，その他の関係者はビデオ通話が可能な機器を用いて参加することができる。

エ　ウにおいて，患者の個人情報を当該ビデオ通話の画面上で共有する際は，患者の同意を得ている。また，保険医療機関の電子カルテなどを含む医療情報システムと共通のネットワーク上の端末においてカンファレンスを実施する場合には，厚生労働省「医療情報システムの安全管理に関するガイドライン」に対応している。

オ　カンファレンスに参加した医療関係職種等の氏名，カンファレンスの要点，患者に行った指導の要点及びカンファレンスを行った日を看護記録に記載する。

カ　当該患者の診療を担う保険医療機関の保険医と当該患者の訪問看護を担う看護師等（当該保険医療機関の保険医とは異なる保険医療機関の看護師等に限る。）と2者でカンファレンスを行った場合であっても算定できる。

キ　在宅患者緊急時等カンファレンス加算及び同一建物居住者緊急時等カンファレンス加算は，カンファレンスを行い，当該カンファレンスで共有した当該患者の診療情報を踏まえた療養上必要な指導を行った場合に，当該指導日以降最初の在宅患者訪問看護・指導料等を算定する日に合わせて算定する。また，必要に応じ，カンファレンスを行った日以降に当該指導を行う必要がある場合には，カンファレンスを行った日以降できる限り速やかに指導を行う。

なお，当該指導とは，在宅患者訪問看護・指導料等を算定する訪問看護・指導とは異なるものであるが，例えば，当該指導とは別に継続的に実施している訪問看護・指導を当該指導を行った日と同一日に行う場合には，当該指導を行った日において在宅患者訪問看護・指導料又は同一建物居住者訪問看護・指導料を合わせて算定することは可能である。

〈在宅ターミナルケア加算「C005」の「注10」，**同一建物居住者ターミナルケア加算「C005-1-2」の「注6」**〉

(24)　在宅患者訪問看護・指導料の「注10」又は同一建物居住者訪問看護・指導料の「注6」の規定により準用する在宅患者訪問看護・指導料の「注10」に規定する在宅ターミナルケア加算又は同一建物居住者ターミナルケア加算について

ア　在宅ターミナルケア加算又は同一建物居住者ターミナルケア加算は，在宅患者訪問看護・指導料等を死亡日及び死亡日前14日以内の計15日間に2回以上算定し，かつ，訪問看護におけるターミナルケアの支援体制（訪問看護に係る連絡担当者の氏名，連絡先電話番号，緊急時の注意事項等）について患者及びその家族に対して説明した上でターミナルケアを行った場合（ターミナルケアを行った後，24時間以内に在宅以外で死亡した場合を含む。）に算定する。ターミナルケアにおいては，厚生労働省「人生の最終段階における医療・ケアの決定プロセスに関するガイドライン」等の内容を踏まえ，患者本人及びその家族等と話し合いを行い，患者本人の意思決定を基本に，他の関係者と連携の上対応する。当該加算を算定した場合は，死亡した場所，死亡時刻等を看護記録に記録する。1つの保険医療機関において，死亡日及び死亡日前14日以内の計15日間に介護保険制度又は医療保険制度の給付の対象となる訪問看護をそれぞれ1日以上実施した場合は，最後に実施した訪問看護が医療保険制度の給付による場合に，当該加算を算定する。また，同一の患者に，他の保険医療機関において在宅患者訪問看護・指導料の在宅ターミナルケア加算若しくは同一建物居住者訪問看護・指導料の同一建物居住者ターミナルケア加算を算定している場合又は訪問看護ステーションにおいて訪問看護ターミナルケア療養費を算定している場合にお

（3を除く。）又は区分番号Ⅰ012に掲げる精神科訪問看護・指導料を算定する日と合わせて週3日（保険医療機関が，診療に基づき患者の急性増悪等により一時的に頻回の訪問看護・指導を行う必要を認めて，訪問看護・指導を行う場合にあっては，1月に1回（別に厚生労働大臣が定めるものについては，月2回）に限り，週7日（当該診療の日から起算して14日以内の期間に行われる場合に限る。））を限度とする。

2　3については，別に厚生労働大臣が定める施設基準に適合しているものとして地方厚生局長等に届け出た保険医療機関が，在宅で療養を行っている悪性腫瘍の鎮痛療法若しくは化学療法を行っている患者，真皮を越える褥瘡の状態にある患者（区分番号C013に掲げる在宅患者訪問褥瘡管理指導料を算定する場合にあっては真皮までの状態の患者）又は人工肛門若しくは人工膀胱を造設している者で管理が困難な患者（いずれも同一建物居住者に限る。）であって通院が困難なものに対して，診療に基づく訪問看護計画により，緩和ケア，褥瘡ケア又は人工肛門ケア及び人工膀胱ケアに係る専門の研修を受けた看護師を訪問させて，他の保険医療機関の看護師若しくは准看護師又は訪問看護ステーションの看護師若しくは准看護師と共同して同一日に看護又は療養上必要な指導を行った場合に，当該患者1人について，それぞれ月1回に限り算定する。

3　1及び2については，注1ただし書に規定する別に厚生労働大臣が定める疾病等の患者又は同注ただし書の規定に基づき週7日を限度として所定点数を算定する患者に対して，当該患者に対する診療を担う保険医療機関の保険医が必要と認めて，1日に2回又は3回以上訪問看護・指導を実施した場合は，**難病等複数回訪問加算**として，次に掲げる区分に従い，1日につき，いずれかを所定点数に加算する。

　イ　1日に2回の場合
　　(1)　同一建物内1人又は2人　**450点**
　　(2)　同一建物内3人以上　**400点**
　ロ　1日に3回以上の場合
　　(1)　同一建物内1人又は2人　**800点**
　　(2)　同一建物内3人以上　**720点**

4　1及び2については，同時に複数の看護師等又は看護補助者による訪問看護・指導が必要な者として別に厚生労働大臣

いては算定できない。

イ　在宅ターミナルケア加算の「イ」又は同一建物居住者ターミナルケア加算の「イ」は，在宅で死亡した患者（ターミナルケアを行った後，24時間以内に在宅以外で死亡した者を含む。）又は「指定居宅サービス基準」第174条第1項に規定する指定特定施設，「指定地域密着型サービス基準」第90条第1項に規定する指定認知症対応型共同生活介護事業所若しくは「介護保険法」第48条第1項第1号に規定する指定介護老人福祉施設（以下「特別養護老人ホーム等」という。）で死亡した患者（「指定施設サービス等に要する費用の額の算定に関する基準」（平成12年厚生省告示第21号）「別表」の「1」に規定する看取り介護加算その他これに相当する加算（以下「看取り介護加算等」という。）を算定している者を除き，ターミナルケアを行った後，24時間以内に特別養護老人ホーム等以外で死亡した者を含む。）に対して，ターミナルケアを行った場合に算定する。

ウ　在宅ターミナルケア加算の「ロ」又は同一建物居住者ターミナルケア加算の「ロ」については，特別養護老人ホーム等で死亡した患者（看取り介護加算等を算定している者に限り，ターミナルケアを行った後，24時間以内に特別養護老人ホーム等以外で死亡した者を含む。）に対して，ターミナルケアを行った場合に算定する。

〈在宅移行管理加算「C005」の「注11」，「C005-1-2」の「注6」〉

⒂　在宅患者訪問看護・指導料の「注11」又は同一建物居住者訪問看護・指導料の「注6」の規定により準用する在宅患者訪問看護・指導料の「注11」に規定する在宅移行管理加算は，当該保険医療機関を退院した日から起算して1月以内の期間に次のいずれかに該当する患者又はその家族等からの相談等に対して，24時間対応できる体制が整備されている保険医療機関において，患者1人につき1回に限り算定する。

　この場合において，特別な管理を必要とする患者はアからオまでに掲げるものとし，そのうち重症度等の高い患者は，アに掲げるものとする。なお，エにおいて当該加算を算定する場合は，定期的（1週間に1回以上）に褥瘡の状態の観察・アセスメント・評価（褥瘡の深さ，滲出液，大きさ，炎症・感染，肉芽組織，壊死組織，ポケット）を行い，褥瘡の発生部位及び実施したケアについて看護記録に記録する。なお，実施したケアには必要に応じて患者の家族等への指導も含む。

ア　C108在宅麻薬等注射指導管理料を算定している患者，C108-2在宅腫瘍化学療法注射指導管理料を算定している患者，C108-3在宅強心剤持続投与指導管理料を算定している者，C112在宅気管切開患者指導管理料を算定している患者，気管カニューレを使用している患者及び留置カテーテルを使用している患者

イ　C102在宅自己腹膜灌流指導管理料，C102-2在宅血液透析指導管理料，C103在宅酸素療法指導管理料，C104在宅中心静脈栄養法指導管理料，C105在宅成分栄養経管栄養法指導管理料，C106在宅自己導尿指導管理料，C107在宅人工呼吸指導管理料，C107-2在宅持続陽圧呼吸療法指導管理料，C110在宅自己疼痛管理指導管理料又はC111在宅肺高血圧症患者指導管理料のうちいずれかを算定している患者

ウ　人工肛門又は人工膀胱を設置している患者であってその管理に配慮を必要とする患者

エ　以下のa又はbのいずれかの真皮を越える褥瘡の状態にある者
　a　NPUAP（The National Pressure Ulcer Advisory Panel）分類Ⅲ度又はⅣ度
　b　DESIGN-R2020分類（日本褥瘡学会によるもの）D3，D4又はD5

オ　C005-2在宅患者訪問点滴注射管理指導料を算定している患者

が定める者に対して，保険医療機関の看護師等が，当該保険医療機関のその他職員と同時に訪問看護・指導を行うことについて，当該患者又はその家族等の同意を得て，訪問看護・指導を実施した場合には，**複数名訪問看護・指導加算**として，次に掲げる区分に従い，1日につき，いずれかを所定点数に加算する。ただし，イ又はロの場合にあっては週1日を，ハの場合にあっては週3日を限度として算定する。

イ　所定点数を算定する訪問看護・指導を行う看護師等が他の保健師，助産師又は看護師と同時に訪問看護・指導を行う場合
　(1)　同一建物内1人又は2人　**450点**
　(2)　同一建物内3人以上　　　**400点**
ロ　所定点数を算定する訪問看護・指導を行う看護師等が他の准看護師と同時に訪問看護・指導を行う場合
　(1)　同一建物内1人又は2人　**380点**
　(2)　同一建物内3人以上　　　**340点**
ハ　所定点数を算定する訪問看護・指導を行う看護師等がその他職員と同時に訪問看護・指導を行う場合（別に厚生労働大臣が定める場合を除く。）
　(1)　同一建物内1人又は2人　**300点**
　(2)　同一建物内3人以上　　　**270点**
ニ　所定点数を算定する訪問看護・指導を行う看護師等がその他職員と同時に訪問看護・指導を行う場合（別に厚生労働大臣が定める場合に限る。）
　(1)　1日に1回の場合
　　①　同一建物内1人又は2人　**300点**
　　②　同一建物内3人以上　　　**270点**
　(2)　1日に2回の場合
　　①　同一建物内1人又は2人　**600点**
　　②　同一建物内3人以上　　　**540点**
　(3)　1日に3回以上の場合
　　①　同一建物内1人又は2人
　　　　　　　　　　　　　　1,000点
　　②　同一建物内3人以上　　　**900点**
5　同一建物居住者訪問看護・指導料を算定した場合には，区分番号C005に掲げる在宅患者訪問看護・指導料又は区分番号I012に掲げる精神科訪問看護・指導料は，算定しない。
6　区分番号C005の注4から注6まで，注8から注18まで及び注20の規定は，同一建物居住者訪問看護・指導料について準用する。この場合において，同注8中「在宅で療養を行っている患者」とあるのは「在宅で療養を行っている患者（同

〈**夜間・早朝訪問看護加算，深夜訪問看護加算**「C005」の「注12」，「C005-1-2」の「注6」〉
(26)　在宅患者訪問看護・指導料の「注12」又は同一建物居住者訪問看護・指導料の「注6」の規定により準用する在宅患者訪問看護・指導料の「注12」に規定する夜間・早朝訪問看護加算及び深夜訪問看護加算については，夜間（午後6時から午後10時までをいう。）又は早朝（午前6時から午前8時までの時間をいう。），深夜（午後10時から午前6時までをいう。）に患家の求めに応じて訪問看護・指導を行った場合に算定する。またこれは，緊急訪問看護加算との併算定を可とする。

〈**看護・介護職員連携強化加算**「C005」の「注13」，「C005-1-2」の「注6」〉
(27)　在宅患者訪問看護・指導料の「注13」又は同一建物居住者訪問看護・指導料の「注6」の規定により準用する在宅患者訪問看護・指導料の「注13」に規定する看護・介護職員連携強化加算については，保険医療機関の看護師又は准看護師が，口腔内の喀痰吸引，鼻腔内の喀痰吸引，気管カニューレ内部の喀痰吸引，胃瘻若しくは腸瘻による経管栄養又は経鼻経管栄養を必要とする患者に対して，「社会福祉士及び介護福祉士法」（昭和62年法律第30号）第48条の3第1項の登録を受けた登録喀痰吸引等事業者又は同法附則第27条第1項の登録を受けた登録特定行為事業者（以下「登録喀痰吸引等事業者等」という。）の介護職員等（以下「介護職員等」という。）が実施する「社会福祉士及び介護福祉士法施行規則」（昭和62年厚生省令第49号）第1条各号に掲げる医師の指示の下に行われる行為（以下「喀痰吸引等」という。）の業務が円滑に行われるよう支援を行う取組を評価するものである。
ア　当該加算は，患者の病状やその変化に合わせて，医師の指示により，a及びbの対応を行っている場合に算定する。
　a　喀痰吸引等に係る計画書や報告書の作成及び緊急時等の対応についての助言
　b　介護職員等に同行し，患者の居宅において喀痰吸引等の業務の実施状況についての確認
イ　当該加算は，次の場合には算定できない。
　a　介護職員等の喀痰吸引等に係る基礎的な技術取得や研修目的での同行訪問
　b　同一の患者に，他の保険医療機関又は訪問看護ステーションにおいて看護・介護職員連携強化加算を算定している場合
ウ　当該加算は，介護職員等と同行訪問を実施した日の属する月の初日の訪問看護・指導の実施日に算定する。また，その内容を訪問看護記録書に記録する。
エ　登録喀痰吸引等事業者等が，患者に対する安全なサービス提供体制整備や連携体制確保のために会議を行う場合は，当該会議に出席し連携する。また，その場合は，会議の内容を訪問看護記録書に記録する。
オ　患者又はその家族等から電話等により看護に関する意見を求められた場合に対応できるよう，患者又はその家族等に対して，保険医療機関の名称，所在地，電話番号並びに時間外及び緊急時の連絡方法を記載した文書を交付する。

〈**特別地域訪問看護加算**「C005」の「注14」，「C005-1-2」の「注6」〉
(28)　在宅患者訪問看護・指導料の「注14」又は同一建物居住者訪問看護・指導料の「注6」の規定により準用する在宅患者訪問看護・指導料の「注14」に規定する特別地域訪問看護加算は，当該保険医療機関の所在地から患家までの訪問につき，最も合理的な通常の経路及び方法で片道1時間以上要する患者に対して，「特掲診療料の施設基準等」第四の四の三の三に規定する地域（以下「特別地域」という。）に所在

C
在宅

一建物居住者に限る。）」と，「在宅患者連携指導加算」とあるのは「同一建物居住者連携指導加算」と，同注9中「在宅で療養を行っている患者」とあるのは「在宅で療養を行っている患者（同一建物居住者に限る。）」と，「在宅患者緊急時等カンファレンス加算」とあるのは「同一建物居住者緊急時等カンファレンス加算」と，同注10及び同注18中「在宅ターミナルケア加算」とあるのは「同一建物居住者ターミナルケア加算」と読み替えるものとする。

する保険医療機関の看護師等が訪問看護・指導を行った場合又は特別地域以外に所在する保険医療機関の看護師等が特別地域に居住する患者に対して訪問看護・指導を行った場合に，在宅患者訪問看護・指導料又は同一建物訪問看護・指導料の所定点数（「注」に規定する加算は含まない。）の100分の50に相当する点数を加算する。なお，当該加算は，交通事情等の特別の事情により訪問に要した時間が片道1時間以上となった場合は算定できない。特別地域訪問看護加算を算定する保険医療機関は，その所在地又は患家の所在地が特別地域に該当するか否かについては，地方厚生（支）局に確認する。

〈訪問看護・指導体制充実加算「C005」の「注15」，「C005-1-2」の「注6」〉

(29)　在宅患者訪問看護・指導料の「注15」又は同一建物居住者訪問看護・指導料の「注6」の規定により準用する在宅患者訪問看護・指導料の「注15」に規定する訪問看護・指導体制充実加算は，訪問看護・指導に係る十分な体制を整備し，訪問看護・指導等に係る相当の実績を有する保険医療機関における訪問看護・指導を評価するものであり，別に定める施設基準に適合しているものとして届け出た保険医療機関の看護師等が訪問看護・指導を実施した場合に，月1回に限り算定する。

〈専門管理加算「C005」の「注16」，「C005-1-2」の「注6」〉

(30)　在宅患者訪問看護・指導料の「注16」又は同一建物居住者訪問看護・指導料の「注6」の規定により準用する在宅患者訪問看護・指導料の「注16」に規定する専門管理加算について

ア　専門管理加算の「イ」は，在宅で療養を行っている悪性腫瘍の鎮痛療法若しくは化学療法を行っている患者，真皮を越える褥瘡の状態にある患者（C013在宅患者訪問褥瘡管理指導料を算定する場合にあっては真皮までの状態の患者）又は人工肛門若しくは人工膀胱周囲の皮膚にびらん等の皮膚障害が継続若しくは反復して生じている状態にある患者若しくは人工肛門若しくは人工膀胱のその他の合併症を有する患者に対して，別に定める施設基準に適合しているものとして届け出た保険医療機関の緩和ケア，褥瘡ケア又は人工肛門ケア及び人工膀胱ケアに係る専門の研修を受けた看護師が，定期的（1月に1回以上）に訪問看護・指導を行うとともに，当該患者に係る訪問看護・指導の実施に関する計画的な管理を行った場合に，月1回に限り所定点数に加算する。

イ　専門管理加算の「ロ」は，「保健師助産師看護師法」（昭和23年法律第203号）第37条の2第2項第1号に規定する特定行為（訪問看護において専門の管理を必要とするものに限る。）に係る管理の対象となる患者に対して，別に定める施設基準に適合しているものとして届け出た保険医療機関の同項第5号に規定する指定研修機関において行われる研修を修了した看護師が，同項第2号に規定する手順書に基づき，定期的（1月に1回以上）に訪問看護・指導を行うとともに，当該患者に係る訪問看護・指導の実施に関する計画的な管理を行った場合に，月1回に限り所定点数に加算する。また，手順書について，医師と共に，利用者の状態に応じて手順書の妥当性を検討すること。なお，特定行為のうち訪問看護において専門の管理を必要とするものとは，以下のaからgまでに掲げるものをいう。

a　気管カニューレの交換

b　胃ろうカテーテル若しくは腸ろうカテーテル又は胃ろうボタンの交換

c　膀胱ろうカテーテルの交換

d　褥瘡又は慢性創傷の治療における血流のない壊死組織の除去

e　創傷に対する陰圧閉鎖療法

f　持続点滴中の高カロリー輸液の投与量の調整

C

　　　 g　脱水症状に対する輸液による補正

(31)　(30)において，当該医療機関で別に定める専従要件となっている場合であっても，別に定める専従業務に支障が生じなければ訪問しても差し支えない。

〈訪問看護医療ＤＸ情報活用加算「C005」の「注17」，「C005-1-2」の「注6」〉

(32)　在宅患者訪問看護・指導料の「注17」又は同一建物居住者訪問看護・指導料の「注6」の規定により準用する在宅患者訪問看護・指導料の「注17」に規定する訪問看護医療ＤＸ情報活用加算は，「健康保険法」第3条第13項に規定する電子資格確認を行う体制を有し，患者の同意を得て，居宅同意取得型のオンライン資格確認等システムにより得られる患者の診療情報，薬剤情報や特定健診等情報を取得した上で計画的な管理を行うことを評価するものであり，単に「健康保険法」第3条第13項に規定する電子資格確認を行う体制を有していることのみをもって算定することはできない。

〈遠隔死亡診断補助加算「C005」の「注18」，「C005-1-2」の「注6」〉

(33)　在宅患者訪問看護・指導料の「注18」又は同一建物居住者訪問看護・指導料の「注6」の規定により準用する在宅患者訪問看護・指導料の「注18」に規定する遠隔死亡診断補助加算は，当該保険医療機関及び連携する保険医療機関において C001 在宅患者訪問診療料（Ⅰ）の「注8」（C001-2 在宅患者訪問診療料（Ⅱ）の「注6」の規定により準用する場合を含む。）に規定する死亡診断加算を算定する患者（特別地域に居住する患者に限る。）について，医師の指示により，情報通信機器を用いた在宅での看取りに係る研修を受けた看護師が，厚生労働省「情報通信機器（ＩＣＴ）を利用した死亡診断等ガイドライン」に基づき，医師による情報通信機器を用いた死亡診断の補助を行った場合に算定する。

〈訪問看護・指導の実施に当たって〉

(34)　訪問看護・指導の実施に当たっては，保険医療機関における看護業務に支障を来すことのないよう留意するとともに，市町村の実施する訪問指導事業等関連事業との連携に十分留意する。

〈交通費「C005」の「注20」，「C005-1-2」の「注6」〉

(35)　在宅患者訪問看護・指導料の「注20」又は同一建物居住者訪問看護・指導料の「注6」の規定により準用する在宅患者訪問看護・指導料の「注20」に規定する交通費は実費とする。

◆　算定回数の特例（週4日以上算定可）の対象疾病等

イ　次の疾病等

　　末期の悪性腫瘍

　　多発性硬化症

　　重症筋無力症

　　スモン

　　筋萎縮性側索硬化症

　　脊髄小脳変性症

　　ハンチントン病

　　進行性筋ジストロフィー症

　　パーキンソン病関連疾患（進行性核上性麻痺，大脳皮質基底核変性症及びパーキンソン病（ホーエン・ヤールの重症度分類がステージ3以上であって生活機能障害度がⅡ度又はⅢ度のものに限る。））

　　多系統萎縮症（線条体黒質変性症，オリーブ橋小脳萎縮症及びシャイ・ドレーガー症候群）

　　プリオン病

　　亜急性硬化性全脳炎

　　ライソゾーム病

　　副腎白質ジストロフィー
　　脊髄性筋萎縮症
　　球脊髄性筋萎縮症
　　慢性炎症性脱髄性多発神経炎
　　後天性免疫不全症候群
　　頸髄損傷
　　人工呼吸器を使用している状態
ロ　次の状態等
　一　在宅麻薬等注射指導管理，在宅腫瘍化学療法注射指導管理又は在宅強心剤持続投与指導管理若しくは在宅気管切開患者指導管理を受けている状態にある者又は気管カニューレ若しくは留置カテーテルを使用している状態にある者
　二　在宅自己腹膜灌流指導管理，在宅血液透析指導管理，在宅酸素療法指導管理，在宅中心静脈栄養法指導管理，在宅成分栄養経管栄養法指導管理，在宅自己導尿指導管理，在宅人工呼吸指導管理，在宅持続陽圧呼吸療法指導管理，在宅自己疼痛管理指導管理又は在宅肺高血圧症患者指導管理を受けている状態にある者
　三　人工肛門又は人工膀胱を設置している状態にある者
　四　真皮を越える褥瘡の状態にある者
　五　在宅患者訪問点滴注射管理指導料を算定している者
◆　一時的頻回の訪問看護・指導の特例（月2回）の対象患者
　気管カニューレを使用している状態にある者又は真皮を越える褥瘡の状態にある者
◆　長時間訪問看護・指導加算の対象患者
①　15歳未満の小児であって，超重症児（者）入院診療加算・準超重症児(者)入院診療加算の注1に規定する超重症の状態又は超重症児（者）入院診療加算・準超重症児（者）入院診療加算の注2に規定する準超重症の状態にあるもの
②　次の者
　一　在宅麻薬等注射指導管理，在宅腫瘍化学療法注射指導管理又は在宅強心剤持続投与指導管理若しくは在宅気管切開患者指導管理を受けている状態にある者又は気管カニューレ若しくは留置カテーテルを使用している状態にある者
　二　在宅自己腹膜灌流指導管理，在宅血液透析指導管理，在宅酸素療法指導管理，在宅中心静脈栄養法指導管理，在宅成分栄養経管栄養法指導管理，在宅自己導尿指導管理，在宅人工呼吸指導管理，在宅持続陽圧呼吸療法指導管理，在宅自己疼痛管理指導管理又は在宅肺高血圧症患者指導管理を受けている状態にある者
　三　人工肛門又は人工膀胱を設置している状態にある者
　四　真皮を越える褥瘡の状態にある者
　五　在宅患者訪問点滴注射管理指導料を算定している者
③　医師が，診療に基づき，患者の急性増悪等により一時的に頻回の訪問看護・指導を行う必要を認めた者
◆　長時間訪問看護・指導加算を週3日加算できる患者
　上記「長時間訪問看護・指導加算の対象患者」の「①」に該当する者又は15歳未満の小児であって「②」に該当する者
◆　乳幼児加算に係る厚生労働大臣が定める者「C005」の「注6」，「C005-1-2」の「注6」
イ　超重症児又は準超重症児
ロ　上記「算定回数の特例（週4日以上算定可）の対象疾病等」の「イ」の者
ハ　上記「算定回数の特例（週4日以上算定可）の対象疾病等」の「ロ」に掲げる者

C

在宅

◆　複数名訪問看護・指導加算の対象患者

　１人の保健師，助産師，看護師又は准看護師（以下「看護師等」とい
う。）による訪問看護・指導が困難な者であって，次のいずれかに該当
するもの

イ　次の疾病等の患者

　　末期の悪性腫瘍

　　多発性硬化症

　　重症筋無力症

　　スモン

　　筋萎縮性側索硬化症

　　脊髄小脳変性症

　　ハンチントン病

　　進行性筋ジストロフィー症

　　パーキンソン病関連疾患（進行性核上性麻痺，大脳皮質基底核変性
症及びパーキンソン病（ホーエン・ヤールの重症度分類がステージ３
以上であって生活機能障害度がⅡ度又はⅢ度のものに限る。））

　　多系統萎縮症（線条体黒質変性症，オリーブ橋小脳萎縮症及びシャ
　　イ・ドレーガー症候群）

　　プリオン病

　　亜急性硬化性全脳炎

　　ライソゾーム病

　　副腎白質ジストロフィー

　　脊髄性筋萎縮症

　　球脊髄性筋萎縮症

　　慢性炎症性脱髄性多発神経炎

　　後天性免疫不全症候群

　　頸髄損傷

　　人工呼吸器を使用している状態

ロ　次の者

　一　在宅麻薬等注射指導管理，在宅腫瘍化学療法注射指導管理又は在
　　宅強心剤持続投与指導管理若しくは在宅気管切開患者指導管理を受
　　けている状態にある者又は気管カニューレ若しくは留置カテーテル
　　を使用している状態にある者

　二　在宅自己腹膜灌流指導管理，在宅血液透析指導管理，在宅酸素療
　　法指導管理，在宅中心静脈栄養法指導管理，在宅成分栄養経管栄養
　　法指導管理，在宅自己導尿指導管理，在宅人工呼吸指導管理，在宅
　　持続陽圧呼吸療法指導管理，在宅自己疼痛管理指導管理又は在宅肺
　　高血圧症患者指導管理を受けている状態にある者

　三　人工肛門又は人工膀胱を設置している状態にある者

　四　真皮を越える褥瘡の状態にある者

　五　在宅患者訪問点滴注射管理指導料を算定している者

ハ　医師が，診療に基づき，患者の急性増悪等により一時的に頻回の訪
　問看護・指導を行う必要を認めた患者

ニ　暴力行為，著しい迷惑行為，器物破損行為等が認められる患者

ホ　患者の身体的理由により１人の看護師等による訪問看護・指導が困
　難と認められる者（在宅患者訪問看護・指導料の注７のハ及び同一建
　物居住者訪問看護・指導料の注４のハに規定する場合に限る。）

ヘ　その他患者の状況等から判断して，イからホまでのいずれかに準ず
　ると認められる者（在宅患者訪問看護・指導料の注７のハ及び同一建
　物居住者訪問看護・指導料の注４のハに規定する場合に限る。）

◆　複数名訪問看護・指導加算に係る厚生労働大臣が定める場合

イ　上記「複数名訪問看護・指導加算の対象患者」のうち「イ」に掲げ
　る疾病等の患者に対して訪問看護・指導を行う場合

ロ　上記「複数名訪問看護・指導加算の対象患者」のうち「ロ」に掲げる者に対して訪問看護・指導を行う場合

ハ　上記「複数名訪問看護・指導加算の対象患者」のうち「ハ」に掲げる患者に対して訪問看護・指導を行う場合

◆　在宅移行管理加算の対象となる状態等にある患者

一　在宅麻薬等注射指導管理，在宅腫瘍化学療法注射指導管理又は在宅強心剤持続投与指導管理若しくは在宅気管切開患者指導管理を受けている状態にある者又は気管カニューレ若しくは留置カテーテルを使用している状態にある者

二　在宅自己腹膜灌流指導管理，在宅血液透析指導管理，在宅酸素療法指導管理，在宅中心静脈栄養法指導管理，在宅成分栄養経管栄養法指導管理，在宅自己導尿指導管理，在宅人工呼吸指導管理，在宅持続陽圧呼吸療法指導管理，在宅自己疼痛管理指導管理又は在宅肺高血圧症患者指導管理を受けている状態にある者

三　人工肛門又は人工膀胱を設置している状態にある者

四　真皮を越える褥瘡の状態にある者

五　在宅患者訪問点滴注射管理指導料を算定している者

◆　在宅移行管理加算の対象となる状態等にある患者のうち重症度等の高いもの

上記「在宅移行管理加算の対象となる状態等にある患者」のうち，「一」に該当する者

◆　看護・介護職員連携強化加算の対象患者

口腔内の喀痰吸引，鼻腔内の喀痰吸引，気管カニューレ内部の喀痰吸引，胃瘻若しくは腸瘻による経管栄養又は経鼻経管栄養を必要とする者

◆　特別地域訪問看護加算及び遠隔死亡診断補助加算に係る特別地域

(1)　離島振興法（昭和28年法律第72号）第2条第1項の規定により離島振興対策実施地域として指定された離島の地域

(2)　奄美群島振興開発特別措置法（昭和29年法律第189号）第1条に規定する奄美群島の地域

(3)　山村振興法（昭和40年法律第64号）第7条第1項の規定により振興山村として指定された山村の地域

(4)　小笠原諸島振興開発特別措置法（昭和44年法律第79号）第4条第1項に規定する小笠原諸島の地域

(5)　過疎地域の持続的発展の支援に関する特別措置法（令和3年法律第19号）第2条第1項に規定する過疎地域

(6)　沖縄振興特別措置法（平成14年法律第14号）第3条第三号に規定する離島

C005-2 在宅患者訪問点滴注射管理指導料（1週につき）　　100点

注　区分番号C005に掲げる在宅患者訪問看護・指導料又は区分番号C005-1-2に掲げる同一建物居住者訪問看護・指導料を算定すべき訪問看護・指導を受けている患者又は指定訪問看護事業者（健康保険法第88条第1項に規定する指定訪問看護事業者，介護保険法第41条第1項の規定による指定居宅サービス事業者（訪問看護事業を行う者に限る。）の指定，同法第42条の2第1項の規定による指定地域密着型サービス事業者（訪問看護事業を行う者に限る。）の指定又は同法第53条第1項の規定による指定介護予防サービス事業者（訪問看護事業を行う者に限る。）をいう。）から訪問看護を

◇　在宅患者訪問点滴注射管理指導料について

(1)　在宅での療養を行っている患者であって，通院困難な者について，当該患者の在宅での療養を担う保険医の診療に基づき，週3日以上の点滴注射を行う必要を認め，当該保険医療機関の看護師又は准看護師（以下この項において「看護師等」という。）に対して指示を行い，その内容を診療録に記載した場合又は指定訪問看護事業者に「別紙様式16」（939頁），「別紙様式17の2」（940頁）又は「別紙様式18」（940頁）を参考に作成した在宅患者訪問点滴注射指示書に有効期間（7日以内に限る。）及び指示内容を記載して指示を行った場合において，併せて使用する薬剤，回路等，必要十分な保険医療材料，衛生材料を供与し，1週間（指示を行った日から7日間）のうち3日以上看護師等が患家を訪問して点滴注射を実施した場合に3日目に算定する。なお，算定要件となる点滴注射は，看護師等が実施した場合であり，医師が行った点滴注射は含まれない。

(2)　点滴注射指示に当たっては，その必要性，注意点等を点滴注射を実施する看護師等に十分な説明を行う。

受けている患者であって，当該患者に対する診療を担う保険医療機関の保険医の診療に基づき，週3日以上の点滴注射を行う必要を認めたものについて，訪問を行う看護師又は准看護師に対して，点滴注射に際し留意すべき事項等を記載した文書を交付して，必要な管理指導を行った場合に，患者1人につき週1回に限り算定する。

C006 在宅患者訪問リハビリテーション指導管理料（1単位）

1　同一建物居住者以外の場合　　**300点**
2　同一建物居住者の場合　　**255点**

注1　1については，在宅で療養を行っている患者（当該患者と同一の建物に居住する他の患者に対して当該保険医療機関が同一日に訪問リハビリテーション指導管理を行う場合の当該患者（以下この区分番号において「同一建物居住者」という。）を除く。）であって通院が困難なものに対して，2については，在宅で療養を行っている患者（同一建物居住者に限る。）であって通院が困難なものに対して，診療に基づき計画的な医学管理を継続して行い，かつ，当該診療を行った保険医療機関の理学療法士，作業療法士又は言語聴覚士を訪問させて基本的動作能力若しくは応用的動作能力又は社会的適応能力の回復を図るための訓練等について必要な指導を行わせた場合に，患者1人につき，1と2を合わせて週6単位（退院の日から起算して3月以内の患者にあっては，週12単位）に限り算定する。

2　保険医療機関が，診療に基づき，患者の急性増悪等により一時的に頻回の訪問リハビリテーション指導管理を行う必要性を認め，計画的な医学管理の下に，在宅で療養を行っている患者であって通院が困難なものに対して訪問リハビリテーション指導管理を行った場合は，注1の規定にかかわらず，1と2を合わせて，6月に1回に限り，当該診療の日から14日以内に行った訪問リハビリテーション指導管理については，14日を限度として1日4単位に限り，算定する。

3　在宅患者訪問リハビリテーション指導管理に要した交通費は，患家の負担とす

（3）点滴注射を実施する看護師等は，患者の病状の把握に努めるとともに，当該指示による点滴注射の終了日及び必要を認めた場合には在宅での療養を担う保険医への連絡を速やかに行う。なお，その連絡は電話等でも差し支えない。

（4）在宅での療養を担う保険医は，患者，患者の家族又は看護師等から容態の変化等についての連絡を受けた場合は，速やかに対応する。

（5）在宅患者訪問点滴注射管理指導料には，必要な回路等の費用が含まれており，別に算定できない。

（6）C104在宅中心静脈栄養法指導管理料，C108在宅麻薬等注射指導管理料，C108-2在宅腫瘍化学療法注射指導管理料又はC108-3在宅強心剤持続投与指導管理料を算定した場合には，当該管理指導料は算定できない。

（7）在宅患者訪問点滴注射管理指導料に係る薬剤料は別に算定できる。

（8）週3日以上実施できなかった場合においても，使用した分の薬剤料は算定できる。

◇ 在宅患者訪問リハビリテーション指導管理料について

（1）在宅での療養を行っている患者であって，疾病，傷病のために通院してリハビリテーションを受けることが困難な者又はその家族等患者の看護に当たる者に対して，医師の診療に基づき，理学療法士，作業療法士又は言語聴覚士を訪問させて，患者の病状及び療養環境等を踏まえ療養上必要な指導を20分以上行った場合（以下この区分において「1単位」という。）に算定する。

（2）「1」は，在宅での療養を行っている患者（同一建物居住者であるものを除く。）に対して，「2」は，同一建物居住者であるものに対して，必要な指導を行わせた場合に算定する。

（3）在宅患者訪問リハビリテーション指導管理料の算定は週6単位を限度（末期の悪性腫瘍の患者の場合を除く。）とする。ただし，退院の日から起算して3月以内の患者に対し，入院先の医療機関の医師の指示に基づき継続してリハビリテーションを行う場合は，週12単位まで算定できる。

（4）訪問診療を実施する保険医療機関において医師の診療のあった日から1月以内に行われた場合に算定する。

　ただし，当該患者（患者の病状に特に変化がないものに限る。）に関し，C001在宅患者訪問診療料（I）の「1」又はC001-2在宅患者訪問診療料（II）の「注1」の「イ」を算定すべき訪問診療を行っている保険医療機関が，患者の同意を得て，診療の日から2週間以内に，当該患者に対して継続して在宅患者訪問リハビリテーション指導管理を行っている別の保険医療機関に対して，診療状況を示す文書を添えて，当該患者に係る療養上必要な情報を提供した場合には，当該診療情報の提供（B009診療情報提供料（I）の場合に限る。）を行った保険医療機関において，当該診療情報提供料の基礎となる診療があった日から1月以内に行われた場合に算定する。

（5）指導の内容は，患者の運動機能及び日常生活動作能力の維持及び向上を目的として行う体位変換，起座又は離床訓練，起立訓練，食事訓練，排泄訓練，生活適応訓練，基本的対人関係訓練，言語機能又は聴覚機能等に関する指導とする。

（6）医師は，理学療法士，作業療法士又は言語聴覚士に対して行った指示内容の要点を診療録に記載する。

（7）理学療法士，作業療法士又は言語聴覚士は，医師の指示に基づき行った指導の内容の要点及び指導に要した時間を記録する。

（8）他の保険医療機関において在宅患者訪問リハビリテーション指導管理料を算定している患者については，在宅患者訪問リハビリテーション指導管理料を算定できない。

る。

C007 訪問看護指示料　　　　　　　300点

注1　当該患者に対する診療を担う保険医療機関の保険医が，診療に基づき指定訪問看護事業者（介護保険法第41条第1項に規定する指定居宅サービス事業者若しくは同法第53条第1項に規定する指定介護予防サービス事業者（いずれも訪問看護事業を行う者に限る。）又は健康保険法第88条第1項に規定する指定訪問看護事業者をいう。）からの指定訪問看護の必要を認め，又は，介護保険法第42条の2第1項に規定する指定地域密着型サービス事業者（定期巡回・随時対応型訪問介護看護又は複合型サービスを行う者に限る。）からの指定定期巡回・随時対応型訪問介護看護又は指定複合型サービス（いずれも訪問看護を行うものに限る。）の必要を認め，患者の同意を得て当該患者の選定する訪問看護ステーション等に対して，訪問看護指示書を交付した場合に，患者1人につき月1回に限り算定する。

2　当該患者に対する診療を担う保険医療機関の保険医が，診療に基づき，当該患者の急性増悪等により一時的に頻回の指定訪問看護を行う必要を認め，当該患者の同意を得て当該患者の選定する訪問看護ステーション等に対して，その旨を記載した訪問看護指示書を交付した場合は，**特別訪問看護指示加算**として，患者1人につき月1回（別に厚生労働大臣が定める者については，月2回）に限り，**100点**を所定点数に加算する。

3　当該患者に対する診療を担う保険医療機関の保険医が，診療に基づき，保健師助産師看護師法第37条の2第2項第1号に規定する特定行為に係る管理の必要を認め，当該患者の同意を得て当該患者の選定する訪問看護ステーション等の看護師（同項第5号に規定する指定研修機関において行われる研修を修了した者に限る。）に対して，同項第2号に規定する手順書を交付した場合は，**手順書加算**として，患者1人につき6月に1回に限り，

(9)　「注3」に規定する交通費は実費とする。

(10)　保険医療機関が診療に基づき，1月にバーセル指数又はFIMが5点以上悪化し，一時的に頻回の訪問リハビリテーションが必要であると認められた患者については，6月に1回に限り，当該診療を行った日から14日以内の期間において，14日を限度として1日に4単位まで算定できる。

　当該患者が「介護保険法」第62条に規定する要介護被保険者等である場合には，診療録に頻回の訪問リハビリテーションが必要であると認めた理由及び頻回の訪問リハビリテーションが必要な期間（ただし14日間以内に限る。）を記載する。

◇　訪問看護指示料について

(1)　在宅での療養を行っている患者であって，疾病，負傷のために通院による療養が困難な者に対する適切な在宅医療を確保するため，指定訪問看護に関する指示を行うことを評価するものであり，在宅での療養を行っている患者の診療を担う保険医（患者が選定する保険医療機関の保険医に限る。以下この項において「主治医」という。）が，診療に基づき指定訪問看護の必要性を認め，当該患者の同意を得て，「別紙様式16」（939頁）を参考に作成した訪問看護指示書に有効期間（6月以内に限る。）を記載して，当該患者が選定する訪問看護ステーション等に対して交付した場合に算定する。なお，1か月の指示を行う場合には，訪問看護指示書に有効期間を記載することを要しない。

(2)　主治医は，在宅療養に必要な衛生材料及び保険医療材料（以下この項において「衛生材料等」という。）の量の把握に努め，十分な量の衛生材料等を患者に支給する。

(3)　指定訪問看護の指示は，当該患者に対して主として診療を行う保険医療機関が行うことを原則とし，訪問看護指示料は，退院時に1回算定できるほか，在宅での療養を行っている患者について1月に1回を限度として算定できる。なお，同一月において，1人の患者について複数の訪問看護ステーション等に対して訪問看護指示書を交付した場合であっても，当該指示料は，1月に1回を限度に算定する。

　ただし，A保険医療機関と特別の関係にあるB保険医療機関においてC005在宅患者訪問看護・指導料又はC005-1-2同一建物居住者訪問看護・指導料及びI012精神科訪問看護・指導料を算定している月においては，A保険医療機関は当該患者について訪問看護指示料は算定できない。

(4)　「注2」に規定する特別訪問看護指示加算は，患者の主治医が，診療に基づき，急性増悪，終末期，退院直後等の事由により，週4回以上の頻回の指定訪問看護を一時的に当該患者に対して行う必要性を認めた場合であって，当該患者の同意を得て，「別紙様式18」（940頁）を参考に作成した特別訪問看護指示書を，当該患者が選定する訪問看護ステーション等に対して交付した場合に，1月に1回（別に厚生労働大臣が定める者については2回）を限度として算定する。ここでいう頻回の訪問看護を一時的に行う必要性とは，恒常的な頻回の訪問看護の必要性ではなく，状態の変化等で日常行っている訪問看護の回数では対応できない場合である。また，その理由等については，特別訪問看護指示書に記載する。

　なお，当該頻回の指定訪問看護は，当該特別の指示に係る診療の日から14日以内に限り実施する。

【厚生労働大臣が定める者】

ア　気管カニューレを使用している状態にある者
イ　以下のa又はbのいずれかの真皮を越える褥瘡の状態にある者
　a　NPUAP（The National Pressure Ulcer Advisory Panel）分類Ⅲ度又はⅣ度

150点を所定点数に加算する。
4　注1の場合において，必要な衛生材料及び保険医療材料を提供した場合に，**衛生材料等提供加算**として，患者1人につき月1回に限り，**80点**を所定点数に加算する。
5　訪問看護指示料を算定した場合には，区分番号I012-2に掲げる精神科訪問看護指示料は算定しない。

C

b　ＤＥＳＩＧＮ-Ｒ2020分類（日本褥瘡学会によるもの）Ｄ3，Ｄ4又はＤ5
(5)　患者の主治医は，指定訪問看護の必要性を認めた場合には，診療に基づき速やかに訪問看護指示書及び特別訪問看護指示書（以下この項において「訪問看護指示書等」という。）を作成する。当該訪問看護指示書等には，緊急時の連絡先として，診療を行った保険医療機関の電話番号等を必ず記載した上で，訪問看護ステーション等に交付する。また，当該訪問看護指示書等には，原則として主たる傷病名の傷病名コードを記載する。
　　なお，訪問看護指示書等は，特に患者の求めに応じて，患者又はその家族等を介して訪問看護ステーション等に交付できる。
(6)　主治医は，交付した訪問看護指示書等の写しを診療録に添付する。
(7)　患者の主治医は，当該訪問看護指示書交付後であっても，患者の病状等に応じてその期間を変更することができる。なお，指定訪問看護の指示を行った保険医療機関は，訪問看護ステーション等からの対象患者について相談等があった場合には，懇切丁寧に対応する。
(8)　「在宅患者訪問看護・指導料及び同一建物居住者訪問看護・指導料について」の(4)に掲げる疾病等の患者について，2つの訪問看護ステーション等に対して訪問看護指示書を交付する場合には，それぞれの訪問看護指示書に，他の訪問看護ステーション等に対して訪問看護指示書を交付している旨及び当該他の訪問看護ステーション等の名称を記載する。
(9)　「注3」に規定する手順書加算は，患者の主治医が，診療に基づき，訪問看護において「保健師助産師看護師法」第37条の2第2項第1号に規定する特定行為（訪問看護において専門の管理を必要とするものに限る。）に係る管理の必要を認め，同項第2号に規定する手順書を当該患者が選定する訪問看護ステーション等の看護師（同項第5号に規定する指定研修機関において行われる研修を修了した者に限る。）に対して交付した場合に，患者1人につき6月に1回を限度として算定する。手順書を交付した主治医は当該訪問看護ステーション等の当該看護師と共に，患者の状態に応じて手順書の妥当性を検討する。なお，特定行為のうち訪問看護において専門の管理を必要とするものとは，以下のアからキまでに掲げるものをいう。
ア　気管カニューレの交換
イ　胃ろうカテーテル若しくは腸ろうカテーテル又は胃ろうボタンの交換
ウ　膀胱ろうカテーテルの交換
エ　褥瘡又は慢性創傷の治療における血流のない壊死組織の除去
オ　創傷に対する陰圧閉鎖療法
カ　持続点滴中の高カロリー輸液の投与量の調整
キ　脱水症状に対する輸液による補正
(10)　「注4」に規定する衛生材料等提供加算は，在宅療養において衛生材料等が必要な患者に対し，当該患者へ訪問看護を実施している訪問看護ステーション等から提出された訪問看護計画書及び訪問看護報告書を基に，療養上必要な量について判断の上，必要かつ十分な量の衛生材料等を患者に支給した場合に算定する。
(11)　C002在宅時医学総合管理料，C002-2施設入居時等医学総合管理料，C003在宅がん医療総合診療料，C005-2在宅患者訪問点滴注射管理指導料，第2節第1款の各区分に規定する在宅療養指導管理料を算定した場合は，「注4」の加算は当該管理料等に含まれ別に算定できない。

◆　**訪問看護指示料の特別訪問看護指示加算を月2回算定できる者**
気管カニューレを使用している状態にある者又は真皮を越える褥瘡の状態にある者

C｜在宅

C007-2 介護職員等喀痰吸引等指示料　240点

注　当該患者に対する診療を担う保険医療機
関の保険医が，診療に基づき介護保険法第
41条第1項に規定する指定居宅サービス事
業者（同法第8条第2項に規定する訪問介
護，同条第3項に規定する訪問入浴介護，
同条第7項に規定する通所介護又は同条第
11項に規定する特定施設入居者生活介護に
係る指定を受けている者に限る。），同法第
42条の2第1項に規定する指定地域密着型
サービス事業者（同法第8条第22項に規定
する地域密着型介護老人福祉施設を除く。）
その他別に厚生労働大臣が定める者による
喀痰吸引等の必要を認め，患者の同意を得
て当該患者の選定する事業者に対して介護
職員等喀痰吸引等指示書を交付した場合
に，患者1人につき3月に1回に限り算定
する。

◇　介護職員等喀痰吸引等指示料について

　当該患者に対する診療を担う保険医療機関の保険医が，診療に基づき
訪問介護，訪問入浴介護，通所介護，特定施設入居者生活介護等の指定
居宅サービス事業者その他別に厚生労働大臣が定めるものによる「社会
福祉士及び介護福祉士法施行規則」第1条各号に掲げる医師の指示の下
に行われる行為の必要を認め，患者の同意を得て当該患者の選定する事
業者に対して，「別紙様式34」(956頁)を参考に作成した介護職員等喀痰
吸引等指示書に有効期限（6月以内に限る。）を記載して交付した場合に，
患者1人につき3月に1回に限り算定する。

◆　厚生労働大臣が定める者

(1)　介護保険法（平成9年法律第123号）第42条第1項第二号及び第三
　号の規定による特例居宅介護サービス費の支給に係る同法第8条第2
　項に規定する訪問介護，同条第3項に規定する訪問入浴介護，同条第
　7項に規定する通所介護,同条第9項に規定する短期入所生活介護(医
　師が置かれていない場合に限る。）又は同条第11項に規定する特定施
　設入居者生活介護を行う者

(2)　介護保険法第42条の3第1項第二号の規定による特例地域密着型介
　護サービス費の支給に係る地域密着型サービス（地域密着型介護老人
　福祉施設入所者生活介護を除く。）を行う者

(3)　介護保険法第53条第1項に規定する指定介護予防サービス事業者
　（同法第8条の2第2項に規定する介護予防訪問入浴介護又は同条第
　9項に規定する介護予防特定施設入居者生活介護（以下「介護予防訪
　問入浴介護等」という。）に係る指定を受けている者に限る。）

(4)　介護保険法第54条第1項第二号及び第三号の規定による特例介護予
　防サービス費の支給に係る介護予防訪問入浴介護等又は同法第8条の
　2第7項に規定する介護予防短期入所生活介護（医師が置かれていな
　い場合に限る。）を行う者

(5)　介護保険法第54条の2第1項に規定する指定地域密着型介護予防
　サービス事業者

(6)　介護保険法第54条の3第1項第二号の規定による特例地域密着型介
　護予防サービス費の支給に係る地域密着型介護予防サービスを行う者

(7)　介護保険法第115条の45第1項第一号イに規定する第一号訪問事業
　若しくは同号ロに規定する第一号通所事業を行う者

(8)　障害者の日常生活及び社会生活を総合的に支援するための法律に基
　づく指定障害福祉サービスの事業等の人員，設備及び運営に関する基
　準（平成18年厚生労働省令第171号）第4条第1項に規定する指定居宅
　介護の事業，同条第2項に規定する重度訪問介護に係る指定障害福祉
　サービスの事業，同条第3項に規定する同行援護に係る指定障害福祉
　サービスの事業又は同条第4項に規定する行動援護に係る指定障害福
　祉サービスの事業を行う者，同令第43条の2に規定する共生型居宅介
　護の事業を行う者，同令第43条の3に規定する共生型重度訪問介護の
　事業を行う者,同令第44条第1項に規定する基準該当居宅介護事業者,
　同令第48条第2項の重度訪問介護，同行援護及び行動援護に係る基準
　該当障害福祉サービスの事業を行う者，同令第78条第1項に規定する
　指定生活介護事業者，同令第93条の2に規定する共生型生活介護の事
　業を行う者，同令第94条第1項に規定する基準該当生活介護事業者，
　同令第118条第1項に規定する指定短期入所事業者（医療機関が行う
　場合及び医師を置くこととされている場合を除く。），同令第125条の
　2に規定する共生型短期入所の事業を行う者，同令第125条の5に規
　定する基準該当短期入所事業者（医療機関が行う場合及び医師を置く
　こととされている場合を除く。），同令第127条第1項に規定する指定
　重度障害者等包括支援事業者,同令第156条第1項に規定する指定自
　立訓練（機能訓練）事業者，同令第162条の2に規定する共生型自立

C

在宅

訓練（機能訓練）の事業を行う者，同令第163条に規定する基準該当自立訓練（機能訓練）事業者，同令第166条第１項に規定する指定自立訓練（生活訓練）事業者，同令第171条の２に規定する共生型自立訓練（生活訓練）の事業を行う者，同令第172条第１項に規定する基準該当自立訓練（生活訓練）事業者，同令第175条第１項に規定する指定就労移行支援事業者，同令第186条第１項に規定する指定就労継続支援Ａ型事業者，同令第201条第１項に規定する指定就労継続支援Ｂ型事業者，同令第203条第１項に規定する基準該当就労継続支援Ｂ型事業者，同令第208条に規定する指定共同生活援助事業者，同令第213条の２に規定する日中サービス支援型指定共同生活援助事業者及び同令第213条の14に規定する外部サービス利用型指定共同生活援助事業者

(9)　児童福祉法に基づく指定通所支援の事業等の人員，設備及び運営に関する基準（平成24年厚生労働省令第15号）第４条に規定する指定児童発達支援の事業を行う者（当該事業を行う事業所が児童福祉法（昭和22年法律第164号）第43条に規定する児童発達支援センター又は主として重症心身障害児（同法第７条第２項に規定する重症心身障害児をいう。以下同じ。）を通わせるものである場合を除く。），同令第54条の２に規定する共生型児童発達支援の事業を行う者，同令第54条の６に規定する基準該当児童発達支援事業者，同令第65条に規定する指定放課後等デイサービスの事業を行う者（当該事業を行う事業所が主として重症心身障害児を通わせるものである場合を除く。），同令第71条の２に規定する共生型放課後等デイサービスの事業を行う者及び同令第71条の３に規定する基準該当放課後等デイサービス事業者

(10)　障害者の日常生活及び社会生活を総合的に支援するための法律（平成17年法律第123号。以下「障害者総合支援法」という。）第５条第26項に規定する移動支援事業を行う者，同条第27項に規定する地域活動支援センターを経営する事業を行う者，同条第28項に規定する福祉ホームを経営する事業を行う者並びに障害者総合支援法第77条及び第78条に規定する地域生活支援事業を行う者（障害者総合支援法第５条第26項に規定する移動支援事業を行う者，同条第27項に規定する地域活動支援センターを経営する事業を行う者及び同条第28項に規定する福祉ホームを経営する事業を行う者を除く。）

(11)　学校教育法（昭和22年法律第26号）第１条に規定する学校（社会福祉士及び介護福祉士法（昭和62年法律第30号）附則第27条第１項の登録を受けた登録特定行為事業者に限る。）

◇　在宅患者訪問薬剤管理指導料について

(1)　在宅での療養を行っている患者であって，疾病，負傷のために通院による療養が困難な者について，保険医療機関の薬剤師が当該保険医療機関の医師及び当該患者の同意を得て，患家を訪問して薬剤管理指導記録に基づいて直接患者又はその家族等に服薬指導，服薬支援その他の薬学的管理指導を行った場合に算定する。

　　ただし，薬学的管理指導の対象となる患者が他の保険医療機関に入院している場合，医師若しくは薬剤師の配置が義務付けられている施設に入居若しくは入所している場合（給付調整告示等に規定する場合を除く。）又は現に他の保険医療機関若しくは保険薬局の薬剤師が在宅患者訪問薬剤管理指導を行っている場合には，在宅患者訪問薬剤管理指導料は算定できない。

(2)　在宅患者訪問薬剤管理指導料は，単一建物診療患者の人数に従い算定する。ここでいう単一建物診療患者の人数とは，当該患者が居住する建築物に居住する者のうち，当該保険医療機関が在宅患者訪問薬剤管理指導料を算定する者（当該保険医療機関と特別の関係にある保険医療機関において算定するものを含む。以下この区分において同じ。）

右欄の「◆　厚生労働大臣が定める者」の(10)中，「第26項」，「第27項」及び「第28項」を，それぞれ「第27項」，「第28項」及び「第29項」に改める。
※障害者の日常生活及び社会生活を総合的に支援するための法律等の一部を改正する法律附則第１条第四号の政令で定める日適用（令和７年10月１日を予定）

C008　在宅患者訪問薬剤管理指導料

1　単一建物診療患者が１人の場合　　**650点**
2　単一建物診療患者が２人以上９人以下の場合　　**320点**
3　１及び２以外の場合　　**290点**

注1　在宅で療養を行っている患者であって通院が困難なものに対して，診療に基づき計画的な医学管理を継続して行い，かつ，薬剤師が訪問して薬学的管理指導を行った場合に，単一建物診療患者（当該患者が居住する建物に居住する者のうち，当該保険医療機関の薬剤師が訪問し薬学的管理指導を行っているものをいう。）の人数に従い，患者１人につき月４回（末期の悪性腫瘍の患者及び中心静脈栄養法の対象患者については，週２回かつ月８回）に限り算定する。この場合

C
在宅

において，1から3までを合わせて薬剤師1人につき週40回に限り算定できる。

2　麻薬の投薬が行われている患者に対して，麻薬の使用に関し，その服用及び保管の状況，副作用の有無等について患者に確認し，必要な**薬学的管理指導**を行った場合は，1回につき**100点**を所定点数に加算する。

3　在宅患者訪問薬剤管理指導に要した交通費は，患家の負担とする。

4　6歳未満の乳幼児に対して，薬剤師が訪問して薬学的管理指導を行った場合には，**乳幼児加算**として，**100点**を所定点数に加算する。

の人数をいう。なお，ユニット数が3以下の認知症対応型共同生活介護事業所については，それぞれのユニットにおいて，在宅患者訪問薬剤管理指導料を算定する人数を，単一建物診療患者の人数とみなすことができる。

(3)　1つの患家に当該指導料の対象となる同居する同一世帯の患者が2人以上いる場合は，患者ごとに「単一建物診療患者が1人の場合」を算定する。また，当該建築物において，当該保険医療機関が在宅患者訪問薬剤管理指導料を算定する者の数が，当該建築物の戸数の10%以下の場合又は当該建築物の戸数が20戸未満であって，当該保険医療機関が在宅患者訪問薬剤管理指導料を算定する者が2人以下の場合には，それぞれ「単一建物診療患者が1人の場合」を算定する。

(4)　「1」，「2」及び「3」を合わせて1月に4回（末期の悪性腫瘍の患者及び中心静脈栄養法の対象患者については，週2回かつ月8回）を限度として算定できるが，その場合であっても薬剤師1人につき週40回に限る。ただし，月2回以上算定する場合にあっては，本指導料を算定する日の間隔は6日以上とする。なお，この場合には診療報酬明細書の摘要欄に当該算定日を記載する。

(5)　当該保険医療機関の薬剤師が，指導に当たって，過去の投薬及び副作用発現状況等の基礎的事項を把握するとともに，指導の対象となる患者ごとに薬剤管理指導記録を作成する。なお，当該薬剤管理指導記録には，次の事項を記載し，最後の記入の日から最低3年間保存する。

ア　患者の氏名，生年月日，性別，住所，診療録の番号

イ　患者の投薬歴，副作用歴，アレルギー歴

ウ　薬学的管理指導の内容（医薬品の保管状況，服薬状況，残薬の状況，重複投薬，配合禁忌等に関する確認及び実施した服薬支援措置を含む。）

エ　患者への指導及び患者からの相談の要点

オ　訪問指導等の実施日，訪問指導を行った薬剤師の氏名

カ　その他の事項

(6)　「注2」の麻薬管理指導加算は，本指導料を算定している患者のうち，麻薬が投与されている患者に対して，定期的に，投与される麻薬の服用状況，残薬の状況及び保管状況について確認し，残薬の適切な取扱方法も含めた保管取扱上の注意事項等に関し，必要な指導を行うとともに，麻薬による鎮痛効果や副作用の有無の確認を行い，必要な薬学的管理指導を行った場合に算定する。

(7)　麻薬管理指導加算の算定に当たっては，(5)の薬剤管理指導記録に，少なくとも次の事項について記載しなければならない。

ア　麻薬に係る薬学的管理指導の内容（麻薬の保管管理状況，服薬状況，残薬の状況，疼痛緩和の状況，副作用の有無の確認等）

イ　麻薬に係る患者・家族への指導・相談事項（麻薬に係る服薬指導，残薬の適切な取扱方法も含めた保管管理の指導等）

ウ　患者又は家族から返納された麻薬の廃棄に関する事項

エ　その他麻薬に係る事項

(8)　乳幼児加算は，乳幼児に係る薬学的管理指導の際に，患者の体重，適切な剤形その他必要な事項等の確認を行った上で，患者の家族等に対して適切な服薬方法，誤飲防止等の必要な服薬指導を行った場合に算定する。

(9)　「注3」に規定する交通費は実費とする。

(10)　在宅患者訪問薬剤管理指導料を算定している患者に投薬された医薬品について，当該保険医療機関の薬剤師が以下の情報を知ったときは，原則として当該薬剤師は，速やかに在宅での療養を行っている患者の診療を担う保険医に対し，当該情報を文書により提供するとともに，当該保険医に相談の上，必要に応じ，患者に対する薬学的管理指導を

C009 在宅患者訪問栄養食事指導料

1　在宅患者訪問栄養食事指導料1
　イ　単一建物診療患者が1人の場合　**530点**
　ロ　単一建物診療患者が2人以上9人以下
　　の場合　　　　　　　　　　　　　**480点**
　ハ　イ及びロ以外の場合　　　　　　**440点**
2　在宅患者訪問栄養食事指導料2
　イ　単一建物診療患者が1人の場合　**510点**
　ロ　単一建物診療患者が2人以上9人以下
　　の場合　　　　　　　　　　　　　**460点**
　ハ　イ及びロ以外の場合　　　　　　**420点**

注1　1については，在宅で療養を行ってお
　　り通院が困難な患者であって，別に厚生
　　労働大臣が定めるものに対して，診療に
　　基づき計画的な医学管理を継続して行
　　い，かつ，保険医療機関の医師の指示に
　　基づき当該保険医療機関の管理栄養士が
　　訪問して具体的な献立等によって栄養管
　　理に係る指導を行った場合に，単一建物
　　診療患者（当該患者が居住する建物に居
　　住する者のうち，管理栄養士が訪問し栄
　　養食事指導を行っているものをいう。注
　　2において同じ。）の人数に従い，患者
　　1人につき月2回に限り所定点数を算定
　　する。
　2　2については，在宅で療養を行ってお
　　り通院が困難な患者であって，別に厚生
　　労働大臣が定めるものに対して，診療に
　　基づき計画的な医学管理を継続して行
　　い，かつ，保険医療機関の医師の指示に
　　基づき当該保険医療機関以外の管理栄養
　　士が訪問して具体的な献立等によって栄
　　養管理に係る指導を行った場合に，単一
　　建物診療患者の人数に従い，患者1人に
　　つき月2回に限り所定点数を算定する。
　3　在宅患者訪問栄養食事指導に要した交
　　通費は，患家の負担とする。

行う。
　ア　緊急安全性情報，安全性速報
　イ　医薬品・医療機器等安全性情報
◇　在宅患者訪問栄養食事指導料について
(1)　在宅での療養を行っている患者であって，疾病，負傷のために通院
　による療養が困難な者について，保険医療機関の医師が当該患者に「特
　掲診療料の施設基準等」に規定する特別食を提供する必要性を認めた
　場合又は次のいずれかに該当するものとして医師が栄養管理の必要性
　を認めた場合であって，当該医師の指示に基づき，管理栄養士が患家
　を訪問し，患者の生活条件，し好等を勘案した食品構成に基づく食事
　計画案又は具体的な献立等を示した栄養食事指導箋を患者又はその家
　族等に対して交付するとともに，当該指導箋に従い，食事の用意や摂
　取等に関する具体的な指導を30分以上行った場合に算定する。
　ア　がん患者
　イ　摂食機能又は嚥下機能が低下した患者
　ウ　低栄養状態にある患者
(2)　在宅患者訪問栄養食事指導料1は，保険医療機関の管理栄養士が当
　該保険医療機関の医師の指示に基づき，指導を行った場合に算定する。
　　また，在宅患者訪問栄養食事指導料2は，診療所において，当該診
　療所以外（公益社団法人日本栄養士会若しくは都道府県栄養士会が設
　置し，運営する「栄養ケア・ステーション」又は他の保険医療機関に
　限る。）の管理栄養士が当該診療所の医師の指示に基づき，対面によ
　る指導を行った場合に算定する。
(3)　在宅患者訪問栄養食事指導料は，単一建物診療患者の人数に従い算
　定する。ここでいう単一建物診療患者の人数とは，当該患者が居住す
　る建築物に居住する者のうち，当該保険医療機関が在宅患者訪問栄養
　食事指導料を算定する者（当該保険医療機関と特別の関係にある保険
　医療機関において算定するものを含む。以下この区分において同じ。）
　の人数をいう。なお，ユニット数が3以下の認知症対応型共同生活介
　護事業所については，それぞれのユニットにおいて，在宅患者訪問栄
　養食事指導料を算定する人数を，単一建物診療患者の人数とみなすこ
　とができる。
(4)　1つの患家に当該指導料の対象となる同居する同一世帯の患者が2
　人以上いる場合は，患者ごとに「単一建物診療患者が1人の場合」を
　算定する。また，当該建築物において，当該保険医療機関が在宅患者
　訪問栄養食事指導料を算定する者の数が，当該建築物の戸数の10％以
　下の場合又は当該建築物の戸数が20戸未満であって，当該保険医療機
　関が在宅患者訪問栄養食事指導料を算定する者が2人以下の場合に
　は，それぞれ「単一建物診療患者が1人の場合」を算定する。
(5)　「注3」に規定する交通費は実費とする。
(6)　上記以外の点に関しては，B001の「9」外来栄養食事指導料にお
　ける留意事項の例による。
◆　在宅患者訪問栄養食事指導料の対象患者
　疾病治療の直接手段として，医師の発行する食事箋に基づき提供され
た適切な栄養量及び内容を有する次の特別食を必要とする患者，がん患
者，摂食機能若しくは嚥下機能が低下した患者又は低栄養状態にある患
者
　腎臓食
　肝臓食
　糖尿食
　胃潰瘍食
　貧血食
　膵臓食

C

在宅

脂質異常症食

痛風食

てんかん食

フェニールケトン尿症食

楓糖尿症食

ホモシスチン尿症食

尿素サイクル異常症食

メチルマロン酸血症食

プロピオン酸血症食

極長鎖アシル-CoA脱水素酵素欠損症食

糖原病食

ガラクトース血症食

治療乳

無菌食

特別な場合の検査食（単なる流動食及び軟食を除く。）

C010 在宅患者連携指導料　　　　900点

注1　訪問診療を実施している保険医療機関（診療所，在宅療養支援病院及び許可病床数が200床未満の病院（在宅療養支援病院を除く。）に限る。）の保険医が，在宅での療養を行っている患者であって通院が困難なものに対して，当該患者の同意を得て，歯科訪問診療を実施している保険医療機関，訪問薬剤管理指導を実施している保険薬局又は訪問看護ステーションと文書等により情報共有を行うとともに，共有された情報を踏まえて療養上必要な指導を行った場合に，月1回に限り算定する。

2　区分番号A000に掲げる初診料を算定する初診の日に行った指導又は当該初診の日から1月以内に行った指導の費用は，初診料に含まれるものとする。

3　当該保険医療機関を退院した患者に対して退院の日から起算して1月以内に行った指導の費用は，第1章第2部第1節に掲げる入院基本料に含まれるものとする。

4　区分番号B001の1に掲げるウイルス疾患指導料，区分番号B001の6に掲げるてんかん指導料，区分番号B001の7に掲げる難病外来指導管理料又は区分番号B001の12に掲げる心臓ペースメーカー指導管理料を算定している患者については算定しない。

5　在宅患者連携指導料を算定すべき指導を行った場合においては，区分番号B000に掲げる特定疾患療養管理料及び区分番号B001の8に掲げる皮膚科特定疾患指導管理料を算定すべき指導管理の費用は，所定点数に含まれるものとする。

6　区分番号B009に掲げる診療情報提供料（Ⅰ），区分番号C002に掲げる在宅時

◇　在宅患者連携指導料について

(1)　在宅での療養を行っている患者の診療情報等を，当該患者の診療等を担う保険医療機関等の医療関係職種間で文書等により共有し，それぞれの職種が当該診療情報等を踏まえ診療等を行う取組を評価するものである。

　　例えば，在宅での療養を行っている一人の患者に対して，保険医療機関の保険医と保険医である歯科医師がそれぞれ訪問診療により当該患者の診療を担っている場合において，保険医である歯科医師が訪問診療を行った際に得た当該患者の口腔内の状態に関する診療情報を保険医に対して文書等で提供し，保険医が当該患者に訪問診療を行った際に，その情報を踏まえた指導を行った場合に算定できる。

(2)　在宅での療養を行っている患者であって通院が困難な者に対して，患者の同意を得て，月2回以上医療関係職種間で文書等（電子メール，ファクシミリでも可）により共有された診療情報を基に，患者又はその家族等に対して指導等を行った場合に，月1回に限り算定する。

(3)　単に医療関係職種間で当該患者に関する診療情報を交換したのみの場合や訪問看護や訪問薬剤指導を行うよう指示を行ったのみでは算定できない。

(4)　他職種から情報提供を受けた場合，できる限り速やかに患者への指導等に反映させるよう留意しなければならない。また，当該患者の療養上の指導に関する留意点がある場合には，速やかに他職種に情報提供するよう努めなければならない。

(5)　他職種から受けた診療情報の内容及びその情報提供日並びにその診療情報を基に行った診療の内容又は指導等の内容の要点及び診療日を診療録に記載する。

C

医学総合管理料，区分番号C002-2に掲げる施設入居時等医学総合管理料又は区分番号C003に掲げる在宅がん医療総合診療料を算定している患者については算定しない。

C011 在宅患者緊急時等カンファレンス料
200点

注　訪問診療を実施している保険医療機関の保険医が，在宅での療養を行っている患者であって通院が困難なものの状態の急変等に伴い，当該保険医の求め又は当該患者の在宅療養を担う保険医療機関の保険医の求めにより，歯科訪問診療を実施している保険医療機関の保険医である歯科医師等，訪問薬剤管理指導を実施している保険薬局の保険薬剤師，訪問看護ステーションの保健師，助産師，看護師，理学療法士，作業療法士若しくは言語聴覚士，介護支援専門員又は相談支援専門員と共同でカンファレンスを行い又はカンファレンスに参加し，それらの者と共同で療養上必要な指導を行った場合に，月2回に限り算定する。

C012 在宅患者共同診療料
1　往診の場合　　　　　　　　**1,500点**
2　訪問診療の場合（同一建物居住者以外）
　　　　　　　　　　　　　　　　1,000点
3　訪問診療の場合（同一建物居住者）

◇　在宅患者緊急時等カンファレンス料について

(1)　在宅での療養を行っている患者の状態の急変や診療方針の変更等の際，当該患者に対する診療等を行う医療関係職種等が一堂に会する等，カンファレンスを行うことにより，より適切な治療方針を立てること及び当該カンファレンスの参加者の間で診療方針の変更等の的確な情報共有を可能とすることは，患者及びその家族等が安心して療養生活を行う上で重要であることから，そのような取組に対して評価するものである。

(2)　在宅での療養を行っている患者の病状が急変した場合や，診療方針の大幅な変更等の必要が生じた場合に，患家を訪問し，関係する医療関係職種等が共同でカンファレンスを行い，当該カンファレンスで共有した当該患者の診療情報等を踏まえ，それぞれの職種が患者に対して療養上必要な指導を行った場合に月2回に限り算定する。

(3)　当該カンファレンスは，1者以上が患家に赴きカンファレンスを行う場合には，その他の関係者はビデオ通話が可能な機器を用いて参加することができる。

(4)　(3)において，患者の個人情報を当該ビデオ通話の画面上で共有する際は，患者の同意を得ている。また，保険医療機関の電子カルテなどを含む医療情報システムと共通のネットワーク上の端末においてカンファレンスを実施する場合には，厚生労働省「医療情報システムの安全管理に関するガイドライン」に対応している。

(5)　カンファレンスを行い，当該カンファレンスで共有した当該患者の診療情報を踏まえた療養上必要な指導を行った場合に，当該指導を行った日に算定することとし，A000初診料，A001再診料，C001在宅患者訪問診療料（I）又はC001-2在宅患者訪問診療料（II）は併せて算定できない。また，必要に応じ，カンファレンスを行った日以降に当該指導を行う必要がある場合には，カンファレンスを行った日以降できる限り速やかに指導を行う。
　　なお，当該指導とは，C001在宅患者訪問診療料（I）又はC001-2在宅患者訪問診療料（II）を算定する訪問診療とは異なるものであるが，例えば，当該指導とは別に継続的に実施している訪問診療を当該指導を行った日と同一日に行う場合には，当該指導を行った日においてC001在宅患者訪問診療料（I）又はC001-2在宅患者訪問診療料（II）を併せて算定することは可能である。

(6)　当該在宅患者緊急時等カンファレンス料を算定する場合には，カンファレンスの実施日及び当該指導日を診療報酬明細書に記載する。

(7)　当該カンファレンスは，原則として患家で行うこととするが，患者又は家族が患家以外の場所でのカンファレンスを希望する場合はこの限りでない。

(8)　在宅での療養を行っている患者の診療を担う保険医は，当該カンファレンスに参加した医療関係職種等の氏名，カンファレンスの要点，患者に行った指導の要点及びカンファレンスを行った日を診療録に記載する。

◇　在宅患者共同診療料について

(1)　在宅での療養を行っている患者であって，疾病，負傷のために通院による療養が困難かつ在宅療養後方支援病院を緊急時の搬送先として希望する患者に対して，在宅療養後方支援病院が，在宅医療を提供する医療機関（以下「連携医療機関」という。）からの求めに応じて共

240点

注1　1については，在宅療養後方支援病院
（在宅において療養を行っている患者を
緊急時に受け入れる病院であって，別に
厚生労働大臣が定める施設基準に適合し
ているものとして地方厚生局長等に届け
出たものをいう。以下この表において同
じ。）（許可病床数が400床未満の病院に
限る。）が，在宅で療養を行っている別
に厚生労働大臣が定める疾病等を有する
患者以外の患者であって通院が困難なも
の（当該在宅療養後方支援病院を緊急時
の搬送先として希望するものに限る。以
下この区分番号において同じ。）に対し
て，当該患者に対する在宅医療を担う他
の保険医療機関からの求めに応じて共同
で往診を行った場合に，1から3までの
いずれかを最初に算定した日から起算し
て1年以内に，患者1人につき1から3
までを合わせて2回に限り算定する。

2　2については，在宅療養後方支援病院
（許可病床数が400床未満の病院に限る。）
が，在宅で療養を行っている別に厚生労
働大臣が定める疾病等を有する患者以外
の患者（当該患者と同一の建物に居住す
る他の患者に対して当該保険医療機関が
同一日に訪問診療を行う場合の当該患者
（以下この区分番号において「同一建物
居住者」という。）を除く。）であって通
院が困難なものに対して，当該患者に対
する在宅医療を担う他の保険医療機関か
らの求めに応じて計画的な医学管理の下
に定期的に訪問して共同で診療を行った
場合に，1から3までのいずれかを最初
に算定した日から起算して1年以内に，
患者1人につき1から3までを合わせて
2回に限り算定する。

3　3については，在宅療養後方支援病院
（許可病床数が400床未満の病院に限る。）
が，在宅で療養を行っている別に厚生労
働大臣が定める疾病等を有する患者以外
の患者（同一建物居住者に限る。）であっ
て通院が困難なものに対して，当該患者
に対する在宅医療を担う他の保険医療機
関からの求めに応じて計画的な医学管理
の下に定期的に訪問して共同で診療を
行った場合に，1から3までのいずれか
を最初に算定した日から起算して1年以
内に，患者1人につき1から3までを合
わせて2回に限り算定する。

4　注1から注3までの規定にかかわら
ず，在宅療養後方支援病院が，別に厚生
労働大臣が定める疾病等を有する患者に

同で往診又は訪問診療を行った場合に算定する。

(2)　在宅療養後方支援病院は，訪問診療を行った後に，連携医療機関と
十分情報交換を行った上で計画を策定する。

(3)　15歳未満の人工呼吸器装着患者，15歳未満から引き続き人工呼吸を
実施しており体重が20キログラム未満の患者又は神経難病等の患者を
対象とする場合については，当該診療料を1年に12回算定することが
できる。

◆　在宅患者共同診療料に規定する厚生労働大臣が定める疾病等

多発性硬化症
重症筋無力症
スモン
筋萎縮性側索硬化症
脊髄小脳変性症
ハンチントン病
進行性筋ジストロフィー症
パーキンソン病関連疾患（進行性核上性麻痺，大脳皮質基底核変性症
及びパーキンソン病（ホーエン・ヤールの重症度分類がステージ3以上
であって生活機能障害度がⅡ度又はⅢ度のものに限る。））
多系統萎縮症（線条体黒質変性症，オリーブ橋小脳萎縮症及びシャイ・
ドレーガー症候群）
プリオン病
亜急性硬化性全脳炎
ライソゾーム病
副腎白質ジストロフィー
脊髄性筋萎縮症
慢性炎症性脱髄性多発神経炎
後天性免疫不全症候群
頸髄損傷
15歳未満の者であって人工呼吸器を使用している状態のもの又は15歳
以上のものであって人工呼吸器を使用している状態が15歳未満から継続
しているもの（体重が20キログラム未満である場合に限る。）

対して行った場合については，1から3までのいずれかを最初に算定した日から起算して1年以内に，患者1人につき1から3までを合わせて12回に限り算定する。

5　往診又は訪問診療に要した交通費は，患家の負担とする。

C013 在宅患者訪問褥瘡管理指導料　750点

注1　別に厚生労働大臣が定める施設基準に適合しているものとして地方厚生局長等に届け出た保険医療機関において，重点的な褥瘡管理を行う必要が認められる患者（在宅での療養を行っているものに限る。）に対して，当該患者の同意を得て，当該保険医療機関の保険医，管理栄養士又は当該保険医療機関以外の管理栄養士及び看護師又は連携する他の保険医療機関等の看護師が共同して，褥瘡管理に関する計画的な指導管理を行った場合には，初回のカンファレンスから起算して6月以内に限り，当該患者1人につき3回に限り所定点数を算定する。

2　区分番号C001に掲げる在宅患者訪問診療料（Ⅰ），区分番号C001-2に掲げる在宅患者訪問診療料（Ⅱ），区分番号C005に掲げる在宅患者訪問看護・指導料又は区分番号C009に掲げる在宅患者訪問栄養食事指導料は別に算定できない。ただし，カンファレンスを行う場合にあっては，この限りでない。

◇　在宅患者訪問褥瘡管理指導料について

(1)　在宅褥瘡管理に係る専門的知識・技術を有する在宅褥瘡管理者を含む多職種からなる在宅褥瘡対策チームが，褥瘡予防や管理が難しく重点的な褥瘡管理が必要な者に対し，褥瘡の改善等を目的として，共同して指導管理を行うことを評価したものであり，褥瘡の改善等を目的とした指導管理のための初回訪問から起算して6月以内に限り，カンファレンスを実施した場合に3回を限度に所定点数を算定することができる。なお，当該指導料を算定した場合，初回訪問から1年以内は当該指導料を算定することはできない。

(2)　重点的な褥瘡管理が必要な者とは，ベッド上安静であって，既にDESIGN-R2020による深さの評価がd2以上の褥瘡を有する者であって，かつ，次に掲げるアからオまでのいずれかを有する者をいう。

ア　重度の末梢循環不全のもの

イ　麻薬等の鎮痛・鎮静剤の持続的な使用が必要であるもの

ウ　強度の下痢が続く状態であるもの

エ　極度の皮膚脆弱であるもの

オ　皮膚に密着させる医療関連機器の長期かつ持続的な使用が必要であるもの

(3)　在宅褥瘡対策チームは，褥瘡の改善，重症化予防，発生予防のための以下の計画的な指導管理を行う。

ア　初回訪問時に，在宅褥瘡管理者を含む在宅褥瘡対策チームの構成員の他，必要に応じて当該患者の診療を行う医療関係職種が患家に一堂に会し，褥瘡の重症度やリスク因子についてのアセスメントを行い，褥瘡の指導管理方針について，カンファレンス（以下「初回カンファレンス」という。）を実施し，在宅褥瘡診療計画を立案する。

イ　初回カンファレンス実施後，評価のためのカンファレンスの実施までの間，在宅褥瘡対策チームの各構成員は，月1回以上，計画に基づき，適切な指導管理を行い，その結果について情報共有する。

ウ　初回訪問後3月以内に，褥瘡の改善状況，在宅褥瘡診療計画に基づく指導管理の評価及び必要に応じて見直し（以下「評価等」という。）のためのカンファレンスを行う。2回目のカンファレンスにおいて評価等の結果，更に継続して指導管理が必要な場合に限り，初回カンファレンスの後4月以上6月以内の期間に3回目のカンファレンスにおいて評価等を実施することができる。なお，3回目のカンファレンスでの評価等は，2回目のカンファレンスの評価等の実施日から起算して3月以内に実施しなければならない。

(4)　初回カンファレンス及び2回目以降のカンファレンスは，関係者全員が患家に赴き実施することが原則であるが，以下のいずれも満たす場合は，ビデオ通話が可能な機器を用いて参加することができる。

ア　当該カンファレンスに，当該保険医療機関から在宅褥瘡対策チームの構成員として複数名参加すること

イ　当該保険医療機関の在宅褥瘡対策チームの構成員のうち，1名以上は患家に赴きカンファレンスを行っていること

(5)　(4)において，患者の個人情報を当該ビデオ通話の画面上で共有する際は，患者の同意を得ている。また，保険医療機関の電子カルテなどを含む医療情報システムと共通のネットワーク上の端末においてカン

ファレンスを実施する場合には，厚生労働省「医療情報システムの安全管理に関するガイドライン」に対応している。

(6)　カンファレンス及び月1回以上の指導管理の結果を踏まえ，在宅褥瘡対策チームにおいて「別紙様式43」（964頁）又はこれに準じた在宅褥瘡診療計画を作成し，その内容を患者等に説明するとともに，診療録に添付する。

(7)　「注1」について，当該保険医療機関以外（公益社団法人日本栄養士会若しくは都道府県栄養士会が設置し，運営する「栄養ケア・ステーション」又は他の保険医療機関に限る。）の管理栄養士は，当該保険医療機関の保険医の指示に基づき，管理指導を実施する。

(8)　「注1」については，初回カンファレンスを実施した場合に算定する。

なお，初回カンファレンス以降に在宅褥瘡対策チームの各構成員が月1回以上，計画に基づき行う適切な指導管理については，C001在宅患者訪問診療料（Ⅰ），C001-2在宅患者訪問診療料（Ⅱ），C005在宅患者訪問看護・指導料又はC005-1-2同一建物居住者訪問看護・指導料，I012精神科訪問看護・指導料（Ⅰ），（Ⅲ），C009在宅患者訪問栄養食事指導料，訪問看護基本療養費（Ⅰ），（Ⅱ），精神科訪問看護基本療養費（Ⅰ），（Ⅲ）を算定することができる。

(9)　「注2」については，褥瘡の指導管理のために患家に訪問して行われる初回カンファレンスのほか，2回目以降のカンファレンスを患家で行った日に，当該カンファレンスとは別に継続的に実施する必要のある訪問診療，訪問看護，訪問栄養指導を併せて行う場合には，C001在宅患者訪問診療料（Ⅰ），C001-2在宅患者訪問診療料（Ⅱ），C005在宅患者訪問看護・指導料又はC005-1-2同一建物居住者訪問看護・指導料，C009在宅患者訪問栄養食事指導料，I012精神科訪問看護・指導料（Ⅰ），（Ⅲ），訪問看護基本療養費（Ⅰ），（Ⅱ），精神科訪問看護基本療養費（Ⅰ），（Ⅲ）を算定することができる。また，当該保険医療機関と特別の関係にある訪問看護ステーションによる場合においても，算定することができる。ただし，当該保険医療機関が訪問看護を実施している訪問看護ステーションと連携する場合は，当該保険医療機関において，訪問看護に係る費用を算定できないものとする。なお，当該保険医療機関及び継続的に訪問看護を実施している訪問看護ステーションに適切な在宅褥瘡管理者がいない場合において，褥瘡ケアに係る専門的な研修を受けた看護師が所属する保険医療機関等と共同して行った場合は，C005在宅患者訪問看護・指導料の「3」，C005-1-2同一建物居住者訪問看護・指導料の「3」，訪問看護基本療養費（Ⅰ）の「ハ」又は訪問看護基本療養費（Ⅱ）の「ハ」のいずれかを算定することができる。

(10)　(8)，(9)の算定に当たっては，カンファレンスの実施日，DESIGN-R2020による深さの評価及び(2)のいずれに該当するかを診療報酬明細書の摘要欄に記載する。

◇　外来在宅共同指導料について

(1)　外来在宅共同指導料1又は外来在宅共同指導料2は，保険医療機関の外来において継続して4回以上受診している患者について，当該患者の在宅療養を担う保険医療機関の保険医が，当該患者の同意を得て，患家等を訪問して，在宅での療養上必要な説明及び指導を，外来において当該患者に対して継続的に診療を行っている保険医療機関の保険医と共同して行った上で，文書により情報提供した場合に，患者1人につき1回に限り，それぞれの保険医療機関において算定するものである。

(2)　外来在宅共同指導料は，患者の家族等在宅での患者の看護を担当する者に対して指導を行った場合にも算定できる。

C014　外来在宅共同指導料

1　外来在宅共同指導料1	400点
2　外来在宅共同指導料2	600点

注1　1については，保険医療機関の外来において継続的に診療を受けている患者について，当該患者の在宅療養を担う保険医療機関の保険医が，当該患者の同意を得て，患家等を訪問して，在宅での療養上必要な説明及び指導を，外来において当該患者に対して継続的に診療を行っている保険医療機関の保険医と共同して

行った上で，文書により情報提供した場合に，患者1人につき1回に限り，当該患者の在宅療養を担う保険医療機関において算定する。

2 2については，注1に規定する場合において，外来において当該患者に対して継続的に診療を行っている保険医療機関において，患者1人につき1回に限り算定する。この場合において，区分番号A000に掲げる初診料，区分番号A001に掲げる再診料，区分番号A002に掲げる外来診療料，区分番号C000に掲げる往診料，区分番号C001に掲げる在宅患者訪問診療料（Ⅰ）又は区分番号C001-2に掲げる在宅患者訪問診療料（Ⅱ）は別に算定できない。

(3) 外来から在宅への移行に当たって，在宅での療養上必要な指導を行うために必要な看護及び栄養管理の状況等の情報を当該患者及び家族等に「別紙様式52」（974頁）を参考に文書で説明し，必要に応じて，治療等を担う他の保険医療機関のほか，訪問看護ステーション，介護施設，市町村等と共有すること。

(4) 行った指導の内容等について，要点を診療録等に記載し，又は患者若しくはその家族等に提供した文書の写しを診療録等に添付する。

(5) 外来在宅共同指導料は，在宅での療養を行う患者が算定の対象となり，他の保険医療機関，社会福祉施設，介護老人保健施設，介護医療院，特別養護老人ホーム，軽費老人ホーム，有料老人ホーム又は「高齢者の居住の安定確保に関する法律」第5条第1項に規定するサービス付き高齢者向け住宅その他施設等に入院若しくは入所する患者については，対象とはならない。

(6) 外来在宅共同指導料は，外来において当該患者に対して継続的に診療を行っている保険医療機関と在宅療養を担う保険医療機関が特別の関係にある場合は算定できない。

(7) 診療報酬明細書の摘要欄に，共同指導を行った者の属する保険医療機関の名称及び年月日を記載する。

(8) 外来在宅共同指導料の共同指導は，外来において当該患者に対して継続的に診療を行っている保険医療機関と当該患者の在宅療養を担う保険医療機関等の関係者全員が，患家において実施することが原則であるが，ビデオ通話が可能な機器を用いて共同指導した場合でも算定可能である。ただし，この場合であっても，当該患者の在宅療養を担う保険医療機関の保険医は，患家に赴き共同指導していること。

(9) 当該指導において，患者の個人情報を情報通信機器等の画面上で取り扱う場合には，患者の同意を得る。また，厚生労働省の定める「医療情報システムの安全管理に関するガイドライン」等に対応していること。

(10) 情報通信機器等の運用に要する費用については，療養の給付と直接関係ないサービス等の費用として別途徴収できる。

(11) 外来在宅共同指導料2を算定する場合には，A000初診料，A001再診料，A002外来診療料，C000往診料，C001在宅患者訪問診療料（Ⅰ）又はC001-2在宅患者訪問診療料（Ⅱ）は別に算定できない。

C015 在宅がん患者緊急時医療情報連携指導料
200点

注 訪問診療を実施している保険医療機関の保険医が，在宅での療養を行っている患者であって通院が困難なもの（区分番号C002に掲げる在宅時医学総合管理料の注15（区分番号C002-2の注5の規定により準用する場合を含む。）又は区分番号C003に掲げる在宅がん医療総合診療料の注9に規定する在宅医療情報連携加算を算定しているものに限る。）の同意を得て，末期の悪性腫瘍の患者の病状の急変等に伴い，当該保険医療機関と連携する他の保険医療機関の保険医，歯科訪問診療を実施している保険医療機関の保険医である歯科医師，訪問薬剤管理指導を実施している保険薬局の保険薬剤師，訪問看護ステーションの保健師，助産師，看護師，理学療法士，作業療法士若しくは言語聴覚士，管理栄養士，介護支援専門員又は相談支援専門員等であって当

◇ 在宅がん患者緊急時医療情報連携指導料について

(1) 在宅がん患者緊急時医療情報連携指導料は，在宅で療養を行っている末期の悪性腫瘍の患者について，当該患者の計画的な医学管理を行っている医師が，当該患者の病状の急変時等に，当該患者に関わる医療関係職種及び介護関係職種等（以下単に「関係職種」という。）によりICTを用いて記録されている当該患者の人生の最終段階における医療・ケアに関する情報（以下単に「当該患者の情報」という。）を踏まえ，療養上必要な指導を行うことが，患者及びその家族等が安心して療養生活を行う上で重要であることから，そのような取組を評価するものである。

(2) 在宅がん患者緊急時医療情報連携指導料は，過去30日以内にC002在宅時医学総合管理料の「注15」（C002-2施設入居時等医学総合管理料の「注5」の規定により準用する場合を含む）又はC003在宅がん医療総合診療料の「注9」に規定する在宅医療情報連携加算を算定している末期の悪性腫瘍の患者に対し，関係職種が，当該患者の情報について，当該患者の計画的な医学管理を行う医師が常に確認できるように記録している場合であって，当該患者の病状の急変時等に，当該医師が当該患者の情報を活用して患家において，当該患者又はその家族等に療養上必要な指導を行った場合に，月1回に限り算定する。

(3) 在宅で療養を行っている末期の悪性腫瘍の患者に対して診療等を行

該患者に関わる者が電子情報処理組織を使用する方法その他の情報通信の技術を利用する方法を用いて記録した当該患者に係る人生の最終段階における医療・ケアに関する情報を取得した上で，療養上必要な指導を行った場合に，月1回に限り算定する。

第2節　在宅療養指導管理料

通則

在宅療養指導管理料の費用は，第1款及び第2款の各区分の所定点数を合算した費用により算定する。

第1款　在宅療養指導管理料

通則

1　本款各区分に掲げる在宅療養指導管理料は，特に規定する場合を除き，月1回に限り算定し，同一の患者に対して1月以内に指導管理を2回以上行った場合においては，第1回の指導管理を行ったときに算定する。

2　同一の患者に対して，本款各区分に掲げる在宅療養指導管理料に規定する在宅療養指導管理のうち2以上の指導管理を行っている場合は，主たる指導管理の所定点数のみにより算定する。

3　在宅療養支援診療所又は在宅療養支援病院から患者の紹介を受けた保険医療機関が，在宅療養支援診療所又は在宅療養支援病院が行う在宅療養指導管理と異なる在宅療養指導管理を行った場合（紹介が行われた月に限る。）及び在宅療養後方支援病院が，別に厚生労働大臣の定める患者に対して当該保険医療機関と連携する他の保険医療機関と異なる在宅療養指導管理を行った場合（C102に規定する指導管理とC102-2に規定する指導管理，C103に規定する指導管理とC107に規定する指導管理，C107-2に規定する指導管理又はC107-3に規定する指導管理，C104に規定する指導管理とC105に規定する指導管理，C104に規定する指導管理とC105-2に規定する指導管理，C105に規定する指導管理とC105-2に規定する指導管理，C105-2に規定する指導管理とC109に規定する指導管理，C105-2に規定する指導管理とC105-3に規定する指導管理，C105-3に規定する指導管理とC109に規定する指導管理，C107に規定する指導管理とC107-2に規定する指導管理又はC107-3に規定する指導管理，C107-2に規定する指導管理とC107-3に規定する指導管理，C108（3を除く。）に規定する指導管理とC

う医師は，療養上の必要な指導を行うにあたり，活用された当該患者の情報について，当該情報を記録した者の氏名，記録された日，取得した情報の要点及び患者に行った指導の要点を診療録に記載する。

(4)　在宅がん患者緊急時医療情報連携指導料を算定するに当たって，ICTを用いて連携機関と患者の個人情報を取り扱う場合には，厚生労働省の定める「医療情報システムの安全管理に関するガイドライン」に対応していること。

◇　在宅療養指導管理料について

(1)　当該指導管理が必要かつ適切であると医師が判断した患者について，患者又は患者の看護に当たる者に対して，当該医師が療養上必要な事項について適正な注意及び指導を行った上で，当該患者の医学管理を十分に行い，かつ，各在宅療養の方法，注意点，緊急時の措置に関する指導等を行い，併せて必要かつ十分な量の衛生材料及び保険医療材料（以下この項において「衛生材料等」という。）を支給した場合に算定する。

ただし，当該保険医療機関に来院した患者の看護者に対してのみ当該指導を行った場合には算定できない。

なお，衛生材料等の支給に当たっては，以下の(2)又は(3)の方法によることも可能である。

(2)　衛生材料又は保険医療材料の支給に当たっては，当該患者へ訪問看護を実施している訪問看護事業者から，訪問看護計画書（「訪問看護計画書等の記載要領等について」の「別紙様式1」）により必要とされる衛生材料等の量について報告があった場合，医師は，その報告を基に療養上必要な量について判断の上，患者へ衛生材料等を支給する。

また，当該訪問看護事業者から，訪問看護報告書（「訪問看護計画書等の記載要領等について」の「別紙様式2」）により衛生材料等の使用実績について報告があった場合は，医師は，その内容を確認した上で，衛生材料等の量の調整，種類の変更等の指導管理を行う。

(3)　また，医師は，(2)の訪問看護計画書等を基に衛生材料等を支給する際，保険薬局（当該患者に対して在宅患者訪問薬剤管理指導を行っており，地域支援体制加算又は在宅患者調剤加算の届出を行っているものに限る。）に対して，必要な衛生材料等の提供を指示することができる。

(4)　在宅療養指導管理料は1月1回を限度として算定し，特に規定する場合を除き，同一の患者に対して同一月に指導管理を2回以上行った場合は，第1回の指導管理を行ったときに算定する。

(5)　2以上の保険医療機関が同一の患者について同一の在宅療養指導管理料を算定すべき指導管理を行っている場合には，特に規定する場合を除き，主たる指導管理を行っている保険医療機関において当該在宅療養指導管理料を算定する。

(6)　同一の保険医療機関において，2以上の指導管理を行っている場合は，主たる指導管理の所定点数を算定する。

(7)　(6)について，15歳未満の人工呼吸器を装着している患者又は15歳未満から引き続き人工呼吸器を装着しており体重が20キログラム未満の患者に対して，A206在宅患者緊急入院診療加算に規定する在宅療養

110に規定する指導管理，C108-4に規定する指導管理とC110に規定する指導管理及びC109に規定する指導管理とC114に規定する指導管理の組合せを除く。）には，それぞれの保険医療機関において，本款各区分に掲げる在宅療養指導管理料を算定できるものとする。

4　入院中の患者に対して退院時に本款各区分に掲げる在宅療養指導管理料を算定すべき指導管理を行った場合においては，各区分の規定にかかわらず，当該退院の日に所定点数を算定できる。この場合において，当該退院した患者に対して行った指導管理（当該退院した日の属する月に行ったものに限る。）の費用は算定しない。

後方支援病院と連携している保険医療機関が，在宅療養後方支援病院と異なる在宅療養指導管理を行った場合には，それぞれの保険医療機関において在宅療養指導管理料を算定できる。なお，この場合は，それぞれの保険医療機関において算定している在宅療養指導管理料について，適切な情報交換を行い，重複した算定がないよう留意する。

(8)　入院中の患者に対して，退院時に退院後の在宅療養指導管理料を算定すべき指導管理を行った場合には，退院の日1回に限り，在宅療養指導管理料の所定点数を算定できる。この場合においては，当該保険医療機関において当該退院月に外来，往診又は訪問診療にて行った指導管理の費用は算定できない。また，死亡退院の場合又は他の病院若しくは診療所へ入院するため転院した場合には算定できない。

(9)　退院した患者に対して，当該退院月に外来，往診又は訪問診療において在宅療養指導管理料を算定すべき指導管理を行った場合は，当該患者について当該保険医療機関において退院日に在宅療養指導管理料を算定していない場合に限り，在宅療養指導管理料を算定することができる。ただし，退院日に在宅療養指導管理料を算定した保険医療機関以外の保険医療機関において在宅療養指導管理料を算定する場合においては，診療報酬明細書の摘要欄に当該算定理由を記載する。このため，在宅療養指導管理料を算定する場合は，患者に対し当該月の入院の有無を確認する。

(10)　在宅療養を実施する保険医療機関においては，緊急事態に対処できるよう施設の体制，患者の選定等に十分留意する。特に，入院施設を有しない診療所が在宅療養指導管理料を算定するに当たっては，緊急時に必要かつ密接な連携を取り得る入院施設を有する他の保険医療機関において，緊急入院ができる病床が常に確保されていることが必要である。

(11)　当該在宅療養を指示した根拠，指示事項（方法，注意点，緊急時の措置を含む。），指導内容の要点を診療録に記載する。

(12)　保険医療機関が在宅療養指導管理料を算定する場合には，当該指導管理に要するアルコール等の消毒薬，衛生材料(脱脂綿，ガーゼ，絆創膏等)，酸素，注射器，注射針，翼状針，カテーテル，膀胱洗浄用注射器，クレンメ等は，当該保険医療機関が提供する。なお，当該医療材料の費用は，別に診療報酬上の加算等として評価されている場合を除き所定点数に含まれ，別に算定できない。

(13)　関連学会より留意事項が示されている在宅療養については，指示，管理に当たってはこれらの事項を十分参考とする（例：「がん緩和ケアに関するマニュアル」（厚生労働省・日本医師会監修））。

(14)　在宅療養指導管理料は必要かつ十分な量の衛生材料又は保険医療材料を支給した場合に算定することとなっており，保険医療機関は訪問看護ステーションとの連携等により在宅医療に必要な衛生材料等の量の把握に努め，十分な量の衛生材料等を支給すること。

◆　在宅療養指導管理料に規定する厚生労働大臣の定める患者
　　15歳未満の者であって人工呼吸器を使用している状態のもの又は15歳以上の者であって人工呼吸器を使用している状態が15歳未満から継続しているもの（体重が20キログラム未満である場合に限る。）

区分
C100　退院前在宅療養指導管理料　　120点
　注1　入院中の患者が在宅療養に備えて一時的に外泊するに当たり，当該在宅療養に関する指導管理を行った場合に算定する。
　　2　6歳未満の乳幼児に対して在宅療養に

◇　退院前在宅療養指導管理料について
(1)　入院中の患者に対して外泊時に退院後の在宅療養指導管理料を算定すべき指導管理を行った場合には，外泊の初日1回に限り退院前在宅療養指導管理料を算定する。
(2)　退院前在宅療養指導管理料を算定した同一月に他の在宅療養指導管理料を算定することができるが，退院前在宅療養指導管理料を算定し

関する指導管理を行った場合には，**乳幼児加算**として，**200点**を所定点数に加算する。

C101　在宅自己注射指導管理料

1　複雑な場合　　　　　　　　　　**1,230点**
2　1以外の場合
　イ　月27回以下の場合　　　　　**650点**
　ロ　月28回以上の場合　　　　　**750点**
注1　別に厚生労働大臣が定める注射薬の自己注射を行っている入院中の患者以外の患者に対して，自己注射に関する指導管理を行った場合に算定する。ただし，同一月に区分番号B001-2-12に掲げる外来腫瘍化学療法診療料又は第6部の通則第6号に規定する外来化学療法加算を算定している患者については，当該管理料を算定できない。
　2　初回の指導を行った日の属する月から起算して3月以内の期間に当該指導管理を行った場合には，**導入初期加算**として，3月を限度として，**580点**を所定点数に加算する。
　3　処方の内容に変更があった場合には，注2の規定にかかわらず，当該指導を行った日の属する月から起算して1月を限度として，1回に限り導入初期加算を算定できる。
　4　患者に対し，バイオ後続品に係る説明を行い，バイオ後続品を処方した場合には，**バイオ後続品導入初期加算**として，当該バイオ後続品の初回の処方日の属する月から起算して3月を限度として，**150点**を所定点数に加算する。
　5　別に厚生労働大臣が定める施設基準に適合しているものとして地方厚生局長等に届け出た保険医療機関において，在宅自己注射指導管理料を算定すべき医学管理を**情報通信機器を用いて行った場合**は，1又は2のイ若しくはロの所定点数に代えて，それぞれ**1,070点**又は**566点**若しくは**653点**を算定する。

た日には他の在宅療養指導管理料及び在宅療養指導管理材料加算は算定できない。
(3)　入院料の取扱い上は外泊とならない1泊2日の場合であっても，退院前在宅療養指導管理料の算定要件を満たせば当該指導管理料を算定することができる。
(4)　退院前在宅療養指導管理料を算定できるのは，あくまでも退院した場合であり，病状の悪化等により退院できなかった場合には算定できない。また，外泊後，帰院することなく転院した場合には算定できない。
(5)　「注2」に規定する乳幼児加算は，6歳未満の乳幼児に対して退院前在宅療養指導管理料を算定する場合に加算する。
◇　在宅自己注射指導管理料について
(1)　インターフェロンベータ製剤については，多発性硬化症に対して用いた場合に限り算定する。
(2)　インターフェロンアルファ製剤については，C型慢性肝炎におけるウイルス血症の改善（血中HCV RNA量が高い場合を除く。）を目的として単独投与に用いた場合，C型代償性肝硬変におけるウイルス血症の改善（セログループ1の血中HCV RNA量が高い場合を除く。）を目的として単独投与に用いた場合，HBe抗原陽性でかつDNAポリメラーゼ陽性のB型慢性活動性肝炎のウイルス血症の改善を目的として単独投与に用いた場合及びHTLV-1関連脊髄症（HAM）に対して用いた場合に限り算定する。なお，ペグインターフェロンアルファ製剤については算定できない。
(3)　グリチルリチン酸モノアンモニウム・グリシン・L-システイン塩酸塩配合剤については，慢性肝疾患における肝機能異常の改善に対して用い，在宅自己注射での静脈内投与について十分な経験を有する患者であって，医師により必要な指導を受けた場合に限り算定する。
(4)　顆粒球コロニー形成刺激因子製剤については，再生不良性貧血及び先天性好中球減少症の患者に対して用いた場合に限り算定する。
(5)　アドレナリン製剤については，蜂毒，食物及び毒物等に起因するアナフィラキシーの既往のある患者又はアナフィラキシーを発現する危険性の高い患者に対して，定量自動注射器を緊急補助的治療として用いた場合に限り算定する。
(6)　「1」複雑な場合については，間歇注入シリンジポンプを用いて在宅自己注射を行っている患者について，診察を行った上で，ポンプの状態，投与量等について確認・調整等を行った場合に算定する。この場合，プログラムの変更に係る費用は所定点数に含まれる。
(7)　在宅自己注射の導入前に，入院又は2回以上の外来，往診若しくは訪問診療により，医師による十分な教育期間をとり，十分な指導を行った場合に限り算定する。ただし，アドレナリン製剤については，この限りではない。また，指導内容を詳細に記載した文書を作成し患者に交付する。なお，第2節第1款の在宅療養指導管理料の「通則」の「在宅療養指導管理料について」に従い，衛生材料等については，必要かつ十分な量を支給する。
(8)　「2」については，医師が当該月に在宅で実施するよう指示した注射の総回数に応じて所定点数を算定する。なお，この場合において，例えば月の途中にて予期せぬ入院等があり，やむを得ずあらかじめ指示した回数が在宅で実施されなかった場合であっても，当該指示回数に応じて算定することができる。ただし，予定入院等あらかじめ在宅で実施されないことが明らかな場合は，当該期間中の指示回数から実施回数を除して算定する。また，「2」はB001特定疾患治療管理料の「7」難病外来指導管理料との併算定は可とする。
(9)　「注2」に規定する導入初期加算については，新たに在宅自己注射

を導入した患者に対し，3月に限り，月1回に限り算定する。ただし，処方の内容に変更があった場合は，さらに1回に限り算定することができる。

(10)　「注3」に規定する「処方の内容に変更があった場合」とは，処方された「特掲診療料の施設基準等」の「別表第九」に掲げる注射薬に変更があった場合をいう。また，先発バイオ医薬品とバイオ後続品の変更を行った場合及びバイオ後続品から先発バイオ医薬品が同一であるバイオ後続品に変更した場合には算定できない。なお，過去1年以内に処方されたことがある「特掲診療料の施設基準等」の「別表第九」に掲げる注射薬に変更した場合は，算定できない。

(11)　「注4」に規定するバイオ後続品導入初期加算については，当該患者に対して，バイオ後続品の有効性や安全性等について説明した上で，バイオ後続品を処方した場合に，当該バイオ後続品の初回の処方日の属する月から起算して，3月に限り，月1回に限り算定する。「バイオ後続品を処方した場合」とは，バイオ後続品の一般的名称で処方した場合（例えば，「○○○○○○（遺伝子組換え）[●●●●●後続1]」と処方した場合をいう。）又はバイオ後続品の販売名で処方した場合（例えば，「●●●● BS 注射液 含量 会社名」と処方した場合をいう。）をいう。

(12)　「注2」及び「注3」に規定する導入初期加算並びに「注4」に規定するバイオ後続品導入初期加算は，対面診療を行った場合に限り，算定できる。

(13)　在宅自己注射指導管理料を算定している患者の外来受診時（緊急時に受診した場合を除く。）に，当該在宅自己注射指導管理に係るG000皮内，皮下及び筋肉内注射，G001静脈内注射を行った場合の費用及び当該注射に使用した当該患者が在宅自己注射を行うに当たり医師が投与を行っている「特掲診療料の施設基準等」の「別表第九」に掲げる注射薬の費用は算定できない。なお，緊急時に受診した場合の注射に係る費用を算定する場合は，診療報酬明細書の摘要欄に緊急時の受診である旨を記載する。

(14)　在宅自己注射指導管理料を算定している患者については，当該保険医療機関においてC001在宅患者訪問診療料（Ⅰ）又はC001-2在宅患者訪問診療料（Ⅱ）を算定する日に行ったG000皮内，皮下及び筋肉内注射，G001静脈内注射及びG004点滴注射の費用（薬剤及び特定保険医療材料に係る費用を含む。）は算定できない。

(15)　同一月にB001-2-12外来腫瘍化学療法診療料又は第2章第6部注射の「通則6」に規定する外来化学療法加算を算定している患者の外来受診時に，当該加算に係る注射薬を用いて当該患者に対して自己注射に関する指導管理を行った場合については，当該管理料を算定できない。

(16)　トシリズマブ製剤については，皮下注射により用いた場合に限り算定する。

(17)　アバタセプト製剤については，皮下注射により用いた場合に限り算定する。

(18)　2以上の保険医療機関が同一の患者について，異なった疾患に対する当該指導管理を行っている場合には，いずれの保険医療機関においても，当該在宅療養指導管理料を算定できる。なお，この場合にあっては，相互の保険医療機関において処方されている注射薬等を把握する。

(19)　ヒドロコルチゾンコハク酸エステルナトリウム製剤については，急性副腎皮質機能不全（副腎クリーゼ）の既往のある患者又は急性副腎皮質機能不全（副腎クリーゼ）を発症する危険性の高い患者に対して，筋肉内注射により用いた場合に限り算定する。

⑳　「注5」に規定する情報通信機器を用いた医学指導管理については，オンライン指針に沿って診療を行った場合に算定する。

◆　在宅自己注射を実施するに当たっての留意事項

　患者に対する注射は，医師等の有資格者が実施することが原則であるが，在宅自己注射を実施するに当たっては，以下の点に留意する。

ア　在宅自己注射に係る指導管理は，当該在宅自己注射指導管理料の算定の対象である注射薬の適応となる疾患の患者に対する診療を日常の診療において行っており，十分な経験を有する医師が行う。

イ　在宅自己注射の導入前には，入院又は週2回若しくは3回以上の外来，往診若しくは訪問診療（**編注**；入院又は2回以上の外来，往診若しくは訪問診療）により，医師による十分な教育期間を取り，十分な指導を行う。

ウ　かかりつけ医師と異なる医師が在宅自己注射に係る指導管理を行う場合には，緊急時の対応等について当該かかりつけ医師とも十分な連携を図る。

エ　在宅自己注射の実施に伴う廃棄物の適切な処理方法等についても，併せて指導を行う。

◆　在宅自己注射指導管理料の対象注射薬

インスリン製剤
性腺刺激ホルモン製剤
ヒト成長ホルモン剤
遺伝子組換え活性型血液凝固第Ⅶ因子製剤
遺伝子組換え型血液凝固第Ⅷ因子製剤
遺伝子組換え型血液凝固第Ⅸ因子製剤
乾燥濃縮人血液凝固第Ⅹ因子加活性化第Ⅶ因子製剤
乾燥人血液凝固第Ⅷ因子製剤
乾燥人血液凝固第Ⅸ因子製剤
顆粒球コロニー形成刺激因子製剤
性腺刺激ホルモン放出ホルモン剤
ソマトスタチンアナログ
ゴナドトロピン放出ホルモン誘導体
グルカゴン製剤
グルカゴン様ペプチド-1受容体アゴニスト
ヒトソマトメジンC製剤
インターフェロンアルファ製剤
インターフェロンベータ製剤
エタネルセプト製剤
ペグビソマント製剤
スマトリプタン製剤
グリチルリチン酸モノアンモニウム・グリシン・L-システイン塩酸塩配合剤
アダリムマブ製剤
テリパラチド製剤
アドレナリン製剤
ヘパリンカルシウム製剤
アポモルヒネ塩酸塩製剤
セルトリズマブペゴル製剤
トシリズマブ製剤
メトレレプチン製剤
アバタセプト製剤
pH4処理酸性人免疫グロブリン（皮下注射）製剤
アスホターゼ　アルファ製剤
グラチラマー酢酸塩製剤

C

セクキヌマブ製剤

エボロクマブ製剤

ブロダルマブ製剤

アリロクマブ製剤

ベリムマブ製剤

イキセキズマブ製剤

ゴリムマブ製剤

エミシズマブ製剤

イカチバント製剤

サリルマブ製剤

デュピルマブ製剤

インスリン・グルカゴン様ペプチド-1受容体アゴニスト配合剤

ヒドロコルチゾンコハク酸エステルナトリウム製剤

遺伝子組換えヒト von Willebrand 因子製剤

ブロスマブ製剤

メポリズマブ製剤

オマリズマブ製剤

テデュグルチド製剤

サトラリズマブ製剤

ガルカネズマブ製剤

オファツムマブ製剤

ボソリチド製剤

エレヌマブ製剤

アバロパラチド酢酸塩製剤

カプラシズマブ製剤

乾燥濃縮人Ｃ１-インアクチベーター製剤

フレマネズマブ製剤

メトトレキサート製剤

チルゼパチド製剤

ビメキズマブ製剤

ホスレボドパ・ホスカルビドパ水和物配合剤

ペグバリアーゼ製剤

ラナデルマブ製剤

ネモリズマブ製剤

ペグセタコプラン製剤

ジルコプランナトリウム製剤

コンシズマブ製剤

テゼペルマブ製剤

オゾラリズマブ製剤

トラロキヌマブ製剤

C101-2 在宅小児低血糖症患者指導管理料
820点

注　12歳未満の小児低血糖症であって入院中の患者以外の患者に対して，重篤な低血糖の予防のために適切な指導管理を行った場合に算定する。

C101-3 在宅妊娠糖尿病患者指導管理料

1　在宅妊娠糖尿病患者指導管理料1　**150点**
2　在宅妊娠糖尿病患者指導管理料2　**150点**

注1　1については，妊娠中の糖尿病患者又は妊娠糖尿病の患者（別に厚生労働大臣が定める者に限る。）であって入院中の患者以外の患者に対して，周産期におけ

◇　在宅小児低血糖症患者指導管理料について

12歳未満の小児低血糖症の患者であって，薬物療法，経管栄養法若しくは手術療法を現に行っているもの又はそれらの終了後6月以内のものに対して，患者及びその家族等に対して適切な療養指導を行った場合に算定する。

◇　在宅妊娠糖尿病患者指導管理料について

(1)　在宅妊娠糖尿病患者指導管理料1は，妊娠中の糖尿病患者又は妊娠糖尿病の患者であって，下記の者のうち，血糖自己測定値に基づく指導を行うため血糖測定器を現に使用している者に対して，適切な療養指導を行った場合に算定する。

妊娠中の糖尿病患者又は妊娠糖尿病患者のうち，以下のア又はイに該当する者

る合併症の軽減のために適切な指導管理
を行った場合に算定する。

2　2については，1を算定した入院中の
患者以外の患者に対して，分娩後も継続
して血糖管理のために適切な指導管理を
行った場合に，当該分娩後12週の間，1
回に限り算定する。

ア　以下のいずれかを満たす糖尿病である者（妊娠時に診断された明
らかな糖尿病）

a　空腹時血糖値が126mg/dL以上

b　HbA1cがJDS値で6.1%以上（NGSP値で6.5%以上）

c　随時血糖値が200mg/dL以上

（注）cの場合は，空腹時血糖値又はHbA1cで確認する。

d　糖尿病網膜症が存在する場合

イ　ハイリスクな妊娠糖尿病である者

a　HbA1cがJDS値で6.1%未満（NGSP値で6.5%未満）で
75gOGTT2時間値が200mg/dL以上

b　75gOGTTを行い，次に掲げる項目に2項目以上該当する場
合又は非妊娠時のBMIが25以上であって，次に掲げる項目に1
項目以上該当する場合

①　空腹時血糖値が92mg/dL以上

②　1時間値が180mg/dL以上

③　2時間値が153mg/dL以上

(2)　在宅妊娠糖尿病患者指導管理料2は，(1)に該当し，妊娠中に在宅妊
娠糖尿病患者指導管理料1を算定した患者であって，引き続き分娩後
における血糖管理を必要とするものについて，当該分娩後12週間以内
に適切な療養指導を行った場合に，1回に限り算定する。

◆　在宅妊娠糖尿病患者指導管理料1の対象患者
妊娠中の糖尿病患者又は妊娠糖尿病の患者であって周産期における合
併症の危険性が高い者（血糖の自己測定を必要としたものに限る。）

◇　在宅自己腹膜灌流指導管理料について

C102 在宅自己腹膜灌流指導管理料　4,000点

注1　在宅自己連続携行式腹膜灌流を行って
いる入院中の患者以外の患者に対して，
在宅自己連続携行式腹膜灌流に関する指
導管理を行った場合に算定するものと
し，**頻回に指導管理を行う必要がある場
合は，同一月内の2回目以降1回につき
2,000点を月2回に限り算定する。**

2　当該指導管理を算定する同一月内に区
分番号J038に掲げる人工腎臓又はJ042
に規定する腹膜灌流の1を算定する場合
は，注1に規定する2回目以降の費用は，
算定しない。

3　注1に規定する患者であって継続的に
遠隔モニタリングを実施したものに対し
て当該指導管理を行った場合は，**遠隔モ
ニタリング加算**として，**月1回に限り
115点を所定点数に加算する。**

(1)　「注1」の「頻回に指導管理を行う必要がある場合」とは，次のよ
うな患者について指導管理を行う場合をいう。

ア　在宅自己連続携行式腹膜灌流の導入期にあるもの

イ　糖尿病で血糖コントロールが困難であるもの

ウ　腹膜炎の疑い，トンネル感染及び出口感染のあるもの

エ　腹膜の透析効率及び除水効率が著しく低下しているもの

オ　その他医師が特に必要と認めるもの

(2)　1か月に2回以上在宅自己腹膜灌流指導管理料を算定した場合は，
診療報酬明細書の摘要欄に(1)のアからオまでの中から該当するものを
明記する。

(3)　在宅自己腹膜灌流指導管理料を算定している患者（入院中の患者を
除く。）は週1回を限度として，J038人工腎臓又はJ042腹膜灌流の
「1」の連続携行式腹膜灌流のいずれか一方を算定できる。なお，当
該管理料を算定している患者に対して，他の医療機関においてJ042
腹膜灌流の「1」の連続携行式腹膜灌流を行っても，当該所定点数は
算定できない。また，当該管理料を算定している患者に対して，他の
保険医療機関においてJ038人工腎臓を行った場合は，診療報酬明細
書の摘要欄にJ038人工腎臓を算定している他の保険医療機関名及び
他の保険医療機関での実施の必要性を記載する。

(4)　遠隔モニタリング加算は，以下の全てを実施する場合に算定する。

ア　注液量，排液量，除水量，体重，血圧，体温等の状態について継
続的なモニタリングを行う。

イ　モニタリングの状況に応じて，適宜患者に来院を促す等の対応を
行う。

ウ　当該加算を算定する月にあっては，モニタリングにより得られた
所見等及び行った指導管理の内容を診療録に記載する。

エ　モニタリングの実施に当たっては，厚生労働省の定める「医療情
報システムの安全管理に関するガイドライン」等に対応する。

C102-2 在宅血液透析指導管理料　10,000点　　◇　在宅血液透析指導管理料について

注1　別に厚生労働大臣が定める施設基準に
　　適合しているものとして地方厚生局長等
　　に届け出た保険医療機関において，在宅
　　血液透析を行っている入院中の患者以外
　　の患者に対して在宅血液透析に関する指
　　導管理を行った場合に算定するものと
　　し，**頻回に指導管理を行う必要がある場
　　合**には，当該指導管理料を最初に算定し
　　た日から起算して2月までの間は，同一
　　月内の2回目以降1回につき**2,000点**を
　　月2回に限り算定する。
　2　当該指導管理を算定する同一月内に区
　　分番号J038に掲げる人工腎臓を算定す
　　る場合は，注1に規定する2回目以降の
　　費用は，算定しない。
　3　注1に規定する患者であって継続的に
　　遠隔モニタリングを実施したものに対し
　　て当該指導管理を行った場合は，**遠隔モ
　　ニタリング加算**として，**月1回**に限り
　　115点を所定点数に加算する。

C103　在宅酸素療法指導管理料

　1　チアノーゼ型先天性心疾患の場合　**520点**
　2　その他の場合　　　　　　　　**2,400点**
　注1　在宅酸素療法を行っている入院中の患
　　者以外の患者に対して，在宅酸素療法に
　　関する指導管理を行った場合に算定す
　　る。
　　2　別に厚生労働大臣が定める施設基準に
　　適合しているものとして地方厚生局長等
　　に届け出た保険医療機関において，2を
　　算定する患者について，前回受診月の翌
　　月から今回受診月の前月までの期間，遠
　　隔モニタリングを用いて療養上必要な指
　　導を行った場合は，**遠隔モニタリング加
　　算**として，**150点に当該期間の月数**（当
　　該指導を行った月に限り，2月を限度と
　　する。）**を乗じて得た点数**を，所定点数
　　に加算する。

(1)　在宅血液透析とは，維持血液透析を必要とし，かつ，安定した病状にあるものについて，在宅において実施する血液透析療法をいう。
(2)　導入時に頻回の指導を行う必要がある場合とは，当該患者が初めて在宅血液透析を行う場合であり，保険医療機関の変更によるものは含まれない。
(3)　「注1」の「頻回に指導管理を行う必要がある場合」とは，次のような患者について指導管理を行う場合をいう。
　ア　在宅血液透析の導入期にあるもの
　イ　合併症の管理が必要なもの
　ウ　その他医師が特に必要と認めるもの
(4)　在宅血液透析指導管理料を算定している患者は，週1回を限度として，J038人工腎臓を算定できる。
(5)　日本透析医会が作成した「在宅血液透析管理マニュアル」に基づいて患者及び介助者が医療機関において十分な教育を受け，文書において在宅血液透析に係る説明及び同意を受けた上で，在宅血液透析が実施されている。また，当該マニュアルに基づいて在宅血液透析に関する指導管理を行う。
(6)　遠隔モニタリング加算は，以下の全てを実施する場合に算定する。
　ア　注液量，排液量，除水量，体重，血圧，体温等の状態について継続的なモニタリングを行う。
　イ　モニタリングの状況に応じて，適宜患者に来院を促す等の対応を行う。
　ウ　当該加算を算定する月にあっては，モニタリングにより得られた所見等及び行った指導管理の内容を診療録に記載する。
　エ　モニタリングの実施に当たっては，厚生労働省の定める「医療情報システムの安全管理に関するガイドライン」等に対応する。
◆　乳幼児呼吸管理材料加算対象→第2款通則3
◇　在宅酸素療法指導管理料について
(1)　チアノーゼ型先天性心疾患に対する在宅酸素療法とは，ファロー四徴症，大血管転位症，三尖弁閉鎖症，総動脈幹症，単心室症などのチアノーゼ型先天性心疾患患者のうち，発作的に低酸素又は無酸素状態になる患者について，発作時に在宅で行われる救命的な酸素吸入療法をいう。
　　この場合において使用される酸素は，小型酸素ボンベ（500リットル以下）又はクロレート・キャンドル型酸素発生器によって供給されるものとする。
(2)　保険医療機関が，チアノーゼ型先天性心疾患の患者について在宅酸素療法指導管理料を算定する場合には，これに使用する小型酸素ボンベ又はクロレート・キャンドル型酸素発生器は当該保険医療機関が患者に提供する。
(3)　「その他の場合」に該当する在宅酸素療法とは，諸種の原因による高度慢性呼吸不全例，肺高血圧症の患者，慢性心不全の患者のうち，安定した病態にある退院患者及び手術待機の患者又は重度の群発頭痛の患者について，在宅で患者自らが酸素吸入を実施するものをいう。
(4)　「その他の場合」の対象となる患者は，高度慢性呼吸不全例のうち，在宅酸素療法導入時に動脈血酸素分圧55mmHg以下の者及び動脈血酸素分圧60mmHg以下で睡眠時又は運動負荷時に著しい低酸素血症を来す者であって，医師が在宅酸素療法を必要であると認めたもの，慢性心不全患者のうち，医師の診断により，NYHAⅢ度以上であると認められ，睡眠時のチェーンストークス呼吸がみられ，無呼吸低呼吸指数（1時間当たりの無呼吸数及び低呼吸数をいう。）が20以上であることが睡眠ポリグラフィー上確認されている症例及び関連学会の診断基準により群発頭痛と診断されている患者のうち，群発期間中の患者

であって，1日平均1回以上の頭痛発作を認めるものとする。この場合，適応患者の判定に経皮的動脈血酸素飽和度測定器による酸素飽和度を用いることができる。

　ただし，経皮的動脈血酸素飽和度測定器，D223経皮的動脈血酸素飽和度測定及びD223-2終夜経皮的動脈血酸素飽和度測定の費用は所定点数に含まれており別に算定できない。

(5) 在宅酸素療法指導管理料の算定に当たっては，動脈血酸素分圧の測定を月1回程度実施し，その結果について診療報酬明細書に記載する。この場合，適応患者の判定に経皮的動脈血酸素飽和度測定器による酸素飽和度を用いることができる。ただし，経皮的動脈血酸素飽和度測定器，D223経皮的動脈血酸素飽和度測定及びD223-2終夜経皮的動脈血酸素飽和度測定の費用は所定点数に含まれており別に算定できない。

(6) 在宅酸素療法を指示した医師は，在宅酸素療法のための酸素投与方法（使用機器，ガス流量，吸入時間等），緊急時連絡方法等を装置に掲示すると同時に，夜間も含めた緊急時の対処法について，患者に説明を行う。

(7) 在宅酸素療法を実施する保険医療機関又は緊急時に入院するための施設は，次の機械及び器具を備えなければならない。
　ア　酸素吸入設備
　イ　気管内挿管又は気管切開の器具
　ウ　レスピレーター
　エ　気道内分泌物吸引装置
　オ　動脈血ガス分析装置（常時実施できる状態であるもの）
　カ　スパイロメトリー用装置（常時実施できる状態であるもの）
　キ　胸部エックス線撮影装置（常時実施できる状態であるもの）

(8) 在宅酸素療法指導管理料を算定している患者（入院中の患者を除く。）については，J024酸素吸入，J024-2突発性難聴に対する酸素療法，J025酸素テント，J026間歇的陽圧吸入法，J026-3体外式陰圧人工呼吸器治療，J018喀痰吸引，J018-3干渉低周波去痰器による喀痰排出及びJ026-2鼻マスク式補助換気法（これらに係る酸素代も含む。）の費用（薬剤及び特定保険医療材料に係る費用を含む。）は算定できない。

(9) 遠隔モニタリング加算は，以下の全てを実施する場合に算定する。
　ア　「その他の場合」の対象で，かつ，日本呼吸器学会「COPD（慢性閉塞性肺疾患）診断と治療のためのガイドライン」の病期分類でⅢ期以上の状態となる入院中の患者以外の患者について，前回受診月の翌月から今回受診月の前月までの期間，情報通信機器を活用して，脈拍，酸素飽和度，機器の使用時間及び酸素流量等の状態について定期的にモニタリングを行った上で，状況に応じ，療養上必要な指導を行った場合に，2月を限度として来院時に算定することができる。
　イ　患者の同意を得た上で，対面による診療とモニタリングを組み合わせた診療計画を作成する。当該計画の中には，患者の急変時における対応等も記載し，当該計画に沿ってモニタリングを行った上で，状況に応じて適宜患者に来院を促す等の対応を行う。なお，当該モニタリングの開始に当たっては，患者やその家族等に対し，情報通信機器の基本的な操作や緊急時の対応について十分に説明する。
　ウ　当該加算を算定する月にあっては，モニタリングにより得られた臨床所見等及び行った指導内容を診療録に記載する。
　エ　療養上必要な指導はビデオ通話が可能な情報通信機器を用いて，オンライン指針に沿って行う。なお，当該診療に関する費用は当該加算の所定点数に含まれる。

C104 在宅中心静脈栄養法指導管理料 3,000点

注　在宅中心静脈栄養法を行っている入院中の患者以外の患者に対して，在宅中心静脈栄養法に関する指導管理を行った場合に算定する。

C105 在宅成分栄養経管栄養法指導管理料
2,500点

注　在宅成分栄養経管栄養法を行っている入院中の患者以外の患者に対して，在宅成分栄養経管栄養法に関する指導管理を行った場合に算定する。

C105-2 在宅小児経管栄養法指導管理料
1,050点

注　在宅小児経管栄養法を行っている入院中の患者以外の患者（別に厚生労働大臣が定める者に限る。）に対して，在宅小児経管栄養法に関する指導管理を行った場合に算定する。

C105-3 在宅半固形栄養経管栄養法指導管理料
2,500点

注　在宅半固形栄養経管栄養法を行っている入院中の患者以外の患者（別に厚生労働大臣が定める者に限る。）に対して，在宅半固形栄養経管栄養法に関する指導管理を

◇　在宅中心静脈栄養法指導管理料について
(1)　在宅中心静脈栄養法とは，諸種の原因による腸管大量切除例又は腸管機能不全例等のうち，安定した病態にある患者について，在宅での療養を行っている患者自らが実施する栄養法をいう。
(2)　対象となる患者は，原因疾患の如何にかかわらず，中心静脈栄養以外に栄養維持が困難な者で，当該療法を行うことが必要であると医師が認めた者とする。
(3)　在宅中心静脈栄養法指導管理料を算定している患者（入院中の患者を除く。）については，G005中心静脈注射及びG006植込型カテーテルによる中心静脈注射の費用は算定できない。
(4)　在宅中心静脈栄養法指導管理料を算定している患者については，当該保険医療機関においてC001在宅患者訪問診療料（Ⅰ）又はC001-2在宅患者訪問診療料（Ⅱ）を算定する日に行ったG001静脈内注射，G004点滴注射及びG006植込型カテーテルによる中心静脈注射の費用（薬剤及び特定保険医療材料に係る費用を含む。）は算定できない。

◇　在宅成分栄養経管栄養法指導管理料について
(1)　在宅成分栄養経管栄養法とは，諸種の原因によって経口摂取ができない患者又は経口摂取が著しく困難な患者について，在宅での療養を行っている患者自らが実施する栄養法をいう。このうち在宅成分栄養経管栄養法指導管理料算定の対象となるのは，栄養維持のために主として栄養素の成分の明らかなもの（アミノ酸，ジペプチド又はトリペプチドを主なタンパク源とし，未消化態タンパクを含まないもの。以下同じ。）を用いた場合のみであり，栄養維持のために主として単なる流動食（栄養素の成分の明らかなもの以外のもの。）を用いており，栄養素の成分の明らかなものを一部用いているだけの場合や単なる流動食について鼻腔栄養を行った場合等は該当しない。
(2)　対象となる患者は，原因疾患の如何にかかわらず，在宅成分栄養経管栄養法以外に栄養の維持が困難な者で，当該療法を行うことが必要であると医師が認めた者とする。
(3)　在宅成分栄養経管栄養法指導管理料を算定している患者（入院中の患者を除く。）については，J120鼻腔栄養の費用は算定できない。

◇　在宅小児経管栄養法指導管理料について
(1)　在宅小児経管栄養法とは，諸種の原因によって経口摂取が著しく困難な15歳未満の患者又は15歳以上の患者であって経口摂取が著しく困難である状態が15歳未満から継続しているもの（体重が20キログラム未満である場合に限る。）について，在宅での療養を行っている患者自らが実施する栄養法をいう。
(2)　対象となる患者は，原因疾患の如何にかかわらず，在宅小児経管栄養法以外に栄養の維持が困難な者で，当該療法を行うことが必要であると医師が認めた者とする。
(3)　在宅小児経管栄養法指導管理料を算定している患者（入院中の患者を除く。）については，J120鼻腔栄養の費用は算定できない。

◆　在宅小児経管栄養法指導管理料の対象患者
次のいずれかに該当する者
(1)　経口摂取が著しく困難な15歳未満の者
(2)　15歳以上の者であって経口摂取が著しく困難である状態が15歳未満から継続しているもの（体重が20キログラム未満である場合に限る。）

◇　在宅半固形栄養経管栄養法指導管理料について
(1)　在宅半固形栄養経管栄養法とは，諸種の原因によって経口摂取が著しく困難な患者であって栄養管理を目的として胃瘻を造設しているものについて，在宅での療養を行っている患者自らが実施する栄養法をいう。このうち在宅半固形栄養経管栄養法指導管理料算定の対象となるのは，栄養維持のために，主として，使用薬剤の薬価（薬価基準）

行った場合に，最初に算定した日から起算して1年を限度として算定する。

（平成20年厚生労働省告示第60号。以下「薬価基準」という。）に収載されている高カロリー薬又は「薬価基準」に収載されていない流動食（市販されているものに限る。以下この区分において同じ。）であって，投与時間の短縮が可能な形状にあらかじめ調整された半固形状のもの（以下「半固形栄養剤等」という。）を用いた場合のみであり，主として，単なる液体状の栄養剤等，半固形栄養剤等以外のものを用いた場合は該当しない。ただし，半固形栄養剤等のうち，「薬価基準」に収載されていない流動食を使用する場合にあっては，入院中の患者に対して退院時に当該指導管理を行っている必要がある。

(2)　対象となる患者は，原因疾患の如何にかかわらず，在宅半固形栄養経管栄養法により，単なる液体状の栄養剤等を用いた場合に比べて投与時間の短縮が可能な者で，経口摂取の回復に向けて当該療法を行うことが必要であると医師が認めた者とする。

(3)　在宅半固形栄養経管栄養法指導管理料を算定している患者については，経口摂取の回復に向けた指導管理（口腔衛生管理に係るものを含む。）を併せて行う。なお，経口摂取の回復に向けた指導管理は，胃瘻造設術を実施した保険医療機関から提供された情報（嚥下機能評価の結果，嚥下機能訓練等の必要性や実施すべき内容，嚥下機能の観点から適切と考えられる食事形態や量の情報等を含む嚥下調整食の内容等）も利用して行う。

(4)　在宅半固形栄養経管栄養法指導管理料を算定している患者（入院中の患者を除く。）については，J120鼻腔栄養の費用は算定できない。

◆　在宅半固形栄養経管栄養法指導管理料の対象患者
経口摂取が著しく困難なため胃瘻を造設している者であって，医師が，経口摂取の回復に向けて在宅半固形栄養経管栄養法を行う必要を認め，胃瘻造設術後1年以内に当該栄養法を開始するもの

C106　在宅自己導尿指導管理料　　1,400点

注1　在宅自己導尿を行っている入院中の患者以外の患者に対して，在宅自己導尿に関する指導管理を行った場合に算定する。

　　2　カテーテルの費用は，第2款に定める所定点数により算定する。

◇　在宅自己導尿指導管理料について

(1)　在宅自己導尿とは，諸種の原因により自然排尿が困難な患者について，在宅での療養を行っている患者自らが実施する排尿法をいう。

(2)　対象となる患者は，下記の患者のうち，残尿を伴う排尿困難を有する者であって在宅自己導尿を行うことが必要と医師が認めた者とする。
　ア　諸種の原因による神経因性膀胱
　イ　下部尿路通過障害（前立腺肥大症，前立腺癌，膀胱頸部硬化症，尿道狭窄等）
　ウ　腸管を利用した尿リザーバー造設術の術後

(3)　在宅自己導尿指導管理料を算定している患者（入院中の患者を除く。）については，J064導尿（尿道拡張を要するもの），J060膀胱洗浄，J060-2後部尿道洗浄（ウルツマン）及びJ063留置カテーテル設置の費用（薬剤及び特定保険医療材料に係る費用を含む。）は算定できない。

◆　乳幼児呼吸管理材料加算→第2款通則3

C107　在宅人工呼吸指導管理料　　2,800点

注　在宅人工呼吸を行っている入院中の患者以外の患者に対して，在宅人工呼吸に関する指導管理を行った場合に算定する。

◇　在宅人工呼吸指導管理料について

(1)　在宅人工呼吸とは，長期にわたり持続的に人工呼吸に依存せざるを得ず，かつ，安定した病状にあるものについて，在宅において実施する人工呼吸療法をいう。

(2)　次のいずれも満たす場合に，当該指導管理料を算定する。
　ア　患者が使用する装置の保守・管理を十分に行う（委託の場合を含む。）。
　イ　装置に必要な保守・管理の内容を患者に説明する。
　ウ　夜間・緊急時の対応等を患者に説明する。
　エ　その他，療養上必要な指導管理を行う。

(3)　対象となる患者は，病状が安定し，在宅での人工呼吸療法を行うこ

C

とが適当と医師が認めた者とする。なお，睡眠時無呼吸症候群の患者（Adaptive Servo Ventilation（ＡＳＶ）を使用する者を含む。）は対象とならない。

(4)　在宅人工呼吸療法を実施する保険医療機関又は緊急時に入院するための施設は，次の機械及び器具を備えなければならない。
　ア　酸素吸入設備
　イ　気管内挿管又は気管切開の器具
　ウ　レスピレーター
　エ　気道内分泌物吸引装置
　オ　動脈血ガス分析装置（常時実施できる状態であるもの）
　カ　胸部エックス線撮影装置（常時実施できる状態であるもの）

(5)　人工呼吸装置は患者に貸与し，装置に必要な回路部品その他の附属品等に係る費用は所定点数に含まれ，別に算定できない。

(6)　在宅人工呼吸指導管理料を算定している患者（入院中の患者を除く。）については，Ｊ024酸素吸入，Ｊ024-2突発性難聴に対する酸素療法，Ｊ025酸素テント，Ｊ026間歇的陽圧吸入法，Ｊ026-3体外式陰圧人工呼吸器治療，Ｊ018喀痰吸引，Ｊ018-3干渉低周波去痰器による喀痰排出，Ｊ026-2鼻マスク式補助換気法及びＪ045人工呼吸の費用（これらに係る酸素代を除き，薬剤及び特定保険医療材料に係る費用を含む。）は算定できない。

(7)　指導管理の内容について，診療録に記載する。

(8)　脊髄損傷又は中枢性低換気症候群の患者に対して，呼吸補助を行うことを目的として横隔神経電気刺激装置を使用する場合には，関連学会の定める適正使用指針を遵守して指導管理を行う。

◆　乳幼児呼吸管理材料加算→第2款通則3
◇　在宅持続陽圧呼吸療法指導管理料について

(1)　在宅持続陽圧呼吸療法とは，睡眠時無呼吸症候群又は慢性心不全である患者について，在宅において実施する呼吸療法をいう。

(2)　在宅持続陽圧呼吸療法指導管理料1の対象となる患者は，以下の全ての基準に該当する患者とする。
　ア　慢性心不全患者のうち，医師の診断により，ＮＹＨＡⅢ度以上であると認められ，睡眠時にチェーンストークス呼吸がみられ，無呼吸低呼吸指数が20以上であることが睡眠ポリグラフィー上確認されているもの
　イ　持続陽圧呼吸（ＣＰＡＰ）療法を実施したにもかかわらず，無呼吸低呼吸指数が15以下にならない者に対してＡＳＶ療法を実施したもの

(3)　在宅持続陽圧呼吸療法指導管理料2の対象となる患者は，以下のアからウまでのいずれかの基準に該当する患者とする。
　ア　慢性心不全患者のうち，医師の診断により，ＮＹＨＡⅢ度以上であると認められ，睡眠時にチェーンストークス呼吸がみられ，無呼吸低呼吸指数が20以上であることが睡眠ポリグラフィー上確認されているもので，在宅持続陽圧呼吸療法指導管理料1の対象患者以外にＡＳＶ療法を実施した場合
　イ　心不全である者のうち，日本循環器学会・日本心不全学会によるＡＳＶ適正使用に関するステートメントに留意した上で，ＡＳＶ療法を継続せざるを得ない場合
　ウ　以下のaからcまでの全ての基準に該当する患者。ただし，無呼吸低呼吸指数が40以上である患者については，bの要件を満たせば対象患者となる。
　　a　無呼吸低呼吸指数（1時間当たりの無呼吸数及び低呼吸数をいう。）が20以上
　　b　日中の傾眠，起床時の頭痛などの自覚症状が強く，日常生活に

C107-2　在宅持続陽圧呼吸療法指導管理料
1　在宅持続陽圧呼吸療法指導管理料1
2,250点
2　在宅持続陽圧呼吸療法指導管理料2
250点
注1　在宅持続陽圧呼吸療法を行っている入院中の患者以外の患者に対して，在宅持続陽圧呼吸療法に関する指導管理を行った場合に算定する。
　2　別に厚生労働大臣が定める施設基準に適合しているものとして地方厚生局長等に届け出た保険医療機関において，2を算定し，ＣＰＡＰを用いている患者について，前回受診月の翌月から今回受診月の前月までの期間，遠隔モニタリングを用いて療養上必要な管理を行った場合は，**遠隔モニタリング加算**として，**150点に当該期間の月数**（当該管理を行った月に限り，2月を限度とする。）**を乗じて得た点数**を，所定点数に加算する。
　3　別に厚生労働大臣が定める施設基準に適合しているものとして地方厚生局長等に届け出た保険医療機関において，在宅持続陽圧呼吸療法指導管理料2を算定すべき指導管理を**情報通信機器を用いて行った場合**は，2の所定点数に代えて，**218点**を算定する。

C

在宅

　　　　支障を来している症例

　　　c　睡眠ポリグラフィー上，頻回の睡眠時無呼吸が原因で，睡眠の分断化，深睡眠が著しく減少又は欠如し，持続陽圧呼吸療法により睡眠ポリグラフィー上，睡眠の分断が消失，深睡眠が出現し，睡眠段階が正常化する症例

(4)　在宅持続陽圧呼吸療法指導管理料については，当該治療の開始後最長2か月間の治療状況を評価し，当該療法の継続が可能であると認められる症例についてのみ，引き続き算定の対象とする。

(5)　保険医療機関が在宅持続陽圧呼吸療法指導管理料を算定する場合には，持続陽圧呼吸療法装置は当該保険医療機関が患者に貸与する。

(6)　遠隔モニタリング加算は，以下の全てを実施する場合に算定する。

　ア　在宅持続陽圧呼吸療法指導管理料2の対象で，かつ，ＣＰＡＰ療法を実施している入院中の患者以外の患者について，前回受診月の翌月から今回受診月の前月までの期間，使用時間等の着用状況，無呼吸低呼吸指数等がモニタリング可能な情報通信機器を活用して，定期的なモニタリングを行った上で，状況に応じ，療養上必要な指導を行った場合又は患者の状態を踏まえた療養方針について診療録に記載した場合に，2月を限度として来院時に算定することができる。

　イ　患者の同意を得た上で，対面による診療とモニタリングを組み合わせた診療計画を作成する。当該計画の中には，患者の急変時における対応等も記載し，当該計画に沿ってモニタリングを行った上で，状況に応じて適宜患者に来院を促す等の対応を行う。

　ウ　当該加算を算定する月にあっては，モニタリングにより得られた臨床所見等を診療録に記載しており，また，必要な指導を行った際には，当該指導内容を診療録に記載している。

　エ　療養上必要な指導は電話又はビデオ通話が可能な情報通信機器を用いて行う。情報通信機器を用いて行う場合は，オンライン指針に沿って行う。なお，当該診療に関する費用は当該加算の所定点数に含まれる。

(7)　「注3」に規定する情報通信機器を用いた指導管理については，在宅持続陽圧呼吸療法指導管理料2の対象となる患者のうち(3)のウの要件に該当する患者，かつ，ＣＰＡＰ療法を実施している閉塞性無呼吸症候群の診断が得られている入院中の患者以外の患者について，オンライン指針に沿って診療を行った場合に算定する。

(8)　「注3」に規定する情報通信機器を用いた指導管理については，ＣＰＡＰ療法を開始したことにより睡眠時無呼吸症候群の症状である眠気やいびきなどの症状が改善していることを対面診療で確認した場合に実施する。また，通常の対面診療で確認するＣＰＡＰ管理に係るデータについて，情報通信機器を用いた診療において確認する。さらに，睡眠時無呼吸症候群に合併する身体疾患管理の必要性に応じて対面診療を適切に組み合わせること及び情報通信機器を用いた診療を開始した後にも症状の悪化等の不調等が生じた場合には，速やかに対面診療に切り替えることが求められる。その他，関係学会が提示する情報通信機器を用いた場合のＣＰＡＰ療法に係る指針に沿った診療を実施する。

(9)　「注3」に規定する情報通信機器を用いた指導管理を実施する際は，当該診療に係る初診日及びＣＰＡＰ療法を開始したことにより睡眠時無呼吸症候群の症状である眠気やいびきなどの症状が改善していることを対面診療で確認した日を診療録及び診療報酬明細書の摘要欄に記載する。

C107-3　在宅ハイフローセラピー指導管理料
2,400点

◇　在宅ハイフローセラピー指導管理料について

(1)　在宅ハイフローセラピーとは，慢性閉塞性肺疾患（ＣＯＰＤ）の患

C

注　在宅ハイフローセラピーを行っている入
　　院中の患者以外の患者に対して，在宅ハイ
　　フローセラピーに関する指導管理を行った
　　場合に算定する。

者のうち，安定した病態にある退院患者について，在宅において実施
するハイフローセラピーをいう。

(2)　次のいずれも満たす場合に，当該指導管理料を算定する。

　　ア　患者が使用する装置の保守・管理を十分に行う（委託の場合を含
　　　　む。）。
　　イ　装置に必要な保守・管理の内容を患者に説明する。
　　ウ　夜間・緊急時の対応等を患者に説明する。
　　エ　その他，療養上必要な指導管理を行う。

(3)　対象となる患者は，在宅ハイフローセラピー導入時に以下のいずれ
も満たす慢性閉塞性肺疾患（ＣＯＰＤ）の患者であって，病状が安定
し，在宅でのハイフローセラピーを行うことが適当と医師が認めた者
とする。

　　ア　呼吸困難，去痰困難，起床時頭痛・頭重感等の自覚症状を有する。
　　イ　在宅酸素療法を実施している患者であって，次のいずれかを満た
　　　　す。
　　　　a　在宅酸素療法導入時又は導入後に動脈血二酸化炭素分圧
　　　　　　45mmHg以上55mmHg未満の高炭酸ガス血症を認める。
　　　　b　在宅酸素療法導入時又は導入後に動脈血二酸化炭素分圧
　　　　　　55mmHg以上の高炭酸ガス血症を認める患者であって，在宅人
　　　　　　工呼吸療法が不適である。
　　　　c　在宅酸素療法導入後に夜間の低換気による低酸素血症を認める
　　　　　　（終夜睡眠ポリグラフィー又は経皮的動脈血酸素飽和度測定を実
　　　　　　施し，経皮的動脈血酸素飽和度が90％以下となる時間が５分間以
　　　　　　上持続する場合又は全体の10％以上である場合に限る。）。

(4)　在宅ハイフローセラピーを実施する保険医療機関又は緊急時に入院
するための施設は，次の機械及び器具を備えなければならない。

　　ア　酸素吸入設備
　　イ　気管内挿管又は気管切開の器具
　　ウ　レスピレーター
　　エ　気道内分泌物吸引装置
　　オ　動脈血ガス分析装置（常時実施できる状態であるもの）
　　カ　スパイロメトリー用装置（常時実施できる状態であるもの）
　　キ　胸部エックス線撮影装置（常時実施できる状態であるもの）

(5)　在宅ハイフローセラピー指導管理料を算定している患者（入院中の
患者を除く。）については，J024酸素吸入，J024-2突発性難聴に対
する酸素療法，J025酸素テント，J026間歇的陽圧吸入法，J026-3
体外式陰圧人工呼吸器治療，J018喀痰吸引，J018-3干渉低周波去痰
器による喀痰排出，J026-2鼻マスク式補助換気法及びJ026-4ハイフ
ローセラピー（これらに係る酸素代も含む。）の費用（薬剤及び特定
保険医療材料に係る費用を含む。）は算定できない。

(6)　指導管理の内容について，診療録に記載する。

◇　在宅麻薬等注射指導管理料について

C108　在宅麻薬等注射指導管理料

1　悪性腫瘍の場合	**1,500点**
2　筋萎縮性側索硬化症又は筋ジストロ	
フィーの場合	**1,500点**
3　心不全又は呼吸器疾患の場合	**1,500点**

注1　については，悪性腫瘍の患者であって，
　　　入院中の患者以外の末期の患者に対し
　　　て，在宅における麻薬等の注射に関する
　　　指導管理を行った場合に算定する。

　2　２については，筋萎縮性側索硬化症又
　　　は筋ジストロフィーの患者であって，入
　　　院中の患者以外の患者に対して，在宅に

(1)　在宅麻薬等注射指導管理料の「注１」及び「注２」に規定する在宅
における麻薬等の注射とは，末期の悪性腫瘍又は筋萎縮性側索硬化症
若しくは筋ジストロフィーの患者であって，持続性の疼痛があり鎮痛
剤の経口投与では疼痛が改善しない場合に，在宅において実施する注
射による麻薬等の投与をいう。なお，患者が末期であるかどうかは在
宅での療養を行っている患者の診療を担う保険医の判断によるものと
する。

(2)　在宅麻薬等注射指導管理料の「注３」に規定する緩和ケアを要する
心不全又は呼吸器疾患の患者とは，次のいずれかに該当する患者をい
う。

　　ア　以下のa及びbの基準並びにc又はdのいずれかの基準に該当す

おける麻薬等の注射に関する指導管理を
行った場合に算定する。
　3　3については，1又は2に該当しない
　場合であって，緩和ケアを要する心不全
　又は呼吸器疾患の患者であって，入院中
　の患者以外の末期の患者に対して，在宅
　における麻薬の注射に関する指導管理を
　行った場合に算定する。

るもの
　a　心不全に対して適切な治療が実施されていること。
　b　器質的な心機能障害により，適切な治療にかかわらず，慢性的
　　にNYHA重症度分類Ⅳ度の症状に該当し，頻回又は持続的に点
　　滴薬物療法を必要とする状態であること。
　c　左室駆出率が20%以下であること。
　d　医学的に終末期であると判断される状態であること。
　イ　以下のa，b及びcのすべての基準に該当するもの
　a　呼吸器疾患に対して適切な治療が実施されていること。
　b　在宅酸素療法やNPPV（非侵襲的陽圧換気）を継続的に実施
　　していること。
　c　過去半年以内に10%以上の体重減少を認めること。
(3)　在宅麻薬等注射指導管理料の「注3」に規定する在宅における麻薬
　の注射とは，緩和ケアを要する心不全または呼吸器疾患の患者であっ
　て，咳嗽発作等の症状を有しており麻薬の経口投与ができないものに
　対して，在宅において実施する注射による麻薬の投与をいう。なお，
　実施に当たっては，関係学会の定める診療に関する指針を遵守する。
(4)　(1)の麻薬等の投与とは，ブプレノルフィン製剤，モルヒネ塩酸塩製
　剤，フェンタニルクエン酸塩製剤，複方オキシコドン製剤，オキシコ
　ドン塩酸塩製剤，フルルビプロフェンアキセチル製剤又はヒドロモル
　フォン塩酸塩製剤を注射又は携帯型ディスポーザブル注入ポンプ若し
　くは輸液ポンプを用いて注入する療法をいう。また，(3)の麻薬の投与
　とは，モルヒネ塩酸塩製剤を注射又は携帯型ディスポーザブル注入ポ
　ンプ若しくは輸液ポンプを用いて注入する療法をいう。なお，モルヒ
　ネ塩酸塩製剤，フェンタニルクエン酸塩製剤，複方オキシコドン製剤，
　オキシコドン塩酸塩製剤又はヒドロモルフォン塩酸塩製剤を使用でき
　るのは，以下の条件を満たす連続注入器等に必要に応じて生理食塩水
　等で希釈の上充填して交付した場合に限る。
　ア　薬液が取り出せない構造であること。
　イ　患者等が注入速度を変えることができないものであること。
(5)　在宅において同一月に抗悪性腫瘍剤の注射を行うものについては，
　在宅麻薬等注射指導管理料は算定せず，C108-2在宅腫瘍化学療法注
　射指導管理料を算定する。
(6)　在宅麻薬等注射指導管理料を算定する月は，G003抗悪性腫瘍剤局
　所持続注入の費用は算定できない。ただし，抗悪性腫瘍剤局所持続注
　入に用いる薬剤に係る費用は算定できる。
(7)　在宅麻薬等注射指導管理料を算定する月はB001-2-12外来腫瘍化学
　療法診療料等及び第6部注射の「通則6」に規定する外来化学療法加
　算は算定できない。
(8)　在宅麻薬等注射指導管理料を算定している患者の外来受診時に，当
　該在宅麻薬等注射指導管理料に係るG000皮内，皮下及び筋肉内注射，
　G001静脈内注射，G004点滴注射，G005中心静脈注射及びG006植込
　型カテーテルによる中心静脈注射を行った場合の手技料，注射薬（在
　宅で使用していない抗悪性腫瘍剤も含む。）及び特定保険医療材料の
　費用は算定できない。ただし，当該在宅麻薬等注射指導管理料に係ら
　ないG000皮内，皮下及び筋肉内注射，G001静脈内注射，G004点滴
　注射，G005中心静脈注射及びG006植込型カテーテルによる中心静脈
　注射を行った場合の手技料，注射薬及び特定保険医療材料の費用は算
　定できる。
(9)　在宅麻薬等注射指導管理料を算定している患者については，当該保
　険医療機関においてC001在宅患者訪問診療料（Ⅰ）又はC001-2在宅
　患者訪問診療料（Ⅱ）を算定する日に行ったG000皮内，皮下及び筋
　肉内注射，G001静脈内注射，G004点滴注射，G005中心静脈注射及

C

在宅

び G006植込型カテーテルによる中心静脈注射の手技料，注射薬及び特定保険医療材料の費用は算定できない。

◇　在宅腫瘍化学療法注射指導管理料について

(1)　在宅腫瘍化学療法注射指導管理料の「注」に規定する在宅における抗悪性腫瘍剤等の注射とは，悪性腫瘍の患者に対して，在宅において実施する注射による抗悪性腫瘍剤等の投与をいう。

(2)　(1)の抗悪性腫瘍剤等の投与とは，携帯型ディスポーザブル注入ポンプ若しくは輸液ポンプを用いて中心静脈注射若しくは植込型カテーテルアクセスにより抗悪性腫瘍剤を注入する療法又はインターフェロンアルファ製剤を多発性骨髄腫，慢性骨髄性白血病，ヘアリー細胞白血病若しくは腎癌の患者に注射する療法をいう。

(3)　外来と在宅において抗悪性腫瘍剤の投与を行うものについては，主に在宅において抗悪性腫瘍剤の投与を行う場合は，在宅腫瘍化学療法注射指導管理料を算定し，主に外来で行う場合には在宅腫瘍化学療法注射指導管理料は算定せず，B001-2-12外来腫瘍化学療法診療料等を算定する。なお，外来で抗悪性腫瘍剤の注射を行い，注入ポンプなどを用いてその後も連続して自宅で抗悪性腫瘍剤の注入を行う等の治療法のみを行う場合は当該指導管理料の対象には該当しない。

(4)　在宅腫瘍化学療法注射指導管理料を算定する月は，G003抗悪性腫瘍剤局所持続注入の費用は算定できない。ただし，抗悪性腫瘍剤局所持続注入に用いる薬剤に係る費用は算定できる。

(5)　在宅腫瘍化学療法注射指導管理料を算定する月はB001-2-12外来腫瘍化学療法診療料等及び第6部注射の「通則6」に規定する外来化学療法加算は算定できない。

(6)　在宅腫瘍化学療法注射指導管理料を算定している患者の外来受診時に，当該在宅腫瘍化学療法注射指導管理料に係るG000皮内，皮下及び筋肉内注射，G001静脈内注射，G004点滴注射，G005中心静脈注射及びG006植込型カテーテルによる中心静脈注射を行った場合の手技料，注射薬（在宅で使用していない抗悪性腫瘍剤も含む。）及び特定保険医療材料の費用は算定できない。ただし，当該腫瘍化学療法注射指導管理料に係らないG000皮内，皮下及び筋肉内注射，G001静脈内注射，G004点滴注射，G005中心静脈注射及びG006植込型カテーテルによる中心静脈注射を行った場合の手技料，注射薬及び特定保険医療材料の費用は算定できる

(7)　在宅腫瘍化学療法注射指導管理料を算定している患者については，当該保険医療機関においてC001在宅患者訪問診療料（Ⅰ）又はC001-2在宅患者訪問診療料（Ⅱ）を算定する日に行ったG000皮内，皮下及び筋肉内注射，G001静脈内注射，G004点滴注射，G005中心静脈注射及びG006植込型カテーテルによる中心静脈注射の手技料，注射薬及び特定保険医療材料の費用は算定できない。

C108-2 在宅腫瘍化学療法注射指導管理料
1,500点

注　悪性腫瘍の患者であって，入院中の患者以外の患者に対して，在宅における抗悪性腫瘍剤等の注射に関する指導管理を行った場合に算定する。

C108-3 在宅強心剤持続投与指導管理料
1,500点

注　別に厚生労働大臣が定める注射薬の持続投与を行っている入院中の患者以外の患者に対して，在宅心不全管理に関する指導管理を行った場合に算定する。

◇　在宅強心剤持続投与指導管理料について

(1)　在宅強心剤持続投与指導管理料は，循環血液量の補正のみでは心原性ショック（Killip分類classⅣ）からの離脱が困難な心不全の患者であって，安定した病状にある患者に対して，携帯型ディスポーザブル注入ポンプ又は輸液ポンプを用いて強心剤の持続投与を行い，当該治療に関する指導管理を行った場合に算定する。なお，実施に当たっては，関係学会の定める診療に関する指針を遵守する。

(2)　(1)の持続投与に用いる携帯型ディスポーザブル注入ポンプ又は輸液ポンプは，以下のいずれも満たす場合に限られる。

ア　薬液が取り出せない構造であること。

イ　患者等が注入速度を変えることができないものであること。

(3)　在宅強心剤持続投与指導管理料を算定している患者の外来受診時に，当該在宅強心剤持続投与指導管理料に係るG001静脈内注射，G

004点滴注射，G005中心静脈注射及びG006植込型カテーテルによる中心静脈注射を行った場合の手技料，注射薬及び特定保険医療材料の費用は算定できない。ただし，在宅強心剤持続投与指導管理料に係らないG001静脈内注射，G004点滴注射，G005中心静脈注射及びG006植込型カテーテルによる中心静脈注射を行った場合の手技料，注射薬及び特定保険医療材料の費用は算定できる。

(4) 在宅強心剤持続投与指導管理料を算定している患者については，当該保険医療機関においてC001在宅患者訪問診療料（I）又はC001-2在宅患者訪問診療料（II）を算定する日に行ったG001静脈内注射，G004点滴注射，G005中心静脈注射及びG006植込型カテーテルによる中心静脈注射の手技料，注射薬及び特定保険医療材料の費用は算定できない。

(5) 在宅強心剤持続投与指導管理料を算定する医師は，心不全の治療に関し，専門の知識並びに5年以上の経験を有する常勤の医師である必要がある。

◆　在宅強心剤持続投与指導管理料の対象注射薬
ドブタミン塩酸塩製剤
ドパミン塩酸塩製剤
ノルアドレナリン製剤

C108-4 在宅悪性腫瘍患者共同指導管理料

1,500点

注　別に厚生労働大臣が定める保険医療機関の保険医が，他の保険医療機関において区分番号C108に掲げる在宅麻薬等注射指導管理料の1又は区分番号C108-2に掲げる在宅腫瘍化学療法注射指導管理料を算定する指導管理を受けている患者に対し，当該他の保険医療機関と連携して，同一日に当該患者に対する麻薬等又は抗悪性腫瘍剤等の注射に関する指導管理を行った場合に算定する。

◇　在宅悪性腫瘍患者共同指導管理料について

(1) 在宅悪性腫瘍患者共同指導管理料の「注」に規定する麻薬等又は抗悪性腫瘍剤等の注射とは，末期の悪性腫瘍の患者であって，持続性の疼痛があり鎮痛剤の経口投与では疼痛が改善しない場合に，在宅において実施する注射による麻薬等の投与，又は悪性腫瘍の患者に対して，在宅において実施する注射による抗悪性腫瘍剤等の投与をいう。

(2) (1)の麻薬等の投与とは，ブプレノルフィン製剤，モルヒネ塩酸塩製剤，フェンタニルクエン酸塩製剤，複方オキシコドン製剤，オキシコドン塩酸塩製剤，フルルビプロフェンアキセチル製剤又はヒドロモルフォン塩酸塩製剤を注射又は携帯型ディスポーザブル注入ポンプ若しくは輸液ポンプを用いて注入する療法をいう。

なお，モルヒネ塩酸塩製剤，フェンタニルクエン酸塩製剤，複方オキシコドン製剤，オキシコドン塩酸塩製剤又はヒドロモルフォン塩酸塩製剤を使用できるのは，以下の条件を満たす連続注入器等に必要に応じて生理食塩水等で希釈の上充填して交付した場合に限る。

ア　薬液が取り出せない構造であること
イ　患者等が注入速度を変えることができないものであること

また，(1)の抗悪性腫瘍剤等の投与とは，携帯型ディスポーザブル注入ポンプ若しくは輸液ポンプを用いて中心静脈注射若しくは植込型カテーテルアクセスにより抗悪性腫瘍剤を注入する療法又はインターフェロンアルファ製剤を多発性骨髄腫，慢性骨髄性白血病，ヘアリー細胞白血病又は腎癌の患者に注射する療法をいう。

(3) 在宅悪性腫瘍患者共同指導管理料は，C108在宅麻薬等注射指導管理料の「1」又はC108-2在宅腫瘍化学療法注射指導管理料を算定する指導管理を受けている患者に対し，当該保険医療機関の保険医と，C108在宅麻薬等注射指導管理料の「1」又はC108-2在宅腫瘍化学療法注射指導管理料を算定する保険医療機関の保険医とが連携して，同一日に当該患者に対する麻薬等又は抗悪性腫瘍剤等の注射に関する指導管理を行った場合に算定する。

(4) 在宅悪性腫瘍患者共同指導管理料を算定する医師は，以下のいずれかの緩和ケアに関する研修を修了している者であること。

ア　「がん等の診療に携わる医師等に対する緩和ケア研修会の開催指針」に準拠した緩和ケア研修会
イ　緩和ケアの基本教育のための都道府県指導者研修会（国立研究開

C

C109　在宅寝たきり患者処置指導管理料
1,050点

注1　在宅における創傷処置等の処置を行っ
　　ている入院中の患者以外の患者であっ
　　て，現に寝たきりの状態にあるもの又は
　　これに準ずる状態にあるものに対して，
　　当該処置に関する指導管理を行った場合
　　に算定する。
　2　区分番号B001の8に掲げる皮膚科特
　　定疾患指導管理料を算定している患者に
　　ついては，算定しない。

C110　在宅自己疼痛管理指導管理料　1,300点

注　疼痛除去のため植込型脳・脊髄刺激装置
　を植え込んだ後に，在宅において自己疼痛
　管理を行っている入院中の患者以外の難治
　性慢性疼痛の患者に対して，在宅自己疼痛
　管理に関する指導管理を行った場合に算定
　する。

C110-2　在宅振戦等刺激装置治療指導管理料
810点

注1　振戦等除去のため植込型脳・脊髄刺激
　　装置を植え込んだ後に，在宅において振
　　戦等管理を行っている入院中の患者以外
　　の患者に対して，在宅振戦等管理に関す
　　る指導管理を行った場合に算定する。
　2　植術術を行った日から起算して3月以
　　内の期間に行った場合には，**導入期加算**

発法人国立がん研究センター主催）等
◆　在宅悪性腫瘍患者共同指導管理料の厚生労働大臣が定める保険医
　緩和ケアに関する研修を受けた医師
◇　在宅寝たきり患者処置指導管理料について
(1)　在宅における創傷処置等の処置とは，家庭において療養を行ってい
　　る患者であって，現に寝たきりの状態にあるもの又はこれに準ずる状
　　態にあるものが，在宅において自ら又はその家族等患者の看護に当た
　　る者が実施する創傷処置（気管内ディスポーザブルカテーテル交換を
　　含む。），皮膚科軟膏処置，留置カテーテル設置，膀胱洗浄，導尿（尿
　　道拡張を要するもの），鼻腔栄養，ストーマ処置，喀痰吸引，介達牽
　　引又は消炎鎮痛等処置をいう。
(2)　「これに準ずる状態にあるもの」とは，以下に掲げる疾患に罹患し
　　ているものとして，常時介護を要する状態にあるものを含む。
　ア　「難病の患者に対する医療等に関する法律」第5条に規定する指
　　　定難病（同法第7条第4項に規定する医療受給者証を交付されてい
　　　る患者（同条第1項各号に規定する特定医療費の支給認定に係る基
　　　準を満たすものとして診断を受けたものを含む。）に係るものに限
　　　る。）
　イ　「特定疾患治療研究事業について」（昭和48年4月17日衛発第242
　　　号）に掲げる疾患（当該疾患に罹患しているものとして都道府県知
　　　事から受給者証の交付を受けているものに限る。ただし，スモンに
　　　ついては過去に公的な認定を受けたことが確認できる場合等を含
　　　む。）
(3)　原則として，当該医師が患家に訪問して指導管理を行った場合に算
　　定する。ただし，寝たきりの状態にあるもの又はこれに準ずる状態に
　　あるものが，家族等に付き添われて来院した場合については，例外的
　　に算定することができる。
(4)　在宅寝たきり患者処置指導管理料を算定している患者（入院中の患
　　者を除く。）については，J000創傷処置，J001-7爪甲除去（麻酔を
　　要しないもの），J001-8穿刺排膿後薬液注入，J053皮膚科軟膏処置，
　　J063留置カテーテル設置，J060膀胱洗浄，J060-2後部尿道洗浄（ウ
　　ルツマン），J064導尿（尿道拡張を要するもの），J120鼻腔栄養，J
　　043-3ストーマ処置，J018喀痰吸引，J018-3干渉低周波去痰器によ
　　る喀痰排出，J118介達牽引，J118-2矯正固定，J118-3変形機械矯
　　正術，J119消炎鎮痛等処置，J119-2腰部又は胸部固定帯固定，J
　　119-3低出力レーザー照射及びJ119-4肛門処置の費用（薬剤及び特定
　　保険医療材料に係る費用を含む。）は算定できない。
◇　在宅自己疼痛管理指導管理料について
(1)　疼痛除去のために植込型脳・脊髄電気刺激装置を植え込んだ後に，
　　在宅において，患者自らが送信器を用いて疼痛管理を実施する場合に
　　算定する。
(2)　対象となる患者は難治性慢性疼痛を有するもののうち，植込型脳・
　　脊髄電気刺激装置を植え込み，疼痛管理を行っている患者のうち，在
　　宅自己疼痛管理を行うことが必要と医師が認めたものである。
◇　在宅振戦等刺激装置治療指導管理料について
(1)　植込型脳・脊髄電気刺激装置を植え込んだ後に，在宅において，患
　　者自らが送信器等を用いて治療を実施する場合に，診察とともに治療
　　効果を踏まえ，装置の状態について確認・調節等を行った上で，当該
　　治療に係る指導管理を行った場合に算定する。
(2)　プログラムの変更に係る費用は所定点数に含まれる。
(3)　計測した指標と指導内容を診療録に添付又は記載する。

として，**140点**を所定点数に加算する。

C110-3 在宅迷走神経電気刺激治療指導管理料
810点

注1　てんかん治療のため植込型迷走神経電気刺激装置を植え込んだ後に，在宅においててんかん管理を行っている入院中の患者以外の患者に対して，在宅てんかん管理に関する指導管理を行った場合に算定する。

　　2　植込術を行った日から起算して3月以内の期間に行った場合には，**導入期加算**として，**140点**を所定点数に加算する。

C110-4 在宅仙骨神経刺激療法指導管理料
810点

注　便失禁又は過活動膀胱に対するコントロールのため植込型仙骨神経刺激装置を植え込んだ後に，患者の同意を得て，在宅において，自己による便失禁管理又は過活動膀胱管理を行っている入院中の患者以外の患者に対して，在宅便失禁管理又は在宅過活動膀胱管理に関する指導管理を行った場合に算定する。

C110-5 在宅舌下神経電気刺激療法指導管理料
810点

注　別に厚生労働大臣が定める施設基準を満たす保険医療機関において，在宅において舌下神経電気刺激療法を行っている入院中の患者以外の患者に対して，在宅舌下神経電気刺激療法に関する指導管理を行った場合に算定する。

C111 在宅肺高血圧症患者指導管理料 1,500点

注　肺高血圧症の患者であって入院中の患者以外の患者に対して，プロスタグランジンI₂製剤の投与等に関する医学管理等を行った場合に算定する。

C112 在宅気管切開患者指導管理料 900点

注　気管切開を行っている患者であって入院中の患者以外のものに対して，在宅における気管切開に関する指導管理を行った場合に算定する。

◇　在宅迷走神経電気刺激治療指導管理料について

(1)　植込型迷走神経電気刺激装置を植え込んだ後に，在宅において，患者自らがマグネット等を用いて治療を実施する場合に，診察とともに治療効果を踏まえ，装置の状態について確認・調整等を行った上で，当該治療に係る指導管理を行った場合に算定する。

(2)　プログラムの変更に係る費用は所定点数に含まれる。

(3)　計測した指標と指導内容を診療録に添付又は記載する。

◇　在宅仙骨神経刺激療法指導管理料について

(1)　植込型仙骨神経刺激装置を植え込んだ後に，在宅において，患者自らが送信器等を用いて治療を実施する場合に，診察とともに治療効果を踏まえ，装置の状態について確認・調節等を行った上で，当該治療に係る指導管理を行った場合に算定する。

(2)　プログラムの変更に係る費用は所定点数に含まれる。

(3)　計測した指標と指導内容を診療録に添付又は記載する。

◇　在宅舌下神経電気刺激療法指導管理料について

(1)　舌下神経電気刺激装置を植え込んだ閉塞性睡眠時無呼吸症候群患者に対し，診察とともに使用状況・治療効果を踏まえ，装置の状態について確認・調整等を行った上で，当該治療に係る指導管理を行った場合に算定する。

(2)　プログラムの変更に係る費用は所定点数に含まれる。

(3)　計測した指標と指導内容を診療録に添付又は記載する。

◇　在宅肺高血圧症患者指導管理料について

　「プロスタグランジンI₂製剤の投与等に関する医学管理等」とは，在宅において，肺高血圧症患者自らが携帯型精密輸液ポンプ又は携帯型精密ネブライザを用いてプロスタグランジンI₂製剤を投与する場合に，医師が患者又は患者の看護に当たる者に対して，当該療法の方法，注意点及び緊急時の措置等に関する指導を行い，当該患者の医学管理を行うことをいう。

◇　在宅気管切開患者指導管理料について

(1)　「在宅における気管切開に関する指導管理」とは，諸種の原因により気管切開を行った患者のうち，安定した病態にある退院患者について，在宅において実施する気管切開に関する指導管理のことをいう。

(2)　在宅気管切開患者指導管理を実施する保険医療機関又は緊急時に入院するための施設は，次の機械及び器具を備えなければならない。

ア　酸素吸入設備
イ　レスピレーター
ウ　気道内分泌物吸引装置
エ　動脈血ガス分析装置（常時実施できる状態であるもの）
オ　胸部エックス線撮影装置（常時実施できる状態であるもの）

(3)　在宅気管切開患者指導管理料を算定している患者（入院中の患者を除く。）については，J000創傷処置（気管内ディスポーザブルカテーテル交換を含む。），J001-7爪甲除去（麻酔を要しないもの），J001-8穿刺排膿後薬液注入，J018喀痰吸引及びJ018-3干渉低周波去痰器による喀痰排出の費用は算定できない。

C112-2 在宅喉頭摘出患者指導管理料   900点

注　喉頭摘出を行っている患者であって入院中の患者以外のものに対して，在宅における人工鼻材料の使用に関する指導管理を行った場合に算定する。

◇　在宅喉頭摘出患者指導管理料について
(1)　「在宅における人工鼻材料の使用に関する指導管理」とは，喉頭摘出患者について，在宅において実施する人工鼻材料に関する指導管理のことをいう。
(2)　在宅喉頭摘出患者指導管理料を算定している患者（入院中の患者を除く。）については，J000創傷処置（気管内ディスポーザブルカテーテル交換を含む。），J001-7爪甲除去（麻酔を要しないもの），J001-8穿刺排膿後薬液注入，J018喀痰吸引及びJ018-3干渉低周波去痰器による喀痰排出の費用は算定できない。

C113 削除

C114 在宅難治性皮膚疾患処置指導管理料   1,000点

注1　皮膚科又は形成外科を担当する医師が，別に厚生労働大臣が定める疾患の患者であって，在宅において皮膚処置を行っている入院中の患者以外のものに対して，当該処置に関する指導管理を行った場合に算定する。
　　2　区分番号B001の7に掲げる難病外来指導管理料又は区分番号B001の8に掲げる皮膚科特定疾患指導管理料を算定している患者については，算定しない。

◇　在宅難治性皮膚疾患処置指導管理料について
(1)　表皮水疱症患者又は水疱型先天性魚鱗癬様紅皮症患者であって，難治性の皮膚病変に対する特殊な処置が必要なものに対して，水疱，びらん又は潰瘍等の皮膚の状態に応じた薬剤の選択及び被覆材の選択等について療養上の指導を行った場合に，月1回に限り算定する。
(2)　特定保険医療材料以外のガーゼ等の衛生材料や，在宅における水疱の穿刺等の処置に必要な医療材料に係る費用は当該指導管理料に含まれる。
(3)　当該指導管理料を算定している患者に対して行う処置の費用（薬剤及び特定保険医療材料に係る費用を含む。）は別に算定できる。

◆　在宅難治性皮膚疾患処置指導管理料の対象疾患
表皮水疱症
水疱型先天性魚鱗癬様紅皮症

C115 削除

C116 在宅植込型補助人工心臓（非拍動流型）指導管理料   45,000点

注　別に厚生労働大臣が定める施設基準に適合しているものとして地方厚生局長等に届け出た保険医療機関において，体内植込型補助人工心臓（非拍動流型）を使用している患者であって入院中の患者以外のものに対して，療養上必要な指導を行った場合に算定する。

◇　在宅植込型補助人工心臓（非拍動流型）指導管理料について
(1)　植込型補助人工心臓（非拍動流型）を使用している患者であって入院中の患者以外のものについて，当該月にK604-2植込型補助人工心臓（非拍動流型）を算定したか否かにかかわらず，月に1回に限り算定できる。
(2)　駆動状況の確認と調整，抗凝固療法の管理等の診察を行った上で，緊急時の対応を含む療養上の指導管理を行った場合に算定する。
(3)　当該指導管理に要する療養上必要なモニター，バッテリー，充電器等の回路部品その他附属品等に係る費用及び衛生材料等は，第4節特定保険医療材料料に定めるものを除き，当該指導管理料に含まれ，別に算定できない。
(4)　機器の設定内容と，指導管理の内容を診療録に添付又は記載する。

C117 在宅経腸投薬指導管理料   1,500点

注　入院中の患者以外の患者であって，レボドパ・カルビドパ水和物製剤の経腸投薬を行っているものに対して，投薬等に関する医学管理等を行った場合に算定する。

◇　在宅経腸投薬指導管理料について
　パーキンソン病の患者に対し，レボドパ・カルビドパ水和物製剤を経胃瘻空腸投与する場合に，医師が患者又は患者の看護に当たる者に対して，当該療法の方法，注意点及び緊急時の措置等に関する指導を行い，当該患者の医学管理を行った場合に算定する。

C118 在宅腫瘍治療電場療法指導管理料   2,800点

注　別に厚生労働大臣が定める施設基準に適合しているものとして地方厚生局長等に届け出た保険医療機関において，入院中の患者以外の患者であって，在宅腫瘍治療電場療法を行っているものに対して，療養上必要な指導を行った場合に算定する。

◇　在宅腫瘍治療電場療法指導管理料について
(1)　在宅腫瘍治療電場療法とは，テント上膠芽腫の治療を目的として交流電場を形成する治療法を在宅で患者自らが行うことをいい，当該指導管理料は，初発膠芽腫の治療を目的とした場合に算定する。
(2)　次のいずれも満たす場合に，当該指導管理料を算定する。
　ア　患者が使用する装置の保守・管理を十分に行う（委託の場合を含む。）。
　イ　装置に必要な保守・管理の内容を患者に説明する。
　ウ　夜間・緊急時の対応等を患者に説明する。
　エ　その他，療養上必要な指導管理を行う。
(3)　交流電場腫瘍治療システム（ジェネレーター）は患者に貸与し，電極以外の装置に必要な回路部品その他の附属品等に係る費用は所定点

C119 在宅経肛門的自己洗腸指導管理料 800点
注1　別に厚生労働大臣が定める施設基準に
適合しているものとして地方厚生局長等
に届け出た保険医療機関において，在宅
で経肛門的に自己洗腸を行っている入院
中の患者以外の患者に対して，経肛門的
自己洗腸療法に関する指導管理を行った
場合に算定する。
　　2　経肛門的自己洗腸を初めて実施する患
者について，初回の指導を行った場合は，
当該初回の指導を行った月に限り，**導入
初期加算**として，**500点**を所定点数に加
算する。

C120 在宅中耳加圧療法指導管理料 1,800点
注　在宅中耳加圧療法を行っている入院中の
患者以外の患者に対して，在宅中耳加圧療
法に関する指導管理を行った場合に算定す
る。

C121 在宅抗菌薬吸入療法指導管理料 800点
注1　在宅抗菌薬吸入療法を行っている入院
中の患者以外の患者に対して，在宅抗菌
薬吸入療法に関する指導管理を行った場
合に算定する。
　　2　在宅抗菌薬吸入療法を初めて実施する
患者について，初回の指導を行った場合
は，当該初回の指導を行った月に限り，
導入初期加算として，**500点**を所定点数
に加算する。

第2款　在宅療養指導管理材料加算

通則
1　本款各区分に掲げる在宅療養指導管理材料
加算は，第1款各区分に掲げる在宅療養指導
管理料のいずれかの所定点数を算定する場合
に，特に規定する場合を除き，月1回に限り
算定する。
2　前号の規定にかかわらず，本款各区分に掲
げる在宅療養指導管理材料加算のうち，保険
医療材料の使用を算定要件とするものについ
ては，当該保険医療材料が別表第三調剤報酬
点数表第4節の規定により調剤報酬として算
定された場合には算定しない。
3　6歳未満の乳幼児に対して区分番号C103
に掲げる在宅酸素療法指導管理料，C107に
掲げる在宅人工呼吸指導管理料又はC107-2

数に含まれ，別に算定できない。
(4)　指導管理の内容について，診療録に記載する。
◇　在宅経肛門的自己洗腸指導管理料について
(1)　在宅経肛門的自己洗腸指導管理料は，3月以上の保存的治療によっ
ても十分な改善を得られない，脊髄障害を原因とする排便障害を有す
る患者（直腸手術後の患者を除く。）に対し，在宅で療養を行ってい
る患者自ら経肛門的自己洗腸用の器具を用いて実施する洗腸につい
て，指導管理を行った場合に算定する。
(2)　指導に当たっては，経肛門的自己洗腸の適応の可否についての評価
を行い，「特掲診療料施設基準通知」の「別添1」の第16の10に掲げ
る医師及び看護師が指導計画を作成する。指導計画及び実施した指導
内容は診療録等に記載する。
(3)　「注2」に規定する導入初期加算については，新たに経肛門的自己
洗腸を導入する患者に対し，(2)の医師又は看護師が十分な指導を行っ
た場合，当該初回の指導を行った月に1回に限り算定する。
(4)　実施に当たっては，関係学会の定める経肛門的自己洗腸の適応及び
指導管理に関する指針を遵守する。
◇　在宅中耳加圧療法指導管理料について
(1)　メニエール病又は遅発性内リンパ水腫の患者に対し，在宅中耳加圧
装置を用いた療養を実施する場合に，医師が患者又は患者の看護に当
たる者に対して，当該療法の方法，注意点及び緊急時の措置等につい
て療養上の指導を行った場合に算定する。
(2)　関連学会の定める適正使用指針を遵守して実施した場合に限り算定
する。なお，療養上必要な機器等に係る費用は，所定点数に含まれ別
に算定できない。
◇　在宅抗菌薬吸入療法指導管理料について
(1)　マイコバクテリウム・アビウムコンプレックス（MAC）による肺
非結核性抗酸菌症患者であって，多剤併用療法による前治療において
効果不十分な患者自らが，在宅において，超音波ネブライザを用いて
アミカシン硫酸塩吸入用製剤を投与する場合において，医師が患者又
は患者の看護に当たる者に対して，当該療法の方法及び注意点等に関
する指導管理を行った場合に算定する。
(2)　「注2」に規定する導入初期加算については，新たに在宅抗菌薬吸
入療法を導入する患者に対し，十分な指導を行った場合，当該初回の
指導を行った月に1回に限り算定する。
◇　在宅療養指導管理材料加算について
(1)　要件を満たせば，第1款在宅療養指導管理料を算定するか否かにか
かわらず，別に算定できる。
(2)　同一の保険医療機関において，2以上の指導管理を行っている場合
は，主たる指導管理の所定点数を算定する。この場合にあって，在宅
療養指導管理材料加算及び当該2以上の指導管理に使用した薬剤，特
定保険医療材料の費用は，それぞれ算定できる。
(3)　例えば「酸素ボンベを使用した場合」とは当該保険医療機関の酸素
ボンベを在宅で使用させた場合をいう等，保険医療機関が提供するこ
と及び在宅における状態であることを前提にしている。
　　なお，保険医療機関が所有する装置（酸素濃縮装置等）を患者に貸
与する場合，保険医療機関は，当該装置の保守・管理を十分に行う。
また，これらの装置の保守・管理を販売業者に委託する場合には，保
険医療機関は，当該販売業者との間で，これらの装置の保守・管理に
関する契約を締結し，保守・管理の内容を患者に説明した上で，定期
的な確認と指導を行い，当該装置の保守・管理が当該販売業者により
十分に行われている状況を維持する。

に掲げる在宅持続陽圧呼吸療法指導管理料を算定する場合は，**乳幼児呼吸管理材料加算**として，3月に3回に限り**1,500点**を所定点数に加算する。

区分
C150　血糖自己測定器加算
1	月20回以上測定する場合	**350点**
2	月30回以上測定する場合	**465点**
3	月40回以上測定する場合	**580点**
4	月60回以上測定する場合	**830点**
5	月90回以上測定する場合	**1,170点**
6	月120回以上測定する場合	**1,490点**
7	間歇スキャン式持続血糖測定器によるもの	**1,250点**

注1　1から4までについては，入院中の患者以外の患者であって次に掲げるものに対して，血糖自己測定値に基づく指導を行うため血糖自己測定器を使用した場合に，3月に3回に限り，第1款の所定点数に加算する。
　　イ　インスリン製剤又はヒトソマトメジンC製剤の自己注射を1日に1回以上行っている患者（1型糖尿病の患者及び膵全摘後の患者を除く。）
　　ロ　インスリン製剤の自己注射を1日に1回以上行っている患者（1型糖尿病の患者又は膵全摘後の患者に限る。）
　　ハ　12歳未満の小児低血糖症の患者
　　ニ　妊娠中の糖尿病患者又は妊娠糖尿病の患者（別に厚生労働大臣が定める者に限る。）
　2　5及び6については，入院中の患者以外の患者であって次に掲げるものに対して，血糖自己測定値に基づく指導を行うため，血糖自己測定器を使用した場合に，3月に3回に限り，第1款の所定点数に加算する。
　　イ　インスリン製剤の自己注射を1日に1回以上行っている患者（1型糖尿病の患者又は膵全摘後の患者に限る。）
　　ロ　12歳未満の小児低血糖症の患者
　　ハ　妊娠中の糖尿病患者又は妊娠糖尿病の患者（別に厚生労働大臣が定める者に限る。）
　3　7については，インスリン製剤の自己注射を1日に1回以上行っている入院中の患者以外の患者に対して，血糖自己測定値に基づく指導を行うため，間歇スキャン式持続血糖測定器を使用した場合に，3月に3回に限り，第1款の所定点

(4)　「2」の「保険医療材料の使用を算定要件とするもの」とは，C160在宅中心静脈栄養法用輸液セット加算等をいう。
(5)　「3」の加算については，6歳未満の乳幼児に対する在宅呼吸管理を行い，専用の経皮的動脈血酸素飽和度測定器その他附属品を貸与又は支給したときに算定する。なお，診療報酬明細書の摘要欄に貸与又は支給した機器等の名称及びその数量を記載する。

◇　血糖自己測定器加算について
(1)　インスリン製剤又はヒトソマトメジンC製剤の在宅自己注射を毎日行っている患者のうち血糖値の変動が大きい者又は12歳未満の小児低血糖症患者に対して，医師が，血糖のコントロールを目的として当該患者に血糖試験紙（テスト・テープ），固定化酵素電極（バイオセンサー）又は皮下グルコース用電極を給付し，在宅で血糖又は間質液中のグルコース濃度の自己測定をさせ，その記録に基づき指導を行った場合に，C101在宅自己注射指導管理料，C101-2在宅小児低血糖症患者指導管理料又はC101-3在宅妊娠糖尿病患者指導管理料に加算する。
　　なお，血糖試験紙，固定化酵素電極，穿刺器，穿刺針，皮下グルコース用電極及び測定機器を患者に給付又は貸与した場合における費用その他血糖自己測定に係る全ての費用は所定点数に含まれ，別に算定できない。
(2)　入院中の患者に対して，退院時にC101在宅自己注射指導管理料，C101-2在宅小児低血糖症患者指導管理料又はC101-3在宅妊娠糖尿病患者指導管理料を算定すべき指導管理を行った場合は，退院の日に限り，C101在宅自己注射指導管理料，C101-2在宅小児低血糖症患者指導管理料又はC101-3在宅妊娠糖尿病患者指導管理料の所定点数及び血糖自己測定器加算の点数を算定できる。この場合において，当該保険医療機関において当該退院月に外来，往診又は訪問診療においてC101在宅自己注射指導管理料，C101-2在宅小児低血糖症患者指導管理料又はC101-3在宅妊娠糖尿病患者指導管理料を算定すべき指導管理を行った場合であっても，指導管理の所定点数及び血糖自己測定器加算は算定できない。
(3)　1月に2回又は3回算定することもできるが，このような算定ができる患者は，C101在宅自己注射指導管理料を算定している患者のうちインスリン製剤を2月分又は3月分以上処方している患者又はC101-2在宅小児低血糖症患者指導管理料を算定している患者に限る。
(4)　グルカゴン様ペプチド-1受容体アゴニストの自己注射を承認された用法及び用量に従い1週間に1回以上行っている者に対して，血糖自己測定値に基づく指導を行うために血糖自己測定器を使用した場合には，インスリン製剤の自己注射を行っている者に準じて，所定点数を算定する。
(5)　「7」においては，糖尿病の治療に関し，専門の知識及び5年以上の経験を有する常勤の医師又は当該専門の医師の指導の下で糖尿病の治療を実施する医師が，間歇スキャン式持続血糖測定器を使用して血糖管理を行った場合に算定する。
(6)　「7」においては，間歇スキャン式持続血糖測定器以外の血糖自己測定については所定点数に含まれ，別に算定できない。
(7)　「注3」の場合を除き，間歇スキャン式持続血糖測定器を使用する場合には，間歇スキャン式持続血糖測定器以外の血糖自己測定をした回数を基準に算定する。
(8)　「注4」の血中ケトン体自己測定器加算は，SGLT2阻害薬を服用している1型糖尿病の患者に対し，糖尿病性ケトアシドーシスのリスクを踏まえ，在宅で血中のケトン体濃度の自己測定を行うために血

数に加算する。

　　4　ＳＧＬＴ２阻害薬を服用している１型糖尿病の患者に対して，血中ケトン体自己測定器を使用した場合は，**血中ケトン体自己測定器加算**として，３月に３回に限り，**40点**を更に第１款の所定点数に加算する。

C151　注入器加算　　　　　　　　300点

注　別に厚生労働大臣が定める注射薬の自己注射を行っている入院中の患者以外の患者に対して，注入器を処方した場合に，第１款の所定点数に加算する。

C152　間歇注入シリンジポンプ加算

　1　プログラム付きシリンジポンプ　**2,500点**
　2　１以外のシリンジポンプ　　　　**1,500点**

注　別に厚生労働大臣が定める注射薬の自己注射を行っている入院中の患者以外の患者に対して，間歇注入シリンジポンプを使用した場合に，２月に２回に限り第１款の所定点数に加算する。

C152-2　持続血糖測定器加算

　1　間歇注入シリンジポンプと連動する持続血糖測定器を用いる場合
　　イ　２個以下の場合　　　　　　**1,320点**
　　ロ　３個又は４個の場合　　　　**2,640点**
　　ハ　５個以上の場合　　　　　　**3,300点**
　2　間歇注入シリンジポンプと連動しない持続血糖測定器を用いる場合

中ケトン体自己測定器を給付した場合に算定する。なお，血中ケトン体測定用電極及び測定機器を患者に給付又は貸与した場合における費用その他血中ケトン体自己測定に係る全ての費用は所定点数に含まれ，別に算定できない。

◆　血糖自己測定器加算に規定する厚生労働大臣が定める者
妊娠中の糖尿病患者又は妊娠糖尿病の患者であって周産期における合併症の危険性が高い者（血糖の自己測定を必要としたものに限る。）

◇　注入器加算について
(1)　「注入器」とは，自己注射適応患者（性腺刺激ホルモン放出ホルモン剤の自己注射を除く。）に対するディスポーザブル注射器（注射針一体型に限る。），自動注入ポンプ，携帯用注入器又は針無圧力注射器のことをいい，加算の算定はこれらを処方した月に限って可能であり，単に注入器の使用を行っているのみでは算定できない。注入器加算は，針付一体型の製剤を処方した場合には算定できない。

(2)　入院中の患者に対して，退院時にC101在宅自己注射指導管理料を算定すべき指導管理を行った場合は，退院の日に限り，C101在宅自己注射指導管理料の所定点数及び注入器加算の点数を算定できる。この場合において，当該保険医療機関において当該退院月に外来，往診又は訪問診療においてC101在宅自己注射指導管理料を算定すべき指導管理を行った場合であっても，指導管理の所定点数及び注入器加算は算定できない。

◆　注入器加算の対象注射薬
C101の「在宅自己注射指導管理料の対象注射薬」のうち，pH４処理酸性人免疫グロブリン（皮下注射）製剤及びペグセタコプラン製剤以外のもの

◇　間歇注入シリンジポンプ加算について
(1)　「間歇注入シリンジポンプ」とは，インスリン，性腺刺激ホルモン放出ホルモン剤又はソマトスタチンアナログを間歇的かつ自動的に注入するシリンジポンプをいう。

(2)　「プログラム付きシリンジポンプ」とは，間歇注入シリンジポンプのうち，基礎注入と独立して追加注入がプログラム可能であり，また基礎注入の流量について，１日につき24プログラム以上の設定が可能なものをいう。

(3)　入院中の患者に対して，退院時にC101在宅自己注射指導管理料を算定すべき指導管理を行った場合は，退院の日に限り，C101在宅自己注射指導管理料の所定点数及び間歇注入シリンジポンプ加算の点数を算定できる。この場合において，当該保険医療機関において当該退院月に外来，往診又は訪問診療においてC101在宅自己注射指導管理料を算定すべき指導管理を行った場合であっても，指導管理の所定点数及び間歇注入シリンジポンプ加算は算定できない。

(4)　間歇注入シリンジポンプを使用する際に必要な輸液回路，リザーバーその他療養上必要な医療材料の費用については，所定点数に含まれる。

◆　間歇注入シリンジポンプ加算の対象注射薬
C101の「在宅自己注射指導管理料の対象注射薬」を参照。

◇　持続血糖測定器加算について
(1)　入院中の患者以外の患者であって次に掲げる者に対して，持続的に測定した血糖値に基づく指導を行うために持続血糖測定器を使用した場合に算定する。
　ア　間歇注入シリンジポンプと連動する持続血糖測定器を用いる場合
　　a　血糖コントロールが不安定な１型糖尿病患者又は膵全摘後の患者であって，持続皮下インスリン注入療法を行っている者。
　　b　低血糖発作を繰り返す等重篤な有害事象がおきている血糖コン

　　イ　２個以下の場合　　　　**1,320点**
　　ロ　３個又は４個の場合　　**2,640点**
　　ハ　５個以上の場合　　　　**3,300点**
注１　別に厚生労働大臣が定める施設基準に
　　適合しているものとして地方厚生局長等
　　に届け出た保険医療機関において，別に
　　厚生労働大臣が定める注射薬の自己注射
　　を行っている入院中の患者以外の患者に
　　対して，持続血糖測定器を使用した場合
　　に，２月に２回に限り，第１款の所定点
　　数に加算する。
　　2　当該患者に対して，**プログラム付きシ
　　リンジポンプ**又は**プログラム付きシリン
　　ジポンプ以外のシリンジポンプ**を用い
　　て，**トランスミッター**を使用した場合は，
　　２月に２回に限り，第１款の所定点数に
　　それぞれ**3,230点**又は**2,230点**を加算す
　　る。ただし，この場合において，区分番
　　号C152に掲げる間歇注入シリンジポン
　　プ加算は算定できない。

トロールが不安定な２型糖尿病患者であって，医師の指示に従い血糖コントロールを行う意志のある，持続皮下インスリン注入療法を行っている者。
　イ　間歇注入シリンジポンプと連動しない持続血糖測定器を用いる場合
　　a　急性発症若しくは劇症１型糖尿病患者又は膵全摘後の患者であって，皮下インスリン注入療法を行っている者。
　　b　内因性インスリン分泌の欠乏（空腹時血清Ｃペプチドが0.5ng/mL未満を示すものに限る。）を認め，低血糖発作を繰り返す等重篤な有害事象がおきている血糖コントロールが不安定な２型糖尿病患者であって，医師の指示に従い血糖コントロールを行う意志のある，皮下インスリン注入療法を行っている者。

(2)　持続血糖測定器加算を算定する場合は，(1)のいずれに該当するかを診療報酬明細書の摘要欄に記載する。また，(1)のイのbに該当する場合，直近の空腹時血清Ｃペプチドの測定値を併せて記載する。

(3)　間歇注入シリンジポンプと連動する持続血糖測定器を用いる場合，同一月において，C152間歇注入シリンジポンプ加算と当該加算は，併せて算定できない。ただし，間歇注入インスリンポンプと連動していない持続血糖測定器については「注２」の加算を算定できず，間歇注入インスリンポンプを併用した場合にはC152間歇注入シリンジポンプ加算を併せて算定できる。

(4)　間歇注入シリンジポンプと連動しない持続血糖測定器と間歇注入インスリンポンプを併用した場合には，「注２」に規定する加算は算定できず，C152間歇注入シリンジポンプ加算を併せて算定できる。

(5)　入院中の患者に対して，退院時にC101在宅自己注射指導管理料を算定すべき指導管理を行った場合は，退院の日に限り，C101在宅自己注射指導管理料の所定点数及び持続血糖測定器加算の点数を算定できる。この場合において，当該保険医療機関において当該退院月に外来，往診又は訪問診療においてC101在宅自己注射指導管理料を算定すべき指導管理を行った場合であっても，指導管理の所定点数及び持続血糖測定器加算は算定できない。

(6)　「注２」に規定するシリンジポンプを使用する際に必要な輸液回路，リザーバーその他療養上必要な医療材料の費用については，所定点数に含まれる。

(7)　間歇注入シリンジポンプと連動しない持続血糖測定器を用いる場合には，次のいずれも満たす場合に算定できる。
　ア　関連学会が定める適正使用指針を遵守する。
　イ　１日当たり少なくとも２回の自己血糖測定を行っている。
　ウ　次のいずれかに掲げる者が，患者又は患者家族等に対し，持続血糖測定器の使用方法の十分な説明や持続血糖測定器の結果に基づく低血糖及び高血糖への対応等，必要な指導を行っている。
　　a　糖尿病の治療に関し，専門の知識及び５年以上の経験を有し，持続血糖測定器に係る適切な研修を修了した常勤の医師
　　b　糖尿病の治療に関し，治療持続皮下インスリン注入療法に従事した経験を２年以上有し，持続血糖測定器に係る適切な研修を修了した常勤の看護師又は薬剤師
　エ　ウのa及びbに掲げる適切な研修とは，次のいずれにも該当する研修のことをいう。
　　a　医療関係団体が主催する研修である。
　　b　糖尿病患者への生活習慣改善の意義・基礎知識，評価方法，セルフケア支援，持続血糖測定器に関する理解・活用及び事例分析・評価等の内容が含まれているものである。

(8)　間歇注入シリンジポンプと連動しない持続血糖測定器を用いる場合

は，患者ごとに指導者名が記載されている指導記録を作成し，患者に提供する。また，指導記録の写しを診療録に添付する。

◆　持続血糖測定器加算の対象注射薬
　C101の「在宅自己注射指導管理料の対象注射薬」を参照。

C152-3　経腸投薬用ポンプ加算　　　　2,500点
　注　別に厚生労働大臣が定める内服薬の経腸投薬を行っている入院中の患者以外の患者に対して，経腸投薬用ポンプを使用した場合に，2月に2回に限り第1款の所定点数に加算する。

◇　経腸投薬用ポンプ加算について
　経腸投薬用ポンプ加算は，レボドパ・カルビドパ水和物製剤を経胃瘻空腸投与することを目的とした場合に限り算定できる。

◆　経腸投薬用ポンプ加算の対象内服薬
　レボドパ・カルビドパ水和物製剤

C152-4　持続皮下注入シリンジポンプ加算
　1　月5個以上10個未満の場合　　　2,330点
　2　月10個以上15個未満の場合　　　3,160点
　3　月15個以上20個未満の場合　　　3,990点
　4　月20個以上の場合　　　　　　　4,820点
　注　別に厚生労働大臣が定める注射薬の自己注射を行っている入院中の患者以外の患者に対して，持続皮下注入シリンジポンプを使用した場合に，2月に2回に限り第1款の所定点数に加算する。

◇　持続皮下注入シリンジポンプ加算について
　使用したシリンジ，輸液セット等の材料の費用は，これらの点数に含まれる。

◆　持続皮下注入シリンジポンプ加算の対象注射薬
　ホスレボドパ・ホスカルビドパ水和物配合剤

C153　注入器用注射針加算
　1　治療上の必要があって，1型糖尿病若しくは血友病の患者又はこれらの患者に準ずる状態にある患者に対して処方した場合
　　　　　　　　　　　　　　　　　　200点
　2　1以外の場合　　　　　　　　　130点
　注　別に厚生労働大臣が定める注射薬の自己注射を行っている入院中の患者以外の患者に対して，注入器用の注射針を処方した場合に，第1款の所定点数に加算する。

◇　注入器用注射針加算について
⑴　C151注入器加算における「注入器」を処方せず，注射針一体型でないディスポーザブル注射器を処方した場合は，注入器用注射針加算のみ算定する。
⑵　注入器用注射針を処方した場合に算定できる。この場合において，「1」の加算は，以下のいずれかの場合に算定できるものであり，算定する場合は，診療報酬明細書の摘要欄に次のいずれに該当するかを記載する。
　ア　糖尿病等で1日概ね4回以上自己注射が必要な場合
　イ　血友病で自己注射が必要な場合
⑶　針付一体型の製剤又は針無圧力注射器を処方した場合には算定できない。
⑷　入院中の患者に対して，退院時にC101在宅自己注射指導管理料を算定すべき指導管理を行った場合は，退院の日に限り，C101在宅自己注射指導管理料の所定点数及び注入器用注射針加算の点数を算定できる。この場合において，当該保険医療機関において当該退院月に外来，往診又は訪問診療においてC101在宅自己注射指導管理料を算定すべき指導管理を行った場合であっても，指導管理の所定点数及び注入器用注射針加算は算定できない。

◆　注入器用注射針加算の対象注射薬
　C101の「在宅自己注射指導管理料の対象注射薬」を参照。

C154　紫外線殺菌器加算　　　　　　360点
　注　在宅自己連続携行式腹膜灌流を行っている入院中の患者以外の患者に対して，紫外線殺菌器を使用した場合に，第1款の所定点数に加算する。

◇　紫外線殺菌器加算について
　在宅自己連続携行式腹膜灌流液交換用熱殺菌器を使用した場合には，紫外線殺菌器加算の点数を算定する。

C155　自動腹膜灌流装置加算　　　　2,500点
　注　在宅自己連続携行式腹膜灌流を行っている入院中の患者以外の患者に対して，自動腹膜灌流装置を使用した場合に，第1款の所定点数に加算する。

C156　透析液供給装置加算　　　　10,000点
　注　在宅血液透析を行っている入院中の患者

◇　透析液供給装置加算について
　透析液供給装置は患者1人に対して1台を貸与し，透析液供給装置加

以外の患者に対して，透析液供給装置を使
用した場合に，第1款の所定点数に加算す
る。

C157　酸素ボンベ加算

　　1　携帯用酸素ボンベ　　　　　　**880点**
　　2　1以外の酸素ボンベ　　　　**3,950点**
　注　在宅酸素療法を行っている入院中の患者
　　以外の患者（チアノーゼ型先天性心疾患の
　　患者を除く。）に対して，酸素ボンベを使
　　用した場合に，3月に3回に限り，第1款
　　の所定点数に加算する。

C158　酸素濃縮装置加算　　　　　　**4,000点**

　注　在宅酸素療法を行っている入院中の患者
　　以外の患者（チアノーゼ型先天性心疾患の
　　患者を除く。）に対して，酸素濃縮装置を
　　使用した場合に，3月に3回に限り，第1
　　款の所定点数に加算する。ただし，この場
　　合において，区分番号C157に掲げる酸素
　　ボンベ加算の2は算定できない。

C159　液化酸素装置加算

　　1　設置型液化酸素装置　　　　**3,970点**
　　2　携帯型液化酸素装置　　　　　**880点**
　注　在宅酸素療法を行っている入院中の患者
　　以外の患者（チアノーゼ型先天性心疾患の
　　患者を除く。）に対して，液化酸素装置を
　　使用した場合に，3月に3回に限り，第1
　　款の所定点数に加算する。

C159-2　呼吸同調式デマンドバルブ加算　291点

　注　在宅酸素療法を行っている入院中の患者
　　以外の患者（チアノーゼ型先天性心疾患の
　　患者を除く。）に対して，呼吸同調式デマ
　　ンドバルブを使用した場合に，3月に3回
　　に限り，第1款の所定点数に加算する。

C160　在宅中心静脈栄養法用輸液セット加算
　　　　　　　　　　　　　　　　　2,000点

　注　在宅中心静脈栄養法を行っている入院中
　　の患者以外の患者に対して，輸液セットを

算には，逆浸透を用いた水処理装置・前処理のためのフィルターの費用
を含む。

◇　酸素ボンベ加算について
(1)　チアノーゼ型先天性心疾患の患者に対して指導管理を行った場合
　は，酸素ボンベ加算は別に算定できない。
(2)　「1」の加算は，医療機関への通院等に実際に携帯用小型ボンベを
　使用した場合に算定できる。なお，用いられるボンベのうち概ね1,500
　リットル以下の詰め替え可能なものについて算定の対象とし，使い捨
　てのものについては算定の対象としない。
(3)　同一患者に対して酸素ボンベ（携帯用酸素ボンベを除く。），酸素濃
　縮装置及び設置型液化酸素装置を併用して在宅酸素療法を行った場合
　は，合わせて3月に3回に限り算定する。
(4)　同一患者に対して，携帯用酸素ボンベ及び携帯型液化酸素装置を併
　用して在宅酸素療法を行った場合は，合わせて3月に3回に限り算定
　する。
◇　酸素濃縮装置加算について
(1)　チアノーゼ型先天性心疾患の患者に対して指導管理を行った場合
　は，酸素濃縮装置加算は別に算定できない。
(2)　同一患者に対して酸素ボンベ（携帯用酸素ボンベを除く。），酸素濃
　縮装置及び設置型液化酸素装置を併用して在宅酸素療法を行った場合
　は，合わせて3月に3回に限り算定する。
(3)　同一患者に対して携帯用酸素ボンベ及び携帯型液化酸素装置を併用
　して在宅酸素療法を行った場合は，合わせて3月に3回に限り算定す
　る。
◇　液化酸素装置加算について
(1)　チアノーゼ型先天性心疾患の患者に対して指導管理を行った場合
　は，液化酸素装置加算は別に算定できない。
(2)　液化酸素装置加算を算定する場合，設置型液化酸素装置から携帯型
　液化酸素装置へ液化酸素の移充填を行う場合の方法，注意点，緊急時
　の措置等に関する患者への指導が必要である。この場合，「設置型液
　化酸素装置」とは，20〜50リットルの内容積の設置型液化酸素装置の
　ことをいい，「携帯型液化酸素装置」とは，1リットル前後の内容積
　の携帯型液化酸素装置のことをいう。なお，使用した酸素の費用及び
　流量計，加湿器等の費用は加算点数に含まれ，別に算定できない。
(3)　設置型液化酸素装置に係る加算と携帯型液化酸素装置に係る加算と
　は併せて算定できるが，それぞれ3月に3回に限り算定する。
(4)　同一患者に対して酸素ボンベ（携帯用酸素ボンベを除く。），酸素濃
　縮装置及び設置型液化酸素装置を併用して在宅酸素療法を行った場合
　は，合わせて3月に3回に限り算定する。
(5)　同一患者に対して携帯用酸素ボンベ及び携帯型液化酸素装置を併用
　して在宅酸素療法を行った場合は，合わせて3月に3回に限り算定す
　る。
◇　呼吸同調式デマンドバルブ加算について
　呼吸同調式デマンドバルブを携帯用酸素供給装置と鼻カニューレとの
間に装着して使用した場合に算定できる。

◇　在宅中心静脈栄養法用輸液セット加算について
　「輸液セット」とは，在宅で中心静脈栄養法を行うに当たって用いる
輸液用器具（輸液バッグ），注射器及び採血用輸血用器具（輸液ライン）
をいう。

C

在宅

使用した場合に，第1款の所定点数に加算する。

C161 注入ポンプ加算　　　　1,250点

注　次のいずれかに該当する入院中の患者以外の患者に対して，注入ポンプを使用した場合に，2月に2回に限り，第1款の所定点数に加算する。

イ　在宅中心静脈栄養法，在宅成分栄養経管栄養法又は在宅小児経管栄養法を行っている患者

ロ　次のいずれかに該当する患者
　(1)　悪性腫瘍の患者であって，在宅において麻薬等の注射を行っている末期の患者
　(2)　筋萎縮性側索硬化症又は筋ジストロフィーの患者であって，在宅において麻薬等の注射を行っている患者
　(3)　(1)又は(2)に該当しない場合であって，緩和ケアを要する心不全又は呼吸器疾患の患者に対して，在宅において麻薬の注射を行っている末期の患者

ハ　悪性腫瘍の患者であって，在宅において抗悪性腫瘍剤等の注射を行っている患者

ニ　在宅強心剤持続投与を行っている患者

ホ　別に厚生労働大臣が定める注射薬の自己注射を行っている患者

C162 在宅経管栄養法用栄養管セット加算　　　2,000点

注　在宅成分栄養経管栄養法，在宅小児経管栄養法又は在宅半固形栄養経管栄養法を行っている入院中の患者以外の患者（在宅半固形栄養経管栄養法を行っている患者については，区分番号C105-3に掲げる在宅半固形栄養経管栄養法指導管理料を算定しているものに限る。）に対して，栄養管セットを使用した場合に，第1款の所定点数に加算する。

C163 特殊カテーテル加算

1　再利用型カテーテル　　　　400点
2　間歇導尿用ディスポーザブルカテーテル
　イ　親水性コーティングを有するもの
　　(1)　60本以上90本未満の場合　1,700点
　　(2)　90本以上120本未満の場合　1,900点
　　(3)　120本以上の場合　2,100点
　ロ　イ以外のもの　　　　1,000点
3　間歇バルーンカテーテル　1,000点

注　在宅自己導尿を行っている入院中の患者以外の患者に対して，再利用型カテーテル，間歇導尿用ディスポーザブルカテーテル又は間歇バルーンカテーテルを使用した場合に，3月に3回に限り，第1款の所定点数に加算する。

◇　注入ポンプ加算について
(1)　「注入ポンプ」とは，在宅で次のいずれかを行うに当たって用いる注入ポンプをいう。
　ア　中心静脈栄養法，成分栄養経管栄養法又は小児経管栄養法
　イ　麻薬等の注射
　ウ　抗悪性腫瘍剤の注射
　エ　強心剤の持続投与
　オ　注射薬の精密自己注射
(2)　「麻薬等の注射」とは，末期の悪性腫瘍又は筋萎縮性側索硬化症若しくは筋ジストロフィーの患者であって，持続性の疼痛があり鎮痛剤の経口投与では疼痛が改善しない場合に，在宅において実施する注射による麻薬等の投与，又は緩和ケアを要する心不全又は呼吸器疾患の患者であって，咳嗽発作等の症状を有しており麻薬の経口投与ができないものに対して，在宅において実施する注射による麻薬の投与をいう。
(3)　「抗悪性腫瘍剤の注射」とは，悪性腫瘍の患者に対して，在宅において実施する注射による抗悪性腫瘍剤の投与をいう。

◆　「注」の「ホ」に規定する注射薬
pH4処理酸性人免疫グロブリン（皮下注射）製剤
ペグセタコプラン製剤

◇　在宅経管栄養法用栄養管セット加算について
　在宅経管栄養法用栄養管セット加算とC161注入ポンプ加算とは，併せて算定することができるが，それぞれ月1回に限り算定する。

◇　特殊カテーテル加算について
(1)　在宅療養において在宅自己導尿が必要な患者に対し，療養上必要なカテーテルについて判断の上，必要かつ十分な量のカテーテルを患者に支給した場合に算定する。
(2)　「2」の「イ」親水性コーティングを有するものについては，間歇導尿用ディスポーザブルカテーテルとして，親水性コーティングが施されたカテーテルであって，包装内に潤滑剤が封入されており，開封後すぐに挿入可能なもののみを使用した場合に算定する。
(3)　「2」の「イ」親水性コーティングを有するものについては，排尿障害が長期間かつ不可逆的に持続し，代替となる排尿方法が存在せず，適切な消毒操作が困難な場所において導尿が必要となる場合等，当該カテーテルを使用する医学的な妥当性が認められる場合に使用することとし，原則として次のいずれかに該当する患者に使用した場合に算定する。なお，診療報酬明細書の摘要欄にアからエまでのいずれかの要件を満たす医学的根拠を記載する。

ア　脊髄障害

イ　二分脊椎

ウ　他の中枢神経を原因とする神経因性膀胱

エ　その他

(4)　「2」の「イ」親水性コーティングを有するものについては，1月あたり60本以上使用した場合（他のカテーテルを合わせて用いた場合を含む。）に算定することとし，これに満たない場合は「2」の「イ」以外の主たるものの所定点数を算定する。

(5)　「3」の「間歇バルーンカテーテル」とは，患者自身が間歇導尿を行うことが可能なカテーテルであって，当該カテーテルに接続してバルーンを膨らませるためのリザーバーを有し，患者自身が消毒下で携帯することが可能であるものをいう。

(6)　間歇導尿用ディスポーザブルカテーテル，間歇バルーンカテーテル又は再利用型カテーテルのいずれかを併せて使用した場合は，主たるもののみを算定する。

◇　人工呼吸器加算について

療養上必要な回路部品その他附属品（療養上必要なバッテリー及び手動式肺人工蘇生器等を含む。）の費用は当該所定点数に含まれ，別に算定できない。

C164　人工呼吸器加算

1　陽圧式人工呼吸器　　　　　　　**7,480点**

注　気管切開口を介した陽圧式人工呼吸器を使用した場合に算定する。

2　人工呼吸器　　　　　　　　　　**6,480点**

注　鼻マスク又は顔マスクを介した人工呼吸器を使用した場合に算定する。

3　陰圧式人工呼吸器　　　　　　　**7,480点**

注　陰圧式人工呼吸器を使用した場合に算定する。

注　在宅人工呼吸を行っている入院中の患者以外の患者に対して，人工呼吸器を使用した場合に，いずれかを第1款の所定点数に加算する。

C165　在宅持続陽圧呼吸療法用治療器加算

1　ＡＳＶを使用した場合　　　　　**3,750点**

2　ＣＰＡＰを使用した場合　　　　　**960点**

注　在宅持続陽圧呼吸療法を行っている入院中の患者以外の患者に対して，持続陽圧呼吸療法用治療器を使用した場合に，3月に3回に限り，第1款の所定点数に加算する。

◇　在宅持続陽圧呼吸療法用治療器加算について

(1)　「1」については，C107-2の「在宅持続陽圧呼吸療法指導管理料について」の(2)並びに(3)のア及びイの要件に該当する患者に対して保険医療機関が患者に貸与する持続陽圧呼吸療法装置のうち，ＡＳＶを使用して治療を行った場合に，3月に3回に限り算定できる。なお，(3)のア及びイの要件に該当する患者については，診療報酬請求に当たって，診療報酬明細書の摘要欄に，算定の根拠となった要件（(3)のア又はイ）を記載する。なお，(3)のイの要件を根拠に算定をする場合は，当該患者に対するＡＳＶ療法の実施開始日も併せて記載する。

(2)　「2」については，C107-2の「在宅持続陽圧呼吸療法指導管理料について」の(3)のウの要件に該当する患者に対して保険医療機関が患者に貸与する持続陽圧呼吸療法装置のうち，ＣＰＡＰを使用して治療を行った場合に，3月に3回に限り算定できる。

なお，「2」は，C107-2在宅持続陽圧呼吸療法指導管理料の「注3」に規定する情報通信機器を用いた指導管理を算定した場合についても算定できる。

C166　携帯型ディスポーザブル注入ポンプ加算

2,500点

注　次のいずれかに該当する入院中の患者以外の患者に対して，携帯型ディスポーザブル注入ポンプを使用した場合に，第1款の所定点数に加算する。

イ　悪性腫瘍の患者であって，在宅において麻薬等の注射を行っている末期の患者

◇　携帯型ディスポーザブル注入ポンプ加算について

外来で抗悪性腫瘍剤の注射を行い，携帯型ディスポーザブル注入ポンプなどを用いてその後も連続して自宅で抗悪性腫瘍剤の注入を行う場合においては，本加算を算定できない。

ロ 悪性腫瘍の患者であって，在宅におい
　て抗悪性腫瘍剤等の注射を行っている患
　者

ハ イ又はロに該当しない場合であって，
　緩和ケアを要する心不全又は呼吸器疾患
　の患者に対して，在宅において麻薬の注
　射を行っている末期の患者

C167 疼痛等管理用送信器加算　　　600点
注　疼痛除去等のため植込型脳・脊髄刺激装
　置又は植込型迷走神経刺激装置を植え込ん
　だ後に，在宅疼痛管理，在宅振戦管理又は
　在宅てんかん管理を行っている入院中の患
　者以外の患者に対して，疼痛等管理用送信
　器（患者用プログラマを含む。）を使用し
　た場合に，第1款の所定点数に加算する。

C168 携帯型精密輸液ポンプ加算　　10,000点
注　肺高血圧症の患者であって入院中の患者
　以外のものに対して，携帯型精密輸液ポン
　プを使用した場合に，第1款の所定点数に
　加算する。

C168-2 携帯型精密ネブライザ加算　3,200点
注　肺高血圧症の患者であって入院中の患者
　以外のものに対して，携帯型精密ネブライ
　ザを使用した場合に，第1款の所定点数に
　加算する。

C169 気管切開患者用人工鼻加算　　1,500点
注　気管切開を行っている患者であって入院
　中の患者以外のものに対して，人工鼻を使
　用した場合に，第1款の所定点数に加算す
　る。

C170 排痰補助装置加算　　　　　　1,829点
注　在宅人工呼吸を行っている入院中の患者
　以外の神経筋疾患等の患者に対して，排痰
　補助装置を使用した場合に，第1款の所定
　点数に加算する。

C171 在宅酸素療法材料加算
1　チアノーゼ型先天性心疾患の場合　780点
2　その他の場合　　　　　　　　　　100点
注　在宅酸素療法を行っている入院中の患者
　以外の患者に対して，当該療法に係る機器
　を使用した場合に，3月に3回に限り，第
　1款の所定点数に加算する。

C171-2 在宅持続陽圧呼吸療法材料加算 100点
注　在宅持続陽圧呼吸療法を行っている入院
　中の患者以外の患者に対して，当該療法に
　係る機器を使用した場合に，3月に3回に

◇　携帯型精密輸液ポンプ加算について
　携帯型精密輸液ポンプ加算には，カセット，延長チューブその他携帯
型精密輸液ポンプに必要な全ての機器等の費用が含まれ，別に算定でき
ない。

◇　携帯型精密ネブライザ加算について
(1)　吸入用のプロスタグランジンI₂製剤を使用するに当たり，一定量
　の薬液を効率的に吸入させるため，患者の呼吸に同調して薬液を噴霧
　する機構を備えた携帯型精密ネブライザを使用した場合に算定する。
(2)　携帯型精密ネブライザ加算には，携帯型精密ネブライザを使用する
　に当たって必要な全ての費用が含まれ，別に算定できない。

◇　気管切開患者用人工鼻加算について
　喉頭摘出患者において，人工鼻材料を使用する場合は算定できない。

◇　排痰補助装置加算について
(1)　在宅人工呼吸を行っている患者であって，換気能力が低下し，自力
　での排痰が困難と医師が認めるものに対して，排痰補助装置を使用し
　た場合に算定できる。
(2)　「注」に規定する神経筋疾患等の患者とは，筋ジストロフィー，筋
　萎縮性側索硬化症，脳性麻痺，脊髄損傷等の患者をさす。

◇　在宅酸素療法材料加算について
(1)　「1」は，C103在宅酸素療法指導管理料の「1」を算定すべき指
　導管理を行った患者に対し，保険医療機関からチアノーゼ型先天性心
　疾患の患者に小型酸素ボンベ又はクロレート・キャンドル型酸素発生
　器が提供される場合に，3月に3回に限り算定できる。なお，本加算
　には当該装置に係る費用のうち，装置に必要な回路部品その他の附属
　品等に係る費用が含まれる。
(2)　「2」は，C103在宅酸素療法指導管理料の「2」を算定すべき指
　導管理を行った患者に対し，保険医療機関から在宅酸素療法装置が提
　供される場合に，3月に3回に限り算定できる。なお，本加算には当
　該装置に係る費用のうち，装置に必要な回路部品その他の附属品等に
　係る費用が含まれる。

◇　在宅持続陽圧呼吸療法材料加算について
　在宅持続陽圧呼吸療法材料加算には，C107-2在宅持続陽圧呼吸療法
指導管理料を算定する患者に対し，保険医療機関が貸与する持続陽圧呼
吸療法装置に係る費用のうち，装置に必要な回路部品その他の附属品等

C

在宅

限り，第1款の所定点数に加算する。

C171-3 在宅ハイフローセラピー材料加算
100点

注　在宅ハイフローセラピーを行っている入院中の患者以外の患者に対して，当該療法に係る機器を使用した場合に，3月に3回に限り，第1款の所定点数に加算する。

C172 在宅経肛門的自己洗腸用材料加算
2,400点

注　在宅で経肛門的に自己洗腸を行っている入院中の患者以外の患者に対して，自己洗腸用材料を使用した場合に，3月に3回に限り，第1款の所定点数に加算する。

C173 横隔神経電気刺激装置加算　　**600点**

注　別に厚生労働大臣が定める施設基準を満たす保険医療機関において，在宅人工呼吸を行っている入院中の患者以外の患者に対して，横隔神経電気刺激装置を使用した場合に，第1款の所定点数に加算する。

C174 在宅ハイフローセラピー装置加算
1　自動給水加湿チャンバーを用いる場合
3,500点
2　1以外の場合　**2,500点**

注　在宅ハイフローセラピーを行っている入院中の患者以外の患者に対して，在宅ハイフローセラピー装置を使用した場合に，3月に3回に限り，第1款の所定点数に加算する。

C175 在宅抗菌薬吸入療法用ネブライザ加算
1　1月目　**7,480点**
2　2月目以降　**1,800点**

注　在宅抗菌薬吸入療法を行っている入院中の患者以外の患者に対して，超音波ネブライザを使用した場合に，第1款の所定点数に加算する。

第3節　薬　剤　料

区分
C200 薬剤　薬価が15円を超える場合は，**薬価から15円を控除した額を10円で除して得た点数につき1点未満の端**

に係る費用が含まれ，3月に3回に限り算定できる。

◇　在宅ハイフローセラピー材料加算について

C107-3在宅ハイフローセラピー指導管理料を算定すべき指導管理を行った患者に対し，保険医療機関から在宅ハイフローセラピー装置が提供される場合に，3月に3回に限り算定できる。なお，本加算には当該装置に係る費用のうち，装置に必要な回路部品その他の附属品等に係る費用が含まれる。

◇　在宅経肛門的自己洗腸用材料加算について

在宅経肛門的自己洗腸用材料加算は，在宅療養において経肛門的自己洗腸が必要な患者に対して，自己洗腸用材料を使用した場合に，3月に3回に限り算定できる。

◇　横隔神経電気刺激装置加算について
(1)　横隔神経電気刺激装置加算は，在宅人工呼吸を行っている脊髄損傷又は中枢性低換気症候群の患者に対して，呼吸補助を行うことを目的として横隔神経電気刺激装置を使用した場合に算定する。
(2)　関連学会の定める適正使用指針を遵守して使用した場合に限り算定する。なお，横隔神経電気刺激装置を使用するに当たり必要なバックアップ用体表面不関電極セット，コネクタホルダ，ストレインリリーフブートキット，その他療養上必要な医療材料の費用は，所定点数に含まれる。

◇　在宅抗菌薬吸入療法用ネブライザ加算について
(1)　マイコバクテリウム・アビウムコンプレックス（MAC）による肺非結核性抗酸菌症患者であって，多剤併用療法による前治療において効果不十分な患者（入院中の患者以外のものに限る。）に対して，アミカシン硫酸塩吸入用製剤を投与するに当たり，超音波ネブライザを使用した場合に算定する。なお，在宅抗菌薬吸入療法用ネブライザ加算において，「1月目」とは初回の投与を行った月のことをいう。
(2)　入院中の患者又はその看護に当たる者に対して，退院時にC121在宅抗菌薬吸入療法指導管理料を算定すべき指導管理を行った場合は，退院の日に限り，在宅抗菌薬吸入療法指導管理料の所定点数及び在宅抗菌薬吸入療法用ネブライザ加算の点数を算定できる。この場合において，当該保険医療機関において当該退院月に外来，往診又は訪問診療において在宅抗菌薬吸入療法指導管理料を算定すべき指導管理を行った場合であっても，指導管理の所定点数及び在宅抗菌薬吸入療法用ネブライザ加算は算定できない。

◇　薬剤について
(1)　次の厚生労働大臣の定める注射薬に限り投与することができる。
【厚生労働大臣の定める注射薬】

**数を切り上げて得た点数に１点を
加算して得た点数**とする。

注１　薬価が15円以下である場合は，算定し
ない。

　２　使用薬剤の薬価は，別に厚生労働大臣
が定める。

　インスリン製剤，ヒト成長ホルモン剤，遺伝子組換え活性型血液凝固第Ⅶ因子製剤，乾燥濃縮人血液凝固第Ⅹ因子加活性化第Ⅶ因子製剤，遺伝子組換え型血液凝固第Ⅷ因子製剤，乾燥人血液凝固第Ⅷ因子製剤，遺伝子組換え型血液凝固第Ⅸ因子製剤，乾燥人血液凝固第Ⅸ因子製剤，活性化プロトロンビン複合体，乾燥人血液凝固因子抗体迂回活性複合体，性腺刺激ホルモン放出ホルモン剤，性腺刺激ホルモン製剤，ゴナドトロピン放出ホルモン誘導体，ソマトスタチンアナログ，顆粒球コロニー形成刺激因子製剤，自己連続携行式腹膜灌流用灌流液，在宅中心静脈栄養法用輸液，インターフェロンアルファ製剤，インターフェロンベータ製剤，ブプレノルフィン製剤，モルヒネ塩酸塩製剤，抗悪性腫瘍剤，グルカゴン製剤，グルカゴン様ペプチド-1受容体アゴニスト，ヒトソマトメジンC製剤，人工腎臓用透析液，血液凝固阻止剤，生理食塩液，プロスタグランジンI$_2$製剤，エタネルセプト製剤，注射用水，ペグビソマント製剤，スマトリプタン製剤，フェンタニルクエン酸塩製剤，複方オキシコドン製剤，オキシコドン塩酸塩製剤，ベタメタゾンリン酸エステルナトリウム製剤，デキサメタゾンリン酸エステルナトリウム製剤，デキサメタゾンメタスルホ安息香酸エステルナトリウム製剤，プロトンポンプ阻害剤，H$_2$遮断剤，カルバゾクロムスルホン酸ナトリウム製剤，トラネキサム酸製剤，フルルビプロフェンアキセチル製剤，メトクロプラミド製剤，プロクロルペラジン製剤，ブチルスコポラミン臭化物製剤，グリチルリチン酸モノアンモニウム・グリシン・L-システイン塩酸塩配合剤，アダリムマブ製剤，エリスロポエチン，ダルベポエチン，テリパラチド製剤，アドレナリン製剤，ヘパリンカルシウム製剤，アポモルヒネ塩酸塩製剤，セルトリズマブペゴル製剤，トシリズマブ製剤，メトレレプチン製剤，アバタセプト製剤，pH４処理酸性人免疫グロブリン（皮下注射）製剤，電解質製剤，注射用抗菌薬，エダラボン製剤，アスホターゼ　アルファ製剤，グラチラマー酢酸塩製剤，脂肪乳剤，セクキヌマブ製剤，エボロクマブ製剤，ブロダルマブ製剤，アリロクマブ製剤，ベリムマブ製剤，イキセキズマブ製剤，ゴリムマブ製剤，エミシズマブ製剤，イカチバント製剤，サリルマブ製剤，デュピルマブ製剤，ヒドロモルフォン塩酸塩製剤，インスリン・グルカゴン様ペプチド-1受容体アゴニスト配合剤，ヒドロコルチゾンコハク酸エステルナトリウム製剤，遺伝子組換えヒトvon Willebrand因子製剤，ブロスマブ製剤，アガルシダーゼ　アルファ製剤，アガルシダーゼ　ベータ製剤，アルグルコシダーゼ　アルファ製剤，イデュルスルファーゼ製剤，イミグルセラーゼ製剤，エロスルファーゼ　アルファ製剤，ガルスルファーゼ製剤，セベリパーゼ　アルファ製剤，ベラグルセラーゼ　アルファ製剤，ラロニダーゼ製剤，メポリズマブ製剤，オマリズマブ製剤，テデュグルチド製剤，サトラリズマブ製剤，ビルトラルセン製剤，レムデシビル製剤，ガルカネズマブ製剤，オファツムマブ製剤，ボソリチド製剤，エレヌマブ製剤，アバロパラチド酢酸塩製剤，カプラシズマブ製剤，乾燥濃縮人C１-インアクチベーター製剤，フレマネズマブ製剤，メトトレキサート製剤，チルゼパチド製剤，ビメキズマブ製剤，ホスレボドパ・ホスカルビドパ水和物配合剤，ペグバリアーゼ製剤，パビナフスプ　アルファ製剤，アバルグルコシダーゼ　アルファ製剤，ラナデルマブ製剤，ネモリズマブ製剤，ペグセタコプラン製剤，ジルコプランナトリウム製剤，コンシズマブ製剤，テゼペルマブ製剤，オゾラリズマブ製剤，ドブタミン塩酸塩製剤，ドパミン塩酸塩製剤，ノルアドレナリン製剤及びトラロキヌマブ製剤

(2)　上記の注射薬の投与日数は，以下のとおりである。

ア　投与日数に制限のないもの
　　イ及びウに該当しない注射薬
イ　14日分を限度に投与することができるもの
　　a　新医薬品（医薬品，医療機器等の品質，有効性及び安全性の確保等に関する法律（昭和35年法律第145号。以下「医薬品医療機器等法」という。）第14条の4第1項第1号に規定する新医薬品をいう。）であって，「薬価基準」への収載の日の属する月の翌月の初日から起算して1年を経過していない注射薬（次に掲げるものを除く。）
　　　　ガニレスト皮下注0.25mgシリンジ，セトロタイド注射用0.25mg
　　b　複方オキシコドン製剤，ヒドロモルフォン塩酸塩製剤
ウ　30日分を限度に投与することができるもの
　　ブプレノルフィン製剤，モルヒネ塩酸塩製剤，フェンタニルクエン酸塩製剤

(3)　厚生労働大臣の定める注射薬のうち，「在宅中心静脈栄養法用輸液」とは，高カロリー輸液をいう。なお，高カロリー輸液を投与する場合には，これ以外にビタミン剤，高カロリー輸液用微量元素製剤及び血液凝固阻止剤を投与することができる。

(4)　厚生労働大臣の定める注射薬のうち，「電解質製剤」とは，経口摂取不能又は不十分な場合の水分・電解質の補給・維持を目的とした注射薬（高カロリー輸液を除く。）をいい，電解質製剤以外に電解質補正製剤（電解質製剤に添加して投与する注射薬に限る。），ビタミン剤，高カロリー輸液用微量元素製剤及び血液凝固阻止剤を投与することができる。

(5)　厚生労働大臣の定める注射薬のうち，「注射用抗菌薬」とは，病原体に殺菌的又は静菌的に作用する注射薬をいう。

(6)　初診，再診又は在宅医療において，患者の診療を担う保険医の指示に基づき，当該保険医の診療日以外の日に訪問看護ステーション等の看護師等が，当該患者に対し点滴又は処置等を実施した場合は，当該保険医療機関において，本区分により点滴又は処置等に用いた薬剤（当該患者に対し使用した分に限る。）の費用を算定する。なお，この場合にあっては，当該薬剤が使用された日を診療報酬明細書の摘要欄に記載する。ただし，A000初診料の算定のみの場合にあっては，当該薬剤料の費用は算定できない。

第4節　特定保険医療材料料

区分

C300　特定保険医療材料　材料価格を10円で除して得た点数

注　使用した特定保険医療材料の材料価格は，別に厚生労働大臣が定める。

◇　初診，再診又は在宅医療において，患者の診療を担う保険医の指示に基づき，当該保険医の診療日以外の日に訪問看護ステーション等の看護師等が，当該患者に対し点滴又は処置等を実施した場合は，当該保険医療機関において，本区分により点滴又は処置等に用いた特定保険医療材料（当該患者に対し使用した分に限る。）の費用を算定する。なお，この場合にあっては，当該特定保険医療材料が使用された日を診療報酬明細書の摘要欄に記載する。

第3部 検 査

通 則

1 検査の費用は，第1節又は第3節の各区分の所定点数により算定する。ただし，検査に当たって患者から検体を穿刺し又は採取した場合は，第1節又は第3節の各区分の所定点数及び第4節の各区分の所定点数を合算した点数により算定する。

2 検査に当たって患者に対し薬剤を施用した場合は，特に規定する場合を除き，前号により算定した点数及び第5節の所定点数を合算した点数により算定する。

3 検査に当たって，別に厚生労働大臣が定める保険医療材料（以下この部において「**特定保険医療材料**」という。）を使用した場合は，前2号により算定した点数及び第6節の所定点数を合算した点数により算定する。

◇ 通則

(1) 検査の費用には，検査を行う医師，看護師及び技術者等の人件費，試薬，デッキグラス，試験管等の材料費，機器の減価償却費，管理費及び患者の衣類等の費用が含まれる。なお，患者に施用する薬剤及び特定保険医療材料の費用は検査料とは別に算定する。

(2) 検査に当たって施用した薬剤の費用は別に算定できるが，第2章第5部投薬の部に掲げる処方料，調剤料，処方箋料及び調剤技術基本料並びに同第6部注射の部に掲げる注射料は，別に算定できない。なお，検査に当たって施用される薬剤（検査用試薬を含む。）は，原則として医薬品として承認されたものであることを要する。

(3) 検査の費用を別に算定できない手術の際に検査を行った場合においても，当該検査に伴い使用したフィルムに要する費用については，E400（注を含む。）に掲げるフィルム料を算定できる。また，当該検査に伴い特定保険医療材料又は薬剤を使用した場合は，K950特定保険医療材料料又はK940薬剤料を算定できる。なお，この場合，フィルム料，特定保険医療材料料及び薬剤料以外の検査の費用は別に算定できない。

(4) 撮影した画像を電子媒体に保存した場合，保存に要した電子媒体の費用は検査にかかる所定点数に含まれる。

(5) 点数表において2つの項目を「及び」で結んで規定している検査については，特に定めるものを除き，当該両項目の検査を併せて行った場合にのみ算定する。

(6) 検査に当たって，麻酔を行った場合は，第2章第11部麻酔に規定する所定点数を別に算定する。ただし，麻酔手技料を別に算定できない麻酔を行った場合の薬剤料は，第5節薬剤料の規定に基づき算定できる。

(7) 同一検体について，定性検査，半定量検査及び定量検査のうち2項目以上を併せて行った場合又はスクリーニング検査とその他の検査とを一連として行った場合は，それぞれ主たる検査の所定点数のみ算定する。ただし，併せて行う検査の区分が異なる場合は，それぞれについて算定する。

(8) 「分画」と記されている検査について，同一検体の各分画に対して定量検査を行った場合は，所定点数を1回のみ算定する。

(9) 定性，半定量又は定量の明示がない検査については，定量検査を行った場合にのみ当該検査の所定点数を算定する。

(10) 測定方法又は検査方法が明示されていない検査については，測定又は検査の方法の如何にかかわらず，その検査料の項に掲げる所定点数を算定する。

(11) 同時又は一連として行った2以上の検査の結果から計算して求めた内容が，検査料に掲げられた項目に該当する場合であっても，当該内容についての点数は算定できない。

(12) 2回目以降について所定点数の100分の90に相当する点数により算定することとされている場合において「所定点数」とは，当該項目に掲げられている点数及び当該「注」に掲げられている加算点数を合算した点数である。

(13) 同一項目について検査方法を変えて測定した場合には，測定回数にかかわらず，主たる測定方法の所定点数のみを算定する。

(14) 算定回数が複数月に1回又は年1回のみとされている検査を実施した場合は，診療報酬明細書の摘要欄に前回の実施日（初回の場合は初

D

回である旨）を記載する。

⒂　第3部検査の部において用いられる検査法の略号については下記のとおり。

PHA 　　　：Passive hemagglutination　受身赤血球凝集反応

RPHA 　　：Reversed passive hemagglutination　逆受身赤血球凝集反応

LA 　　　　：Latex agglutination　ラテックス凝集法

（LPIA 　：Latex photometric immuno assay）

PCIA 　　：Particle counting immuno assay　微粒子計数免疫凝集測定法

PAMIA 　：Particle mediated immuno assay　粒度分布解析ラテックス免疫測定法

IAHA 　　：Immuno adherence hemagglutination　免疫粘着赤血球凝集反応

RIA 　　　：Radio immuno assay　放射性免疫測定法

RIST 　　：Radio immuno sorbent test

RAST 　　：Radio allergo sorbent test

RA 　　　　：Radioassay　ラジオアッセイ

RRA 　　　：Radioreceptorassay　ラジオレセプターアッセイ

CPBA 　　：Competitive protein binding analysis　競合性蛋白結合分析法

EIA 　　　：Enzyme immuno assay　酵素免疫測定法

（ELISA 　：Enzyme linked immuno sorbent assay）

FA 　　　　：Fluorescent antibody method　蛍光抗体法

FPA 　　　：Fluorescence polarization assay　蛍光偏光法

FPIA 　　：Fluorescence polarization immuno assay　蛍光偏光免疫測定法

TR-FIA　：Time resolved fluoro immuno assay　時間分解蛍光免疫測定法

IRMA 　　：Immuno radiometric assay　免疫放射定量法

SRID 　　：Single radial immuno diffusion method　一元拡散法

ES 　　　　：Electrosyneresis method　向流電気泳動法

TIA 　　　：Turbidimetric immuno assay　免疫比濁法

HPLC 　　：High performance liquid chromatography　高性能液体クロマトグラフィー

GLC 　　　：Gas-liquid chromatography　気液クロマトグラフィー

GC 　　　　：Gas chromatography　ガスクロマトグラフィー

CLIA 　　：Chemiluminescent immuno assay　化学発光免疫測定法

CLEIA 　：Chemiluminescent enzyme immuno assay　化学発光酵素免疫測定法

ECLIA 　：Electrochemiluminescence immuno assay　電気化学発光免疫測定法

SIA 　　　：Split immuno assay

PCR 　　　：Polymerase chain reaction

PCR-rSSO：Polymerase chain reaction-reverse sequence specific oligonucleotide

EV-FIA　：Evanescent wave fluoro immuno assay　エバネセント波蛍光免疫測定法

FIA 　　　：Fluoro immuno assay　蛍光免疫測定法

LBA 　　　：Liquid-phase binding assay　液相結合法

D
検査

FISH   : Fluorescence in situ hybridization
SISH   : silver in situ hybridization
LAMP   : Loop-mediated isothermal amplification
TMA   : Transcription-mediated amplification
SDA   : Strand displacement amplification
SSCP   : Single strand conformation polymorphism
RFLP   : Restriction fragment length polymorphism
LCR   : Ligase chain reaction
HDRA   : Histoculture drug response assay
CD-DST   : Collagen gel droplet embedded culture drug sensi-
            tivity test
TRC   : Transcription Reverse-transcription Concerted
            reaction

注　LA（測定機器を用いるもの）とは，抗原抗体反応によりラテックス粒子が形成する凝集塊を光学的な分析機器を用いて定量的に測定する方法をいう。

(16)　「定性」とは分析物の有無を判定するもの，「半定量」とは段階希釈などを用いて得られる最高希釈倍率や一定濃度の標準品との対比によって得られる濃度段階区分など，相対的な多寡を判定・分類するもの，「定量」とは分析物の量を標準品との対比によって精密に測定するものをいう。

(17)　初診，再診又は在宅医療において，患者の診療を担う保険医の指示に基づき，当該保険医の診療日以外の日に訪問看護ステーション等の看護師等が，当該患者に対し検査のための検体採取等を実施した場合は，当該保険医療機関において，第1節第1款検体検査実施料を算定するとともに，検体採取に当たって必要な試験管等の材料を患者に対して支給する。なお，この場合にあっては，当該検体採取が実施された日を診療報酬明細書の摘要欄に記載する。

4　第1節又は第3節に掲げられていない検査であって特殊なものの費用は，第1節又は第3節に掲げられている検査のうちで最も近似する検査の各区分の所定点数により算定する。

◇　第1節又は第3節に掲げる検査料の項に掲げられていない検査のうち，特殊なものの費用については，その都度当局に内議し，最も近似する検査として通知されたものの算定方法及び「注」（特に定めるものを除く。）を準用して，準用された検査に係る判断料と併せて算定する。

◇　第1節及び第3節に掲げられていない検査で簡単な検査は，基本診療料に含まれ，別に算定できない。なお，基本診療料に含まれる検査の主なものは，次のとおりである。
(1)　血圧測定
(2)　視野眼底検査のうち簡単なもの
(3)　眼科検査のうち斜照法，徹照法，細隙燈検査（ルーペ式），機器を使用しない眼圧測定検査
(4)　D244自覚的聴力検査の「3」の簡易聴力検査に該当しない簡単な聴力検査
(5)　精液pH測定
(6)　デビス癌反応検査
(7)　鼓膜運動検査
(8)　イクテロメーター黄疸反応検査
(9)　簡易循環機能検査
　ア　スラッジテスト
　イ　指尖部皮膚毛細血管像検査
　ウ　皮膚粘膜撮影検査
　エ　寒冷血圧検査
　オ　ビッケンバッハ起立試験
　カ　ヒスタミンテスト

　　　キ　レジチンテスト
　　　ク　末梢の静脈圧測定
　　　ケ　ビュルゲル病及び脱疽等の場合における電気的皮膚温度測定
　　　　　a　単純な場合
　　　　　b　負荷を行った場合
　　　コ　ギボン-ランディステスト
　　　サ　基礎代謝率簡易測定法
　　　注　簡易循環機能検査とは，生体に対して物理的又は化学的負荷を
　　　　　かけ，血圧，脈拍等の理学所見の観察を行うことにより循環機能
　　　　　を検査することを目的とする簡易な検査であり，負荷の種類とし
　　　　　ては起立，寒冷，運動及び薬物等がある。
　(10)　自律神経機能検査
　(11)　アルコール中毒に対する飲酒試験における症状監視
　(12)　皮膚のインピーダンス検査（皮電図記録作成）
　(13)　６誘導未満の心電図検査
　(14)　尿中ブロムワレリル尿素検出検査
　(15)　尿脚気反応（沢田氏反応）
　(16)　シュミット氏昇汞試験
　(17)　糞便のストール氏虫卵数計算法
　(18)　髄膜透過性検査
　(19)　横田氏反応
　(20)　ユーグロブリン全プラスミン測定法（ユーグロブリン分屑ＳＫ活
　　　　性化プラスミン値測定）
　(21)　緒方法等の補体結合反応による梅毒脂質抗原使用検査
　(22)　卵白アルブミン感作血球凝集反応検査
　(23)　ラクトアルブミン感作血球凝集反応検査
　(24)　Miller Kurzrok検査
　(25)　Schick反応
　(26)　Dick反応
　(27)　Frei反応
　(28)　光田反応
　(29)　松原反応
　(30)　伊藤反応
　(31)　トキソプラズマ症，ジストマ症及び猩紅熱の皮内テスト
　(32)　膨疹吸収時間測定
　(33)　ジアゾ反応
　(34)　インジカン
　(35)　血液比重測定
　(36)　末梢血液像及び骨髄像における特殊染色のＢＲＡＣＨＥＴ試験
　(37)　赤血球抵抗試験のリビエール法
　(38)　ナイアシンテスト
　(39)　ＲＰＨＡ法によるα-フェトプロテイン（ＡＦＰ）
　(40)　リウマチ因子スクリーニング
　(41)　α_1-酸性糖蛋白測定
　(42)　β-リポ蛋白
　(43)　モノアミンオキシダーゼ（ＭＡＯ）
　(44)　ヴィダール反応
　(45)　ヒト絨毛性ゴナドトロピンβ（ＨＣＧβ）分画定性
　(46)　凝集法及び免疫染色法による抗ＤＮＡ抗体
　(47)　全血凝固溶解時間測定
　(48)　血清全プラスミン測定

5　対称器官に係る検査の各区分の所定点数
　は，特に規定する場合を除き，両側の器官の

検査料に係る点数とする。

6　保険医療機関が，患者の人体から排出され，又は採取された検体について，当該保険医療機関以外の施設に臨床検査技師等に関する法律（昭和33年法律第76号）第2条に規定する検査を委託する場合における検査に要する費用については，別に厚生労働大臣が定めるところにより算定する。

◆　委託検体検査の検査料等の算定方法

　　下記に掲げる施設において行われる検査又は病理診断について，当該検査又は病理診断が当該保険医療機関において行われる場合における診療報酬の算定方法（診療報酬点数表）の例により算定する。

1　医療法（昭和23年法律第205号）第1条の5第1項に規定する病院又は同条第2項に規定する診療所

2　臨床検査技師等に関する法律第20条の3第1項に規定する衛生検査所

3　保健所

4　検疫所

5　犯罪鑑識施設

第1節　検体検査料

通則

　検体検査の費用は，第1款及び第2款の各区分の所定点数を合算した点数により算定する。

第1款　検体検査実施料

通則

1　入院中の患者以外の患者について，緊急のために，保険医療機関が表示する診療時間以外の時間，休日又は深夜において，当該保険医療機関内において検体検査を行った場合は，**時間外緊急院内検査加算**として，第1款の各区分の所定点数に**1日につき200点**を所定点数に加算する。ただし，この場合において，同一日に第3号の加算は別に算定できない。

◇　時間外緊急院内検査加算について

(1)　保険医療機関において，当該保険医療機関が表示する診療時間以外の時間，休日又は深夜に入院中の患者以外の患者に対して診療を行った際，医師が緊急に検体検査の必要性を認め，当該保険医療機関において，当該保険医療機関の従事者が当該保険医療機関内に具備されている検査機器等を用いて当該検体検査を実施した場合に限り算定できる。

　　なお，当該加算の算定に当たっては，当該加算の対象たる検査の開始時間をもって算定する。

(2)　検査の開始時間が診療時間以外の時間，休日又は深夜に該当する場合に当該加算を算定する。なお時間外等の定義については，A000初診料の「注7」に規定する時間外加算等における定義と同様である。

(3)　同一患者に対して，同一日に2回以上，時間外，休日又は深夜の診療を行い，その都度緊急の検体検査を行った場合（複数の区分にまたがる場合を含む。）も，1日につき1回のみ算定する。

(4)　現に入院中の患者については算定できない。ただし，時間外，休日又は深夜に外来を受診した患者に対し，検体検査の結果，入院の必要性を認めて，引き続き入院となった場合は，この限りでない。

(5)　時間外緊急院内検査加算を算定する場合においては，A000初診料の「注9」及びA001再診料の「注7」に規定する夜間・早朝等加算は算定できない。

(6)　緊急の場合とは，直ちに何らかの処置・手術等が必要である重篤な患者について，通常の診察のみでは的確な診断が困難であり，かつ，通常の検査体制が整うまで検査の実施を見合わせることができないような場合をいう。

2　特定機能病院である保険医療機関においては，入院中の患者に係る検体検査実施料は，基本的検体検査実施料に掲げる所定点数及び当該所定点数に含まれない各項目の所定点数により算定する。

3　入院中の患者以外の患者に対して実施した

◇　外来迅速検体検査加算について

検体検査であって，別に厚生労働大臣が定めるものの結果について，検査実施日のうちに説明した上で文書により情報を提供し，当該検査の結果に基づく診療が行われた場合に，5項目を限度として，**外来迅速検体検査加算**として，第 1 節第 1 款の各区分に掲げる検体検査実施料の各項目の所定点数にそれぞれ**10点**を加算する。

(1)　当日当該保険医療機関で行われた検体検査について，当日中に結果を説明した上で文書により情報を提供し，結果に基づく診療が行われた場合に，5項目を限度として，検体検査実施料の各項目の所定点数にそれぞれ10点を加算する。

〔編注；本書では，外来迅速検体検査加算の対象となる検査項目名の後に▲印を付した。〕

(2)　以下の多項目包括規定に掲げる点数を算定する場合には，その規定にかかわらず，実施した検査項目数に相当する点数を加算する。

　　　D006出血・凝固検査の「注」の場合
　　　D007血液化学検査の「注」の場合
　　　D008内分泌学的検査の「注」の場合
　　　D009腫瘍マーカーの「注 2」の場合

　例　患者から 1 回に採取した血液等を用いてD009腫瘍マーカーの「3」の癌胎児性抗原（ＣＥＡ）と「9」のＣＡ19-9を行った場合，検体検査実施料の請求はD009腫瘍マーカーの「注 2」の「イ」2 項目となるが，外来迅速検体検査加算は，行った検査項目数が 2 項目であることから，20点を加算する。

(3)　同一患者に対して，同一日に 2 回以上，その都度迅速に検体検査を行った場合も，1 日につき 5 項目を限度に算定する。

(4)　A002外来診療料に含まれる検体検査とそれ以外の検体検査の双方について加算する場合も，併せて 5 項目を限度とする。

(5)　現に入院中の患者については算定できない。ただし，外来を受診した患者に対し，迅速に実施した検体検査の結果，入院の必要性を認めて，引き続き入院となった場合は，この限りでない。

◆　外来迅速検体検査加算の対象検査

一　D000尿中一般物質定性半定量検査

二　D002尿沈渣（鏡検法）

三　D003糞便検査のうち次のもの
　　糞便中ヘモグロビン

四　D005血液形態・機能検査のうち次のもの
　　赤血球沈降速度（ＥＳＲ）
　　末梢血液一般検査
　　ヘモグロビンA1c（HbA1c）

五　D006出血・凝固検査のうち次のもの
　　プロトロンビン時間（ＰＴ）
　　フィブリン・フィブリノゲン分解産物（ＦＤＰ）定性
　　フィブリン・フィブリノゲン分解産物（ＦＤＰ）半定量
　　フィブリン・フィブリノゲン分解産物（ＦＤＰ）定量
　　Ｄダイマー

六　D007血液化学検査のうち次のもの
　　総ビリルビン
　　総蛋白
　　アルブミン（ＢＣＰ改良法・ＢＣＧ法）
　　尿素窒素
　　クレアチニン
　　尿酸
　　アルカリホスファターゼ（ＡＬＰ）
　　コリンエステラーゼ（ChE）
　　γ-グルタミルトランスフェラーゼ（γ-GT）
　　中性脂肪
　　ナトリウム及びクロール
　　カリウム
　　カルシウム

D

検査

尿・糞便等

グルコース
乳酸デヒドロゲナーゼ（LD）
クレアチンキナーゼ（CK）
HDL-コレステロール
総コレステロール
アスパラギン酸アミノトランスフェラーゼ（AST）
アラニンアミノトランスフェラーゼ（ALT）
LDL-コレステロール
グリコアルブミン
七　D008内分泌学的検査のうち次のもの
甲状腺刺激ホルモン（TSH）
遊離サイロキシン（FT$_4$）
遊離トリヨードサイロニン（FT$_3$）
八　D009腫瘍マーカーのうち次のもの
癌胎児性抗原（CEA）
α-フェトプロテイン（AFP）
前立腺特異抗原（PSA）
CA19-9
九　D015血漿蛋白免疫学的検査のうち次のもの
C反応性蛋白（CRP）
十　D017排泄物，滲出物又は分泌物の細菌顕微鏡検査のうち次のもの
その他のもの

区分

（尿・糞便等検査）

D000　尿中一般物質定性半定量検査▲　　**26点**
　注　当該保険医療機関内で検査を行った場合
　　　に算定する。

◇　尿中一般物質定性半定量検査について
(1)　検体検査を行った場合は所定の判断料を算定できるが，尿中一般物
　質定性半定量検査を実施した場合は，当該検査に係る判断料は算定で
　きない。
(2)　試験紙，アンプル若しくは錠剤を用いて検査する場合又は試験紙等
　を比色計等の機器を用いて判定する場合をいい，検査項目，方法にか
　かわらず，1回につき所定点数により算定する。
(3)　尿中一般物質定性半定量検査に含まれる定性半定量の検査項目は，
　次のとおり。
　ア　比重
　イ　pH
　ウ　蛋白定性
　エ　グルコース
　オ　ウロビリノゲン
　カ　ウロビリン定性
　キ　ビリルビン
　ク　ケトン体
　ケ　潜血反応
　コ　試験紙法による尿細菌検査（亜硝酸塩）
　サ　食塩
　シ　試験紙法による白血球検査（白血球エステラーゼ）
　ス　アルブミン
(4)　当該検査の対象患者の診療を行っている保険医療機関内で実施した
　場合にのみ算定できるものであり，委託契約等に基づき当該保険医療
　機関外で実施された検査の結果報告を受けるのみの場合は算定できな
　い。ただし，委託契約等に基づき当該保険医療機関内で実施された検

D

検査

尿・糞便等

査について，その結果が当該保険医療機関に対して速やかに報告されるような場合は，所定点数を算定できる。

D001　尿中特殊物質定性定量検査

1	尿蛋白	**7点**
2	ＶＭＡ定性（尿），尿グルコース	**9点**
3	ウロビリノーゲン（尿），先天性代謝異常症スクリーニングテスト（尿），尿浸透圧	**16点**

◇　先天性代謝異常症スクリーニングテスト（尿）とは，次に掲げる物質の定性半定量検査及び反応検査をいう。
ア　塩化鉄（Ⅲ）反応（フェニールケトン体及びアルカプトン体の検出を含む。）
イ　酸性ムコ多糖類
ウ　システイン，シスチン等のＳＨ化合物
エ　ヒスチジン定性
オ　メチルマロン酸
カ　Millon反応
キ　イサチン反応
ク　Benedict反応

4	ポルフィリン症スクリーニングテスト（尿）	**17点**

◇　ポルフィリン症スクリーニングテスト（尿）として，Watson-Schwartz反応，Rimington反応又はDeanand Barnes反応を行った場合は，それぞれ所定点数を算定する。

5	Ｎ-アセチルグルコサミニダーゼ（ＮＡＧ）（尿）	**41点**
6	アルブミン定性（尿）	**49点**
7	黄体形成ホルモン（ＬＨ）定性（尿），フィブリン・フィブリノゲン分解産物（ＦＤＰ）（尿）	**72点**
8	トランスフェリン（尿）	**98点**
9	アルブミン定量（尿）	**99点**

◇　トランスフェリン（尿），アルブミン定量（尿）及び本区分「15」のⅣ型コラーゲン（尿）は，糖尿病又は糖尿病性早期腎症患者であって微量アルブミン尿を疑うもの（糖尿病性腎症第1期又は第2期のものに限る。）に対して行った場合に，3月に1回に限り算定できる。なお，これらを同時に行った場合は，主たるもののみ算定する。

◇　トリプシノーゲン2（尿）について

10	ウロポルフィリン（尿），トリプシノーゲン2（尿）	**105点**

(1)　免疫クロマト法により測定した場合に算定する。この場合，急性膵炎を疑う医学的根拠について，診療報酬明細書の摘要欄に記載すること。
(2)　トリプシノーゲン2（尿）と，D007血液化学検査の「1」アミラーゼ，同区分「6」リパーゼ，同区分「14」アミラーゼアイソザイム，同区分「49」トリプシン又はD009腫瘍マーカーの「8」エラスターゼ1を併せて実施した場合には，いずれか主たるもののみ算定する。

11	δアミノレブリン酸（δ-ＡＬＡ）（尿）	**106点**
12	ポリアミン（尿）	**115点**
13	ミオイノシトール（尿）	**120点**

◇　ミオイノシトール（尿）は，空腹時血糖が110mg/dL以上126mg/dL未満の患者に対し，耐糖能診断の補助として，尿中のミオイノシトールを測定した場合に1年に1回に限り算定できる。ただし，既に糖尿病と診断されている場合は，算定できない。

14	コプロポルフィリン（尿）	**131点**
15	Ⅳ型コラーゲン（尿）	**184点**
16	総ヨウ素（尿），ポルフォビリノゲン（尿）	**186点**
17	プロスタグランジンＥ主要代謝物（尿）	**187点**

◇　プロスタグランジンＥ主要代謝物（尿）について
(1)　潰瘍性大腸炎の患者の病態把握の補助を目的として，尿を検体とし，ＣＬＥＩＡ法により測定した場合に，3月に1回を限度として算定できる。ただし，医学的な必要性から，本検査を1月に1回行う場合に

は，その詳細な理由及び検査結果を診療録及び診療報酬明細書の摘要欄に記載する。

(2) 潰瘍性大腸炎の病態把握を目的として，D003糞便検査の「9」カルプロテクチン（糞便），D007血液化学検査の「57」ロイシンリッチα₂グリコプロテイン又はD313大腸内視鏡検査を同一月中に併せて行った場合は，主たるもののみ算定する。

◇ シュウ酸（尿）は，再発性尿路結石症の患者に対して，キャピラリー電気泳動法により行った場合に，原則として1年に1回に限り算定する。

◇ L型脂肪酸結合蛋白（L-FABP）（尿）は，原則として3月に1回に限り算定する。ただし，医学的な必要性からそれ以上算定する場合においては，その詳細な理由を診療報酬明細書の摘要欄に記載する。

◇ 好中球ゼラチナーゼ結合性リポカリン（NGAL）（尿）について

(1) 好中球ゼラチナーゼ結合性リポカリン（NGAL）（尿）は，急性腎障害の診断時又はその治療中に，CLIA法により測定した場合に算定できる。ただし，診断時においては1回，その後は急性腎障害に対する一連の治療につき3回を限度として算定する。なお，医学的な必要性からそれ以上算定する場合においては，その詳細な理由を診療報酬明細書の摘要欄に記載する。

(2) L型脂肪酸結合蛋白（L-FABP）（尿）と好中球ゼラチナーゼ結合性リポカリン（NGAL）（尿）を併せて実施した場合には，主たるもののみ算定する。

| 18 | シュウ酸（尿） | 200点 |

| 19 | L型脂肪酸結合蛋白（L-FABP）（尿），好中球ゼラチナーゼ結合性リポカリン（NGAL）（尿） | 210点 |

| 20 | 尿の蛋白免疫学的検査 | 区分番号D015に掲げる血漿蛋白免疫学的検査の例により算定した点数 |

| 21 | その他 | 検査の種類の別により区分番号D007に掲げる血液化学検査，区分番号D008に掲げる内分泌学的検査，区分番号D009に掲げる腫瘍マーカー又は区分番号D010に掲げる特殊分析の例により算定した点数 |

注 区分番号D007に掲げる血液化学検査，区分番号D008に掲げる内分泌学的検査，区分番号D009に掲げる腫瘍マーカー又は区分番号D010に掲げる特殊分析の所定点数を準用した場合は，当該区分の注についても同様に準用するものとする。

◇ 同一日に尿，穿刺液・採取液及び血液を検体として生化学的検査（I）又は生化学的検査（II）に掲げる検査項目につきそれぞれを実施した場合の，多項目包括規定の適用については，尿，穿刺液・採取液及び血液のそれぞれについて算出した項目数により所定点数を算定するのではなく，血液，尿，穿刺液・採取液それぞれに係る項目数を合算した項目数により，所定点数を算定する。ただし，同一日に行う2回目以降の血液採取による検体を用いた検査項目については，当該項目数に合算せず，所定点数を別途算定する。

※ 蛋白質とクレアチニンの比を測定する目的で試験紙により実施した場合は，「その他」によるクレアチニン（尿）として算定し，その判断料は，D026検体検査判断料の「1」尿・糞便等検査判断料を算定する。

D002 尿沈渣（鏡検法） ▲   27点

注1 同一検体について当該検査と区分番号D017に掲げる排泄物，滲出物又は分泌物の細菌顕微鏡検査を併せて行った場合は，主たる検査の所定点数のみ算定する。

2 当該保険医療機関内で検査を行った場合に算定する。

3 染色標本による検査を行った場合は，染色標本加算として，9点を所定点数に加算する。

◇ 尿沈渣（鏡検法）について

(1) 赤血球，白血球，上皮細胞，各種円柱，類円柱，粘液系，リポイド，寄生虫等の無染色標本検査の全ての費用を含む。

(2) D000尿中一般物質定性半定量検査若しくはD001尿中特殊物質定性定量検査において何らかの所見が認められ，又は診察の結果からその実施が必要と認められて実施した場合に算定する。

(3) 当該検査の対象患者の診療を行っている保険医療機関内で実施した場合にのみ算定できるものであり，委託契約等に基づき当該保険医療機関外で実施された検査の結果報告を受けるのみの場合は算定できない。ただし，委託契約等に基づき当該保険医療機関内で実施された検査について，その結果が当該保険医療機関に速やかに報告されるような場合は，所定点数により算定する。

(4) 尿路系疾患が強く疑われる患者について，診療所が尿沈渣（鏡検法）を衛生検査所等に委託する場合であって，当該衛生検査所等が採尿後4時間以内に検査を行い，検査結果が速やかに当該診療所に報告された場合は，所定点数を算定できる。

D

検査

尿
・
糞
便
等

D002-2 尿沈渣（フローサイトメトリー法）

24点

注1　同一検体について当該検査と区分番号
　　　D017に掲げる排泄物，滲出物又は分泌
　　　物の細菌顕微鏡検査を併せて行った場合
　　　は,主たる検査の所定点数のみ算定する。
　　2　当該保険医療機関内で検査を行った場
　　　合に算定する。

D003 糞便検査

　1　虫卵検出（集卵法）（糞便），ウロビリン
　　　（糞便）　　　　　　　　　　　**15点**
　2　糞便塗抹顕微鏡検査（虫卵，脂肪及び消
　　　化状況観察を含む。）　　　　　**20点**
　3　虫体検出（糞便）　　　　　　　**23点**
　4　糞便中脂質　　　　　　　　　　**25点**
　5　糞便中ヘモグロビン定性　　　　**37点**

　6　虫卵培養（糞便）　　　　　　　**40点**
　7　糞便中ヘモグロビン▲　　　　　**41点**

　8　糞便中ヘモグロビン及びトランスフェリ
　　　ン定性・定量　　　　　　　　　**56点**
　9　カルプロテクチン（糞便）　　<u>**268点**</u>

D004 穿刺液・採取液検査

　1　ヒューナー検査　　　　　　　　**20点**
　2　関節液検査　　　　　　　　　　**50点**

(5)　当該検査と D002-2尿沈渣（フローサイトメトリー法）を併せて実
　　施した場合は，主たるもののみ算定する。

◇　尿沈渣（フローサイトメトリー法）について
(1)　本測定は D000尿中一般物質定性半定量検査若しくは D001尿中特殊
　　物質定性定量検査において何らかの所見が認められ，又は診察の結果
　　からその実施が必要と認められ，赤血球，白血球，上皮細胞，円柱及
　　び細菌を同時に測定した場合に算定する。
(2)　本検査と D002尿沈渣（鏡検法）を併せて実施した場合は，主たる
　　もののみ算定する。

◇　糞便中の細菌，原虫検査は，D017排泄物，滲出物又は分泌物の細
　　菌顕微鏡検査により算定する。

◇　ヘモグロビン検査を免疫クロマト法にて行った場合は，糞便中ヘモ
　　グロビン定性により算定する。

◇　ヘモグロビン検査を金コロイド凝集法による定量法にて行った場合
　　は，糞便中ヘモグロビンにより算定する。

◇　カルプロテクチン（糞便）について
(1)　カルプロテクチン（糞便）を慢性的な炎症性腸疾患（潰瘍性大腸炎
　　やクローン病等）の診断補助を目的として測定する場合は，ＥＬＩＳ
　　Ａ法，ＦＥＩＡ法，イムノクロマト法，ＬＡ法又は金コロイド凝集法
　　により測定した場合に算定できる。ただし，腸管感染症が否定され，
　　下痢，腹痛や体重減少などの症状が３月以上持続する患者であって，
　　肉眼的血便が認められない患者において，慢性的な炎症性腸疾患が疑
　　われる場合の内視鏡前の補助検査として実施すること。また，その要
　　旨を診療録及び診療報酬明細書の摘要欄に記載すること。
(2)　本検査を潰瘍性大腸炎又はクローン病の病態把握を目的として測定
　　する場合，潰瘍性大腸炎についてはＥＬＩＳＡ法，ＦＥＩＡ法，金コ
　　ロイド凝集法，イムノクロマト法又はＬＡ法により，クローン病につ
　　いてはＥＬＩＳＡ法，ＦＥＩＡ法，イムノクロマト法，ＬＡ法又は金
　　コロイド凝集法により測定した場合に，それぞれ３月に１回を限度と
　　して算定できる。ただし，医学的な必要性から，本検査を１月に１回
　　行う場合には，その詳細な理由及び検査結果を診療録及び診療報酬明
　　細書の摘要欄に記載すること。
(3)　慢性的な炎症性腸疾患（潰瘍性大腸炎やクローン病等）の診断補助
　　又は病態把握を目的として，本検査及び D313大腸内視鏡検査を同一
　　月中に併せて行った場合は，主たるもののみ算定する。
(4)　D007血液化学検査「57」のロイシンリッチα_2グリコプロテインと，
　　カルプロテクチン（糞便）を同一月中に併せて行った場合は，主たる
　　もののみ算定する。

◇　関節液検査については，関節水腫を有する患者であって，結晶性関
　　節炎が疑われる者に対して実施した場合，一連につき１回に限り算定
　　する。なお，当該検査と D017排泄物，滲出物又は分泌物の細菌顕微

3	胃液又は十二指腸液一般検査	55点

鏡検査を併せて実施した場合は，主たるもののみ算定する。

◇　胃液又は十二指腸液一般検査の所定点数には，量，色調，混濁，粘液量，臭気，酸度測定，ペプシン及び乳酸定量，ラブ酵素の証明，蛋白質の呈色反応（ニンヒドリン反応，ビウレット反応等），毒物，潜血，虫卵，ウロビリン体の定性定量，コレステリン体の定量，液に含まれる物質の定性半定量の検査等の費用が含まれる。

4	髄液一般検査	62点

◇　髄液一般検査の所定点数には，外見，比重，ノンネアペルト，パンディ，ワイヒブロート等のグロブリン反応，トリプトファン反応，細胞数，細胞の種類判定及び蛋白，グルコース，ビリルビン，ケトン体等の定性半定量の検査等が含まれる。

5	精液一般検査	70点

◇　精液一般検査の所定点数には，精液の量，顕微鏡による精子の数，奇形の有無，運動能等の検査の全ての費用が含まれる。

6	頸管粘液一般検査	75点

◇　頸管粘液一般検査の所定点数には，量，粘稠度，色調，塗抹乾燥標本による顕微鏡検査（結晶，細菌，血球，腟上皮細胞等）等の費用が含まれる。

7	顆粒球エラスターゼ定性（子宮頸管粘液），IgE定性（涙液）	100点

◇　顆粒球エラスターゼ定性（子宮頸管粘液）は，フロースルー免疫測定法（赤色ラテックス着色法）により，絨毛羊膜炎の診断のために妊娠満22週以上満37週未満の妊婦で切迫早産の疑いがある者に対して測定した場合に算定する。

◇　IgE定性（涙液）は，アレルギー性結膜炎の診断の補助を目的として判定した場合に月1回に限り算定できる。

8	顆粒球エラスターゼ（子宮頸管粘液）	116点

◇　顆粒球エラスターゼ（子宮頸管粘液）は，絨毛羊膜炎の診断のために妊娠満22週以上満37週未満の妊婦で切迫早産の疑いがある者に対して行った場合に算定する。

9	マイクロバブルテスト	200点

◇　マイクロバブルテストは妊娠中の患者又は新生児の患者に対して週に1回に限り算定できる。

10	IgGインデックス	390点

◇　IgGインデックスは，多発性硬化症の診断の目的で行った場合に算定する。

11	オリゴクローナルバンド	522点

◇　オリゴクローナルバンドは，多発性硬化症の診断の目的で行った場合に算定する。

12	ミエリン塩基性蛋白（MBP）（髄液）	570点

◇　ミエリン塩基性蛋白（MBP）（髄液）は，多発性硬化症の診断の目的で行った場合に算定する。

13	タウ蛋白（髄液）	622点

◇　タウ蛋白（髄液）は，クロイツフェルト・ヤコブ病の診断を目的に，患者1人につき1回に限り算定する。

14	リン酸化タウ蛋白（髄液）	641点

◇　リン酸化タウ蛋白（髄液）は，認知症の診断を目的に，患者1人につき1回に限り算定する。

15	アミロイドβ42/40比（髄液）	1,282点

◇　アミロイドβ42/40比（髄液）について

(1)　アミロイドβ42/40比（髄液）は，厚生労働省の定めるレカネマブ（遺伝子組換え）製剤に係る最適使用推進ガイドラインに沿って，アルツハイマー病による軽度認知障害又は軽度の認知症が疑われる患者等に対し，レカネマブ（遺伝子組換え）製剤の投与の要否を判断する目的でアミロイドβ病理を示唆する所見を確認するため，CLEIA法により，脳脊髄液中のβ-アミロイド1-42及びβ-アミロイド1-40を同時に測定した場合，患者1人につき1回に限り算定する。ただし，レカネマブ（遺伝子組換え）製剤の投与中止後に初回投与から18か月を超えて再開する場合は，さらに1回に限り算定できる。なお，この場合においては，本検査が必要と判断した医学的根拠を診療報酬明細書の摘要欄に記載する。

(2)　本区分「14」のリン酸化タウ蛋白（髄液）と併せて行った場合は主たるもののみ算定する。

16	髄液蛋白免疫学的検査	区分番号D015に掲げる血漿蛋白免疫学的検査の例により算定した点数

17　髄液塗抹染　区分番号D017に掲げる排
　　色標本検査　　泄物，滲出物又は分泌物の
　　　　　　　　　細菌顕微鏡検査の例により
　　　　　　　　　算定した点数

18　その他　　　検査の種類の別により**区分番号
　　　　　　　　　D007に掲げる血液化学検査，
　　　　　　　　　区分番号D008に掲げる内分泌
　　　　　　　　　学的検査，区分番号D009に掲
　　　　　　　　　げる腫瘍マーカー又は区分番号
　　　　　　　　　D010に掲げる特殊分析の例に
　　　　　　　　　より算定した点数**

注　区分番号D007に掲げる血液化学検査，
　　区分番号D008に掲げる内分泌学的検査，
　　区分番号D009に掲げる腫瘍マーカー又
　　は区分番号D010に掲げる特殊分析の所
　　定点数を準用した場合は，当該区分の注
　　についても同様に準用するものとする。

D004-2　悪性腫瘍組織検査

1　悪性腫瘍遺伝子検査
　イ　処理が容易なもの
　　(1)　医薬品の適応判定の補助等に用いる
　　　　もの　　　　　　　　　　**2,500点**
　　(2)　その他のもの　　　　　　**2,100点**
　ロ　処理が複雑なもの　　　　　**5,000点**
　注1　患者から1回に採取した組織等を用
　　　いて**同一がん種に対してイに掲げる検
　　　査を実施した場合**は，所定点数にかか
　　　わらず，検査の項目数に応じて次に掲
　　　げる点数により算定する。
　　　イ　2項目　　　　　　　　**4,000点**
　　　ロ　3項目　　　　　　　　**6,000点**
　　　ハ　4項目以上　　　　　　**8,000点**
　　2　患者から1回に採取した組織等を用
　　　いて**同一がん種に対してロに掲げる検
　　　査を実施した場合**は，所定点数にかか
　　　わらず，検査の項目数に応じて次に掲
　　　げる点数により算定する。
　　　イ　2項目　　　　　　　　**8,000点**
　　　ロ　3項目以上　　　　　**12,000点**

◇　同一日に尿，穿刺液・採取液及び血液を検体として生化学的検査
（Ⅰ）又は生化学的検査（Ⅱ）に掲げる検査項目につきそれぞれを実
施した場合の，多項目包括規定の適用については，尿，穿刺液・採取
液及び血液のそれぞれについて算出した項目数により所定点数を算定
するのではなく，血液，尿，穿刺液・採取液それぞれに係る項目数を
合算した項目数により，所定点数を算定する。ただし，同一日に行う
2回目以降の血液採取による検体を用いた検査項目については，当該
項目数に合算せず，所定点数を別途算定する。

→D026検体検査判断料については「2」遺伝子関連・染色体検査判断
料により算定

◇　悪性腫瘍遺伝子検査について
(1)　固形腫瘍又は悪性リンパ腫の腫瘍細胞を検体とし，悪性腫瘍の詳細
な診断及び治療法の選択を目的として悪性腫瘍患者本人に対して行っ
た，(2)から(4)までに掲げる遺伝子検査について，患者1人につき1回
に限り算定する。ただし，肺癌におけるEGFR遺伝子検査について
は，再発や増悪により，2次的遺伝子変異等が疑われ，再度治療法を
選択する必要がある場合にも算定できることとし，マイクロサテライ
ト不安定性検査については，リンチ症候群の診断の補助を目的とする
場合又は固形癌の抗悪性腫瘍剤による治療法の選択を目的とする場合
に，当該検査を実施した後に，もう一方の目的で当該検査を実施した
場合にあっても，別に1回に限り算定できる。
　　早期大腸癌におけるリンチ症候群の除外を目的としてBRAF遺伝
子検査を実施した場合にあっては，KRAS遺伝子検査又はRAS遺
伝子検査を併せて算定できないこととし，マイクロサテライト不安定
性検査又はN005-4ミスマッチ修復タンパク免疫染色（免疫抗体法）
病理組織標本作製を実施した年月日を，診療報酬明細書の摘要欄に記
載すること。
(2)　「1」の「イ」の「(1)」医薬品の適応判定の補助等に用いるものと
は，次に掲げる遺伝子検査のことをいい，使用目的又は効果として，
医薬品の適応を判定するための補助等に用いるものとして薬事承認又
は認証を得ている体外診断用医薬品又は医療機器を用いて，リアルタ
イムPCR法，PCR-rSSO法，マルチプレックスPCRフラグ
メント解析法又は次世代シーケンシングにより行う場合に算定でき
る。
　ア　肺癌におけるEGFR遺伝子検査，ROS1融合遺伝子検査，A
　　　LK融合遺伝子検査，BRAF遺伝子検査（次世代シーケンシング
　　　を除く。），METex14遺伝子検査（次世代シーケンシングを除
　　　く。），KRAS遺伝子変異（G12C）検査
　イ　大腸癌におけるRAS遺伝子検査，BRAF遺伝子検査
　ウ　乳癌におけるHER2遺伝子検査
　エ　固形癌におけるマイクロサテライト不安定性検査
　オ　濾胞性リンパ腫におけるEZH2遺伝子検査
(3)　「1」の「イ」の「(2)」その他のものとは，次に掲げる遺伝子検査

のことをいい，PCR法，SSCP法，RFLP法等により行う場合に算定できる。
　ア　肺癌におけるKRAS遺伝子検査
　イ　膵癌におけるKRAS遺伝子検査
　ウ　悪性骨軟部組織腫瘍におけるEWS-Fli1遺伝子検査，TLS-CHOP遺伝子検査，SYT-SSX遺伝子検査
　エ　消化管間葉系腫瘍におけるc-kit遺伝子検査
　オ　悪性黒色腫におけるセンチネルリンパ節生検に係る遺伝子検査
　カ　大腸癌におけるEGFR遺伝子検査，KRAS遺伝子検査
　キ　リンチ症候群におけるマイクロサテライト不安定性検査（使用目的又は効果として，医薬品の適応を判定するための補助等に用いるものとして薬事承認又は認証を得ている体外診断用医薬品を使用した場合は除く。）
(4)　「1」の「ロ」処理が複雑なものとは，次に掲げる遺伝子検査のことをいい，使用目的又は効果として，医薬品の適応を判定するための補助等に用いるものとして薬事承認又は認証を得ている体外診断用医薬品又は医療機器を用いて，次世代シーケンシング等により行う場合に算定できる。
　ア　肺癌におけるBRAF遺伝子検査（次世代シーケンシング），METex14遺伝子検査（次世代シーケンシング），RET融合遺伝子検査，HER2遺伝子検査（次世代シーケンシング）
　イ　悪性黒色腫におけるBRAF遺伝子検査(リアルタイムPCR法，PCR-rSSO法)
　ウ　固形癌におけるNTRK融合遺伝子検査，腫瘍遺伝子変異量検査
　エ　胆道癌におけるFGFR2融合遺伝子検査
　オ　甲状腺癌におけるRET融合遺伝子検査
　カ　甲状腺髄様癌におけるRET遺伝子変異検査
　キ　固形腫瘍（肺癌及び大腸癌を除く。）におけるBRAF遺伝子検査（PCR-rSSO法）
　ク　悪性リンパ腫におけるBRAF遺伝子検査（PCR-rSSO法）
(5)　患者から1回に採取した組織等を用いて同一がん種に対して「1」の「イ」処理が容易なものと「1」の「ロ」処理が複雑なものを実施した場合は，「注1」及び「注2」の規定に基づき，それぞれの検査の項目数に応じた点数を合算した点数により算定する。
(6)　悪性腫瘍遺伝子検査を算定するに当たっては，(2)から(4)までに掲げる遺伝子検査の中から該当するものを診療報酬明細書の摘要欄に記載する。
(7)　悪性腫瘍遺伝子検査，D006-2造血器腫瘍遺伝子検査，D006-6免疫関連遺伝子再構成，D006-14FLT3遺伝子検査又はD006-16JAK2遺伝子検査のうちいずれかを同一月中に併せて行った場合には，主たるもののみ算定する。
(8)　肺癌において，「1」の「イ」の「(1)」医薬品の適応判定の補助等に用いるもののうち，(2)のアに規定する肺癌におけるEGFR遺伝子検査とD006-12EGFR遺伝子検査（血漿）又はD006-24肺癌関連遺伝子多項目同時検査を同一月中に併せて行った場合には，主たるもののみ算定する。
(9)　肺癌において，「1」の「イ」の「(1)」医薬品の適応判定の補助等に用いるもののうち，(2)のアに規定する肺癌におけるALK融合遺伝子検査とD006-24肺癌関連遺伝子多項目同時検査，N002免疫染色（免疫抗体法）病理組織標本作製の「6」ALK融合タンパク又はN005-2ALK融合遺伝子標本作製を併せて行った場合には，主たるもののみ算定する。
(10)　乳癌において，「1」の「イ」の「(1)」医薬品の適応判定の補助等

D

に用いるもののうち，(2)のウに規定する乳癌におけるHER2遺伝子検査とN005HER2遺伝子標本作製を併せて行った場合には，主たるもののみ算定する。

(11)　卵巣癌又は前立腺癌において，「1」の「イ」の「(1)」医薬品の適応判定の補助等に用いるもののうち，(2)のエに規定する固形癌におけるマイクロサテライト不安定性検査又は「1」の「ロ」処理が複雑なもののうち，(4)のウに規定する固形癌におけるNTRK融合遺伝子検査若しくは腫瘍遺伝子変異量検査とD006-18BRCA1/2遺伝子検査の「1」腫瘍細胞を検体とするものを併せて行った場合には，主たるもののみ算定する。

(12)　次世代シーケンシングを用いて，抗悪性腫瘍剤による治療法の選択を目的として特定の遺伝子の変異の評価を行う際に，包括的なゲノムプロファイルを併せて取得している場合には，包括的なゲノムプロファイルの結果ではなく，目的とする遺伝子変異の結果についてのみ患者に提供すること。また，その場合においては，目的以外の遺伝子の変異に係る検査結果については患者の治療方針の決定等には用いないこと。

(13)　リンチ症候群の診断の補助を目的としてマイクロサテライト不安定性検査を行う場合でも，使用目的又は効果として，医薬品の適応を判定するための補助等に用いるものとして薬事承認又は認証を得ている体外診断用医薬品を用いる場合には「1」の「イ」の「(1)」医薬品の適応判定の補助等に用いるものの所定点数を算定する。

2　抗悪性腫瘍剤感受性検査	**2,500点**	

◇　抗悪性腫瘍剤感受性検査について

(1)　手術等によって採取された消化器癌，頭頸部癌，乳癌，肺癌，癌性胸膜・腹膜炎，子宮頸癌，子宮体癌又は卵巣癌の組織を検体とし，HDRA法又はCD-DST法を用いて，抗悪性腫瘍剤による治療法の選択を目的として行った場合に限り，患者1人につき1回に限り算定する。

(2)　当該検査の対象となる抗悪性腫瘍剤は，細胞毒性を有する薬剤に限る。また，当該検査に係る薬剤の費用は，所定点数に含まれる。

（血液学的検査）

D005　血液形態・機能検査

1　赤血球沈降速度（ESR）▲	**9点**	

注　当該保険医療機関内で検査を行った場合に算定する。

◇　赤血球沈降速度（ESR）は当該検査の対象患者の診療を行っている保険医療機関内で実施した場合にのみ算定できるものであり，委託契約等に基づき当該保険医療機関外で実施された検査の結果報告を受けるのみの場合は算定できない。ただし，委託契約等に基づき当該保険医療機関内で実施された検査について，その結果が当該保険医療機関に速やかに報告されるような場合は，所定点数により算定する。

2　網赤血球数	**12点**	
3　血液浸透圧，好酸球（鼻汁・喀痰），末梢血液像（自動機械法）	**15点**	

◇　末梢血液像（自動機械法）の検査については，少なくともリンパ球，単球，好中球，好酸球，好塩基球の5分類以上の同定・比率計算を行った場合に算定する。

4　好酸球数	**17点**	

◇　同一検体について，好酸球数及び本区分「3」の末梢血液像（自動機械法）又は本区分「6」の末梢血液像（鏡検法）を行った場合は，主たる検査の所定点数のみを算定する。

5　末梢血液一般検査▲	**21点**	

◇　末梢血液一般検査は，赤血球数，白血球数，血色素測定（Hb），ヘマトクリット値（Ht），血小板数の全部又は一部を行った場合に算定する。

6　末梢血液像（鏡検法）	**25点**	

◇　末梢血液像（鏡検法）の検査については，少なくともリンパ球，単球，好中球，好酸球，好塩基球の5分類以上の同定・比率計算を行った場合に算定する。

D
検査
血液学的

注　特殊染色を併せて行った場合は，**特殊染色加算**として，特殊染色ごとにそれぞれ**37点**を所定点数に加算する。

◇　末梢血液像（鏡検法）の検査に当たって，位相差顕微鏡又は蛍光顕微鏡を用いた場合であっても所定点数により算定する。また，末梢血液像（鏡検法）の検査の際に赤血球直径の測定を併せて行った場合であっても，所定点数により算定する。

◇　特殊染色は，次のとおりである。
ア　オキシダーゼ染色
イ　ペルオキシダーゼ染色
ウ　アルカリホスファターゼ染色
エ　パス染色
オ　鉄染色（ジデロブラスト検索を含む。）
カ　超生体染色
キ　脂肪染色
ク　エステラーゼ染色

7　血中微生物検査，DNA含有赤血球計数検査　　**40点**

◇　DNA含有赤血球計数検査は，マラリアが疑われた患者に対して，マラリアの診断を目的として，多項目自動血球分析装置を用いてDNA含有感染赤血球の計数に基づく定性判定を実施した場合に算定する。ただし，マラリアの診断を目的として，血中微生物検査を併せて実施した場合は，主たるもののみ算定する。

8　赤血球抵抗試験　　**45点**

◇　赤血球抵抗試験は，次のとおりである。
ア　シュガーウォーターテスト
イ　ハムテスト
ウ　クロスビーテスト
エ　パルパート法
オ　サンフォード法

9　ヘモグロビンA1c（HbA1c）▲　　**49点**

◇　ヘモグロビンA1c（HbA1c），D007血液化学検査の「17」グリコアルブミン又は同区分「21」の1,5-アンヒドロ-D-グルシトール（1,5AG）のうちいずれかを同一月中に併せて2回以上実施した場合は，月1回に限り主たるもののみ算定する。ただし，妊娠中の患者，1型糖尿病患者，経口血糖降下薬の投与を開始して6月以内の患者，インスリン治療を開始して6月以内の患者等については，いずれか1項目を月1回に限り別に算定できる。また，クロザピンを投与中の患者については，ヘモグロビンA1c（HbA1c）を月1回に限り別に算定できる。

10　自己溶血試験，血液粘稠度　　**50点**
11　ヘモグロビンF（HbF）　　**60点**
12　デオキシチミジンキナーゼ（TK）活性　　**233点**

◇　デオキシチミジンキナーゼ（TK）活性は，造血器腫瘍の診断又は治療効果判定のために行った場合に算定する。

13　ターミナルデオキシヌクレオチジルトランスフェラーゼ（TdT）　　**250点**

◇　ターミナルデオキシヌクレオチジルトランスフェラーゼ（TdT）は，白血病又は悪性リンパ腫の診断又は治療効果判定のために行った場合に算定する。

14　骨髄像　　**788点**

◇　骨髄像の検査については，少なくともリンパ球，単球，好中球，好酸球，好塩基球の5分類以上の同定・比率計算を行った場合に算定する。

◇　骨髄像の検査に当たって，位相差顕微鏡又は蛍光顕微鏡を用いた場合であっても所定点数により算定する。

注　特殊染色を併せて行った場合は，**特殊染色加算**として，特殊染色ごとにそれぞれ**60点**を所定点数に加算する。

◇　特殊染色は，次のとおりである。
ア　オキシダーゼ染色
イ　ペルオキシダーゼ染色
ウ　アルカリホスファターゼ染色
エ　パス染色
オ　鉄染色（ジデロブラスト検索を含む。）
カ　超生体染色
キ　脂肪染色

15　造血器腫瘍細胞抗原検査（一連につき）
　　　　　　　　　　　　　　　　1,940点

D006　出血・凝固検査

1　出血時間　　　　　　　　　　　　**15点**
2　プロトロンビン時間（ＰＴ）▲　　　**18点**
3　血餅収縮能, 毛細血管抵抗試験　　**19点**
4　フィブリノゲン半定量, フィブリノゲン
　　定量, クリオフィブリノゲン　　　**23点**
5　トロンビン時間　　　　　　　　　**25点**
6　蛇毒試験, トロンボエラストグラフ, ヘ
　　パリン抵抗試験　　　　　　　　　**28点**
7　活性化部分トロンボプラスチン時間（Ａ
　　ＰＴＴ）　　　　　　　　　　　　**29点**
8　血小板粘着能　　　　　　　　　　**64点**
9　アンチトロンビン活性, アンチトロンビ
　　ン抗原　　　　　　　　　　　　　**70点**
10　フィブリン・フィブリノゲン分解産物（Ｆ
　　ＤＰ）定性▲, フィブリン・フィブリノゲ
　　ン分解産物（ＦＤＰ）半定量▲, フィブリ
　　ン・フィブリノゲン分解産物（ＦＤＰ）定
　　量▲, プラスミン, プラスミン活性, α_1-ア
　　ンチトリプシン　　　　　　　　　**80点**
11　フィブリンモノマー複合体定性　　**93点**
12　プラスミノゲン活性, プラスミノゲン抗
　　原, 凝固因子インヒビター定性（クロスミ
　　キシング試験）　　　　　　　　　**100点**
13　Ｄダイマー定性　　　　　　　　　**121点**
14　von Willebrand因子（ＶＷＦ）活性
　　　　　　　　　　　　　　　　　　126点
15　Ｄダイマー▲　　　　　　　　　　**127点**
16　プラスミンインヒビター（アンチプラス
　　ミン）, Ｄダイマー半定量　　　　**128点**
17　α_2-マクログロブリン　　　　　　**138点**
18　ＰＩＶＫＡ-Ⅱ　　　　　　　　　　**143点**
19　凝固因子インヒビター　　　　　　**144点**
20　von Willebrand因子（ＶＷＦ）抗原
　　　　　　　　　　　　　　　　　　147点
21　プラスミン・プラスミンインヒビター複
　　合体（ＰＩＣ）　　　　　　　　　**150点**
22　プロテインＳ抗原　　　　　　　　**154点**
23　プロテインＳ活性　　　　　　　　**163点**
24　β-トロンボグロブリン（β-ＴＧ）, ト
　　ロンビン・アンチトロンビン複合体（ＴＡ
　　Ｔ）　　　　　　　　　　　　　　**171点**
25　血小板第4因子（PF$_4$）　　　　　**173点**

ク　エステラーゼ染色
◇　造血器腫瘍細胞抗原検査について
(1)　モノクローナル抗体を用いて蛍光抗体法, 酵素抗体法, 免疫ロゼッ
　　ト法等により白血病細胞又は悪性リンパ腫細胞の表面抗原又は細胞内
　　抗原の検索を実施して病型分類を行った場合に算定できる。
(2)　対象疾病は白血病, 悪性リンパ腫等である。
(3)　検査に用いられるモノクローナル抗体は, 医薬品として承認された
　　ものであり, 検査に当たって用いたモノクローナル抗体の種類, 回数
　　にかかわらず, 一連として所定点数を算定する。

◇　出血時間測定時の耳朶採血料は, 出血時間の所定点数に含まれる。

◇　凝固因子インヒビター定性（クロスミキシング試験）は, 原因不明
　のプロトロンビン時間延長又は活性化部分トロンボプラスチン時間延
　長がみられる患者に対して行った場合に限り算定できる。

◇　ＰＩＶＫＡ-Ⅱは, 出血・凝固検査として行った場合に算定する。
◇　凝固因子インヒビターは, 第Ⅷ因子又は第Ⅸ因子の定量測定を行っ
　た場合に, それぞれの測定1回につきこの項で算定する。
◇　von Willebrand因子（ＶＷＦ）抗原は, ＳＲＩＤ法, ロケット免
　疫電気泳動法等によるものである。

26　プロトロンビンフラグメントＦ１＋２
192点

27　トロンボモジュリン　　　　**204点**

◇　トロンボモジュリンは，膠原病の診断若しくは経過観察又はＤＩＣ若しくはそれに引き続いて起こるＭＯＦ観察のために測定した場合に限り算定できる。

28　フィブリンモノマー複合体　**215点**

◇　フィブリンモノマー複合体は，ＤＩＣ，静脈血栓症又は肺動脈血栓塞栓症の診断及び治療経過の観察のために実施した場合に算定する。
　本区分「24」のトロンビン・アンチトロンビン複合体（ＴＡＴ），本区分「26」のプロトロンビンフラグメントＦ１＋２及びフィブリンモノマー複合体のうちいずれか複数を同時に測定した場合は，主たるもののみ算定する。

29　凝固因子（第Ⅱ因子，第Ⅴ因子，第Ⅶ因子，第Ⅷ因子，第Ⅸ因子，第Ⅹ因子，第ⅩⅠ因子，第ⅩⅡ因子，第ⅩⅢ因子）　**223点**

30　プロテインＣ抗原　　　　**226点**

31　プロテインＣ活性　　　　**227点**

32　tPA・PAI-１複合体　　**240点**

33　ＡＤＡＭＴＳ13活性　　**400点**

◇　ＡＤＡＭＴＳ13活性について
⑴　ＡＤＡＭＴＳ13活性は，他に原因を認めない血小板減少を示す患者に対して，血栓性血小板減少性紫斑病の診断補助を目的として測定した場合又はその再発を疑い測定した場合に算定できる。
⑵　血栓性血小板減少性紫斑病と診断された患者又はその再発が認められた患者に対して，診断した日又は再発を確認した日から起算して１月以内の場合には，１週間に１回に限り別に算定できる。なお，血栓性血小板減少性紫斑病と診断した日付又はその再発を確認した日付を，診療報酬明細書の摘要欄に記載すること。
⑶　血栓性血小板減少性紫斑病に対し，血漿交換療法，免疫抑制療法及びカプラシズマブ製剤による治療を行った際に治療の継続の要否を判定することを目的として測定を行った場合，30日間を超えた場合でも，１週間に１回に限り別に算定できる。なお，その医学的な必要性を診療報酬明細書の摘要欄に記載すること。

34　血小板凝集能
イ　鑑別診断の補助に用いるもの　**450点**
ロ　その他のもの　　　　　　　**50点**

◇　血小板凝集能 について
⑴　「イ」鑑別診断の補助に用いるものについては，先天性血小板機能低下症が疑われる患者に対し，当該疾患の鑑別診断の補助を目的として，３種類以上の試薬を用いて血小板凝集能を測定した場合に，原則として患者１人につき１回に限り算定する。ただし，２回以上算定する場合は，その医学的必要性について診療報酬明細書の摘要欄に記載すること。
⑵　血小板凝集能を測定するに際しては，その過程で血小板数を測定することから，Ｄ005血液形態・機能検査の「５」末梢血液一般検査の所定点数を別に算定することはできない。

35　ＡＤＡＭＴＳ13インヒビター　**1,000点**

◇　ＡＤＡＭＴＳ13インヒビターについて
⑴　ＡＤＡＭＴＳ13インヒビターは，ＡＤＡＭＴＳ13活性の著減を示す患者に対して，血栓性血小板減少性紫斑病の診断補助を目的として測定した場合又はその再発を疑い測定した場合に算定できる。
⑵　後天性血栓性血小板減少性紫斑病と診断された患者又はその再発が認められた患者に対して，診断した日又は再発を確認した日から起算して１月以内の場合には，１週間に１回に限り別に算定できる。なお，後天性血栓性血小板減少性紫斑病と診断した日付又はその再発を確認した日付を，診療報酬明細書の摘要欄に記載すること。

注　患者から１回に採取した血液を用いて本区分の13から32までに掲げる検査を３項目以上行った場合は，所定点数にかかわらず，

◇　多項目の包括の規定を適用して算定した場合であっても，診療報酬明細書には，その検査名又は略称を他の検査と区別して記載する。

検査の項目数に応じて次に掲げる点数により算定する。

イ　3項目又は4項目	**530点**
ロ　5項目以上	**722点**

D006-2 造血器腫瘍遺伝子検査　　**2,100点**

注　別に厚生労働大臣が定める施設基準を満たす保険医療機関において行われる場合に算定する。

D006-3 BCR-ABL1

1　Major BCR-ABL1（mRNA定量（国際標準値））

イ　診断の補助に用いるもの	**2,520点**
ロ　モニタリングに用いるもの	**2,520点**

2　Major BCR-ABL1（mRNA定量）

イ　診断の補助に用いるもの	**2,520点**
ロ　モニタリングに用いるもの	**2,520点**

3　minor BCR-ABL mRNA

イ　診断の補助に用いるもの	**2,520点**
ロ　モニタリングに用いるもの	**2,520点**

D006-4 遺伝学的検査

1　処理が容易なもの	**3,880点**
2　処理が複雑なもの	**5,000点**
3　処理が極めて複雑なもの	**8,000点**

注1　別に厚生労働大臣が定める疾患の患者については，別に厚生労働大臣が定める施設基準に適合しているものとして地方厚生局長等に届け出た保険医療機関において行われる場合に限り算定する。

2　別に厚生労働大臣が定める施設基準に適合しているものとして地方厚生局長等に届け出た保険医療機関において，患者から1回に採取した検体を用いて複数の遺伝子疾患に対する検査を実施した場合は，主たる検査の所定点数及び当該主たる検査の所定点数の100分の50に相当する点数を合算した点数により算定する。

→D026検体検査判断料については「2」遺伝子関連・染色体検査判断料により算定

◇　造血器腫瘍遺伝子検査について

(1)　造血器腫瘍遺伝子検査は，PCR法，LCR法又はサザンブロット法により行い，月1回を限度として算定できる。

(2)　D004-2悪性腫瘍組織検査の「1」悪性腫瘍遺伝子検査，造血器腫瘍遺伝子検査，D006-6免疫関連遺伝子再構成，D006-14ＦＬＴ3遺伝子検査又はD006-16ＪＡＫ2遺伝子検査のうちいずれかを同一月中に併せて行った場合には，主たるもののみ算定する。

→D026検体検査判断料については「2」遺伝子関連・染色体検査判断料により算定

◇　Major BCR-ABL1（mRNA定量（国際標準値））は，慢性骨髄性白血病の診断補助及び治療効果のモニタリングを目的として，リアルタイムRT-PCR法により測定した場合に限り算定できる。

◇　Major BCR-ABL1（mRNA定量）は，フィラデルフィア染色体陽性急性リンパ性白血病の診断補助及び治療効果のモニタリングを目的として，リアルタイムRT-PCR法により測定した場合に限り算定できる。

◇　minor BCR-ABL mRNAは，フィラデルフィア染色体陽性急性リンパ性白血病の診断補助及び治療効果のモニタリングを目的として，リアルタイムRT-PCR法により測定した場合に算定できる。

→D026検体検査判断料については「2」遺伝子関連・染色体検査判断料により算定

◇　遺伝学的検査について

(1)　以下の遺伝子疾患が疑われる場合に行うものとし，原則として患者1人につき1回に限り算定できる。ただし，2回以上実施する場合は，その医療上の必要性について診療報酬明細書の摘要欄に記載する。

ア　PCR法，DNAシーケンス法，FISH法又はサザンブロット法による場合に算定できるもの

①　デュシェンヌ型筋ジストロフィー，ベッカー型筋ジストロフィー及び家族性アミロイドーシス

②　福山型先天性筋ジストロフィー及び脊髄性筋萎縮症

③　栄養障害型表皮水疱症及び先天性QT延長症候群

イ　PCR法による場合に算定できるもの

①　球脊髄性筋萎縮症

②　ハンチントン病，網膜芽細胞腫，甲状腺髄様癌及び多発性内分泌腫瘍症1型

ウ　ア，イ，エ及びオ以外のもの

①　筋強直性ジストロフィー及び先天性難聴

②　フェニルケトン尿症，ホモシスチン尿症，シトルリン血症（1型），アルギノコハク酸血症，イソ吉草酸血症，HMG血症，複合カルボキシラーゼ欠損症，グルタル酸血症1型，MCAD欠損症，VLCAD欠損症，CPT1欠損症，隆起性皮膚線維肉腫及び先天性銅代謝異常症

③　メープルシロップ尿症，メチルマロン酸血症，プロピオン酸血症，メチルクロトニルグリシン尿症，MTP（LCHAD）欠損症，色素性乾皮症，ロイスディーツ症候群及び家族性大動脈瘤・解離

D

検査

血液学的

エ　別に厚生労働大臣が定める施設基準に適合しているものとして地方厚生（支）局長に届け出た保険医療機関において検査が行われる場合に算定できるもの

①　ライソゾーム病（ムコ多糖症Ⅰ型，ムコ多糖症Ⅱ型，ゴーシェ病，ファブリ病及びポンペ病を含む。）及び脆弱Ｘ症候群

②　プリオン病，クリオピリン関連周期熱症候群，脳内鉄沈着神経フェリチン変性症，先天性大脳白質形成不全症（中枢神経白質形成異常症を含む。），環状20番染色体症候群，ＰＣＤＨ19関連症候群，低ホスファターゼ症，ウィリアムズ症候群，アペール症候群，ロスムンド・トムソン症候群，プラダー・ウィリ症候群，1p36欠失症候群，4p欠失症候群，5p欠失症候群，第14番染色体父親性ダイソミー症候群，アンジェルマン症候群，スミス・マギニス症候群，22q11.2欠失症候群，エマヌエル症候群，脆弱Ｘ症候群関連疾患，ウォルフラム症候群，高IgD症候群，化膿性無菌性関節炎・壊疽性膿皮症・アクネ症候群，先天異常症候群，副腎皮質刺激ホルモン不応症，根性点状軟骨異形成症１型及び家族性部分性脂肪萎縮症

③　神経有棘赤血球症，先天性筋無力症候群，原発性免疫不全症候群，ペリー症候群，クルーゾン症候群，ファイファー症候群，アントレー・ビクスラー症候群，タンジール病，先天性赤血球形成異常性貧血，若年発症型両側性感音難聴，尿素サイクル異常症，マルファン症候群，血管型エーラスダンロス症候群，遺伝性自己炎症疾患，エプスタイン症候群及び遺伝性ジストニア

オ　臨床症状や他の検査等では診断がつかない場合に，別に厚生労働大臣が定める施設基準に適合しているものとして地方厚生（支）局長に届け出た保険医療機関において検査が行われる場合に算定できるもの

①　ＴＮＦ受容体関連周期性症候群，中條-西村症候群，家族性地中海熱，ベスレムミオパチー，過剰自己貪食を伴うＸ連鎖性ミオパチー，非ジストロフィー性ミオトニー症候群，遺伝性周期性四肢麻痺，禿頭と変形性脊椎症を伴う常染色体劣性白質脳症，結節性硬化症，肥厚性皮膚骨膜症，神経線維腫症，アレキサンダー病，非特異性多発性小腸潰瘍症及びＴＲＰＶ４異常症

②　ソトス症候群，ＣＰＴ２欠損症，ＣＡＣＴ欠損症，ＯＣＴＮ-2異常症，シトリン欠損症，非ケトーシス型高グリシン血症，β-ケトチオラーゼ欠損症，メチルグルタコン酸尿症，グルタル酸血症２型，先天性副腎低形成症，ＡＴＲ-Ｘ症候群，ハッチンソン・ギルフォード症候群，軟骨無形成症，ウンフェルリヒト・ルンドボルグ病，ラフォラ病，セピアプテリン還元酵素欠損症，芳香族Ｌ-アミノ酸脱炭酸酵素欠損症，オスラー病，ＣＦＣ症候群，コステロ症候群，チャージ症候群，リジン尿性蛋白不耐症，副腎白質ジストロフィー，ブラウ症候群，鰓耳腎症候群，ヤング・シンプソン症候群，先天性腎性尿崩症，ビタミンＤ依存性くる病／骨軟化症，ネイルパテラ症候群（爪膝蓋症候群）／ＬＭＸ１Ｂ関連腎症，グルコーストランスポーター１欠損症，甲状腺ホルモン不応症，ウィーバー症候群，コフィン・ローリー症候群，モワット・ウィルソン症候群，肝型糖原病（糖原病Ⅰ型，Ⅲ型，Ⅵ型，Ⅸa型，Ⅸb型，Ⅸc型，Ⅳ型），筋型糖原病（糖原病Ⅲ型，Ⅳ型，Ⅸd型），先天性プロテインＣ欠乏症，先天性プロテインＳ欠乏症，先天性アンチトロンビン欠乏症，筋萎縮性側索硬化症，家族性特発性基底核石灰化症，縁取り空胞を伴う遠位型ミオパチー，シュワルツ・ヤンペル症候群，肥大型心筋症，家族性高コレステロール血症，先天性ミオパチー，皮質下梗塞と白質脳症を伴う常染色体優性脳

動脈症，神経軸索スフェロイド形成を伴う遺伝性びまん性白質脳症，先天性無痛無汗症，家族性良性慢性天疱瘡，那須・ハコラ病，カーニー複合，ペルオキシソーム形成異常症，ペルオキシソームβ酸化系酵素欠損症，プラスマローゲン合成酵素欠損症，アカタラセミア，原発性高シュウ酸尿症Ⅰ型，レフサム病，先天性葉酸吸収不全症，異型ポルフィリン症，先天性骨髄性ポルフィリン症，急性間欠性ポルフィリン症，赤芽球性プロトポルフィリン症，X連鎖優性プロトポルフィリン症，遺伝性コプロポルフィリン症，晩発性皮膚ポルフィリン症，肝性骨髄性ポルフィリン症，原発性高カイロミクロン血症，無βリポタンパク血症，タナトフォリック骨異形成症，遺伝性膵炎，嚢胞性線維症，アッシャー症候群（タイプ1，タイプ2，タイプ3），カナバン病，先天性グリコシルホスファチジルイノシトール欠損症，大理石骨病，脳クレアチン欠乏症候群，ネフロン癆，家族性低βリポタンパク血症1（ホモ接合体）及び進行性家族性肝内胆汁うっ滞症

③　ドラベ症候群，コフィン・シリス症候群，歌舞伎症候群，肺胞蛋白症（自己免疫性又は先天性），ヌーナン症候群，骨形成不全症，脊髄小脳変性症（多系統萎縮症を除く），古典型エーラスダンロス症候群，非典型溶血性尿毒症症候群，アルポート症候群，ファンコニ貧血，遺伝性鉄芽球性貧血，アラジール症候群，ルビンシュタイン・テイビ症候群，ミトコンドリア病及び線毛機能不全症候群（カルタゲナー症候群を含む。）

(2)　検査の実施に当たっては，個人情報保護委員会・厚生労働省「医療・介護関係事業者における個人情報の適切な取扱いのためのガイダンス」及び関係学会による「医療における遺伝学的検査・診断に関するガイドライン」を遵守すること。

(3)　(1)のエ及びオに掲げる遺伝子疾患に対する検査については，(2)に掲げるガイダンス及びガイドラインに加え，別に厚生労働大臣が定める施設基準に適合しているものとして地方厚生（支）局長に届け出た保険医療機関において行われる場合に限り算定する。

(4)　(1)のオに掲げる遺伝子疾患に対する検査を実施する場合には，臨床症状や他の検査等では当該疾患の診断がつかないこと及びその医学的な必要性を診療報酬明細書の摘要欄に記載する。

(5)　「1」の「処理が容易なもの」とは，(1)のアからオまでの①に掲げる遺伝子疾患の検査のことをいう。

(6)　「2」の「処理が複雑なもの」とは，(1)のアからオまでの②に掲げる遺伝子疾患の検査のことをいう。

(7)　「3」の「処理が極めて複雑なもの」とは，(1)のア及びウからオまでの③に掲げる遺伝子疾患の検査のことをいう。

(8)　別に厚生労働大臣が定める施設基準に適合しているものとして地方厚生（支）局長に届け出た保険医療機関において，関係学会の定めるガイドラインに基づき，複数の遺伝子疾患に対する遺伝学的検査を実施する医学的必要性が認められる患者に対し，患者から1回に採取した検体を用いて(1)のアからオまでに掲げる遺伝子疾患のうち複数の疾患に対する検査を実施した場合については，疾患数にかかわらず「注2」に規定する点数を算定する。ただし，検査の対象となった全ての遺伝子疾患の名称及び検査の実施の必要性について，診療報酬明細書の摘要欄に記載する。

◆　厚生労働大臣が定める疾患
　難病の患者に対する医療等に関する法律第5条第1項に規定する指定難病のうち，当該疾患に対する遺伝学的検査の実施に当たって十分な体制が必要なもの

D006-5 染色体検査（全ての費用を含む。）

→D026検体検査判断料については「2」遺伝子関連・染色体検査判断

1　ＦＩＳＨ法を用いた場合　**2,477点**
2　流産検体を用いた絨毛染色体検査を行った場合　**4,603点**
3　その他の場合　**2,477点**
注1　分染法を行った場合は，**分染法加算**として，**397点**を所定点数に加算する。
　　2　2については，別に厚生労働大臣が定める施設基準に適合しているものとして地方厚生局長等に届け出た保険医療機関において行う場合に限り算定する。

D006-6　免疫関連遺伝子再構成　2,373点

D006-7　ＵＤＰグルクロン酸転移酵素遺伝子多型　2,004点

D006-8　サイトケラチン19（ＫＲＴ19）ｍＲＮＡ検出　2,400点

D006-9　ＷＴ1　ｍRNA　2,520点

D006-10　ＣＣＲ4タンパク（フローサイトメトリー法）　10,000点

D006-11　ＦＩＰ1Ｌ1－ＰＤＧＦＲα融合遺伝子検査　3,105点

料により算定
◇　染色体検査について
(1)　染色体検査の所定点数には，フィルム代，現像代，引伸印画作製代を含む。
(2)　「注1」の分染法加算については，その種類，方法にかかわらず，1回の算定とする。
(3)　「1」のＦＩＳＨ法を用いた場合については，患者1人につき1回に限り算定できる。ただし，びまん性大細胞型Ｂ細胞リンパ腫又は多発性骨髄腫の診断の目的で検査を行った場合に，患者の診断の確定までの間に3回に限り算定する。
(4)　「2」の流産検体を用いた絨毛染色体検査については，自然流産の既往のある患者であって，流産手術を行った者に対して，流産検体を用いたギムザ分染法による絨毛染色体検査を実施した場合に算定できる。
→D026検体検査判断料については「2」遺伝子関連・染色体検査判断料により算定
◇　免疫関連遺伝子再構成について
(1)　ＰＣＲ法，ＬＣＲ法又はサザンブロット法により，悪性リンパ腫，急性リンパ性白血病又は慢性リンパ性白血病の診断の目的で検査を行った場合に，6月に1回を限度として算定できる。
(2)　D004-2悪性腫瘍組織検査の「1」悪性腫瘍遺伝子検査，D006-2造血器腫瘍遺伝子検査，免疫関連遺伝子再構成，D006-14ＦＬＴ3遺伝子検査又はD006-16ＪＡＫ2遺伝子検査のうちいずれかを同一月中に併せて行った場合には，主たるもののみ算定する。
→D026検体検査判断料については「2」遺伝子関連・染色体検査判断料により算定
◇　ＵＤＰグルクロン酸転移酵素遺伝子多型は，塩酸イリノテカンの投与対象となる患者に対して，その投与量等を判断することを目的として，インベーダー法又はＰＣＲ法により測定を行った場合，当該抗悪性腫瘍剤の投与方針の決定までの間に1回を限度として算定する。
→D026検体検査判断料については「2」遺伝子関連・染色体検査判断料により算定
◇　サイトケラチン19（ＫＲＴ19）ｍＲＮＡ検出は，視触診等による診断又は術前の画像診断でリンパ節転移陽性が明らかでない乳癌，胃癌，大腸癌又は非小細胞肺癌患者に対して，摘出された乳癌，胃癌，大腸癌又は非小細胞肺癌所属リンパ節中のサイトケラチン19（ＫＲＴ19）ｍＲＮＡの検出によるリンパ節転移診断及び術式の選択等の治療方針の決定の補助を目的として，ＯＳＮＡ（One-Step Nucleic Acid Amplification）法により測定を行った場合に，一連につき1回に限り算定する。
→D026検体検査判断料については「2」遺伝子関連・染色体検査判断料により算定
◇　ＷＴ1　ｍRNAは，リアルタイムＲＴ－ＰＣＲ法により，急性骨髄性白血病，急性リンパ性白血病又は骨髄異形成症候群の診断の補助又は経過観察時に行った場合に月1回を限度として算定できる。
◇　ＣＣＲ4タンパク（フローサイトメトリー法）及びN002免疫染色（免疫抗体法）病理組織標本作製の「5」ＣＣＲ4タンパクを同一の目的で行った場合には，原則としていずれか一方のみを算定する。ただし，医学的な必要性がある場合には，併せて実施した場合であっても，いずれの点数も算定できる。なお，この場合においては，診療報酬明細書の摘要欄にその理由及び医学的な必要性を記載する。
→D026検体検査判断料については「2」遺伝子関連・染色体検査判断料により算定

◇　ＦＩＰ１Ｌ１−ＰＤＧＦＲα融合遺伝子検査について

(1)　ＦＩＰ１Ｌ１−ＰＤＧＦＲα融合遺伝子検査は，二次性好酸球増加症を除外した上で，慢性好酸球性白血病又は好酸球増多症候群と診断した患者において，治療方針の決定を目的としてＦＩＳＨ法により行った場合に，原則として１回に限り算定できる。ただし，臨床症状・検査所見等の変化を踏まえ，治療法を選択する必要があり，本検査を再度実施した場合にも算定できる。

(2)　ＦＩＰ１Ｌ１−ＰＤＧＦＲα融合遺伝子検査を算定するに当たっては，本検査を必要と判断した理由又は本検査を再度実施した場合にはその理由を診療録及び診療報酬明細書の摘要欄に記載すること。

→D026検体検査判断料については「２」遺伝子関連・染色体検査判断料により算定

◇　ＥＧＦＲ遺伝子検査（血漿）について

D006-12　ＥＧＦＲ遺伝子検査（血漿）

2,100点

注　同一の患者につき同一月において検査を２回以上実施した場合における２回目以降の当該検査の費用は，**所定点数の100分の90に相当する点数**により算定する。

(1)　ＥＧＦＲ遺伝子検査（血漿）は，血漿を用いてリアルタイムＰＣＲ法又は次世代シーケンシングにより行った場合に算定できる。

(2)　肺癌の詳細な診断及び治療法を選択する場合，又は肺癌の再発や増悪により，ＥＧＦＲ遺伝子変異の２次的遺伝子変異等が疑われ，再度治療法を選択する場合に，患者１人につき，診断及び治療法を選択する場合には１回，再度治療法を選択する場合には２回に限り算定できる。ただし，本検査の実施は，医学的な理由により，肺癌の組織を検体として，D004-2悪性腫瘍組織検査の「１」悪性腫瘍遺伝子検査の「イ」処理が容易なものの「(1)」医薬品の適応判定の補助等に用いるもののうち，肺癌におけるＥＧＦＲ遺伝子検査を行うことが困難な場合に限る。

(3)　ＥＧＦＲ遺伝子検査（血漿）を実施した場合には，肺癌の組織を検体とした検査が実施困難である医学的な理由を診療録及び診療報酬明細書の摘要欄に記載する。

(4)　ＥＧＦＲ遺伝子検査（血漿），肺癌の組織を検体としたD004-2悪性腫瘍組織検査の「１」悪性腫瘍遺伝子検査の「イ」処理が容易なものの「(1)」医薬品の適応判定の補助等に用いるもののうち，肺癌におけるＥＧＦＲ遺伝子検査又はD006-24肺癌関連遺伝子多項目同時検査を同一月中に併せて行った場合には，主たるもののみ算定する。

→D026検体検査判断料については「２」遺伝子関連・染色体検査判断料により算定

◇　骨髄微小残存病変量測定について

D006-13　骨髄微小残存病変量測定

1　遺伝子再構成の同定に用いるもの

3,395点

2　モニタリングに用いるもの　**2,100点**

注　別に厚生労働大臣が定める施設基準に適合しているものとして地方厚生局長等に届け出た保険医療機関において実施した場合に限り算定する。

(1)　骨髄微小残存病変量測定は，ＰＣＲ法により，急性リンパ性白血病の診断補助又は経過観察を目的に行った場合に算定できる。

(2)　「１」の遺伝子再構成の同定に用いるものについては，急性リンパ性白血病と診断された患者又は再発が認められた患者に対して，遺伝子再構成の同定及び当該遺伝子のプライマー作成を行った場合に，それぞれ１回に限り算定できる。

(3)　「２」のモニタリングに用いるものについては，「１」の遺伝子再構成に用いるものを行った患者に対して，ＰＣＲ法により急性リンパ性白血病の経過観察を目的として行った場合に，初発時と再発時にそれぞれ２回を限度として算定できる。

→D026検体検査判断料については「２」遺伝子関連・染色体検査判断料により算定

◇　ＦＬＴ３遺伝子検査について

D006-14　ＦＬＴ３遺伝子検査　4,200点

(1)　急性骨髄性白血病（急性前骨髄性白血病を除く。）の骨髄液又は末梢血を検体とし，ＰＣＲ法及びキャピラリー電気泳動法により，抗悪性腫瘍剤による治療法の選択を目的として，ＦＬＴ３遺伝子の縦列重複（ＩＴＤ）変異及びチロシンキナーゼ（ＴＫＤ）変異の評価を行った場合に，患者１人につき１回に限り算定する。

D

D006-15 膀胱がん関連遺伝子検査　1,597点

D006-16 JAK2遺伝子検査　2,504点

D006-17 Nudix hydrolase 15（NUDT15）遺伝子多型　2,100点

D006-18 BRCA1/2遺伝子検査
1　腫瘍細胞を検体とするもの　20,200点
2　血液を検体とするもの　20,200点
注　別に厚生労働大臣が定める施設基準に適合しているものとして地方厚生局長等に届け出た保険医療機関において実施した場合に限り算定する。

(2)　D004-2悪性腫瘍組織検査の「1」悪性腫瘍遺伝子検査，D006-2造血器腫瘍遺伝子検査，D006-6免疫関連遺伝子再構成又はD006-16JAK2遺伝子検査のうちいずれかを同一月中に併せて行った場合には，主たるもののみ算定する。
→D026検体検査判断料については「2」遺伝子関連・染色体検査判断料により算定
◇　膀胱がん関連遺伝子検査について
(1)　膀胱がんの患者であって，上皮内癌（CIS）と診断され，過去にK803膀胱悪性腫瘍手術の「6」経尿道的手術を行った者に対して，FISH法により，再発の診断の補助を目的として実施した場合に，経尿道的手術後2年以内に限り，2回を限度として算定する。ただし，同時に膀胱鏡により，膀胱がん再発の所見が認められないことを確認した患者に対して実施した場合に限る。
(2)　本検査を実施した場合には，上皮内癌（CIS）と診断された病理所見，K803膀胱悪性腫瘍手術の「6」経尿道的手術の実施日及び本検査を過去に算定している場合にはその算定日を診療報酬明細書の摘要欄に記載する。
(3)　本検査と同時にN004細胞診の「2」穿刺吸引細胞診，体腔洗浄等によるものを実施した場合は，主たるもののみ算定する。
→D026検体検査判断料については「2」遺伝子関連・染色体検査判断料により算定
◇　JAK2遺伝子検査について
(1)　骨髄液又は末梢血を検体とし，アレル特異的定量PCR法により，真性赤血球増加症，本態性血小板血症及び原発性骨髄線維症の診断補助を目的として，JAK2V617F遺伝子変異割合を測定した場合に，患者1人につき1回に限り算定する。
(2)　D004-2悪性腫瘍組織検査の「1」悪性腫瘍遺伝子検査，D006-2造血器腫瘍遺伝子検査，D006-6免疫関連遺伝子再構成又はD006-14FLT3遺伝子検査のうちいずれかを同一月中に併せて行った場合には，主たるもののみ算定する。
→D026検体検査判断料については「2」遺伝子関連・染色体検査判断料により算定
◇　Nudix hydrolase 15（NUDT15）遺伝子多型は，難治性の炎症性腸疾患，急性リンパ性白血病及び治療抵抗性のリウマチ性疾患（全身性血管炎（顕微鏡的多発血管炎，多発血管炎性肉芽腫症，結節性多発動脈炎，好酸球性多発血管炎性肉芽腫症，高安動脈炎等），全身性エリテマトーデス（SLE），多発性筋炎，皮膚筋炎，強皮症，混合性結合組織病及び難治性リウマチ性疾患），自己免疫性肝炎の患者であって，チオプリン製剤の投与対象となる患者に対して，その投与の可否，投与量等を判断することを目的として，リアルタイムPCR法により測定を行った場合に，当該薬剤の投与を開始するまでの間に1回を限度として算定する。
→D026検体検査判断料については「2」遺伝子関連・染色体検査判断料により算定
◇　BRCA1/2遺伝子検査について
(1)　「1」腫瘍細胞を検体とするものについては，初発の進行卵巣癌患者又は転移性去勢抵抗性前立腺癌患者の腫瘍細胞を検体とし，次世代シーケンシングにより，抗悪性腫瘍剤による治療法の選択を目的として，BRCA1遺伝子及びBRCA2遺伝子の変異の評価を行った場合に限り算定する。
(2)　「2」血液を検体とするものについては，転移性，再発若しくはHER2陰性の術後薬物療法の適応となる乳癌患者，初発の進行卵巣癌患者，治癒切除不能な膵癌患者，転移性去勢抵抗性前立腺癌患者又は

D006-19 がんゲノムプロファイリング検査
44,000点

注1　別に厚生労働大臣が定める施設基準に適合しているものとして地方厚生局長等に届け出た保険医療機関において実施した場合に限り算定する。

　　2　抗悪性腫瘍剤による治療法の選択を目的として他の検査を実施した場合であって，当該他の検査の結果により区分番号B011-5に掲げるがんゲノムプロファイリング評価提供料を算定する場合は，所定点数から**当該他の検査の点数**を減算する。

遺伝性乳癌卵巣癌症候群が疑われる乳癌若しくは卵巣癌患者の血液を検体とし，ＰＣＲ法等により，抗悪性腫瘍剤による治療法の選択又は遺伝性乳癌卵巣癌症候群の診断を目的として，ＢＲＣＡ１遺伝子及びＢＲＣＡ２遺伝子の変異の評価を行った場合に限り算定する。

(3)　「２」血液を検体とするものについて，遺伝性乳癌卵巣癌症候群の診断を目的として当該検査を実施するに当たっては，関係学会による「遺伝性乳癌卵巣癌症候群（ＨＢＯＣ）診療の手引き2021年版」を参照すること。なお，その医療上の必要性について診療報酬明細書の摘要欄に記載すること。

→D026検体検査判断料については「２」遺伝子関連・染色体検査判断料により算定

◇　がんゲノムプロファイリング検査について

(1)　固形腫瘍の腫瘍細胞又は血液を検体とし，100以上のがん関連遺伝子の変異等を検出するがんゲノムプロファイリング検査に用いる医療機器等として薬事承認又は認証を得ている次世代シーケンシングを用いて，包括的なゲノムプロファイルの取得を行う場合に，検体提出時に患者１人につき１回（以下のイの場合については，血液を検体とする検査を含めて２回）に限り算定できる。ただし，血液を検体とする場合については，以下に掲げる場合にのみ算定できる。

　ア　医学的な理由により，固形腫瘍の腫瘍細胞を検体としてがんゲノムプロファイリング検査を行うことが困難な場合。この際，固形腫瘍の腫瘍細胞を検体とした検査が実施困難である医学的な理由を診療録及び診療報酬明細書の摘要欄に記載すること。

　イ　固形腫瘍の腫瘍細胞を検体として実施したがんゲノムプロファイリング検査において，包括的なゲノムプロファイルの結果を得られなかった場合。この際，その旨を診療録及び診療報酬明細書の摘要欄に記載すること。

(2)　標準治療がない固形がん患者又は局所進行若しくは転移が認められ標準治療が終了となった固形がん患者（終了が見込まれる者を含む。）であって，関連学会の化学療法に関するガイドライン等に基づき，全身状態及び臓器機能等から，当該検査施行後に化学療法の適応となる可能性が高いと主治医が判断した者に対して実施する場合に限り算定できる。

(3)　がんゲノムプロファイルの解析により得られる遺伝子のシークエンスデータ（ＦＡＳＴＱ又はＢＡＭ），解析データ（ＶＣＦ，ＸＭＬ又はＹＡＭＬ）及び臨床情報等を，患者の同意に基づき，保険医療機関又は検査会社等からがんゲノム情報管理センター（Ｃ-ＣＡＴ）に提出すること。この際，当該データの提出及び二次利用について，患者に対して書面を用いて説明し，同意の有無について診療録及び管理簿等に記載すること。なお，これらの手続きに当たっては，個人情報の保護に係る諸法令を遵守すること。

(4)　Ｃ-ＣＡＴへのデータ提出又はデータの二次利用に係る同意が得られない場合であっても，当該検査を実施し，算定することができる。その際には同意が得られなかった旨を診療録及び管理簿に記載すること。

(5)　医療関係団体が定める「インフォームド・コンセント手順書」を遵守し，患者からの同意取得について適切な手続きを確保すること。

(6)　「注２」に係る規定は，固形腫瘍の腫瘍細胞又は血液を検体とし，100以上のがん関連遺伝子の変異等を検出するがんゲノムプロファイリング検査に用いる医療機器等として薬事承認又は認証を得ている次世代シーケンシングを用いて，次に掲げる抗悪性腫瘍剤による治療法の選択を目的とした検査を実施した際に併せて取得している包括的なゲノムプロファイルの結果を，標準治療後（終了が見込まれる場合も

含む。）にエキスパートパネルで検討を行った上で，治療方針等について文書を用いて患者に説明することにより，B011-5がんゲノムプロファイリング評価提供料を算定する場合に適用する。なお，この場合には(2)から(5)までを満たすこと。この際，診療報酬明細書の摘要欄に，包括的なゲノムプロファイルの結果を併せて取得した検査の実施日を記載すること。

ア　肺癌におけるEGFR遺伝子検査，ROS1融合遺伝子検査，ALK融合遺伝子検査，RAS遺伝子検査，HER2遺伝子検査

イ　大腸癌におけるRAS遺伝子検査，HER2遺伝子検査，BRAF遺伝子検査

ウ　乳癌におけるHER2遺伝子検査

エ　固形癌におけるマイクロサテライト不安定性検査

オ　肺癌におけるMETex14遺伝子検査

カ　悪性黒色腫におけるBRAF遺伝子検査

キ　固形癌におけるNTRK融合遺伝子検査，腫瘍遺伝子変異量検査

ク　胆道癌におけるFGFR2融合遺伝子検査

ケ　卵巣癌又は前立腺癌におけるBRCA1遺伝子及びBRCA2遺伝子検査

→D026検体検査判断料については「2」遺伝子関連・染色体検査判断料により算定

D006-20　角膜ジストロフィー遺伝子検査　1,200点

注　別に厚生労働大臣が定める施設基準に適合しているものとして地方厚生局長等に届け出た保険医療機関において行われる場合に，患者1人につき1回に限り算定する。

◇　角膜ジストロフィー遺伝子検査について

(1)　角膜混濁等の前眼部病変を有する患者であって，臨床症状，検査所見，家族歴等から角膜ジストロフィーと診断又は疑われる者に対して，治療方針の決定を目的として行った場合に算定する。本検査を実施した場合には，その医学的な必要性を診療報酬明細書の摘要欄に記載すること。

(2)　検査の実施に当たっては，個人情報保護委員会・厚生労働省「医療・介護関係事業者における個人情報の適切な取扱いのためのガイダンス」及び関係学会による「医療における遺伝学的検査・診断に関するガイドライン」を遵守すること。

D006-21　血液粘弾性検査（一連につき）　600点

◇　血液粘弾性検査について

(1)　心臓血管手術（人工心肺を用いたものに限る。）を行う患者に対して，血液製剤等の投与の必要性の判断又は血液製剤等の投与後の評価を目的として行った場合に算定できる。

(2)　術前，術中又は術後に実施した場合に，それぞれ1回ずつ算定できる。なお，所期の目的を達するために複数回実施した場合であっても，一連として算定する。

(3)　検査の実施に当たっては，日本心臓血管麻酔学会の定める指針を遵守し，適切な輸血管理を行うこと。

D006-22　RAS遺伝子検査（血漿）　7,500点

→D026検体検査判断料については「2」遺伝子関連・染色体検査判断料により算定

◇　RAS遺伝子検査（血漿）について

(1)　RAS遺伝子検査（血漿）は，大腸癌患者の血漿を検体とし，抗悪性腫瘍剤による治療法の選択を目的として，高感度デジタルPCR法とフローサイトメトリー法を組み合わせた方法により行った場合に，患者1人につき1回に限り算定できる。ただし，再度治療法を選択する必要がある場合にも算定できる。なお，本検査の実施は，医学的な理由により，大腸癌の組織を検体として，D004-2悪性腫瘍組織検査の「1」の「イ」処理が容易なものの「(1)」医薬品の適応判定の補助等に用いるもののうち，大腸癌におけるRAS遺伝子検査又はD004-2悪性腫瘍組織検査の「1」の「イ」処理が容易なものの「(2)」その他のもののうち，大腸癌におけるKRAS遺伝子検査を行うことが困難な場合に限る。

D

検査

血液学的

(2)　本検査を実施した場合は，大腸癌の組織を検体とした検査が実施困難である医学的な理由を診療録及び診療報酬明細書に記載する。

(3)　本検査と，大腸癌の組織を検体として，D004-2悪性腫瘍組織検査の「1」の「イ」処理が容易なものの「(1)」医薬品の適応判定の補助等に用いるもののうち，大腸癌におけるRAS遺伝子検査又はD004-2悪性腫瘍組織検査の「1」の「イ」処理が容易なものの「(2)」その他のもののうち，大腸癌におけるKRAS遺伝子検査を同一月中に併せて行った場合には，主たるもののみ算定する。

→D026検体検査判断料については「2」遺伝子関連・染色体検査判断料により算定

◇　遺伝子相同組換え修復欠損検査は，卵巣癌患者の腫瘍組織を検体とし，抗悪性腫瘍剤による治療法の選択を目的として，次世代シーケンシングにより，相同組換え修復欠損の評価を行った場合に，患者1人につき1回に限り算定する。

→D026検体検査判断料については「2」遺伝子関連・染色体検査判断料により算定

◇　肺癌関連遺伝子多項目同時検査について

(1)　肺癌患者の腫瘍組織を検体とし，EGFR遺伝子検査，ROS1融合遺伝子検査，ALK融合遺伝子検査，BRAF遺伝子検査，METex14遺伝子検査，KRAS遺伝子検査及びRET融合遺伝子検査をリアルタイムPCR法により同時に実施した場合に，患者1人につき1回に限り算定する。

(2)　本検査とD004-2悪性腫瘍組織検査の「1」の「イ」の「(1)」医薬品の適応判定の補助等に用いるもの（肺癌におけるEGFR遺伝子検査，ROS1融合遺伝子検査，ALK融合遺伝子検査，BRAF遺伝子検査（次世代シーケンシングを除く。），METex14遺伝子検査（次世代シーケンシングを除く。）又はKRAS遺伝子変異（G12C）検査に限る。），D004-2悪性腫瘍組織検査の「1」の「ロ」処理が複雑なもの（肺癌におけるBRAF遺伝子検査（次世代シーケンシング），METex14遺伝子検査（次世代シーケンシング）又はRET融合遺伝子検査に限る。），D006-12EGFR遺伝子検査（血漿），D006-27悪性腫瘍遺伝子検査（血液・血漿）の「1」ROS1融合遺伝子検査，「2」ALK融合遺伝子検査若しくは「3」METex14遺伝子検査，N002免疫染色（免疫抗体法）病理組織標本作製の「4」EGFRタンパク若しくは「6」ALK融合タンパク又はN005-2ALK融合遺伝子標本作製を併せて実施した場合は，主たるもののみ算定する。

→D026検体検査判断料については「2」遺伝子関連・染色体検査判断料により算定

◇　二次性進行型多発性硬化症患者に対するシポニモドフマル酸の投与の可否の判定又は投与量の判定を目的として，リアルタイムPCR法により，全血又は口腔粘膜から抽出されたゲノムDNA中の薬物代謝酵素CYP2C9遺伝子多型を測定した場合に，患者1人につき1回に限り算定する。なお，本検査が必要と判断した医学的根拠を診療報酬明細書の摘要欄に記載すること。

→D026検体検査判断料については「2」遺伝子関連・染色体検査判断料により算定

◇　染色体構造変異解析について

(1)　染色体構造変異解析は，薬事承認を得ている体外診断用医薬品を用いて，アレイCGH法により染色体ゲノムDNAのコピー数変化及びヘテロ接合性の喪失を測定した場合に，患者1人につき1回に限り算定する。

(2)　本検査は，12q14欠失症候群，15q13.3欠失症候群，15q24反復性微細欠失症候群，15q26過成長症候群，16p11.2重複症候群，

D006-23 遺伝子相同組換え修復欠損検査
32,200点

注　別に厚生労働大臣が定める施設基準を満たす保険医療機関において行われる場合に算定する。

D006-24 肺癌関連遺伝子多項目同時検査
12,500点

D006-25 CYP2C9遺伝子多型　2,037点

D006-26 染色体構造変異解析　8,000点

注　別に厚生労働大臣が定める施設基準を満たす保険医療機関において行われる場合に算定する。

D

16p11.2-p12.2欠失症候群，16p11.2-p12.2重複症候群，16p13.11反復性微細欠失症候群，16p13.11反復性微細重複症候群，17q21.31反復性微細欠失症候群，1p36欠失症候群，1q21.1反復性微細欠失症候群，1q21.1反復性微細重複症候群，1q21.1領域血小板減少-橈骨欠損症候群，22q11.2欠失症候群，22q11重複症候群，22q11.2遠位欠失症候群，22q13欠失症候群（フェラン・マクダーミド症候群），2p15-16.1欠失症候群，2p21欠失症候群，2q33.1欠失症候群，2q37モノソミー，3q29欠失症候群，3q29重複症候群，7q11.23重複症候群，8p23.1微細欠失症候群，8p23.1重複症候群，8q21.11欠失症候群，9q34欠失症候群，アンジェルマン症候群，ATR-16症候群，22qテトラソミー症候群（キャットアイ症候群），シャルコー・マリー・トゥース病，5p-症候群，遺伝圧脆弱性ニューロパチー，レリー・ワイル症候群，ミラー・ディカー症候群，NF1欠失症候群，ペリツェウス・メルツバッハ病（先天性大脳白質形成不全症），ポトキ・ルプスキ症候群，ポトキ・シェイファー症候群，プラダー・ウィリ症候群，腎嚢胞－糖尿病症候群，16p12.1反復性微細欠失症候群，ルビンシュタイン・テイビ症候群，スミス・マギニス症候群，ソトス症候群，裂手／裂足奇形1，ステロイドスルファターゼ欠損症，WAGR症候群，ウィリアムズ症候群，ウォルフ・ヒルシュホーン症候群，Xp11.22連鎖性知的障害，Xp11.22-p11.23重複症候群，MECP2重複症候群，ベックウィズ・ヴィーデマン症候群，シルバー・ラッセル症候群，第14番染色体父親性ダイソミー症候群（鏡－緒方症候群）又は14番染色体母親性ダイソミーおよび類縁疾患のいずれかを疑う患者に対して実施すること。

(3)　本検査を実施する場合は，関連学会が定める指針を遵守し，本検査を実施する医学的な理由を診療報酬明細書の摘要欄に記載すること。

D006-27 悪性腫瘍遺伝子検査（血液・血漿）

1	ROS1融合遺伝子検査	2,500点
2	ALK融合遺伝子検査	2,500点
3	METex14遺伝子検査	5,000点
4	NTRK融合遺伝子検査	5,000点
5	RAS遺伝子検査	2,500点
6	BRAF遺伝子検査	2,500点
7	HER2遺伝子検査（大腸癌に係るもの）	2,500点
8	HER2遺伝子検査（肺癌に係るもの）	5,000点
9	マイクロサテライト不安定性検査	2,500点

注1　患者から1回に採取した血液又は血漿を用いて本区分の1，2，5，6，7若しくは9に掲げる検査又は区分番号D006-12に掲げるEGFR遺伝子検査（血漿）を2項目，3項目又は4項目以上行った場合は，所定点数にかかわらず，それぞれ4,000点，6,000点又は8,000点を算定する。
　　2　患者から1回に採取した血液又は血漿を用いて本区分の3，4又は8に掲げる検査を2項目又は3項目以上行った場合は，所定点数にかかわらず，それぞれ8,000点又は12,000点を算定する。

→D026検体検査判断料については「2」遺伝子関連・染色体検査判断料により算定

◇　悪性腫瘍遺伝子検査（血液・血漿）について

(1)　悪性腫瘍遺伝子検査（血液・血漿）は，固形癌患者の血液又は血漿を検体とし，悪性腫瘍の詳細な診断及び治療法の選択を目的として悪性腫瘍患者本人に対して行った場合に，それぞれ患者1人につき1回に限り算定する。

(2)　ROS1融合遺伝子検査

ア　「1」のROS1融合遺伝子検査は，肺癌患者の血液を検体とし，抗悪性腫瘍剤による治療法の選択を目的として，次世代シーケンシングにより行った場合に，患者1人につき1回に限り算定する。

イ　本検査は，医学的な理由により，肺癌の組織を検体として，D004-2悪性腫瘍組織検査の「1」の「イ」処理が容易なものの「(1)」医薬品の適応判定の補助等に用いるもののうち，肺癌におけるROS1融合遺伝子検査を行うことが困難な場合に算定でき，本検査を併せて実施した場合には，本検査は算定できない。

ウ　本検査の実施に当たっては，肺癌の組織を検体とした検査が実施困難である医学的な理由を診療録及び診療報酬明細書の摘要欄に記載すること。

(3)　ALK融合遺伝子検査

ア　「2」のALK融合遺伝子検査は，肺癌患者の血液を検体とし，抗悪性腫瘍剤による治療法の選択を目的として，次世代シーケンシングにより行った場合に，患者1人につき1回に限り算定する。

イ　本検査は，医学的な理由により，肺癌の組織を検体として，D004-2の「1」の「イ」処理が容易なものの「(1)」医薬品の適応判定の補助等に用いるもののうち，肺癌におけるALK融合遺伝子検査を行うことが困難な場合に算定でき，本検査を併せて実施した場

　　合には，本検査は算定できない。

　ウ　本検査の実施に当たっては，肺癌の組織を検体とした検査が実施
　　困難である医学的な理由を診療録及び診療報酬明細書の摘要欄に記
　　載すること。

　エ　本検査とN002免疫染色（免疫抗体法）病理組織標本作製の「6」
　　ＡＬＫ融合タンパク又はN005-2ＡＬＫ融合遺伝子標本作製を併せ
　　て行った場合には，主たるもののみ算定する。

(4)　ＭＥＴｅｘ14遺伝子検査

　ア　「3」のＭＥＴｅｘ14遺伝子検査は，肺癌患者の血漿を検体とし，
　　抗悪性腫瘍剤による治療法の選択を目的として，次世代シーケンシ
　　ングにより行った場合に，患者1人につき1回に限り算定する。

　イ　本検査は，医学的な理由により，肺癌の組織を検体として，Ｄ
　　004-2悪性腫瘍組織検査の「1」の「ロ」処理が複雑なもののうち，
　　肺癌におけるＭＥＴｅｘ14遺伝子検査を行うことが困難な場合に算
　　定でき，本検査を併せて実施した場合には，本検査は算定できない。

　ウ　本検査の実施に当たっては，肺癌の組織を検体とした検査が実施
　　困難である医学的な理由を診療録及び診療報酬明細書に記載するこ
　　と。

(5)　ＮＴＲＫ融合遺伝子検査

　ア　「4」のＮＴＲＫ融合遺伝子検査は，固形癌患者の血液を検体と
　　し，抗悪性腫瘍剤による治療法の選択を目的として，次世代シーケ
　　ンシングにより行った場合に，患者1人につき1回に限り算定する。

　イ　本検査は，医学的な理由により，固形癌の組織を検体として，Ｄ
　　004-2悪性腫瘍組織検査の「1」の「ロ」処理が複雑なもののうち，
　　固形癌におけるＮＴＲＫ融合遺伝子検査を行うことが困難な場合に
　　算定でき，本検査を併せて実施した場合には，本検査は算定できな
　　い。

　ウ　本検査の実施に当たっては，固形癌の組織を検体とした検査が実
　　施困難である医学的な理由を診療録及び診療報酬明細書の摘要欄に
　　記載すること。

　エ　卵巣癌，乳癌，膵癌又は前立腺癌において，本検査とＤ006-18Ｂ
　　ＲＣＡ1/2遺伝子検査を併せて行った場合には，主たるもののみ
　　算定する。

(6)　ＲＡＳ遺伝子検査

　ア　「5」のＲＡＳ遺伝子検査は，大腸癌又は肺癌患者の血液を検体
　　とし，抗悪性腫瘍剤による治療法の選択を目的として，次世代シー
　　ケンシングにより行った場合に，患者1人につき1回に限り算定す
　　る。

　イ　本検査は，医学的な理由があって以下のいずれかに該当する場合
　　に限り算定できる。

　　(イ)　大腸癌の組織を検体として，Ｄ004-2悪性腫瘍組織検査の「1」
　　　悪性腫瘍遺伝子検査の「イ」処理が容易なものの「(1)」医薬品の
　　　適応判定の補助等に用いるもののうち，大腸癌におけるＲＡＳ遺
　　　伝子検査，又は「1」悪性腫瘍遺伝子検査の「イ」処理が容易な
　　　ものの「(2)」その他のもののうち，大腸癌におけるＫＲＡＳ遺伝
　　　子検査を行うことが困難な場合。なお，いずれかの検査と本検査
　　　を，それぞれ大腸癌に対する抗悪性腫瘍剤による治療法の選択を
　　　目的として実施した場合には，本検査は算定できない。

　　(ロ)　肺癌の組織を検体として，Ｄ004-2悪性腫瘍組織検査の「1」
　　　悪性腫瘍遺伝子検査の「イ」処理が容易なものの「(1)」医薬品の
　　　適応判定の補助等に用いるもののうち，肺癌におけるＫＲＡＳ遺
　　　伝子変異（G12C）検査，又は「1」悪性腫瘍遺伝子検査の「イ」
　　　処理が容易なものの「(2)」その他のもののうち，肺癌におけるＫ

RAS遺伝子検査を実施することが困難な場合。なお，いずれか
の検査と本検査を，それぞれ肺癌に対する抗悪性腫瘍剤による治
療法の選択を目的として実施した場合には，本検査は算定できな
い。
(ハ)　肺癌の組織を検体として，D006-24肺癌関連遺伝子多項目同時
検査を行うことが困難な場合。なお，本検査を，それぞれ肺癌に
対する抗悪性腫瘍剤による治療法の選択を目的として併せて実施
した場合には，本検査は算定できない。
ウ　本検査の実施に当たっては，イに該当する医学的な理由を診療録
及び診療報酬明細書の摘要欄に記載すること。
エ　大腸癌患者の血漿を検体として，大腸癌に対する抗悪性腫瘍剤に
よる治療法の選択を目的として実施した場合に，D006-22RAS遺
伝子検査（血漿）は併せて算定できない。
(7)　BRAF遺伝子検査
ア　「6」のBRAF遺伝子検査は，大腸癌患者の血液を検体とし，
抗悪性腫瘍剤による治療法の選択を目的として，次世代シーケンシ
ングにより行った場合に，患者1人につき1回に限り算定する。
イ　本検査は，医学的な理由により，大腸癌の組織を検体として，D
004-2悪性腫瘍組織検査「1」悪性腫瘍遺伝子検査の「イ」処理が
容易なものの「(1)」医薬品の適応判定の補助等に用いるもののうち，
大腸癌におけるBRAF遺伝子検査を行うことが困難な場合に算定
でき，本検査を併せて実施した場合には，本検査は算定できない。
ウ　本検査の実施に当たっては，大腸癌の組織を検体とした検査が実
施困難である医学的な理由を診療録及び診療報酬明細書の摘要欄に
記載すること。
(8)　HER2遺伝子検査（大腸癌に係るもの）
　　「7」のHER2遺伝子検査（大腸癌に係るもの）は，大腸癌患者
の血液を検体とし，抗悪性腫瘍剤による治療法の選択を目的として，
次世代シーケンシングにより行った場合に，患者1人につき1回に限
り算定する。
(9)　HER2遺伝子検査（肺癌に係るもの）
ア　「8」のHER2遺伝子検査（肺癌に係るもの）は，肺癌患者の
血液を検体とし，抗悪性腫瘍剤による治療法の選択を目的として，
次世代シーケンシングにより行った場合に，患者1人につき1回に
限り算定する。
イ　本検査は，医学的な理由により，肺癌の組織を検体として，D
004-2悪性腫瘍組織検査「1」悪性腫瘍遺伝子検査の「ロ」処理が
複雑なもののうち，肺癌におけるHER2遺伝子検査を行うことが
困難な場合に算定でき，本検査を併せて実施した場合には，本検査
は算定できない。
ウ　本検査の実施に当たっては，肺癌の組織を検体とした検査が実施
困難である医学的な理由を診療録及び診療報酬明細書の摘要欄に記
載すること。
(10)　マイクロサテライト不安定性検査
ア　「9」のマイクロサテライト不安定性検査は，固形癌患者の血液
を検体とし，抗悪性腫瘍剤による治療法の選択を目的として，次世
代シーケンシングにより行った場合に，患者1人につき1回に限り
算定する。
イ　本検査は，医学的な理由により，固形癌の組織を検体として，D
004-2悪性腫瘍組織検査「1」悪性腫瘍遺伝子検査の「イ」処理が
容易なものの「(1)」医薬品の適応判定の補助等に用いるもののうち，
固形癌におけるマイクロサテライト不安定性検査を行うことが困難
な場合に算定でき，本検査を併せて実施した場合には，本検査は算

定できない。
ウ　卵巣癌，乳癌，膵癌又は前立腺癌に対する抗悪性腫瘍剤による治療法の選択を目的として，本検査と**D006-18**ＢＲＣＡ１／２遺伝子検査の「１」腫瘍細胞を検体とするものを併せて行った場合には，いずれか主たるもののみ算定する。
エ　本検査の実施に当たっては，固形癌の組織を検体とした検査が実施困難である医学的な理由を診療録及び診療報酬明細書の摘要欄に記載すること。
(11)　次世代シーケンシングを用いて，抗悪性腫瘍剤による治療法の選択を目的として特定の遺伝子の変異の評価を行う際に，包括的なゲノムプロファイルを併せて取得している場合には，包括的なゲノムプロファイルの結果ではなく，目的とする遺伝子変異の結果についてのみ患者に提供すること。また，その場合においては，目的以外の遺伝子の変異に係る検査結果については患者の治療方針の決定等には用いないこと。
→D026検体検査判断料については「２」遺伝子関連・染色体検査判断料により算定

D006-28　Ｙ染色体微小欠失検査　　3,770点
注　別に厚生労働大臣が定める施設基準を満たす保険医療機関において行われる場合に算定する。

◇　Ｙ染色体微小欠失検査は，不妊症の患者であって，生殖補助医療を実施しているものに対して，ＰＣＲ−ｒＳＳＯ法により，精巣内精子採取術の適応の判断を目的として実施した場合に，患者１人につき１回に限り算定する。なお，本検査を実施する医学的な理由を診療録に記載すること。
→D026検体検査判断料については「２」遺伝子関連・染色体検査判断料により算定

D006-29　乳癌悪性度判定検査　　43,500点
◇　乳癌悪性度判定検査について
(1)　ホルモン受容体陽性かつＨＥＲ２陰性であって，リンパ節転移陰性，微小転移又はリンパ節転移１〜３個の早期浸潤性乳癌患者を対象として，遠隔再発リスクの提示及び化学療法の要否の決定を目的として，腫瘍組織から抽出した21遺伝子のＲＮＡ発現の定量値に基づき乳癌悪性度判定検査を実施した場合に，原則として患者１人につき１回に限り算定できる。ただし，医学的な必要性から患者１人につき２回以上実施した場合には，その理由を診療報酬明細書の摘要欄に記載すること。
(2)　本検査の実施に当たっては，ホルモン受容体，ＨＥＲ２の検査結果及びリンパ節転移の状況について診療報酬明細書の摘要欄に記載すること。
→D026検体検査判断料については「２」遺伝子関連・染色体検査判断料により算定

D006-30　遺伝性網膜ジストロフィ遺伝子検査　　20,500点
◇　遺伝性網膜ジストロフィ遺伝子検査について
(1)　臨床症状，検査所見，家族歴等からＲＰＥ65遺伝子変異による遺伝性網膜ジストロフィと疑われる者であって，十分な生存網膜細胞を有することが確認された者に対して，血液を検体とし，次世代シーケンシングを用いてボレチゲン ネパルボベクの適応の判定の補助を目的として実施した場合にのみ，患者１人につき１回に限り算定できる。
(2)　本検査の実施に当たっては，以下のいずれにも該当する医療機器を用いること。
ア　遺伝性網膜ジストロフィの疾患原因遺伝子の情報を取得するものとして薬事承認又は認証を得ている。
イ　厚生労働省難治性疾患政策研究事業において，「遺伝性網膜ジストロフィの原因となりうる主な遺伝子」（網膜脈絡膜・視神経萎縮症に関する調査研究班網膜ジストロフィにおける遺伝学的検査のガイドライン作成ワーキンググループ作成）リストに記載されている遺伝性網膜ジストロフィの関連遺伝子の変異の評価が可能である。

(3) 本検査は，厚生労働省難治性疾患政策研究事業において「網膜脈絡膜・視神経萎縮症に関する調査研究班ＩＲＤパネル検査における遺伝学的検査運用ガイドライン作成ワーキンググループ」が作成した検査運用指針に従って実施された場合に限り算定する。

（生化学的検査（Ⅰ））

D007　血液化学検査

1　総ビリルビン▲，直接ビリルビン又は抱合型ビリルビン，総蛋白▲，アルブミン（ＢＣＰ改良法・ＢＣＧ法）▲，尿素窒素▲，クレアチニン▲，尿酸▲，アルカリホスファターゼ（ＡＬＰ）▲，コリンエステラーゼ（ＣｈＥ）▲，γ−グルタミルトランスフェラーゼ（γ−ＧＴ）▲，中性脂肪▲，ナトリウム及びクロール▲，カリウム▲，カルシウム▲，マグネシウム，クレアチン，グルコース▲，乳酸デヒドロゲナーゼ（ＬＤ）▲，アミラーゼ，ロイシンアミノペプチダーゼ（ＬＡＰ），クレアチンキナーゼ（ＣＫ）▲，アルドラーゼ，遊離コレステロール，鉄（Ｆｅ），血中ケトン体・糖・クロール検査（試験紙法・アンプル法・固定化酵素電極によるもの），不飽和鉄結合能（ＵＩＢＣ）（比色法），総鉄結合能（ＴＩＢＣ）（比色法）
　　11点

2　リン脂質　　**15点**

3　ＨＤＬ−コレステロール▲，無機リン及びリン酸，総コレステロール▲，アスパラギン酸アミノトランスフェラーゼ（ＡＳＴ）▲，アラニンアミノトランスフェラーゼ（ＡＬＴ）▲　　**17点**

4　ＬＤＬ−コレステロール▲，蛋白分画
　　18点

5　銅（Ｃｕ）　　**23点**

6　リパーゼ　　**24点**

7　イオン化カルシウム　　**26点**

8　マンガン（Ｍｎ）　　**27点**

9　ケトン体　　**30点**

10　アポリポ蛋白
　イ　1項目の場合　　**31点**
　ロ　2項目の場合　　**62点**
　ハ　3項目以上の場合　　**94点**

11　アデノシンデアミナーゼ（ＡＤＡ）
　　32点

12　グアナーゼ　　**35点**

13　有機モノカルボン酸，胆汁酸　　**47点**

◇　クレアチニンについて，ヤッフェ法を用いて実施した場合は算定できない。

◇　ナトリウム及びクロールについては，両方を測定した場合も，いずれか一方のみを測定した場合も，同一の所定点数により算定する。

◇　カルシウム及び本区分「7」のイオン化カルシウムを同時に測定した場合には，いずれか一方についてのみ所定点数を算定する。

◇　総鉄結合能（ＴＩＢＣ）（比色法）と不飽和鉄結合能（ＵＩＢＣ）（比色法）を同時に実施した場合は，不飽和鉄結合能（ＵＩＢＣ）（比色法）又は総鉄結合能（ＴＩＢＣ）（比色法）の所定点数を算定する。

◆　経過措置（アルブミン（ＢＣＧ法））→第4章　経過措置参照。

◇　ＨＤＬ−コレステロール，総コレステロール及び本区分「4」のＬＤＬ−コレステロールを併せて測定した場合は，主たるもの2つの所定点数を算定する。

◇　無機リン及びリン酸については，両方を測定した場合も，いずれか一方のみを測定した場合も，同一の所定点数により算定する。

◇　蛋白分画，本区分「1」の総蛋白及び本区分「1」のアルブミン（ＢＣＰ改良法・ＢＣＧ法）を併せて測定した場合は，主たるもの2つの所定点数を算定する。

◇　マンガン（Ｍｎ）は，1月以上（胆汁排泄能の低下している患者については2週間以上）高カロリー静脈栄養法が行われている患者に対して，3月に1回に限り算定することができる。

◇　ケトン体及び本区分「19」のケトン体分画の検査を併せて実施した場合は，ケトン体分画の所定点数のみ算定する。

◇　アポリポ蛋白は，ＡⅠ，ＡⅡ，Ｂ，ＣⅡ，ＣⅢ及びＥのうち，測定した項目数に応じて，所定点数を算定する。

◇　有機モノカルボン酸については，グルタチオン，乳酸，ピルビン酸及びα−ケトグルタール酸の各物質の測定を行った場合に，それぞれの測定ごとに所定点数を算定する。

14 ＡＬＰアイソザイム，アミラーゼアイソ
　　ザイム，γ-ＧＴアイソザイム，ＬＤアイ
　　ソザイム，重炭酸塩　　　　　　　**48点**
15 ＡＳＴアイソザイム，リポ蛋白分画
　　　　　　　　　　　　　　　　　　49点
16 アンモニア　　　　　　　　　　　**50点**
17 ＣＫアイソザイム，グリコアルブミン▲
　　　　　　　　　　　　　　　　　　55点

18 コレステロール分画　　　　　　　**57点**

19 ケトン体分画，遊離脂肪酸　　　　**59点**
20 レシチン・コレステロール・アシルトラ
　　ンスフェラーゼ（Ｌ-ＣＡＴ）　　**70点**
21 グルコース-6-リン酸デヒドロゲナーゼ
　　（Ｇ-6-ＰＤ），リポ蛋白分画（ＰＡＧディ
　　スク電気泳動法），1,5-アンヒドロ-Ｄ-グ
　　ルシトール（1,5ＡＧ），グリココール酸
　　　　　　　　　　　　　　　　　　80点
22 ＣＫ-ＭＢ（蛋白量測定）　　　　**90点**
23 ＬＤアイソザイム1型，総カルニチン，
　　遊離カルニチン　　　　　　　　　**95点**

24 ＡＬＰアイソザイム及び骨型アルカリホ
　　スファターゼ（ＢＡＰ）　　　　　**96点**

25 フェリチン半定量，フェリチン定量
　　　　　　　　　　　　　　　　　102点
26 エタノール　　　　　　　　　　　**105点**
27 リポ蛋白（ａ）　　　　　　　　　**107点**

◇　同一検体について重炭酸塩及び本区分「36」の血液ガス分析の検査
　を併せて行った場合は，血液ガス分析の所定点数のみ算定する。

◇　グリコアルブミンは，ＨＰＬＣ（2カラム），ＨＰＬＣ（1カラム）
　-発色法，アフィニティークロマトグラフィー・免疫比濁法によるグ
　リコアルブミン測定装置を用いて測定した場合，ＥＩＡ法又は酵素法
　により測定した場合に所定点数を算定する。
◇　D005血液形態・機能検査の「9」のヘモグロビンA1c（HbA1c），
　グリコアルブミン又は本区分「21」の1,5-アンヒドロ-Ｄ-グルシトー
　ル（1,5ＡＧ）のうちいずれかを同一月中に合わせて2回以上実施し
　た場合は，月1回に限り主たるもののみ算定する。ただし，妊娠中の
　患者，1型糖尿病患者，経口血糖降下薬の投与を開始して6月以内の
　患者，インスリン治療を開始して6月以内の患者等については，いず
　れか1項目を月1回に限り別に算定できる。
※　肝胆道疾患の診断の目的で尿中硫酸抱合型胆汁酸測定を酵素法によ
　り実施した場合は，本区分「18」のコレステロール分画に準じて算定
　する。ただし，本区分「13」の胆汁酸を同時に測定した場合には，い
　ずれか一方の所定点数のみを算定する。

◇　ＬＤアイソザイム1型は酵素学的阻害法による。
◇　総カルニチン，遊離カルニチンについて
(1)　総カルニチン及び遊離カルニチンは，関係学会の定める診療に関す
　る指針を遵守し，酵素サイクリング法により測定した場合に算定する。
(2)　本検査を先天性代謝異常症の診断補助又は経過観察のために実施す
　る場合は，月に1回を限度として算定する。
(3)　静脈栄養管理若しくは経腸栄養管理を長期に受けている筋ジストロ
　フィー，筋萎縮性側索硬化症若しくは小児の患者，人工乳若しくは特
　殊治療用ミルクを使用している小児患者，バルプロ酸ナトリウム製剤
　投与中の患者，Fanconi症候群の患者又は慢性維持透析の患者におけ
　るカルニチン欠乏症の診断補助若しくは経過観察のために，本検査を
　実施する場合は，6月に1回を限度として算定する。
(4)　同一検体について，本検査とD010特殊分析の「8」先天性代謝異
　常症検査を併せて行った場合は，主たるもののみ算定する。
◇　ＡＬＰアイソザイム及び骨型アルカリホスファターゼ（ＢＡＰ）は，
　アガロース電気泳動法によって，一連の検査によって同時に行った場
　合に算定する。また，D008内分泌学的検査の「26」の骨型アルカリ
　ホスファターゼ（ＢＡＰ）と併せて実施した場合には，いずれか主た
　るもののみ算定する。

◇　リポ蛋白（ａ）は，3月に1回を限度として算定できる。

| 28 | ヘパリン, <u>KL-6</u> | **108点** |

◇　ヘパリンの血中濃度測定においては，同一の患者につき1月以内に当該検査を2回以上行った場合においては，算定は1回とし，1回目の測定を行ったときに算定する。

◇　KL-6，本区分「35」の肺サーファクタント蛋白-A（SP-A）及び本区分「39」の肺サーファクタント蛋白-D（SP-D）のうちいずれかを併せて実施した場合は，主たるもののみ算定する。KL-6は，EIA法，ECLIA法又はラテックス凝集比濁法により，肺サーファクタント蛋白-A（SP-A）はEIA法により，肺サーファクタント蛋白-D（SP-D）は，EIA法又はラテックス免疫比濁法による。

| 29 | 心筋トロポニンⅠ，心筋トロポニンT（TnT）定性・定量，アルミニウム（Al） | **109点** |

◇　心筋トロポニンⅠと心筋トロポニンT（TnT）定性・定量を同一月に併せて実施した場合は，主たるもののみ算定する。

| 30 | シスタチンC | <u>**112点**</u> |

◇　シスタチンCは，EIA法，ラテックス凝集比濁法，金コロイド凝集法又はネフェロメトリー法により実施した場合に限り算定できる。

　シスタチンCは，本区分「1」の尿素窒素又は本区分「1」のクレアチニンにより腎機能低下が疑われた場合に，3月に1回に限り算定できる。ただし，本区分「32」のペントシジンを併せて実施した場合は，主たるもののみ算定する。

| 31 | 25-ヒドロキシビタミン | **117点** |

◇　25-ヒドロキシビタミンDについて

(1)　原発性骨粗鬆症の患者に対して，ECLIA法，CLIA法又はCLEIA法により測定した場合は，骨粗鬆症の薬剤治療方針の選択時に1回に限り算定できる。なお，本検査を実施する場合は関連学会が定める実施方針を遵守すること。

(2)　ビタミンD欠乏性くる病若しくはビタミンD欠乏性骨軟化症の診断時又はそれらの疾患に対する治療中にECLIA法，CLIA法又はCLEIA法により測定した場合は，診断時においては1回を限度とし，その後は3月に1回を限度として算定できる。

| 32 | ペントシジン | **118点** |

◇　ペントシジンは，本区分「1」の尿素窒素又は本区分「1」のクレアチニンにより腎機能低下（糖尿病性腎症によるものを除く。）が疑われた場合に，3月に1回に限り算定できる。ただし，本区分「30」のシスタチンCを併せて実施した場合は，主たるもののみ算定する。

| 33 | イヌリン | **120点** |

◇　イヌリンは，本区分「1」の尿素窒素又は本区分「1」のクレアチニンにより腎機能低下が疑われた場合に，6月に1回に限り算定できる。ただし，本区分「1」のクレアチニン（腎クリアランス測定の目的で行い，血清及び尿を同時に測定する場合に限る。）を併せて実施した場合は，主たるもののみ算定する。

| 34 | リポ蛋白分画（HPLC法） | **129点** |
| 35 | 肺サーファクタント蛋白-A（SP-A），ガラクトース | **130点** |

| 36 | 血液ガス分析，Ⅳ型コラーゲン，ミオグロビン定性，ミオグロビン定量，心臓由来脂肪酸結合蛋白（H-FABP）定性，心臓由来脂肪酸結合蛋白（H-FABP）定量 | **131点** |

注　血液ガス分析については，当該保険医療機関内で行った場合に算定する。

◇　血液ガス分析の所定点数には，ナトリウム，カリウム，クロール，pH，PO_2，PCO_2及びHCO_3^-の各測定を含むものであり，測定項目数にかかわらず，所定点数により算定する。なお，同時に行ったヘモグロビンについては算定しない。

　血液ガス分析は当該検査の対象患者の診療を行っている保険医療機関内で実施した場合にのみ算定できるものであり，委託契約等に基づき当該保険医療機関外で実施された検査の結果報告を受けるのみの場合は算定できない。ただし，委託契約等に基づき当該保険医療機関内で実施された検査について，その結果が当該保険医療機関に速やかに報告されるような場合は，所定点数により算定する。

　なお，在宅酸素療法を実施している入院施設を有しない診療所が，緊急時に必要，かつ，密接な連携を取り得る入院施設を有する他の保険医療機関において血液ガス分析を行う場合であって，採血後，速やかに検査を実施し，検査結果が速やかに当該診療所に報告された場合

にあっては算定できる。

◇　Ⅳ型コラーゲンは，本区分「39」のプロコラーゲン-Ⅲ-ペプチド（P-Ⅲ-P）又は本区分「50」のMac-2結合蛋白糖鎖修飾異性体と併せて行った場合には，主たるもののみ算定する。

◇　心臓由来脂肪酸結合蛋白（H-FABP）定性及び心臓由来脂肪酸結合蛋白（H-FABP）定量は，ELISA法，免疫クロマト法，ラテックス免疫比濁法又はラテックス凝集法により，急性心筋梗塞の診断を目的に用いた場合に限り算定する。

　　ただし，心臓由来脂肪酸結合蛋白（H-FABP）定性又は心臓由来脂肪酸結合蛋白（H-FABP）定量とミオグロビン定性又はミオグロビン定量を併せて実施した場合は，主たるもののみ算定する。

37　亜鉛（Zn）	**132点**
38　アルブミン非結合型ビリルビン	**135点**

◇　アルブミン非結合型ビリルビンは，診察及び他の検査の結果から，核黄疸に進展するおそれがある新生児である患者に対して，生後2週間以内に経過観察を行う場合に算定する。ただし，早産児にあっては，生後2週間を超えて，修正週数として正期産に相当する期間まで経過観察を行う場合にも算定できる。なお，その場合には，検査を実施した日に相当する修正週数を診療報酬明細書の摘要欄に記載すること。

39　肺サーファクタント蛋白-D（SP-D）， プロコラーゲン-Ⅲ-ペプチド（P-Ⅲ-P）， アンギオテンシンⅠ転換酵素（ACE）， ビタミンB$_{12}$	**136点**
40　セレン	**144点**

◇　セレンは，長期静脈栄養管理若しくは長期成分栄養剤を用いた経腸栄養管理を受けている患者，人工乳若しくは特殊治療用ミルクを使用している小児患者又は重症心身障害児（者）に対して，診察及び他の検査の結果からセレン欠乏症が疑われる場合の診断及び診断後の経過観察を目的として実施した場合に限り算定する。

41　葉酸	**146点**
42　Ⅳ型コラーゲン・7S	**148点**

◇　Ⅳ型コラーゲン・7Sは，本区分「39」のプロコラーゲン-Ⅲ-ペプチド（P-Ⅲ-P）又は本区分「50」のMac-2結合蛋白糖鎖修飾異性体と併せて行った場合には，主たるもののみ算定する。

43　ピルビン酸キナーゼ（PK）	**150点**
44　レムナント様リポ蛋白コレステロール （RLP-C）	**174点**

◇　レムナント様リポ蛋白コレステロール（RLP-C）は免疫吸着法-酵素法又は酵素法により実施し，3月に1回を限度として算定できる。

45　腟分泌液中インスリン様成長因子結合蛋白1型（IGFBP-1）定性	**175点**

◇　腟分泌液中インスリン様成長因子結合蛋白1型（IGFBP-1）定性は，免疫クロマト法により，破水の診断のために妊娠22週以上満37週未満の者を対象として測定した場合に限り算定する。

　　腟分泌液中インスリン様成長因子結合蛋白1型（IGFBP-1）定性及びD015血漿蛋白免疫学的検査の「23」の癌胎児性フィブロネクチン定性（頸管腟分泌液）を併せて実施した場合は，主たるもののみ算定する。

46　ヒアルロン酸	**179点**

◇　ヒアルロン酸は，サンドイッチ バインディング プロテイン アッセイ法，^{125}Iによる競合法を用いたバインディング プロテイン アッセイ法，LA法（測定機器を用いるもの）又はLBA法による。ただし，本検査は慢性肝炎の患者に対して，慢性肝炎の経過観察及び肝生検の適応の確認を行う場合に算定できる。

47　ALPアイソザイム（PAG電気泳動法），アセトアミノフェン	**180点**

◇　ALPアイソザイム（PAG電気泳動法），本区分「24」のALPアイソザイム及び骨型アルカリホスファターゼ（BAP）及びD008内分泌学的検査の「26」の骨型アルカリホスファターゼ（BAP）を併せて実施した場合は，主たるもののみ算定する。

◇　アセトアミノフェンは，同一の患者につき1月以内に2回以上行った場合は，第1回目の測定を行ったときに1回に限り算定する。

48　心室筋ミオシン軽鎖Ⅰ	**184点**

◇　心室筋ミオシン軽鎖Ⅰは，同一の患者につき同一日に当該検査を2

回以上行った場合は，1回のみ算定する。

49	トリプシン	**189点**

50	Mac-2結合蛋白糖鎖修飾異性体，マロンジアルデヒド修飾LDL（MDA-LDL），オートタキシン，サイトケラチン18フラグメント（CK-18F），ELFスコア	**194点**

◇　Mac-2結合蛋白糖鎖修飾異性体は，2ステップサンドイッチ法を用いた化学発光酵素免疫測定法により，慢性肝炎又は肝硬変の患者（疑われる患者を含む。）に対して，肝臓の線維化進展の診断補助を目的に実施した場合に算定する。

　　本検査と本区分「36」のⅣ型コラーゲン，本区分「39」のプロコラーゲン-Ⅲ-ペプチド（P-Ⅲ-P），本区分「42」のⅣ型コラーゲン・7S又は本区分「46」のヒアルロン酸を併せて実施した場合は，主たるもののみ算定する。

◇　マロンジアルデヒド修飾LDL（MDA-LDL）は，冠動脈疾患既往歴のある糖尿病患者で，冠動脈疾患発症に関する予後予測の補助の目的で測定する場合に3月に1回に限り算定できる。ただし，糖尿病患者の経皮的冠動脈形成術治療時に，治療後の再狭窄に関する予後予測の目的で測定する場合，上記と別に術前1回に限り算定できる。

◇　オートタキシンについて

(1)　サンドイッチ法を用いた蛍光酵素免疫測定法，化学発光酵素免疫測定法又は酵素法により，慢性肝炎又は肝硬変の患者（疑われる患者を含む。）に対して，肝臓の線維化進展の診断補助を目的に実施した場合に算定する。

(2)　本検査と本区分「36」のⅣ型コラーゲン，本区分「39」のプロコラーゲン-Ⅲ-ペプチド（P-Ⅲ-P），本区分「42」のⅣ型コラーゲン・7S，本区分「46」のヒアルロン酸又はMac-2結合蛋白糖鎖修飾異性体を併せて実施した場合は，主たるもののみ算定する。

◇　サイトケラチン18フラグメント（CK-18F）について

(1)　1ステップサンドイッチ法を用いた酵素免疫測定法により，非アルコール性脂肪肝疾患の患者（疑われる患者を含む。）に対して，非アルコール性脂肪性肝炎の診断補助を目的として実施した場合に算定する。

(2)　本検査と本区分「36」のⅣ型コラーゲン，本区分「39」のプロコラーゲン-Ⅲ-ペプチド（P-Ⅲ-P），本区分「42」のⅣ型コラーゲン・7S，本区分「46」のヒアルロン酸，Mac-2結合蛋白糖鎖修飾異性体又はオートタキシンを併せて実施した場合は，主たるもののみ算定する。

◇　ELFスコアについて

(1)　化学発光免疫測定法により，慢性肝疾患患者（疑われる患者を含む。）に対して，肝臓の繊維化進展の診断補助又は経過観察を目的として，組織メタロプロテアーゼ阻害物質1（TIMP-1），プロコラーゲン-Ⅲ-ペプチド（P-Ⅲ-P）及びヒアルロン酸を測定し，ELFスコアを算出した場合に，半年に1回に限り算定する。

(2)　本区分「39」のプロコラーゲン-Ⅲ-ペプチド（P-Ⅲ-P）及び本区分「46」のヒアルロン酸の費用は，所定点数に含まれ別に算定できない。

(3)　本検査と，本区分「36」のⅣ型コラーゲン，本区分「42」のⅣ型コラーゲン・7S，Mac-2結合蛋白糖鎖修飾異性体，のオートタキシン又はサイトケラチン18フラグメント（CK-18F）を併せて実施した場合は，主たるもののみ算定する。

51	ホスフォリパーゼA$_2$（PLA$_2$）	**204点**
52	赤血球コプロポルフィリン	**210点**
53	リポ蛋白リパーゼ（LPL）	**219点**

◇　リポ蛋白リパーゼ（LPL）は，高トリグリセライド血症及びLPL欠損症が疑われる場合の鑑別のために測定した場合に限り算定できる。また，ヘパリン負荷が行われた場合，投与したヘパリンはD500の薬剤として算定できるが，注射料は算定できない。

54	肝細胞増殖因子（HGF）	**227点**

◇　肝細胞増殖因子（HGF）はELISA法により，肝炎にて劇症化

D

が疑われる場合又は劇症肝炎の経過観察に用いた場合に限り算定する。

55　ビタミンB₂　　　　　　　　　**235点**
56　ビタミンB₁　　　　　　　　　**239点**
57　ロイシンリッチα₂グリコプロテイン
　　　　　　　　　　　　　　　　268点

◇　ロイシンリッチα₂グリコプロテインは，潰瘍性大腸炎又はクローン病の病態把握を目的として測定した場合に３月に１回を限度として算定できる。ただし，医学的な必要性から，本検査を１月に１回行う場合には，その詳細な理由及び検査結果を診療録及び診療報酬明細書の摘要欄に記載する。

　　ロイシンリッチα₂グリコプロテインと，D003糞便検査の「９」カルプロテクチン（糞便）又はD313大腸内視鏡検査を同一月中に併せて行った場合は，主たるもののみ算定する。

58　赤血球プロトポルフィリン　　**272点**
59　プロカルシトニン（PCT）定量，プロカルシトニン（PCT）半定量　**276点**

◇　プロカルシトニン（PCT）定量又はプロカルシトニン（PCT）半定量は，敗血症（細菌性）を疑う患者を対象として測定した場合に算定できる。ただし，D012感染症免疫学的検査の「52」のエンドトキシンを併せて実施した場合は，主たるもののみ算定する。

60　ビタミンC　　　　　　　　　**296点**
61　プレセプシン定量　　　　　　**301点**

◇　プレセプシン定量は，敗血症（細菌性）を疑う患者を対象として測定した場合に算定できる。

　　プレセプシン定量と本区分「59」のプロカルシトニン（PCT）定量，本区分「59」のプロカルシトニン（PCT）半定量又はD012感染症免疫学的検査の「52」エンドトキシンを併せて実施した場合は，主たるもののみ算定する。

62　インフリキシマブ定性　　　　**310点**

◇　インフリキシマブ定性は，関節リウマチの患者に対して，インフリキシマブ投与量の増量等の判断のために，イムノクロマト法により測定した場合に，患者１人につき３回を限度として算定できる。

63　1,25-ジヒドロキシビタミンD₃　**388点**

◇　1,25-ジヒドロキシビタミンD₃は，ラジオレセプターアッセイ法，RIA法又はELISA法により，慢性腎不全，特発性副甲状腺機能低下症，偽性副甲状腺機能低下症，ビタミンD依存症Ⅰ型若しくは低リン血症性ビタミンD抵抗性くる病の診断時又はそれらの疾患に対する活性型ビタミンD₃剤による治療中に測定した場合に限り算定できる。ただし，活性型ビタミンD₃剤による治療開始後１月以内においては２回を限度とし，その後は３月に１回を限度として算定する。

64　血管内皮増殖因子（VEGF），コクリントモプロテイン（CTP）　**460点**

◇　血管内皮増殖因子（VEGF）は，クロウ・深瀬症候群（POEMS症候群）の診断又は診断後の経過観察の目的として，ELISA法により測定した場合に，月１回を限度として算定できる。

◇　コクリントモプロテイン（CTP）は，ELISA法により，外リンパ瘻を疑う患者に対して，診断のために中耳洗浄液中のコクリントモプロテイン（CTP）を測定した場合に算定する。なお，本検査を実施する場合は関連学会が定める適正使用指針を遵守すること。

　　本検査を実施した場合，D026検体検査判断料については，「１」尿・糞便等検査判断料を算定する。

65　FGF23　　　　　　　　　　**788点**

◇　FGF23は，CLEIA法により，FGF23関連低リン血症性くる病・骨軟化症の診断時又は治療効果判定時に測定した場合に限り算定できる。

　　ただし，診断時においては１回を限度とし，その後は腫瘍性骨軟化症の場合には腫瘍摘出後に１回，薬剤性の場合には被疑薬中止後に１回を限度として算定する。

注　患者から１回に採取した血液を用いて**本区分の１から８までに掲げる検査を５項目以上行った場合は**，所定点数にかかわらず，検査の項目数に応じて次に掲げる点数によ

◇　血液化学検査の「注」に掲げる検査と併せて，血液化学検査の「注」に掲げる検査を準用することが認められている検査を行った場合は，当該検査も「注」に掲げる項目数の算定に含める。

◇　同一日に尿，穿刺液・採取液及び血液を検体として生化学的検査

り算定する。
イ　5項目以上7項目以下　　　**93点**
ロ　8項目又は9項目　　　　　**99点**
ハ　10項目以上　　　　　　　**103点**

　　注　入院中の患者について算定した場合
　　は，**入院時初回加算**として，初回に限
　　り**20点**を所定点数に加算する。

（生化学的検査（Ⅱ））

D008　内分泌学的検査

1　ヒト絨毛性ゴナドトロピン（HCG）定
　性　　　　　　　　　　　　　　**55点**
2　11-ハイドロキシコルチコステロイド
　（11-OHCS）　　　　　　　**60点**
3　ホモバニリン酸（HVA）　　**69点**
4　バニールマンデル酸（VMA）**90点**
5　5-ハイドロキシインドール酢酸（5-H
　IAA）　　　　　　　　　　　**95点**
6　プロラクチン（PRL），甲状腺刺激ホ
　ルモン（TSH）▲　　　　　　**98点**
7　トリヨードサイロニン（T$_3$）　**99点**
8　レニン活性，インスリン（IRI）
　　　　　　　　　　　　　　　100点
9　ガストリン　　　　　　　　**101点**
10　レニン定量　　　　　　　　**102点**
11　サイロキシン（T$_4$）　　　**105点**
12　成長ホルモン（GH），卵胞刺激ホルモ
　ン（FSH），C-ペプチド（CPR），黄
　体形成ホルモン（LH）　　　**105点**
13　テストステロン　　　　　　**119点**
14　遊離サイロキシン（FT$_4$）▲，遊離トリ
　ヨードサイロニン（FT$_3$）▲，コルチゾー
　ル　　　　　　　　　　　　　**121点**
15　アルドステロン　　　　　　**122点**
16　サイログロブリン　　　　　**128点**
17　ヒト絨毛性ゴナドトロピン-βサブユ
　ニット（HCG-β）　　　　　**129点**

（Ⅰ）又は生化学的検査（Ⅱ）に掲げる検査項目につきそれぞれを実施した場合の，多項目包括規定の適用については，尿，穿刺液・採取液及び血液のそれぞれについて算出した項目数により所定点数を算定するのではなく，血液，尿，穿刺液・採取液それぞれに係る項目数を合算した項目数により，所定点数を算定する。ただし，同一日に行う2回目以降の血液採取による検体を用いた検査項目については，当該項目数に合算せず，所定点数を別途算定する。
◇　多項目の包括の規定を適用して算定した場合であっても，診療報酬明細書には，その検査名又は略称を他の検査と区別して記載する。
◇　入院時初回加算は，入院時に初めて行われる検査は項目数が多くなることに鑑み，血液化学検査の「注」に掲げる検査を10項目以上行った場合に，入院時初回検査に限り20点を加算するものであり，入院後初回の検査以外の検査において10項目以上となった場合にあっては，当該加算は算定できない。また，基本的検体検査実施料を算定している場合にあっても，当該加算は算定できない。

◇　各種ホルモンの日内変動検査は，内分泌学的検査の該当する項目の測定回数により算定するが，その回数については妥当適切な範囲であること。
◇　ヒト絨毛性ゴナドトロピン（HCG）定性は，免疫学的妊娠試験に該当するものである。

◇　レニン活性と本区分「10」のレニン定量を併せて行った場合は，一方の所定点数のみ算定する。

◇　C-ペプチド（CPR）を同時に血液及び尿の両方の検体について測定した場合は，血液の場合の所定点数のみを算定する。
◇　黄体形成ホルモン（LH）はLA法等による

◇　ヒト絨毛性ゴナドトロピン-βサブユニット（HCG-β）は，免疫学的妊娠試験に該当するものである。
　　ヒト絨毛性ゴナドトロピン-βサブユニット（HCG-β）は，HCG産生腫瘍患者に対して測定した場合に限り算定できる。
　　ヒト絨毛性ゴナドトロピン-βサブユニット（HCG-β），本区分「1」のヒト絨毛性ゴナドトロピン（HCG）定性，本区分「18」のヒト絨毛性ゴナドトロピン（HCG）定量又は本区分「18」のヒト絨

毛性ゴナドトロピン（HCG）半定量を併せて実施した場合は，主たるもの1つに限り算定する。

◇ 脳性Na利尿ペプチド（BNP）について

(1) 心不全の診断又は病態把握のために実施した場合に月1回に限り算定する。

(2) 脳性Na利尿ペプチド（BNP），本区分「20」の脳性Na利尿ペプチド前駆体N端フラグメント（NT-proBNP）及び本区分「46」の心房性Na利尿ペプチド（ANP）のうち2項目以上をいずれかの検査を行った日から起算して1週間以内に併せて実施した場合は，主たるもの1つに限り算定する。

(3) 脳性Na利尿ペプチド（BNP），本区分「20」の脳性Na利尿ペプチド前駆体N端フラグメント（NT-proBNP）及び本区分「46」の心房性Na利尿ペプチド（ANP）のうち2項目以上を実施した場合は，各々の検査の実施日を診療報酬明細書の摘要欄に記載する。

◇ ヒト絨毛性ゴナドトロピン（HCG）定量及びヒト絨毛性ゴナドトロピン（HCG）半定量は，HCG・LH検査（試験管法）を含む。

◇ 抗グルタミン酸デカルボキシラーゼ抗体（抗GAD抗体）は，すでに糖尿病の診断が確定した患者に対して1型糖尿病の診断に用いた場合又は自己免疫介在性脳炎・脳症の診断に用いた場合に算定できる。

◇ 脳性Na利尿ペプチド前駆体N端フラグメント（NT-proBNP）について

(1) 心不全の診断又は病態把握のために実施した場合に月1回に限り算定する。

(2) 脳性Na利尿ペプチド前駆体N端フラグメント（NT-proBNP），本区分「18」の脳性Na利尿ペプチド（BNP）及び本区分「46」の心房性Na利尿ペプチド（ANP）のうち2項目以上をいずれかの検査を行った日から起算して1週間以内に併せて実施した場合は，主たるもの1つに限り算定する。

(3) 本区分「18」の脳性Na利尿ペプチド（BNP），脳性Na利尿ペプチド前駆体N端フラグメント（NT-proBNP）又は本区分「46」の心房性Na利尿ペプチド（ANP）のうち2項目以上を実施した場合は，各々の検査の実施日を診療報酬明細書の摘要欄に記載する。

◇ 低カルボキシル化オステオカルシン（ucOC）は，骨粗鬆症におけるビタミンK₂剤の治療選択目的で行った場合又は治療経過観察を行った場合に算定できる。ただし，治療開始前においては1回，その後は6月以内に1回に限り算定できる。

◇ I型コラーゲン架橋N-テロペプチド（NTX）及び本区分「39」のデオキシピリジノリン（DPD）（尿）は，原発性副甲状腺機能亢進症の手術適応の決定，副甲状腺機能亢進症手術後の治療効果判定又は骨粗鬆症の薬剤治療方針の選択に際して実施された場合に算定する。
なお，骨粗鬆症の薬剤治療方針の選択時に1回，その後6月以内の薬剤効果判定時に1回に限り，また薬剤治療方針を変更したときは変更後6月以内に1回に限り算定できる。

◇ I型コラーゲン架橋N-テロペプチド（NTX），本区分「26」のオステオカルシン（OC）又は本区分「39」のデオキシピリジノリン（DPD）（尿）を併せて実施した場合は，いずれか1つのみ算定する。

◇ 酒石酸抵抗性酸ホスファターゼ（TRACP-5b）は，代謝性骨疾患及び骨転移（代謝性骨疾患や骨折の併発がない肺癌，乳癌，前立腺癌に限る）の診断補助として実施した場合に1回，その後6月以内の治療経過観察時の補助的指標として実施した場合に1回に限り算定で

---

18 サイロキシン結合グロブリン（TBG），脳性Na利尿ペプチド（BNP），カルシトニン，ヒト絨毛性ゴナドトロピン（HCG）定量, ヒト絨毛性ゴナドトロピン（HCG）半定量　**130点**

19 抗グルタミン酸デカルボキシラーゼ抗体（抗GAD抗体）　**134点**

20 脳性Na利尿ペプチド前駆体N端フラグメント（NT-proBNP），ヒト胎盤性ラクトーゲン（HPL）　**136点**

21 サイロキシン結合能（TBC）　**137点**
22 プロゲステロン　**143点**
23 グルカゴン　**150点**
24 低カルボキシル化オステオカルシン（ucOC）　**154点**

25 I型コラーゲン架橋N-テロペプチド(NTX),酒石酸抵抗性酸ホスファターゼ（TRACP-5b）　**156点**

D

検
査

生化学的
（Ⅱ）

きる。また治療方針を変更した際には変更後6月以内に1回に限り算定できる。

本検査とⅠ型コラーゲン架橋N-テロペプチド（NTX），本区分「26」のオステオカルシン（OC）又は本区分「39」のデオキシピリジノリン（DPD）（尿）を併せて実施した場合は，いずれか1つのみ算定する。

なお，乳癌，肺癌又は前立腺癌であると既に確定診断された患者について骨転移の診断のために当該検査を行い，当該検査に基づいて計画的な治療管理を行った場合は，B001特定疾患治療管理料の「3」悪性腫瘍特異物質治療管理料の「ロ」を算定する。

◇　オステオカルシン（OC）は，続発性副甲状腺機能亢進症の手術適応の決定及び原発性又は続発性の副甲状腺機能亢進症による副甲状腺（上皮小体）腺腫過形成手術後の治療効果判定に際して実施した場合に限り算定できる。

◇　骨型アルカリホスファターゼ（BAP），本区分「28」のⅠ型プロコラーゲン-N-プロペプチド（PINP），本区分「30」のインタクトⅠ型プロコラーゲン-N-プロペプチド（Intact PINP）及びD007血液化学検査の「47」ALPアイソザイム（PAG電気泳動法）のうち2項目以上を併せて実施した場合は，主たるもののみ算定する。

26　オステオカルシン（OC），骨型アルカ
　　リホスファターゼ（BAP）　　　**157点**

27　遊離テストステロン　　　　　　**159点**
28　Ⅰ型プロコラーゲン-N-プロペプチド
　　（PINP）　　　　　　　　　　**160点**
29　副甲状腺ホルモン（PTH），カテコー
　　ルアミン分画　　　　　　　　　**161点**
30　インタクトⅠ型プロコラーゲン-N-プロ
　　ペプチド（Intact PINP）　　　**163点**
31　デヒドロエピアンドロステロン硫酸抱合
　　体（DHEA-S）　　　　　　　**164点**
32　低単位ヒト絨毛性ゴナドトロピン（HC
　　G）半定量，サイクリックAMP（cAM
　　P）　　　　　　　　　　　　　**165点**
33　エストラジオール（E₂）　　　**167点**
34　Ⅰ型コラーゲン架橋C-テロペプチド-β
　　異性体（β-CTX）（尿）　　　**169点**

◇　Ⅰ型コラーゲン架橋C-テロペプチド-β異性体（β-CTX）（尿）は，骨粗鬆症におけるホルモン補充療法及びビスフォスフォネート療法等，骨吸収抑制能を有する薬物療法の治療効果判定又は治療経過観察を行った場合に算定できる。ただし，治療開始前においては1回，その後は6月以内に1回に限り算定できる。

35　Ⅰ型コラーゲン架橋C-テロペプチド-β
　　異性体（β-CTX）　　　　　　**170点**

◇　Ⅰ型コラーゲン架橋C-テロペプチド-β異性体（β-CTX）は，骨粗鬆症におけるホルモン補充療法及びビスフォスフォネート療法等，骨吸収抑制能を有する薬物療法の治療効果判定又は治療経過観察を行った場合に算定できる。ただし，治療開始前においては1回，その後は6月以内に1回に限り算定できる。

また，本区分「34」のⅠ型コラーゲン架橋C-テロペプチド-β異性体（β-CTX）（尿）と併せて実施した場合は，主たるもののみ算定する。

36　エストリオール（E₃），エストロゲン半
　　定量，エストロゲン定量，副甲状腺ホルモ
　　ン関連蛋白C端フラグメント（C-PTHrP）
　　　　　　　　　　　　　　　　180点

◇　エストロゲン半定量又はエストロゲン定量については，エストリオール（E₃）又は本区分「33」のエストラジオール（E₂）と同時に実施した場合は算定できない。

◇　副甲状腺ホルモン関連蛋白C端フラグメント（C-PTHrP）又は本区分「38」の副甲状腺ホルモン関連蛋白（PTHrP）は，高カルシウム血症の鑑別並びに悪性腫瘍に伴う高カルシウム血症に対する治療効果の判定のために測定した場合に限り算定する。

37　副腎皮質刺激ホルモン（ACTH），カ

<table>
<tr><td>　　テコールアミン</td><td>184点</td></tr>
<tr><td>38　副甲状腺ホルモン関連蛋白（PTHrP）</td><td></td></tr>
<tr><td></td><td>186点</td></tr>
<tr><td>39　デオキシピリジノリン（DPD）（尿）</td><td></td></tr>
<tr><td></td><td>191点</td></tr>
<tr><td>40　17-ケトジェニックステロイド（17-KG
　　S）</td><td>200点</td></tr>
<tr><td>41　エリスロポエチン</td><td>209点</td></tr>
</table>

◇　エリスロポエチンは，以下のいずれかの目的で行った場合に算定する。
　　ア　赤血球増加症の鑑別診断
　　イ　重度の慢性腎不全患者又はエリスロポエチン，ダルベポエチン，エポエチンベータペゴル若しくはHIF-PH阻害薬投与前の透析患者における腎性貧血の診断
　　ウ　骨髄異形成症候群に伴う貧血の治療方針の決定

<table>
<tr><td>42　ソマトメジンC</td><td>212点</td></tr>
<tr><td>43　17-ケトステロイド分画（17-KS分画），
　　17α-ヒドロキシプロゲステロン（17α-O
　　HP），抗IA-2抗体，プレグナンジオー
　　ル</td><td>213点</td></tr>
</table>

◇　17α-ヒドロキシプロゲステロン（17α-OHP）は，先天性副腎皮質過形成症の診断又は治療効果判定のために行った場合に算定する。
◇　抗IA-2抗体は，すでに糖尿病の診断が確定し，かつ，本区分「19」の抗グルタミン酸デカルボキシラーゼ抗体（抗GAD抗体）の結果，陰性が確認された患者に対し，1型糖尿病の診断に用いた場合に算定する。
　　なお，当該検査を算定するに当たっては，本区分「19」の抗グルタミン酸デカルボキシラーゼ抗体（抗GAD抗体）の結果，陰性が確認された年月日を診療報酬明細書の摘要欄に記載する。

<table>
<tr><td>44　メタネフリン</td><td>217点</td></tr>
<tr><td>45　17-ケトジェニックステロイド分画（17-
　　KGS分画），メタネフリン・ノルメタネ
　　フリン分画</td><td>220点</td></tr>
<tr><td>46　心房性Na利尿ペプチド（ANP）</td><td></td></tr>
<tr><td></td><td>221点</td></tr>
</table>

◇　心房性Na利尿ペプチド（ANP），本区分「18」の脳性Na利尿ペプチド（BNP）及び本区分「20」の脳性Na利尿ペプチド前駆体N端フラグメント（NT-proBNP）のうち2項目以上をいずれかの検査を行った日から起算して1週間以内に併せて実施した場合は，主たるもの1つに限り算定する。

<table>
<tr><td>47　抗利尿ホルモン（ADH）</td><td>224点</td></tr>
<tr><td>48　プレグナントリオール</td><td>232点</td></tr>
<tr><td>49　ノルメタネフリン</td><td>250点</td></tr>
</table>

◇　ノルメタネフリンは，褐色細胞腫の診断又は術後の効果判定のため行った場合に算定し，本区分「44」のメタネフリンを併せて行った場合は，主たるもののみ算定する。

<table>
<tr><td>50　インスリン様成長因子結合蛋白3型（I
　　GFBP-3）</td><td>280点</td></tr>
</table>

◇　インスリン様成長因子結合蛋白3型（IGFBP-3）は，成長ホルモン分泌不全症の診断と治療開始時の適応判定のために実施した場合に算定できる。なお，成長ホルモン分泌不全症の診断については，厚生労働省間脳下垂体機能障害に関する調査研究班「成長ホルモン分泌不全性低身長症診断の手引き」を，治療開始時の適応判定については，㈶成長科学協会「ヒト成長ホルモン治療開始時の適応基準」を参照する。
　　インスリン様成長因子結合蛋白3型（IGFBP-3）を本区分「42」のソマトメジンCと併せて実施した場合は，主たるもののみ算定する。

<table>
<tr><td>51　遊離メタネフリン・遊離ノルメタネフリ
　　ン分画</td><td>450点</td></tr>
</table>

◇　遊離メタネフリン・遊離ノルメタネフリン分画について
(1)　褐色細胞腫の鑑別診断を行った場合に1回に限り算定する。本検査を実施するに当たっては，関連学会が定める指針を遵守し，褐色細胞腫を疑う医学的な理由を診療録に記載する。
(2)　本区分「44」メタネフリン，本区分「45」メタネフリン・ノルメタネフリン分画，本区分「49」ノルメタネフリン又は遊離メタネフリン・

D

検査

生化学的（Ⅱ）

遊離ノルメタネフリン分画のうちいずれかを併せて実施した場合は，主たるもののみ算定する。

◇　抗ミュラー管ホルモン（AMH）は，不妊症の患者に対して，卵巣の機能の評価及び治療方針の決定を目的として，血清又は血漿を検体としてEIA法，CLEIA法又はECLIA法により測定した場合に，6月に1回に限り算定できる。

◇　レプチンについて
(1) 脂肪萎縮，食欲亢進，インスリン抵抗性，糖尿病及び脂質異常症のいずれも有する患者に対して，全身性脂肪萎縮症の診断の補助を目的として，ELISA法により測定した場合に，患者1人につき1回に限り算定する。
(2) 本検査の実施に当たっては，関連学会が定める指針を遵守し，脂肪萎縮の発症時期及び全身性脂肪萎縮症を疑う医学的な理由を診療報酬明細書の摘要欄に記載すること。

52　抗ミュラー管ホルモン（AMH）　**597点**

53　レプチン　**1,000点**

注　患者から1回に採取した血液を用いて**本区分の12から51までに掲げる検査を3項目以上行った場合**は，所定点数にかかわらず，検査の項目数に応じて次に掲げる点数により算定する。
イ　3項目以上5項目以下　**410点**
ロ　6項目又は7項目　**623点**
ハ　8項目以上　**900点**

◇　同一日に尿，穿刺液・採取液及び血液を検体として生化学的検査（Ⅰ）又は生化学的検査（Ⅱ）に掲げる検査項目につきそれぞれを実施した場合の，多項目包括規定の適用については，尿，穿刺液・採取液及び血液のそれぞれについて算出した項目数により所定点数を算定するのではなく，血液，尿，穿刺液・採取液それぞれに係る項目数を合算した項目数により，所定点数を算定する。ただし，同一日に行う2回目以降の血液採取による検体を用いた検査項目については，当該項目数に合算せず，所定点数を別途算定する。

◇　多項目の包括の規定を適用して算定した場合であっても，診療報酬明細書には，その検査名又は略称を他の検査と区別して記載する。

D009　腫瘍マーカー
1　尿中BTA　**80点**

◇　尿中BTAは，膀胱癌であると既に確定診断がされた患者に対して，膀胱癌再発の診断のために行い，当該検査の結果に基づいて計画的な治療管理を行った場合に限り，B001特定疾患治療管理料の「3」悪性腫瘍特異物質治療管理料の「イ」を算定する。

2　α-フェトプロテイン（AFP）▲　**98点**
3　癌胎児性抗原（CEA）▲　**99点**

◇　癌胎児性抗原（CEA）と本区分「7」のDUPAN-2を併せて測定した場合は主たるもののみ算定する。

4　扁平上皮癌関連抗原（SCC抗原）　**101点**
5　組織ポリペプチド抗原（TPA）　**110点**
6　NCC-ST-439，CA15-3　**112点**
7　DUPAN-2　**115点**
8　エラスターゼ1　**120点**
9　前立腺特異抗原（PSA）▲，CA19-9▲　**121点**

◇　前立腺特異抗原（PSA）は，診察，腫瘍マーカー以外の検査，画像診断等の結果から，前立腺癌の患者であることを強く疑われる者に対して検査を行った場合に，前立腺癌の診断の確定又は転帰の決定までの間に原則として，1回を限度として算定する。ただし，前立腺特異抗原（PSA）の検査結果が4.0ng/mL以上であって前立腺癌の確定診断がつかない場合においては，3月に1回に限り，3回を限度として算定できる。
　なお，当該検査を2回以上算定するに当たっては，検査値を診療報酬明細書の摘要欄に記載する。

10　PIVKA-Ⅱ半定量，PIVKA-Ⅱ定量　**131点**
11　CA125　**136点**

◇　CA125及び本区分「27」のCA602を併せて測定した場合は，主たるもののみ算定する。

12　核マトリックスプロテイン22（NMP 22）定量（尿），核マトリックスプロテイン22（NMP 22）定性（尿）　　**139点**

◇　核マトリックスプロテイン22（NMP 22）定量（尿）及び核マトリックスプロテイン22（NMP 22）定性（尿）は，D002尿沈渣（鏡検法）により赤血球が認められ，尿路上皮癌の患者であることが強く疑われる者に対して行った場合に限り算定する。

核マトリックスプロテイン22（NMP 22）定量（尿）及び核マトリックスプロテイン22（NMP 22）定性（尿）については，尿路上皮癌の診断が確定した後に行った場合であっても，B001特定疾患治療管理料の「3」悪性腫瘍特異物質治療管理料は算定できない。

◇　核マトリックスプロテイン22（NMP 22）定量（尿）又は核マトリックスプロテイン22（NMP 22）定性（尿）及び本区分「21」のサイトケラチン8・18（尿）を同時に実施した場合は，いずれか一方の所定点数を算定する。

13　シアリルLe^x-i抗原（SLX）　　**140点**
14　神経特異エノラーゼ（NSE）　　**142点**
15　SPan-1　　**144点**
16　CA72-4，シアリルTn抗原（STN）　　**146点**

17　塩基性フェトプロテイン（BFP），遊離型PSA比（PSA　F／T比）　　**150点**

◇　遊離型PSA比（PSA　F／T比）は，診療及び他の検査（前立腺特異抗原（PSA）等）の結果から前立腺癌の患者であることが強く疑われる者に対して行った場合に限り算定する。

18　サイトケラチン19フラグメント（シフラ）　　**154点**

◇　サイトケラチン19フラグメント（シフラ）は，悪性腫瘍であることが既に確定診断された患者については，小細胞癌を除く肺癌の場合に限り，B001特定疾患治療管理料の「3」悪性腫瘍特異物質治療管理料を算定できる。

19　シアリルLe^{x}抗原（CSLEX）　　**156点**

◇　シアリルLe^{x}抗原（CSLEX）は，診療及び他の検査の結果から乳癌の患者であることが強く疑われる者に対して検査を行った場合に算定する。

シアリルLe^{x}抗原（CSLEX）と本区分「6」のCA15-3を併せて測定した場合は，主たるもののみ算定する。

20　BCA225　　**158点**
21　サイトケラチン8・18（尿）　　**160点**

◇　サイトケラチン8・18（尿）は，D002尿沈渣（鏡検法）により赤血球が認められ，尿路上皮癌の患者であることが強く疑われる者に対して行った場合に限り算定する。

サイトケラチン8・18（尿）は，尿路上皮癌の診断が確定した後に行った場合であっても，B001特定疾患治療管理料の「3」悪性腫瘍特異物質治療管理料は算定できない。

22　抗p53抗体　　**163点**

◇　抗p53抗体は，食道癌，大腸癌又は乳癌が強く疑われる患者に対して行った場合に月1回に限り算定できる。

23　Ⅰ型コラーゲン-C-テロペプチド（ICTP）　　**170点**

◇　Ⅰ型コラーゲン-C-テロペプチド（ICTP），D008内分泌学的検査の「25」のⅠ型コラーゲン架橋N-テロペプチド（NTX）又は同区分「39」のデオキシピリジノリン（DPD）（尿）は，乳癌，肺癌又は前立腺癌であると既に確定診断された患者について骨転移の診断のために当該検査を行い，当該検査の結果に基づいて計画的な治療管理を行った場合に限り，B001特定疾患治療管理料の「3」悪性腫瘍特異物質治療管理料の「ロ」を算定する。

24　ガストリン放出ペプチド前駆体（ProGRP）　　**175点**

◇　ガストリン放出ペプチド前駆体（ProGRP）を本区分「14」の神経特異エノラーゼ（NSE）と併せて実施した場合には，主たるもののみ算定する。

25　CA54／61　　**184点**
26　α-フェトプロテインレクチン分画（AFP-L 3％）　　**185点**

◇　α-フェトプロテインレクチン分画（AFP-L3％）は，電気泳動法及び抗体親和性転写法又はLBA法による。

27　CA602，組織因子経路インヒビター2（TFPI 2）　　**190点**

◇　組織因子経路インヒビター2（TFPI 2）は，EIA法により測定した場合に算定できる。

| 28 | γ-セミノプロテイン（γ-Sm） | **192点** |
| 29 | ヒト精巣上体蛋白4（HE4） | **200点** |

◇　ヒト精巣上体蛋白4（HE4）は，CLIA法又はECLIA法により測定した場合に算定できる。

| 30 | 可溶性メソテリン関連ペプチド | **220点** |

◇　可溶性メソテリン関連ペプチドについて

(1)　悪性中皮腫の診断の補助又は悪性中皮腫であると既に確定診断された患者に対して治療効果の判定若しくは経過観察を目的として実施した場合に算定する。

(2)　本検査を悪性中皮腫の診断の補助を目的として実施する場合は，以下のいずれかに該当する患者に対して使用した場合に限り算定する。この場合，本検査が必要である理由を診療報酬明細書の摘要欄に記載する。

(イ)　石綿曝露歴があり，胸水，腹水等の貯留が認められる患者

(ロ)　体腔液細胞診で悪性中皮腫が疑われる患者

(ハ)　画像診断で胸膜腫瘍，腹膜腫瘍等の漿膜腫瘍が認められる患者

(3)　本検査を悪性中皮腫の治療効果の判定又は経過観察を目的として実施する場合は，悪性中皮腫であると既に確定診断された患者に対して，本検査の結果に基づいて計画的な治療管理を行った場合に限り，B001特定疾患治療管理料の「3」悪性腫瘍特異物質治療管理料の「ロ」を算定する。

| 31 | S2，3PSA% | **248点** |

◇　S2，3PSA%について

(1)　前立腺癌であることが強く疑われる者であって，前立腺特異抗原（PSA）の結果が4.0ng/mL以上10.0ng/mL以下である者に対して，LBA法（定量）により，S2，3PSA%を測定した場合に限り算定できる。

(2)　前立腺癌の診断に当たって実施した場合に，原則として1回を限度として算定する。ただし，前立腺針生検法等により前立腺癌の確定診断がつかない場合においては，3月に1回に限り，3回を限度として算定できる。

(3)　S2，3PSA%と，本区分「9」前立腺特異抗原（PSA），本区分「17」遊離型PSA比（PSA F/T比）又は本区分「32」プロステートヘルスインデックス（phi）を併せて実施した場合には，いずれか主たるもののみ算定する。

(4)　診療報酬明細書の摘要欄に，前立腺特異抗原（PSA）の測定年月日及び測定結果を記載すること。また，本検査を2回以上算定する場合は，本検査の2回以上の実施が必要と判断した医学的根拠を診療報酬明細書の摘要欄に記載すること。

| 32 | プロステートヘルスインデックス（phi） | **281点** |

◇　プロステートヘルスインデックス（phi）について

(1)　診療及び他の検査（前立腺特異抗原（PSA）等）の結果から前立腺癌の患者であることが強く疑われる者であって，以下の(イ)から(ハ)までのいずれかに該当する者に対して，CLEIA法により，前立腺特異抗原（PSA），遊離型PSA及び[-2] proPSAを測定し，プロステートヘルスインデックス（phi）を算出した場合に限り算定する。

(イ)　前立腺特異抗原（PSA）値が4.0ng/mL以上かつ10.0ng/mL以下

(ロ)　50歳以上65歳未満であって，前立腺特異抗原（PSA）値が3.0ng/mL以上かつ10.0ng/mL以下

(ハ)　65歳以上70歳未満であって，前立腺特異抗原（PSA）値が3.5ng/mL以上かつ10.0ng/mL以下

(2)　(1)に該当する患者に対して，前立腺癌の診断の確定又は転帰の決定までの間に，原則として1回を限度として算定する。ただし，前立腺針生検法等により前立腺癌の確定診断がつかない場合においては，3月に1回に限り，3回を限度として算定できる。

(3)　本区分の「9」前立腺特異抗原（PSA）を併せて実施した場合に

は，主たるもののみ算定する。

(4)　本区分の「17」遊離型ＰＳＡ比（ＰＳＡ　Ｆ／Ｔ比）を併せて実施した場合には，主たるもののみ算定する。

(5)　本検査を算定する場合は，診療報酬明細書の摘要欄に，前立腺特異抗原（ＰＳＡ）の測定年月日及び測定結果を記載すること。また，本検査を２回以上算定する場合は，診療報酬明細書の摘要欄にその必要性を記載すること。

33　癌胎児性抗原（ＣＥＡ）定性（乳頭分泌液），癌胎児性抗原（ＣＥＡ）半定量（乳頭分泌液）　　　　　**305点**

◇　癌胎児性抗原（ＣＥＡ）定性（乳頭分泌液）又は癌胎児性抗原（ＣＥＡ）半定量（乳頭分泌液）は，乳頭異常分泌患者に対して非腫瘍性乳癌を強く疑って，乳頭分泌液中の癌胎児性抗原（ＣＥＡ）を測定した場合に算定する。

34　ＨＥＲ２蛋白　　　　　**320点**

◇　ＨＥＲ２蛋白は，悪性腫瘍が既に確定診断され，かつ，ＨＥＲ２蛋白過剰発現が認められている患者又は他の測定法により，ＨＥＲ２蛋白過剰発現の有無が確認されていない再発癌患者に対して，当該検査の結果に基づいて計画的な治療管理を行った場合に限り，Ｂ001特定疾患治療管理料の「３」悪性腫瘍特異物質治療管理料の「ロ」を算定する。

35　アポリポ蛋白Ａ２（APOA２）アイソフォーム　　　　　**335点**

◇　アポリポ蛋白Ａ２（APOA２）アイソフォームについて

(1)　以下の(イ)から(ハ)までのいずれかに該当する患者に対して膵癌の診断の補助を目的として，血液を検体としてＥＬＩＳＡ法により測定した場合に，膵癌の診断の確定までの間に原則として１回を限度として算定できる。本検査を実施するに当たっては，関連学会が定める指針を遵守するとともに，本検査が必要と判断した医学的根拠を診療報酬明細書の摘要欄に記載すること。

　　(イ)　関連学会が定める指針に基づき膵癌の高度リスクに該当する患者。ただし，本検査を実施する患者が３月以内にCA19-9検査を行われており，CA19-9の値が37.0U/mL以上である場合には，本検査は算定できない。

　　(ロ)　関連学会が定める指針に基づき膵癌の中等度リスクに該当する患者であって，癌胎児性抗原（ＣＥＡ）検査の結果が陰性であり，CA19-9値が37.0U/mL以上かつ100U/mL以下の患者。

　　(ハ)　関連学会が定める指針に基づき膵癌のリスク因子が３項目以上該当する患者であって，癌胎児性抗原（ＣＥＡ）及びCA19-9検査の結果が陰性である患者。

(2)　アポリポ蛋白Ａ２（APOA２）アイソフォームと，本区分の「３」癌胎児性抗原（ＣＥＡ），本区分「７」DUPAN-2又は同区分「15」SPan-1を併せて測定した場合は主たるもののみ算定する。

(3)　本検査を(1)の(イ)に対して実施する場合はCA19-9の測定年月日及び測定結果を，(1)の(ロ)及び(ハ)に対して実施する場合は癌胎児性抗原（ＣＥＡ）及びCA19-9の測定年月日並びに測定結果を，診療報酬明細書の摘要欄に記載すること。

36　可溶性インターロイキン-2レセプター（sIL-2R）　　　　　**438点**

◇　可溶性インターロイキン-2レセプター（sIL-2R）は，非ホジキンリンパ腫，ＡＴＬ又はメトトレキサート使用中のリンパ増殖性疾患の診断の目的で測定した場合に算定できる。

　　また，非ホジキンリンパ腫又はＡＴＬであることが既に確定診断された患者に対して，経過観察のために測定した場合は，Ｂ001特定疾患治療管理料の「３」悪性腫瘍特異物質治療管理料の「ロ」により算定する。

注1　診療及び腫瘍マーカー以外の検査の結果から悪性腫瘍の患者であることが強く疑われる者に対して，腫瘍マーカーの検査を行った場合に，１回に限り算定する。ただし，区分番号Ｂ001の３に掲げる悪

◇　腫瘍マーカーは，悪性腫瘍の患者であることが強く疑われる者に対して検査を行った場合に，悪性腫瘍の診断の確定又は転帰の決定までの間に１回を限度として算定する。

　　悪性腫瘍の診断が確定し，計画的な治療管理を開始した場合，当該治療管理中に行った腫瘍マーカーの検査の費用はＢ001特定疾患治療

性腫瘍特異物質治療管理料を算定してい
る患者については算定しない。

2　患者から1回に採取した血液等を用い
て本区分の2から36までに掲げる検査を
2項目以上行った場合は，所定点数にか
かわらず，検査の項目数に応じて次に掲
げる点数により算定する。

イ	2項目	**230点**
ロ	3項目	**290点**
ハ	4項目以上	**385点**

D010　特殊分析

1	糖分析（尿）	**38点**
2	結石分析	**117点**
3	チロシン	**200点**
4	アミノ酸	
イ	1種類につき	**279点**
ロ	5種類以上	**1,107点**
5	総分岐鎖アミノ酸／チロシンモル比（BTR）	**283点**
6	アミノ酸定性	**350点**
7	脂肪酸分画	**393点**
8	先天性代謝異常症検査	
イ	尿中有機酸分析	**1,141点**
ロ	血中極長鎖脂肪酸	**1,141点**
ハ	タンデムマス分析	**1,107点**
ニ	その他	**1,107点**

注1　イ，ロ及びハについては，別に厚生
労働大臣が定める施設基準に適合して

管理料の「3」悪性腫瘍特異物質治療管理料に含まれ，腫瘍マーカー
は，原則として，悪性腫瘍特異物質治療管理料と同一月に併せて算定
できない。ただし，悪性腫瘍の診断が確定した場合であっても，次に
掲げる場合においては，悪性腫瘍特異物質治療管理料とは別に腫瘍
マーカーの検査料を算定できる。

ア　急性及び慢性膵炎の診断及び経過観察のために本区分「8」のエ
　　ラスターゼ1を行った場合

イ　肝硬変，HBs抗原陽性の慢性肝炎又はHCV抗体陽性の慢性肝炎
　　の患者について，本区分「2」のα-フェトプロテイン（AFP），
　　本区分「10」のPIVKA-Ⅱ半定量又は本区分「10」のPIVK
　　A-Ⅱ定量を行った場合（月1回に限る。）

ウ　子宮内膜症の診断又は治療効果判定を目的として本区分「11」の
　　CA125又は本区分「27」のCA602を行った場合（診断又は治療前
　　及び治療後の各1回に限る。）

エ　家族性大腸腺腫症の患者に対して本区分「3」の癌胎児性抗原（C
　　EA）を行った場合

◇　上記にかかわらず，本区分「11」のCA125及び本区分「27」のCA
602を併せて測定した場合は，1つをB001特定疾患治療管理料の「3」
悪性腫瘍特異物質治療管理料の項目とし，他の1つの検査を腫瘍マー
カーの項目として算定することはできず，いずれか一方のみ算定する。

◇　「注2」に係る規定は，本区分に掲げる血液を検体とする検査と本
区分「33」の癌胎児性抗原（CEA）定性（乳頭分泌液）又は本区分
「33」の癌胎児性抗原（CEA）半定量（乳頭分泌液）を同一日に行っ
た場合にも，適用する。

◇　同一日に尿，穿刺液・採取液及び血液を検体として生化学的検査
（Ⅰ）又は生化学的検査（Ⅱ）に掲げる検査項目につきそれぞれを実
施した場合の，多項目包括規定の適用については，尿，穿刺液・採取
液及び血液のそれぞれについて算出した項目数により所定点数を算定
するのではなく，血液，尿，穿刺液・採取液それぞれに係る項目数を
合算した項目数により，所定点数を算定する。ただし，同一日に行う
2回目以降の血液採取による検体を用いた検査項目については，当該
項目数に合算せず，所定点数を別途算定する。

◇　多項目の包括の規定を適用して算定した場合であっても，診療報酬
明細書には，その検査名又は略称を他の検査と区別して記載する。

◇　チロシンは，酵素法による。

◇　フェニール・アラニン又はヒスチジンを服用させ血清又は尿中の
フェニール・アラニン又はヒスチジンの定量検査を行った場合は，そ
れぞれ1回の測定につき本区分「4」により算定し，使用した薬剤は，
D500薬剤により算定する。

◇　総分岐鎖アミノ酸／チロシンモル比（BTR）は，酵素法による。

◇　先天性代謝異常症検査は，臨床症状・検査所見・家族歴等から先天
性代謝異常症等が強く疑われた患者に対し，疾患の診断又は経過観察
を目的に行った場合に算定する。

ア　「イ」の尿中有機酸分析は，有機酸代謝異常症が疑われる患者に
　　対して，ガスクロマトグラフ質量分析装置を用いて尿中有機酸の分
　　析を行った場合に算定する。

イ　「ロ」の血中極長鎖脂肪酸は，副腎白質ジストロフィーやペルオ

いるものとして地方厚生局長等に届け出た保険医療機関において行われる場合に，患者1人につき月1回に限り算定する。

　　2　ニについては，別に厚生労働大臣が定める施設基準に適合しているものとして地方厚生局長等に届け出た保険医療機関において，当該保険医療機関内で検査を行った場合に，患者1人につき月1回に限り算定する。

（免疫学的検査）

D011　免疫血液学的検査

1　ＡＢＯ血液型，Rh（Ｄ）血液型　　**24点**
2　Coombs試験
　　イ　直接　　　　　　　　　　　　**34点**
　　ロ　間接　　　　　　　　　　　　**47点**
3　Rh（その他の因子）血液型　　**148点**

4　不規則抗体　　　　　　　　　**159点**
　　注　第10部手術第7款の各区分に掲げる胸部手術，同部第8款の各区分に掲げる心・脈管手術，同部第9款の各区分に掲げる腹部手術又は同部第11款の各区分に掲げる性器手術のうち区分番号Ｋ898に掲げる帝王切開術等を行った場合に算定する。

5　ＡＢＯ血液型関連糖転移酵素活性　**181点**
6　血小板関連IgG（PA-IgG）　　　**190点**

7　ＡＢＯ血液型亜型　　　　　　**260点**
8　抗血小板抗体　　　　　　　　**261点**
9　血小板第4因子-ヘパリン複合体抗体（IgG抗体）　　　　　　　　　**376点**
10　血小板第4因子-ヘパリン複合体抗体（IgG，IgM及びIgA抗体）　　**390点**
11　血小板第4因子-ヘパリン複合体抗体定性　　　　　　　　　　　　　**420点**

D012　感染症免疫学的検査

1　梅毒血清反応（ＳＴＳ）定性，抗ストレプトリジンＯ（ＡＳＯ）定性，抗ストレプトリジンＯ（ＡＳＯ）半定量，抗ストレプトリジンＯ（ＡＳＯ）定量　　**15点**

2　トキソプラズマ抗体定性，トキソプラズ

キシソーム形成異常症，ペルオキシソームβ酸化系酵素欠損症が疑われる患者に対して，ガスクロマトグラフ質量分析装置を用いて血中極長鎖脂肪酸の測定を行った場合に算定する。
ウ　「ハ」のタンデムマス分析は，有機酸代謝異常症，脂肪酸代謝異常症が疑われる患者に対して，タンデム質量分析装置を用いて遊離カルニチン及びアシルカルニチンの分析を行った場合に算定する。
エ　「ニ」のその他は，ムコ多糖症，ムコリピドーシスが疑われる患者に対して，セルロースアセテート膜電気泳動を用いてムコ多糖体分画の定量検査等を行った場合に算定する。

◇　Rh（その他の因子）血液型については，同一検体による検査の場合は因子の種類及び数にかかわらず，所定点数を算定する。
◇　不規則抗体は，輸血歴又は妊娠歴のある患者に対し，第2章第10部手術第7款の各区分に掲げる胸部手術，同部第8款の各区分に掲げる心・脈管手術，同部第9款の各区分に掲げる腹部手術又はＫ877子宮全摘術，Ｋ879子宮悪性腫瘍手術，Ｋ889子宮附属器悪性腫瘍手術（両側），Ｋ898帝王切開術若しくはＫ912異所性妊娠手術が行われた場合に，手術の当日に算定する。
　　また，手術に際して輸血が行われた場合は，本検査又はＫ920輸血の「注6」に定める不規則抗体検査加算のいずれかを算定する。
　　この場合，診療報酬明細書の摘要欄に輸血歴がある患者又は妊娠歴がある患者のいずれに該当するかを記載する。

◇　血小板関連IgG（PA-IgG）は，特発性血小板減少性紫斑病の診断又は経過判定の目的で行った場合に算定する。

◇　血小板第4因子-ヘパリン複合体抗体（IgG抗体），血小板第4因子-ヘパリン複合体抗体（IgG，IgM及びIgA抗体）及び血小板第4因子-ヘパリン複合体抗体定性は，ヘパリン起因性血小板減少症の診断を目的として行った場合に算定する。
　　血小板第4因子-ヘパリン複合体抗体定性は，イムノクロマト法により測定した場合に算定する。
　　一連の検査で，血小板第4因子-ヘパリン複合体抗体（IgG抗体），血小板第4因子-ヘパリン複合体抗体（IgG，IgM及びIgA抗体）及び血小板第4因子-ヘパリン複合体抗体定性を測定した場合は，主たるもののみ算定する。

◇　本区分「1」及び「5」における梅毒血清反応（ＳＴＳ）定性，梅毒血清反応（ＳＴＳ）半定量及び梅毒血清反応（ＳＴＳ）定量は，従来の梅毒沈降反応（ガラス板法，ＶＤＲＬ法，ＲＰＲ法，凝集法等）をいい，梅毒血清反応（ＳＴＳ）定性，梅毒血清反応（ＳＴＳ）半定量及び梅毒血清反応（ＳＴＳ）定量ごとに梅毒沈降反応を併せて2種類以上ずつ行った場合でも，それぞれ主たるもののみ算定する。

マ抗体半定量　　　　　　　　　　　**26点**

3　抗ストレプトキナーゼ（ASK）定性，
　　抗ストレプトキナーゼ（ASK）半定量
　　　　　　　　　　　　　　　　　29点

4　梅毒トレポネーマ抗体定性，マイコプラ
　　ズマ抗体定性，マイコプラズマ抗体半定量
　　　　　　　　　　　　　　　　　32点

◇　マイコプラズマ抗体定性，マイコプラズマ抗体半定量，本区分「27」
　のマイコプラズマ抗原定性（免疫クロマト法）又は本区分「36」のマ
　イコプラズマ抗原定性（FA法）を併せて実施した場合は，主たるも
　ののみ算定する。

5　梅毒血清反応（STS）半定量，梅毒血
　　清反応（STS）定量　　　　　　**34点**

6　梅毒トレポネーマ抗体半定量，梅毒トレ
　　ポネーマ抗体定量　　　　　　　**53点**

7　アデノウイルス抗原定性（糞便），迅速
　　ウレアーゼ試験定性　　　　　　**60点**

◇　アデノウイルス抗原定性（糞便）と本区分「8」のロタウイルス抗
　原定性（糞便）又は本区分「8」のロタウイルス抗原定量（糞便）を
　同時に行った場合は，主たる検査のみ算定する。

◇　迅速ウレアーゼ試験定性を含むヘリコバクター・ピロリ感染診断の
　保険診療上の取扱いについては「ヘリコバクター・ピロリ感染の診断
　及び治療に関する取扱いについて」（平成12年10月31日保険発第180号）
　に即して行う。

8　ロタウイルス抗原定性（糞便），ロタウ
　　イルス抗原定量（糞便）　　　　**65点**

9　ヘリコバクター・ピロリ抗体定性・半定
　　量，クラミドフィラ・ニューモニエIgG抗
　　体　　　　　　　　　　　　　　**70点**

◇　ヘリコバクター・ピロリ抗体定性・半定量は，LA法，免疫クロマ
　ト法，金コロイド免疫測定法又はEIA法（簡易法）により実施した
　場合に算定する。

　　当該検査を含むヘリコバクター・ピロリ感染診断の保険診療上の取
　扱いについては「ヘリコバクター・ピロリ感染の診断及び治療に関す
　る取扱いについて」（平成12年10月31日保険発第180号）に即して行う。

10　クラミドフィラ・ニューモニエIgA抗体
　　　　　　　　　　　　　　　　　75点

11　ウイルス抗体価（定性・半定量・定量）
　　（1項目当たり）　　　　　　　**79点**
　　注　同一検体についてウイルス抗体価（定
　　　　性・半定量・定量）の測定を行った場合
　　　　は，8項目を限度として算定する。

◇　ウイルス抗体価（定性・半定量・定量）は，治療上必要な場合に行
　うものとし，次に掲げるものを当該検査の対象とする。
　ア　アデノウイルス
　イ　コクサッキーウイルス
　ウ　サイトメガロウイルス
　エ　EBウイルス
　オ　エコーウイルス
　カ　ヘルペスウイルス
　キ　インフルエンザウイルスA型
　ク　インフルエンザウイルスB型
　ケ　ムンプスウイルス
　コ　パラインフルエンザウイルスⅠ型
　サ　パラインフルエンザウイルスⅡ型
　シ　パラインフルエンザウイルスⅢ型
　ス　ポリオウイルスⅠ型
　セ　ポリオウイルスⅡ型
　ソ　ポリオウイルスⅢ型
　タ　RSウイルス
　チ　風疹ウイルス
　ツ　麻疹ウイルス
　テ　日本脳炎ウイルス
　ト　オーム病クラミジア
　ナ　水痘・帯状疱疹ウイルス
◇　ウイルス抗体価（定性・半定量・定量）に当たって，同一検体につ

いて同一ウイルスに対する複数の測定方法を行った場合であっても，所定点数のみを算定する。

12　クロストリジオイデス・ディフィシル抗原定性，ヘリコバクター・ピロリ抗体，百日咳菌抗体定量，百日咳菌抗体半定量
80点

◇　ヘリコバクター・ピロリ抗体を含むヘリコバクター・ピロリ感染診断の保険診療上の取扱いについては「ヘリコバクター・ピロリ感染の診断及び治療に関する取扱いについて」（平成12年10月31日保険発第180号）に即して行う。

13　HTLV-Ⅰ抗体定性，HTLV-Ⅰ抗体半定量
85点

◇　HTLV-Ⅰ抗体定性又はHTLV-Ⅰ抗体半定量は，粒子凝集法により実施した場合に算定する。

14　トキソプラズマ抗体　**93点**
15　トキソプラズマIgM抗体　**95点**
16　HIV-1,2抗体定性，HIV-1,2抗体半定量，HIV-1,2抗原・抗体同時測定定性
109点
17　HIV-1抗体　**113点**

◇　HIV-1,2抗体定性，HIV-1,2抗体半定量，及び本区分「20」のHIV-1,2抗体定量は，LA法，EIA法，PA法又は免疫クロマト法による。

◇　診療録等から非加熱血液凝固因子製剤の投与歴が明らかな者及び診療録等が確認できないため血液凝固因子製剤の投与歴は不明であるが，昭和53年から昭和63年の間に入院し，かつ，次のいずれかに該当する者に対して，HIV-1抗体，本区分「16」のHIV-1,2抗体定性，本区分「16」のHIV-1,2抗体半定量，本区分「20」のHIV-1,2抗体定量，本区分「16」のHIV-1,2抗原・抗体同時測定定性又は本区分「20」のHIV-1,2抗原・抗体同時測定定量を実施した場合は，HIV感染症を疑わせる自他覚症状の有無に関わらず所定点数を算定する。

ただし，保険医療機関において採血した検体の検査を保健所に委託した場合は，算定しない。
ア　新生児出血症（新生児メレナ，ビタミンK欠乏症等）等の病気で「血が止まりにくい」との指摘を受けた者
イ　肝硬変や劇症肝炎で入院し，出血の著しかった者
ウ　食道静脈瘤の破裂，消化器系疾患により大量の吐下血があった者
エ　大量に出血するような手術を受けた者（出産時の大量出血も含む。）

なお，間質性肺炎等後天性免疫不全症候群の疾病と鑑別が難しい疾病が認められる場合やHIVの感染に関連しやすい性感染症が認められる場合，既往がある場合又は疑われる場合でHIV感染症を疑う場合は，本検査を算定できる。

◇　K920輸血（「4」の自己血輸血を除く。以下この項において同じ。）を算定した患者又は血漿成分製剤（新鮮液状血漿，新鮮凍結人血漿等）の輸注を行った患者に対して，一連として行われた当該輸血又は輸注の最終日から起算して，概ね2か月後にHIV-1抗体，本区分「16」のHIV-1,2抗体定性，本区分「16」のHIV-1,2抗体半定量，本区分「20」のHIV-1,2抗体定量，本区分「16」のHIV-1,2抗原・抗体同時測定定性又は本区分「20」のHIV-1,2抗原・抗体同時測定定量の測定が行われた場合は，HIV感染症を疑わせる自他覚症状の有無に関わらず，当該輸血又は輸注につき1回に限り，所定点数を算定できる。他の保険医療機関において輸血料の算定又は血漿成分製剤の輸注を行った場合であっても同様とする。

この場合，診療報酬明細書の摘要欄に当該輸血又は輸注が行われた最終日を記載する。

18　抗酸菌抗体定量，抗酸菌抗体定性　**116点**

◇　抗酸菌抗体定量又は抗酸菌抗体定性は，金コロイド免疫測定法又はEIA法により実施した場合に算定する。

19　A群β溶連菌迅速試験定性　**121点**

◇　A群β溶連菌迅速試験定性とD018細菌培養同定検査を同時に実施した場合は，A群β溶連菌迅速試験定性の所定点数のみを算定する。この場合において，A群β溶連菌迅速試験定性の結果が陰性のため，引き続いて細菌培養同定検査を実施した場合であっても，A群β溶連

菌迅速試験定性の所定点数のみ算定する。

20　ＨＩＶ-1,2抗体定量，ＨＩＶ-1,2抗原・
　　抗体同時測定定量　　　　　　**127点**
21　ヘモフィルス・インフルエンザｂ型
　　(Hib) 抗原定性 (尿・髄液)　**129点**
22　インフルエンザウイルス抗原定性 **132点**

◇　インフルエンザウイルス抗原定性は，発症後48時間以内に実施した
　場合に限り算定することができる。
　　本検査と本区分「11」のウイルス抗体価（定性・半定量・定量）の
　インフルエンザウイルスＡ型若しくはインフルエンザウイルスＢ型を
　併せて実施した場合は，主たるもののみ算定する。
　　本検査は光学的抗原抗体反応（ＯＩＡ法）により実施した場合にも
　算定できる。

23　カンジダ抗原定性,カンジダ抗原半定量,
　　カンジダ抗原定量,梅毒トレポネーマ抗体
　　（ＦＴＡ-ＡＢＳ試験)定性,梅毒トレポネー
　　マ抗体（ＦＴＡ-ＡＢＳ試験）半定量
　　　　　　　　　　　　　　　　134点

◇　カンジダ抗原定性，カンジダ抗原半定量又はカンジダ抗原定量は，
　カンジダ血症又はカンジダ肺炎の診断の目的で行った場合に算定す
　る。

24　ＲＳウイルス抗原定性　　　　**138点**

◇　ＲＳウイルス抗原定性は,以下のいずれかに該当する患者について,
　当該ウイルス感染症が疑われる場合に適用する。
　ア　入院中の患者
　イ　1歳未満の乳児
　ウ　パリビズマブ製剤の適応となる患者

25　ヘリコバクター・ピロリ抗原定性，ヒト
　　メタニューモウイルス抗原定性　**142点**

◇　ヘリコバクター・ピロリ抗原定性は，ＥＩＡ法又は免疫クロマト法
　により測定した場合に限り算定できる。
　　当該検査を含むヘリコバクター・ピロリ感染診断の保険診療上の取
　扱いについては「ヘリコバクター・ピロリ感染の診断及び治療に関す
　る取扱いについて」(平成12年10月31日保険発第180号) に即して行う。

◇　ヒトメタニューモウイルス抗原定性と本区分「11」のウイルス抗体
　価（定性・半定量・定量）のインフルエンザウイルスＡ型若しくはイ
　ンフルエンザウイルスＢ型，本区分「22」のインフルエンザウイルス
　抗原定性又は本区分「24」のＲＳウイルス抗原定性のうち3項目を併
　せて実施した場合には，主たるもの2つに限り算定する。ただし，本
　区分「11」のウイルス抗体価（定性・半定量・定量）のインフルエン
　ザウイルスＡ型若しくはインフルエンザウイルスＢ型又は本区分「22」
　のインフルエンザウイルス抗原定性を併せて実施した場合は1項目と
　して数える。
　　本検査は，当該ウイルス感染症が疑われる6歳未満の患者であって，
　画像診断又は胸部聴診所見により肺炎が強く疑われる患者を対象とし
　て測定した場合に算定する。

26　肺炎球菌抗原定性 (尿・髄液)　**146点**
27　マイコプラズマ抗原定性（免疫クロマト
　　法）　　　　　　　　　　　　**148点**

◇　マイコプラズマ抗原定性（免疫クロマト法），本区分「4」のマイ
　コプラズマ抗体定性若しくは本区分「4」のマイコプラズマ抗体半定
　量又は本区分「36」のマイコプラズマ抗原定性（ＦＡ法）を併せて実
　施した場合は，主たるもののみ算定する。

28　ノロウイルス抗原定性，インフルエンザ
　　菌（無莢膜型）抗原定性，SARS-CoV-2
　　抗原定性　　　　　　　　　　**150点**

◇　ノロウイルス抗原定性は,以下のいずれかに該当する患者について,
　当該ウイルス感染症が疑われる場合に算定する。
　ア　3歳未満の患者
　イ　65歳以上の患者
　ウ　悪性腫瘍の診断が確定している患者
　エ　臓器移植後の患者
　オ　抗悪性腫瘍剤，免疫抑制剤，又は免疫抑制効果のある薬剤を投与
　　中の患者

◇　インフルエンザ菌（無莢膜型）抗原定性は，ＥＬＩＳＡ法により，

D

インフルエンザ菌感染が疑われる中耳炎又は副鼻腔炎患者に対して，インフルエンザ菌（無莢膜型）感染の診断の目的で実施した場合に算定する。

◇　SARS-CoV-2抗原定性について

(1)　COVID-19（新型コロナウイルス感染症をいう。以下同じ。）が疑われる患者に対して，COVID-19の診断を目的として実施した場合に1回に限り算定する。ただし，本検査の結果が陰性であったものの，COVID-19以外の診断がつかない場合は，さらに1回に限り算定できる。この場合において，本検査が必要と判断した医学的根拠を診療報酬明細書の摘要欄に記載すること。

(2)　本検査を実施した場合，本区分の「50」SARS-CoV-2・インフルエンザウイルス抗原同時検出定性，本区分「59」SARS-CoV-2・RSウイルス抗原同時検出定性，本区分「59」SARS-CoV-2・インフルエンザウイルス・RSウイルス抗原同時検出定性及び本区分「61」SARS-CoV-2抗原定量については，別に算定できない。

29　クラミドフィラ・ニューモニエIgM抗体，クラミジア・トラコマチス抗原定性		**152点**

◇　クラミドフィラ・ニューモニエIgM抗体を，本区分「9」のクラミドフィラ・ニューモニエIgG抗体又は本区分「10」のクラミドフィラ・ニューモニエIgA抗体と併せて実施した場合は，主たるもの1つに限り算定する。

◇　クラミジア・トラコマチス抗原定性は，泌尿器，生殖器，結膜又は鼻咽腔内からの検体によるものであり，本検査に係る検体採取料は所定点数に含まれる。

　　クラミジア・トラコマチス抗原定性について，結膜又は鼻咽腔内からの検体による場合は，封入体結膜炎若しくはトラコーマ又は乳児クラミジア・トラコマチス肺炎の診断のために実施した場合に算定できる。

30　アスペルギルス抗原	**157点**

◇　アスペルギルス抗原はLA法又はELISA法により，侵襲性肺アスペルギルス症の診断のために実施した場合にのみ算定できる。

31　大腸菌O157抗体定性，HTLV-I抗体	**159点**

◇　大腸菌O157抗体定性はLA法による。

32　D-アラビニトール	**160点**

◇　D-アラビニトールは，カンジダ血症又はカンジダ肺炎の診断の目的で行った場合に算定する。

33　大腸菌O157抗原定性	**161点**

◇　本区分「31」の大腸菌O157抗体定性，大腸菌O157抗原定性及びD018細菌培養同定検査の「2」消化管からの検体によるもののうちいずれかを複数測定した場合は，主たるもののみ算定する。

34　クリプトコックス抗原半定量	**166点**
35　クリプトコックス抗原定性	**169点**
36　マイコプラズマ抗原定性（FA法）	**170点**

◇　マイコプラズマ抗原定性（FA法），本区分「4」のマイコプラズマ抗体定性，本区分「4」のマイコプラズマ抗体半定量又は本区分「27」のマイコプラズマ抗原定性（免疫クロマト法）を併せて実施した場合は，主たるもののみ算定する。

37　大腸菌血清型別	**175点**

◇　大腸菌血清型別は，D018細菌培養同定検査により大腸菌が確認され，及びD023-2その他の微生物学的検査の「3」大腸菌ベロトキシン定性により毒素が確認又は腸管出血性大腸菌用の選択培地に菌の発育が確認され，並びに血清抗体法により大腸菌のO抗原又はH抗原の同定を行った場合に，使用した血清の数，菌種等に関わらず算定する。この場合においてD018細菌培養同定検査の費用は別に算定できない。

38　アデノウイルス抗原定性（糞便を除く。），肺炎球菌細胞壁抗原定性	**179点**

◇　肺炎球菌細胞壁抗原定性について

(1)　次のいずれかの場合に算定する。

　ア　喀痰又は上咽頭ぬぐいを検体として，イムノクロマト法により，肺炎又は下気道感染症の診断に用いた場合

　イ　イムノクロマト法により，中耳炎及び副鼻腔炎の診断に用いた場合

39 淋菌抗原定性，単純ヘルペスウイルス抗
原定性，単純ヘルペスウイルス抗原定性(皮
膚)   **180点**

40 カンピロバクター抗原定性（糞便）
                                      184点

41 肺炎球菌莢膜抗原定性（尿・髄液）
                                      188点

42 （1→3）−β−D−グルカン   **195点**

43 ブルセラ抗体定性,ブルセラ抗体半定量，
グロブリンクラス別クラミジア・トラコマ
チス抗体   **200点**

44 グロブリンクラス別ウイルス抗体価（1
項目当たり）   **200点**
注 同一検体についてグロブリンクラス別
ウイルス抗体価の測定を行った場合は，
2項目を限度として算定する。

---

(2) 本検査と本区分「41」の肺炎球菌莢膜抗原定性（尿・髄液）を併せ
て実施した場合には，主たるもののみ算定する。

◇ 淋菌抗原定性は，D018細菌培養同定検査を同時に実施した場合は，
別に算定できない。

◇ 単純ヘルペスウイルス抗原定性は，ヘルペスウイルスの型別確認を
行った場合に算定できる。

◇ 単純ヘルペスウイルス抗原定性（皮膚）は，単純ヘルペスウイルス
感染症が疑われる皮膚病変を認めた初発の患者を対象として，イムノ
クロマト法により測定した場合に算定する。なお，医学的な必要性か
ら，本検査を2回以上算定する場合は，その理由を診療報酬明細書の
摘要欄に記載すること。ただし，本検査と，本区分の「39」単純ヘル
ペスウイルス抗原定性，本区分「47」単純ヘルペスウイルス抗原定性
（角膜）及び本区分「47」単純ヘルペスウイルス抗原定性（性器）は
併せて算定できない。

◇ カンピロバクター抗原定性（糞便）は，カンピロバクター感染を疑
う患者を対象として，イムノクロマト法により測定した場合に算定で
きる。

◇ 肺炎球菌莢膜抗原定性（尿・髄液）は，免疫クロマト法により実施
した場合に限り算定できる。

◇ （1→3）−β−D−グルカンは，発色合成基質法，比濁時間分析法又
はELISA法により，深在性真菌感染症が疑われる患者に対する治
療法の選択又は深在性真菌感染症に対する治療効果の判定に使用した
場合に算定する。

なお，本検査を本区分「23」のカンジダ抗原定性，本区分「23」の
カンジダ抗原半定量，本区分「23」のカンジダ抗原定量，本区分「30」
のアスペルギルス抗原，本区分「32」のD−アラビニトール，本区分「34」
のクリプトコックス抗原半定量又は本区分「35」のクリプトコックス
抗原定性と併せて実施した場合は，主たるもののみ算定する。

◇ グロブリンクラス別クラミジア・トラコマチス抗体は，クラミジ
ア・トラコマチス抗原検出不能又は検体採取の困難な疾患（骨盤内感
染症，卵管炎，副睾丸炎，新生児・乳児肺炎等）の診断に際し，IgG
抗体価又はIgA抗体価を測定した場合又は新生児・乳幼児肺炎の診断
に際し，IgM抗体価を測定した場合に算定する。

IgG抗体価，IgA抗体価及びIgM抗体価のうち2項目以上を同時に
測定した場合は，主たるもののみ算定する。

◇ グロブリンクラス別ウイルス抗体価について
(1) 下記の項目のウイルスのIgG型ウイルス抗体価又はIgM型ウイルス
抗体価を測定した場合に算定する。ただし，キのヒトパルボウイルス
B19は，紅斑が出現している15歳以上の成人について，このウイルス
による感染症が強く疑われ，IgM型ウイルス抗体価を測定した場合に
算定する。
ア ヘルペスウイルス
イ 風疹ウイルス
ウ サイトメガロウイルス
エ EBウイルス
オ 麻疹ウイルス
カ ムンプスウイルス
キ ヒトパルボウイルスB19
ク 水痘・帯状疱疹ウイルス
(2) 同一ウイルスについてIgG型ウイルス抗体価及びIgM型ウイルス抗
体価を測定した場合にあっては，いずれか一方の点数を算定する。
(3) 本区分「11」のウイルス抗体価（定性・半定量・定量）と併せて測
定した場合にあっては，いずれか一方の点数を算定する。

D

45　ツツガムシ抗体定性，ツツガムシ抗体半定量 **203点**	◇　ツツガムシ抗体半定量又はツツガムシ抗体定性は，各株ごとに算定する。

45　ツツガムシ抗体定性，ツツガムシ抗体半
　　定量　　　　　　　　　　　　　　**203点**
46　レジオネラ抗原定性（尿）　　　**205点**

◇　ツツガムシ抗体半定量又はツツガムシ抗体定性は，各株ごとに算定する。
◇　レジオネラ抗原定性（尿）は，症状や所見からレジオネラ症が疑われる患者に対して，ＥＬＩＳＡ法又は免疫クロマト法により実施した場合に限り1回を限度として算定する。

47　単純ヘルペスウイルス抗原定性（角膜），
　　単純ヘルペスウイルス抗原定性（性器），
　　アニサキスIgG・IgA抗体　　　**210点**

◇　単純ヘルペスウイルス抗原定性（角膜）は，角膜ヘルペスが疑われる角膜上皮病変を認めた患者に対し，イムノクロマト法により行った場合に算定する。
◇　アニサキスIgG・IgA抗体は，腸アニサキス症，肉芽腫を伴う慢性胃アニサキス症又はアニサキス異所迷入例（肺アニサキス症等）における診断のために実施した場合に限り算定できる。

48　百日咳菌抗原定性　　　　　　　**217点**

◇　百日咳菌抗原定性
　ア　関連学会が定めるガイドラインの百日咳診断基準における臨床判断例の定義を満たす患者に対して，イムノクロマト法により百日咳菌抗原を測定した場合に算定する。
　イ　本検査とD023微生物核酸同定・定量検査の「13」百日咳菌核酸検出，同区分「22」ウイルス・細菌核酸多項目同時検出（SARS-CoV-2核酸検出を含まないもの）又は同区分「23」ウイルス・細菌核酸多項目同時検出（SARS-CoV-2核酸検出を含む。）を併せて実施した場合は，主たるもののみ算定する。

49　赤痢アメーバ抗体半定量，赤痢アメーバ
　　抗原定性　　　　　　　　　　　　**223点**

◇　赤痢アメーバ抗原定性は，腸管アメーバ症の症状を呈する患者に対して，アメーバ赤痢の診断を目的として，酵素免疫測定法（定性）により糞便中の赤痢アメーバ抗原を測定した場合に算定する。

50　SARS-CoV-2・インフルエンザウイル
　　ス抗原同時検出定性　　　　　　**225点**

◇　SARS-CoV-2・インフルエンザウイルス抗原同時検出定性について
(1)　COVID-19が疑われる患者に対して，COVID-19の診断を目的として実施した場合に1回に限り算定する。ただし，本検査の結果が陰性であったものの，COVID-19以外の診断がつかない場合は，さらに1回に限り算定できる。この場合において，本検査が必要と判断した医学的根拠を診療報酬明細書の摘要欄に記載すること。
(2)　本検査を実施した場合，本区分の「22」インフルエンザウイルス抗原定性，本区分「28」SARS-CoV-2抗原定性，本区分「59」SARS-CoV-2・ＲＳウイルス抗原同時検出定性，本区分「59」SARS-CoV-2・インフルエンザウイルス・ＲＳウイルス抗原同時検出定性及び本区分「61」SARS-CoV-2抗原定量については，別に算定できない。

51　水痘ウイルス抗原定性（上皮細胞）
　　　　　　　　　　　　　　　　　　227点
52　エンドトキシン　　　　　　　　**229点**
53　デングウイルス抗原定性，デングウイル
　　ス抗原・抗体同時測定定性，白癬菌抗原定
　　性　　　　　　　　　　　　　　　**233点**
　注　デングウイルス抗原定性及びデングウ
　　　イルス抗原・抗体同時測定定性について
　　　は，別に厚生労働大臣が定める施設基準
　　　を満たす保険医療機関において実施した
　　　場合に算定する。

◇　デングウイルス抗原定性，デングウイルス抗原・抗体同時測定定性について
(1)　デングウイルス抗原・抗体同時測定定性は，デングウイルスＮＳ１抗原，IgG抗体及びIgM抗体を，イムノクロマト法を用いて同時に測定した場合に算定できる。
(2)　デングウイルス抗原定性及びデングウイルス抗原・抗体同時測定定性は，国立感染症研究所が作成した「蚊媒介感染症の診療ガイドライン」に基づきデング熱を疑う患者が，入院を要する場合に限り算定できる。
(3)　デングウイルス抗原定性及びデングウイルス抗原・抗体同時測定定性は，感染症の発生の状況，動向及び原因を明らかにするための積極的疫学調査を目的として実施された場合は算定できない。
(4)　デングウイルス抗原定性及びデングウイルス抗原・抗体同時測定定性を併せて実施した場合は，主たるもののみ算定する。
◇　白癬菌抗原定性について

(1)　爪白癬が疑われる患者に対して，イムノクロマト法により爪中の白癬菌抗原を測定した場合に算定する。

(2)　本検査は，以下のいずれかに該当する場合に算定できる。

　ア　KOH直接鏡検が陰性であったものの，臨床所見等から爪白癬が疑われる場合。なお，この場合においては，本検査を実施した医学的な必要性を診療報酬明細書の摘要欄に記載すること。

　イ　KOH直接鏡検が実施できない場合。なお，この場合においては，KOH直接鏡検を実施できない理由を診療報酬明細書の摘要欄に記載すること。

(3)　本検査は，関連学会の定める指針に従って実施すること。

54　百日咳菌抗体　　　　　　　　　　257点

55　HIV-1抗体（ウエスタンブロット法）
　　　　　　　　　　　　　　　　　280点

◇　HIV-1抗体（ウエスタンブロット法）及び本区分「58」のHIV-2抗体（ウエスタンブロット法）は，スクリーニング検査としての本区分「16」のHIV-1,2抗体定性若しくは本区分「16」のHIV-1,2抗体半定量，本区分「16」のHIV-1,2抗原・抗体同時測定定性，本区分「17」のHIV-1抗体，本区分「20」のHIV-1,2抗体定量又は本区分「20」のHIV-1,2抗原・抗体同時測定定量によって陽性が確認された症例について，確定診断を目的としてウエスタンブロット法により行った場合に，それぞれ算定する。

56　結核菌群抗原定性　　　　　　　　291点

57　サイトメガロウイルスpp65抗原定性
　　　　　　　　　　　　　　　　　356点

◇　サイトメガロウイルスpp65抗原定性は免疫染色法により，臓器移植後若しくは造血幹細胞移植後の患者又はHIV感染者又は高度細胞性免疫不全の患者に対して行った場合に限り算定できる。ただし，高度細胞性免疫不全の患者については，当該検査が必要であった理由について，診療報酬明細書の摘要欄に記載する。

58　HIV-2抗体（ウエスタンブロット法）
　　　　　　　　　　　　　　　　　380点

59　SARS-CoV-2・RSウイルス抗原同時検出定性，SARS-CoV-2・インフルエンザウイルス・RSウイルス抗原同時検出定性　　　　　　　　　　　　　　420点

◇　SARS-CoV-2・RSウイルス抗原同時検出定性について

(1)　COVID-19が疑われる患者に対して，COVID-19の診断を目的として実施した場合に1回に限り算定する。ただし，本検査の結果が陰性であったものの，COVID-19又はRSウイルス感染以外の診断がつかない場合は，さらに1回に限り算定できる。この場合において，本検査が必要と判断した医学的根拠を診療報酬明細書の摘要欄に記載すること。

(2)　本検査を実施した場合，本区分の「24」RSウイルス抗原定性，本区分「28」SARS-CoV-2抗原定性，本区分「50」SARS-CoV-2・インフルエンザウイルス抗原同時検出定性，本区分「59」SARS-CoV-2・インフルエンザウイルス・RSウイルス抗原同時検出定性及び本区分「61」SARS-CoV-2抗原定量については，別に算定できない。

◇　SARS-CoV-2・インフルエンザウイルス・RSウイルス抗原同時検出定性について

(1)　COVID-19が疑われる患者に対して，COVID-19の診断を目的として実施した場合に1回に限り算定する。ただし，本検査の結果が陰性であったものの，COVID-19以外の診断がつかない場合は，さらに1回に限り算定できる。この場合において，本検査が必要と判断した医学的根拠を診療報酬明細書の摘要欄に記載すること。

(2)　本検査を実施した場合，本区分の「22」インフルエンザウイルス抗原定性，本区分「24」RSウイルス抗原定性，本区分「28」SARS-CoV-2抗原定性，本区分「50」SARS-CoV-2・インフルエンザウイルス抗原同時検出定性，本区分「59」SARS-CoV-2・RSウイルス抗原同時検出定性及び本区分「61」SARS-CoV-2抗原定量については，別に算定できない。

60　HTLV-I抗体（ウエスタンブロット

◇　HTLV-I抗体（ウエスタンブロット法及びラインブロット法）は，

法及びラインブロット法）	**425点**	

本区分「13」のＨＴＬＶ−Ｉ抗体定性，本区分「13」のＨＴＬＶ−Ｉ抗体半定量又は本区分「31」のＨＴＬＶ−Ｉ抗体によって陽性が確認された症例について，確定診断を目的としてウエスタンブロット法又はラインブロット法により行った場合に算定する。

61　SARS-CoV-2抗原定量　　**560点**

◇　SARS-CoV-2抗原定量について
(1)　COVID-19が疑われる患者に対して，COVID-19の診断を目的として，化学発光酵素免疫測定法（定量），電気化学発光免疫測定法（定量），化学発光免疫測定法（定量）又は免疫光導波検出法により実施した場合に1回に限り算定する。ただし，本検査の結果が陰性であったものの，COVID-19以外の診断がつかない場合は，さらに1回に限り算定できる。この場合において，本検査が必要と判断した医学的根拠を診療報酬明細書の摘要欄に記載すること。
(2)　本検査を実施した場合，本区分の「28」SARS-CoV-2抗原定性，本区分「50」SARS-CoV-2・インフルエンザウイルス抗原同時検出定性，本区分「59」SARS-CoV-2・ＲＳウイルス抗原同時検出定性及び本区分「59」SARS-CoV-2・インフルエンザウイルス・ＲＳウイルス抗原同時検出定性については，別に算定できない。

62　ＨＩＶ抗原　　**600点**

◇　ＨＩＶ抗原は，ＨＩＶ感染者の経過観察又はＨＩＶ感染ハイリスク群が急性感染症状を呈した場合の確定診断に際して測定した場合に算定する。

63　ＨＩＶ−1特異抗体・ＨＩＶ−2特異抗体　　**660点**

◇　ＨＩＶ−1特異抗体・ＨＩＶ−2特異抗体は，スクリーニング検査としての本区分「16」のＨＩＶ−1，2抗体定性若しくは本区分「16」のＨＩＶ−1，2抗体半定量，本区分「16」のＨＩＶ−1，2抗原・抗体同時測定定性，本区分「17」のＨＩＶ−1抗体，本区分「20」のＨＩＶ−1，2抗体定量又は本区分「20」のＨＩＶ−1，2抗原・抗体同時測定定量によって陽性が確認された症例について，確定診断を目的として，全血，血清又は血漿を検体とし，イムノクロマト法により測定した場合に算定する。なお，本検査を実施した場合，本区分「55」のＨＩＶ−1抗体（ウエスタンブロット法）及び本区分「58」のＨＩＶ−2抗体（ウエスタンブロット法）は，別に算定できない。

64　抗トリコスポロン・アサヒ抗体　　**822点**

◇　抗トリコスポロン・アサヒ抗体は，ＥＬＩＳＡ法により，夏型過敏性肺炎の鑑別診断を目的として測定した場合に算定できる。なお，鑑別診断目的の対象患者は，厚生省特定疾患びまん性肺疾患調査研究班による「過敏性肺炎の診断の手引と診断基準」により，夏型過敏性肺炎が疑われる患者とする。

65　鳥特異的 IgG 抗体　　**873点**

◇　鳥特異的 IgG 抗体は，診察又は画像診断等により鳥関連過敏性肺炎が強く疑われる患者を対象として，ＥＩＡ法により測定した場合に算定する。なお，本検査が必要と判断した医学的根拠を診療報酬明細書の摘要欄に記載すること。

66　抗アデノ随伴ウイルス9型（ＡＡＶ9）抗体　　**12,850点**
　注　別に厚生労働大臣が定める施設基準に適合しているものとして地方厚生局長等に届け出た保険医療機関において実施した場合に限り算定する。

◇　抗アデノ随伴ウイルス9型（ＡＡＶ9）抗体は，2歳未満の脊髄性筋萎縮症患者に対して，オナセムノゲンアベパルボベクの適応の判定の補助を目的として実施する場合に，原則として患者1人につき1回に限り算定できる。ただし，2回以上算定する場合は，その医療上の必要性について診療報酬明細書の摘要欄に記載する。

D013 肝炎ウイルス関連検査
1　HBs抗原定性・半定量　　**29点**

◇　HBs抗原定性・半定量は，免疫クロマト法，赤血球凝集法，粒子凝集法，ＥＩＡ法（簡易法），金コロイド凝集法による。

2　HBs抗体定性，HBs抗体半定量　　**32点**

◇　HBs抗体半定量は，赤血球凝集法，粒子凝集法，ＥＩＡ法（簡易法），金コロイド凝集法による。

3　HBs抗原，HBs抗体　　**88点**

◇　免疫抑制剤の投与や化学療法を行う患者に対して，B型肝炎の再活性化を考慮し，当該治療開始前にHBs抗原，HBs抗体及び本区分「6」のHBc抗体半定量・定量を同時に測定した場合は，患者1人につき

それぞれ1回に限り算定できる。

4	HBe抗原，HBe抗体	**98点**
5	HCV抗体定性・定量，HCVコア蛋白	**102点**
6	HBc抗体半定量・定量	**130点**
7	HCVコア抗体	**143点**
8	HA-IgM抗体，HA抗体，HBc-IgM抗体	**146点**
9	HCV構造蛋白及び非構造蛋白抗体定性，HCV構造蛋白及び非構造蛋白抗体半定量	**160点**
10	HE-IgA抗体定性	**210点**
11	HCV血清群別判定	**215点**
12	HBVコア関連抗原（HBcrAg）	**252点**
13	デルタ肝炎ウイルス抗体	**330点**
14	HCV特異抗体価，HBVジェノタイプ判定	**340点**

◇　HCVコア蛋白は，EIA法又はIRMA法による。

◇　HBc抗体半定量・定量と本区分「8」のHBc-IgM抗体を同時に測定した場合は，一方の所定点数を算定する。

◇　HA抗体とHA-IgM抗体を同時に測定した場合は，一方の所定点数のみを算定する。

◇　HCV血清群別判定は，EIA法により，C型肝炎の診断が確定した患者に対して，C型肝炎の治療法の選択の目的で実施した場合に，患者1人につき1回に限り算定できる。

◇　HBVコア関連抗原（HBcrAg）は，HBV感染の診断の補助及び治療効果の判定の目的で，血清又は血漿中のHBVコア関連抗原（HBcrAg）を測定した場合に1月に1回に限り算定する。なお，D023微生物核酸同定・定量検査の「4」のHBV核酸定量を同時に測定した場合は，主たるもののみ算定する。

◇　HBVジェノタイプ判定は，B型肝炎の診断が確定した患者に対して，B型肝炎の治療法の選択の目的で実施した場合に，患者1人につき1回に限り算定できる。

注　患者から1回に採取した血液を用いて本区分の3から14までに掲げる検査を3項目以上行った場合は，所定点数にかかわらず，検査の項目数に応じて次に掲げる点数により算定する。

イ	3項目	**290点**
ロ	4項目	**360点**
ハ	5項目以上	**425点**

◇　多項目の包括の規定を適用して算定した場合であっても，診療報酬明細書には，その検査名又は略称を他の検査と区別して記載する。

D014　自己抗体検査

1	寒冷凝集反応	**11点**
2	リウマトイド因子（RF）定量	**30点**
3	抗サイログロブリン抗体半定量，抗甲状腺マイクロゾーム抗体半定量	**37点**
4	Donath-Landsteiner試験	**55点**
5	抗核抗体（蛍光抗体法）定性，抗核抗体（蛍光抗体法）半定量，抗核抗体（蛍光抗体法）定量	**99点**
6	抗インスリン抗体	**107点**
7	抗核抗体（蛍光抗体法を除く。）	**110点**
8	抗ガラクトース欠損IgG抗体定性，抗ガラクトース欠損IgG抗体定量	**111点**

◇　リウマトイド因子（RF）定量，本区分「8」の抗ガラクトース欠損IgG抗体定性，本区分「8」の抗ガラクトース欠損IgG抗体定量，本区分「9」のマトリックスメタロプロテイナーゼ-3（MMP-3），本区分「15」のC_1q結合免疫複合体，本区分「25」のモノクローナルRF結合免疫複合体及び本区分「26」のIgG型リウマトイド因子のうち3項目以上を併せて実施した場合には，主たるもの2つに限り算定する。

◇　抗ガラクトース欠損IgG抗体定性，抗ガラクトース欠損IgG抗体定量は，ECLIA法又はレクチン酵素免疫測定法による。なお，本区分「2」のリウマトイド因子（RF）定量を併せて実施した場合は，

9　マトリックスメタロプロテイナーゼ-3
（MMP-3）　**116点**
10　抗サイログロブリン抗体　**136点**
11　抗甲状腺ペルオキシダーゼ抗体　**138点**

◇　主たるもののみ算定する。

◇　抗甲状腺ペルオキシダーゼ抗体を，本区分「3」の抗甲状腺マイクロゾーム抗体半定量と併せて実施した場合は，主たるもののみ算定する。

12　抗Jo-1抗体定性，抗Jo-1抗体半定量，
抗Jo-1抗体定量　**140点**
13　抗RNP抗体定性，抗RNP抗体半定量，
抗RNP抗体定量　**144点**
14　抗Sm抗体定性，抗Sm抗体半定量，抗
Sm抗体定量　**147点**
15　C$_1$q結合免疫複合体　**153点**
16　抗Scl-70抗体定性，抗Scl-70抗体半定量，
抗Scl-70抗体定量，抗SS-B／La抗体定
性，抗SS-B／La抗体半定量，抗SS-
B／La抗体定量　**157点**
17　抗DNA抗体定量，抗DNA抗体定性
　159点
18　抗SS-A／Ro抗体定性，抗SS-A／
Ro抗体半定量，抗SS-A／Ro抗体定量
　161点
19　抗RNAポリメラーゼⅢ抗体　**170点**

◇　抗RNAポリメラーゼⅢ抗体は，びまん性型強皮症の確定診断を目的として行った場合に，1回を限度として算定できる。また，その際陽性と認められた患者に関し，腎クリーゼのリスクが高い者については治療方針の決定を目的として行った場合に，また，腎クリーゼ発症後の者については病勢の指標として測定した場合に，それぞれ3月に1回を限度として算定できる。

20　抗セントロメア抗体定量，抗セントロメ
ア抗体定性　**174点**

◇　抗セントロメア抗体定量又は抗セントロメア抗体定性は，原発性胆汁性胆管炎又は強皮症の診断又は治療方針の決定を目的に用いた場合に限り算定できる。

21　抗ミトコンドリア抗体定性，抗ミトコン
ドリア抗体半定量　**181点**
22　抗ミトコンドリア抗体定量　**189点**
23　抗ARS抗体　**190点**

◇　抗ARS抗体と本区分「12」の抗Jo-1抗体定性，本区分「12」の抗Jo-1抗体半定量又は本区分「12」の抗Jo-1抗体定量を併せて実施した場合は主たるもののみ算定する。

24　抗シトルリン化ペプチド抗体定性，抗シ
トルリン化ペプチド抗体定量　**193点**

◇　抗シトルリン化ペプチド抗体定性，抗シトルリン化ペプチド抗体定量について
(1)　抗シトルリン化ペプチド抗体定性又は抗シトルリン化ペプチド抗体定量は，以下のいずれかの場合に算定できる。
　ア　関節リウマチと確定診断できない者に対して診断の補助として検査を行った場合に，原則として1回を限度として算定できる。ただし，当該検査結果が陰性の場合においては，3月に1回に限り算定できる。なお，当該検査を2回以上算定するに当たっては，検査値を診療報酬明細書の摘要欄に記載する。
　イ　アとは別に，関節リウマチに対する治療薬の選択のために行う場合においては，患者1人につき原則として1回に限り算定する。ただし，臨床症状・検査所見等の変化を踏まえ，再度治療薬を選択する必要がある場合においては，6月に1回に限り算定できる。なお，当該検査を2回以上算定するに当たっては，その医学的な必要性を診療報酬明細書の摘要欄に記載する。

(2)　抗シトルリン化ペプチド抗体定性，抗シトルリン化ペプチド抗体定量，本区分「8」の抗ガラクトース欠損IgG抗体定性，本区分「8」の抗ガラクトース欠損IgG抗体定量，本区分「9」のマトリックスメタロプロテイナーゼ-3（MMP-3），本区分「15」のC₁q結合免疫複合体，本区分「25」のモノクローナルRF結合免疫複合体及び本区分「26」のIgG型リウマトイド因子のうち2項目以上を併せて実施した場合には，主たるもの1つに限り算定する。

25　モノクローナルRF結合免疫複合体
　　　　　　　　　　　　　　194点
26　IgG型リウマトイド因子　　198点
27　抗TSHレセプター抗体（TRAb）
　　　　　　　　　　　　　　214点

◇　抗TSHレセプター抗体（TRAb）及び本区分「40」の甲状腺刺激抗体（TSAb）を同時に行った場合は，いずれか一方のみ算定する。

28　抗LKM-1抗体　　　　　215点

◇　抗LKM-1抗体は，ウイルス肝炎，アルコール性肝障害及び薬剤性肝障害のいずれでもないことが確認され，かつ，抗核抗体陰性の自己免疫性肝炎が強く疑われる患者を対象として測定した場合に限り算定できる。

　　本検査を実施した場合は，診療報酬明細書の摘要欄に抗核抗体陰性を確認した年月日を記載する。

29　抗カルジオリピンβ₂グリコプロテイン
　　I複合体抗体　　　　　　223点
30　抗カルジオリピンIgG抗体，抗カルジオ
　　リピンIgM抗体，抗β₂グリコプロテイン
　　IIgG抗体，抗β₂グリコプロテインI
　　IgM抗体　　　　　　　　226点

(1)　抗カルジオリピンβ₂グリコプロテインI複合体抗体と抗カルジオリピンIgG抗体，抗カルジオリピンIgM抗体，抗β₂グリコプロテインIIgG抗体又は抗β₂グリコプロテインIIgM抗体を併せて実施した場合は，主たるもののみ算定する。
(2)　抗カルジオリピンIgM抗体は，抗リン脂質抗体症候群の診断を目的として，ELISA法又はCLIA法により実施した場合に，一連の治療につき2回に限り算定する。
(3)　抗β₂グリコプロテインIIgG抗体は，抗リン脂質抗体症候群の診断を目的として，CLEIA法又はCLIA法により実施した場合に，一連の治療につき2回に限り算定する。
(4)　抗β₂グリコプロテインIIgM抗体は，抗リン脂質抗体症候群の診断を目的として，CLEIA法又はCLIA法により実施した場合に，一連の治療につき2回に限り算定する。
(5)　抗カルジオリピンIgG抗体，抗カルジオリピンIgM抗体，抗β₂グリコプロテインIIgG抗体及び抗β₂グリコプロテインIIgM抗体を併せて実施した場合は，主たるもの3つに限り算定する。

31　IgG₂（TIA法によるもの）　239点

◇　IgG₂（TIA法によるもの）及び本区分「42」のIgG₂（ネフェロメトリー法によるもの）は，原発性免疫不全等を疑う場合に算定する。これらを併せて実施した場合は，IgG₂（TIA法によるもの）により算定する。

32　抗好中球細胞質ミエロペルオキシダーゼ
　　抗体（MPO-ANCA）　　251点

◇　抗好中球細胞質ミエロペルオキシダーゼ抗体（MPO-ANCA）は，ELISA法，CLEIA法，ラテックス免疫比濁法又はFIA法により，急速進行性糸球体腎炎の診断又は経過観察のために測定した場合に算定する。

33　抗好中球細胞質プロテイナーゼ3抗体
　　（PR3-ANCA）　　　　　252点
34　抗糸球体基底膜抗体（抗GBM抗体）
　　　　　　　　　　　　　　262点

◇　抗糸球体基底膜抗体（抗GBM抗体）は，抗糸球体基底膜抗体腎炎及びグッドパスチャー症候群の診断又は治療方針の決定を目的として行った場合に限り算定する。

35　ループスアンチコアグラント定量，ルー
　　プスアンチコアグラント定性　265点

◇　ループスアンチコアグラント定量及びループスアンチコアグラント定性は，希釈ラッセル蛇毒試験法又はリン脂質中和法により，抗リン脂質抗体症候群の診断を目的として行った場合に限り算定する。

36　抗デスモグレイン3抗体，抗BP180-N
　　C16a抗体　　　　　　　　270点

◇　抗デスモグレイン3抗体は，ELISA法又はCLEIA法により，天疱瘡の鑑別診断又は経過観察中の治療効果判定を目的として測定し

　た場合に算定できる。なお，鑑別診断目的の対象患者は，厚生労働省難治性疾患政策研究事業研究班による「天疱瘡診断基準」により，天疱瘡が強く疑われる患者とする。

　尋常性天疱瘡の患者に対し，経過観察中の治療効果判定の目的で，本検査と本区分「39」の抗デスモグレイン1抗体を併せて測定した場合は，主たるもののみ算定する。

◇　抗BP180-NC16a抗体は，ELISA法又はCLEIA法により，水疱性類天疱瘡の鑑別診断又は経過観察中の治療効果判定を目的として測定した場合に算定できる。

◇　抗MDA5抗体，抗TIF1-γ抗体及び抗Mi-2抗体は，厚生労働省難治性疾患克服研究事業自己免疫疾患に関する調査研究班による「皮膚筋炎診断基準」を満たす患者において，ELISA法により測定した場合に算定できる。

37　抗MDA5抗体，抗TIF1-γ抗体，抗Mi-2抗体　　　　　　270点

38　抗好中球細胞質抗体（ANCA）定性　　　　　　290点

39　抗デスモグレイン1抗体　　　300点

◇　抗デスモグレイン1抗体は，ELISA法又はCLEIA法により，天疱瘡の鑑別診断又は経過観察中の治療効果判定を目的として測定した場合に算定できる。なお，鑑別診断目的の対象患者は，厚生労働省難治性疾患政策研究事業研究班による「天疱瘡診断基準」により，天疱瘡が強く疑われる患者とする。

　落葉状天疱瘡の患者に対し，経過観察中の治療効果判定の目的で，本検査と本区分「36」の抗デスモグレイン3抗体を併せて測定した場合は，主たるもののみ算定する。

40　甲状腺刺激抗体（TSAb）　330点
41　IgG$_4$　　　　　　　　　377点
42　IgG$_2$（ネフェロメトリー法によるもの）　　　　　　　388点

◇　IgG$_4$は，ネフェロメトリー法又はTIA法による。
◇　本区分「31」のIgG$_2$（TIA法によるもの）及びIgG$_2$（ネフェロメトリー法によるもの）は，原発性免疫不全等を疑う場合に算定する。これらを併せて実施した場合は，IgG$_2$（TIA法によるもの）により算定する。

43　抗GM1IgG抗体，抗GQ1bIgG抗体　　　　　　460点

◇　抗GM1IgG抗体は，ELISA法により，進行性筋力低下又は深部腱反射低下等のギラン・バレー症候群が疑われる所見が見られる場合において，診断時に1回に限り算定でき，経過観察時は算定できない。

◇　抗GQ1bIgG抗体は，ELISA法により，眼筋麻痺又は小脳性運動失調等のフィッシャー症候群が疑われる場合において，診断時に1回に限り算定でき，経過観察時は算定できない。

44　抗デスモグレイン1抗体，抗デスモグレイン3抗体及び抗BP180-NC16a抗体同時測定　　　　　　　490点

◇　抗デスモグレイン1抗体，抗デスモグレイン3抗体及び抗BP180-NC16a抗体同時測定について
(1)　天疱瘡又は水疱性類天疱瘡が疑われる患者に対して，間接蛍光抗体法（IF法）により，鑑別診断を目的として測定した場合に算定できる。なお，天疱瘡についての鑑別診断目的の対象患者は，厚生労働省難治性疾患政策研究事業研究班による「天疱瘡診断基準」により，天疱瘡が強く疑われる患者とする。
(2)　天疱瘡又は水疱性類天疱瘡の鑑別診断の目的で，本検査と本区分「36」の抗デスモグレイン3抗体若しくは本区分「36」の抗BP180-NC16a抗体又は本区分「39」の抗デスモグレイン1抗体を併せて測定した場合は，主たるもののみ算定する。

45　抗アセチルコリンレセプター抗体（抗AChR抗体）　　　775点

◇　抗アセチルコリンレセプター抗体（抗AChR抗体）は，重症筋無力症の診断又は診断後の経過観察の目的で行った場合に算定できる。
　本検査と本区分「47」の抗筋特異的チロシンキナーゼ抗体を併せて測定した場合は，主たるもののみ算定する。

46　抗グルタミン酸レセプター抗体　970点

◇　抗グルタミン酸レセプター抗体は，ラスムッセン脳炎，小児の慢性進行性持続性部分てんかん又はオプソクローヌス・ミオクローヌス症

候群の診断の補助として行った場合に，月1回を限度として算定できる。

◇　抗アクアポリン4抗体は，ELISA法により視神経脊髄炎の診断（治療効果判定を除く。）を目的として測定した場合に算定できる。なお，当該検査の結果は陰性であったが，臨床症状・検査所見等の変化を踏まえ，視神経脊髄炎が強く疑われる患者に対して，疾患の診断を行う必要があり，当該検査を再度実施した場合においても算定できる。ただし，この場合，前回の検査実施日及び検査を再度実施する医学的な必要性について診療報酬明細書の摘要欄に記載する。

◇　抗筋特異的チロシンキナーゼ抗体は，RIA法により重症筋無力症の診断又は診断後の経過観察を目的として測定した場合に算定できる。

　本検査と本区分「45」抗アセチルコリンレセプター抗体（抗AChR抗体）を併せて測定した場合は，主たるもののみ算定する。

◇　抗P／Q型電位依存性カルシウムチャネル抗体（抗P／Q型VGCC抗体）について

(1)　ランバート・イートン筋無力症候群の診断を目的として，RIA法により測定した場合に算定する。

(2)　本検査は，臨床症状によりランバート・イートン筋無力症候群が疑われる患者であって，反復刺激誘発筋電図検査において異常所見を認める患者を対象として実施した場合に限り算定できる。ただし，医学的な必要性から反復刺激誘発筋電図検査において異常所見を認めない患者を対象として実施する場合には，診療報酬明細書の摘要欄にその詳細な理由を記載すること。

◇　抗HLA抗体（スクリーニング検査）は，肺移植，心移植，肝移植，膵移植，小腸移植若しくは腎移植後の患者又は日本臓器移植ネットワークに移植希望者として登録された患者であって，輸血歴や妊娠歴等から医学的に既存抗体陽性が疑われるものに対して実施した場合に，原則として1年に1回に限り算定する。ただし，抗体関連拒絶反応を強く疑う場合等，医学的必要性がある場合には，1年に1回に限り更に算定できる。なお，この場合においては，その理由及び医学的な必要性を診療録及び診療報酬明細書の摘要欄に記載する。

◇　抗HLA抗体（抗体特異性同定検査）は，本区分「48」の抗HLA抗体（スクリーニング検査）によって陽性が確認された症例について，抗体関連拒絶反応の確定診断を目的に行われた場合，又は抗HLA抗体獲得の確定を目的に行われた場合に算定する。ただし，抗体関連拒絶反応と診断された患者の経過観察時に行った場合又は日本臓器移植ネットワークに移植希望者として登録された患者であって，抗HLA抗体検査（抗体特異性同定検査）の結果が陽性であったものに対して脱感作療法を行った場合には，1年に2回に限り更に算定できる。なお，この場合においては，その理由及び医学的な必要性を診療録及び診療報酬明細書の摘要欄に記載する。

◇　多項目の包括の規定を適用して算定した場合であっても，診療報酬明細書には，その検査名又は略称を他の検査と区別して記載する。

47　抗アクアポリン4抗体，抗筋特異的チロシンキナーゼ抗体，抗P／Q型電位依存性カルシウムチャネル抗体（抗P／Q型VGCC抗体）　　　　　　　　　1,000点

48　抗HLA抗体（スクリーニング検査）　　　　　　　　　1,000点

49　抗HLA抗体（抗体特異性同定検査）　　　　　　　　　4,850点

注1　本区分の10から16まで，18，19，23及び37に掲げる検査を2項目又は3項目以上行った場合は，所定点数にかかわらず，それぞれ320点又は490点を算定する。
　2　本区分の48及び49に掲げる検査については，別に厚生労働大臣が定める施設基準に適合しているものとして地方厚生局長等に届け出た保険医療機関において実施した場合に限り算定する。

D015 血漿蛋白免疫学的検査

1　C反応性蛋白（CRP）定性，C反応性

　蛋白（ＣＲＰ）▲　　　　　**16点**

2　赤血球コプロポルフィリン定性，グル
　　コース-6-ホスファターゼ（G-6-Pase）
　　　　　　　　　　　　　　　30点

3　グルコース-6-リン酸デヒドロゲナーゼ
　　（G-6-PD）定性,赤血球プロトポルフィ
　　リン定性　　　　　　　　　**34点**

4　血清補体価（CH_{50}），免疫グロブリン
　　　　　　　　　　　　　　　38点

5　クリオグロブリン定性，クリオグロブリ
　　ン定量　　　　　　　　　　**42点**

6　血清アミロイドＡ蛋白（ＳＡＡ）　**47点**

◇　免疫グロブリンは，IgG，IgA，IgM及びIgDを測定した場合に，
　　それぞれ所定点数を算定する。

◇　血清アミロイドＡ蛋白（ＳＡＡ）を本区分「1」のＣ反応性蛋白（Ｃ
　　ＲＰ）定性又は本区分「1」のＣ反応性蛋白（ＣＲＰ）と併せて測定
　　した場合は，主たるもののみ算定する。

7　トランスフェリン（Tf）　　　**60点**

◇　トランスフェリン（Tf）は，ＳＲＩＤ法等による。

8　C_3，C_4　　　　　　　　　　**70点**

◇　C_3及びC_4は，ＳＲＩＤ法等による。

9　セルロプラスミン　　　　　　**90点**

10　β_2-マイクログロブリン　　　　**98点**

11　非特異的IgE半定量，非特異的IgE定量
　　　　　　　　　　　　　　　100点

12　トランスサイレチン（プレアルブミン）
　　　　　　　　　　　　　　　101点

13　特異的IgE半定量・定量　　　**110点**
　　注　特異的IgE半定量・定量検査は，特異
　　　　抗原の種類ごとに所定点数を算定する。
　　　　ただし，患者から1回に採取した血液を
　　　　用いて検査を行った場合は，1,430点を
　　　　限度として算定する。

14　α_1-マイクログロブリン，ハプトグロビ
　　ン（型補正を含む。）　　　**129点**

15　レチノール結合蛋白（ＲＢＰ）**132点**

16　C_3プロアクチベータ　　　　**160点**

17　免疫電気泳動法（抗ヒト全血清），イン
　　ターロイキン-6（ＩＬ-6）　**170点**

◇　免疫電気泳動法（抗ヒト全血清）については，同一検体につき1回
　　に限り算定する。
　　　同一検体について免疫電気泳動法（抗ヒト全血清）及び本区分「24」
　　の免疫電気泳動法（特異抗血清）を併せて行った場合は，主たる検査
　　の所定点数のみを算定する。

◇　インターロイキン-6（ＩＬ-6）は，全身性炎症反応症候群の患者（疑
　　われる患者を含む。）の重症度判定の補助を目的として，血清又は血
　　漿を検体とし，ＥＣＬＩＡ法，ＣＬＩＡ法又はＣＬＥＩＡ法により測
　　定した場合に，一連の治療につき2回に限り算定する。なお，本検査
　　を実施した年月日を診療報酬明細書に記載すること。また，医学的な
　　必要性から一連の治療につき3回以上算定する場合においては，その
　　詳細な理由を診療報酬明細書の摘要欄に記載すること。

18　ＴＡＲＣ　　　　　　　　　**179点**

◇　ＴＡＲＣは，以下のいずれかの場合に算定できる。
　　ア　アトピー性皮膚炎の重症度評価の補助を目的として，血清中のＴ
　　　　ＡＲＣ量を測定する場合に，月1回を限度として算定できる。
　　イ　COVID-19と診断された患者（呼吸不全管理を要する中等症以
　　　　上の患者を除く。）の重症化リスクの判定補助を目的として，血清
　　　　中のＴＡＲＣ量を測定する場合は，一連の治療につき1回を限度と
　　　　して算定できる。

19　ヘモペキシン　　　　　　　**180点**

20　ＡＰＲスコア定性　　　　　**191点**

◇　ＡＰＲスコア定性は，α_1-酸性糖蛋白，ハプトグロビン及びＣ反応

性蛋白（CRP）定性の3つを測定した場合に算定する。

21　アトピー鑑別試験定性　　　　**194点**

◇　アトピー鑑別試験定性は，12種類の吸入性アレルゲン（ヤケヒョウヒダニ，コナヒョウヒダニ，ネコ皮屑，イヌ皮屑，ギョウギシバ，カモガヤ，ブタクサ，ヨモギ，シラカンバ（属），スギ，カンジダ，アルテルナリア）に対する特異的IgEを測定した場合に算定する。

22　Bence Jones蛋白同定（尿）　　**201点**
23　癌胎児性フィブロネクチン定性（頸管腟分泌液）　　　　　　　**204点**

◇　癌胎児性フィブロネクチン定性（頸管腟分泌液）は，破水の診断のために妊娠満22週以上満37週未満の者を対象として測定した場合又は切迫早産の診断のために妊娠満22週以上満33週未満の者を対象として測定した場合のみ算定する。

◇　癌胎児性フィブロネクチン定性（頸管腟分泌液）及びD007血液化学検査の「45」腟分泌液中インスリン様成長因子結合蛋白1型（IGFBP-1）定性を併せて実施した場合は，主たるもののみ算定する。

24　免疫電気泳動法（特異抗血清）　**218点**

◇　免疫電気泳動法（特異抗血清）について
(1)　免疫電気泳動法（特異抗血清）については，同一検体につき1回に限り算定する。
(2)　同一検体について本区分「17」の免疫電気泳動法（抗ヒト全血清）及び免疫電気泳動法（特異抗血清）を併せて行った場合は，主たる検査の所定点数のみを算定する。
(3)　免疫電気泳動法（特異抗血清）は，免疫固定法により実施した場合にも算定できる。

25　C₁インアクチベータ　　　　**253点**
26　SCCA2　　　　　　　　　　**300点**

◇　15歳以下の小児におけるアトピー性皮膚炎の重症度評価を行うことを目的として，ELISA法により測定した場合に，月1回を限度として算定する。
　　アトピー性皮膚炎の重症度評価を行うことを目的として本検査及び本区分「18」TARCを同一月中に併せて行った場合は，主たるもののみ算定する。

27　免疫グロブリンL鎖κ／λ比　**330点**

◇　免疫グロブリンL鎖κ／λ比はネフェロメトリー法により，高免疫グロブリン血症の鑑別のために測定した場合に算定できる。
　　免疫グロブリンL鎖κ／λ比と本区分「17」の免疫電気泳動法（抗ヒト全血清）又は本区分「24」の免疫電気泳動法（特異抗血清）を同時に実施した場合は，主たるもののみ算定する。

28　インターフェロン-λ3（IFN-λ3），
　　sFlt-1/PlGF比　　　　　　　**340点**

◇　インターフェロン-λ3（IFN-λ3）について
(1)　COVID-19と診断された患者（呼吸不全管理を要する中等症以上の患者を除く。）の重症化リスクの判定補助を目的として，2ステップサンドイッチ法を用いた化学発光酵素免疫測定法により測定した場合に算定する。
(2)　本検査を2回以上算定する場合は，前回の検査結果が基準値未満であることを確認すること。

◇　sFlt-1/PlGF比について
(1)　血清を検体とし，ECLIA法により可溶性fms様チロシンキナーゼ1（sFlt-1）及び胎盤増殖因子（PlGF）を測定し，sFlt-1/PlGF比を算出した場合に算定する。
(2)　本検査は，妊娠18週から36週未満の妊娠高血圧腎症が疑われる妊婦であって，以下のリスク因子のうちいずれか1つを有するものに対して実施した場合に，原則として一連の妊娠につき1回に限り算定できる。なお，リスク因子を2つ以上有する場合は，原則として当該点数は算定できない。
ア　収縮期血圧が130mmHg以上又は拡張期血圧80mmHg以上
イ　蛋白尿
ウ　妊娠高血圧腎症を疑う臨床症状又は検査所見
エ　子宮内胎児発育遅延

オ　子宮内胎児発育遅延を疑う検査所見
(3)　本検査を算定する場合は，(2)のリスク因子のいずれに該当するかを診療報酬明細書の摘要欄に記載すること。また，(2)のウ又はオに該当する場合は，その医学的根拠を併せて記載すること。なお，医学的な必要性から，リスク因子を 2 つ以上有する妊婦において算定する場合，又は一連の妊娠につき 2 回以上算定する場合は，その詳細な理由を診療報酬明細書の摘要欄に記載すること。

29　免疫グロブリン遊離Ｌ鎖 κ ／ λ 比　**388点**
30　結核菌特異的インターフェロン-γ 産生能　**593点**

◇　結核菌特異的インターフェロン-γ 産生能は，診察又は画像診断等により結核感染が強く疑われる患者を対象として測定した場合のみ算定できる。

D016　細胞機能検査

1　Ｂ細胞表面免疫グロブリン　**155点**
2　Ｔ細胞サブセット検査（一連につき）　**185点**
3　Ｔ細胞・Ｂ細胞百分率　**193点**
4　顆粒球機能検査（種目数にかかわらず一連につき）　**200点**
5　顆粒球スクリーニング検査（種目数にかかわらず一連につき）　**220点**
6　赤血球・好中球表面抗原検査　**320点**

7　リンパ球刺激試験（ＬＳＴ）
　イ　1薬剤　**345点**
　ロ　2薬剤　**425点**
　ハ　3薬剤以上　**515点**
8　顆粒球表面抗原検査　**640点**

◇　Ｔ細胞サブセット検査は，免疫不全の診断目的に行う検査をいい，検査方法にかかわらず，一連として算定する。

◇　顆粒球機能検査は，化学遊走物質，細菌，光化学反応を用いた検査をいい，検査方法にかかわらず，一連として算定する。
◇　顆粒球スクリーニング検査は，白血球墨粒貪食試験，ＮＢＴ還元能検査をいい，検査方法にかかわらず，一連として算定する。
◇　赤血球・好中球表面抗原検査は，発作性夜間血色素尿症（ＰＮＨ）の鑑別診断のため，2 種類のモノクローナル抗体を用いて赤血球及び好中球の表面抗原の検索を行った場合に算定できる。
◇　リンパ球刺激試験（ＬＳＴ）は，Con-A，ＰＨＡ又は薬疹の被疑医薬品によるものである。

◇　顆粒球表面抗原検査は，「指定難病に係る診断基準及び重症度分類等について」（平成26年11月12日付け健発1112第 1 号厚生労働省健康局長通知）において示されている診断基準に基づき，臨床症状・検査所見等から先天性グリコシルホスファチジルイノシトール（ＧＰＩ）欠損症が強く疑われた患者に対し，当該疾患の診断を目的として，モノクローナル抗体を用いて顆粒球の表面抗原の解析を行った場合に算定できる。なお，本検査を実施した場合には，当該診断基準に基づいて，当該疾患を疑う根拠を診療報酬明細書の摘要欄に記載すること。

（微生物学的検査）

D017　排泄物，滲出物又は分泌物の細菌顕微鏡検査

1　蛍光顕微鏡，位相差顕微鏡，暗視野装置等を使用するもの　**50点**
　注　集菌塗抹法を行った場合には，**集菌塗抹加算**として，**35点**を所定点数に加算する。
2　保温装置使用アメーバ検査　**45点**
3　その他のもの▲　**67点**
　注　同一検体について当該検査と区分番号D002に掲げる尿沈渣（鏡検法）又は区分番号D002-2に掲げる尿沈渣（フローサイトメトリー法）を併せて行った場合は，主たる検査の所定点数のみ算定する。

D018　細菌培養同定検査

◇　排泄物，滲出物又は分泌物の細菌顕微鏡検査について
(1)　尿，糞便，喀痰，穿刺液，胃液，十二指腸液，胆汁，膿，眼分泌液，鼻腔液，咽喉液，口腔液，その他の滲出物等について細菌，原虫等の検査を行った場合に該当する。
(2)　染色の有無及び方法の如何にかかわらず，また，これら各種の方法を 2 以上用いた場合であっても，1 回として算定する。
(3)　当該検査とD002尿沈渣（鏡検法）又はD002-2尿沈渣（フローサイトメトリー法）を同一日に併せて算定する場合は，当該検査に用いた検体の種類を診療報酬明細書の摘要欄に記載する。
(4)　症状等から同一起因菌によると判断される場合であって，当該起因菌を検索する目的で異なる複数の部位又は同一部位の複数の箇所から検体を採取した場合は，主たる部位又は 1 箇所のみの所定点数を算定する。

◇　細菌培養同定検査について

1　口腔，気道又は呼吸器からの検体　**180点**
2　消化管からの検体　**200点**
3　血液又は穿刺液　**225点**
4　泌尿器又は生殖器からの検体　**190点**
5　その他の部位からの検体　**180点**
6　簡易培養　**60点**

注1　1から6までについては，同一検体について一般培養と併せて嫌気性培養を行った場合は，**嫌気性培養加算**として，**122点**を所定点数に加算する。

　　2　入院中の患者に対して，質量分析装置を用いて細菌の同定を行った場合は，**質量分析装置加算**として，**40点**を所定点数に加算する。

(1)　抗酸菌を除く一般細菌，真菌，原虫等を対象として培養を行い，同定検査を行うことを原則とする。

(2)　同定検査を予定して培養したものであれば，菌が陰性の場合であっても本区分「1」から「5」までの項により算定するが，あらかじめ培養により菌の有無のみを検索する場合は，検体の種類にかかわらず，本区分「6」の簡易培養により算定する。

(3)　検体ごとに本区分「1」から「5」までの所定点数を算定できるが，同一検体を用いて簡易培養を併せて行った場合は，本区分「6」の簡易培養は算定できない。

(4)　症状等から同一起因菌によると判断される場合であって，当該起因菌を検索する目的で異なった部位から，又は同一部位の数か所から検体を採取した場合は，主たる部位又は1か所のみの所定点数を算定する。ただし，血液を2か所以上から採取した場合に限り，本区分「3」の血液又は穿刺液を2回算定できる。この場合，「注1」及び「注2」の加算は2回算定できる。

(5)　各検体別の所定点数には，定量培養を行った場合を含む。

(6)　「3」における穿刺液とは，胸水，腹水，髄液及び関節液をいい，「5」のその他の部位からの検体とは，本区分「1」から「4」までに掲げる部位に含まれない全ての部位からの検体をいい，例えば，皮下からの検体をいう。

(7)　「6」の簡易培養は，Dip-Slide法，簡易培地等を用いて簡単な培養を行うものである。

　　ウロトレース，ウリグロックスペーパー等の尿中細菌検査用試験紙による検査は，D000尿中一般物質定性半定量検査に含まれ，別に算定できない。

(8)　嫌気性培養のみを行った場合は，本区分「1」から「6」までの所定点数のみ算定し，「注1」の加算は算定できない。

(9)　「注2」に規定する質量分析装置加算については，入院中の患者に対して細菌培養同定検査を当該保険医療機関内で実施する際に，質量分析装置を用いて細菌の同定を行った場合に，所定点数に加算する。

◇　細菌薬剤感受性検査は，結果として菌が検出できず実施できなかった場合においては算定しない。

D019　細菌薬剤感受性検査

1　1菌種　**185点**
2　2菌種　**240点**
3　3菌種以上　**310点**
4　薬剤耐性菌検出　**50点**

◇　薬剤耐性菌検出は，基質特異性拡張型β-ラクタマーゼ産生，メタロβ-ラクタマーゼ産生，AmpC産生等の薬剤耐性因子の有無の確認を行った場合に算定する。

5　抗菌薬併用効果スクリーニング　**150点**

◇　抗菌薬併用効果スクリーニングは，多剤耐性グラム陰性桿菌が検出された際に，チェッカーボード法により，抗菌薬の併用効果の確認を行った場合に算定する。

D019-2　酵母様真菌薬剤感受性検査　**150点**

◇　酵母様真菌薬剤感受性検査は，深在性真菌症（カンジダ，クリプトコックスに限る。）であり，原因菌が分離できた患者に対して行った場合に限り算定する。

D020　抗酸菌分離培養検査

◇　抗酸菌分離培養検査は，検体の採取部位が異なる場合であっても，同時に又は一連として検体を採取した場合は，1回のみ所定点数を算定する。

◇　抗酸菌分離培養検査は，結核患者の退院の可否を判断する目的で，患者の病状を踏まえ頻回に行われる場合においても算定できる。

1　抗酸菌分離培養（液体培地法）　**300点**

◇　「抗酸菌分離培養（液体培地法）」は，液体培地を用いて培養を行い，酸素感受性蛍光センサー，二酸化炭素センサー又は酸化還元呈色色素を用いて検出を行った場合に算定する。

2　抗酸菌分離培養（それ以外のもの）

◇　「抗酸菌分離培養（それ以外のもの）」は，「抗酸菌分離培養（液体

D

検査

微生物学的

209点

D021　抗酸菌同定（種目数にかかわらず一連につき）
361点

D022　抗酸菌薬剤感受性検査（培地数に関係なく）
400点
注　4薬剤以上使用した場合に限り算定する。

D023　微生物核酸同定・定量検査
1　クラミジア・トラコマチス核酸検出
188点

2　淋菌核酸検出　**198点**

3　A群β溶血連鎖球菌核酸検出　**204点**

4　HBV核酸定量　**256点**

5　淋菌及びクラミジア・トラコマチス同時核酸検出
262点

「培地法）」に掲げるもの以外について算定する。

◇　抗酸菌同定は，検査方法，培地数にかかわらず，1回のみ所定点数を算定する。

◇　抗酸菌薬剤性検査について
(1)　直接法，間接法等の方法及び培地数にかかわらず,感受性検査を行った薬剤が4種類以上の場合に限り算定する。
(2)　混合薬剤耐性検査においても，使われた薬剤が4種類以上の場合に限り算定する。

◇　クラミジア・トラコマチス核酸検出とD012感染症免疫学的検査の「29」クラミジア・トラコマチス抗原定性を併用した場合は，主なもののみ算定する。
　　クラミジア・トラコマチス核酸検出は，PCR法，LCR法，ハイブリッドキャプチャー法若しくはTMA法による同時増幅法並びにHPA法及びDKA法若しくは核酸ハイブリダイゼーション法による同時検出法，SDA法又はTRC法により，泌尿器，生殖器又は咽頭からの検体により実施した場合に限り算定できる。

◇　淋菌核酸検出，D012感染症免疫学的検査の「39」淋菌抗原定性又はD018細菌培養同定検査（淋菌感染を疑って実施するもの）を併せて実施した場合は，主なもののみ算定する。
　　淋菌核酸検出は，DNAプローブ法，LCR法による増幅とEIA法による検出を組み合わせた方法，PCR法による増幅と核酸ハイブリダイゼーション法による検出を組み合わせた方法，SDA法，TMA法による同時増幅法並びにHPA法及びDKA法による同時検出法又はTRC法による。淋菌核酸検出は，泌尿器，生殖器又は咽頭からの検体（尿検体を含む。）による。なお，SDA法，PCR法による増幅と核酸ハイブリダイゼーション法による検出を組み合わせた方法，TMA法による同時増幅法並びにHPA法及びDKA法による同時検出法又はTRC法においては咽頭からの検体も算定できる。

◇　A群β溶血連鎖球菌核酸検出は，A群β溶血連鎖球菌感染が疑われる15歳未満の患者を対象として，等温核酸増幅法により測定し，当日中に結果を説明した場合に算定できる。なお，本検査とD012感染症免疫学的検査「19」のA群β溶連菌迅速試験定性又はD018細菌培養同定検査を併せて実施した場合は，主たるもののみ算定する。

◇　HBV核酸定量は，分岐DNAプローブ法，TMA法又はPCR法による。また，B型肝炎ウイルス既感染者であって，免疫抑制剤の投与や化学療法を行っている悪性リンパ腫等の患者に対して，B型肝炎の再活性化を考慮し，HBV核酸定量を行った場合は，当該治療中及び治療終了後1年以内に限り，月1回を限度として算定できる。

◇　淋菌及びクラミジア・トラコマチス同時核酸検出は，クラミジア・トラコマチス感染症若しくは淋菌感染症が疑われる患者又はクラミジア・トラコマチスと淋菌による重複感染が疑われる患者であって，臨床所見，問診又はその他の検査による病原微生物鑑別が困難なものに対して治療法選択のために実施した場合及びクラミジア・トラコマチスと淋菌の重複感染者に対して治療効果判定に実施した場合に算定できる。
　　ただし，D012感染症免疫学的検査の「29」のクラミジア・トラコマチス抗原定性，同区分「39」淋菌抗原定性，D018細菌培養同定検査（淋菌及びクラミジアによる感染を疑って実施するもの），本区分「1」のクラミジア・トラコマチス核酸検出又は本区分「2」の淋菌核酸検出を併せて実施した場合は，主たるもののみ算定する。
　　淋菌及びクラミジア・トラコマチス同時核酸検出は，TMA法による同時増幅法並びにHPA法及びDKA法による同時検出法，PCR

法による同時増幅法及び核酸ハイブリダイゼーション法による同時検出法，ＳＤＡ法又はＴＲＣ法による。淋菌及びクラミジア・トラコマチス同時核酸検出は，泌尿器，生殖器又は咽頭からの検体（尿検体を含む。）による。なお，ＴＭＡ法による同時増幅法並びにＨＰＡ法及びＤＫＡ法による同時検出法，ＳＤＡ法，ＰＣＲ法による同時増幅法及び核酸ハイブリダイゼーション法による同時検出法又はＴＲＣ法においては咽頭からの検体も算定できる。

6　マイコプラズマ核酸検出，インフルエンザ核酸検出　　　　　　　　291点

◇　インフルエンザ核酸検出は，以下のいずれかに該当する患者について，発症12時間以内に実施し，当日中に結果を説明した場合に限り算定する。なお，当該検査が必要である理由を診療報酬明細書の摘要欄に記載する。
ア　5歳未満の幼児
イ　65歳以上の高齢者
ウ　妊婦
エ　その他重症化リスクのある患者

7　レジオネラ核酸検出　　　　　　292点
8　ＥＢウイルス核酸定量　　　　　310点

◇　ＥＢウイルス核酸定量は，以下のいずれかに該当する患者に対して，リアルタイムＰＣＲ法により実施した場合に算定する。
ア　臓器移植後の患者については，移植後3月以内の場合は1週に1回，移植後1年以内の場合は1月に1回に限り算定する。ただし，移植後1年以内にＥＢウイルス核酸定量の測定を行い，核酸量の高値が認められた患者については，移植後1年以上経過した場合も，3月に1回に限り算定できる。
イ　造血幹細胞移植後の患者であって，ＨＬＡ型不一致の移植が行われた患者又は移植に伴い抗胸腺細胞グロブリンが投与された患者については，移植後3月以内の場合は1週に1回，移植後1年以内の場合は1月に1回に限り算定する。
ウ　臓器移植後の急性拒絶反応又は造血幹細胞移植後の急性移植片対宿主病に対して抗胸腺細胞グロブリンが投与された患者については，抗胸腺細胞グロブリンの投与開始日から起算して2月以内の場合は1週に1回，6月以内の場合は1月に1回に限り算定する。
エ　移植後リンパ増殖性疾患を疑う患者に対して，当該疾患の診断の補助又は診断された後の経過観察を目的として実施する場合に算定する。ただし，経過観察を目的とする場合は，当該疾患と診断された日から起算して1月以内の場合は1週に1回，6月以内の場合は1月に1回に限り算定する。
オ　悪性リンパ腫又は白血病の患者に対して，ＥＢウイルス陽性の確認又は確認された後の経過観察を目的として実施する場合に算定する。ただし，経過観察を目的とする場合は，悪性リンパ腫又は白血病と診断された日から1年以内に限り，1月に1回に限り算定する。
カ　再生不良性貧血の患者であって，抗胸腺細胞グロブリンが投与された患者については，抗胸腺細胞グロブリンの投与開始日から起算して2月以内の場合は1週に1回，6月以内の場合は1月に1回に限り算定する。
キ　慢性活動性ＥＢウイルス感染症を疑う患者に対して，当該疾患の診断の補助又は診断された後の経過観察を目的に実施された場合は，1月に1回に限り算定する。
ク　上咽頭癌を疑う患者に対して，当該疾患の診断の補助又は診断された後の治療効果判定を目的として実施した場合に，それぞれ1回に限り算定できる。ただし，D012感染症免疫学的検査の「11」ウイルス抗体価（定性・半定量・定量）又は同区分「44」のグロブリンクラス別ウイルス抗体価におけるＥＢウイルスを対象とした検査を併せて実施した場合には，主たるもののみ算定する。

9　HCV核酸検出　**330点**

◇　HCV核酸検出は，PCR法又はTMA法により，C型肝炎の治療方法の選択及び治療経過の観察に用いた場合にのみ算定できる。
　　治療方法の選択の場合においては，抗体陽性であり，かつ，本区分「15」のHCV核酸定量で検出限界を下回る者について実施した場合に算定できるものとし，治療経過の観察の場合においては，本検査と本区分「15」のHCV核酸定量を併せて実施した場合には，いずれか一方に限り算定する。

10　HPV核酸検出　**347点**
　注　HPV核酸検出については，別に厚生労働大臣が定める施設基準に適合しているものとして地方厚生局長等に届け出た保険医療機関において，細胞診によりベセスダ分類がASC-USと判定された患者又は過去に区分番号K867に掲げる子宮頸部（腟部）切除術，区分番号K867-3に掲げる子宮頸部摘出術（腟部切断術を含む。）若しくは区分番号K867-4に掲げる子宮頸部異形成上皮又は上皮内癌レーザー照射治療を行った患者に対して行った場合に限り算定する。

◇　HPV核酸検出及びHPV核酸検出（簡易ジェノタイプ判定）は，予め行われた細胞診の結果，ベセスダ分類上ASC-US（意義不明異型扁平上皮）と判定された患者又は過去に子宮頸部円錐切除若しくはレーザー照射治療を行った患者に対して行った場合に限り算定できる。なお，過去に子宮頸部円錐切除又はレーザー照射治療を行った患者以外の患者については，細胞診と同時に実施した場合は算定できない。
◇　HPV核酸検出とHPV核酸検出（簡易ジェノタイプ判定）を併せて実施した場合は，主たるもの1つに限り算定する。

11　HPV核酸検出（簡易ジェノタイプ判定）　**347点**
　注　HPV核酸検出（簡易ジェノタイプ判定）については，別に厚生労働大臣が定める施設基準に適合しているものとして地方厚生局長等に届け出た保険医療機関において，細胞診によりベセスダ分類がASC-USと判定された患者又は過去に区分番号K867に掲げる子宮頸部（腟部）切除術，区分番号K867-3に掲げる子宮頸部摘出術（腟部切断術を含む。）若しくは区分番号K867-4に掲げる子宮頸部異形成上皮又は上皮内癌レーザー照射治療を行った患者に対して行った場合に限り算定する。

12　腟トリコモナス及びマイコプラズマ・ジェニタリウム核酸同時検出　**350点**

◇　腟トリコモナス及びマイコプラズマ・ジェニタリウム核酸同時検出は，以下のいずれかに該当する場合であって，リアルタイムPCR法により測定した場合に算定する。
　ア　腟トリコモナス感染症を疑う患者であって，鏡検が陰性又は実施できないもの若しくはマイコプラズマ・ジェニタリウム感染症を疑う患者に対して，治療法の選択を目的として行った場合
　イ　腟トリコモナス感染症又はマイコプラズマ・ジェニタリウム感染症の患者に対して，治療効果判定を目的として実施した場合

13　百日咳菌核酸検出，肺炎クラミジア核酸検出，百日咳菌・パラ百日咳菌核酸同時検出，ヘリコバクター・ピロリ核酸及びクラリスロマイシン耐性遺伝子検出　**360点**

◇　百日咳菌核酸検出は，関連学会が定めるガイドラインの百日咳診断基準における臨床判断例の定義を満たす患者に対して，LAMP法により測定した場合に算定できる。
◇　肺炎クラミジア核酸検出について
(1)　肺炎クラミジア感染の診断を目的として，LAMP法により実施した場合に算定する。
(2)　本検査とD012感染症免疫学的検査の「9」クラミドフィラ・ニューモニエIgG抗体，同区分「10」クラミドフィラ・ニューモニエIgA抗体若しくは同区分「29」クラミドフィラ・ニューモニエIgM抗体，本区分の「22」ウイルス・細菌核酸多項目同時検出（SARS-CoV-2核

D
検査
微生物学的

酸検出を含まないもの）又は本区分「23」ウイルス・細菌核酸多項目同時検出（SARS-CoV-2核酸検出を含む。）を併せて実施した場合は，主たるもののみを算定する。

◇　百日咳菌・パラ百日咳菌核酸同時検出は，関連学会が定めるガイドラインの百日咳診断基準における臨床判断例の定義を満たす患者に対して，PCR法により測定した場合に算定できる。

◇　ヘリコバクター・ピロリ核酸及びクラリスロマイシン耐性遺伝子検出は，ヘリコバクター・ピロリ感染が強く疑われる患者に対し，PCR法により測定した場合に算定できる。

　　当該検査を含むヘリコバクター・ピロリ感染診断の保険診療上の取扱いについては「ヘリコバクター・ピロリ感染の診断及び治療に関する取扱いについて」（平成12年10月31日保険発第180号）に即して行うこと。

14　抗酸菌核酸同定，結核菌群核酸検出
　　　　　　　　　　　　　　　410点

◇　抗酸菌核酸同定は，マイクロプレート・ハイブリダイゼーション法によるものをいう。

　　当該検査は，結核患者の退院の可否を判断する目的で，患者の病状を踏まえ頻回に行われる場合においても算定できる。

◇　結核菌群核酸検出は，核酸増幅と液相ハイブリダイゼーション法による検出を組み合わせた方法，LCR法による核酸増幅とEIA法による検出を組み合わせた方法，LAMP法又は核酸増幅とキャピラリ電気泳動分離による検出を組み合わせた方法による。

　　なお，結核患者の退院の可否を判断する目的で，患者の病状を踏まえ頻回に行われる場合においても算定できる。

15　HCV核酸定量　　　　　　　412点

◇　HCV核酸定量は，分岐DNAプローブ法，PCR法又はTMA法と核酸ハイブリダイゼーション法を組み合わせた方法により，急性C型肝炎の診断，C型肝炎の治療法の選択及び治療経過の観察に用いた場合にのみ算定できる。

　　治療経過の観察の場合において，本区分「9」のHCV核酸検出及びHCV核酸定量を併せて実施した場合は，主たるもののみ算定する。

16　マイコバクテリウム・アビウム及びイントラセルラー（MAC）核酸検出　421点

◇　マイコバクテリウム・アビウム及びイントラセルラー（MAC）核酸検出は，他の検査により結核菌が陰性であることが確認された場合のみに算定できる。

　　D021抗酸菌同定と併せて実施された場合にあっては，主なもののみ算定する。

17　HBV核酸プレコア変異及びコアプロモーター変異検出，ブドウ球菌メチシリン耐性遺伝子検出，SARSコロナウイルス核酸検出，HTLV-1核酸検出，単純疱疹ウイルス・水痘帯状疱疹ウイルス核酸定量，サイトメガロウイルス核酸定量　450点

◇　HBV核酸プレコア変異及びコアプロモーター変異検出は，下記ア又はイに掲げる患者に対し，PCR法により測定した場合に限り算定できる。

ア　B型急性肝炎患者に対しては，劇症肝炎が疑われる場合に限り，患者1人につき1回算定できる。

イ　B型慢性肝炎患者に対しては，経過観察中にALT異常値などにより肝炎増悪が疑われ，かつ，抗ウイルス薬等のB型肝炎治療薬の投与対象患者の選択のために行われた場合に限り算定できる。なお，本検査実施以降は，D013肝炎ウイルス関連検査のうちB型肝炎に関する検査（ただし，抗ウイルス薬等のB型肝炎治療薬の治療効果判定に用いる検査を除く。）は，算定できない。

◇　ブドウ球菌メチシリン耐性遺伝子検出は，ED-PCR法又はPCR法により，血液培養により黄色ブドウ球菌が検出された患者又は免疫不全状態であって，MRSA感染症が強く疑われる患者を対象として測定した場合のみ算定できる。

◇　SARSコロナウイルス核酸検出は，LAMP法により測定した場合に限り算定できる。

　　本検査は，糞便又は鼻腔咽頭拭い液からの検体により行う。

　　本検査は，「感染症の予防及び感染症の患者に対する医療に関する

D
検査
微生物学的

法律第12条第1項及び第14条第2項に基づく届出の基準等について」
（平成18年3月8日健感発第0308001号）による臨床的特徴，届出基準
によりSARS感染症の患者であることが強く疑われる者に対して
行った場合に，診断の確定までの間に1回を限度として算定する。た
だし，発症後10日以内に他疾患であるとの診断がつかない場合は，さ
らに1回に限り算定できる。

◇　HTLV-1核酸検出は，D012感染症免疫学的検査の「60」のHT
LV-I抗体（ウエスタンブロット法及びラインブロット法）によっ
て判定保留となった妊婦，移植者（生体部分肺移植，生体部分肝移植，
生体腎移植又は生体部分小腸移植の場合に限る。）又は臓器等提供者
（生体部分肺移植，生体部分肝移植，生体腎移植又は生体部分小腸移
植の場合に限る。）を対象として測定した場合にのみ算定する。本検
査を実施した場合は，HTLV-I抗体（ウエスタンブロット法及び
ラインブロット法）の判定保留を確認した年月日を診療報酬明細書の
摘要欄に記載する。

◇　単純疱疹ウイルス・水痘帯状疱疹ウイルス核酸定量は，免疫不全状
態であって，単純疱疹ウイルス感染症又は水痘帯状疱疹ウイルス感染
症が強く疑われる患者を対象としてリアルタイムPCR法により測定
した場合に，一連として1回のみ算定できる。

◇　サイトメガロウイルス核酸定量は，以下のいずれかに該当する場合
であって，血液を検体としてリアルタイムPCR法によりサイトメガ
ロウイルスDNAを測定した場合に算定する。

ア　臓器移植後若しくは造血幹細胞移植後の患者，HIV感染者又は
高度細胞性免疫不全の患者に対して，サイトメガロウイルス感染症
の診断又は治療効果判定を目的として行った場合。ただし，高度細
胞性免疫不全の患者については，本検査が必要であった理由につい
て，診療報酬明細書の摘要欄に記載すること。

イ　症候性先天性サイトメガロウイルス感染症患者に対して，治療効
果判定を目的として行った場合。

18　HIV-1核酸定量　　　　　520点
注　検体の超遠心による濃縮前処理を加え
て行った場合は，濃縮前処理加算として，
130点を所定点数に加算する。

◇　HIV-1核酸定量は，PCR法と核酸ハイブリダイゼーション法
を組み合わせた方法又はTMA法と核酸ハイブリダイゼーション法を
組み合わせた方法により，HIV感染者の経過観察に用いた場合又は
D012感染症免疫学的検査の「16」のHIV-1,2抗体定性，同区分「16」
のHIV-1,2抗体半定量，同区分「16」のHIV-1,2抗原・抗体同時
測定定性，同区分「17」HIV-1抗体，同区分「20」のHIV-1,2
抗原・抗体同時測定定量又は同区分「20」のHIV-1,2抗体定量が陽
性の場合の確認診断に用いた場合にのみ算定する。

当該検査とD012感染症免疫学的検査の「55」のHIV-1抗体（ウ
エスタンブロット法）を併せて実施した場合は，それぞれを算定する
ことができる。

19　SARS-CoV-2核酸検出，SARS-CoV-
2・インフルエンザ核酸同時検出，SARS-
CoV-2・RSウイルス核酸同時検出，SARS-
CoV-2・インフルエンザ・RSウイルス
核酸同時検出　　　　　　　　　700点

◇　SARS-CoV-2核酸検出について

(1)　COVID-19が疑われる患者に対して，COVID-19の診断を目的と
して実施した場合に1回に限り算定する。ただし，本検査の結果が陰
性であったものの，COVID-19以外の診断がつかない場合は，さら
に1回に限り算定できる。この場合において，本検査が必要と判断し
た医学的根拠を診療報酬明細書の摘要欄に記載する。なお，採取した
検体を，検体採取を行った保険医療機関以外の施設へ輸送し検査を委
託により実施する場合は，国立感染症研究所が作成した「感染性物質
の輸送規則に関するガイダンス　2013-2014版」に記載されたカテゴ
リーBの感染性物質の規定に従うこと。

(2)　本検査を実施した場合，SARS-CoV-2・インフルエンザウイルス
核酸同時検出，SARS-CoV-2・RSウイルス核酸同時検出，SARS-
CoV-2・インフルエンザ・RSウイルス核酸同時検出及び本区分「23」

ウイルス・細菌核酸多項目同時検出（SARS-CoV-2核酸検出を含む。）については，別に算定できない。

◇　SARS-CoV-2・インフルエンザ核酸同時検出について

(1)　COVID-19が疑われる患者に対して，COVID-19の診断を目的として実施した場合に1回に限り算定する。ただし，本検査の結果が陰性であったものの，COVID-19以外の診断がつかない場合は，さらに1回に限り算定できる。この場合において，本検査が必要と判断した医学的根拠を診療報酬明細書の摘要欄に記載する。なお，採取した検体を，検体採取を行った保険医療機関以外の施設へ輸送し検査を委託により実施する場合は，国立感染症研究所が作成した「感染性物質の輸送規則に関するガイダンス　2013−2014版」に記載されたカテゴリーBの感染性物質の規定に従うこと。

(2)　本検査を実施した場合，D012感染症免疫学的検査の「22」インフルエンザウイルス抗原定性，本区分の「6」インフルエンザ核酸検出，SARS-CoV-2核酸検出，SARS-CoV-2・RSウイルス核酸同時検出，SARS-CoV-2・インフルエンザ・RSウイルス核酸同時検出及び本区分「23」ウイルス・細菌核酸多項目同時検出（SARS-CoV-2核酸検出を含む。）については，別に算定できない。

◇　SARS-CoV-2・RSウイルス核酸同時検出について

(1)　COVID-19が疑われる患者に対して，COVID-19の診断を目的として実施した場合に1回に限り算定する。ただし，本検査の結果が陰性であったものの，COVID-19以外の診断がつかない場合は，さらに1回に限り算定できる。この場合において，本検査が必要と判断した医学的根拠を診療報酬明細書の摘要欄に記載する。なお，採取した検体を，検体採取を行った保険医療機関以外の施設へ輸送し検査を委託により実施する場合は，国立感染症研究所が作成した「感染性物質の輸送規則に関するガイダンス　2013−2014版」に記載されたカテゴリーBの感染性物質の規定に従うこと。

(2)　本検査を実施した場合，D012感染症免疫学的検査の「24」RSウイルス抗原定性，SARS-CoV-2核酸検出，SARS-CoV-2・インフルエンザ核酸同時検出，SARS-CoV-2・インフルエンザ・RSウイルス核酸同時検出及び本区分「22」ウイルス・細菌核酸多項目同時検出（SARS-CoV-2核酸検出を含む。）については，別に算定できない。

◇　SARS-CoV-2・インフルエンザ・RSウイルス核酸同時検出について

(1)　COVID-19が疑われる患者に対して，COVID-19の診断を目的として実施した場合に1回に限り算定する。ただし，本検査の結果が陰性であったものの，COVID-19以外の診断がつかない場合は，さらに1回に限り算定できる。この場合において，本検査が必要と判断した医学的根拠を診療報酬明細書の摘要欄に記載する。なお，採取した検体を，検体採取を行った保険医療機関以外の施設へ輸送し検査を委託により実施する場合は，国立感染症研究所が作成した「感染性物質の輸送規則に関するガイダンス　2013−2014版」に記載されたカテゴリーBの感染性物質の規定に従うこと。

(2)　本検査を実施した場合，D012感染症免疫学的検査の「22」インフルエンザウイルス抗原定性，同区分「24」RSウイルス抗原定性，本区分の「6」インフルエンザ核酸検出，SARS-CoV-2核酸検出，SARS-CoV-2・インフルエンザ核酸同時検出，SARS-CoV-2・RSウイルス核酸同時検出及び本区分「22」ウイルス・細菌核酸多項目同時検出（SARS-CoV-2核酸検出を含む。）については，別に算定できない。

20　サイトメガロウイルス核酸検出　　**801点**

◇　サイトメガロウイルス核酸検出について

(1)　サイトメガロウイルス核酸検出は，先天性サイトメガロウイルス感

染の診断を目的として，尿を検体として等温核酸増幅法により測定した場合に，1回に限り算定できる。

(2) 先天性サイトメガロウイルス感染の診断を目的として，サイトメガロウイルス核酸検出とD012感染症免疫学的検査の「11」ウイルス抗体価（定性・半定量・定量）又は同区分「44」グロブリンクラス別ウイルス抗体価におけるサイトメガロウイルスを対象とした検査を併せて実施した場合には，主たるもののみ算定する。

◇　結核菌群リファンピシン耐性遺伝子検出，結核菌群ピラジナミド耐性遺伝子検出，結核菌群イソニアジド耐性遺伝子検出について

(1) 同時に結核菌を検出した場合に限り算定する。

(2) 結核菌群リファンピシン耐性遺伝子検出，結核菌群ピラジナミド耐性遺伝子検出及び結核菌群イソニアジド耐性遺伝子検出と本区分「14」の結核菌群核酸検出を併用した場合は，主たるもののみ算定する。

(3) 当該検査は，薬剤耐性結核菌感染が疑われる患者を対象として測定した場合のみ算定できる。

◇　ウイルス・細菌核酸多項目同時検出（SARS-CoV-2核酸検出を含まないもの）について

(1) 重症呼吸器感染症と診断された又は疑われる場合に，病原微生物の検索を目的として，マイクロアレイ法（定性）により，鼻腔咽頭拭い液中のインフルエンザウイルス，コロナウイルス，パラインフルエンザウイルス，ヒトメタニューモウイルス，アデノウイルス，ＲＳウイルス，ヒトライノウイルス，エンテロウイルス，マイコプラズマ・ニューモニエ，クラミジア・ニューモニエ及び百日咳菌の核酸検出を同時に行った場合に，一連の治療につき1回に限り算定する。なお，検査を実施した年月日を診療報酬明細書の摘要欄に記載する。

(2) 本検査は，以下のいずれかに該当する場合に算定できる。

(イ) Ａ300救命救急入院料，Ａ301特定集中治療室管理料，Ａ301-4小児特定集中治療室管理料，Ａ302新生児特定集中治療室管理料又はＡ303総合周産期特定集中治療室管理料の「2」新生児集中治療室管理料を算定する病床で集中治療が行われた場合。

(ロ) (イ)に掲げる病床以外の病床で，(イ)に掲げる病床で行われる集中治療に準じた治療が行われた場合。なお，この場合においては，治療内容を診療報酬明細書の摘要欄に記載する。

(3) 一連の治療期間において別に実施した以下の検査については別に算定できない。

(イ) D012感染症免疫学的検査「4」のマイコプラズマ抗体定性

(ロ) D012感染症免疫学的検査「4」のマイコプラズマ抗体半定量

(ハ) D012感染症免疫学的検査「9」のクラミドフィラ・ニューモニエIgG抗体

(ニ) D012感染症免疫学的検査「10」のクラミドフィラ・ニューモニエIgA抗体

(ホ) D012感染症免疫学的検査「11」のウイルス抗体価（定性・半定量・定量）（1項目当たり）において算定対象として掲げられているもののうち，インフルエンザウイルスＡ型，インフルエンザウイルスＢ型，パラインフルエンザウイルスⅠ型，パラインフルエンザウイルスⅡ型，パラインフルエンザウイルスⅢ型又はＲＳウイルスに関する検査

(ヘ) D012感染症免疫学的検査「12」の百日咳菌抗体定性

(ト) D012感染症免疫学的検査「12」の百日咳菌抗体半定量

(チ) D012感染症免疫学的検査「22」のインフルエンザウイルス抗原定性

(リ) D012感染症免疫学的検査「24」のＲＳウイルス抗原定性

(ヌ) D012感染症免疫学的検査「25」のヒトメタニューモウイルス抗原

21　結核菌群リファンピシン耐性遺伝子検出，結核菌群ピラジナミド耐性遺伝子検出，結核菌群イソニアジド耐性遺伝子検出
850点

22　ウイルス・細菌核酸多項目同時検出（SARS-CoV-2核酸検出を含まないもの），結核菌群リファンピシン耐性遺伝子及びイソニアジド耐性遺伝子同時検出　**963点**
注　ウイルス・細菌核酸多項目同時検出（SARS-CoV-2核酸検出を含まないもの）については，別に厚生労働大臣が定める施設基準に適合しているものとして地方厚生局長等に届け出た保険医療機関において，別に厚生労働大臣が定める患者に対して実施した場合に限り算定する。

D

検査

微生物学的

定性
 (ル)　D012感染症免疫学的検査「27」のマイコプラズマ抗原定性（免疫クロマト法）
 (ヲ)　D012感染症免疫学的検査「29」のクラミドフィラ・ニューモニエ IgM抗体
 (ワ)　D012感染症免疫学的検査「36」のマイコプラズマ抗原定性（ＦＡ法）
 (カ)　D012感染症免疫学的検査「38」のアデノウイルス抗原定性（糞便を除く。）
 (ヨ)　D012感染症免疫学的検査「48」の百日咳菌抗原定性
 (タ)　D012感染症免疫学的検査「54」の百日咳菌抗体
 (レ)　D023微生物核酸同定・定量検査「6」のマイコプラズマ核酸検出
 (ソ)　D023微生物核酸同定・定量検査「6」のインフルエンザ核酸検出
 (ツ)　D023微生物核酸同定・定量検査「13」の百日咳菌核酸検出
 (ネ)　D023微生物核酸同定・定量検査「13」の肺炎クラミジア核酸検出
 (ナ)　D023微生物核酸同定・定量検査「13」の百日咳菌・パラ百日咳菌核酸同時検出

◆　ウイルス・細菌核酸多項目同時検出（SARS-CoV-2核酸検出を含まないもの）の対象患者
次のいずれにも該当する患者
イ　重症の呼吸器感染症と診断された，又は疑われる患者
ロ　集中治療を要する患者

◇　結核菌群リファンピシン耐性遺伝子及びイソニアジド耐性遺伝子同時検出は，塗抹検査又はその他の検査所見で結核菌感染の診断が確定した患者を対象として，薬剤耐性結核菌感染を疑う場合に算定する。
　本検査と本区分「21」の結核菌群リファンピシン耐性遺伝子検出及び結核菌群イソニアジド耐性遺伝子検出を併せて実施した場合は，主たるもののみ算定する。

23　ウイルス・細菌核酸多項目同時検出（SARS-CoV-2核酸検出を含む。）**1,350点**

◇　ウイルス・細菌核酸多項目同時検出（SARS-CoV-2核酸検出を含む。）について
(1)　COVID-19が疑われる患者であって，医学的に多項目の病原微生物の検索の必要性が高いと考えられる患者に対し，マイクロアレイ法（定性）により，鼻咽頭拭い液中のインフルエンザウイルス，コロナウイルス，パラインフルエンザウイルス，ヒトメタニューモウイルス，アデノウイルス，ＲＳウイルス，ヒトライノウイルス／エンテロウイルス，マイコプラズマ・ニューモニエ，クラミジア・ニューモニエ，百日咳菌，パラ百日咳菌及びSARS-CoV-2の核酸検出を同時に行った場合，一連の治療につき1回に限り算定する。この場合において，本検査が必要と判断した医学的根拠を診療報酬明細書の摘要欄に記載する。
(2)　採取した検体を，検体採取を行った保険医療機関以外の施設へ輸送し検査を委託により実施する場合は，国立感染症研究所が作成した「感染性物質の輸送規則に関するガイダンス　2013-2014版」に記載されたカテゴリーBの感染性物質の規定に従うこと。
(3)　本検査を実施した場合，D012感染症免疫学的検査の「28」SARS-CoV-2抗原定性，同区分「50」SARS-CoV-2・インフルエンザウイルス抗原同時検出定性，同区分「59」SARS-CoV-2・ＲＳウイルス抗原同時検出定性，同区分「59」SARS-CoV-2・インフルエンザウイルス・ＲＳウイルス抗原同時検出定性，同区分「61」SARS-CoV-2抗原定量，本区分の「19」SARS-CoV-2核酸検出，本区分「19」SARS-CoV-2・インフルエンザ核酸同時検出，本区分「19」SARS-CoV-2・ＲＳウイルス核酸同時検出，本区分「19」SARS-CoV-2・イ

24 細菌核酸・薬剤耐性遺伝子同時検出, ウイルス・細菌核酸多項目同時検出（髄液）

1,700点

注1 細菌核酸・薬剤耐性遺伝子同時検出については, 別に厚生労働大臣が定める施設基準を満たす保険医療機関において実施した場合に算定する.

2 ウイルス・細菌核酸多項目同時検出（髄液）については, 別に厚生労働大臣が定める施設基準に適合しているものとして地方厚生局長等に届け出た保険医療機関において実施した場合に限り算定する.

ンフルエンザ・RSウイルス核酸同時検出, 本区分「22」ウイルス・細菌核酸多項目同時検出（SARS-CoV-2核酸検出を含まないもの）及び「ウイルス・細菌核酸多項目同時検出（SARS-CoV-2核酸検出を含まないもの）」の(3)に規定する検査については, 別に算定できない.

◇ 細菌核酸・薬剤耐性遺伝子同時検出について

(1) 細菌核酸・薬剤耐性遺伝子同時検出は, 敗血症が疑われる患者に対して, 細菌核酸及び関連する薬剤耐性遺伝子（計15項目以上）をマイクロアレイ法により同時測定した場合に, 当該疾患に対する一連の治療につき1回に限り算定できる. なお, 本検査を行う場合には, 関連学会が定める実施指針を遵守すること.

(2) 細菌核酸・薬剤耐性遺伝子同時検出と本区分の「17」ブドウ球菌メチシリン耐性遺伝子検出, D023-2その他の微生物学的検査の「1」黄色ブドウ球菌ペニシリン結合蛋白2'（PBP2'）定性又は同区分「4」黄色ブドウ球菌ペニシリン結合蛋白2'（PBP2'）定性（イムノクロマト法によるもの）を併せて測定した場合には, 主たるもののみ算定する.

(3) 本検査を実施した場合には, 関連学会が定める敗血症診断基準に基づいて, 敗血症を疑う根拠を診療録及び診療報酬明細書の摘要欄に記載する.

◇ ウイルス・細菌核酸多項目同時検出（髄液）について

(1) 関連学会が定めるガイドラインに基づき, 問診, 身体所見又は他の検査所見から髄膜炎又は脳炎が強く疑われる患者に対して, 脳脊髄液中の病原体の核酸検出を目的として, マイクロアレイ法（定性）により, 大腸菌, インフルエンザ菌, リステリア菌, 髄膜炎菌, B群溶連菌, 肺炎球菌, サイトメガロウイルス, ヒトヘルペスウイルス, ヒトパレコウイルス, エンテロウイルス, 単純疱疹ウイルス・水痘帯状疱疹ウイルス及びクリプトコックスの核酸検出を同時に行った場合に, 一連の治療につき1回に限り算定する. なお, 髄膜炎又は脳炎を疑う臨床症状又は検査所見及び医学的な必要性を診療報酬明細書の摘要欄に詳細に記載すること.

(2) 一連の治療期間において別に実施した以下の検査については別に算定できない.

(イ) D012感染症免疫学的検査「11」のウイルス抗体価（定性・半定量・定量）において算定対象として掲げられているもののうち, サイトメガロウイルス, ヘルペスウイルス及び水痘・帯状疱疹ウイルスに関する検査

(ロ) D012感染症免疫学的検査「26」の肺炎球菌抗原定性（尿・髄液）

(ハ) D012感染症免疫学的検査「28」のインフルエンザ菌（無莢膜型）抗原定性

(ニ) D012感染症免疫学的検査「34」のクリプトコックス抗原半定量

(ホ) D012感染症免疫学的検査「35」のクリプトコックス抗原定性

(ヘ) D012感染症免疫学的検査「39」の単純ヘルペスウイルス抗原定性, 単純ヘルペスウイルス抗原定性（皮膚）

(ト) D012感染症免疫学的検査「41」の肺炎球菌莢膜抗原定性（尿・髄液）

(チ) D012感染症免疫学的検査「47」の単純ヘルペスウイルス抗原定性（角膜）, 単純ヘルペスウイルス抗原定性（性器）

(リ) D012感染症免疫学的検査「57」のサイトメガロウイルスpp65抗原定性

(ヌ) D023微生物核酸同定・定量検査「17」の単純疱疹ウイルス・水痘帯状疱疹ウイルス核酸定量, サイトメガロウイルス核酸定量

(ル) D023微生物核酸同定・定量検査「20」のサイトメガロウイルス核酸検出

D

検査

微生物学的

25　ＨＰＶジェノタイプ判定	**2,000点**

◇　ＨＰＶジェノタイプ判定について
(1)　あらかじめ行われた組織診断の結果，ＣＩＮ１又はＣＩＮ２と判定された患者に対し，治療方針の決定を目的として，ハイリスク型ＨＰＶのそれぞれの有無を確認した場合に算定する。
(2)　当該検査は，本区分「10」のＨＰＶ核酸検出及び本区分「11」のＨＰＶ核酸検出（簡易ジェノタイプ判定）の施設基準を届け出ている保険医療機関のみ算定できる。
(3)　当該検査を算定するに当たっては，あらかじめ行われた組織診断の実施日及び組織診断の結果，ＣＩＮ１又はＣＩＮ２のいずれに該当するかを診療報酬明細書の摘要欄に記載する。
(4)　同一の患者について，当該検査を２回目以降行う場合は，当該検査の前回実施日を上記に併せて記載する。

26　ＨＩＶジェノタイプ薬剤耐性	**6,000点**

◇　ＨＩＶジェノタイプ薬剤耐性は，抗ＨＩＶ治療の選択及び再選択の目的で行った場合に，３月に１回を限度として算定できる。

注　6（マイコプラズマ核酸検出に限る。），7，13（百日咳菌核酸検出及び百日咳菌・パラ百日咳菌核酸同時検出に限る。）又は14（結核菌群核酸検出に限る。）に掲げる検査の結果について，検査実施日のうちに説明した上で文書により情報を提供した場合は，**迅速微生物核酸同定・定量検査加算**として，**100点**を所定点数に加算する。

D023-2　その他の微生物学的検査

1　黄色ブドウ球菌ペニシリン結合蛋白2'（ＰＢＰ2'）定性	**55点**

◇　黄色ブドウ球菌ペニシリン結合蛋白2'（ＰＢＰ2'）定性は，血液培養により黄色ブドウ球菌が検出された患者又は免疫不全状態であって，ＭＲＳＡ感染症が強く疑われる患者を対象として測定した場合のみ算定できる。
　　本検査とD023微生物核酸同定・定量検査の「17」ブドウ球菌メチシリン耐性遺伝子検出を併せて実施した場合は，主たるもののみ算定する。

2　尿素呼気試験（ＵＢＴ）	**70点**

◇　尿素呼気試験（ＵＢＴ）を含むヘリコバクター・ピロリ感染診断の保険診療上の取扱いについては「ヘリコバクター・ピロリ感染の診断及び治療に関する取扱いについて」（平成12年10月31日保険発第180号）に即して行う。

3　大腸菌ベロトキシン定性	**184点**

◇　大腸菌ベロトキシン定性は，D018細菌培養同定検査により大腸菌が確認され，病原性大腸菌が疑われる患者に対して行った場合に算定する。
　　大腸菌ベロトキシン定性のうち，細菌培養を行うことなく糞便から直接検出する方法であってＥＬＩＳＡ法によるものについては，臨床症状や流行状況から腸管出血性大腸菌感染症が強く疑われる場合に限り，D018細菌培養同定検査を踏まえることなく行った場合にも算定できる。

4　黄色ブドウ球菌ペニシリン結合蛋白2'（ＰＢＰ2'）定性（イムノクロマト法によるもの）	**291点**

◇　黄色ブドウ球菌ペニシリン結合蛋白2'（ＰＢＰ2'）定性（イムノクロマト法によるもの）について
(1)　血液培養により黄色ブドウ球菌が検出された患者又は免疫不全状態であって，ＭＲＳＡ感染症が強く疑われる患者を対象とし，血液培養で陽性となった培養液を検体として，イムノクロマト法により測定した場合のみ算定できる。
(2)　D023微生物核酸同定・定量検査の「17」ブドウ球菌メチシリン耐性遺伝子検出が実施できない場合に限り算定できることとし，本区分の「1」黄色ブドウ球菌ペニシリン結合蛋白2'（ＰＢＰ2'）定性と併せて算定できない。

5　クロストリジオイデス・ディフィシルの	

◇　クロストリジオイデス・ディフィシルのトキシンＢ遺伝子検出につ

トキシンB遺伝子検出　　　**450点**
注　別に厚生労働大臣が定める施設基準を
　満たす保険医療機関において実施した場
　合に算定する。

D024　削除

（基本的検体検査実施料）

D025　**基本的検体検査実施料**（１日につき）
1　入院の日から起算して４週間以内の期間
　　　　　　　　　　　　　　　140点
2　入院の日から起算して４週間を超えた期
　間　　　　　　　　　　　　　**110点**
注1　特定機能病院である保険医療機関にお
　　いて，入院中の患者に対して行った検体
　　検査について算定する。
　2　次に掲げる検体検査の費用は所定点数
　　に含まれるものとする。
　　イ　尿中一般物質定性半定量検査
　　ロ　尿中特殊物質定性定量検査
　　ハ　尿沈渣（鏡検法）
　　ニ　糞便検査（カルプロテクチン（糞便）
　　　を除く。）
　　ホ　穿刺液・採取液検査
　　ヘ　血液形態・機能検査
　　ト　出血・凝固検査
　　チ　造血器腫瘍遺伝子検査
　　リ　血液化学検査
　　ヌ　免疫血液学的検査
　　　ＡＢＯ血液型及びRh（Ｄ）血液型
　　ル　感染症免疫学的検査
　　　梅毒血清反応（ＳＴＳ）定性，抗ス
　　　トレプトリジンＯ（ＡＳＯ）定性，抗
　　　ストレプトリジンＯ（ＡＳＯ）半定量，
　　　抗ストレプトリジンＯ（ＡＳＯ）定量，
　　　トキソプラズマ抗体定性，トキソプラ
　　　ズマ抗体半定量，梅毒トレポネーマ抗
　　　体定性，梅毒血清反応（ＳＴＳ）半定
　　　量，梅毒血清反応（ＳＴＳ）定量，梅
　　　毒トレポネーマ抗体半定量，梅毒トレ
　　　ポネーマ抗体定量及びＨＩＶ-１抗体
　　ヲ　肝炎ウイルス関連検査

いて
(1)　クロストリジオイデス・ディフィシルのトキシンB遺伝子検出は，
　以下の(イ)から(ハ)までをいずれも満たす入院中の患者に対して実施した
　場合に限り算定する。
　(イ)　クロストリジオイデス・ディフィシル感染症を疑う場合であっ
　　て，D012感染症免疫学的検査の「12」クロストリジオイデス・ディ
　　フィシル抗原定性において，クロストリジオイデス・ディフィシル
　　抗原陽性かつクロストリジオイデス・ディフィシルトキシン陰性で
　　あること。
　(ロ)　２歳以上でBristol Stool Scale 5以上の下痢症状があること。
　(ハ)　24時間以内に３回以上，又は平常時より多い便回数があること。
(2)　本検査は，関連学会の定める指針に沿って実施した場合に限り算定
　できる。なお，下痢症状並びに本検査を行う前のクロストリジオイデ
　ス・ディフィシル抗原及びクロストリジオイデス・ディフィシルトキ
　シンの検査結果について診療録に記載する。

◇　基本的検体検査実施料について
(1)　特定機能病院である保険医療機関の入院医療において通常行われる
　基本的な検査について，請求の簡素化の観点から包括化して入院日数
　に応じた請求方法を導入したものである。
(2)　基本的検体検査実施料に含まれない検査を行った場合は，別途当該
　検査に係る所定点数を算定でき，当該検査が基本的検体検査判断料の
　対象に含まれないものであるときは，当該検査に係る検体検査判断料
　も併せて別途算定できる。
(3)　入院日数については，入院の都度当該入院の初日から起算し，また，
　退院日も算定対象とする。
(4)　外泊期間中は，入院日数に含まれない。
(5)　療養病棟，結核病棟若しくは精神病棟に入院している患者及び第1
　章第２部第２節に規定するＡ220ＨＩＶ感染者療養環境特別加算，Ａ
　220-2特定感染症患者療養環境特別加算若しくはＡ221重症者等療養環
　境特別加算又は同部第３節に規定する特定入院料を算定している患者
　については，基本的検体検査実施料は別に算定しないが，入院日数は
　入院の初日から数える。
(6)　1月を通じて，基本的検体検査実施料に包括されている検査項目の
　いずれも行われなかった場合は，当該月は本実施料は算定できない。

HBs抗原定性・半定量，HBs抗体定
性，HBs抗体半定量，HBs抗原，HBs
抗体，HCV抗体定性・定量，HCV
構造蛋白及び非構造蛋白抗体定性及び
HCV構造蛋白及び非構造蛋白抗体半
定量

ワ　自己抗体検査
　　寒冷凝集反応及びリウマトイド因子
　（RF）定量

カ　血漿蛋白免疫学的検査
　　C反応性蛋白（CRP）定性，C反
　応性蛋白（CRP），血清補体価（CH_{50}）
　及び免疫グロブリン

ヨ　微生物学的検査

3　療養病棟，結核病棟又は精神病棟に入
院している患者及び第1章第2部第2節
に規定するHIV感染者療養環境特別加
算，特定感染症患者療養環境特別加算若
しくは重症者等療養環境特別加算又は同
部第3節に規定する特定入院料を算定し
ている患者については適用しない。

第2款　検体検査判断料

区分

D026　検体検査判断料

1	尿・糞便等検査判断料	**34点**
2	遺伝子関連・染色体検査判断料	**100点**
3	血液学的検査判断料	**125点**
4	生化学的検査（Ⅰ）判断料	**144点**
5	生化学的検査（Ⅱ）判断料	**144点**
6	免疫学的検査判断料	**144点**
7	微生物学的検査判断料	**150点**

注1　検体検査判断料は該当する検体検査の
　種類又は回数にかかわらずそれぞれ月1
　回に限り算定できるものとする。ただし，
　区分番号D027に掲げる基本的検体検査
　判断料を算定する患者については，尿・
　糞便等検査判断料，遺伝子関連・染色体
　検査判断料，血液学的検査判断料，生化
　学的検査（Ⅰ）判断料，免疫学的検査判
　断料及び微生物学的検査判断料は別に算
　定しない。

2　注1の規定にかかわらず，区分番号D
　000に掲げる尿中一般物質定性半定量検
　査の所定点数を算定した場合にあって
　は，当該検査については尿・糞便等検査
　判断料は算定しない。

3　区分番号D004-2の1，区分番号D
　006-2からD006-9まで，区分番号D
　006-11からD006-20まで及び区分番号D
　006-22からD006-30までに掲げる検査
　は，遺伝子関連・染色体検査判断料によ

◇　検体検査判断料について

(1)　検体検査については，実施した検査に係る検体検査実施料及び当該
　検査が属する区分（尿・糞便等検査判断料から微生物学的検査判断料
　までの7区分）に係る検体検査判断料を合算した点数を算定する。

(2)　各区分の検体検査判断料については，その区分に属する検体検査の
　種類及び回数にかかわらず，月1回に限り，初回検査の実施日に算定
　する。

(3)　実施した検査が属する区分が2以上にわたる場合は，該当する区分
　の判断料を合算した点数を算定できる。

(4)　同一月内において，同一患者に対して，入院及び外来の両方又は入
　院中に複数の診療科において検体検査を実施した場合においても，同
　一区分の判断料は，入院・外来又は診療科の別にかかわらず，月1回
　に限る。

(5)　上記の規定にかかわらず，D000尿中一般物質定性半定量検査を実
　施した場合は，当該検査に係る検体検査判断料は算定しない。

　　B001特定疾患治療管理料の「15」慢性維持透析患者外来医学管理
　料又はD025基本的検体検査実施料を算定した月と同一月に検体検査
　を行った場合は，それぞれの区分に包括されている検体検査に係る判
　断料は別に算定できない。

(6)　D004-2悪性腫瘍組織検査の「1」の悪性腫瘍遺伝子検査，D006-2
　造血器腫瘍遺伝子検査からD006-9WT1 mRNAまで，D006-11F
　IP1L1-PDGFRα融合遺伝子検査からD006-20角膜ジストロ
　フィー遺伝子検査まで及びD006-22RAS遺伝子検査（血漿）からD
　006-30遺伝性網膜ジストロフィ遺伝子検査までに掲げる検査に係る判
　断料は，遺伝子関連・染色体検査判断料により算定するものとし，尿・
　糞便等検査判断料又は血液学的検査判断料は算定しない。

(7)　「注4」に規定する検体検査管理加算（Ⅰ）は入院中の患者及び入
　院中の患者以外の患者に対し，検体検査管理加算（Ⅱ），検体検査管

り算定するものとし，尿・糞便等検査判断料又は血液学的検査判断料は算定しない。

4　検体検査管理に関する別に厚生労働大臣が定める施設基準に適合しているものとして地方厚生局長等に届け出た保険医療機関において検体検査を行った場合には，当該基準に係る区分に従い，患者（検体検査管理加算（Ⅱ），検体検査管理加算（Ⅲ）及び検体検査管理加算（Ⅳ）については入院中の患者に限る。）1人につき月1回に限り，次に掲げる点数を所定点数に加算する。ただし，いずれかの検体検査管理加算を算定した場合には，同一月において他の検体検査管理加算は，算定しない。

イ　**検体検査管理加算（Ⅰ）**　　　**40点**
ロ　**検体検査管理加算（Ⅱ）**　　**100点**
ハ　**検体検査管理加算（Ⅲ）**　　**300点**
ニ　**検体検査管理加算（Ⅳ）**　　**500点**

5　別に厚生労働大臣が定める施設基準に適合しているものとして地方厚生局長等に届け出た保険医療機関において，検体検査管理加算（Ⅱ），検体検査管理加算（Ⅲ）又は検体検査管理加算（Ⅳ）を算定した場合は，**国際標準検査管理加算**として，**40点**を所定点数に加算する。

6　別に厚生労働大臣が定める施設基準に適合しているものとして地方厚生局長等に届け出た保険医療機関において，難病に関する検査（区分番号D006-4に掲げる遺伝学的検査，区分番号D006-20に掲げる角膜ジストロフィー遺伝子検査，区分番号D006-26に掲げる染色体構造変異解析及び区分番号D006-30に掲げる遺伝性網膜ジストロフィ遺伝子検査をいう。以下同じ。）又は遺伝性腫瘍に関する検査（区分番号D006-19に掲げるがんゲノムプロファイリング検査を除く。）を実施し，その結果について患者又はその家族等に対し遺伝カウンセリングを行った場合には，**遺伝カウンセリング加算**として，患者1人につき月1回に限り，**1,000点**を所定点数に加算する。ただし，遠隔連携遺伝カウンセリング（情報通信機器を用いて，他の保険医療機関と連携して行う遺伝カウンセリング（難病に関する検査に係るものに限る。）をいう。）を行う場合は，別に厚生労働大臣が定める施設基準を満たす保険医療機関において行う場合に限り算定する。

7　別に厚生労働大臣が定める施設基準に適合しているものとして地方厚生局長等

理加算（Ⅲ）及び検体検査管理加算（Ⅳ）は入院中の患者に対して，検体検査を実施し検体検査判断料のいずれかを算定した場合に，患者1人につき月1回に限り加算するものであり，検体検査判断料を算定しない場合に本加算は算定できない。

また，D027基本的検体検査判断料の「注2」に掲げる加算を算定した場合には，本加算は算定できない。

(8)　入院中の患者について「注4」に規定する検体検査管理加算（Ⅱ），検体検査管理加算（Ⅲ）又は検体検査管理加算（Ⅳ）を算定している保険医療機関であっても，入院中の患者以外の患者について検体検査管理加算（Ⅰ）を算定することができる。

(9)　「注6」に規定する遺伝カウンセリング加算は，D004-2悪性腫瘍組織検査の「1」のうち，マイクロサテライト不安定性検査（リンチ症候群の診断の補助に用いる場合に限る。），D006-4遺伝学的検査，D006-18ＢＲＣＡ1／2遺伝子検査，D006-20角膜ジストロフィー遺伝子検査，D006-26染色体構造変異解析又はD006-30遺伝性網膜ジストロフィ遺伝子検査を実施する際，以下のいずれも満たす場合に算定できる。

ア　当該検査の実施前に，臨床遺伝学に関する十分な知識を有する医師が，患者又はその家族等に対し，当該検査の目的並びに当該検査の実施によって生じうる利益及び不利益についての説明等を含めたカウンセリングを行うとともに，その内容を文書により交付すること。

イ　臨床遺伝学に関する十分な知識を有する医師が，患者又はその家族等に対し，当該検査の結果に基づいて療養上の指導を行うとともに，その内容を文書により交付すること。

なお，遺伝カウンセリングの実施に当たっては，厚生労働省「医療・介護関係事業者における個人情報の適切な取り扱いのためのガイダンス」及び関係学会による「医療における遺伝学的検査・診断に関するガイドライン」を遵守する。

D006-18ＢＲＣＡ1／2遺伝子検査を実施する際，ＢＲＣＡ1／2遺伝子検査を行った保険医療機関と遺伝カウンセリングを行った保険医療機関とが異なる場合の当該区分に係る診療報酬の請求は，ＢＲＣＡ1／2遺伝子検査を行った保険医療機関で行い，診療報酬の分配は相互の合議に委ねる。その際，遺伝カウンセリングを行った保険医療機関名と当該医療機関を受診した日付を診療報酬明細書の摘要欄に記載すること。また，遺伝カウンセリング加算を算定する患者については，B001特定疾患治療管理料の「23」がん患者指導管理料の「ニ」の所定点数は算定できない。

(10)　難病に関する検査（D006-4遺伝学的検査，D006-20角膜ジストロフィー遺伝子検査，D006-26染色体構造変異解析及びD006-30遺伝性網膜ジストロフィ遺伝子検査をいう。）に係る遺伝カウンセリングについては，ビデオ通話が可能な情報通信機器を用いた他の保険医療機関の医師と連携した遺伝カウンセリング（以下「遠隔連携遺伝カウンセリング」という。）を行っても差し支えない。なお，遠隔連携遺伝カウンセリングを行う場合の遺伝カウンセリング加算は，以下のいずれも満たす場合に算定できる。

ア　患者に対面診療を行っている保険医療機関の医師は，疑われる疾患に関する十分な知識等を有する他の保険医療機関の医師と連携し，遠隔連携遺伝カウンセリングの実施前に，当該他の保険医療機関の医師に診療情報の提供を行うこと。

イ　患者に対面診療を行っている保険医療機関の医師は，他の保険医療機関の医師に診療情報の提供を行い，当該医師と連携して診療を行うことについて，あらかじめ患者に説明し同意を得ること。

に届け出た保険医療機関において，区分
番号D006-19に掲げるがんゲノムプロ
ファイリング検査を実施し，その結果に
ついて患者又はその家族等に対し遺伝カ
ウンセリングを行った場合には，**遺伝性
腫瘍カウンセリング加算**として，患者１
人につき月１回に限り，**1,000点**を所定
点数に加算する。

8　区分番号D005の14に掲げる骨髄像を
行った場合に，血液疾患に関する専門の
知識を有する医師が，その結果を文書に
より報告した場合は，**骨髄像診断加算**と
して，**240点**を所定点数に加算する。

9　区分番号D015の17に掲げる免疫電気
泳動法（抗ヒト全血清）又は24に掲げる
免疫電気泳動法（特異抗血清）を行った
場合に，当該検査に関する専門の知識を
有する医師が，その結果を文書により報
告した場合は，**免疫電気泳動法診断加算**
として，**50点**を所定点数に加算する。

D027　基本的検体検査判断料　　　　604点

注1　特定機能病院である保険医療機関にお
いて，尿・糞便等検査，血液学的検査，
生化学的検査（Ｉ），免疫学的検査又は
微生物学的検査の各項に掲げる検体検査
を入院中の患者に対して行った場合に，
当該検体検査の種類又は回数にかかわら
ず月１回に限り算定できるものとする。

2　区分番号D026に掲げる検体検査判断
料の注４本文及び注５に規定する施設基
準に適合しているものとして届出を行っ
た保険医療機関（特定機能病院に限る。）
において，検体検査を行った場合には，
当該基準に係る区分に従い，患者１人に
つき月１回に限り，同注に掲げる点数を
所定点数に加算する。ただし，同注に掲
げる点数のうちいずれかの点数を算定し
た場合には，同一月において同注に掲げ
る他の点数は，算定しない。

ウ　患者に対面診療を行っている保険医療機関の医師は，当該診療の
内容，診療を行った日，診療時間等の要点を診療録に記載すること。

エ　当該他の保険医療機関は本区分の「注６」遺伝カウンセリング加
算の施設基準に適合しているものとして地方厚生局長等に届け出た
保険医療機関であること。

オ　当該他の保険医療機関の医師は，オンライン指針に沿って診療を
行うこと。また，個人の遺伝情報を適切に扱う観点から，当該他の
保険医療機関内において診療を行うこと。

カ　事前の診療情報提供については，Ｂ009診療情報提供料（Ｉ）は
別に算定できない。

キ　当該診療報酬の請求については，対面による診療を行っている保
険医療機関が行うものとし，当該診療報酬の分配は相互の合議に委
ねる。

(11)　「注７」に規定する遺伝性腫瘍カウンセリング加算は，D006-19が
んゲノムプロファイリング検査を実施する際，(9)のア及びイのいずれ
も満たした場合に算定できる。

なお，遺伝カウンセリングの実施に当たっては，厚生労働省「医療・
介護関係事業者における個人情報の適切な取り扱いのためのガイダン
ス」及び関係学会による「医療における遺伝学的検査・診断に関する
ガイドライン」を遵守する。

(12)　「注８」に規定する骨髄像診断加算は，血液疾患に関する専門の知
識及び少なくとも５年以上の経験を有する医師が，当該保険医療機関
内で採取された骨髄液に係る検査結果の報告書を作成した場合に，月
１回に限り算定する。

(13)　「注９」に規定する免疫電気泳動法診断加算は，免疫電気泳動法の
判定について少なくとも５年以上の経験を有する医師が，免疫電気泳
動像を判定し，M蛋白血症等の診断に係る検査結果の報告書を作成し
た場合に算定する。

◇　基本的検体検査判断料について

(1)　特定機能病院である保険医療機関の入院医療において通常行われる
基本的な検査について，請求の簡素化の観点から，月１回の包括的な
判断料を設定したものである。

(2)　基本的検体検査実施料に含まれない検査を行った場合は，当該検査
が基本的検体検査判断料の対象に含まれないものであるときは，当該
検査に係る検体検査判断料も併せて別途算定できる。

(3)　療養病棟，結核病棟若しくは精神病棟に入院している患者及び第１
章第２部第２節に規定するＡ220ＨＩＶ感染者療養環境特別加算，Ａ
220-2特定感染症患者療養環境特別加算若しくはＡ221重症者等療養環
境特別加算を算定している患者については，基本的検体検査判断料は，
別に算定しない。

(4)　１月を通じて，基本的検体検査実施料に包括されている検査項目の
いずれも行われなかった場合は，当該月は本判断料は算定できない。

(5)　特定機能病院において，(3)に掲げる場合以外で基本的検体検査判断
料を算定すべき場合は，D026検体検査判断料の「１」尿・糞便等検
査判断料，同区分「２」遺伝子関連・染色体検査判断料，同区分「３」
血液学的検査判断料，同区分「４」生化学的検査（Ｉ）判断料，同区
分「６」免疫学的検査判断料及び同区分「７」微生物学的検査判断料
を算定することはできず，本判断料を算定する。

第3節　生体検査料

通則

1　新生児又は3歳未満の乳幼児（新生児を除く。）に対して本節に掲げる検査（次に掲げるものを除く。）を行った場合は，**新生児加算又は乳幼児加算**として，各区分に掲げる所定点数にそれぞれ**所定点数の100分の100又は100分の70に相当する点数**を加算する。

イ　呼吸機能検査等判断料

ロ　心臓カテーテル法による諸検査

ハ　心電図検査の注に掲げるもの

ニ　負荷心電図検査の注1に掲げるもの

ホ　呼吸心拍監視，新生児心拍・呼吸監視，カルジオスコープ（ハートスコープ），カルジオタコスコープ

ヘ　経皮的血液ガス分圧測定，血液ガス連続測定

ト　経皮的酸素ガス分圧測定

チ　深部体温計による深部体温測定

リ　前額部，胸部，手掌部又は足底部体表面体温測定による末梢循環不全状態観察

ヌ　脳波検査の注2に掲げるもの

ル　脳波検査判断料

ヲ　神経・筋検査判断料

ワ　ラジオアイソトープ検査判断料

カ　内視鏡検査の通則第3号に掲げるもの

ヨ　超音波内視鏡検査を実施した場合の加算

タ　内視鏡用テレスコープを用いた咽頭画像等解析（インフルエンザの診断の補助に用いるもの）

レ　肺臓カテーテル法，肝臓カテーテル法，膵臓カテーテル法

2　3歳以上6歳未満の幼児に対して区分番号D200からD242までに掲げる検査（次に掲げるものを除く。），区分番号D306に掲げる食道ファイバースコピー，区分番号D308に掲げる胃・十二指腸ファイバースコピー，区分番号D310に掲げる小腸内視鏡検査，区分番号D312に掲げる直腸ファイバースコピー，区分番号D313に掲げる大腸内視鏡検査，区分番号D317に掲げる膀胱尿道ファイバースコピー又は区分番号D325に掲げる肺臓カテーテル法，肝臓カテーテル法，膵臓カテーテル法を行った場合は，**幼児加算**として，各区分に掲げる所定点数に**所定点数の100分の40に相当する点数**を加算する。

イ　呼吸機能検査等判断料

ロ　心臓カテーテル法による諸検査

ハ　心電図検査の注に掲げるもの

ニ　負荷心電図検査の注1に掲げるもの

ホ　呼吸心拍監視，新生児心拍・呼吸監視，

◇　生体検査料について

(1)　同一月内において，同一患者に対して，入院及び外来の両方又は入院中に複数の診療科において生体検査が実施された場合であっても，同一の生体検査判断料は，月1回を限度として算定する。

(2)　2回目以降について所定点数の100分の90に相当する点数により算定することとされている場合において「所定点数」とは，当該項目に掲げられている点数及び当該「注」に掲げられている加算点数を合算した点数である。

(3)　同一月内に2回以上実施した場合，所定点数の100分の90に相当する点数により算定することとされている生体検査は，外来及び入院にまたがって行われた場合においても，これらを通算して2回目以降は100分の90で算定する。

(4)　2回目以降100分の90に相当する点数により算定することとされている場合に，新生児加算，乳幼児加算若しくは幼児加算を算定する場合又は内視鏡検査の「通則5」に掲げる休日加算，時間外加算若しくは深夜加算を算定する場合は，所定点数にそれぞれの割合を乗じた上で，端数が生じた場合には，これを四捨五入した点数により算定する。

D

検査

生体検査料

D
検査
呼吸循環機能検査等

カルジオスコープ（ハートスコープ），カルジオタコスコープ
ヘ　経皮的血液ガス分圧測定，血液ガス連続測定
ト　経皮的酸素ガス分圧測定
チ　深部体温計による深部体温測定
リ　前額部，胸部，手掌部又は足底部体表面体温測定による末梢循環不全状態観察
ヌ　脳波検査の注2に掲げるもの
ル　脳波検査判断料
ヲ　神経・筋検査判断料

区分

（呼吸循環機能検査等）

通則

1　区分番号D200からD204までに掲げる呼吸機能検査等については，各所定点数及び区分番号D205に掲げる呼吸機能検査等判断料の所定点数を合算した点数により算定し，区分番号D206からD214-2までに掲げる呼吸循環機能検査等については，特に規定する場合を除き，同一の患者につき同一月において同一検査を2回以上実施した場合における2回目以降の当該検査の費用は，**所定点数の100分の90に相当する点数**により算定する。

2　使用したガスの費用として，**購入価格を10円で除して得た点数**を所定点数に加算する。

D200　スパイログラフィー等検査

1　肺気量分画測定（安静換気量測定及び最大換気量測定を含む。）　　**90点**

2　フローボリュームカーブ（強制呼出曲線を含む。）　　**100点**

3　機能的残気量測定　　**140点**

4　呼気ガス分析　　**100点**
5　左右別肺機能検査　　**1,010点**

D201　換気力学的検査

1　呼吸抵抗測定
　イ　広域周波オシレーション法を用いた場

◇　呼吸循環機能検査等について
(1)　D208心電図検査の「1」から「5」まで，D209負荷心電図検査の「1」及び「2」，D210ホルター型心電図検査の「1」及び「2」については，それぞれ同一の検査として扱う。また，準用が通知されている検査については，当該検査が準ずることとされている検査と同一の検査として扱う。
(2)　通則の「特に規定する場合」とは，D208心電図検査の「注」又はD209負荷心電図検査の「注1」に掲げる場合をさす。
(3)　D200スパイログラフィー等検査からD203肺胞機能検査までの各検査については，特に定めのない限り，次に掲げるところによる。
　ア　実測値から算出される検査値については算定できない。
　イ　測定方法及び測定機器は限定しない。
　ウ　負荷を行った場合は，負荷の種類及び回数にかかわらず，その前後の検査について，それぞれ1回のみ所定点数を算定する。
　エ　使用したガス（CO，CO_2，He等）は，購入価格を10円で除して得た点数を別に算定できる。
　オ　喘息に対する吸入誘発試験は，負荷試験に準ずる。
(4)　肺活量計による肺活量の測定は，別に算定できない。

◇　肺気量分画測定には，予備吸気量，1回換気量及び予備呼気量の全ての実測及び実測値から算出される最大呼吸量の測定のほか，安静換気量及び最大換気量の測定が含まれる。
◇　フローボリュームカーブは，曲線を描写し記録した場合にのみ算定し，強制呼出曲線の描出に係る費用を含む。また，フローボリュームカーブから計算によって求められる努力肺活量，1秒量，1秒率，MMF，PFR等は，別に算定できない。
◇　本区分「1」の肺気量分画測定及びD202肺内ガス分布の「1」の指標ガス洗い出し検査を同時に実施した場合には，機能的残気量測定は算定できない。
※　体プレチスモグラフを用いる諸検査は，別に定めのない限り，本区分「3」により算定する。

◇　左右別肺機能検査の所定点数には，カテーテル挿入並びに他の本区分「1」から「4」までのスパイログラフィー等検査及びD201換気力学的検査，又は側副換気の有無を検出する検査を実施する際に，カテーテル挿入及び側副換気の有無を検出する検査の費用を含む。

D 検査 呼吸循環機能検査等

　　合　　　　　　　　　　　　**150点**
　ロ　その他の場合　　　　　　**60点**
　2　コンプライアンス測定，気道抵抗測定，
　　肺粘性抵抗測定，1回呼吸法による吸気分
　　布検査　　　　　　　　　　**135点**

D 202　肺内ガス分布
　1　指標ガス洗い出し検査　　**135点**
　2　クロージングボリューム測定　**135点**

D 203　肺胞機能検査
　1　肺拡散能力検査　　　　　**180点**
　2　死腔量測定，肺内シャント検査　**135点**

D 204　基礎代謝測定　　　　　　**85点**

D 205　呼吸機能検査等判断料　　**140点**
　注　呼吸機能検査等の種類又は回数にかかわ
　　らず，月1回に限り算定するものとする。

D 206　心臓カテーテル法による諸検査（一連の
検査について）
　1　右心カテーテル　　　　**3,600点**
　2　左心カテーテル　　　　**4,000点**
　注1　新生児又は3歳未満の乳幼児（新生児
　　を除く。）に対して当該検査を行った場
　　合は，**新生児加算**又は**乳幼児加算**として，
　　1については**10,800点**又は**3,600点**を，
　　2については**12,000点**又は**4,000点**を，
　　それぞれ所定点数に加算する。
　2　当該検査に当たって，卵円孔又は欠損
　　孔を通しての左心カテーテル検査，経中
　　隔左心カテーテル検査（ブロッケンブ
　　ロー），伝導機能検査，ヒス束心電図，
　　診断ペーシング，期外（早期）刺激法に
　　よる測定・誘発試験，冠攣縮誘発薬物負
　　荷試験又は冠動脈造影を行った場合は，
　　卵円孔・欠損孔加算，**ブロッケンブロー**
　　加算，**伝導機能検査加算**，**ヒス束心電図**
　　加算，**診断ペーシング加算**，**期外刺激法**
　　加算，**冠攣縮誘発薬物負荷試験加算**又は
　　冠動脈造影加算として，それぞれ**800点**，
　　2,000点，**400点**，**400点**，**400点**，**800点**，
　　800点又は**1,400点**を加算する。
　3　血管内超音波検査又は血管内光断層撮
　　影を実施した場合は，**血管内超音波検査**
　　加算又は**血管内光断層撮影加算**として，
　　400点を所定点数に加算する。
　4　冠動脈血流予備能測定検査を実施した
　　場合は，**冠動脈血流予備能測定検査加算**
　　として，**600点**を所定点数に加算する。
　5　循環動態解析装置を用いて冠動脈血流
　　予備能測定検査を実施した場合は，**冠動**
　　脈血流予備能測定検査加算（循環動態解
　　析装置）として，**7,200点**を所定点数に
　　加算する。
　6　別に厚生労働大臣が定める施設基準に

◇　コンプライアンス測定の所定点数には，動肺コンプライアンス測定
及び静肺コンプライアンス測定の双方を含む。

◇　基礎代謝測定の所定点数には，患者に施用する窒素ガス又は酸素ガ
スの費用を含む。

◇　心臓カテーテル法による諸検査について
(1)　心臓カテーテル検査により大動脈造影，肺動脈造影及び肺動脈閉塞
試験を行った場合においても，本区分により算定するものとし，血管
造影等のエックス線診断の費用は，別に算定しない。
(2)　本区分のようなカテーテルを用いた検査を実施した後の縫合に要す
る費用は，所定点数に含まれる。
(3)　「注5」の循環動態解析装置を用いる冠動脈血流予備能測定検査は，
関連学会の定める指針に沿って行われた場合に限り算定する。ただし，
本加算とE 200-2血流予備量比コンピューター断層撮影は併せて算定
できない。
(4)　「注5」の循環動態解析装置を用いる冠動脈血流予備能測定検査を
実施した場合，「注4」の冠動脈血流予備能測定検査に係る特定保険
医療材料は算定できない。
(5)　本区分「1」及び「2」を同時に行った場合であっても，「注1」，
「注2」，「注3」，「注4」及び「注5」の加算は1回のみに限られる。
(6)　「注3」，「注4」，「注5」及び「注6」に掲げる加算は主たる加算
を患者1人につき月1回に限り算定する。
(7)　心筋生検を行った場合は，D 417組織試験採取，切採法の所定点数
を併せて算定する。

適合しているものとして地方厚生局長等に届け出た保険医療機関において，血管内視鏡検査を実施した場合は，**血管内視鏡検査加算**として，**400点**を所定点数に加算する。

7　同一月中に血管内超音波検査，血管内光断層撮影，冠動脈血流予備能測定検査及び血管内視鏡検査のうち，2以上の検査を行った場合には，主たる検査の点数を算定する。

8　カテーテルの種類，挿入回数によらず一連として算定し，諸監視，血液ガス分析，心拍出量測定，脈圧測定，肺血流量測定，透視，造影剤注入手技，造影剤使用撮影及びエックス線診断の費用は，全て所定点数に含まれるものとする。

9　エックス線撮影に用いられたフィルムの費用は，区分番号E400に掲げるフィルムの所定点数により算定する。

10　心腔内超音波検査を実施した場合は，**心腔内超音波検査加算**として，**400点**を所定点数に加算する。

D 207　体液量等測定

1　体液量測定，細胞外液量測定　　　　**60点**
2　血流量測定，皮膚灌流圧測定，皮弁血流検査，循環血流量測定（色素希釈法によるもの），電子授受式発消色性インジケーター使用皮膚表面温度測定　　　**100点**

◇　体液量等測定の所定点数には，注射又は採血を伴うものについては第6部第1節第1款の注射実施料及びD400血液採取を含む。

◇　血流量測定は，電磁式によるものを含む。

◇　皮膚灌流圧測定は，2箇所以上の測定を行う場合は，一連につき2回を限度として算定する。

◇　皮弁血流検査は，1有茎弁につき2回までを限度として算定するものとし，使用薬剤及び注入手技料は，所定点数に含まれ，別に算定しない。

◇　電子授受式発消色性インジケーター使用皮膚表面温度測定は，皮弁形成術及び四肢の血行再建術後に，術後の血行状態を調べるために行った場合に算定する。
ただし，術後1回を限度とする。
なお，使用した電子授受式発消色性インジケーターの費用は，所定点数に含まれ，別に算定できない。

3　心拍出量測定，循環時間測定，循環血液量測定（色素希釈法以外によるもの），脳循環測定（色素希釈法によるもの）　**150点**
注1　心拍出量測定に際してカテーテルを挿入した場合は，**心拍出量測定加算**として，開始日に限り**1,300点**を所定点数に加算する。この場合において，挿入に伴う画像診断及び検査の費用は算定しない。
2　カテーテルの交換の有無にかかわらず一連として算定する。

4　血管内皮機能検査（一連につき）　**200点**

◇　血管内皮機能検査を行った場合は，局所ボディプレティスモグラフ又は超音波検査等，血管内皮反応の検査方法及び部位数にかかわらず，1月に1回に限り，一連として当該区分において算定する。この際，超音波検査を用いて行った場合であっても，超音波検査の費用は算定しない。

5　脳循環測定（笑気法によるもの）
　　　　　　　　　　　　　　　1,350点

D208 心電図検査
1　四肢単極誘導及び胸部誘導を含む最低12
　誘導　　　　　　　　　　　　　130点

◇　四肢単極誘導及び胸部誘導を含む最低12誘導は，普通，標準肢誘導
（Ⅰ，Ⅱ，Ⅲ），単極肢誘導（aV_R，aV_L，aV_F），胸部誘導（V_1，V_2，
V_3，V_4，V_5，V_6）の12誘導で，その他特別の場合にV_7，V_8，食道誘
導等を行う場合もこれに含まれる。

2　ベクトル心電図，体表ヒス束心電図
　　　　　　　　　　　　　　　150点
3　携帯型発作時心電図記憶伝達装置使用心
　電図検査　　　　　　　　　　　150点

◇　携帯型発作時心電図記憶伝達装置使用心電図検査は，入院中の患者
以外の患者に対して，携帯型発作時心電図記憶伝達装置を用いて発作
時等の心電図を記録させた場合に，一連につき1回算定する。

4　加算平均心電図による心室遅延電位測定
　　　　　　　　　　　　　　　200点

◇　加算平均心電図による心室遅延電位測定は，心筋梗塞，心筋症，
Brugada症候群等により，致死性の心室性不整脈が誘発される可能
性がある患者に対し行われた場合に算定する。
　　当該検査の実施に当たり行った他の心電図検査は，別に算定できな
い。

5　その他（6誘導以上）　　　　90点
注　当該保険医療機関以外の医療機関で描写
　した心電図について診断を行った場合は，
　1回につき70点とする。

◇　当該保険医療機関以外の医療機関で描写したものについて診断のみ
を行った場合は，診断料として1回につき所定点数を算定できるが，
患者が当該傷病につき当該医療機関で受診していない場合は算定でき
ない。
◇　当該保険医療機関以外の医療機関で描写した検査について診断を
行った場合の算定については，2回目以降においても100分の90の算
定としない。
◇　負荷心電図検査の「負荷」は，運動負荷，薬剤負荷をいい，負荷の
種類及び回数によらない。

D209 負荷心電図検査

1　四肢単極誘導及び胸部誘導を含む最低12
　誘導　　　　　　　　　　　　　380点
2　その他（6誘導以上）　　　　190点
注1　当該保険医療機関以外の医療機関で描
　写した負荷心電図について診断を行った
　場合は，1回につき70点とする。

◇　当該保険医療機関以外の医療機関で描写したものについて診断のみ
を行った場合は，診断料として1回につき所定点数を算定できるが，
患者が当該傷病につき当該医療機関で受診していない場合は算定でき
ない。
◇　当該保険医療機関以外の医療機関で描写した検査について診断を
行った場合の算定については，2回目以降においても100分の90の算
定としない。
◇　負荷心電図検査には，この検査を行うために一連として実施された
心電図検査を含むものであり，同一日に行われた心電図検査は，別に
算定できない。

2　区分番号D208に掲げる心電図検査で
　あって，同一の患者につき，負荷心電図
　検査と同一日に行われたものの費用は，
　所定点数に含まれるものとする。

D210 ホルター型心電図検査
1　30分又はその端数を増すごとに　90点
2　8時間を超えた場合　　　　1,750点
注　解析に係る費用は，所定点数に含まれる
　ものとする。

◇　ホルター型心電図検査について
(1)　患者携帯用の記録装置を使って長時間連続して心電図記録を行った
場合に算定するものであり，所定点数には，単に記録を行うだけでは
なく，再生及びコンピューターによる解析を行った場合の費用を含む。
(2)　やむを得ず不連続に記録した場合においては，記録した時間を合算
した時間により算定する。また，24時間を超えて連続して記録した場
合であっても，本区分「2」により算定する。

D210-2 体表面心電図，心外膜興奮伝播図
　　　　　　　　　　　　　　　1,500点

D210-3 植込型心電図検査　　　　90点
注1　別に厚生労働大臣が定める施設基準を
　満たす保険医療機関において行われる場

◇　植込型心電図検査について
(1)　短期間に失神発作を繰り返し，その原因として不整脈が強く疑われ
る患者であって，心臓超音波検査及び心臓電気生理学的検査（心電図

D

検査

呼吸循環機能検査等

合に限り算定する。

2　30分又はその端数を増すごとに算定する。

3　解析に係る費用は，所定点数に含まれるものとする。

D210-4　T波オルタナンス検査　　　　1,100点

D211　トレッドミルによる負荷心肺機能検査，サイクルエルゴメーターによる心肺機能検査　　　　1,600点

注1　負荷の回数又は種類にかかわらず所定点数により算定する。

2　区分番号D200に掲げるスパイログラフィー等検査又は区分番号D208に掲げる心電図検査であって，同一の患者につき当該検査と同一日に行われたものの費用は，所定点数に含まれるものとする。

3　運動療法における運動処方の作成，心・肺疾患の病態や重症度の判定，治療方針の決定又は治療効果の判定を目的として連続呼気ガス分析を行った場合には，連続呼気ガス分析加算として，520点を所定点数に加算する。

D211-2　喘息運動負荷試験　　　　800点

注　喘息の気道反応性の評価，治療方針の決定等を目的として行った場合に算定する。

D211-3　時間内歩行試験　　　　200点

注1　別に厚生労働大臣が定める施設基準に適合しているものとして地方厚生局長等に届け出た保険医療機関において行われる場合に限り算定する。

2　区分番号D200に掲げるスパイログラフィー等検査及び区分番号D220からD223-2までに掲げる諸監視であって，時間内歩行試験と同一日に行われたものの費用は，所定点数に含まれるものとする。

検査及びホルター型心電図検査を含む。）等によりその原因が特定できない者又は関連する学会の定める診断基準に従い，心房細動検出を目的とする植込型心電図記録計検査の適応となり得る潜因性脳梗塞と判断された者に対して，原因究明を目的として使用した場合に限り算定できる。

(2)　患者の皮下に植込まれた記録装置を使って長時間連続して心電図記録を行った場合に算定するものであり，所定点数には，単に記録を行うだけではなく，再生及びコンピューターによる解析を行った場合の費用を含む。

(3)　植込型心電図記録計を使用し診断を行った場合は，当該機器が植込まれた時間ではなく，心電図が記録された時間に応じて算定する。

◇　T波オルタナンス検査について

(1)　心筋梗塞，心筋症，Brugada症候群等により，致死性の心室性不整脈が誘発される可能性がある患者に対し行われた場合に算定する。

(2)　当該検査の実施に当たり行ったD208心電図検査，D209負荷心電図検査，D210ホルター型心電図検査及びD211トレッドミルによる負荷心肺機能検査，サイクルエルゴメーターによる心肺機能検査は別に算定できない。

◇　トレッドミルによる負荷心肺機能検査，サイクルエルゴメーターによる心肺機能検査について

(1)　この検査を行うために一連として実施されたD208心電図検査，D200スパイログラフィー等検査を含むものであり，負荷の種類及び回数にかかわらず，所定点数により算定する。

(2)　呼吸器疾患に対して施行された場合にも，所定点数を算定できる。

◇　喘息運動負荷試験について

(1)　運動負荷前後での換気機能の変化を観察した場合に算定できる。

(2)　この検査を行うために一連として実施されたD208心電図検査，D200スパイログラフィー等検査を含むものであり，負荷の種類及び回数にかかわらず，所定点数により算定する。

◇　時間内歩行試験について

(1)　在宅酸素療法を施行している患者又はC103在宅酸素療法指導管理料の算定要件を満たす患者若しくは本試験により算定要件を満たすことが可能となる患者で在宅酸素療法の導入を検討している患者に対し，医師又は医師の指導管理の下に看護職員，臨床検査技師若しくは理学療法士がパルスオキシメーター等を用いて動脈血酸素飽和度を測定しながら6分間の歩行を行わせ，到達した距離，動脈血酸素飽和度及び呼吸・循環機能検査等の結果を記録し，医師が患者の運動耐容能等の評価及び治療方針の決定を行った場合に，年4回を限度として算定する。なお，当該検査の実施に係る時間（準備や説明に要した時間を含む。）については，第7部に掲げるリハビリテーションを実施した時間に含めることはできない。

(2)　医師の指導管理の下に看護職員，臨床検査技師又は理学療法士が6分間の歩行を行わせる場合は，医師が同一建物内において当該看護職

員，臨床検査技師又は理学療法士と常時連絡が取れる状態かつ緊急事態に即時的に対応できる体制である。

(3)　以下の事項を診療録に記載する。

　ア　当該検査結果の評価

　イ　到達した距離，施行前後の動脈血酸素飽和度，呼吸・循環機能検査等の結果

(4)　当該検査を算定する場合にあっては，過去の実施日を診療報酬明細書の摘要欄に記載する。

◇　シャトルウォーキングテストについて

D211-4　シャトルウォーキングテスト　　200点

注1　別に厚生労働大臣が定める施設基準に適合しているものとして地方厚生局長等に届け出た保険医療機関において行われる場合に限り算定する。

　　2　区分番号D200に掲げるスパイログラフィー等検査及び区分番号D220からD223-2までに掲げる諸監視であって，シャトルウォーキングテストと同一日に行われたものの費用は，所定点数に含まれるものとする。

(1)　在宅酸素療法を施行している患者又はC103在宅酸素療法指導管理料の算定要件を満たす患者若しくは本試験により算定要件を満たすことが可能となる患者であって在宅酸素療法の導入を検討しているものに対し，医師又は医師の指導管理の下に看護職員若しくは臨床検査技師がパルスオキシメーター等を用いて動脈血酸素飽和度を測定しながら一定の距離を往復で歩行させ，歩行可能距離又は歩行持続時間，動脈血酸素飽和度及び呼吸・循環機能検査等の結果を記録し，医師が患者の運動耐容能等の評価及び治療方針の決定を行った場合に，年に4回を限度として算定する。なお，D211-3時間内歩行試験を併せて実施した場合には，時間内歩行試験又はシャトルウォーキングテストを合わせて年に4回を限度として算定する。

(2)　医師の指導管理の下に看護職員又は臨床検査技師がシャトルウォーキングテストを行う場合は，医師が同一建物内において当該看護職員又は臨床検査技師と常時連絡が取れる状態かつ緊急事態に即時的に対応できる体制であること。

(3)　以下の事項を診療録に記載する。

　ア　当該検査結果の評価

　イ　歩行可能距離又は歩行持続時間，施行前後の動脈血酸素飽和度，呼吸・循環機能検査等の結果

(4)　当該検査を算定する場合にあっては，以下の事項を診療報酬明細書の摘要欄に記載する。

　ア　過去の実施日

　イ　在宅酸素療法の実施の有無又は流量の変更を含む患者の治療方針

◇　リアルタイム解析型心電図について

D212　リアルタイム解析型心電図　　600点

(1)　入院中の患者以外の患者に対して8時間以上心電図をモニターしながら同時に波形を解析し，異常波形発現時にのみ記録を行い得るものをいう。

(2)　リアルタイム解析型心電図記録計を用いて8時間以上心電図をモニターした場合は，解析の費用を含め，一連の使用について1回として算定する。

◇　携帯型発作時心電図記録計使用心電図検査について

D212-2　携帯型発作時心電図記録計使用心電図検査　　500点

心電図を2日間以上連続して記録することができる携帯型発作時心電図記録計を用いて，記録スイッチ入力前を含む心電図を記録した場合に，解析の費用を含め，一連の使用について1回として算定する。

D213　心音図検査　　150点

※　亜硝酸アミル吸入心音図検査の点数算定は，薬剤負荷の前後の検査をそれぞれ1回として本区分により算定し，亜硝酸アミルについては，D500薬剤により算定する。

◇　脈波図，心機図，ポリグラフ検査について

D214　脈波図，心機図，ポリグラフ検査

1	1検査	60点
2	2検査	80点
3	3又は4検査	130点
4	5又は6検査	180点
5	7検査以上	220点
6	血管伸展性検査	100点

(1)　脈波図については，次に掲げる検査を2以上行った場合であり，脈波曲線を描写し記録した場合に算定する。

　ア　心及び肝拍動図

　イ　動脈波

　ウ　静脈波

　エ　容積脈波

D

検査

呼吸循環機能検査等

注1 数種目を行った場合でも同時に記録を行った最高検査数により算定する。
2 脈波図，心機図又はポリグラフ検査の一部として記録した心電図は，検査数に数えない。
3 検査の実施ごとに1から6までに掲げる所定点数を算定する。

D214-2 エレクトロキモグラフ **260点**

（超音波検査等）

通則

　区分番号D215（3のニの場合を除く。）及びD216に掲げる超音波検査等について，同一患者につき同一月において同一検査を2回以上実施した場合における2回目以降の当該検査の費用は，所定点数の100分の90に相当する点数により算定する。

D215 超音波検査（記録に要する費用を含む。）

1 Aモード法 **150点**
2 断層撮影法（心臓超音波検査を除く。）
　イ 訪問診療時に行った場合 **400点**
　　注 訪問診療時に行った場合は，月1回に限り算定する。

　ロ その他の場合
　（1）胸腹部 **530点**

オ 指尖脈波
カ 心尖（窩）拍動図
　また，心機図とは各種脈波図と心電図，心音図検査等の2以上を同時に記録し，循環機能の解析を行う検査である。
(2) 「1」から「5」までの検査数については，種目又は部位を順次変えて検査した場合であっても，一連の検査のうちの最高検査数による。
(3) 運動又は薬剤の負荷による検査を行った場合には，負荷前後の検査をそれぞれ1回の検査として算定し，複数の負荷を行った場合であっても，負荷の種類及び回数にかかわらず，所定点数の100分の200を限度として算定する。
(4) 血管伸展性検査は，描写し記録した脈波図により脈波伝達速度を求めて行うものであり，このために行った脈波図検査と併せて算定できない。
(5) 閉塞性動脈硬化症は，「6」の血管伸展性検査により算定する。

◇ D215超音波検査の「1」から「5」までに掲げる検査のうち2以上のものを同一月内に同一の部位について行った場合，同一月内に2回以上行った場合の算定方法の適用においては，同一の検査として扱う。

◇ 超音波検査を同一の部位に同時に2以上の方法を併用する場合は，主たる検査方法により1回として算定する。また，同一の方法による場合は，部位数にかかわらず，1回のみの算定とする。
◇ 超音波検査（「3」の「ニ」の胎児心エコー法を除く。）を算定するに当たっては，当該検査で得られた主な所見を診療録に記載する又は検査実施者が測定値や性状等について文書に記載する。なお，医師以外が検査を実施した場合は，その文書について医師が確認した旨を診療録に記載する。
◇ 検査で得られた画像を診療録に添付する。また，測定値や性状等について文書に記載した場合は，その文書を診療録に添付する。
◇ 超音波検査の記録に要した費用（フィルム代，印画紙代，記録紙代，テープ代等）は，所定点数に含まれる。

◇ C001在宅患者訪問診療料（Ⅰ）又はC001-2在宅患者訪問診療料（Ⅱ）を算定した日と同一日に，患家等で断層撮影法（心臓超音波検査を除く。）を行った場合は，部位にかかわらず，「2」の「イ」の訪問診療時に行った場合を月1回に限り算定する。

◇ 「2」の「ロ」の「(1)」の胸腹部を算定する場合は，検査を行った領域について診療報酬明細書の摘要欄に該当項目を記載する。複数領域の検査を行った場合は，その全てを記載する。また，カに該当する場合は，具体的な臓器又は領域を診療報酬明細書の摘要欄に記載する。
ア 消化器領域
イ 腎・泌尿器領域
ウ 女性生殖器領域
エ 血管領域（大動脈・大静脈等）
オ 腹腔内・胸腔内の貯留物等

カ　その他
※　心臓超音波検査以外で，断層撮影法とMモード法を併用した場合の点数算定は，本区分「2」の「ロ」の「(1)」により算定する。

◇　体表には肛門，甲状腺，乳腺，表在リンパ節等を含む。

(2)　下肢血管　　　　　　　450点
(3)　その他（頭頸部，四肢，体表，末梢血管等）　　　350点
3　心臓超音波検査

◇　心臓超音波検査の所定点数には，同時に記録した心音図，脈波図，心電図及び心機図の検査の費用を含む。
◇　心臓超音波検査の所定点数にはパルスドプラ法の費用が含まれており，別に算定できない。

イ　経胸壁心エコー法　　　880点
ロ　Mモード法　　　　　　500点

◇　Mモード法はMモード法のみで検査を行った場合に算定する。心臓超音波検査以外で，Mモード法のみの検査を行った場合は，本区分「3」の「ロ」により算定する。

ハ　経食道心エコー法　　1,500点
ニ　胎児心エコー法　　　　300点
注1　別に厚生労働大臣が定める施設基準に適合しているものとして地方厚生局長等に届け出た保険医療機関において行われる場合に，月1回に限り算定する。
2　当該検査に伴って診断を行った場合は，胎児心エコー法診断加算として，1,000点を所定点数に加算する。
ホ　負荷心エコー法　　　2,010点

◇　胎児心エコー法は，胎児の心疾患が強く疑われた症例に対して，循環器内科，小児科又は産婦人科の経験を5年以上有する医師（胎児心エコー法を20症例以上経験している者に限る。）が診断又は経過観察を行う場合に算定し，「注2」の胎児心エコー法診断加算は，当該検査に伴って診断を行った場合に限り算定する。その際，当該検査で得られた主な所見を診療録に記載する。また，本区分「4」の「イ」の胎児心音観察に係る費用は所定点数に含まれており，別に算定できない。

◇　負荷心エコー法には，負荷に係る費用が含まれており，また併せて行ったD211トレッドミルによる負荷心肺機能検査，サイクルエルゴメーターによる心肺機能検査は別に算定できない。

4　ドプラ法（1日につき）
イ　胎児心音観察，末梢血管血行動態検査　　　　　　　20点
ロ　脳動脈血流速度連続測定　　150点
ハ　脳動脈血流速度マッピング法　400点

◇　末梢血管血行動態検査は，慢性動脈閉塞症の診断及び病態把握のために行った場合に算定する。
◇　脳動脈血流速度連続測定とは，経頭蓋骨的に連続波又はパルスドプラを用いて，ソノグラムを記録して血流の分析を行う場合をいう。
◇　脳動脈血流速度マッピング法とは，パルスドプラにより脳内動脈の描出を行う場合をいう。

5　血管内超音波法　　　4,290点

◇　血管内超音波法の算定は次の方法による。
ア　検査を実施した後の縫合に要する費用は所定点数に含まれる。
イ　本検査を，左心カテーテル検査及び右心カテーテル検査と併せて行った場合は，左心カテーテル検査及び右心カテーテル検査の所定点数に含まれる。
ウ　エックス線撮影に用いられたフィルムの費用は，E400フィルムの所定点数により算定する。
エ　D220呼吸心拍監視，新生児心拍・呼吸監視，カルジオスコープ（ハートスコープ），カルジオタコスコープの費用は，所定点数に含まれる。

注1　2又は3について，造影剤を使用した場合は，造影剤使用加算として，180点を所定点数に加算する。この場合において，造影剤注入手技料及び麻酔料（区分番号L008に掲げるマスク又は気管内挿管による閉鎖循環式全身麻酔に係るものを除く。）は，加算点数に含まれるものとする。
2　2について，パルスドプラ法を行った

◇　「造影剤を使用した場合」とは，静脈内注射，動脈注射又は点滴注射により造影剤を使用し検査を行った場合をいう。また，本区分「3」の心臓超音波検査においては，心筋虚血の診断を目的とした場合に算定できる。この場合，心筋シンチグラフィーを同一月に実施した場合には主たるもののみ算定する。

◇　本区分「2」の断層撮影法（心臓超音波検査を除く。）において血

場合は，**パルスドプラ法加算**として，**150点**を所定点数に加算する。

3　心臓超音波検査に伴って同時に記録した心電図，心音図，脈波図及び心機図の検査の費用は，所定点数に含まれるものとする。

4　ドプラ法について，ロ及びハを併せて行った場合は，主たるものの所定点数のみにより算定する。

5　血管内超音波法について，呼吸心拍監視，新生児心拍・呼吸監視，カルジオスコープ（ハートスコープ），カルジオタコスコープ，血液ガス分析，心拍出量測定，脈圧測定，透視，造影剤注入手技，造影剤使用撮影及びエックス線診断の費用は，所定点数に含まれるものとする。

6　血管内超音波法と同一月中に行った血管内視鏡検査は所定点数に含まれるものとする。

7　4のロについて，微小栓子シグナル（HITS／MES）の検出を行った場合は，**微小栓子シグナル加算**として，**150点**を所定点数に加算する。

D215-2　肝硬度測定　　　　　　　200点

D215-3　超音波エラストグラフィー　200点
注　区分番号D215-2に掲げる肝硬度測定を算定する患者については，当該検査の費用は別に算定しない。

D215-4　超音波減衰法検査　　　　　200点
注　区分番号D215-2に掲げる肝硬度測定又は区分番号D215-3に掲げる超音波エラストグラフィーを算定する患者については，当該検査の費用は別に算定しない。

管の血流診断を目的としてパルスドプラ法を併せて行った場合には，「注2」に掲げる加算を算定できる。

◇　肝硬度測定は，汎用超音波画像診断装置のうち，使用目的，効能又は効果として，肝臓の硬さについて，非侵襲的に計測するものとして薬事承認又は認証を得ているものを使用し，肝硬変の患者（肝硬変が疑われる患者を含む。）に対し，肝臓の硬さを非侵襲的に測定した場合に，原則として3月に1回に限り算定する。ただし，医学的な必要性から3月に2回以上算定する場合には，診療報酬明細書の摘要欄にその理由及び医学的根拠を詳細に記載する。

◇　超音波エラストグラフィーについて
(1)　汎用超音波画像診断装置のうち，使用目的又は効果として，肝臓の硬さについて，非侵襲的に計測するものとして薬事承認又は認証を得ているものを使用し，肝硬変の患者（肝硬変が疑われる患者を含む。）に対し，肝臓の線維化の程度を非侵襲的に評価した場合に，原則として3月に1回に限り算定する。ただし，医学的な必要性から3月に2回以上算定する場合には，診療報酬明細書の摘要欄にその理由及び医学的根拠を詳細に記載する。

(2)　D215-2肝硬度測定について，同一の患者につき，当該検査実施日より3月以内に行われたものの費用は，原則として所定点数に含まれる。ただし，医学的な必要性から別途肝硬度測定を算定する必要がある場合には，診療報酬明細書の摘要欄にその理由及び医学的根拠を詳細に記載する。

◇　超音波減衰法検査について
(1)　超音波減衰法検査は，汎用超音波画像診断装置のうち，使用目的又は効果として，超音波の減衰量を非侵襲的に計測し，肝臓の脂肪量を評価するための情報を提供するものとして薬事承認又は認証を得ているものを使用し，脂肪性肝疾患の患者であって慢性肝炎又は肝硬変の疑いがある者に対し，肝臓の脂肪量を評価した場合に，3月に1回に限り算定する。

(2)　当該検査の実施に当たっては，関係学会が定めるガイドラインを踏まえ適切に行うこと。

(3)　D215-2肝硬度測定又はD215-3超音波エラストグラフィーについ

て，同一の患者につき，当該検査実施日より３月以内に行われたものの費用は，原則として所定点数に含まれるものとする。ただし，医学的な必要性から別途肝硬度測定又は超音波エラストグラフィーを算定する必要がある場合には，診療報酬明細書の摘要欄にその理由及び医学的根拠を詳細に記載すること。

D216 サーモグラフィー検査（記録に要する費用を含む。）　200点
注　負荷検査を行った場合は，**負荷検査加算**として，負荷の種類又は回数にかかわらず**100点**を所定点数に加算する。

D216-2 残尿測定検査
1　超音波検査によるもの　　　　　**55点**
2　導尿によるもの　　　　　　　　**45点**
注　残尿測定検査は，患者１人につき月２回に限り算定する。

◇　残尿測定検査は，前立腺肥大症，神経因性膀胱又は過活動膀胱の患者に対し，超音波若しくはカテーテルを用いて残尿を測定した場合に算定する。
◇　「1」と「2」を同一日に行った場合は，主たるもののみ算定する。

D217 骨塩定量検査
1　ＤＥＸＡ法による腰椎撮影　　**360点**
注　同一日にＤＥＸＡ法により大腿骨撮影を行った場合には，**大腿骨同時撮影加算**として，**90点**を所定点数に加算する。
2　ＲＥＭＳ法（腰椎）　　　　　**140点**
注　同一日にＲＥＭＳ法により大腿骨の骨塩定量検査を行った場合には，**大腿骨同時検査加算**として，**55点**を所定点数に加算する。
3　MD法，ＳＥＸＡ法等　　　　**140点**
4　超音波法　　　　　　　　　　　**80点**
注　検査の種類にかかわらず，患者１人につき４月に１回に限り算定する。

◇　骨塩定量検査について
(1)　骨粗鬆症の診断及びその経過観察の際のみ算定できる。ただし，4月に1回を限度とする。
(2)　「1」の「注」はＤＥＸＡ法による腰椎撮影及び大腿骨撮影を同一日に行った場合にのみ算定できる。
(3)　「2」のＲＥＭＳ法（腰椎）は，ＲＥＭＳ法（Radiofrequency Echographic Multi-spectrometry）による腰椎の骨塩定量検査を実施した場合に算定する。
(4)　「2」の「注」は，ＲＥＭＳ法により腰椎及び大腿骨の骨塩定量検査を同一日に行った場合にのみ算定できる。
(5)　「3」の「MD法，ＳＥＸＡ法等」の方法には，ＤＥＸＡ法（dual Energy x-Ray Absorptiometry），単一光子吸収法（ＳＰＡ：Single Photon Absorptiometry），二重光子吸収法（ＤＰＡ：Dual Photon Absorptiometry），MD法（Microdensitometryによる骨塩定量法），ＤＩＰ法（Digital Image Processing），ＳＥＸＡ法（single Energy x-Ray Absorptiometry），単色X線光子を利用した骨塩定量装置による測定及びpQCT（peripheral Quantitative Computed Tomography）による測定がある。
(6)　MD法による骨塩定量検査を行うことを目的として撮影したフィルムを用いて画像診断を併施する場合は，本区分「3」の「MD法，ＳＥＸＡ法等」の所定点数又は画像診断の手技料（Ｅ001写真診断及びＥ002撮影）の所定点数のいずれか一方により算定する。ただし，Ｅ400フィルムの費用は，いずれの場合でも，手技料とは別に算定できる。

（監視装置による諸検査）

D218 分娩監視装置による諸検査
1　１時間以内の場合　　　　　　**510点**
2　１時間を超え１時間30分以内の場合
　　　　　　　　　　　　　　　　700点
3　１時間30分を超えた場合　　**890点**

D219 ノンストレステスト（一連につき）
　　　　　　　　　　　　　　　　210点

◇　分娩監視装置による諸検査は，胎児仮死，潜在胎児仮死及び異常分娩の経過改善の目的で陣痛促進を行う場合にのみ算定できるものであり，陣痛曲線，胎児心電図及び胎児心音図を記録した場合も，所定点数に含まれる。

◇　ノンストレステストについて
(1)　ノンストレステストは，以下に掲げる患者に対し行われた場合に算定する。
　ア　40歳以上の初産婦である患者
　イ　ＢＭＩが35以上の初産婦である患者
　ウ　多胎妊娠の患者
　エ　子宮内胎児発育不全の認められる患者

オ　子宮収縮抑制剤を使用中の患者
カ　妊娠高血圧症候群重症の患者
キ　常位胎盤早期剥離の患者
ク　前置胎盤（妊娠22週以降で出血等の症状を伴う場合に限る。）の患者
ケ　胎盤機能不全の患者
コ　羊水異常症の患者
サ　妊娠30週未満の切迫早産の患者で，子宮収縮，子宮出血，頸管の開大，短縮又は軟化のいずれかの切迫早産の兆候を示し，かつ，以下のいずれかを満たすもの
　　a　前期破水を合併したもの
　　b　経腟超音波検査で子宮頸管長が20mm未満のもの
　　c　切迫早産の診断で他の医療機関から搬送されたもの
　　d　早産指数（tocolysis index）が3点以上のもの
シ　心疾患（治療中のものに限る。）の患者
ス　糖尿病（治療中のものに限る。）又は妊娠糖尿病（治療中のものに限る。）の患者
セ　甲状腺疾患（治療中のものに限る。）の患者
ソ　腎疾患（治療中のものに限る。）の患者
タ　膠原病（治療中のものに限る。）の患者
チ　特発性血小板減少性紫斑病（治療中のものに限る。）の患者
ツ　白血病（治療中のものに限る。）の患者
テ　血友病（治療中のものに限る。）の患者
ト　出血傾向（治療中のものに限る。）のある患者
ナ　ＨＩＶ陽性の患者
ニ　Rh不適合の患者
ヌ　当該妊娠中に帝王切開術以外の開腹手術を行った患者又は行う予定のある患者
　　ただし，治療中のものとは，対象疾患について専門的治療が行われているものを指し，単なる経過観察のために年に数回程度通院しているのみでは算定できない。
(2)　ノンストレステストは入院中の患者に対して行った場合には1週間につき3回，入院中の患者以外の患者に対して行った場合には1週間につき1回に限り算定できる。なお，1週間の計算は暦週による。

◇　呼吸心拍監視，新生児心拍・呼吸監視，カルジオスコープ（ハートスコープ），カルジオタコスコープについて
(1)　呼吸心拍監視は，重篤な心機能障害若しくは呼吸機能障害を有する患者又はそのおそれのある患者に対して，常時監視を行っている場合に算定されるものである。この際，呼吸曲線の観察の有無に関わらず，心電曲線，心拍数の観察を行った場合は，所定点数を算定する。
(2)　呼吸心拍監視，新生児心拍・呼吸監視，カルジオスコープ（ハートスコープ）又はカルジオタコスコープは，観察した呼吸曲線，心電曲線，心拍数のそれぞれの観察結果の要点を診療録に記載した場合に算定できる。
(3)　新生児心拍・呼吸監視，カルジオスコープ（ハートスコープ）又はカルジオタコスコープは，重篤な心機能障害若しくは呼吸機能障害を有する患者又はそのおそれのある患者に対し，心電曲線及び心拍数の観察を行っている場合に算定する。この際，呼吸曲線を同時に観察した場合の費用は所定点数に含まれる。
(4)　呼吸心拍監視，新生児心拍・呼吸監視，カルジオスコープ（ハートスコープ）又はカルジオタコスコープを同一日に行った場合は，主たるもののみ算定する。
(5)　診療報酬明細書の摘要欄に呼吸心拍監視，新生児心拍・呼吸監視，

D220　呼吸心拍監視，新生児心拍・呼吸監視，カルジオスコープ（ハートスコープ），カルジオタコスコープ
1　1時間以内又は1時間につき　　**50点**
2　3時間を超えた場合（1日につき）
　イ　7日以内の場合　　　　　　**150点**
　ロ　7日を超え14日以内の場合　**130点**
　ハ　14日を超えた場合　　　　　**50点**
注1　心電曲線及び心拍数のいずれも観察した場合に算定する。
　2　呼吸曲線を同時に観察した場合の費用は，所定点数に含まれるものとする。
　3　人工呼吸と同時に行った呼吸心拍監視の費用は，人工呼吸の所定点数に含まれるものとする。
　4　同一の患者につき，区分番号L008に掲げるマスク又は気管内挿管による閉鎖循環式全身麻酔と同一日に行われた場合における当該検査の費用は，当該麻酔の

費用に含まれる。

カルジオスコープ（ハートスコープ）又はカルジオタコスコープの算定開始日を記載する。

(6)　呼吸心拍監視装置等の装着を中止した後30日以内に再装着が必要となった場合の日数の起算日は，最初に呼吸心拍監視，新生児心拍・呼吸監視，カルジオスコープ（ハートスコープ）又はカルジオタコスコープを算定した日とする。特定入院料を算定した患者が引き続き呼吸心拍監視，新生児心拍・呼吸監視，カルジオスコープ（ハートスコープ）又はカルジオタコスコープを行う場合の日数の起算日についても同様とする。なお，当該検査を中止している期間についても実施日数の計算に含める。

(7)　7日を超えた場合は，検査に要した時間にかかわらず「2」の「ロ」又は「ハ」を上限として算定する。

(8)　人工呼吸を同一日に行った場合は，呼吸心拍監視，新生児心拍・呼吸監視，カルジオスコープ（ハートスコープ），カルジオタコスコープに係る費用はJ045人工呼吸の所定点数に含まれる。

(9)　一酸化窒素吸入療法を同一日に行った場合は，呼吸心拍監視，新生児心拍・呼吸監視，カルジオスコープ（ハートスコープ），カルジオタコスコープに係る費用はJ045-2一酸化窒素吸入療法の「1」又は「2」の所定点数に含まれる。

D221 削除

D221-2 筋肉コンパートメント内圧測定 620点
注　筋肉コンパートメント内圧測定は骨折，外傷性の筋肉内出血，長時間の圧迫又は動脈損傷等により，臨床的に疼痛，皮膚蒼白，脈拍消失，感覚異常及び麻痺を認める等，急性のコンパートメント症候群が疑われる患者に対して，同一部位の診断を行う場合に，測定の回数にかかわらず1回のみ算定する。

D222 経皮的血液ガス分圧測定，血液ガス連続測定
1　1時間以内又は1時間につき　**100点**
2　5時間を超えた場合（1日につき）　**630点**

◇　経皮的血液ガス分圧測定，血液ガス連続測定について

(1)　経皮的血液ガス分圧測定は，以下のいずれかに該当する場合に算定する。
ア　循環不全及び呼吸不全があり，酸素療法を行う必要のある新生児に対して測定を行った場合。その際には，測定するガス分圧の種類にかかわらず，所定点数により算定する。ただし，出生時体重が1,000g未満又は1,000g以上1,500g未満の新生児の場合は，それぞれ90日又は60日を限度として算定する。
イ　神経筋疾患，肺胞低換気症候群（「難病の患者に対する医療等に関する法律」第5条第1項に規定する指定難病の患者であって，同法第7条第4項に規定する医療受給者証を交付されているもの（同条第1項各号に規定する特定医療費の支給認定に係る基準を満たすものとして診断を受けたものを含む。）に限る。）又は慢性呼吸器疾患の患者に対し，ＮＰＰＶの適応判定及び機器の調整を目的として経皮的に血中のPCO_2を測定した場合。その際には，1入院につき2日を限度として算定できる。

(2)　血液ガス連続測定は，閉鎖循環式全身麻酔において分離肺換気を行う際に血中のPO_2，PCO_2及びpHの観血的連続測定を行った場合に算定できる。

◇　重症下肢血流障害が疑われる患者に対し，虚血肢の切断若しくは血行再建に係る治療方針の決定又は治療効果の判定のために経皮的に血中のPO_2を測定した場合に，3月に1回に限り算定する。

D222-2 経皮的酸素ガス分圧測定（1日につき）　**100点**

D223 経皮的動脈血酸素飽和度測定（1日につき）　**35点**

◇　経皮的動脈血酸素飽和度測定について

(1)　次のいずれかに該当する患者に対して行った場合に算定する。

D

監視装置

注 人工呼吸と同時に行った経皮的動脈血酸素飽和度測定の費用は，人工呼吸の所定点数に含まれるものとする。

D223-2 終夜経皮的動脈血酸素飽和度測定 （一連につき） 100点

D224 終末呼気炭酸ガス濃度測定 （1日につき） 100点

D225 観血的動脈圧測定 （カテーテルの挿入に要する費用及びエックス線透視の費用を含む。）
1 1時間以内の場合 130点
2 1時間を超えた場合 （1日につき） 260点
注 カテーテルの交換の有無にかかわらず一連として算定する。

D225-2 非観血的連続血圧測定 （1日につき） 100点
注 人工呼吸と同時に行った非観血的連続血圧測定の費用は，人工呼吸の所定点数に含まれるものとする。

D225-3 24時間自由行動下血圧測定 200点

ア 呼吸不全若しくは循環不全又は術後の患者であって，酸素吸入若しくは突発性難聴に対する酸素療法を現に行っているもの又は酸素吸入若しくは突発性難聴に対する酸素療法を行う必要があるもの
イ 静脈麻酔，硬膜外麻酔又は脊椎麻酔を実施中の患者に行った場合
なお，閉鎖式全身麻酔を実施した際にL008マスク又は気管内挿管による閉鎖循環式全身麻酔を算定した日と同一日には算定できない。
(2) C103在宅酸素療法指導管理料を算定している患者（これに係る在宅療養指導管理材料加算のみを算定している者を含み，医療型短期入所サービス費又は医療型特定短期入所サービス費を算定している短期入所中の者を除く。）については，経皮的動脈血酸素飽和度測定の費用は算定できない。
(3) 人工呼吸を同一日に行った場合は，経皮的動脈血酸素飽和度測定に係る費用はJ045人工呼吸の所定点数に含まれる。
(4) 一酸化窒素吸入療法を同一日に行った場合は，経皮的動脈血酸素飽和度測定に係る費用はJ045-2一酸化窒素吸入療法の「1」又は「2」の所定点数に含まれる。
◇ 終夜経皮的動脈血酸素飽和度測定について
(1) 睡眠時呼吸障害の疑われる患者に対して行った場合に算定し，数日間連続して測定した場合でも，一連のものとして算定する。
(2) C103在宅酸素療法指導管理料を算定している患者（これに係る在宅療養指導管理材料加算のみを算定している者を含み，医療型短期入所サービス費又は医療型特定短期入所サービス費を算定している短期入所中の者を除く。）については，終夜経皮的動脈血酸素飽和度測定(一連につき) の費用は算定できない。
◇ 終末呼気炭酸ガス濃度測定について
(1) 気管内挿管又は気管切開している患者であって，次のいずれかに該当する患者に対して行った場合に算定する。
ア 人工呼吸器を装着している患者
イ 自発呼吸が不十分な患者
ウ 脳外傷等換気不全が生じる可能性が非常に高いと判断される患者
(2) 閉鎖式全身麻酔を実施した際にL008マスク又は気管内挿管による閉鎖循環式全身麻酔を算定した日と同一日には算定できない。
◇ 観血的動脈圧測定について
(1) 動脈圧測定用カテーテルを挿入して測定するもの又はエラスター針等を動脈に挿入してトランスデューサーを用いて測定するものをいう。
(2) 穿刺部位のガーゼ交換等の処置料及び材料料は別に算定できない。

◇ 非観血的連続血圧測定について
(1) トノメトリー法により麻酔に伴って実施した場合に限り算定できるものとし，また，D225観血的動脈圧測定と同一日に実施した場合は，主たるもののみ算定する。
(2) 人工呼吸を同一日に行った場合は，非観血的連続血圧測定に係る費用はJ045人工呼吸の所定点数に含まれる。
(3) 一酸化窒素吸入療法を同一日に行った場合は，非観血的連続血圧測定に係る費用はJ045-2一酸化窒素吸入療法の「1」又は「2」の所定点数に含まれる。
◇ 24時間自由行動下血圧測定は，日本循環器学会，日本心臓病学会及び日本高血圧学会の承認を得た「24時間血圧計の使用（ABPM）基準に関するガイドライン」に沿って行われた場合に，1月に1回に限り算定する。

D225-4 ヘッドアップティルト試験   1,030点
注　別に厚生労働大臣が定める施設基準に適
合しているものとして地方厚生局長等に届
け出た保険医療機関において行われる場合
に限り算定する。

D226 中心静脈圧測定（1日につき）
　1　4回以下の場合　　　　　　　120点
　2　5回以上の場合　　　　　　　240点
注　カテーテルの交換の有無にかかわらず一
連として算定する。

D227 頭蓋内圧持続測定
　1　1時間以内又は1時間につき　200点
　2　3時間を超えた場合（1日につき）
　　　　　　　　　　　　　　　　800点

D228 深部体温計による深部体温測定（1日に
つき）　　　　　　　　　　　　　100点

D229 前額部，胸部，手掌部又は足底部体表面
体温測定による末梢循環不全状態観察（1日
につき）　　　　　　　　　　　　100点

D230 観血的肺動脈圧測定
　1　1時間以内又は1時間につき　180点
　2　2時間を超えた場合（1日につき）
　　　　　　　　　　　　　　　　570点
注1　バルーン付肺動脈カテーテルを挿入し
た場合は，バルーン付肺動脈カテーテル
挿入加算として，開始日に限り1,300点
を所定点数に加算する。この場合におい
て，挿入に伴う画像診断及び検査の費用
は算定しない。
　2　カテーテルの交換の有無にかかわらず
一連として算定する。

D231 人工膵臓検査（一連につき）　5,000点
注　別に厚生労働大臣が定める施設基準に適
合しているものとして地方厚生局長等に届
け出た保険医療機関において行われる場合
に限り算定する。

◇　ヘッドアップティルト試験について
(1)　患者を臥位から傾斜位の状態に起こし，傾斜位の状態に保ちながら，
連続的に血圧，脈拍及び症状の推移等を測定及び観察する検査をいう。
なお，単に臥位及び立位又は座位時の血圧等を測定するだけのものは
当該検査に該当しない。
(2)　失神発作があり，他の原因が特定されずに神経調節性失神が疑われ
る患者に対して，医師が行った場合に限り算定する。
(3)　使用する薬剤の費用は所定点数に含まれる。
(4)　検査に伴い施行した心電図に係る費用は別に算定できない。
(5)　診療録に，当該検査中に測定された指標等について記載する。
◇　中心静脈圧測定について
(1)　穿刺部位のガーゼ交換等の処置料及び材料料は別に算定できない。
(2)　中心静脈圧測定を算定中にカテーテルの挿入手技を行った場合（手
術に関連して行う場合を除く。）は，G005-2中心静脈注射用カテーテ
ル挿入により算定する。
　　この場合において，カテーテルの挿入に伴う画像診断及び検査の費
用は算定しない。
◇　頭蓋内圧持続測定について
穿刺部位のガーゼ交換等の処置料及び材料料は別に算定できない。

◇　直腸温又は膀胱温の測定は，深部体温測定と異なるものであり，深
部体温計による深部体温の測定には該当しない。
◇　前額部，胸部，手掌部又は足底部体表面体温測定による末梢循環不
全状態観察とD228深部体温計による深部体温測定を同一日に行った
場合は，主たるもののみ算定する。
◇　観血的肺動脈圧測定について
(1)　肺動脈楔入圧を持続的に測定する場合に所定点数を算定する。
(2)　測定のために右心カテーテル法により，バルーン付肺動脈カテーテ
ルを挿入した場合には挿入日にカテーテル挿入加算を算定できる。こ
の場合，使用したカテーテルの本数にかかわらず，一連として算定す
る。
(3)　観血的肺動脈圧測定とD206心臓カテーテル法による諸検査の「1」
右心カテーテル法による諸検査又はD226中心静脈圧測定を同一日に
実施した場合は，主たるもののみ算定する。
(4)　D206心臓カテーテル法による諸検査の「2」左心カテーテル法に
よる諸検査を同一日に実施した場合は別に算定できる。
(5)　穿刺部位のガーゼ交換等の処置料及び材料料は別に算定できない。
◇　人工膵臓検査について
(1)　糖尿病患者の治療に際してインスリン抵抗性の評価，至適インスリ
ン用量の決定等を目的として，血管内に留置した二重腔カテーテルか
ら吸引した血中のグルコース値を連続して測定した場合に算定でき
る。
(2)　算定の対象となる患者は，次の療養が必要な糖尿病等の患者であっ
て，医師が人工膵臓検査以外による血糖調整が困難であると認めたも
のである。
　ア　糖尿病性腎症に対する透析時の血糖管理
　イ　難治性低血糖症の治療のための血糖消費量決定
　ウ　インスリン抵抗性がみられる難治性糖尿病に対するインスリン感
受性テスト及び血糖管理
(3)　2日以上にわたり連続して実施した場合においても，一連として1
回の算定とする。
(4)　人工膵臓検査と同一日に行った血中グルコース測定は別に算定でき

ない。

(5)　穿刺部位のガーゼ交換等の処置料及び材料料は別に算定できない。

D231-2　皮下連続式グルコース測定（一連につき）　700点

注1　別に厚生労働大臣が定める施設基準に適合しているものとして地方厚生局長等に届け出た保険医療機関において行われる場合に限り算定する。

2　注1に規定する届出を行った診療所において行われる場合は，6月に2回に限り算定する。

◇　皮下連続式グルコース測定について

(1)　糖尿病患者の治療に際してインスリン抵抗性の評価，至適インスリン用量の決定等を目的として，皮下に留置した電極から皮下組織中のグルコース値を連続して測定した場合に算定できる。

(2)　以下に掲げる患者に対し行われた場合に算定する。また，算定した場合は，以下のいずれに該当するかを診療報酬明細書の摘要欄に明記する。

ア　治療方針策定のために血糖プロファイルを必要とする1型糖尿病患者

イ　低血糖発作を繰り返す等重篤な有害事象がおきている血糖コントロールが不安定な2型糖尿病患者であって，医師の指示に従い血糖コントロールを行う意志のある者

(3)　2日以上にわたり連続して実施した場合においても，一連として1回の算定とする。

(4)　皮下連続式グルコース測定と同一日に行った血中グルコース測定に係る費用は所定点数に含まれる。

(5)　D231人工膵臓検査又はJ043-6人工膵臓療法を同一日に行った場合は，主たるもののみ算定する。

(6)　穿刺部位のガーゼ交換等の処置料及び材料は別に算定できない。

D232　食道内圧測定検査　780点
D233　直腸肛門機能検査

1　1項目行った場合　800点
2　2項目以上行った場合　1,200点

注　直腸肛門機能検査は，患者1人につき月1回に限り算定する。

◇　直腸肛門機能検査について

(1)　直腸肛門機能検査とは，次のアからオまでに掲げる検査をいう。

ア　直腸肛門内圧測定
イ　直腸感覚検査
ウ　直腸コンプライアンス検査
エ　直腸肛門反射検査
オ　排出能力検査

(2)　ヒルシュスプルング病，鎖肛，肛門括約不全，直腸肛門由来の排便障害等の直腸肛門疾患に対して行う検査をいう。

(3)　直腸肛門内圧検査用バルーン，マイクロチップ，インフューズドオープンチップ又はマイクロバルーン等を用いて実施されるものである。

D234　胃・食道内24時間pH測定　3,000点

◇　胃・食道内24時間pH測定について

(1)　胃・食道逆流症の診断及び治療方法の選択のために実施された場合に算定する。

(2)　胃・食道内24時間pH測定に用いる測定器，基準電極，pHカテーテル，ガラス電極，保護チューブ，電解液，電極用ゼリー，pH緩衝液等の費用は，所定点数に含まれる。

(3)　胃・食道内24時間pH測定は，概ね24時間以上連続して行われるものであり，これを1回として算定する。

(4)　食道内多チャンネルインピーダンス・pH測定検査を行った場合は所定点数を算定する。

（脳波検査等）

通則

区分番号D235からD237-3までに掲げる脳波検査等については，各所定点数及び区分番号D238に掲げる脳波検査判断料の所定点数を合算した点数により算定する。

D235　脳波検査（過呼吸，光及び音刺激による負荷検査を含む。）　720点

◇　脳波検査について

(1)　脳波検査を算定するものは，同時に8誘導以上の記録を行った場合

D

注1　検査に当たって睡眠賦活検査又は薬物
賦活検査を行った場合は，**賦活検査加算**
として，これらの検査の別にかかわらず
250点を所定点数に加算する。
　2　当該保険医療機関以外の医療機関で描
写した脳波について診断を行った場合
は，1回につき**70点**とする。

D235-2 長期継続頭蓋内脳波検査（1日につ
き）　　　　　　　　　　　　　　　　**500点**
注　別に厚生労働大臣が定める施設基準に適
合しているものとして地方厚生局長等に届
け出た保険医療機関において行われる場合
に限り算定する。

D235-3 長期脳波ビデオ同時記録検査（1日に
つき）
1　長期脳波ビデオ同時記録検査1　**3,500点**
2　長期脳波ビデオ同時記録検査2　**900点**
注　1については，別に厚生労働大臣が定め
る施設基準に適合しているものとして地方
厚生局長等に届け出た保険医療機関におい
て行われる場合に限り算定する。

D236 脳誘発電位検査（脳波検査を含む。）
1　体性感覚誘発電位　　　　　　　**850点**
2　視覚誘発電位　　　　　　　　　**850点**
3　聴性誘発反応検査，脳波聴力検査，脳幹
反応聴力検査，中間潜時反応聴力検査
850点
注　2種類以上行った場合は，主たるもの
のみ算定する。
4　聴性定常反応　　　　　　　　**1,010点**

D236-2 光トポグラフィー
1　脳外科手術の術前検査に使用するもの
670点
2　抑うつ症状の鑑別診断の補助に使用する
もの
イ　地域の精神科救急医療体制を確保する
ために必要な協力等を行っている精神保
健指定医による場合　　　　　　**400点**
ロ　イ以外の場合　　　　　　　　**200点**
注1　2について，別に厚生労働大臣が定め
る施設基準に適合しているものとして地
方厚生局長等に届け出た保険医療機関に
おいて行われる場合に限り算定する。
　2　別に厚生労働大臣が定める施設基準に
適合しているものとして**地方厚生局長等
に届け出た保険医療機関以外の保険医療
機関**において行われる場合には，**所定点
数の100分の80に相当する点数**により算
定する。

である。
(2)　8誘導未満の誘導数により脳波を測定した場合は，誘導数を**D214
脈波図，心機図，ポリグラフ検査**の検査数と読み替えて算定するもの
とし，種々の賦活検査（睡眠，薬物を含む。）を行った場合も，同区
分の所定点数のみにより算定する。
(3)　心臓及び脳手術中における脳波検査は，8誘導以上の場合は本区分
により，それ以外の場合は誘導数をD214脈波図，心機図，ポリグラ
フ検査の検査数と読み替えて算定する。
◇　長期継続頭蓋内脳波検査は，難治性てんかんの患者に対し，硬膜下
電極若しくは深部電極を用いて脳波測定を行った場合，患者1人につ
き14日間を限度として算定する。

◇　長期脳波ビデオ同時記録検査は，難治性てんかんの患者に対し，て
んかん発作型診断，局在診断（硬膜下電極又は深部電極を用いて脳波
測定を行っている患者に対するものに限る。）又は手術前後に行った
場合，患者1人につきそれぞれ5日間を限度として算定する。

◇　脳誘発電位検査について
(1)　刺激又は負荷を加えながら脳活動電位を記録し，コンピューター等
により解析を行うものであり，同時に記録した脳波検査については，
別に算定できない。
(2)　「3」と「4」を両方行った場合は，主たるもののみ算定する。

◇　光トポグラフィーについて
(1)　「1」脳外科手術の術前検査に使用するものについて
ア　近赤外光等により，血液中のヘモグロビンの相対的な濃度，濃度
変化等を計測するものとして薬事承認又は認証を得ている医療機器
を使用した場合であって，下記の(イ)又は(ロ)の場合に限り，各手術前
に1回のみ算定できる。
(イ)　言語野関連病変（側頭葉腫瘍等）又は正中病変における脳外科
手術に当たり言語優位半球を同定する必要がある場合
(ロ)　難治性てんかんの外科的手術に当たりてんかん焦点計測を目的
に行われた場合
イ　当該検査を算定するに当たっては，手術実施日又は手術実施予定
日を診療報酬明細書の摘要欄に記載する。また，手術が行われなかっ
た場合はその理由を診療報酬明細書の摘要欄に記載する。
(2)　「2」抑うつ症状の鑑別診断の補助に使用するものについて
ア　抑うつ症状を有している場合であって，下記の(イ)から(ハ)までを全
て満たす患者に実施し，当該保険医療機関内に配置されている精神
保健指定医が鑑別診断の補助に使用した場合に，1回に限り算定で
きる。また，下記の(イ)から(ハ)までを全て満たしており，かつ，症状
の変化等により，再度鑑別が必要である場合であって，前回の当該
検査から1年以上経過している場合は，1回に限り算定できる。
(イ)　当該保険医療機関内に配置されている神経内科医又は脳神経外
科医により器質的疾患が除外されている。

(ロ)　うつ病として治療を行っている患者であって，治療抵抗性であること，統合失調症・双極性障害が疑われる症状を呈すること等により，うつ病と統合失調症又は双極性障害との鑑別が必要な患者である。

(ハ)　近赤外光等により，血液中のヘモグロビンの相対的な濃度，濃度変化等を測定するものとして薬事承認又は認証を得ている医療機器であって，10チャンネル以上の多チャンネルにより脳血液量変化を計測可能な機器を使用する。

イ　当該検査が必要な理由及び前回の実施日（該当する患者に限る。）を診療報酬明細書の摘要欄に記載する。

(3)　「2」抑うつ症状の鑑別診断の補助に使用するものの「イ」地域の精神科救急医療体制を確保するために必要な協力等を行っている精神保健指定医による場合について

　　以下のアからウまでのいずれかの要件を満たした場合に算定できる。

ア　精神科救急医療体制整備事業の常時対応型精神科救急医療施設，身体合併症対応施設，地域搬送受入対応施設又は身体合併症後方搬送対応施設である。

イ　精神科救急医療体制整備事業の輪番対応型精神科救急医療施設又は協力施設であって，次の①又は②のいずれかに該当する。

①　時間外，休日又は深夜における入院件数が年4件以上である。そのうち1件以上は，精神科救急情報センター（精神科救急医療体制整備事業），救急医療情報センター，救命救急センター，一般医療機関，都道府県（政令市の地域を含むものとする。以下，本区分に同じ。），市町村，保健所，警察，消防（救急車）等からの依頼である。

②　時間外，休日又は深夜における外来対応件数が年10件以上である。なお，精神科救急情報センター（精神科救急医療体制整備事業），救急医療情報センター，救命救急センター，一般医療機関，都道府県，市町村，保健所，警察，消防（救急車）等からの依頼の場合は，日中の対応であっても件数に含む。

ウ　当該保険医療機関の精神保健指定医が，精神科救急医療体制の確保への協力を行っており，次の①又は②のいずれかに該当する。

①　時間外,休日又は深夜における外来対応施設（自治体等の夜間・休日急患センター等や精神科救急医療体制整備事業の常時対応型又は輪番型の外来対応施設等）での外来診療又は救急医療機関への診療協力（外来，当直又は対診）を年6回以上行う。（いずれも精神科医療を必要とする患者の診療を行う。）

②　精神保健福祉法上の精神保健指定医の公務員としての業務（措置診察等）について，都道府県に積極的に協力し，診察業務等を年1回以上行う。具体的には，都道府県に連絡先等を登録し，都道府県の依頼による公務員としての業務等に参画し，次のイからホまでのいずれかの診察あるいは業務を年1回以上行う。

イ　措置入院及び緊急措置入院時の診察
ロ　医療保護入院及び応急入院のための移送時の診察
ハ　精神医療審査会における業務
ニ　精神科病院への立入検査での診察
ホ　その他都道府県の依頼による公務員としての業務

D236-3　脳磁図

| 1 | 自発活動を測定するもの | 17,100点 |
| 2 | その他のもの | 5,100点 |

注1　1については，別に厚生労働大臣が定める施設基準に適合しているものとして

◇　脳磁図について

(1)　「1」自発活動を測定するもの

ア　てんかんの患者に対する手術部位の診断や手術方法の選択を含めた治療方針の決定のために，自発脳磁図の測定及びてんかん性異常活動の解析を行った場合に，患者1人につき1回に限り算定できる。

地方厚生局長等に届け出た保険医療機関において，てんかんの診断を目的として行われる場合に限り算定する。

2　2については，別に厚生労働大臣が定める施設基準に適合しているものとして地方厚生局長等に届け出た保険医療機関において行われる場合に限り算定する。

D237　終夜睡眠ポリグラフィー

1　携帯用装置を使用した場合　　**720点**

2　多点感圧センサーを有する睡眠評価装置を使用した場合　　**250点**

3　1及び2以外の場合
イ　安全精度管理下で行うもの　**4,760点**
ロ　その他のもの　　　　　　　**3,570点**
注　3のイについては，別に厚生労働大臣が定める施設基準に適合しているものとして地方厚生局長等に届け出た保険医療機関において行われる場合に限り算定する。

イ　当該検査を算定するに当たっては，手術実施日又は手術実施予定日を診療報酬明細書の摘要欄に記載する。また，手術が行われなかった場合はその理由を診療報酬明細書の摘要欄に記載する。

ウ　当該検査の実施に当たっては，関連学会の定める実施指針に沿って検査を行う。

(2)　「2」その他のもの

ア　中枢神経疾患に伴う感覚障害若しくは運動障害，原発性てんかん又は続発性てんかんの鑑別診断のために行った場合に，患者1人につき1回に限り算定できる。

イ　当該検査を算定するに当たっては，当該検査の医学的な必要性及び結果の概要を診療報酬明細書の摘要欄に記載する。

◇　「1」携帯用装置を使用した場合について

(1)　問診，身体所見又は他の検査所見から睡眠時呼吸障害が強く疑われる患者に対し，睡眠時無呼吸症候群の診断を目的として使用した場合に算定する。なお，C107-2在宅持続陽圧呼吸療法指導管理料を算定している患者又は当該保険医療機関からの依頼により睡眠時無呼吸症候群に対する口腔内装置を製作した歯科医療機関から検査の依頼を受けた患者については，治療の効果を判定するため，6月に1回を限度として算定できる。

(2)　鼻呼吸センサー又は末梢動脈波センサー，気道音センサーによる呼吸状態及び経皮的センサーによる動脈血酸素飽和状態を終夜連続して測定した場合に算定する。この場合のD214脈波図，心機図，ポリグラフ検査，D223経皮的動脈血酸素飽和度測定及びD223-2終夜経皮的動脈血酸素飽和度測定の費用は所定点数に含まれる。

(3)　数日間連続して測定した場合でも，一連のものとして算定する。

(4)　診療録に検査結果の要点を記載する。

◇　「2」多点感圧センサーを有する睡眠評価装置を使用した場合について

(1)　パルスオキシメーターモジュールを組み合わせて行い，問診，身体所見又は他の検査所見から睡眠時呼吸障害が強く疑われる患者に対し，睡眠時無呼吸症候群の診断を目的として使用し，解析を行った場合に算定する。

(2)　C107-2在宅持続陽圧呼吸療法指導管理料を算定している患者又は当該保険医療機関からの依頼により睡眠時無呼吸症候群に対する口腔内装置を製作した歯科医療機関から検査の依頼を受けた患者については，治療の効果を判定するため，6月に1回を限度として算定できる。

(3)　D223経皮的動脈血酸素飽和度測定及びD223-2終夜経皮的動脈血酸素飽和度測定の費用は所定点数に含まれる。

(4)　数日間連続して測定した場合でも，一連のものとして算定する。

(5)　診療録に検査結果の要点を記載する。

◆　「3」の「イ」及び「ロ」はA400の「3」短期滞在手術等基本料3対象→第1章第2部入院料等通則3

◇　「3」1及び2以外の場合の「イ」安全精度管理下で行うものについて

(1)　次のいずれかに該当する患者等であって，安全精度管理下に当該検査を実施する医学的必要性が認められるものに該当する場合に，1月に1回を限度として算定する。なお，C107-2在宅持続陽圧呼吸療法指導管理料を算定している患者については，治療の効果を判定するため，初回月に限り2回，翌月以後は1月に1回を限度として算定する。
なお，診療報酬明細書の摘要欄に下記(イ)から(ホ)までのいずれかの要件を満たす医学的根拠を記載する。

(イ)　以下のいずれかの合併症を有する睡眠関連呼吸障害の患者

① 心疾患，神経筋疾患（脳血管障害を含む。）又は呼吸器疾患（継続的に治療を行っている場合に限る。）

② ＢＭＩ35以上の肥満

③ 生活に常時介護を要する認知機能障害

㈹ 以下のいずれかの睡眠障害の患者

① 中枢性過眠症

② パラソムニア

③ 睡眠関連運動障害

④ 睡眠中多発するてんかん発作

㈦ 13歳未満の小児の患者

㈾ C107-2在宅持続陽圧呼吸療法指導管理料を算定している患者であって，㈠～㈹で治療の効果を判定するため，安全精度管理下にＣＰＡＰを用いて当該検査を実施する医学的必要性が認められる患者

㈮ その他，安全精度管理が医学的に必要と主治医が認める患者

(2) 当該検査を実施するに当たっては，下記㈠から㈾までに掲げる検査の全て（睡眠時呼吸障害の疑われない患者については㈠のみ）を，当該患者の睡眠中8時間以上連続して当該保険医療機関内で測定し，記録する。また，当該検査は，専ら当該検査の安全及び精度の確保を担当する医師，看護師又は臨床検査技師の下で実施することとし，原則として当該検査の実施中に他の業務を兼任しない。

㈠ 8極以上の脳波，眼球運動及びおとがい筋筋電図

㈡ 鼻又は口における気流の検知

㈢ 胸壁及び腹壁の換気運動記録

㈣ パルスオキシメーターによる動脈血酸素飽和度連続測定

(3) 脳波等の記録速度は，毎秒1.5センチメートル以上のものを標準とする。

(4) 同時に行った検査のうち，D200スパイログラフィー等検査から本区分「2」までに掲げるもの及びD239筋電図検査については，併せて算定できない。

(5) 測定を開始した後，患者の覚醒等やむを得ない事情により，当該検査を途中で中絶した場合には，当該中絶までに施行した検査に類似する検査項目によって算定する。

(6) 診療録に，検査結果の要点を記載し，検査中の安全精度管理に係る記録を添付するとともに，診療報酬明細書の摘要欄に，安全精度管理を要した患者の診断名（疑い病名を含む。），検査中の安全精度管理を担当した従事者の氏名，検査中の安全精度管理に係る記録及び検査結果の要点を記載する。また，合併症を有する睡眠関連呼吸障害の患者に対して実施した場合は，当該患者の継続的な治療の内容，ＢＭＩ又は日常生活の状況等の当該検査を実施する医学的な必要性についても診療報酬明細書の摘要欄に記載する。

◇ 「3」1及び2以外の場合の「ロ」その他のものについて

(1) 他の検査により睡眠中無呼吸発作の明らかな患者に対して睡眠時無呼吸症候群の診断を目的として行った場合及び睡眠中多発するてんかん発作の患者又はうつ病若しくはナルコレプシーであって，重篤な睡眠，覚醒リズムの障害を伴うものの患者に対して行った場合に，1月に1回を限度として算定する。なお，C107-2在宅持続陽圧呼吸療法指導管理料を算定している患者については，治療の効果を判定するため，初回月に限り2回，翌月以後は1月に1回を限度として算定できる。

当該検査を実施するに当たっては，下記㈠から㈣までに掲げる検査の全て（睡眠時呼吸障害の疑われない患者については㈠のみ）を当該患者の睡眠中8時間以上連続して測定し，記録する。

㈠ 脳波，眼球運動及びおとがい筋筋電図

(ロ) 鼻又は口における気流の検知

(ハ) 胸壁及び腹壁の換気運動記録

(ニ) パルスオキシメーターによる動脈血酸素飽和度連続測定

(2) 脳波等の記録速度は，毎秒1.5センチメートル以上のものを標準とする。

(3) 同時に行った検査のうち，D200スパイログラフィー等検査から本区分「2」までに掲げるもの及びD239筋電図検査については，併せて算定できない。

(4) 測定を開始した後，患者の覚醒等やむを得ない事情により，当該検査を途中で中絶した場合には，当該中絶までに施行した検査に類似する検査項目によって算定する。

(5) 診療録に検査結果の要点を記載する。

◆ A400の「3」短期滞在手術等基本料3対象→第1章第2部入院料等通則3

◇ 反復睡眠潜時試験（MSLT）について

(1) 反復睡眠潜時試験（MSLT）は，ナルコレプシー又は特発性過眠症が強く疑われる患者に対し，診断の補助として，概ね2時間間隔で4回以上の睡眠検査を行った場合に1月に1回を限度として算定する。

(2) 関連学会より示されている指針を遵守し，適切な手順で行われた場合に限り算定できる。

(3) 本検査とD237終夜睡眠ポリグラフィーを併せて行った場合には，主たるもののみ算定する。

◇ 覚醒維持検査について

(1) 過眠症状を伴う睡眠障害の重症度又は治療効果の判定を目的として，概ね2時間間隔で4回以上の覚醒維持検査を行った場合に1月に1回を限度として算定する。

(2) 関連学会より示されている指針を遵守し，適切な手順で行われた場合に限り算定できる。

◇ 脳波検査判断料について

(1) 「1」脳波検査判断料1は，脳波診断を担当した経験を5年以上有する医師が脳波診断を行い，その結果を文書により当該患者の診療を担当する医師に報告した場合に，月の最初の診断の日に算定する。なお，当該保険医療機関以外の施設に脳波診断を委託した場合は算定できない（「注3」の遠隔脳波診断により算定する場合を除く。）。

(2) 遠隔脳波診断を行った場合，「1」脳波検査判断料1は，受信側の保険医療機関において，脳波診断を担当した経験を5年以上有する医師が脳波診断を行い，その結果を文書により送信側の保険医療機関における当該患者の診療を担当する医師に報告した場合に，月の最初の診断の日に算定する。この場合，当該患者の診療を担当する医師は，報告された文書又はその写しを診療録に添付する。

(3) 遠隔脳波診断を行った場合は，送信側の保険医療機関においてD235脳波検査及び本区分「1」の脳波検査判断料1を算定できる。受信側の保険医療機関における診断等に係る費用については受信側，送信側の医療機関間における相互の合議に委ねる。

D237-2 反復睡眠潜時試験（MSLT）
5,000点

D237-3 覚醒維持検査   **5,000点**

D238 脳波検査判断料
1 脳波検査判断料1   **350点**
2 脳波検査判断料2   **180点**

注1 脳波検査等の種類又は回数にかかわらず月1回に限り算定するものとする。

2 1については，別に厚生労働大臣が定める施設基準に適合しているものとして地方厚生局長等に届け出た保険医療機関において行われる場合に限り算定する。

3 遠隔脳波診断を行った場合については，別に厚生労働大臣が定める施設基準に適合しているものとして地方厚生局長等に届け出た保険医療機関で行われた場合に限り算定する。この場合において，受信側の保険医療機関が脳波検査判断料1の届出を行った保険医療機関であり，当該保険医療機関において常勤の医師が脳波診断を行い，その結果を送信側の保険医療機関に文書等により報告した場合は，脳波検査判断料1を算定することができる。

（神経・筋検査）

通則

　区分番号D239からD240までに掲げる神経・筋検査については，各所定点数及び区分番号D241に掲げる神経・筋検査判断料の所定点数を合算した点数により算定する。

D239　筋電図検査

1　筋電図（1肢につき（針電極にあっては1筋につき））　　　　　　　　320点
2　誘発筋電図（神経伝導速度測定を含む。）（1神経につき）　　　　　200点
3　中枢神経磁気刺激による誘発筋電図（一連につき）　　　　　　　　800点
4　単線維筋電図（一連につき）　1,500点

注1　2については，2神経以上に対して行う場合には，複数神経加算として，1神経を増すごとに150点を所定点数に加算する。ただし，加算点数は1,050点を超えないものとする。
　2　3については，別に厚生労働大臣が定める施設基準に適合しているものとして地方厚生局長等に届け出た保険医療機関以外の保険医療機関において行われる場合には，所定点数の100分の80に相当する点数により算定する。
　3　4については，別に厚生労働大臣が定める施設基準に適合しているものとして地方厚生局長等に届け出た保険医療機関において行われる場合に限り算定する。

D239-2　電流知覚閾値測定（一連につき）　　　　　　　　　　　　　　200点

D239-3　神経学的検査　　　500点

注　別に厚生労働大臣が定める施設基準に適合しているものとして地方厚生局長等に届け出た保険医療機関において行われる場合に限り算定する。

D239-4　全身温熱発汗試験　　　600点

◇　筋電図検査について
(1)　「1」において，顔面及び躯幹は，左右，腹背を問わずそれぞれ1肢として扱う。
(2)　「2」については，混合神経について，感覚神経及び運動神経をそれぞれ測定した場合には，それぞれを1神経として数える。また，左右の神経は，それぞれを1神経として数える。なお，横隔神経電気刺激装置の適応の判定を目的として実施する場合は，当該検査を横隔膜電極植込術前に1回に限り算定できる。
(3)　「3」については，多発性硬化症，運動ニューロン疾患等の神経系の運動障害の診断を目的として，単発若しくは二連発磁気刺激法による。検査する筋肉の種類及び部位にかかわらず，一連として所定点数により算定する。
(4)　「4」については，重症筋無力症の診断を目的として，単線維筋電図に関する所定の研修を修了した十分な経験を有する医師により，単一の運動単位の機能の評価を行った場合に，一連として所定点数により算定する。診療報酬請求に当たっては，診療報酬明細書に当該医師が所定の研修を修了していること及び当該検査に係る十分な経験を有することを証する文書を添付し，検査実施日，実施医療機関の名称，診断名（疑いを含む。）及び当該検査を行う医学的必要性の症状詳記を記載する。

◇　電流知覚閾値測定は，末梢神経障害の重症度及び治療効果の判定を目的として，神経線維を刺激することによりその電流知覚閾値を測定した場合に，検査する筋肉の種類及び部位にかかわらず，一連につき所定点数により算定する。

◇　神経学的検査について
(1)　意識状態，言語，脳神経，運動系，感覚系，反射，協調運動，髄膜刺激症状，起立歩行等に関する総合的な検査及び診断を，成人においては「別紙様式19」（941頁）の神経学的検査チャートを，小児においては「別紙様式19の2」（942頁）の小児神経学的検査チャートを用いて行った場合に一連につき1回に限り算定する。
(2)　専ら神経系疾患（小児を対象とする場合を含む。）の診療を担当する医師（専ら神経系疾患の診療を担当した経験を10年以上有するものに限る。）として，地方厚生（支）局長に届け出ている医師が当該検査を行った上で，その結果を患者及びその家族等に説明した場合に限り算定する。
(3)　神経学的検査と一連のものとして実施された検査（眼振を検査した場合のD250平衡機能検査，眼底を検査した場合のD255精密眼底検査等を指す。）については，所定点数に含まれ，別に算定できない。

◇　全身温熱発汗試験について
(1)　多系統萎縮症，パーキンソン病，ポリニューロパチー，特発性無汗症，ホルネル症候群及びロス症候群等の患者に対し，ヨウ素デンプン反応又は換気カプセル法を利用して患者の全身の発汗の有無及び発汗部位を確認した場合に，診断時に1回，治療効果判定時に1回に限り算定できる。
(2)　医師が直接監視を行うか，又は医師が同一建物内において直接監視

D

をしている他の従事者と常時連絡が取れる状態かつ緊急事態に即時的に対応できる体制である。

D239-5　精密知覚機能検査　　　　　　280点

◇　精密知覚機能検査は，末梢神経断裂，縫合術後又は絞扼性神経障害の患者に対して，当該検査に関する研修を受講した者が，Semmes-Weinstein monofilament setを用いて知覚機能を定量的に測定した場合に算定できる。なお，検査の実施に当たっては，関係学会の定める診療に関する評価マニュアルを遵守する。

D240　神経・筋負荷テスト
1　テンシロンテスト（ワゴスチグミン眼筋力テストを含む。）　　　　　　130点

◇　テンシロンテストについては，Edrophonium Chlorideを負荷して行う検査に伴う全ての検査（前後の観察及び精密眼圧測定を含む。）を含む。

2　瞳孔薬物負荷テスト　　　　　130点

◇　瞳孔薬物負荷テストは，ホルネル症候群又はアディー症候群について行った場合に，負荷する薬剤の種類にかかわらず，一連として所定点数により算定する。
　　なお，使用した薬剤については，D500薬剤により算定する。

3　乏血運動負荷テスト（乳酸測定等を含む。）　　　　　　　　　200点

◇　乏血運動負荷テストについては，血中乳酸，焦性ブドウ酸，カリウム，無機リン等の測定検査の費用及び採血料を含む。

D241　神経・筋検査判断料　　　　　180点
注　神経・筋検査等の種類又は回数にかかわらず月1回に限り算定するものとする。

D242　尿水力学的検査
1　膀胱内圧測定　　　　　　　260点
2　尿道圧測定図　　　　　　　260点
3　尿流測定　　　　　　　　　205点
4　括約筋筋電図　　　　　　　310点

◇　排尿筋圧測定の目的で，膀胱内圧測定と併せて直腸内圧を測定した場合には，本区分「1」の膀胱内圧測定とD233直腸肛門機能検査の「1」1項目行った場合の所定点数を併せて算定する。
　　また，内圧流量検査の目的で，本区分に掲げる検査を複数行った場合には，それぞれの所定点数を算定する。

（耳鼻咽喉科学的検査）

D243　削除
D244　自覚的聴力検査
1　標準純音聴力検査，自記オージオメーターによる聴力検査　　　　　350点

◇　標準純音聴力検査は，日本工業規格の診断用オージオメーターを使用し，日本聴覚医学会制定の測定方法により，気導聴力（測定周波数250，500，1,000，2,000，4,000，8,000Hz）及び骨導聴力（測定周波数250，500，1,000，2,000，4,000Hz）を両耳について測定する方法をいう。

2　標準語音聴力検査，ことばのききとり検査　　　　　　　　　350点

◇　「ことばのききとり検査」は，難聴者の語音了解度を測定し，補聴器及び聴能訓練の効果の評価を行った場合に算定する。

3　簡易聴力検査

◇　簡易聴力検査とは，室内騒音が30ホーン以下の防音室で行う検査である。

イ　気導純音聴力検査　　　　110点

◇　「イ」は，日本工業規格の診断用オージオメーターを使用して標準純音聴力検査時と同じ測定周波数について気導聴力検査のみを行った場合に算定する。

ロ　その他（種目数にかかわらず一連につき）　　　　　　　　　40点

◇　「ロ」は，次に掲げるア及びイを一連として行った場合に算定する。
ア　音叉を用いる検査（ウェーバー法，リンネ法，ジュレ法を含む。）
イ　オージオメーターを用いる検査（閉鎖骨導試験（耳栓骨導試験），日本工業規格選別用オージオメーターによる気導検査を含む。）

4　後迷路機能検査（種目数にかかわらず一連につき）　　　　　400点

◇　後迷路機能検査とは，短音による検査，方向感機能検査，ひずみ語音明瞭度検査及び一過性閾値上昇検査（TTD）のうち，1種又は2種以上のものを組み合わせて行うものをいい，2種以上行った場合においても，所定点数により算定する。

5　内耳機能検査（種目数にかかわらず一連につき），耳鳴検査（種目数にかかわらず一連につき）　　　　　400点

◇　内耳機能検査の所定点数は，レクルートメント検査（ABLB法），音の強さ及び周波数の弁別域検査，SISIテスト等の内耳障害の鑑別に係る全ての検査の費用を含むものであり，検査の数にかかわらず，

所定点数により算定する。

◇　耳鳴検査は，診断用オージオメーター，自記オージオメーター又は耳鳴検査装置を用いて耳鳴同調音の検索やラウドネスの判定及び耳鳴り遮蔽検査等を行った場合に算定する。

6　中耳機能検査（種目数にかかわらず一連につき）　　　　　　150点

◇　中耳機能検査は，骨導ノイズ法，鼓膜穿孔閉鎖検査（パッチテスト），気導聴力検査等のうち2種以上を組み合わせて行った場合にのみ算定する。

D244-2　補聴器適合検査

◇　補聴器適合検査は，聴力像に対し電気音響的に適応と思われる補聴器を選択の上，音場での補聴器装着実耳検査を実施した場合に算定する。

1　1回目　　　　　　　　　　1,300点
2　2回目以降　　　　　　　　　700点

◇　植込型骨導補聴器の植え込み及び接合子付骨導端子又は骨導端子を交換した後，補聴器適合検査を実施した場合は，「2」の2回目以降により算定する。

注　別に厚生労働大臣が定める施設基準に適合しているものとして地方厚生局長等に届け出た保険医療機関において行われる場合に，患者1人につき月2回に限り算定する。

D245　鼻腔通気度検査　　　　　　300点

◇　鼻腔通気度検査は，当該検査に関連する手術日の前後3月以内に行った場合に算定する。その場合は，診療報酬明細書の摘要欄に当該検査に関連する手術名及び手術日（手術前に当該検査を実施した場合においては手術実施予定日）を記載する。

なお，手術に関係なく，睡眠時無呼吸症候群又は神経性（心因性）鼻閉症の診断の目的で行った場合にも，所定点数を算定できる。

D246　アコースティックオトスコープを用いた鼓膜音響反射率検査　　　100点

◇　アコースティックオトスコープを用いた鼓膜音響反射率検査について

アコースティックオトスコープを用いて鼓膜音響反射率検査と耳鏡検査及び鼓膜可動性検査を併せて行い，リコーダーで記録を診療録に残した場合のみ算定できる。

なお，この場合の耳鏡検査及び鼓膜可動性検査の手技料は，当該所定点数に含まれ，別に算定できない。

D247　他覚的聴力検査又は行動観察による聴力検査

1　鼓膜音響インピーダンス検査　290点
2　チンパノメトリー　　　　　340点
3　耳小骨筋反射検査　　　　　450点
4　遊戯聴力検査　　　　　　　500点
5　耳音響放射（OAE）検査
　イ　自発耳音響放射（SOAE）　100点
　ロ　その他の場合　　　　　　300点

◇　「ロ」の「その他の場合」とは，誘発耳音響放射（EOAE）及び結合音耳音響放射（DPOAE）をいう。

なお，「イ」及び「ロ」の両方を同一月中に行った場合は，「イ」の所定点数は算定できない。

D248　耳管機能測定装置を用いた耳管機能測定　　　　　　　　　　450点

◇　耳管機能測定装置を用いた耳管機能測定において音響耳管法，耳管鼓室気流動体法又は加圧減圧法のいずれか又は複数により測定した場合に算定する。

D249　蝸電図　　　　　　　　　　750点
D250　平衡機能検査

1　標準検査（一連につき）　　　20点

◇　標準検査とは，上肢偏倚検査（遮眼書字検査，指示検査，上肢偏倚反応検査，上肢緊張検査等），下肢偏倚検査（歩行検査，足ぶみ検査等），立ちなおり検査（ゴニオメーター検査，単脚起立検査，両脚起立検査等），自発眼振検査（正面，右，左，上，下の注視眼振検査，異常眼球運動検査，眼球運動の制限の有無及び眼位検査を含む検査）をいい，その数にかかわらず，一連として所定点数により算定する。

2　刺激又は負荷を加える特殊検査（1種目

◇　刺激又は負荷を加える特殊検査とは，次に掲げるものをいい，それ

につき）	120点

それぞれ検査1回につき所定点数により算定する。
- ア　温度眼振検査（温度による眼振検査）
- イ　視運動眼振検査（電動式装置又はそれに準じた定量的方法により刺激を行う検査）
- ウ　回転眼振検査（電動式装置又はそれに準じた定量的方法により刺激を行う検査）
- エ　視標追跡検査
- オ　迷路瘻孔症状検査

3　頭位及び頭位変換眼振検査

　イ　赤外線CCDカメラ等による場合　　300点
　ロ　その他の場合　　140点

◇　頭位及び頭位変換眼振検査と併せて行った浮遊耳石置換法は、当該検査料に含まれる。
◇　「イ」は、赤外線カメラを用い、暗視野において眼振及び眼球運動等の観察を行った場合に算定する。
◇　「ロ」その他の場合とは、フレンツェル眼鏡下における頭位眼振及び変換眼振検査をいい、その数にかかわらず、一連として所定点数により算定する。

4　電気眼振図（誘導数にかかわらず一連につき）
　イ　皿電極により4誘導以上の記録を行った場合　　400点
　ロ　その他の場合　　260点

◇　電気眼振図をD278眼球電位図（EOG）と併せて行った場合は、主たる検査の所定点数のみを算定する。

5　重心動揺計，下肢加重検査，フォースプレート分析，動作分析検査　　250点

◇　重心動揺計は、荷重変動を測定する検出器とこの荷重信号を記録・分析するデータ処理装置から成る装置を用いて、めまい・平衡障害の病巣診断のために行う。
　　本検査は、当該装置を用いて、重心動揺軌跡を記録し、その面積（外周・矩形・実効値面積）、軌跡長（総軌跡長・単位軌跡長・単位面積軌跡長）、動揺中心変位、ロンベルグ率を全て計測した場合に算定する。
　　なお、本検査は、本区分「1」の標準検査を行った上、実施の必要が認められたものに限り算定する。
◇　「5」に掲げる別の検査を行った場合には、それぞれ算定できる。

6　ビデオヘッドインパルス検査　　300点

◇　ビデオヘッドインパルス検査は、眼球運動記録用のCCDカメラと頭部運動を検出するセンサーが内蔵されたゴーグルを用いて、定量的に平衡機能の評価を行った場合に算定する。

注　5について、パワー・ベクトル分析を行った場合には、パワー・ベクトル分析加算として200点を、刺激又は負荷を加えた場合には、刺激又は負荷加算として、1種目につき120点を所定点数に加算する。

◇　パワー・ベクトル分析加算は、記録された重心動揺軌跡のコンピューター分析を行い、パワー・スペクトル、位置ベクトル、速度ベクトル、振幅確率密度分布を全て算出した場合に算定する。
◇　刺激又は負荷加算は、電気刺激、視運動刺激、傾斜刺激、水平運動刺激、振動刺激等姿勢反射誘発を加えて本検査を行った場合に1種目ごとに算定する。

D251 音声言語医学的検査
1　喉頭ストロボスコピー　　450点
2　音響分析　　450点

◇　音響分析は、種々の原因による音声障害及び発音、構音、話しことば等の障害がある患者に対して、音声パターン検査又は音声スペクトル定量検査のうちの一方又は両方を行った場合に算定する。

3　音声機能検査　　450点

◇　音声機能検査とは、嗄声等の音声障害について、発声状態の総合的分析を行う検査であり、音域検査、声の強さ測定、発声時呼吸流の測定、発声持続時間の測定を組み合わせて、それぞれ又は同時に測定するものをいい、種類及び回数にかかわらず、一連として1回算定する。

D252 扁桃マッサージ法　　40点

◇　扁桃マッサージ法は、慢性扁桃炎に対する病巣誘発試験として行われた場合に算定する。

D253 嗅覚検査
1　基準嗅覚検査　　450点

◇　基準嗅覚検査は、5種の基準臭（T＆Tオルファクトメーター）による嗅力検査である。

2　静脈性嗅覚検査　　45点

◇　静脈性嗅覚検査は、有嗅医薬品静注後の嗅感発現までの時間と嗅感

D254　電気味覚検査（一連につき）　300点

（眼科学的検査）

通則

　コンタクトレンズの装用を目的に受診した患者に対して眼科学的検査を行った場合は，区分番号D282-3に掲げるコンタクトレンズ検査料のみ算定する。

D255　精密眼底検査（片側）　56点

D255-2　汎網膜硝子体検査（片側）　150点

　注　患者1人につき月1回に限り算定する。ただし，汎網膜硝子体検査と併せて行った，区分番号D255に掲げる精密眼底検査（片側），D257に掲げる細隙灯顕微鏡検査（前眼部及び後眼部）又はD273に掲げる細隙灯顕微鏡検査（前眼部）に係る費用は所定点数に含まれるものとする。

D256　眼底カメラ撮影

　1　通常の方法の場合
　　イ　アナログ撮影　　　　　　　　54点
　　ロ　デジタル撮影　　　　　　　　58点
　2　蛍光眼底法の場合　　　　　　　400点
　3　自発蛍光撮影法の場合　　　　　510点
　注1　使用したフィルムの費用として，**購入価格を10円で除して得た点数**を所定点数に加算する。（1のロの場合を除く。）
　　2　広角眼底撮影を行った場合は，**広角眼底撮影加算**として，**100点**を所定点数に加算する。

D256-2　眼底三次元画像解析　190点

　注　患者1人につき月1回に限り算定する。ただし，眼底三次元画像解析と併せて行った，区分番号D256の1に掲げる眼底カメラ撮影の通常の方法の場合に係る費用は，所定点数に含まれるものとする。

D256-3　光干渉断層血管撮影　400点

の持続時間を測定するものであり，第6部第1節第1款の注射実施料は，所定点数に含まれる。

◇　電気味覚検査については，検査の対象とする支配神経領域に関係なく所定点数を一連につき1回算定する。

※　濾紙ディスク法による味覚定量検査は，本区分により算定する。

◇　精密眼底検査は，手持式，額帯式，固定式等の電気検眼鏡による眼底検査をいい，眼底カメラ撮影のみでは算定できない。

◇　汎網膜硝子体検査について

　増殖性網膜症，網膜硝子体界面症候群又は硝子体混濁を伴うぶどう膜炎の患者に対して，散瞳剤を使用し，細隙灯顕微鏡及び特殊レンズを用いて網膜，網膜硝子体界面及び硝子体の検査を行った場合に限り算定する。

◇　眼底カメラ撮影について

(1)　眼底カメラ撮影は片側，両側の区別なく所定点数により算定する。

(2)　「1」の「通常の方法の場合」，「2」の「蛍光眼底法の場合」又は「3」の「自発蛍光撮影法の場合」のいずれか複数の検査を行った場合においては，主たる検査の所定点数により算定する。

(3)　「デジタル撮影」とは，画像情報をデジタル処理して管理及び保存が可能な撮影方法をいう。

(4)　デジタル撮影したものをフィルムへプリントアウトした場合，「1」の「通常の方法の場合」の「ロ」のデジタル撮影を算定できるが，当該フィルムの費用は別に算定できない。

(5)　アナログ撮影を行ったものをデジタルに変換した場合は，「1」の「通常の方法の場合」の「イ」のアナログ撮影を算定する。

(6)　使用したフィルム及び現像の費用は，10円で除して得た点数を加算する。

(7)　インスタントフィルムを使用した場合は，フィルムの費用として10円で除した点数を加算する。なお，1回当たり16点を限度とする。

(8)　「注2」の広角眼底撮影加算は，次のいずれかに該当する場合に限り加算する。

　ア　3歳未満の乳幼児であって，未熟児網膜症，網膜芽細胞腫又は網膜変性疾患が疑われる患者に対して広角眼底撮影を行った場合

　イ　糖尿病網膜症，網膜静脈閉塞症又はコーツ病の患者に対して蛍光眼底法による観察のために広角眼底撮影を行った場合

◇　光干渉断層血管撮影は片側，両側の区別なく所定点数により算定す

注　光干渉断層血管撮影は，患者1人につき
月1回に限り算定する。ただし，当該検査
と併せて行った，区分番号D256に掲げる
眼底カメラ撮影に係る費用は，所定点数に
含まれるものとする。

D257 細隙灯顕微鏡検査（前眼部及び後眼部）
　　　　　　　　　　　　　　　　110点

注　使用したフィルムの費用として，**購入価
格を10円で除して得た点数**を所定点数に加
算する。

D258 網膜電位図（ERG）　　230点

**D258-2 網膜機能精密電気生理検査（多局所網
膜電位図）　　　　　　　500点**

**D258-3 黄斑局所網膜電図，全視野精密網膜電
図　　　　　　　　　　　800点**

注　別に厚生労働大臣が定める施設基準に適
合しているものとして地方厚生局長等に届
け出た保険医療機関において行われる場合
に限り算定する。

D259 精密視野検査（片側）　　38点

D260 量的視野検査（片側）
　1　動的量的視野検査　　　　　**195点**
　2　静的量的視野検査　　　　　**290点**

D261 屈折検査
　1　6歳未満の場合　　　　　　**69点**

る。

◇　細隙灯顕微鏡検査（前眼部及び後眼部）について
(1)　散瞳剤を使用し，前眼部，透光体及び網膜に対して細隙灯顕微鏡検
査を行った場合には，検査の回数にかかわらず，1回に限り所定点数
を算定する。
(2)　細隙灯を用いた場合であって写真診断を必要として撮影を行った場
合は，使用したフィルム代等については，眼底カメラ撮影の例により
算定する。
(3)　細隙灯顕微鏡検査（前眼部及び後眼部）を行った後,更に必要があっ
て生体染色を施して再検査を行った場合は，再検査1回に限りD273
細隙灯顕微鏡検査（前眼部）により算定する。
◇　網膜電位図（ERG）は，前眼部又は中間透光体に混濁があって，
眼底検査が不能の場合又は眼底疾患の場合に限り，誘導数にかかわら
ず，所定点数により算定する。
◇　網膜機能精密電気生理検査（多局所網膜電位図）はD258網膜電位
図（ERG）では十分な情報が得られないと医師が認めるものであっ
て，以下に掲げる場合において算定できる。
　ア　前眼部又は中間透光体に混濁があって，眼底検査が不能な黄斑疾
患が疑われる患者に対して診断を目的として行う場合（初回診断時
1回，以降3月に1回に限る。）
　イ　黄斑ジストロフィーの診断を目的とした場合（初回診断時1回，
以降3月に1回に限る。）
　ウ　網膜手術の前後（それぞれ1回ずつに限る。）
◇　黄斑局所網膜電図及び全視野精密網膜電図は，D258網膜電位図（E
RG）では十分な情報が得られないと医師が認めるものであって，以
下に掲げる場合において算定できる。
　ア　黄斑局所網膜電図は，黄斑ジストロフィーの診断を目的に，網膜
の層別機能解析を行った場合に，患者1人につき年1回に限り算定
できる。ただし，当該検査を年2回以上算定する場合は，診療報酬
明細書の摘要欄にその医学的必要性を記載する。
　イ　全視野精密網膜電図は，網膜色素変性疾患の鑑別と視機能の評価
又は黄斑ジストロフィーの診断を目的に行った場合に，原則として
患者1人につき年1回に限り算定できる。ただし，当該検査を年2
回以上算定する場合は，診療報酬明細書の摘要欄にその医学的必要
性を記載する。
　ウ　D258網膜電位図（ERG）又はD258-2網膜機能精密電気生理検
査（多局所網膜電位図）を併せて実施した場合は，主たるものの所
定点数を算定する。
◇　精密視野検査について
(1)　中心視野計又は周辺視野計を用いて視野の測定を行った場合に，そ
れぞれ所定点数により算定する。
(2)　河本氏暗点計による検査及び機器を使用しない検査は，基本診療料
に含まれる。
◇　量的視野検査には，全視野にわたって検査する場合のほか，例えば，
中心視野を特に重点的に検査する量的中心視野検査等，視野の一定部
位を限定して検査する場合があるが，2つ以上の部位にわたって当該
検査を同時に実施した場合においても，所定点数のみを算定する。
◇　屈折検査について
(1)　検眼レンズ等による自覚的屈折検定法又は検影法，レフラクトメー

2　1以外の場合　　　　　　　69点
注　1について，弱視又は不同視と診断された患者に対して，眼鏡処方箋の交付を行わずに矯正視力検査を実施した場合には，**小児矯正視力検査加算**として，**35点**を所定点数に加算する。この場合において，区分番号D263に掲げる矯正視力検査は算定しない。

D262　調節検査　　　　　　　**70点**

D263　矯正視力検査
1　眼鏡処方箋の交付を行う場合　**69点**
2　1以外の場合　　　　　　　**69点**
D263-2　コントラスト感度検査　　**207点**
注　コントラスト感度検査は，患者1人につき手術の前後においてそれぞれ1回に限り算定する。
D264　精密眼圧測定　　　　　　**82点**
注　水分の多量摂取，薬剤の注射，点眼，暗室試験等の負荷により測定を行った場合は，**負荷測定加算**として，**55点**を所定点数に加算する。

D265　角膜曲率半径計測　　　　**84点**
D265-2　角膜形状解析検査　　　**105点**
注　角膜形状解析検査は，患者1人につき月1回に限り算定する。ただし，当該検査と同一月内に行った区分番号D265に掲げる角膜曲率半径計測は所定点数に含まれるものとする。

D266　光覚検査　　　　　　　　**42点**
D267　色覚検査
1　アノマロスコープ又は色相配列検査を行った場合　　　　　　　　　**70点**
2　1以外の場合　　　　　　　　**48点**

ターによる他覚的屈折検定法をいい，両眼若しくは片眼又は検査方法の種類にかかわらず，所定点数により算定し，裸眼視力検査のみでは算定できない。
(2)　散瞳剤又は調節麻痺剤を使用してその前後の屈折の変化を検査した場合には，前後各1回を限度として所定点数を算定する。
(3)　屈折検査とD263矯正視力検査を併施した場合は，屈折異常の疑いがあるとして初めて検査を行った場合又は眼鏡処方箋を交付した場合に限り併せて算定できる。ただし，本区分「1」については，弱視又は不同視が疑われる場合に限り，3月に1回（散瞳剤又は調節麻痺剤を使用してその前後の屈折の変化を検査した場合には，前後各1回）に限りD263矯正視力検査を併せて算定できる。
(4)　「注」に規定する加算は，「1」について，弱視又は不同視と診断された患者に対して，眼鏡処方箋の交付を行わずに矯正視力検査を実施した場合に，3月に1回（散瞳剤又は調節麻痺剤を使用してその前後の屈折の変化を検査した場合には，前後各1回）に限り，所定点数に加算する。
◇　調節検査について
(1)　近点計等による調節力の測定をいうものであり，両眼若しくは片眼又は検査方法（調節力検査及び調節時間検査等を含む。）の種類にかかわらず，所定点数により算定する。
(2)　負荷調節検査を行った場合であって，負荷の前後に調節検査を行った場合には，所定点数の100分の200の点数を限度として算定する。
◇　矯正視力検査について
眼鏡を処方する前後のレンズメーターによる眼鏡検査は，矯正視力検査に含むものとする。
◇　コントラスト感度検査は，空間周波数特性（MTF）を用いた視機能検査をいい，水晶体混濁があるにも関わらず矯正視力が良好な白内障患者であって，K282水晶体再建術の手術適応の判断に必要な場合に，当該手術の前後においてそれぞれ1回に限り算定する。
◇　精密眼圧測定について
(1)　ノンコンタクトトノメーター若しくはアプラネーショントノメーターを使用する場合又はディファレンシャル・トノメトリーにより眼内圧を測定する場合（眼球壁の硬性測定検査を行った場合を含む。）をいい，検査の種類にかかわらず，所定点数により算定する。
(2)　「注」の加算は，水分を多量に摂取させた場合，薬剤の注射，点眼若しくは暗室試験等の負荷により眼圧の変化をみた場合又は眼圧計等を使用して前房水の流出率，産出量を測定した場合に，検査の種類，負荷回数にかかわらず，1回のみ所定点数により算定する。

◇　角膜形状解析検査について
(1)　初期円錐角膜などの角膜変形患者，角膜移植後の患者又は高度角膜乱視（2ジオプトリー以上）を伴う白内障患者の手術前後に行われた場合に限り算定する。
(2)　角膜移植後の患者については2か月に1回を限度として算定し，高度角膜乱視を伴う白内障患者については手術の前後各1回に限り算定する。
(3)　角膜変形患者に対して行われる場合は，コンタクトレンズ処方に伴う場合を除く。
◇　光覚検査とは，アダプトメーター等による光覚検査をいう。

◇　「2」の場合には，ランターンテスト及び定量的色盲表検査が含ま

D

れるが，色覚検査表による単なるスクリーニング検査は算定しない。

◇　眼筋機能精密検査及び輻輳検査とは，マドックスによる複像検査，正切スカラによる眼位の検査，プリズムを用いた遮閉試験（交代遮閉試験），ＨＥＳＳ赤緑試験，輻輳近点検査及び視診での眼球運動検査(遮閉−遮閉除去試験，９方向眼位検査，固視検査，Bielschowsky頭部傾斜試験及びParksの３ステップテスト）等をいう。

D268　眼筋機能精密検査及び輻輳検査　　48点

D269　眼球突出度測定　　38点
D269-2　光学的眼軸長測定　　150点

◇　光学的眼軸長測定は非接触型機器を用いて眼軸長を測定した場合に算定する。接触型Ａモード法による場合は，D215超音波検査の「１」Ａモード法により算定する。

D270　削除
D270-2　ロービジョン検査判断料　　250点
注　別に厚生労働大臣が定める施設基準に適合しているものとして地方厚生局長等に届け出た保険医療機関において行われる場合に１月に１回に限り算定する。

◇　ロービジョン検査判断料について
(1)　「身体障害者福祉法」別表に定める障害程度の視覚障害を有するもの（ただし，身体障害者手帳の所持の有無を問わない。）に対して，眼科学的検査（D282-3コンタクトレンズ検査料を除く。）を行い，その結果を踏まえ，患者の保有視機能を評価し，それに応じた適切な視覚的補助具（補装具を含む。）の選定と，生活訓練・職業訓練を行っている施設等との連携を含め，療養上の指導管理を行った場合に限り算定する。
(2)　当該判断料は，厚生労働省主催視覚障害者用補装具適合判定医師研修会（眼鏡等適合判定医師研修会）を修了した医師が，眼科学的検査（D282-3コンタクトレンズ検査料を除く。）を行い，その結果を判断した際に，月に１回に限り算定する。

D271　角膜知覚計検査　　38点
D272　両眼視機能精密検査，立体視検査（三杆法又はステレオテスト法による），網膜対応検査（残像法又はバゴリニ線条試験による）　　48点

◇　両眼視機能精密検査とは，Worth４灯法，赤フィルター法等による両眼単視検査をいう。

D273　細隙灯顕微鏡検査（前眼部）　　48点
注　使用したフィルムの費用として，**購入価格を10円で除して得た点数**を所定点数に加算する。

◇　細隙灯顕微鏡検査（前眼部）について
(1)　細隙灯顕微鏡を用いて行う前眼部及び透光体の検査をいうものであり，D257細隙灯顕微鏡検査（前眼部及び後眼部）と併せて算定できない。
(2)　細隙灯を用いた場合であって，写真診断を必要として撮影を行った場合は，使用したフィルム代等については，眼底カメラ撮影の例により算定する。
(3)　細隙灯顕微鏡検査（前眼部）を行った後，更に必要があって生体染色を施して再検査を行った場合は，再検査１回に限り算定する。

D274　前房隅角検査　　38点

◇　前房隅角検査とは，隅角鏡を用いて行う前房隅角検査であり，緑内障等の場合に行う。

D274-2　前眼部三次元画像解析　　265点
注　前眼部三次元画像解析は，患者１人につき月１回に限り算定する。ただし，当該検査と併せて行った区分番号D265-2に掲げる角膜形状解析検査及び区分番号D274に掲げる前房隅角検査に係る費用は，所定点数に含まれるものとする。

◇　前眼部三次元画像解析は，急性緑内障発作を疑う狭隅角眼，角膜移植術後又は外傷後毛様体剥離の患者に対して，月１回に限り算定する。

D275　圧迫隅角検査　　76点
D275-2　前房水漏出検査　　149点
注　緑内障濾過手術後の患者であって，術後から１年を経過していないものについて，前房水漏出が強く疑われる症例に対して当該検査を行った場合に限り算定する。

◇　前房水漏出検査は，当該検査について十分な経験を有する医師により実施された場合に算定する。

D276　削除

D277 涙液分泌機能検査，涙管通水・通色素検
査　　　　　　　　　　　　　　　38点

D277-2 涙道内視鏡検査　　　　　640点
注　同一日に区分番号K202に掲げる涙管
チューブ挿入術を実施した場合には，涙道
内視鏡検査は算定できない。

D278 眼球電位図（EOG）　　　　280点

D279 角膜内皮細胞顕微鏡検査　　160点

D280 レーザー前房蛋白細胞数検査　160点

D281 瞳孔機能検査（電子瞳孔計使用）160点

D282 中心フリッカー試験　　　　38点

D282-2 行動観察による視力検査
　1　PL（Preferential Looking）法　100点

　2　乳幼児視力測定（テラーカード等による
　　もの）　　　　　　　　　　　　60点

D282-3 コンタクトレンズ検査料
　1　コンタクトレンズ検査料1　　200点
　2　コンタクトレンズ検査料2　　180点
　3　コンタクトレンズ検査料3　　56点
　4　コンタクトレンズ検査料4　　50点
注1　別に厚生労働大臣が定める施設基準に
　　適合しているものとして地方厚生局長等
　　に届け出た保険医療機関において，コン
　　タクトレンズの装用を目的に受診した患
　　者に対して眼科学的検査を行った場合
　　は，コンタクトレンズ検査料1，2又は
　　3を算定し，当該保険医療機関以外の保
　　険医療機関であって，別に厚生労働大臣
　　が定める施設基準に適合しているものに
　　おいて，コンタクトレンズの装用を目的
　　に受診した患者に対して眼科学的検査を
　　行った場合は，コンタクトレンズ検査料
　　4を算定する。
　2　注1により当該検査料を算定する場合

◇　涙液分泌機能検査とは，シルメル法等による涙液分泌機能検査をい
う。

◇　眼球電位図（EOG）について
　D250平衡機能検査の「4」の電気眼振図と併せて行った場合は，主
たる検査の所定点数のみを算定する。
◇　角膜内皮細胞顕微鏡検査について
　眼内手術，角膜手術における手術の適応の決定及び術後の経過観察若
しくは円錐角膜又は水疱性角膜症の患者に対する角膜状態の評価の際に
算定する。
◇　レーザー前房蛋白細胞数検査について
　レーザー前房蛋白細胞測定装置を用いて，前眼部炎症の程度を診断す
るために，前房内の蛋白濃度及び細胞数を測定するものである。
◇　瞳孔機能検査について
　視神経炎，視神経症等の求心性疾患や動眼神経麻痺，ホルネル症候群，
アディー症候群，糖尿病による自律神経障害等の遠心性疾患又は変性疾
患及び中毒による疾患の診断を目的として行った場合に算定できる。
◇　中心フリッカー試験について
　視神経疾患の診断のために行った場合に算定する。

◇　PL（Preferential Looking）法について
(1)　PL法は4歳未満の乳幼児又は通常の視力検査で視力測定ができな
　い患者に対し，粟屋−Mohindra方式等の測定装置を用いて視力測定
　を行った場合に算定する。
(2)　テラーカード等による簡易測定は本検査には含まれない。
(3)　診療録に検査結果の要点を記載する。
◇　乳幼児視力測定は，4歳未満の乳幼児又は通常の視力検査で視力測
　定できない患者に対し，テラーカード等による簡易視力測定を行った
　場合に算定し，診療録に検査結果の要点を記載する。
　　また，本区分の「1」のPL（Preferential Looking）法と併せて
　行った場合には，主たるもののみ算定する。
◇　コンタクトレンズ検査料について
(1)　コンタクトレンズの装用を目的に受診した患者（既装用者の場合を
　含む。以下同じ。）に対して眼科学的検査を行った場合は，本区分の
　「1」，「2」，「3」又は「4」により算定する。
(2)　別に厚生労働大臣が定める施設基準を満たさない保険医療機関にお
　いて，コンタクトレンズの装用を目的に受診した患者に対して眼科学
　的検査を行った場合は，本区分の「1」，「2」，「3」又は「4」の他，
　D255精密眼底検査からD282-2行動観察による視力検査までに掲げ
　る眼科学的検査についても算定できない。
(3)　コンタクトレンズ検査料を算定する場合においては，A000初診料
　の「注9」及びA001再診料の「注7」に規定する夜間・早朝等加算
　は算定できない。
(4)　当該保険医療機関又は当該保険医療機関と特別の関係にある保険医
　療機関において過去にコンタクトレンズ検査料を算定した患者に対し
　てコンタクトレンズ検査料を算定する場合は，A000初診料は算定せ
　ず，A001再診料又はA002外来診療料を算定する。
(5)　コンタクトレンズの装用を目的に受診した患者に対して眼科学的検
　査を行った場合は，本区分の「1」，「2」，「3」又は「4」の所定点
　数を算定し，別にD255精密眼底検査からD282-2行動観察による視力

は，区分番号A000に掲げる初診料の注
9及び区分番号A001に掲げる再診料の
注7に規定する夜間・早朝等加算は算定
できない。
3　当該保険医療機関又は当該保険医療機
関と特別の関係にある保険医療機関にお
いて過去にコンタクトレンズの装用を目
的に受診したことのある患者について，
当該検査料を算定した場合は，区分番号
A000に掲げる初診料は算定せず，区分
番号A001に掲げる再診料又は区分番号
A002に掲げる外来診療料を算定する。

検査までに掲げる眼科学的検査は別に算定できない。ただし，新たな疾患の発生（屈折異常以外の疾患の急性増悪を含む。）によりコンタクトレンズの装用を中止しコンタクトレンズの処方を行わない場合，円錐角膜，角膜変形若しくは高度不正乱視の治療を目的としてハードコンタクトレンズの処方を行った場合，9歳未満の小児に対して弱視，斜視若しくは不同視の治療を目的としてコンタクトレンズの処方を行った場合，緑内障又は高眼圧症の患者（治療計画を作成し診療録に記載するとともに，アプラネーショントノメーターによる精密眼圧測定及び精密眼底検査を実施し，視神経乳頭の所見を詳細に診療録に記載した場合に限る。），網膜硝子体疾患若しくは視神経疾患の患者（治療計画を作成し診療録に記載するとともに，散瞳剤を使用し，汎網膜硝子体検査又は精密眼底検査，細隙灯顕微鏡検査（前眼部及び後眼部）並びに眼底カメラ撮影を実施し，網膜硝子体又は視神経乳頭の所見を図示して詳細に診療録に記載した場合に限る。），度数のない治療用コンタクトレンズを装用する患者，眼内の手術（角膜移植術を含む。）前後の患者，スティーヴンス・ジョンソン症候群又は中毒性表皮壊死症の眼後遺症に対する治療用コンタクトレンズを装用する患者等にあっては，当該点数を算定せず，D255精密眼底検査からD282-2行動観察による視力検査までに掲げる眼科学的検査により算定する。なお，この場合においても，A000初診料は算定せず，A001再診料又はA002外来診療料を算定する。
(6)　「コンタクトレンズ検査料3」又は「コンタクトレンズ検査料4」を算定する医療機関のうち，コンタクトレンズに係る診療の割合が，7.5割を超える医療機関においては，病態により個別の検査を実施する必要がある場合には，適切な治療が提供されるよう，速やかにより専門的な医療機関へ転医させるよう努める。

（皮膚科学的検査）

D282-4　ダーモスコピー　　　　72点
注　検査の回数又は部位数にかかわらず，4
　月に1回に限り算定する。

◇　ダーモスコピーは，悪性黒色腫，基底細胞癌，ボーエン病，色素性母斑，老人性色素斑，脂漏性角化症，エクリン汗孔腫，血管腫等の色素性皮膚病変，円形脱毛症若しくは日光角化症の診断又は経過観察の目的で行った場合に，検査の回数又は部位数にかかわらず4月に1回に限り算定する。なお，新たに他の病変で検査を行う場合であって，医学的な必要性から4月に2回以上算定するときは，診療報酬明細書の摘要欄にその理由を記載することとし，この場合であっても1月に1回を限度とする。

（臨床心理・神経心理検査）

◇　臨床心理・神経心理検査について
(1)　D283発達及び知能検査からD285認知機能検査その他の心理検査までの各検査については，次による。
　ア　検査を行うに当たっては，個人検査用として標準化され，かつ，確立された検査方法により行う。
　イ　各区分のうち「1」の「操作が容易なもの」とは，検査及び結果処理に概ね40分以上を要するもの，「2」の「操作が複雑なもの」とは，検査及び結果処理に概ね1時間以上を要するもの，「3」の「操作と処理が極めて複雑なもの」とは，検査及び結果処理に1時間30分以上要するものをいう。
　　なお，医師が自ら，又は医師の指示により他の従事者が自施設において検査及び結果処理を行い，かつ，その結果に基づき医師が自ら結果を分析した場合にのみ算定する。
　ウ　医師は診療録に分析結果を記載する。
(2)　国立精研式認知症スクリーニングテストの費用は，基本診療料に含

D283 発達及び知能検査

1	操作が容易なもの	**80点**

まれ，別に算定できない。

◇ 「1」の「操作が容易なもの」とは，津守式乳幼児精神発達検査，牛島乳幼児簡易検査，日本版ミラー幼児発達スクリーニング検査，遠城寺式乳幼児分析的発達検査，デンバー式発達スクリーニング，DAMグッドイナフ人物画知能検査，フロスティッグ視覚発達検査，脳研式知能検査，コース立方体組み合わせテスト，レーヴン色彩マトリックス及びJARTのことをいう。

2	操作が複雑なもの	**280点**

◇ 「2」の「操作が複雑なもの」とは，MCCベビーテスト，PBTピクチュア・ブロック知能検査，新版K式発達検査，WPPSI知能診断検査，WPPSI-Ⅲ知能診断検査，田中ビネー知能検査Ⅴ，鈴木ビネー式知能検査，WAIS-R成人知能検査（WAISを含む。），大脇式盲人用知能検査，ベイリー発達検査及びVineland-Ⅱ日本版のことをいう。

3	操作と処理が極めて複雑なもの	**450点**

◇ 「3」の「操作と処理が極めて複雑なもの」とは，WISC-Ⅲ知能検査，WISC-Ⅳ知能検査，WISC-Ⅴ知能検査，WAIS-Ⅲ成人知能検査又はWAIS-Ⅳ成人知能検査のことをいう。

注 同一日に複数の検査を行った場合であっても，主たるもの1種類のみの所定点数により算定する。

D284 人格検査

1	操作が容易なもの	**80点**

◇ 「1」の「操作が容易なもの」とは，パーソナリティイベントリー，モーズレイ性格検査，Y-G矢田部ギルフォード性格検査，TEG-Ⅱ東大式エゴグラム，新版TEG，新版TEGⅡ及びTEG3のことをいう。

2	操作が複雑なもの	**280点**

◇ 「2」の「操作が複雑なもの」とは，バウムテスト，SCT，P-Fスタディ，MMPI，MMPI-3，TPI，EPPS性格検査，16P-F人格検査，描画テスト，ゾンディーテスト及びPILテストのことをいう。

3	操作と処理が極めて複雑なもの	**450点**

◇ 「3」の「操作と処理が極めて複雑なもの」とは，ロールシャッハテスト，CAPS，TAT絵画統覚検査及びCAT幼児児童用絵画統覚検査のことをいう。

注 同一日に複数の検査を行った場合であっても，主たるもの1種類のみの所定点数により算定する。

D285 認知機能検査その他の心理検査

1	操作が容易なもの	
	イ 簡易なもの	**80点**
	ロ その他のもの	**80点**

◇ 「1」操作が容易なものの「イ」の「簡易なもの」とは，MAS不安尺度，MEDE多面的初期認知症判定検査，AQ日本語版，日本語版LSAS-J，M-CHAT，長谷川式知能評価スケール及びMMSEのことをいい，「ロ」の「その他のもの」とは，CAS不安測定検査，SDSうつ性自己評価尺度，CES-Dうつ病（抑うつ状態）自己評価尺度，HDRSハミルトンうつ病症状評価尺度，STAI状態・特性不安検査，POMS，POMS2，IES-R，PDS，TK式診断的新親子関係検査，CMI健康調査票，GHQ精神健康評価票，ブルドン抹消検査，WHO QOL26，COGNISTAT，SIB，Coghealth（医師，看護師又は公認心理師が検査に立ち会った場合に限る。），NPI，BEHAVE-AD，音読検査（特異的読字障害を対象にしたものに限る。），WURS，MCMI-Ⅱ，MOCI邦訳版，DES-Ⅱ，EAT-26，STAI-C状態・特性不安検査（児童用），DSRS-C，前頭葉評価バッテリー，ストループテスト，MoCA-J及びClinical Dementia Rating（CDR）のことをいう。

◇ 「1」の「イ」の「簡易なもの」とは，主に疾患（疑いを含む。）の早期発見を目的とするものをいう。

◇　「1」の「イ」簡易なものは，原則として3月に1回に限り算定する。ただし，医学的な必要性から3月以内に2回以上算定する場合には，診療報酬明細書の摘要欄にその理由及び医学的根拠を詳細に記載する。

◇　平成31年4月1日から当分の間，以下のいずれかの要件に該当する者は，公認心理師とみなす。
　ア　平成31年3月31日時点で，臨床心理技術者として保険医療機関に従事していた者
　イ　公認心理師に係る国家試験の受験資格を有する者

2　操作が複雑なもの　　　　280点

◇　「2」の「操作が複雑なもの」とは，ベントン視覚記銘検査，内田クレペリン精神検査，三宅式記銘力検査，標準言語性対連合学習検査（S-PA），ベンダーゲシュタルトテスト，WCSTウイスコンシン・カード分類検査，SCID構造化面接法，遂行機能障害症候群の行動評価（BADS），リバーミード行動記憶検査及びRay-Osterrieth Complex Figure Test（ROCFT）のことをいう。

3　操作と処理が極めて複雑なもの　450点

◇　「3」の「操作と処理が極めて複雑なもの」とは，ITPA，標準失語症検査，標準失語症検査補助テスト，標準高次動作性検査，標準高次視知覚検査，標準注意検査法・標準意欲評価法，WAB失語症検査，老研版失語症検査，K-ABC，K-ABCⅡ，WMS-R，ADAS，DN-CAS認知評価システム，小児自閉症評定尺度，発達障害の要支援度評価尺度（MSPA），親面接式自閉スペクトラム症評定尺度改訂版（PARS-TR）及び子ども版解離評価表のことをいう。

注　同一日に複数の検査を行った場合であっても，主たるもの1種類のみの所定点数により算定する。

（負荷試験等）

D286　肝及び腎のクリアランステスト　150点
注1　検査に当たって，尿管カテーテル法，膀胱尿道ファイバースコピー又は膀胱尿道鏡検査を行った場合は，区分番号D318に掲げる尿管カテーテル法，D317に掲げる膀胱尿道ファイバースコピー又はD317-2に掲げる膀胱尿道鏡検査の所定点数を併せて算定する。
　2　検査に伴って行った注射，採血及び検体測定の費用は，所定点数に含まれるものとする。

D286-2　イヌリンクリアランス測定　1,280点

D287　内分泌負荷試験

◇　肝及び腎のクリアランステストについて
(1)　肝クリアランステスト又は腎クリアランステストのいずれかを実施した場合に算定できる。
(2)　負荷後に検体採取及び検体分析を経時的若しくは連続的に行う検査である。
(3)　肝クリアランステストに該当するものは，ICG等を用いた検査であり，腎クリアランステストに該当するものは，PSP，チオ硫酸等を負荷して行うクリアランステスト，腎血漿流量測定，糸球体濾過値測定である。
(4)　「注2」の「注射」とは，第6部第1節第1款の注射実施料をいい，施用した薬剤の費用は，別途算定する。
◇　イヌリンクリアランス測定について
(1)　検査に伴って行った注射，採血及び検体測定の費用は，所定点数に含まれるが，使用した薬剤は別途算定できる。
(2)　6月に1回に限り算定する。
(3)　D286肝及び腎のクリアランステストのうち，腎のクリアランステストと，本検査を併せて行った場合には，いずれか主たるもののみ算定する。
◇　各負荷試験については，測定回数及び負荷する薬剤の種類にかかわらず，一連のものとして月1回に限り所定点数を算定する。ただし，「1」の「イ」の成長ホルモンに限り，月2回まで所定点数を算定できる。
　　なお，「1」の下垂体前葉負荷試験及び「5」の副腎皮質負荷試験以外のものについては，測定するホルモンの種類にかかわらず，一連

のものとして算定する。

◇　内分泌負荷試験において，負荷の前後に係る血中又は尿中のホルモン等測定に際しては，測定回数，測定間隔等にかかわらず，一連のものとして扱い，当該負荷試験の項により算定するものであり，検体検査実施料における生化学的検査（Ⅰ）又は生化学的検査（Ⅱ）の項では算定できない。

◆　「1」の「イ」はA400の「3」短期滞在手術等基本料3対象→第1章第2部入院料等通則3

1　下垂体前葉負荷試験
　イ　成長ホルモン（GH）（一連として）
　　　　　　　　　　　　　　　　　　1,200点
　　注　患者1人につき月2回に限り算定する。
　ロ　ゴナドトロピン（LH及びFSH）（一連として月1回）　　　　　　　1,600点
　ハ　甲状腺刺激ホルモン（TSH）（一連として月1回）　　　　　　　　1,200点
　ニ　プロラクチン（PRL）（一連として月1回）　　　　　　　　　　1,200点
　ホ　副腎皮質刺激ホルモン（ACTH）（一連として月1回）　　　　　　1,200点

◇　下垂体前葉負荷試験に含まれるものとしては，下記のものがある。
ア　成長ホルモン（GH）については，インスリン負荷，アルギニン負荷，L-DOPA負荷，クロニジン負荷，グルカゴン負荷，プロプラノロール負荷，ブロモクリプチン負荷，睡眠負荷等
イ　ゴナドトロピン（LH及びFSH）については，LH-RH負荷，クロミフェン負荷等
ウ　甲状腺刺激ホルモン（TSH）については，TRH負荷等
エ　プロラクチン（PRL）については，TRH負荷，ブロモクリプチン負荷等
オ　副腎皮質刺激ホルモン（ACTH）については，インスリン負荷，メトピロン負荷，デキサメサゾン負荷，CRH負荷等

2　下垂体後葉負荷試験（一連として月1回）　　　　　　　　　　　　　1,200点

◇　下垂体後葉負荷試験の抗利尿ホルモン（ADH）については，水制限，高張食塩水負荷（カーター・ロビンステスト）等が含まれる。

3　甲状腺負荷試験（一連として月1回）　　　　　　　　　　　　　　1,200点

◇　甲状腺負荷試験の甲状腺ホルモンについては，T_3抑制等が含まれる。

4　副甲状腺負荷試験（一連として月1回）　　　　　　　　　　　　　1,200点

◇　副甲状腺負荷試験の副甲状腺ホルモン（PTH）については，カルシウム負荷，PTH負荷（エルスワースハワードテスト），EDTA負荷等が含まれる。

5　副腎皮質負荷試験
　イ　鉱質コルチコイド（一連として月1回）　　　　　　　　　　1,200点
　ロ　糖質コルチコイド（一連として月1回）　　　　　　　　　　1,200点

◇　副腎皮質負荷試験に含まれるものとしては，下記のものがある。
ア　鉱質コルチコイド（レニン，アルドステロン）については，フロセマイド負荷，アンギオテンシン負荷等
イ　糖質コルチコイド（コルチゾール，DHEA及びDHEAS）については，ACTH負荷，デキサメサゾン負荷，メトピロン負荷等

6　性腺負荷試験（一連として月1回）　　　　　　　　　　　　　1,200点

◇　性腺負荷試験に含まれるものとしては，下記のものがある。
ア　テストステロンについては，HCG負荷等
イ　エストラジオールについては，HMG負荷等

注1　1月に3,600点を限度として算定する。
　2　負荷試験に伴って行った注射，採血及び検体測定の費用は，採血回数及び測定回数にかかわらず，所定点数に含まれるものとする。ただし，区分番号D419の5に掲げる副腎静脈サンプリングを行った場合は，当該検査の費用は別に算定できる。

◇　「注射」とは，第6部第1節第1款の注射実施料をいい，施用した薬剤の費用は，別途算定する。
◇　本試験に伴ってD419その他の検体採取の「5」の副腎静脈サンプリングにより採血を行った場合，その費用は別に算定できる。

D288　糖負荷試験

◇　負荷の前後に係る血中又は尿中のホルモン等測定に際しては，測定回数，測定間隔等にかかわらず，一連のものとして扱い，当該負荷試験の項により算定するものであり，検体検査実施料における生化学的検査（Ⅰ）又は生化学的検査（Ⅱ）の項では算定できない。
※　乳糖を服用させて行う耐糖試験は，本区分により算定する。また，使用した薬剤は，D500薬剤により算定する。
※　ブドウ糖等を1回負荷し，負荷前後の血糖値等の変動を把握する検査は，本区分の所定点数により算定する。

1　常用負荷試験（血糖及び尿糖検査を含む。）　　　　　　　　　　　　200点
2　耐糖能精密検査（常用負荷試験及び血中

◇　耐糖能精密検査（常用負荷試験及び血中インスリン測定又は常用負

インスリン測定又は常用負荷試験及び血中
C-ペプチド測定を行った場合），グルカゴ
ン負荷試験　　　　　　　　　　**900点**
注　注射，採血及び検体測定の費用は，採血
　　回数及び測定回数にかかわらず所定点数に
　　含まれるものとする。

D289　その他の機能テスト
　1　膵機能テスト（ＰＦＤテスト）　　**100点**
　2　肝機能テスト（ＩＣＧ１回又は２回法，
　　ＢＳＰ２回法），ビリルビン負荷試験，馬
　　尿酸合成試験，フィッシュバーグ，水利尿
　　試験，アジスカウント（Addis尿沈渣定量
　　検査），モーゼンタール法，ヨードカリ試
　　験　　　　　　　　　　　　　　**100点**
　3　胆道機能テスト，胃液分泌刺激テスト
　　　　　　　　　　　　　　　　　700点

　4　セクレチン試験　　　　　　**3,000点**

注　検査に伴って行った注射，検体採取，検
　　体測定及びエックス線透視の費用は，全て
　　所定点数に含まれるものとする。

D290　卵管通気・通水・通色素検査，ルビンテスト
　　　　　　　　　　　　　　　　　100点

D290-2　尿失禁定量テスト（パッドテスト）
　　　　　　　　　　　　　　　　　100点

D291　皮内反応検査，ヒナルゴンテスト，鼻ア
　　レルギー誘発試験，過敏性転嫁検査，薬物光
　　線貼布試験，最小紅斑量（ＭＥＤ）測定
　1　21箇所以内の場合（1箇所につき）**16点**
　2　22箇所以上の場合（1箇所につき）**12点**

荷試験及び血中C-ペプチド測定を行った場合）は，常用負荷試験及
び負荷前後の血中インスリン測定又は血中C-ペプチド測定を行った
場合に算定する。
◇　「注射」とは，第6部第1節第1款の注射実施料をいい，施用した
　薬剤の費用は，別途算定する。

◇　胆道機能テストは，十二指腸ゾンデを十二指腸乳頭部まで挿入し，
　胆道刺激物を投与して十二指腸液を分画採取した場合に算定する。
◇　胃液分泌刺激テストは，生体に分泌刺激物質を投与し，胃液若しく
　は血液を採取，分析することにより胃液分泌機能を検査するものであ
　り，胃液分泌刺激テストに該当するものは，ガストリン刺激テスト，
　ヒスタログ刺激試験，Katsch-Kalk法，ヒスタミン法等である。
　　検査に伴って行った注射，検体採取，検体測定及びエックス線透視
　の費用は，別に算定できない。
◇　セクレチン試験は，十二指腸液採取用二重管を十二指腸まで挿入し，
　膵外分泌刺激ホルモンであるセクレチンを静脈注射し，刺激後の膵液
　量，重炭酸濃度及びアミラーゼ排出量を測定した場合に算定する。
　　ただし，セクレチン注射の手技料，測定に要する費用，血清酵素逸
　脱誘発試験の費用等は所定点数に含まれる。
◇　「注射」とは，第6部第1節第1款の注射実施料をいい，施用した
　薬剤の費用は，別途算定する。

◇　卵管通気・通水・通色素検査，ルビンテストの所定点数は，それぞ
　れ両側についての点数であり，検査の種類及び回数にかかわらず，所
　定点数のみを算定する。
◇　尿失禁定量テスト（パッドテスト）は，尿失禁患者において，体動
　時の失禁尿をパッドにより採取し，定量的な尿失禁の評価を行うもの
　であり，1月につき1回に限り算定できる。ただし，使用されるパッ
　ドの費用は，所定点数に含まれる。
◇　皮内反応検査，ヒナルゴンテスト，鼻アレルギー誘発試験，過敏性
　転嫁検査，薬物光線貼布試験，最小紅斑量（ＭＥＤ）測定について
　(1)　1箇所目から21箇所目までについては，1箇所につき「1」の所定
　　点数により算定する。
　(2)　22箇所目以降については，1箇所につき「2」の所定点数により算
　　定する。
　(3)　皮内反応検査とは，ツベルクリン反応，各種アレルゲンの皮膚貼布
　　試験（皮内テスト，スクラッチテストを含む。）等であり，ツベルク
　　リン，アレルゲン等検査に使用した薬剤に係る費用は，D500薬剤に
　　より算定する。
　(4)　数種のアレルゲン又は濃度の異なったアレルゲンを用いて皮内反応
　　検査を行った場合は，それぞれにつき1箇所として所定点数を算定す
　　る。
　(5)　薬物投与に当たり，あらかじめ皮内反応，注射等による過敏性検査
　　を行った場合にあっては，皮内反応検査の所定点数は算定できない。
　(6)　薬物光線貼布試験，最小紅斑量（ＭＥＤ）測定は，1照射につき1

箇所として算定する。

D291-2　小児食物アレルギー負荷検査　1,000点

注1　別に厚生労働大臣が定める施設基準に
適合しているものとして地方厚生局長等
に届け出た保険医療機関において，16歳
未満の患者に対して食物アレルギー負荷
検査を行った場合に，年3回に限り算定
する。

　　2　小児食物アレルギー負荷検査に係る投
薬，注射及び処置の費用は，所定点数に
含まれるものとする。

◆　A400の「3」短期滞在手術等基本料3対象→第1章第2部入院料
等通則3

◇　小児食物アレルギー負荷検査について

(1)　問診及び血液検査等から，食物アレルギーが強く疑われる16歳未満
の小児に対し，原因抗原の特定，耐性獲得の確認のために，食物負荷
検査を実施した場合に，12月に3回を限度として算定する。

(2)　検査を行うに当たっては，食物アレルギー負荷検査の危険性，必要
性，検査方法及びその他の留意事項について，患者又はその家族等に
対して文書により説明の上交付するとともに，その文書の写しを診療
録に添付する。

(3)　負荷試験食の費用は所定点数に含まれる。

(4)　小児食物アレルギーの診療に当たっては，「AMED研究班による食
物アレルギーの診療の手引き2017」を参考とする。

(5)　「注2」の注射とは，第6部第1節第1款の注射実施料をいい，施
用した薬剤の費用は，別途算定する。

D291-3　内服・点滴誘発試験　　　1,000点

注　別に厚生労働大臣が定める施設基準に適
合しているものとして地方厚生局長等に届
け出た保険医療機関において行われる場合
に，2月に1回に限り算定する。

◇　内服・点滴誘発試験について

(1)　貼付試験，皮内反応，リンパ球幼若化検査等で診断がつかない薬疹
の診断を目的とした場合であって，入院中の患者に対して被疑薬を内
服若しくは点滴・静注した場合に限り算定できる。

(2)　検査を行うに当たっては，内服・点滴誘発試験の危険性，必要性，
検査方法及びその他の留意事項について，患者又はその家族等に対し
て文書により説明の上交付するとともに，その文書の写しを診療録に
添付する。

（ラジオアイソトープを用いた諸検査）

通則

　区分番号D292及びD293に掲げるラジオアイ
ソトープを用いた諸検査については，各区分の
所定点数及び区分番号D294に掲げるラジオア
イソトープ検査判断料の所定点数を合算した点
数により算定する。

D292　体外からの計測によらない諸検査

1　循環血液量測定，血漿量測定　　**480点**
2　血球量測定　　　　　　　　　　**800点**
3　吸収機能検査，赤血球寿命測定　**1,550点**
4　造血機能検査，血小板寿命測定　**2,600点**

注1　同一のラジオアイソトープを用いて区
分番号D292若しくはD293に掲げる検査
又は区分番号E100からE101-4までに掲
げる核医学診断のうちいずれか2以上を
行った場合の検査料又は核医学診断料
は，主たる検査又は核医学診断に係るい
ずれかの所定点数のみにより算定する。

　　2　検査に数日を要した場合であっても同
一のラジオアイソトープを用いた検査
は，一連として1回の算定とする。

　　3　核種が異なる場合であっても同一の検
査とみなすものとする。

D293　シンチグラム（画像を伴わないもの）

1　甲状腺ラジオアイソトープ摂取率（一連
につき）　　　　　　　　　　　　**365点**

2　レノグラム，肝血流量（ヘパトグラム）
575点

注　核種が異なる場合であっても同一の検査
とみなすものとする。

D294　ラジオアイソトープ検査判断料　110点

注　ラジオアイソトープを用いた諸検査の種
類又は回数にかかわらず月1回に限り算定
するものとする。

（内視鏡検査）

◇　内視鏡検査について

(1)　内視鏡検査に際して第2章第11部に掲げる麻酔を行った場合は，麻
酔の費用を別に算定する。

(2)　内視鏡検査で麻酔手技料を別に算定できない麻酔を行った場合の薬
剤料は，D500薬剤により算定する。

(3)　処置又は手術と同時に行った内視鏡検査は，別に算定できない。

(4)　内視鏡検査当日に，検査に関連して行う第6部第1節第1款の注射
実施料は別に算定できない。

(5)　D295関節鏡検査からD325肺臓カテーテル法，肝臓カテーテル法，
膵臓カテーテル法までに掲げる内視鏡検査は，次により算定する。

ア　生検用ファイバースコピーを使用して組織の採取を行った場合
は，採取した組織の個数にかかわらず，1回の内視鏡検査について
D414内視鏡下生検法に掲げる所定点数を別に算定する。

イ　互いに近接する部位の2以上のファイバースコピー検査を連続的
に行った場合には，主たる検査の所定点数のみにより算定する。

ウ　内視鏡検査をエックス線透視下において行った場合にあっても，
E000透視診断は算定しない。

(6)　D306食道ファイバースコピー，D308胃・十二指腸ファイバースコ
ピー，D310小腸内視鏡検査，D312直腸ファイバースコピー又はD
313大腸内視鏡検査を行う際に，インジゴカルミン，メチレンブルー，
トルイジンブルー，コンゴーレッド等による色素内視鏡法を行った場
合は，粘膜点墨法に準じて算定する。ただし，使用される色素の費用
は所定点数に含まれる。

(7)　内視鏡検査を行うに当たっては，関係学会のガイドライン等に基づ
き，必要な消毒及び洗浄を適切に行う。

(8)　鎮静下に内視鏡検査を実施する場合には，モニター等で患者の全身
状態の把握を行う。

通則

1　超音波内視鏡検査を実施した場合は，**超音
波内視鏡検査加算**として，**300点**を所定点数
に加算する。

2　区分番号D295からD323まで及びD325に
掲げる内視鏡検査について，同一の患者につ
き同一月において同一検査を2回以上実施し
た場合における2回目以降の当該検査の費用
は，**所定点数の100分の90に相当する点数**に
より算定する。

3　当該保険医療機関以外の医療機関で撮影し
た内視鏡写真について診断を行った場合は，
1回につき**70点**とする。

◇　「第3節」生体検査料の通則による新生児加算又は乳幼児加算を行
う場合には，超音波内視鏡検査加算は，「所定点数」に含まない。

◇　「通則2」による算定において，D313大腸内視鏡検査の「1」の「イ」，
「ロ」及び「ハ」については，同一の検査として扱う。また，準用が
通知されている検査については，当該検査が準ずることとされている
検査と同一の検査として扱う。

◇　「通則3」について

(1)　「通則3」の当該保険医療機関以外の医療機関で撮影した内視鏡写
真について診断を行った場合の点数は，A000初診料（「注5」に規定
する2つ目の診療科に係る初診料を含む。）を算定した日に限り，算
定できる。

(2)　当該保険医療機関以外の医療機関で撮影した内視鏡写真について診
断のみを行った場合は，診断料として1回につき所定点数を算定でき

4 写真診断を行った場合は，使用したフィルムの費用として，**購入価格を10円で除して得た点数**を所定点数に加算する。

5 緊急のために休日に内視鏡検査を行った場合又はその開始時間が保険医療機関の表示する診療時間以外の時間若しくは深夜である内視鏡検査（区分番号D296-3，D324及びD325に掲げるものを除く。）を行った場合において，当該内視鏡検査の費用は，次に掲げる点数を，それぞれ所定点数に加算した点数により算定する。

イ 休日加算
　　　所定点数の100分の80に相当する点数
ロ 時間外加算（入院中の患者以外の患者に対して行われる場合に限る。）
　　　所定点数の100分の40に相当する点数
ハ 深夜加算
　　　所定点数の100分の80に相当する点数
ニ イからハまでにかかわらず，**区分番号A000に掲げる初診料の注7のただし書に規定する保険医療機関**において，入院中の患者以外の患者に対して，その開始時間が同注のただし書に規定する時間である内視鏡検査を行った場合
　　　所定点数の100分の40に相当する点数

D295 関節鏡検査（片側）		**760点**
D296 喉頭直達鏡検査		**190点**
D296-2 鼻咽腔直達鏡検査		**220点**

D296-3 内視鏡用テレスコープを用いた咽頭画像等解析（インフルエンザの診断の補助に用いるもの） 　　　**305点**
注 入院中の患者以外の患者について，緊急のために，保険医療機関が表示する診療時間以外の時間，休日又は深夜において行った場合は，時間外加算として，**200点**を所定点数に加算する。ただし，この場合において，同一日に第1節第1款の通則第1号又は第3号の加算は別に算定できない。

るが，患者が当該傷病につき当該医療機関で受診していない場合は算定できない。

◇ 写真診断を行った場合は，使用フィルム代（現像料及び郵送料を含むが，書留代等は除く。）を10円で除して得た点数を加算して算定するが，E002撮影及びE001写真診断は算定しない。

◇ 休日加算，時間外加算又は深夜加算について
(1) 「通則5」の入院中の患者以外の患者に対する内視鏡検査（D296-3内視鏡用テレスコープを用いた咽頭画像等解析（インフルエンザの診断の補助に用いるもの），D324血管内視鏡検査及びD325肺臓カテーテル法，肝臓カテーテル法，膵臓カテーテル法を除く。以下，「通則5」に係る留意事項において，「内視鏡検査」という。）の休日加算，時間外加算又は深夜加算は，次の場合に算定できる。ただし，内視鏡検査が保険医療機関又は保険医の都合により休日，時間外又は深夜に行われた場合には算定できない。
ア 休日加算，時間外加算又は深夜加算が算定できる初診又は再診に引き続き行われた緊急内視鏡検査の場合
イ 初診又は再診に引き続いて，内視鏡検査に必要不可欠な検査等を行った後速やかに内視鏡検査（休日に行うもの又はその開始時間（患者に対し直接施療した時をいう。）が診療時間以外の時間若しくは深夜であるものに限る。）を開始した場合であって，当該初診又は再診から内視鏡検査の開始時間までの間が8時間以内である場合（当該内視鏡検査の開始時間が入院手続きの後の場合を含む。）
(2) 「通則5」の入院中の患者に対する内視鏡検査の休日加算又は深夜加算は，病状の急変により，休日に緊急内視鏡検査を行った場合又は開始時間が深夜である緊急内視鏡検査を行った場合に算定できる。
　　ただし，内視鏡検査が保険医療機関又は保険医の都合により休日又は深夜に行われた場合には算定できない。
(3) 「通則5」の休日加算，時間外加算又は深夜加算の対象となる時間の取扱いはA000初診料と同様であり，A000初診料の「注9」又はA001再診料の「注7」に規定する夜間・早朝等加算を算定する場合にあっては，「通則5」の休日加算，時間外加算又は深夜加算は算定しない。
(4) 「通則5」の休日加算，時間外加算又は深夜加算に係る「所定点数」とは，D295関節鏡検査からD323乳管鏡検査までに掲げられた点数及び各「注」による加算を合計した点数であり，内視鏡検査の通則における費用は含まない。ただし，同一の患者につき同一月において同一検査を2回以上実施した場合における2回目以降の検査である場合「所定点数」は，D295関節鏡検査からD323乳管鏡検査までに掲げられた点数及び各「注」による加算を合計した点数の100分の90に相当する点数とする。

◇ 鼻咽腔直達鏡検査は，D298嗅裂部・鼻咽腔・副鼻腔入口部ファイバースコピーと同時に行った場合は算定できない。

◇ 内視鏡用テレスコープを用いた咽頭画像等解析（インフルエンザの診断の補助に用いるもの）について
(1) 6歳以上の患者に対し，インフルエンザの診断の補助を目的として薬事承認された内視鏡用テレスコープを用いて咽頭画像等の取得及び解析を行い，インフルエンザウイルス感染症の診断を行った場合に算定する。
(2) 発症後48時間以内に実施した場合に限り算定することができる。
(3) 「注」に規定する時間外加算は，入院中の患者以外の患者に対して診療を行った際，医師が緊急に本検査を行う必要性を認め実施した場合であって，本検査の開始時間が当該保険医療機関が表示する診療時

間以外の時間，休日又は深夜に該当する場合に算定する。なお，時間外等の定義については，A000初診料の「注7」に規定する時間外加算等における定義と同様である。

⑷　「注」に規定する時間外加算を算定する場合においては，A000初診料の「注9」及びA001再診料の「注7」に規定する夜間・早朝等加算，並びに検体検査実施料に係る時間外緊急院内検査加算及び外来迅速検体検査加算は算定できない。

⑸　本検査と，一連の治療期間において別に実施したD012感染症免疫学的検査の「22」インフルエンザウイルス抗原定性は併せて算定できない。

D297 削除

D298 嗅裂部・鼻咽腔・副鼻腔入口部ファイバースコピー（部位を問わず一連につき）　600点

◇　嗅裂部・鼻咽腔・副鼻腔入口部ファイバースコピーについては，嗅裂部・鼻咽腔・副鼻腔入口部の全域にわたっての一連の検査として算定する。

D298-2 内視鏡下嚥下機能検査　720点

◇　内視鏡下嚥下機能検査について

⑴　嚥下機能が低下した患者に対して，喉頭内視鏡等を用いて直接観察下に着色水を嚥下させ，嚥下反射惹起のタイミング，着色水の咽頭残留及び誤嚥の程度を指標に嚥下機能を評価した場合に算定する。

⑵　内視鏡下嚥下機能検査，D298嗅裂部・鼻咽腔・副鼻腔入口部ファイバースコピー及びD299喉頭ファイバースコピーを2つ以上行った場合は，主たるもののみ算定する。

D299 喉頭ファイバースコピー　600点

D300 中耳ファイバースコピー　240点

D300-2 顎関節鏡検査（片側）　1,000点

D301 削除

D302 気管支ファイバースコピー　2,500点

注　気管支肺胞洗浄法検査を同時に行った場合は，気管支肺胞洗浄法検査同時加算として，200点を所定点数に加算する。

◇　気管支肺胞洗浄法検査同時加算は，肺胞蛋白症，サルコイドーシス等の診断のために気管支肺胞洗浄を行い，洗浄液を採取した場合に算定する。

D302-2 気管支カテーテル気管支肺胞洗浄法検査　320点

◇　気管支カテーテル気管支肺胞洗浄法検査について

⑴　気管支ファイバースコピーを使用せずに気管支肺胞洗浄用カテーテルを用いて気管支肺胞洗浄を実施した場合に算定する。

⑵　人工呼吸器使用中の患者であって，浸潤影が肺の両側において，びまん性を示すことを胸部X線画像等で確認した患者に対して，肺炎の診断に関連した培養検体採取のために実施した場合に限り算定できる。

⑶　本検査とD302気管支ファイバースコピーの「注」の気管支肺胞洗浄法検査を同一入院期間中にそれぞれ行った場合は，主たるものの所定点数のみにより算定する。

D303 胸腔鏡検査　7,200点

D304 縦隔鏡検査　7,000点

◇　縦隔鏡検査について

主に胸部（肺及び縦隔）の疾病の鑑別，肺癌の転移の有無，手術適応の決定のために用いられるものをいう。

D305 削除

D306 食道ファイバースコピー　800点

◇　関連する学会の消化器内視鏡に関するガイドラインを参考に消化器内視鏡の洗浄消毒を実施していることが望ましい。

注1　粘膜点墨法を行った場合は，粘膜点墨法加算として，60点を所定点数に加算する。

◇　粘膜点墨法とは，治療範囲の決定，治療後の部位の追跡等を目的として，内視鏡直視下に無菌の墨汁を消化管壁に極少量注射して点状の目印を入れるものである。

※　表在性食道がんの診断のための食道ヨード染色法は，粘膜点墨法に準ずる。ただし，染色に使用されるヨードの費用は，所定点数に含まれる。

2　拡大内視鏡を用いて，狭帯域光による

◇　狭帯域光強調加算は，拡大内視鏡を用いた場合であって，狭い波長

D

観察を行った場合には，**狭帯域光強調加算**として，**200点**を所定点数に加算する。

D307 削除

D308　胃・十二指腸ファイバースコピー

1,140点

　注1　胆管・膵管造影法を行った場合は，**胆管・膵管造影法加算**として，**600点**を所定点数に加算する。ただし，諸監視，造影剤注入手技及びエックス線診断の費用（フィルムの費用は除く。）は所定点数に含まれるものとする。

　　2　粘膜点墨法を行った場合は，**粘膜点墨法加算**として，**60点**を所定点数に加算する。

　　3　胆管・膵管鏡を用いて行った場合は，**胆管・膵管鏡加算**として，**2,800点**を所定点数に加算する。

　　4　拡大内視鏡を用いて，狭帯域光による観察を行った場合には，**狭帯域光強調加算**として，**200点**を所定点数に加算する。

D309　胆道ファイバースコピー　　4,000点

D310　小腸内視鏡検査

　　1　バルーン内視鏡によるもの　　**6,800点**

　　2　スパイラル内視鏡によるもの　**6,800点**

　　3　カプセル型内視鏡によるもの　**1,700点**

　　4　その他のもの　　　　　　　　**1,700点**

　注1　2種類以上行った場合は，主たるもののみ算定する。

　　2　3について，15歳未満の患者に対して，内視鏡的挿入補助具を用いて行った場合は，**内視鏡的留置術加算**として，**260点**を所定点数に加算する。

　　3　4について，粘膜点墨法を行った場合は，**粘膜点墨法加算**として，**60点**を所定点数に加算する。

帯による画像を利用した観察を行った場合に算定できる。

◇　関連する学会の消化器内視鏡に関するガイドラインを参考に消化器内視鏡の洗浄消毒を実施していることが望ましい。

◇　粘膜点墨法とは，治療範囲の決定，治療後の部位の追跡等を目的として，内視鏡直視下に無菌の墨汁を消化管壁に極少量注射して点状の目印を入れるものである。

◇　狭帯域光強調加算は，拡大内視鏡を用いた場合であって，狭い波長帯による画像を利用した観察を行った場合に算定できる。

◇　関連する学会の消化器内視鏡に関するガイドラインを参考に消化器内視鏡の洗浄消毒を実施していることが望ましい。

◇　小腸内視鏡検査について

(1)　2種類以上行った場合は，主たるもののみ算定する。ただし，「3」のカプセル型内視鏡によるものを行った後に，診断の確定又は治療を目的として「1」のバルーン内視鏡によるもの又は「2」のスパイラル内視鏡によるものを行った場合においては，いずれの点数も算定する。

(2)　「2」のスパイラル内視鏡によるものは，電動回転可能なスパイラル形状のフィンを装着した内視鏡を用いて小腸内視鏡検査を行った場合に算定する。

(3)　「3」のカプセル型内視鏡によるものは，次の場合に算定する。

　ア　消化器系の内科又は外科の経験を5年以上有する常勤の医師が1人以上配置されている場合に限り算定する。なお，カプセル型内視鏡の滞留に適切に対処できる体制が整っている保険医療機関において実施する。

　イ　カプセル型内視鏡の適用対象（患者）については，薬事承認の内容に従う。

　ウ　カプセル型内視鏡を使用した患者については，診療報酬請求に当たって，診療報酬明細書に症状詳記を記載する。

(4)　関連する学会の消化器内視鏡に関するガイドラインを参考に消化器内視鏡の洗浄消毒を実施していることが望ましい。

(5)　「注2」に規定する内視鏡的留置術加算については，小児の麻酔及び鎮静に十分な経験を有する常勤の医師が1人以上配置されている保険医療機関において，消化器内視鏡を経口的に挿入し，カプセル内視鏡の挿入及び配置に用いるものとして薬事承認又は認証を得ている内視鏡的挿入補助具を用いてカプセル型内視鏡を十二指腸に誘導し，「3」のカプセル型内視鏡によるものを実施した場合に算定する。また，この適応の判断及び実施に当たっては，関連学会が定めるガイドラインを遵守すること。ただし，内視鏡的挿入補助具を使用した患者については，診療報酬請求に当たって，診療報酬明細書に症状詳記を記載すること。なお，D308胃・十二指腸ファイバースコピーの点数は別に算定できない。

(6)　粘膜点墨法とは，治療範囲の決定，治療後の部位の追跡等を目的として，内視鏡直視下に無菌の墨汁を消化管壁に極少量注射して点状の目印を入れるものである。

◇　消化管通過性検査は，消化管の狭窄又は狭小化を有する又は疑われる患者に対して，D310小腸内視鏡検査の「2」のカプセル型内視鏡によるものを実施する前に，カプセル型内視鏡と形・大きさが同一の造影剤入りカプセルを患者に内服させ，消化管の狭窄や狭小化を評価した場合に，一連の検査につき1回に限り算定する。また，E001写真診断及びE002撮影は別に算定できる。

◇　直腸鏡検査について

(1)　D311-2肛門鏡検査と同時に行った場合は主たるもののみ算定する。

(2)　肛門部の観察のみを行った場合は，本区分ではなく，D311-2肛門鏡検査を算定する。

※　コロンブラッシュ法は，本区分の所定点数に，検鏡診断料として沈渣塗抹染色による細胞診断の場合は，N004細胞診の所定点数を，また，包埋し組織切片標本を作製し検鏡する場合は，N000病理組織標本作製の所定点数を併せて算定する。

◇　肛門鏡検査を，D311直腸鏡検査と同時に行った場合は主たるもののみ算定する。

◇　関連する学会の消化器内視鏡に関するガイドラインを参考に消化器内視鏡の洗浄消毒を実施していることが望ましい。

◇　粘膜点墨法とは，治療範囲の決定，治療後の部位の追跡等を目的として，内視鏡直視下に無菌の墨汁を消化管壁に極少量注射して点状の目印を入れるものである。

◇　関連する学会の消化器内視鏡に関するガイドラインを参考に消化器内視鏡の洗浄消毒を実施していることが望ましい。

◇　大腸内視鏡検査について

(1)　「1」のファイバースコピーによるものについては，関連する学会の消化器内視鏡に関するガイドラインを参考に消化器内視鏡の洗浄消毒を実施していることが望ましい。

(2)　「2」のカプセル型内視鏡によるものは以下のいずれかに該当する場合に限り算定する。

ア　大腸内視鏡検査が必要であり，大腸ファイバースコピーを実施したが，腹腔内の癒着等により回盲部まで到達できなかった患者に用いた場合

イ　大腸内視鏡検査が必要であるが，腹部手術歴があり癒着が想定される場合等，器質的異常により大腸ファイバースコピーが実施困難であると判断された患者に用いた場合

ウ　大腸内視鏡検査が必要であるが，以下のいずれかに該当し，身体的負担により大腸ファイバースコピーが実施困難であると判断された患者に用いた場合

①　以下の(イ)から(ニ)までのいずれかに該当する場合

(イ)　3剤の異なる降圧剤を用いても血圧コントロールが不良の高血圧症（収縮期血圧160mmHg以上）

(ロ)　慢性閉塞性肺疾患（1秒率70％未満）

(ハ)　6か月以上の内科的治療によっても十分な効果が得られないBMIが35以上の高度肥満症の患者であって，糖尿病，高血圧症，脂質異常症又は閉塞性睡眠時無呼吸症候群のうち1つ以上を合併している患者

(ニ)　左室駆出率低下（LVEF 40％未満）

②　放射線医学的に大腸過長症と診断されており，かつ慢性便秘症で，大腸内視鏡検査が実施困難であると判断された場合。大腸過長症はS状結腸ループが腸骨稜を超えて頭側に存在，横行結腸が

D310-2　消化管通過性検査　　600点

D311　直腸鏡検査　　300点

D311-2　肛門鏡検査　　200点

D312　直腸ファイバースコピー　　550点

注　粘膜点墨法を行った場合は，**粘膜点墨法加算**として，**60点**を所定点数に加算する。

D312-2　回腸嚢ファイバースコピー　　550点

D313　大腸内視鏡検査
1　ファイバースコピーによるもの
　イ　S状結腸　　**900点**
　ロ　下行結腸及び横行結腸　　**1,350点**
　ハ　上行結腸及び盲腸　　**1,550点**
2　カプセル型内視鏡によるもの　　**1,550点**

注1　粘膜点墨法を行った場合は，**粘膜点墨法加算**として，**60点**を所定点数に加算する。
　2　拡大内視鏡を用いて，狭帯域光による観察を行った場合には，**狭帯域光強調加算**として，**200点**を所定点数に加算する。
　3　1のハについて，バルーン内視鏡を用いて行った場合は，**バルーン内視鏡加算**として，**450点**を所定点数に加算する。
　4　2について，15歳未満の患者に対して，内視鏡的挿入補助具を用いて行った場合は，**内視鏡的留置術加算**として，**260点**を所定点数に加算する。

腸骨稜より尾側の骨盤内に存在又は肝弯曲や脾弯曲がループを描いている場合とし，慢性便秘症はRome Ⅳ基準とする。また診断根拠となった画像を診療録に添付すること。

(3) 同一の患者につき，「1」のファイバースコピーによるものと「2」のカプセル型内視鏡によるものを併せて2回以上行った場合には，主たるもののみ算定する。ただし，(2)のアに掲げる場合は，併せて2回に限り算定する。

(4) 「2」のカプセル型内視鏡によるものは，消化器系の内科又は外科の経験を5年以上有する常勤の医師が1人以上配置されている場合に限り算定する。なお，カプセル型内視鏡の滞留に適切に対処できる体制が整っている保険医療機関において実施する。

(5) 「2」のカプセル型内視鏡により大腸内視鏡検査を実施した場合は，診療報酬請求に当たって，診療報酬明細書に症状詳記を記載する。さらに，(2)のアの場合は大腸ファイバースコピーを実施した日付を明記し，(2)のイ又はウの場合は大腸ファイバースコピーが実施困難な理由を明記する。

(6) 粘膜点墨法とは，治療範囲の決定，治療後の部位の追跡等を目的として，内視鏡直視下に無菌の墨汁を消化管壁に極少量注射して点状の目印を入れるものである。

(7) 狭帯域光強調加算は，拡大内視鏡を用いた場合であって，狭い波長帯による画像を利用した観察を行った場合に算定できる。

(8) 「注3」に規定するバルーン内視鏡加算は，大腸内視鏡検査が必要であり，大腸ファイバースコピーを実施したが，腹腔内の癒着等により回盲部まで到達できなかった患者に大腸ファイバースコピーを用いた場合に限り算定できる。ただし，バルーン内視鏡を使用した患者については，診療報酬請求に当たって，診療報酬明細書に症状詳記を記載すること。

(9) 「注4」に規定する内視鏡的留置術加算については，小児の麻酔及び鎮静に十分な経験を有する常勤の医師が1人以上配置されている保険医療機関において，消化器内視鏡を経口的に挿入し，カプセル内視鏡の挿入及び配置に用いるものとして薬事承認又は認証を得ている内視鏡的挿入補助具を用いてカプセル型内視鏡を十二指腸に誘導し，「2」のカプセル型内視鏡によるものを実施した場合に算定する。また，この適応の判断及び実施に当たっては，関連学会が定めるガイドラインを遵守すること。ただし，内視鏡的挿入補助具を使用した患者については，診療報酬請求に当たって，診療報酬明細書に症状詳記を添付すること。なお，D308胃・十二指腸ファイバースコピーの点数は別に算定できない。

(10) D007血液化学検査「57」のロイシンリッチα₂グリコプロテインと，大腸内視鏡検査を同一月中に併せて行った場合は，主たるもののみ算定する。

◇　腹腔鏡検査について

(1) 人工気腹術は，腹腔鏡検査に伴って行われる場合にあっては，別に算定できない。

(2) D315腹腔ファイバースコピーと同時に行った場合は主たるものの所定点数を算定する。

D314 腹腔鏡検査	2,270点

D315 腹腔ファイバースコピー	2,160点
D316 クルドスコピー	400点
D317 膀胱尿道ファイバースコピー	950点

注　狭帯域光による観察を行った場合には，**狭帯域光強調加算**として，**200点**を所定点数に加算する。

◇　膀胱尿道ファイバースコピーについて

(1) 軟性膀胱鏡を用いた場合に算定する。

(2) 前部尿道から膀胱までの一連の検査を含む。

(3) 膀胱尿道ファイバースコピーを必要とする場合において，膀胱結石等により疼痛が甚だしいとき，あるいは著しく患者の知覚過敏なとき等

D317-2 膀胱尿道鏡検査　　　　**890点**
　注　狭帯域光による観察を行った場合には，
　　狭帯域光強調加算として，**200点**を所定点
　　数に加算する。

D318 尿管カテーテル法（ファイバースコープ
　　によるもの）（両側）　　　**1,200点**
　注　膀胱尿道ファイバースコピー及び膀胱尿
　　道鏡検査の費用は，所定点数に含まれるも
　　のとする。

D319 腎盂尿管ファイバースコピー（片側）
　　　　　　　　　　　　　　　　　1,800点

D320 ヒステロスコピー　　　　**620点**

D321 コルポスコピー　　　　　　**210点**

D322 子宮ファイバースコピー　　**800点**

D323 乳管鏡検査　　　　　　　　**960点**

D324 血管内視鏡検査　　　　　**2,040点**
　注1　血管内視鏡検査は，患者1人につき月
　　　1回に限り算定する。
　　2　呼吸心拍監視，血液ガス分析，心拍出
　　　量測定，脈圧測定，造影剤注入手技及び
　　　エックス線診断の費用（フィルムの費用
　　　は除く。）は，所定点数に含まれるもの
　　　とする。

D325 肺臓カテーテル法，肝臓カテーテル法，
　　膵臓カテーテル法　　　　　**3,600点**
　注1　新生児又は3歳未満の乳幼児（新生児
　　　を除く。）に対して当該検査を行った場
　　　合は，**新生児加算**又は**乳幼児加算**として，
　　　それぞれ**10,800点**又は**3,600点**を所定点
　　　数に加算する。
　　2　カテーテルの種類，挿入回数によらず
　　　一連として算定し，諸監視，血液ガス分
　　　析，心拍出量測定，脈圧測定，肺血流量
　　　測定，透視，造影剤注入手技，造影剤使
　　　用撮影及びエックス線診断の費用は，全
　　　て所定点数に含まれるものとする。
　　3　エックス線撮影に用いられたフィルム

にキシロカインゼリーを使用した場合における薬剤料は，D500薬剤
により算定する。
(4)　膀胱尿道ファイバースコピーにインジゴカルミンを使用した場合
　は，D289その他の機能テストの「2」の所定点数を併せて算定する。
(5)　「注」の狭帯域光強調加算は，上皮内癌（CIS）と診断された患
　者に対し，治療方針の決定を目的に実施した場合に限り算定する。

◇　膀胱尿道鏡検査について
(1)　硬性膀胱鏡を用いた場合に算定する。
(2)　前部尿道から膀胱までの一連の検査を含む。
　　なお，膀胱のみ又は尿道のみの観察では所定点数は算定できない。
(3)　膀胱尿道鏡検査を必要とする場合において，膀胱結石等により疼痛
　が甚しいとき，あるいは著しく患者の知覚過敏なとき等にキシロカイ
　ンゼリーを使用した場合における薬剤料は，D500薬剤により算定す
　る。
(4)　膀胱尿道鏡検査にインジゴカルミンを使用した場合は，D289その
　他の機能テストの「2」の所定点数を併せて算定する。
(5)　「注」の狭帯域光強調加算は，上皮内癌（CIS）と診断された患
　者に対し，治療方針の決定を目的に実施した場合に限り算定する。

◇　尿管カテーテル法は，ファイバースコープを用いて尿管の通過障害，
　結石，腫瘍等の検索を行った場合に算定できるもので，同時に行うD
　317膀胱尿道ファイバースコピー及びD317-2膀胱尿道鏡検査を含む。
　　なお，ファイバースコープ以外の膀胱鏡による場合には算定できな
　い。

◇　腎盂尿管ファイバースコピーの所定点数には，ファイバースコープ
　を用いた前部尿道から腎盂までの一連の検査を含む。

◇　ヒステロスコピーに際して，子宮腔内の出血により子宮鏡検査が困
　難なため，子宮鏡検査時の腔内灌流液を使用した場合における薬剤料
　は，D500薬剤により算定する。ただし，注入手技料は算定しない。

◇　血管内視鏡検査について
　　D220呼吸心拍監視，新生児心拍・呼吸監視，カルジオスコープ（ハー
　トスコープ），カルジオタコスコープの費用は，所定点数に含まれる。

◇　肺臓カテーテル法，肝臓カテーテル法，膵臓カテーテル法について
(1)　造影剤を使用した場合においても，血管造影等のエックス線診断の
　費用は，別に算定しない。
(2)　検査を実施した後の縫合に要する費用は，所定点数に含まれる。

の費用は，区分番号E400に掲げるフィルムの所定点数により算定する。

第4節　診断穿刺・検体採取料

通則
1　手術に当たって診断穿刺又は検体採取を行った場合は算定しない。
2　処置の部と共通の項目は，同一日に算定できない。

区分
D400　血液採取（1日につき）
1　静脈　　　　　　　　　　　**40点**
2　その他　　　　　　　　　　**6点**
注1　入院中の患者以外の患者についてのみ算定する。
　2　6歳未満の乳幼児に対して行った場合は，乳幼児加算として，**35点**を所定点数に加算する。
　3　血液回路から採血した場合は算定しない。

D401　脳室穿刺　　　　　　　　500点
注　6歳未満の乳幼児の場合は，乳幼児加算として，**100点**を所定点数に加算する。

D402　後頭下穿刺　　　　　　　300点
注　6歳未満の乳幼児の場合は，乳幼児加算として，**100点**を所定点数に加算する。

D403　腰椎穿刺，胸椎穿刺，頸椎穿刺（脳脊髄圧測定を含む。）　**260点**
注　6歳未満の乳幼児の場合は，乳幼児加算として，**100点**を所定点数に加算する。

◇　診断穿刺・検体採取料について
(1)　各部位の穿刺・針生検においては，同一部位において2か所以上行った場合にも，所定点数のみの算定とする。
(2)　診断穿刺・検体採取後の創傷処置については，J000創傷処置における手術後の患者に対するものとして翌日より算定できる。
(3)　同一日に実施された下記に掲げる穿刺と同一の処置としての穿刺については，いずれか一方のみ算定する。
　ア　脳室穿刺
　イ　後頭下穿刺
　ウ　腰椎穿刺，胸椎穿刺又は頸椎穿刺
　エ　骨髄穿刺
　オ　関節穿刺
　カ　上顎洞穿刺並びに扁桃周囲炎又は扁桃周囲膿瘍における試験穿刺
　キ　腎嚢胞又は水腎症穿刺
　ク　ダグラス窩穿刺
　ケ　リンパ節等穿刺
　コ　乳腺穿刺
　サ　甲状腺穿刺
(4)　D409リンパ節等穿刺又は針生検からD413前立腺針生検法までに掲げるものをCT透視下に行った場合は，E200コンピューター断層撮影（CT撮影）の所定点数を別途算定する。ただし，第2章第4部第3節コンピューター断層撮影診断料の「通則2」に規定する場合にあっては，「通則2」に掲げる点数を算定する。

◇　血液採取に係る乳幼児加算は，「1」の静脈及び「2」のその他のそれぞれについて加算する。

◇　脳室穿刺について
(1)　J005脳室穿刺は，脳室穿刺と同一日に算定することはできない。
(2)　脳脊髄腔注射を，検査，処置を目的とする穿刺と同時に実施した場合は，当該検査若しくは処置又はG009脳脊髄腔注射のいずれかの所定点数を算定する。
◇　後頭下穿刺について
(1)　J006後頭下穿刺は，後頭下穿刺と同一日に算定することはできない。
(2)　脳脊髄腔注射を，検査，処置を目的とする穿刺と同時に実施した場合は，当該検査若しくは処置又はG009脳脊髄腔注射のいずれかの所定点数を算定する。
◇　腰椎穿刺，胸椎穿刺，頸椎穿刺について
(1)　J007の腰椎穿刺は腰椎穿刺と，J007の胸椎穿刺は胸椎穿刺と，J007の頸椎穿刺は頸椎穿刺と同一日に算定することはできない。
(2)　脳脊髄腔注射を，検査，処置を目的とする穿刺と同時に実施した場

合は，当該検査若しくは処置又はG009脳脊髄腔注射のいずれかの所定点数を算定する。

◇　J011骨髄穿刺は，骨髄穿刺と同一日に算定することはできない。

D404　骨髄穿刺

1	胸骨	**260点**
2	その他	**300点**

注　6歳未満の乳幼児の場合は，**乳幼児加算**として，**100点**を所定点数に加算する。

D404-2　骨髄生検　　**730点**

注　6歳未満の乳幼児の場合は，**乳幼児加算**として，**100点**を所定点数に加算する。

◇　骨髄生検は，骨髄生検針を用いて採取した場合にのみ算定できる。骨髄穿刺針を用いた場合はD404骨髄穿刺の所定点数により算定する。

D405　関節穿刺（片側）　　**100点**

注　3歳未満の乳幼児の場合は，**乳幼児加算**として，**100点**を所定点数に加算する。

◇　関節穿刺について
(1)　J116関節穿刺を，同一側の関節に対して，関節穿刺，G010関節腔内注射と同一日に行った場合は，主たるもののみ算定する。
(2)　関節腔内注射を，検査，処置を目的とする穿刺と同時に実施した場合は，当該検査若しくは処置又はG010関節腔内注射のいずれかの所定点数を算定する。

D406　上顎洞穿刺（片側）　　**60点**

◇　J102上顎洞穿刺は，上顎洞穿刺と同一日に算定することはできない。

D406-2　扁桃周囲炎又は扁桃周囲膿瘍における試験穿刺（片側）　　**180点**

◇　J103扁桃周囲膿瘍穿刺（扁桃周囲炎を含む。）は，扁桃周囲炎又は扁桃周囲膿瘍における試験穿刺と同一日に算定することはできない。

D407　腎嚢胞又は水腎症穿刺　　**240点**

注　6歳未満の乳幼児の場合は，**乳幼児加算**として，**100点**を所定点数に加算する。

◇　J012腎嚢胞又は水腎症穿刺は，腎嚢胞又は水腎症穿刺と同一日に算定することはできない。

D408　ダグラス窩穿刺　　**240点**

◇　J013ダグラス窩穿刺は，ダグラス窩穿刺と同一日に算定することはできない。

D409　リンパ節等穿刺又は針生検　　**200点**

◇　J016リンパ節等穿刺は，リンパ節等穿刺又は針生検と同一日に算定することはできない。

D409-2　センチネルリンパ節生検（片側）

1	併用法	**5,000点**
2	単独法	**3,000点**

注　別に厚生労働大臣が定める施設基準に適合しているものとして地方厚生局長等に届け出た保険医療機関において，乳癌の患者に対して，1については放射性同位元素及び色素を用いて行った場合に，2については放射性同位元素又は色素を用いて行った場合に算定する。ただし，当該検査に用いた色素の費用は，算定しない。

◇　センチネルリンパ節生検について
(1)　触診及び画像診断の結果，腋窩リンパ節への転移が認められない乳がんに係る手術を予定している場合のみ算定する。
(2)　センチネルリンパ節生検を乳房悪性腫瘍手術と同一日に行う場合は，K476乳腺悪性腫瘍手術の「注1」又は「注2」で算定する。
(3)　センチネルリンパ節生検に伴う放射性同位元素の薬剤料は，D500薬剤として算定する。
(4)　放射性同位元素の検出に要する費用は，E100シンチグラム（画像を伴うもの）の「1」部分（静態）（一連につき）により算定する。
(5)　摘出したセンチネルリンパ節の病理診断に係る費用は，第13部病理診断の所定点数を算定する。

D410　乳腺穿刺又は針生検（片側）

1	生検針によるもの	**690点**
2	その他	**200点**

◇　J014乳腺穿刺は，乳腺穿刺又は針生検と同一日に算定することはできない。

D411　甲状腺穿刺又は針生検　　**150点**

◇　J015甲状腺穿刺は，甲状腺穿刺又は針生検と同一日に算定することはできない。

D412　経皮的針生検法（透視，心電図検査及び超音波検査を含む。）　　**1,600点**

◇　経皮的針生検法とは，D404-2骨髄生検，D409リンパ節等穿刺又は針生検，D410乳腺穿刺又は針生検，D411甲状腺穿刺又は針生検，D412-2経皮的腎生検法及びD413前立腺針生検法に掲げる針生検以外の臓器に係る経皮的針生検をいう。
なお，所定点数には透視（CT透視を除く。），心電図検査及び超音波検査が含まれており，別途算定できない。

D412-2　経皮的腎生検法　　**2,000点**

◇　所定点数にはD208心電図検査及びD215超音波検査が含まれており，別途算定できない。

D412-3　経頚静脈的肝生検　　**13,000点**

注　別に厚生労働大臣が定める施設基準に適

◇　経頚静脈的肝生検について
(1)　経皮的又は開腹による肝生検が禁忌となる出血傾向等を呈する患者

合しているものとして地方厚生局長等に届け出た保険医療機関において行われる場合に限り算定する。

D413 前立腺針生検法
1　MRI撮影及び超音波検査融合画像によるもの　　　　　　　　　　　**8,210点**
2　その他のもの　　　　　**1,540点**
注　1については，別に厚生労働大臣が定める施設基準に適合しているものとして地方厚生局長等に届け出た保険医療機関において，別に厚生労働大臣が定める患者に対して実施した場合に限り算定する。

D414 内視鏡下生検法（1臓器につき）　**310点**

D414-2 超音波内視鏡下穿刺吸引生検法（EUS-FNA）　　　　　**4,800点**

D415 経気管肺生検法　　　　**4,800点**
注1　ガイドシースを用いた超音波断層法を併せて行った場合は，**ガイドシース加算**として，**500点**を所定点数に加算する。
2　別に厚生労働大臣が定める施設基準に適合しているものとして地方厚生局長等に届け出た保険医療機関において，CT透視下に当該検査を行った場合は，**CT透視下気管支鏡検査加算**として，**1,000点**を所定点数に加算する。
3　プローブ型顕微内視鏡を用いて行った場合は，**顕微内視鏡加算**として，**1,500点**を所定点数に加算する。ただし，注1に規定するガイドシース加算は別に算定できない。

D415-2 超音波気管支鏡下穿刺吸引生検法（EBUS-TBNA）　　　**5,500点**

D415-3 経気管肺生検法（ナビゲーションによるもの）　　　　　　**5,500点**

に対して，経頸静脈的に肝組織の採取を行った場合に算定できる。
(2)　経頸静脈的肝生検と同時に行われる透視及び造影剤注入手技に係る費用は，当該検査料に含まれる。また，写真診断を行った場合は，フィルム代のみ算定できるが，撮影料及び診断料は算定できない。
(3)　採取部位の数にかかわらず，所定点数のみ算定する。
◆　「2」はA400の「3」短期滞在手術等基本料3対象→第1章第2部入院料等通則3
◇　前立腺針生検法について
(1)　「1」のMRI撮影及び超音波検査融合画像によるものは，MRI撮影及び超音波検査融合画像ガイド下で，前立腺に対する針生検を実施した場合に限り算定する。なお，組織の採取に用いる保険医療材料の費用は，所定点数に含まれ別に算定できない。
(2)　「1」は，超音波検査では検出できず，MRI撮影によってのみ検出できる病変が認められる患者に対して，当該病変が含まれる前立腺を生検する目的で実施した場合に限り算定できる。
◇　「1臓器」の取扱いについては，N000病理組織標本作製に準ずる。
◇　超音波内視鏡下穿刺吸引生検法（EUS-FNA）について
(1)　コンベックス走査型超音波内視鏡を用いて，経消化管的に生検を行った場合に算定できる。
(2)　採取部位に応じて，内視鏡検査のうち主たるものの所定点数を併せて算定する。ただし，内視鏡検査の「通則1」に掲げる超音波内視鏡検査加算は所定点数に含まれ，算定できない。
◇　経気管肺生検法について
(1)　同時に行われるエックス線透視に係る費用は，当該検査料に含まれる。
　　また，写真診断を行った場合は，フィルム代のみ算定できるが，撮影料，診断料は算定できない。
(2)　採取部位の数にかかわらず，所定点数のみ算定する。
(3)　D302気管支ファイバースコピーの点数は別に算定できない。
(4)　「CT透視下」とは，気管支鏡を用いた肺生検を行う場合に，CTを連続的に撮影することをいう。またこの場合，CTに係る費用は別に算定できる。

◇　超音波気管支鏡下穿刺吸引生検法（EBUS-TBNA）について
(1)　超音波気管支鏡（コンベックス走査方式に限る。）を用いて行う検査をいい，気管支鏡検査及び超音波に係る費用は別に算定できない。
(2)　採取部位の数にかかわらず，所定点数のみ算定する。
(3)　当該検査と同時に行われるエックス線透視に係る費用は，当該検査料に含まれる。また，写真診断を行った場合は，フィルム代のみ算定できるが，撮影料，診断料は算定できない。
◇　経気管肺生検法（ナビゲーションによるもの）について
(1)　経気管肺生検法の実施にあたり，胸部X線検査において2cm以下の陰影として描出される肺末梢型小型病変が認められる患者又は到達困難な肺末梢型病変が認められる患者に対して，患者のCT画像データを基に電磁場を利用したナビゲーションを行った場合に算定できる。なお，この場合，CTに係る費用は別に算定できる。
(2)　経気管肺生検法（ナビゲーションによるもの）は，採取部位の数にかかわらず，所定点数のみ算定する。
(3)　D302気管支ファイバースコピーの点数は別に算定できない。

D

診断穿刺・検体採取料

D415-4 経気管肺生検法（仮想気管支鏡を用いた場合）　5,000点

注　ガイドシースを用いた超音波断層法を併せて行った場合は，**ガイドシース加算**として，**500点**を所定点数に加算する。

D415-5 経気管支凍結生検法　5,500点

注　別に厚生労働大臣が定める施設基準に適合しているものとして地方厚生局長等に届け出た保険医療機関において行われる場合に限り算定する。

◇　経気管肺生検法（仮想気管支鏡を用いた場合）について
(1)　経気管肺生検法の実施に当たり，胸部X線検査において2㎝以下の陰影として描出される肺末梢型小型病変が認められる患者又は到達困難な肺末梢型病変が認められる患者に対して，患者のCT画像データから構築した仮想気管支鏡の画像を利用して行った場合に算定できる。なお，この場合，CTに係る費用は別に算定できる。
(2)　経気管肺生検法（仮想気管支鏡を用いた場合）は，採取部位の数にかかわらず，所定点数のみ算定する。
(3)　D302気管支ファイバースコピーの点数は別に算定できない。
◇　経気管支凍結生検法について
(1)　経気管支凍結生検法の実施に当たり，肺組織を凍結させて採取した場合に算定できる。
(2)　経気管支凍結生検法と同時に行われるエックス線透視に係る費用は，当該検査料に含まれる。また，写真診断を行った場合は，フィルム代のみ算定できるが，撮影料及び診断料は算定できない。
(3)　経気管支凍結生検法は，採取部位の数にかかわらず，所定点数のみ算定する。
(4)　D302気管支ファイバースコピーの点数は別に算定できない。

D416 臓器穿刺，組織採取

1	開胸によるもの	9,070点
2	開腹によるもの（腎を含む。）	5,550点

注　6歳未満の乳幼児の場合は，**乳幼児加算**として，**2,000点**を所定点数に加算する。

◇　開腹による臓器穿刺，組織採取については，穿刺回数，採取臓器数又は採取した組織の数にかかわらず，1回として算定する。

D417 組織試験採取，切採法

1	皮膚（皮下，筋膜，腱及び腱鞘を含む。）	500点
2	筋肉（心筋を除く。）	1,500点
3	骨，骨盤，脊椎	4,600点
4	眼	
イ	後眼部	650点
ロ	その他（前眼部を含む。）	350点
5	耳	400点
6	鼻，副鼻腔	400点
7	口腔	400点
8	咽頭，喉頭	650点
9	甲状腺	650点
10	乳腺	650点
11	直腸	650点
12	精巣（睾丸），精巣上体（副睾丸）	400点
13	末梢神経	1,620点
14	心筋	6,000点

注　6歳未満の乳幼児に対して行った場合は，**乳幼児加算**として，**100点**を所定点数に加算する。

D418 子宮腟部等からの検体採取

1	子宮頸管粘液採取	40点
2	子宮腟部組織採取	200点
3	子宮内膜組織採取	370点

◇　子宮全摘術後の腟端細胞診を目的とした検体採取は，「1」の所定点数を算定する。

D419 その他の検体採取

1	胃液・十二指腸液採取（一連につき）	

◇　胃液・十二指腸液採取については，1回採取，分割採取にかかわら

210点

2　胸水・腹水採取（簡単な液検査を含む。）
220点
注　6歳未満の乳幼児に対して行った場合
は，**乳幼児加算**として，**60点**を所定点数
に加算する。

3　動脈血採取（1日につき）　　**60点**
注1　血液回路から採血した場合は算定し
ない。
2　6歳未満の乳幼児に対して行った場
合は，**乳幼児加算**として，**35点**を所定
点数に加算する。

4　前房水採取　　　　　　　　**420点**
注　6歳未満の乳幼児に対して行った場合
は，**乳幼児加算**として，**90点**を所定点数
に加算する。

5　副腎静脈サンプリング（一連につき）
4,800点
注1　カテーテルの種類，挿入回数によら
ず一連として算定し，透視，造影剤注
入手技，造影剤使用撮影及びエックス
線診断の費用は，全て所定点数に含ま
れるものとする。
2　エックス線撮影に用いられたフィル
ムの費用は，区分番号E400に掲げる
フィルムの所定点数により算定する。
3　6歳未満の乳幼児に対して行った場
合は，**乳幼児加算**として，**1,000点**を
所定点数に加算する。

6　鼻腔・咽頭拭い液採取　　　**25点**
D419-2　眼内液（前房水・硝子体液）検査
1,000点

第5節　薬　剤　料

区分
D500　薬剤　薬価が15円を超える場合は，**薬価
から15円を控除した額を10円で除
して得た点数につき1点未満の端
数を切り上げて得た点数に1点を
加算して得た点数**とする。
注1　薬価が15円以下である場合は，算定し
ない。
2　使用薬剤の薬価は，別に厚生労働大臣
が定める。

ず，本項の所定点数により算定するものとし，ゾンデ挿入に伴いエック
ス線透視を行った場合においても，エックス線透視料は，別に算定
しない。

◇　胸水・腹水採取の所定点数には，採取及び簡単な液検査（肉眼的性
状観察，リバルタ反応，顕微鏡による細胞の数及び種類の検査）の費
用が含まれる。
なお，塗抹染色顕微鏡検査を行った場合は，D017排泄物，滲出物
又は分泌物の細菌顕微鏡検査により，血液化学検査を行った場合は，
D004穿刺液・採取液検査の「18」その他により，細胞診検査を行っ
た場合は，N004細胞診により算定する。

◇　人工腎臓，人工心肺等の回路から動脈血採取を行った場合の採血料
は算定できない。

◇　前房水採取については，内眼炎等の診断を目的に前房水を採取した
場合に算定する。

◇　副腎静脈サンプリングについて
(1)　原発性アルドステロン症及び原発性アルドステロン症合併クッシン
グ症候群の患者に対して，副腎静脈までカテーテルを進め，左右副腎
静脈から採血を行った場合に算定する。
(2)　副腎静脈サンプリング実施時に副腎静脈造影を行った場合におい
ては，血管造影等のエックス線診断の費用は，別に算定しない。
(3)　副腎静脈サンプリングで実施する血液採取以外の血液採取は，別に
算定できない。

◇　眼内液（前房水・硝子体液）検査は，眼内リンパ腫の診断目的に眼
内液（前房水・硝子体液）を採取し，ELISA法によるIL-10濃
度と，CLEIA法によるIL-6濃度を測定した場合に算定する。
なお，眼内液採取に係る費用は別に算定できない。

第6節　特定保険医療材料料

区分

D600 特定保険医療材料　材料価格を10円で除
**　　　　　　　　　　　　して得た点数**
　注　使用した特定保険医療材料の材料価格
　　　は，別に厚生労働大臣が定める。

第4部　画像診断

通　則

1　画像診断の費用は，第1節，第2節若しくは第3節の各区分の所定点数により，又は第1節，第2節若しくは第3節の各区分の所定点数及び第4節の各区分の所定点数を合算した点数により算定する。

2　画像診断に当たって，別に厚生労働大臣が定める保険医療材料（以下この部において「特定保険医療材料」という。）を使用した場合は，前号により算定した点数及び第5節の所定点数を合算した点数により算定する。

3　入院中の患者以外の患者について，緊急のために，保険医療機関が表示する診療時間以外の時間，休日又は深夜において，当該保険医療機関内において撮影及び画像診断を行った場合は，**時間外緊急院内画像診断加算**として，1日につき**110点**を所定点数に加算する。

4　区分番号E001，E004，E102及びE203に掲げる画像診断については，別に厚生労働大臣が定める施設基準に適合しているものとして地方厚生局長等に届け出た保険医療機関に

◇　造影剤又は造影剤以外の薬剤

(1)　画像診断のために使用した薬剤料は別に算定できるが，投薬に係る処方料，処方箋料，調剤料及び調剤技術基本料並びに注射に係る注射料は別に算定できない。

(2)　画像診断のために使用した造影剤又は造影剤以外の薬剤は，E300に掲げる薬剤料により算定する。

◇　画像診断に伴う麻酔

画像診断に当たって，麻酔を行った場合は，第2章第11部麻酔に規定する所定点数を別に算定する。ただし，麻酔手技料を別に算定できない麻酔を行った場合の薬剤料は，第4節薬剤料の規定に基づき算定できる。

◇　患者の衣類の費用

画像診断に当たって通常使用される患者の衣類の費用は，画像診断の所定点数に含まれる。

◇　画像診断に係る手技料を別に算定できない検査，処置又は手術を行った場合においても，使用したフィルムに要する費用については，E400に掲げるフィルム料を算定できる。また，特定保険医療材料及び造影剤を使用した場合は，各部に掲げる特定保険医療材料料及び薬剤料を算定できる。

◇　時間外緊急院内画像診断加算について

(1)　保険医療機関において，当該保険医療機関が表示する診療時間以外の時間，休日又は深夜に入院中の患者以外の患者に対して診療を行った際，医師が緊急に画像診断を行う必要性を認め，当該保険医療機関において，当該保険医療機関の従事者が当該保険医療機関に具備されている画像診断機器を用いて当該画像撮影及び診断を実施した場合に限り算定できる。

(2)　画像診断の開始時間が診療時間以外の時間，休日又は深夜に該当する場合に当該加算を算定する。なお時間外等の定義については，A000初診料の「注7」に規定する時間外加算等における定義と同様である。

(3)　同一患者に同一日に2回以上，時間外，休日又は深夜の診療を行い，その都度緊急の画像診断を行った場合（複数の区分にまたがる場合を含む。）においても1回のみの算定とする。

(4)　入院中の患者には当該加算は算定できない。ただし，時間外，休日又は深夜に外来を受診した患者に対し，画像診断の結果入院の必要性を認めて，引き続き入院となった場合はこの限りではない。

(5)　時間外緊急院内画像診断加算を算定する場合においては，A000初診料の「注9」及びA001再診料の「注7」に規定する夜間・早朝等加算は算定できない。

(6)　時間外緊急院内画像診断加算は他の医療機関で撮影されたフィルムを診断した場合は算定できない。

(7)　緊急に画像診断を要する場合とは，直ちに何らかの処置・手術等が必要な患者であって，通常の診察のみでは的確な診断が下せず，なおかつ通常の画像診断が整う時間まで画像診断の実施を見合わせることができないような重篤な場合をいう。

◇　画像診断管理加算について

(1)　画像診断管理加算1は，専ら画像診断を担当する医師（地方厚生（支）局長に届け出た，専ら画像診断を担当した経験を10年以上有するもの又は当該療養について，関係学会から示されている2年以上の所定の

おいて画像診断を専ら担当する常勤の医師が，画像診断を行い，その結果を文書により報告した場合は，**画像診断管理加算1**として，区分番号E001又はE004に掲げる画像診断，区分番号E102に掲げる画像診断及び区分番号E203に掲げる画像診断のそれぞれについて月1回に限り**70点**を所定点数に加算する。ただし，画像診断管理加算2，画像診断管理加算3又は画像診断管理加算4を算定する場合はこの限りでない。

5　区分番号E102及びE203に掲げる画像診断については，別に厚生労働大臣が定める施設基準に適合しているものとして地方厚生局長等に届け出た保険医療機関において画像診断を専ら担当する常勤の医師が，画像診断を行い，その結果を文書により報告した場合は，**画像診断管理加算2，画像診断管理加算3又は画像診断管理加算4**として，区分番号E102に掲げる画像診断及び区分番号E203に掲げる画像診断のそれぞれについて月1回に限り**175点，235点**又は**340点**を所定点数に加算する。

6　遠隔画像診断による画像診断（区分番号E001，E004，E102又はE203に限る。）を行った場合については，別に厚生労働大臣が定める施設基準に適合しているものとして地方厚生局長等に届け出た保険医療機関間で行われた場合に限り算定する。この場合において，受信側の保険医療機関が通則第4号本文の届出を行った保険医療機関であり，当該保険医療機関において画像診断を専ら担当する常勤の医師が，画像診断を行い，その結果を送信側の保険医療機関に文書等により報告した場合は，区分番号E001又はE004に掲げる画像診断，区分番号E102に掲げる画像診断及び区分番号E203に掲げる画像診断のそれぞれについて月1回に限り，画像診断管理加算1を算定することができる。ただし，画像診断管理加算2，画像診断管理加算3又は画像診断管理加算4を算定する場合はこの限りでない。

7　遠隔画像診断による画像診断（区分番号E

研修を修了し，その旨が登録されているものに限る。以下同じ。）が読影及び診断を行い，その結果を文書により当該専ら画像診断を担当する医師の属する保険医療機関において当該患者の診療を担当する医師に報告した場合に，月の最初の診断の日に算定する。画像診断管理加算2，画像診断管理加算3又は画像診断管理加算4は，当該保険医療機関において実施される核医学診断，ＣＴ撮影及びＭＲＩ撮影について，専ら画像診断を担当する医師が読影及び診断を行い，その結果を文書により当該専ら画像診断を担当する医師の属する保険医療機関において当該患者の診療を担当する医師に報告した場合に，月の最初の診断の日に算定する。なお，夜間又は休日に撮影された画像については，当該専ら画像診断を担当する医師が，自宅等の当該保険医療機関以外の場所で，画像の読影及び送受信を行うにつき十分な装置・機器を用いた上で読影及び診断を行い，その結果を文書により当該患者の診療を担当する医師に報告した場合も算定できる。その際には，患者の個人情報を含む医療情報の送受信に当たり，安全管理を確実に行った上で実施する。また，当該保険医療機関以外の施設に読影又は診断を委託した場合は，これらの加算は算定できない（「通則6」又は「通則7」により算定する場合を除く。）。また，これらの加算を算定する場合は，報告された文書又はその写しを診療録に添付する。

(2)　画像診断管理加算1，画像診断管理加算2，画像診断管理加算3又は画像診断管理加算4は，それぞれの届出を行った保険医療機関において，専ら画像診断を担当する常勤の医師のうち当該保険医療機関において勤務する1名（画像診断管理加算3を算定する場合にあっては3名，画像診断管理加算4を算定する場合にあっては6名）を除いた専ら画像診断を担当する医師については，当該保険医療機関において常態として週3日以上かつ週22時間以上の勤務を行っている場合に，当該勤務時間以外の所定労働時間については，自宅等の当該保険医療機関以外の場所で，画像の読影及び送受信を行うにつき十分な装置・機器を用いた上で読影を行い，その結果を文書により当該患者の診療を担当する医師に報告した場合も算定できる。その際，患者の個人情報を含む医療情報の送受信に当たり，安全管理を確実に行った上で実施する。また，病院の管理者が当該医師の勤務状況を適切に把握していること。

◇　遠隔画像診断による画像診断について

(1)　遠隔画像診断を行った場合は，送信側の保険医療機関において撮影料，診断料及び画像診断管理加算（当該加算の算定要件を満たす場合に限る。）を算定できる。受信側の保険医療機関における診断等に係る費用については受信側，送信側の医療機関間における相互の合議に委ねる。

(2)　遠隔画像診断を行った場合，画像診断管理加算1は，受信側の保険医療機関において専ら画像診断を担当する医師が読影及び診断を行い，その結果を文書により送信側の保険医療機関において当該患者の診療を担当する医師に報告した場合に，月の最初の診断の日に算定する。遠隔画像診断を行った場合，画像診断管理加算2，画像診断管理加算3又は画像診断管理加算4は，送信側の保険医療機関において実施される核医学診断，ＣＴ撮影及びＭＲＩ撮影について，受信側の保険医療機関において専ら画像診断を担当する医師が読影を行い，その結果を文書により送信側の保険医療機関において当該患者の診療を担当する医師に報告した場合に，月の最初の診断の日に算定する。なお，夜間又は休日に撮影された画像については，受信側の保険医療機関において専ら画像診断を担当する医師が，自宅等の当該保険医療機関以外の場所で，画像の読影及び送受信を行うにつき十分な装置・機器を用いた上で読影及び診断を行い，その結果を文書により当該患者の診

E
画像

102及びE203に限る。）を通則第6号本文に規定する保険医療機関間で行った場合であって，受信側の保険医療機関が通則第5号の届出を行った保険医療機関であり，当該保険医療機関において画像診断を専ら担当する常勤の医師が，画像診断を行い，その結果を送信側の保険医療機関に文書等により報告した場合は，区分番号E102に掲げる画像診断及び区分番号E203に掲げる画像診断のそれぞれについて月1回に限り，画像診断管理加算2，画像診断管理加算3又は画像診断管理加算4を算定することができる。

療を担当する医師に報告した場合も算定できる。その際には，患者の個人情報を含む医療情報の送受信に当たり，安全管理を確実に行った上で実施する。また，受信側又は送信側の保険医療機関が受信側及び送信側の保険医療機関以外の施設に読影又は診断を委託した場合は，当該加算は算定できない。また，これらの加算を算定する場合は，報告された文書又はその写しを診療録に添付する。

(3) 遠隔画像診断を行った場合，画像診断管理加算1，画像診断管理加算2，画像診断管理加算3又は画像診断管理加算4は，それぞれの届出を行った保険医療機関において，専ら画像診断を担当する常勤の医師のうち当該保険医療機関において勤務する1名（画像診断管理加算3を算定する場合にあっては3名，画像診断管理加算4を算定する場合にあっては6名）を除いた専ら画像診断を担当する医師については，当該保険医療機関において常態として週3日以上かつ週22時間以上の勤務を行っている場合に，当該勤務時間以外の所定労働時間については，自宅等の当該保険医療機関以外の場所で，画像の読影及び送受信を行うにつき十分な装置・機器を用いた上で読影を行い，その結果を文書により当該患者の診療を担当する医師に報告した場合も算定できる。その際，患者の個人情報を含む医療情報の送受信に当たり，安全管理を確実に行った上で実施する。また，病院の管理者が当該医師の勤務状況を適切に把握していること。

第1節　エックス線診断料

通則

1　エックス線診断の費用は，区分番号E000に掲げる透視診断若しくは区分番号E001に掲げる写真診断の各区分の所定点数，区分番号E001に掲げる写真診断及び区分番号E002に掲げる撮影の各区分の所定点数を合算した点数若しくは区分番号E001に掲げる写真診断，区分番号E002に掲げる撮影及び区分番号E003に掲げる造影剤注入手技の各区分の所定点数を合算した点数又はこれらの点数を合算した点数により算定する。

◇　エックス線写真撮影の際に失敗等により，再撮影をした場合については再撮影に要した費用は算定できない。再撮影に要した費用は，その理由が患者の故意又は重大な過失による場合を除き，当該保険医療機関の負担とする。

◇　2枚目以降100分の50で算定する場合及び間接撮影を行った場合に端数が生じる場合の端数処理は，点数計算の最後に行う。

例　2枚の頭部単純デジタルエックス線撮影を行った場合
　　［診断料］　85点＋85点×0.5＝127.5点　→（四捨五入）→128点
　　［撮影料］　68点＋68点×0.5＝　102点
　　3枚の頭部単純デジタルエックス線撮影を行った場合
　　［診断料］　85点＋85点×0.5×2＝170点
　　［撮影料］　68点＋68点×0.5×2＝136点
　　2枚の胸部アナログエックス線間接撮影を行った場合
　　［診断料］　85点×0.5＋85点×0.5×0.5＝63.75点
　　　　　　　　　　　　　　　→（四捨五入）→　64点
　　［撮影料］　60点×0.5＋60点×0.5×0.5＝　45点

2　同一の部位につき，同時に2以上のエックス線撮影を行った場合における写真診断の費用は，第1の診断については区分番号E001に掲げる写真診断の各所定点数により，第2の診断以後の診断については同区分番号の各所定点数の100分の50に相当する点数により算定する。

◇　「2」又は「3」の「同一の部位」とは，部位的な一致に加え，腎と尿管，胸椎下部と腰椎上部のように通常同一フィルム面に撮影し得る範囲をいう。
　　ただし，食道・胃・十二指腸，血管系（血管及び心臓），リンパ管系及び脳脊髄腔については，それぞれ全体を「同一の部位」として取り扱う。

◇　「2」又は「3」の「同時に」とは，診断するため予定される一連の経過の間に行われたものをいう。例えば，消化管の造影剤使用写真診断（食道・胃・十二指腸等）において，造影剤を嚥下させて写真撮影し，その後2～3時間経過して再びレリーフ像を撮影した場合は，その診断料は100分の50とする。
　　ただし，胸部単純写真を撮影して診断した結果，断層像の撮影の必要性を認めて，当該断層像の撮影を行った場合等，第1の写真診断を

3　同一の部位につき，同時に2枚以上のフィルムを使用して同一の方法により，撮影を行った場合における写真診断及び撮影の費用は，区分番号E001に掲げる写真診断の2及び4並びに区分番号E002に掲げる撮影の2及び4並びに注4及び注5に掲げる場合を除き，第1枚目の写真診断及び撮影の費用については区分番号E001に掲げる写真診断及び区分番号E002に掲げる撮影の各所定点数により，**第2枚目から第5枚目までの写真診断及び撮影の費用**については区分番号E001に掲げる写真診断及び区分番号E002に掲げる撮影の**各所定点数の100分の50に相当する点数**により算定し，第6枚目以後の写真診断及び撮影については算定しない。

4　撮影した画像を電子化して管理及び保存した場合においては，**電子画像管理加算**として，前3号までにより算定した点数に，一連の撮影について次の点数を加算する。ただし，この場合において，フィルムの費用は，算定できない。

　イ　単純撮影の場合　　　　　　　**57点**
　ロ　特殊撮影の場合　　　　　　　**58点**
　ハ　造影剤使用撮影の場合　　　　**66点**
　ニ　乳房撮影の場合　　　　　　　**54点**

5　特定機能病院である保険医療機関における入院中の患者に係るエックス線診断料は，区分番号E004に掲げる基本的エックス線診断料の所定点数及び当該所定点数に含まれない各項目の所定点数により算定する。

区分

E 000　透視診断　　　　　　　　　　110点

行った後に別種の第2の撮影，診断の必要性を認めて第2の撮影診断を行った場合は，「同時に」には該当せず，第2の診断についても100分の50とはしない。

◇　「2」の「2以上のエックス線撮影」とは，単純撮影，特殊撮影，造影剤使用撮影又は乳房撮影のうち2種以上の撮影を行った場合をいう。この場合，デジタル撮影及びアナログ撮影については区別せず，1種の撮影として扱う。

◇　特殊撮影，乳房撮影，心臓及び冠動脈の造影剤使用撮影の診断料及び撮影料は，フィルム枚数にかかわらず，一連のものについて1回として算定する。ただし，別個に撮影した両側の肺野の断層写真等，撮影部位の異なる場合（乳房撮影を除く。）は，部位ごとに1回とする。

◇　「3」の「同一の方法」による撮影とは，単純撮影，特殊撮影，造影剤使用撮影又は乳房撮影のそれぞれの撮影方法をいい，デジタル撮影及びアナログ撮影については「同一の方法」として扱う。

◇　次の場合は，「同一の方法」の繰り返しと考えられるので，「3」の算定方法が適用される。ただし，ウについては，いずれか一方の写真診断の結果，他法による撮影の必要性を認め，診断を行った場合は「同時に」には該当しないので，胸部単純撮影及び胸椎撮影のそれぞれについて「3」の適用となるか否かを判断する。なお，仮にそれぞれについて同時に2枚以上のフィルムが使用されれば「3」の適用となる。

　ア　脊椎の単純撮影において，頸椎及び胸椎上部を正面・側面等曝射の角度を変えて数回にわたって撮影した場合
　イ　胸部単純撮影と肺尖撮影を併施した場合
　ウ　胸部単純撮影と胸椎撮影を併施した場合
　エ　消化管造影において，食道・胃・十二指腸を背腹・腹背等体位を変換させて数回にわたって撮影した場合
　オ　耳鼻科領域におけるシュラー法，ステンバー法及びマイヤー法のうち，2方法以上の撮影を併せて実施した場合

◇　耳・肘・膝等の対称器官又は対称部位の健側を患側の対照として撮影する場合における撮影料，診断料については，同一部位の同時撮影を行った場合と同じ取扱いとする。

◇　6枚目以後はフィルム料のみにより算定する。

◇　電子画像管理加算について

(1)　「4」に規定する「画像を電子化して管理及び保存した場合」とは，デジタル撮影した画像を電子媒体に保存して管理した場合をいい，フィルムへのプリントアウトを行った場合にも当該加算を算定することができるが，本加算を算定した場合には当該フィルムの費用は算定できない。

(2)　同一の部位につき，同時に2種類以上の撮影方法を使用した場合は一連の撮影とみなし，主たる撮影の点数のみ算定する。

(3)　他の医療機関で撮影したフィルム等についての診断のみを行った場合には算定しない。

◇　透視診断について

(1)　本区分の透視診断とは，透視による疾病，病巣の診断を評価するものであり，特に別途疑義解釈通知等により取扱いを示した場合を除き，消化管の造影剤使用撮影に際し腸管の所要の位置に造影剤が到達して

いるか否かを透視により検査する場合等，撮影の時期決定や準備手段又は他の検査，注射，処置及び手術の補助手段として行う透視については算定できない。

(2) 造影剤を使用する透視診断は一連の診断目的のために行うものについては，時間を隔てて行う場合であっても1回として算定する。ただし，腸管の透視を時間を隔てて数回行いその時間が数時間にわたる場合には，2回以上として算定できる。その基準は概ね2時間に1回とする。

◇ 写真診断について

(1) 写真診断に掲げる所定点数は，フィルムへのプリントアウトを行わずに画像を電子媒体に保存した場合にも算定できる。

(2) 他の医療機関で撮影したフィルム等についての診断料は撮影部位及び撮影方法（単純撮影，特殊撮影，造影剤使用撮影又は乳房撮影を指し，アナログ撮影又はデジタル撮影の別は問わない。）別に1回の算定とする。例えば，胸部単純写真と断層像についてであれば2回として算定できる。

　ただし，1つの撮影方法については撮影回数，写真枚数にかかわらず1回として算定する。

E 001　写真診断

1　単純撮影

イ　頭部，胸部，腹部又は脊椎	85点

※ 耳，副鼻腔は頭部として，骨盤，腎，尿管，膀胱は腹部として，それぞれ本区分「1」の「イ」により算定する。また，頸部，腋窩，股関節部，肩関節部，肩胛骨又は鎖骨にあっても，本区分「1」の「イ」により算定する。

ロ　その他	43点
2　特殊撮影（一連につき）	96点
3　造影剤使用撮影	72点

※ 子宮卵管造影法による検査は，本区分「3」，E 002撮影の「3」，E 003造影剤注入手技の「6」の「ロ」，E 300薬剤及びE 400フィルムにより算定する。

4　乳房撮影（一連につき）	306点

注　間接撮影を行った場合は，**所定点数の100分の50に相当する点数**により算定する。

※ イメージ・インテンシファイアー間接撮影装置によるエックス線撮影については，診断料及び撮影料は間接撮影の場合の所定点数により算定できる。また，同一部位に対し直接撮影を併せて行った場合は，イメージ・インテンシファイアー間接撮影装置による一連の撮影として間接撮影の場合の所定点数のみを算定する。

E 002　撮影

◇ 撮影に掲げる所定点数は，フィルムへのプリントアウトを行わずに画像を電子媒体に保存した場合にも算定できる。

◇ デジタル撮影とは，エックス線撮影後，画像情報のデジタル処理を行うことが可能なものをいい，デジタル・サブトラクション・アンギオグラフィー法，コンピューテッド・ラジオグラフィー法又はデジタル透視撮影法による。

　なお，デジタル透視撮影法とは，超細密イメージング・インテンシファイアー及び超細密ビデオカメラを用いてデジタル映像化処理を行うものをいう。

※ 高圧撮影，拡大撮影及び軟部組織撮影は，本区分「1」として算定する。

1　単純撮影

イ　アナログ撮影	60点
ロ　デジタル撮影	68点

※ エックス線フィルムサブトラクションについては，反転フィルムの作製の費用として，一連につき，本区分「1」及びE 400フィルムによって算定し，診断料は別に算定できない。なお，診療継続中の患者であって診療上の必要性を認め以前撮影した脳血管造影フィルムを用いてサブトラクションを実施した場合であっても，反転フィルムの作製の費用及びフィルム料は算定できるが，診断料は別に算定できない。

2　特殊撮影（一連につき）

イ　アナログ撮影	260点

◇ 特殊撮影とは，パントモグラフィー，断層撮影（同時多層撮影，回転横断撮影を含む。），スポット撮影（胃，胆嚢及び腸），側頭骨・上

ロ　デジタル撮影　　　　　　**270点**

3　造影剤使用撮影
　イ　アナログ撮影　　　　　　**144点**
　ロ　デジタル撮影　　　　　　**154点**

4　乳房撮影（一連につき）
　イ　アナログ撮影　　　　　　**192点**
　ロ　デジタル撮影　　　　　　**202点**
注1　間接撮影を行った場合は，**所定点数の100分の50に相当する点数**により算定する。
　2　新生児，3歳未満の乳幼児（新生児を除く。）又は3歳以上6歳未満の幼児に対して撮影を行った場合は，**新生児加算，乳幼児加算又は幼児加算**として，当該撮影の所定点数にそれぞれ**所定点数の100分の80，100分の50又は100分の30に相当する点数**を加算する。

　3　造影剤使用撮影について，脳脊髄腔造影剤使用撮影を行った場合は，**脳脊髄腔造影剤使用撮影加算**として，**148点**を所定点数に加算する。
　4　造影剤使用撮影について，**心臓及び冠動脈造影**を行った場合は，一連につき区分番号D206に掲げる心臓カテーテル法による諸検査の所定点数により算定するものとし，造影剤使用撮影に係る費用及び造影剤注入手技に係る費用は含まれるものとする。
　5　造影剤使用撮影について，**胆管・膵管造影法**を行った場合は，画像診断に係る費用も含め，一連につき区分番号D308に掲げる胃・十二指腸ファイバースコピーの所定点数（加算を含む。）により算定する。

顎骨・副鼻腔曲面断層撮影及び児頭骨盤不均衡特殊撮影（側面撮影及び骨盤入口撮影後，側面，骨盤入口撮影のフィルムに対し特殊ルーラー（計測板）の重複撮影を行う方法をいう。）をいう。なお，胃のスポット撮影，胆嚢スポット撮影及び腸スポット撮影については，消化管撮影の一連の診断行為の1つとみなされる場合であっても，第1節エックス線診断料の「2」の適用の対象とする。

◇　造影剤使用撮影とは，血管造影，瘻孔造影及び気造影等の造影剤を使用して行った撮影をいう。
◇　二重造影は，消化管診断に含まれ，別に算定できないが，その際に使用される発泡錠は薬剤料として別に算定できる。
※　椎間板の変性を見るため，エックス線透視下に造影剤を使用し，椎間板を求めて1～3か所注入し，四ツ切フィルム2枚のエックス線写真診断を行った場合は，本区分「3」により算定する。
※　高速心大血管連続撮影装置による撮影は，本区分「3」により算定する。
◇　乳房撮影とは，当該撮影専用の機器を用いて，原則として両側の乳房に対し，それぞれ2方向以上の撮影を行うものをいい，両側について一連として算定する。

◇　新生児加算，乳幼児加算及び幼児加算について
　「所定点数」とは，本区分「1」，「2」，「3」（「注3」による加算を含む。）又は「4」の点数（間接撮影の場合は100分の50に相当する点数）をいう。
　なお，新生児加算，乳幼児加算又は幼児加算を行う場合に端数が生じる場合の端数処理は，当該撮影の最後に行う。
例　単純撮影（デジタル撮影）における新生児加算，乳幼児加算又は幼児加算を行う場合の端数処理の例
　　　1枚撮影の場合
　　　［新生児加算］　　68点×1.8＝122.4点　　→（四捨五入）→122点
　　　3枚撮影の場合
　　　［新生児加算］　　68点×1.8＋68点×1.8×0.5×2＝244.8点
　　　　　　　　　　　　　　　　　　　　→（四捨五入）→245点

◇　D308 胃・十二指腸ファイバースコピー　　　　　　**1,140点**
　注1　胆管・膵管造影法を行った場合は，胆管・膵管造影法加算として，**600点**を所定点数に加算する。ただし，諸監視，造影剤注入手技及びエックス線診断の費用（フィルムの費用は除く。）は所定点数に含まれるものとする。
　　2　粘膜点墨法を行った場合は，粘膜点墨法加算として，**60点**を所定点数に加算する。
　　3　胆管・膵管鏡を用いて行った場合は，胆管・膵管鏡加算と

6　乳房撮影（一連につき）について，乳房トモシンセシス撮影を行った場合は，**乳房トモシンセシス加算**として，**100点**を所定点数に加算する。

E 003　造影剤注入手技

1　点滴注射　**区分番号G004に掲げる点滴注射の所定点数**

2　動脈注射　**区分番号G002に掲げる動脈注射の所定点数**

3　動脈造影カテーテル法

　イ　主要血管の分枝血管を選択的に造影撮影した場合　　　　　**3,600点**
　　注1　血流予備能測定検査を実施した場合は，**血流予備能測定検査加算**として，**400点**を所定点数に加算する。
　　　2　頸動脈閉塞試験（マタス試験）を実施した場合は，**頸動脈閉塞試験加算**として，**1,000点**を所定点数に加算する。
　ロ　イ以外の場合　　　　　**1,180点**
　　注　血流予備能測定検査を実施した場合は，**血流予備能測定検査加算**として，**400点**を所定点数に加算する。

4　静脈造影カテーテル法　　　　　**3,600点**

5　内視鏡下の造影剤注入

して，**2,800点**を所定点数に加算する。
　　4　拡大内視鏡を用いて，狭帯域光による観察を行った場合には，狭帯域光強調加算として，**200点**を所定点数に加算する。

◇　造影剤注入手技について
(1)　造影剤注入手技料は，造影剤使用撮影を行うに当たって造影剤を注入した場合に算定する。ただし，同一日にG001静脈内注射又はG004点滴注射を算定した場合は本区分「1」の所定点数は重複して算定できない。
(2)　造影剤を注入するために観血手術を行った場合は，当該観血手術の所定点数をあわせて算定する。
(3)　経皮経肝胆管造影における造影剤注入手技はD314腹腔鏡検査により算定し，胆管に留置したドレーンチューブ等からの造影剤注入手技は本区分「6」の「ロ」により算定する。
(4)　精嚢撮影を行うための精管切開は，K829精管切断，切除術により算定する。
(5)　リンパ管造影を行うときの造影剤注入のための観血手術及び注入の手技料は，あわせて，K626リンパ節摘出術の「1」により算定する。

◇　G004 点滴注射（1日につき）
　　1　6歳未満の乳幼児に対するもの（1日分の注射量が100mL以上の場合）　　　　　**105点**
　　2　1に掲げる者以外の者に対するもの（1日分の注射量が500mL以上の場合）　　　　　**102点**
　　3　その他の場合（入院中の患者以外の患者に限る。）　　　　　**53点**
　　注2　6歳未満の乳幼児に対して行った場合は，乳幼児加算として，**48点**を所定点数に加算する。

◇　G002 動脈注射（1日につき）
　　1　内臓の場合　　　　　**155点**
　　2　その他の場合　　　　　**45点**

◇　動脈造影カテーテル法とは，血管造影用カテーテルを用いて行った造影剤注入手技をいう。
◇　「主要血管の分枝血管を選択的に造影撮影した場合」は，主要血管である総頸動脈，椎骨動脈，鎖骨下動脈，気管支動脈，腎動脈，腹部動脈（腹腔動脈，上及び下腸間膜動脈をも含む。），骨盤動脈又は各四肢の動脈の分枝血管を選択的に造影撮影した場合，分枝血管の数にかかわらず1回に限り算定できる。
　　総頸動脈，椎骨動脈，鎖骨下動脈，気管支動脈及び腎動脈の左右両側をあわせて造影した場合であっても一連の主要血管として所定点数は1回に限り算定する。

◇　静脈造影カテーテル法について
(1)　静脈造影カテーテル法とは，血管造影用カテーテルを用いて行った造影剤注入手技をいう。
(2)　静脈造影カテーテル法は，副腎静脈，奇静脈又は脊椎静脈に対して実施した場合に算定できる。

イ　気管支ファ　区分番号D302に掲げる
　　イバースコ　気管支ファイバースコ
　　ピー挿入　　ピーの所定点数
ロ　尿管カテー　区分番号D318に掲げる
　　テル法(両側)　尿管カテーテル法の所定
　　　　　　　　点数

6　腔内注入及び穿刺注入

　イ　注腸　　　　　　　　　　　　300点

　ロ　その他のもの　　　　　　　　120点

7　嚥下造影　　　　　　　　　　　240点

E004 基本的エックス線診断料（1日につき）
1　入院の日から起算して4週間以内の期間
　　　　　　　　　　　　　　　　55点
2　入院の日から起算して4週間を超えた期
　　間　　　　　　　　　　　　　　40点
注1　特定機能病院である保険医療機関にお
　　　いて，入院中の患者に対して行ったエッ
　　　クス線診断について算定する。
　2　次に掲げるエックス線診断の費用は所
　　　定点数に含まれるものとする。
　　　イ　区分番号E001に掲げる写真診断の
　　　　　1に掲げるもの（間接撮影の場合を含
　　　　　む。）
　　　ロ　区分番号E002に掲げる撮影の1に
　　　　　掲げるもの（間接撮影の場合を含む。）
　3　療養病棟，結核病棟又は精神病棟に入
　　　院している患者及び第1章第2部第2節
　　　に規定するHIV感染者療養環境特別加
　　　算，特定感染症患者療養環境特別加算若
　　　しくは重症者等療養環境特別加算又は同
　　　部第3節に規定する特定入院料を算定し
　　　ている患者については適用しない。

第2節　核医学診断料

通則
1　同一のラジオアイソトープを用いて，区分
　番号D292に掲げる体外からの計測によらな
　い諸検査若しくは区分番号D293に掲げるシ
　ンチグラム（画像を伴わないもの）の項に掲
　げる検査又は区分番号E100からE101-4まで
　に掲げる核医学診断のうちいずれか2以上を

◇　D302 気管支ファイバースコピー　　　2,500点
　　注　気管支肺胞洗浄法検査を同時に行った場合は，気管支肺胞洗
　　　浄法検査同時加算として，**200点**を所定点数に加算する。
◇　D318 尿管カテーテル法（ファイバースコープによるもの）（両側）
　　　　　　　　　　　　　　　　　　　1,200点

◇　「注腸」を実施する際の前処置として行った高位浣腸の処置料は所
　定点数に含まれ，別途算定できない。
◇　「その他のもの」とは，腰椎穿刺注入，胸椎穿刺注入，頸椎穿刺注
　入，関節腔内注入，上顎洞穿刺注入，気管内注入（内視鏡下の造影剤
　注入によらないもの），子宮卵管内注入，胃・十二指腸ゾンデ挿入に
　よる注入，膀胱内注入，腎盂内注入及び唾液腺注入をいう。

◇　基本的エックス線診断料について
(1)　基本的エックス線診断料は，特定機能病院の入院医療において通常
　行われる基本的な画像診断について，その適正化及び請求事務の簡素
　化の観点から包括化して入院日数に応じた算定を行うものである。
(2)　1月を通じて，基本的エックス線診断料に包括されている画像診断
　項目のいずれも行われなかった場合は，当該月は本診断料は算定でき
　ない。
(3)　写真診断及び撮影を行い，これに伴って使用されるフィルムは，別
　に算定できる。
(4)　基本的エックス線診断料を算定している患者に対して，撮影した画
　像を電子化して管理及び保存した場合は，一連の撮影ごとに第1節の
　エックス線診断料の「通則4」に規定する電子画像管理加算を別に算
　定できる。
(5)　基本的エックス線診断料を算定している患者に対して，エックス線
　フィルムサブトラクションを行った場合は，基本的エックス線診断料
　の他，手技料としてE002撮影の「1」の所定点数を算定できる。
(6)　基本的エックス線診断料に含まれない画像診断を行った場合は，別
　途当該画像診断に係る所定点数を算定できる。
(7)　単純撮影を2枚以上撮影した場合又は間接撮影を行った場合にあっ
　ても，手技料は基本的エックス線診断料に含まれ，別に算定できない。
(8)　入院日数については，入院基本料とは異なり，入院の都度当該入院
　の初日から数え，また，退院日も算定対象となる。なお，外泊期間中
　は，入院日数に含まれない。
(9)　療養病棟，結核病棟又は精神病棟に入院している患者及び第1章第
　2部第2節に規定するA220HIV感染者療養環境特別加算，A220-2
　特定感染症患者療養環境特別加算若しくはA221重症者等療養環境特
　別加算又は同部第3節に規定する特定入院料を算定している患者につ
　いては，基本的エックス線診断料は別に算定しないが，入院日数は入
　院初日から数える。

◇　「核医学診断に係る所定点数」とは，E100シンチグラム（画像を
　伴うもの）からE101-5乳房用ポジトロン断層撮影までに掲げる所定
　点数及びE102核医学診断に掲げる所定点数を合算した点数をいう。

E　画像

行った場合は，主たる検査又は核医学診断に係るいずれかの所定点数のみにより算定する。

2　核医学診断の費用は，区分番号E100からE101-5までに掲げる各区分の所定点数及び区分番号E102に掲げる核医学診断の所定点数を合算した点数により算定する。

3　撮影した画像を電子化して管理及び保存した場合においては，**電子画像管理加算**として，前2号により算定した点数に，一連の撮影について1回に限り，**120点**を所定点数に加算する。ただし，この場合において，フィルムの費用は算定できない。

◇　ラジオアイソトープの費用を算定する場合は，「使用薬剤の薬価（薬価基準）」の定めるところによる。

◇　「画像を電子化して管理及び保存した場合」とは，デジタル撮影した画像を電子媒体に保存して管理した場合をいい，フィルムへのプリントアウトを行った場合にも当該加算を算定することができるが，本加算を算定した場合には当該フィルムの費用は算定できない。

区分

E100　シンチグラム　（画像を伴うもの）

1	部分（静態）（一連につき）	**1,300点**
2	部分（動態）（一連につき）	**1,800点**
3	全身（一連につき）	**2,200点**

注1　同一のラジオアイソトープを使用して数部位又は数回にわたってシンチグラム検査を行った場合においても，一連として扱い，主たる点数をもって算定する。

2　甲状腺シンチグラム検査に当たって，甲状腺ラジオアイソトープ摂取率を測定した場合は，**甲状腺ラジオアイソトープ摂取率測定加算**として，**100点**を所定点数に加算する。

3　新生児，3歳未満の乳幼児（新生児を除く。）又は3歳以上6歳未満の幼児に対してシンチグラムを行った場合は，**新生児加算，乳幼児加算又は幼児加算**として，当該シンチグラムの所定点数にそれぞれ**所定点数の100分の80，100分の50又は100分の30に相当する点数**を加算する。

4　ラジオアイソトープの注入手技料は，所定点数に含まれるものとする。

E101　シングルホトンエミッションコンピューター断層撮影（同一のラジオアイソトープを用いた一連の検査につき）　**1,800点**

注1　甲状腺シンチグラム検査に当たって，甲状腺ラジオアイソトープ摂取率を測定した場合は，**甲状腺ラジオアイソトープ摂取率測定加算**として，**100点**を所定点数に加算する。

2　新生児，3歳未満の乳幼児（新生児を除く。）又は3歳以上6歳未満の幼児に対して断層撮影を行った場合は，**新生児加算，乳幼児加算又は幼児加算**として，所定点数にそれぞれ**所定点数の100分の80，100分の50又は100分の30に相当する点数**を加算する。

◇　当該撮影に用いる放射性医薬品については，専門の知識及び経験を有する放射性医薬品管理者の下で管理されていることが望ましい。

◇　「所定点数」には「注2」による加算は含まれない。

◇　シングルホトンエミッションコンピューター断層撮影について

(1)　同一のラジオアイソトープを使用した一連の検査につき，撮影の方向，スライスの数，撮影の部位数及び疾病の種類等にかかわらず所定点数のみにより算定する。

(2)　「注2」の加算における「所定点数」とは，「注1」及び「注3」の加算を含まない点数である。

(3)　「注3」の加算における「所定点数」とは，「注1」及び「注2」の加算を含まない点数である。

(4)　当該撮影に用いる放射性医薬品については，専門の知識及び経験を有する放射性医薬品管理者の下で管理されていることが望ましい。

　3　負荷試験を行った場合は，負荷の種類
又は測定回数にかかわらず，**断層撮影負
荷試験加算**として，**所定点数の100分の
50に相当する点数**を加算する。
　4　ラジオアイソトープの注入手技料は，
所定点数に含まれるものとする。

E 101-2 ポジトロン断層撮影
　1　^{15}O標識ガス剤を用いた場合（一連の検
査につき）　　　　　　　　　　**7,000点**
　2　^{18}FDGを用いた場合（一連の検査につ
き）　　　　　　　　　　　　　**7,500点**
　3　^{13}N標識アンモニア剤を用いた場合（一
連の検査につき）　　　　　　　**9,000点**
　4　^{18}F標識フルシクロビンを用いた場合
（一連の検査につき）　　　　　**2,500点**
　5　アミロイドPETイメージング剤を用い
た場合（一連の検査につき）
　イ　放射性医薬品合成設備を用いた場合
　　　　　　　　　　　　　　 12,500点
　ロ　イ以外の場合　　　　　　　**2,600点**
注1　^{15}O標識ガス剤の合成及び吸入，^{18}F
DGの合成及び注入，^{13}N標識アンモニ
ア剤の合成及び注入，^{18}F標識フルシク
ロビンの注入並びにアミロイドPETイ
メージング剤の合成（放射性医薬品合成
設備を用いた場合に限る。）及び注入に
要する費用は，所定点数に含まれる。
　2　別に厚生労働大臣が定める施設基準に
適合しているものとして地方厚生局長等
に届け出た保険医療機関において行われ
る場合に限り算定する。
　3　別に厚生労働大臣が定める施設基準に
適合しているものとして**地方厚生局長等
に届け出た保険医療機関以外の保険医療
機関**において行われる場合は，**所定点数
の100分の80に相当する点数**により算定
する。
　4　1から4までについては，新生児，3
歳未満の乳幼児（新生児を除く。）又は
3歳以上6歳未満の幼児に対して断層撮
影を行った場合は，**新生児加算，乳幼児
加算又は幼児加算**として，**1,600点，1,000
点又は600点**を所定点数に加算する。た
だし，注3の規定により所定点数を算定
する場合においては，**1,280点，800点**又
は**480点**を所定点数に加算する。

◇　ポジトロン断層撮影について
(1)　撮影の方向，スライスの数，撮影の部位数及び疾患の種類等にかか
わらず所定点数のみにより算定する。
(2)　^{15}O標識ガス剤を用いた場合
　ア　「1」の^{15}O標識ガス剤を用いた場合について，当該画像診断に
伴って行われる血液ガス分析の費用は所定点数に含まれ，別に算定
できない。
　イ　ターゲットガス（窒素，酸素，二酸化炭素）等の^{15}O標識ガス剤
の合成及び吸入に係る費用は所定点数に含まれ，別に算定できない。
(3)　^{18}FDGを用いた場合
　ア　「2」の^{18}FDGを用いた場合については，てんかん，心疾患若
しくは血管炎の診断又は悪性腫瘍（早期胃癌を除き，悪性リンパ腫
を含む。）の病期診断若しくは転移・再発の診断を目的とし，次の
表に定める要件を満たす場合に限り算定する。

1．てんかん	難治性部分てんかんで外科切除が必要とされる患者に使用する。
2．心疾患	虚血性心疾患による心不全患者における心筋組織のバイアビリティ診断（他の検査で判断のつかない場合に限る。），心サルコイドーシスの診断（心臓以外で類上皮細胞肉芽腫が陽性でサルコイドーシスと診断され，かつ心臓病変を疑う心電図又は心エコー所見を認める場合に限る。）又は心サルコイドーシスにおける炎症部位の診断が必要とされる患者に使用する。
3．悪性腫瘍（早期胃癌を除き，悪性リンパ腫を含む。）	他の検査又は画像診断により病期診断又は転移若しくは再発の診断が確定できない患者に使用する。
4．血管炎	高安動脈炎等の大型血管炎において，他の検査で病変の局在又は活動性の判断のつかない患者に使用する。

　イ　^{18}FDG製剤を医療機関内で製造する場合は，^{18}FDG製剤の製
造に係る衛生管理，品質管理等については，関係学会の定める基準
を参考として，十分安全な体制を整備した上で実施する。なお，高
安動脈炎等の大型血管炎の診断に用いる^{18}FDG製剤については，
当該診断のために用いるものとして薬事承認を得ている^{18}FDG製
剤を使用した場合に限り算定する。
　ウ　当該画像診断を実施した同一月内に悪性腫瘍の診断の目的でE
100シンチグラム（画像を伴うもの）（ガリウムにより標識された放
射性医薬品を用いるものに限る。）を実施した場合には，主たるも
ののみを算定する。
　エ　^{18}FDGの合成及び注入に係る費用は所定点数に含まれ，別に算
定できない。
(4)　^{13}N標識アンモニア剤を用いた場合
　ア　「3」の^{13}N標識アンモニア剤を用いた場合については，他の検

査で判断のつかない虚血性心疾患の診断を目的として行った場合に算定する。なお，負荷に用いる薬剤料は所定点数に含まれ，別に算定できない。

イ　^{13}N標識アンモニア剤の合成及び注入に係る費用は所定点数に含まれ，別に算定できない。

(5)　^{18}F標識フルシクロビンを用いた場合

ア　「4」の^{18}F標識フルシクロビンを用いた場合については，初発の悪性神経膠腫が疑われる患者に対して，腫瘍摘出範囲の決定の補助を目的として，腫瘍の可視化に用いるものとして薬事承認を得ている放射性医薬品を用いて行った場合に限り算定する。

イ　^{18}F標識フルシクロビンの注入に係る費用は所定点数に含まれ，別に算定できない。

(6)　アミロイドPETイメージング剤を用いた場合

ア　「5」のアミロイドPETイメージング剤を用いた場合については，厚生労働省の定めるレカネマブ（遺伝子組換え）製剤に係る最適使用推進ガイドラインに沿って，アルツハイマー病による軽度認知障害又は軽度の認知症が疑われる患者等に対し，レカネマブ（遺伝子組換え）製剤の投与の要否を判断する目的でアミロイドβ病理を示唆する所見を確認する場合に，患者1人につき1回に限り算定する。ただし，レカネマブ（遺伝子組換え）製剤の投与中止後に初回投与から18か月を超えて再開する場合は，さらに1回に限り算定できる。なお，この場合においては，本撮影が必要と判断した医学的根拠を診療報酬明細書の摘要欄に記載する。

イ　「5」の「イ」放射性医薬品合成設備を用いた場合については，使用目的又は効果として，アミロイドPETイメージング剤の製造に使用するものとして薬事承認又は認証を得ている放射性医薬品合成設備を用いて，アミロイドPETイメージング剤を医療機関内で製造した場合に限り算定する。ただし，アミロイドPETイメージング剤の製造に係る衛生管理，品質管理等については，関係学会の定める基準を参考として，十分安全な体制を整備した上で実施すること。なお，アミロイドPETイメージング剤の合成及び注入に係る費用は所定点数に含まれ，別に算定できない。

ウ　「5」の「ロ」イ以外の場合については，効能又は効果として，アルツハイマー病による軽度認知障害又は認知症が疑われる患者の脳内アミロイドベータプラークの可視化に用いるものとして薬事承認を得ているアミロイドPETイメージング剤を使用した場合に限り算定する。なお，アミロイドPETイメージング剤の注入に係る費用は所定点数に含まれ，別に算定できない。

エ　レカネマブ（遺伝子組換え）製剤の投与の要否を判断する目的で，E 101-3ポジトロン断層・コンピューター断層複合撮影の「4」アミロイドPETイメージング剤を用いた場合又はE 101-4ポジトロン断層・磁気共鳴コンピューター断層複合撮影の「3」アミロイドPETイメージング剤を用いた場合を併せて実施した場合には，主たるもののみ算定する。

(7)　ポジトロン断層撮影と同時に同一の機器を用いて行ったコンピューター断層撮影の費用はポジトロン断層撮影の所定点数に含まれ，別に算定できない。

(8)　当該撮影に用いる放射性医薬品については，専門の知識及び経験を有する放射性医薬品管理者の下で管理されていることが望ましい。

◇　ポジトロン断層・コンピューター断層複合撮影について

(1)　X線CT組合せ型ポジトロンCT装置を用いて，診断用の画像としてポジトロン断層撮影画像，コンピューター断層撮影画像及び両者の融合画像を取得するものをいい，ポジトロン断層撮影画像の吸収補正

E 101-3　ポジトロン断層・コンピューター断層複合撮影（一連の検査につき）

1　^{15}O標識ガス剤を用いた場合（一連の検査につき）　**7,625点**

2　¹⁸ＦＤＧを用いた場合（一連の検査につき）　**8,625点**

3　¹⁸Ｆ標識フルシクロビンを用いた場合（一連の検査につき）　**3,625点**

4　アミロイドＰＥＴイメージング剤を用いた場合（一連の検査につき）

イ　放射性医薬品合成設備を用いた場合　**13,625点**

ロ　イ以外の場合　**3,725点**

注1　¹⁵Ｏ標識ガス剤の合成及び吸入，¹⁸ＦＤＧの合成及び注入，¹⁸Ｆ標識フルシクロビンの注入並びにアミロイドＰＥＴイメージング剤の合成（放射性医薬品合成設備を用いた場合に限る。）及び注入に要する費用は，所定点数に含まれる。

2　別に厚生労働大臣が定める施設基準に適合しているものとして地方厚生局長等に届け出た保険医療機関において行われる場合に限り算定する。

3　別に厚生労働大臣が定める施設基準に適合しているものとして**地方厚生局長等に届け出た保険医療機関以外の保険医療機関**において行われる場合は，**所定点数の100分の80に相当する点数**により算定する。

4　1から3までについては，新生児，3歳未満の乳幼児（新生児を除く。）又は3歳以上6歳未満の幼児に対して断層撮影を行った場合は，**新生児加算，乳幼児加算又は幼児加算**として，**1,600点，1,000点又は600点**を所定点数に加算する。ただし，注3の規定により所定点数を算定する場合においては，**1,280点，800点又は480点**を所定点数に加算する。

用としてのみコンピューター断層撮影を行った場合は該当しない。また，撮影の方向，スライスの数，撮影の部位数及び疾患の種類等にかかわらず所定点数により算定する。

(2)　同一月に，E 200コンピューター断層撮影（ＣＴ撮影）を行った後にポジトロン断層・コンピューター断層複合撮影を行う場合は，本区分は算定せず，E 101-2ポジトロン断層撮影により算定する。この場合においては，E 101-2ポジトロン断層撮影の別に厚生労働大臣が定める施設基準に適合しているものとして地方厚生（支）局長に届け出ていなくても差し支えない。

(3)　¹⁵Ｏ標識ガス剤を用いた場合

ア　「1」の¹⁵Ｏ標識ガス剤を用いた場合について，当該画像診断に伴って行われる血液ガス分析の費用は所定点数に含まれ，別に算定できない。

イ　ターゲットガス（窒素，酸素，二酸化炭素）等の¹⁵Ｏ標識ガス剤の合成及び吸入に係る費用は所定点数に含まれ，別に算定できない。

(4)　¹⁸ＦＤＧを用いた場合

ア　「2」の¹⁸ＦＤＧを用いた場合については，てんかん若しくは血管炎の診断又は悪性腫瘍（早期胃癌を除き，悪性リンパ腫を含む。）の病期診断若しくは転移・再発の診断を目的とし，次の表に定める要件を満たす場合に限り算定する。ただし，表中の「画像診断」からは，コンピューター断層撮影を除く。次の表に定める要件は満たさないが，E 101-2ポジトロン断層撮影に定める要件を満たす場合は，E 101-2ポジトロン断層撮影により算定する。

1．てんかん	難治性部分てんかんで外科切除が必要とされる患者に使用する。
2．悪性腫瘍（早期胃癌を除き，悪性リンパ腫を含む。）	他の検査又は画像診断により病期診断又は転移若しくは再発の診断が確定できない患者に使用する。
3．血管炎	高安動脈炎等の大型血管炎において，他の検査で病変の局在又は活動性の判断のつかない患者に使用する。

イ　¹⁸ＦＤＧ製剤を医療機関内で製造する場合は，¹⁸ＦＤＧ製剤の製造に係る衛生管理，品質管理等については，関係学会の定める基準を参考として，十分安全な体制を整備した上で実施する。なお，高安動脈炎等の大型血管炎の診断に用いる¹⁸ＦＤＧ製剤については，当該診断のために用いるものとして薬事承認を得ている¹⁸ＦＤＧ製剤を使用した場合に限り算定する。

ウ　当該画像診断を実施した同一月内に悪性腫瘍の診断の目的でE 100シンチグラム（画像を伴うもの）（ガリウムにより標識された放射性医薬品を用いるものに限る。）又はE 101-4ポジトロン断層・磁気共鳴コンピューター断層複合撮影を実施した場合には，主たるもののみを算定する。

エ　¹⁸ＦＤＧの合成及び注入に係る費用は所定点数に含まれ，別に算定できない。

(5)　¹⁸Ｆ標識フルシクロビンを用いた場合

ア　「3」の¹⁸Ｆ標識フルシクロビンを用いた場合については，初発の悪性神経膠腫が疑われる患者に対して，腫瘍摘出範囲の決定の補助を目的として，腫瘍の可視化に用いるものとして薬事承認を得ている放射性医薬品を用いて行った場合に限り算定する。

イ　¹⁸Ｆ標識フルシクロビンの注入に係る費用は所定点数に含まれ，別に算定できない。

⎰E⎱
⎰画⎱
⎰像⎱

E 101-4 ポジトロン断層・磁気共鳴コンピューター断層複合撮影 （一連の検査につき）

1　^{18}ＦＤＧを用いた場合 （一連の検査につき）　**9,160点**

2　^{18}Ｆ標識フルシクロビンを用いた場合 （一連の検査につき）　**4,160点**

3　アミロイドＰＥＴイメージング剤を用いた場合 （一連の検査につき）

　イ　放射性医薬品合成設備を用いた場合　**14,160点**

　ロ　イ以外の場合　**4,260点**

注1　^{18}ＦＤＧの合成及び注入，^{18}Ｆ標識フルシクロビンの注入並びにアミロイドＰＥＴイメージング剤の合成 （放射性医薬品合成設備を用いた場合に限る。） 及び注入に要する費用は，所定点数に含まれる。

(6)　アミロイドＰＥＴイメージング剤を用いた場合

　ア　「4」のアミロイドＰＥＴイメージング剤を用いた場合については，厚生労働省の定めるレカネマブ（遺伝子組換え）製剤に係る最適使用推進ガイドラインに沿って，アルツハイマー病による軽度認知障害又は軽度の認知症が疑われる患者等に対し，レカネマブ（遺伝子組換え）製剤の投与の要否を判断する目的でアミロイドβ病理を示唆する所見を確認する場合に，患者1人につき1回に限り算定する。ただし，レカネマブ（遺伝子組換え）製剤の投与中止後に初回投与から18か月を超えて再開する場合は，さらに1回に限り算定できる。なお，本撮影が必要と判断した医学的根拠を診療報酬明細書の摘要欄に記載する。

　イ　「4」の「イ」放射性医薬品合成設備を用いた場合については，使用目的又は効果として，アミロイドＰＥＴイメージング剤の製造に使用するものとして薬事承認又は認証を得ている放射性医薬品合成設備を用いて，アミロイドＰＥＴイメージング剤を医療機関内で製造した場合に限り算定する。ただし，アミロイドＰＥＴイメージング剤の製造に係る衛生管理，品質管理等については，関係学会の定める基準を参考として，十分安全な体制を整備した上で実施すること。なお，アミロイドＰＥＴイメージング剤の合成及び注入に係る費用は所定点数に含まれ，別に算定できない。

　ウ　「4」の「ロ」イ以外の場合については，効能又は効果として，アルツハイマー病による軽度認知障害又は認知症が疑われる患者の脳内アミロイドベータプラークの可視化に用いるものとして薬事承認を得ているアミロイドＰＥＴイメージング剤を使用した場合に限り算定する。なお，この場合においては，アミロイドＰＥＴイメージング剤の注入に係る費用は所定点数に含まれ，別に算定できない。

　エ　レカネマブ（遺伝子組換え）製剤の投与の要否を判断する目的で，E 101-2ポジトロン断層撮影の「5」アミロイドＰＥＴイメージング剤を用いた場合又はE 101-4ポジトロン断層・磁気共鳴コンピューター断層複合撮影の「3」アミロイドＰＥＴイメージング剤を用いた場合を併せて実施した場合には，主たるもののみ算定する。

(7)　撮影に当たって造影剤を使用した場合は，E 200コンピューター断層撮影（ＣＴ撮影）の「注3」の加算を本区分に対する加算として併せて算定する。

(8)　当該撮影に用いる放射性医薬品については，専門の知識及び経験を有する放射性医薬品管理者の下で管理されていることが望ましい。

◇　ポジトロン断層・磁気共鳴コンピューター断層複合撮影について

(1)　ＰＥＴ装置とＭＲＩ装置を組み合わせた装置を用いて，診断用の画像としてポジトロン断層撮影画像，磁気共鳴コンピューター断層撮影画像及び両者の融合画像を取得するものをいう。また，画像のとり方，画像処理法の種類，スライスの数，撮影の部位数，疾病の種類等にかかわらず，所定点数により算定する。

(2)　同一月に，E 202磁気共鳴コンピューター断層撮影（ＭＲＩ撮影）を行った後にポジトロン断層・磁気共鳴コンピューター断層複合撮影を行う場合は，本区分は算定せず，E 101-2ポジトロン断層撮影により算定する。この場合においては，E 101-2ポジトロン断層撮影の別に厚生労働大臣が定める施設基準に適合しているものとして地方厚生（支）局長に届け出ていなくても差し支えない。

(3)　^{18}ＦＤＧを用いた場合

　ア　「1」の^{18}ＦＤＧを用いた場合については，心疾患の診断又は悪性腫瘍（脳，頭頸部，縦隔，胸膜，乳腺，直腸，泌尿器，卵巣，子宮，骨軟部組織，造血器，悪性黒色腫）の病期診断及び転移・再発の診断を目的とし，次の表に定める要件を満たす場合に限り算定す

2　別に厚生労働大臣が定める施設基準に適合しているものとして地方厚生局長等に届け出た保険医療機関において行われる場合に限り算定する。

3　別に厚生労働大臣が定める施設基準に適合しているものとして**地方厚生局長等に届け出た保険医療機関以外の保険医療機関**において行われる場合は，**所定点数の100分の80に相当する点数**により算定する。

4　1及び2については，新生児，3歳未満の乳幼児（新生児を除く。）又は3歳以上6歳未満の幼児に対して断層撮影を行った場合は，**新生児加算，乳幼児加算又は幼児加算**として，**1,600点，1,000点又は600点**を所定点数に加算する。ただし，注3の規定により所定点数を算定する場合においては，**1,280点，800点又は480点**を所定点数に加算する。

る。ただし，表中の「画像診断」からは磁気共鳴コンピューター断層撮影を除く。

1．心疾患	心サルコイドーシスにおける炎症部位の診断が必要とされる患者に使用する。
2．悪性腫瘍（脳，頭頸部，縦隔，胸膜，乳腺，直腸，泌尿器，卵巣，子宮，骨軟部組織，造血器，悪性黒色腫）	他の検査又は画像診断により病期診断又は転移若しくは再発の診断が確定できない患者に使用する。

イ　^{18}FDG製剤を医療機関内で製造する場合は，^{18}FDG製剤の製造に係る衛生管理，品質管理等については，関係学会の定める基準を参考として，十分安全な体制を整備した上で実施すること。

ウ　当該画像診断を実施した同一月内に悪性腫瘍の診断の目的でE100シンチグラム（画像を伴うもの）（ガリウムにより標識された放射性医薬品を用いるものに限る。）又はE101-3ポジトロン断層・コンピューター断層複合撮影を実施した場合には，主たるもののみを算定する。

エ　^{18}FDGの合成及び注入に係る費用は所定点数に含まれ，別に算定できない。

(4)　^{18}F標識フルシクロビンを用いた場合

ア　「2」の^{18}F標識フルシクロビンを用いた場合については，初発の悪性神経膠腫が疑われる患者に対して，腫瘍摘出範囲の決定の補助を目的として，腫瘍の可視化に用いるものとして薬事承認を得ている放射性医薬品を用いて行った場合に限り算定する。

イ　^{18}F標識フルシクロビンの注入に係る費用は所定点数に含まれ，別に算定できない。

(5)　アミロイドPETイメージング剤を用いた場合

ア　「3」のアミロイドPETイメージング剤を用いた場合については，厚生労働省の定めるレカネマブ（遺伝子組換え）製剤に係る最適使用推進ガイドラインに沿って，アルツハイマー病による軽度認知障害又は軽度の認知症が疑われる患者等に対し，レカネマブ（遺伝子組換え）製剤の投与の要否を判断する目的でアミロイドβ病理を示唆する所見を確認する場合に，患者1人につき1回に限り算定する。ただし，レカネマブ（遺伝子組換え）製剤の投与中止後に初回投与から18か月を超えて再開する場合は，さらに1回に限り算定できる。なお，この場合においては，本撮影が必要と判断した医学的根拠を診療報酬明細書の摘要欄に記載する。

イ　「3」の「イ」放射性医薬品合成設備を用いた場合については，使用目的又は効果として，アミロイドPETイメージング剤の製造に使用するものとして薬事承認又は認証を得ている放射性医薬品合成設備を用いて，アミロイドPETイメージング剤を医療機関内で製造した場合に限り算定する。ただし，アミロイドPETイメージング剤の製造に係る衛生管理，品質管理等については，関係学会の定める基準を参考として，十分安全な体制を整備した上で実施すること。なお，アミロイドPETイメージング剤の合成及び注入に係る費用は所定点数に含まれ，別に算定できない。

ウ　「3」の「ロ」イ以外の場合については，効能又は効果として，アルツハイマー病による軽度認知障害又は認知症が疑われる患者の脳内アミロイドベータプラークの可視化に用いるものとして薬事承認を得ているアミロイドPETイメージング剤を使用した場合に限

E

画像

り算定する。なお，アミロイドＰＥＴイメージング剤の注入に係る費用は所定点数に含まれ，別に算定できない。

エ　レカネマブ（遺伝子組換え）製剤の投与の要否を判断する目的で，E 101-2ポジトロン断層撮影の「5」アミロイドＰＥＴイメージング剤を用いた場合又はE 101-3ポジトロン断層・コンピューター断層複合撮影の「4」アミロイドＰＥＴイメージング剤を用いた場合を併せて実施した場合には，主たるもののみ算定する。

(6)　撮影に当たって造影剤を使用した場合は，E 202磁気共鳴コンピューター断層撮影（ＭＲＩ撮影）の「注3」の加算を本区分に対する加算として併せて算定する。

(7)　当該撮影に用いる放射性医薬品については，専門の知識及び経験を有する放射性医薬品管理者の下で管理されていることが望ましい。

E 101-5　乳房用ポジトロン断層撮影　4,000点

注1　¹⁸ＦＤＧの合成及び注入に要する費用は，所定点数に含まれる。

2　別に厚生労働大臣が定める施設基準に適合しているものとして地方厚生局長等に届け出た保険医療機関において行われる場合に限り算定する。

3　別に厚生労働大臣が定める施設基準に適合しているものとして地方厚生局長等に届け出た保険医療機関以外の保険医療機関において行われる場合は，所定点数の100分の80に相当する点数により算定する。

◇　乳房用ポジトロン断層撮影について

(1)　乳房専用のＰＥＴ装置を用いて，診断用の画像としてポジトロン断層撮影画像を撮影するものをいう。また，画像の方向，スライスの数，撮影の部位数，疾病の種類等にかかわらず，所定点数により算定する。

(2)　¹⁸ＦＤＧを用いて，乳がんの病期診断及び転移又は再発の診断を目的とし，他の検査又は画像診断により病期診断又は転移若しくは再発の診断が確定できない患者に使用した場合に限り算定する。

(3)　E 101-2ポジトロン断層撮影の「2」¹⁸ＦＤＧを用いた場合，E 101-3ポジトロン断層・コンピューター断層複合撮影の「2」¹⁸ＦＤＧを用いた場合又はE 101-4ポジトロン断層・磁気共鳴コンピューター断層複合撮影の「1」¹⁸ＦＤＧを用いた場合と併せて同日に行った場合に限り算定する。

(4)　¹⁸ＦＤＧ製剤を医療機関内で製造する場合は，¹⁸ＦＤＧ製剤の製造に係る衛生管理，品質管理等については，関係学会の定める基準を参考として，十分安全な体制を整備した上で実施する。¹⁸ＦＤＧの合成及び注入に係る費用は所定点数に含まれ，別に算定できない。

(5)　当該撮影に用いる放射性医薬品の管理については，専門の知識及び経験を有する放射性医薬品管理者の下で管理されていることが望ましい。

◇　核医学診断について

E 102　核医学診断

1　区分番号E 101-2に掲げるポジトロン断層撮影，E 101-3に掲げるポジトロン断層・コンピューター断層複合撮影（一連の検査につき），E 101-4に掲げるポジトロン断層・磁気共鳴コンピューター断層複合撮影（一連の検査につき）及びE 101-5に掲げる乳房用ポジトロン断層撮影の場合　450点

2　1以外の場合　370点

注　行った核医学診断の種類又は回数にかかわらず，月1回に限り算定できるものとする。

(1)　実施したE 100シンチグラム（画像を伴うもの）からE 101-5乳房用ポジトロン断層撮影までに掲げる各区分の種類又は回数にかかわらず，月1回の算定とし，初回のシンチグラム（画像を伴うもの），シングルホトンエミッションコンピューター断層撮影，ポジトロン断層撮影，ポジトロン断層・コンピューター断層複合撮影，ポジトロン断層・磁気共鳴コンピューター断層複合撮影又は乳房用ポジトロン断層撮影を実施する日に算定する。

(2)　同一月内において入院及び外来の両方又は入院中に複数の診療科においてE 100シンチグラム（画像を伴うもの），E 101シングルホトンエミッションコンピューター断層撮影，E 101-2ポジトロン断層撮影，E 101-3ポジトロン断層・コンピューター断層複合撮影，E 101-4ポジトロン断層・磁気共鳴コンピューター断層複合撮影又はE 101-5乳房用ポジトロン断層撮影を実施した場合においては，入院若しくは外来又は診療科の別にかかわらず，月1回に限り算定する。

第 3 節　コンピューター断層撮影診断料

通則

1　コンピューター断層撮影診断の費用は，区分番号E 200に掲げるコンピューター断層撮影（ＣＴ撮影），区分番号E 200-2に掲げる血

流予備量比コンピューター断層撮影，区分番号E 201に掲げる非放射性キセノン脳血流動態検査又は区分番号E 202に掲げる磁気共鳴コンピューター断層撮影（MRI撮影）の各区分の所定点数及び区分番号E 203に掲げるコンピューター断層診断の所定点数を合算した点数により算定する。

2   区分番号E 200に掲げるコンピューター断層撮影（CT撮影）及び区分番号E 202に掲げる磁気共鳴コンピューター断層撮影（MRI撮影）を同一月に2回以上行った場合は，当該月の2回目以降の断層撮影については，所定点数にかかわらず，**一連につき所定点数の100分の80に相当する点数**により算定する。

3   撮影した画像を電子化して管理及び保存した場合においては，**電子画像管理加算**として，前2号により算定した点数に，一連の撮影について1回に限り，**120点を所定点数に加算**する。ただし，この場合において，フィルムの費用は算定できない。

4   新生児，3歳未満の乳幼児(新生児を除く。)又は3歳以上6歳未満の幼児に対して区分番号E 200，区分番号E 201又は区分番号E 202に掲げるコンピューター断層撮影を行った場合（頭部外傷に対してコンピューター断層撮影を行った場合を除く。）にあっては，**新生児加算，乳幼児加算又は幼児加算**として，それぞれ**所定点数の100分の80，100分の50又は100分の30に相当する点数**を，頭部外傷に対してコンピューター断層撮影を行った場合にあっては，**新生児頭部外傷撮影加算，乳幼児頭部外傷撮影加算又は幼児頭部外傷撮影加算**として，それぞれ**所定点数の100分の85，100分の55又は100分の35に相当する点数**を加算する。

区分

E 200 コンピューター断層撮影（CT撮影）（一連につき）

1   CT撮影

◇   「所定点数」には，注に掲げる加算は含まれない。

◇   コンピューター断層撮影と磁気共鳴コンピューター断層撮影を行う際の取扱いについて

(1)   同一月にE 101-3ポジトロン断層・コンピューター断層複合撮影又はE 101-4ポジトロン断層・磁気共鳴コンピューター断層複合撮影を行った後にE 200コンピューター断層撮影（CT撮影）又はE 202磁気共鳴コンピューター断層撮影（MRI撮影）を行った場合には，当該コンピューター断層撮影又は磁気共鳴コンピューター断層撮影については，2回目以降として「2」の例により算定する。

(2)   開設者が同一である複数の保険医療機関又は検査施設提供の契約を結んだ複数の医療機関において，同一の患者につき，コンピューター断層撮影及び磁気共鳴コンピューター断層撮影を同一月に2回以上行った場合は，当該月の2回目以降の断層撮影について，「2」により算定する。

◇   「画像を電子化して管理及び保存した場合」とは，デジタル撮影した画像を電子媒体に保存して管理した場合をいい，フィルムへのプリントアウトを行った場合にも当該加算を算定することができるが，本加算を算定した場合には当該フィルムの費用は算定できない。

◇   「所定点数」には，E 200コンピューター断層撮影（CT撮影）の「注3」及びE 202磁気共鳴コンピューター断層撮影（MRI撮影）の「注3」による加算が含まれる。

◇   新生児頭部外傷撮影加算，乳幼児頭部外傷撮影加算及び幼児頭部外傷撮影加算は，6歳未満の小児の頭部外傷に対して，関連学会が定めるガイドラインに沿って撮影を行った場合に限り算定する。この場合において，その医学的な理由について診療報酬明細書の摘要欄に該当項目を記載する。また，カに該当する場合は，その詳細な理由及び医学的な必要性を診療報酬明細書の摘要欄に記載する。
    ア   GCS≦14
    イ   頭蓋骨骨折の触知又は徴候
    ウ   意識変容（興奮，傾眠，会話の反応が鈍い等）
    エ   受診後の症状所見の悪化
    オ   家族等の希望
    カ   その他

◇   コンピューター断層撮影（CT撮影）について

(1)   スライスの数，疾患の種類等にかかわらず，所定点数のみにより算定する。

(2)   「1」の「イ」から「ニ」まで及び「2」に掲げる撮影のうち2以上のものを同時に行った場合は主たる撮影の所定点数のみにより算定する。

◇   「1」の「イ」から「ハ」までについては，別に厚生労働大臣が定める施設基準に適合しているものとして地方厚生（支）局長に届け出た保険医療機関において，64列以上のマルチスライス型，16列以上64

イ　64列以上のマルチスライス型の機器に
　　よる場合

　(1)　共同利用施設において行われる場合
　　　　　　　　　　　　　　　　　1,020点

　(2)　その他の場合　　　　　　1,000点
ロ　16列以上64列未満のマルチスライス型
　　の機器による場合　　　　　　900点
ハ　4列以上16列未満のマルチスライス型
　　の機器による場合　　　　　　750点
ニ　イ，ロ又はハ以外の場合　　560点
2　脳槽CT撮影（造影を含む。）　2,300点
注1　CT撮影のイ，ロ及びハについては，
　　別に厚生労働大臣が定める施設基準に適
　　合しているものとして地方厚生局長等に
　　届け出た保険医療機関において行われる
　　場合に限り算定する。
　2　CT撮影及び脳槽CT撮影（造影を含
　　む。）に掲げる撮影のうち2以上のもの
　　を同時に行った場合にあっては，主たる
　　撮影の所定点数のみにより算定する。

　3　CT撮影について造影剤を使用した場
　　合は，**造影剤使用加算**として，**500点**を
　　所定点数に加算する。この場合において，
　　造影剤注入手技料及び麻酔料（区分番号
　　L008に掲げるマスク又は気管内挿管に
　　よる閉鎖循環式全身麻酔を除く。）は，
　　加算点数に含まれるものとする。

　4　CT撮影について，別に厚生労働大臣
　　が定める施設基準に適合しているものと
　　して地方厚生局長等に届け出た保険医療
　　機関において，冠動脈のCT撮影を行っ
　　た場合は，**冠動脈CT撮影加算**として，
　　600点を所定点数に加算する。

　5　脳槽CT撮影（造影を含む。）に係る
　　造影剤注入手技料及び麻酔料（区分番号

列未満のマルチスライス型又は4列以上16列未満のマルチスライス型
のCT装置を使用して撮影を行った場合に限りそれぞれ算定する。
◇　64列以上のマルチスライス型の機器であって，別に厚生労働大臣が
　定める施設基準に適合しない場合には，本区分「1」の「ロ」として
　届け出たうえで，本区分「1」の「ロ」を算定する。
◇　別に厚生労働大臣が定める施設基準に適合しているものとして地方
　厚生（支）局長に届け出た保険医療機関において64列以上のマルチス
　ライス型のCT装置を使用して撮影が行われる場合，又は診断撮影機
　器での撮影を目的として別の保険医療機関に依頼し64列以上のマルチ
　スライス型のCT装置を使用して撮影が行われる場合に限り算定す
　る。

◇　「造影剤を使用した場合」とは，静脈内注射，点滴注射，腔内注入
　及び穿刺注入等により造影剤使用撮影を行った場合をいう。ただし，
　経口造影剤を使用した場合を除く。
◇　造影剤を使用しないCT撮影を行い，引き続き造影剤を使用して撮
　影を行った場合は，所定点数及び造影剤の使用による加算点数のみに
　より算定する。
◇　造影剤を使用してコンピューター断層撮影を行った場合，閉鎖循環
　式全身麻酔に限り麻酔手技料を別に算定できる。
◇　冠動脈CT撮影加算は，別に厚生労働大臣が定める施設基準に適合
　しているものとして地方厚生（支）局長に届け出た保険医療機関にお
　いて，以下のアからオまでの場合に，64列以上のマルチスライス型の
　CT装置を使用し，冠動脈を撮影した上で三次元画像処理を行った場
　合に限り算定する。なお，その医学的根拠について診療報酬明細書の
　摘要欄に該当項目を記載する。また，オに該当する場合は，その詳細
　な理由を診療報酬明細書の摘要欄に記載する。
　ア　諸種の原因による冠動脈の構造的・解剖学的異常（超音波検査等
　　の所見から疑われた場合に限る。）
　イ　急性冠症候群（血液検査や心電図検査等により治療の緊急性が高
　　いと判断された場合に限る。）
　ウ　狭心症（定量的負荷心電図又は負荷心エコー法により機能的虚血
　　が確認された場合又はその確認が困難な場合に限る。）
　エ　狭心症等が疑われ，冠動脈疾患のリスク因子（糖尿病，高血圧，
　　脂質異常症，喫煙等）が認められる場合
　オ　その他，冠動脈CT撮影が医学的に必要と認められる場合

L 008に掲げるマスク又は気管内挿管に
よる閉鎖循環式全身麻酔を除く。）は，
所定点数に含まれるものとする。

6　ＣＴ撮影について，別に厚生労働大臣
が定める施設基準に適合しているものと
して地方厚生局長等に届け出た保険医療
機関において，全身外傷に対して行った
場合には，**外傷全身ＣＴ加算**として，
800点を所定点数に加算する。

7　ＣＴ撮影のイ又はロについて，別に厚
生労働大臣が定める施設基準を満たす保
険医療機関において，大腸のＣＴ撮影（炭
酸ガス等の注入を含む。）を行った場合
は，**大腸ＣＴ撮影加算**として，それぞれ
620点又は**500点**を所定点数に加算する。
この場合において，造影剤注入手技料及
び麻酔料（区分番号 L 008に掲げるマス
ク又は気管内挿管による閉鎖循環式全身
麻酔を除く。）は，所定点数に含まれる
ものとする。

8　ＣＴ撮影のイの(1)については，別に厚
生労働大臣が定める施設基準に適合して
いるものとして地方厚生局長等に届け出
た保険医療機関において行われる場合又
は診断撮影機器での撮影を目的として別
の保険医療機関に依頼し行われる場合に
限り算定する。

E 200-2 血流予備量比コンピューター断層撮影
9,400点

注1　血流予備量比コンピューター断層撮影
の種類又は回数にかかわらず，月1回に
限り算定できるものとする。

2　別に厚生労働大臣が定める施設基準に
適合しているものとして地方厚生局長等
に届け出た保険医療機関において行われ
る場合に限り算定する。

◇　「外傷全身ＣＴ」とは，全身打撲症例における初期診断のため行う，
頭蓋骨から少なくとも骨盤骨までの連続したＣＴ撮影をいう。

◇　大腸ＣＴ撮影加算について
(1)　他の検査で大腸悪性腫瘍が疑われる患者に対して，本区分「1」の
「イ」又は「ロ」として届出を行っている機器を使用し，大腸のＣＴ
撮影を行った場合に算定する。
　　なお，当該撮影は，直腸用チューブを用いて，二酸化炭素を注入し
下部消化管をＣＴ撮影した上で三次元画像処理を行うものであり，大
腸ＣＴ撮影に係る本区分「注3」の加算，造影剤注入手技料及び麻酔
料（L 008に掲げるマスク又は気管内挿管による閉鎖循環式全身麻酔
を除く。）は，所定点数に含まれる。
(2)　(1)とは別に，転移巣の検索や他の部位の検査等の目的で，静脈内注
射，点滴注射等により造影剤使用撮影を同時に行った場合には，本区
分「注3」の加算を別に算定できる。

◇　血流予備量比コンピューター断層撮影について
(1)　血流予備量比コンピューター断層撮影は，血流予備量比コンピュー
ター断層撮影の解析を行うものとして薬事承認を取得したプログラム
を用いた解析結果を参照して，コンピューター断層撮影による診断を
行った場合に限り算定する。
(2)　血流予備量比コンピューター断層撮影の結果により，血流予備量比
が陰性にもかかわらず，本検査実施後90日以内にD 206心臓カテーテ
ル法による諸検査を行った場合は，主たるものの所定点数のみ算定す
る。
(3)　血流予備量比コンピューター断層撮影とD 206心臓カテーテル法に
よる諸検査の「注4」冠動脈血流予備能測定検査加算，D 215超音波
検査の「3」の「ホ」負荷心エコー法，E 101シングルホトンエミッショ
ンコンピューター断層撮影，E 101-2ポジトロン断層撮影，E 101-3ポ
ジトロン断層・コンピューター断層複合撮影，E 101-4ポジトロン断
層・磁気共鳴コンピューター断層複合撮影，E 102核医学診断，E 200
コンピューター断層撮影（ＣＴ撮影）及び E 202磁気共鳴コンピュー
ター断層撮影（ＭＲＩ撮影）は併せて算定できない。
(4)　血流予備量比コンピューター断層撮影の検査結果及び検査結果に基
づき患者に説明した内容を診療録に記載する。
(5)　血流予備量比コンピューター断層撮影が必要な医学的理由及び冠動
脈ＣＴ撮影による診断のみでは治療方針の決定が困難である理由を患
者に説明した書面又はその写しを診療録に添付する。
(6)　血流予備量比コンピューター断層撮影による血流予備量比の値を診
療報酬明細書の摘要欄に記載する。
(7)　関連学会が定める適正使用指針に沿って実施する。

E 201 非放射性キセノン脳血流動態検査
2,000点

注 非放射性キセノン吸入手技料及び同時に
行うコンピューター断層撮影に係る費用
は，所定点数に含まれるものとする。

E 202 磁気共鳴コンピューター断層撮影（MR I撮影）（一連につき）

1 3テスラ以上の機器による場合

  イ　共同利用施設において行われる場合
1,620点

  ロ　その他の場合　　　　**1,600点**

2 1.5テスラ以上3テスラ未満の機器による場合　**1,330点**

3 1又は2以外の場合　　　**900点**

注1 1及び2については，別に厚生労働大
臣が定める施設基準に適合しているもの
として地方厚生局長等に届け出た保険医
療機関において行われる場合に限り算定
する。

2 1，2及び3を同時に行った場合に
あっては，主たる撮影の所定点数のみに
より算定する。

3 MRI撮影（脳血管に対する造影の場
合は除く。）について造影剤を使用した
場合は，**造影剤使用加算**として，**250点**
を所定点数に加算する。この場合におい
て，造影剤注入手技料及び麻酔料（区分
番号L008に掲げるマスク又は気管内挿

◇ 磁気共鳴コンピューター断層撮影（MR I撮影）について
(1) 画像のとり方，画像処理法の種類，スライスの数，撮影の部位数，
疾病の種類等にかかわらず，所定点数のみにより算定する。
(2) 「1」から「3」までに掲げる撮影を同時に行った場合は，主たる
撮影の所定点数のみにより算定する。
(3) 「1」及び「2」については，別に厚生労働大臣が定める施設基準
に適合しているものとして地方厚生（支）局長に届け出た保険医療機
関において，3テスラ以上又は1.5テスラ以上3テスラ未満のMR I
装置を使用して撮影を行った場合に限り算定する。
(4) MR I対応型ペースメーカー，MR I対応型植込型除細動器又はM
R I対応型両室ペーシング機能付き植込型除細動器を植え込んだ患者
に対してMR I撮影を行う場合，別に厚生労働大臣が定める施設基準
に加えて，日本医学放射線学会，日本磁気共鳴医学会，日本不整脈学
会が定める「MR I対応植込み型デバイス患者のMR I検査の施設基
準」を満たす保険医療機関で行う。
(5) MR I対応型ペースメーカー，MR I対応型植込型除細動器又はM
R I対応型両室ペーシング機能付き植込型除細動器を植え込んだ患者
に対してMR I撮影を行う場合は，患者が携帯している当該機器を植
え込んでいることを示すカード（製造販売業者が発行する「条件付き
MR I対応ペースメーカーカード」，「条件付きMR I対応 I CDカー
ド」又は「条件付きMR I対応CRT-Dカード」）を確認し，そのカー
ドの写しを診療録等に添付する。

◇ 3テスラ以上の機器であって，別に厚生労働大臣が定める施設基準
に該当しない場合には，本区分「2」として届け出た上で，本区分「2」
を算定する。
◇ 別に厚生労働大臣が定める施設基準に適合しているものとして地方
厚生（支）局長に届け出た保険医療機関において3テスラ以上のMR
I装置を使用して撮影が行われる場合，又は診断撮影機器での撮影を
目的として別の保険医療機関に依頼し3テスラ以上のMR I装置を使
用して撮影が行われる場合に限り算定する。

◇ 「造影剤を使用した場合」とは，静脈内注射等により造影剤使用撮
影を行った場合をいう。ただし，経口造影剤を使用した場合は除く。
◇ 造影剤を使用しない磁気共鳴コンピューター断層撮影を行い，引き
続き造影剤を使用して撮影を行った場合は，所定点数及び造影剤の使
用による加算点数のみにより算定する。
◇ 造影剤を使用して磁気共鳴コンピューター断層撮影を行った場合，

管による閉鎖循環式全身麻酔を除く。）
は，加算点数に含まれるものとする。
4　MRI撮影について，別に厚生労働大
臣が定める施設基準に適合しているもの
として地方厚生局長等に届け出た保険医
療機関において，心臓のMRI撮影を
行った場合は，**心臓MRI撮影加算**とし
て，**400点**を所定点数に加算する。
5　MRI撮影について，別に厚生労働大
臣が定める施設基準に適合しているもの
として地方厚生局長等に届け出た保険医
療機関において，乳房のMRI撮影を
行った場合は，**乳房MRI撮影加算**とし
て，**100点**を所定点数に加算する。

6　1のイについては，別に厚生労働大臣
が定める施設基準に適合しているものと
して地方厚生局長等に届け出た保険医療
機関において行われる場合又は診断撮影
機器での撮影を目的として別の保険医療
機関に依頼し行われる場合に限り算定す
る。
7　MRI撮影について，別に厚生労働大
臣の定める施設基準に適合しているもの
として地方厚生局長等に届け出た保険医
療機関において，15歳未満の小児に対し
て，麻酔を用いて鎮静を行い，1回で複
数の領域を一連で撮影した場合は，**小児
鎮静下MRI撮影加算**として，当該撮影
の所定点数に**100分の80に相当する点数**
を加算する。
8　1について，別に厚生労働大臣の定め
る施設基準に適合しているものとして地
方厚生局長等に届け出た保険医療機関に
おいて，頭部のMRI撮影を行った場合
は，**頭部MRI撮影加算**として，**100点**
を所定点数に加算する。
9　MRI撮影について，別に厚生労働大
臣が定める施設基準に適合しているもの
として地方厚生局長等に届け出た保険医
療機関において，全身のMRI撮影を
行った場合は，**全身MRI撮影加算**とし
て，**600点**を所定点数に加算する。

10　MRI撮影について，別に厚生労働大
臣が定める施設基準に適合しているもの
として地方厚生局長等に届け出た保険医
療機関において，肝エラストグラフィを
行った場合は，**肝エラストグラフィ加算**
として，**600点**を所定点数に加算する。

閉鎖循環式全身麻酔に限り麻酔手技料を別に算定できる。

◇　心臓MRI撮影加算は，別に厚生労働大臣が定める施設基準に適合
しているものとして地方厚生（支）局長に届け出た保険医療機関にお
いて，1.5テスラ以上のMRI装置を使用して心臓又は冠動脈を描出
した場合に限り算定する。

◇　乳房MRI撮影加算は，別に厚生労働大臣が定める施設基準に適合
しているものとして地方厚生（支）局長に届け出た保険医療機関にお
いて，触診，エックス線撮影，超音波検査等の検査で乳腺の悪性腫瘍
が疑われる患者に対して，手術適応及び術式を決定するために，1.5
テスラ以上のMRI装置及び乳房専用撮像コイルを使用して乳房を描
出した場合又は遺伝性乳癌卵巣癌症候群患者に対して，乳癌の精査を
目的として1.5テスラ以上のMRI装置及び乳房専用撮像コイルを使
用して乳房を描出した場合に限り算定する。

◇　小児鎮静下MRI撮影加算は，別に厚生労働大臣が定める施設基準
に適合しているものとして地方厚生（支）局長に届け出た保険医療機
関において，15歳未満の小児に対して，複数の医師の管理の下，麻酔
薬を投与して鎮静を行い，1.5テスラ以上のMRI装置を使用して1
回で頭部，頸部，胸部，腹部，脊椎又は四肢軟部のうち複数の領域を
一連で撮影した場合に限り算定する。なお，所定点数とは，「注3」か
ら「注5」まで，「注8」から「注10」までの加算を含まない点数と
する。

◇　頭部MRI撮影加算は，別に厚生労働大臣が定める施設基準に適合
しているものとして地方厚生（支）局長に届け出た保険医療機関にお
いて，3テスラ以上のMRI装置を使用して頭部の画像を撮影した場
合に限り算定する。

◇　全身MRI撮影加算は，別に厚生労働大臣が定める施設基準に適合
しているものとして地方厚生（支）局長に届け出た保険医療機関にお
いて，関連学会の定める指針に従って，前立腺癌の骨転移の診断を目
的とし，1.5テスラ以上のMRI装置を使用して複数の躯幹部用コイ
ルと脊椎用コイルを組み合わせ，頸部から骨盤部を少なくとも3部位
に分けて撮像した場合に限り算定する。なお，当該画像診断を実施し
た同一月内に骨転移の診断の目的でE100シンチグラム（画像を伴う
もの）又はE101シングルホトンエミッションコンピューター断層撮
影を実施した場合には，主たるもののみ算定する。
◇　肝エラストグラフィ加算は，別に厚生労働大臣が定める施設基準に
適合しているものとして地方厚生（支）局長に届け出た保険医療機関
において，関連学会の定める指針に従って，非アルコール性脂肪肝炎
の患者（疑われる患者を含む。）に対して，肝臓の線維化の診断を目
的とし，1.5テスラ以上のMRI装置及び薬事承認を得た専用装置を
使用して肝臓を描出した場合に年1回に限り算定する。

E
画像

◇　肝エラストグラフィ加算と肝臓の線維化の診断を目的としてD412経皮的針生検法（透視，心電図検査及び超音波検査を含む。）を併せて実施した場合には，主たるもののみ算定する。また，当該画像診断を実施したと同一月内に肝臓の線維化の診断を目的としてD215-2肝硬度測定，D215-3超音波エラストグラフィ又はD215-4超音波減衰法検査を実施した場合には，主たるもののみを算定する。

◇　コンピューター断層診断について

(1)　実施したコンピューター断層撮影（E 202磁気共鳴コンピューター断層撮影（MRI撮影），E 200-2血流予備量比コンピューター断層撮影及びE 201非放射性キセノン脳血流動態検査を含み，E 101-3ポジトロン断層・コンピューター断層複合撮影及びE 101-4ポジトロン断層・磁気共鳴コンピューター断層複合撮影は含まない。以下同じ。）の種類又は回数にかかわらず，月1回の算定とし，初回のコンピューター断層撮影を実施する日に算定する。

(2)　同一月内において，入院及び外来の両方又は入院中に複数の診療科において，コンピューター断層撮影を実施した場合においては，入院若しくは外来又は診療科の別にかかわらず，月1回に限り算定する。

(3)　当該保険医療機関以外の医療機関で撮影したフィルムについて診断を行った場合には，A000初診料（注5のただし書に規定する2つ目の診療料に係る初診料を含む。）を算定した日に限り，コンピューター断層診断料を算定できる。

E 203 コンピューター断層診断　450点
注　コンピューター断層撮影の種類又は回数にかかわらず，月1回に限り算定できるものとする。

第4節　薬　剤　料

区分
E 300 薬剤　薬価が15円を超える場合は，**薬価から15円を控除した額を10円で除して得た点数につき1点未満の端数を切り上げて得た点数に1点を加算して得た点数**とする。
注1　薬価が15円以下である場合は，算定しない。
　2　使用薬剤の薬価は，別に厚生労働大臣が定める。

◇　二重造影は，消化管診断に含まれ，別に算定できないが，その際に使用される発泡錠は薬剤料として別に算定できる。

第5節　特定保険医療材料料

区分
E 400 フィルム　材料価格を10円で除して得た点数
注1　**6歳未満の乳幼児に対して胸部単純撮影又は腹部単純撮影を行った場合は，材料価格に1.1を乗じて得た額を10円で除して得た点数**とする。
　2　使用したフィルムの材料価格は，別に厚生労働大臣が定める。
E 401 特定保険医療材料　材料価格を10円で除（フィルムを除く。）　して得た点数
注　使用した特定保険医療材料（フィルムを除く。）の材料価格は，別に厚生労働大臣が定める。

第5部　投　薬

通　則

1　投薬の費用は，第1節から第3節までの各区分の所定点数を合算した点数により算定する。ただし，処方箋を交付した場合は，第5節の所定点数のみにより算定する。

2　投薬に当たって，別に厚生労働大臣が定める保険医療材料（以下この部において「**特定保険医療材料**」という。）を支給した場合は，前号により算定した点数及び第4節の所定点数により算定する。

3　薬剤師が常時勤務する保険医療機関において投薬を行った場合（処方箋を交付した場合を除く。）は，前2号により算定した点数及び第6節の所定点数を合算した点数により算定する。

4　入院中の患者以外の患者に対して，うがい薬のみを投薬した場合には，区分番号F000に掲げる調剤料，区分番号F100に掲げる処方料，区分番号F200に掲げる薬剤，区分番号F400に掲げる処方箋料及び区分番号F500に掲げる調剤技術基本料は，算定しない。

5　入院中の患者以外の患者に対して，1処方につき63枚を超えて貼付剤を投薬した場合は，区分番号F000に掲げる調剤料，区分番号F100に掲げる処方料，区分番号F200に掲げる薬剤（当該超過分に係る薬剤料に限る。），区分番号F400に掲げる処方箋料及び区分番号F500に掲げる調剤技術基本料は，算定しない。ただし，医師が疾患の特性等により必要性があると判断し，やむを得ず63枚を超えて投薬する場合には，その理由を処方箋及び診療報酬明細書に記載することで算定可能とする。

◇　投薬の費用は，第1節調剤料，第2節処方料，第3節薬剤料，第4節特定保険医療材料料及び第6節調剤技術基本料に掲げる所定点数を合算した点数で算定する。ただし，処方箋を交付した場合は第5節処方箋料に掲げる所定点数のみを算定する。

　なお，「使用薬剤の薬価（薬価基準）」に収載されている臨床試用医薬品を使用した場合は，薬剤料は算定せず，調剤料，処方料，特定保険医療材料料，調剤技術基本料のみを算定する。

◇　入院患者に対する投薬について

(1)　入院中の患者に月をまたがって投与した薬剤は，投薬の日の属する月により区分する。

(2)　外来において数日分投与しその薬剤を入院後も服用する場合，この入院後服用の分の請求区分は服用の日の如何にかかわらず，外来投与として扱う。

(3)　別に規定する場合を除き，入院実日数を超えて投薬を算定することができる。退院時の投薬については，服用の日の如何にかかわらず入院患者に対する投薬として扱う。

◇　血行促進・皮膚保湿剤について

　入院中の患者以外の患者に対して，血行促進・皮膚保湿剤（ヘパリンナトリウム又はヘパリン類似物質に限る。）を処方された場合で，疾病の治療を目的としたものであり，かつ，医師が当該保湿剤の使用が有効であると判断した場合を除き，これを算定しない。

◆　医薬品サンプルについて

(1)　臨床試用医薬品に係る保険請求上の取扱い
　臨床試用医薬品は，医療保険上の給付対象となる「薬剤」には該当しないものであり，したがって，臨床試用医薬品に係る薬剤料については，保険請求は認められない。

(2)　処方料等の取扱い
　臨床試用医薬品が「使用薬剤の薬価（薬価基準）」に収載されている医薬品である限り，当該臨床試用医薬品に係る処方料，調剤料等の技術料については，保険請求が認められる。

◇　うがい薬のみの投薬について

　うがい薬のみの投薬が治療を目的としないものである場合には算定しないことを明らかにしたものであり，治療を目的とする場合にあっては，この限りでない。なお，「うがい薬」とは，薬効分類上の含嗽剤をいう。

◇　貼付剤の63枚超投薬について

　「貼付剤」とは，鎮痛・消炎に係る効能・効果を有する貼付剤（麻薬若しくは向精神薬であるもの又は専ら皮膚疾患に用いるものを除く。）をいう。ただし，各種がんにおける鎮痛の目的で用いる場合はこの限りでない。

F
投薬

第1節　調　剤　料

区分
F 000　調剤料
1　入院中の患者以外の患者に対して投薬を
　行った場合

　　イ　内服薬，浸煎薬及び屯服薬（1回の処
　　　方に係る調剤につき）　　　　　**11点**
　　ロ　外用薬（1回の処方に係る調剤につき）
　　　　　　　　　　　　　　　　　　　　8点

2　入院中の患者に対して投薬を行った場合
　（1日につき）　　　　　　　　　　**7点**
注　麻薬，向精神薬，覚醒剤原料又は毒薬を
　調剤した場合は，**麻薬等加算**として，1に
　係る場合には1処方につき**1点**を，2に係
　る場合には1日につき**1点**を，それぞれ所
　定点数に加算する。

◇　入院中の患者以外の患者に係る調剤料の所定単位については，1回
の処方に係る調剤料として，その剤数・日数又は調剤した量にかかわ
らず「1」の所定点数を処方料算定時にまとめて算定する。ただし，
2以上の診療科で異なる医師が処方した場合は，それぞれの処方につ
き，調剤料を算定できる。

◇　トローチ剤又は亜硝酸アミル等の嗅薬，噴霧吸入剤については外用
薬として，投薬に係る費用を算定する。例えば，トローチ剤の1日量
6錠3日分は，18錠分を1調剤の薬剤料として算定する。
◇　外泊期間中及び入院実日数を超えた部分について，調剤料は算定で
きない。
◇　麻薬，向精神薬，覚醒剤原料又は毒薬加算について
(1)　内服薬，浸煎薬及び屯服薬，外用薬等の区分，剤数，用法用量等の
如何にかかわらず，入院中の患者以外の患者に対して投薬を行う場合
は1処方につき1点を，また，入院中の患者に対して投薬を行う場合
は1日につき1点を所定点数に加算する。なお，コデインリン酸塩散
1％のように，当該薬剤の基剤が麻薬等に属していても，稀釈度によ
り麻薬等の取扱いを受けていないものを調剤又は処方した場合には対
象とならない。
(2)　「毒薬」とは「医薬品医療機器等法」第44条第1項の規定（同施行
規則第204条，「別表第3」）による毒薬をいう。
(3)　「向精神薬」とは，「麻薬及び向精神薬取締法」第2条第6号の規
定（同法「別表第3」）による向精神薬をいう。

第2節　処　方　料

区分
F 100　処方料

◇　処方料について
(1)　医師が処方する投薬量については，予見することができる必要期間
に従ったものでなければならず，30日を超える長期の投薬を行うに当
たっては，長期の投薬が可能な程度に病状が安定し，服薬管理が可能
である旨を医師が確認するとともに，病状が変化した際の対応方法及
び当該保険医療機関の連絡先を患者に周知する。
　　なお，上記の要件を満たさない場合は，原則として次に掲げるいず
れかの対応を行う。
ア　30日以内に再診を行う。
イ　許可病床数が200床以上の保険医療機関にあっては，患者に対し
　て他の保険医療機関（許可病床数が200床未満の病院又は診療所に
　限る。）に文書による紹介を行う旨の申出を行う。
ウ　患者の病状は安定しているものの服薬管理が難しい場合には，分
　割指示に係る処方箋を交付する。
(2)　複数の診療科を標榜する保険医療機関において，2以上の診療科で
異なる医師が処方した場合は，それぞれの処方につき処方料を算定す
る。
◇　向精神薬多剤投与の場合の処方料の算定方法
(1)　当該保険医療機関が，1回の処方において，抗不安薬を3種類以上，
睡眠薬を3種類以上，抗うつ薬を3種類以上，抗精神病薬を3種類以

1　3種類以上の抗不安薬，3種類以上の睡
　眠薬，3種類以上の抗うつ薬，3種類以上
　の抗精神病薬又は4種類以上の抗不安薬及

び睡眠薬の投薬（臨時の投薬等のもの及び
3種類の抗うつ薬又は3種類の抗精神病薬
を患者の病状等によりやむを得ず投与する
ものを除く。）を行った場合　　**18点**

上又は抗不安薬と睡眠薬を合わせて4種類以上投与（以下この部において「向精神薬多剤投与」という。）した場合に算定する。ただし、以下のアからウまでのいずれかに該当する場合、又は抗うつ薬を3種類若しくは抗精神病薬を3種類投与する場合であってエに該当する場合には、「1」の所定点数は算定せず、「2」又は「3」により算定する。なお、この場合においては、診療報酬明細書の摘要欄に向精神薬多剤投与に該当するが「1」の所定点数を算定しない理由を記載する。

なお、「臨時の投薬等のもの」とはアからウまでのいずれかを満たすことをいい、「患者の病状等によりやむを得ず投与するもの」とは、エを満たすことをいう。

ア　精神疾患を有する患者が、当該疾患の治療のため、当該保険医療機関を初めて受診した日において、他の保険医療機関で既に向精神薬多剤投与されている場合の連続した6か月間。この場合、診療報酬明細書の摘要欄に、当該保険医療機関の初診日を記載する。

イ　向精神薬多剤投与に該当しない期間が1か月以上継続しており、向精神薬が投与されている患者について、当該患者の症状の改善が不十分又はみられず、薬剤の切り替えが必要であり、既に投与されている薬剤と新しく導入する薬剤を一時的に併用する場合の連続した3か月間（年2回までとする。）。この場合、診療報酬明細書の摘要欄に、薬剤の切り替えの開始日、切り替え対象となる薬剤名及び新しく導入する薬剤名を記載する。

ウ　臨時に投与した場合（「臨時に投与した場合」とは、連続する投与期間が2週間以内又は14回以内のものをいう。1回投与量については、1日量の上限を超えないよう留意する。なお、投与中止期間が1週間以内の場合は、連続する投与とみなして投与期間を計算する。）。なお、抗不安薬及び睡眠薬については、臨時に投与する場合についても種類数に含める。この場合、診療報酬明細書の摘要欄に、臨時の投与の開始日を記載する。

エ　抗うつ薬又は抗精神病薬に限り、精神科の診療に係る経験を十分に有する医師として「別紙様式39」(959頁)を用いて地方厚生（支）局長に届け出たものが、患者の病状等によりやむを得ず投与を行う必要があると認めた場合。なお、ここでいう精神科の診療に係る経験を十分に有する医師とは以下のいずれにも該当するものである。

a　臨床経験を5年以上有する医師である。

b　適切な保険医療機関において3年以上の精神科の診療経験を有する医師である。なお、ここでいう適切な保険医療機関とは、医師に対する適切な研修を実施するため、常勤の指導責任者を配置した上で、研修プログラムの策定、医師に対する精神科医療に係る講義の提供、症例検討会の実施等を満たす保険医療機関を指す。

c　精神疾患に関する専門的な知識と、ICD-10（平成21年総務省告示第176号（統計法第28条及び附則第3条の規定に基づき、疾病、傷害及び死因に関する分類の名称及び分類表を定める件）の「3」の「(1) 疾病、傷害及び死因の統計分類基本分類表」に規定する分類をいう。）においてF0からF9までの全てについて主治医として治療した経験を有する。

d　精神科薬物療法に関する適切な研修を修了している。

(2) 抗不安薬、睡眠薬、抗うつ薬及び抗精神病薬の種類数は一般名で計算する。また、抗不安薬、睡眠薬、抗うつ薬及び抗精神病薬の種類については、「別紙36」(956頁)を参考にする。

(3) 参考（「別紙36」に掲げる向精神薬）

○　抗不安薬

オキサゾラム、クロキサゾラム、クロラゼプ酸二カリウム、ジアゼパム、フルジアゼパム、ブロマゼパム、メダゼパム、ロラゼパム、

アルプラゾラム，フルタゾラム，メキサゾラム，トフィソパム，フルトプラゼパム，クロルジアゼポキシド，ロフラゼプ酸エチル，タンドスピロンクエン酸塩，ヒドロキシジン塩酸塩，クロチアゼパム，ヒドロキシジンパモ酸塩，エチゾラム，ガンマオリザノール

○ 睡眠薬

ブロモバレリル尿素，抱水クロラール，エスタゾラム，フルラゼパム塩酸塩，ニトラゼパム，ニメタゼパム，ハロキサゾラム，トリアゾラム，フルニトラゼパム，ブロチゾラム，ロルメタゼパム，クアゼパム，アモバルビタール，バルビタール，フェノバルビタール，フェノバルビタールナトリウム，ペントバルビタールカルシウム，トリクロホスナトリウム，リルマザホン塩酸塩水和物，ゾピクロン，ゾルピデム酒石酸塩，エスゾピクロン，ラメルテオン，スボレキサント，レンボレキサント，メラトニン

○ 抗うつ薬

クロミプラミン塩酸塩，ロフェプラミン塩酸塩，トリミプラミンマレイン酸塩，イミプラミン塩酸塩，アモキサピン，アミトリプチリン塩酸塩，ノルトリプチリン塩酸塩，マプロチリン塩酸塩，ペモリン，ドスレピン塩酸塩，ミアンセリン塩酸塩，セチプチリンマレイン酸塩，トラゾドン塩酸塩，フルボキサミンマレイン酸塩，ミルナシプラン塩酸塩，パロキセチン塩酸塩水和物，塩酸セルトラリン，ミルタザピン，デュロキセチン塩酸塩，エスシタロプラムシュウ酸塩，ベンラファキシン塩酸塩，ボルチオキセチン臭化水素酸塩

○ 抗精神病薬

<定型薬>

クロルプロマジン塩酸塩，クロルプロマジンフェノールフタリン酸塩，ペルフェナジンフェンジゾ酸塩，ペルフェナジン，ペルフェナジンマレイン酸塩，プロペリシアジン，フルフェナジンマレイン酸塩，プロクロルペラジンマレイン酸塩，レボメプロマジンマレイン酸塩，ピパンペロン塩酸塩，オキシペルチン，スピペロン，スルピリド，ハロペリドール，ピモジド，ゾテピン，チミペロン，ブロムペリドール，クロカプラミン塩酸塩水和物，スルトプリド塩酸塩，モサプラミン塩酸塩，ネモナプリド，レセルピン，ハロペリドールデカン酸エステル，フルフェナジンデカン酸エステル

<非定型薬>

リスペリドン，クエチアピンフマル酸塩，ペロスピロン塩酸塩水和物（ペロスピロン塩酸塩），オランザピン，アリピプラゾール（アリピプラゾール水和物），ブロナンセリン，クロザピン，パリペリドン，パリペリドンパルミチン酸エステル，アセナピンマレイン酸塩，ブレクスピプラゾール，ルラシドン塩酸塩

(4) 向精神薬多剤投与を行った保険医療機関は，毎年度4月，7月，10月，1月に，前月までの3か月間の向精神薬多剤投与の状況を「別紙様式40」（960頁）を用いて地方厚生（支）局長に報告する。

◇ 内服薬多剤投与・向精神薬長期処方の場合の処方料の算定方法

(1) 処方料における内服薬の種類については，F 200薬剤の「注3」における内服薬の種類と同様の取扱いとする。なお，当該処方に係る内服薬の投薬が6種類以下の場合又は外用薬，屯服薬のみの投薬の場合は「3」で算定する。

(2) 臨時的に内服薬の追加投与等を行った場合の取扱いについては，F 200薬剤の「内服薬多剤投与の場合の薬剤料の算定方法」に準じる。

(3) 「不安若しくは不眠の症状を有する患者に対して1年以上継続して別に厚生労働大臣が定める薬剤の投薬を行った場合（以下「向精神薬長期処方」という。）」とは，薬効分類上の抗不安剤，催眠鎮静剤，精

2   1以外の場合であって，7種類以上の内服薬の投薬（臨時の投薬であって，投薬期間が2週間以内のもの及び区分番号A 001に掲げる再診料の注12に掲げる地域包括診療加算を算定するものを除く。）を行った場合又は不安若しくは不眠の症状を有する患者に対して1年以上継続して別に厚生労働大臣が定める薬剤の投薬（当該症状を有する患者に対する診療を行うにつき十分な経験を有する医師が行う場合又は精神科の

医師の助言を得ている場合その他これに準
ずる場合を除く。）を行った場合　**29点**

3　1及び2以外の場合　　　　　**42点**
注1　入院中の患者以外の患者に対する1回
　　の処方について算定する。
　2　麻薬，向精神薬，覚醒剤原料又は毒薬
　　を処方した場合は，**麻薬等加算**として，
　　1処方につき**1点**を所定点数に加算す
　　る。
　3　入院中の患者に対する処方を行った場
　　合は，当該処方の費用は，第1章第2部
　　第1節に掲げる入院基本料に含まれるも
　　のとする。
　4　3歳未満の乳幼児に対して処方を行っ
　　た場合は，**乳幼児加算**として，1処方に
　　つき**3点**を所定点数に加算する。

　5　診療所又は許可病床数が200床未満の
　　病院である保険医療機関において，入院
　　中の患者以外の患者（別に厚生労働大臣
　　が定める疾患を主病とするものに限る。）
　　に対して薬剤の処方期間が28日以上の処
　　方を行った場合は，**特定疾患処方管理加
　　算**として，月1回に限り，1処方につき
　　56点を所定点数に加算する。

神神経用剤又はその他の中枢神経系用薬のいずれかに該当する医薬品
のうち，ベンゾジアゼピン受容体作動薬を1年以上にわたって，同一
の成分を同一の1日当たり用量で連続して処方している場合をいう。
なお，定期処方と屯服間の変更については，同一の1日当たり用量に
は該当しない。また，以下のいずれかに該当する医師が行った処方又
は当該処方の直近1年以内に精神科の医師からの助言を得て行ってい
る処方については，向精神薬長期処方に該当せず，「3」を算定する。
　ア　不安又は不眠に係る適切な研修を修了した医師である。
　イ　精神科薬物療法に係る適切な研修を修了した医師である。
◆　厚生労働大臣が定める薬剤
　抗不安剤，催眠鎮静剤，精神神経用剤又はその他の中枢神経系用薬の
いずれかに該当する医薬品のうち，不安又は不眠症の効能又は効果を有
し，医師による特別な医学管理を必要とするものであること。

◇　麻薬，向精神薬，覚醒剤原料又は毒薬加算について
　内服薬，浸煎薬及び屯服薬，外用薬等の区分，剤数，用法用量等の如
何にかかわらず，1処方につき1点を所定点数に加算する。

◇　乳幼児加算について
　複数の診療科を標榜する保険医療機関において，2以上の診療科で，
異なる医師が3歳未満の乳幼児に対して処方を行った場合は，それぞれ
の処方について「注4」による乳幼児加算を算定することができる。
◇　特定疾患処方管理加算について
(1)　別に厚生労働大臣が定める疾患（以下，この項において「特定疾患」
　という。）を主病とする患者について，プライマリ機能を担う地域の
　かかりつけ医師が総合的に病態分析を行い，それに基づく処方管理を
　行うことを評価したものであり，診療所又は許可病床数が200床未満
　の病院においてのみ算定する。
(2)　同一暦月に処方料とF400処方箋料を算定する場合にあっては，処
　方料又はF400処方箋料のいずれか一方の加算として月1回に限り算
　定する。
(3)　当該加算は，長期投薬の際の病態分析及び処方管理の評価の充実を
　図るものであり，特定疾患に対する薬剤の処方期間が28日以上の場合
　に算定する。ただし，当該患者に処方された薬剤の処方期間が全て28
　日以上である必要はない。
(4)　主病とは，当該患者の全身的な医学管理の中心となっている特定疾
　患をいうものであり，2以上の診療科にわたり受診している場合にお
　いては，主病と認められる特定疾患の治療に当たっている診療科にお
　いてのみ算定する。
(5)　初診料を算定した初診の日においても算定できる。
(6)　投薬は本来直接本人を診察した上で適切な薬剤を投与すべきである
　が，やむを得ない事情で看護等に当たっている者から症状を聞いて薬
　剤を投与した場合においても算定できる。
(7)　別に厚生労働大臣が定める疾患名は，「疾病，傷害及び死因の統計
　分類基本分類表（平成27年総務省告示第35号）」（以下「分類表」とい
　う。）に規定する分類に該当する疾患の名称であるが，疾患名につい
　て各医療機関での呼称が異なっていても，その医学的内容が分類表上

の対象疾患名と同様である場合は算定の対象となる。ただし，混乱を避けるため，できる限り分類表上の名称を用いることが望ましい。

◆　特定疾患処方管理加算の対象疾患

分類表に規定する疾病のうち次の疾病

結核

悪性新生物

甲状腺障害

処置後甲状腺機能低下症

スフィンゴリピド代謝障害及びその他の脂質蓄積障害

ムコ脂質症

リポ蛋白代謝障害及びその他の脂（質）血症（家族性高コレステロール血症等の遺伝性疾患に限る。）

リポジストロフィー

ローノア・ベンソード腺脂肪腫症

虚血性心疾患

不整脈

心不全

脳血管疾患

一過性脳虚血発作及び関連症候群

単純性慢性気管支炎及び粘液膿性慢性気管支炎

詳細不明の慢性気管支炎

その他の慢性閉塞性肺疾患

肺気腫

喘息

喘息発作重積状態

気管支拡張症

胃潰瘍

十二指腸潰瘍

胃炎及び十二指腸炎

肝疾患（経過が慢性なものに限る。）

慢性ウイルス肝炎

アルコール性慢性膵炎

その他の慢性膵炎

思春期早発症

性染色体異常

アナフィラキシー

ギラン・バレー症候群

6　別に厚生労働大臣が定める施設基準に適合しているものとして地方厚生局長等に届け出た保険医療機関（許可病床数が200床以上の病院に限る。）において，治療の開始に当たり投薬の必要性，危険性等について文書により説明を行った上で抗悪性腫瘍剤を処方した場合には，**抗悪性腫瘍剤処方管理加算**として，月1回に限り，1処方につき**70点**を所定点数に加算する。

7　区分番号A000に掲げる初診料の注2又は注3，区分番号A002に掲げる外来診療料の注2又は注3を算定する保険医療機関において，別に厚生労働大臣が定める薬剤を除き，**1処方につき投与期間が30日以上の投薬を行った場合には，所**

◇　抗悪性腫瘍剤処方管理加算について

(1)　入院中の患者以外の悪性腫瘍の患者に対して，抗悪性腫瘍剤による投薬の必要性，副作用，用法・用量，その他の留意点等について文書で説明し同意を得た上で，抗悪性腫瘍剤の適正使用及び副作用管理に基づく処方管理のもとに悪性腫瘍の治療を目的として抗悪性腫瘍剤が処方された場合に算定する。

(2)　同一暦月に処方料とF400処方箋料を算定する場合にあっては，処方料又はF400処方箋料のいずれか一方の加算として月1回に限り算定する。

(3)　加算対象となる抗悪性腫瘍剤は，薬効分類上の腫瘍用薬とする。

◇　30日以上投与減算について

A000初診料の「注2」又は「注3」，A002外来診療料の「注2」又は「注3」を算定する保険医療機関において，以下の(1)から(10)までに定める薬剤を除き，1処方につき投与期間が30日以上の投薬を行った場合には，所定点数の100分の40に相当する点数により算定する。

(1)　薬効分類が抗てんかん剤のもので，てんかんに対して用いた場合

定点数の100分の40に相当する点数により算定する。

8　別に厚生労働大臣が定める施設基準に適合しているものとして地方厚生局長等に届け出た保険医療機関において投薬を行った場合には，**外来後発医薬品使用体制加算**として，当該基準に係る区分に従い，1処方につき次に掲げる点数をそれぞれ所定点数に加算する。

イ　**外来後発医薬品使用体制加算1**
8点

ロ　**外来後発医薬品使用体制加算2**
7点

ハ　**外来後発医薬品使用体制加算3**
5点

9　抗不安薬，睡眠薬，抗うつ薬又は抗精神病薬（以下この区分番号及び区分番号F400において「抗不安薬等」という。）が処方されていた患者であって，当該処方の内容を総合的に評価及び調整し，当該患者に処方する抗不安薬等の種類数又は投薬量が減少したものについて，薬剤師，看護師又は准看護師に対し，薬剤の種類数又は投薬量が減少したことによる症状の変化等の確認を指示した場合に，**向精神薬調整連携加算**として，月1回に限り，1処方につき**12点**を所定点数に加算する。ただし，同一月において，区分番号A250に掲げる薬剤総合評価調整加算及び区分番号B008-2に掲げる薬剤総合評価調整管理料は別に算定できない。

(2)　薬効分類の小分類が甲状腺ホルモン製剤のもので，甲状腺の障害に対して用いた場合

(3)　薬効分類が副腎ホルモン剤のもので，副腎性器障害又は副腎皮質機能不全に対して用いた場合

(4)　薬効分類が卵胞ホルモン及び黄体ホルモン剤のもので，卵巣除去後機能不全その他の卵巣機能不全に対して用いた場合

(5)　薬効分類の小分類が合成ビタミンD製剤のもので，副甲状腺機能低下症又は偽性副甲状腺機能低下症に対して用いた場合

(6)　薬効分類が乳幼児用剤のもので，フェニルケトン尿症，楓糖尿症，ホモシスチン尿症又はガラクトース血症に対して用いた場合

(7)　薬効分類が抗ウイルス剤のもので，後天性免疫不全症候群の病原体に感染している者に対して用いた場合

(8)　薬効分類が血液製剤類のもので，血友病の者に対して用いた場合

(9)　薬効分類がその他の腫瘍用薬のもので，慢性骨髄性白血病に対して用いた場合

(10)　(1)から(9)までの内服薬と併用する薬効分類が健胃消化剤のもので，(1)から(9)までに該当する疾患に対して用いた場合

◆　30日以上投与減算の除外対象薬剤
投与期間が30日以上必要なものであること。

◇　外来後発医薬品使用体制加算について

(1)　後発医薬品の品質，安全性，安定供給体制等の情報を収集・評価し，その結果を踏まえ後発医薬品の採用を決定する体制が整備されている保険医療機関を評価したものであり，診療所においてのみ算定する。

(2)　当該保険医療機関において調剤した後発医薬品のある先発医薬品及び後発医薬品を合算した規格単位数量に占める後発医薬品の規格単位数量の割合が75％以上，85％以上又は90％以上であるとともに，外来において後発医薬品（ジェネリック医薬品）の使用を積極的に行っている旨を当該保険医療機関の見やすい場所に掲示している保険医療機関において，1処方につき5点，7点又は8点を所定点数に加算する。

◇　向精神薬調整連携加算について

(1)　直近の処方が向精神薬多剤投与又は向精神薬長期処方に該当する患者であって，当該処方において直近の処方から抗不安薬等の種類数又は1日当たり用量が減少したものについて，薬剤師又は看護職員に処方内容の変更に伴う心身の状態の変化について確認を指示した場合に算定する。指示に当たっては，処方の変更点を説明するとともに，独立行政法人医薬品医療機器総合機構（PMDA）による「PMDAからの医薬品適正使用のお願い（No.11　2017年3月）」又は睡眠薬の適正使用及び減量・中止のための診療ガイドラインに関する研究班（平成24年度厚生労働科学研究・障害者対策総合研究事業）が作成した「睡眠薬の適正な使用と休薬のための診療ガイドライン」等を参考に特に留意すべき症状等について具体的に指示をする。

(2)　(1)における「抗不安薬等の種類数の減少」については，一般名で種類数を計算した場合に抗不安薬等の種類数が減少している場合をいう。また，「抗不安薬等の1日当たり用量の減少」には，一般名で用量を計算した場合に抗不安薬等の用量が減少している場合をいい，定期処方を屯服に変更した場合が含まれる。

第3節 薬 剤 料

区分

F 200 薬剤　薬剤料は，次の各区分ごとに所定
単位につき，**薬価が15円以下であ
る場合は1点とし，15円を超える
場合は10円又はその端数を増すご
とに1点を所定点数に加算**する。

使用薬剤	単位
内服薬及び	
浸煎薬	1剤1日分
屯服薬	1回分
外用薬	1調剤

注1　特別入院基本料等を算定している病棟
を有する病院に入院している患者であっ
て入院期間が1年を超えるものに対する
同一月の投薬に係る薬剤料と注射に係る
薬剤料とを合算して得た点数（以下この
表において**「合算薬剤料」**という。）が，
220点にその月における当該患者の入院
日数を乗じて得た点数を超える場合（悪
性新生物その他の特定の疾患に罹患して
いる患者に対して投薬又は注射を行った
場合を除く。）には，当該合算薬剤料は，
所定点数にかかわらず，**220点にその月
における当該患者の入院日数を乗じて得
た点数**により算定する。

2　**1処方につき3種類以上の抗不安薬，
3種類以上の睡眠薬，3種類以上の抗う
つ薬，3種類以上の抗精神病薬又は4種
類以上の抗不安薬及び睡眠薬の投薬**（臨
時の投薬等のもの及び3種類の抗うつ薬
又は3種類の抗精神病薬を患者の病状等
によりやむを得ず投与するものを除く。）
を行った場合には，抗不安薬，睡眠薬，
抗うつ薬及び抗精神病薬に係る薬剤料に
限り，**所定点数の100分の80に相当する**

◇　薬剤について

(1)　医事会計システムの電算化が行われていない保険医療機関は，地方
厚生（支）局長に届出を行った上で，所定単位当たりの薬価が175円（17
点）以下のものについては，薬剤名及び投与量等の記載を省略できる。
(平成14年4月改正)

(2)　1回の処方において，2種類以上の内服薬を調剤する場合には，そ
れぞれの薬剤を個別の薬包等に調剤しても，服用時点及び服用回数が
同じであるものについては，次の場合を除き1剤として算定する。
ア　配合不適等調剤技術上の必要性から個別に調剤した場合
イ　固形剤と内用液剤の場合
ウ　内服錠とチュアブル錠等のように服用方法が異なる場合

(3)　被保険者が保険医より薬品の授与を受け，持ち帰りの途中又は自宅
において薬品を紛失したために（天災地変の他やむを得ない場合を除
く。）保険医が再交付した場合は，その薬剤の費用は，被保険者の負
担とする。

◇　薬剤の容器・小型吸入器等について

(1)　投薬時において薬剤の容器を交付する場合は，その実費を徴収でき
る。

(2)　患者に直接投薬する目的で製品化されている薬剤入りチューブ及び
薬剤入り使い捨て容器のように再使用できない薬剤の容器について
は，患者に容器代金を負担させることは認められない。

(3)　保険医療機関が患者に喘息治療剤の施用のため小型吸入器及び鼻
腔・口腔内治療剤の施用のため噴霧・吸入用器具（散粉器）を交付し
た場合は，患者にその実費負担を求めることができるが，患者が当該
吸入器を返還した場合には当該実費を返還しなければならない。

◇　合算薬剤料について

(1)　「その他の特定の疾患」とは，「難病の患者に対する医療等に関す
る法律」第5条第1項に規定する指定難病（同法第7条第4項に規定
する医療受給者証を交付されている患者（同条第1項各号に規定する
特定医療費の支給認定に係る基準を満たすものとして診断を受けたも
のを含む。）に係るものに限る。）又は「特定疾患治療研究事業につい
て」に掲げる疾患（当該疾患に罹患しているものとして都道府県知事
から受給者証の交付を受けているものに限る。ただし，スモンについ
ては過去に公的な認定を受けたことが確認できる場合等を含む。）を
いう。

(2)　特別入院基本料等を算定する病棟を有する病院の長期入院患者に係
る入院期間の算定は，当該特別入院基本料等を算定する病棟を有する
病院となる以前からの入院期間を通算する。
　また，入院期間の算定は第1章第2部入院料等の通則の例に準じる。

◇　向精神薬多剤投与の場合の薬剤料の算定方法

(1)　「注2」については，F 100処方料の「向精神薬多剤投与の場合の
処方料の算定方法」に準じる。

(2)　「注2」の算定は，外来の場合に限る。なお，「1処方」とは処方
料の算定単位となる処方をいう。

点数により算定する。

3　注２以外の場合であって，**１処方につき７種類以上の内服薬の投薬**（臨時の投薬であって，投薬期間が２週間以内のもの及び区分番号Ａ001に掲げる再診料の注12に掲げる地域包括診療加算又は区分番号Ｂ001-2-9に掲げる地域包括診療料を算定するものを除く。）を行った場合には，**所定点数の100分の90に相当する点数**により算定する。

4　区分番号Ａ000に掲げる初診料の注２又は注３，区分番号Ａ002に掲げる外来診療料の注２又は注３を算定する保険医療機関において，別に厚生労働大臣が定める薬剤を除き，**１処方につき投与期間が30日以上の投薬**を行った場合には，**所定点数の100分の40に相当する点数**により算定する。

5　健康保険法第85条第１項及び高齢者医療確保法第74条第１項に規定する入院時食事療養費に係る食事療養又は健康保険法第85条の２第１項及び高齢者医療確保法第75条第１項に規定する入院時生活療養費に係る生活療養の食事の提供たる療養を受けている患者又は入院中の患者以外の患者に対して投与されたビタミン剤については，当該患者の疾患又は症状の原因がビタミンの欠乏又は代謝異常であることが明らかであり，かつ，必要なビタミンを食事により摂取することが困難である場合その他これに準ずる場合であって，医師が当該ビタミン剤の投与が有効であると判断したときを除き，これを算定しない。

◇　内服薬多剤投与の場合の薬剤料の算定方法

(1)　「注３」の算定は，外来の場合に限り，１処方のうち，内服薬についてのみ対象とする。この場合の「種類」については，次のように計算する。なお，「１処方」とは処方料の算定単位となる処方をいう。

　ア　錠剤，カプセル剤については，１銘柄ごとに１種類と計算する。
　イ　散剤，顆粒剤及び液剤については，１銘柄ごとに１種類と計算する。
　ウ　イの薬剤を混合して服薬できるよう調剤を行ったものについては，１種類とする。
　エ　薬剤料に掲げる所定単位当たりの薬価が205円以下の場合には，１種類とする。

(2)　「注３」の「所定点数」とは，１処方のうちの全ての内服薬の薬剤料をいう。

(3)　「注３」の算定は，常態として投与する内服薬が７種類以上の場合に行い，臨時に投与する薬剤については対象としない。

(4)　(3)の臨時に投与する薬剤とは連続する投与期間が２週間以内のものをいい，２週間を超える投与期間の薬剤にあっては常態として投与する薬剤として扱う。なお，投与中止期間が１週間以内の場合は，連続する投与とみなして投与期間を計算する。

(5)　臨時的に内服薬の追加投与等を行った結果，１処方につき内服薬が７種類以上となる場合において，傷病名欄からその必要性が明らかでない場合には，診療報酬明細書の摘要欄にその必要性を記載する。

◇　「注４」については，Ｆ100処方料の「30日以上投与減算について」に準じる。

◆　30日以上投与減算の除外対象薬剤
投与期間が30日以上必要なものであること。

◇　ビタミン剤の算定について

(1)　「ビタミン剤」とは，内服薬及び注射薬をいうものであり，また，ビタミンを含有する配合剤を含む。

(2)　ビタミン剤に係る薬剤料が算定できるのは，医師が当該ビタミン剤の投与が有効であると判断し，適正に投与された場合に限られるものであり，医師が疾患の特性により投与の必要性を認める場合のほか，具体的には，次のような場合をいう。ただし，薬事承認の内容に従って投与された場合に限る。

　ア　患者の疾患又は症状の原因がビタミンの欠乏又は代謝障害であることが明らかであり，かつ，必要なビタミンを食事により摂取することが困難である場合（例えば，悪性貧血のビタミンB_{12}の欠乏等，診察及び検査の結果から当該疾患又は症状が明らかな場合）

　イ　患者が妊産婦，乳幼児等（手術後の患者及び高カロリー輸液療法実施中の患者を含む。）であり，診察及び検査の結果から食事からのビタミンの摂取が不十分であると診断された場合

　ウ　患者の疾患又は症状の原因がビタミンの欠乏又は代謝障害であると推定され，かつ，必要なビタミンを食事により摂取することが困難である場合

　エ　重湯等の流動食及び軟食のうち，一分がゆ，三分がゆ又は五分がゆを食している場合

　オ　無菌食，フェニールケトン尿症食，楓糖尿症食，ホモシスチン尿症食又はガラクトース血症食を食している場合

F
投薬

6　使用薬剤の薬価は，別に厚生労働大臣
　が定める。

第4節　特定保険医療材料料

区分

F 300 特定保険医療材料　材料価格を10円で除して得た点数

注　支給した特定保険医療材料の材料価格
　は，別に厚生労働大臣が定める。

第5節　処方箋料

区分

F 400 処方箋料

1　3種類以上の抗不安薬，3種類以上の睡
　眠薬，3種類以上の抗うつ薬，3種類以上
　の抗精神病薬又は4種類以上の抗不安薬及
　び睡眠薬の投薬（臨時の投薬等のもの及び
　3種類の抗うつ薬又は3種類の抗精神病薬
　を患者の病状等によりやむを得ず投与する
　ものを除く。）を行った場合　　　　**20点**
2　1以外の場合であって，7種類以上の内
　服薬の投薬（臨時の投薬であって，投薬期
　間が2週間以内のもの及び区分番号A001
　に掲げる再診料の注12に掲げる地域包括診
　療加算を算定するものを除く。）を行った
　場合又は不安若しくは不眠の症状を有する
　患者に対して1年以上継続して別に厚生労
　働大臣が定める薬剤の投薬（当該症状を有
　する患者に対する診療を行うにつき十分な
　経験を有する医師が行う場合又は精神科の
　医師の助言を得ている場合その他これに準
　ずる場合を除く。）を行った場合　　**32点**
3　1及び2以外の場合　　　　　　　**60点**
注1　保険薬局において調剤を受けるために
　　処方箋を交付した場合に，交付1回につ
　　き算定する。

(3)　ビタミン剤に係る薬剤料を算定する場合には，当該ビタミン剤の投与が必要かつ有効と判断した趣旨を具体的に診療録及び診療報酬明細書に記載しなければならない。ただし，病名によりビタミン剤の投与が必要，かつ，有効と判断できる場合は趣旨を診療報酬明細書に記載することは要しない。

◇　処方箋料について

(1)　医師が処方する投薬量については，予見することができる必要期間に従ったものでなければならず，30日を超える長期の投薬を行うに当たっては，長期の投薬が可能な程度に病状が安定し，服薬管理が可能である旨を医師が確認するとともに，病状が変化した際の対応方法及び当該保険医療機関の連絡先を患者に周知する。
　なお，上記の要件を満たさない場合は，原則として次に掲げるいずれかの対応を行う。
ア　30日以内に再診を行う。
イ　許可病床数が200床以上の保険医療機関にあっては，患者に対して他の保険医療機関（許可病床数が200床未満の病院又は診療所に限る。）に文書による紹介を行う旨の申出を行う。
ウ　患者の病状は安定しているものの服薬管理が難しい場合には，分割指示に係る処方箋を交付する。
(2)　保険薬局で保険調剤を受けさせるために，患者に「保険医療機関及び保険医療養担当規則」（昭和32年厚生省令第15号）に定められている様式の完備した処方箋（院外処方箋）を交付した場合に限り算定し，その処方箋に処方した剤数，投与量（日分数）等の如何にかかわらず，1回として算定する。なお，分割指示に係る処方箋を発行する場合は，「保険医療機関及び保険医療養担当規則」に定められている「様式第二号の二」を用いることとし，分割の回数は3回までとする。また，患者に対し，調剤を受ける度に別紙を含む分割指示に係る処方箋の全てを保険薬局に提出するよう指導する。
(3)　同一の保険医療機関が一連の診療に基づいて，同時に，同一の患者に2枚以上の処方箋を交付した場合は，1回として算定する。
(4)　複数の診療科を標榜する保険医療機関において，2以上の診療科で，異なる医師が処方した場合は，それぞれの処方につき処方箋料を算定することができる。
(5)　「1」については，F100処方料の「向精神薬多剤投与の場合の処方料の算定方法」に準じる。
(6)　「2」において，処方箋料における内服薬の種類については，F200薬剤の「注3」における内服薬の種類と同様の取扱いとする。なお，当該処方に係る内服薬の投薬が6種類以下の場合又は外用薬，屯服薬のみの投薬の場合は本区分の「3」で算定する。

F
投薬

(7)　「2」において，臨時的に内服薬の追加投与等を行った結果，1処方につき内服薬が7種類以上となる場合には，処方箋の備考欄にその必要性を記載する。

　　その他，臨時的に内服薬の追加投与を行った場合の取扱いについては，F 200薬剤の「内服薬多剤投与の場合の薬剤料の算定方法」に準じる。

(8)　「2」において，「不安若しくは不眠の症状を有する患者に対して1年以上継続して別に厚生労働大臣が定める薬剤の投薬を行った場合」については，F 100処方料の「内服薬多剤投与・向精神薬長期処方の場合の処方料の算定方法」の(3)に準じる。

(9)　同一の患者に対して，同一診療日に，一部の薬剤を院内において投薬し，他の薬剤を院外処方箋により投薬することは，原則として認められない。

　　また，注射器，注射針又はその両者のみを処方箋により投与することは認められない。

(10)　保険薬局に訪問薬剤管理指導を依頼している場合は，当該保険医療機関はC 008在宅患者訪問薬剤管理指導料を算定できない。保険薬局から情報提供があった場合は，当該保険医療機関は文書を診療録等に添付する。なお，地方厚生（支）局長に届出を行った保険薬局が在宅患者訪問薬剤管理指導料を算定できるのは月に4回（末期の悪性腫瘍の患者，注射による麻薬の投与が必要な患者及び中心静脈栄養法の対象患者については，週2回かつ月8回）に限られる。

(11)　「保険医療機関及び保険医療養担当規則」において，投与量に限度が定められている医薬品及び貼付剤については，リフィル処方箋による処方を行うことはできない。

◆　厚生労働大臣が定める薬剤
　抗不安剤，催眠鎮静剤，精神神経用剤又はその他の中枢神経系用薬のいずれかに該当する医薬品のうち，不安又は不眠症の効能又は効果を有し，医師による特別な医学管理を必要とするものであること。

◇　「注2」については，F 100処方料の「30日以上投与減算について」に準じる。

◆　30日以上投与減算の除外対象薬剤
　投与期間が30日以上必要なものであること。

2　区分番号A 000に掲げる初診料の注2又は注3，区分番号A 002に掲げる外来診療料の注2又は注3を算定する保険医療機関において，別に厚生労働大臣が定める薬剤を除き，**1処方につき投与期間が30日以上の投薬を行った場合**（保険医療機関及び保険医療養担当規則（昭和32年厚生省令第15号）第20条第3号ロ及び高齢者の医療の確保に関する法律の規定による療養の給付等の取扱い及び担当に関する基準(昭和58年厚生省告示第14号)第20条第4号ロに規定するリフィル処方箋を交付する場合であって，当該リフィル処方箋の1回の使用による投与期間が29日以内の投薬を行った場合を除く。）には，**所定点数の100分の40に相当する点数**により算定する。

3　3歳未満の乳幼児に対して処方箋を交付した場合は，**乳幼児加算**として，処方箋の交付1回につき**3点**を所定点数に加算する。

◇　乳幼児加算は，F 100処方料に準じる。

4　診療所又は許可病床数が200床未満の病院である保険医療機関において，入院中の患者以外の患者（別に厚生労働大臣

◇　特定疾患処方管理加算は，F 100処方料に準じる。ただし，F100処方料の「特定疾患処方管理加算について」の(3)に規定する「特定疾患に対する薬剤の処方期間が28日以上」については，「特定疾患に対す

が定める疾患を主病とするものに限る。）に対して薬剤の処方期間が28日以上の処方（リフィル処方箋の複数回の使用による合計の処方期間が28日以上の処方を含む。）を行った場合は，**特定疾患処方管理加算**として，月1回に限り，1処方につき**56点**を所定点数に加算する。

5　別に厚生労働大臣が定める施設基準に適合しているものとして地方厚生局長等に届け出た保険医療機関（許可病床数が200床以上の病院に限る。）において，治療の開始に当たり投薬の必要性，危険性等について文書により説明を行った上で抗悪性腫瘍剤に係る処方箋を交付した場合には，**抗悪性腫瘍剤処方管理加算**として，月1回に限り，処方箋の交付1回につき**70点**を所定点数に加算する。

6　別に厚生労働大臣が定める施設基準を満たす保険医療機関において，薬剤の一般的名称を記載する処方箋を交付した場合は，当該処方箋の内容に応じ，次に掲げる点数を処方箋の交付1回につきそれぞれ所定点数に加算する。

イ　一般名処方加算1　　　**10点**
ロ　一般名処方加算2　　　**8点**

7　抗不安薬等が処方されていた患者であって，当該処方の内容を総合的に評価及び調整し，当該患者に処方する抗不安薬等の種類数又は投薬量が減少したものについて，薬剤師に対し，薬剤の種類数又は投薬量が減少したことによる症状の変化等の確認を指示した場合に，**向精神薬調整連携加算**として，月1回に限り，1処方につき**12点**を所定点数に加算する。ただし，同一月において，区分番号A250に掲げる薬剤総合評価調整加算及び区分番号B008-2に掲げる薬剤総合評価調整管理料は別に算定できない。

8　1，2及び3について，直近3月に処方箋を交付した回数が一定以上である保険医療機関が，別表第三調剤報酬点数表区分番号00調剤基本料に掲げる特別調剤基本料Aを算定する薬局であって，当該保険医療機関から集中的に処方箋を受け付けているものと不動産取引等その他の特別な関係を有する場合は，1，2又は

る薬剤の処方期間が28日以上（リフィル処方箋の複数回の使用による合計の処方期間が28日以上の場合を含む。）」と読み替えるものとする。

◆　特定疾患処方管理加算の対象疾患
　　F100処方料の「特定疾患処方管理加算の対象疾患」を参照。

◇　抗悪性腫瘍剤処方管理加算は，F100処方料に準じる。

◇　別に厚生労働大臣が定める施設基準を満たす保険医療機関が，後発医薬品のある医薬品について，薬価基準に収載されている品名に代えて，一般的名称に剤形及び含量を付加した記載（以下「一般名処方」という。）による処方箋を交付した場合に限り算定できる。交付した処方箋に含まれる医薬品のうち，後発医薬品のある全ての医薬品（2品目以上の場合に限る。）が一般名処方されている場合には一般名処方加算1を，1品目でも一般名処方されたものが含まれている場合には一般名処方加算2を，処方箋の交付1回につきそれぞれ加算する。品目数については，一般的名称で計算する。ただし，投与経路が異なる場合は，一般的名称が同一であっても，別品目として計算する。

　なお，一般名処方とは，単に医師が先発医薬品か後発医薬品かといった個別の銘柄にこだわらずに処方を行っているものである。

　また，一般名処方を行った場合の「処方箋料について」の(6)の取扱いにおいて，「種類」の計算に当たっては，該当する医薬品の薬価のうち最も低いものの薬価とみなす。

◇　「注7」については，F100処方料の「向精神薬調整連携加算について」に準じる。

◇　「直近3月に処方箋を交付した回数が一定以上である保険医療機関が，調剤報酬点数表「00」調剤基本料の4に規定する特別調剤基本料Aを算定する薬局であって，当該保険医療機関から集中的に処方箋を受け付けているものと不動産取引等その他の特別の関係を有する場合」とは，以下のいずれにも該当する医療機関が処方箋を交付する場合をいう。

ア　直近3月の処方箋を交付した回数が12,000回を超えること。
イ　保険薬局(調剤点数表「00」の4に規定する特別調剤基本料Aを

3の所定点数に代えて，それぞれ**18点**，**29点**又は**42点**を算定する。

算定しているものに限る。）と不動産取引等その他の特別な関係を有している保険医療機関であること。

ウ　当該特別な関係を有する保険薬局の当該保険医療機関に係る処方箋による調剤の割合が9割を超えていること。なお，当該保険医療機関に係る処方箋による調剤の割合については，「特掲診療料施設基準通知」の第88の2の(3)の取扱いに準じる。

第6節　調剤技術基本料

区分

F 500　調剤技術基本料

　1　入院中の患者に投薬を行った場合　**42点**
　2　その他の患者に投薬を行った場合　**14点**
注1　薬剤師が常時勤務する保険医療機関において投薬を行った場合（処方箋を交付した場合を除く。）に算定する。
　2　同一の患者につき同一月内に調剤技術基本料を算定すべき投薬を2回以上行った場合においては，調剤技術基本料は月1回に限り算定する。
　3　1において，調剤を院内製剤の上行った場合は，**院内製剤加算**として**10点**を所定点数に加算する。

◇　調剤技術基本料について

(1)　重複投薬の防止等保険医療機関内における調剤の管理の充実を図るとともに投薬の適正を確保することを目的としており，薬剤師が常態として勤務する保険医療機関において，薬剤師の管理のもとに調剤が行われた場合に，患者1人につき，月1回に限り算定する。

(2)　同一医療機関において同一月内に処方箋の交付がある場合は，調剤技術基本料は算定できない。

◇　院内製剤加算について

(1)　薬価基準に収載されている医薬品に溶媒，基剤等の賦形剤を加え，当該医薬品とは異なる剤形の医薬品を院内製剤の上調剤した場合に，次の場合を除き算定できる。

　ア　調剤した医薬品と同一規格を有する医薬品が薬価基準に収載されている場合

　イ　散剤を調剤した場合

　ウ　液剤を調剤する場合であって，薬事承認の内容が用時溶解して使用することとなっている医薬品を交付時に溶解した場合

　エ　1種類のみの医薬品を水に溶解して液剤とする場合（安定剤，溶解補助剤，懸濁剤等製剤技術上必要と認められる添加剤を使用した場合及び調剤技術上，ろ過，加温，滅菌行為をなす必要があって，これらの行為を行った場合を除く。）

(2)　上記(1)にかかわらず，剤形が変わらない場合であっても，次に該当する場合には，院内製剤加算が算定できる。ただし，調剤した医薬品と同一規格を有する医薬品が薬価基準に収載されている場合を除く。

　ア　同一剤形の2種類以上の既製剤（賦形剤，矯味矯臭剤等を除く。）を混合した場合（散剤及び顆粒剤を除く。）

　イ　安定剤，溶解補助剤，懸濁剤等製剤技術上必要と認められる添加剤を加えて調剤した場合

　ウ　調剤技術上，ろ過，加温，滅菌行為をなす必要があって，これらの行為を行った場合

(3)　(1)，(2)にかかわらず調剤した医薬品を，原料とした医薬品の承認内容と異なる用法・用量あるいは効能・効果で用いる場合は院内製剤加算は算定できない。

　4　区分番号B008に掲げる薬剤管理指導料又は区分番号C008に掲げる在宅患者訪問薬剤管理指導料を算定している患者については，算定しない。

◇　同一月にB008薬剤管理指導料又はC008在宅患者訪問薬剤管理指導料を算定している場合には，調剤技術基本料は算定しない。

第6部　注　射

通　則

1　注射の費用は，第1節及び第2節の各区分の所定点数を合算した点数により算定する。

2　注射に当たって，別に厚生労働大臣が定める保険医療材料（以下この部において「**特定保険医療材料**」という。）を使用した場合は，前号により算定した点数及び第3節の所定点数を合算した点数により算定する。

◇　注射の費用について

(1)　注射に係る費用は，第1節注射料，第2節薬剤料及び第3節特定保険医療材料料（別に厚生労働大臣が定める保険医療材料のうち注射に当たり使用したものの費用に限る。）に掲げる所定点数を合算した点数によって算定する。

(2)　特定入院料等注射の手技料を含む点数を算定した場合は，「通則3」から「通則5」までの加算は算定できない。なお，「薬価基準」に収載されている臨床試用医薬品を使用した場合は，第2節薬剤料は算定せず，第1節注射料及び第3節特定保険医療材料料のみ算定する。

(3)　G001静脈内注射，G004点滴注射，G005中心静脈注射及びG006植込型カテーテルによる中心静脈注射に係る穿刺部位のガーゼ交換等の処置料及び材料料は，別に算定できない。

(4)　手術当日に，手術（自己血貯血を除く）に関連して行う注射の手技料は，術前，術後にかかわらず算定できない。

◆　医薬品サンプルについて

(1)　臨床試用医薬品に係る保険請求上の取扱い

　　臨床試用医薬品は，医療保険上の給付対象となる「薬剤」には該当しないものであり，したがって，臨床試用医薬品に係る薬剤料については，保険請求は認められない。

(2)　注射料等の取扱い

　　臨床試用医薬品が「使用薬剤の薬価（薬価基準）」に収載されている医薬品である限り，当該臨床試用医薬品に係る注射料等の技術料については，保険請求が認められる。

3　生物学的製剤注射を行った場合は，**生物学的製剤注射加算**として，前2号により算定した点数に**15点**を加算する。

◇　生物学的製剤注射加算について

(1)　「通則3」の生物学的製剤注射加算を算定できる注射薬は，トキソイド，ワクチン及び抗毒素であり，注射の方法にかかわらず，次に掲げる薬剤を注射した場合に算定できる。

ア　働乾燥組織培養不活化狂犬病ワクチン

イ　組換え沈降B型肝炎ワクチン（酵母由来）

ウ　組換え沈降B型肝炎ワクチン（チャイニーズ・ハムスター卵巣細胞由来）

エ　肺炎球菌ワクチン

オ　髄膜炎菌ワクチン

カ　乾燥ヘモフィルスb型ワクチン

キ　沈降破傷風トキソイド

ク　働ガスえそウマ抗毒素

ケ　乾燥ガスえそウマ抗毒素

コ　働乾燥ジフテリアウマ抗毒素

サ　働乾燥破傷風ウマ抗毒素

シ　働乾燥はぶウマ抗毒素

ス　働乾燥ボツリヌスウマ抗毒素

セ　働乾燥まむしウマ抗毒素

(2)　G005中心静脈注射又はG006植込型カテーテルによる中心静脈注射の回路より生物学的製剤を注入した場合は，生物学的製剤注射加算を算定できる。

4　精密持続点滴注射を行った場合は，**精密持続点滴注射加算**として，前3号により算定した点数に1日につき**80点**を加算する。

◇　精密持続点滴注射加算について

(1)　自動輸液ポンプを用いて1時間に30mL以下の速度で体内（皮下を含む。）又は注射回路に薬剤を注入することをいう。

(2)　1歳未満の乳児に対して精密持続点滴注射を行う場合は，注入する薬剤の種類にかかわらず算定できるが，それ以外の者に対して行う場合は，緩徐に注入する必要のあるカテコールアミン，βブロッカー等の薬剤を医学的必要性があって注入した場合に限り算定する。

(3)　G003抗悪性腫瘍剤局所持続注入の実施時に精密持続点滴を行った場合は，精密持続点滴注射加算を算定できる。

(4)　G005中心静脈注射又はG006植込型カテーテルによる中心静脈注射の回路より精密持続点滴注射を行った場合は，精密持続点滴注射加算を算定できる。

5　注射に当たって，麻薬を使用した場合は，**麻薬注射加算**として，前各号により算定した点数に**5点**を加算する。

6　区分番号G001に掲げる静脈内注射，G002に掲げる動脈注射，G004に掲げる点滴注射，G005に掲げる中心静脈注射又はG006に掲げる植込型カテーテルによる中心静脈注射について，別に厚生労働大臣が定める施設基準に適合しているものとして地方厚生局長等に届け出た保険医療機関において，入院中の患者以外の患者（悪性腫瘍を主病とする患者を除く。）に対して，治療の開始に当たり注射の必要性，危険性等について文書により説明を行った上で化学療法を行った場合は，当該基準に係る区分に従い，次に掲げる点数を，それぞれ1日につき前各号により算定した点数に加算する。この場合において，同一月に区分番号C101に掲げる在宅自己注射指導管理料は算定できない。

　イ　**外来化学療法加算1**
　　(1)　15歳未満の患者の場合　　　　**670点**
　　(2)　15歳以上の患者の場合　　　　**450点**
　ロ　**外来化学療法加算2**
　　(1)　15歳未満の患者の場合　　　　**640点**
　　(2)　15歳以上の患者の場合　　　　**370点**

◇　外来化学療法加算について

(1)　入院中の患者以外の関節リウマチ等の患者に対して，注射による化学療法の必要性，副作用，用法・用量，その他の留意点等について文書で説明し同意を得た上で，外来化学療法に係る専用室において，注射により薬剤等が投与された場合に加算する。

(2)　外来化学療法加算1を届け出た保険医療機関において外来化学療法加算1を算定するに当たり，当該保険医療機関で実施される化学療法のレジメン（治療内容）の妥当性を評価し，承認する委員会（他の保険医療機関と連携し，共同で開催する場合を含む。）において，承認され，登録されたレジメンを用いて治療を行ったときのみ算定でき，それ以外の場合には，外来化学療法加算1及び2は算定できない。

(3)　外来化学療法加算は，次に掲げるいずれかの投与を行った場合に限り算定する。なお，この場合において，引き続き次に掲げる製剤を用いて，入院中の患者以外の患者に対して在宅自己注射指導管理に係る自己注射に関する指導管理を行った場合であっても，同一月にC101在宅自己注射指導管理料は算定できない。

　ア　関節リウマチ，クローン病，ベーチェット病，強直性脊椎炎，潰瘍性大腸炎，尋常性乾癬，関節症性乾癬，膿疱性乾癬又は乾癬性紅皮症の患者に対してインフリキシマブ製剤を投与した場合

　イ　関節リウマチ，多関節に活動性を有する若年性特発性関節炎，全身型若年性特発性関節炎，キャッスルマン病又は成人スチル病の患者に対してトシリズマブ製剤を投与した場合

　ウ　関節リウマチ又は多関節に活動性を有する若年性特発性関節炎の患者に対してアバタセプト製剤を投与した場合

　エ　多発性硬化症の患者に対してナタリズマブ製剤を投与した場合

　オ　全身性エリテマトーデスの患者に対してベリムマブ製剤を投与した場合

　カ　視神経脊髄炎スペクトラム障害の患者に対してイネビリズマブ製剤を投与した場合

7　入院中の患者以外の患者に対する注射に当たって，当該患者に対し，バイオ後続品に係る説明を行い，バイオ後続品を使用した場合は，**バイオ後続品導入初期加算**として，当該バイオ後続品の初回の使用日の属する月から起算して3月を限度として，月1回に限り**150点**を所定点数に加算する。

◇　バイオ後続品導入初期加算については，入院中の患者以外の患者に対する注射に当たって，バイオ後続品の有効性や安全性等について説明した上で，バイオ後続品を使用した場合に，当該バイオ後続品の初回の使用日の属する月から起算して，3月を限度として，月1回に限り算定する。

8　第1節に掲げられていない注射であって簡単なものの費用は，第2節の各区分の所定点数のみにより算定し，特殊なものの費用は，第1節に掲げられている注射のうちで最も近似する注射の各区分の所定点数により算定す

◇　心臓内注射及び痔核注射等の第1節に掲げられていない注射のうち簡単なものに係る費用については，第2節薬剤料に掲げる所定点数のみ算定する。ただし，胸腔注入，前房注射，副鼻腔注入及び気管支カテーテル薬液注入法については，第2章第9部処置に掲げる所定点数をそれぞれ算定し，これらに係る薬剤料の算定に関しては同第5部投

G

注射

る。

9　注射に伴って行った反応試験の費用は，第
1節の各区分の所定点数に含まれるものとす
る。

第1節　注　射　料

通則

注射料は，第1款及び第2款の各区分の所定
点数を合算した点数により算定する。

第1款　注射実施料

区分

G000　皮内, 皮下及び筋肉内注射 （1回につき）
25点

注1　入院中の患者以外の患者に対して行っ
た場合に算定する。
　2　区分番号C101に掲げる在宅自己注射
指導管理料，区分番号C108に掲げる在
宅麻薬等注射指導管理料，区分番号C
108-2に掲げる在宅腫瘍化学療法注射指
導管理料又は区分番号C108-4に掲げる
在宅悪性腫瘍患者共同指導管理料を算定
している患者について，区分番号C001
に掲げる在宅患者訪問診療料（Ⅰ）又は
区分番号C001-2に掲げる在宅患者訪問
診療料（Ⅱ）を算定する日に併せて行っ
た皮内，皮下及び筋肉内注射の費用は算
定しない。

G001　静脈内注射 （1回につき）　**37点**

注1　入院中の患者以外の患者に対して行っ
た場合に算定する。
　2　6歳未満の乳幼児に対して行った場合
は，**乳幼児加算**として，**52点**を所定点数
に加算する。
　3　区分番号C101に掲げる在宅自己注射
指導管理料，区分番号C104に掲げる在
宅中心静脈栄養法指導管理料，区分番号
C108に掲げる在宅麻薬等注射指導管理
料，区分番号C108-2に掲げる在宅腫瘍
化学療法注射指導管理料，区分番号C

薬のF200薬剤の「合算薬剤料について」及び「ビタミン剤の算定に
ついて」の例による。
◇　第1節に掲げられていない注射のうち，特殊なもの（点数表にあっ
ても，手技が従来の注射と著しく異なる場合等を含む。）の費用は，
その都度当局に内議し，最も近似する注射として準用が通知された算
定方法により算定する。
◇　人工腎臓の回路より注射を行った場合は，当該注射に係る費用は別
に算定できない。

◇　第1款注射実施料及び第2款無菌製剤処理料に掲げる点数を合算し
た所定点数により算定する。なお，6歳未満の乳幼児である入院患者
に対する1日分の注射量が100mL未満の点滴注射等，注射実施料が算
定できないとされる場合であっても，無菌製剤処理料を算定できる。

→G020無菌製剤処理料算定対象
◇　皮内，皮下及び筋肉内注射について
(1)　入院中の患者以外の患者に対して行った場合にのみ算定し，入院中
の患者に行った場合は，1日の薬剤料を合算し，第2節薬剤料のみ算
定できる。
(2)　C101在宅自己注射指導管理料，C108在宅麻薬等注射指導管理料，
C108-2在宅腫瘍化学療法注射指導管理料又はC108-4在宅悪性腫瘍患
者共同指導管理料を算定している患者（これらに係る在宅療養指導管
理材料加算又は薬剤料若しくは特定保険医療材料料のみを算定してい
る者を含む。）に対して，C001在宅患者訪問診療料（Ⅰ）又はC
001-2在宅患者訪問診療料（Ⅱ）を算定する日に，患家において当該
訪問診療と併せて皮内，皮下及び筋肉内注射を行った場合は，当該注
射に係る費用は算定しない。
※　涙のう内薬液注入，鼓室内薬液注入，局所・病巣内薬剤注入，子宮
腟部注射，咽頭注射（軟口蓋注射，口蓋ヒヤリー氏点の注射を含む。），
腱鞘周囲注射及び血液注射については，本区分に準じて算定する。た
だし，涙のう内薬液注入については，両眼にそれぞれ異なる薬剤を使
用した場合は，片眼ごとに所定点数を算定する。
◆　外来化学療法加算対象→通則6
◇　静脈内注射について
(1)　入院中の患者以外の患者に対して行った場合にのみ算定し，入院中
の患者に行った場合は，1日の薬剤料を合算し，第2節薬剤料のみ算
定する。
(2)　静脈内注射，G004点滴注射，G005中心静脈注射又はG006植込型
カテーテルによる中心静脈注射のうち2以上を同一日に併せて行った
場合は，主たるものの所定点数のみ算定する。
(3)　静脈内注射に係る穿刺部位のガーゼ交換等の処置料及び材料料は，
別に算定できない。
(4)　C101在宅自己注射指導管理料，C104在宅中心静脈栄養法指導管理
料，C108在宅麻薬等注射指導管理料，C108-2在宅腫瘍化学療法注射

108-3に掲げる在宅強心剤持続投与指導管理料又は区分番号C108-4に掲げる在宅悪性腫瘍患者共同指導管理料を算定している患者について，区分番号C001に掲げる在宅患者訪問診療料（Ⅰ）又は区分番号C001-2に掲げる在宅患者訪問診療料（Ⅱ）を算定する日に併せて行った静脈内注射の費用は算定しない。

G002 動脈注射（1日につき）

1	内臓の場合	**155点**
2	その他の場合	**45点**

G003 抗悪性腫瘍剤局所持続注入（1日につき）
165点

注　皮下植込型カテーテルアクセス等を用いて抗悪性腫瘍剤を動脈内，静脈内又は腹腔内に局所持続注入した場合に算定する。

G003-2 削除

G003-3 肝動脈塞栓を伴う抗悪性腫瘍剤肝動脈内注入（1日につき）　　**165点**

G004 点滴注射（1日につき）

1	6歳未満の乳幼児に対するもの（1日分の注射量が100mL以上の場合）	**105点**
2	1に掲げる者以外の者に対するもの（1日分の注射量が500mL以上の場合）	**102点**
3	その他の場合（入院中の患者以外の患者に限る。）	**53点**

注1　点滴に係る管理に要する費用を含む。

2　6歳未満の乳幼児に対して行った場合は，乳幼児加算として，**48点**を所定点数に加算する。

3　血漿成分製剤の注射を行う場合であって，1回目の注射に当たって，患者に対して注射の必要性，危険性等について文書による説明を行ったときは，**血漿成分製剤加算**として，当該注射を行った日に限り，**50点**を所定点数に加算する。

4　区分番号C101に掲げる在宅自己注射指導管理料，区分番号C104に掲げる在

指導管理料，C108-3在宅強心剤持続投与指導管理料又はC108-4在宅悪性腫瘍患者共同指導管理料を算定している患者（これらに係る在宅療養指導管理材料加算又は薬剤料若しくは特定保険医療材料料のみを算定している者を含む。）に対して，C001在宅患者訪問診療料（Ⅰ）又はC001-2在宅患者訪問診療料（Ⅱ）を算定する日に，患家において当該訪問診療と併せて静脈内注射を行った場合は，当該注射に係る費用は算定しない。

◆　外来化学療法加算対象→通則6
→G020無菌製剤処理料算定対象
◇　動脈注射について
　「内臓の場合」とは，肺動脈起始部，大動脈弓及び腹部大動脈等深部動脈に対して行う場合であり，「その他の場合」とは，頸動脈，鎖骨下動脈，股動脈，上腕動脈等に対して行う場合をいう。
→G020無菌製剤処理料算定対象
◇　抗悪性腫瘍剤局所持続注入について
(1)　ポンプを利用して注入する場合におけるポンプの費用及び当該注入に必要なカテーテル等の材料の費用は，所定点数に含まれ，別に算定できない。
(2)　抗悪性腫瘍剤局所持続注入の実施時に精密持続点滴を行った場合は，「通則4」の加算を算定できる。
(3)　C108在宅麻薬等注射指導管理料又はC108-2在宅腫瘍化学療法注射指導管理料を算定している月においては，当該抗悪性腫瘍剤局所持続注入に係る費用（薬剤料を除く。）は算定できない。

→G020無菌製剤処理料算定対象
◇　肝動脈塞栓を伴う抗悪性腫瘍剤肝動脈内注入について
(1)　抗悪性腫瘍剤注入用肝動脈塞栓材と抗悪性腫瘍剤を混和して肝動脈内に注入する場合に算定できる。なお，当該注入に必要なカテーテル等の材料の費用は所定点数に含まれ，別に算定できない。
(2)　抗悪性腫瘍剤注入用肝動脈塞栓材の使用量を決定する目的で当該塞栓材のみを注入する場合は，その必要性が高い場合に限り，月1回に限り算定できる。

◆　外来化学療法加算対象→通則6
→G020無菌製剤処理料算定対象
◇　点滴注射について
(1)　6歳未満の乳幼児に対する1日分の注射量が100mL未満の場合及び6歳以上の者に対する1日分の注射量が500mL未満の場合は，入院中の患者以外の患者に限り，「3」に掲げる所定点数で算定する。
(2)　「注射量」は，次のように計算する。
　　ア　点滴回路より薬物を注入するいわゆる「管注」を行った場合には，「管注」に用いた薬剤及び補液に用いた薬剤の総量
　　イ　同一の者に対して，点滴注射を1日に2回以上行った場合には，それぞれの注射に用いた薬剤の総量
(3)　G001静脈内注射，点滴注射，G005中心静脈注射又はG006植込型カテーテルによる中心静脈注射のうち2以上を同一日に併せて行った場合は，主たるものの所定点数のみ算定する。
(4)　点滴注射の回路に係る費用並びに穿刺部位のガーゼ交換等の処置料及び材料料については，所定点数に含まれ，別に算定できない。
(5)　血漿成分製剤加算について
　　ア　「注3」に規定する「文書による説明」とは，1回目の輸注を行う際（当該患者に対して複数回の輸注を行う場合は概ね1週間毎に），「別紙様式20」（944頁）又はこれに準ずる様式により，患者（医

宅中心静脈栄養法指導管理料，区分番号C108に掲げる在宅麻薬等注射指導管理料，区分番号C108-2に掲げる在宅腫瘍化学療法注射指導管理料，区分番号C108-3に掲げる在宅強心剤持続投与指導管理料又は区分番号C108-4に掲げる在宅悪性腫瘍患者共同指導管理料を算定している患者について，区分番号C001に掲げる在宅患者訪問診療料（Ⅰ）又は区分番号C001-2に掲げる在宅患者訪問診療料（Ⅱ）を算定する日に併せて行った点滴注射の費用は算定しない。

G005　中心静脈注射（1日につき）　140点

注1　血漿成分製剤の注射を行う場合であって，1回目の注射に当たって，患者に対して注射の必要性，危険性等について文書による説明を行ったときは，**血漿成分製剤加算**として，当該注射を行った日に限り，**50点**を所定点数に加算する。

2　中心静脈注射の費用を算定した患者については，同一日に行われた区分番号G004に掲げる点滴注射の費用は算定しない。

3　区分番号C104に掲げる在宅中心静脈栄養法指導管理料を算定している患者に対して行った中心静脈注射の費用は算定しない。

4　区分番号C108に掲げる在宅麻薬等注射指導管理料，区分番号C108-2に掲げる在宅腫瘍化学療法注射指導管理料，区分番号C108-3に掲げる在宅強心剤持続投与指導管理料又は区分番号C108-4に掲げる在宅悪性腫瘍患者共同指導管理料を算定している患者について，区分番号C001に掲げる在宅患者訪問診療料（Ⅰ）又は区分番号C001-2に掲げる在宅患者訪問診療料（Ⅱ）を算定する日に併せて行った中心静脈注射の費用は算定しない。

5　6歳未満の乳幼児に対して行った場合

師の説明に対して理解が困難と認められる小児又は意識障害者等にあっては，その家族等）に対して，輸注の必要性，副作用，輸注方法及びその他の留意点等について説明することをいう。

イ　説明に用いた文書については，患者（医師の説明に対して理解が困難と認められる小児又は意識障害者等にあっては，その家族等）から署名又は押印を得た上で，当該患者に交付するとともに，その文書の写しを診療録に添付する。

ウ　緊急その他やむを得ない場合は，輸注後に説明を行った場合も算定できるが，この場合輸注後速やかに行う。

エ　「注3」に規定する「血漿成分製剤」とは，新鮮液状血漿及び新鮮凍結人血漿等をいい，血漿分画製剤（アルブミン製剤，グロブリン製剤等）は含まれないが，血漿成分製剤に準じ，患者に対して輸注の必要性等の説明を行うよう努める。なお，血漿成分製剤及び血漿分画製剤の輸注に当たっては，「「輸血療法の実施に関する指針」及び「血液製剤の使用指針」の一部改正について」（平成26年11月12日薬食発1112第12号）及び「「血液製剤の使用指針」の改定について」（平成31年3月25日薬生発0325第1号）を遵守するよう努める。

(6)　C101在宅自己注射指導管理料，C104在宅中心静脈栄養法指導管理料，C108在宅麻薬等注射指導管理料，C108-2在宅腫瘍化学療法注射指導管理料，C108-3在宅強心剤持続投与指導管理料又はC108-4在宅悪性腫瘍患者共同指導管理料を算定している患者（これらに係る在宅療養指導管理材料加算又は薬剤料若しくは特定保険医療材料のみを算定している者を含む。）に対して，C001在宅患者訪問診療料（Ⅰ）又はC001-2在宅患者訪問診療料（Ⅱ）を算定する日に，患家において当該訪問診療と併せて点滴注射を行った場合は，当該注射に係る費用は算定しない。

◆　外来化学療法加算対象→通則6

→G020無菌製剤処理料算定対象

◇　中心静脈注射について

(1)　中心静脈注射により高カロリー輸液を行っている場合であっても，必要に応じ食事療養又は生活療養を行った場合は，入院時食事療養（Ⅰ）若しくは入院時食事療養（Ⅱ）又は入院時生活療養（Ⅰ）の食事の提供たる療養に係る費用若しくは入院時生活療養（Ⅱ）の食事の提供たる療養に係る費用を別に算定できる。

(2)　中心静脈注射の回路より生物学的製剤を注入した場合は，「通則3」の加算を算定できる。

(3)　中心静脈注射の回路より精密持続点滴注射を行った場合は，「通則4」の加算を算定できる。

(4)　G001静脈内注射，G004点滴注射，中心静脈注射又はG006植込型カテーテルによる中心静脈注射のうち2以上を同一日に併せて行った場合は，主たるものの所定点数のみ算定する。

(5)　中心静脈注射の回路に係る費用並びに穿刺部位のガーゼ交換等の処置料及び材料料については，所定点数に含まれ，別に算定できない。

(6)　「注1」に掲げられる血漿成分製剤加算については，G004点滴注射の「血漿成分製剤加算について」の例による。

(7)　C104在宅中心静脈栄養法指導管理料を算定している患者（これに係る在宅療養指導管理材料加算又は薬剤料若しくは特定保険医療材料のみを算定している者を含み，入院中の患者及び医療型短期入所サービス費又は医療型特定短期入所サービス費を算定している短期入所中の患者を除く。）については，中心静脈注射の費用は算定できない。

(8)　C108在宅麻薬等注射指導管理料，C108-2在宅腫瘍化学療法注射指導管理料，C108-3在宅強心剤持続投与指導管理料又はC108-4在宅悪性腫瘍患者共同指導管理料を算定している患者（これに係る在宅療養

は，**乳幼児加算**として，**50点**を所定点数に加算する。

G005-2 中心静脈注射用カテーテル挿入
1,400点

注1　カテーテルの挿入に伴う検査及び画像診断の費用は，所定点数に含まれるものとする。

　2　6歳未満の乳幼児に対して行った場合は，**乳幼児加算**として，**500点**を所定点数に加算する。

　3　別に厚生労働大臣が定める患者に対して静脈切開法を用いて行った場合は，**静脈切開法加算**として，**2,000点**を所定点数に加算する。

指導管理材料加算又は薬剤料若しくは特定保険医療材料料のみを算定している者を含む。）について，C001在宅患者訪問診療料（Ⅰ）又はC001-2在宅患者訪問診療料（Ⅱ）を算定する日に，患家において当該訪問診療と併せて中心静脈注射を行った場合は当該注射の費用は算定しない。

◇　中心静脈注射用カテーテル挿入について

(1)　長期の栄養管理を目的として，中心静脈注射用カテーテル挿入を行う際には，中心静脈注射用カテーテルによる療養の必要性，管理の方法及び終了の際に要される身体の状態等，療養上必要な事項について患者又はその家族等への説明を行う。

(2)　長期の栄養管理を目的として，中心静脈注射用カテーテル挿入を実施した後，他の保険医療機関等に患者を紹介する場合は，中心静脈注射用カテーテルによる療養の必要性，管理の方法及び終了の際に要される身体の状態等，療養上必要な事項並びに患者又はその家族等への説明内容等を情報提供する。

(3)　中心静脈圧測定の目的でカテーテルを挿入した場合は，本区分に準じて算定する。中心静脈注射及び中心静脈圧測定を同一の回路より同時に行った場合は，どちらか一方のみを算定する。

　　ただし，中心静脈注射及び中心静脈圧測定を別の回路から別のカテーテルを用いて同時に行った場合は，それぞれ材料料及び手技料を算定できる。

(4)　カテーテルの詰まり等によりカテーテルを交換する場合は，カテーテルの材料料及び手技料はその都度算定できる。

(5)　カテーテル挿入時の局所麻酔の手技料は別に算定できず，使用薬剤の薬剤料は別に算定できる。

(6)　C104在宅中心静脈栄養法指導管理料，C108在宅麻薬等注射指導管理料，C108-2在宅腫瘍化学療法注射指導管理料，C108-3在宅強心剤持続投与指導管理料又はC108-4在宅悪性腫瘍患者共同指導管理料を算定している患者（これらに係る在宅療養指導管理材料加算又は薬剤料若しくは特定保険医療材料料のみを算定している者を含む。）について，C001在宅患者訪問診療料（Ⅰ）又はC001-2在宅患者訪問診療料（Ⅱ）を算定する日に，患家において当該訪問診療と併せて中心静脈注射用カテーテル挿入を行った場合は，カテーテルの材料料及び手技料は別に算定できる。

(7)　中心静脈注射用カテーテル挿入に係る抜去の費用は，所定点数に含まれ別に算定できない。

※　緊急時ブラッドアクセス用留置カテーテル（カフ型緊急時ブラッドアクセス用留置カテーテルを除く。）を挿入した場合は，本区分に準じて算定する。

◆　静脈切開法加算の対象患者
　3歳未満の乳幼児であって次の疾患である者
　　先天性小腸閉鎖症
　　鎖肛
　　ヒルシュスプルング病
　　短腸症候群

G005-3 末梢留置型中心静脈注射用カテーテル挿入
700点

注1　カテーテルの挿入に伴う検査及び画像診断の費用は，所定点数に含まれるものとする。

　2　6歳未満の乳幼児に対して行った場合には，**乳幼児加算**として，**500点**を所定点数に加算する。

◇　末梢留置型中心静脈注射用カテーテル挿入について

(1)　長期の栄養管理を目的として，末梢留置型中心静脈注射用カテーテル挿入を行う際には，末梢留置型中心静脈注射用カテーテルによる療養の必要性，管理の方法及び終了の際に要される身体の状態等，療養上必要な事項について患者又はその家族等への説明を行う。

(2)　長期の栄養管理を目的として，末梢留置型中心静脈注射用カテーテル挿入を実施した後，他の保険医療機関等に患者を紹介する場合は，末梢留置型中心静脈注射用カテーテルによる療養の必要性，管理の方

法及び終了の際に要される身体の状態等，療養上必要な事項並びに患者又はその家族等への説明内容等を情報提供する。

(3)　カテーテルの詰まり等によりカテーテルを交換する場合は，カテーテルの材料料及び手技料はその都度算定できる。

(4)　カテーテル挿入時の局所麻酔の手技料は別に算定できず，使用薬剤の薬剤料は別に算定できる。

(5)　C104在宅中心静脈栄養法指導管理料，C108在宅麻薬等注射指導管理料，C108-2在宅腫瘍化学療法注射指導管理料，C108-3在宅強心剤持続投与指導管理料又はC108-4在宅悪性腫瘍患者共同指導管理料を算定している患者（これらに係る在宅療養指導管理材料加算又は薬剤料若しくは特定保険医療材料料のみを算定している者を含む。）に対して，C001在宅患者訪問診療料（Ⅰ）又はC001-2在宅患者訪問診療料（Ⅱ）を算定する日に，患家において当該訪問診療と併せて末梢留置型中心静脈注射用カテーテル挿入を行った場合は，カテーテルの材料料及び手技料は別に算定できる。

◇　カフ型緊急時ブラッドアクセス用留置カテーテル挿入について

(1)　本カテーテルの材料料及び手技料は1週間に1回を限度として算定できる。

(2)　カテーテル挿入時の局所麻酔の手技料は別に算定できず，使用薬剤の薬剤料は別に算定できる。

G005-4　カフ型緊急時ブラッドアクセス用留置カテーテル挿入　　　　　　　2,500点

注1　カテーテルの挿入に伴う検査及び画像診断の費用は，所定点数に含まれるものとする。

　　2　6歳未満の乳幼児に対して行った場合には，乳幼児加算として，500点を所定点数に加算する。

G006　植込型カテーテルによる中心静脈注射
（1日につき）　　　　　　　　　　　　125点

注1　区分番号C104に掲げる在宅中心静脈栄養法指導管理料を算定している患者に対して行った植込型カテーテルによる中心静脈注射の費用は算定しない。

　　2　区分番号C108に掲げる在宅麻薬等注射指導管理料，区分番号C108-2に掲げる在宅腫瘍化学療法注射指導管理料，区分番号C108-3に掲げる在宅強心剤持続投与指導管理料又は区分番号C108-4に掲げる在宅悪性腫瘍患者共同指導管理料を算定している患者について，区分番号C001に掲げる在宅患者訪問診療料（Ⅰ）又は区分番号C001-2に掲げる在宅患者訪問診療料（Ⅱ）を算定する日に併せて行った植込型カテーテルによる中心静脈注射の費用は算定しない。

　　3　6歳未満の乳幼児に対して行った場合には，乳幼児加算として，50点を所定点数に加算する。

◆　外来化学療法加算対象→通則6
→G020無菌製剤処理料算定対象

◇　植込型カテーテルによる中心静脈注射について

(1)　植込型カテーテルにより中心静脈栄養を行った場合は，本区分により算定する。

(2)　植込型カテーテルによる中心静脈注射により高カロリー輸液を行っている場合であっても，必要に応じ食事療養又は生活療養を行った場合は，入院時食事療養（Ⅰ）若しくは入院時食事療養（Ⅱ）又は入院時生活療養（Ⅰ）の食事の提供たる療養に係る費用若しくは入院時生活療養（Ⅱ）の食事の提供たる療養に係る費用を別に算定できる。

(3)　C104在宅中心静脈栄養法指導管理料を算定している患者（これに係る在宅療養指導管理材料加算又は薬剤料若しくは特定保険医療材料料のみを算定している者を含み，入院中の患者及び医療型短期入所サービス費又は医療型特定短期入所サービス費を算定している短期入所中の者を除く。）については，植込型カテーテルによる中心静脈注射の費用は算定できない。

(4)　C108在宅麻薬等注射指導管理料，C108-2在宅腫瘍化学療法注射指導管理料，C108-3在宅強心剤持続投与指導管理料又はC108-4在宅悪性腫瘍患者共同指導管理料を算定している患者（これらに係る在宅療養指導管理材料加算又は薬剤料若しくは特定保険医療材料料のみを算定している者を含む。）について，C001在宅患者訪問診療料（Ⅰ）又はC001-2在宅患者訪問診療料（Ⅱ）を算定する日に，患家において当該訪問診療と併せて植込型カテーテルによる中心静脈注射を行った場合は当該注射の費用は算定しない。

(5)　植込型カテーテルによる中心静脈注射の回路より生物学的製剤を注入した場合は，「通則3」の加算を算定できる。

(6)　植込型カテーテルによる中心静脈注射の回路より精密持続点滴注射を行った場合は，「通則4」の加算を算定できる。

(7)　G001静脈内注射，G004点滴注射，G005中心静脈注射又は植込型カテーテルによる中心静脈注射のうち2以上を同一日に併せて行った

場合は，主たるものの所定点数のみ算定する。

(8) 　植込型カテーテルによる中心静脈注射の回路に係る費用並びに穿刺部位のガーゼ交換等の処置料及び材料料については，所定点数に含まれ，別に算定できない。

G007　腱鞘内注射		**42点**
G008　骨髄内注射		
1　胸骨		**80点**
2　その他		**90点**
G009　脳脊髄腔注射		

→G020無菌製剤処理料算定対象

◇　検査，処置を目的とする穿刺と同時に実施した場合は，当該検査若しくは処置又は脳脊髄腔注射のいずれかの所定点数を算定する。

1　脳室		**300点**
2　後頭下		**220点**
3　腰椎		**160点**

注　6歳未満の乳幼児に対して行った場合は，乳幼児加算として，**60点**を所定点数に加算する。

G010　関節腔内注射	**80点**

◇　検査，処置を目的とする穿刺と同時に実施した場合は，当該検査若しくは処置又は関節腔内注射のいずれかの所定点数を算定する。

G010-2　滑液嚢穿刺後の注入	**100点**
G011　気管内注入	100点
G012　結膜下注射	**42点**

◇　両眼に行った場合は，それぞれに片眼ごとの所定点数を算定する。
◇　結膜下注射又は眼球注射の実施時に使用された麻薬については，「通則5」の加算は算定できない。

G012-2　自家血清の眼球注射	**27点**

◇　眼球注射に際し，患者の血液を採取する場合は所定点数に採血料を加算して算定する。

G013　角膜内注射	**35点**
G014　球後注射	**80点**
G015　テノン氏嚢内注射	**80点**
G016　硝子体内注射	**600点**

◇　硝子体内注射について
(1)　両眼に行った場合は，それぞれに片眼ごとの所定点数を算定する。
(2)　未熟児加算は，出生時体重が2,500グラム未満の新生児に対し，出生後90日以内に硝子体内注射が行われた場合に限り算定できる。

注　未熟児に対して行った場合には，**未熟児加算**として，**600点**を所定点数に加算する。

◇　同一側の2箇所以上に注射を行った場合においても，1回のみの算定とする。

G017　腋窩多汗症注射（片側につき）	**200点**

◇　当該注射の実施に当たっては，関連学会の定める手引きを遵守する。

G018　外眼筋注射（ボツリヌス毒素によるもの）	**1,500点**

第2款　無菌製剤処理料

区分
G020　無菌製剤処理料
1　無菌製剤処理料1（悪性腫瘍に対して用いる薬剤が注射される一部の患者）
イ　閉鎖式接続器具を使用した場合 **180点**
ロ　イ以外の場合 **45点**
2　無菌製剤処理料2（1以外のもの）
40点

注　別に厚生労働大臣が定める施設基準に適合しているものとして地方厚生局長等に届け出た保険医療機関において，皮内注射，皮下注射，筋肉内注射，動脈注射，抗悪性腫瘍剤局所持続注入，肝動脈塞栓を伴う抗

◇　無菌製剤処理料について
(1)　無菌製剤処理とは，無菌室，クリーンベンチ，安全キャビネット等の無菌環境において，無菌化した器具を用いて，製剤処理を行うことをいう。
　無菌製剤処理は，常勤の薬剤師が行うとともに，その都度，当該処理に関する記録を整備し，保管しておく。
(2)　無菌製剤処理料1の対象患者は，悪性腫瘍に対して用いる薬剤であって細胞毒性を有するものに関し，皮内注射，皮下注射，筋肉内注射，動脈注射，抗悪性腫瘍剤局所持続注入，肝動脈塞栓を伴う抗悪性腫瘍剤肝動脈内注入，脳脊髄腔注射又は点滴注射が行われる患者であり，この場合において，「悪性腫瘍に対して用いる薬剤であって細胞毒性を有するもの」とは，「独立行政法人医薬品医療機器総合機構法」

悪性腫瘍剤肝動脈内注入，点滴注射，中心静脈注射，植込型カテーテルによる中心静脈注射又は脳脊髄腔注射を行う際に，別に厚生労働大臣が定める患者に対して使用する薬剤について，必要があって無菌製剤処理が行われた場合は，当該患者に係る区分に従い１日につき所定点数を算定する。

（平成14年法律第192号）第４条第６項第１号の規定に基づき厚生労働大臣が指定した医薬品（「医薬品等副作用被害救済制度の対象とならない医薬品等」（平成16年厚生労働省告示第185号）に掲げる医薬品等）のうち，悪性腫瘍に対して用いる注射剤をいう。

　なお，この場合の無菌製剤処理は，常勤の薬剤師が無菌製剤処理を行う薬剤を用いる患者ごとに，投与経路，投与速度，投与間隔等の確認を行った上で行う。また，安全キャビネットを用いた無菌環境下で無菌製剤処理を行う。

(3)　無菌製剤処理料１のうち，「イ」については，バイアル内外の差圧を調節する機構を有することにより，薬剤の飛散等を防止する閉鎖式接続器具を用いて無菌製剤処理を行った場合に算定する。

　閉鎖式接続器具を使用した場合は，当該器具の製品名及び数量を(1)に基づき記録する。

(4)　閉鎖式接続器具については，薬剤の漏出防止性能を有するものとして薬事承認された医療機器を用いることが望ましい。

(5)　無菌製剤処理料２の対象患者は，以下のア又はイに該当する患者である。

ア　動脈注射又は点滴注射が行われる入院中の患者のうち，白血病，再生不良性貧血，骨髄異形成症候群，重症複合型免疫不全症等の患者及び後天性免疫不全症候群の病原体に感染し抗体の陽性反応がある患者であって，A224無菌治療室管理加算若しくはA220HIV感染者療養環境特別加算を算定するもの又はこれらの患者と同等の状態にあるもの

イ　G005中心静脈注射又はG006植込型カテーテルによる中心静脈注射が行われる患者

◆　無菌製剤処理料の対象患者

イ　無菌製剤処理料１の対象患者
　悪性腫瘍に対して用いる薬剤であって細胞毒性を有するものに関し，皮内注射，皮下注射，筋肉内注射，動脈注射，抗悪性腫瘍剤局所持続注入，肝動脈塞栓を伴う抗悪性腫瘍剤肝動脈内注入，点滴注射又は脳脊髄腔注射が行われる患者

ロ　無菌製剤処理料２の対象患者
　動脈注射若しくは点滴注射が行われる入院中の患者であって次の①から③までに掲げるもの又は中心静脈注射若しくは植込型カテーテルによる中心静脈注射が行われる患者
①　無菌治療室管理加算を算定する患者
②　HIV感染者療養環境特別加算を算定する患者
③　①又は②に準ずる患者

第２節　薬　剤　料

区分
G100　薬剤

1	薬価が１回分使用量につき15円以下である場合	1点
2	薬価が１回分使用量につき15円を超える場合	薬価から15円を控除した額を10円で除して得た点数につき１点未満の端数を切り上げて得た点数に１点を加算して得た点数

注1　特別入院基本料等を算定している病棟

◇　医事会計システムの電算化が行われていない保険医療機関は，地方厚生（支）局長に届出を行った上で，各手技料の算定単位（１回又は１日）当たりの薬価が175円（17点）以下のものについては薬剤名，規格単位および使用量等を省略できる。　　　　　（平成14年４月改正）

◇　F200薬剤を参照。

G

を有する病院に入院している患者であっ
て入院期間が1年を超えるものに対する
合算薬剤料が，220点にその月における
当該患者の入院日数を乗じて得た点数を
超える場合（悪性新生物その他の特定の
疾患に罹患している患者に対して投薬又
は注射を行った場合を除く。）には，当
該**合算薬剤料**は，所定点数にかかわらず，
220点にその月における当該患者の入院
日数を乗じて得た点数により算定する。

2   健康保険法第85条第1項及び高齢者医
療確保法第74条第1項に規定する入院時
食事療養費に係る食事療養又は健康保険
法第85条の2第1項及び高齢者医療確保
法第75条第1項に規定する入院時生活療
養費に係る生活療養の食事の提供たる療
養を受けている患者又は入院中の患者以
外の患者に対して投与されたビタミン剤
については，当該患者の疾患又は症状の
原因がビタミンの欠乏又は代謝異常であ
ることが明らかであり，かつ，必要なビ
タミンを食事により摂取することが困難
である場合その他これに準ずる場合で
あって，医師が当該ビタミン剤の注射が
有効であると判断した場合を除き，これ
を算定しない。

3   使用薬剤の薬価は，別に厚生労働大臣
が定める。

◇   F200薬剤を参照。

◇   アレルゲン治療エキス及びアレルゲンハウスダストエキス等による
アレルギー疾患減感作療法において使用した薬剤料については，使用
量（やむを得ず廃棄した場合の薬液量を含む。）に応じて薬価により
算定する。

第3節　特定保険医療材料料

区分

G200 特定保険医療材料　材料価格を10円で除
して得た点数

注   使用した特定保険医療材料の材料価格
は，別に厚生労働大臣が定める。

第7部　リハビリテーション

通　則

1　リハビリテーションの費用は，特に規定する場合を除き，第1節の各区分の所定点数により算定する。

2　リハビリテーションに当たって薬剤を使用した場合は，前号により算定した点数及び第2節の所定点数を合算した点数により算定する。

3　第1節に掲げられていないリハビリテーションであって特殊なものの費用は，同節に掲げられているリハビリテーションのうちで最も近似するリハビリテーションの各区分の所定点数により算定する。

4　心大血管疾患リハビリテーション料，脳血管疾患等リハビリテーション料，廃用症候群リハビリテーション料，運動器リハビリテーション料又は呼吸器リハビリテーション料については，患者の疾患等を勘案し，最も適当な区分1つに限り算定できる。この場合，患者の疾患，状態等を総合的に勘案し，治療上有効であると医学的に判断される場合であって，患者1人につき1日6単位（別に厚生労働大臣が定める患者については1日9単位）に限り算定できるものとする。

5　区分番号J117に掲げる鋼線等による直達牽引（2日目以降。観血的に行った場合の手技料を含む。），区分番号J118に掲げる介達牽引，区分番号J118-2に掲げる矯正固定，区分番号J118-3に掲げる変形機械矯正術，区分番号J119に掲げる消炎鎮痛等処置，区分番号J119-2に掲げる腰部又は胸部固定帯固定，区分番号J119-3に掲げる低出力レーザー照射又は区分番号J119-4に掲げる肛門処置を併せて行った場合は，心大血管疾患リハビリテーション料，脳血管疾患等リハビリテーション料，廃用症候群リハビリテーション料，運動器リハビリテーション料，呼吸器リハビリテーション料，がん患者リハビリテーション料，集団コミュニケーション療法料又は認知症患者リハビリテーション料の所定点数に含まれるものとする。

6　区分番号B001の17に掲げる慢性疼痛疾患管理料を算定する患者に対して行った心大血管疾患リハビリテーション料，脳血管疾患等リハビリテーション料，廃用症候群リハビリテーション料，運動器リハビリテーション料又は呼吸器リハビリテーション料を算定すべきリハビリテーションに係る費用は，算定しない。

◇　リハビリテーション料について

(1)　リハビリテーション医療は，基本的動作能力の回復等を目的とする理学療法や，応用的動作能力，社会的適応能力の回復等を目的とした作業療法，言語聴覚能力の回復等を目的とした言語聴覚療法等の治療法より構成され，いずれも実用的な日常生活における諸活動の実現を目的として行われるものである。

(2)　第1節リハビリテーション料に掲げられていないリハビリテーションのうち，簡単なものの費用は，算定できない。

(3)　各区分におけるリハビリテーションの実施に当たっては，全ての患者の機能訓練の内容の要点及び実施時刻（開始時刻と終了時刻）の記録を診療録等へ記載する。

◇　疾患別リハビリテーション料について

(1)　H000心大血管疾患リハビリテーション料，H001脳血管疾患等リハビリテーション料，H001-2廃用症候群リハビリテーション料，H002運動器リハビリテーション料及びH003呼吸器リハビリテーション料（以下この部において「疾患別リハビリテーション料」という。）に掲げるリハビリテーション（以下この部において「疾患別リハビリテーション」という。）の実施に当たっては，医師は定期的な機能検査等をもとに，その効果判定を行い，「別紙様式21」（944頁）を参考にしたリハビリテーション実施計画書をリハビリテーション開始後原則として7日以内，遅くとも14日以内に作成する必要がある。また，リハビリテーション実施計画書の作成時及びその後（疾患別リハビリテーション料の各規定の「注5」並びにH001脳血管疾患等リハビリテーション料，H001-2廃用症候群リハビリテーション料及びH002運動器リハビリテーション料の「注6」にそれぞれ規定する場合を含む。）3か月に1回以上（特段の定めのある場合を除く。），患者又はその家族等に対して当該リハビリテーション実施計画書の内容を説明の上交付するとともに，その写しを診療録に添付する。なお，リハビリテーション実施計画書の作成前に疾患別リハビリテーションを実施する場合には，医師が自ら実施する場合又は実施するリハビリテーションについて医師の具体的指示があった場合に限り，該当する疾患別リハビリテーション料を算定できる。

　また，疾患別リハビリテーションを実施している患者であって，急性期又は回復期におけるリハビリテーション料を算定する日数として，疾患別リハビリテーション料の各規定の「注1」本文に規定する日数（以下「標準的算定日数」という。）を超えて継続して疾患別リハビリテーションを行う患者（疾患別リハビリテーション料の各規定の「注5」並びにH001脳血管疾患等リハビリテーション料，H001-2廃用症候群リハビリテーション料及びH002運動器リハビリテーション料の「注6」にそれぞれ規定する場合を除く。）のうち，治療を継続することにより状態の改善が期待できると医学的に判断される場合（「特掲診療料の施設基準等」の「別表第九の八」第一号に掲げる患者であって，「別表第九の九」第一号に掲げる場合）は，継続することとなった日を診療録に記載することと併せ，継続することとなった日及びその後1か月に1回以上，FIMの測定により当該患者のリハビリテーションの必要性を判断するとともに，リハビリテーション実施計画書を作成し，患者又はその家族等に説明の上交付するとともに，その写しを診療録に添付することとし，かつ，「特掲診療料施設基準通知」

H
リハ

7　リハビリテーションは，適切な計画の下に行われるものであり，その効果を定期的に評価し，それに基づき計画を見直しつつ実施されるものである。

の「別添2」の「様式42の2」（略）に基づき，当該疾患別リハビリテーション料を算定した患者の人数，FIM等について報告を行うこととする。なお，当該リハビリテーション実施計画書は，①これまでのリハビリテーションの実施状況（期間及び内容），②前月の状態と比較した当月の患者の状態，③将来的な状態の到達目標を示した今後のリハビリテーション計画と改善に要する見込み期間，④FIM又は基本的日常生活活動度（Barthel Index）（以下この部において「BI」という。）及びその他の指標を用いた具体的な改善の状態等を示した継続の理由等を記載したものである。

(2)　疾患別リハビリテーションを実施している患者であって，標準的算定日数を超えて継続して疾患別リハビリテーションを行う患者（疾患別リハビリテーション料の各規定の「注5」並びにH001脳血管疾患等リハビリテーション料，H001-2廃用症候群リハビリテーション料及びH002運動器リハビリテーション料の「注6」にそれぞれ規定する場合を除く。）のうち，患者の疾患，状態等を総合的に勘案し，治療上有効であると医学的に判断される場合（「特掲診療料の施設基準等」の「別表第九の八」第二号に掲げる患者であって，「別表第九の九」第二号に掲げる場合）は，継続することとなった日を診療録に記載することと併せ，継続することとなった日及びその後3か月に1回以上，リハビリテーション実施計画書を作成し，患者又はその家族等に説明の上交付するとともに，その写しを診療録に添付する。なお，当該リハビリテーション実施計画書は，①これまでのリハビリテーションの実施状況（期間及び内容），②前3か月の状態と比較した当月の患者の状態，③今後のリハビリテーション計画等について記載したものである。なお，入院中の患者以外の患者に対して，標準的算定日数を超えて継続して疾患別リハビリテーションを提供する場合にあっては，介護保険による訪問リハビリテーション，通所リハビリテーション，介護予防訪問リハビリテーション又は介護予防通所リハビリテーション（以下「介護保険によるリハビリテーション」という。）の適用について適切に評価し，適用があると判断された場合にあっては，患者に説明の上，患者の希望に基づき，介護保険によるリハビリテーションを受けるために必要な手続き等について指導する。

(3)　同一の疾患等に係る疾患別リハビリテーションについては，1つの保険医療機関が責任をもって実施するべきであるが，言語聴覚療法に係る疾患別リハビリテーションについては，言語聴覚療法を実施できる保険医療機関が少ないことを考慮し，当分の間，別の保険医療機関において実施した場合であっても算定することができる。また，H007障害児（者）リハビリテーション料については，その特殊性を勘案し，疾患別リハビリテーション料，H007-2がん患者リハビリテーション料又はH007-3認知症患者リハビリテーション料を算定している保険医療機関とは別の保険医療機関で算定することができる。

(4)　リハビリテーション実施計画書及びリハビリテーション実施総合計画書（以下この項において「計画書」という。）については，計画書に患者自ら署名することが困難であり，かつ，遠方に居住している等の理由により患者の家族等が署名することが困難である場合には，疾患別リハビリテーションを当該患者に対して初めて実施する場合（新たな疾患が発症し，新たに他の疾患別リハビリテーションを要する状態となった場合であって，新たな疾患の発症日等をもって他の疾患別リハビリテーションの起算日として当該他の疾患別リハビリテーションを実施する場合を含む。）を除き，家族等に情報通信機器等を用いて計画書の内容等を説明した上で，説明内容及びリハビリテーションの継続について同意を得た旨を診療録に記載することにより，患者又はその家族等の署名を求めなくても差し支えない。ただし，その場合

であっても，患者又はその家族等への計画書の交付が必要であること等に留意すること。

(5) 疾患別リハビリテーション料の点数は，患者に対して20分以上個別療法として訓練を行った場合（以下この部において「1単位」という。）にのみ算定するものであり，訓練時間が1単位に満たない場合は，基本診療料に含まれる。

(6) 届出施設である保険医療機関内において，治療又は訓練の専門施設外で訓練を実施した場合においても，疾患別リハビリテーションとみなすことができる。

また，当該保険医療機関外であっても，以下のアからエまでを全て満たす場合は，1日に3単位に限り疾患別リハビリテーションとみなすことができる。なお，訓練の前後において，訓練場所との往復に要した時間は，当該リハビリテーションの実施時間に含まない。また，保険医療機関外でリハビリテーションを実施する際には，訓練場所との往復を含め，常時従事者が付き添い，必要に応じて速やかに当該保険医療機関に連絡，搬送できる体制を確保する等，安全性に十分配慮する。

ア　当該保険医療機関に入院中の患者に対する訓練である。

イ　疾患別リハビリテーション料のいずれかを算定するものである。

ウ　以下の訓練のいずれかである。

　　a　移動の手段の獲得を目的として，道路の横断，エレベーター，エスカレーターの利用，券売機，改札機の利用，バス，電車等への乗降，自動車の運転等，患者が実際に利用する移動手段を用いた訓練を行うもの

　　b　特殊な器具，設備を用いた作業（旋盤作業等）を行う職業への復職の準備が必要な患者に対し，当該器具，設備等を用いた訓練であって当該保険医療機関内で実施できないものを行うもの

　　c　家事能力の獲得が必要である患者に対し，店舗における日用品の買い物，居宅における掃除，調理，洗濯等，実際の場面で家事を実施する訓練（訓練室の設備ではなく居宅の設備を用いた訓練を必要とする特段の理由がある場合に限る。）を行うもの

エ　専ら当該保険医療機関の従事者が訓練を行うものであり，訓練の実施について保険外の患者負担（公共交通機関の運賃を除く。）が発生しないものである。

(7) 疾患別リハビリテーション料は，患者1人につき1日合計6単位（別に厚生労働大臣が定める患者については1日合計9単位）に限り算定できる。

当該別に厚生労働大臣が定める患者のうち「入院中の患者であって，その入院する病棟等において早期歩行，ADLの自立等を目的として心大血管疾患リハビリテーション料（Ⅰ），脳血管疾患等リハビリテーション料（Ⅰ），廃用症候群リハビリテーション料（Ⅰ），運動器リハビリテーション料（Ⅰ）又は呼吸器リハビリテーション料（Ⅰ）を算定するもの」とは，訓練室以外の病棟等（屋外を含む。）において，早期歩行自立及び実用的な日常生活における諸活動の自立を目的として，実用歩行訓練・日常生活活動訓練が行われた患者であること。ただし，平行棒内歩行，基本的動作訓練としての歩行訓練，座位保持訓練等のみを行っている患者については含まれない。

(8) 疾患別リハビリテーション料は，患者の疾患等を総合的に勘案して最も適切な区分に該当する疾患別リハビリテーション料を算定する。ただし，当該患者が病態の異なる複数の疾患を持つ場合には，必要に応じ，それぞれを対象とする疾患別リハビリテーション料を算定できる。例えば，疾患別リハビリテーション料のいずれかを算定中に，新たな疾患が発症し，新たに他の疾患別リハビリテーションを要する状

態となった場合には，新たな疾患の発症日等をもって他の疾患別リハビリテーションの起算日として，それぞれの疾患別リハビリテーション料を算定することができる。この場合においても，1日の算定単位数は前項の規定による。

(9) 疾患別リハビリテーションを実施する場合は，診療報酬明細書の摘要欄に，疾患名及び当該疾患の治療開始日又は発症日，手術日又は急性増悪（当該疾患別リハビリテーションの対象となる疾患の増悪等により，1週間以内にFIM又はBIが10以上（「難病の患者に対する医療等に関する法律」第5条第1項に規定する指定難病については5以上とする。）低下するような状態等に該当する場合をいう。以下この部において同じ。）の日（以下この部において「発症日等」という。）を記載する。また，標準的算定日数を超えて継続して疾患別リハビリテーションを行う患者（疾患別リハビリテーション料の各規定の「注5」並びにH001脳血管疾患等リハビリテーション料，H001-2廃用症候群リハビリテーション料及びH002運動器リハビリテーション料の「注6」にそれぞれ規定する場合を除く。）のうち，治療を継続することにより状態の改善が期待できると医学的に判断される場合（「特掲診療料の施設基準等」の「別表第九の八」第一号に掲げる患者であって，「別表第九の九」第一号に掲げる場合）は，①これまでのリハビリテーションの実施状況（期間及び内容），②前月の状態との比較をした当月の患者の状態，③将来的な状態の到達目標を示した今後のリハビリテーション計画と改善に要する見込み期間，④FIM又はBI及びその他の指標を用いた具体的な改善の状態等を示した継続の理由を摘要欄に記載する。ただし，リハビリテーション実施計画書を作成した月にあっては，改善に要する見込み期間とリハビリテーション継続の理由を摘要欄に記載した上で，当該計画書の写しを添付することでも差し支えない。なお，継続の理由については，具体的には次の例を参考にして記載する。

　本患者は，2023年9月21日に脳出血を発症し，同日開頭血腫除去術を施行した。右片麻痺を認めたが，術後に水頭症及び敗血症を合併したため，積極的なリハビリテーションが実施できるようになったのは術後40日目からであった。2024年2月中旬まで1日5単位週4日程度のリハビリテーションを実施し，BIは45点から65点に改善を認めた。3月末に標準的算定日数を超えるが，BIの改善を引き続き認めており，リハビリテーションの開始が合併症のために遅れたことを考えると，1か月程度のリハビリテーション継続により，更なる改善が見込めると判断される。

◆ 疾患別リハビリテーションに係る算定単位数上限緩和対象患者「通則4」

回復期リハビリテーション病棟入院料又は特定機能病院リハビリテーション病棟入院料を算定する患者（運動器リハビリテーション料を算定するものを除く。）

脳血管疾患等の患者のうち発症後60日以内のもの

入院中の患者であって，その入院する病棟等において早期歩行，ADLの自立等を目的として心大血管疾患リハビリテーション料（Ⅰ），脳血管疾患等リハビリテーション料（Ⅰ），廃用症候群リハビリテーション料（Ⅰ），運動器リハビリテーション料（Ⅰ）又は呼吸器リハビリテーション料（Ⅰ）を算定するもの

第1節　リハビリテーション料

区分

H000　心大血管疾患リハビリテーション料

1　心大血管疾患リハビリテーション料（Ⅰ）
（1単位）

イ	理学療法士による場合	**205点**
ロ	作業療法士による場合	**205点**
ハ	医師による場合	**205点**
ニ	看護師による場合	**205点**
ホ	集団療法による場合	**205点**

2　心大血管疾患リハビリテーション料（Ⅱ）
（1単位）

イ	理学療法士による場合	**125点**
ロ	作業療法士による場合	**125点**
ハ	医師による場合	**125点**
ニ	看護師による場合	**125点**
ホ	集団療法による場合	**125点**

注1　別に厚生労働大臣が定める施設基準に適合しているものとして地方厚生局長等に届け出た保険医療機関において，別に厚生労働大臣が定める患者に対して個別療法又は集団療法であるリハビリテーションを行った場合に，当該基準に係る区分に従って，**治療開始日**から150日を限度として所定点数を算定する。ただし，別に厚生労働大臣が定める患者について，治療を継続することにより状態の改善が期待できると医学的に判断される場合その他の別に厚生労働大臣が定める場合には，150日を超えて所定点数を算定することができる。

2　注1本文に規定する別に厚生労働大臣が定める患者であって入院中のものに対してリハビリテーションを行った場合は，**発症，手術若しくは急性増悪から7日目又は治療開始日**のいずれか早いものから起算して30日を限度として，**早期リハビリテーション加算**として，1単位につき**25点**を所定点数に加算する。

3　別に厚生労働大臣が定める施設基準に適合しているものとして地方厚生局長等に届け出た保険医療機関において，注1本文に規定する別に厚生労働大臣が定める患者であって入院中のものに対してリハビリテーションを行った場合は，**発症，手術若しくは急性増悪から7日目又は治療開始日**のいずれか早いものから起算して14日を限度として，**初期加算**として，1単位につき**45点**を更に所定点数に加算する。

4　別に厚生労働大臣が定める施設基準に

◇　心大血管疾患リハビリテーション料について

(1)　別に厚生労働大臣が定める施設基準に適合しているものとして地方厚生（支）局長に届出を行った保険医療機関において算定するものであり，心機能の回復，当該疾患の再発予防等を図るために，心肺機能の評価による適切な運動処方に基づき運動療法等を個々の症例に応じて行った場合に算定する。なお，関係学会により周知されている「心血管疾患におけるリハビリテーションに関するガイドライン（日本循環器学会，日本心臓リハビリテーション学会合同ガイドライン）」に基づいて実施する。

(2)　対象となる患者は，「特掲診療料の施設基準等」の「別表第九の四」に掲げる対象患者であって，以下のいずれかに該当するものをいい，医師が個別に心大血管疾患リハビリテーションが必要であると認めるものである。

　ア　「急性発症した心大血管疾患又は心大血管疾患の手術後の患者」とは，急性心筋梗塞，狭心症，開心術後，経カテーテル大動脈弁置換術後，大血管疾患（大動脈解離，解離性大動脈瘤，大血管術後）のものをいう。なお，心大血管疾患リハビリテーション料（Ⅱ）を算定する場合，急性心筋梗塞及び大血管疾患は発症後（手術を実施した場合は手術後）1月以上経過したものに限る。

　イ　「慢性心不全，末梢動脈閉塞性疾患その他の慢性の心大血管の疾患により，一定程度以上の呼吸循環機能の低下及び日常生活能力の低下を来している患者」とは，以下のいずれかに該当するものをいう。

　　a　慢性心不全であって，左室駆出率40%以下，最高酸素摂取量が基準値80%以下，脳性Na利尿ペプチド（BNP）が80pg/mL以上の状態のもの又は脳性Na利尿ペプチド前駆体N端フラグメント（NT-proBNP）が400pg/mL以上の状態のもの

　　b　末梢動脈閉塞性疾患であって，間欠性跛行を呈する状態のもの

　　c　肺高血圧症のうち肺動脈性肺高血圧症又は慢性血栓塞栓性肺高血圧症であって，WHO肺高血圧症機能分類がⅠ～Ⅲ度の状態のもの

(3)　標準的な実施時間は，1回1時間（3単位）程度とするが，入院中の患者以外の患者については，1日当たり1時間（3単位）以上，1週3時間（9単位）を標準とする。

(4)　心大血管疾患リハビリテーションは，専任の医師の指導管理の下に実施する。この場合，医師が直接監視を行うか，又は医師が同一建物内において直接監視をしている他の従事者と常時連絡が取れる状態かつ緊急事態に即時的に対応できる態勢である。また，専任の医師は定期的な心機能チェックの下に，運動処方を含むリハビリテーションの実施計画書を作成し，診療録に記載又は添付する。この場合，入院中の患者については，当該療法を担当する医師又は理学療法士，作業療法士及び看護師の1人当たりの患者数は，それぞれ1回15人程度，1回5人程度とし，入院中の患者以外の患者については，それぞれ，1回20人程度，1回8人程度とする。

(5)　当該リハビリテーションと他の疾患別リハビリテーション及び集団コミュニケーション療法を同一の従事者が行う場合，心大血管疾患リハビリテーションに実際に従事した時間20分を1単位としてみなした上で，他の疾患別リハビリテーション等の実施単位数を足した値が，従事者1人につき1日18単位を標準とし，週108単位までとする。

適合しているものとして地方厚生局長等に届け出た保険医療機関において，注1本文に規定する別に厚生労働大臣が定める患者（入院中のものに限る。）であって，リハビリテーションを実施する日に別に厚生労働大臣が定める患者であるものに対してリハビリテーションを行った場合は，**発症，手術若しくは急性増悪から7日目又は治療開始日のいずれか早いもの**から起算して14日を限度として，**急性期リハビリテーション加算として，1単位につき50点**を更に所定点数に加算する。

5　注1本文の規定にかかわらず，注1本文に規定する別に厚生労働大臣が定める患者に対して，必要があって治療開始日から150日を超えてリハビリテーションを行った場合は，1月13単位に限り算定できるものとする。

6　別に厚生労働大臣が定める施設基準に適合しているものとして地方厚生局長等に届け出た保険医療機関において，当該保険医療機関における診療報酬の請求状況，診療の内容に関するデータを継続して厚生労働省に提出している場合であって，注1本文に規定する別に厚生労働大臣が定める患者であって入院中の患者以外のものに対してリハビリテーションを行った場合は，**リハビリテーションデータ提出加算として，月1回に限り50点**を所定点数に加算する。

(6)　所定点数には，同一日に行われるD208心電図検査，D209負荷心電図検査及びD220呼吸心拍監視，新生児心拍・呼吸監視，カルジオスコープ（ハートスコープ），カルジオタコスコープの費用が含まれる。

(7)　標準的算定日数を超えた患者については，「注5」に規定するとおり，1月に13単位に限り心大血管疾患リハビリテーション料の所定点数を算定できる。なお，その際，入院中の患者以外の患者にあっては，介護保険によるリハビリテーションの適用があるかについて，適切に評価し，患者の希望に基づき，介護保険によるリハビリテーションサービスを受けるために必要な支援を行う。ただし，「特掲診療料の施設基準等」の「別表第九の八」に掲げる患者であって，「別表第九の九」に掲げる場合については，標準的算定日数を超えた場合であっても，標準的算定日数内の期間と同様に算定できる。なお，その留意事項は以下のとおりである。

ア　「特掲診療料の施設基準等」の「別表第九の八」第一号に規定する「その他別表第九の四から別表第九の七までに規定する患者であって，リハビリテーションを継続して行うことが必要であると医学的に認められるもの」とは，「別表第九の四」から「別表第九の七」までに規定する患者であって，リハビリテーションを継続することにより状態の改善が期待できると医学的に認められる者をいう。

イ　「特掲診療料の施設基準等」の「別表第九の八」に規定する「加齢に伴って生ずる心身の変化に起因する疾病の者」とは，要介護状態又は要支援状態にある40歳以上の者であって，その要介護状態又は要支援状態の原因である身体上又は精神上の障害が，「介護保険法」第7条第3項第2号に規定する特定疾病によって生じたものであるものをいう。

(8)　「注2」に規定する早期リハビリテーション加算は，当該施設における心大血管疾患に対する治療開始後早期からのリハビリテーションの実施について評価したものであり，入院中の患者に対して1単位以上の個別療法を行った場合に算定できる。また，訓練室以外の病棟等（ベッドサイドを含む。）で実施した場合においても算定することができる。「特掲診療料の施設基準等」の「別表第九の四」第二号に掲げる患者については，手術を実施したもの及び急性増悪したものを除き，「注2」に規定する加算は算定できない。

(9)　「注3」に規定する初期加算は，当該施設における心大血管疾患に対する治療開始後，より早期からのリハビリテーションの実施について評価したものであり，入院中の患者に対して「注2」に規定する加算と別に算定することができる。「特掲診療料の施設基準等」の「別表第九の四」第二号に掲げる患者については，手術を実施したもの及び急性増悪したものを除き，「注3」に規定する加算は算定できない。

(10)　「注4」に規定する急性期リハビリテーション加算は，当該施設における心大血管疾患に対する治療開始後，重症患者に対するより早期からの急性期リハビリテーションの実施について評価したものであり，入院中の患者に対して「注2」及び「注3」に規定する加算と別に算定することができる。「特掲診療料の施設基準等」の「別表第九の四」第二号に掲げる患者については，手術を実施したもの及び急性増悪したものを除き，「注4」に規定する加算は算定できない。

(11)　「注4」に規定する急性期リハビリテーション加算の対象となる患者は，「特掲診療料の施設基準等」の「別表九の十」に掲げる対象患者であって，以下のいずれかに該当するものをいう。

ア　相当程度以上の日常生活能力の低下を来している患者とは，ADLの評価であるBIが10点以下のもの

イ　重度認知症の状態にあり，日常生活を送る上で介助が必要な患者とは，「「認知症高齢者の日常生活自立度判定基準」の活用について」

におけるランクM以上に該当するもの

ウ　特別な管理を要する処置等を実施している患者とは，以下に示す処置等が実施されているもの
① 動脈圧測定（動脈ライン）
② シリンジポンプの管理
③ 中心静脈圧測定（中心静脈ライン）
④ 人工呼吸器の管理
⑤ 輸血や血液製剤の管理
⑥ 特殊な治療法等（CHDF，IABP，PCPS，補助人工心臓，ICP測定，ECMO）

エ　リハビリテーションを実施する上で感染対策が特に必要な感染症並びにそれらの疑似症患者とは，A 209特定感染症入院医療管理加算の対象となる感染症，「感染症法」第6条第3項に規定する二類感染症及び同法同条第7項に規定する新型インフルエンザ等感染症の患者及び当該感染症を疑うもの。ただし，疑似症患者については初日に限り算定する。なお，「注4」に規定する加算を算定するに当たって，当該患者に対してA 209特定感染症入院医療管理加算を算定している必要はない。

⑿　「注4」に規定する急性期リハビリテーション加算を算定する場合は，診療報酬明細書の摘要欄に，算定の根拠となった要件（⑾のアからエまでのいずれか）を日毎に記載すること。

⒀　「注5」に掲げる標準的算定日数を超えてリハビリテーションを継続する患者について，月の途中で標準的算定日数を超える場合においては，当該月における標準的算定日数を超えた日以降に実施された疾患別リハビリテーションが13単位以下である。

⒁　訓練を実施する場合，患者1人につき概ね3平方メートル以上の面積を確保する。

⒂　「注6」に規定するリハビリテーションデータ提出加算を算定する場合には，次の点に留意すること。

ア　厚生労働省が毎年実施する外来医療等調査に準拠したデータを正確に作成し，継続して提出されることを評価したものである。
　　提出されたデータについては，特定の患者個人を特定できないように集計し，厚生労働省保険局において外来医療等に係る実態の把握・分析等のために適宜活用されるものである。

イ　当該加算は，データ提出の実績が認められた保険医療機関において，心大血管疾患リハビリテーション料を現に算定している患者について，データを提出する外来診療に限り算定する。

ウ　データの提出を行っていない場合又はデータの提出（データの再照会に係る提出も含む。）に遅延等が認められた場合，当該月の翌々月以降について，算定できない。なお，遅延等とは，厚生労働省が調査の一部事務を委託する調査事務局宛てに，調査実施説明資料に定められた期限までに，当該医療機関のデータが提出されていない場合（提出時刻が確認できない手段等，調査実施説明資料にて定められた提出方法以外の方法で提出された場合を含む。），提出されたデータが調査実施説明資料に定められたデータと異なる内容であった場合（データが格納されていない空の媒体が提出された場合を含む。）をいう。
　　また，算定ができなくなった月以降，再度，データ提出の実績が認められた場合は，翌々月以降について，算定ができる。

エ　データの作成は3月単位で行うものとし，作成されたデータには第1月の初日から第3月の末日までにおいて対象となる診療に係るデータが全て含まれていなければならない。

オ　イの「データ提出の実績が認められた保険医療機関」とは，デー

タの提出が厚生労働省保険局医療課において確認され，その旨を通知された保険医療機関をいう。

⒃　心大血管疾患リハビリテーションを実施した患者であって，転医や転院に伴い他の保険医療機関でリハビリテーションが継続される予定であるものについて，当該患者の同意が得られた場合，3月以内に作成したリハビリテーション実施計画書又はリハビリテーション総合実施計画書等を当該他の保険医療機関に対して，文書により提供すること。なお，この場合において，当該患者が，直近3月以内に目標設定等支援・管理料を算定している場合には，目標設定等支援・管理シートも併せて提供すること。

◆　心大血管疾患リハビリテーション料の対象患者

一　急性心筋梗塞，狭心症発作その他の急性発症した心大血管疾患又はその手術後の患者

二　慢性心不全，末梢動脈閉塞性疾患その他の慢性の心大血管疾患により，一定程度以上の呼吸循環機能の低下及び日常生活能力の低下を来している患者

◆　標準的算定日数を超えて所定点数を算定することができる患者（算定日数の上限の除外対象患者）

一　失語症，失認及び失行症の患者
　　高次脳機能障害の患者
　　重度の頸髄損傷の患者
　　頭部外傷及び多部位外傷の患者
　　慢性閉塞性肺疾患（ＣＯＰＤ）の患者
　　心筋梗塞の患者
　　狭心症の患者
　　軸索断裂の状態にある末梢神経損傷（発症後1年以内のものに限る。）の患者
　　外傷性の肩関節腱板損傷（受傷後180日以内のものに限る。）の患者
　　回復期リハビリテーション病棟入院料又は特定機能病院リハビリテーション病棟入院料を算定する患者
　　回復期リハビリテーション病棟又は特定機能病院リハビリテーション病棟において在棟中に回復期リハビリテーション病棟入院料又は特定機能病院リハビリテーション病棟入院料を算定した患者であって，当該病棟を退棟した日から起算して3月以内の患者（保険医療機関に入院中の患者，介護老人保健施設又は介護医療院に入所する患者を除く。）
　　難病患者リハビリテーション料に規定する患者（先天性又は進行性の神経・筋疾患の者を除く。）
　　障害児（者）リハビリテーション料に規定する患者（加齢に伴って生ずる心身の変化に起因する疾病の者に限る。）
　　その他「心大血管疾患リハビリテーション料の対象患者，脳血管疾患等リハビリテーション料の対象患者，運動器リハビリテーション料の対象患者，呼吸器リハビリテーション料の対象患者」又は廃用症候群リハビリテーション料に規定する患者であって，リハビリテーションを継続して行うことが必要であると医学的に認められるもの

二　先天性又は進行性の神経・筋疾患の患者
　　障害児（者）リハビリテーション料に規定する患者（加齢に伴って生ずる心身の変化に起因する疾病の者を除く。）

◆　標準的算定日数を超えて所定点数を算定することができる患者（厚生労働大臣が定める場合）

一　「失語症，失認及び失行症の患者等」については，治療を継続することにより状態の改善が期待できると医学的に判断される場合

二　「先天性又は進行性の神経・筋疾患の患者等」については，患者の

疾患，状態等を総合的に勘案し，治療上有効であると医学的に判断される場合

◆　急性期リハビリテーション加算の対象患者

一　相当程度以上の日常生活能力の低下を来している患者

二　重度認知症の状態にあり，日常生活を送る上で介助が必要な患者

三　特別な管理を要する処置等を実施している患者

四　リハビリテーションを実施する上で感染対策が特に必要な感染症並びにそれらの疑似症患者

◇　脳血管疾患等リハビリテーション料について

(1)　別に厚生労働大臣が定める施設基準に適合しているものとして地方厚生（支）局長に届出を行った保険医療機関において算定するものであり，基本的動作能力の回復等を通して，実用的な日常生活における諸活動の自立を図るために，種々の運動療法，実用歩行訓練，日常生活活動訓練，物理療法，応用的動作能力，社会的適応能力の回復等を目的とした作業療法等を組み合わせて個々の症例に応じて行った場合又は言語聴覚機能に障害を持つ患者に対して言語機能若しくは聴覚機能に係る訓練を行った場合に算定する。なお，マッサージや温熱療法などの物理療法のみを行った場合には第2章特掲診療料第9部処置の項により算定する。

(2)　対象となる患者は，「特掲診療料の施設基準等」の「別表第九の五」に掲げる患者であって，以下のいずれかに該当するものをいい，医師が脳血管疾患等リハビリテーションが必要であると認めるものである。

ア　「急性発症した脳血管疾患又はその手術後の患者」とは，脳梗塞，脳出血，くも膜下出血，脳外傷，脳炎，急性脳症（低酸素脳症等），髄膜炎等のものをいう。

イ　「急性発症した中枢神経疾患又はその手術後の患者」とは，脳膿瘍，脊髄損傷，脊髄腫瘍，脳腫瘍摘出術などの開頭術後，てんかん重積発作等のものをいう。

ウ　「神経疾患」とは，多発性神経炎（ギランバレー症候群等），多発性硬化症，末梢神経障害（顔面神経麻痺等）等をいう。

エ　「慢性の神経筋疾患」とは，パーキンソン病，脊髄小脳変性症，運動ニューロン疾患（筋萎縮性側索硬化症），遺伝性運動感覚ニューロパチー，末梢神経障害，皮膚筋炎，多発性筋炎等をいう。

オ　失語症，失認及び失行症，高次脳機能障害の患者

カ　「難聴や人工内耳植込手術等に伴う聴覚・言語機能の障害を有する患者」とは，音声障害，構音障害，言語発達障害，難聴に伴う聴覚・言語機能の障害又は人工内耳植込手術等に伴う聴覚・言語機能の障害を持つ患者をいう。

キ　顎・口腔の先天異常に伴う構音障害を有する患者

ク　舌悪性腫瘍等の手術による構音障害を有する患者

ケ　リハビリテーションを要する状態であって，一定程度以上の基本動作能力，応用動作能力，言語聴覚能力及び日常生活能力の低下を来しているものとは，脳性麻痺等に伴う先天性の発達障害等の患者であって，治療開始時のFIM115以下，BI85以下の状態等のものをいう。

(3)　所定点数には，徒手筋力検査及びその他のリハビリテーションに付随する諸検査が含まれる。

(4)　医師の指導監督の下，理学療法士，作業療法士又は言語聴覚士の監視下に行われたものについて算定する。また専任の医師が，直接訓練を実施した場合にあっても，理学療法士，作業療法士又は言語聴覚士が実施した場合と同様に算定できる。

(5)　脳血管疾患等リハビリテーション料を算定すべきリハビリテーショ

H001　脳血管疾患等リハビリテーション料

1　脳血管疾患等リハビリテーション料（Ⅰ）
（1単位）

イ	理学療法士による場合	**245点**
ロ	作業療法士による場合	**245点**
ハ	言語聴覚士による場合	**245点**
ニ	医師による場合	**245点**

2　脳血管疾患等リハビリテーション料（Ⅱ）
（1単位）

イ	理学療法士による場合	**200点**
ロ	作業療法士による場合	**200点**
ハ	言語聴覚士による場合	**200点**
ニ	医師による場合	**200点**

3　脳血管疾患等リハビリテーション料（Ⅲ）
（1単位）

イ	理学療法士による場合	**100点**
ロ	作業療法士による場合	**100点**
ハ	言語聴覚士による場合	**100点**
ニ	医師による場合	**100点**
ホ	イからニまで以外の場合	**100点**

注1　別に厚生労働大臣が定める施設基準に適合しているものとして地方厚生局長等に届け出た保険医療機関において，別に厚生労働大臣が定める患者に対して個別療法であるリハビリテーションを行った場合に，当該基準に係る区分に従って，**それぞれ発症，手術若しくは急性増悪又は最初に診断された日**から180日を限度として所定点数を算定する。ただし，別に厚生労働大臣が定める患者について，治療を継続することにより状態の改善が期待できると医学的に判断される場合その他の別に厚生労働大臣が定める場合には，180日を超えて所定点数を算定することができる。

2　注1本文に規定する別に厚生労働大臣が定める患者であって入院中のもの又は入院中の患者以外の患者（脳卒中の患者であって，当該保険医療機関を退院したもの又は他の保険医療機関を退院したもの（区分番号A246の注4に掲げる地域連携診療計画加算を算定した患者に限る。）に限る。）に対してリハビリテーションを行った場合は，**それぞれ発症，手術又は急性増悪から**30日を限度として，早

期リハビリテーション加算として，1単位につき**25点**を所定点数に加算する。

3　別に厚生労働大臣が定める施設基準に適合しているものとして地方厚生局長等に届け出た保険医療機関において，注1本文に規定する別に厚生労働大臣が定める患者であって入院中のもの又は入院中の患者以外の患者（脳卒中の患者であって，当該保険医療機関を退院したもの又は他の保険医療機関を退院したもの（区分番号A246の注4に掲げる地域連携診療計画加算を算定した患者に限る。）に限る。）に対してリハビリテーションを行った場合は，**それぞれ発症，手術又は急性増悪から14日を限度として，初期加算**として，**1単位につき45点を**更に所定点数に加算する。

4　別に厚生労働大臣が定める施設基準に適合しているものとして地方厚生局長等に届け出た保険医療機関において，**注1本文に規定する別に厚生労働大臣が定める患者（入院中のものに限る。）であって，**リハビリテーションを実施する日において別に厚生労働大臣が定める患者であるものに対してリハビリテーションを行った場合は，**発症，手術又は急性増悪から14日を限度として，急性期リハビリテーション加算**として，**1単位につき50点を**更に所定点数に加算する。

5　注1本文の規定にかかわらず，注1本文に規定する別に厚生労働大臣が定める患者であって，要介護被保険者等以外のものに対して，必要があってそれぞれ発症，手術若しくは急性増悪又は最初に診断された日から**180日を超えてリハビリテーションを行った場合は，1月13単位**に限り，算定できるものとする。

6　注1本文の規定にかかわらず，注1本文に規定する別に厚生労働大臣が定める患者であって，入院中の要介護被保険者等に対して，必要があってそれぞれ発症，手術若しくは急性増悪又は最初に診断された日から**180日を超えてリハビリテーションを行った場合は，1月13単位**に限り，注1に規定する施設基準に係る区分に従い，次に掲げる点数を算定できるものとする。

イ　脳血管疾患等リハビリテーション料（Ⅰ）（1単位）
(1)　理学療法士による場合　　**147点**
(2)　作業療法士による場合　　**147点**
(3)　言語聴覚士による場合　　**147点**
(4)　医師による場合　　　　　**147点**

ンは，1人の従事者が1人の患者に対して重点的に個別的訓練を行う必要があると認められる場合であって，理学療法士，作業療法士又は言語聴覚士と患者が1対1で行う。

なお，当該リハビリテーションの実施単位数は，従事者1人につき1日18単位を標準とし，週108単位までとする。ただし，1日24単位を上限とする。また，当該実施単位数は，他の疾患別リハビリテーション及び集団コミュニケーション療法の実施単位数を合わせた単位数である。この場合にあって，当該従事者が心大血管疾患リハビリテーションを実施する場合には，実際に心大血管疾患リハビリテーションに従事した時間20分を1単位とみなした上で計算する。

(6)　脳血管疾患等リハビリテーション料（Ⅱ）の届出を行った保険医療機関（専従する常勤の理学療法士が2人以上勤務しているものに限る。）又は脳血管疾患等リハビリテーション料（Ⅲ）の届出を行った保険医療機関（専従する常勤の理学療法士が勤務している場合に限る。）において，理学療法士，作業療法士又は言語聴覚士以外に，運動療法機能訓練技能講習会を受講するとともに，定期的に適切な研修を修了しているあん摩マッサージ指圧師等の従事者が訓練を行った場合については，当該療法を実施するに当たり，医師又は理学療法士が事前に指示を行い，かつ事後に当該療法に係る報告を受ける場合であって，(1)から(5)までのいずれにも該当する場合に限り，脳血管疾患等リハビリテーション料（Ⅲ）の所定点数を算定できる。

(7)　脳血管疾患等リハビリテーション料（Ⅱ）又は（Ⅲ）を届け出ている施設で，看護師，あん摩マッサージ指圧師等，理学療法士以外の従事者が理学療法を行う場合については，理学療法士は医師の指導監督の下に訓練を受ける患者の運動機能訓練の内容等を的確に把握する。

(8)　理学療法士又は作業療法士等が，車椅子上での姿勢保持が困難なために食事摂取等の日常生活動作の能力の低下を来した患者に対し，いわゆるシーティングとして，車椅子や座位保持装置上の適切な姿勢保持や褥瘡予防のため，患者の体幹機能や座位保持機能を評価した上で体圧分散やサポートのためのクッションや付属品の選定や調整を行った場合にも算定できる。ただし，単なる離床目的で車椅子上での座位をとらせる場合は算定できない。

(9)　「注1」に規定する標準的算定日数は，発症，手術又は急性増悪の日が明確な場合はその日から180日以内，それ以外の場合は最初に当該疾患の診断がされた日から180日以内とする。

(10)　標準的算定日数を超えた患者の取扱いについては，「心大血管疾患リハビリテーション料について」の(7)の例による。

(11)　「注2」に規定する早期リハビリテーション加算は，当該施設における脳血管疾患等に対する発症，手術又は急性増悪後早期からのリハビリテーションの実施について評価したものであり，入院中の患者又は入院中の患者以外の患者（脳卒中の患者であって，当該保険医療機関を退院したもの又は他の保険医療機関を退院したもの（A246入退院支援加算「注4」の地域連携診療計画加算を算定した患者に限る。）に限る。）に対して1単位以上の個別療法を行った場合に算定できる。また，入院中の患者については，訓練室以外の病棟（ベッドサイドを含む。）で実施した場合においても算定することができる。なお，「特掲診療料の施設基準等」の「別表第九の五」第三，四，六及び七号に掲げる患者については，手術を実施したもの及び急性増悪したものを除き，「注2」に規定する加算は算定できない。

(12)　「注3」に規定する初期加算は，当該施設における脳血管疾患等に対する発症，手術又は急性増悪後，より早期からのリハビリテーションの実施について評価したものであり，「注2」に規定する加算とは別に算定することができる。また，当該加算の対象患者は，入院中の

H
リハ

ロ　脳血管疾患等リハビリテーション料
　（Ⅱ）（1単位）
　　(1)　理学療法士による場合　　　**120点**
　　(2)　作業療法士による場合　　　**120点**
　　(3)　言語聴覚士による場合　　　**120点**
　　(4)　医師による場合　　　　　　**120点**
ハ　脳血管疾患等リハビリテーション料
　（Ⅲ）（1単位）
　　(1)　理学療法士による場合　　　**60点**
　　(2)　作業療法士による場合　　　**60点**
　　(3)　言語聴覚士による場合　　　**60点**
　　(4)　医師による場合　　　　　　**60点**
　　(5)　(1)から(4)まで以外の場合　　**60点**
7　注1本文に規定する別に厚生労働大臣
　が定める患者（要介護被保険者等に限
　る。）に対し，それぞれ発症，手術若し
　くは急性増悪又は最初に診断された日か
　ら60日を経過した後に，引き続きリハビ
　リテーションを実施する場合において，
　過去3月以内にH003-4に掲げる目標設
　定等支援・管理料を算定していない場合
　には，**所定点数の100分の90に相当する**
　点数により算定する。
8　別に厚生労働大臣が定める施設基準に
　適合しているものとして地方厚生局長等
　に届け出た保険医療機関において，当該
　保険医療機関における診療報酬の請求状
　況，診療の内容に関するデータを継続し
　て厚生労働省に提出している場合であっ
　て，注1本文に規定する別に厚生労働大
　臣が定める患者であって入院中の患者以
　外のものに対してリハビリテーションを
　行った場合は，**リハビリテーションデー**
　タ提出加算として，月1回に限り**50点**を
　所定点数に加算する。

患者又は入院中の患者以外の患者（脳卒中の患者であって，当該保険医療機関を退院したもの又は他の保険医療機関を退院したもの（A246入退院支援加算「注4」の地域連携診療計画加算を算定した患者に限る。）に限る。）である。なお，「特掲診療料の施設基準等」の「別表第九の五」第三，四，六及び七号に掲げる患者については，手術を実施したもの及び急性増悪したものを除き，「注3」に規定する加算は算定できない。

(13)　入院中の患者以外の患者（脳卒中の患者であって他の保険医療機関を退院したものに限る。）が「注2」又は「注3」に規定する加算を算定する場合にあっては，A246入退院支援加算「注4」の地域連携診療計画加算の算定患者である旨を，診療報酬明細書の摘要欄に記載すること。

(14)　「注4」に規定する急性期リハビリテーション加算は，当該施設における脳血管疾患等に対する発症，手術又は急性増悪後，重症患者に対するより早期からの急性期リハビリテーションの実施について評価したものであり，入院中の患者に対して「注2」及び「注3」に規定する加算とは別に算定することができる。なお，「特掲診療料の施設基準等」の「別表第九の五」第三，四，六及び七号に掲げる患者については，手術を実施したもの及び急性増悪したものを除き，「注4」に規定する加算は算定できない。

(15)　「注4」に規定する急性期リハビリテーション加算の対象患者と診療報酬明細書の摘要欄への記載については，「心大血管疾患リハビリテーション料について」の(11)及び(12)の例によること。

(16)　「注5」及び「注6」に掲げる標準的算定日数を超えてリハビリテーションを継続する患者について，月の途中で標準的算定日数を超える場合においては，当該月における標準的算定日数を超えた日以降に実施された疾患別リハビリテーションが13単位以下である。

(17)　「注7」における「所定点数」とは，「注1」から「注6」までを適用して算出した点数である。

(18)　「注8」に規定するリハビリテーションデータ提出加算の取扱いは，「心大血管疾患リハビリテーション料について」の(15)と同様である。

(19)　要介護認定を申請中の者又は「介護保険法」第62条に規定する要介護被保険者等であって，介護保険によるリハビリテーションへの移行を予定しているものについて，当該患者の同意が得られた場合に，利用を予定している指定通所リハビリテーション事業所等に対して，3月以内に作成したリハビリテーション実施計画書又はリハビリテーション総合実施計画書等を文書により提供すること。利用を予定している指定通所リハビリテーション事業所等とは，当該患者，患者の家族等又は当該患者のケアマネジメントを担当する介護支援専門員を通じ，当該患者の利用の意向が確認できた指定通所リハビリテーション事業所等をいう。なお，この場合において，当該患者が，直近3月以内に目標設定等支援・管理料を算定している場合には，目標設定等支援・管理シートも併せて提供すること。

(20)　脳血管疾患等リハビリテーションを実施した患者であって，転医や転院に伴い他の保険医療機関でリハビリテーションが継続される予定であるものについて，当該患者の同意が得られた場合，当該他の保険医療機関に対して，3月以内に作成したリハビリテーション実施計画書又はリハビリテーション総合実施計画書等を文書により提供すること。なお，この場合において，当該患者が，直近3月以内に目標設定等支援・管理料を算定している場合には，目標設定等支援・管理シートも併せて提供すること。

◆　脳血管疾患等リハビリテーション料の対象患者

一　脳梗塞，脳出血，くも膜下出血その他の急性発症した脳血管疾患又

はその手術後の患者

二　脳腫瘍，脳膿瘍，脊髄損傷，脊髄腫瘍その他の急性発症した中枢神経疾患又はその手術後の患者

三　多発性神経炎，多発性硬化症，末梢神経障害その他の神経疾患の患者

四　パーキンソン病，脊髄小脳変性症その他の慢性の神経筋疾患の患者

五　失語症，失認及び失行症並びに高次脳機能障害の患者

六　難聴や人工内耳植込手術等に伴う聴覚・言語機能の障害を有する患者

七　顎・口腔の先天異常に伴う構音障害を有する患者

八　舌悪性腫瘍等の手術による構音障害を有する患者

九　リハビリテーションを要する状態の患者であって，一定程度以上の基本動作能力，応用動作能力，言語聴覚能力及び日常生活能力の低下を来しているもの（心大血管疾患リハビリテーション料，廃用症候群リハビリテーション料，運動器リハビリテーション料，呼吸器リハビリテーション料，障害児（者）リハビリテーション料又はがん患者リハビリテーション料の対象患者に該当するものを除く。）

◆　標準的算定日数を超えて所定点数を算定することができる患者（算定日数の上限の除外対象患者）

　　H000の「標準的算定日数を超えて所定点数を算定することができる患者（算定日数の上限の除外対象患者）」を参照。

◆　標準的算定日数を超えて所定点数を算定することができる患者（厚生労働大臣が定める場合）

　　H000の「標準的算定日数を超えて所定点数を算定することができる患者（厚生労働大臣が定める場合）」を参照。

◆　急性期リハビリテーション加算の対象患者

　　H000の「急性期リハビリテーション加算の対象患者」を参照。

◇　廃用症候群リハビリテーション料について

(1)　別に厚生労働大臣が定める基準に適合している保険医療機関において算定するものであり，基本的動作能力の回復等を通して，実用的な日常生活における諸活動の自立を図るために，種々の運動療法，実用歩行訓練，日常生活活動訓練，物理療法，応用的動作能力，社会的適応能力の回復等を目的とした作業療法等を組み合わせて個々の症例に応じて行った場合に算定する。なお，マッサージや温熱療法などの物理療法のみを行った場合には第2章特掲診療料第9部処置の項により算定する。

(2)　対象となる患者は，急性疾患等に伴う安静（治療の有無を問わない。）による廃用症候群であって，一定程度以上の基本動作能力，応用動作能力，言語聴覚能力及び日常生活能力の低下を来しているものである。「一定程度以上の基本動作能力，応用動作能力，言語聴覚能力及び日常生活能力の低下を来しているもの」とは，治療開始時において，FIM115以下，BI85以下の状態等のものをいう。H000心大血管疾患リハビリテーション料，H002運動器リハビリテーション料，H003呼吸器リハビリテーション料，H007障害児（者）リハビリテーション料又はH007-2がん患者リハビリテーション料の対象となる患者が廃用症候群を合併している場合，廃用症候群に関連する症状に対してリハビリテーションを行った場合は，廃用症候群リハビリテーション料により算定する。

(3)　所定点数には，徒手筋力検査及びその他のリハビリテーションに付随する諸検査が含まれる。

(4)　医師の指導監督の下，理学療法士，作業療法士又は言語聴覚士の監視下に行われたものについて算定する。また，専任の医師が，直接訓練を実施した場合にあっても，理学療法士，作業療法士又は言語聴覚

H001-2　廃用症候群リハビリテーション料

1　廃用症候群リハビリテーション料（Ⅰ）
（1単位）

イ　理学療法士による場合　　　**180点**
ロ　作業療法士による場合　　　**180点**
ハ　言語聴覚士による場合　　　**180点**
ニ　医師による場合　　　　　　**180点**

2　廃用症候群リハビリテーション料（Ⅱ）
（1単位）

イ　理学療法士による場合　　　**146点**
ロ　作業療法士による場合　　　**146点**
ハ　言語聴覚士による場合　　　**146点**
ニ　医師による場合　　　　　　**146点**

3　廃用症候群リハビリテーション料（Ⅲ）
（1単位）

イ　理学療法士による場合　　　**77点**
ロ　作業療法士による場合　　　**77点**
ハ　言語聴覚士による場合　　　**77点**
ニ　医師による場合　　　　　　**77点**
ホ　イからニまで以外の場合　　**77点**

注1　別に厚生労働大臣が定める基準に適合している保険医療機関において，急性疾患等に伴う安静による廃用症候群の患者であって，一定程度以上の基本動作能力，応用動作能力，言語聴覚能力及び日常生活能力の低下を来しているものに対して

個別療法であるリハビリテーションを行った場合に，当該基準に係る区分に従って，**それぞれ廃用症候群の診断又は急性増悪から120日を限度として所定点**数を算定する。ただし，別に厚生労働大臣が定める患者について，治療を継続することにより状態の改善が期待できると医学的に判断される場合その他の別に厚生労働大臣が定める場合には，120日を超えて所定点数を算定することができる。

2　注1本文に規定する患者であって入院中のものに対してリハビリテーションを行った場合は，**当該患者の廃用症候群に係る急性疾患等の発症，手術若しくは急性増悪又は当該患者の廃用症候群の急性増悪から30日を限度として，早期リハビリテーション加算として，1単位につき25点**を所定点数に加算する。

3　別に厚生労働大臣が定める施設基準を満たす保険医療機関において，注1本文に規定する患者であって入院中のものに対してリハビリテーションを行った場合は，**当該患者の廃用症候群に係る急性疾患等の発症，手術若しくは急性増悪又は当該患者の廃用症候群の急性増悪から14日を限度として，初期加算として，1単位につき45点**を更に所定点数に加算する。

4　別に厚生労働大臣が定める施設基準に適合しているものとして地方厚生局長等に届け出た保険医療機関において，注1本文に規定する患者（入院中のものに限る。）であって，リハビリテーションを実施する日において別に厚生労働大臣が定める患者であるものに対してリハビリテーションを行った場合は，当該患者の廃用症候群に係る急性疾患等の発症，手術若しくは急性増悪又は当該患者の廃用症候群の急性増悪から14日を限度として，急性期リハビリテーション加算として，1単位につき50点を更に所定点数に加算する。

5　注1本文の規定にかかわらず，注1本文に規定する患者であって，要介護被保険者等以外のものに対して，必要があってそれぞれ廃用症候群の診断又は急性増悪から120日を超えてリハビリテーションを行った場合は，1月13単位に限り算定できるものとする。

6　注1本文の規定にかかわらず，注1本文に規定する患者であって，入院中の要介護被保険者等に対して，必要があってそれぞれ廃用症候群の診断又は急性増悪

士が実施した場合と同様に算定できる。

(5)　廃用症候群リハビリテーション料を算定すべきリハビリテーションは，1人の従事者が1人の患者に対して重点的に個別的訓練を行う必要があると認められる場合であって，理学療法士，作業療法士又は言語聴覚士と患者が1対1で行う。

なお，当該リハビリテーションの実施単位数は，従事者1人につき1日18単位を標準とし，週108単位までとする。ただし，1日24単位を上限とする。また，当該実施単位数は，他の疾患別リハビリテーション及び集団コミュニケーション療法の実施単位数を合わせた単位数である。この場合にあって，当該従事者が心大血管疾患リハビリテーションを実施する場合には，実際に心大血管疾患リハビリテーションに従事した時間20分を1単位とみなした上で計算する。

(6)　廃用症候群リハビリテーション料（Ⅱ）の届出を行った保険医療機関（専従する常勤の理学療法士が2人以上勤務しているものに限る。）又は廃用症候群リハビリテーション料（Ⅲ）の届出を行った保険医療機関（専従する常勤の理学療法士が勤務している場合に限る。）において，理学療法士，作業療法士又は言語聴覚士以外に，運動療法機能訓練技能講習会を受講するとともに，定期的に適切な研修を修了しているあん摩マッサージ指圧師等の従事者が訓練を行った場合については，当該療法を実施するに当たり，医師又は理学療法士が事前に指示を行い，かつ事後に当該療法に係る報告を受ける場合であって，(1)から(5)までのいずれにも該当する場合に限り，廃用症候群リハビリテーション料（Ⅲ）の所定点数を算定できる。

(7)　廃用症候群リハビリテーション料（Ⅱ）又は（Ⅲ）を届け出ている施設で，看護師等，あん摩マッサージ指圧師等，理学療法士以外の従事者が理学療法を行う場合については，理学療法士は医師の指導監督の下に訓練を受ける患者の運動機能訓練の内容等を的確に把握する。

(8)　理学療法士又は作業療法士等が，車椅子上での姿勢保持が困難なために食事摂取等の日常生活動作の能力の低下を来した患者に対し，いわゆるシーティングとして，車椅子や座位保持装置上の適切な姿勢保持や褥瘡予防のため，患者の体幹機能や座位保持機能を評価した上で体圧分散やサポートのためのクッションや付属品の選定や調整を行った場合にも算定できる。ただし，単なる離床目的で車椅子上での座位をとらせる場合は算定できない。

(9)　標準的算定日数を超えた患者の取扱いについては，「心大血管疾患リハビリテーション料について」の(7)の例による。

(10)　廃用症候群リハビリテーション料を算定する場合は，廃用症候群に係る評価表「別紙様式22」（945頁）を用いて，月ごとに評価し，診療報酬明細書に添付する又は同様の情報を摘要欄に記載するとともに，その写しを診療録に添付する。

(11)　「注2」に規定する早期リハビリテーション加算は，当該施設における急性疾患等の発症，手術若しくは急性増悪又は廃用症候群に係る急性増悪後早期からのリハビリテーションの実施について評価したものであり，入院中の患者に対して1単位以上の個別療法を行った場合に算定できる。また，訓練室以外の病棟（ベッドサイドを含む。）で実施した場合においても算定することができる。

(12)　「注3」に規定する初期加算は，当該施設における急性疾患等の発症，手術若しくは急性増悪又は廃用症候群に係る急性増悪後，より早期からのリハビリテーションの実施について評価したものであり，入院中の患者に対して「注2」に規定する加算とは別に算定することができる。

(13)　「注4」に規定する急性期リハビリテーション加算は，当該施設における急性疾患等の発症，手術若しくは急性増悪又は廃用症候群に係る

から120日を超えてリハビリテーションを行った場合は，1月13単位に限り，注1に規定する施設基準に係る区分に従い，次に掲げる点数を算定できるものとする。

イ　廃用症候群リハビリテーション料（Ⅰ）（1単位）

(1)	理学療法士による場合	**108点**
(2)	作業療法士による場合	**108点**
(3)	言語聴覚士による場合	**108点**
(4)	医師による場合	**108点**

ロ　廃用症候群リハビリテーション料（Ⅱ）（1単位）

(1)	理学療法士による場合	**88点**
(2)	作業療法士による場合	**88点**
(3)	言語聴覚士による場合	**88点**
(4)	医師による場合	**88点**

ハ　廃用症候群リハビリテーション料（Ⅲ）（1単位）

(1)	理学療法士による場合	**46点**
(2)	作業療法士による場合	**46点**
(3)	言語聴覚士による場合	**46点**
(4)	医師による場合	**46点**
(5)	(1)から(4)まで以外の場合	**46点**

7　注1本文に規定する患者（要介護被保険者等に限る。）に対し，それぞれ廃用症候群の診断又は急性増悪から40日を経過した後に，引き続きリハビリテーションを実施する場合において，過去3月以内にH003-4に掲げる**目標設定等支援・管理料**を算定していない場合には，**所定点数の100分の90に相当する点数**により算定する。

8　別に厚生労働大臣が定める施設基準に適合しているものとして地方厚生局長等に届け出た保険医療機関において，当該保険医療機関における診療報酬の請求状況，診療の内容に関するデータを継続して厚生労働省に提出している場合であって，注1本文に規定する患者であって入院中の患者以外のものに対してリハビリテーションを行った場合は，**リハビリテーションデータ提出加算**として，月1回に限り**50点**を所定点数に加算する。

H002　運動器リハビリテーション料

1　運動器リハビリテーション料（Ⅰ）（1単位）

イ	理学療法士による場合	**185点**
ロ	作業療法士による場合	**185点**
ハ	医師による場合	**185点**

2　運動器リハビリテーション料（Ⅱ）（1単位）

イ	理学療法士による場合	**170点**

る急性増悪後，重症患者に対するより早期からの急性期リハビリテーションの実施について評価したものであり，入院中の患者に対して「注2」及び「注3」に規定する加算とは別に算定することができる。

(14)　「注4」に規定する急性期リハビリテーション加算の対象患者と診療報酬明細書の摘要欄への記載については，「心大血管疾患リハビリテーション料について」の(11)及び(12)の例によること。

(15)　「注5」及び「注6」に掲げる標準的算定日数を超えてリハビリテーションを継続する患者について，月の途中で標準的算定日数を超える場合においては，当該月における標準的算定日数を超えた日以降に実施された疾患別リハビリテーションが13単位以下である。

(16)　「注7」における「所定点数」とは，「注1」から「注6」までを適用して算出した点数である。

(17)　「注8」に規定するリハビリテーションデータ提出加算の取扱いは，「心大血管疾患リハビリテーション料について」の(15)と同様である。

(18)　要介護認定を申請中の者又は「介護保険法」第62条に規定する要介護被保険者等であって，介護保険によるリハビリテーションへの移行を予定しているものについて，当該患者の同意が得られた場合に，利用を予定している指定通所リハビリテーション事業所等に対して，3月以内に作成したリハビリテーション実施計画書又はリハビリテーション総合実施計画書等を文書により提供すること。利用を予定している指定通所リハビリテーション事業所等とは，当該患者，患者の家族等又は当該患者のケアマネジメントを担当する介護支援専門員を通じ，当該患者の利用の意向が確認できた指定通所リハビリテーション事業所等をいう。なお，この場合において，当該患者が，直近3月以内に目標設定等支援・管理料を算定している場合には，目標設定等支援・管理シートも併せて提供すること。

(19)　廃用症候群リハビリテーションを実施した患者であって，転医や転院に伴い他の保険医療機関でリハビリテーションが継続される予定であるものについて，当該患者の同意が得られた場合，当該他の保険医療機関に対して，3月以内に作成したリハビリテーション実施計画書又はリハビリテーション総合実施計画書等を文書により提供すること。なお，この場合において，当該患者が，直近3月以内に目標設定等支援・管理料を算定している場合には，目標設定等支援・管理シートも併せて提供すること。

◆　**標準的算定日数を超えて所定点数を算定することができる患者（算定日数の上限の除外対象患者）**
H000の「標準的算定日数を超えて所定点数を算定することができる患者（算定日数の上限の除外対象患者）」を参照。

◆　**標準的算定日数を超えて所定点数を算定することができる患者（厚生労働大臣が定める場合）**
H000の「標準的算定日数を超えて所定点数を算定することができる患者（厚生労働大臣が定める場合）」を参照。

◆　**急性期リハビリテーション加算の対象患者**
H000の「急性期リハビリテーション加算の対象患者」を参照。

◇　運動器リハビリテーション料について

(1)　別に厚生労働大臣が定める施設基準に適合しているものとして地方厚生（支）局長に届出を行った保険医療機関において算定するものであり，基本的動作能力の回復等を通して，実用的な日常生活における諸活動の自立を図るために，種々の運動療法，実用歩行訓練，日常生活活動訓練，物理療法，応用的動作能力，社会的適応能力の回復等を目的とした作業療法等を組み合わせて個々の症例に応じて行った場合に算定する。なお，マッサージや温熱療法などの物理療法のみを行った場合には第2章特掲診療料第9部処置の項により算定する。

　　　ロ　作業療法士による場合　　**170点**
　　　ハ　医師による場合　　**170点**
　3　運動器リハビリテーション料（Ⅲ）（1
単位）
　　　イ　理学療法士による場合　　**85点**
　　　ロ　作業療法士による場合　　**85点**
　　　ハ　医師による場合　　**85点**
　　　ニ　イからハまで以外の場合　　**85点**
注1　別に厚生労働大臣が定める施設基準に
　　　適合しているものとして地方厚生局長等
　　　に届け出た保険医療機関において，別に
　　　厚生労働大臣が定める患者に対して個別
　　　療法であるリハビリテーションを行った
　　　場合に，当該基準に係る区分に従って，
　　　それぞれ発症，手術若しくは急性増悪又
　　　は最初に診断された日から150日を限度
　　　として所定点数を算定する。ただし，別
　　　に厚生労働大臣が定める患者について，
　　　治療を継続することにより状態の改善が
　　　期待できると医学的に判断される場合そ
　　　の他の別に厚生労働大臣が定める場合に
　　　は，150日を超えて所定点数を算定する
　　　ことができる。
　2　注1本文に規定する別に厚生労働大臣
　　　が定める患者であって入院中のもの又は
　　　入院中の患者以外の患者（大腿骨頸部骨
　　　折の患者であって，当該保険医療機関を
　　　退院したもの又は他の保険医療機関を退
　　　院したもの（区分番号Ａ246の注4に掲
　　　げる地域連携診療計画加算を算定した患
　　　者に限る。）に限る。）に対してリハビリ
　　　テーションを行った場合は，**それぞれ発**
　　　症，手術又は急性増悪から30日を限度と
　　　して，**早期リハビリテーション加算**とし
　　　て，1単位につき**25点**を所定点数に加算
　　　する。
　3　別に厚生労働大臣が定める施設基準に
　　　適合しているものとして地方厚生局長等
　　　に届け出た保険医療機関において，注1
　　　本文に規定する別に厚生労働大臣が定め
　　　る患者であって入院中のもの又は入院中
　　　の患者以外の患者（大腿骨頸部骨折の患
　　　者であって，当該保険医療機関を退院し
　　　たもの又は他の保険医療機関を退院した
　　　もの（区分番号Ａ246の注4に掲げる地
　　　域連携診療計画加算を算定した患者に限
　　　る。）に限る。）に対してリハビリテーショ
　　　ンを行った場合は，**それぞれ発症，手術**
　　　又は急性増悪から14日を限度として，**初**
　　　期加算として，1単位につき**45点**を更に
　　　所定点数に加算する。
　4　別に厚生労働大臣が定める施設基準に
　　　適合しているものとして地方厚生局長等

(2)　対象となる患者は，「特掲診療料の施設基準等」の「別表第九の六」に掲げる患者であって，以下のいずれかに該当するものをいい，医師が個別に運動器リハビリテーションが必要であると認めるものである。
　ア　「急性発症した運動器疾患又はその手術後の患者」とは，上・下肢の複合損傷（骨，筋・腱・靱帯，神経，血管のうち3種類以上の複合損傷），脊椎損傷による四肢麻痺（1肢以上），体幹・上・下肢の外傷・骨折，切断・離断（義肢），運動器の悪性腫瘍等のものをいう。
　イ　「慢性の運動器疾患により，一定程度以上の運動機能及び日常生活能力の低下を来している患者」とは，関節の変性疾患，関節の炎症性疾患，熱傷瘢痕による関節拘縮，運動器不安定症，糖尿病足病変等のものをいう。
(3)　所定点数には，徒手筋力検査及びその他のリハビリテーションに付随する諸検査が含まれる。
(4)　医師の指導監督の下，理学療法士又は作業療法士の監視下により行われたものについて算定する。また専任の医師が，直接訓練を実施した場合にあっても，理学療法士又は作業療法士が実施した場合と同様に算定できる。
(5)　運動器リハビリテーション料を算定すべきリハビリテーションは，1人の従事者が1人の患者に対して重点的に個別的訓練を行う必要があると認められる場合であって，理学療法士又は作業療法士と患者が1対1で行う。
　　なお，当該リハビリテーションの実施単位数は，従事者1人につき1日18単位を標準とし，週108単位までとする。ただし，1日24単位を上限とする。また，当該実施単位数は，他の疾患別リハビリテーション及び集団コミュニケーション療法の実施単位数を合わせた単位数である。この場合にあって，当該従事者が心大血管疾患リハビリテーションを実施する場合には，実際に心大血管疾患リハビリテーションに従事した時間20分を1単位とみなした上で計算する。
(6)　運動器リハビリテーション料（Ⅲ）の届出を行った保険医療機関（専従する常勤の理学療法士が勤務している場合に限る。）において，理学療法士及び作業療法士以外に，運動療法機能訓練技能講習会を受講するとともに，定期的に適切な研修を修了しているあん摩マッサージ指圧師等の従事者が訓練を行った場合については，当該療法を実施するに当たり，医師又は理学療法士が事前に指示を行い，かつ事後に当該療法に係る報告を受ける場合であって(1)から(5)までのいずれにも該当する場合に限り，運動器リハビリテーション料（Ⅲ）の所定点数を算定できる。
(7)　運動器リハビリテーション料（Ⅱ）の届出を行った保険医療機関において，理学療法士及び作業療法士以外に，適切な運動器リハビリテーションに係る研修を修了したあん摩マッサージ指圧師等の従事者が訓練を行った場合については，当該療法を実施するに当たり，医師又は理学療法士が事前に指示を行い，かつ事後に当該療法に係る報告を受ける場合であって(1)から(5)までのいずれにも該当する場合に限り，運動器リハビリテーション料（Ⅲ）の所定点数を算定できる。
(8)　理学療法士又は作業療法士等が，車椅子上での姿勢保持が困難なために食事摂取等の日常生活動作の能力の低下を来した患者に対し，いわゆるシーティングとして，車椅子や座位保持装置上の適切な姿勢保持や褥瘡予防のため，患者の体幹機能や座位保持機能を評価した上で体圧分散やサポートのためのクッションや付属品の選定や調整を行った場合にも算定できる。ただし，単なる離床目的で車椅子上での座位をとらせる場合は算定できない。

に届け出た保険医療機関において，注1本文に規定する別に厚生労働大臣が定める患者（入院中のものに限る。）であって，リハビリテーションを実施する日において別に厚生労働大臣が定める患者であるものに対してリハビリテーションを行った場合は，**発症，手術又は急性増悪から**14日を限度として，**急性期リハビリテーション加算として，** 1単位につき**50点**を更に所定点数に加算する。

5 注1本文の規定にかかわらず，注1本文に規定する別に厚生労働大臣が定める患者であって，要介護被保険者等以外のものに対して，必要があってそれぞれ発症，手術若しくは急性増悪又は最初に診断された日から150日を超えてリハビリテーションを行った場合は，1月13単位に限り，算定できるものとする。

6 注1本文の規定にかかわらず，注1本文に規定する別に厚生労働大臣が定める患者であって，入院中の要介護被保険者等に対して，必要があってそれぞれ発症，手術若しくは急性増悪又は最初に診断された日から150日を超えてリハビリテーションを行った場合は，1月13単位に限り，注1に規定する施設基準に係る区分に従い，次に掲げる点数を算定できるものとする。

イ 運動器リハビリテーション料（Ⅰ）（1単位）

(1) 理学療法士による場合 **111点**
(2) 作業療法士による場合 **111点**
(3) 医師による場合 **111点**

ロ 運動器リハビリテーション料（Ⅱ）（1単位）

(1) 理学療法士による場合 **102点**
(2) 作業療法士による場合 **102点**
(3) 医師による場合 **102点**

ハ 運動器リハビリテーション料（Ⅲ）（1単位）

(1) 理学療法士による場合 **51点**
(2) 作業療法士による場合 **51点**
(3) 医師による場合 **51点**
(4) (1)から(3)まで以外の場合 **51点**

7 注1本文に規定する別に厚生労働大臣が定める患者（要介護被保険者等に限る。）に対し，それぞれ発症，手術若しくは急性増悪又は最初に診断された日から，50日を経過した後に，引き続きリハビリテーションを実施する場合において，過去3月以内にH003-4に掲げる目標設定等支援・管理料を算定していない場合には，**所定点数の100分の90に相当**

(9) 運動器リハビリテーション料（Ⅰ）の届出を行った保険医療機関において，理学療法士及び作業療法士以外に，適切な運動器リハビリテーションに係る研修を修了したあん摩マッサージ指圧師等の従事者が訓練を行った場合については，当該療法を実施するに当たり，医師又は理学療法士が事前に指示を行い，かつ事後に当該療法に係る報告を受ける場合であって(1)から(5)までのいずれにも該当する場合に限り，運動器リハビリテーション料（Ⅲ）の所定点数を算定できる。

(10) 「注1」に規定する標準的算定日数は，発症，手術又は急性増悪の日が明確な場合はその日から150日以内，それ以外の場合は最初に当該疾患の診断がされた日から150日以内とする。

(11) 標準的算定日数を超えた患者の取扱いについては，「心大血管疾患リハビリテーション料について」の(7)の例による。

(12) 「注2」に規定する早期リハビリテーション加算は，当該施設における運動器疾患に対する発症，手術又は急性増悪後早期からのリハビリテーションの実施について評価したものであり，入院中の患者又は入院中の患者以外の患者（大腿骨頸部骨折の患者であって，当該保険医療機関を退院したもの又は他の保険医療機関を退院したもの（A246入退院支援加算「注4」の地域連携診療計画加算を算定した患者に限る。）に限る。）に対して1単位以上の個別療法を行った場合に算定できる。また，入院中の患者については，訓練室以外の病棟（ベッドサイドを含む。）で実施した場合においても算定することができる。なお，「特掲診療料の施設基準等」の「別表第九の六」第二号に掲げる患者については，手術を実施したもの及び急性増悪したものを除き，「注2」に規定する加算は算定できない。

(13) 「注3」に規定する初期加算は，当該施設における運動器疾患に対する発症，手術又は急性増悪後，より早期からのリハビリテーションの実施について評価したものであり，「注2」に規定する加算とは別に算定することができる。また，当該加算の対象患者は，入院中の患者又は入院中の患者以外の患者（大腿骨頸部骨折の患者であって，当該保険医療機関を退院したもの又は他の保険医療機関を退院したもの（A246入退院支援加算「注4」の地域連携診療計画加算を算定した患者に限る。）に限る。）である。なお，「特掲診療料の施設基準等」の「別表第九の六」第二号に掲げる患者については，手術を実施したもの及び急性増悪したものを除き，「注3」に規定する加算は算定できない。

(14) 入院中の患者以外の患者（大腿骨頸部骨折の患者であって他の保険医療機関を退院したもの）が「注2」又は「注3」に規定する加算を算定する場合にあっては，A246入退院支援加算の「注4」地域連携診療計画加算の算定患者である旨を，診療報酬明細書の摘要欄に記載する。

(15) 「注4」に規定する急性期リハビリテーション加算は，当該施設における運動器疾患に対する発症，手術又は急性増悪後，重症患者に対するより早期からの急性期リハビリテーションの実施について評価したものであり，入院中の患者に対して「注2」及び「注3」に規定する加算とは別に算定することができる。なお，「特掲診療料の施設基準等」の「別表第九の六」第二号に掲げる患者については，手術を実施したもの及び急性増悪したものを除き，「注4」に規定する加算は算定できない。

(16) 「注4」に規定する急性期リハビリテーション加算の対象患者と診療報酬明細書の摘要欄への記載については，「心大血管疾患リハビリテーション料について」の(11)及び(12)の例によること。

(17) 「注5」及び「注6」に掲げる標準的算定日数を超えてリハビリテーションを継続する患者について，月の途中で標準的算定日数を超えた場合においては，当該月における標準的算定日数を超えた日以降に実

する**点数**により算定する。

8　別に厚生労働大臣が定める施設基準に適合しているものとして地方厚生局長等に届け出た保険医療機関において，当該保険医療機関における診療報酬の請求状況，診療の内容に関するデータを継続して厚生労働省に提出している場合であって，注1本文に規定する別に厚生労働大臣が定める患者であって入院中の患者以外のものに対してリハビリテーションを行った場合は，**リハビリテーションデータ提出加算**として，月1回に限り**50点**を所定点数に加算する。

(18)　「注7」における「所定点数」とは，「注1」から「注6」までを適用して算出した点数である。

(19)　「注8」に規定するリハビリテーションデータ提出加算の取扱いは，「心大血管疾患リハビリテーション料について」の(15)と同様である。

(20)　要介護認定を申請中の者又は「介護保険法」第62条に規定する要介護被保険者等であって，介護保険によるリハビリテーションへの移行を予定しているものについて，当該患者の同意が得られた場合に，利用を予定している指定通所リハビリテーション事業所等に対して，3月以内に作成したリハビリテーション実施計画書又はリハビリテーション総合実施計画書等を文書により提供すること。利用を予定している指定通所リハビリテーション事業所等とは，当該患者，患者の家族等又は当該患者のケアマネジメントを担当する介護支援専門員を通じ，当該患者の利用の意向が確認できた指定通所リハビリテーション事業所等をいう。なお，この場合において，当該患者が，直近3月以内に目標設定等支援・管理料を算定している場合には，目標設定等支援・管理シートも併せて提供すること。

(21)　運動器リハビリテーションを実施した患者であって，転医や転院に伴い他の保険医療機関でリハビリテーションが継続される予定であるものについて，当該患者の同意が得られた場合，当該他の保険医療機関に対して，3月以内に作成したリハビリテーション実施計画書又はリハビリテーション総合実施計画書等を文書により提供すること。なお，この場合において，当該患者が，直近3月以内に目標設定等支援・管理料を算定している場合には，目標設定等支援・管理シートも併せて提供すること。

◆　運動器リハビリテーション料の対象患者

一　上・下肢の複合損傷，脊椎損傷による四肢麻痺その他の急性発症した運動器疾患又はその手術後の患者

二　関節の変性疾患，関節の炎症性疾患その他の慢性の運動器疾患により，一定程度以上の運動機能及び日常生活能力の低下を来している患者

◆　標準的算定日数を超えて所定点数を算定することができる患者（算定日数の上限の除外対象患者）

　H000の「標準的算定日数を超えて所定点数を算定することができる患者（算定日数の上限の除外対象患者）」を参照。

◆　標準的算定日数を超えて所定点数を算定することができる患者（厚生労働大臣が定める場合）

　H000の「標準的算定日数を超えて所定点数を算定することができる患者（厚生労働大臣が定める場合）」を参照。

◆　急性期リハビリテーション加算の対象患者

　H000の「急性期リハビリテーション加算の対象患者」を参照。

◇　呼吸器リハビリテーション料について

(1)　別に厚生労働大臣が定める施設基準に適合しているものとして地方厚生（支）局長に届出を行った保険医療機関において算定するものであり，呼吸訓練や種々の運動療法等を組み合わせて個々の症例に応じて行った場合に算定する。

(2)　対象となる患者は，「特掲診療料の施設基準等」の「別表第九の七」に掲げる患者であって，以下のいずれかに該当するものをいい，医師が個別に呼吸器リハビリテーションが必要であると認めるものである。

ア　「急性発症した呼吸器疾患の患者」とは，肺炎，無気肺等のものをいう。

イ　「肺腫瘍，胸部外傷その他の呼吸器疾患又はその手術後の患者」

H003　呼吸器リハビリテーション料

1　呼吸器リハビリテーション料（Ⅰ）（1単位）

イ	理学療法士による場合	**175点**
ロ	作業療法士による場合	**175点**
ハ	言語聴覚士による場合	**175点**
ニ	医師による場合	**175点**

2　呼吸器リハビリテーション料（Ⅱ）（1単位）

イ	理学療法士による場合	**85点**
ロ	作業療法士による場合	**85点**
ハ	言語聴覚士による場合	**85点**

施された疾患別リハビリテーションが13単位以下である。

H

リハ

　　ニ　医師による場合　　　　　　**85点**
注1　別に厚生労働大臣が定める施設基準に
　　　適合しているものとして地方厚生局長等
　　　に届け出た保険医療機関において，別に
　　　厚生労働大臣が定める患者に対して個別
　　　療法であるリハビリテーションを行った
　　　場合に，当該基準に係る区分に従って，
　　　治療開始日から起算して90日を限度とし
　　　て所定点数を算定する。ただし，別に厚
　　　生労働大臣が定める患者について，治療
　　　を継続することにより状態の改善が期待
　　　できると医学的に判断される場合その他
　　　の別に厚生労働大臣が定める場合には，
　　　90日を超えて所定点数を算定することが
　　　できる。
　2　注1本文に規定する別に厚生労働大臣
　　　が定める患者であって入院中のものに対
　　　してリハビリテーションを行った場合
　　　は，**発症，手術若しくは急性増悪から7**
　　　日目又は治療開始日のいずれか早いもの
　　　から30日を限度として，**早期リハビリ**
　　　テーション加算として，**1単位につき25**
　　　点を所定点数に加算する。
　3　別に厚生労働大臣が定める施設基準に
　　　適合しているものとして地方厚生局長等
　　　に届け出た保険医療機関において，注1
　　　本文に規定する別に厚生労働大臣が定め
　　　る患者であって入院中のものに対してリ
　　　ハビリテーションを行った場合は，**発症，**
　　　手術若しくは急性増悪から7日目又は治
　　　療開始日のいずれか早いものから起算し
　　　て14日を限度として，**初期加算**として，
　　　1単位につき45点を更に所定点数に加算
　　　する。
　4　別に厚生労働大臣が定める施設基準に
　　　適合しているものとして地方厚生局長等
　　　に届け出た保険医療機関において，注1
　　　本文に規定する別に厚生労働大臣が定め
　　　る患者（入院中のものに限る。）であって，
　　　リハビリテーションを実施する日におい
　　　て別に厚生労働大臣が定める患者である
　　　ものに対してリハビリテーションを行っ
　　　た場合は，**発症，手術又は急性増悪から**
　　　7日目又は治療開始日のいずれか早いも
　　　のから起算して14日を限度として，**急**
　　　性期リハビリテーション加算として，**1単**
　　　位につき50点を更に所定点数に加算する。
　5　注1本文の規定にかかわらず，注1本
　　　文に規定する別に厚生労働大臣が定める
　　　患者に対して，必要があって治療開始日
　　　から90日を超えてリハビリテーションを
　　　行った場合は，1月13単位に限り算定で
　　　きるものとする。

とは，肺腫瘍，胸部外傷，肺塞栓，肺移植手術，慢性閉塞性肺疾患
（COPD）に対するLVRS（Lung volume reduction surgery）
等の呼吸器疾患又はその手術後の患者をいう。
　　ウ　「慢性の呼吸器疾患により，一定程度以上の重症の呼吸困難や日
　　　常生活能力の低下を来している患者」とは，慢性閉塞性肺疾患（C
　　　OPD），気管支喘息，気管支拡張症，間質性肺炎，塵肺，びまん
　　　性汎気管支炎（DPB），神経筋疾患で呼吸不全を伴う患者，気管
　　　切開下の患者，人工呼吸管理下の患者，肺結核後遺症等のものであっ
　　　て，次のaからcまでのいずれかの状態に該当するものをいう。
　　　a　息切れスケール（Medical Research Council Scale）で2以
　　　　上の呼吸困難を有する状態
　　　b　慢性閉塞性肺疾患（COPD）で日本呼吸器学会の重症度分類
　　　　のⅡ以上の状態
　　　c　呼吸障害による歩行機能低下や日常生活活動度の低下により日
　　　　常生活に支障を来す状態
　　エ　「食道癌，胃癌，肝臓癌，咽・喉頭癌，大腸癌，卵巣癌，膵癌等
　　　の手術前後の呼吸機能訓練を要する患者」とは，食道癌，胃癌，肝
　　　臓癌，咽・喉頭癌，大腸癌，卵巣癌，膵癌等の患者であって，これ
　　　らの疾患に係る手術日から概ね1週間前の患者及び手術後の患者で
　　　呼吸機能訓練を行うことで術後の経過が良好になることが医学的に
　　　期待できる患者のことをいう。
(3)　所定点数には，D200からD204までに掲げる呼吸機能検査等，D
　223経皮的動脈血酸素飽和度測定及びその他のリハビリテーションに
　付随する諸検査及び呼吸機能訓練と同時に行ったJ024酸素吸入の費
　用が含まれる。
(4)　医師の指導監督の下で行われるものであり，理学療法士，作業療法
　士又は言語聴覚士の監視下に行われたものについて算定する。また，
　専任の医師が，直接訓練を実施した場合にあっても，理学療法士，作
　業療法士又は言語聴覚士が実施した場合と同様に算定できる。
(5)　呼吸器リハビリテーション料を算定すべきリハビリテーションは，
　1人の従事者が1人の患者に対して重点的に個別的訓練を行う必要が
　あると認められる場合であって，理学療法士，作業療法士又は言語聴
　覚士と患者が1対1で行う。
　　なお，当該リハビリテーションの実施単位数は，従事者1人につき
　1日18単位を標準とし，週108単位までとする。ただし，1日24単位
　を上限とする。また，当該実施単位数は，他の疾患別リハビリテーショ
　ン及び集団コミュニケーション療法の実施単位数を合わせた単位数で
　ある。この場合にあって，当該従事者が心大血管疾患リハビリテーショ
　ンを実施する場合には，実際に心大血管疾患リハビリテーションに従
　事した時間20分を1単位とみなした上で計算する。
(6)　標準的算定日数を超えた患者の取扱いについては，「心大血管疾患
　リハビリテーション料について」の(7)の例による。
(7)　「注2」に規定する早期リハビリテーション加算は，当該施設にお
　ける呼吸器疾患の発症，手術若しくは急性増悪又は当該疾患に対する
　治療開始後早期からのリハビリテーションの実施について評価したも
　のであり，入院中の患者に対して1単位以上の個別療法を行った場合
　に算定できる。また，訓練室以外の病棟（ベッドサイドを含む。）で
　実施した場合においても算定することができる。なお，「特掲診療料
　の施設基準等」の「別表第九の七」第三号に掲げる患者については，
　急性増悪したものを除き，「注2」に規定する加算は算定できない。
(8)　「注3」に規定する初期加算は，当該施設における呼吸器疾患の発
　症，手術若しくは急性増悪又は当該疾患に対する治療開始後，より早
　期からのリハビリテーションの実施について評価したものであり，入

6　別に厚生労働大臣が定める施設基準に適合しているものとして地方厚生局長等に届け出た保険医療機関において，当該保険医療機関における診療報酬の請求状況，診療の内容に関するデータを継続して厚生労働省に提出している場合であって，注1本文に規定する別に厚生労働大臣が定める患者であって入院中の患者以外のものに対してリハビリテーションを行った場合は，**リハビリテーションデータ提出加算**として，月1回に限り**50点**を所定点数に加算する。

院中の患者に対して「注2」に規定する加算とは別に算定することができる。なお，「特掲診療料の施設基準等」の「別表第九の七」第三号に掲げる患者については，急性増悪したものを除き，「注3」に規定する加算は算定できない。

⑼　「注4」に規定する急性期リハビリテーション加算は，当該施設における呼吸器疾患の発症，手術若しくは急性増悪又は当該疾患に対する治療開始後，重症患者に対するより早期からの急性期リハビリテーションの実施について評価したものであり，入院中の患者に対して「注2」及び「注3」に規定する加算とは別に算定することができる。なお，「特掲診療料の施設基準等」の「別表第九の七」第三号に掲げる患者については，急性増悪したものを除き，「注4」に規定する加算は算定できない。

⑽　「注4」に規定する急性期リハビリテーション加算の対象患者と診療報酬明細書の摘要欄への記載については，「心大血管疾患リハビリテーション料について」の⑾及び⑿の例によること。

⑾　「注5」に掲げる標準的算定日数を超えてリハビリテーションを継続する患者について，月の途中で標準的算定日数を超えた場合においては，当該月における標準的算定日数を超えた日以降に実施された疾患別リハビリテーションが13単位以下である。

⑿　「注6」に規定するリハビリテーションデータ提出加算の取扱いは，「心大血管疾患リハビリテーション料について」の⒂と同様である。

⒀　呼吸器リハビリテーションを実施した患者であって，転医や転院に伴い他の保険医療機関でリハビリテーションが継続される予定であるものについて，当該患者の同意が得られた場合，当該他の保険医療機関に対して，3月以内に作成したリハビリテーション実施計画書又はリハビリテーション総合実施計画書等を文書により提供すること。なお，この場合において，当該患者が，直近3月以内に目標設定等支援・管理料を算定している場合には，目標設定等支援・管理シートも併せて提供すること。

◆　呼吸器リハビリテーション料の対象患者
一　肺炎，無気肺，その他の急性発症した呼吸器疾患の患者
二　肺腫瘍，胸部外傷その他の呼吸器疾患又はその手術後の患者
三　慢性閉塞性肺疾患（COPD），気管支喘息その他の慢性の呼吸器疾患により，一定程度以上の重症の呼吸困難や日常生活能力の低下を来している患者
四　食道癌，胃癌，肝臓癌，咽・喉頭癌，大腸癌，卵巣癌，膵癌等の手術前後の呼吸機能訓練を要する患者

◆　標準的算定日数を超えて所定点数を算定することができる患者（算定日数の上限の除外対象患者）
　H000の「標準的算定日数を超えて所定点数を算定することができる患者（算定日数の上限の除外対象患者)」を参照。

◆　標準的算定日数を超えて所定点数を算定することができる患者（厚生労働大臣が定める場合）
　H000の「標準的算定日数を超えて所定点数を算定することができる患者（厚生労働大臣が定める場合)」を参照。

◆　急性期リハビリテーション加算の対象患者
　H000の「急性期リハビリテーション加算の対象患者」を参照。

H003-2　リハビリテーション総合計画評価料

1　リハビリテーション総合計画評価料1
　300点
2　リハビリテーション総合計画評価料2
　240点
注1　1について，心大血管疾患リハビリ

◇　リハビリテーション総合計画評価料について
⑴　定期的な医師の診察及び運動機能検査又は作業能力検査等の結果に基づき医師，看護師，理学療法士，作業療法士，言語聴覚士，社会福祉士等の多職種が共同してリハビリテーション総合実施計画書を作成し，これに基づいて行ったリハビリテーションの効果，実施方法等について共同して評価を行った場合に算定する。

テーション料（Ⅰ），脳血管疾患等リハビリテーション料（Ⅰ），脳血管疾患等リハビリテーション料（Ⅱ），廃用症候群リハビリテーション料（Ⅰ），廃用症候群リハビリテーション料（Ⅱ），運動器リハビリテーション料（Ⅰ），運動器リハビリテーション料（Ⅱ），呼吸器リハビリテーション料（Ⅰ），がん患者リハビリテーション料又は認知症患者リハビリテーション料に係る別に厚生労働大臣が定める施設基準に適合しているものとして地方厚生局長等に届出を行った保険医療機関において，医師，看護師，理学療法士，作業療法士，言語聴覚士等の多職種が共同してリハビリテーション計画を策定し，当該計画に基づき心大血管疾患リハビリテーション料，呼吸器リハビリテーション料，がん患者リハビリテーション料若しくは認知症患者リハビリテーション料を算定すべきリハビリテーションを行った場合又は介護リハビリテーションの利用を予定している患者以外の患者に対し，脳血管疾患等リハビリテーション料，廃用症候群リハビリテーション料又は運動器リハビリテーション料を算定すべきリハビリテーションを行った場合に，患者1人につき1月に1回に限り算定する。

2　2について，脳血管疾患等リハビリテーション料（Ⅰ），脳血管疾患等リハビリテーション料（Ⅱ），廃用症候群リハビリテーション料（Ⅰ），廃用症候群リハビリテーション料（Ⅱ），運動器リハビリテーション料（Ⅰ）又は運動器リハビリテーション料（Ⅱ）に係る別に厚生労働大臣が定める施設基準に適合しているものとして地方厚生局長等に届出を行った保険医療機関において，医師，看護師，理学療法士，作業療法士，言語聴覚士等の多職種が共同してリハビリテーション計画を策定し，当該計画に基づき，介護リハビリテーションの利用を予定している患者に対し，脳血管疾患等リハビリテーション料，廃用症候群リハビリテーション料又は運動器リハビリテーション料を算定すべきリハビリテーションを行った場合に，患者1人につき1月に1回に限り算定する。

3　当該保険医療機関の医師，看護師，理学療法士，作業療法士又は言語聴覚士が，患家等を訪問し，当該患者（区分番号A308に掲げる回復期リハビリテーション病棟入院料を算定する患者に限る。）の退院後の住環境等を評価した上で，当該

(2) 医師及びその他の従事者は，共同してリハビリテーション総合実施計画書を作成し，その内容を患者に説明の上交付するとともに，その写しを診療録等に添付する。

(3) 「注1」及び「注2」における介護リハビリテーションの利用を予定している患者とは，「介護保険法」第62条に規定する要介護被保険者等であって，各疾患別リハビリテーション料に規定する標準的算定日数の3分の1を経過した期間にリハビリテーションを実施している患者をいう。

(4) リハビリテーション総合実施計画書の様式については，以下のいずれかを患者の状態等に応じ選択する。患者の理解に資する記載となるよう，十分配慮する。
ア　「別紙様式23」(946頁) 又はこれに準じた様式
イ　「別紙様式21の6」(945頁) 又はこれに準じた様式に，aからfまでの全ての項目及びgからlまでのうちいずれか1項目以上を組み合わせて記載する様式（A308の回復期リハビリテーション病棟入院料1を算定する患者については，必ずjを含める。）
　a　疾患別リハビリテーション開始前の日常生活動作の状況
　b　FIMを用いた評価
　c　前回計画書作成時からの改善・変化
　d　今後1ヶ月のリハビリテーションの目標，リハビリテーションの頻度，方針及び留意点
　e　疾患別リハビリテーションの実施に当たり，医師，看護職員，理学療法士，作業療法士，言語聴覚士，その他の従事者が担う具体的内容に係るもの
　f　今後十分なリハビリテーションを実施しない場合に予想される状態の変化
　g　疾患別リハビリテーション終了後のリハビリテーションの提供の必要性及び必要な場合の具体的なリハビリテーションの内容
　h　病棟における日常生活動作の状況（入院患者に対し，リハビリテーション総合計画評価料を算定する場合のみ記載することができる。）
　i　関節可動域，筋力，持久力，変形，関節不安定性，運動機能発達に係る障害，麻痺等，個々の運動機能障害における重症度の評価
　j　身長，体重，BMI（Body Mass Index），栄養補給方法（経口，経管栄養，静脈栄養）等に基づく患者の栄養状態の評価に係るもの（栄養障害等の状態にある患者については，必要栄養量，総摂取栄養量等も踏まえた評価を行う。なお，嚥下調整食を必要とする患者については，栄養障害等の有無にかかわらず，当該嚥下調整食の形態に係る情報として，日本摂食嚥下リハビリテーション学会の分類コードも必ず記載する。）
　k　リハビリテーションの観点から，家庭や病棟において，患者自ら行うことが望ましい訓練
　l　FAI（Frenchay Activities Index），LSA（Life-Space Assessment），日本作業療法士協会が作成する生活行為向上アセスメント，ロコモ25(平成22年厚生労働科学研究費補助金疾病・障害対策研究分野長寿科学総合研究「運動器機能不全(ロコモティブシンドローム)の早期発見ツールの開発」において作成されたもの) 又は老研式活動能力指標のいずれかを用いた患者の心身機能又は活動の評価に係るもの

(5) 「注3」に掲げる入院時訪問指導加算は，A308回復期リハビリテーション病棟入院料を算定する患者について，当該病棟への入院日前7日以内又は入院後7日以内に当該患者の同意を得て，医師，看護師，

計画を策定した場合に，**入院時訪問指導加算**として，入院中1回に限り，**150点**を所定点数に加算する。

4　脳血管疾患等リハビリテーション料（Ⅰ）又は脳血管疾患等リハビリテーション料（Ⅱ）に係る別に厚生労働大臣が定める施設基準に適合しているものとして地方厚生局長等に届出を行った保険医療機関において，別に厚生労働大臣が定める患者に対して，当該保険医療機関の医師，理学療法士又は作業療法士が運動量増加機器を用いたリハビリテーション計画を策定し，当該機器を用いて，脳血管疾患等リハビリテーション料を算定すべきリハビリテーションを行った場合に，**運動量増加機器加算**として，月1回に限り**150点**を所定点数に加算する。

理学療法士，作業療法士又は言語聴覚士のうち1名以上が，必要に応じて社会福祉士，介護支援専門員又は介護福祉士等と協力して，退院後生活する患家等を訪問し，患者の病状，退院後生活する住環境（家屋構造，室内の段差，手すりの場所，近隣の店までの距離等），家族の状況，患者及び家族の住環境に関する希望等の情報収集及び評価を行った上で，リハビリテーション総合実施計画を作成した場合に，入院中に1回に限り算定する。

(6)　当該加算を算定する場合には，入院前に訪問した場合は入院した日の属する月に算定し，入院後に訪問した場合は訪問日の属する月に算定する。

(7)　なお，ここでいう退院後生活する患家等には，他の保険医療機関，介護老人保健施設又は当該加算を算定する保険医療機関に併設されている介護保険施設等は含まれない。

(8)　当該加算を算定する場合には，「別紙様式42」（962頁）又はこれに準ずる様式を用いて評価書を作成するとともに，その写しを診療録に添付する。

(9)　「注4」に掲げる運動量増加機器加算は，脳卒中又は脊髄障害の急性発症に伴う上肢又は下肢の運動機能障害を有する患者（脳卒中又は脊髄障害の再発によるものを含む。）に対して，医師，理学療法士又は作業療法士のうち1名以上が，患者の運動機能障害の状態を評価した上で，脳血管疾患等リハビリテーションに運動量増加機器を用いることが適当と判断した場合であって，当該機器を用いたリハビリテーション総合実施計画を作成した場合に，1回に限り算定する。ただし，当該機器の使用に有効性が認められ，継続すべき医学的必要性が認められる場合に限り，発症日から起算して2月を限度として月1回に限り算定できる。なお，この場合においては，医学的な必要性について診療報酬明細書の摘要欄に記載する。

(10)　当該加算を算定する場合には，適応疾患，発症年月日，運動障害に係る所見，使用する運動量増加機器の名称及び実施期間の予定をリハビリテーション総合実施計画書に記載し，その写しを診療録等に添付する。

◆　運動量増加機器加算の対象患者
脳卒中又は脊髄障害の急性発症に伴う上肢又は下肢の運動機能障害を有する患者であって，発症日から起算して60日以内のもの

H003-3　削除

H003-4　目標設定等支援・管理料

1	初回の場合	**250点**
2	2回目以降の場合	**100点**

注　区分番号H001に掲げる脳血管疾患等リハビリテーション料，区分番号H001-2に掲げる廃用症候群リハビリテーション料又は区分番号H002に掲げる運動器リハビリテーション料を算定すべきリハビリテーションを実施している要介護被保険者等である患者に対し，必要な指導等を行った場合に，3月に1回に限り算定する。

◇　目標設定等支援・管理料について

(1)　要介護被保険者等に対するリハビリテーションの実施において，定期的な医師の診察，運動機能検査又は作業能力検査等の結果，患者との面接等に基づき，医師，看護師，理学療法士，作業療法士，言語聴覚士，社会福祉士等の多職種が患者と共同して，個々の患者の特性に応じたリハビリテーションの目標設定と方向付けを行い，またその進捗を管理した場合に算定する。

(2)　医師及びその他の従事者は，共同して目標設定等支援・管理シート（「別紙様式23の5」（947頁）又はこれに準じた様式）を作成し，患者に交付し，その写しを診療録等に添付する。

(3)　医師は，作成した目標設定等支援・管理シートに基づき，少なくとも次に掲げる内容について，医師が患者又は患者の看護に当たる家族等（以下この区分番号において「患者等」という。）に対して説明する。また，説明を受けた患者等の反応を踏まえ，必要に応じて適宜，リハビリテーションの内容を見直す。

ア　説明時点までの経過

イ　当該保険医療機関における治療開始時及び説明時点のADL評価（BI又はFIMによる評価の得点及びその内訳を含む。）

ウ　説明時点における患者の機能予後の見通し

エ　当該患者の生きがい，価値観等に対する医師及びその他の従事者の理解や認識及びウの機能予後の見通し等を踏まえ，どのような活動，社会参加の実現を目指してリハビリテーションを行っているか又は行う予定か。

オ　現在実施している，又は今後実施する予定のリハビリテーションが，それぞれエの目標にどのように関係するか。

(4)　医師は，(3)の説明について，その内容，当該説明を患者等がどのように受け止め，どのように反応したかについて診療録に記載する。

(5)　当該患者が，以後，介護保険によるリハビリテーション等のサービスの利用が必要と思われる場合には，必要に応じて介護支援専門員と協力して，患者等に介護保険による訪問リハビリテーション，通所リハビリテーション等を提供する事業所（当該保険医療機関を含む。）を紹介し，見学，体験（入院中の患者以外の患者に限る。）を提案する。

◇　摂食機能療法について

(1)　摂食機能障害を有する患者に対して，個々の患者の症状に対応した診療計画書に基づき，医師，歯科医師又は医師若しくは歯科医師の指示の下に言語聴覚士，看護師，准看護師，歯科衛生士，理学療法士若しくは作業療法士が1回につき30分以上訓練指導を行った場合に限り算定する。なお，摂食機能障害者とは，以下のいずれかに該当する患者をいう。

ア　発達遅滞，顎切除及び舌切除の手術又は脳卒中等による後遺症により摂食機能に障害があるもの

イ　内視鏡下嚥下機能検査又は嚥下造影によって他覚的に嚥下機能の低下が確認できるものであって，医学的に摂食機能療法の有効性が期待できるもの

(2)　実施に当たっては，摂食機能療法に係る計画を作成し，医師は定期的な摂食機能検査をもとに，その効果判定を行う必要がある。なお，治療開始日並びに毎回の訓練内容，訓練の開始時間及び終了時間を診療録等に記載する。

(3)　摂食機能療法を算定する場合は，診療報酬明細書の摘要欄に疾患名及び当該疾患に係る摂食機能療法の治療開始日を記載する。

(4)　「2」については，脳卒中の発症後14日以内の患者に対し，15分以上の摂食機能療法を行った場合に算定できる。なお，脳卒中の発症後14日以内の患者であっても，30分以上の摂食機能療法を行った場合には「1」を算定できる。

(5)　当該患者の転院時又は退院時には，患者又はその家族等に対して，嚥下機能の状態の説明並びに誤嚥予防のための食事内容及び摂食方法の指導を行うとともに，転院後又は退院後の摂食機能療法を担う他の保険医療機関等の医師及びその他の職種に対して，患者の嚥下機能の状態並びに患者又はその家族等への説明及び指導の内容について情報提供を行う。

(6)　「注3」に掲げる摂食嚥下機能回復体制加算は，摂食機能及び嚥下機能の回復の支援に係る専門知識を有した多職種により構成されたチーム（以下「摂食嚥下支援チーム」という。）等による対応によって摂食機能又は嚥下機能の回復が見込まれる患者に対して，多職種が共同して必要な指導管理を行った場合に算定できる。

(7)　「注3」に掲げる摂食嚥下機能回復体制加算は，以下のアからウまでの要件をいずれも満たす場合に算定する。

ア　摂食嚥下支援チーム等による対応を開始する際には，当該患者の診療を担う医師，看護師等と共同の上，当該チーム等により，内視鏡下嚥下機能検査又は嚥下造影の結果に基づいて摂食嚥下支援計画書を作成する。なお，すでに摂食機能療法を実施中であり，当該計

H004　摂食機能療法（1日につき）

1	30分以上の場合	**185点**
2	30分未満の場合	**130点**

注1　1については，摂食機能障害を有する患者に対して，1月に4回に限り算定する。ただし，**治療開始日**から起算して3月以内の患者については，1日につき算定できる。

2　2については，脳卒中の患者であって，摂食機能障害を有するものに対して，**脳卒中の発症から14日以内**に限り，1日につき算定できる。

3　別に厚生労働大臣が定める施設基準に適合しているものとして地方厚生局長等に届け出た保険医療機関において，摂食機能又は嚥下機能の回復に必要な指導管理を行った場合は，**摂食嚥下機能回復体制加算**として，当該基準に係る区分に従い，患者（ハについては，療養病棟入院料1又は療養病棟入院料2を現に算定しているものに限る。）1人につき週1回に限り次に掲げる点数を所定点数に加算する。

イ	摂食嚥下機能回復体制加算1	210点
ロ	摂食嚥下機能回復体制加算2	190点
ハ	摂食嚥下機能回復体制加算3	120点

H

リ
ハ

H005　視能訓練（1日につき）

| 1　斜視視能訓練 | **135点** |
| 2　弱視視能訓練 | **135点** |

H006　難病患者リハビリテーション料（1日につき）

640点

注1　別に厚生労働大臣が定める施設基準に
適合しているものとして地方厚生局長等
に届け出た保険医療機関において，入院
中の患者以外の患者であって別に厚生労
働大臣が定める疾患を主病とするもの
（別に厚生労働大臣が定める状態にある
ものに限る。）に対して，社会生活機能
の回復を目的としてリハビリテーション
を行った場合に算定する。

2　医療機関を退院した患者に対して集中
的にリハビリテーションを行った場合
は，退院日から起算して3月を限度とし
て，短期集中リハビリテーション実施加
算として，退院日から起算した日数に応
じ，次に掲げる点数をそれぞれ1日につ
き所定点数に加算する。

イ　退院日から起算して1月以内の期間

画書が作成されている場合には，当該チーム等により見直しを行う
こととしても差し支えない。当該計画書について，その内容を患者
又はその家族等に説明の上交付するとともに，その写しを診療録等
に添付する。

イ　アを実施した患者について，月に1回以上，内視鏡下嚥下機能検
査又は嚥下造影を実施する。当該検査結果等を踏まえて，摂食嚥下
支援チーム等により，摂食嚥下支援計画書等の見直しに係るカン
ファレンスを週に1回以上行うこと。

ウ　摂食嚥下支援チームは，カンファレンスの結果に基づき，摂食嚥
下支援計画書の見直し，嚥下調整食の見直し（嚥下機能の観点から
適切と考えられる食事形態に見直すことや量の調整を行うことを含
む。）及び摂食方法の調整や口腔管理等の見直しを行い，患者又は
その家族等への指導管理を行う。カンファレンスの結果を踏まえて
計画書等の見直しを行った際には，見直しの要点を診療録等に記載
する又は計画書の写しを診療録等に添付する。

(8)　「注3」に掲げる摂食嚥下機能回復体制加算を算定する場合は，当
該患者の摂食機能療法の効果や進捗状況，内視鏡下嚥下機能検査又は
嚥下造影の結果及びカンファレンスの概要を診療録等に記載又は添付
すること。また，内視鏡下嚥下機能検査又は嚥下造影を実施した日付
及びカンファレンスを実施した日付を診療報酬明細書の摘要欄に記載
すること。

(9)　「注3」に掲げる摂食嚥下機能回復体制加算を算定するに当たって
は，FIM及びFOIS（function Oral Intake Scale）を測定する
こと。

※　医師又は歯科医師の指示の下に言語聴覚士，看護師，准看護師又は
歯科衛生士が行う嚥下訓練は，摂食機能療法として算定できる。

◇　視能訓練について

(1)　両眼視機能に障害のある患者に対して，その両眼視機能回復のため
矯正訓練（斜視視能訓練，弱視視能訓練）を行った場合に算定できる
ものであり，1日につき1回のみ算定する。

(2)　斜視視能訓練と弱視視能訓練を同時に施行した場合は，主たるもの
のみで算定する。

(3)　実施に当たって，医師は個々の患者の症状に対応した診療計画を作
成し診療録に記載又は添付する。

◇　難病患者リハビリテーション料について

(1)　別に厚生労働大臣が定める施設基準に適合しているものとして地方
厚生（支）局長に届出を行った保険医療機関において，難病患者の社
会生活機能の回復を目的として難病患者リハビリテーションを行った
場合に，実施される内容の種類にかかわらず1日につき1回のみ算定
する。

(2)　算定対象は，入院中の患者以外の難病患者であって，要介護者（食
事又はトイレに介助が必要な者をいう。）及び準要介護者（移動又は
入浴に介助が必要な者をいう。）であり，医師がリハビリテーション
が必要であると認めるものである。

(3)　個々の患者に応じたプログラムに従ってグループごとに治療するも
のであるが，この実施に当たっては，患者の症状等に応じたプログラ
ムの作成，効果の判定等に万全を期する。なお，実施時間は患者1人
当たり1日につき6時間を標準とする。

(4)　難病患者リハビリテーション料を算定している患者に対して，同一
日に行う他のリハビリテーションは所定点数に含まれる。

(5)　「注2」に規定する短期集中リハビリテーション実施加算は，退院
後早期の個々の患者の状態に対応した集中的なリハビリテーションの
評価を行うものであり，退院日から起算して1月以内に行われる場合

に行われた場合　　　　　**280点**
　ロ　退院日から起算して１月を超え３月
　　以内の期間に行われた場合　　**140点**

は，１週につき概ね２回以上，１回当たり40分以上，退院日から起算して１月を超え３月以内の期間に行われる場合は，１週につき概ね２回以上，１回当たり20分以上の個別リハビリテーションを含む難病患者リハビリテーションを行った場合に算定する。なお，個別リハビリテーション実施の際には，他の患者に対して提供するリハビリテーションに支障のないよう配慮する。

(6)　治療の一環として治療上の目的を達するために食事を提供する場合にあっては，その費用は所定点数に含まれる。

◆　難病患者リハビリテーション料の対象疾患
　ベーチェット病
　多発性硬化症
　重症筋無力症
　全身性エリテマトーデス
　スモン
　筋萎縮性側索硬化症
　強皮症，皮膚筋炎及び多発性筋炎
　結節性動脈周囲炎
　ビュルガー病
　脊髄小脳変性症
　悪性関節リウマチ
　パーキンソン病関連疾患（進行性核上性麻痺，大脳皮質基底核変性症及びパーキンソン病）
　アミロイドーシス
　後縦靱帯骨化症
　ハンチントン病
　モヤモヤ病（ウィリス動脈輪閉塞症）
　ウェゲナー肉芽腫症
　多系統萎縮症（線条体黒質変性症，オリーブ橋小脳萎縮症，シャイ・ドレーガー症候群）
　広範脊柱管狭窄症
　特発性大腿骨頭壊死症
　混合性結合組織病
　プリオン病
　ギラン・バレー症候群
　黄色靱帯骨化症
　シェーグレン症候群
　成人発症スチル病
　関節リウマチ
　亜急性硬化性全脳炎
　ライソゾーム病
　副腎白質ジストロフィー
　脊髄性筋萎縮症
　球脊髄性筋萎縮症
　慢性炎症性脱髄性多発神経炎

◆　難病患者リハビリテーション料に規定する状態
　上記の「対象疾患」を原因として日常生活動作に著しい支障を来している状態（身体障害者福祉法（昭和24年法律第283号）第15条に規定する身体障害者手帳の交付を受けている場合を除く。）

◇　障害児（者）リハビリテーション料について

(1)　別に厚生労働大臣が定める障害児（者）リハビリテーション料の施設基準に適合しているものとして地方厚生（支）局長に届出を行った保険医療機関である次に掲げるいずれかの施設で行った場合に算定する。

H007　障害児（者）リハビリテーション料（1単位）
　1　6歳未満の患者の場合　　　　　**225点**
　2　6歳以上18歳未満の患者の場合　**195点**
　3　18歳以上の患者の場合　　　　　**155点**

注　別に厚生労働大臣が定める施設基準に適
合しているものとして地方厚生局長等に届
け出た保険医療機関において，別に厚生労
働大臣が定める患者に対して，個別療法で
あるリハビリテーションを行った場合に，
患者1人につき1日6単位まで算定する。

　ア　「児童福祉法」第42条第2号に規定する医療型障害児入所施設（主
　　として肢体不自由のある児童又は重症心身障害児（同法第7条第2
　　項に規定する重症心身障害児をいう。）を入所させるものに限る。）
　イ　「児童福祉法」第6条の2の2に規定する指定発達支援医療機関
　ウ　当該保険医療機関においてリハビリテーションを実施している外
　　来患者のうち，概ね8割以上が「特掲診療料の施設基準等」の「別
　　表第十の二」に該当する患者（ただし加齢に伴って生ずる心身の変
　　化に起因する疾病の者を除く。）である保険医療機関
(2)　障害児（者）リハビリテーション料は，(1)に掲げる施設の入所者，
　入院患者，通園者又は通院患者のうち，以下の患者（医師がリハビリ
　テーションが必要と認めた患者に限る。）に対して，個々の症例に応
　じてリハビリテーションを行った場合に算定する。
　ア　脳性麻痺の患者
　イ　胎生期若しくは乳幼児期に生じた脳又は脊髄の奇形及び障害の患
　　者（脳形成不全，小頭症，水頭症，奇形症候症，二分脊椎等の患者
　　を含む。）
　ウ　顎・口腔の先天異常の患者
　エ　先天性の体幹四肢の奇形又は変形の患者（先天性切断，先天性多
　　発性関節拘縮症等の患者を含む。）
　オ　先天性神経代謝異常症，大脳白質変性症の患者
　カ　先天性又は進行性の神経筋疾患の患者（脊髄小脳変性症，シャル
　　コーマリートゥース病，進行性筋ジストロフィー症等の患者を含
　　む。）
　キ　神経障害による麻痺及び後遺症の患者（低酸素性脳症，頭部外傷，
　　溺水，脳炎・脳症・髄膜炎，脊髄損傷，脳脊髄腫瘍，腕神経叢損傷・
　　坐骨神経損傷等回復に長期間を要する神経疾患等の患者を含む。）
　ク　言語障害，聴覚障害，認知障害を伴う自閉症等の発達障害の患者
　　（広汎性発達障害，注意欠陥多動性障害，学習障害等の患者を含む。）
(3)　障害児（者）リハビリテーションの実施に当たっては，医師は定期
　的な運動機能検査等をもとに，その効果判定を行い，リハビリテーショ
　ン実施計画を作成する必要がある。なお，障害児（者）リハビリテー
　ションを実施するに当たっては，開始時及びその後3か月に1回以上，
　患者又はその家族に対して実施計画の内容を説明し，その要点を診療
　録に記載又は添付する。
(4)　障害児（者）リハビリテーション料を算定する場合は，同一の保険
　医療機関において，疾患別リハビリテーション料及びH007-2がん患
　者リハビリテーション料は別に算定できない。ただし，障害児（者）
　リハビリテーションについては，その特殊性を勘案し，疾患別リハビ
　リテーション料又はH007-2がん患者リハビリテーション料を算定し
　ている保険医療機関とは別の保険医療機関で算定することは可能であ
　る。
◆　障害児（者）リハビリテーション料の対象患者
　脳性麻痺の患者
　胎生期若しくは乳幼児期に生じた脳又は脊髄の奇形及び障害の患者
　顎・口腔の先天異常の患者
　先天性の体幹四肢の奇形又は変形の患者
　先天性神経代謝異常症，大脳白質変性症の患者
　先天性又は進行性の神経筋疾患の患者
　神経障害による麻痺及び後遺症の患者
　言語障害，聴覚障害又は認知障害を伴う自閉症等の発達障害の患者

H007-2　がん患者リハビリテーション料（1単位）　**205点**
注　別に厚生労働大臣が定める施設基準に適

◇　がん患者リハビリテーション料について
(1)　別に厚生労働大臣が定める施設基準に適合しているものとして地方
　厚生（支）局長に届出を行った保険医療機関において算定するもので

合しているものとして地方厚生局長等に届け出た保険医療機関において，別に厚生労働大臣が定める患者であって，がんの治療のために入院しているものに対して，個別療法であるリハビリテーションを行った場合に，患者1人につき1日6単位まで算定する。

あり，がんの種類や進行，がんに対して行う治療及びそれに伴って発生する副作用又は障害等について十分な配慮を行った上で，がんやがんの治療により生じた疼痛，筋力低下，障害等に対して，二次的障害を予防し，運動器の低下や生活機能の低下予防・改善することを目的として種々の運動療法，実用歩行訓練，日常生活活動訓練，物理療法，応用的動作能力，社会的適応能力の回復等を組み合わせて個々の症例に応じて行った場合について算定する。なお，マッサージや温熱療法などの物理療法のみを行った場合には第2章特掲診療料第9部処置の項により算定する。

(2)　がん患者リハビリテーション料は，対象となる患者に対して，医師の指導監督の下，がん患者リハビリテーションに関する適切な研修を修了した理学療法士，作業療法士又は言語聴覚士が個別に20分以上のリハビリテーションを行った場合を1単位として，1日につき6単位に限り算定する。また，専任の医師が，直接訓練を実施した場合にあっても，理学療法士，作業療法士又は言語聴覚士が実施した場合と同様に算定できる。

(3)　対象となる患者は，入院中のがん患者であって，以下のいずれかに該当する者をいい，医師が個別にがん患者リハビリテーションが必要であると認める者である。

ア　当該入院中にがんの治療のための手術，骨髄抑制を来しうる化学療法，放射線治療若しくは造血幹細胞移植が行われる予定の患者又は行われた患者

イ　在宅において緩和ケア主体で治療を行っている進行がん又は末期がんの患者であって，症状増悪のため一時的に入院加療を行っており，在宅復帰を目的としたリハビリテーションが必要なもの

(4)　がん患者リハビリテーションを行う際には，定期的な医師の診察結果に基づき，医師，看護師，理学療法士，作業療法士，言語聴覚士，社会福祉士等の多職種が共同してリハビリテーション計画を作成し，H003-2のリハビリテーション総合計画評価料1を算定していること。なお，がん患者リハビリテーションの開始時及びその後3か月に1回以上，患者又はその家族等に対して当該がん患者リハビリテーションの実施計画の内容を説明し，その要点を診療録等に記載する。なお，がんのリハビリテーションに従事する者は，積極的にキャンサーボードに参加することが望ましい。

(5)　がん患者リハビリテーション料を算定している患者に対して，疾患別リハビリテーション料及びH007障害児（者）リハビリテーション料は別に算定できない。

◆　がん患者リハビリテーション料の対象患者

一　がん患者であって，がんの治療のために入院している間に手術，化学療法（骨髄抑制が見込まれるものに限る。），放射線治療若しくは造血幹細胞移植が行われる予定のもの又は行われたもの

二　緩和ケアを目的とした治療を行っている進行がん又は末期がんの患者であって，症状の増悪により入院している間に在宅復帰を目的としたリハビリテーションが必要なもの

H007-3　認知症患者リハビリテーション料（1日につき）

240点

注　別に厚生労働大臣が定める施設基準に適合しているものとして地方厚生局長等に届け出た保険医療機関において，重度認知症の状態にある患者（区分番号A314に掲げる認知症治療病棟入院料を算定するもの又は認知症に関する専門の保険医療機関に入院しているものに限る。）に対して，個別

◇　認知症患者リハビリテーション料について

(1)　別に厚生労働大臣が定める施設基準に適合しているものとして地方厚生（支）局長に届出を行った保険医療機関において算定するものであり，重度認知症の患者（A314認知症治療病棟入院料を算定する患者又は認知症疾患医療センターに入院している患者に限る。）に対して，認知症の行動・心理症状の改善及び認知機能や社会生活機能の回復を目的として，作業療法，学習訓練療法，運動療法等を組み合わせて個々の症例に応じて行った場合について算定する。ここでいう重度認知症の患者とは，「「認知症高齢者の日常生活自立度判定基準」の活

療法であるリハビリテーションを20分以上行った場合に，入院した日から起算して1年を限度として，週3回に限り算定する。

H007-4　リンパ浮腫複合的治療料

1　重症の場合	**200点**
2　1以外の場合	**100点**

注1　別に厚生労働大臣が定める施設基準に適合しているものとして地方厚生局長等に届け出た保険医療機関において，リンパ浮腫の患者に複合的治療を実施した場合に，患者1人1日につき1回算定する。

2　1の場合は月1回（当該治療を開始した日の属する月から起算して2月以内は計11回）に限り，2の場合は6月に1回に限り，それぞれ所定点数を算定する。

用について」（平成18年4月3日老発第0403003号。「基本施設基準通知」の「別添6」の「別紙12」（略）及び「別紙13」（略）参照）におけるランクMに該当するものをいう。ただし，重度の意識障害のある者（JCS（Japan Coma Scale）でII-3（又は30）以上又はGCS（Glasgow Coma Scale）で8点以下の状態にある者）を除く。また，ここでいう認知症疾患医療センターとは，「認知症施策等総合支援事業の実施について」（平成26年7月9日老発0709第3号老健局長通知）に基づき，都道府県知事又は指定都市市長が指定した保険医療機関である。

(2)　対象となる患者に対して，認知症リハビリテーションに関して，十分な経験を有する医師の指導監督の下，理学療法士，作業療法士又は言語聴覚士が個別に20分以上のリハビリテーションを行った場合に算定する。また，専任の医師が，直接訓練を実施した場合にあっても，理学療法士，作業療法士又は言語聴覚士が実施した場合と同様に算定できる。

(3)　認知症患者リハビリテーション料を算定すべきリハビリテーションは，1人の従事者が1人の患者に対して重点的に個別的訓練を行う必要があると認められる場合であって，理学療法士，作業療法士又は言語聴覚士と患者が1対1で行うものとする。

なお，当該リハビリテーションを実施する患者数は，従事者1人につき1日18人を上限とする。ただし，理学療法士，作業療法士又は言語聴覚士の労働時間が適切なものになるよう配慮する。

(4)　認知症患者リハビリテーションを行う際には，定期的な医師の診察結果に基づき，医師，看護師，理学療法士，作業療法士，言語聴覚士，社会福祉士等の多職種が共同してリハビリテーション計画を作成し，H003-2のリハビリテーション総合計画評価料1を算定している。

(5)　認知症患者リハビリテーションを算定している患者について，疾患別リハビリテーション料，H007障害児（者）リハビリテーション料及びH007-2がん患者リハビリテーション料は別に算定できない。

◇　リンパ浮腫複合的治療料について

(1)　鼠径部，骨盤部若しくは腋窩部のリンパ節郭清を伴う悪性腫瘍に対する手術を行った患者又は原発性リンパ浮腫と診断された患者であって，国際リンパ学会による病期分類I期以降のものに対し，複合的治療を実施した場合に算定する。なお，この場合において，病期分類II期以降の患者が「1」の「重症の場合」の対象患者となる。

(2)　専任の医師が直接行うもの又は専任の医師の指導監督の下，専任の看護師，理学療法士若しくは作業療法士が行うものについて算定する。あん摩マッサージ指圧師（当該保険医療機関に勤務する者であって，あん摩マッサージ指圧師の資格を取得後，2年以上業務に従事（うち6月以上は当該保険医療機関において従事）し，施設基準に定める適切な研修を修了したものに限る。）が行う場合は，専任の医師，看護師，理学療法士又は作業療法士が事前に指示し，かつ事後に報告を受ける場合に限り算定できる。いずれの場合も，患者1名に対し従事者1名以上の割合で実施する。

(3)　弾性着衣又は弾性包帯による圧迫，圧迫下の運動，用手的リンパドレナージ，患肢のスキンケア及び体重管理等のセルフケア指導等を適切に組み合わせ，「1」の「重症の場合」は1回40分以上，「2」の「1以外の場合」は1回20分以上行った場合に算定する。なお，一連の治療において，患肢のスキンケア，体重管理等のセルフケア指導は必ず行う。また，重症の場合は，毎回の治療において弾性着衣又は弾性包帯による圧迫を行う（圧迫を行わない医学的理由がある場合を除く。）。

(4)　当該保険医療機関において，直近1年間にリンパ浮腫指導管理料を50回以上算定していない場合は，リンパ浮腫の診断等に係る連携先として届け出た保険医療機関（直近1年間にリンパ浮腫指導管理料を50

回以上算定しているものに限る。）においてリンパ浮腫と診断され，リンパ浮腫の複合的治療を依頼する旨とともに紹介されたもの（B009診療情報提供料（Ⅰ）を算定するものに限る。）についてのみ算定できる。

◇　集団コミュニケーション療法料について

(1)　別に厚生労働大臣が定めるH001脳血管疾患等リハビリテーション料又はH007障害児（者）リハビリテーション料の施設基準に適合しているものとして地方厚生（支）局長に届出を行った保険医療機関であって，当該施設において医師又は医師の指導監督の下で言語聴覚士が複数の患者に対して訓練を行った場合に算定できる。

(2)　算定対象となるのは，H001脳血管疾患等リハビリテーション料，H001-2廃用症候群リハビリテーション料又はH007障害児（者）リハビリテーション料を算定する患者のうち，1人の言語聴覚士が複数の患者に対して訓練を行うことができる程度の症状の患者であって，特に集団で行う言語聴覚療法である集団コミュニケーション療法が有効であると期待できる患者である。

(3)　集団コミュニケーション療法の実施単位数は言語聴覚士1人当たり1日のべ54単位を限度とする。また，集団コミュニケーション療法と脳血管疾患等リハビリテーション，廃用症候群リハビリテーション又は障害児（者）リハビリテーションを併せて行っている従事者については，実施するリハビリテーションの単位数が，集団コミュニケーション療法3単位を疾患別リハビリテーション1単位とみなした上で，1日に概ね18単位，週に108単位を超えないものとする。

(4)　集団コミュニケーション療法の実施に当たっては，医師は定期的な言語聴覚機能能力に係る検査をもとに効果判定を行い，集団コミュニケーション療法の実施計画を作成する必要がある。なお，集団コミュニケーション療法を実施する場合は開始時及びその後3か月に1回以上，患者又はその家族に対して当該集団コミュニケーション療法の実施計画の内容を説明し，その要点を診療録に記載又は添付する。

◆　集団コミュニケーション療法料の対象患者

(1)若しくは(2)の患者又は廃用症候群リハビリテーション料に規定する患者であって，言語・聴覚機能の障害を有するもの

(1)　脳血管疾患等リハビリテーション料の対象患者

　一　脳梗塞，脳出血，くも膜下出血その他の急性発症した脳血管疾患又はその手術後の患者

　二　脳腫瘍，脳膿瘍，脊髄損傷，脊髄腫瘍その他の急性発症した中枢神経疾患又はその手術後の患者

　三　多発性神経炎，多発性硬化症，末梢神経障害その他の神経疾患の患者

　四　パーキンソン病，脊髄小脳変性症その他の慢性の神経筋疾患の患者

　五　失語症，失認及び失行症並びに高次脳機能障害の患者

　六　難聴や人工内耳植込手術等に伴う聴覚・言語機能の障害を有する患者

　七　顎・口腔の先天異常に伴う構音障害を有する患者

　八　舌悪性腫瘍等の手術による構音障害を有する患者

　九　リハビリテーションを要する状態の患者であって，一定程度以上の基本動作能力，応用動作能力，言語聴覚能力及び日常生活能力の低下を来しているもの（心大血管疾患リハビリテーション料，廃用症候群リハビリテーション料，運動器リハビリテーション料，呼吸器リハビリテーション料，障害児（者）リハビリテーション料又はがん患者リハビリテーション料の対象患者に該当するものを除く。）

(2)　障害児（者）リハビリテーション料の対象患者

H008　集団コミュニケーション療法料（1単位）
50点

注　別に厚生労働大臣が定める施設基準に適合しているものとして地方厚生局長等に届け出た保険医療機関において，別に厚生労働大臣が定める患者に対して，集団コミュニケーション療法である言語聴覚療法を行った場合に，患者1人につき1日3単位まで算定する。

脳性麻痺の患者
胎生期若しくは乳幼児期に生じた脳又は脊髄の奇形及び障害の患者
顎・口腔の先天異常の患者
先天性の体幹四肢の奇形又は変形の患者
先天性神経代謝異常症，大脳白質変性症の患者
先天性又は進行性の神経筋疾患の患者
神経障害による麻痺及び後遺症の患者
言語障害，聴覚障害又は認知障害を伴う自閉症等の発達障害の患者

第2節 薬 剤 料

区分

H100 薬剤 薬価が15円を超える場合は，**薬価
から15円を控除した額を10円で除
して得た点数につき1点未満の端
数を切り上げて得た点数に1点を
加算して得た点数**とする。

注1　薬価が15円以下である場合は，算定し
ない。

　2　使用薬剤の薬価は，別に厚生労働大臣
が定める。

H
リハ

第8部　精神科専門療法

通 則
1　精神科専門療法の費用は，第1節の各区分
　の所定点数により算定する。ただし，精神科
　専門療法に当たって薬剤を使用したときは，
　第1節及び第2節の各区分の所定点数を合算
　した点数により算定する。
2　精神科専門療法料は，特に規定する場合を
　除き，精神科を標榜する保険医療機関におい
　て算定する。

◇　薬剤を使用した場合は，第1節の精神科専門療法料と第2節の薬剤
　料を合算した点数により，薬剤を使用しない場合は，第1節の精神科
　専門療法料に掲げる所定点数のみによって算定する。この部において，
　精神疾患とは，ＩＣＤ－10（国際疾病分類）の第5章「精神および行
　動の障害」に該当する疾病並びに第6章に規定する「アルツハイマー
　〈Alzheimer〉病」，「てんかん」及び「睡眠障害」に該当する疾病を
　いう。
◇　経過措置
　平成31年4月1日から当分の間，以下のいずれかの要件に該当する者
　を公認心理師とみなす。
　ア　平成31年3月31日時点で，臨床心理技術者として保険医療機関に
　　従事していた者
　イ　公認心理師に係る国家試験の受験資格を有する者

第1節　精神科専門療法料

区分
Ｉ000 精神科電気痙攣療法
1　マスク又は気管内挿管による閉鎖循環式
　全身麻酔を行った場合　　　　　　**2,800点**
2　1以外の場合　　　　　　　　　　**150点**
注1　1日に1回に限り算定する。
　2　1については，第11部に規定する麻酔
　　に要する費用（薬剤料及び特定保険医療
　　材料料を除く。）は所定点数に含まれる
　　ものとする。
　3　1については，麻酔に従事する医師（麻
　　酔科につき医療法第6条の6第1項に規
　　定する厚生労働大臣の許可を受けた者に
　　限る。）が麻酔を行った場合は，900点を
　　所定点数に加算する。

Ｉ000-2 経頭蓋磁気刺激療法　　　2,000点
　注　別に厚生労働大臣が定める施設基準に適
　　合しているものとして地方厚生局長等に届
　　け出た保険医療機関において，薬物治療で
　　十分な効果が認められない成人のうつ病患
　　者に対して，経頭蓋治療用磁気刺激装置に
　　よる治療を行った場合に限り算定する。

◇　精神科電気痙攣療法について
(1)　100ボルト前後の電流を頭部に短時間通電することを反復し，各種
　の精神症状の改善を図る療法をいい，精神科を標榜する保険医療機関
　において，精神科を担当する医師が行った場合に限り，1日1回に限
　り算定する。
(2)　当該療法について十分な知識を有する医師が実施すべきものであ
　り，当該医師以外の介助者の立ち合いの下に，何らかの副作用が生じ
　た際に適切な処置が取り得る準備の下に行われなければならない。
(3)　L008マスク又は気管内挿管による閉鎖循環式全身麻酔を伴った精
　神科電気痙攣療法を実施する場合は，当該麻酔に要する費用は所定点
　数に含まれ，別に算定できない。ただし，当該麻酔に伴う薬剤料及び
　特定保険医療材料料は別途算定できる。
(4)　「注3」に規定する加算は，麻酔科標榜医により，質の高い麻酔が
　提供されることを評価するものである。当該加算を算定する場合には，
　当該麻酔科標榜医の氏名，麻酔前後の診察及び麻酔の内容を診療録に
　記載する。なお，麻酔前後の診察について記載された麻酔記録又は麻
　酔中の麻酔記録の診療録への添付により診療録への記載に代えること
　ができる。
◇　経頭蓋磁気刺激療法について
(1)　当該治療を実施する場合は関連学会の定める適正使用指針を遵守す
　る。
(2)　経頭蓋磁気刺激療法は，抗うつ剤を使用した経験があって，十分な
　効果が認められない成人のうつ病患者に用いた場合に限り算定でき
　る。ただし，双極性感情障害，軽症うつ病エピソード，持続気分障害
　などの軽症例や，精神病症状を伴う重症うつ病エピソード，切迫した
　希死念慮，緊張病症状，速やかに改善が求められる身体的・精神医学
　的状態を認めるなどの電気痙攣療法が推奨される重症例を除く。
(3)　経頭蓋磁気刺激療法は，関連学会の定める適正使用指針に基づき，
　適正時間の刺激により治療が行われた場合に算定できる。時間につい
　ては，治療装置による治療の前後の医師又は看護師によって行われる
　面接の時間及び治療装置の着脱に係る時間は含まない。なお，当該治

療に用いた医療機器，治療を行った日時及び刺激した時間について，診療録に記載する。

(4)　初回の治療を行った日から起算して8週を限度として，計30回に限り算定できる。また，治療開始日と終了日の年月日を診療報酬明細書の摘要欄に記載する。

(5)　治療開始前にHAMD17又はHAMD24（ハミルトンうつ病症状評価尺度）による評価を行い，その分析結果及び患者に対する本治療の説明内容の要点を診療録に記載する。

(6)　治療開始から第3週目及び第6週目にHAMD17又はHAMD24による再評価を行い，その分析結果を診療録に記載する。なお，第3週目の評価において，その合計スコアがHAMD17で7以下，HAMD24で9以下である場合は寛解と判断し当該治療は中止又は漸減する。漸減する場合，第4週目は最大週3回，第5週目は最大週2回，第6週目は最大週1回まで算定できる。また，第3週目の評価において，HAMD17又はHAMD24の合計スコアで寛解と判断されず，かつ治療開始前の評価より改善が20％未満の場合には中止する。

◇　入院精神療法について

(1)　入院中の患者であって精神疾患又は精神症状を伴う脳器質性障害があるものに対して，一定の治療計画に基づいて精神面から効果のある心理的影響を与えることにより，対象精神疾患に起因する不安や葛藤を除去し，情緒の改善を図り洞察へと導く治療方法をいう。

(2)　精神科を標榜する保険医療機関の精神保健指定医又はその他の精神科を担当する医師が，当該保険医療機関内の精神療法を行うにふさわしい場所において，対象精神疾患の患者に対して必要な時間行った場合に限り算定する。ただし，A230-4精神科リエゾンチーム加算の届出を行っている保険医療機関については，精神科を標榜していない場合にも，入院精神療法を算定できる。

(3)　算定できる回数は，医学的に妥当と認められる回数を限度とする。なお，入院精神療法は，同時に複数の患者又は複数の家族を対象として集団的に行われた場合には，算定できない。

(4)　患者の家族に対する入院精神療法は，統合失調症の患者であって，家族関係が当該疾患の原因又は増悪の原因と推定される場合に限り，当該保険医療機関における初回の入院の時に，入院中2回に限り算定できる。ただし，患者の病状説明，服薬指導等一般的な療養指導である場合は，算定できない。なお，家族に対して入院精神療法を行った場合は，診療報酬明細書の摘要欄に(家族)と記載する。

(5)　入院精神療法を行った場合（家族に対して行った場合を含む。）は，その要点を診療録に記載する。入院精神療法（Ⅰ）にあっては，更に当該療法に要した時間及びその要点を診療録に記載する。

(6)　患者に対して入院精神療法を行った日と同一の日に家族に対して入院精神療法を行った場合における費用は，患者に対する入院精神療法の費用に含まれ，別に算定できない。

(7)　入院の日及び入院の期間の取扱いについては，入院基本料の取扱いの例による。

(8)　重度の精神障害者とは，措置入院患者，医療保護入院患者及び任意入院であるが何らかの行動制限を受けている患者等をいう。

(9)　入院精神療法（Ⅰ）を行った週と同一週に行われた入院精神療法（Ⅱ）は別に算定できない。

(10)　入院中の対象精神疾患の患者に対して，入院精神療法に併せてI004心身医学療法が算定できる自律訓練法，森田療法等の療法を行った場合であっても，本区分のみにより算定する。

(11)　当該患者に対して，同じ日に入院精神療法と標準型精神分析療法を行った場合はI003標準型精神分析療法により算定する。

I 001　入院精神療法（1回につき）

1　入院精神療法（Ⅰ）　　　　　　**400点**
2　入院精神療法（Ⅱ）
　イ　入院の日から起算して6月以内の期間に行った場合　　　　　　**150点**
　ロ　入院の日から起算して6月を超えた期間に行った場合　　　　　**80点**

注1　1については，入院中の患者について，精神保健指定医が30分以上入院精神療法を行った場合に，入院の日から起算して3月を限度として週3回に限り算定する。

2　2については，入院中の患者について，入院の日から起算して4週間以内の期間に行われる場合は週2回を，入院の日から起算して4週間を超える期間に行われる場合は週1回をそれぞれ限度として算定する。ただし，重度の精神障害者である患者に対して精神保健指定医が必要と認めて行われる場合は，入院期間にかかわらず週2回に限り算定する。

精神

I 002　通院・在宅精神療法（1回につき）

1　通院精神療法
　イ　精神保健福祉法第29条又は第29条の2
　　　の規定による入院措置を経て退院した患
　　　者であって，都道府県等が作成する退院
　　　後に必要な支援内容等を記載した計画に
　　　基づく支援期間にあるものに対して，当
　　　該計画において療養を担当することとさ
　　　れている保険医療機関の精神科の医師が
　　　行った場合　　　　　　　　　　**660点**
　ロ　区分番号A000に掲げる初診料を算定
　　　する初診の日において，60分以上行った
　　　場合
　　(1)　精神保健指定医による場合　**600点**
　　(2)　(1)以外の場合　　　　　　　**550点**
　ハ　イ及びロ以外の場合
　　(1)　30分以上の場合
　　　①　精神保健指定医による場合　**410点**
　　　②　①以外の場合　　　　　　　**390点**
　　(2)　30分未満の場合
　　　①　精神保健指定医による場合　**315点**
　　　②　①以外の場合　　　　　　　**290点**
2　在宅精神療法
　イ　精神保健福祉法第29条又は第29条の2
　　　の規定による入院措置を経て退院した患
　　　者であって，都道府県等が作成する退院
　　　後に必要な支援内容等を記載した計画に
　　　基づく支援期間にあるものに対して，当
　　　該計画において療養を担当することとさ
　　　れている保険医療機関の精神科の医師が
　　　行った場合　　　　　　　　　　**660点**
　ロ　区分番号A000に掲げる初診料を算定
　　　する初診の日において，60分以上行った
　　　場合
　　(1)　精神保健指定医による場合　**640点**
　　(2)　(1)以外の場合　　　　　　　**600点**
　ハ　イ及びロ以外の場合
　　(1)　60分以上の場合
　　　①　精神保健指定医による場合　**590点**
　　　②　①以外の場合　　　　　　　**540点**
　　(2)　30分以上60分未満の場合
　　　①　精神保健指定医による場合　**410点**
　　　②　①以外の場合　　　　　　　**390点**
　　(3)　30分未満の場合
　　　①　精神保健指定医による場合　**315点**
　　　②　①以外の場合　　　　　　　**290点**

注1　入院中の患者以外の患者について，退
　　院後4週間以内の期間に行われる場合に
　　あっては1と2を合わせて週2回，その
　　他の場合にあっては1と2を合わせて週
　　1回に限り算定する。ただし，区分番号
　　B000に掲げる特定疾患療養管理料を算
　　定している患者については算定しない。

◇　通院・在宅精神療法について

(1)　入院中の患者以外の患者であって，精神疾患又は精神症状を伴う脳
器質性障害があるもの（患者の著しい病状改善に資すると考えられる
場合にあっては当該患者の家族）に対して，精神科を担当する医師（研
修医を除く。以下この区分において同じ。）が一定の治療計画のもと
に危機介入，対人関係の改善，社会適応能力の向上を図るための指示，
助言等の働きかけを継続的に行う治療方法をいう。

(2)　精神科を標榜する保険医療機関の精神科を担当する医師が行った場
合に限り算定する。

(3)　同時に複数の患者又は複数の家族を対象に集団的に行われた場合に
は算定できない。

(4)　通院・在宅精神療法の「1」の「イ」及び「1」の「ハ」の(2)並び
に「2」の「イ」及び「2」の「ハ」の(3)は，診療に要した時間が5
分を超えたときに限り算定する。

(5)　通院・在宅精神療法の「1」の「ロ」及び「2」の「ロ」は，A
000初診料を算定する初診の日（A000の初診料の「注5」のただし書
に規定する初診を含む。）は，診療に要した時間が60分以上の場合に
限り算定することとし，「1」の「ハ」の(1)及び「2」の「ハ」の(2)は，
診療に要した時間が30分以上の場合に，「2」の「ハ」の(1)は，診療
に要した時間が60分以上の場合に限り算定する。この場合において，
診療に要した時間とは，医師が自ら患者に対して行う問診，身体診察
（視診，聴診，打診及び触診をいう。）及び当該通院・在宅精神療法に
要する時間をいい，これら以外の診療及び医師以外の職員による相談
等に要する時間は含まない。

(6)　通院・在宅精神療法の「1」の「イ」及び「2」の「イ」について
は，当該患者の退院後支援についての総合調整を担う都道府県，保健
所を設置する市又は特別区（以下「都道府県等」という。）が，精神
障害者の退院後支援に関する指針を踏まえて作成する退院後支援に関
する計画に基づく支援期間にある患者に対し，当該計画において外来
又は在宅医療を担うこととされている保険医療機関の精神科の医師が
実施した場合に限り算定できる。

(7)　通院・在宅精神療法の「1」の「イ」又は「1」の「ロ」及び「2」
の「イ」又は「2」の「ロ」を算定する保険医療機関においては，以
下のいずれかの要件に該当していること等，標榜時間外において，所
属する保険医療機関を継続的に受診している患者に関する電話等の問
合せに応じる体制を整備するとともに，必要に応じてあらかじめ連携
している保険医療機関に紹介できる体制を有していることが望まし
い。
　ア　A001再診料の時間外対応加算1の届出を行っていること。
　イ　精神科救急情報センター，都道府県，市町村，保健所，警察，消
　　防（救急車），救命救急センター，一般医療機関等からの患者に関
　　する問合せ等に対し，原則として当該保険医療機関において，常時
　　対応できる体制がとられていること。また，やむを得ない事由によ
　　り，電話等による問合せに応じることができなかった場合であって
　　も，速やかに折り返して電話することができる体制がとられている
　　こと。

(8)　通院・在宅精神療法を算定するに当たっては，診療録及び診療報酬
明細書の摘要欄に当該診療に要した時間を10分単位で記載する。ただ
し，30分又は60分を超える診療を行った場合であって，当該診療に要
した時間が明確でない場合には，当該診療に要した時間が30分又は60
分を超えたことが明らかであると判断される精神療法を行った場合に
限り，「○分超」などの記載でも差し支えない。また，5分以上10分
未満の診療を行った場合は，「5分以上10分未満」と記載する。

2　通院・在宅精神療法は，診療に要した時間が5分を超えたときに限り算定する。ただし，区分番号A000に掲げる初診料を算定する初診の日において通院・在宅精神療法を行った場合は，診療に要した時間が30分を超えたときに限り算定する。

3　20歳未満の患者に対して通院・在宅精神療法を行った場合（当該保険医療機関の精神科を最初に受診した日から1年以内の期間に行った場合に限る。）は，**320点**を所定点数に加算する。ただし，注4又は注10に規定する加算を算定した場合は，算定しない。

4　特定機能病院若しくは区分番号A311-4に掲げる児童・思春期精神科入院医療管理料に係る届出を行った保険医療機関又は当該保険医療機関以外の保険医療機関であって別に厚生労働大臣が定める施設基準に適合しているものとして地方厚生局長等に届け出た保険医療機関において，通院・在宅精神療法を行った場合は，**児童思春期精神科専門管理加算**として，次に掲げる区分に従い，いずれかを所定点数に加算する。ただし，ロについては，1回に限り算定する。また，注3又は注10に規定する加算を算定した場合は，算定しない。

イ　16歳未満の患者に通院・在宅精神療法を行った場合
　(1)　当該保険医療機関の精神科を最初に受診した日から2年以内の期間に行った場合　　　　　　　**500点**
　(2)　(1)以外の場合　　　　　　　**300点**

ロ　20歳未満の患者に60分以上の通院・在宅精神療法を行った場合（当該保険医療機関の精神科を最初に受診した日から3月以内の期間に行った場合に限る。）　　　　　　　**1,200点**

5　1のハの(1)並びに2のハの(1)及び(2)については，抗精神病薬を服用している患者について，客観的な指標による当該薬剤の副作用の評価を行った場合は，**特定薬剤副作用評価加算**として，月1回に限り**25点**を所定点数に加算する。ただし，区分番号I002-2に掲げる精神科継続外来支援・指導料の注4に規定する加算を算定する月は，算定しない。

6　当該患者に対して，1回の処方において，3種類以上の抗うつ薬又は3種類以上の抗精神病薬を投与した場合であって，別に厚生労働大臣が定める要件を満たさない場合，**所定点数の100分の50に**

(9)　当該患者の家族に対する通院・在宅精神療法は，家族関係が当該疾患の原因又は増悪の原因と推定される場合に限り算定する。ただし，患者の病状説明，服薬指導等一般的な療養指導である場合は，算定できない。家族に対して通院・在宅精神療法を行った場合は，診療報酬明細書の摘要欄に⦅家族⦆と記載する。

(10)　通院・在宅精神療法を行った場合（家族に対して行った場合を含む。）は，その要点を診療録に記載する。

(11)　患者に対して通院・在宅精神療法を行った日と同一の日に家族に対して通院・在宅精神療法を行った場合における費用は，患者に対する通院・在宅精神療法の費用に含まれ，別に算定できない。

(12)　入院中の患者以外の精神疾患を有する患者に対して，通院・在宅精神療法に併せてI004心身医学療法が算定できる自律訓練法，森田療法等の療法を行った場合であっても，本区分のみにより算定する。

(13)　当該患者に対する通院・在宅精神療法を算定した場合は，同じ日にI003標準型精神分析療法は算定できない。

(14)　精神科を標榜する保険医療機関の精神科を担当する医師が，訪問診療又は往診による診療を行った際にも算定できる。

(15)　通院・在宅精神療法を行った患者に対して，1回の処方において2種類以上の抗うつ薬又は2種類以上の抗精神病薬を投与した場合は，投与した抗うつ薬又は抗精神病薬の種類数及びその医療上の必要性並びに副作用等について患者に説明し，説明した内容を診療録に記載するとともに，説明を行った旨を診療報酬明細書の摘要欄に記載する。

〈20歳未満加算「注3」〉
(16)　「注3」に規定する加算は，必要に応じて児童相談所等と連携し，保護者等へ適切な指導を行った上で，20歳未満の患者に対して，通院・在宅精神療法を行った場合（当該保険医療機関の精神科を初めて受診した日から起算して1年以内の期間に行った場合に限る。）に，所定点数に加算する。

〈児童思春期精神科専門管理加算「注4」〉
(17)　「注4」に規定する児童思春期精神科専門管理加算は，児童思春期精神科の専門の医師（精神保健指定医に指定されてから5年以上にわたって主に20歳未満の患者に対する精神医療に従事した医師であって，現に精神保健指定医である医師をいう。）又は当該専門の医師の指導の下，精神療法を実施する医師が，20歳未満の患者（「イ」については16歳未満の患者に限る。）に対し，専門的な精神療法を実施した場合に算定する。

(18)　「注4」の「ロ」については，発達障害や虐待の有無等を含む精神状態の総合的な評価，鑑別診断及び療育方針の検討等が必要な者に対し，発達歴や日常生活の状況の聴取・行動観察等に基づく，60分以上の専門的な精神療法を実施する。なお，実施に当たっては，以下の要件をいずれも満たす。
ア　発達障害の評価に当たっては，ADI-R（Autism Diagnostic Interview-Revised）やDISCO（The Diagnostic Interview for Social and Communication Disorders）等で採用されている診断項目を考慮する。
イ　患者及び患者の家族に，今後の診療計画について文書及び口頭で説明する。説明に用いた診療計画の写しを診療録に添付する。

〈特定薬剤副作用評価加算「注5」〉
(19)　「注5」に定める特定薬剤副作用評価加算は，抗精神病薬を服用中の患者について，精神保健指定医又はこれに準ずる者が，通常行うべき薬剤の副作用の有無等の確認に加え，更に薬原性錐体外路症状評価尺度を用いて定量的かつ客観的に薬原性錐体外路症状の評価を行った上で，薬物療法の治療方針を決定した場合に，月1回に限り算定する。

相当する**点数**により算定する。

7　1のイを算定する患者に対し，医師の指示を受けた看護師，准看護師又は精神保健福祉士が，月に1回以上，療養の状況等を踏まえ，治療及び社会生活等に係る助言又は指導を継続して行った場合に，**措置入院後継続支援加算**として，3月に1回に限り**275点**を所定点数に加算する。

8　別に厚生労働大臣が定める施設基準に適合しているものとして地方厚生局長等に届け出た保険医療機関において，重点的な支援を要する患者に対して，精神科を担当する医師の指示の下，保健師，看護師又は精神保健福祉士が，当該患者が地域生活を継続するための面接及び関係機関との連絡調整を行った場合に，**療養生活継続支援加算**として，次に掲げる区分に従い，初回算定日の属する月から起算して1年を限度として，月1回に限り，いずれかを所定点数に加算する。

イ　直近の入院において，区分番号B015に掲げる精神科退院時共同指導料1を算定した患者の場合　**500点**

ロ　イ以外の患者の場合　**350点**

9　心理に関する支援を要する患者として別に厚生労働大臣が定める患者に対して，精神科を担当する医師の指示を受けた公認心理師が必要な支援を行った場合に，**心理支援加算**として，初回算定日の属する月から起算して2年を限度として，月2回に限り**250点**を所定点数に加算する。

10　別に厚生労働大臣が定める施設基準に適合しているものとして地方厚生局長等に届け出た保険医療機関において，1を算定する患者であって，20歳未満のものに対して，精神科を担当する医師の指示の下，保健師，看護師，作業療法士，精神保健福祉士又は公認心理師等が共同して必要な支援を行った場合は，児童思春期支援指導加算として，次に掲げる区分に従い，いずれかを所定点数に加算する。ただし，イについては，1回に限り算定する。また，注3又は注4に規定する加算を算定した場合は，算定しない。

イ　60分以上の通院・在宅精神療法を行った場合（当該保険医療機関の精神科を最初に受診した日から3月以内の期間に行った場合に限る。）　**1,000点**

ロ　イ以外の場合

(1)　当該保険医療機関の精神科を最初に受診した日から2年以内の期間に

この際，「別紙様式33」（955頁）に準じて評価を行い，その結果と決定した治療方針について，診療録に記載する。なお，同一月にI 002-2精神科継続外来支援・指導料の「注4」に規定する特定薬剤副作用評価加算を算定している患者については，当該加算は算定できない。

〈向精神薬多剤投与の場合「注6」〉

(20)　「注6」に定める所定点数には，「注3」から「注5」まで及び「注7」から「注11」までの加算を含まないこと。また，別に厚生労働大臣が定める要件は，「特掲診療料の施設基準等」の「別表第十の二の四」に掲げるものを全て満たすものをいう。なお，その留意事項は以下のとおりである。

ア　「当該保険医療機関において，3種類以上の抗うつ薬及び3種類以上の抗精神病薬の投与の頻度が一定以下であること」とは，当該保険医療機関において抗うつ薬又は抗精神病薬のいずれかを処方された患者のうち，3種類以上の抗うつ薬又は3種類以上の抗精神病薬を処方された患者の割合が1割未満であるか，その数が20名未満であることをいう。なお，抗うつ薬及び抗精神病薬の種類数はF100処方料における計算方法に準じる。抗うつ薬又は抗精神病薬を処方された患者のうち，3種類以上の抗うつ薬又は3種類以上の抗精神病薬を処方された患者の割合は，F100処方料の「向精神薬多剤投与の場合の処方料の算定方法」の(4)により報告したもののうち，直近のものを用いることとする。また，抗不安薬を3種類以上，睡眠薬を3種類以上，抗うつ薬を3種類以上又は抗精神病薬を3種類以上投与（以下この部において「向精神薬多剤投与」という。）していないために当該報告を行わなかった保険医療機関については，当該要件を満たすものとして扱う。

イ　「当該患者に対し，適切な説明や医学管理が行われていること」とは，当該月を含む過去3か月以内に以下の全てを行っていることをいう。

a　患者又はその家族等の患者の看護や相談に当たる者（以下イにおいて「患者等」という。）に対して，当該投与により見込む効果及び特に留意する副作用等について説明し，診療録に説明内容及び患者等の受け止めを記載している。ただし，説明を行うことが診療上適切でないと考える場合は，診療録にその理由を記載することで代替して差し支えない。

b　服薬状況（残薬の状況を含む。）を患者等から聴取し，診療録に記載している。

c　3種類以上の抗精神病薬を投与している場合は，「注5」に掲げる客観的な指標による抗精神病薬の副作用評価を行っている。

d　減薬の可能性について検討し，今後の減薬計画又は減薬計画が立てられない理由を患者等に説明し，診療録に説明内容及び患者等の受け止めを記載している。

ウ　「当該処方が臨時の投薬等のもの又は患者の病状等によりやむを得ないものであること」とは，F100処方料の「向精神薬多剤投与の場合の処方料の算定方法」の(1)のアからエまでのいずれかに該当するものであることをいう。

〈措置入院後継続支援加算「注7」〉

(21)　「注7」に規定する措置入院後継続支援加算は，通院・在宅精神療法の「1」の「イ」を算定する患者に対し，医師の指示を受けた看護職員又は精神保健福祉士が，対面又は電話で，月1回以上の指導を行った上で，3月に1回以上の頻度で当該患者の退院後支援について総合調整を担う都道府県等に対し，当該患者の治療や生活の状況及びより一層の支援が必要と考えられる課題について，文書で情報提供している場合に，3月に1回に限り算定できる。診療録等において，毎回の

　　　行った場合　　　　　　　　　**450点**
　　(2)　(1)以外の場合　　　　　　**250点**
11　別に厚生労働大臣が定める施設基準に
　適合しているものとして地方厚生局長等
　に届け出た保険医療機関において，通
　院・在宅精神療法を行った場合は，**早期
　診療体制充実加算**として，次に掲げる区
　分に従い，いずれかを所定点数に加算す
　る。
　イ　病院の場合
　　(1)　当該保険医療機関の精神科を最初
　　　に受診した日から3年以内の期間に
　　　行った場合　　　　　　　　**20点**
　　(2)　(1)以外の場合　　　　　　**15点**
　ロ　診療所の場合
　　(1)　当該保険医療機関の精神科を最初
　　　に受診した日から3年以内の期間に
　　　行った場合　　　　　　　　**50点**
　　(2)　(1)以外の場合　　　　　　**15点**
12　1のハの(1)の①又は(2)の①について
　は，別に厚生労働大臣が定める施設基準
　に適合しているものとして地方厚生局長
　等に届け出た保険医療機関において，情
　報通信機器を用いた精神療法を行うこと
　が適当と認められる患者に対し，**情報通
　信機器を用いて行った場合**は，所定点数
　に代えて，それぞれ**357点**又は**274点**を算
　定する。ただし，当該患者に対して，1
　回の処方において，3種類以上の抗うつ
　薬又は3種類以上の抗精神病薬を投与し
　た場合には，算定できない。また，注3
　から注5まで及び注7から注11までに規
　定する加算は別に算定できない。

指導内容を記載するとともに，都道府県等への情報提供の写しを記録
すること。なお，指導等を実施した月の翌月以降に通院・在宅精神療
法を行った場合に算定しても差し支えないこととし，指導等を行った
月と算定する月が異なる場合には，診療報酬明細書の摘要欄に指導等
を行った月を記載すること。

〈療養生活継続支援加算「注8」〉

(22)　「注8」に規定する療養生活継続支援加算は，重点的な支援を要す
る患者に対して，精神科を担当する医師の指示の下，保健師，看護師
又は精神保健福祉士が，当該患者又はその家族等に対し，医療機関等
における対面による20分以上の面接を含む支援を行うとともに，当該
月内に保健所，市町村，指定特定相談支援事業者，障害福祉サービス
事業者その他の関係機関と連絡調整を行った場合に，初回算定日の属
する月から起算して1年を限度として，月1回に限り算定できる。な
お，実施に当たっては，以下の要件をいずれも満たすこと。
ア　対象となる「重点的な支援を要する患者」は，精神病棟における
　直近の入院において，B015精神科退院時共同指導料の「1」精神
　科退院時共同指導料1を算定した患者であって，退院した日の属す
　る月の翌月末日までに当該保険医療機関を受診したもの又は平成28
　〜30年度厚生労働行政調査推進補助金障害者対策総合研究事業にお
　いて「多職種連携による包括的支援マネジメントに関する研究」の
　研究班が作成した，「別紙様式51」（972頁）に掲げる「包括的支援
　マネジメント　実践ガイド」における「包括的支援マネジメント
　導入基準」を1つ以上満たす者であること。
イ　当該患者の支援方針等について，多職種が共同して，3月に1回
　の頻度でカンファレンスを実施すること。また，カンファレンスに
　は，以下の(イ)から(ハ)までの職種がそれぞれ1名以上参加しているこ
　と。なお，必要に応じて，(ニ)から(ヌ)までの職種が参加すること。た
　だし，(イ)から(ヘ)までについては，当該保険医療機関の者に限る。
　(イ)　当該患者の診療を担当する精神科の医師
　(ロ)　保健師又は看護師（以下この項において「看護師等」という。）
　(ハ)　精神保健福祉士
　(ニ)　薬剤師
　(ホ)　作業療法士
　(ヘ)　公認心理師
　(ト)　在宅療養担当医療機関の保険医の指示を受けた訪問看護ステー
　　ションの看護師等
　(チ)　在宅療養担当医療機関の保険医の指示を受けた訪問看護ステー
　　ションの作業療法士
　(リ)　市町村若しくは都道府県等の担当者
　(ヌ)　その他の関係職種
ウ　イのカンファレンスにおいて，患者の状態を把握した上で，初回
　の支援から2週間以内に，多職種が共同して「別紙様式51の2」
　（972頁）に掲げる「療養生活の支援に関する計画書」（以下この区
　分において「支援計画書」という。）を作成し，その写しを診療録
　等に添付する。なお，支援計画書の作成に当たっては，平成28〜30
　年度厚生労働行政推進調査事業において「精神障害者の地域生活支
　援を推進する政策研究」の研究班が作成した，「包括的支援マネジ
　メント　実践ガイド」を参考にすること。ただし，「注8」の「イ」
　を算定する患者の場合，初回のカンファレンスについては，B015
　精神科退院時共同指導料に規定する指導を実施した日から当該患者
　の状態に著しい変化を認めない場合に限り，当該指導時に作成した
　支援計画書（直近の入院中に作成した支援計画書に限る。）を用い
　ても差し支えない。

エ　当該患者を担当する看護師等又は精神保健福祉士は，患者等に対し，ウにおいて作成した支援計画書の内容を説明し，かつ，当該支援計画書の写しを交付した上で，療養生活継続のための支援を行う。また，保健所，市町村，指定特定相談支援事業者，障害福祉サービス事業者その他の関係機関との連絡調整に当たっては，関係機関からの求めがあった場合又はその他必要な場合に，患者又はその家族等の同意を得て，支援計画に係る情報提供を行うこと。

オ　担当する患者ごとに療養生活継続支援記録を作成し，当該指導記録に支援の要点，面接実施時間を明記すること。

(23)　「注８」に規定する療養生活継続支援加算の「ロ」は，対象となる状態の急性増悪又は著しい環境の変化により新たに重点的な支援を要する場合について，要件を満たす場合に，再度の算定日の属する月から起算して１年を限度として，月１回に限り350点を所定点数に加算する。なお，この場合においては，診療報酬明細書の摘要欄に，急性増悪等における具体的な状態について記載すること。また，新たに重点的な支援を行うこととなった日を記載した支援計画書を，患者又はその家族等に説明の上交付するとともに，その写しを診療録に添付すること。

〈心理支援加算「注９」〉

(24)　「注９」に規定する心理支援加算は，心理に関する支援を要する患者に対して，精神科を担当する医師の指示を受けた公認心理師が，対面による心理支援を30分以上実施した場合に，初回算定日の属する月から起算して２年を限度として，月２回に限り算定できる。なお，精神科を担当する医師が通院・在宅精神療法を実施した月の別日に当該支援を実施した場合においても算定できる。実施に当たっては，以下の要件をいずれも満たすこと。

ア　対象となる患者は，外傷体験（身体的暴行，性的暴力，災害，重大な事故，虐待若しくは犯罪被害等をいう。以下この項において同じ。）を有し，心的外傷に起因する症状（侵入症状，刺激の持続的回避，認知と気分の陰性の変化，覚醒度と反応性の著しい変化又は解離症状をいう。以下この項において同じ。）を有する者として，精神科を担当する医師が心理支援を必要と判断したものに限る。

イ　医師は当該患者等に外傷体験の有無及び内容を確認した上で，当該外傷体験及び受診時の心的外傷に起因する症状の詳細並びに心理支援が必要とされる理由等について診療録に記載する。

〈児童思春期支援指導加算「注10」〉

(25)　「注10」に規定する児童思春期支援指導加算は，児童思春期の精神疾患患者に対する外来診療の充実を図る観点から，通院・在宅精神療法の「１」を算定する患者であって，20 歳未満のものに対して，児童思春期の患者に対する精神医療に係る適切な研修を修了した精神科を担当する医師の指示の下，児童思春期の患者に対する当該支援に専任の保健師，看護師，理学療法士，作業療法士，言語聴覚士，精神保健福祉士又は公認心理師（以下この項において「看護師等」という。）が共同して，対面による必要な支援を行った場合に算定する。なお，精神科を担当する医師が通院・在宅精神療法を実施した月の別日に当該支援を実施した場合においても算定できる。実施に当たっては，以下の要件をいずれも満たすこと。

ア　児童思春期の患者に対する当該支援に専任の看護師等が，当該患者に対して，療養上必要な指導管理を30分以上実施した場合に算定する。なお，当該患者に対し複数の専任の看護師等がそれぞれ療養上必要な指導管理を実施することは差し支えないが，この場合にあっては，当該指導管理を実施した職員のうち少なくとも１名以上が，当該指導管理を30分以上行っていること。

I
精神

　イ　当該指導管理を実施した者は，指導管理の内容及び実施時間について診療録又は看護記録等に記載する。また，医師は，当該指導管理の必要性について診療録等に記載する。

　ウ　児童思春期の患者に対する精神医療に係る適切な研修を修了した精神科を担当する医師，看護師等が，他の職種と共同して，「別紙様式51の3」（973頁）又はこれに準じた支援計画を作成し，その写しを診療録等に添付する。支援計画の作成に当たっては，児童相談所，児童発達支援センター，障害児支援事業所，基幹相談支援センター又は発達障害者支援センター等による支援の必要性についても検討すること。

　エ　当該患者の指導管理及び支援計画の内容に関して，患者等の同意を得た上で，学校等，児童相談所，児童発達支援センター，障害児支援事業所，基幹相談支援センター又は発達障害者支援センター等の関係機関に対して，文書等による情報提供や面接相談を適宜行う。

　オ　当該患者の支援方針等について，ウに掲げる職種が共同して，概ね3月に1回以上の頻度でカンファレンスを実施し，必要に応じて支援計画の見直しを行う。

　カ　1週間当たりの算定患者数は30人以内とする。

〈早期診療体制充実加算「注11」〉

(26)　「注11」に規定する早期診療体制充実加算は，地域において，精神疾患の早期発見及び早期に重点的な診療等を実施するとともに，精神疾患を有する患者に対し，質の高い診療を継続的に行う体制を評価するものであり，別に厚生労働大臣が定める施設基準に適合しているものとして地方厚生（支）局長に届け出た保険医療機関において通院・在宅精神療法を実施する場合に，当該加算を算定することができる。

(27)　「注11」の算定に当たっては，当該患者を診療する担当医を決めること。担当医により通院・在宅精神療法を行った場合に当該加算を算定する。なお，初回の診療であって，担当医が決まっていない場合に限り，担当医以外の医師が診療した上で，当該加算を算定することは差し支えない。ただし，初回の診療を行った医師が当該患者を診療する担当医にならない場合は，初回の診療を行った医師は，当該患者に対して，2回目以降は別の担当医が診療する旨及び当該担当医について説明する。

(28)　「注11」の算定に当たっては，担当医は，当該患者に対して，以下の指導，服薬管理等を行う。また，必要に応じて，患者の家族等に対して，指導等について説明を行う。

　ア　原則として，患者の同意を得て，計画的な医学管理の下に療養上必要な指導及び診療を行う。ただし，病状等により，患者本人から同意を得ることが困難である場合や，やむを得ず家族等から同意を得る場合等においては，その理由を診療報酬明細書の摘要欄に記載する。なお，同意が困難であった患者について，診療の都度，同意が得られる状態にあるかを確認し，可能な限り患者本人から同意が得られるよう懇切丁寧に説明する。

　イ　診療に当たっては，患者の状態に応じて適切な問診及び身体診察等を行う。特に，精神疾患の診断及び治療計画の作成並びに治療計画の見直しを行う場合は，詳細な問診並びに身体診察及び神経学的診察を実施し，その結果を診療録に記載する。なお，症状性を含む器質性精神障害等の鑑別に当たっては，採血，画像診断，認知機能検査その他の心理検査等を実施することが望ましい。また，向精神薬を服用している患者については，日本精神神経学会が作成した「向精神薬の副作用モニタリング・対応マニュアル」等を参考に，定期的な採血等を実施することが望ましい。

　ウ　他の保険医療機関と連携及びオンライン資格確認等システムを活

用して，患者が受診している医療機関を全て把握するとともに，当該患者に処方されている医薬品を全て管理し，診療録に記載する。なお，必要に応じ，担当医の指示を受けた看護職員等が情報の把握を行うことも可能である。

エ　標榜時間外の電話等による問い合わせに対応可能な体制を有し，当該患者に連絡先について情報提供するとともに，患者又は患者の家族等から連絡を受けた場合には，受診の指示等，速やかに必要な対応を行う。

オ　当該患者に対し，必要に応じて障害支援区分認定に係る医師意見書又は要介護認定に係る主治医意見書等を作成する。

カ　当該患者に対し，必要に応じ，健康診断や検診の受診勧奨や，予防接種に係る相談への対応を行う。

キ　患者又は家族等の同意について，当該加算の初回算定時に，「別紙様式51の4」（973頁）を参考に，当該患者等の署名付の同意書を作成し，診療録に添付する。ただし，直近1年間に4回以上の受診歴を有する患者等については，「別紙様式51の4」（973頁）を参考に診療の要点を説明していれば，同意の手続きは省略して差し支えない。なお，同意書については，当該保険医療機関自ら作成した文書を用いることでよい。また，初回算定時に，病状等の理由によってやむを得ず同意を得られなかった場合は，同意を得られた時点で同意書を作成し，診療録に添付することとしてよい。

ク　当該保険医療機関において，院内掲示やホームページ等により以下の対応が可能なことを周知し，患者の求めがあった場合に適切に対応する。なお，連携する機関の名前を一覧にして掲載することが望ましい。

　(イ)　患者ごとの相談内容に応じたケースマネジメントを行っていること。

　(ロ)　障害福祉サービス等の利用に係る相談を行っていること。

　(ハ)　介護保険に係る相談を行っていること。

　(ニ)　当該保険医療機関に通院する患者について，「障害者の日常生活及び社会生活を総合的に支援するための法律に基づく指定計画相談支援の事業の人員及び運営に関する基準」（平成24年厚生労働省令第28号）第3条第1項に規定する相談支援専門員及び「介護保険法」第7条第5項に規定する介護支援専門員からの相談に適切に対応すること。

　(ホ)　市町村，保健所等の行政機関，地域生活支援拠点等との連携を行っていること。

　(ヘ)　精神科病院等に入院していた患者の退院後支援を行っていること。

　(ト)　身体疾患に関する診療又は他の診療科との連携を行っていること。

　(チ)　健康相談，予防接種に係る相談を行っていること。

　(リ)　可能な限り向精神薬の多剤投与，大量投与，長期処方を控えていること。

ケ　精神疾患の早期発見，早期介入を実施するに当たっては，国立研究開発法人日本医療研究開発機構（AMED）の障害者対策総合研究開発事業（精神障害分野）「早期精神病の診療プランと実践例」等を参考とする。

〈情報通信機器を用いた場合「注12」〉

(29)　「注12」に規定する情報通信機器を用いた場合の精神療法については，以下のアからキまでの取扱いとする。

ア　情報通信機器を用いた精神療法を行うことが適当と認められる患者とは，情報通信機器を用いた精神療法を実施する当該保険医療機

関の精神科を担当する医師が，同一の疾病に対して，過去1年以内の期間に対面診療を行ったことがあるものである。

イ　情報通信機器を用いた精神療法を行う際には，オンライン指針に沿った診療及び処方を行う。

ウ　情報通信機器を用いた精神療法を行う際には，厚生労働省令和4年度障害者総合福祉推進事業「情報通信機器を用いた精神療法を安全・適切に実施するための指針の策定に関する検討」において作成された，「情報通信機器を用いた精神療法に係る指針」（以下「オンライン精神療法指針」という。）に沿って診療を行い，診療内容，診療日，診療時間等の要点を診療録に記載する。また，当該診療がオンライン精神療法指針に沿った適切な診療であることを診療録及び診療報酬明細書の摘要欄に記載する。

エ　処方を行う際には，オンライン精神療法指針に沿って処方を行い，当該処方がオンライン精神療法指針に沿った適切な処方であることを診療録及び診療報酬明細書の摘要欄に記載する。なお，向精神薬等の処方に当たっては，日本精神神経学会が作成した「向精神薬の副作用モニタリング・対応マニュアル」，日本神経精神薬理学会が作成した「統合失調症治療ガイドライン2022」，日本うつ病学会が作成した「日本うつ病学会治療ガイドライン II．うつ病（DSM-5）／大うつ病性障害2016」等の関係学会が定めるガイドラインを参考にする。

オ　情報通信機器を用いた精神療法を行った患者に対して，1回の処方において，3種類以上の抗うつ薬又は3種類以上の抗精神病薬を投与した場合は，当該点数を算定できない。

カ　情報通信機器を用いた精神療法を行う保険医療機関について，患者の急変や自殺未遂等の緊急時又は向精神薬等の乱用や依存の傾向が認められる場合等には，原則として，当該保険医療機関が必要な対応を行う。ただし，夜間や休日など，当該保険医療機関がやむを得ず対応できない場合については，患者が速やかに受診できる医療機関において対面診療を行えるよう，事前に受診可能な医療機関を患者又はその家族等に説明する。なお，安全性を確保する観点から，情報通信機器を用いた精神療法を実施する医師自らが速やかに対面診療を行える体制を整えていることが望ましい。また，オンライン指針において，「急病急変時の対応方針（自らが対応できない疾患等の場合は，対応できる医療機関の明示）」を含む診療計画の作成が求められていることに留意する。

キ　精神科救急医療体制整備事業における対応や時間外の対応，緊急時の入院受け入れ等を行っている医療機関等と連携する等，入院や身体合併症の対応が必要となった場合（精神病床に限るものではなく，身体疾患等で入院医療が必要となり一般病床に入院する場合も含む。）に適切に対応できる体制を確保しておくことが望ましい。

◆　通院・在宅精神療法の厚生労働大臣が定める要件「注6」
次に掲げる要件をいずれも満たすこと。

一　当該保険医療機関における3種類以上の抗うつ薬及び3種類以上の抗精神病薬の投与の頻度が低いこと。

二　当該患者に対し，適切な説明及び医学管理が行われていること。

三　当該処方が臨時の投薬等のもの又は患者の病状等によりやむを得ないものであること。

◆　心理支援加算の対象患者「注9」
心的外傷に起因する症状を有する患者

I 002-2　精神科継続外来支援・指導料（1日につき）　　　　　　　　　　　　**55点**

注1　入院中の患者以外の患者について，精

◇　精神科継続外来支援・指導料について

(1)　入院中の患者以外の患者であって，精神疾患を有するものに対して，精神科を標榜する保険医療機関の精神科を担当する医師が，精神障害

神科を担当する医師が，患者又はその家族等に対して，病状，服薬状況及び副作用の有無等の確認を主とした支援を行った場合に，患者1人につき1日に1回に限り算定する。

2　当該患者に対して，1回の処方において，3種類以上の抗不安薬，3種類以上の睡眠薬，3種類以上の抗うつ薬又は3種類以上の抗精神病薬を投与した場合（臨時の投薬等のもの及び3種類の抗うつ薬又は3種類の抗精神病薬を患者の病状等によりやむを得ず投与するものを除く。）には，算定しない。

3　医師による支援と併せて，精神科を担当する医師の指示の下，保健師，看護師，作業療法士又は精神保健福祉士が，患者又はその家族等に対して，**療養生活環境を整備するための支援を行った場合は，40点**を所定点数に加算する。

4　抗精神病薬を服用している患者について，客観的な指標による当該薬剤の副作用の評価を行った場合は，**特定薬剤副作用評価加算**として，**月1回**に限り**25点**を所定点数に加算する。ただし，区分番号 I 002に掲げる通院・在宅精神療法の注5に規定する加算を算定する月は，算定しない。

5　当該患者に対して，**1回の処方において，3種類以上の抗うつ薬又は3種類以上の抗精神病薬を投与した場合**（注2に規定する場合を除く。）であって，別に厚生労働大臣が定める要件を満たさない場合，**所定点数の100分の50に相当する点数**により算定する。

6　他の精神科専門療法と同一日に行う精神科継続外来支援・指導に係る費用は，他の精神科専門療法の所定点数に含まれるものとする。

者の地域生活の維持や社会復帰に向けた支援のため，患者又はその家族等の患者の看護や相談に当たる者に対して，病状，服薬状況及び副作用の有無等の確認を主とした支援を継続して行う場合を評価したものである。

(2)　「注2」については，当該保険医療機関が，1回の処方において，向精神薬多剤投与を行った場合には，算定しない。ただし，F 100処方料の「向精神薬多剤投与の場合の処方料の算定方法」の(1)のアからウまでのいずれかに該当する場合，及び3種類の抗うつ薬又は3種類の抗精神病薬を投与する場合でエに該当する場合は算定することができる。なお，この場合においては，診療報酬明細書の摘要欄に向精神薬多剤投与に該当するが，精神科継続外来支援・指導料を算定する理由を記載する。

(3)　抗不安薬，睡眠薬，抗うつ薬及び抗精神病薬の種類数は一般名で計算する。また，抗不安薬，睡眠薬，抗うつ薬及び抗精神病薬の種類については，「別紙36」（956頁）を参考にする。

(4)　参考（「別紙36」に掲げる抗不安薬，睡眠薬，抗うつ薬及び抗精神病薬）

○　抗不安薬

　オキサゾラム，クロキサゾラム，クロラゼプ酸二カリウム，ジアゼパム，フルジアゼパム，ブロマゼパム，メダゼパム，ロラゼパム，アルプラゾラム，フルタゾラム，メキサゾラム，トフィソパム，フルトプラゼパム，クロルジアゼポキシド，ロフラゼプ酸エチル，タンドスピロンクエン酸塩，ヒドロキシジン塩酸塩，クロチアゼパム，ヒドロキシジンパモ酸塩，エチゾラム，ガンマオリザノール

○　睡眠薬

　ブロモバレリル尿素，抱水クロラール，エスタゾラム，フルラゼパム塩酸塩，ニトラゼパム，ニメタゼパム，ハロキサゾラム，トリアゾラム，フルニトラゼパム，ブロチゾラム，ロルメタゼパム，クアゼパム，アモバルビタール，バルビタール，フェノバルビタール，フェノバルビタールナトリウム，ペントバルビタールカルシウム，トリクロホスナトリウム，リルマザホン塩酸塩水和物，ゾピクロン，ゾルピデム酒石酸塩，エスゾピクロン，ラメルテオン，スボレキサント，レンボレキサント，メラトニン

○　抗うつ薬

　クロミプラミン塩酸塩，ロフェプラミン塩酸塩，トリミプラミンマレイン酸塩，イミプラミン塩酸塩，アモキサピン，アミトリプチリン塩酸塩，ノルトリプチリン塩酸塩，マプロチリン塩酸塩，ペモリン，ドスレピン塩酸塩，ミアンセリン塩酸塩，セチプチリンマレイン酸塩，トラゾドン塩酸塩，フルボキサミンマレイン酸塩，ミルナシプラン塩酸塩，パロキセチン塩酸塩水和物，塩酸セルトラリン，ミルタザピン，デュロキセチン塩酸塩，エスシタロプラムシュウ酸塩，ベンラファキシン塩酸塩，ボルチオキセチン臭化水素酸塩

○　抗精神病薬

＜定型薬＞

　クロルプロマジン塩酸塩，クロルプロマジンフェノールフタリン酸塩，ペルフェナジンフェンジゾ酸塩，ペルフェナジン，ペルフェナジンマレイン酸塩，プロペリシアジン，フルフェナジンマレイン酸塩，プロクロルペラジンマレイン酸塩，レボメプロマジンマレイン酸塩，ピパンペロン塩酸塩，オキシペルチン，スピペロン，スルピリド，ハロペリドール，ピモジド，ゾテピン，チミペロン，ブロムペリドール，クロカプラミン塩酸塩水和物，スルトプリド塩酸塩，モサプラミン塩酸塩，ネモナプリド，レセルピン，ハロペリドールデカン酸エステル，フルフェナジンデカン酸

エステル

＜非定型薬＞

　　　リスペリドン，クエチアピンフマル酸塩，ペロスピロン塩酸塩水和物（ペロスピロン塩酸塩），オランザピン，アリピプラゾール（アリピプラゾール水和物），ブロナンセリン，クロザピン，パリペリドン，パリペリドンパルミチン酸エステル，アセナピンマレイン酸塩，ブレクスピプラゾール，ルラシドン塩酸塩

(5)　「注3」に規定する加算は，「注1」に規定する医師による支援と併せて，精神科を担当する医師の指示の下，保健師，看護師，作業療法士又は精神保健福祉士（以下「保健師等」という。）が，患者又はその家族等の患者の看護や相談に当たる者に対して，療養生活環境を整備するための支援を行った場合を評価したものである。

(6)　「注4」に定める特定薬剤副作用評価加算は，抗精神病薬を服用中の患者について，精神保健指定医又はこれに準ずる者が，通常行うべき薬剤の副作用の有無等の確認に加え，更に薬原性錐体外路症状評価尺度を用いて定量的かつ客観的に薬原性錐体外路症状の評価を行った上で，薬物療法の治療方針を決定した場合に，月1回に限り算定する。この際，「別紙様式33」（955頁）に準じて評価を行い，その結果と決定した治療方針について，診療録に記載する。なお，同一月にI 002通院・在宅精神療法の「注5」に規定する特定薬剤副作用評価加算を算定している患者については，当該加算は算定できない。

(7)　他の精神科専門療法と同一日に行う精神科継続外来支援・指導に係る費用は，他の精神科専門療法の所定点数に含まれる。

(8)　初診時（A000初診料の「注5」のただし書に規定する初診を含む。）は算定できない。

(9)　精神科継続外来支援・指導を行った場合は，その要点を診療録に記載する。

(10)　「注5」に定める別に厚生労働大臣が定める要件は，「特掲診療料の施設基準等」の「別表十の二の四」に掲げるものを全て満たすものをいう。なお，その留意事項は，「通院・在宅精神療法について」の(20)に示すものと同様である。

◆ 精神科継続外来支援・指導料の厚生労働大臣が定める要件「注5」
次に掲げる要件をいずれも満たすこと。
一　当該保険医療機関における3種類以上の抗うつ薬及び3種類以上の抗精神病薬の投与の頻度が低いこと。
二　当該患者に対し，適切な説明及び医学管理が行われていること。
三　当該処方が臨時の投薬等のもの又は患者の病状等によりやむを得ないものであること。

◇ 救急患者精神科継続支援料について

I 002-3　救急患者精神科継続支援料

1	入院中の患者	900点
2	入院中の患者以外の患者	300点

注1　別に厚生労働大臣が定める施設基準に適合しているものとして地方厚生局長等に届け出た保険医療機関において，精神疾患を有する患者であって，自殺企図等により入院したものに対し，生活上の課題又は精神疾患の治療継続上の課題を確認し，助言又は指導を行った場合に算定する。

　　2　入院中の患者については，入院した日から起算して6月以内の期間に週1回に限り算定する。

　　3　入院中の患者以外の患者については，

(1)　精神科医又は精神科医の指示を受けた看護師，作業療法士，精神保健福祉士，公認心理師又は社会福祉士が，自殺企図若しくは自傷又はそれらが疑われる行為によって生じた外傷や身体症状のために医師が入院の必要を認めた患者であって，精神疾患の状態にあるものに対し，自殺企図や精神状態悪化の背景にある生活上の課題の状況を確認した上で，解決に資する社会資源について情報提供する等の援助を行う他，かかりつけ医への受診や定期的な服薬等，継続して精神疾患の治療を受けるための指導や助言を行った場合に算定する。なお，指導等を行う精神科医又は精神科医の指示を受けた看護師等は，適切な研修を受講している必要がある。

(2)　「1」については，精神科医の指示を受けた看護師等が指導等を行う場合には，あらかじめ，当該精神科医が週に1回以上診察している必要がある。

(3)　「2」については，精神科医又は当該精神科医の指示を受けた看護

退院後，電話等で継続的な指導等を行った場合に，退院後24週を限度として，週1回に限り算定する。

I 003 標準型精神分析療法（1回につき）
390点

注　診療に要した時間が45分を超えたときに限り算定する。

I 003-2 認知療法・認知行動療法（1日につき）
1　医師による場合　　　　　　　**480点**
2　医師及び看護師が共同して行う場合
350点

注1　別に厚生労働大臣が定める施設基準に適合しているものとして地方厚生局長等に届け出た保険医療機関において，入院中の患者以外の患者について，認知療法・認知行動療法に習熟した医師が，一連の治療に関する計画を作成し，患者に説明を行った上で，認知療法・認知行動療法を行った場合に，一連の治療について16回に限り算定する。

2　精神科を標榜する保険医療機関以外の保険医療機関においても算定できるものとする。

3　診療に要した時間が30分を超えたときに限り算定する。

4　認知療法・認知行動療法と同一日に行う他の精神科専門療法は，所定点数に含まれるものとする。

師等（いずれも入院中に当該患者の指導等を担当した者に限る。）が，電話等で指導等を行った場合に算定することとし，退院後24週を限度として，週1回に限り算定する。なお，指導等を実施した月の翌月以降に外来を受診した際に算定しても差し支えないこととし，指導等を行った月と算定する月が異なる場合には，診療報酬明細書の摘要欄に指導等を行った月を記載する。

(4) 指導等の内容の要点を診療録等に記載する。

◇　標準型精神分析療法について

(1) 口述による自由連想法を用いて，抵抗，転移，幼児体験等の分析を行い解釈を与えることによって洞察へと導く治療法をいい，当該療法に習熟した医師により行われた場合に，概ね月6回を標準として算定する。また，精神科を標榜する保険医療機関以外の保険医療機関において，標準型精神分析療法に習熟した心身医学を専門とする医師が当該療法を行った場合においても算定できる。

(2) 口述でなく筆記による自由連想法的手法で行う精神分析療法は，1時間以上にわたるような場合であっても，入院中の患者にあってはI 001入院精神療法により，入院中の患者以外の患者にあってはI 002通院・在宅精神療法により算定する。

(3) 標準型精神分析療法を行った場合は，その要点及び診療時間を診療録に記載する。

◇　認知療法・認知行動療法について

(1) 入院中の患者以外のうつ病等の気分障害，強迫性障害，社交不安障害，パニック障害，心的外傷後ストレス障害又は神経性過食症の患者に対して，認知の偏りを修正し，問題解決を手助けすることによって治療することを目的とした精神療法をいう。

(2) 一連の治療計画を策定し，患者に対して詳細な説明を行った上で，当該療法に関する研修を受講するなど当該療法に習熟した医師によって30分を超えて治療が行われた場合（「2」において，看護師により30分を超える面接が行われ，その後当該療法に習熟した医師により5分以上の面接が行われた場合を含む。）に算定する。

(3) 一連の治療につき16回に限り算定する。

(4) 認知療法・認知行動療法と同一日に行う他の精神科専門療法は，別に算定できない。

(5) うつ病等の気分障害の患者に対する認知療法・認知行動療法の実施に当たっては，厚生労働科学研究班作成の「うつ病の認知療法・認知行動療法治療者用マニュアル」（平成21年度厚生労働省こころの健康科学研究事業「精神療法の実施方法と有効性に関する研究」）に従って行った場合に限り，算定できる。

(6) 強迫性障害の患者に対する認知療法・認知行動療法の実施に当たっては，厚生労働科学研究班作成の「強迫性障害（強迫症）の認知行動療法マニュアル（治療者用）」（平成27年度厚生労働省障害者対策総合研究事業「認知行動療法等の精神療法の科学的エビデンスに基づいた標準治療の開発と普及に関する研究」）に従って行った場合に限り，算定できる。

(7) 社交不安障害の患者に対する認知療法・認知行動療法の実施に当たっては，厚生労働科学研究班作成の「社交不安障害（社交不安症）の認知行動療法マニュアル（治療者用）」（平成27年度厚生労働省障害者対策総合研究事業「認知行動療法等の精神療法の科学的エビデンスに基づいた標準治療の開発と普及に関する研究」）に従って行った場合に限り，算定できる。

(8) パニック障害の患者に対する認知療法・認知行動療法の実施に当たっては，厚生労働科学研究班作成の「パニック障害（パニック症）の認知行動療法マニュアル（治療者用）」（平成27年度厚生労働省障害

精神

者対策総合研究事業「認知行動療法等の精神療法の科学的エビデンスに基づいた標準治療の開発と普及に関する研究」）に従って行った場合に限り，算定できる。

(9)　心的外傷後ストレス障害に対する認知療法・認知行動療法の実施に当たっては，厚生労働科学研究班作成の「ＰＴＳＤ（心的外傷後ストレス障害）の認知行動療法マニュアル［持続エクスポージャー療法／ＰＥ療法］」（平成27年度厚生労働省障害者対策総合研究事業「認知行動療法等の精神療法の科学的エビデンスに基づいた標準治療の開発と普及に関する研究」）に従って行った場合に限り，算定できる。

(10)　神経性過食症に対する認知療法・認知行動療法の実施に当たっては，国立研究開発法人国立精神・神経医療研究センター研究班作成の「摂食障害に対する認知行動療法CBT-E簡易マニュアル」（平成29年度国立研究開発法人国立精神・神経医療研究センター精神・神経疾患研究開発費研究事業「心身症・摂食障害の治療プログラムと臨床マーカーの検証」）に従って行った場合に限り，算定できる。

(11)　認知療法・認知行動療法を行った場合は，その要点及び診療時間を診療録に記載する。

(12)　「2」は，別に厚生労働大臣が定める施設基準に適合するものとして地方厚生（支）局長に届け出た保険医療機関において，入院中の患者以外のうつ病等の気分障害の患者に対して，医師が治療を行うに当たり，治療に係る面接の一部を専任の看護師が実施した場合に算定する。ただし，この場合にあっては，次の全てを満たす。

ア　初回時又は治療終了時を予定する回の治療に係る面接は専任の医師が実施し，専任の看護師が同席する。

イ　初回から治療を終了するまでの間の治療は，初回時に同席した看護師が実施し，当該看護師による面接後に，専任の医師が患者と5分以上面接する。

ウ　看護師が面接を実施する場合は，患者の同意を得た上で当該面接の内容を録音し，専任の医師はその内容を，指示又は指導の参考とする。

(13)　「1」及び「2」は，一連の治療において同一の点数を算定する。ただし，「2」の要件を満たす場合のうち，医師と看護師が同席して30分以上の面接を行った日に限り，「1」の点数を算定できる。

◇　心身医学療法について

(1)　心身症の患者について，一定の治療計画に基づいて，身体的傷病と心理・社会的要因との関連を明らかにするとともに，当該患者に対して心理的影響を与えることにより，症状の改善又は傷病からの回復を図る治療方法をいう。この心身医学療法には，自律訓練法，カウンセリング，行動療法，催眠療法，バイオフィードバック療法，交流分析，ゲシュタルト療法，生体エネルギー療法，森田療法，絶食療法，一般心理療法及び簡便型精神分析療法が含まれる。

(2)　当該療法に習熟した医師によって行われた場合に算定する。

(3)　初診時（A000初診料の「注5」のただし書に規定する初診を含む。以下この項において同じ。）には診療時間が30分を超えた場合に限り算定できる。この場合において診療時間とは，医師自らが患者に対して行う問診，理学的所見（視診，聴診，打診及び触診）及び当該心身医学療法に要する時間をいい，これら以外の診療に要する時間は含まない。なお，初診時に心身医学療法を算定する場合にあっては，診療報酬明細書の摘要欄に当該診療に要した時間を記載する。

(4)　心身医学療法を算定する場合にあっては，診療報酬明細書の傷病名欄において，心身症による当該身体的傷病の傷病名の次に「（心身症）」と記載する。

例　「胃潰瘍（心身症）」

I 004　心身医学療法（1回につき）

1　入院中の患者　**150点**
2　入院中の患者以外の患者
イ　初診時　**110点**
ロ　再診時　**80点**

注1　精神科を標榜する保険医療機関以外の保険医療機関においても算定できるものとする。
2　区分番号A000に掲げる初診料を算定する初診の日において心身医学療法を行った場合は，診療に要した時間が30分を超えたときに限り算定する。
3　入院中の患者については，入院の日から起算して4週間以内の期間に行われる場合にあっては週2回，入院の日から起算して4週間を超える期間に行われる場合にあっては週1回に限り算定する。
4　入院中の患者以外の患者については，初診日から起算して4週間以内の期間に行われる場合にあっては週2回，初診日

から起算して４週間を超える期間に行われる場合にあっては週１回に限り算定する。

　5　20歳未満の患者に対して心身医学療法を行った場合は、所定点数に**所定点数の100分の200に相当する点数**を加算する。

Ｉ005　入院集団精神療法（１日につき）　100点

注1　入院中の患者について、入院の日から起算して６月を限度として週２回に限り算定する。

　2　入院集団精神療法と同一日に行う他の精神科専門療法は、所定点数に含まれるものとする。

Ｉ006　通院集団精神療法（１日につき）　270点

注1　入院中の患者以外の患者について、６月を限度として週２回に限り算定する。

　2　通院集団精神療法と同一日に行う他の精神科専門療法は、所定点数に含まれるものとする。

Ｉ006-2　依存症集団療法（１回につき）

1	薬物依存症の場合	340点
2	ギャンブル依存症の場合	300点
3	アルコール依存症の場合	300点

注1　1については、別に厚生労働大臣が定める施設基準に適合しているものとして地方厚生局長等に届け出た保険医療機関において、薬物依存症の患者であって、入院中の患者以外のものに対して、集団療法を実施した場合に、治療開始日から起算して６月を限度として、週１回に限

(5)　心身医学療法を行った場合は、その要点を診療録に記載する。

(6)　入院の日及び入院の期間の取扱いについては、入院基本料の取扱いの例による。

(7)　「注5」に規定する加算は、必要に応じて児童相談所等と連携し、保護者等へ適切な指導を行った上で、20歳未満の患者に対して、心身医学療法を行った場合に、所定点数を加算する。

(8)　Ｉ001入院精神療法、Ｉ002通院・在宅精神療法又はＩ003標準型精神分析療法を算定している患者については、心身医学療法は算定できない。

◇　入院集団精神療法について

(1)　入院中の患者であって、精神疾患を有するものに対して、一定の治療計画に基づき、言葉によるやりとり、劇の形態を用いた自己表現等の手法により、集団内の対人関係の相互作用を用いて、対人場面での不安や葛藤の除去、患者自身の精神症状・問題行動に関する自己洞察の深化、対人関係技術の習得等をもたらすことにより、病状の改善を図る治療法をいう。

(2)　精神科を標榜している保険医療機関において、精神科を担当する医師及び１人以上の精神保健福祉士又は公認心理師等により構成される２人以上の者が行った場合に限り算定する。

(3)　１回に15人に限り、１日につき１時間以上実施した場合に、入院の日から起算して６月を限度として週２回に限り算定する。この場合、個々の患者について、精神科を担当する医師による治療計画が作成されていることが必要である。なお、入院の日及び入院の期間の取扱いについては、入院基本料の取扱いの例による。

(4)　入院集団精神療法に使用する十分な広さを有する当該医療機関内の一定の場所及びその場所を使用する時間帯を予め定めておく。

(5)　入院集団精神療法を実施した場合はその要点を個々の患者の診療録等に記載する。

(6)　同一日に行う他の精神科専門療法は、別に算定できない。

◇　通院集団精神療法について

(1)　入院中の患者以外の患者であって、精神疾患を有するものに対して、一定の治療計画に基づき、集団内の対人関係の相互作用を用いて、自己洞察の深化、社会適応技術の習得、対人関係の学習等をもたらすことにより病状の改善を図る治療法をいう。

(2)　精神科を標榜している保険医療機関において、精神科を担当する医師及び１人以上の精神保健福祉士又は公認心理師等により構成される２人以上の者が行った場合に限り算定する。

(3)　１回に10人に限り、１日につき１時間以上実施した場合に、開始日から６月を限度として週２回に限り算定する。

(4)　通院集団精神療法を実施した場合はその要点を個々の患者の診療録等に記載する。

(5)　同一日に行う他の精神科専門療法は、別に算定できない。

◇　依存症集団療法について

(1)　依存症集団療法の「1」薬物依存症の場合については、次のアからウまでのいずれも満たす場合に算定できる。

ア　入院中の患者以外の患者であって、覚醒剤（「覚醒剤取締法」（昭和26年法律第252号）第２条に規定する覚醒剤をいう。）、麻薬（「麻薬及び向精神薬取締法」第２条第１号に規定する麻薬をいう。）、大麻（「大麻取締法」（昭和23年法律第124号）第１条に規定する大麻をいう。）又は危険ドラッグ（「医薬品医療機器等法」第２条第15項に規定する指定薬物又は指定薬物と同等以上の精神作用を有する蓋然性が高い薬物、ハーブ、リキッド、バスソルト等をいう。）に対する物質依存の状態にあるものについて、精神科医又は精神科医の

り算定する。ただし，精神科の医師が特に必要性を認め，治療開始日から起算して6月を超えて実施した場合には，治療開始日から起算して2年を限度として，更に週1回かつ計24回に限り算定できる。

2　2については，別に厚生労働大臣が定める施設基準に適合しているものとして地方厚生局長等に届け出た保険医療機関において，ギャンブル依存症の患者であって，入院中の患者以外のものに対して，集団療法を実施した場合に，治療開始日から起算して3月を限度として，2週間に1回に限り算定する。

3　3については，別に厚生労働大臣が定める施設基準に適合しているものとして地方厚生局長等に届け出た保険医療機関において，アルコール依存症の患者であって，入院中の患者以外のものに対して，集団療法を実施した場合に，週1回かつ計10回に限り算定する。

4　依存症集団療法と同一日に行う他の精神科専門療法は，所定点数に含まれるものとする。

指示を受けた看護師，作業療法士，精神保健福祉士若しくは公認心理師で構成される2人以上の者（このうち1人以上は，当該療法の実施時間において専従する精神科医，看護師又は作業療法士（いずれも薬物依存症集団療法に関する適切な研修を修了した者に限る。）であること。）が，認知行動療法の手法を用いて，薬物の使用を患者自らコントロールする手法等の習得を図るための指導を行うこと。

イ　1回に20人に限り，90分以上実施すること。

ウ　平成22～24年度厚生労働科学研究費補助金障害者対策総合研究事業において「薬物依存症に対する認知行動療法プログラムの開発と効果に関する研究」の研究班が作成した，物質使用障害治療プログラムに沿って行うこと。

(2)　依存症集団療法の「2」ギャンブル依存症の場合については，次のアからウまでのいずれも満たす場合に算定できる。

ア　入院中の患者以外の患者であって，ギャンブル（「ギャンブル等依存症対策基本法」（平成30年法律第74号）第2条に規定するギャンブル等をいう。）に対する依存の状態にあるものについて，精神科医又は精神科医の指示を受けた看護師，作業療法士，精神保健福祉士若しくは公認心理師で構成される2人以上の者（このうち1人以上は，当該療法の実施時間において専従する精神科医，看護師又は作業療法士（いずれもギャンブル依存症集団療法に関する適切な研修を修了した者に限る。）であること。）が，認知行動療法の手法を用いて，ギャンブルの実施を患者自らコントロールする手法等の習得を図るための指導を行うこと。

イ　1回に10人に限り，60分以上実施すること。

ウ　平成28～30年度日本医療研究開発機構障害者対策総合研究開発事業において「ギャンブル障害の疫学調査，生物学的評価，医療・福祉・社会的支援のありかたについての研究」の研究班が作成した，「ギャンブル障害の標準的治療プログラム」に沿って行うこと。

(3)　依存症集団療法の「3」については，次のアからエまでのいずれも満たす場合に算定できる。

ア　入院中の患者以外の患者であって，アルコールに対する依存の状態にあるものについて，精神科医又は精神科医の指示を受けた看護師，作業療法士，精神保健福祉士若しくは公認心理師で構成される2人以上の者（このうち1人以上は，当該療法の実施時間において専従する精神科医，看護師又は作業療法士（いずれもアルコール依存症集団療法に関する適切な研修を修了した者に限る。）であること。）が，認知行動療法の手法を用いて，アルコールの使用を患者自らコントロールする手法等の習得を図るための指導を行うこと。

イ　1回に10人に限り，60分以上実施すること。

ウ　治療プログラムはアルコール依存症の治療に関する動機付け面接及び認知行動療法の考え方に基づくプログラムであること。

エ　当該指導を行う精神保健福祉士又は公認心理師については，次に該当する研修を修了している者であること。

　　a　国又は医療関係団体が主催する研修であること（8時間以上の研修時間であるもの。）。

　　b　研修内容に以下の内容を含むこと。

　　　①　アルコール依存症の概念と治療

　　　②　アルコール依存症のインテーク面接

　　　③　アルコール依存症と家族

　　　④　アルコールの内科学

　　　⑤　アルコール依存症のケースワーク・事例検討

　　　⑥　グループワーク

　　c　研修にはデモセッションの見学や，実際のプログラム実施法に

関するグループワーク等を含むこと。

(4) 依存症集団療法実施後に，精神科医及び精神科医の指示を受けて当該療法を実施した従事者が，個別の患者の理解度や精神状態等について評価を行い，その要点を診療録等に記載する。

◇　精神科作業療法について

(1) 精神疾患を有する者の社会生活機能の回復を目的として行うものであり，実施される作業内容の種類にかかわらずその実施時間は患者1人当たり1日につき2時間を標準とする。なお，治療上の必要がある場合には，病棟や屋外など，専用の施設以外において当該療法を実施することも可能である。

(2) 1人の作業療法士が，当該療法を実施した場合に算定する。この場合の1日当たりの取扱い患者数は，概ね25人を1単位として，1人の作業療法士の取扱い患者数は1日2単位50人以内を標準とする。

(3) 精神科作業療法を実施した場合はその要点を個々の患者の診療録等に記載する。

(4) 当該療法に要する消耗材料及び作業衣等については，当該保険医療機関の負担とする。

◇　入院生活技能訓練療法について

(1) 入院中の患者であって精神疾患を有するものに対して，行動療法の理論に裏付けられた一定の治療計画に基づき，観察学習，ロールプレイ等の手法により，服薬習慣，再発徴候への対処技能，着衣や金銭管理等の基本生活技能，対人関係保持能力及び作業能力等の獲得をもたらすことにより，病状の改善と社会生活機能の回復を図る治療法をいう。

(2) 精神科を標榜している保険医療機関において，経験のある2人以上の従事者が行った場合に限り算定できる。この場合，少なくとも1人は，看護師，准看護師又は作業療法士のいずれかとし，他の1人は精神保健福祉士，公認心理師又は看護補助者のいずれかとすることが必要である。なお，看護補助者は専門機関等による生活技能訓練，生活療法又は作業療法に関する研修を修了したものでなければならない。

(3) 対象人数及び実施される訓練内容の種類にかかわらず，患者1人当たり1日につき1時間以上実施した場合に限り，週1回に限り算定できる。

(4) 1人又は複数の患者を対象として行った場合に算定できるが，複数の患者を対象とする場合は，1回に15人に限る。ただし，精神症状の安定しない急性期の精神疾患患者は，対象としない。

(5) 当該療法に従事する作業療法士は，精神科作業療法の施設基準において，精神科作業療法に専従する作業療法士の数には算入できない。また，当該療法に従事する看護師，准看護師及び看護補助者が従事する時間については，入院基本料等の施設基準における看護要員の数に算入できない。

(6) 入院生活技能訓練療法を実施した場合はその要点を個々の患者の診療録等に記載する。

(7) 同一日に行う他の精神科専門療法は，別に算定できない。

(8) 当該療法に要する消耗材料等については，当該保険医療機関の負担とする。

◇　精神科ショート・ケアについて

(1) 精神疾患を有する者の地域への復帰を支援するため，社会生活機能の回復を目的として個々の患者に応じたプログラムに従ってグループごとに治療するものであり，実施される内容の種類にかかわらず，その実施時間は患者1人当たり1日につき3時間を標準とする。なお，治療上の必要がある場合には，病棟や屋外など，専用の施設以外において当該療法を実施することも可能である。

Ⅰ007　精神科作業療法（1日につき）　　220点

注　別に厚生労働大臣が定める施設基準に適合しているものとして地方厚生局長等に届け出た保険医療機関において行われる場合に算定する。

Ⅰ008　入院生活技能訓練療法

1　入院の日から起算して6月以内の期間に行った場合　　**100点**

2　入院の日から起算して6月を超えた期間に行った場合　　**75点**

注1　入院中の患者について，週1回に限り算定する。

　　2　入院生活技能訓練療法と同一日に行う他の精神科専門療法は，所定点数に含まれるものとする。

Ⅰ008-2　精神科ショート・ケア（1日につき）

1　小規模なもの　　**275点**

2　大規模なもの　　**330点**

注1　1については，別に厚生労働大臣が定める施設基準に適合しているものとして地方厚生局長等に届け出た保険医療機関において行われる場合に算定する。

精神

2　2については，別に厚生労働大臣が定める施設基準に適合しているものとして地方厚生局長等に届け出た保険医療機関において，疾患等に応じた診療計画を作成して行われる場合に算定する。

3　精神科ショート・ケア，精神科デイ・ケア，精神科ナイト・ケア又は精神科デイ・ナイト・ケアのいずれかを最初に算定した日から起算して1年を超える期間に行われる場合には，週5日を限度として算定する。ただし，週3日を超えて算定する場合にあっては，患者の意向を踏まえ，必要性が特に認められる場合に限る。

4　精神科ショート・ケア，精神科デイ・ケア，精神科ナイト・ケア又は精神科デイ・ナイト・ケアのいずれかを最初に算定した日から起算して1年以内の期間に行われる場合にあっては，**早期加算**として，**20点**を所定点数に加算する。

5　当該保険医療機関において，**入院中の患者**であって，退院を予定しているもの（区分番号 I 011に掲げる精神科退院指導料を算定したものに限る。）に対して，精神科ショート・ケアを行った場合には，入院中1回に限り，**所定点数の100分の50に相当する点数**を算定する。

6　精神科ショート・ケアを算定した場合は，区分番号 I 009に掲げる精神科デイ・ケア，区分番号 I 010に掲げる精神科ナイト・ケア，区分番号 I 010-2に掲げる精神科デイ・ナイト・ケア及び区分番号 I 015に掲げる重度認知症患者デイ・ケア料は算定しない。

7　1については，40歳未満の患者に対して，当該患者と類似の精神症状を有する複数の患者と共通の計画を作成し，当該計画について文書により提供し，当該患者の同意を得た上で，当該計画に係る複数の患者と同時に精神科ショート・ケアを実施した場合に，治療開始日から起算して5月を限度として，週1回に限り，**疾患別等専門プログラム加算**として，**200点**を所定点数に加算する。ただし，精神科の医師が特に必要性を認めた場合は，治療開始日から起算して2年を限度として，更に週1回かつ計20回に限り算定できる。

(2)　「大規模なもの」については，多職種が共同して疾患等に応じた診療計画を作成した場合に算定する。なお，診療終了後に当該計画に基づいて行った診療方法や診療結果について評価を行い，その要点を診療録等に記載している場合には，参加者個別のプログラムを実施することができる。

(3)　入院中の患者以外の患者に限り算定する。精神科ショート・ケアを算定している患者に対しては，同一日に行う他の精神科専門療法（他の保険医療機関において実施するものも含む。）は，別に算定できない。ただし，他の医療機関に入院中の患者であって，退院を予定しているもの（ I 011精神科退院指導料を算定したもの又はA318地域移行機能強化病棟入院料を算定している患者であって，指定特定相談支援事業者等において，退院後の生活を念頭に置いたサービス等利用計画が作成されているものに限る。）に対しては，退院支援の一環として，当該他の医療機関の入院中1回に限り算定できる。この場合，当該他の医療機関に照会を行い，退院を予定しているものであること，入院料等について他医療機関を受診する場合の取扱いがなされていること，他の医療機関を含め，入院中に精神科ショート・ケアの算定のないことを確認する。また，精神科ショート・ケアに引き続き，同一日に，患家又は社会復帰施設等において精神科訪問看護・指導を行う場合は，退院後3か月以内に限り，I 012精神科訪問看護・指導料を算定できる。

(4)　同一の保険医療機関で精神科ショート・ケア，I 009精神科デイ・ケア，I 010精神科ナイト・ケア又はI 010-2精神科デイ・ナイト・ケア（以下「精神科デイ・ケア等」という。）を開始した日から起算して1年を超える場合には，精神科ショート・ケアの実施回数にかかわらず，算定は1週間に5日を限度とする。ただし，週4日以上算定できるのは，以下のいずれも満たす場合に限られる。

ア　少なくとも6月に1回以上医師が精神科デイ・ケア等の必要性について精神医学的な評価を行っている。継続が必要と判断した場合には，その理由を診療録に記載する。

イ　少なくとも6月に1回以上，精神保健福祉士又は公認心理師が患者の意向を聴取している。

ウ　精神保健福祉士等が聴取した患者の意向を踏まえ，医師を含む多職種が協同して，患者の意向及び疾患等に応じた診療計画を作成している。診療計画には，短期目標及び長期目標，必要なプログラム内容と実施頻度，精神科デイ・ケア等を必要とする期間等を記載する。医師は，作成した診療計画を患者又は家族等に説明し，精神科デイ・ケア等の実施について同意を得る。

エ　当該保険医療機関が以下のいずれかの要件を満たしている。

a　直近6月の各月について，次の①に掲げる数を②に掲げる数で除して算出した数値の平均が0.8未満である。

①　当該月において，14回以上精神科デイ・ケア等を実施した患者の数

②　当該月において，1回以上精神科デイ・ケア等を実施した患者の数

b　直近1か月に1回以上精神科デイ・ケア等を実施した患者について，当該保険医療機関の精神科デイ・ケア等を最初に算定した月から当該月末までの月数の平均が，12か月未満である。

(5)　月14回以上精神科デイ・ケア等を実施した患者の数等について，毎年10月に「別紙様式31」（954頁）を用いて地方厚生（支）局長に報告する。

(6)　精神科ショート・ケアと精神科デイ・ケア又は精神科ナイト・ケアの届出を併せて行っている保険医療機関にあっては，精神科ショート・ケアと精神科デイ・ケア又は精神科ナイト・ケアを各々の患者に

対して同時に同一施設で実施することができる。この場合，I 009精神科デイ・ケア又はI 010精神科ナイト・ケアを算定する患者は，各々に規定する治療がそれぞれ実施されている場合に限り，それぞれ算定できる。なお，同一日に実施される精神科ショート・ケアの対象患者数と精神科デイ・ケア又は精神科ナイト・ケアの対象患者数の合計は，精神科デイ・ケア又は精神科ナイト・ケアの届出に係る患者数の限度を超えることはできない。この場合において，精神科ショート・ケアの対象患者数の計算に当たっては，精神科デイ・ケアの対象患者数の2分の1として計算する。

(7)　当該療法に要する消耗材料等については，当該保険医療機関の負担とする。

(8)　「注4」に規定する早期加算の対象となる患者は，当該療法の算定を開始してから1年以内又は精神病床を退院して1年以内の患者である。

(9)　「注5」については，入院中の患者であって，退院を予定しているもの（I 011精神科退院指導料を算定したもの又はA 318地域移行機能強化病棟入院料を算定している患者であって，指定特定相談支援事業者等において，退院後の生活を念頭に置いたサービス等利用計画が作成されているものに限る。）に対して，精神科ショート・ケアを行う場合に，入院中1回に限り算定できる。

(10)　「注7」については，概ね40歳未満の患者で構成される10人以下の患者グループに対し，あらかじめ治療内容や到達目標を示した治療計画を作成し，個々の患者に説明し，治療の目的について患者本人が理解できるよう文書で説明し同意を得た上で，治療計画に従って，2名の従事者が当該患者グループに対し精神科ショート・ケアを実施した場合に，40歳未満の患者についてそれぞれ算定する。当該加算は，あらかじめ治療計画に記載された治療期間のみ算定できる。一連の治療計画に従って精神科ショート・ケアを実施している間は，患者グループを構成する患者は固定されることが望ましいが，患者グループの人数が10人に満たない場合であって，既に患者グループを構成する患者の治療に支障のない場合には，治療計画の途中で新たな患者を患者グループに加えることも差し支えない。なお，自閉症スペクトラム及びその近縁の発達障害の患者に対する精神科ショート・ケアの実施に当たっては，「発達障害専門プログラム」（日本医療研究開発機構「発達障害者の特性をふまえた精神科ショートケア・プログラムの開発と臨床応用に関する研究」において作成）を参考に行うことが望ましい。

(11)　「注7」の対象患者は，自閉症スペクトラム及びその近縁の発達障害，薬物依存症若しくは病的賭博のいずれかの疾患を有する患者又はこれらの複数の疾患を併せ持つ患者とする。一連の治療計画において治療の対象となる疾患はいずれか一つであり，例えば自閉症スペクトラムの治療のために精神科ショート・ケアを実施する患者と薬物依存症のために精神科ショート・ケアを実施する患者が，治療計画を共有する同一の患者グループを構成することはできない。また，入院中の患者についても「注7」に規定する加算を算定することができるが，この場合「注5」の規定における「所定点数」には「注7」に規定する加算を含まないこと。

(12)　入院中の患者が精神科ショート・ケアを行う場合は，対象患者数に含める。

(13)　精神科ショート・ケアを行った場合は，その要点及び診療時間を診療録等に記載する。

◇　精神科デイ・ケアについて

(1)　精神疾患を有するものの社会生活機能の回復を目的として個々の患者に応じたプログラムに従ってグループごとに治療するものであり，

I 009 精神科デイ・ケア（1日につき）

1	小規模なもの	590点
2	大規模なもの	700点

精神

注1　1については，別に厚生労働大臣が定める施設基準に適合しているものとして地方厚生局長等に届け出た保険医療機関において行われる場合に算定する。

2　2については，別に厚生労働大臣が定める施設基準に適合しているものとして地方厚生局長等に届け出た保険医療機関において，疾患等に応じた診療計画を作成して行われる場合に算定する。

3　精神科ショート・ケア，精神科デイ・ケア，精神科ナイト・ケア又は精神科デイ・ナイト・ケアのいずれかを最初に算定した日から起算して1年を超える期間に行われる場合には，週5日を限度として算定する。ただし，週3日を超えて算定する場合にあっては，患者の意向を踏まえ，必要性が特に認められる場合に限る。

4　精神科ショート・ケア，精神科デイ・ケア，精神科ナイト・ケア又は精神科デイ・ナイト・ケアのいずれかを最初に算定した日から起算して**3年を超える期間に行われる場合であって，週3日を超えて算定する場合**には，長期の入院歴を有する患者を除き，当該日における点数は，**所定点数の100分の90に相当する点数**により算定する。

5　精神科ショート・ケア，精神科デイ・ケア，精神科ナイト・ケア又は精神科デイ・ナイト・ケアのいずれかを最初に算定した日から起算して**1年以内の期間**に行われる場合にあっては，**早期加算として，50点**を所定点数に加算する。

6　当該保険医療機関において，**入院中の患者であって，退院を予定しているもの**（区分番号I011に掲げる精神科退院指導料を算定したものに限る。）に対して，精神科デイ・ケアを行った場合には，入院中1回に限り，**所定点数の100分の50に相当する点数**を算定する。

7　精神科デイ・ケアを算定した場合は，区分番号I008-2に掲げる精神科ショート・ケア，区分番号I010に掲げる精神科ナイト・ケア，区分番号I010-2に掲げる精神科デイ・ナイト・ケア及び区分番号I015に掲げる重度認知症患者デイ・ケア料は算定しない。

実施される内容の種類にかかわらず，その実施時間は患者1人当たり1日につき6時間を標準とする。なお，治療上の必要がある場合には，病棟や屋外など，専用の施設以外において当該療法を実施することも可能である。また，この実施に当たっては，患者の症状等に応じたプログラムの作成，効果の判定等に万全を期する。

(2)　「大規模なもの」については，多職種が共同して疾患等に応じた診療計画を作成した場合に算定する。なお，診療終了後に当該計画に基づいて行った診療方法や診療結果について評価を行い，その要点を診療録等に記載している場合には，参加者個別のプログラムを実施することができる。

(3)　入院中の患者以外の患者に限り算定する。ただし，他の保険医療機関に入院中の患者であって，退院を予定しているもの（I011精神科退院指導料を算定したもの又はA318地域移行機能強化病棟入院料を算定している患者であって，指定特定相談支援事業者等において，退院後の生活を念頭に置いたサービス等利用計画が作成されているものに限る。）に対しては，退院支援の一環として，当該他の医療機関の入院中1回（A318地域移行機能強化病棟入院料を算定しているものについては入院中4回）に限り算定できる。この場合，当該他の医療機関に照会を行い，退院を予定しているものであること，入院料等について他の保険医療機関を受診する場合の取扱いがなされていること，他の保険医療機関を含め，入院中に精神科デイ・ケアの算定のないことを確認する。また，精神科デイ・ケアを算定している患者に対しては，同一日に行う他の精神科専門療法（他の保険医療機関で実施するものも含む。）は，別に算定できない。

(4)　同一の保険医療機関で精神科デイ・ケア等を開始した日から起算して1年を超える場合には，精神科デイ・ケア等の実施回数にかかわらず，算定は1週間に5日を限度とする。ただし，週4日以上算定できるのは，「精神科ショート・ケアについて」の(4)のアからエまでのいずれも満たす場合に限られる。

(5)　月14回以上精神科デイ・ケア等を実施した患者の数等について，毎年10月に「別紙様式31」（954頁）を用いて地方厚生（支）局長に報告する。

(6)　治療の一環として治療上の目的を達するために食事を提供する場合にあっては，その費用は所定点数に含まれる。

(7)　同一の患者に対して同一日に精神科デイ・ケアと精神科ナイト・ケアを併せて実施した場合は，I010-2精神科デイ・ナイト・ケアとして算定する。

(8)　当該療法に要する消耗材料等については，当該保険医療機関の負担とする。

(9)　「注5」に規定する早期加算の対象となる患者は，当該療法の算定を開始してから1年以内又は精神病床を退院して1年以内の患者である。

(10)　「注6」については，入院中の患者であって，退院を予定しているもの（I011精神科退院指導料を算定したもの又はA318地域移行機能強化病棟入院料を算定している患者であって，指定特定相談支援事業者等において，退院後の生活を念頭に置いたサービス等利用計画が作成されているものに限る。）に対して，精神科デイ・ケアを行う場合に，入院中1回に限り算定できる。

(11)　「注4」に掲げる長期の入院歴を有する患者とは，精神疾患により，通算して1年以上の入院歴を有する患者である。

(12)　当該保険医療機関又は他の保険医療機関に入院中の患者に対して精神科デイ・ケアを行う場合，当該患者は精神科デイ・ケアを提供する対象患者数に含める。

精神

Ｉ010 精神科ナイト・ケア（1日につき）

540点

注1　別に厚生労働大臣が定める施設基準に適合しているものとして地方厚生局長等に届け出た保険医療機関において行われる場合に算定する。

2　精神科ショート・ケア，精神科デイ・ケア，精神科ナイト・ケア又は精神科デイ・ナイト・ケアのいずれかを最初に算定した日から起算して1年を超える期間に行われる場合には，週5日を限度として算定する。ただし，週3日を超えて算定する場合にあっては，患者の意向を踏まえ，必要性が特に認められる場合に限る。

3　精神科ショート・ケア，精神科デイ・ケア，精神科ナイト・ケア又は精神科デイ・ナイト・ケアのいずれかを最初に算定した日から起算して**3年を超える期間に行われる場合であって，週3日を超えて算定する場合**には，長期の入院歴を有する患者を除き，当該日における点数は，**所定点数の100分の90に相当する点数**により算定する。

4　精神科ショート・ケア，精神科デイ・ケア，精神科ナイト・ケア又は精神科デイ・ナイト・ケアのいずれかを最初に算定した日から起算して1年以内の期間に行われる場合にあっては，**早期加算**として，**50点**を所定点数に加算する。

5　精神科ナイト・ケアを算定した場合は，区分番号Ｉ008-2に掲げる精神科ショート・ケア，区分番号Ｉ009に掲げる精神科デイ・ケア，区分番号Ｉ010-2に掲げる精神科デイ・ナイト・ケア及び区分番号Ｉ015に掲げる重度認知症患者デイ・ケア料は算定しない。

Ｉ010-2 精神科デイ・ナイト・ケア（1日につき）

1,000点

注1　別に厚生労働大臣が定める施設基準に適合しているものとして地方厚生局長等に届け出た保険医療機関において行われる場合に算定する。

2　精神科ショート・ケア，精神科デイ・ケア，精神科ナイト・ケア又は精神科デイ・ナイト・ケアのいずれかを最初に算定した日から起算して1年を超える期間に行われる場合には，週5日を限度として算定する。ただし，週3日を超えて算定する場合にあっては，患者の意向を踏まえ，必要性が特に認められる場合に限

(13)　精神科デイ・ケアを行った場合は，その要点及び診療時間を診療録等に記載する。

◇　精神科ナイト・ケアについて

(1)　精神疾患を有する者の社会生活機能の回復を目的として行うものであり，その開始時間は午後4時以降とし，実施される内容の種類にかかわらず，その実施時間は患者1人当たり1日につき4時間を標準とする。なお，治療上の必要がある場合には，病棟や屋外など，専用の施設以外において当該療法を実施することも可能である。

(2)　その他精神科ナイト・ケアの取扱いについては，Ｉ009精神科デイ・ケアの取扱いに準じて行う。

(3)　精神科ナイト・ケアを算定する場合においては，Ａ000初診料の「注9」及びＡ001再診料の「注7」に規定する夜間・早朝等加算は算定できない。

(4)　精神科ナイト・ケアを行った場合は，その要点及び診療時間を診療録等に記載する。

◇　精神科デイ・ナイト・ケアについて

(1)　精神疾患を有する者の社会生活機能の回復を目的として行うものであり，実施される内容の種類にかかわらず，その実施時間は患者1人当たり1日につき10時間を標準とする。なお，治療上の必要がある場合には，病棟や屋外など，専用の施設以外において当該療法を実施することも可能である。

(2)　精神科デイ・ナイト・ケアと精神科ショート・ケア，精神科デイ・ケア又は精神科ナイト・ケアの届出を併せて行っている保険医療機関にあっては，精神科デイ・ナイト・ケアと精神科ショート・ケア，精神科デイ・ケア又は精神科ナイト・ケアを各々の患者に対して同時に同一施設で実施することができる。この場合，Ｉ008-2精神科ショート・ケア，Ｉ009精神科デイ・ケア又はＩ010精神科ナイト・ケアを算定する患者は，各々に規定する治療がそれぞれ実施されている場合に限り，それぞれ算定できる。なお，同一日に実施される精神科デイ・

Ｉ

精神

る。

3　精神科ショート・ケア，精神科デイ・ケア，精神科ナイト・ケア又は精神科デイ・ナイト・ケアのいずれかを最初に算定した日から起算して**3年を超える期間**に行われる場合であって，**週3日を超えて算定する場合**には，長期の入院歴を有する患者を除き，当該日における点数は，**所定点数の100分の90に相当する点数**により算定する。

4　精神科ショート・ケア，精神科デイ・ケア，精神科ナイト・ケア又は精神科デイ・ナイト・ケアのいずれかを最初に算定した日から起算して1年以内の期間に行われる場合にあっては，**早期加算**として，**50点**を所定点数に加算する。

5　当該療法について，疾患等に応じた診療計画を作成して行った場合は，**疾患別等診療計画加算**として，**40点**を所定点数に加算する。

6　精神科デイ・ナイト・ケアを算定した場合は，区分番号Ｉ008-2に掲げる精神科ショート・ケア，区分番号Ｉ009に掲げる精神科デイ・ケア，区分番号Ｉ010に掲げる精神科ナイト・ケア及び区分番号Ｉ015に掲げる重度認知症患者デイ・ケア料は算定しない。

Ｉ011　精神科退院指導料　　　　　　**320点**

注1　入院期間が1月を超える精神障害者である患者又はその家族等に対して，精神科の医師，看護師，作業療法士及び精神保健福祉士が共同して，退院後に必要となる保健医療サービス又は福祉サービス等に関する計画を策定し，当該計画に基づき必要な指導を行った場合に，当該入院中1回に限り算定する。

2　入院期間が1年を超える精神障害者である患者又はその家族等に対して，精神科の医師，看護師，作業療法士及び精神保健福祉士が共同して，退院後に必要となる保健医療サービス又は福祉サービス等に関する計画を策定し，当該計画に基づき必要な指導を行った場合であって，当該患者が退院したときに，**精神科地域移行支援加算**として，退院時に1回に限り**200点**を所定点数に加算する。

Ｉ011-2　精神科退院前訪問指導料　　**380点**

注1　入院中の患者の円滑な退院のため，患家等を訪問し，当該患者又はその家族等に対して，退院後の療養上の指導を行っ

ケア等の対象患者数の合計は，精神科デイ・ケア又は精神科デイ・ナイト・ケアの届出に係る患者数の限度を超えることはできない。この場合において，精神科ショート・ケアの対象患者数の計算に当たっては，精神科デイ・ケアの対象患者数の2分の1として計算する。

(3)　「注5」に規定する加算の対象となる患者は，多職種が共同して「特掲診療料施設基準通知」の「別添2」の「様式46の2」（略）又はこれに準じる様式により疾患等に応じた診療計画を作成して行った場合に，加算する。なお，診療終了後に，当該計画に基づいて行った診療方法や診療結果について評価を行い，その要点を診療録等に記載している場合には，参加者個別のプログラムを実施することができる。

(4)　その他精神科デイ・ナイト・ケアの取扱いについては，Ｉ009精神科デイ・ケアの取扱いに準じて行う。

(5)　精神科デイ・ナイト・ケアを行った場合は，その要点及び診療時間を診療録等に記載する。

◇　精神科退院指導料について

(1)　精神科を標榜する保険医療機関において，1月を超えて入院している精神疾患を有する者又はその家族等退院後の患者の看護に当たる者に対して，精神科を担当する医師，看護師，作業療法士及び精神保健福祉士が共同して，必要に応じて障害福祉サービス事業所及び相談支援事業所等と連携しつつ，保健医療サービス又は福祉サービス等に関する計画を策定し，「別紙様式24」（949頁）を参考として作成した文書により，退院後の治療計画，退院後の療養上の留意点，退院後に必要となる保健医療サービス又は福祉サービス等について医師が説明を行った場合に算定する。また，入院期間が1年を超える精神疾患を有する者又はその家族等退院後の患者の看護に当たる者に対して，当該計画に基づき必要な指導を行った場合であって，当該患者が退院したときには，精神科地域移行支援加算として，退院時に1回に限り算定する。なお，説明に用いた文書は，患者又はその家族等に交付するとともに，その写しを診療録に添付する。

(2)　指導を行ったもの及び指導の対象が患者又はその家族等であるか等の如何を問わず，算定の基礎となる退院につき，1回に限り当該患者の入院中に算定する。

(3)　入院の日及び入院期間の取扱いについては，入院基本料における取扱いと同様である。

(4)　死亡退院の場合又は他の病院若しくは診療所に入院するため転院した場合については，算定できない。

◇　精神科退院前訪問指導料について

(1)　精神科を標榜する保険医療機関に入院している精神疾患を有する者の円滑な退院のため，患家又は精神障害者施設，小規模作業所等を訪問し，患者の病状，生活環境及び家族関係等を考慮しながら，患者又

た場合に，当該入院中 3 回（入院期間が 6 月を超えると見込まれる患者にあっては，当該入院中 6 回）に限り算定する。

2　保健師，看護師，作業療法士又は精神保健福祉士が共同して訪問指導を行った場合は，320点を所定点数に加算する。

3　注 1 に掲げる指導に要した交通費は，患家の負担とする。

I 012　精神科訪問看護・指導料

1　精神科訪問看護・指導料（Ⅰ）

イ　保健師又は看護師による場合

(1)　週 3 日目まで　30分以上の場合　**580点**

(2)　週 3 日目まで　30分未満の場合　**445点**

(3)　週 4 日目以降　30分以上の場合　**680点**

(4)　週 4 日目以降　30分未満の場合　**530点**

ロ　准看護師による場合

(1)　週 3 日目まで　30分以上の場合　**530点**

(2)　週 3 日目まで　30分未満の場合　**405点**

(3)　週 4 日目以降　30分以上の場合　**630点**

(4)　週 4 日目以降　30分未満の場合　**490点**

ハ　作業療法士による場合

(1)　週 3 日目まで　30分以上の場合　**580点**

(2)　週 3 日目まで　30分未満の場合　**445点**

(3)　週 4 日目以降　30分以上の場合　**680点**

(4)　週 4 日目以降　30分未満の場合　**530点**

は家族等の退院後患者の看護や相談に当たる者に対して，必要に応じて障害福祉サービス事業所及び相談支援事業所等と連携しつつ，退院後の療養上必要な指導や，在宅療養に向けた調整を行った場合に算定する。なお，医師の指示を受けて保険医療機関の保健師，看護師，作業療法士又は精神保健福祉士が訪問し，指導を行った場合にも算定できる。

(2)　指導を行ったもの及び指導の対象が患者又はその家族等であるか等の如何を問わず，1 回の入院につき 3 回（当該入院期間が 6 月を超えると見込まれる患者にあっては，6 回）に限り指導の実施日にかかわらず退院日に算定する。

(3)　「注 2」の加算は，患者の社会復帰に向けた調整等を行うに当たり，必要があって複数の職種が共同して指導を行った場合に算定するものであり，単一の職種の複数名による訪問の場合は対象としない。

(4)　退院して患家に復帰又は精神障害者施設に入所する患者が算定の対象であり，医師又は看護師，作業療法士若しくは精神保健福祉士が配置されている施設に入所予定の患者は算定の対象としない。

(5)　精神科退院前訪問指導を行った場合は，指導内容の要点を診療録等に記載する。

(6)　精神科退院前訪問指導に当たっては，当該保険医療機関における看護業務等に支障を来すことのないよう留意する。

(7)　保険医療機関は，精神科退院前訪問指導の実施に当たっては，保健所等の実施する訪問指導事業等関連事業との連携に十分配慮する。

(8)　B 007退院前訪問指導料を算定した場合は，精神科退院前訪問指導料は算定できない。

◇　精神科訪問看護・指導料について

(1)　精神科訪問看護・指導料（Ⅰ）又は（Ⅲ）は，精神科を標榜している保険医療機関において精神科を担当している医師の指示を受けた当該保険医療機関の保健師，看護師，准看護師，作業療法士又は精神保健福祉士（以下「保健師等」という。）が，精神疾患を有する入院中の患者以外の患者又はその家族等の了解を得て患家を訪問し，個別に患者又はその家族等に対して看護及び社会復帰指導等を行った場合に算定する。

〈算定回数等について「注 1」，「注 2」，「注 3」〉

(2)　「注 1」及び「注 2」に規定する精神科訪問看護・指導料（Ⅰ）及び（Ⅲ）の算定回数は，週（日曜日から土曜日までの連続した 7 日間をいう。）について計算する。また，「注 1」ただし書及び「注 2」ただし書の患者に対する算定回数は，急性増悪した日から連続した 7 日間について計算する。また，同一日に複数回精神科訪問看護・指導を行った場合であっても，1 日につき 1 回に限り算定する。

(3)　「注 1」のただし書及び「注 2」のただし書に規定する場合とは，患者が急性増悪した状態であって，精神科を担当している医師が患者を直接診察した上で，精神科訪問看護・指導の必要性を認め，指示した場合である。また，「注 3」に規定する場合には，医師が患者を直接診察していない場合であっても，当該患者に対して精神科訪問看護・指導を行った保健師等からの情報により，精神科を担当している医師が患者の病状を十分に把握し，必要と判断して，指示した場合を含む。

(4)　「注 1」ただし書及び「注 2」ただし書に規定する場合並びに「注 3」に規定する場合においては，それぞれの指示は月に 1 回ずつに限り，その必要性について，急性増悪の状態及び指示内容の要点と併せて診療録に記載し，診療報酬明細書にもその必要性について記載する。

〈精神科訪問看護・指導料（Ⅲ）について「3」〉

(5)　精神科訪問看護・指導料（Ⅲ）は，精神科訪問看護・指導を受けようとする同一建物居住者に対して，当該患者を診察した精神科を標榜

ニ　精神保健福祉士による場合
(1)　週3日目まで　30分以上の場合
580点
(2)　週3日目まで　30分未満の場合
445点
(3)　週4日目以降　30分以上の場合
680点
(4)　週4日目以降　30分未満の場合
530点

2　削除
3　精神科訪問看護・指導料（Ⅲ）
イ　保健師又は看護師による場合
(1)　同一日に2人
①　週3日目まで　30分以上の場合
580点
②　週3日目まで　30分未満の場合
445点
③　週4日目以降　30分以上の場合
680点
④　週4日目以降　30分未満の場合
530点
(2)　同一日に3人以上
①　週3日目まで　30分以上の場合
293点
②　週3日目まで　30分未満の場合
225点
③　週4日目以降　30分以上の場合
343点
④　週4日目以降　30分未満の場合
268点
ロ　准看護師による場合
(1)　同一日に2人
①　週3日目まで　30分以上の場合
530点
②　週3日目まで　30分未満の場合
405点
③　週4日目以降　30分以上の場合
630点
④　週4日目以降　30分未満の場合
490点
(2)　同一日に3人以上
①　週3日目まで　30分以上の場合
268点
②　週3日目まで　30分未満の場合
205点
③　週4日目以降　30分以上の場合
318点
④　週4日目以降　30分未満の場合
248点
ハ　作業療法士による場合
(1)　同一日に2人
①　週3日目まで　30分以上の場合
580点

する保険医療機関の保健師等を訪問させて，看護又は療養上必要な指導を行った場合に，以下のア又はイにより算定する。なお，同一建物居住者に係る人数については，同一日にC005-1-2同一建物居住者訪問看護・指導料を算定する患者数と精神科訪問看護・指導料（Ⅲ）を算定する患者数とを合算した人数とする。
ア　同一建物居住者が2人の場合は，当該患者全員に対して，「イ」の「(1)」，「ロ」の「(1)」，「ハ」の「(1)」又は「ニ」の「(1)」により算定
イ　同一建物居住者が3人以上の場合は，当該患者全員に対して，「イ」の「(2)」，「ロ」の「(2)」，「ハ」の「(2)」又は「ニ」の「(2)」により算定

(6)　同一建物居住者とは，基本的には，「建築基準法」第2条第一号に掲げる建築物に居住する複数の患者のことをいうが，具体的には，例えば以下のような患者のことをいう。
ア　「老人福祉法」（昭和38年法律第133号）第20条の4に規定する養護老人ホーム，「老人福祉法」第20条の6に規定する軽費老人ホーム，「老人福祉法」第29条第1項に規定する有料老人ホーム，「老人福祉法」第20条の5に規定する特別養護老人ホーム，マンションなどの集合住宅等に入居又は入所している複数の患者
イ　「介護保険法」第8条第9項に規定する短期入所生活介護，「介護保険法」第8条第18項に規定する小規模多機能型居宅介護（「指定地域密着型サービスの事業の人員，設備及び運営に関する基準」第63条第5項に規定する宿泊サービスに限る。），「介護保険法」第8条第19項に規定する認知症対応型共同生活介護，「介護保険法」第8条の2第9項に規定する介護予防短期入所生活介護，「介護保険法」第8条の2第16項に規定する介護予防小規模多機能型居宅介護（「指定地域密着型介護予防サービスの事業の人員，設備及び運営並びに指定地域密着型介護予防サービスに係る介護予防のための効果的な支援の方法に関する基準」（平成18年厚生労働省令第36号）第44条第5項に規定する宿泊サービスに限る。），「介護保険法」第8条の2第17項に規定する介護予防認知症対応型共同生活介護などのサービスを受けている複数の患者

〈実施時間〉
(7)　精神科訪問看護・指導料（Ⅰ）及び（Ⅲ）は，1回の訪問の実施時間に基づき，30分未満，30分以上90分程度の時間区分のいずれか一方の所定点数を算定する。30分未満の訪問については，当該患者に短時間訪問の必要性があると医師が認めた場合にのみ算定する。

〈訪問看護療養費を算定した月〉
(8)　同一の患者について，訪問看護ステーションにおいて訪問看護療養費を算定した月については，精神科訪問看護・指導料を算定できない。ただし，次に掲げる場合はこの限りではない。なお，オの場合にあっては，精神科訪問看護・指導料及び訪問看護基本療養費を算定する日と合わせて週3日（退院後3月以内の期間において行われる場合にあっては，週5日）を限度とする。
ア　「特掲診療料の施設基準等」の「別表第七」に掲げる疾病等の患者及び「特掲診療料の施設基準等」の「別表第八」に掲げる状態等の患者について，訪問看護療養費を算定した場合
イ　服薬中断等により急性増悪した場合であって，一時的に週4日以上の頻回の精神科訪問看護・指導を行う必要を認めた患者
ウ　当該保険医療機関を退院後3月以内の患者
エ　I 016の精神科在宅患者支援管理料を算定する患者
オ　I 016の精神科在宅患者支援管理料の施設基準に適合しているものとして地方厚生（支）局長へ届け出ている保険医療機関において，精神保健福祉士による精神科訪問看護・指導を行う場合

② 週3日目まで　30分未満の場合

445点

③ 週4日目以降　30分以上の場合

680点

④ 週4日目以降　30分未満の場合

530点

(2) 同一日に3人以上

① 週3日目まで　30分以上の場合

293点

② 週3日目まで　30分未満の場合

225点

③ 週4日目以降　30分以上の場合

343点

④ 週4日目以降　30分未満の場合

268点

ニ　精神保健福祉士による場合

(1) 同一日に2人

① 週3日目まで　30分以上の場合

580点

② 週3日目まで　30分未満の場合

445点

③ 週4日目以降　30分以上の場合

680点

④ 週4日目以降　30分未満の場合

530点

(2) 同一日に3人以上

① 週3日目まで　30分以上の場合

293点

② 週3日目まで　30分未満の場合

225点

③ 週4日目以降　30分以上の場合

343点

④ 週4日目以降　30分未満の場合

268点

注1　1については，入院中の患者以外の精神障害者である患者又はその家族等（当該患者と同一の建物に居住する他の患者に対して当該保険医療機関が同一日に精神科訪問看護・指導を行う場合の当該患者（以下この区分番号において「**同一建物居住者**」という。）を除く。）に対して，当該患者を診察した精神科を標榜する保険医療機関の保健師，看護師，准看護師，作業療法士又は精神保健福祉士（以下この区分番号において「**看護師等**」という。）を訪問させて，看護又は療養上必要な指導を行わせた場合に，精神科訪問看護・指導料（Ⅲ），区分番号C005に掲げる在宅患者訪問看護・指導料（3を除く。）及び区分番号C005-1-2に掲げる同一建物居住者訪問看護・指導料（3を除く。）を算定する日と合わせて週3回（当該患者の退院後3月以内の期間において行わ

(9) (8)のただし書の場合において，同一の患者について，精神科訪問看護・指導料及び訪問看護療養費を算定できる場合であっても，訪問看護療養費を算定した日については，精神科訪問看護・指導料を算定できない。ただし，I016の精神科在宅患者支援管理料1又は3を算定する保険医療機関及び当該保険医療機関と連携する特別の関係にある訪問看護ステーションのそれぞれが同一日に訪問看護を実施した場合における精神科訪問看護・指導料（作業療法士又は精神保健福祉士による場合に限る。）の算定，並びに，I016の精神科在宅患者支援管理料2を算定する保険医療機関及び当該保険医療機関と連携する訪問看護ステーションのそれぞれが同一日に訪問看護を実施した場合における精神科訪問看護・指導料の算定は，この限りでない。

〈複数の保険医療機関等で精神科訪問看護・指導を行う場合〉

(10) 同一の患者について，複数の保険医療機関や訪問看護ステーションにおいて精神科訪問看護・指導を行う場合は，当該保険医療機関及び訪問看護ステーション間において十分に連携を図る。具体的には，精神科訪問看護・指導の実施による患者の目標の設定，計画の立案，精神科訪問看護・指導の実施状況及び評価を共有する。

〈高齢者向け施設等に入所している患者に精神科訪問看護・指導を行う場合〉

(11) 「介護保険法」第8条第20項に規定する認知症対応型共同生活介護を行う施設，「高齢者の居住の安定確保に関する法律」第5条第1項に規定するサービス付き高齢者向け住宅，「障害者総合支援法」第5条第1項に規定する障害福祉サービスを行う施設又はその他の高齢者向け施設等に入所している患者に精神科訪問看護・指導を行う場合においては，介護保険等による医療及び看護サービスの提供に係る加算の算定等を含む当該施設における利用者の医療ニーズへの対応について確認し，当該施設で行われているサービスと十分に連携する。また，当該施設において当該保険医療機関が日常的な健康管理等（医療保険制度の給付によるものを除く。）を行っている場合は，健康管理等と医療保険制度の給付による精神科訪問看護・指導を区別して実施する。

〈複数名精神科訪問看護・指導加算「注4」〉

(12) 「注4」に規定する複数名精神科訪問看護・指導加算は，精神科を担当する医師が，複数の保健師等又は看護補助者による患家への訪問が必要と判断し，患者又はその家族等に同意を得て，当該医師の指示を受けた当該保険医療機関の保健師又は看護師と保健師等又は看護補助者が，患者又はその家族等に対して看護及び社会復帰指導等を行った場合（30分未満の場合を除く。）は，1日につき「注4」の「イ」から「ハ」までのいずれかを算定する。精神科訪問看護・指導を行う保健師又は看護師に保健師，看護師，作業療法士又は精神保健福祉士が同行する場合は「イ」を，准看護師が同行する場合は「ロ」を，1日当たりの回数に応じて算定する。また，看護補助者が同行する場合は「ハ」を所定点数に加算する。ただし，看護補助者が同行する場合には，週1日を限度として所定点数に加算する。単に2人の保健師等又は看護補助者が同時に精神科訪問看護・指導を行ったことのみをもって算定することはできない。

また，精神科訪問看護・指導料（Ⅲ）を算定する場合にあっては，同一建物内において，当該加算又はC005-1-2同一建物居住者訪問看護・指導料の「注4」に規定する複数名訪問看護・指導加算（同時に訪問看護・指導を実施する職種及び1日当たりの回数の区分が同じ場合に限る。）を同一日に算定する患者の人数に応じて，以下のア又はイにより算定する。

ア　同一建物内に1人又は2人の場合は，当該加算を算定する患者全員に対して，「注4」の「イ」の「(1)」の「①」，「イ」の「(2)」の「①」，

精神

れる場合にあっては，週5回）に限り算定する。ただし，当該患者が服薬中断等により急性増悪した場合であって，医師が必要と認め指示した場合には，1月に1回に限り，当該急性増悪した日から7日以内の期間については，1日につき1回に限り算定することができる。

2　3については，入院中の患者以外の精神障害者である患者又はその家族等であって，同一建物居住者であるものに対して，当該患者を診察した精神科を標榜する保険医療機関の看護師等を訪問させて，看護又は療養上必要な指導を行わせた場合に，精神科訪問看護・指導料（Ⅰ），区分番号C005に掲げる在宅患者訪問看護・指導料（3を除く。）及び区分番号C005-1-2に掲げる同一建物居住者訪問看護・指導料（3を除く。）を算定する日と合わせて週3回（当該患者の退院後3月以内の期間において行われる場合にあっては，週5回）に限り，患者1人につきそれぞれ所定点数を算定する。ただし，当該患者が服薬中断等により急性増悪した場合であって，医師が必要と認め指示した場合には，1月に1回に限り，当該急性増悪した日から7日以内の期間について，1日につき1回に限り算定することができる。

3　注1ただし書及び注2ただし書の患者について，更に継続した訪問看護が必要と医師が判断した場合には，急性増悪した日から1月以内の医師が指示した連続した7日間（注1ただし書及び注2ただし書に規定する期間を除く。）については，1日につき1回に限り算定することができる。

4　注1及び注2に規定する場合（いずれも30分未満の場合を除く。）であって，複数の看護師等又は看護補助者を訪問させて，看護又は療養上必要な指導を行わせた場合は，**複数名精神科訪問看護・指導加算**として，次に掲げる区分に従い，1日につき，いずれかを所定点数に加算する。ただし，ハの場合にあっては週1日を限度とする。

　イ　所定点数を算定する精神科訪問看護・指導を行う保健師又は看護師が他の保健師，看護師，作業療法士又は精神保健福祉士と同時に精神科訪問看護・指導を行う場合
　　(1)　1日に1回の場合
　　　①　同一建物内1人又は2人　**450点**
　　　②　同一建物内3人以上　　　　**400点**

「イ」の「(3)」の「①」，「ロ」の「(1)」の「①」，「ロ」の「(2)」の「①」，「ロ」の「(3)」の「①」又は「ハ」の「(1)」により算定
　ロ　同一建物内に3人以上の場合は，当該加算を算定する患者全員に対して，「注4」の「イ」の「(1)」の「②」，「イ」の「(2)」の「②」，「イ」の「(3)」の「②」，「ロ」の「(1)」の「②」，「ロ」の「(2)」の「②」，「ロ」の「(3)」の「②」又は「ハ」の「(2)」により算定

(13)　保健師又は看護師と同行する看護補助者は，常に同行の必要はないが，必ず患家において両者が同時に滞在する一定の時間を確保する。

〈長時間精神科訪問看護・指導加算「注5」〉
(14)　「注5」に規定する長時間精神科訪問看護・指導加算は，「特掲診療料の施設基準等」の第十の一の七の(1)に規定する長時間の訪問を要する者に対して，1回の精神科訪問看護・指導の時間が90分を超えた場合について算定するものであり，週1回（「特掲診療料の施設基準等」の第十の一の七の(2)に規定する者にあっては週3回）に限り算定できるものとする。なお，「特掲診療料の施設基準等」の第十の一の七の(1)のイ及び(2)のイに規定する者のうち，超重症児・準超重症児については，第1章第2部第2節のA212の「超重症児（者）入院診療加算・準超重症児（者）入院診療加算について」の(7)の「超重症児（者）・準超重症児（者）の判定基準」による判定スコアが10以上のものをいう。

〈夜間・早朝訪問看護加算「注6」〉
(15)　「注6」に規定する夜間・早朝訪問看護加算は，夜間（午後6時から午後10時までの時間をいう。）又は早朝（午前6時から午前8時までの時間をいう。）に精神科訪問看護・指導を行った場合に，深夜訪問看護加算は深夜（午後10時から午前6時までの時間をいう。）に精神科訪問看護・指導を行った場合に，所定点数を加算する。当該加算は，精神科緊急訪問看護加算との併算定を可とする。

(16)　(15)は患者の求めに応じて，当該時間に精神科訪問看護・指導を行った場合に算定できるものであり，保険医療機関の都合により，当該時間に保健師等を訪問させて精神科訪問看護・指導を行った場合には算定できない。

〈精神科緊急訪問看護加算「注7」〉
(17)　「注7」に規定する精神科緊急訪問看護加算は，精神科訪問看護計画に基づき定期的に行う精神科訪問看護・指導以外であって，患者又はその家族等の緊急の求めに応じて，精神科を担当する医師の指示により，保健師等が精神科訪問看護・指導を行った場合に1日につき1回に限り加算する。また，当該加算を算定する場合には，診療報酬明細書の摘要欄にその理由を詳細に記載する。

(18)　精神科緊急訪問看護加算に係る精神科緊急訪問看護を行った場合は，速やかに指示を行った精神科を担当する医師に患者の症状等を報告するとともに，必要な場合は精神科特別訪問看護指示書の交付を受け，精神科訪問指導計画について見直しを行う。

〈診療録の記録等〉
(19)　医師は，保健師等に対して行った指示内容の要点を診療録に記載する。

(20)　保健師等は，患者又はその家族等の緊急の求めの内容の要点，医師の指示及び当該指示に基づき行った指導の内容の要点，月の初日の訪問看護・指導時におけるGAF尺度により判定した値並びに精神科訪問看護・指導を実施した際の開始時刻及び終了時刻を記録する。また，保険医療機関における日々の精神科訪問看護・指導を実施した患者氏名，訪問場所，訪問時間（開始時刻及び終了時刻）及び訪問人数等について記録し，保管しておく。

〈精神科訪問看護・指導の実施に当たって〉
(21)　保険医療機関は，精神科訪問看護・指導の実施に当たっては，保健

　(2)　1日に2回の場合
　　①　同一建物内1人又は2人　**900点**
　　②　同一建物内3人以上　　　**810点**
　(3)　1日に3回以上の場合
　　①　同一建物内1人又は2人
　　　　　　　　　　　　　　　1,450点
　　②　同一建物内3人以上　**1,300点**
ロ　所定点数を算定する精神科訪問看護・指導を行う保健師又は看護師が准看護師と同時に精神科訪問看護・指導を行う場合
　(1)　1日に1回の場合
　　①　同一建物内1人又は2人　**380点**
　　②　同一建物内3人以上　　　**340点**
　(2)　1日に2回の場合
　　①　同一建物内1人又は2人　**760点**
　　②　同一建物内3人以上　　　**680点**
　(3)　1日に3回以上の場合
　　①　同一建物内1人又は2人
　　　　　　　　　　　　　　　1,240点
　　②　同一建物内3人以上　**1,120点**
ハ　所定点数を算定する精神科訪問看護・指導を行う保健師又は看護師が看護補助者と同時に精神科訪問看護・指導を行う場合
　(1)　同一建物内1人又は2人　　**300点**
　(2)　同一建物内3人以上　　　　**270点**
5　注1及び注2に規定する場合であって，別に厚生労働大臣が定める長時間の訪問を要する者に対し，保険医療機関の看護師等が，長時間にわたる精神科訪問看護・指導を実施した場合には，**長時間精神科訪問看護・指導加算**として週1日（別に厚生労働大臣が定める者の場合にあっては週3日）に限り，**520点**を所定点数に加算する。
6　注1及び注2に規定する場合であって，夜間（午後6時から午後10時までの時間をいう。）又は早朝（午前6時から午前8時までの時間をいう。）に精神科訪問看護・指導を行った場合は，**夜間・早朝訪問看護加算**として**210点**を所定点数に加算し，深夜に精神科訪問看護・指導を行った場合は，**深夜訪問看護加算**として**420点**を所定点数に加算する。
7　注1及び注2に規定する場合であって，患者又はその家族等の求めを受けた診療所又は在宅療養支援病院の保険医（精神科の医師に限る。）の指示により，保険医療機関の看護師等が緊急に精神科訪問看護・指導を実施した場合には，**精神科緊急訪問看護加算**として，次に掲げる区分に従い，1日につき，いずれかを

所の実施する訪問指導事業との連携に十分配慮する。
〈交通費「注9」〉
⑵　「注9」に規定する交通費は実費とする。
〈I016の「1」又は「3」を算定する保険医療機関と連携する訪問看護ステーション（同一日訪問看護）〉
⑵　I016の精神科在宅患者支援管理料1又は3を算定する保険医療機関と連携する訪問看護ステーションのそれぞれが，同一日において訪問看護を行った場合は，それぞれが精神科訪問看護・指導料（作業療法士又は精神保健福祉士による場合に限る。）及び精神科訪問看護基本療養費を算定することができる。
〈精神科複数回訪問加算「注10」〉
⑵　「注10」に規定する精神科複数回訪問加算は，I016精神科在宅患者支援管理料を算定する保険医療機関が，精神科在宅患者支援管理料を算定し，医師が複数回の精神科訪問看護・指導が必要であると認めた患者に対して，1日に2回又は3回以上の訪問看護を行った場合に，患者1人につき，それぞれの点数を加算する。
　また，精神科訪問看護・指導料（Ⅲ）を算定する場合にあっては，同一建物内において，当該加算又はC005-1-2同一建物居住者訪問看護・指導料の「注3」に規定する難病等複数回訪問加算（1日当たりの回数の区分が同じ場合に限る。）を同一日に算定する患者の人数に応じて，以下のア又はイにより算定する。
　ア　同一建物内に1人又は2人の場合は，当該加算を算定する患者全員に対して，「注10」の「イ」の「(1)」又は「ロ」の「(1)」により算定
　イ　同一建物内に3人以上の場合は，当該加算を算定する患者全員に対して，「注10」の「イ」の「(2)」又は「ロ」の「(2)」により算定
⑵　精神科在宅患者支援管理料1又は3を算定する保険医療機関と連携する訪問看護ステーションのそれぞれが，同一日に2回又は3回以上の訪問看護を行った場合は，当該訪問看護ステーションは訪問看護療養に係る精神科複数回訪問加算を算定せず，当該保険医療機関が「注10」に規定する精神科複数回訪問加算を算定する。
〈I016の「1」又は「3」を算定する保険医療機関と連携する訪問看護ステーション（同一時間帯訪問看護）〉
⑵　精神科在宅患者支援管理料1又は3を算定する保険医療機関と連携する訪問看護ステーションのそれぞれが，同一時間帯に訪問看護を実施した場合は，当該訪問看護ステーションは精神科訪問看護基本療養費を算定せず，当該保険医療機関が精神科訪問看護・指導料（Ⅰ）又は（Ⅲ）を算定する。
〈I016の「2」を算定する保険医療機関と連携する訪問看護ステーション〉
⑵　精神科在宅患者支援管理料2を算定する保険医療機関と連携する訪問看護ステーションのそれぞれが，同一日に2回又は3回以上の訪問看護を行った場合，当該訪問看護ステーションが訪問看護療養費に係る精神科複数回訪問加算を算定し，当該保険医療機関は「注10」に規定する精神科複数回訪問加算を算定できない。
⑵　精神科在宅患者支援管理料2を算定する保険医療機関と連携する訪問看護ステーションのそれぞれが，同一時間帯に訪問看護を実施した場合は，当該訪問看護ステーションが精神科訪問看護基本療養費を算定し，当該保険医療機関は精神科訪問看護・指導料（Ⅰ）又は（Ⅲ）を算定できない。
〈看護・介護職員連携強化加算「注11」〉
⑵　「注11」に規定する看護・介護職員連携強化加算については，保険医療機関の看護師又は准看護師が，口腔内の喀痰吸引，鼻腔内の喀痰

所定点数に加算する。

　イ　月14日目まで　　　　　　　**265点**
　ロ　月15日目以降　　　　　　　**200点**

8　精神科訪問看護・指導料を算定した場合には，区分番号C005に掲げる在宅患者訪問看護・指導料又はC005-1-2に掲げる同一建物居住者訪問看護・指導料は，算定しない。

9　精神科訪問看護・指導に要した交通費は，患家の負担とする。

10　区分番号I016に掲げる精神科在宅患者支援管理料を算定する患者に対して，当該患者に対する診療を担う保険医療機関（訪問看護を行うものに限る。）の保険医が必要と認めて，1日に2回又は3回以上の精神科訪問看護・指導を行った場合には，**精神科複数回訪問加算**として，次に掲げる区分に従い，1日につき，いずれかを所定点数に加算する。

　イ　1日に2回の場合
　　(1)　同一建物内1人又は2人　**450点**
　　(2)　同一建物内3人以上　　　**400点**
　ロ　1日に3回以上の場合
　　(1)　同一建物内1人又は2人　**800点**
　　(2)　同一建物内3人以上　　　**720点**

11　別に厚生労働大臣が定める者について，保険医療機関の看護師又は准看護師が，登録喀痰吸引等事業者又は登録特定行為事業者と連携し，喀痰吸引等が円滑に行われるよう，喀痰吸引等に関してこれらの事業者の介護の業務に従事する者に対して必要な支援を行った場合には，**看護・介護職員連携強化加算**として，月1回に限り**250点**を所定点数に加算する。

12　保険医療機関の看護師等が，最も合理的な経路及び方法による当該保険医療機関の所在地から患家までの移動にかかる時間が1時間以上である者に対して精神科訪問看護・指導を行い，次のいずれかに該当する場合，**特別地域訪問看護加算**として，**所定点数の100分の50に相当する点数**を加算する。

　イ　別に厚生労働大臣が定める地域に所在する保険医療機関の看護師等が精神科訪問看護・指導を行う場合
　ロ　別に厚生労働大臣が定める地域外に所在する保険医療機関の看護師等が別に厚生労働大臣が定める地域の患家に対して精神科訪問看護・指導を行う場合

13　組織的な感染防止対策につき区分番号A000に掲げる初診料の注11及び区分号A001に掲げる再診料の注15に規定す

吸引，気管カニューレ内部の喀痰吸引，胃瘻若しくは腸瘻による経管栄養又は経鼻経管栄養を必要とする患者に対して，「社会福祉士及び介護福祉士法」第48条の3第1項の登録を受けた登録喀痰吸引等事業者又は同法附則第27条第1項の登録を受けた登録特定行為事業者（以下「登録喀痰吸引等事業者等」という。）の介護職員等（以下「介護職員等」という。）が実施する「社会福祉士及び介護福祉士法施行規則」第1条各号に掲げる医師の指示の下に行われる行為（以下「喀痰吸引等」という。）の業務が円滑に行われるよう支援を行う取組みを評価するものである。

　ア　当該加算は，患者の病状やその変化に合わせて，主治医の指示により，a及びbの対応を行っている場合に算定する。
　　a　喀痰吸引等に係る計画書や報告書の作成及び緊急時等の対応についての助言
　　b　介護職員等に同行し，患者の居宅において喀痰吸引等の業務の実施状況についての確認
　イ　当該加算は，次の場合には算定できない。
　　a　介護職員等の喀痰吸引等に係る基礎的な技術取得や研修目的での同行訪問
　　b　同一の患者に，他の保険医療機関又は訪問看護ステーションにおいて看護・介護職員連携強化加算を算定している場合
　ウ　当該加算は，介護職員等と同行訪問を実施した日の属する月の初日の訪問看護・指導の実施日に算定する。また，その内容を訪問看護記録書に記録する。
　エ　登録喀痰吸引等事業者等が，患者に対する安全なサービス提供体制整備や連携体制確保のために会議を行う場合は，当該会議に出席し連携する。また，その場合は，会議の内容を訪問看護記録書に記録する。
　オ　患者又はその家族等から電話等により看護に関する意見を求められた場合に対応できるよう，患者又はその家族等に対して，保険医療機関の名称，所在地，電話番号並びに時間外及び緊急時の連絡方法を記載した文書を交付する。

〈特別地域訪問看護加算「注12」〉

(30)　「注12」に規定する特別地域訪問看護加算は，当該保険医療機関の所在地から患家までの訪問につき，最も合理的な通常の経路及び方法で片道1時間以上要する患者に対して，特別地域に所在する保険医療機関の保健師等が精神科訪問看護・指導を行った場合又は特別地域外に所在する保険医療機関の保健師等が，特別地域に居住する患者に対して精神科訪問看護・指導を行った場合に，精神科訪問看護・指導料の所定点数（「注」に規定する加算は含まない。）の100分の50に相当する点数を加算する。なお，当該加算は，交通事情等の特別の事情により訪問に要した時間が片道1時間以上となった場合は算定できない。特別地域訪問看護加算を算定する保険医療機関は，その所在地又は患家の所在地が特別地域に該当するか否かについては，地方厚生（支）局に確認する。

〈外来感染対策向上加算「注13」〉

(31)　「注13」に規定する外来感染対策向上加算は，診療所における，平時からの感染防止対策の実施や，地域の医療機関等が連携して実施する感染症対策への参画，新興感染症の発生時等に都道府県等の要請を受けて発熱患者等の外来診療等を実施する体制の確保を更に推進する観点から，診療時の感染防止対策に係る体制を評価するものであり，別に厚生労働大臣が定める施設基準に適合しているものとして地方厚生（支）局長に届け出た診療所において精神科訪問看護・指導料を算定する場合に，患者1人につき月1回に限り加算することができる。

654　I 012

る別に厚生労働大臣が定める施設基準に適合しているものとして地方厚生局長等に届け出た保険医療機関（診療所に限る。）においては，**外来感染対策向上加算**として，月1回に限り**6点**を所定点数に加算する。ただし，発熱その他感染症を疑わせるような症状を呈する患者に対して適切な感染防止対策を講じた上で，精神科訪問看護・指導を行った場合については，**発熱患者等対応加算**として，月1回に限り**20点**を更に所定点数に加算する。この場合において，区分番号A000に掲げる初診料の注11，区分番号A001に掲げる再診料の注15，第1部の通則第3号又は第2部の通則第5号にそれぞれ規定する外来感染対策向上加算を算定した月は，別に算定できない。

14　感染症対策に関する医療機関間の連携体制につき区分番号A000に掲げる初診料の注12及び区分番号A001に掲げる再診料の注16に規定する別に厚生労働大臣が定める施設基準に適合しているものとして地方厚生局長等に届け出た保険医療機関において，注13に規定する外来感染対策向上加算を算定した場合は，**連携強化加算**として，月1回に限り**3点**を更に所定点数に加算する。

15　感染防止対策に資する情報を提供する体制につき区分番号A000に掲げる初診料の注13及び区分番号A001に掲げる再診料の注17に規定する別に厚生労働大臣が定める施設基準に適合しているものとして地方厚生局長等に届け出た保険医療機関において，注13に規定する外来感染対策向上加算を算定した場合は，**サーベイランス強化加算**として，月1回に限り**1点**を更に所定点数に加算する。

16　抗菌薬の使用状況につき区分番号A000に掲げる初診料の注14及び区分番号A001に掲げる再診料の注18に規定する別に厚生労働大臣が定める施設基準に適合しているものとして地方厚生局長等に届け出た保険医療機関において，注13に規定する外来感染対策向上加算を算定した場合は，**抗菌薬適正使用体制加算**として，月1回に限り**5点**を更に所定点数に加算する。

17　別に厚生労働大臣が定める施設基準に適合しているものとして地方厚生局長等に届け出た保険医療機関の看護師等（准看護師を除く。）が，健康保険法第3条第13項の規定による電子資格確認により，患者の診療情報を取得等した上で精

ただし，同一月にA000初診料の「注11」，A001再診料の「注15」，第2章第1部医学管理等の「通則3」又は第2部在宅医療の「通則5」に規定する外来感染対策向上加算を算定した場合にあっては算定できない。発熱患者等対応加算は，外来感染対策向上加算を算定している場合であって，発熱，呼吸器症状，発しん，消化器症状又は神経症状その他感染症を疑わせるような症状を有する患者に適切な感染対策の下で精神科訪問看護・指導料を算定する場合に算定する。

〈連携強化加算「注14」〉
(32)　「注14」に規定する連携強化加算は，(31)の外来感染対策向上加算を算定する場合であって，外来感染対策向上加算を算定する保険医療機関が，A234-2感染対策向上加算1を算定する保険医療機関に対し，感染症の発生状況，抗菌薬の使用状況等について報告を行っている場合に算定する。

〈サーベイランス強化加算「注15」〉
(33)　「注15」に規定するサーベイランス強化加算は，(31)の外来感染対策向上加算を算定する場合であって，外来感染対策向上加算を算定する保険医療機関が，院内感染対策サーベイランス（JANIS），感染対策連携共通プラットフォーム（J-SIPHE）等，地域や全国のサーベイランスに参加している場合に算定する。

〈抗菌薬適正使用体制加算「注16」〉
(34)　「注16」に規定する抗菌薬適正使用体制加算は，「注13」の外来感染対策向上加算を算定する場合であって，外来感染対策向上加算を算定する保険医療機関が抗菌薬の使用状況のモニタリングが可能なサーベイランスに参加し，使用する抗菌薬のうちAccess抗菌薬に分類されるものの使用比率が60%以上又は当該サーベイランスに参加する診療所全体の上位30%以内である場合に算定する。

〈訪問看護医療ＤＸ情報活用加算「注17」〉
(35)　「注17」に規定する訪問看護医療ＤＸ情報活用加算は，健康保険法第3条第13項に規定する電子資格確認を行う体制を有し，患者の同意を得て，居宅同意取得型のオンライン資格確認等システムにより得られる患者の診療情報，薬剤情報や特定健診等情報を取得した上で計画的な管理を行うことを評価するものであり，単に健康保険法第3条第13項に規定する電子資格確認を行う体制を有していることのみをもって算定することはできない。

◆　長時間精神科訪問看護・指導加算の対象患者「注5」
イ　15歳未満の小児であって，超重症児（者）入院診療加算・準超重症児（者）入院診療加算の注1に規定する超重症の状態又は超重症児（者）入院診療加算・準超重症児（者）入院診療加算の注2に規定する準超重症の状態にあるもの
ロ　次の者
一　在宅麻薬等注射指導管理，在宅腫瘍化学療法注射指導管理又は在宅強心剤持続投与指導管理若しくは在宅気管切開患者指導管理を受けている状態にある者又は気管カニューレ若しくは留置カテーテルを使用している状態にある者
二　在宅自己腹膜灌流指導管理，在宅血液透析指導管理，在宅酸素療法指導管理，在宅中心静脈栄養法指導管理，在宅成分栄養経管栄養法指導管理，在宅自己導尿指導管理，在宅人工呼吸指導管理，在宅持続陽圧呼吸療法指導管理，在宅自己疼痛管理指導管理又は在宅肺高血圧症患者指導管理を受けている状態にある者
三　人工肛門又は人工膀胱を設置している状態にある者
四　真皮を越える褥瘡の状態にある者
五　在宅患者訪問点滴注射管理指導料を算定している者
ハ　医師が，診療に基づき，患者の急性増悪等により一時的に頻回の訪

神科訪問看護・指導の実施に関する計画的な管理を行った場合には，**訪問看護医療ＤＸ情報活用加算**として，月１回に限り**5点**を所定点数に加算する。ただし，区分番号Ａ000に掲げる初診料の注15，区分番号Ａ001に掲げる再診料の注19若しくは区分番号Ａ002に掲げる外来診療料の注10にそれぞれ規定する医療情報取得加算，区分番号Ａ000に掲げる初診料の注16に規定する医療ＤＸ推進体制整備加算又は区分番号Ｃ001に掲げる在宅患者訪問診療料（Ⅰ）の注13（区分番号Ｃ001-2の注6の規定により準用する場合を含む。）若しくは区分番号Ｃ003に掲げる在宅がん医療総合診療料の注8にそれぞれ規定する在宅医療ＤＸ情報活用加算又は区分番号Ｃ005に掲げる在宅患者訪問看護・指導料の注17（区分番号Ｃ005-1-2の注6の規定により準用する場合を含む。）に規定する訪問看護医療ＤＸ情報活用加算を算定した月は，訪問看護医療ＤＸ情報活用加算は算定できない。

I 012-2 精神科訪問看護指示料　　300点

注1　当該患者に対する診療を担う保険医療機関の保険医（精神科の医師に限る。）が，診療に基づき指定訪問看護事業者（介護保険法第41条第1項に規定する指定居宅サービス事業者若しくは同法第53条第1項に規定する指定介護予防サービス事業者（いずれも訪問看護事業を行う者に限る。）又は健康保険法第88条第1項に規定する指定訪問看護事業者をいう。）からの指定訪問看護の必要を認め，患者又はその家族等の同意を得て当該患者等の選定する訪問看護ステーションに対して，精神科訪問看護指示書を交付した場合に，患者1人につき月1回に限り算定する。

2　当該患者が服薬中断等により急性増悪した場合であって，当該患者に対する診療を担う保険医療機関の保険医（精神科の医師に限る。）が，一時的に頻回の指定訪問看護を行う必要を認め，患者又はその家族等の同意を得て当該患者等の選定する訪問看護ステーションに対して，その旨を記載した精神科訪問看護指示書を交付した場合は，**精神科特別訪問看護指示加算**として，患者1人につき月1回に限り，**100点**を所定点数に加算する。

3　当該患者に対する診療を担う保険医療機関の保険医（精神科の医師に限る。）が，診療に基づき，保健師助産師看護師法第37条の2第2項第1号に規定する特定行

間看護・指導を行う必要を認めた者

◆ **長時間精神科訪問看護・指導加算を週3日加算できる患者「注5」**
上記「長時間精神科訪問看護・指導加算の対象患者」の「イ」に該当する者又は15歳未満の小児であって「ロ」に該当する者

◆ **看護・介護職員連携強化加算の対象患者「注11」**
口腔内の喀痰吸引，鼻腔内の喀痰吸引，気管カニューレ内部の喀痰吸引，胃瘻若しくは腸瘻による経管栄養又は経鼻経管栄養を必要とする者

◆ **特別地域訪問看護加算に係る特別地域「注12」**
(1)　離島振興法第2条第1項の規定により離島振興対策実施地域として指定された離島の地域
(2)　奄美群島振興開発特別措置法第1条に規定する奄美群島の地域
(3)　山村振興法第7条第1項の規定により振興山村として指定された山村の地域
(4)　小笠原諸島振興開発特別措置法第4条第1項に規定する小笠原諸島の地域
(5)　過疎地域の持続的発展の支援に関する特別措置法第2条第1項に規定する過疎地域
(6)　沖縄振興特別措置法第3条第三号に規定する離島

◇　精神科訪問看護指示料について
(1)　入院中の患者以外の精神疾患を有する患者であって，適切な在宅医療を確保するため，指定訪問看護に関する指示を行うことを評価するものであり，患者の診療を担う保険医（精神科の医師に限る。）が診療に基づき指定訪問看護の必要性を認め，当該患者又はその家族等の同意を得て，「別紙様式17」（939頁）を参考に作成した精神科訪問看護指示書に有効期間（6月以内に限る。）を記載して，当該患者又はその家族等が選定する訪問看護ステーションに対して交付した場合に算定する。なお，1か月の指示を行う場合には，精神科訪問看護指示書に有効期間を記載することを要しない。
(2)　精神科訪問看護指示書を交付した保険医（精神科の医師に限る。）は，在宅療養に必要な衛生材料及び保険医療材料（以下「衛生材料等」という。）の量の把握に努め，十分な量の衛生材料等を患者に支給する。
(3)　精神科訪問看護の指示は，当該患者に対して主として診療を行う保険医療機関が行うことを原則とし，退院時に1回算定できるほか，在宅で療養を行っている患者について月1回に限り算定できる。なお，同一月において，1人の患者について複数の訪問看護ステーションに対して訪問看護指示書を交付した場合であっても，当該指示料は，1月に1回を限度に算定する。
　　ただし，Ａ保険医療機関と特別の関係にあるＢ保険医療機関においてＣ005在宅患者訪問看護・指導料又はＣ005-1-2同一建物居住者訪問看護・指導料及びI 012精神科訪問看護・指導料を算定している月においては，Ａ保険医療機関は当該患者についてＣ007訪問看護指示料は算定できない。
(4)　「注2」に規定する精神科特別訪問看護指示加算は，当該患者が服薬中断等により急性増悪した場合であって，当該患者の診療を担う保険医（精神科の医師に限る。）が，一時的に頻回の指定訪問看護を当該患者に対して行う必要性を認め，当該患者又はその家族等の同意を得て，「別紙様式17の2」（940頁）を参考に作成した精神科特別訪問看護指示書を，当該患者等が選定する訪問看護ステーションに対して交付した場合に，月1回に限り算定する。

為（訪問看護において専門の管理を必要とするものに限る。）に係る管理の必要を認め，当該患者の同意を得て当該患者の選定する訪問看護ステーション等の看護師（同項第5号に規定する指定研修機関において行われる研修を修了した者に限る。）に対して，同項第2号に規定する手順書を交付した場合は，**手順書加算**として，患者1人につき6月に1回に限り，**150点**を所定点数に加算する。

4　注1の場合において，必要な衛生材料及び保険医療材料を提供した場合に，**衛生材料等提供加算**として，患者1人につき月1回に限り，**80点**を所定点数に加算する。

5　精神科訪問看護指示料を算定した場合には，区分番号C007に掲げる訪問看護指示料は算定しない。

ここでいう一時的に頻回の指定訪問看護を行う必要性とは，恒常的な頻回の指定訪問看護の必要性ではなく，状態の変化等で日常行っている指定訪問看護の回数では対応できない場合である。また，その理由等については，精神科特別訪問看護指示書に記載する。

なお，当該頻回の指定訪問看護は，当該特別の指示に係る診療の日から14日以内に限り実施する。

(5)　患者の診療を行った精神科の医師は，指定訪問看護の必要性を認めた場合には，診療に基づき速やかに精神科訪問看護指示書及び精神科特別訪問看護指示書（以下この項において「精神科訪問看護指示書等」という。）を作成する。当該精神科訪問看護指示書等には，緊急時の連絡先として，診療を行った保険医療機関の電話番号等を必ず記載した上で，訪問看護ステーションに交付する。また，当該精神科訪問看護指示書等には，原則として主たる傷病名の傷病名コードを記載する。

なお，精神科訪問看護指示書等は，特に患者の求めに応じて，患者又はその家族等を介して訪問看護ステーションに交付できる。

(6)　主治医は，交付した精神科訪問看護指示書等の写しを診療録に添付する。

(7)　患者の診療を担う保険医（精神科の医師に限る。）は，当該精神科訪問看護指示書交付後であっても，患者の病状等に応じてその期間を変更することができる。なお，指定訪問看護の指示を行った保険医療機関は，訪問看護ステーションからの対象患者について相談等があった場合には，懇切丁寧に対応する。

(8)　「注3」に規定する手順書加算は，当該患者の診療を担う保険医（精神科の医師に限る。）が，診療に基づき，訪問看護において「保健師助産師看護師法」第37条の2第2項第1号に規定する特定行為（訪問看護において専門の管理を必要とするものに限る。）に係る管理の必要を認め，同項第2号に規定する手順書を当該患者が選定する訪問看護ステーション等の看護師（同項第5号に規定する指定研修機関において行われる研修を修了した者に限る。）に対して交付した場合に，患者1人につき6月に1回を限度として算定する。手順書を交付した保険医（精神科の医師に限る。）は当該訪問看護ステーション等の当該看護師と共に，患者の状態に応じて手順書の妥当性を検討すること。なお，特定行為のうち訪問看護において専門の管理を必要とするものとは，以下のアからキまでに掲げるものをいう。

ア　気管カニューレの交換
イ　胃ろうカテーテル若しくは腸ろうカテーテル又は胃ろうボタンの交換
ウ　膀胱ろうカテーテルの交換
エ　褥瘡又は慢性創傷の治療における血流のない壊死組織の除去
オ　創傷に対する陰圧閉鎖療法
カ　持続点滴中の高カロリー輸液の投与量の調整
キ　脱水症状に対する輸液による補正

(9)　「注4」に規定する衛生材料等提供加算は，在宅療養において衛生材料等が必要な患者に対し，当該患者へ精神科訪問看護を実施している訪問看護ステーションから提出された精神科訪問看護計画書及び精神科訪問看護報告書を基に，療養上必要な量について判断の上，必要かつ十分な量の衛生材料等を患者に支給した場合に算定する。

(10)　C002在宅時医学総合管理料，C002-2施設入居時等医学総合管理料，C003在宅がん医療総合診療料，C005-2在宅患者訪問点滴注射管理指導料，第2部第2節第1款の各区分に規定する在宅療養指導管理料を算定した場合は，「注4」に規定する加算は当該管理料等に含まれ別に算定できない。

I 013　抗精神病特定薬剤治療指導管理料

◇　抗精神病特定薬剤治療指導管理料について

１　持続性抗精神病注射薬剤治療指導管理料
　　イ　入院中の患者　　　　　　　　**250点**
　　ロ　入院中の患者以外の患者　　　**250点**
２　治療抵抗性統合失調症治療指導管理料
　　　　　　　　　　　　　　　　　　500点
注1　１のイについては，持続性抗精神病注
　　射薬剤を投与している入院中の統合失調
　　症患者に対して，計画的な医学管理を継
　　続して行い，かつ，療養上必要な指導を
　　行った場合に，当該薬剤の投与開始日の
　　属する月及びその翌月にそれぞれ１回に
　　限り，当該薬剤を投与したときに算定す
　　る。
　　2　１のロについては，持続性抗精神病注
　　射薬剤を投与している入院中の患者以外
　　の統合失調症患者に対して，計画的な医
　　学管理を継続して行い，かつ，療養上必
　　要な指導を行った場合に，月１回に限り，
　　当該薬剤を投与したときに算定する。
　　3　２については，別に厚生労働大臣が定
　　める施設基準に適合しているものとして
　　地方厚生局長等に届け出た保険医療機関
　　において，治療抵抗性統合失調症治療薬
　　を投与している治療抵抗性統合失調症患
　　者に対して，計画的な医学管理を継続し
　　て行い，かつ，当該薬剤の効果及び副作
　　用等について患者に説明し，療養上必要
　　な指導を行った場合に，月１回に限り，
　　当該薬剤を投与したときに算定する。

Ｉ 014　医療保護入院等診療料　　　**300点**
注　別に厚生労働大臣が定める施設基準に適
　　合しているものとして地方厚生局長等に届
　　け出た保険医療機関において，精神保健福
　　祉法第29条第１項，第29条の２第１項，第
　　33条第１項又は第33条の６第１項の規定に
　　よる入院に係る患者に対して，精神保健指
　　定医が治療計画を策定し，当該治療計画に
　　基づき，治療管理を行った場合は，患者１
　　人につき１回に限り算定する。

Ｉ 015　重度認知症患者デイ・ケア料（１日につ
き）　　　　　　　　　　　　　　**1,040点**
注1　精神症状及び行動異常が著しい認知症
　　患者の心身機能の回復又は維持を図るた
　　め，別に厚生労働大臣が定める施設基準
　　に適合しているものとして地方厚生局長

(1)　「１」持続性抗精神病注射薬剤治療指導管理料の「イ」は，精神科
　　を標榜する保険医療機関において，精神科を担当する医師が，持続性
　　抗精神病注射薬剤を投与している入院中の統合失調症患者に対して，
　　計画的な治療管理を継続して行い，かつ，当該薬剤の効果及び副作用
　　に関する説明を含め，療養上必要な指導を行った場合に，当該入院
　　における当該薬剤の投与開始日の属する月及びその翌月にそれぞれ１回
　　に限り，当該薬剤を投与したときに算定する。
(2)　「１」持続性抗精神病注射薬剤治療指導管理料の「ロ」は，精神科
　　を標榜する保険医療機関において，精神科を担当する医師が，持続性
　　抗精神病注射薬剤を投与している入院中の患者以外の統合失調症患者
　　に対して，計画的な治療管理を継続して行い，かつ，当該薬剤の効果
　　及び副作用に関する説明を含め，療養上必要な指導を行った場合に，
　　月１回に限り，当該薬剤を投与した日に算定する。
(3)　持続性抗精神病注射薬剤の種類については，「別紙36」(956頁)を
　　参考にする。
(4)　参考（「別紙36」に掲げる持続性抗精神病注射薬剤）
　　＜定型薬＞
　　　　ハロペリドールデカン酸エステル，フルフェナジンデカン酸エス
　　テル
　　＜非定型薬＞
　　　　リスペリドン，アリピプラゾール（アリピプラゾール水和物），
　　パリペリドンパルミチン酸エステル
(5)　「２」の治療抵抗性統合失調症治療指導管理料は，精神科を標榜す
　　る保険医療機関において，精神科を担当する医師が，治療抵抗性統合
　　失調症治療薬を投与している治療抵抗性統合失調症患者に対して，計
　　画的な治療管理を継続して行い，かつ，当該薬剤の効果及び副作用に
　　関する説明を含め，療養上必要な指導を行った場合に，月１回に限り
　　算定する。
(6)　治療抵抗性統合失調症治療薬とは，クロザピンをいう。
(7)　抗精神病特定薬剤治療指導管理料を算定する場合は，治療計画及び
　　治療内容の要点を診療録に記載する。
◇　医療保護入院等診療料について
(1)　措置入院，緊急措置入院，医療保護入院，応急入院に係る患者につ
　　いて，当該入院期間中１回に限り算定する。
(2)　医療保護入院等診療料を算定する場合にあっては，患者の入院形態
　　について，措置入院，緊急措置入院，医療保護入院，応急入院の中か
　　ら該当するものを診療報酬明細書に記載する。
(3)　医療保護入院等診療料を算定する病院は，隔離等の行動制限を最小
　　化するための委員会において，入院医療について定期的（少なくとも
　　月１回）な評価を行う。
(4)　入院患者の隔離及び身体拘束その他の行動制限が病状等に応じて必
　　要最小限の範囲内で適正に行われていることを常に確認できるよう，
　　一覧性のある台帳が整備されている（「精神科病院に対する指導監督
　　等の徹底について」（平成10年３月３日障精第16号））。また，その内
　　容について他の医療機関と相互評価できるような体制を有しているこ
　　とが望ましい。
(5)　患者に対する治療計画，説明の要点について診療録に記載する。
◇　重度認知症患者デイ・ケア料について
(1)　精神症状及び行動異常が著しい認知症患者（「認知症高齢者の日常
　　生活度判定基準」がランクＭに該当するもの）の精神症状等の軽快及
　　び生活機能の回復を目的とし，別に厚生労働大臣が定める施設基準に
　　適合しているものとして届け出た保険医療機関において，患者１人当
　　たり１日につき６時間以上行った場合に算定する。

等に届け出た保険医療機関において，1
日につき6時間以上行った場合に算定す
る。
2 当該療法を最初に算定した日から起算
して1年以内の期間に行われる場合に
あっては，**早期加算**として，**50点**を所定
点数に加算する。
3 別に厚生労働大臣が定める施設基準に
適合しているものとして地方厚生局長等
に届け出た保険医療機関において，夜間
の精神症状及び行動異常が著しい認知症
患者に対して，当該療法に引き続き2時
間以上の夜間ケアを行った場合には，当
該療法を最初に算定した日から起算して
1年以内の期間に限り，**夜間ケア加算**と
して，**100点**を所定点数に加算する。
4 重度認知症患者デイ・ケア料を算定し
た場合は，区分番号I 008-2に掲げる精
神科ショート・ケア，区分番号I 009に
掲げる精神科デイ・ケア，区分番号I
010に掲げる精神科ナイト・ケア及び区
分番号I 010-2に掲げる精神科デイ・ナ
イト・ケアは算定しない。

I 016 精神科在宅患者支援管理料（月1回）

1 精神科在宅患者支援管理料1
　イ 別に厚生労働大臣が定める患者のう
　　　ち，集中的な支援を必要とする者の場合
　　　(1) 単一建物診療患者1人　　**3,000点**
　　　(2) 単一建物診療患者2人以上 **2,250点**
　ロ 別に厚生労働大臣が定める患者の場合
　　　(1) 単一建物診療患者1人　　**2,500点**
　　　(2) 単一建物診療患者2人以上 **1,875点**
2 精神科在宅患者支援管理料2
　イ 別に厚生労働大臣が定める患者のう
　　　ち，集中的な支援を必要とする者の場合
　　　(1) 単一建物診療患者1人　　**2,467点**
　　　(2) 単一建物診療患者2人以上 **1,850点**
　ロ 別に厚生労働大臣が定める患者の場合
　　　(1) 単一建物診療患者1人　　**2,056点**
　　　(2) 単一建物診療患者2人以上 **1,542点**
3 精神科在宅患者支援管理料3
　イ 単一建物診療患者1人　　　　**2,030点**
　ロ 単一建物診療患者2人以上　　**1,248点**
注1 1については，在宅で療養を行ってい
　　る通院が困難な患者に対して，当該保険
　　医療機関（別に厚生労働大臣が定める施
　　設基準に適合しているものとして地方厚
　　生局長等に届け出たものに限る。）の精
　　神科の医師等が，当該患者又はその家族
　　等の同意を得て，計画的な医学管理の下
　　に，定期的な訪問診療又は訪問診療及び
　　訪問看護を行っている場合（イについて
　　は週2回以上，ロについては月2回以上

(2) 医師の診療に基づき，対象となる患者ごとにプログラムを作成し，当該プログラムに従って行うものであって，定期的にその評価を行う等計画的な医学的管理に基づいて行うものである。

(3) 治療の一環として治療上の目的を達するために食事を提供する場合にあっては，その費用は所定点数に含まれる。

(4) 「注2」に規定する早期加算の対象となる患者は，当該療法の算定を開始してから1年以内又は精神病床を退院して1年以内の患者である。

(5) 「注3」に規定する夜間ケア加算の対象となる患者は，夜間の精神状態及び行動異常が著しい認知症患者で，別に厚生労働大臣が定める施設基準に適合しているものとして届け出た保険医療機関において，当該療法に引き続き2時間以上の夜間ケアを行った場合には，当該療法を最初に算定した日から起算して1年以内の期間に限り算定できる。

(6) 重度認知症患者デイ・ケアを行った場合は，その要点及び診療時間を診療録等に記載する。

(7) 重度認知症患者デイ・ケア料は入院中の患者以外の患者に限り算定する。ただし，重度認知症患者デイ・ケア料を算定している患者に対しては，同一日に行う他の精神科専門療法は，別に算定できない。

◇ 精神科在宅患者支援管理料について

(1) 「1」及び「2」は，精神科を標榜する保険医療機関への通院が困難な者（精神症状により単独での通院が困難な者を含む。）に対し，精神科医，看護師又は保健師，作業療法士，精神保健福祉士等の多職種が，計画的な医学管理の下に月1回以上の訪問診療及び定期的な精神科訪問看護を実施するとともに，必要に応じ，急変時等に常時対応できる体制を整備し，多職種が参加する定期的な会議等により行政機関等の多機関との連絡調整を行うことを評価するものであり，月1回に限り算定する。なお，「1」及び「2」の算定に当たっては，診療報酬明細書の摘要欄に，直近の入院についての入院日，入院形態並びに退院日（入退院を繰り返す者の場合は，直近の入院に加え，前々回の入院についての入院日，入院形態並びに退院日），直近の退院時におけるGAF，当該月の最初の訪問診療時におけるGAF，「「認知症高齢者の日常生活自立度判定基準」の活用について」（平成18年4月3日老発第0403003号）におけるランク，平成31〜令和3年度厚生労働行政調査推進補助金障害者対策総合研究事業において「地域精神保健医療福祉体制の機能強化を推進する政策研究」の研究班が作成した，「別紙様式41の2」(962頁)に掲げる「在宅医療における包括的支援マネジメント導入基準」（以下この項において「在宅医療における包括的支援マネジメント導入基準」という。）において，当該患者に該当するコア項目並びに当該導入基準の点数，初回の算定日及び算定する月に行った訪問の日時，診療時間並びに訪問した者の職種を記載する。

(2) 「1」の「イ」及び「2」の「イ」については，以下のア及びイに該当する患者又はウに該当する患者に対して，初回の算定日から起算して6月以内に限り，月1回に限り算定する。

　ア 1年以上の入院歴を有する者，措置入院又は緊急措置入院を経て退院した患者であって，都道府県等が精神障害者の退院後支援に関する指針を踏まえて作成する退院後支援計画に関する計画に基づく支援期間にある患者又は入退院を繰り返す者（入退院を繰り返す者

行っている場合に限る。）に，単一建物診療患者の人数に従い，初回算定日の属する月を含めて6月を限度として，月1回に限り算定する。

2　2については，在宅で療養を行っている通院が困難な患者に対して，当該保険医療機関（別に厚生労働大臣が定める施設基準に適合しているものとして地方厚生局長等に届け出たものに限る。）の精神科の医師等が当該保険医療機関とは別の訪問看護ステーションの保健師，看護師，准看護師又は作業療法士と連携し，当該患者又はその家族等の同意を得て，計画的な医学管理の下に，定期的な訪問診療を行っている場合（イについては当該別の訪問看護ステーションが週2回以上，ロについては当該別の訪問看護ステーションが月2回以上の訪問看護を行っている場合に限る。）に，単一建物診療患者の人数に従い，初回算定日の属する月を含めて6月を限度として，月1回に限り算定する。

3　3については，1又は2を算定した患者であって，引き続き訪問診療が必要な患者に対して，当該保険医療機関（別に厚生労働大臣が定める施設基準に適合しているものとして地方厚生局長等に届け出たものに限る。）の精神科の医師等が，当該患者又はその家族等の同意を得て，計画的な医学管理の下に，月1回以上の定期的な訪問診療を行っている場合に，単一建物診療患者の人数に従い，精神科在宅患者支援管理料1又は2の初回算定日の属する月を含めて2年を限度として，月1回に限り算定する。ただし，1又は2を算定した月には，3を算定することはできない。

4　精神科在宅患者支援管理料を算定した場合は，区分番号B000に掲げる特定疾患療養管理料，区分番号B001の5に掲げる小児科療養指導料，区分番号B001の6に掲げるてんかん指導料，区分番号B001の7に掲げる難病外来指導管理料，区分番号B001の8に掲げる皮膚科特定疾患指導管理料，区分番号B001の18に掲げる小児悪性腫瘍患者指導管理料，区分番号B007-2に掲げる退院後訪問指導料，区分番号C002に掲げる在宅時医学総合管理料，区分番号C002-2に掲げる施設入居時等医学総合管理料，区分番号C003に掲げる在宅がん医療総合診療料，区分番号C007に掲げる訪問看護指示料，区分番号C010に掲げる在宅患者連携指

については，直近の入院が，措置入院，緊急措置入院又は医療保護入院であり，かつ当該直近の入院の入院日より起算して過去3月以内に措置入院，緊急措置入院又は医療保護入院をしたことのある者に限る。）

イ　統合失調症，統合失調症型障害若しくは妄想性障害，気分（感情）障害又は重度認知症の状態で，退院時又は算定時におけるGAF尺度による判定が40以下の者（重度認知症の状態とは，「「認知症高齢者の日常生活自立度判定基準」の活用について」（平成18年4月3日老発第0403003号）（「基本診療料施設基準通知」の「別添6」の「別紙12」（略）及び「別紙13」（略）参照）におけるランクMに該当する。ただし，重度の意識障害のある者（JCS（Japan Coma Scale）でII-3（又は30）以上又はGCS（Glasgow Coma Scale）で8点以下の状態にある者）を除く。）

ウ　<u>「在宅医療における包括的支援マネジメント導入基準」において，コア項目を1つ以上満たす者又は5点以上である者</u>

(3)　「1」の「ロ」及び「2」の「ロ」については，(2)のア若しくはイに該当する患者又は以下のアからウまでの全て若しくはエに該当する患者に対して，初回の算定日から起算して6月以内に限り，月1回に限り算定する。

ア　ひきこもり状態又は精神科の未受診若しくは受診中断等を理由とする行政機関等の保健師その他の職員による家庭訪問の対象者

イ　行政機関等の要請を受け，精神科を標榜する保険医療機関の精神科医が訪問し診療を行った結果，計画的な医学管理が必要と判断された者

ウ　当該管理料を算定する日においてGAF尺度による判定が40以下の者

エ　<u>過去6月以内にA315精神科地域包括ケア病棟入院料を算定する病棟から退院した患者</u>

(4)　「3」は，精神科を標榜する保険医療機関への通院が困難な者（精神症状により単独での通院が困難な者を含む。）のうち，以下のいずれかに該当する患者に対して，計画的な医学管理の下に月1回以上の訪問診療を実施するとともに，必要に応じ，急変時等に常時対応できる体制を整備することを評価するものであり，「1」又は「2」の初回の算定日から起算して2年に限り，月1回に限り算定する。なお，「3」の算定に当たっては，診療報酬明細書の摘要欄に，「1」又は「2」の初回の算定日，「3」の初回の算定日及び算定する月に行った訪問の日時，診療時間並びに訪問した者の職種を記載する。

ア　「1」の「イ」又は「2」の「イ」を算定した患者であって，当該管理料の算定を開始した月から，6月を経過した患者

イ　「1」の「ロ」又は「2」の「ロ」を前月に算定した患者であって，引き続き訪問診療が必要な患者

(5)　「3」を前月に算定した患者であって，(2)のイを満たし，対象となる状態の著しい急性増悪を認めるものについては，要件を満たす場合に限り，「1」の「ロ」及び「2」の「ロ」を算定して差し支えない。なお，この場合においては，診療報酬明細書の摘要欄に，急性増悪における状態像について記載する。

(6)　計画的な医学管理については，「別紙様式41」（961頁）又はこれに準じた様式を用いて総合支援計画書を月1回以上作成し，総合支援計画書の写しを診療録に添付する。

(7)　「1」の「イ」及び「2」の「イ」は，以下の全てを実施する場合に算定する。

ア　算定患者ごとに，当該患者の診療等を担当する精神科医，看護師又は保健師，精神保健福祉士及び作業療法士の各1名以上からなる

導料，区分番号C109に掲げる在宅寝たきり患者処置指導管理料及び区分番号I 012-2に掲げる精神科訪問看護指示料は算定しない。

5　別に厚生労働大臣が定める施設基準に適合しているものとして地方厚生局長等に届け出た保険医療機関において，情報通信機器を用いた診察（訪問診療と同時に行う場合を除く。）による医学管理を行っている場合に，**精神科オンライン在宅管理料**として，**100点**を所定点数に加えて算定できる。

6　精神科在宅患者支援管理に要した交通費は，患家の負担とする。

専任のチームを設置する。

イ　当該患者に対して月1回以上の訪問診療と週2回以上の精神科訪問看護及び精神科訪問看護・指導（うち月2回以上は精神保健福祉士又は作業療法士による訪問であること）を行う。原則として，アに規定する専任のチームに所属する精神科医等が訪問することとし，異なる従事者が行う場合には，あらかじめ患者又は患者家族等に説明を行い，同意を得る。

ウ　アに規定する専任のチームが週1回以上カンファレンス（以下「チームカンファレンス」という。）を行う。うち，2月に1回以上は保健所若しくは精神保健福祉センター等と共同して会議（以下「共同カンファレンス」という。）を開催する又は患者の同意を得た上で保健所若しくは精神保健福祉センター等にチームカンファレンスの結果を文書により情報提供の上報告する。なお，共同カンファレンスについては，ビデオ通話が可能な機器を用いて実施した場合でも算定可能である。

(8)　「1」の「ロ」及び「2」の「ロ」は，(7)のアに加え，以下の全てを実施する場合に算定する。

ア　当該患者に対して月1回以上の訪問診療と月2回以上の精神科訪問看護及び精神科訪問看護・指導（うち月1回以上は精神保健福祉士又は作業療法士による訪問であること。）を行うこと。原則として，(7)のアに規定する専任のチームに所属する精神科医等が訪問することとし，異なる従事者が行う場合には，あらかじめ患者又は患者家族等に説明を行い，同意を得る。

イ　(7)のアに規定する専任のチームが月1回以上チームカンファレンスを行い，患者の同意を得た上で，2月に1回以上保健所又は精神保健センター等にチームカンファレンスの結果を文書により情報提供する。必要に応じて共同カンファレンスを行う。なお，ビデオ通話が可能な機器を用いて実施した場合でも算定可能である。

(9)　連携する訪問看護ステーションが精神科訪問看護を行う場合には，精神科在宅患者支援管理料2を算定する。この場合，(7)のアに規定する専任のチームに，連携する訪問看護ステーションの看護師若しくは保健師，作業療法士又は精神保健福祉士のいずれか1名以上が参加している必要がある。また，連携する訪問看護ステーションにおいて緊急時に円滑な対応ができるよう，定期的な多職種会議の他，あらかじめ患家の同意を得て，当該患者の病状，治療計画，直近の診療内容等緊急の対応に必要な診療情報を随時提供している。なお，この場合，ビデオ通話が可能な機器を用いて実施した場合でも算定可能である。

(10)　(7)から(9)までにおいて，患者の個人情報を当該ビデオ通話の画面上で共有する際は，患者の同意を得ている。また，保険医療機関の電子カルテなどを含む医療情報システムと共通のネットワーク上の端末においてカンファレンスを実施する場合には，厚生労働省「医療情報システムの安全管理に関するガイドライン」に対応している。

(11)　チームカンファレンス及び共同カンファレンスの開催に当たっては，以下の点に留意する。

ア　チームカンファレンス及び共同カンファレンスにおいて，患者についての診療情報の共有，支援計画書の作成と見直し，具体的な支援内容，訪問日程の計画及び支援の終了時期等について協議を行う。また，診療録等に会議の要点，参加者の職種と氏名を記載する。

イ　可能な限り，患者又はその家族等が同席することが望ましい。

ウ　支援計画書の内容については，患者又はその家族等へ文書による説明を行い，説明に用いた文書を交付する。また，説明に用いた文書の写しを診療録等に添付する。

(12)　特別の関係にある訪問看護ステーションと連携して行う場合は，精

神科在宅患者支援管理料1を算定する。

⒀　連携する訪問看護ステーションが当該患者について訪問看護基本療養費又は精神科訪問看護基本療養費を算定した場合，訪問看護ステーションが訪問を行った同一時間帯に行うC000往診料，C001在宅患者訪問診療料（I），C001-2在宅患者訪問診療料（II），C005在宅患者訪問看護・指導料，C005-1-2同一建物居住者訪問看護・指導料，C006在宅患者訪問リハビリテーション指導管理料，C008在宅患者訪問薬剤管理指導料，C009在宅患者訪問栄養食事指導料又はI 012精神科訪問看護・指導料は算定できない。

⒁　2以上の保険医療機関が同一の患者について同一の精神科在宅患者支援管理料を算定すべき医学管理を行っている場合には，主たる医学管理を行っている保険医療機関において当該精神科在宅患者支援管理料を算定する。

〈精神科オンライン在宅管理料「注5」〉

⒂　精神科オンライン在宅管理料は，以下の全てを実施する場合に算定する。

ア　精神科オンライン在宅管理料は，訪問診療と情報通信機器を用いた診療を組み合わせた在宅診療計画を作成し，当該計画に基づいて，情報通信機器を用いた診療による計画的な療養上の医学管理を行うことを評価したものであり，訪問診療を実施した時間帯以外の時間帯に情報通信機器を用いた診療による医学管理を実施した場合に算定できる。

イ　情報通信機器を用いた診療は，アの計画に基づき，訪問診療と情報通信機器を用いた診療を組み合わせた医学管理のもとで実施する。

ウ　患者の同意を得た上で，訪問診療と情報通信機器を用いた診療を組み合わせた在宅診療計画を作成する。当該計画の中には，患者の急変時における対応等も記載する。

エ　当該計画に沿って，情報通信機器を用いた診療による計画的な療養上の医学管理を行った際には，当該管理の内容，当該管理に係る情報通信機器を用いた診療を行った日，診察時間等の要点を診療録に記載する。

オ　情報通信機器を用いた診療による計画的な療養上の医学管理を行う医師は，精神科在宅患者支援管理料を算定する際に診療を行う医師と同一のものに限る。ただし，在宅診療を行う医師が同一の保険医療機関に所属するチームで診療を行っている場合であって，あらかじめ診療を行う医師について在宅診療計画に記載し，複数医師が診療を行うことについて患者の同意を得ている場合に限り，事前の対面診療を行っていない医師が情報通信機器を用いた診療による医学管理を行っても差し支えない。

カ　情報通信機器を用いた診療を行う際には，オンライン指針及びオンライン精神療法指針に沿って診察を行う。

キ　情報通信機器を用いた診療による計画的な療養上の医学管理は，原則として，保険医療機関に所属する保険医が保険医療機関内で実施する。なお，保険医療機関外で情報通信機器を用いた診療を実施する場合であっても，オンライン指針に沿った適切な診療が行われるものであり，情報通信機器を用いた診療を実施した場所については，事後的に確認可能な場所である。

ク　同一の患者について，情報通信機器を用いた診療による医学管理を実施した同一時間帯に連携する訪問看護ステーションが訪問看護基本療養費又は精神科訪問看護基本療養費を算定した場合，精神科オンライン在宅管理料は算定できない。

ケ　同一の患者について，情報通信機器を用いた診療による医学管理を実施した日に，C000往診料，C001在宅患者訪問診療料（I），

C001-2在宅患者訪問診療料(II)，C005在宅患者訪問看護・指導料，C005-1-2同一建物居住者訪問看護・指導料，C006在宅患者訪問リハビリテーション指導管理料，C008在宅患者訪問薬剤管理指導料，C009在宅患者訪問栄養食事指導料又はI012精神科訪問看護・指導料を算定した場合，精神科オンライン在宅管理料は算定できない。

コ　当該管理料を算定する場合，情報通信機器を用いた診療を受ける患者は，当該患者の自宅において情報通信機器を用いた診療を受ける必要がある。また，複数の患者に対して同時に情報通信機器を用いた診療を行った場合は，当該管理料は算定できない。

サ　当該診察を行う際の情報通信機器の運用に要する費用については，療養の給付と直接関係ないサービス等の費用として別途徴収できる。

◆　精神科在宅患者支援管理料の対象患者
重度の精神障害を有する者

第2節　薬　剤　料

区分

I 100 薬剤　薬価が15円を超える場合は，**薬価から15円を控除した額を10円で除して得た点数につき1点未満の端数を切り上げて得た点数に1点を加算して得た点数**とする。

注1　薬価が15円以下である場合は，算定しない。

2　使用薬剤の薬価は，別に厚生労働大臣が定める。

◇　精神病特殊薬物療法は，第2章第5部投薬として算定する。

精神

第9部 処 置

通 則

1 処置の費用は，第1節の各区分の所定点数により算定する。この場合において，処置に当たって通常使用される保険医療材料の費用は，第1節の各区分の所定点数に含まれるものとする。

2 処置に当たって，第2節に掲げる医療機器等，薬剤又は別に厚生労働大臣が定める保険医療材料（以下この部において**「特定保険医療材料」**という。）を使用した場合は，前号により算定した点数及び第2節，第3節又は第4節の各区分の所定点数を合算した点数により算定する。

3 第1節に掲げられていない処置であって簡単なものの費用は，薬剤又は特定保険医療材料を使用したときに限り，第3節又は第4節の各区分の所定点数のみにより算定する。

4 第1節に掲げられていない処置であって特殊なものの費用は，同節に掲げられている処置のうちで最も近似する処置の各区分の所定点数により算定する。

5 緊急のために休日に処置を行った場合又はその開始時間が保険医療機関の表示する診療時間以外の時間若しくは深夜である処置を行った場合において，当該処置の費用は，次に掲げる点数を，それぞれ所定点数に加算した点数により算定する。

イ 処置の所定点数が1,000点以上の場合であって，別に厚生労働大臣が定める施設基準に適合しているものとして地方厚生局長等に届け出た保険医療機関において行われる場合

(1) **休日加算1**
　　所定点数の100分の160に相当する点数

(2) **時間外加算1**（入院中の患者以外の患者に対して行われる場合に限る。）
　　所定点数の100分の80に相当する点

◇ 通則

(1) 処置の費用は，第1節処置料及び第2節処置医療機器等加算，第3節薬剤料又は第4節特定保険医療材料料に掲げる所定点数を合算した点数によって算定する。この場合において，処置に当たって通常使用される包帯（頭部・頸部・躯幹等固定用伸縮性包帯を含む。），ガーゼ等衛生材料，患者の衣類及び保険医療材料の費用は，所定点数に含まれており，別に算定できない。

なお，処置に用いる衛生材料を患者に持参させ，又は処方箋により投与するなど患者の自己負担とすることは認められない。

(2) 手術当日に，手術（自己血貯血を除く。）に関連して行う処置（ギプスを除く。）の費用は，術前，術後にかかわらず算定できない。

(3) 特に規定する場合を除き，患者に対して特定保険医療材料又は薬剤を支給したときは，これに要する費用として，特定保険医療材料については「特定保険医療材料及びその材料価格（材料価格基準）」の定めるところにより，薬剤については「使用薬剤の薬価（薬価基準）」の定めるところにより算定する。なお，この場合，薬剤費の算定の単位は1回に使用した総量の価格であり，患者に対して施用した場合に限り，特に規定する場合を除き算定できるものであるが，投薬の部に掲げる処方料，調剤料，処方箋料及び調剤技術基本料並びに注射の部に掲げる注射料は，別に算定できない。

(4) 浣腸，注腸，吸入，100平方センチメートル未満の第1度熱傷の熱傷処置，100平方センチメートル未満の皮膚科軟膏処置，洗眼，点眼，点耳，簡単な耳垢栓除去，鼻洗浄，狭い範囲の湿布処置その他第1節処置料に掲げられていない処置であって簡単なもの（簡単な物理療法を含む。）の費用は，基本診療料に含まれるものとし，別に算定することはできない。

なお，処置に対する費用が別に算定できない場合（処置後の薬剤病巣撒布を含む。）であっても，処置に際して薬剤を使用した場合には，第3節薬剤料に定めるところにより薬剤料を算定することはできる。

(5) 第1節に掲げられていない特殊なものの費用は，その都度当局に内議し，最も近似する処置として準用が通知された算定方法により算定する。

◇ 休日加算，時間外加算又は深夜加算について

(1) 「通則5」の入院中の患者以外の患者に対する処置の休日加算1，時間外加算1又は深夜加算1（以下「時間外等加算1」という。）は，次のア又はイの場合であって，所定点数が1,000点以上の緊急処置の場合についてのみ算定できる。

ア A000初診料の「注7」，A001再診料の「注5」，A002外来診療料の「注8」に規定する加算を算定する初診又は再診に引き続き行われた場合。ただし，A000初診料の「注9」又はA001再診料の「注7」に規定する夜間・早朝等加算を算定する初診又は再診に引き続き行われた場合は対象とならない。なお，当該処置の開始時間が入院手続の後であっても，当該加算は算定できる。

イ 初診又は再診に引き続いて，緊急処置に必要不可欠な検査等を行った後，速やかに緊急処置（休日に行うもの又はその開始時間が診療時間以外の時間若しくは深夜であるものに限る。）を開始した場合であって，当該初診又は再診から処置の開始時間までの間が8時間以内である場合（当該処置の開始時間が入院手続きの後の場合を含む。）

　　数

(3)　深夜加算1

　　　所定点数の100分の160に相当する点数

(4)　(1)から(3)までにかかわらず，区分番号A000に掲げる初診料の注7のただし書に規定する保険医療機関において，入院中の患者以外の患者に対して，その開始時間が同注のただし書に規定する時間である処置を行った場合

　　　所定点数の100分の80に相当する点数

ロ　処置の所定点数が150点以上の場合であって，入院中の患者以外の患者に対して行われる場合（イに該当する場合を除く。）

(1)　休日加算2

　　　所定点数の100分の80に相当する点数

(2)　時間外加算2

　　　所定点数の100分の40に相当する点数

(3)　深夜加算2

　　　所定点数の100分の80に相当する点数

(4)　(1)から(3)までにかかわらず，区分番号A000に掲げる初診料の注7のただし書に規定する保険医療機関において，その開始時間が同注のただし書に規定する時間である処置を行った場合

　　所定点数の100分の40に相当する点数

6　対称器官に係る処置の各区分の所定点数は，特に規定する場合を除き，両側の器官の処置料に係る点数とする。

7　耳鼻咽喉科を標榜する保険医療機関において，耳鼻咽喉科を担当する医師が，6歳未満の乳幼児に対して，区分番号J095からJ115-2までに掲げる処置を行った場合は，**耳鼻咽喉科乳幼児処置加算**として，1日につき**60点**を所定点数に加算する。この場合において，区分番号J113の注に規定する乳幼児加算は別に算定できない。

8　別に厚生労働大臣が定める施設基準を満たす保険医療機関において，急性気道感染症，急性中耳炎又は急性副鼻腔炎により受診した6歳未満の乳幼児に対して，区分番号J095からJ115-2までに掲げる処置を行った場合であって，診察の結果，抗菌薬の投与の必要性が認められないため抗菌薬を使用しない場合において，療養上必要な指導及び当該処置の結果の説明を行い，文書により説明内容を提供した場合は，**耳鼻咽喉科小児抗菌薬適正**

(2)　「通則5」の休日加算2，時間外加算2又は深夜加算2は，A000初診料の「注7」，A001再診料の「注5」，A002外来診療料の「注8」に規定する加算を算定する初診又は再診に引き続き行われた所定点数が150点以上の緊急処置の場合についてのみ算定できるものであり，A000初診料の「注9」又はA001再診料の「注7」に規定する夜間・早朝等加算を算定する初診若しくは再診に引き続き行われた場合又は入院中の患者に対して行われた場合については対象とならない。なお，当該処置の開始時間が入院手続の後であっても当該加算は算定できる。

(3)　「通則5」の入院中の患者に対する処置の休日加算1又は深夜加算1は，病状の急変により，休日に緊急処置を行った場合又は開始時間が深夜である緊急処置を行った場合であって，所定点数が1,000点以上の緊急処置を行った場合に算定できる。

(4)　「通則5」の時間外等加算1は，当該加算を算定するものとして，地方厚生（支）局長に届出を行っている診療科において処置を実施した場合に限り算定できる。

(5)　処置の開始時間とは，患者に対し直接施療した時とする。なお，処置料において「1日につき」とあるものは午前0時より午後12時までのことであり，午前0時前に処置を開始し，午前0時以降に処置が終了した場合には，処置を行った初日のみ時間外加算等を算定し，午前0時以降の2日目については算定できない。

(6)　処置が保険医療機関又は保険医の都合により時間外となった場合は時間外加算等は算定できない。

(7)　時間外加算等に係る「所定点数」とは，第1節処置料に掲げられた点数及び各注による加算（プラスチックギプス加算及びギプスに係る乳幼児加算を含む。）を合計した点数であり，第2節から第4節までの費用は含まない。

(8)　(1)から(7)までに規定するほか，時間外加算等の取扱いについては，A000初診料における場合と同様である。

◇　対称器官の処置について

　「通則6」における「特に規定する場合」とは，処置名の末尾に「片側」，「1肢につき」等と記入したものをいう。両眼に異なる疾患を有し，それぞれ異なった処置を行った場合は，その部分についてそれぞれ別に算定できる。

◇　耳鼻咽喉科小児抗菌薬適正使用支援加算について

　「通則8」に規定する耳鼻咽喉科小児抗菌薬適正使用支援加算は，急性気道感染症，急性中耳炎又は急性副鼻腔炎により受診した基礎疾患のない6歳未満の患者に対して，J095からJ115-2までに掲げる処置を行った場合であって，診察の結果，抗菌薬の投与の必要性が認められないため抗菌薬を使用しない者に対して，療養上必要な指導及び当該処置の結果の説明を行い，文書により説明内容を提供した場合に，耳鼻咽喉科を担当する専任の医師が診療を行った初診時に，月1回に限り算定する。なお，インフルエンザの患者又はインフルエンザの疑われる患者及び新型コロナウイルス感染症の患者又は新型コロナウイルス感染症が疑

使用支援加算として，月1回に限り**80点**を所
定点数に加算する。

第1節 処置料

区分

（一般処置）

J 000 創傷処置
1　100平方センチメートル未満　　　　**52点**
2　100平方センチメートル以上500平方セン
　チメートル未満　　　　　　　　　**60点**
3　500平方センチメートル以上3,000平方セ
　ンチメートル未満　　　　　　　　**90点**
4　3,000平方センチメートル以上6,000平方
　センチメートル未満　　　　　　　**160点**
5　6,000平方センチメートル以上　　**275点**
注1　1については，入院中の患者以外の患
　　者及び手術後の患者（入院中の患者に限
　　る。）についてのみ算定する。ただし，
　　手術後の患者（入院中の患者に限る。）
　　については手術日から起算して14日を限
　　度として算定する。
　2　区分番号C109に掲げる在宅寝たきり
　　患者処置指導管理料，区分番号C112に
　　掲げる在宅気管切開患者指導管理料又は
　　区分番号C112-2に掲げる在宅喉頭摘出
　　患者指導管理料を算定している患者に対
　　して行った創傷処置（熱傷に対するもの
　　を除く。）の費用は算定しない。
　3　5については，6歳未満の乳幼児の場
　　合は，**乳幼児加算**として，**55点**を加算す
　　る。

J 000-2 下肢創傷処置
1　足部（踵を除く。）の浅い潰瘍　　**135点**
2　足趾の深い潰瘍又は踵の浅い潰瘍
　　　　　　　　　　　　　　　　　147点
3　足部（踵を除く。）の深い潰瘍又は踵の
　深い潰瘍　　　　　　　　　　　　**270点**

われる患者については，算定できない。

◇　創傷処置について
(1)　各号に示す範囲とは，包帯等で被覆すべき創傷面の広さ又は軟膏処
　置を行うべき広さをいう。
(2)　同一疾病又はこれに起因する病変に対して創傷処置，J 053皮膚科
　軟膏処置又はJ 119の「3」湿布処置が行われた場合は，それぞれの
　部位の処置面積を合算し，その合算した広さを，いずれかの処置に係
　る区分に照らして算定するものとし，併せて算定できない。
(3)　同一部位に対して創傷処置，J 053皮膚科軟膏処置，J 057-2面皰圧
　出法又はJ 119の「3」湿布処置が行われた場合はいずれか1つのみ
　により算定し，併せて算定できない。
(4)　C109在宅寝たきり患者処置指導管理料，C112在宅気管切開患者指
　導管理料又はC112-2在宅喉頭摘出患者指導管理料を算定している患
　者（これらに係る在宅療養指導管理材料加算，薬剤料又は特定保険医
　療材料料のみを算定している者を含み，入院中の患者を除く。）につ
　いては，創傷処置（熱傷に対するものを除く。）の費用は算定できない。
(5)　手術後の患者に対する創傷処置は，その回数にかかわらず，1日に
　つき所定点数のみにより算定する。
(6)　複数の部位の手術後の創傷処置については，それぞれの部位の処置
　面積を合算し，その合算した広さに該当する点数により算定する。
(7)　D225観血的動脈圧測定，D226中心静脈圧測定，D227頭蓋内圧持
　続測定，D230観血的肺動脈圧測定，D231人工膵臓検査，D231-2皮
　下連続式グルコース測定，G001静脈内注射，G004点滴注射，G005
　中心静脈注射，G006植込型カテーテルによる中心静脈注射及びJ
　043-6人工膵臓療法に係る穿刺部位のガーゼ交換等の処置料及び材料
　料は，別に算定できない。
(8)　診断穿刺・検体採取後の創傷処置については，本区分における手術
　後の患者に対するものとして翌日より算定できる。
(9)　軟膏の塗布又は湿布の貼付のみの処置では算定できない。
(10)　J 000-2下肢創傷処置を算定する場合は，創傷処置は併せて算定で
　きない。
(11)　J 001熱傷処置を算定する場合は，創傷処置は併せて算定できない。
(12)　J 001-4重度褥瘡処置を算定する場合は，創傷処置は併せて算定で
　きない。
(13)　J 100副鼻腔手術後の処置を算定した場合，創傷処置は別に算定で
　きない。
◇　下肢創傷処置について
(1)　各号に示す範囲とは，下肢創傷の部位及び潰瘍の深さをいう。
(2)　下肢創傷処置の対象となる部位は，足部，足趾又は踵であって，浅
　い潰瘍とは潰瘍の深さが腱，筋，骨又は関節のいずれにも至らないも
　のをいい，深い潰瘍とは潰瘍の深さが腱，筋，骨又は関節のいずれか
　に至るものをいう。
(3)　下肢創傷処置を算定する場合は，J 000創傷処置，J 001-7爪甲除去
　（麻酔を要しないもの）及びJ 001-8穿刺排膿後薬液注入は併せて算定
　できない。

J 001 熱傷処置

1	100平方センチメートル未満	**135点**
2	100平方センチメートル以上500平方センチメートル未満	**147点**
3	500平方センチメートル以上3,000平方センチメートル未満	**337点**
4	3,000平方センチメートル以上6,000平方センチメートル未満	**630点**
5	6,000平方センチメートル以上	**1,875点**

注1　初回の処置を行った日から起算して2月を経過するまでに行われた場合に限り算定し，それ以降に行う当該処置については，区分番号J 000に掲げる創傷処置の例により算定する。

　　2　1については，入院中の患者以外の患者及び手術後の患者（入院中の患者に限る。）についてのみ算定する。ただし，手術後の患者（入院中の患者に限る。）については手術日から起算して14日を限度として算定する。

　　3　1については，第1度熱傷の場合は第1章基本診療料に含まれ，算定できない。

　　4　4及び5については，6歳未満の乳幼児の場合は，**乳幼児加算**として，**55点**を加算する。

J 001-2 絆創膏固定術　　　　　　**500点**

J 001-3 鎖骨又は肋骨骨折固定術　　**500点**

J 001-4 重度褥瘡処置（1日につき）

1	100平方センチメートル未満	**90点**
2	100平方センチメートル以上500平方センチメートル未満	**98点**
3	500平方センチメートル以上3,000平方センチメートル未満	**150点**
4	3,000平方センチメートル以上6,000平方センチメートル未満	**280点**
5	6,000平方センチメートル以上	**500点**

注1　重度の褥瘡処置を必要とする患者に対して，初回の処置を行った日から起算して2月を経過するまでに行われた場合に限り算定し，それ以降に行う当該処置については，区分番号J 000に掲げる創傷処置の例により算定する。

　　2　1については，入院中の患者以外の患者及び手術後の患者（入院中の患者に限る。）についてのみ算定する。ただし，手術後の患者（入院中の患者に限る。）については手術日から起算して14日を限度として算定する。

---

(4)　複数の下肢創傷がある場合は主たるもののみ算定する。

(5)　軟膏の塗布又は湿布の貼付のみの処置では算定できない。

◇　熱傷処置について

(1)　各号に示す範囲とは，包帯等で被覆すべき創傷面の広さ，又は軟膏処置を行うべき広さをいう。

(2)　熱傷処置を算定する場合は，J 000創傷処置，J 001-7爪甲除去（麻酔を要しないもの）及びJ 001-8穿刺排膿後薬液注入は併せて算定できない。

(3)　熱傷には電撃傷，薬傷及び凍傷が含まれる。

(4)　「1」については，第1度熱傷のみでは算定できない。

◇　足関節捻挫又は膝関節靱帯損傷に絆創膏固定術を行った場合に算定する。ただし，交換は原則として週1回とする。

◇　鎖骨骨折固定術後の包帯交換は，J 000創傷処置に準じて算定し，肋骨骨折固定術の2回目以降の絆創膏貼用は，J 001-2絆創膏固定術に準じて算定する。

◇　重度褥瘡処置について

(1)　各号に示す範囲とは，包帯等で被覆すべき創傷面の広さ，又は軟膏処置を行うべき広さをいう。

(2)　皮下組織に至る褥瘡（筋肉，骨等に至る褥瘡を含む。）（DESIGN-R2020分類D3，D4及びD5）に対して褥瘡処置を行った場合に算定する。

(3)　重度褥瘡処置を算定する場合は，J 000創傷処置，J 001-7爪甲除去（麻酔を要しないもの）及びJ 001-8穿刺排膿後薬液注入は併せて算定できない。

(4)　J 003局所陰圧閉鎖処置（入院）を算定する場合は，重度褥瘡処置は併せて算定できない。

(5)　J 003-2局所陰圧閉鎖処置（入院外）を算定する場合は，重度褥瘡処置は併せて算定できない。

(6)　J 003-4多血小板血漿処置を算定する場合は，一連の期間内において，重度褥瘡処置は併せて算定できない。

J 001-5 長期療養患者褥瘡等処置（1日につき） 24点

注1　入院期間が1年を超える入院中の患者に対して褥瘡処置を行った場合に，その範囲又は回数にかかわらず，所定点数を算定する。

2　当該褥瘡処置に係る費用は，所定点数に含まれるものとする。

J 001-6 精神病棟等長期療養患者褥瘡等処置（1日につき） 30点

注1　結核病棟又は精神病棟に入院している患者であって，入院期間が1年を超えるものに対して，次に掲げる処置のいずれかを行った場合に，その種類又は回数にかかわらず，所定点数を算定する。

イ　創傷処置（熱傷に対するものを除く。）
　　(1)　100平方センチメートル以上500平方センチメートル未満
　　(2)　500平方センチメートル以上3,000平方センチメートル未満

ロ　皮膚科軟膏処置
　　(1)　100平方センチメートル以上500平方センチメートル未満
　　(2)　500平方センチメートル以上3,000平方センチメートル未満

2　注1に掲げる処置に係る処置料は，所定点数に含まれるものとする。

J 001-7 爪甲除去（麻酔を要しないもの）70点

注　入院中の患者以外の患者についてのみ算定する。

J 001-8 穿刺排膿後薬液注入 45点

注　入院中の患者以外の患者についてのみ算定する。

◇　長期療養患者褥瘡等処置について

(1)　長期療養患者褥瘡等処置の算定に係る褥瘡処置とは，臥床に伴う褥瘡性潰瘍又は圧迫性潰瘍に対する処置（J 000創傷処置又はJ 053皮膚科軟膏処置において，入院中の患者について算定することとされている範囲のものに限る。）をいうものであり，J 001-4重度褥瘡処置を含む。

(2)　褥瘡処置の回数及び部位数にかかわらず1日につき1回に限り算定する。

(3)　1年を超える入院の場合にあってJ 000創傷処置又はJ 053皮膚科軟膏処置の費用を算定する場合は，その対象傷病名を診療報酬明細書に記載する。

◇　精神病棟等長期療養患者褥瘡等処置について

(1)　「注1」に掲げる処置には褥瘡処置及び重度褥瘡処置を含む。

(2)　入院期間が1年を超える入院中の患者に対して行った褥瘡処置，重度褥瘡処置が，「注1」に掲げるもの以外の創傷処置又は皮膚科軟膏処置である場合は，J 001-5長期療養患者褥瘡等処置の所定点数により算定する。

(3)　結核病棟又は精神病棟に入院している患者であって入院期間が1年を超えるものに対して，J 002ドレーン法を行った場合は，その種類又は回数にかかわらず精神病棟等長期療養患者褥瘡等処置として，1日につき所定点数を算定する。

◇　爪甲除去（麻酔を要しないもの）について

(1)　C109在宅寝たきり患者処置指導管理料，C112在宅気管切開患者指導管理料又はC112-2在宅喉頭摘出患者指導管理料を算定している患者（これらに係る在宅療養指導管理材料加算，薬剤料又は特定保険医療材料料のみを算定している者を含み，入院中の患者を除く。）については，爪甲除去（麻酔を要しないもの）の費用は算定できない。

(2)　J 000-2下肢創傷処置を算定する場合は，爪甲除去（麻酔を要しないもの）は併せて算定できない。

(3)　J 001熱傷処置を算定する場合は，爪甲除去（麻酔を要しないもの）は併せて算定できない。

(4)　J 001-4重度褥瘡処置を算定する場合は，爪甲除去（麻酔を要しないもの）は併せて算定できない。

(5)　J 100副鼻腔手術後の処置を算定した場合，爪甲除去（麻酔を要しないもの）は別に算定できない。

◇　穿刺排膿後薬液注入について

(1)　C109在宅寝たきり患者処置指導管理料，C112在宅気管切開患者指導管理料又はC112-2在宅喉頭摘出患者指導管理料を算定している患者（これらに係る在宅療養指導管理材料加算，薬剤料又は特定保険医療材料料のみを算定している者を含み，入院中の患者を除く。）については，穿刺排膿後薬液注入の費用は算定できない。

(2)　J 000-2下肢創傷処置を算定する場合は，穿刺排膿後薬液注入は併せて算定できない。

J
処置

一般処置

J 001-9　空洞切開術後ヨードホルムガーゼ処置
（1日につき）　　　　　　　　　　　　**45点**

J 001-10　静脈圧迫処置（慢性静脈不全に対するもの）　　　　　　　　　　　　**200点**
　注1　別に厚生労働大臣が定める施設基準に適合しているものとして地方厚生局長等に届け出た保険医療機関において行われる場合に限り算定する。
　　2　初回の処置を行った場合は，**静脈圧迫処置初回加算**として，初回に限り**150点**を所定点数に加算する。

J 002　ドレーン法（ドレナージ）（1日につき）
　1　持続的吸引を行うもの　　　　　**50点**
　2　その他のもの　　　　　　　　　**25点**
　注　3歳未満の乳幼児の場合は，**乳幼児加算**として，**110点**を加算する。

J 003　局所陰圧閉鎖処置（入院）（1日につき）
　1　100平方センチメートル未満　**1,040点**
　2　100平方センチメートル以上200平方センチメートル未満　　　　　　　　**1,060点**
　3　200平方センチメートル以上　**1,375点**
　注1　初回の貼付に限り，1にあっては**1,690**点を，2にあっては**2,650点**を，3にあっては**3,300点**を，初回加算として，それ

（3）　J 001熱傷処置を算定する場合は，穿刺排膿後薬液注入は併せて算定できない。
（4）　J 001-4重度褥瘡処置を算定する場合は，穿刺排膿後薬液注入は併せて算定できない。
（5）　J 004流注膿瘍穿刺と同一日に算定することはできない。
（6）　J 100副鼻腔手術後の処置を算定した場合，穿刺排膿後薬液注入は別に算定できない。

◇　肺空洞切開手術後の空洞内にヨードホルムガーゼを使用した場合に算定する。なお，ヨードホルムガーゼを多量に使用することは，中毒のおそれもあり留意すべきである。

◇　静脈圧迫処置（慢性静脈不全に対するもの）について
（1）　静脈圧迫処置は，慢性静脈不全による難治性潰瘍の患者であって，次のいずれにも該当する場合に，月に1回に限り，3月を限度として算定する。ただし，初回の潰瘍の大きさが100cm^{2}を超える場合は6月を限度として算定する。
　ア　2週間以上持続し，他の治療法によっては治癒又は改善しない下肢の難治性潰瘍を有する患者である場合。
　イ　次のいずれかの方法により，慢性静脈不全と診断された患者であって，それ以外の原因が否定されている場合。
　　①　下肢静脈超音波検査により，表在静脈において0.5秒，深部静脈において1秒を超える逆流所見が認められる場合又は深部静脈において有意な閉塞所見が認められる場合
　　②　動脈性静脈性混合性潰瘍が疑われる場合であって，足関節上腕血圧比（ＡＢＩ）検査0.5以上の場合
（2）　静脈圧迫処置は，専任の医師が直接行うもの又は専任の医師の指導の下，専任の看護師が行うものについて算定する。なお，当該医師又は看護師は，関連学会が主催する所定の研修会を受講している。
（3）　静脈圧迫処置は，弾性着衣又は弾性包帯による圧迫，圧迫下の運動及び患肢のスキンケアによるセルフケア指導を適切に組み合わせて，処置及び指導を行った場合に算定する。
（4）　関連学会が定める指針等を遵守する。
（5）　診療報酬の請求に当たって，診療報酬明細書の摘要欄に，難治性潰瘍の所見（潰瘍の持続期間，部位，深達度及び面積を含む。），これまでの治療経過，慢性静脈不全と診断した根拠（下肢静脈超音波検査等の所見），静脈圧迫処置を必要とする医学的理由及び指導内容について記載する。

◇　ドレーン法（ドレナージ）について
（1）　部位数，交換の有無にかかわらず，1日につき，所定点数のみにより算定する。
（2）　ドレナージの部位の消毒等の処置料は所定点数に含まれ，J 000創傷処置は別に算定できない。ただし，ドレーン抜去後に抜去部位の処置が必要な場合は，J 000創傷処置の「1」により手術後の患者に対するものとして算定する。
（3）　「1」と「2」は同一日に併せて算定できない。
（4）　ＰＴＣＤチューブの単なる交換については，「2」により算定する。

◇　局所陰圧閉鎖処置（入院）について
（1）　入院中の患者に対して処置を行った場合に限り算定できる。
（2）　「1」から「3」までに示す範囲は，局所陰圧閉鎖処置用材料で被覆すべき創傷面の広さをいう。
（3）　部位数にかかわらず，1日につき，所定点数により算定する。
（4）　局所陰圧閉鎖処置（入院）を算定する場合は，J 001-4重度褥瘡処置及びJ 053皮膚科軟膏処置は併せて算定できない。J 000創傷処置，J 000-2下肢創傷処置又はJ 001熱傷処置は併せて算定できるが，当該

ぞれ所定点数に加算する。

2 初回の貼付に限り，持続洗浄を併せて実施した場合は，**持続洗浄加算**として，**500点**を所定点数に加算する。

3 新生児，3歳未満の乳幼児（新生児を除く。）又は3歳以上6歳未満の幼児に対して行った場合は，**新生児局所陰圧閉鎖加算，乳幼児局所陰圧閉鎖加算又は幼児局所陰圧閉鎖加算**として，それぞれ**所定点数の100分の300，100分の100又は100分の50に相当する点数を所定点数に加算する。**

J 003-2 局所陰圧閉鎖処置（入院外）（1日につき）

1	100平方センチメートル未満	**240点**
2	100平方センチメートル以上200平方センチメートル未満	**270点**
3	200平方センチメートル以上	**330点**

注 初回の貼付に限り，1にあっては**1,690点**を，2にあっては**2,650点**を，3にあっては**3,300点**を，**初回加算**として，それぞれ所定点数に加算する。

処置が対象とする創傷を重複して算定できない。

(5) 局所陰圧閉鎖処置（入院）終了後に多血小板血漿処置を行う場合は，J 003-4多血小板血漿処置を算定する。また，引き続き創傷部位の処置（多血小板血漿処置を除く。）が必要な場合は，J 000創傷処置により算定する。

(6) 「注1」に規定する加算は，入院前にJ 003-2局所陰圧閉鎖処置（入院外）を算定していた患者が，引き続き入院中に局所陰圧閉鎖処置（入院）を行った場合は算定できない。

(7) 「注2」の持続洗浄加算については，局所感染を伴う難治性創傷（局所感染が存在するが，その拡大がなく，沈静化すると考えられる創傷及び汚染創に限り，骨髄炎又は骨膜炎を除く。）に対して，持続洗浄を併せて実施した場合に算定する。持続洗浄加算を算定した場合は，診療報酬明細書の摘要欄にその理由及び医学的根拠を詳細に記載する。

(8) 骨髄炎又は骨膜炎を伴う難治性創傷に対して，局所陰圧閉鎖処置と洗浄を行った場合は，「注2」の持続洗浄加算は算定できず，J 040局所灌流の「2」骨膜・骨髄炎に対するものを併せて算定する。この場合は，診療報酬明細書の摘要欄にその理由及び医学的根拠を詳細に記載する。

(9) 局所陰圧閉鎖処置（入院）を算定する場合は，特定保険医療材料の局所陰圧閉鎖処置用材料を併せて使用した場合に限り算定できる。ただし，切開創手術部位感染のリスクを低減する目的で使用した場合は算定できない。

(10) 陰圧維持管理装置として単回使用の機器を使用し，局所陰圧閉鎖処置（入院）を算定する場合は，特定保険医療材料の局所陰圧閉鎖処置用材料を併せて算定した日に週3回に限り算定できる。

(11) 初回加算を算定した日，陰圧維持管理装置として使用した機器及び本処置の医学的必要性を診療報酬明細書の摘要欄に記載すること。

(12) 「注3」の加算における所定点数とは，「注1」及び「注2」の加算を含まない点数である。

(13) J 003-4多血小板血漿処置を算定する場合は，一連の期間内において，局所陰圧閉鎖処置（入院）は併せて算定できない。

◇ 局所陰圧閉鎖処置（入院外）について

(1) 入院中の患者以外の患者に対して陰圧創傷治療用カートリッジを用いて処置を行った場合に限り算定できる。

(2) 「1」から「3」までに示す範囲は，局所陰圧閉鎖処置用材料で被覆すべき創傷面の広さをいう。

(3) 部位数にかかわらず，1日につき，所定点数により算定する。

(4) 局所陰圧閉鎖処置（入院外）を算定する場合は，J 001-4重度褥瘡処置及びJ 053皮膚科軟膏処置は併せて算定できない。J 000創傷処置，J 000-2下肢創傷処置又はJ 001熱傷処置は併せて算定できるが，当該処置が対象とする創傷を重複して算定できない。

(5) 局所陰圧閉鎖処置（入院外）終了後に多血小板血漿処置を行う場合は，J 003-4多血小板血漿処置を算定する。また，引き続き創傷部位の処置（多血小板血漿処置を除く。）が必要な場合は，J 000創傷処置により算定する。

(6) 「注」に規定する加算は，入院中にJ 003局所陰圧閉鎖処置（入院）を算定していた患者が引き続き入院外で局所陰圧閉鎖処置を実施した場合は算定できない。

(7) 局所陰圧閉鎖処置（入院外）を算定する場合は，特定保険医療材料の局所陰圧閉鎖処置用材料を併せて使用した場合に限り算定できる。ただし，切開創手術部位感染のリスクを低減する目的で使用した場合は算定できない。

(8) J 003-4多血小板血漿処置を算定する場合は，一連の期間内において

J 003-3　局所陰圧閉鎖処置（腹部開放創）（1日につき）　　1,375点

J 003-4　多血小板血漿処置　　4,190点

注1　別に厚生労働大臣が定める施設基準に適合しているものとして地方厚生局長等に届け出た保険医療機関において行われる場合に限り算定する。

2　多血小板血漿処置に伴って行われた採血等の費用は、所定点数に含まれるものとする。

J 004　流注膿瘍穿刺　　190点

J 005　脳室穿刺　　750点

注　6歳未満の乳幼児の場合は、乳幼児加算として、110点を加算する。

J 006　後頭下穿刺　　300点

注　6歳未満の乳幼児の場合は、乳幼児加算として、110点を加算する。

J 007　頸椎、胸椎又は腰椎穿刺　　317点

注　6歳未満の乳幼児の場合は、乳幼児加算として、110点を加算する。

J 007-2　硬膜外自家血注入　　1,000点

注1　別に厚生労働大臣が定める施設基準に適合しているものとして地方厚生局長等に届け出た保険医療機関において行われる場合に限り算定する。

2　硬膜外自家血注入に伴って行われた採血及び穿刺等の費用は、所定点数に含まれるものとする。

J 008　胸腔穿刺（洗浄、注入及び排液を含む。）　　275点

注　6歳未満の乳幼児の場合は、乳幼児加算として、110点を加算する。

J 009　削除

J 010　腹腔穿刺（人工気腹、洗浄、注入及び排

て、局所陰圧閉鎖処置（入院外）は併せて算定できない。

◇　局所陰圧閉鎖処置（腹部開放創）について

(1)　腹部開放創用局所陰圧閉鎖キットを用いた場合に限り、10日を限度として算定する。なお、処置開始日を診療報酬明細書の摘要欄に記載すること。

(2)　局所陰圧閉鎖処置（腹部開放創）を算定する場合は、J 003局所陰圧閉鎖処置（入院）は併せて算定できない。

◇　多血小板血漿処置について

(1)　トラフェルミン（遺伝子組換え）を用いた治療又は局所陰圧閉鎖処置を28日以上行っても効果が得られない難治性皮膚潰瘍に対して、多血小板血漿処置を行った場合に限り算定する。なお、診療報酬明細書の摘要欄に当該処置を行う医学的必要性を記載すること。

(2)　一連につき2クールを限度として行い、1クール（4週間に限る。）につき1回を限度として算定する。

(3)　部位数にかかわらず、所定点数により算定する。

(4)　多血小板血漿処置を算定する場合は、一連の期間内において、J 001-4重度褥瘡処置、J 003局所陰圧閉鎖処置（入院）、J 003-2局所陰圧閉鎖処置(入院外)及びJ 053皮膚科軟膏処置は併せて算定できない。なお、J 000創傷処置、J 000-2下肢創傷処置又はJ 001熱傷処置は併せて算定できるが、当該処置が対象とする創傷を重複して算定できない。

◇　J 001-8穿刺排膿後薬液注入と同一日に算定することはできない。

◇　脳室穿刺について

(1)　D401脳室穿刺と同一日に算定することはできない。

(2)　脳脊髄腔注射を、検査、処置を目的とする穿刺と同時に実施した場合は、当該検査若しくは処置又はG009脳脊髄腔注射のいずれかの所定点数を算定する。

◇　後頭下穿刺について

(1)　D402後頭下穿刺と同一日に算定することはできない。

(2)　脳脊髄腔注射を、検査、処置を目的とする穿刺と同時に実施した場合は、当該検査若しくは処置又はG009脳脊髄腔注射のいずれかの所定点数を算定する。

◇　頸椎、胸椎又は腰椎穿刺について

(1)　頸椎穿刺はD403の頸椎穿刺と、胸椎穿刺はD403の胸椎穿刺と、腰椎穿刺はD403の腰椎穿刺と同一日に算定することはできない。

(2)　脳脊髄腔注射を、検査、処置を目的とする穿刺と同時に実施した場合は、当該検査若しくは処置又はG009脳脊髄腔注射のいずれかの所定点数を算定する。

◇　硬膜外自家血注入は、起立性頭痛を有する患者に係るものであって、関係学会の定める脳脊髄液漏出症診療指針に基づき、脳脊髄液漏出症として「確実」又は「確定」と診断されたものに対して実施した場合に限り算定できる。なお、診療報酬請求に当たっては、診療報酬明細書に当該指針に規定する画像診断基準を満たすことを示す画像所見、撮影日、撮影医療機関の名称等の症状詳記を記載する。

◇　胸腔穿刺について

(1)　胸腔穿刺、洗浄、薬液注入又は排液について、これらを併せて行った場合においては、本区分の所定点数を算定する。

(2)　単なる試験穿刺として行った場合は、D419その他の検体採取の「2」により算定する。

液を含む。）   287点
　注　6歳未満の乳幼児の場合は，乳幼児加算
　　として，**110点**を加算する。

J 010-2 経皮的肝膿瘍等穿刺術   **1,450点**

　　　　　　　　　　　　　　　　　　　※　急性胆嚢炎に対して，経皮的胆嚢穿刺のみを行い，ドレーンを留置
　　　　　　　　　　　　　　　　　　　　しなかった場合は，本区分により算定する。
J 011 骨髄穿刺   ◇　D404骨髄穿刺と同一日に算定することはできない。
　1　胸骨   310点
　2　その他   330点
　注　6歳未満の乳幼児の場合は，乳幼児加算
　　として，**110点**を加算する。

J 012 腎嚢胞又は水腎症穿刺   350点   ◇　D407腎嚢胞又は水腎症穿刺と同一日に算定することはできない。
　注　6歳未満の乳幼児の場合は，乳幼児加算
　　として，**110点**を加算する。

J 013 ダグラス窩穿刺   240点   ◇　D408ダグラス窩穿刺と同一日に算定することはできない。
J 014 乳腺穿刺   200点   ◇　D410乳腺穿刺又は針生検と同一日に算定することはできない。
J 015 甲状腺穿刺   150点   ◇　D411甲状腺穿刺又は針生検と同一日に算定することはできない。
J 016 リンパ節等穿刺   200点   ◇　D409リンパ節等穿刺又は針生検と同一日に算定することはできな
　　　　　　　　　　　　　　　　　　　　い。

J 017 エタノールの局所注入   **1,200点**   ◇　エタノールの局所注入について
　注　甲状腺又は副甲状腺に対する局所注入に   (1)　肝癌，有症状の甲状腺のう胞，機能性甲状腺結節（Plummer病），
　　ついては，別に厚生労働大臣が定める施設   内科的治療に抵抗性の2次性副甲状腺機能亢進症等に対してエタノー
　　基準に適合しているものとして地方厚生局   ルを局所注入した場合に算定する。なお，使用したエタノールは，所
　　長等に届け出た保険医療機関において行わ   定点数に含まれ別に算定できない。
　　れる場合に限り算定する。   (2)　当該手技に伴って実施される超音波検査，画像診断の費用は所定点
　　　　　　　　　　　　　　　　　　　　　　　　 数に含まれる。

J 017-2 リンパ管腫局所注入   **1,020点**   ◇　リンパ管腫にピシバニールを局所注入した場合に算定する。
　注　6歳未満の乳幼児の場合は，乳幼児加算
　　として，**55点**を加算する。

J 018 喀痰吸引（1日につき）   **48点**   ◇　喀痰吸引について
　注1　間歇的陽圧吸入法又は人工呼吸と同時   (1)　喀痰の凝塊又は肺切除後喀痰が気道に停滞し，喀出困難な患者に対
　　に行った喀痰吸引の費用は，それぞれ間   し，ネラトンカテーテル及び吸引器を使用して喀痰吸引を行った場合
　　歇的陽圧吸入法又は人工呼吸の所定点数   に算定する。
　　に含まれるものとする。   (2)　喀痰吸引，内視鏡下気管支分泌物吸引，干渉低周波去痰器による喀
　　2　6歳未満の乳幼児の場合は，乳幼児加   痰排出，間歇的陽圧吸入法，鼻マスク式補助換気法，体外式陰圧人工
　　算として，**83点**を加算する。   呼吸器治療，ハイフローセラピー，高気圧酸素治療，インキュベーター，
　　3　区分番号C103に掲げる在宅酸素療法   人工呼吸，持続陽圧呼吸法，間歇的強制呼吸法，気管内洗浄（気管支
　　指導管理料，区分番号C107に掲げる在   ファイバースコピーを使用した場合を含む。），ネブライザ又は超音波
　　宅人工呼吸指導管理料，区分番号C107-   ネブライザを同一日に行った場合は，主たるものの所定点数のみによ
　　3に掲げる在宅ハイフローセラピー指導   り算定する。
　　管理料，区分番号C109に掲げる在宅寝   (3)　C103在宅酸素療法指導管理料，C107在宅人工呼吸指導管理料，C
　　たきり患者処置指導管理料，区分番号C   107-3在宅ハイフローセラピー指導管理料，C109在宅寝たきり患者処
　　112に掲げる在宅気管切開患者指導管理   置指導管理料，C112在宅気管切開患者指導管理料又はC112-2在宅喉
　　料又は区分番号C112-2に掲げる在宅喉   頭摘出患者指導管理料を算定している患者（これらに係る在宅療養指
　　頭摘出患者指導管理料を算定している患   導管理材料加算又は特定保険医療材料料のみを算定している者を含
　　者に対して行った喀痰吸引の費用は算定   み，入院中の患者を除く。）については，喀痰吸引の費用は算定でき
　　しない。   ない。
　　　　　　　　　　　　　　　　　　　　　 (4)　間歇的陽圧吸入法，鼻マスク式補助換気法又は体外式陰圧人工呼吸
　　　　　　　　　　　　　　　　　　　　　　　 器治療と同時に行う喀痰吸引は，J 026間歇的陽圧吸入法，J 026-2鼻
　　　　　　　　　　　　　　　　　　　　　　　 マスク式補助換気法又はJ 026-3体外式陰圧人工呼吸器治療の所定点
　　　　　　　　　　　　　　　　　　　　　　　 数に含まれる。
　　　　　　　　　　　　　　　　　　　　　 (5)　喀痰吸引の費用は，J 045人工呼吸の所定点数に含まれる。
　　　　　　　　　　　　　　　　　　　　　 (6)　喀痰吸引の費用は，J 045-2一酸化窒素吸入療法の「1」及び「2」
　　　　　　　　　　　　　　　　　　　　　　　 の所定点数に含まれる。

J 018-2 内視鏡下気管支分泌物吸引（1日につき）　120点

J 018-3 干渉低周波去痰器による喀痰排出（1日につき）　48点
注1　間歇的陽圧吸入法又は人工呼吸と同時に行った干渉低周波去痰器による喀痰排出の費用は，それぞれ間歇的陽圧吸入法又は人工呼吸の所定点数に含まれるものとする。
　　2　6歳未満の乳幼児の場合は，**乳幼児加算**として，**83点**を加算する。
　　3　区分番号C103に掲げる在宅酸素療法指導管理料，区分番号C107に掲げる在宅人工呼吸指導管理料，区分番号C107-3に掲げる在宅ハイフローセラピー指導管理料，区分番号C109に掲げる在宅寝たきり患者処置指導管理料，区分番号C112に掲げる在宅気管切開患者指導管理料又は区分番号C112-2に掲げる在宅喉頭摘出患者指導管理料を算定している患者に対して行った干渉低周波去痰器による喀痰排出の費用は算定しない。

J 019 持続的胸腔ドレナージ（開始日）　825点
注1　持続的胸腔ドレナージの費用は，挿入したドレーンの本数にかかわらず，1日に1回に限り算定する。
　　2　3歳未満の乳幼児の場合は，**乳幼児加算**として，**110点**を加算する。

J 019-2 削除
J 020 胃持続ドレナージ（開始日）　50点
注　3歳未満の乳幼児の場合は，**乳幼児加算**として，**110点**を加算する。
J 021 持続的腹腔ドレナージ（開始日）　550点
注1　持続的腹腔ドレナージの費用は，挿入したドレーンの本数にかかわらず，1日に1回に限り算定する。

(7)　気管内洗浄（気管支ファイバースコピーを使用した場合を含む。）と同時に行う喀痰吸引は，J 050気管内洗浄（D302気管支ファイバースコピー）の所定点数に含まれる。

◇　喀痰吸引，内視鏡下気管支分泌物吸引，干渉低周波去痰器による喀痰排出，間歇的陽圧吸入法，鼻マスク式補助換気法，体外式陰圧人工呼吸器治療，ハイフローセラピー，高気圧酸素治療，インキュベーター，人工呼吸，持続陽圧呼吸法，間歇的強制呼吸法，気管内洗浄（気管支ファイバースコピーを使用した場合を含む。），ネブライザ又は超音波ネブライザを同一日に行った場合は，主たるものの所定点数のみにより算定する。

◇　干渉低周波去痰器による喀痰排出について
(1)　喀痰吸引，内視鏡下気管支分泌物吸引，干渉低周波去痰器による喀痰排出，間歇的陽圧吸入法，鼻マスク式補助換気法，体外式陰圧人工呼吸器治療，ハイフローセラピー，高気圧酸素治療，インキュベーター，人工呼吸，持続陽圧呼吸法，間歇的強制呼吸法，気管内洗浄（気管支ファイバースコピーを使用した場合を含む。），ネブライザ又は超音波ネブライザを同一日に行った場合は，主たるものの所定点数のみにより算定する。
(2)　J 018喀痰吸引を同一日に行った場合はどちらか一方のみ算定する。
(3)　C103在宅酸素療法指導管理料，C107在宅人工呼吸指導管理料，C107-3在宅ハイフローセラピー指導管理料，C109在宅寝たきり患者処置指導管理料，C112在宅気管切開患者指導管理料又はC112-2在宅喉頭摘出患者指導管理料を算定している患者（これらに係る在宅療養指導管理材料加算又は特定保険医療材料料のみを算定している者を含み，入院中の患者を除く。）については，干渉低周波去痰器による喀痰排出の費用は算定できない。
(4)　算定は1日に1回を限度とする。
(5)　間歇的陽圧吸入法，鼻マスク式補助換気法又は体外式陰圧人工呼吸器治療と同時に行う干渉低周波去痰器による喀痰排出は，J 026間歇的陽圧吸入法，J 026-2鼻マスク式補助換気法又はJ 026-3体外式陰圧人工呼吸器治療の所定点数に含まれる。
(6)　干渉低周波去痰器による喀痰排出の費用は，J 045人工呼吸の所定点数に含まれる。
(7)　干渉低周波去痰器による喀痰排出の費用は，J 045-2一酸化窒素吸入療法の「1」及び「2」の所定点数に含まれる。
(8)　気管内洗浄（気管支ファイバースコピーを使用した場合を含む。）と同時に行う干渉低周波去痰器による喀痰排出は，J 050気管内洗浄（D302気管支ファイバースコピー）の所定点数に含まれる。

◇　持続的胸腔ドレナージについて
(1)　2日目以降は，J 002ドレーン法（ドレナージ）の所定点数により算定する。
(2)　手術と同一日に行った持続的胸腔ドレナージは別に算定できない。なお，手術の翌日以降は，J 002ドレーン法（ドレナージ）により算定する。
(3)　胸腔内出血排除（非開胸的）については本区分で算定する。

◇　2日目以降は，J 002ドレーン法（ドレナージ）の所定点数により算定する。

◇　持続的腹腔ドレナージについて
(1)　2日目以降は，J 002ドレーン法（ドレナージ）の所定点数により算定する。
(2)　手術と同一日に行った持続的腹腔ドレナージは別に算定できない。

J

処置

一般処置

2　3歳未満の乳幼児の場合は，乳幼児加算として，**110点**を加算する。

J 022 高位浣腸，高圧浣腸，洗腸　　65点
注　3歳未満の乳幼児の場合は，乳幼児加算として，**55点**を加算する。

J 022-2 摘便　　100点

J 022-3 腰椎麻酔下直腸内異物除去　　45点

J 022-4 腸内ガス排気処置（開腹手術後）　　45点

J 022-5 持続的難治性下痢便ドレナージ（開始日）　　50点

J 023 気管支カテーテル薬液注入法　　150点
J 024 酸素吸入（1日につき）　　65点
注1　使用した精製水の費用は，所定点数に含まれるものとする。
2　間歇的陽圧吸入法又は人工呼吸と同時に行った酸素吸入の費用は，それぞれ間歇的陽圧吸入法又は人工呼吸の所定点数に含まれるものとする。
3　区分番号C103に掲げる在宅酸素療法指導管理料，区分番号C107に掲げる在宅人工呼吸指導管理料又は区分番号C107-3に掲げる在宅ハイフローセラピー指導管理料を算定している患者に対して行った酸素吸入の費用は算定しない。

なお，手術の翌日以降は，J 002ドレーン法（ドレナージ）により算定する。

◇　高位浣腸，高圧浣腸，洗腸，J 022-2摘便，J 022-3腰椎麻酔下直腸内異物除去又はJ 022-4腸内ガス排気処置（開腹手術後）を同一日に行った場合は，主たるものの所定点数により算定する。

◇　J 022高位浣腸，高圧浣腸，洗腸，摘便，J 022-3腰椎麻酔下直腸内異物除去又はJ 022-4腸内ガス排気処置（開腹手術後）を同一日に行った場合は，主たるものの所定点数により算定する。

◇　J 022高位浣腸，高圧浣腸，洗腸，J 022-2摘便，腰椎麻酔下直腸内異物除去又はJ 022-4腸内ガス排気処置（開腹手術後）を同一日に行った場合は，主たるものの所定点数により算定する。

◇　J 022高位浣腸，高圧浣腸，洗腸，J 022-2摘便，J 022-3腰椎麻酔下直腸内異物除去又は腸内ガス排気処置（開腹手術後）を同一日に行った場合は，主たるものの所定点数により算定する。

◇　持続的難治性下痢便ドレナージについて
(1)　A 300救命救急入院料，A 301特定集中治療室管理料，A 301-2ハイケアユニット入院医療管理料，A 301-3脳卒中ケアユニット入院医療管理料又はA 224無菌治療室管理加算を現に算定している患者であって，2時間に1回以上の反復する難治性の下痢便を認める患者又は肛門周囲熱傷を伴う患者に対し，急性期患者の皮膚・排泄ケアを実施するための適切な知識・技術を有する医師又は看護師が，便の回収を持続的かつ閉鎖的に行う機器を用いて行った場合に算定する。
(2)　当該技術に関する十分な経験を有する医師又は5年以上の急性期患者の看護に従事した経験を有し，急性期患者の皮膚・排泄ケア等に係る適切な研修を修了した看護師が実施することが望ましい。なお，ここでいう急性期患者への看護等に係る適切な研修とは，次の事項に該当する研修のことをいう。
ア　国及び医療機関団体等が主催する研修である（6月以上の研修期間で，修了証が交付されるもの）。
イ　急性期看護又は排泄ケア関連領域における専門的な知識・技術を有する看護師の養成を目的とした研修である。
(3)　開始日については，当該点数で算定し，2日目以降はJ 002ドレーン法（ドレナージ）の「2」その他のもので算定する。

→ J 201酸素加算対象
◇　酸素吸入について
(1)　間歇的陽圧吸入法，鼻マスク式補助換気法，体外式陰圧人工呼吸器治療，ハイフローセラピー，インキュベーター，人工呼吸，持続陽圧呼吸法，間歇的強制呼吸法又は気管内洗浄（気管支ファイバースコピーを使用した場合を含む。）と同一日に行った酸素吸入の費用は，それぞれの所定点数に含まれており，別に算定できない。
(2)　C103在宅酸素療法指導管理料，C107在宅人工呼吸指導管理料又はC107-3在宅ハイフローセラピー指導管理料を算定している患者（これに係る在宅療養指導管理材料加算のみを算定している者を含み，入院中の患者を除く。）については，酸素吸入の費用は算定できない。
(3)　肺血流増加型先天性心疾患の患者に対して，呼吸循環管理を目的として低濃度酸素吸入を行った場合は，本区分の所定点数を算定する。
(4)　間歇的陽圧吸入法，鼻マスク式補助換気法又は体外式陰圧人工呼吸器治療と同時に行う酸素吸入は，J 026間歇的陽圧吸入法，J 026-2鼻マスク式補助換気法又はJ 026-3体外式陰圧人工呼吸器治療の所定点数に含まれる。
(5)　酸素吸入の費用は，J 045人工呼吸の所定点数に含まれる。
(6)　酸素吸入の費用は，J 045-2一酸化窒素吸入療法の「1」及び「2」

の所定点数に含まれる。

(7)　気管内洗浄（気管支ファイバースコピーを使用した場合を含む。）と同時に行う酸素吸入は，J 050気管内洗浄（D 302気管支ファイバースコピー）の所定点数に含まれる。

→ J 201酸素加算対象

◇　突発性難聴に対する酸素療法について

(1)　間歇的陽圧吸入法，鼻マスク式補助換気法，体外式陰圧人工呼吸器治療，ハイフローセラピー，インキュベーター，人工呼吸，持続陽圧呼吸法，間歇的強制呼吸法又は気管内洗浄（気管支ファイバースコピーを使用した場合を含む。）と同一日に行った突発性難聴に対する酸素療法の費用は，それぞれの所定点数に含まれており，別に算定できない。

(2)　C 103在宅酸素療法指導管理料，C 107在宅人工呼吸指導管理料又はC 107-3在宅ハイフローセラピー指導管理料を算定している患者（これに係る在宅療養指導管理材料加算のみを算定している者を含み，入院中の患者を除く。）については，突発性難聴に対する酸素療法の費用は算定できない。

(3)　間歇的陽圧吸入法，鼻マスク式補助換気法又は体外式陰圧人工呼吸器治療と同時に行う突発性難聴に対する酸素療法は，J 026間歇的陽圧吸入法，J 026-2鼻マスク式補助換気法又はJ 026-3体外式陰圧人工呼吸器治療の所定点数に含まれる。

(4)　突発性難聴に対する酸素療法の費用は，J 045人工呼吸の所定点数に含まれる。

(5)　突発性難聴に対する酸素療法の費用は，J 045-2一酸化窒素吸入療法の「1」及び「2」の所定点数に含まれる。

→ J 201酸素加算対象

◇　酸素テントについて

(1)　間歇的陽圧吸入法，鼻マスク式補助換気法，体外式陰圧人工呼吸器治療，ハイフローセラピー，インキュベーター，人工呼吸，持続陽圧呼吸法，間歇的強制呼吸法又は気管内洗浄（気管支ファイバースコピーを使用した場合を含む。）と同一日に行った酸素テントの費用は，それぞれの所定点数に含まれており，別に算定できない。

(2)　使用したソーダライム等の二酸化炭素吸着剤の費用は所定点数に含まれる。

(3)　C 103在宅酸素療法指導管理料，C 107在宅人工呼吸指導管理料又はC 107-3在宅ハイフローセラピー指導管理料を算定している患者（これらに係る在宅療養指導管理材料加算のみを算定している者を含み，入院中の患者を除く。）については，酸素テントの費用は算定できない。

(4)　間歇的陽圧吸入法，鼻マスク式補助換気法又は体外式陰圧人工呼吸器治療と同時に行う酸素テントは，J 026間歇的陽圧吸入法，J 026-2鼻マスク式補助換気法又はJ 026-3体外式陰圧人工呼吸器治療の所定点数に含まれる。

→ J 201酸素加算対象

◇　間歇的陽圧吸入法について

(1)　喀痰吸引，内視鏡下気管支分泌物吸引，干渉低周波去痰器による喀痰排出，間歇的陽圧吸入法，鼻マスク式補助換気法，体外式陰圧人工呼吸器治療，ハイフローセラピー，高気圧酸素治療，インキュベーター，人工呼吸，持続陽圧呼吸法，間歇的強制呼吸法，気管内洗浄（気管支ファイバースコピーを使用した場合を含む。），ネブライザ又は超音波ネブライザを同一日に行った場合は，主たるものの所定点数のみにより算定する。

(2)　C 103在宅酸素療法指導管理料，C 107在宅人工呼吸指導管理料又はC 107-3在宅ハイフローセラピー指導管理料を算定している患者（こ

J 024-2　突発性難聴に対する酸素療法（1日につき）　65点

J 025　酸素テント（1日につき）　65点

注1　間歇的陽圧吸入法と同時に行った酸素テントの費用は，間歇的陽圧吸入法の所定点数に含まれるものとする。

2　区分番号C 103に掲げる在宅酸素療法指導管理料，区分番号C 107に掲げる在宅人工呼吸指導管理料又は区分番号C 107-3に掲げる在宅ハイフローセラピー指導管理料を算定している患者に対して行った酸素テントの費用は算定しない。

J 026　間歇的陽圧吸入法（1日につき）　160点

注1　間歇的陽圧吸入法と同時に行う喀痰吸引，酸素吸入又は酸素テントは，所定点数に含まれるものとする。

2　区分番号C 103に掲げる在宅酸素療法指導管理料，区分番号C 107に掲げる在宅人工呼吸指導管理料又は区分番号C 107-3に掲げる在宅ハイフローセラピー指導管理料を算定している患者に対して行った間歇的陽圧吸入法の費用は算定しない。

J

処置

一般処置

れらに係る在宅療養指導管理材料加算のみを算定している者を含み，入院中の患者を除く。）については，間歇的陽圧吸入法の費用は算定できない。

(3)　間歇的陽圧吸入法と同時に行う J 018喀痰吸引，J 018-3干渉低周波去痰器による喀痰排出，J 024酸素吸入，J 024-2突発性難聴に対する酸素療法又は J 025酸素テントは，所定点数に含まれる。

→ J 201酸素加算対象

◇　鼻マスク式補助換気法について

(1)　喀痰吸引，内視鏡下気管支分泌物吸引，干渉低周波去痰器による喀痰排出，間歇的陽圧吸入法，鼻マスク式補助換気法，体外式陰圧人工呼吸器治療，ハイフローセラピー，高気圧酸素治療，インキュベーター，人工呼吸，持続陽圧呼吸法，間歇的強制呼吸法，気管内洗浄（気管支ファイバースコピーを使用した場合を含む。），ネブライザ又は超音波ネブライザを同一日に行った場合は，主たるものの所定点数のみにより算定する。

(2)　C 103在宅酸素療法指導管理料，C 107在宅人工呼吸指導管理料又はC 107-3在宅ハイフローセラピー指導管理料を算定している患者（これらに係る在宅療養指導管理材料加算のみを算定している者を含み，入院中の患者及び医療型短期入所サービス費又は医療型特定短期入所サービス費を算定している短期入所中の者を除く。）については，鼻マスク式補助換気法の費用は算定できない。

(3)　鼻マスク式補助換気法と同時に行う J 018喀痰吸引，J 018-3干渉低周波去痰器による喀痰排出，J 024酸素吸入，J 024-2突発性難聴に対する酸素療法又は J 025酸素テントは，所定点数に含まれる。

→ J 201酸素加算対象

◇　体外式陰圧人工呼吸器治療について

(1)　喀痰吸引，内視鏡下気管支分泌物吸引，干渉低周波去痰器による喀痰排出，間歇的陽圧吸入法，鼻マスク式補助換気法，体外式陰圧人工呼吸器治療，ハイフローセラピー，高気圧酸素治療，インキュベーター，人工呼吸，持続陽圧呼吸法，間歇的強制呼吸法，気管内洗浄（気管支ファイバースコピーを使用した場合を含む。），ネブライザ又は超音波ネブライザを同一日に行った場合は，主たるものの所定点数のみにより算定する。

(2)　C 103在宅酸素療法指導管理料，C 107在宅人工呼吸指導管理料又はC 107-3在宅ハイフローセラピー指導管理料を算定している患者（これらに係る在宅療養指導管理材料加算のみを算定している者を含み，入院中の患者及び医療型短期入所サービス費又は医療型特定短期入所サービス費を算定している短期入所中の者を除く。）については，体外式陰圧人工呼吸器治療の費用は算定できない。

(3)　体外式陰圧人工呼吸器治療と同時に行う J 018喀痰吸引，J 018-3干渉低周波去痰器による喀痰排出，J 024酸素吸入，J 024-2突発性難聴に対する酸素療法又は J 025酸素テントは，所定点数に含まれる。

→ J 201酸素加算対象

◇　ハイフローセラピーについて

(1)　喀痰吸引，内視鏡下気管支分泌物吸引，干渉低周波去痰器による喀痰排出，間歇的陽圧吸入法，鼻マスク式補助換気法，体外式陰圧人工呼吸器治療，ハイフローセラピー，高気圧酸素治療，インキュベーター，人工呼吸，持続陽圧呼吸法，間歇的強制呼吸法，気管内洗浄（気管支ファイバースコピーを使用した場合を含む。），ネブライザ又は超音波ネブライザを同一日に行った場合は，主たるものの所定点数のみにより算定する。

(2)　動脈血酸素分圧が60mmHg以下又は経皮的動脈血酸素飽和度が90％以下の急性呼吸不全の患者に対して実施した場合に限り算定す

J 026-2 鼻マスク式補助換気法 （1日につき）
160点

注1　鼻マスク式補助換気法と同時に行われる喀痰吸引，酸素吸入又は酸素テントの費用は，所定点数に含まれるものとする。

　　2　区分番号C 103に掲げる在宅酸素療法指導管理料，区分番号C 107に掲げる在宅人工呼吸指導管理料又は区分番号C 107-3に掲げる在宅ハイフローセラピー指導管理料を算定している患者に対して行った鼻マスク式補助換気法の費用は算定しない。

J 026-3 体外式陰圧人工呼吸器治療 （1日につき）
160点

注1　体外式陰圧人工呼吸と同時に行う喀痰吸引，酸素吸入又は酸素テントは，所定点数に含まれるものとする。

　　2　区分番号C 103に掲げる在宅酸素療法指導管理料，区分番号C 107に掲げる在宅人工呼吸指導管理料又は区分番号C 107-3に掲げる在宅ハイフローセラピー指導管理料を算定している患者に対して行った体外式陰圧人工呼吸の費用は算定しない。

J 026-4 ハイフローセラピー （1日につき）

1　15歳未満の患者の場合　**282点**
2　15歳以上の患者の場合　**192点**

J
処置

一般処置

る。なお，算定に当たっては，動脈血酸素分圧又は経皮的酸素飽和度の測定結果について，診療報酬明細書の摘要欄に記載する。

(3)　C 103在宅酸素療法指導管理料，C 107在宅人工呼吸指導管理料又はC 107-3在宅ハイフローセラピー指導管理料を算定している患者（これらに係る在宅療養指導管理材料加算又は特定保険医療材料料のみを算定している者を含み，入院中の患者を除く。）については，ハイフローセラピーの費用は算定できない。

→ J 201酸素加算対象

◇　高気圧酸素治療について

(1)　喀痰吸引，内視鏡下気管支分泌物吸引，干渉低周波去痰器による喀痰排出，間歇的陽圧吸入法，鼻マスク式補助換気法，体外式陰圧人工呼吸器治療，ハイフローセラピー，高気圧酸素治療，インキュベーター，人工呼吸，持続陽圧呼吸法，間歇的強制呼吸法，気管内洗浄（気管支ファイバースコピーを使用した場合を含む。），ネブライザ又は超音波ネブライザを同一日に行った場合は，主たるものの所定点数のみにより算定する。

(2)　「1」は減圧症又は空気塞栓に対して，発症後1か月以内に行う場合に，一連につき7回を限度として算定する。

(3)　「2」は次の疾患に対して行う場合に，一連につき10回を限度として算定する。
　　ア　急性一酸化炭素中毒その他のガス中毒（間歇型を含む。）
　　イ　重症軟部組織感染症（ガス壊疽，壊死性筋膜炎）又は頭蓋内膿瘍
　　ウ　急性末梢血管障害
　　　　a　重症の熱傷又は凍傷
　　　　b　広汎挫傷又は中等度以上の血管断裂を伴う末梢血管障害
　　　　c　コンパートメント症候群又は圧挫症候群
　　エ　脳梗塞
　　オ　重症頭部外傷後若しくは開頭術後の意識障害又は脳浮腫
　　カ　重症の低酸素脳症
　　キ　腸閉塞

(4)　「2」は次の疾患に対して行う場合に，一連につき30回を限度として算定する。
　　ア　網膜動脈閉塞症
　　イ　突発性難聴
　　ウ　放射線又は抗癌剤治療と併用される悪性腫瘍
　　エ　難治性潰瘍を伴う末梢循環障害
　　オ　皮膚移植
　　カ　脊髄神経疾患
　　キ　骨髄炎又は放射線障害

(5)　スモンの患者に対して行う場合は，「2」により算定する。

(6)　2絶対気圧以上の治療圧力が1時間に満たないものについては，1日につきJ 024酸素吸入により算定する。

(7)　高気圧酸素治療を行うに当たっては，関係学会より留意事項が示されているので，これらの事項を十分参考とすべきものである。

→ J 201酸素加算対象

◇　インキュベーターについて

(1)　喀痰吸引，内視鏡下気管支分泌物吸引，干渉低周波去痰器による喀痰排出，間歇的陽圧吸入法，鼻マスク式補助換気法，体外式陰圧人工呼吸器治療，ハイフローセラピー，高気圧酸素治療，インキュベーター，人工呼吸，持続陽圧呼吸法，間歇的強制呼吸法，気管内洗浄（気管支ファイバースコピーを使用した場合を含む。），ネブライザ又は超音波ネブライザを同一日に行った場合は，主たるものの所定点数のみにより算定する。

J 027　高気圧酸素治療（1日につき）

1　減圧症又は空気塞栓に対するもの
　　　　　　　　　　　　　　　　5,000点
2　その他のもの　　　　　　　　　**3,000点**
注　1については，高気圧酸素治療の実施時間が5時間を超えた場合には，30分又はその端数を増すごとに，**長時間加算**として，**500点**を所定点数に加算する。ただし，3,000点を限度として加算する。

J 028　インキュベーター（1日につき）　**120点**
注　使用した精製水の費用及びインキュベーターと同時に行った酸素吸入の費用は，所定点数に含まれるものとする。

J
処置
一般処置

(2)　インキュベーターを行うに当たって使用した滅菌精製水の費用は，所定点数に含まれる。
(3)　1日につき所定点数により算定する。
◇　1日につき所定点数により算定する。

J 029　鉄の肺（1日につき）　　　260点
J 029-2　減圧タンク療法　　　260点
J 030　食道ブジー法　　　150点
J 031　直腸ブジー法　　　150点
J 032　肛門拡張法（徒手又はブジーによるもの）　　　150点
　注　3歳未満の乳幼児であって，直腸又は肛門疾患に係る手術の前後の場合は，**周術期乳幼児加算**として，初回の算定日から起算して3月以内に限り，**100点**を所定点数に加算する。
J 033　削除
J 034　イレウス用ロングチューブ挿入法　912点

◇　「注」に規定する加算は，3歳未満の乳幼児に対して，鎖肛又は先天性腸疾患に対する根治術等の前後に肛門拡張法を行った場合に限り算定できる。なお，当該加算は初回の算定日から起算して3月に限り算定できることとし，診療報酬明細書の摘要欄に初回の算定年月日（初回の場合は初回である旨）を記載すること。

◇　イレウス用ロングチューブ挿入法について
(1)　2日目以降は，J 002ドレーン法（ドレナージ）の所定点数により算定する。
(2)　経肛門的に挿入した場合においても本区分により算定する。

J 034-2　経鼻栄養・薬剤投与用チューブ挿入術　　　180点

◇　経鼻栄養・薬剤投与用チューブ挿入術について
(1)　EDチューブを用いて経管栄養を行うためにEDチューブを挿入した場合は，胃食道逆流症や全身状態の悪化等により，経口又は経胃の栄養摂取では十分な効果が得られない患者に対して実施した場合に限り算定する。
(2)　X線透視下に経鼻栄養・薬剤投与用チューブを挿入し，食道から胃を通過させ，先端が十二指腸あるいは空腸内に存在することを確認した場合に算定する。
(3)　経胃の栄養摂取が必要な患者に対して在宅などX線装置が活用できない環境下において，経鼻栄養・薬剤投与用チューブの挿入に際して，ファイバー光源の活用によりチューブの先端が胃内にあることを確認する場合にも算定できる。なお，医学的必要性について診療報酬明細書の摘要欄に記載すること。
(4)　EDチューブを用いて経管栄養を行う場合には，J 120鼻腔栄養の所定点数により算定する。
(5)　経鼻薬剤投与を行う場合は，レボドパ・カルビドパ水和物製剤を投与する目的の場合に限り算定する。なお，この場合の画像診断及び内視鏡等の費用は，当該点数の算定日に限り算定する。

J 034-3　内視鏡的結腸軸捻転解除術（一連につき）　　　5,360点
J 035　削除
J 036　非還納性ヘルニア徒手整復法　290点
　注　新生児又は3歳未満の乳幼児の場合は，**新生児加算**又は**乳幼児加算**として，それぞれ**110点**又は**55点**を加算する。
J 037　痔核嵌頓整復法（脱肛を含む。）　290点
J 038　人工腎臓（1日につき）
　1　慢性維持透析を行った場合1
　　イ　4時間未満の場合　　　**1,876点**
　　ロ　4時間以上5時間未満の場合　**2,036点**
　　ハ　5時間以上の場合　　　**2,171点**
　2　慢性維持透析を行った場合2
　　イ　4時間未満の場合　　　**1,836点**
　　ロ　4時間以上5時間未満の場合　**1,996点**

◇　一連につき，1回に限り算定する。なお，D313大腸内視鏡検査の費用は，所定点数に含まれる。

◇　人工腎臓について
(1)　人工腎臓には，血液透析のほか血液濾過，血液透析濾過が含まれる。
(2)　人工腎臓を行う医療機関の規模や効率性等を踏まえた評価とする観点から，「1」については「慢性維持透析を行った場合1」の施設基準，「2」については「慢性維持透析を行った場合2」の施設基準の届出を行った保険医療機関において算定する。「慢性維持透析を行った場合3」については，「1」又は「2」の施設基準のいずれかに該当するものとして届出を行った保険医療機関以外の保険医療機関において

　ハ　5時間以上の場合　　　　**2,126点**
3　慢性維持透析を行った場合3
　イ　4時間未満の場合　　　　**1,796点**
　ロ　4時間以上5時間未満の場合 **1,951点**
　ハ　5時間以上の場合　　　　**2,081点**
4　その他の場合　　　　　　　**1,580点**
注1　入院中の患者以外の患者に対して，午後5時以降に開始した場合若しくは午後9時以降に終了した場合又は休日に行った場合は，**時間外・休日加算**として，**380点**を所定点数に加算する。
　2　別に厚生労働大臣が定める施設基準に適合しているものとして地方厚生局長等に届け出た保険医療機関において行った場合には，**導入期加算**として，導入期1月に限り1日につき，当該基準に係る区分に従い，次に掲げる点数を所定点数に加算する。
　　イ　導入期加算1　　　　　　200点
　　ロ　導入期加算2　　　　　　410点
　　ハ　導入期加算3　　　　　　810点
　3　著しく人工腎臓が困難な障害者等に対して行った場合は，**障害者等加算**として，1日につき**140点**を加算する。
　4　カニュレーション料を含むものとする。
　5　区分番号C102に掲げる在宅自己腹膜灌流指導管理料又は区分番号C102-2に掲げる在宅血液透析指導管理料を算定している患者に対して行った場合には，週1回（在宅自己腹膜灌流指導管理料を算定している患者にあっては，区分番号J042に掲げる腹膜灌流（1に限る。）の実施回数と併せて週1回）に限り算定する。
　6　1から3までの場合にあっては，透析液，血液凝固阻止剤，生理食塩水及び別に厚生労働大臣が定める薬剤の費用は所定点数に含まれるものとする。
　7　人工腎臓を夜間に開始し，午前0時以降に終了した場合は，1日として算定する。
　8　区分番号J038-2に掲げる持続緩徐式血液濾過の実施回数と併せて1月に14回に限り算定する。ただし，別に厚生労働大臣が定める患者にあってはこの限りでない。
　9　別に厚生労働大臣が定める施設基準に適合しているものとして地方厚生局長等に届け出た保険医療機関において行った場合には，**透析液水質確保加算**として，所定点数に**10点**を加算する。
　10　別に厚生労働大臣が定める施設基準に適合しているものとして地方厚生局長等

算定する。ただし，「慢性維持透析を行った場合3」についても，関連学会から示されている基準に基づき，水質管理が適切に実施されていることが望ましい。
(3)　人工腎臓の時間は，シャント等から動脈血等を人工腎臓用特定保険医療材料に導き入れたときを起点として，人工腎臓用特定保険医療材料から血液を生体に返却し終えたときまでとする。したがって，人工腎臓実施前後の準備，整理等に要する時間は除かれる。
(4)　人工腎臓の時間等については，患者に対し十分な説明を行った上で，患者の病態に応じて，最も妥当なものとし，人工腎臓を行った時間（開始及び終了した時間を含む。）を診療録等に記載する。また，治療内容の変更が必要となった場合においても，患者に十分な説明を行う。
(5)　妊娠中の患者以外の患者に対し，人工腎臓とJ038-2持続緩徐式血液濾過を併せて1月に15回以上実施した場合（人工腎臓のみを15回以上実施した場合を含む。）は，15回目以降の人工腎臓又は持続緩徐式血液濾過は算定できない。ただし，薬剤料（透析液，血液凝固阻止剤，エリスロポエチン製剤，ダルベポエチン製剤，エポエチンベータペゴル製剤，ＨＩＦ-ＰＨ阻害剤及び生理食塩水を含む。）又は特定保険医療材料料は別に算定できる。
(6)　C102在宅自己腹膜灌流指導管理料を算定している患者に対して行った場合には，J042腹膜灌流の「1」連続携行式腹膜灌流の実施回数と併せて週1回を限度として算定できる。また，C102-2在宅血液透析指導管理料を算定している患者に対して行った場合には，週1回を限度として算定できる。それを超えた回数を実施した場合は，薬剤料及び特定保険医療材料料に限り算定できる。なお，他の医療機関においてC102在宅自己腹膜灌流指導管理料を算定している場合には，診療報酬明細書の摘要欄に，C102在宅自己腹膜灌流指導管理料を算定している保険医療機関名を記載した場合に限り，週1回を限度として算定できる。
(7)　人工腎臓の所定点数に含まれるものの取扱いについては，次の通りとする。
　ア　「1」から「3」までの場合（「注13」の加算を算定する場合を含む。）には，透析液（灌流液），血液凝固阻止剤，生理食塩水，エリスロポエチン製剤，ダルベポエチン製剤，エポエチンベータペゴル製剤及びＨＩＦ-ＰＨ阻害剤の費用は所定点数に含まれており，別に算定できない。なお，生理食塩水には，回路の洗浄・充填，血圧低下時の補液，回収に使用されるもの等が含まれ，同様の目的で使用される電解質補液，ブドウ糖液等についても別に算定できない。
　イ　「1」から「3」までにより算定する場合（「注13」の加算を算定する場合を含む。）においても，透析液（灌流液），血液凝固阻止剤，生理食塩水，エリスロポエチン製剤，ダルベポエチン製剤，エポエチンベータペゴル製剤及びＨＩＦ-ＰＨ阻害剤の使用について適切に行うこと。また，慢性維持透析患者の貧血の管理に当たっては，関係学会が示している腎性貧血治療のガイドラインを踏まえ適切に行うこと。
　ウ　「1」から「4」までにより算定する場合（「注13」の加算を算定する場合を含む。）において人工腎臓灌流原液の希釈水の費用は，所定点数に含まれ，別に算定できない。また，必要があって脱イオン（純水製造装置による）を行わなければ使用できない場合であっても同様である。
　エ　「1」から「4」までにより算定する場合（「注13」の加算を算定する場合を含む。）において人工腎臓の希釈水に対してアルミニウム，フッ素，遊離塩素及びエンドトキシン等を除去する目的で逆浸透装置，活性炭フィルター及び軟水装置を用いて水処理を行った

に届け出た保険医療機関において，人工腎臓を実施している患者に係る下肢末梢動脈疾患の重症度等を評価し，療養上必要な指導管理を行った場合には，**下肢末梢動脈疾患指導管理加算**として，月1回に限り所定点数に**100点**を加算する。

11　通常の人工腎臓では管理が困難な兆候を有する患者に対して，6時間以上の人工腎臓を行った場合には，**長時間加算**として，1回につき**150点**を加算する。

12　1及び2については，別に厚生労働大臣が定める施設基準に適合しているものとして地方厚生局長等に届け出た保険医療機関において行った場合には，当該基準に係る区分に従い，それぞれ所定点数を算定する。

13　1から3までについては，別に厚生労働大臣が定める施設基準に適合しているものとして地方厚生局長等に届け出た保険医療機関において慢性維持透析濾過（複雑なものに限る。）を行った場合には，**慢性維持透析濾過加算**として，所定点数に**50点**を加算する。

14　人工腎臓を実施している患者に対して，医師，看護師，理学療法士又は作業療法士が，療養上必要な訓練等について指導を行った場合には，**透析時運動指導等加算**として，当該指導を開始した日から起算して90日を限度として，**75点**を所定点数に加算する。

場合の費用は所定点数に含まれ，別に算定できない。

オ　「1」から「4」までにより算定する場合（「注13」の加算を算定する場合を含む。）において人工腎臓の回路を通して行う注射料は，所定点数に含まれ，別に算定できない。

(8)　「4」その他の場合は次の場合に算定する。
ア　急性腎不全の患者に対して行った場合
イ　透析導入期（導入後1月に限る。）の患者に対して行った場合
ウ　血液濾過又は血液透析濾過（「注13」の加算を算定する場合を除く。）を行った場合
エ　以下の合併症又は状態を有する患者（dからjまでについては入院中の患者に限る。）に対して行った場合であって，連日人工腎臓を実施する場合や半減期の短い特別な抗凝固剤を使用する場合等特別な管理を必要とする場合
　a　重大な視力障害に至る可能性が著しく高い，進行性眼底出血（発症後2週間に限る。）
　b　重篤な急性出血性合併症（頭蓋内出血，消化管出血，外傷性出血等）（発症後2週間に限る。）
　c　ヘパリン起因性血小板減少症
　d　播種性血管内凝固症候群
　e　敗血症
　f　急性膵炎
　g　重篤な急性肝不全
　h　悪性腫瘍（注射による化学療法中のものに限る。）
　i　自己免疫疾患の活動性が高い状態
　j　L002硬膜外麻酔，L004脊椎麻酔又はL008マスク又は気管内挿管による閉鎖循環式全身麻酔による手術を実施した状態（手術前日から術後2週間に限る。）

(9)　(8)の場合に該当し，「4」により算定する場合にあっては，(8)のアからエまで（エについてはaからjまで）の中から該当するものを診療報酬明細書の摘要欄に記載する。

(10)　人工腎臓における血液濾過は，人工腎臓の必要な患者のうち，血液透析によって対処ができない透析アミロイド症若しくは透析困難症の患者又は緑内障，心包炎若しくは心不全を合併する患者について，血液透析を行った上で，その後血液濾過を実施した場合に限り算定できる。この場合の人工腎臓の費用は，「4」により算定する。

(11)　人工腎臓における血液透析濾過（「注13」の加算を算定する場合を除く。）は，人工腎臓の必要な患者のうち，血液透析によって対処ができない透析アミロイド症又は透析困難症の患者について実施した場合に限り算定できる。この場合の人工腎臓の費用は「4」により算定する。

(12)　「注1」の加算については，人工腎臓を緊急のため午後5時以降に開始したため又は緊急のため休日に行ったため，「通則5」による時間外加算等が算定できる場合にあっては，併せて算定できない。

(13)　「注1」の加算を算定する場合は，A000初診料の「注9」及びA001再診料の「注7」に掲げる夜間・早朝等加算は算定しない。

(14)　休日加算の対象となる休日とは，初診料における休日加算の対象となる休日と同じ取扱いである。ただし，日曜日である休日（日曜日である12月29日から1月3日までの日を除く。）は，休日加算の対象としない。

(15)　休日の午後5時以降に開始した場合又は午後9時以降に終了した場合にあっては，「注1」の加算を1回のみ算定できる。

(16)　療養の一環として行われた食事以外の食事が提供された場合には，患者から実費を徴収することができる。

(17)　「注2」の加算について，「イ」については，「導入期加算1」の施

設基準,「ロ」については,「導入期加算2」の施設基準,「ハ」については,「導入期加算3」の施設基準の届出を行った保険医療機関において,それぞれ1日につき200点,410点又は810点を1月間に限り算定する。なお,「人工腎臓における導入期」とは継続して血液透析を実施する必要があると判断された場合の血液透析の開始日より1月間をいう。

⒅　「注3」の加算については,次に掲げる状態の患者であって著しく人工腎臓が困難なものについて算定する。

ア　「障害者基本法」に定める障害者(腎不全以外には身体障害者手帳を交付される程度の障害を有さない者であって,腎不全により身体障害者手帳を交付されているものを除く。)

イ　「精神保健福祉法」の規定によって医療を受ける者

ウ　「難病の患者に対する医療等に関する法律」第5条第1項に規定する指定難病(同法第7条第4項に規定する医療受給者証を交付されている患者(同条第1項各号に規定する特定医療費の支給認定に係る基準を満たすものとして診断を受けたものを含む。)に係るものに限る。)又は「特定疾患治療研究事業について」(昭和48年4月17日衛発第242号)に掲げる疾患(当該疾患に罹患しているものとして都道府県知事から受給者証の交付を受けているものに限る。ただし,スモンについては過去に公的な認定を受けたことが確認できる場合等を含む。)に罹患している者であって介護を要するもの(腎疾患により受給者証を発行されているものを除く。)

エ　透析中に頻回の検査,処置を必要とするインスリン注射を行っている糖尿病の患者

オ　運動麻痺を伴う脳血管疾患患者

カ　認知症患者

キ　常時低血圧症(収縮期血圧が90mmHg以下)の者

ク　透析アミロイド症で手根管症候群や運動機能障害を呈する者

ケ　出血性消化器病変を有する者

コ　骨折を伴う二次性副甲状腺機能亢進症の患者

サ　重症感染症に合併しているために入院中の患者

シ　末期癌に合併しているために入院中の患者

ス　入院中の患者であって腹水・胸水が貯留しているもの

セ　妊婦(妊娠中期以降)

ソ　うっ血性心不全(NYHAⅢ度以上)

タ　12歳未満の小児

チ　人工呼吸を実施中の患者

ツ　結核菌を排菌中の患者

⒆　人工腎臓,J 042腹膜灌流又はJ 038-2持続緩徐式血液濾過を同一日に実施した場合は,主たるものの所定点数のみにより算定する。

⒇　人工腎臓を夜間に開始した場合とは,午後6時以降に開始した場合をいい,終了した時間が午前0時以降であっても,1日として算定する。ただし,「4」の場合であって,夜間に人工腎臓を開始し,12時間以上継続して行った場合は,2日として算定する。

㉑　「注10」の下肢末梢動脈疾患指導管理加算は,当該保険医療機関において慢性維持透析を実施している全ての患者に対しリスク評価等を行った場合に算定できる。その際「血液透析患者における心血管合併症の評価と治療に関するガイドライン」等に基づき,下肢動脈の触診や下垂試験・挙上試験等を実施した上で,下肢末梢動脈の虚血性病変が疑われる場合には足関節上腕血圧比(ABI)検査又は皮膚組織灌流圧(SPP)検査によるリスク評価を行っていること。また,ABI検査0.7以下又はSPP検査40mmHg以下の患者については,専門的な治療体制を有している保険医療機関へ紹介を行うこと。当該保険

医療機関が専門的な治療体制を有している保険医療機関の要件を満たしている場合は，当該保険医療機関内の専門科と連携を行っていること。

⑵2 「注11」の長時間加算については，次に掲げる状態の患者であって，通常の人工腎臓では管理困難な徴候を有するものについて，6時間以上の人工腎臓を行った場合に算定する。
　ア　心不全徴候を認める又は血行動態の不安定な患者
　イ　適切な除水，適切な降圧薬管理及び適切な塩分摂取管理を行っても高血圧が持続する患者
　ウ　高リン血症が持続する患者

⑵3 「注13」慢性維持透析濾過（複雑なもの）は，血液透析濾過のうち，透析液から分離作製した置換液を用いて血液透析濾過を行うことをいう。

⑵4 原則として，関連学会から示されている基準に基づき，水質管理が適切に実施されていること及び透析機器安全管理委員会を設置し，その責任者として専任の医師又は専任の臨床工学技士が1名以上配置されていること。

⑵5 「1」から「3」までの場合（「注13」の加算を算定する場合を含む。）については，HIF－PH阻害剤は当該保険医療機関において院内処方することが原則である。なお，同一の患者に対して，同一診療日にHIF－PH阻害剤のみを院内において投薬する場合には，F400処方箋料の「処方箋料について」の⑼の規定にかかわらず，他の薬剤を院外処方箋により投薬することとして差し支えない。

⑵6 「注14」に掲げる透析時運動指導等加算については，透析患者の運動指導に係る研修を受講した医師，理学療法士，作業療法士又は医師に具体的指示を受けた当該研修を受講した看護師が1回の血液透析中に，連続して20分以上患者の病状及び療養環境等を踏まえ療養上必要な指導等を実施した場合に算定できる。実施した指導等の内容を実施した医師本人又は指導等を実施した理学療法士等から報告を受けた医師が診療録に記録すること。
　なお，入院中の患者については，当該療法を担当する医師，理学療法士又は作業療法士の1人当たりの患者数は1回15人程度，当該療法を担当する看護師の1人当たりの患者数は1回5人程度を上限とし，入院中の患者以外の患者については，それぞれ，1回20人程度，1回8人程度を上限とする。

⑵7 透析時運動指導等加算について，指導等に当たっては，日本腎臓リハビリテーション学会「腎臓リハビリテーションガイドライン」等の関係学会によるガイドラインを参照すること。

⑵8 指導を行う室内に心電図モニター，経皮的動脈血酸素飽和度を測定できる機器及び血圧計を指導に当たって必要な台数有していること。また，同室内に救命に必要な器具及びエルゴメータを有していることが望ましい。

⑵9 当該加算を算定した日については，疾患別リハビリテーション料は別に算定できない。

⑶0 いわゆる人工腎臓ベッド又は回復室は，通常医療法にいう病床に該当しないものであり，透析終了後医療上の必要から患者を入院させる場合には，医療法にいう病床において行うことは当然である。

◆　厚生労働大臣が定める薬剤
エリスロポエチン
ダルベポエチン
エポエチンベータペゴル
HIF－PH阻害剤
◆　算定回数上限の除外患者

J 038-2 持続緩徐式血液濾過 （1日につき）

1,990点

注1　入院中の患者以外の患者に対して，午後5時以降に開始した場合若しくは午後9時以降に終了した場合又は休日に行った場合は，**時間外・休日加算**として，**300点**を所定点数に加算する。

2　著しく持続緩徐式血液濾過が困難な障害者等に対して行った場合は，**障害者等加算**として，1日につき**120点**を加算する。

3　持続緩徐式血液濾過を夜間に開始し，午前0時以降に終了した場合は，1日として算定する。

4　区分番号J038に掲げる人工腎臓の実施回数と併せて1月に14回に限り算定する。ただし，区分番号J038に掲げる人工腎臓の注8に規定する別に厚生労働大臣が定める患者にあってはこの限りでない。

J 039 血漿交換療法 （1日につき）　**4,200点**

注1　血漿交換療法を夜間に開始し，午前0時以降に終了した場合は，1日として算定する。

2　難治性高コレステロール血症に伴う重度尿蛋白を呈する糖尿病性腎症に対するLDLアフェレシス療法については，別に厚生労働大臣が定める施設基準に適合しているものとして地方厚生局長等に届け出た保険医療機関において行われる場合に限り算定する。

3　移植後抗体関連型拒絶反応治療における血漿交換療法については，別に厚生労働大臣が定める施設基準に適合しているものとして地方厚生局長等に届け出た保険医療機関において行われる場合に限り

妊娠中の患者

◇　持続緩徐式血液濾過について

(1)　使用した特定保険医療材料については，持続緩徐式血液濾過器として算定する。

(2)　次のアからケまでに掲げるいずれかの状態の患者に算定できる。ただし，キ及びクの場合にあっては一連につき概ね8回を限度とし，ケの場合にあっては一連につき月10回を限度として3月に限って算定する。

ア　末期腎不全の患者

イ　急性腎障害と診断された高度代謝性アシドーシスの患者

ウ　薬物中毒の患者

エ　急性腎障害と診断された尿毒症の患者

オ　急性腎障害と診断された電解質異常の患者

カ　急性腎障害と診断された体液過剰状態の患者

キ　急性膵炎診療ガイドライン2015において，持続緩徐式血液濾過の実施が推奨される重症急性膵炎の患者

ク　重症敗血症の患者

ケ　劇症肝炎又は術後肝不全（劇症肝炎又は術後肝不全と同程度の重症度を呈する急性肝不全を含む。）の患者

(3)　(2)のアからカまでのいずれかに該当する場合は，診療報酬明細書の摘要欄に該当項目を記載すること。

(4)　(2)のキからケまでのいずれかに該当する場合は，診療報酬明細書の摘要欄に(2)のキからケまでのそれぞれについて，要件を満たす医学的根拠について記載すること。

(5)　持続緩徐式血液濾過，J 038人工腎臓又はJ 042腹膜灌流を同一日に実施した場合は，主たるものの所定点数のみにより算定する。

(6)　「注1」の加算を算定する場合は，A 000初診料の「注9」及びA 001再診料の「注7」に掲げる夜間・早朝等加算は算定しない。

(7)　持続緩徐式血液濾過を夜間に開始した場合とは，午後6時以降に開始した場合をいい，終了した時間が午前0時以降であっても，1日として算定する。ただし，夜間に持続緩徐式血液濾過を開始し，12時間以上継続して行った場合は，2日として算定する。

(8)　妊娠中の患者以外の患者に対し，持続緩徐式血液濾過とJ 038人工腎臓を併せて1月に15回以上実施した場合（持続緩徐式血液濾過のみを15回以上実施した場合を含む。）は，15回目以降の持続緩徐式血液濾過又は人工腎臓は算定できない。ただし，薬剤料又は特定保険医療材料料は別に算定できる。

◇　血漿交換療法について

(1)　多発性骨髄腫，マクログロブリン血症，劇症肝炎，薬物中毒，重症筋無力症，悪性関節リウマチ，全身性エリテマトーデス，血栓性血小板減少性紫斑病，重度血液型不適合妊娠，術後肝不全，急性肝不全，多発性硬化症，慢性炎症性脱髄性多発根神経炎，ギラン・バレー症候群，天疱瘡，類天疱瘡，巣状糸球体硬化症，膜性腎症，微小変化型ネフローゼ症候群，抗糸球体基底膜抗体（抗GBM抗体）型急速進行性糸球体腎炎，抗白血球細胞質抗体（ANCA）型急速進行性糸球体腎炎，溶血性尿毒症症候群，家族性高コレステロール血症，難治性高コレステロール血症に伴う重度尿蛋白を呈する糖尿病性腎症，閉塞性動脈硬化症，中毒性表皮壊死症，川崎病，スティーヴンス・ジョンソン症候群若しくはインヒビターを有する血友病の患者，ABO血液型不適合間若しくは抗リンパ球抗体陽性の同種腎移植，ABO血液型不適合間若しくは抗リンパ球抗体陽性の同種肝移植，移植後抗体関連型拒絶反応，慢性C型ウイルス肝炎又は抗MDA5（melanoma differentiation-associated gene 5）抗体陽性皮膚筋炎に伴う急速

算定する。

進行性間質性肺炎の患者に対して，遠心分離法等により血漿と血漿以外とを分離し，二重濾過法，血漿吸着法等により有害物質等を除去する療法（血漿浄化法）を行った場合に算定できるものであり，必ずしも血漿補充を要しない。

(2) 当該療法の対象となる多発性骨髄腫，マクログロブリン血症の実施回数は，一連につき週1回を限度として3月間に限って算定する。

(3) 当該療法の対象となる劇症肝炎については，ビリルビン及び胆汁酸の除去を目的に行われる場合であり，当該療法の実施回数は，一連につき概ね10回を限度として算定する。

(4) 当該療法の対象となる薬物中毒の実施回数は，一連につき概ね8回を限度として算定する。

(5) 当該療法の対象となる重症筋無力症については，発病後5年以内で重篤な症状悪化傾向のある場合，又は胸腺摘出術や副腎皮質ホルモン剤に対して十分奏効しない場合に限り，当該療法の実施回数は，一連につき月7回を限度として3月間に限って算定する。

(6) 当該療法の対象となる悪性関節リウマチについては，都道府県知事によって特定疾患医療受給者と認められた者であって，血管炎により高度の関節外症状（難治性下腿潰瘍，多発性神経炎及び腸間膜動脈血栓症による下血等）を呈し，従来の治療法では効果の得られない者に限り，当該療法の実施回数は，週1回を限度として算定する。

(7) 当該療法の対象となる全身性エリテマトーデスについては，次のいずれにも該当する者に限り，当該療法の実施回数は，月4回を限度として算定する。なお，測定した血清補体価，補体蛋白の値又は抗DNA抗体の値を診療録に記載する。

ア　都道府県知事によって特定疾患医療受給者と認められた者

イ　血清補体価（CH_{50}）の値が20単位以下，補体蛋白（C_3）の値が40mg/dL以下及び抗DNA抗体の値が著しく高く，ステロイド療法が無効又は臨床的に不適当な者

ウ　急速進行性糸球体腎炎（RPGN）又は中枢神経性ループス（CNSループス）と診断された者

(8) 当該療法の対象となる血栓性血小板減少性紫斑病の患者に実施する場合は，当該療法の開始後1月を上限として，原則として血小板数が15万/μL以上となった日の2日後まで算定できる。ただし，血小板数が15万/μL以上となった後1月以内に血栓性血小板減少性紫斑病が再燃した場合等，医学的な必要性により別途実施する場合には，診療録及び診療報酬明細書の摘要欄にその理由及び医学的な必要性を記載すること。

(9) 当該療法の対象となる重度血液型不適合妊娠とは，Rh式血液型不適合妊娠による胎内胎児仮死又は新生児黄疸の既往があり，かつ，間接クームス試験が妊娠20週未満にあっては64倍以上，妊娠20週以上にあっては128倍以上であるものをいう。

(10) 当該療法の対象となる術後肝不全については，手術後に発症した肝障害（外科的閉塞性機序によるものを除く。）のうち次のいずれにも該当する場合に限り，当該療法の実施回数は，一連につき概ね7回を限度として算定する。

ア　総ビリルビン値が5mg/dL以上で，かつ，持続的に上昇を認める場合

イ　ヘパプラスチンテスト（HPT）40%以下又はComa Grade II以上

(11) 当該療法の対象となる急性肝不全については，プロトロンビン時間，昏睡の程度，総ビリルビン及びヘパプラスチンテスト等の所見から劇症肝炎又は術後肝不全と同程度の重症度を呈するものと判断できる場合に限り，当該療法の実施回数は，一連につき概ね7回を限度として

算定する。

⑿　当該療法の対象となる多発性硬化症，慢性炎症性脱髄性多発根神経炎の実施回数は，一連につき月7回を限度として3月間に限って算定する。

⒀　当該療法の対象となるギラン・バレー症候群については，Hughesの重症度分類で4度以上の場合に限り，当該療法の実施回数は，一連につき月7回を限度として，3月間に限って算定する。

⒁　当該療法の対象となる天疱瘡，類天疱瘡については，診察及び検査の結果，診断の確定したもののうち他の治療法で難治性のもの又は合併症や副作用でステロイドの大量投与ができないものに限り，当該療法の実施回数は，一連につき週2回を限度として，3月間に限って算定する。ただし，3月間治療を行った後であっても重症度が中等度以上（厚生省特定疾患調査研究班の天疱瘡スコア）の天疱瘡の患者については，さらに3月間に限って算定する。

⒂　当該療法の対象となる巣状糸球体硬化症，膜性腎症又は微小変化型ネフローゼ症候群は，従来の薬物療法では効果が得られず，ネフローゼ状態を持続し，血清コレステロール値が250mg/dL以下に下がらない場合であり，当該療法の実施回数は，一連につき3月間に限って12回を限度として算定する。

⒃　当該療法の対象となる抗糸球体基底膜抗体（抗GBM抗体）型急速進行性糸球体腎炎は，急速進行性糸球体腎炎（RPGN）と診断された患者のうち，抗糸球体基底膜抗体（抗GBM抗体）が陽性であった患者について，一連につき2クールを限度として行い，1クール（2週間に限る。）につき7回を限度として算定する。

⒄　当該療法の対象となる家族性高コレステロール血症については，次のいずれかに該当する者のうち，黄色腫を伴い，負荷心電図及び血管撮影により冠状動脈硬化が明らかな場合であり，維持療法としての当該療法の実施回数は週1回を限度として算定する。

　　ア　空腹時定常状態の血清LDLコレステロール値が370mg/dLを超えるホモ接合体の者

　　イ　食事療法及び薬物療法を行っても血清LDLコレステロール値が170mg/dL以下に下がらないヘテロ接合体の者

⒅　当該療法の対象となる閉塞性動脈硬化症については，次のいずれにも該当する者に限り，当該療法の実施回数は，一連につき3月間に限って10回を限度として算定する。

　　ア　フォンテイン分類Ⅱ度以上の症状を呈する者

　　イ　薬物療法で血中総コレステロール値220mg/dL又はLDLコレステロール値140mg/dL以下に下がらない高コレステロール血症の者

　　ウ　膝窩動脈以下の閉塞又は広範な閉塞部位を有する等外科的治療が困難で，かつ従来の薬物療法では十分な効果を得られない者

⒆　当該療法の対象となる中毒性表皮壊死症又はスティーヴンス・ジョンソン症候群の実施回数は，一連につき8回を限度として算定する。

⒇　当該療法の対象となるインヒビターを有する血友病は，インヒビター力価が5ベセスダ単位以上の場合に限り算定する。

(21)　当該療法の対象となる同種腎移植は，遠心分離法等による血漿と血漿以外の分離又は二重濾過法により，ABO血液型不適合間の同種腎移植を実施する場合又はリンパ球抗体陽性の同種腎移植を実施する場合に限り，当該療法の実施回数は一連につき術前は4回を限度とし，術後は2回を限度として算定する。

(22)　当該療法の対象となる同種肝移植は，二重濾過法により，ABO血液型不適合間の同種肝移植を実施する場合又はリンパ球抗体陽性の同種肝移植を実施する場合に限り，当該療法の実施回数は一連につき術前は4回を限度とし，術後は2回を限度として算定する。

⒇　当該療法の対象となる慢性C型ウイルス肝炎は，セログループ1（ジェノタイプⅡ（1b））型であり，直近のインターフェロン療法を施行した後，血液中のHCV RNA量が100KIU/mL以上のものとする。なお，当該療法の実施回数は，直近のインターフェロン療法より，5回を限度として算定する（ただしインターフェロン療法に先行して当該療法を行った場合に限る。）。

⒇　当該療法の対象となる川崎病は，免疫グロブリン療法，ステロイドパルス療法又は好中球エラスターゼ阻害薬投与療法が無効な場合又は適応とならない場合に限り，一連につき6回を限度として算定する。

⒇　当該療法の対象となる溶血性尿毒症症候群の実施回数は一連につき21回を限度として算定する。

⒇　当該療法の対象となる抗白血球細胞質抗体（ANCA）型急速進行性糸球体腎炎は，急速進行性糸球体腎炎（RPGN）と診断された患者のうち，抗白血球細胞質抗体（ANCA）が陽性であった患者について，一連につき2クールを限度として行い，1クール（2週間に限る。）につき7回を限度として算定する。

⒇　当該療法の対象となる抗MDA5抗体陽性皮膚筋炎に伴う急速進行性間質性肺炎は，急速進行性間質性肺炎と診断された患者のうち，抗MDA5抗体が陽性であった皮膚筋炎の患者について，一連につき週3回に限り45回を限度として算定する。

⒇　血漿交換療法を行う回数は，個々の症例に応じて臨床症状の改善状況，諸検査の結果の評価等を勘案した妥当適切な範囲であること。

⒇　本療法を実施した場合は，診療報酬明細書の摘要欄に一連の当該療法の初回実施日及び初回からの通算実施回数（当該月に実施されたものも含む。）を記載する。

⒇　血漿交換療法を夜間に開始した場合とは，午後6時以降に開始した場合をいい，終了した時間が午前0時以降であっても，1日として算定する。ただし，夜間に血漿交換療法を開始し，12時間以上継続して行った場合は，2日として算定する。

⒇　「注2」に規定する難治性高コレステロール血症に伴う重度尿蛋白を呈する糖尿病性腎症とは，重度尿蛋白（1日3g以上の尿蛋白を呈するもの又は尿蛋白/尿クレアチニン比が3g/gCr以上のものに限る。）を呈する糖尿病性腎症（血清クレアチニンが2mg/dL未満のものに限る。）であって，薬物治療を行っても血清LDLコレステロール値が120mg/dL未満に下がらない場合である。この場合，当該療法の実施回数は，一連につき12回を限度として算定する。

⒇　「注3」については，臓器移植後に抗体関連型拒絶反応を呈する患者を対象として，抗ドナー抗体を除去することを目的として実施する場合に限り，当該療法の実施回数は，一連につき5回を限度として算定する。なお，医学的な必要性から一連につき6回以上算定する場合には，その理由を診療報酬明細書の摘要欄に記載すること。

J 040　局所灌流 （1日につき）

1　悪性腫瘍に対するもの　　　**4,300点**
2　骨膜・骨髄炎に対するもの　　**1,700点**
注　局所灌流を夜間に開始し，午前0時以降に終了した場合は，1日として算定する。

J 041　吸着式血液浄化法 （1日につき）

2,000点
注　吸着式血液浄化法を夜間に開始し，午前0時以降に終了した場合は，1日として算定する。

◇　局所灌流について
⑴　開始日の翌日以降に行ったものについては，J 000創傷処置における手術後の患者に対するものに準じて算定する。

⑵　局所灌流を夜間に開始した場合とは，午後6時以降に開始した場合をいい，終了した時間が午前0時以降であっても，1日として算定する。ただし，夜間に局所灌流を開始し，12時間以上継続して行った場合は，2日として算定する。

◇　吸着式血液浄化法について
⑴　肝性昏睡又は薬物中毒の患者に限り算定できる。

⑵　エンドトキシン選択除去用吸着式血液浄化法において，18歳以上の患者にあっては，次のいずれにも該当する患者に対して行った場合に，J 041吸着式血液浄化法により算定する。

ア　エンドトキシン血症が強く疑われる状態であり，次のいずれかの項目に該当するもの。なお，診療報酬明細書の摘要欄に①から③までのいずれかの要件を満たす医学的根拠について記載すること。

①　細菌感染症を疑ってから当該治療が終了するまでに，エンドトキシン選択除去用吸着式血液浄化法の開始前までに行ったD018細菌培養同定検査の「3」血液又は穿刺液（血液に限る。）において，グラム陰性桿菌の陽性が確認されている場合。

②　細菌感染症を疑ってから当該治療が終了するまでに，他の保険医療機関においてグラム陰性桿菌の感染が疑われ抗菌薬投与が行われていたことが証明されている患者であって，当該医療機関において初回に実施したD018細菌培養同定検査の「3」血液又は穿刺液（血液に限る。）が陰性である場合。

③　細菌感染症を疑ってから当該治療が終了するまでに，当該医療機関において初回に実施したD018細菌培養同定検査の「3」血液又は穿刺液（血液に限る。）が陰性であるものの，グラム陰性桿菌による敗血症性ショックであることがD018細菌培養同定検査の「3」血液又は穿刺液（血液に限る。）以外の細菌培養同定検査において強く疑われ，日本救急医学会急性期DIC診断基準が4点以上の場合又はこれに準ずる場合。

イ　次のいずれも満たすもの。なお，診療報酬明細書の摘要欄に①及び②の要件を満たす医学的根拠について記載すること。

①　「日本版敗血症診療ガイドライン2016」に基づき，quick SOFAで2項目以上の項目を満たし，敗血症を疑った時から臓器障害評価を行った間で，総SOFAスコアの2点以上の上昇を認めること。

②　適切な輸液負荷にもかかわらず，平均血圧≧65mmHgを維持するために循環作動薬を必要とし，かつ血清乳酸値＞2mmol/L（18mg/dL）を認めること。

(3)　エンドトキシン選択除去用吸着式血液浄化法において，18歳未満の患者にあっては，エンドトキシン血症であるもの又はグラム陰性菌感染症が疑われるものであって，細菌感染症を疑ってから当該治療が終了するまでの期間におけるエンドトキシン選択除去用吸着式血液浄化法の開始前の時点で，「日本版敗血症診療ガイドライン2016」における小児SIRS診断基準をみたすこと。

(4)　吸着式血液浄化法を夜間に開始した場合とは，午後6時以降に開始した場合をいい，終了した時間が午前0時以降であっても，1日として算定する。ただし，夜間に吸着式血液浄化法を開始し，12時間以上継続して行った場合は，2日として算定する。

◇　血球成分除去療法について

(1)　血球成分除去療法（吸着式及び遠心分離式を含む。）は，潰瘍性大腸炎，関節リウマチ（吸着式に限る。），クローン病，膿疱性乾癬，関節症性乾癬又は移植片対宿主病（GVHD）患者に対して次のアからキまでのとおり実施した場合に算定できる。

ア　潰瘍性大腸炎の重症・劇症患者及び難治性患者（厚生省特定疾患難治性炎症性腸管障害調査研究班の診断基準）に対しては，活動期の病態の改善及び緩解導入を目的として行った場合に限り算定できる。

　　なお，当該療法の実施回数は，一連につき10回を限度として算定する。ただし，劇症患者については，11回を限度として算定できる。

イ　薬物療法に抵抗する関節リウマチ患者に対しては，臨床症状改善を目的として行った場合に限り，一連の治療につき1クールを限度として行い，1クールにつき週1回を限度として，5週間に限って算定できる。

　　なお，当該療法の対象となる関節リウマチ患者は，活動性が高く

J 041-2　血球成分除去療法（1日につき）

2,000点

注　血球成分除去療法を夜間に開始し，午前0時以降に終了した場合は，1日として算定する。

薬物療法に抵抗する関節リウマチ患者又は発熱などの全身症状と多関節の激しい滑膜炎を呈し薬物療法に抵抗する急速進行型関節リウマチ患者であって，以下の2項目を満たすものである。

a 腫脹関節数 6カ所以上

b ＥＳＲ50mm/h以上又はＣＲＰ3mg/dL以上

ウ 栄養療法及び既存の薬物療法が無効又は適用できない，大腸の病変に起因する明らかな臨床症状が残る中等症から重症の活動期クローン病患者に対しては，緩解導入を目的として行った場合に限り算定できる。

なお，当該療法の実施回数は，一連の治療につき10回を限度として算定する。

エ 薬物療法が無効又は適用できない，中等症以上の膿疱性乾癬患者（厚生労働省難治性疾患克服研究事業稀少難治性皮膚疾患に関する調査研究班の診断基準）に対しては，臨床症状の改善を目的として行った場合に限り，一連の治療につき1クールを限度として行い，1クールにつき週1回を限度として，5週間に限って算定できる。

オ 関連学会のガイドラインに準拠した既存の薬物療法が無効又は適用できない関節症性乾癬患者に対しては，臨床症状の改善を目的として行った場合に限り，一連の治療につき2クールを限度として算定する。なお，当該療法の実施回数は，1クールにつき週1回を限度として，5週間に限って算定する。ただし，1クール終了時に治療に対する効果を判定し，無効と判断されれば中止すること。

カ 寛解期の潰瘍性大腸炎で既存の薬物治療が無効，効果不十分又は適用できない難治性患者（厚生省特定疾患難治性炎症性腸管障害調査研究班の診断基準）に対しては，寛解維持を目的として行った場合に限り，原則として一連につき2週間に1回を限度として48週間に限って算定する。なお，医学的な必要性から一連につき2週間に2回以上算定する場合又は48週間を超えて算定する場合には，その理由を診療報酬明細書の摘要欄に記載すること。

また，初回実施に当たっては，医学的な必要性を診療報酬明細書の摘要欄に記載すること。

キ ステロイド抵抗性又は不耐容の慢性移植片対宿主病（ＧＶＨＤ）患者に対しては，臨床症状の改善又はステロイドの減量を目的として行った場合に限り，関連学会の指針に沿って一連につき24週間31回を限度として算定する。なお，医学的な必要性から一連につき24週間31回を超えて算定する場合には，その理由を診療報酬明細書の摘要欄に記載すること。

(2) 本療法を実施した場合は，診療報酬明細書の摘要欄に一連の当該療法の初回実施日及び初回からの通算実施回数（当該月に実施されたものも含む。）を記載する。

(3) 血球成分除去療法を夜間に開始した場合とは，午後6時以降に開始した場合をいい，終了した時間が午前0時以降であっても，1日として算定する。ただし，夜間に血球成分除去療法を開始し，12時間以上継続して行った場合は，2日として算定する。

J 042 腹膜灌流（1日につき）

1 連続携行式腹膜灌流 **330点**

注1 導入期の14日の間に限り，**導入期加算**として，1日につき**500点**を加算する。

2 6歳未満の乳幼児の場合は，導入期の14日の間又は15日目以降30日目までの間に限り，注1の規定にかかわらず，**乳幼児加算**として，それぞれ1日につ

◇ 腹膜灌流について

(1) 腹膜灌流，J 038人工腎臓又はJ 038-2持続緩徐式血液濾過を同一日に実施した場合は，主たるものの所定点数のみにより算定する。

(2) 「導入期」とは，継続して連続携行式腹膜灌流を実施する必要があると判断され，当該処置の開始日より14日間をいうものであり，再開の場合には算定できない。

(3) C 102在宅自己腹膜灌流指導管理料を算定する患者に対して「1」連続携行式腹膜灌流を行った場合には，J 038人工腎臓の実施回数と併せて週1回を限度として算定できる。それを超えた回数を実施した

J

処置

一般処置

き1,100点又は550点を加算する。

3　区分番号C102に掲げる在宅自己腹
膜灌流指導管理料を算定している患者
に対して行った場合には，区分番号J
038に掲げる人工腎臓の実施回数と併
せて週1回に限り，算定する。

2　その他の腹膜灌流　　　　　　**1,100点**

J043 新生児高ビリルビン血症に対する光線療法（1日につき）　　　　　　**140点**

J043-2 瀉血療法　　　　　　**250点**

J043-3 ストーマ処置（1日につき）

1　ストーマを1個もつ患者に対して行った
場合　　　　　　　　　　　　**70点**

2　ストーマを2個以上もつ患者に対して
行った場合　　　　　　　　　**120点**

注1　入院中の患者以外の患者に対して算定
する。

2　区分番号C109に掲げる在宅寝たきり
患者処置指導管理料を算定している患者
に対して行ったストーマ処置の費用は算
定しない。

3　6歳未満の乳幼児の場合は，**乳幼児加
算**として，**55点**を加算する。

4　別に厚生労働大臣が定める施設基準に
適合しているものとして地方厚生局長等
に届け出た保険医療機関において，ス
トーマ合併症を有する患者に対してス
トーマ処置を行った場合は，**ストーマ合
併症加算**として，**65点**を加算する。

J043-4 経管栄養・薬剤投与用カテーテル交換法　　　　　　**200点**

注　区分番号J000に掲げる創傷処置，区分
番号K000に掲げる創傷処理の費用は所定
点数に含まれるものとする。

J043-5 尿路ストーマカテーテル交換法　100点

注1　区分番号J000に掲げる創傷処置，区
分番号K000に掲げる創傷処理，区分番
号J043-3に掲げるストーマ処置（尿路
ストーマに対して行ったものに限る。）
の費用は所定点数に含まれるものとす
る。

2　6歳未満の乳幼児の場合は，**乳幼児加
算**として，**55点**を加算する。

J043-6 人工膵臓療法（1日につき）　**3,500点**

注　別に厚生労働大臣が定める施設基準に適
合するものとして地方厚生局長等に届け出
た保険医療機関において行われる場合に，
3日を限度として算定する。

場合は，薬剤料及び特定保険医療材料料に限り算定できる。

◇　疾病，部位又は部位数にかかわらず1日につき所定点数により算定する。

◇　瀉血療法は，真性多血症，続発性多血症又はインターフェロンや肝庇護療法に抵抗性のあるC型慢性肝炎に対して行った場合に算定する。

◇　ストーマ処置について

(1)　消化器ストーマ又は尿路ストーマに対して行った場合に算定する。

(2)　装具の交換の費用は含まれるが，装具の費用は含まない。

(3)　C109在宅寝たきり患者処置指導管理料を算定している患者（これに係る薬剤料又は特定保険医療材料料のみを算定している者を含み，入院中の患者を除く。）については，ストーマ処置の費用は算定できない。

(4)　「注4」に規定する加算は，以下のストーマ合併症のいずれかを有し，かつ，ストーマ合併症の重症度分類グレード2以上の患者である場合に算定する。

ア　傍ストーマヘルニア

イ　ストーマ脱出

ウ　ストーマ腫瘤

エ　ストーマ部瘻孔

オ　ストーマ静脈瘤

カ　ストーマ周囲肉芽腫

キ　ストーマ周囲難治性潰瘍等

◇　経管栄養・薬剤投与用カテーテル交換法について

(1)　経管栄養・薬剤投与用カテーテル交換法は，胃瘻カテーテル又は経皮経食道胃管カテーテルについて，十分に安全管理に留意し，経管栄養・薬剤投与用カテーテル交換後の確認を画像診断又は内視鏡等を用いて行った場合に限り算定する。なお，その際行われる画像診断及び内視鏡等の費用は，当該点数の算定日にのみ，1回に限り算定する。

(2)　薬剤投与を目的として胃瘻カテーテルの交換を行った場合は，レボドパ・カルビドパ水和物製剤を投与する目的の場合に限り算定する。

◇　尿路ストーマカテーテル交換法は，十分に安全管理に留意し，尿路ストーマカテーテル交換後の確認について画像診断等を用いて行った場合に限り算定する。なお，その際行われる画像診断等の費用は，当該点数の算定日に限り，1回に限り算定する。

◇　人工膵臓療法について

(1)　人工膵臓療法は，糖尿病患者の治療に際して，周術期における血糖コントロール等を目的として，血管内に留置した二重腔カテーテルから吸引した血中のグルコース値を連続して測定し，持続的な血糖管理を行った場合に算定できる。

(2)　算定の対象となる患者は，次の療養が必要な糖尿病等の患者であって，医師が人工膵臓療法以外による血糖調整が困難であると認めたものである。
　ア　高血糖時（糖尿病性昏睡等）における救急的治療
　イ　手術，外傷及び分娩時の血糖管理
　ウ　インスリン産生腫瘍摘出術の術前，術後の血糖管理
(3)　人工膵臓療法と同一日に行った血中グルコース測定は別に算定できない。
(4)　穿刺部位のガーゼ交換等の処置料及び材料料は別に算定できない。
(5)　人工膵臓療法を4日以上実施した場合の費用は，3日目までの所定点数に含まれ別に算定できない。
◇　M001体外照射，M001-2ガンマナイフによる定位放射線治療，M001-3直線加速器による放射線治療，M001-4粒子線治療又はM004密封小線源治療を行うに当たりハイドロゲル型の放射線治療用合成吸収性材料を用いた場合に限り算定する。

J043-7　経会陰的放射線治療用材料局所注入
1,400点

（救急処置）

J044　救命のための気管内挿管　**500点**
注　6歳未満の乳幼児の場合は，**乳幼児加算**として，**55点**を加算する。

◇　救命のための気管内挿管について
(1)　救命救急処置として特に設けられたものであり，検査若しくは麻酔のため挿管する場合又は既に挿管している気管内チューブを交換する場合は算定できない。
(2)　救命のための気管内挿管に併せて，人工呼吸を行った場合は，J045人工呼吸の所定点数を合わせて算定できる。

J044-2　体表面ペーシング法又は食道ペーシング法（1日につき）　**600点**

◇　救急処置として体表面ペーシング法又は食道ペーシング法を行った場合に算定する。
→ J201酸素加算対象

J045　人工呼吸
1　30分までの場合　**302点**
2　30分を超えて5時間までの場合　**302点に30分又はその端数を増すごとに50点を加算して得た点数**
3　5時間を超えた場合（1日につき）
　イ　14日目まで　**950点**
　ロ　15日目以降　**815点**
注1　使用した精製水の費用及び人工呼吸と同時に行う呼吸心拍監視，経皮的動脈血酸素飽和度測定若しくは非観血的連続血圧測定又は喀痰吸引若しくは酸素吸入の費用は，所定点数に含まれるものとする。
2　区分番号C107に掲げる在宅人工呼吸指導管理料を算定している患者に対して行った人工呼吸の費用は算定しない。
3　気管内挿管が行われている患者に対して，意識状態に係る評価を行った場合は，**覚醒試験加算**として，当該治療の開始日から起算して14日を限度として，1日につき**100点**を所定点数に加算する。
4　注3の場合において，当該患者に対して人工呼吸器からの離脱のために必要な評価を行った場合は，**離脱試験加算**として，1日につき**60点**を更に所定点数に加算する。
5　3のイについては，別に厚生労働大臣

◇　人工呼吸について
(1)　喀痰吸引，内視鏡下気管支分泌物吸引，干渉低周波去痰器による喀痰排出，間歇的陽圧吸入法，鼻マスク式補助換気法，体外式陰圧人工呼吸器治療，ハイフローセラピー，高気圧酸素治療，インキュベーター，人工呼吸，持続陽圧呼吸法，間歇的強制呼吸法，気管内洗浄（気管支ファイバースコピーを使用した場合を含む。），ネブライザ又は超音波ネブライザを同一日に行った場合は，主たるものの所定点数のみにより算定する。
(2)　D220呼吸心拍監視,新生児心拍・呼吸監視,カルジオスコープ(ハートスコープ)，カルジオタコスコープ，D223経皮的動脈血酸素飽和度測定又はD225-2非観血的連続血圧測定を同一日に行った場合は，これらに係る費用は本区分の所定点数に含まれる。
(3)　J018喀痰吸引，J018-3干渉低周波去痰器による喀痰排出，J024酸素吸入及びJ024-2突発性難聴に対する酸素療法の費用は，所定点数に含まれる。
(4)　閉鎖循環式麻酔装置による人工呼吸を手術直後に引き続いて行う場合には，L008マスク又は気管内挿管による閉鎖循環式全身麻酔の所定点数に含まれ，別に算定できない。また，半閉鎖式循環麻酔器による人工呼吸についても，閉鎖循環式麻酔装置による人工呼吸と同様の取扱いとする。
(5)　C107在宅人工呼吸指導管理料を算定している患者（これに係る在宅療養指導管理材料加算のみを算定している者を含み，入院中の患者及び医療型短期入所サービス費又は医療型特定短期入所サービス費を算定している短期入所中の者を除く。）については，人工呼吸の費用は算定できない。
(6)　K545開胸心臓マッサージに併せて行った人工呼吸については，本

が定める患者に対して，連続した12時間以上の腹臥位療法を行った場合に，**腹臥位療法加算**として，**1回につき900点**を所定点数に加算する。

区分により別に算定する。

(7)　「3」について，他院において人工呼吸器による管理が行われていた患者については，人工呼吸の算定期間を通算する。

(8)　「3」について，自宅等において人工呼吸器が行われていた患者については，治療期間にかかわらず，「ロ」の所定点数を算定する。

(9)　「注3」に規定する覚醒試験加算は，人工呼吸器を使用している患者の意識状態に係る評価として，以下の全てを実施した場合に算定することができる。なお，実施に当たっては，関係学会が定めるプロトコル等を参考とすること。

　ア　自発覚醒試験を実施できる状態であることを確認すること。

　イ　当該患者の意識状態を評価し，自発的に覚醒が得られるか確認すること。その際，必要に応じて，鎮静薬を中止又は減量すること。なお，観察時間は，30分から4時間程度を目安とする。

　ウ　意識状態の評価に当たっては，Richmond Agitation-Sedation Scale（RASS）等の指標を用いること。

　エ　評価日時及び評価結果について，診療録に記載すること。

(10)　「注4」に規定する離脱試験加算は，人工呼吸器の離脱のために必要な評価として，以下の全てを実施した場合に算定することができる。なお，実施に当たっては，関係学会が定めるプロトコル等を参考とすること。

　ア　自発覚醒試験の結果，自発呼吸試験を実施できる意識状態であることを確認すること。

　イ　以下のいずれにも該当すること。
　　a　原疾患が改善している又は改善傾向にあること。
　　b　酸素化が十分であること。
　　c　血行動態が安定していること。
　　d　十分な吸気努力があること。
　　e　異常な呼吸様式ではないこと。
　　f　全身状態が安定していること。

　ウ　人工呼吸器の設定を以下のいずれかに変更し，30分間経過した後，患者の状態を評価すること。
　　a　吸入酸素濃度（F_1O_2）50%以下，CPAP（PEEP）≦$5cmH_2O$かつPS≦$5cmH_2O$
　　b　$F_1O_2$50%以下相当かつTピース

　エ　ウの評価に当たっては，以下の全てを評価すること。
　　a　酸素化の悪化の有無
　　b　血行動態の悪化の有無
　　c　異常な呼吸様式及び呼吸回数の増加の有無

　オ　ウの評価の結果，異常が認められた場合には，その原因について検討し，対策を講じること。

　カ　評価日時及び評価結果について，診療録に記載すること。

(11)　「注5」に規定する腹臥位療法加算は，人工呼吸器管理下における，中等症以上の急性呼吸窮迫症候群（ARDS）患者に対し，12時間以上の連続した腹臥位療法を実施した場合に算定することとし，腹臥位療法の実施が日をまたぐ場合については，当該療法を開始してから連続した12時間が経過した時点で算定する。なお，実施に当たっては，関係学会が定めるガイドライン等を参考にすること。

※　胸部手術後肺水腫を併発し，応急処置として閉鎖循環式麻酔器による無水アルコールの吸入療法を行った場合は，本区分の所定点数により算定し，これに要した無水アルコールの費用については J 300薬剤により算定する。

※　閉鎖循環式麻酔装置による人工呼吸及びマイクロアダプター（人工蘇生器）を使用して，酸素吸入を施行した場合は，実施時間に応じて

J

処
置

救急処置

本区分の所定点数により算定する。また，ガス中毒患者に対して，閉鎖循環式麻酔器を使用し，気管内挿管下に酸素吸入を行った場合も同様とする。なお，この場合，酸素吸入の費用は本区分の所定点数に含まれ，別に算定できない。

※　気管内挿管下に閉鎖循環式麻酔器による酸素加圧により，肺切除術後の膨張不全に対して肺膨張を図った場合は，実施時間に応じて本区分の所定点数により算定する。

※　新生児の呼吸障害に対する補助呼吸装置による持続陽圧呼吸法（CPAP）及び間歇的強制呼吸法（IMV）を行った場合は，実施時間に応じて本区分の所定点数により算定する。

※　鼻マスク式人工呼吸器を用いた場合は，PaO_2/F_1O_2が300mmHg以下又は$PaCO_2$が45mmHg以上の急性呼吸不全の場合に限り本区分に準じて算定する。

◆　腹臥位療法加算の対象患者

A300の救命救急入院料2又は4を算定する患者
A301の特定集中治療室管理料1又は2を算定する患者
A301-4小児特定集中治療室管理料を算定する患者
A302の新生児特定集中治療室管理料1を算定する患者
A302-2新生児特定集中治療室重症児対応体制強化管理料を算定する患者
A303総合周産期特定集中治療室管理料の新生児集中治療室管理料を算定する患者

◇　一酸化窒素吸入療法について

(1)　新生児の肺高血圧を伴う低酸素性呼吸不全の改善を目的として本療法を行った場合は，「1」により算定する。この場合，開始時刻より通算して96時間を限度として，一酸化窒素ガス加算を加算でき，本療法の終了日に算定する。ただし，医学的根拠に基づきこの限度を超えて算定する場合は，さらに48時間を限度として算定でき，診療報酬明細書の摘要欄にその理由及び医学的な根拠を詳細に記載する。

(2)　心臓手術又は先天性横隔膜ヘルニアの周術期における肺高血圧の改善を目的として一酸化窒素吸入療法を行った場合は，「2」により算定する。この場合，開始時刻より通算して168時間を限度として，一酸化窒素ガス加算を加算でき，本療法の終了日に算定するが，56時間を超えて本療法を実施する場合は，症状に応じて離脱の可能性について検討し，その検討結果を診療録に記録する。ただし，医学的根拠に基づき168時間を超えて算定する場合は，さらに48時間を限度として算定でき，診療報酬明細書の摘要欄にその理由及び医学的な根拠を詳細に記載する。

(3)　(1)及び(2)の開始時刻とは一酸化窒素供給装置を人工呼吸器と接続し，一酸化窒素の供給を開始した時刻を指し，本療法を実施した場合は，同時刻を診療報酬明細書の摘要欄に記載する。

(4)　「1」又は「2」とD220呼吸心拍監視，新生児心拍・呼吸監視，カルジオスコープ（ハートスコープ），カルジオタコスコープ，D223経皮的動脈血酸素飽和度測定又はD225-2非観血的連続血圧測定を同一日に行った場合は，これらに係る費用は本区分の所定点数に含まれる。

(5)　J018喀痰吸引，J018-3干渉低周波去痰器による喀痰排出，J024酸素吸入及びJ024-2突発性難聴に対する酸素療法の費用は，「1」及び「2」の所定点数に含まれる。

J 045-2　一酸化窒素吸入療法（1日につき）

1　新生児の低酸素性呼吸不全に対して実施する場合　　　　　　　　　　1,680点

注1　別に厚生労働大臣が定める施設基準を満たす保険医療機関において行われる場合に限り算定する。

2　一酸化窒素ガス加算として，吸入時間が1時間までの場合，900点を所定点数に加算する。吸入時間が1時間を超える場合は，900点に吸入時間が1時間又はその端数を増すごとに900点を加算して得た点数を，所定点数に加算する。

2　その他の場合　　　　　　　　1,680点

注　一酸化窒素ガス加算として，吸入時間が1時間までの場合，900点を所定点数に加算する。吸入時間が1時間を超える場合は，900点に吸入時間が1時間又はその端数を増すごとに900点を加算して得た点数を，所定点数に加算する。

J 046　非開胸的心マッサージ

1　30分までの場合　　　　　　　　250点
2　30分を超えた場合　　250点に30分又はその端数を増すごとに40点を加算して得た点数

J 047　カウンターショック（1日につき）
　1　非医療従事者向け自動除細動器を用いた
　　場合　　　　　　　　　　　　　　**2,500点**
　2　その他の場合　　　　　　　　　**3,500点**

J 047-2　心腔内除細動　　　　　　　**3,500点**

J 047-3　心不全に対する遠赤外線温熱療法（1
　日につき）　　　　　　　　　　　　　**115点**
　注1　別に厚生労働大臣が定める施設基準に
　　　適合するものとして地方厚生局長等に届
　　　け出た保険医療機関において行われる場
　　　合に限り算定する。
　　2　入院中の患者であって，別に厚生労働
　　　大臣が定めるものに対して行われた場合
　　　に，治療開始日から起算して30日を限度
　　　として，週5回に限り所定点数を算定す
　　　る。

J 048　心膜穿刺　　　　　　　　　　**625点**
J 049　食道圧迫止血チューブ挿入法　**3,240点**
J 050　気管内洗浄（1日につき）　　　**425点**
　注1　6歳未満の乳幼児の場合は，**乳幼児加
　　　算**として，**110点**を加算する。
　　2　気管内洗浄と同時に行う喀痰吸引又は

◇　カウンターショックについて
(1)　非医療従事者向け自動除細動器を用いて行った場合には，「1」を
　算定する。ただし，保険医療機関において保険医により施行された場
　合においてのみ算定する。
(2)　カウンターショックに伴う皮膚の創傷に対する処置に要する費用
　は，所定点数に含まれ，別に算定できない。
(3)　心臓手術に伴うカウンターショックは，それぞれの心臓手術の所定
　点数に含まれ，別に算定できない。
(4)　カウンターショックと開胸心臓マッサージを併せて行った場合は，
　本区分の所定点数とK 545開胸心臓マッサージの所定点数をそれぞれ
　算定する。
◇　心房性不整脈に対する治療の目的で心腔内除細動カテーテルを用い
　て心腔内除細動を実施した場合に算定する。ただし，不整脈手術など
　に伴う心腔内除細動は，それぞれの手術の所定点数に含まれ，別に算
　定できない。
◇　心不全に対する遠赤外線温熱療法について
(1)　心不全に対する遠赤外線温熱療法の対象となる患者は，「特掲診療
　料の施設基準等」第十一の四の二の(2)に掲げる患者であって，以下の
　いずれにも該当するものである。
　ア　左室流出路の狭窄を伴わない，NYHAⅢ又はⅣの慢性心不全患
　　者（左室駆出率40％以下及び脳性Na利尿ペプチド（BNP）が
　　200pg/mL以上の状態のもの又は脳性Na利尿ペプチド前駆体N端
　　フラグメント（NT-proBNP）が900pg/mL以上のもの）のうち，
　　心拍出量低下による循環不全及び全身のうっ血症状の急性増悪期の
　　入院患者であって，座位又は車椅子移動が可能であるもの。
　イ　意識障害や重症の認知機能障害がなく，医師や看護師の指示に従
　　うことのできるもの。
(2)　心不全に対する遠赤外線温熱療法は，専任の医師の指導管理の下に
　実施する。この場合，医師が直接監視を行い，又は同一建物内におい
　て直接監視をしている他の従事者と医師が常時連絡を取れる状態かつ
　緊急事態に即時的に対応できる態勢であること。また，専任の医師が
　定期的な心機能チェックの下に，当該療法に係る実施計画を作成し，
　診療録に添付する。
(3)　心不全に対する遠赤外線温熱療法は，当該療法の目的で利用される
　医療機器として薬事承認又は認証を得ているものを使用する。
(4)　心不全に対する遠赤外線温熱療法の実施に当たっては，関連学会か
　ら示された指針等を遵守する。
(5)　所定点数には，同一日に行われるD 208心電図検査，D 209負荷心電
　図検査及びD 220呼吸心拍監視，新生児心拍・呼吸監視，カルジオス
　コープ（ハートスコープ），カルジオタコスコープの費用が含まれる。
(6)　当該療法とH 000心大血管疾患リハビリテーションを併せて行った
　場合は，主たるものの所定点数のみを算定する。
(7)　当該療法の開始日及び医学的必要性について，診療報酬明細書の摘
　要欄に記載する。
◆　心不全に対する遠赤外線温熱療法の対象患者
　慢性心不全により，一定程度以上の呼吸循環機能の低下及び日常生活
能力の低下を来している患者

◇　気管内洗浄について
(1)　喀痰吸引，内視鏡下気管支分泌物吸引，干渉低周波去痰器による喀
　痰排出，間歇的陽圧吸入法，鼻マスク式補助換気法，体外式陰圧人工
　呼吸器治療，ハイフローセラピー，高気圧酸素治療，インキュベーター，

酸素吸入は，所定点数に含まれるものとする。

人工呼吸，持続陽圧呼吸法，間歇的強制呼吸法，気管内洗浄（気管支ファイバースコピーを使用した場合を含む。），ネブライザ又は超音波ネブライザを同一日に行った場合は，主たるものの所定点数のみにより算定する。

(2)　気管から区域細気管支にわたる範囲で異物又は分泌物による閉塞（吐物の逆流，誤嚥，気管支喘息重積状態又は無気肺）のために急性呼吸不全を起こした患者に対し，気管内挿管下（気管切開下を含む。）に洗浄した場合に1日につき所定点数を算定する。

(3)　新たに気管内挿管を行った場合には，J 044救命のための気管内挿管の所定点数を併せて算定できる。

(4)　気管支ファイバースコピーを使用した場合は，D 302気管支ファイバースコピーの所定点数のみを算定する。

(5)　気管内洗浄（気管支ファイバースコピーを使用した場合を含む。）と同時に行うJ 018喀痰吸引，J 018-3干渉低周波去痰器による喀痰排出又はJ 024酸素吸入は，所定点数に含まれる。

J 051　胃洗浄　　　　　　　　　　　　375点
注　3歳未満の乳幼児の場合は，**乳幼児加算**として，**110点**を加算する。

J 052　ショックパンツ（1日につき）　150点
注　2日目以降については，所定点数にかかわらず1日につき**50点**を算定する。

J 052-2　熱傷温浴療法（1日につき）　2,175点
注　広範囲熱傷の患者であって，入院中のものについて行った場合に受傷後60日以内に限り算定する。

◇　熱傷温浴療法について
(1)　体表面積の30%以上の広範囲熱傷に対する全身温浴として，入院中の患者に対し受傷後60日以内に行われたものについて算定する。
(2)　受傷日を診療報酬明細書の摘要欄に記載する。

（皮膚科処置）

J 053　皮膚科軟膏処置
1　100平方センチメートル以上500平方センチメートル未満　　　　　　　　　　55点
2　500平方センチメートル以上3,000平方センチメートル未満　　　　　　　　　85点
3　3,000平方センチメートル以上6,000平方センチメートル未満　　　　　　　　155点
4　6,000平方センチメートル以上　　270点
注1　100平方センチメートル未満の場合は，第1章基本診療料に含まれ，算定できない。
　2　区分番号C 109に掲げる在宅寝たきり患者処置指導管理料を算定している患者に対して行った皮膚科軟膏処置の費用は算定しない。

◇　皮膚科軟膏処置について
(1)　各号に示す範囲とは，軟膏処置を行うべき広さをいう。
(2)　同一疾病又はこれに起因する病変に対して皮膚科軟膏処置，J 000創傷処置又はJ 119の「3」湿布処置が行われた場合は，それぞれの部位の処置面積を合算し，その合算した広さを，いずれかの処置に係る区分に照らして算定するものとし，併せて算定できない。
(3)　同一部位に対して皮膚科軟膏処置，J 000創傷処置，J 057-2面皰圧出法又はJ 119の「3」湿布処置が行われた場合はいずれか1つのみにより算定し，併せて算定できない。
(4)　J 003局所陰圧閉鎖処置（入院）を算定する場合は，皮膚科軟膏処置は併せて算定できない。
(5)　J 003-2局所陰圧閉鎖処置（入院外）を算定する場合は，皮膚科軟膏処置は併せて算定できない。
(6)　J 003-4多血小板血漿処置を算定する場合は，一連の期間内において，皮膚科軟膏処置は併せて算定できない。
(7)　C 109在宅寝たきり患者処置指導管理料を算定している患者（これに係る薬剤料又は特定保険医療材料料のみを算定している者を含み，入院中の患者を除く。）については，皮膚科軟膏処置の費用は算定できない。
(8)　100平方センチメートル未満の皮膚科軟膏処置は，第1章基本診療料に含まれるものであり，本区分を算定することはできない。

J 054　皮膚科光線療法（1日につき）
1　赤外線又は紫外線療法　　　　　45点
注　入院中の患者以外の患者についてのみ算定する。

◇　皮膚科光線療法について
(1)　赤外線療法は，ソラックス灯等の赤外線を出力する機器を用いて行った場合に算定できる。
(2)　紫外線療法は，フィンゼン灯，クロマイエル水銀石英灯等の紫外線

2　長波紫外線又は中波紫外線療法（概ね
290ナノメートル以上315ナノメートル以下
のもの）　　　　　　　　　　　**150点**
3　中波紫外線療法（308ナノメートル以上
313ナノメートル以下に限定したもの）
　　　　　　　　　　　　　　　　340点

J 054-2　皮膚レーザー照射療法（一連につき）

1　色素レーザー照射療法　　　　**2,712点**
　注　照射面積が10平方センチメートルを超
　　えた場合は，10平方センチメートル又は
　　その端数を増すごとに，**照射面積拡大加
　　算**として，所定点数に**500点**を加算する。
　　ただし，8,500点の加算を限度とする。
2　Qスイッチ付レーザー照射療法
　イ　4平方センチメートル未満　**2,000点**
　ロ　4平方センチメートル以上16平方セン
　　チメートル未満　　　　　　**2,370点**
　ハ　16平方センチメートル以上64平方セン
　　チメートル未満　　　　　　**2,900点**
　ニ　64平方センチメートル以上　**3,950点**
　注　3歳未満の乳幼児に対して皮膚レーザー
　　照射療法を行った場合は，**乳幼児加算**とし
　　て，**2,200点**を所定点数に加算する。

を出力する機器を用いて行った場合に算定できる。
(3)　赤外線療法又は紫外線療法（長波紫外線療法及び中波紫外線療法を除く。）は，5分以上行った場合に算定する。
(4)　長波紫外線又は中波紫外線療法は，長波紫外線（概ね315ナノメートル以上400ナノメートル以下）又は，中波紫外線（概ね290ナノメートル以上315ナノメートル以下）を選択的に出力できる機器によって長波紫外線又は中波紫外線療法を行った場合に算定できるものであり，いわゆる人工太陽等の長波紫外線及び中波紫外線を非選択的に照射する機器によって光線療法を行った場合は，赤外線又は紫外線療法の所定点数によって算定する。
(5)　中波紫外線療法（308ナノメートル以上313ナノメートル以下に限定したもの）は，いわゆるナローバンドUVB療法をいい，308ナノメートル以上313ナノメートル以下の中波紫外線を選択的に出力できる機器によって中波紫外線療法を行った場合に算定する。
(6)　長波紫外線療法又は中波紫外線療法は乾癬，類乾癬，掌蹠膿疱症，菌状息肉腫（症），悪性リンパ腫，慢性苔癬状粃糠疹，尋常性白斑，アトピー性皮膚炎又は円形脱毛症に対して行った場合に限って算定する。
(7)　赤外線療法，紫外線療法，長波紫外線療法又は中波紫外線療法を同一日に行った場合は，主たるものの所定点数のみにより算定する。また，同じものを同一日に複数回行った場合でも，1日につき所定点数のみにより算定する。
(8)　皮膚科光線療法は，同一日においてJ 119消炎鎮痛等処置とは併せて算定できない。
◇　皮膚レーザー照射療法について
(1)　単なる美容を目的とした場合は算定できない。
(2)　「一連」とは，治療の対象となる疾患に対して所期の目的を達するまでに行う一連の治療過程をいい，概ね3月間にわたり行われるものをいう。例えば，対象病変部位の一部ずつに照射する場合や，全体に照射することを数回繰り返して一連の治療とする場合は，1回のみ所定点数を算定する。
(3)　皮膚レーザー照射療法を開始した場合は，診療報酬明細書の摘要欄に，前回の一連の治療の開始日を記載する。
(4)　「1」の色素レーザー照射療法は，単純性血管腫，苺状血管腫又は毛細血管拡張症に対して行った場合に算定する。
(5)　「2」のQスイッチ付レーザー照射療法は，Qスイッチ付ルビーレーザー照射療法，ルビーレーザー照射療法，Qスイッチ付アレキサンドライトレーザー照射療法及びQスイッチ付ヤグレーザー照射療法をいう。
(6)　Qスイッチ付レーザー照射療法は，頭頸部，左上肢，左下肢，右上肢，右下肢，胸腹部又は背部（臀部を含む。）のそれぞれの部位ごとに所定点数を算定する。また，各部位において，病変部位が重複しない複数の疾患に対して行った場合は，それぞれ算定する。
(7)　Qスイッチ付ルビーレーザー照射療法及びルビーレーザー照射療法は，太田母斑，異所性蒙古斑，外傷性色素沈着症，扁平母斑等に対して行った場合に算定できる。なお，一連の治療が終了した太田母斑，異所性蒙古斑又は外傷性色素沈着症に対して再度当該療法を行う場合には，同一部位に対して初回治療を含め5回を限度として算定する。
(8)　Qスイッチ付ルビーレーザー照射療法及びルビーレーザー照射療法は，扁平母斑等に対しては，同一部位に対して初回治療を含め2回を限度として算定する。
(9)　Qスイッチ付アレキサンドライトレーザー照射療法は，太田母斑，異所性蒙古斑，外傷性色素沈着症等に対して行った場合に算定できる。

なお，扁平母斑にあっては算定できない。

(10) Ｑスイッチ付ヤグレーザー照射療法は，太田母斑，異所性蒙古斑又は外傷性色素沈着症に対して行った場合に算定できる。

J 055　いぼ焼灼法
1	3箇所以下	210点
2	4箇所以上	260点

J 055-2　イオントフォレーゼ　　220点

◇　イオントフォレーゼについて

(1) 尋常性白斑に対するイオントフォレーゼ療法は露出部におけるもので，他の療法が無効な場合に限り，4㎝四方ごとに算定する。

(2) 汗疱状白癬，慢性湿疹，尋常性痤瘡，慢性皮膚炎，稽留性化膿性肢端皮膚炎，多汗症，頑癬に対するイオントフォレーゼは，他の療法が無効な場合に限り算定する。

J 055-3　臍肉芽腫切除術　　220点

J 056　いぼ等冷凍凝固法
1	3箇所以下	210点
2	4箇所以上	270点

※　脂漏性角化症，軟性線維腫に対する凍結療法については，本区分により算定する。

J 057　軟属腫摘除
1	10箇所未満	120点
2	10箇所以上30箇所未満	220点
3	30箇所以上	350点

※　伝染性軟属腫の内容除去は，本区分として算定する。

J 057-2　面皰圧出法　　49点

◇　面皰圧出法について

(1) 顔面，前胸部，上背部等に多発した面皰に対して行った場合に算定する。

(2) 同一部位に対して面皰圧出法，J 000創傷処置，J 053皮膚科軟膏処置又はJ 119の「3」湿布処置が行われた場合はいずれか1つのみにより算定し，併せて算定できない。

J 057-3　鶏眼・胼胝処置　　170点
注　月2回に限り算定する。

◇　鶏眼・胼胝処置は，同一部位について，その範囲にかかわらず月2回を限度として算定する。

J 057-4　稗粒腫摘除
1	10箇所未満	74点
2	10箇所以上	148点

（泌尿器科処置）

J 058　膀胱穿刺		80点
J 059　陰嚢水腫穿刺		80点
J 059-2　血腫，膿腫穿刺		80点

◇　血腫，膿腫その他における穿刺は，新生児頭血腫又はこれに準ずる程度のものに対して行う場合は，本区分により算定できるが，小範囲のものや試験穿刺については，算定できない。

J 060　膀胱洗浄（1日につき）　　60点
注1　薬液注入，膀胱洗浄と同時に行う留置カテーテル設置及び留置カテーテル設置中の膀胱洗浄の費用は，所定点数に含まれるものとする。
　　2　区分番号C106に掲げる在宅自己導尿指導管理料又は区分番号C109に掲げる在宅寝たきり患者処置指導管理料を算定している患者に対して行った膀胱洗浄の費用は算定しない。

◇　膀胱洗浄について

(1) 膀胱洗浄，J 063留置カテーテル設置，J 064導尿（尿道拡張を要するもの）又はJ 060-2後部尿道洗浄（ウルツマン）を同一日に行った場合には，主たるものの所定点数により算定する。

(2) C106在宅自己導尿指導管理料又はC109在宅寝たきり患者処置指導管理料を算定している患者（これらに係る在宅療養指導管理材料加算，薬剤料又は特定保険医療材料料のみを算定している者を含み，入院中の患者及び医療型短期入所サービス費又は医療型特定短期入所サービス費を算定している短期入所中の者を除く。）については膀胱洗浄の費用は算定できない。

※　カテーテル留置中に膀胱洗浄及び薬液膀胱内注入を行った場合は，1日につき，本区分により算定する。

J 060-2　後部尿道洗浄（ウルツマン）（1日に

◇　後部尿道洗浄（ウルツマン）について

つき)　　　　　　　　　　　　　　60点

J 061　腎盂洗浄（片側）　　　　　　60点

J 062　腎盂内注入（尿管カテーテル法を含む。）
　　　　　　　　　　　　　　1,612点
注　ファイバースコープによって行った場合
　　に算定する。

J 063　留置カテーテル設置　　　　　40点
注1　膀胱洗浄と同時に行う留置カテーテル
　　設置の費用は，膀胱洗浄の所定点数に含
　　まれるものとする。
　2　区分番号C106に掲げる在宅自己導尿
　　指導管理料又は区分番号C109に掲げる
　　在宅寝たきり患者処置指導管理料を算定
　　している患者に対して行った留置カテー
　　テル設置の費用は算定しない。

J 064　導尿（尿道拡張を要するもの）　　40点
注　区分番号C106に掲げる在宅自己導尿指
　　導管理料又は区分番号C109に掲げる在宅
　　寝たきり患者処置指導管理料を算定してい
　　る患者に対して行った導尿の費用は算定し
　　ない。

J 065　間歇的導尿（1日につき）　　150点

J 066　尿道拡張法　　　　　　　　216点
J 066-2　タイダール自動膀胱洗浄（1日につき）
　　　　　　　　　　　　　　　180点
J 067　誘導ブジー法　　　　　　　270点
J 068　嵌頓包茎整復法（陰茎絞扼等）　290点

J 068-2　陰唇癒合剥離　　　　　　290点
J 069　前立腺液圧出法　　　　　　50点

(1)　J 060膀胱洗浄，J 063留置カテーテル設置，J 064導尿（尿道拡張
　を要するもの）又は後部尿道洗浄（ウルツマン）を同一日に行った場
　合には，主たるものの所定点数により算定する。
(2)　C106在宅自己導尿指導管理料又はC109在宅寝たきり患者処置指導
　管理料を算定している患者（これらに係る在宅療養指導管理材料加算，
　薬剤料又は特定保険医療材料料のみを算定している者を含み，入院中
　の患者及び医療型短期入所サービス費又は医療型特定短期入所サービ
　ス費を算定している短期入所中の者を除く。）については後部尿道洗
　浄（ウルツマン）の費用は算定できない。
◇　腎盂洗浄について
(1)　片側ごとに所定点数をそれぞれ算定する。
(2)　尿管カテーテル挿入を行った場合は，所定点数にD318尿管カテー
　テル法の所定点数を合わせて算定できる。

◇　留置カテーテル設置について
(1)　J 060膀胱洗浄，留置カテーテル設置，J 064導尿（尿道拡張を要す
　るもの）又はJ 060-2後部尿道洗浄（ウルツマン）を同一日に行った
　場合には，主たるものの所定点数により算定する。
(2)　C106在宅自己導尿指導管理料又はC109在宅寝たきり患者処置指導
　管理料を算定している患者（これらに係る在宅療養指導管理材料加算，
　薬剤料又は特定保険医療材料料のみを算定している者を含み，入院中
　の患者及び医療型短期入所サービス費又は医療型特定短期入所サービ
　ス費を算定している短期入所中の者を除く。）については，留置カテー
　テル設置の費用は算定できない。
(3)　留置カテーテル設置時に使用する注射用蒸留水又は生理食塩水等の
　費用は所定点数に含まれ別に算定できない。
※　長期間にわたり，バルーンカテーテルを留置するための挿入手技料
　は，本区分により算定する。この場合，必要があってカテーテルを交
　換したときの挿入手技料も本区分により算定する。
◇　導尿（尿道拡張を要するもの）について
(1)　J 060膀胱洗浄，J 063留置カテーテル設置，導尿（尿道拡張を要す
　るもの）又はJ 060-2後部尿道洗浄（ウルツマン）を同一日に行った
　場合には，主たるものの所定点数により算定する。
(2)　C106在宅自己導尿指導管理料又はC109在宅寝たきり患者処置指導
　管理料を算定している患者（これらに係る在宅療養指導管理材料加算，
　薬剤料又は特定保険医療材料料のみを算定している者を含み，入院中
　の患者及び医療型短期入所サービス費又は医療型特定短期入所サービ
　ス費を算定している短期入所中の者を除く。）については，導尿（尿
　道拡張を要するもの）の費用は算定できない。
◇　間歇的導尿は，脊椎損傷の急性期の尿閉，骨盤内の手術後の尿閉の
　患者に対し，排尿障害の回復の見込みのある場合に行うもので，6月
　間を限度として算定する。

※　小児仮性包茎における包皮亀頭癒着に対する用手法等による剥離術
　は，本区分に準じて算定する。

J

処置

泌尿器科

J 070　前立腺冷温榻　　　　　　　　**50点**

J 070-2　干渉低周波による膀胱等刺激法　**50点**
　注　入院中の患者以外の患者について算定する。

J 070-3　冷却痔処置（1日につき）　　**50点**

J 070-4　磁気による膀胱等刺激法　　**70点**
　注　別に厚生労働大臣が定める施設基準に適合しているものとして地方厚生局長等に届け出た保険医療機関において行われる場合に限り算定する。

◇　干渉低周波による膀胱等刺激法について
(1)　尿失禁の治療のために行った場合に算定する。
(2)　治療開始時点においては，3週間に6回を限度とし，その後は2週間に1回を限度とする。

◇　冷却痔処置について
(1)　Ⅰ度又はⅡ度の内痔核の患者に対し，1日1回又は2回，かつ連続して5日以上実施した場合に10日間を限度として，1日につき1回算定できる。なお，当該処置に使用した冷却痔疾治療用具については，所定点数に含まれ，別に算定できない。
(2)　請求に当たっては，内痔核の重症度について，Ⅰ度又はⅡ度のいずれに該当するかを診療報酬明細書の摘要欄に記載する。

◇　磁気による膀胱等刺激法について
(1)　次のいずれかに該当する尿失禁を伴う成人女性の過活動膀胱患者に対して実施した場合に限り算定できる。
　ア　尿失禁治療薬を12週間以上服用しても症状改善がみられない患者
　イ　副作用等のために尿失禁治療薬が使用できない患者
(2)　1週間に2回を限度とし，6週間を1クールとして，1年間に2クールに限り算定できる。

　　　　　　（産婦人科処置）

J 071　羊水穿刺（羊水過多症の場合）　**144点**
J 072　腟洗浄（熱性洗浄を含む。）　　**56点**
　注　入院中の患者以外の患者についてのみ算定する。
J 073　子宮腔洗浄（薬液注入を含む。）　**56点**
J 074　卵管内薬液注入法　　　　　　**60点**
J 075　陣痛誘発のための卵膜外薬液注入法
　　　　　　　　　　　　　　　　　408点
J 076　子宮頸管内への薬物挿入法　　**45点**
J 077　子宮出血止血法
　1　分娩時のもの　　　　　　　　**780点**
　2　分娩外のもの　　　　　　　　**45点**
J 078　子宮腟頸管部薬物焼灼法　　　**100点**

J 079　子宮腟部焼灼法　　　　　　　**180点**
J 080　子宮頸管拡張及び分娩誘発法
　1　ラミナリア　　　　　　　　　**120点**
　2　コルポイリンテル　　　　　　**120点**
　3　金属拡張器（ヘガール等）　　**180点**
　4　メトロイリンテル　　　　　　**340点**
J 081　分娩時鈍性頸管拡張法　　　　**456点**
J 082　子宮脱非観血的整復法（ペッサリー）
　　　　　　　　　　　　　　　　　290点
J 082-2　薬物放出子宮内システム処置
　1　挿入術　　　　　　　　　　　**300点**
　2　除去術　　　　　　　　　　　**150点**
J 083　妊娠子宮嵌頓非観血的整復法　**290点**
J 084　胎盤圧出法　　　　　　　　　**45点**
J 085　クリステル胎児圧出法　　　　**45点**
J 085-2　人工羊水注入法　　　　　　**720点**

◇　子宮用止血バルーンカテーテルを用いた止血を行う前に他の止血法を実施した場合は，主たるもののみ算定する。

※　ゲメプロスト製剤の投与により子宮内容物の排出が認められた場合は，本区分に準じて算定できる。

◇　避妊を目的とするものは保険給付の対象とならない。

◇　人工羊水注入法は，羊水過少症等の患者に対して，超音波断層法検査及び子宮内圧測定を施行し，適正な注入量の羊水を子宮内に注入し

た場合に算定する。なお，当該手技に伴って実施される超音波検査等の費用は所定点数に含まれ，別に算定できない。

◇　両眼に異なる疾患を有し，それぞれ異なった処置を行った場合は，その部分についてそれぞれ別に算定できる。

◇　眼処置について

(1)　所定点数には，片眼帯，巻軸帯を必要とする処置，蒸気罨法，熱気罨法，イオントフォレーゼ及び麻薬加算が含まれており，これらを包括して1回につき所定点数を算定する。

(2)　点眼及び洗眼は，第1章基本診療料に含まれるものであり，本区分を算定することはできない。

（眼科処置）

J 086　眼処置　　　　　　　　　　　　25点
注1　入院中の患者以外の患者についてのみ算定する。
　　2　点眼又は洗眼については，第1章基本診療料に含まれ，別に算定できない。

J 086-2　義眼処置　　　　　　　　　　25点
注　入院中の患者以外の患者についてのみ算定する。

J 087　前房穿刺又は注射（前房内注入を含む。）
　　　　　　　　　　　　　　　　　　180点
注　顕微鏡下に行った場合は，顕微鏡下処置加算として，**180点**を加算する。

J 088　霰粒腫の穿刺　　　　　　　　　45点

J 089　睫毛抜去
1　少数の場合　　　　　　　　　　25点
注　入院中の患者以外の患者についてのみ算定する。
2　多数の場合　　　　　　　　　　45点
注1　上眼瞼と下眼瞼についてそれぞれ処置した場合であっても1回の算定とする。
　　2　1日に1回に限り算定する。

◇　5〜6本程度の睫毛抜去は「1」を算定する。また，「1」については，他の眼科処置又は眼科手術に併施した場合には，その所定点数に含まれ別に算定できない。

J 090　結膜異物除去（1眼瞼ごと）　100点
J 091　鼻涙管ブジー法　　　　　　　45点
J 091-2　鼻涙管ブジー法後薬液涙嚢洗浄　45点
J 092　涙嚢ブジー法（洗浄を含む。）　54点
J 093　強膜マッサージ　　　　　　　150点
J 094　削除

（耳鼻咽喉科処置）

J 095　耳処置（耳浴及び耳洗浄を含む。）　27点
注1　入院中の患者以外の患者についてのみ算定する。
　　2　点耳又は簡単な耳垢栓塞除去については，第1章基本診療料に含まれ，別に算定できない。

◆　耳鼻咽喉科乳幼児処置加算対象→通則7
◆　耳鼻咽喉科小児抗菌薬適正使用支援加算対象→通則8
◇　耳処置について
(1)　外耳道入口部から鼓膜面までの処置であり，耳浴及び耳洗浄が含まれており，これらを包括して一側，両側の区別なく1回につき所定点数を算定する。
(2)　点耳又は簡単な耳垢栓塞除去は，第1章基本診療料に含まれるものであり，本区分を算定することはできない。

J 095-2　鼓室処置（片側）　　　　　　62点
注　鼓室洗浄及び鼓室内薬液注入の費用は，所定点数に含まれる。

◆　耳鼻咽喉科乳幼児処置加算対象→通則7
◆　耳鼻咽喉科小児抗菌薬適正使用支援加算対象→通則8
◇　鼓室処置は，急性又は慢性の鼓膜穿孔耳に対して鼓室病変の沈静・制御を目的として，鼓室腔内の分泌物・膿汁等の吸引及び鼓室粘膜処置等を行った場合に算定する。

J 096　耳管処置（耳管通気法，鼓膜マッサージ及び鼻内処置を含む。）
1　カテーテルによる耳管通気法（片側）
　　　　　　　　　　　　　　　　　　36点

◆　耳鼻咽喉科乳幼児処置加算対象→通則7
◆　耳鼻咽喉科小児抗菌薬適正使用支援加算対象→通則8
◇　耳管処置について
(1)　「1」には，耳管通気に必要とする表面麻酔薬又は血管収縮薬等の

J
処置

眼科・耳鼻咽喉科

2　ポリッツェル球による耳管通気法　**24点**
注　入院中の患者以外の患者についてのみ算定する。

J 097　鼻処置（鼻吸引，単純鼻出血及び鼻前庭の処置を含む。）　**16点**
注1　入院中の患者以外の患者についてのみ算定する。
　　2　区分番号J 098に掲げる口腔，咽頭処置と併せて行った場合であっても**16点**とする。
　　3　鼻洗浄については，第1章基本診療料に含まれ，別に算定できない。

J 097-2　副鼻腔自然口開大処置　**25点**
注　処置に用いた薬剤の費用は，所定点数に含まれるものとする。

J 098　口腔，咽頭処置　**16点**
注1　入院中の患者以外の患者についてのみ算定する。
　　2　区分番号J 097に掲げる鼻処置と併せて行った場合であっても**16点**とする。

J 098-2　扁桃処置　**40点**

J 099　間接喉頭鏡下喉頭処置（喉頭注入を含む。）　**32点**
注　入院中の患者以外の患者についてのみ算定する。

J 100　副鼻腔手術後の処置（片側）　**45点**
注　当該処置と同一日に行われた区分番号J 097-2に掲げる副鼻腔自然口開大処置は所定点数に含まれるものとする。

J 101　鼓室穿刺（片側）　**50点**

J 102　上顎洞穿刺（片側）　**60点**

塗布，噴霧等の鼻内における処置が含まれており，これらを包括して1回につき片側ごとに所定点数を算定する。ただし，鼻処置を必要とする疾病があって別にJ 097鼻処置を行った場合は別に算定できるが，傷病名の記載を要する。
(2)　ポリッツェル球により両耳に通気する場合は，片側，両側の区別なく1回につき所定点数を算定する。
(3)　耳管処置に当たり咽頭処置を行った場合であっても，咽頭に特に異常がなければ，J 098の咽頭処置は算定できない。
(4)　耳管開放症に対する処置は，「1」により算定する。
◆　耳鼻咽喉科乳幼児処置加算対象→通則7
◆　耳鼻咽喉科小児抗菌薬適正使用支援加算対象→通則8
◇　鼻処置について
(1)　鼻処置には，鼻吸引，単純鼻出血及び鼻前庭の処置が含まれており，これらを包括して一側，両側の区別なく1回につき所定点数を算定する。なお，口腔，咽頭処置と併せて行った場合であっても，J 098口腔，咽頭処置の所定点数は別に算定できない。
(2)　副鼻腔洗浄に伴う単なる鼻処置は，J 105副鼻腔洗浄又は吸引の所定点数に含まれ別に算定はできない。
(3)　鼻洗浄は，第1章基本診療料に含まれるものであり，本区分を算定することはできない。
◆　耳鼻咽喉科乳幼児処置加算対象→通則7
◆　耳鼻咽喉科小児抗菌薬適正使用支援加算対象→通則8
◇　副鼻腔自然口開大処置は，急性副鼻腔炎及び慢性副鼻腔炎の患者に対して，副鼻腔の換気・排液並びにネブライザ効果の増大を目的として自然口の開大処置を行った場合に算定する。
◆　耳鼻咽喉科乳幼児処置加算対象→通則7
◆　耳鼻咽喉科小児抗菌薬適正使用支援加算対象→通則8
◇　口腔，咽頭処置をそれぞれ単独に実施した場合も，同時に実施した場合も1回につき所定点数を算定する。
※　ルゴール等の噴霧吸入は本区分に準ずる。
※　ルゴール等の噴霧吸入と鼻，口腔又は咽頭処置を同時に行った場合は，J 097鼻処置又は本区分の所定点数を算定する。
◆　耳鼻咽喉科乳幼児処置加算対象→通則7
◆　耳鼻咽喉科小児抗菌薬適正使用支援加算対象→通則8
◇　扁桃処置について
(1)　慢性扁桃炎の急性増悪，急性腺窩（陰窩）性扁桃炎，扁桃周囲炎又は扁桃周囲膿瘍等に対し，膿栓吸引，洗浄等を行った場合に算定する。
(2)　所定点数には，J 098の咽頭処置が含まれ別途算定できない。
◆　耳鼻咽喉科乳幼児処置加算対象→通則7
◆　耳鼻咽喉科小児抗菌薬適正使用支援加算対象→通則8
◇　間接喉頭鏡下喉頭処置について
(1)　間接喉頭鏡下喉頭処置には，喉頭注入が含まれており，喉頭蓋，仮声帯，披裂部，声帯等の病変に対して処置を行った場合に算定する。
(2)　喉頭処置後の薬剤注入は，本区分の所定点数に含まれる。
◆　耳鼻咽喉科乳幼児処置加算対象→通則7
◆　耳鼻咽喉科小児抗菌薬適正使用支援加算対象→通則8
◇　副鼻腔手術後の洗浄，ガーゼ交換等（手術日の翌日以降に行うものに限る。）を行った場合に算定する。
　　この場合，J 000創傷処置，J 001-7爪甲除去（麻酔を要しないもの）及びJ 001-8穿刺排膿後薬液注入は別に算定できない。
◆　耳鼻咽喉科乳幼児処置加算対象→通則7
◆　耳鼻咽喉科小児抗菌薬適正使用支援加算対象→通則8
◆　耳鼻咽喉科乳幼児処置加算対象→通則7

J
処置

耳鼻咽喉科

◆　耳鼻咽喉科小児抗菌薬適正使用支援加算対象→通則 8
◇　D406上顎洞穿刺と同一日に算定することはできない。

J 103 扁桃周囲膿瘍穿刺（扁桃周囲炎を含む。）
180点

◆　耳鼻咽喉科乳幼児処置加算対象→通則 7
◆　耳鼻咽喉科小児抗菌薬適正使用支援加算対象→通則 8
◇　扁桃周囲膿瘍穿刺について

(1)　扁桃周囲炎又は扁桃周囲膿瘍において，単に穿刺排膿のみ行い切開しなかった場合は所定点数を算定し，試験穿刺を行い膿汁を認め直ちに切開した場合はK368扁桃周囲膿瘍切開術を算定する。
(2)　D406-2扁桃周囲炎又は扁桃周囲膿瘍における試験穿刺と同一日に算定することはできない。

J 104 唾液腺管洗浄（片側）　　60点

◆　耳鼻咽喉科乳幼児処置加算対象→通則 7
◆　耳鼻咽喉科小児抗菌薬適正使用支援加算対象→通則 8

J 105 副鼻腔洗浄又は吸引（注入を含む。）（片側）
　1　副鼻腔炎治療用カテーテルによる場合
55点
　2　1以外の場合　　**25点**

◆　耳鼻咽喉科乳幼児処置加算対象→通則 7
◆　耳鼻咽喉科小児抗菌薬適正使用支援加算対象→通則 8
◇　副鼻腔洗浄に伴う単なる鼻処置は，本区分の所定点数に含まれ別に算定はできない。

J 106 削除
J 107 削除
J 108 鼻出血止血法（ガーゼタンポン又はバルーンによるもの）　　240点

◆　耳鼻咽喉科乳幼児処置加算対象→通則 7
◆　耳鼻咽喉科小児抗菌薬適正使用支援加算対象→通則 8

J 109 鼻咽腔止血法（ベロック止血法）　550点

◆　耳鼻咽喉科乳幼児処置加算対象→通則 7
◆　耳鼻咽喉科小児抗菌薬適正使用支援加算対象→通則 8

J 110 削除
J 111 耳管ブジー法（通気法又は鼓膜マッサージの併施を含む。）（片側）　　45点

◆　耳鼻咽喉科乳幼児処置加算対象→通則 7
◆　耳鼻咽喉科小児抗菌薬適正使用支援加算対象→通則 8

J 112 唾液腺管ブジー法（片側）　　45点

◆　耳鼻咽喉科乳幼児処置加算対象→通則 7
◆　耳鼻咽喉科小児抗菌薬適正使用支援加算対象→通則 8

J 113 耳垢栓塞除去（複雑なもの）
　1　片側　　**90点**
　2　両側　　**160点**
　注　6歳未満の乳幼児の場合は，**乳幼児加算**として，**55点**を加算する。

◆　耳鼻咽喉科乳幼児処置加算対象→通則 7
◆　耳鼻咽喉科小児抗菌薬適正使用支援加算対象→通則 8
◇　耳垢栓塞除去について

(1)　耳垢水等を用いなければ除去できない耳垢栓塞を，完全に除去した場合に算定する。
(2)　簡単な耳垢栓塞除去は，第1章基本診療料に含まれるものであり，本区分を算定することはできない。

J 114 ネブライザ　　12点
　注　入院中の患者以外の患者についてのみ算定する。

◆　耳鼻咽喉科乳幼児処置加算対象→通則 7
◆　耳鼻咽喉科小児抗菌薬適正使用支援加算対象→通則 8
◇　ネブライザについて

(1)　喀痰吸引，内視鏡下気管支分泌物吸引，干渉低周波去痰器による喀痰排出，間歇的陽圧吸入法，鼻マスク式補助換気法，体外式陰圧人工呼吸器治療，ハイフローセラピー，高気圧酸素治療，インキュベーター，人工呼吸，持続陽圧呼吸法，間歇的強制呼吸法，気管内洗浄（気管支ファイバースコピーを使用した場合を含む。），ネブライザ又は超音波ネブライザを同一日に行った場合は，主たるものの所定点数のみにより算定する。
(2)　患者の排痰を促し，培養検査等を目的としてネブライザ，**J 115**超音波ネブライザ又はJ 115-2排痰誘発法を同一日に行った場合は，主たるものの所定点数のみにより算定する。

J 115 超音波ネブライザ（1日につき）　24点

◆　耳鼻咽喉科乳幼児処置加算対象→通則 7
◆　耳鼻咽喉科小児抗菌薬適正使用支援加算対象→通則 8
◇　超音波ネブライザについて

(1)　喀痰吸引，内視鏡下気管支分泌物吸引，干渉低周波去痰器による喀痰排出，間歇的陽圧吸入法，鼻マスク式補助換気法，体外式陰圧人工

J
処置

耳鼻咽喉科

呼吸器治療，ハイフローセラピー，高気圧酸素治療，インキュベーター，人工呼吸，持続陽圧呼吸法，間歇的強制呼吸法，気管内洗浄（気管支ファイバースコピーを使用した場合を含む。），ネブライザ又は超音波ネブライザを同一日に行った場合は，主たるものの所定点数のみにより算定する。

(2)　酸素療法を併せて行った場合は J 024酸素吸入の所定点数を合わせて算定できる。

(3)　患者の排痰を促し，培養検査等を目的として J 114ネブライザ，超音波ネブライザ又は J 115-2排痰誘発法を同一日に行った場合は，主たるものの所定点数のみにより算定する。

J 115-2 排痰誘発法（1日につき）　　　**44点**

◆　耳鼻咽喉科乳幼児処置加算対象→通則7
◆　耳鼻咽喉科小児抗菌薬適正使用支援加算対象→通則8
◇　排痰誘発法について
(1)　排痰誘発法は，結核を疑う患者に対し，非能動型呼吸運動訓練装置を用いて患者の排痰を促し，培養検査等を実施した場合に1日につき算定する。
(2)　患者の排痰を促し，培養検査等を目的として J 114ネブライザ，J 115超音波ネブライザ又は排痰誘発法を同一日に行った場合は，主たるものの所定点数のみにより算定する。

（整形外科的処置）

J 116 関節穿刺（片側）　　　**120点**
注　3歳未満の乳幼児の場合は，乳幼児加算として，110点を加算する。

◇　関節穿刺について
(1)　関節穿刺を左右両側に行った場合は，それぞれ算定できるが，同一側の関節に対して，D405関節穿刺，G010関節腔内注射を同一日に行った場合は，主たるもののみ算定する。
(2)　関節腔内注射を，検査，処置を目的とする穿刺と同時に実施した場合は，当該検査若しくは処置又はG010関節腔内注射のいずれかの所定点数を算定する。

J 116-2 粘（滑）液嚢穿刺注入（片側）　　**100点**
J 116-3 ガングリオン穿刺術　　　**80点**
J 116-4 ガングリオン圧砕法　　　**80点**
J 116-5 酵素注射療法　　　**2,490点**

◇　酵素注射療法は，デュピュイトラン拘縮の患者に対し，コラゲナーゼ（クロストリジウム　ヒストリチクム）を拘縮索に注射した場合に，1回の投与（同一日に複数箇所に注射を行った場合を含む。）及び伸展処置に係る一連の手技として算定する。なお，当該注射に係る費用は所定点数に含まれ，別に算定できない。

J 117 鋼線等による直達牽引（2日目以降。観血的に行った場合の手技料を含む。）（1局所を1日につき）　　　**62点**
注1　3歳未満の乳幼児に対して行った場合は，乳幼児加算として，所定点数に55点を加算する。
　2　消炎鎮痛等処置を併せて行った場合は，鋼線等による直達牽引の所定点数のみにより算定する。

◇　鋼線等による直達牽引（2日目以降）について
(1)　鋼線等を用いて観血的に牽引を行った場合に算定する。なお鋼線等による直達牽引には，鋼線牽引法，双鋼線伸延法及び直達頭蓋牽引法を含む。
(2)　1局所とは，上肢の左右，下肢の左右及び頭より尾頭までの躯幹のそれぞれをいい，全身を5局所に分ける。
(3)　J 119消炎鎮痛等処置，J 119-2腰部又は胸部固定帯固定，J 119-3低出力レーザー照射又は J 119-4肛門処置を併せて行った場合は，本区分の所定点数のみにより算定する。

J 118 介達牽引（1日につき）　　　**35点**
注　消炎鎮痛等処置を併せて行った場合は，主たるものいずれかの所定点数のみにより算定する。

◇　介達牽引について
(1)　介達牽引は，絆創膏牽引法，斜面牽引法，スピードトラック牽引，腰椎バンド及びグリソン係蹄によるモーターを使用した断続牽引並びにベーラー法を含むものであり，部位数にかかわらず所定点数を算定する。
(2)　介達牽引に J 119消炎鎮痛等処置，J 119-2腰部又は胸部固定帯固定，J 119-3低出力レーザー照射又は J 119-4肛門処置を併せて行った場合

は，主たるものいずれかの所定点数のみにより算定する。
(3) 介達牽引，J 118-2矯正固定又はJ 118-3変形機械矯正術を同一日に
    併せて行った場合は，主たるものいずれかの所定点数のみにより算定
    する。
(4) C 109在宅寝たきり患者処置指導管理料を算定している患者（これ
    に係る在宅療養指導管理材料加算のみを算定している者を含み，入院
    中の患者及び医療型短期入所サービス費又は医療型特定短期入所サー
    ビス費を算定している短期入所中の者を除く。）については，介達牽
    引の費用は算定できない。
(5) 鋼線等による直達牽引(初日)と介達牽引を併せて行った場合であっ
    ても，K 083鋼線等による直達牽引（初日。観血的に行った場合の手
    技料を含む。）の所定点数のみにより算定する。
(6) 内反足足板挺子固定と介達牽引を併せて行った場合であっても，K
    083-2内反足足板挺子固定の所定点数のみにより算定する。

◇ 矯正固定について

J 118-2 矯正固定（1日につき）   35点

注 消炎鎮痛等処置を併せて行った場合は，
  主たるものいずれかの所定点数のみにより
  算定する。

(1) 変形の矯正を目的としてマッサージ等を行った後に，副子，厚紙や
    絆創膏にて矯正固定を行った場合に1日につき所定点数を算定する。
(2) C 109在宅寝たきり患者処置指導管理料を算定している患者（これ
    に係る在宅療養指導管理材料加算のみを算定している者を含み，入院
    中の患者及び医療型短期入所サービス費又は医療型特定短期入所サー
    ビス費を算定している短期入所中の者を除く。）については，矯正固
    定の費用は算定できない。
(3) 矯正固定にJ 119消炎鎮痛等処置，J 119-2腰部又は胸部固定帯固定，
    J 119-3低出力レーザー照射又はJ 119-4肛門処置を併せて行った場合
    は，主たるものいずれかの所定点数のみにより算定する。
(4) J 118介達牽引，矯正固定又はJ 118-3変形機械矯正術を同一日に併
    せて行った場合は，主たるものいずれかの所定点数のみにより算定す
    る。
(5) 鋼線等による直達牽引(初日)と矯正固定を併せて行った場合であっ
    ても，K 083鋼線等による直達牽引（初日。観血的に行った場合の手
    技料を含む。）の所定点数のみにより算定する。
(6) 内反足足板挺子固定と矯正固定を併せて行った場合であっても，K
    083-2内反足足板挺子固定の所定点数のみにより算定する。

◇ 変形機械矯正術について

J 118-3 変形機械矯正術（1日につき）   35点

注 消炎鎮痛等処置を併せて行った場合は，
  主たるものいずれかの所定点数のみにより
  算定する。

(1) 1日につき所定点数を算定する。
(2) C 109在宅寝たきり患者処置指導管理料を算定している患者（これ
    に係る在宅療養指導管理材料加算のみを算定している者を含み，入院
    中の患者及び医療型短期入所サービス費又は医療型特定短期入所サー
    ビス費を算定している短期入所中の者を除く。）については，変形機
    械矯正術の費用は算定できない。
(3) 変形機械矯正術にJ 119消炎鎮痛等処置，J 119-2腰部又は胸部固定
    帯固定，J 119-3低出力レーザー照射又はJ 119-4肛門処置を併せて
    行った場合は，主たるものいずれかの所定点数のみにより算定する。
(4) J 118介達牽引，J 118-2矯正固定又は変形機械矯正術を同一日に併
    せて行った場合は，主たるものいずれかの所定点数のみにより算定す
    る。
(5) 鋼線等による直達牽引（初日）と変形機械矯正術を併せて行った場
    合であっても，K 083鋼線等による直達牽引（初日。観血的に行った
    場合の手技料を含む。）の所定点数のみにより算定する。
(6) 内反足足板挺子固定と変形機械矯正術を併せて行った場合であって
    も，K 083-2内反足足板挺子固定の所定点数のみにより算定する。

◇ 歩行運動処置（ロボットスーツによるもの）について

J 118-4 歩行運動処置（ロボットスーツによるもの）（1日につき）   1,100点

(1) 脊髄性筋萎縮症，球脊髄性筋萎縮症，筋萎縮性側索硬化症，シャル

J
処置

整形外科的

注1　別に厚生労働大臣が定める施設基準に適合するものとして地方厚生局長等に届け出た保険医療機関において行われる場合に限り算定する。

2　難病の患者に対する医療等に関する法律第5条第1項に規定する指定難病の患者であって，同法第7条第4項に規定する医療受給者証を交付されているもの（同条第1項各号に規定する特定医療費の支給認定に係る基準を満たすものとして診断を受けたものを含む。）に対して実施された場合には，**難病患者処置加算**として，**900点**を所定点数に加算する。

3　**導入期**5週間に限り，1日につき**2,000点**を9回に限り加算する。

J 119 消炎鎮痛等処置（1日につき）

1　マッサージ等の手技による療法　　**35点**
2　器具等による療法　　**35点**
3　湿布処置　　**35点**

注1　1から3までの療法を行った場合に，療法の種類，回数又は部位数にかかわらず，本区分により算定する。

2　同一の患者につき同一日において，1から3までの療法のうち2以上の療法を行った場合は，主たる療法の所定点数のみにより算定する。

3　3については，診療所において，入院中の患者以外の患者に対し，半肢の大部又は頭部，頸部及び顔面の大部以上にわたる範囲の湿布処置が行われた場合に算定できる。

4　区分番号C109に掲げる在宅寝たきり患者処置指導管理料を算定している患者に対して行った消炎鎮痛等処置の費用は算定しない。

コー・マリー・トゥース病，遠位型ミオパチー，封入体筋炎，先天性ミオパチー，筋ジストロフィー又はHTLV-1関連脊髄症（HAM）若しくは遺伝性痙性対麻痺による痙性対麻痺を有する患者に対して，ロボットスーツを装着し，関連学会が監修する適正使用ガイドを遵守して，転倒しないような十分な配慮のもと歩行運動を実施した場合に算定する。

(2)　算定に当たっては，事前に適切な計画を策定した上で実施し，計画された5週間以内に実施される9回の処置が終了した際には，担当の複数職種が参加するカンファレンスにより，9回の処置による歩行機能の改善効果を検討する。

(3)　(2)に定めるカンファレンスにより，通常の歩行運動に比して客観的に明確な上乗せの改善効果が認められると判断される場合に限り，本処置を継続して算定できることとし，カンファレンスにおける当該検討結果については，その要点（5週間以内に実施される9回の処置の前後の結果を含む。）を診療録に記載した上で，診療報酬明細書に症状詳記を記載する。

(4)　初めて当該処置を実施する場合の患者の体重，大腿長，下腿長，腰幅等を勘案した当該患者に適切な装着条件の設定については，1肢毎にJ129義肢採型法の「1」四肢切断の場合（1肢につき）に準じて算定する。

◇　消炎鎮痛等処置について

(1)　疾病，部位又は部位数にかかわらず1日につき所定点数により算定する。

(2)　「1」のマッサージ等の手技による療法とは，あんま，マッサージ及び指圧による療法をいう。また，「2」の器具等による療法とは，電気療法，赤外線治療，熱気浴，ホットパック，超音波療法，マイクロレーダー等による療法をいう。

(3)　湿布処置について

ア　消炎鎮痛を目的とする外用薬を用いた処置は，本区分「3」の湿布処置として算定する。

イ　患者自ら又は家人等に行わせて差し支えないと認められる湿布については，あらかじめ予見される当該湿布薬の必要量を外用薬として投与するものとし，湿布処置は算定できない。

ウ　同一疾病又はこれに起因する病変に対して湿布処置，J000創傷処置又はJ053皮膚科軟膏処置が行われた場合は，それぞれの部位の処置面積を合算し，その合算した広さを，いずれかの処置に係る区分に照らして算定するものとし，併せて算定できない。

エ　同一部位に対して湿布処置，J000創傷処置，J053皮膚科軟膏処置又はJ057-2面皰圧出法が行われた場合はいずれか1つのみにより算定し，併せて算定できない。

オ　「3」の対象となる湿布処置は，半肢の大部又は頭部，頸部及び顔面の大部以上にわたる範囲のものについて算定するものであり，それ以外の狭い範囲の湿布処置は，第1章基本診療料に含まれるものであり，湿布処置を算定することはできない。

(4)　C109在宅寝たきり患者処置指導管理料を算定している患者（これに係る薬剤料又は特定保険医療材料料のみを算定している者を含み，入院中の患者及び医療型短期入所サービス費又は医療型特定短期入所サービス費を算定している短期入所中の者を除く。）については，消炎鎮痛等処置の費用は算定できない。

(5)　鋼線等による直達牽引（2日目以降）と消炎鎮痛等処置を併せて行った場合は，J117鋼線等による直達牽引（2日目以降。観血的に行った場合の手技料を含む。）の所定点数のみにより算定する。

(6)　J118介達牽引，J118-2矯正固定又はJ118-3変形機械矯正術に消

炎鎮痛等処置を併せて行った場合は，主たるものいずれかの所定点数のみにより算定する。

(7)　同一患者につき同一日において，J 119-2腰部又は胸部固定帯固定に併せて消炎鎮痛等処置を行った場合は，主たるものにより算定する。

(8)　同一患者につき同一日において，J 119-3低出力レーザー照射に併せて消炎鎮痛等処置を行った場合は，主たるものにより算定する。

(9)　同一患者につき同一日において，J 119-4肛門処置に併せて消炎鎮痛等処置を行った場合は，主たるものにより算定する。

(10)　鋼線等による直達牽引（初日）と消炎鎮痛等処置を併せて行った場合であっても，K 083鋼線等による直達牽引（初日。観血的に行った場合の手技料を含む。）の所定点数のみにより算定する。

(11)　内反足足板挺子固定と消炎鎮痛等処置を併せて行った場合であっても，K 083-2内反足足板挺子固定の所定点数のみにより算定する。

(12)　K 096-2体外衝撃波疼痛治療術に併せて行った消炎鎮痛等処置については，別に算定できない。

J 119-2　腰部又は胸部固定帯固定（1日につき）
35点

◇　腰部又は胸部固定帯固定について

(1)　腰痛症の患者に対して腰部固定帯で腰部を固定した場合又は骨折非観血的整復術等の手術を必要としない肋骨骨折等の患者に対して，胸部固定帯で胸部を固定した場合に1日につき所定点数を算定する。

(2)　同一患者につき同一日において，腰部又は胸部固定帯固定に併せてJ 119消炎鎮痛等処置，J 119-3低出力レーザー照射又はJ 119-4肛門処置を行った場合は，主たるものにより算定する。

(3)　C 109在宅寝たきり患者処置指導管理料を算定している患者（これに係る薬剤料又は特定保険医療材料料のみを算定している者を含み，入院中の患者及び医療型短期入所サービス費又は医療型特定短期入所サービス費を算定している短期入所中の者を除く。）については，腰部又は胸部固定帯固定の費用は算定できない。

(4)　鋼線等による直達牽引（2日目以降）と腰部又は胸部固定帯固定を併せて行った場合は，J 117鋼線等による直達牽引（2日目以降。観血的に行った場合の手技料を含む。）の所定点数のみにより算定する。

(5)　J 118介達牽引，J 118-2矯正固定又はJ 118-3変形機械矯正術に腰部又は胸部固定帯固定を併せて行った場合は，主たるものいずれかの所定点数のみにより算定する。

(6)　鋼線等による直達牽引（初日）と腰部又は胸部固定帯固定を併せて行った場合であっても，K 083鋼線等による直達牽引（初日。観血的に行った場合の手技料を含む。）の所定点数のみにより算定する。

(7)　内反足足板挺子固定と腰部又は胸部固定帯固定を併せて行った場合であっても，K 083-2内反足足板挺子固定の所定点数のみにより算定する。

J 119-3　低出力レーザー照射（1日につき）
35点

◇　低出力レーザー照射について

(1)　筋肉，関節の慢性非感染性炎症性疾患における疼痛の緩和のために低出力レーザー照射を行った場合に，疾病，照射部位又は照射回数に関わらず1日につき所定点数を算定する。

(2)　同一患者につき同一日において，低出力レーザー照射に併せてJ 119消炎鎮痛等処置，J 119-2腰部又は胸部固定帯固定，J 119-4肛門処置を行った場合は，主たるものにより算定する。

(3)　C 109在宅寝たきり患者処置指導管理料を算定している患者（これに係る薬剤料又は特定保険医療材料料のみを算定している者を含み，入院中の患者及び医療型短期入所サービス費又は医療型特定短期入所サービス費を算定している短期入所中の者を除く。）については，低出力レーザー照射の費用は算定できない。

(4)　鋼線等による直達牽引（2日目以降）と低出力レーザー照射を併せて行った場合は，J 117鋼線等による直達牽引（2日目以降。観血的

に行った場合の手技料を含む。）の所定点数のみにより算定する。

(5)　J 118介達牽引，J 118-2矯正固定又はJ 118-3変形機械矯正術に低出力レーザー照射を併せて行った場合は，主たるものいずれかの所定点数のみにより算定する。

(6)　鋼線等による直達牽引（初日）と低出力レーザー照射を併せて行った場合であっても，K 083鋼線等による直達牽引（初日。観血的に行った場合の手技料を含む。）の所定点数のみにより算定する。

(7)　内反足足板挺子固定と低出力レーザー照射を併せて行った場合であっても，K 083-2内反足足板挺子固定の所定点数のみにより算定する。

J 119-4 肛門処置（1日につき）　　**24点**

◇　肛門処置について

(1)　診療所において，入院中の患者以外の患者についてのみ1日につき所定点数を算定する。

(2)　単に坐薬等を挿入した場合は算定できない。

(3)　同一患者につき同一日において，肛門処置に併せてJ 119消炎鎮痛等処置，J 119-2腰部又は胸部固定帯固定，J 119-3低出力レーザー照射を行った場合は，主たるものにより算定する。

(4)　C 109在宅寝たきり患者処置指導管理料を算定している患者（これに係る薬剤料又は特定保険医療材料料のみを算定している者を含み，入院中の患者を除く。）については，肛門処置の費用は算定できない。

(5)　鋼線等による直達牽引（2日目以降）と肛門処置を併せて行った場合は，J 117鋼線等による直達牽引（2日目以降。観血的に行った場合の手技料を含む。）の所定点数のみにより算定する。

(6)　J 118介達牽引，J 118-2矯正固定又はJ 118-3変形機械矯正術に肛門処置を併せて行った場合は，主たるものいずれかの所定点数のみにより算定する。

(7)　鋼線等による直達牽引（初日）と肛門処置を併せて行った場合であっても，K 083鋼線等による直達牽引（初日。観血的に行った場合の手技料を含む。）の所定点数のみにより算定する。

(8)　内反足足板挺子固定と肛門処置を併せて行った場合であっても，K 083-2内反足足板挺子固定の所定点数のみにより算定する。

（栄養処置）

J 120 鼻腔栄養（1日につき）　　**60点**

注1　区分番号C 105に掲げる在宅成分栄養経管栄養法指導管理料，区分番号C 105-2に掲げる在宅小児経管栄養法指導管理料，区分番号C 105-3に掲げる在宅半固形栄養経管栄養法指導管理料又は区分番号C 109に掲げる在宅寝たきり患者処置指導管理料を算定している患者に対して行った**鼻腔栄養**の費用は算定しない。

2　間歇的経管栄養法によって行った場合には，**間歇的経管栄養法加算**として，1日につき**60点**を所定点数に加算する。

◇　鼻腔栄養について

(1)　注入回数の如何を問わず1日につき算定する。

(2)　患者が経口摂取不能のため，薬価基準に収載されている高カロリー薬を経鼻経管的に投与した場合は本区分の所定点数及び薬剤料を算定し，食事療養に係る費用又は生活療養の食事の提供たる療養に係る費用及び投薬料は別に算定しない。

(3)　患者が経口摂取不能のため，薬価基準に収載されていない流動食を提供した場合は，本区分の所定点数及び食事療養に係る費用又は生活療養の食事の提供たる療養に係る費用を算定する。この場合において，当該保険医療機関が入院時食事療養（I）又は入院時生活療養（I）の届出を行っているときは入院時食事療養（I）又は入院時生活療養（I）の食事の提供たる療養に係る費用を，さらに，特別食の算定要件を満たしているときは特別食の加算をそれぞれ算定する。

(4)　薬価基準に収載されている高カロリー薬及び薬価基準に収載されていない流動食を併せて投与及び提供した場合は，(2)又は(3)のいずれかのみにより算定する。

(5)　C 105在宅成分栄養経管栄養法指導管理料，C 105-2在宅小児経管栄養法指導管理料，C 105-3在宅半固形栄養経管栄養法指導管理料又はC 109在宅寝たきり患者処置指導管理料を算定している患者（これらに係る在宅療養指導管理材料加算，薬剤料又は特定保険医療材料料の

みを算定している者を含み，入院中の患者及び医療型短期入所サービス費又は医療型特定短期入所サービス費を算定している短期入所中の者を除く。）については，鼻腔栄養の費用は算定できない。

※　胃瘻より流動食を点滴注入した場合は，本区分に準じて算定する。

J 121　滋養浣腸　　　　　　　　　45点

（ギ　プ　ス）

通則

1　既装着のギプス包帯を**ギプスシャーレ**として切割使用した場合は**各区分の所定点数の100分の20に相当する点数**を算定する。

2　区分番号 J 123から J 128までに掲げるギプスを**プラスチックギプス**を用いて行った場合は当該**各区分の所定点数の100分の20に相当する点数**を所定点数に加算する。

3　6歳未満の乳幼児に対して区分番号 J 122から J 129-4までに掲げるギプスの処置を行った場合には，**乳幼児加算**として，当該**各区分の所定点数の100分の55に相当する点数**を所定点数に加算する。

◇　ギプス料について

(1)　ギプス包帯をギプスシャーレとして切割使用した場合は，ギプス包帯を作成した保険医療機関もギプス包帯の切割使用に係る点数を算定できる。

(2)　既装着のギプスを他の保険医療機関で除去したときは，ギプス除去料としてギプス包帯を切割使用した場合の2分の1に相当する点数により算定する。

(3)　ギプスベッド又はギプス包帯の修理を行ったときは，修理料として所定点数の100分の10に相当する点数を算定することができる。

(4)　プラスチックギプスを用いてギプスを行った場合にはシーネとして用いた場合が含まれる。

(5)　ギプスシーネは，ギプス包帯の点数（ギプス包帯をギプスシャーレとして切割使用した場合の各区分の所定点数の100分の20に相当する点数を算定する場合を除く。）により算定する。

◇　四肢ギプス包帯の所定点数にはプラスチックギプスに係る費用が含まれ，別に算定できない。

J 122　四肢ギプス包帯
1	鼻ギプス	310点
2	手指及び手，足（片側）	490点
3	半肢（片側）	780点
4	内反足矯正ギプス包帯（片側）	**1,140点**
5	上肢，下肢（片側）	**1,200点**
6	体幹から四肢にわたるギプス包帯（片側）	
		1,840点

J 123　体幹ギプス包帯　　　　　**1,500点**
J 124　鎖骨ギプス包帯（片側）　**1,250点**
J 125　ギプスベッド　　　　　　**1,400点**
J 126　斜頸矯正ギプス包帯　　　**1,670点**
J 127　先天性股関節脱臼ギプス包帯　**2,400点**

J 128　脊椎側弯矯正ギプス包帯　**3,440点**
J 129　義肢採型法
1	四肢切断の場合（1肢につき）	**700点**
2	股関節，肩関節離断の場合（1肢につき）	
		1,050点

J 129-2　練習用仮義足又は仮義手採型法
1	四肢切断の場合（1肢につき）	**700点**
2	股関節，肩関節離断の場合（1肢につき）	
		1,050点

J 129-3　治療用装具採寸法（1肢につき）
　　　　　　　　　　　　　　　　200点

※　K 062先天性股関節脱臼非観血的整復術のギプス料は，本区分により算定する。

◇　練習用仮義足又は仮義手の処方，採型，装着，調整等については，仮義足又は仮義手を支給する1回に限り算定する。

◇　治療用装具採寸法について

(1)　B 001特定疾患治療管理料の「20」糖尿病合併症管理料を算定している患者について，糖尿病足病変に対して用いる装具の採寸を行った場合は，1年に1回に限り，所定点数を算定する。ただし，過去1年以内に J 129-4治療用装具採型法を算定している場合は算定できない。

(2)　当該採寸と J 129-4治療用装具採型法を併せて実施した場合は，主たるもののみ算定する。

(3) 治療用装具採寸法は，既製品の治療用装具を処方した場合には，原則として算定できない。ただし，医学的な必要性から，既製品の治療用装具を処方するに当たって，既製品の治療用装具を加工するために当該採寸を実施した場合は，診療報酬明細書の摘要欄に医学的な必要性及び加工の内容を記載すること。

◇ 治療用装具採型法について

(1) B 001特定疾患治療管理料の「20」糖尿病合併症管理料を算定している患者について，糖尿病足病変に対して用いる装具の採型を行った場合は，1年に1回に限り，所定点数を算定する。ただし，過去1年以内にJ 129-3治療用装具採寸法を算定している場合は算定できない。

(2) J 129-3治療用装具採寸法と当該採型を併せて実施した場合は，主たるもののみ算定する。

(3) フットインプレッションフォームを使用して装具の採型を行った場合は，本区分の「3」その他の場合を算定する。

J 129-4　治療用装具採型法

1	体幹装具	**700点**
2	四肢装具（1肢につき）	**700点**
3	その他（1肢につき）	**200点**

第2節　処置医療機器等加算

区分

J 200　腰部，胸部又は頸部固定帯加算（初回のみ）　**170点**

◇ 腰部，胸部又は頸部固定帯加算について

(1) 本加算は，それぞれの固定帯を給付する都度算定する。なお，「固定帯」とは，従来，頭部・頸部・躯幹等固定用伸縮性包帯として扱われてきたもののうち，簡易なコルセット状のものをいう。

(2) 胸部固定帯については，肋骨骨折に対し非観血的整復術を行った後に使用した場合は，手術の所定点数に含まれており別途算定できない。

J 201　酸素加算

注1　区分番号J 024からJ 028まで及びJ 045に掲げる処置に当たって酸素を使用した場合は，その**価格を10円で除して得た点数**（窒素を使用した場合は，その**価格を10円で除して得た点数を合算した点数**）を加算する。

　2　酸素及び窒素の価格は，別に厚生労働大臣が定める。

◇ 酸素加算について

(1) 酸素吸入のほか酸素又は窒素を使用した診療に係る酸素又は窒素の価格は，「酸素及び窒素の価格」（平成2年厚生省告示第41号）により定められており，その単価（単位　リットル。摂氏35度，1気圧における容積とする。）は，次のとおりである。
ア　離島等以外の地域に所在する保険医療機関の場合
液体酸素の単価
定置式液化酸素貯槽（CE）に係る酸素の単価
1リットル当たり0.19円
可搬式液化酸素容器（LGC）に係る酸素の単価
1リットル当たり0.32円
酸素ボンベに係る酸素の単価
大型ボンベに係る酸素の単価　　1リットル当たり0.42円
小型ボンベに係る酸素の単価　　1リットル当たり2.36円
イ　離島等に所在する保険医療機関の場合
液体酸素の単価
定置式液化酸素貯槽（CE）に係る酸素の単価
1リットル当たり0.29円
可搬式液化酸素容器（LGC）に係る酸素の単価
1リットル当たり0.47円
酸素ボンベに係る酸素の単価
大型ボンベに係る酸素の単価　　1リットル当たり0.63円
小型ボンベに係る酸素の単価　　1リットル当たり3.15円

(2) 離島等とは，以下の地域をいう。
ア　「離島振興法」（昭和28年法律第72号）第2条第1項の規定により離島振興対策実施地域として指定された離島の地域
イ　「奄美群島振興開発特別措置法」（昭和29年法律第189号）第1条に規定する奄美群島の地域
ウ　「小笠原諸島振興開発特別措置法」（昭和44年法律第79号）第4

　条第1項に規定する小笠原諸島の地域
　エ　「沖縄振興特別措置法」（平成14年法律第14号）第3条第3号に規定する離島
　オ　「過疎地域の持続的発展の支援に関する特別措置法」（令和3年法律第19号）第2条第1項に規定する過疎地域
　カ　「豪雪地帯対策特別措置法」（昭和37年法律第73号）第2条第2項の規定により特別豪雪地帯として指定された地域

(3)　定置式液化酸素貯槽（ＣＥ）とは，医療機関の敷地内に設置されており，通常気体酸素容量が200万Ｌから1,500万Ｌまでのものをいい，可搬式液化酸素容器（ＬＧＣ）とは，気体酸素容量が13.3万Ｌ又は37.6万Ｌのものをいい，大型ボンベとは，ボンベ1本当たり通常7,000Ｌ又は6,000Ｌ用のボンベをいい3,000Ｌを超えるもの，小型ボンベとは，ボンベ1本当たり通常1,500Ｌ又は500Ｌ用のボンベをいい3,000Ｌ以下のものをいう。

(4)　酸素の価格については，次の算式により算出した値の1円未満を四捨五入して得た額とする。

　　　酸素の価格（単位　円）＝酸素の単価（単位　円）×当該患者に使用した酸素の容積（単位　リットル）×補正率

(5)　(1)の規定にかかわらず，(1)に規定する区分ごとに次の算式により，保険医療機関ごとに算出される酸素の購入単価が(1)に規定する単価に満たない場合には，4月1日から3月31日までの1年間の診療については，この酸素の購入単価を用いて算出した酸素の購入価格によって請求する。

　　　酸素の購入価格（単位　円）＝酸素の購入単価（単位　円）×当該患者に使用した酸素の容積（単位　リットル）×補正率

　　　酸素の購入単価（単位　円）＝$\dfrac{\text{当該年度の前年の1月から12月までの間に当該保険医療機関が購入した酸素の対価}}{\text{当該購入した酸素の容積（単位　リットル。35℃1気圧で換算）}}$

　なお，酸素の購入時期と請求時期との関係を以下に明示する。

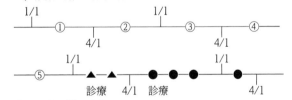

　●の診療に係る請求
　　③，④及び⑤の購入実績により算出した酸素の購入単価による。
　▲の診療に係る請求
　　①及び②の購入実績により算出した酸素の購入単価による。

(6)　(4)及び(5)の算式の場合において，「当該患者に使用した酸素の容積」とは，患者に使用する際の状態の温度及び気圧において測定された酸素の容積をいうものであり，一定の温度又は気圧に換算する必要はない。
　　また，補正率1.3は，購入時と使用時の気体の状態の違いに由来する容積差等を勘案の上設定したものである。

(7)　新規に保険医療機関の指定を受けた場合及び(1)に規定する区分を追

加又は変更した場合であって，当該診療に係る年度の前年の１月から12月までの１年間において酸素の購入実績がない場合にあっては，当年度の３月までの間は，次に定めるところによって酸素の購入単価を算出する。その場合において購入単価が(1)に規定する単価を超える場合は，(1)の購入単価とする。

ア　当該診療月前に酸素を購入した実績がある場合（当該年度内に新規に指定され購入又は区分の追加若しくは変更（大型ボンベを廃止し，ＣＥに変更等）を行った場合に限る。）にあっては，購入した酸素（保険医療機関の指定を受けた日前に購入したものを含む。）の対価を当該購入した酸素の摂氏35度，１気圧における容積（単位　リットル）で除して得た額の0.01円未満の端数を四捨五入した額を酸素の購入単価とする。

イ　アにより算出した場合の購入単価について，当年度の３月までの間については，当該診療月前に購入した全ての酸素（保険医療機関の指定を受けた日前に購入したものを含む。）の対価を当該購入した酸素の摂氏35度，１気圧における容積（単位　リットル）で除して得た額の0.01円未満の端数を四捨五入した額を酸素の購入単価とする。

(8)　(5)並びに(7)のア及びイの関係は，当該年度（診療日の属する年度）に係る購入単価は，原則，前年の１月から12月までの購入実績に基づき算出した単価とするが，年度の途中において新規又は区分の変更を行った年度に限り当該年度内の購入実績に基づき購入単価とする。従って，翌年度の４月１日からは，(5)により算出した購入単価によることとなる。

(9)　離島等における特別の事情とは，酸素の搬入において船舶による搬入時間が，多くの時間を要する場合や酸素製造工場又は医療用酸素充填所から著しく遠距離であるため通常の価格では購入が困難な場合等を考慮したものであり，当該事情があると認められた場合には，(1)の規定にかかわらず，(1)に規定する区分ごとに(5)に規定する算式により，保険医療機関ごとに算出される酸素の購入単価が(1)に規定する単価を超える場合は，４月１日から３月31日までの１年間の診療については，この酸素の購入単価を用いて算出した酸素の購入価格によって請求する。なお，この場合，前年度の購入単価を超えることはできない。ただし，大型ボンベにあっては，6,000L以上，小型ボンベにあっては，500L以上に限る。

(10)　離島等における特別の事情がある場合は，その理由を記載した書面を地方厚生（支）局長に届け出る。

(11)　保険医療機関は，当該年の４月１日以降の診療に係る費用の請求に当たって用いる酸素の単価並びにその算出の基礎となった前年の１月から12月までの間に当該保険医療機関が購入した酸素の対価及び当該購入した酸素の容積を「別紙様式25」(949頁)により，当該年の２月15日までに地方厚生（支）局長に届け出る。ただし，(7)のア又はイの方法によって酸素の購入単価を算出している場合にあっては，随時(当該年度内において算出した購入単価に30％を超える変動があった場合を含む。)地方厚生（支）局長に届け出る。

(12)　地方厚生（支）局においては，届出を受けた購入単価について，審査支払機関に対し通知するとともに，保険者に対し通知し，情報提供を行う。

(13)　窒素の価格は，液化窒素，ボンベ等の窒素の形態にかかわらず，窒素の単価に当該患者に使用した窒素の容積を乗じた値とする。なお，窒素の単価は１リットル当たり0.12円である。

(14)　酸素を動力源とする閉鎖循環式麻酔装置，高気圧酸素治療装置等を利用して，Ｊ045人工呼吸，Ｊ024酸素吸入，Ｊ027高気圧酸素治療等

を行った場合，動力源として消費される酸素の費用は算定できない。また，動力源として消費される窒素の費用も算定できない。

⒂　酸素と窒素を用いて空気と類似した組成の気体を作成し酸素吸入等に用いた場合，酸素及び窒素の費用は算定できない。

◆　酸素及び窒素の価格

1　酸素の価格は，4月1日に始まり3月31日に終わる年度の診療に係る請求について，次項から第4項までに定めるところによる。

2　酸素の価格は，保険医療機関ごとに，次項に定める方法によって算出した当該保険医療機関における酸素の単価に，当該請求に係る患者に使用した酸素の容積（単位　リットル）及び第4項に定める補正率を乗じて得た額の1円未満の端数を四捨五入した額とする。

3　酸素の単価は，当該年度の前年の1月1日から12月31日までの間に当該保険医療機関が購入した酸素の対価（平成30年1月1日から令和元年9月30日までの間に当該保険医療機関が購入した酸素の対価については，当該対価に108分の110を乗じて得た額の1円未満の端数を四捨五入した額）を当該酸素の摂氏35度，1気圧における容積（単位　リットル）で除して得た額の1銭未満の端数を四捨五入した額とし，次の各号に掲げる区分に応じ，それぞれ当該各号に定める額を超える場合における単価は，それぞれ当該各号に定める額とする。ただし，当該年度の前年において酸素の購入実績がない場合又は第二号に規定する保険医療機関について特別の事情がある場合にあっては，別に定めるところによる。

　一　次号に定める地域以外の地域に所在する保険医療機関における酸素の単価　イ及びロに掲げる区分に応じ，それぞれイ及びロに定める額

　　イ　液体酸素の単価　(1)及び(2)に掲げる区分に応じ，それぞれ(1)及び(2)に定める額

　　　(1)　定置式液化酸素貯槽（CE）に係る酸素の単価　0.19円（単位　リットル。摂氏35度，1気圧における容積とする。）

　　　(2)　可搬式液化酸素容器（LGC）に係る酸素の単価　0.32円（単位　リットル。摂氏35度，1気圧における容積とする。）

　　ロ　酸素ボンベに係る酸素の単価　(1)及び(2)に掲げる区分に応じ，それぞれ(1)及び(2)に定める額

　　　(1)　大型ボンベに係る酸素の単価　0.42円（単位　リットル。摂氏35度，1気圧における容積とする。）

　　　(2)　小型ボンベに係る酸素の単価　2.36円（単位　リットル。摂氏35度，1気圧における容積とする。）

　二　離島振興法（昭和28年法律第72号）第2条第1項の規定により離島振興対策実施地域として指定された離島の地域，奄美群島振興開発特別措置法（昭和29年法律第189号）第1条に規定する奄美群島の地域，小笠原諸島振興開発特別措置法（昭和44年法律第79号）第4条第1項に規定する小笠原諸島の地域，沖縄振興特別措置法（平成14年法律第14号）第3条第三号に規定する離島，過疎地域の持続的発展の支援に関する特別措置法（令和3年法律第19号）第2条第1項に規定する過疎地域又は豪雪地帯対策特別措置法（昭和37年法律第73号）第2条第2項の規定により特別豪雪地帯として指定された地域に所在する保険医療機関における酸素の単価　イ及びロに掲げる区分に応じ，それぞれイ及びロに定める額

　　イ　液体酸素の単価　(1)及び(2)に掲げる区分に応じ，それぞれ(1)及び(2)に定める額

　　　(1)　定置式液化酸素貯槽（CE）に係る酸素の単価　0.29円（単位　リットル。摂氏35度，1気圧における容積とする。）

　　　(2)　可搬式液化酸素容器（LGC）に係る酸素の単価　0.47円（単

位　リットル。摂氏35度，1気圧における容積とする。）
　　ロ　酸素ボンベに係る酸素の単価　(1)及び(2)に掲げる区分に応じ，
　　　それぞれ(1)及び(2)に定める額
　　　(1)　大型ボンベに係る酸素の単価　0.63円（単位　リットル。摂
　　　　　氏35度，1気圧における容積とする。）
　　　(2)　小型ボンベに係る酸素の単価　3.15円（単位　リットル。摂
　　　　　氏35度，1気圧における容積とする。）
4　補正率は，1.3とする。ただし，高気圧酸素治療に使用した酸素にあっ
　ては，1.3に当該高気圧酸素治療に係る気圧数を乗じたものを補正率
　とする。
5　窒素の価格は，窒素の単価0.12円（単位　リットル。摂氏35度，1
　気圧における容積とする。）に，当該請求に係る患者に使用した窒素
　の容積（単位　リットル）を乗じて得た額の1円未満の端数を四捨五
　入した額とする。

第3節　薬　剤　料

区分

J 300 薬剤　薬価が15円を超える場合は，**薬価
　　　　から15円を控除した額を10円で除
　　　　して得た点数につき1点未満の端
　　　　数を切り上げて得た点数に1点を
　　　　加算して得た点数**とする。
　注1　薬価が15円以下である場合は，算定し
　　　　ない。
　　2　使用薬剤の薬価は，別に厚生労働大臣
　　　　が定める。

第4節　特定保険医療材料料

区分

**J 400 特定保険医療材料　材料価格を10円で除
　　　　　　　　　　して得た点数**
　注　使用した特定保険医療材料の材料価格
　　　は，別に厚生労働大臣が定める。

◇　処置に当たって通常使用される包帯（頭部・頸部・躯幹等固定用伸
　縮性包帯を含む。），ガーゼ等衛生材料，患者の衣類及び保険医療材料
　の費用は，所定点数に含まれており，別に算定できない。
　なお，処置に用いる衛生材料を患者に持参させ，又は処方箋により
　投与するなど患者の自己負担とすることは認められない。

第10部　手　術

通　則

1　手術の費用は，第1節若しくは第2節の各区分に掲げる所定点数のみにより，又は第1節に掲げる所定点数及び第2節の各区分に掲げる所定点数を合算した点数により算定する。この場合において，手術に伴って行った処置（区分番号J122からJ129-4までに掲げるものを除く。）及び診断穿刺・検体採取並びに手術に当たって通常使用される保険医療材料の費用は，第1節の各区分の所定点数に含まれるものとする。

◇　通則
(1)　「通則1」及び「通則2」は，手術料算定の内容には次の3通りあることを示しており，輸血料については，手術の算定がなくとも単独で算定できる。
　ア　手術料（＋薬剤料等）
　イ　手術料＋輸血料（＋薬剤料等）
　ウ　輸血料（＋薬剤料等）
(2)　手術料（輸血料を除く。）は，特別の理由がある場合を除き，入院中の患者及び入院中の患者以外の患者にかかわらず，同種の手術が同一日に2回以上実施される場合には，主たる手術の所定点数のみにより算定する。
(3)　手術当日に，手術（自己血貯血を除く。）に関連して行う処置（ギプスを除く。）の費用及び注射の手技料は，術前，術後にかかわらず算定できない。また，内視鏡を用いた手術を行う場合，これと同時に行う内視鏡検査料は別に算定できない。
(4)　「通則1」の「診断穿刺・検体採取」とは，第2章第3部検査の第4節診断穿刺・検体採取料に係るものをいう。
◇　臓器等移植における組織適合性試験について
(1)　組織適合性試験とは，HLA型クラスⅠ（A，B，C），クラスⅡ（DR，DQ，DP），リンパ球直接交差試験（ダイレクト・クロスマッチテスト）及びDNAタイピングをいう。
(2)　次に掲げる臓器等移植の提供者に係る組織適合性試験の費用は所定点数に含まれ，別に算定できない。
　　K514-3移植用肺採取術（死体）（両側）
　　K514-5移植用部分肺採取術（生体）
　　K605移植用心採取術
　　K605-3移植用心肺採取術
　　K697-4移植用部分肝採取術（生体）
　　K697-6移植用肝採取術（死体）
　　K709-2移植用膵採取術（死体）
　　K709-4移植用膵腎採取術（死体）
　　K716-3移植用部分小腸採取術（生体）
　　K716-5移植用小腸採取術（死体）
　　K779移植用腎採取術（生体）
　　K779-2移植用腎採取術（死体）
　　K779-3腹腔鏡下移植用腎採取術（生体）
　　K921造血幹細胞採取の「1」骨髄採取の「イ」同種移植の場合
　　K921造血幹細胞採取の「2」末梢血幹細胞採取の「イ」同種移植の場合
(3)　次に掲げる臓器等移植の移植者に係る組織適合性試験の費用は所定点数に含まれ，別に算定できない。
　　K014皮膚移植術（生体・培養）
　　K014-2皮膚移植術（死体）
　　K059骨移植術（軟骨移植術を含む。）
　　K514-4同種死体肺移植術
　　K514-6生体部分肺移植術
　　K605-2同種心移植術
　　K605-4同種心肺移植術
　　K697-5生体部分肝移植術

K
手術

　　　K697-7同種死体肝移植術
　　　K709-3同種死体膵移植術
　　　K709-5同種死体膵腎移植術
　　　K709-6同種死体膵島移植術
　　　K716-4生体部分小腸移植術
　　　K716-6同種死体小腸移植術
　　　K780同種死体腎移植術
　　　K780-2生体腎移植術
　　　K922造血幹細胞移植の「1」骨髄移植の「イ」同種移植の場合
　　　K922造血幹細胞移植の「2」末梢血幹細胞移植の「イ」同種移植
　　　の場合
(4)　次に掲げる臓器等移植の提供者及び移植者に係る組織適合性試験の
　　費用は所定点数に含まれ，別に算定できない。
　　　K922造血幹細胞移植の「3」臍帯血移植
　◇　臓器等移植における臓器等提供者に係る感染症検査について
(1)　臓器等提供者に係る感染症検査とは，HBs抗原，HBc抗体半定量・
　　定量，HCV抗体定性・定量，HIV-1抗体，HIV-2抗体定性・
　　定量，HTLV-Ⅰ抗体定性，HTLV-Ⅰ抗体半定量，HTLV-Ⅰ
　　抗体，HTLV-Ⅰ抗体（ウエスタンブロット法及びラインブロット
　　法），HTLV-1核酸検出，梅毒トレポネーマ抗体半定量，梅毒トレ
　　ポネーマ抗体定量又はサイトメガロウイルス抗体（同一検査で定性及
　　び定量測定がある場合は，いずれか1つの検査に限り，HTLV-Ⅰ
　　抗体定性，HTLV-Ⅰ抗体半定量及びHTLV-Ⅰ抗体については，
　　このうちいずれか1つの検査に限る。）の全部又は一部をいう。ただし，
　　HTLV-Ⅰ抗体（ウエスタンブロット法及びラインブロット法）及
　　びHTLV-1核酸検出については，生体部分肺移植，生体部分肝移植，
　　生体腎移植又は生体部分小腸移植の場合であって，HTLV-1感染の
　　診断指針に基づき実施された場合に限る。
(2)　次に掲げる臓器等移植に際し，必要に応じ臓器等提供者に係る感染
　　症検査を行った場合には，スクリーニングにつき，1回に限り別に算
　　定する。
　　　K014皮膚移植術（生体・培養）
　　　K514-5移植用部分肺採取術（生体）
　　　K697-4移植用部分肝採取術（生体）
　　　K716-3移植用部分小腸採取術（生体）
　　　K779移植用腎採取術（生体）
　　　K779-3腹腔鏡下移植用腎採取術（生体）
　　　K921造血幹細胞採取の「1」骨髄採取の「イ」同種移植の場合
　　　K921造血幹細胞採取の「2」末梢血幹細胞採取の「イ」同種移植
　　　の場合
　　　K922造血幹細胞移植の「3」臍帯血移植
(3)　次に掲げる臓器等移植に際し行った臓器等提供者に係る感染症検査
　　は，所定点数に含まれ，別に算定できない。
　　　K259角膜移植術
　　　K709-2移植用膵採取術（死体）（死体膵（「臓器の移植に関する法律」
　　　　（平成9年法律第104号）第6条第2項に規定する脳死した
　　　　者の身体から採取された膵を除く。）を採取する場合に限
　　　　る。）
　　　K709-4移植用膵腎採取術（死体）（死体膵腎（「臓器の移植に関す
　　　　る法律」第6条第2項に規定する脳死した者の身体から採
　　　　取された膵腎を除く。）を移植する場合に限る。）
　　　K780同種死体腎移植術（死体腎（「臓器の移植に関する法律」第6
　　　　条第2項に規定する脳死した者の身体から採取された腎を除

く。）を移植する場合に限る。）
(4) 「臓器の移植に関する法律」第6条第2項に規定する脳死した者の身体から採取して臓器等移植を行った場合の臓器等提供者に係る感染症検査は，次に掲げる所定点数に含まれ，別に算定できない。
　　K914脳死臓器提供管理料

◇　特定保険医療材料，衛生材料，フィルム及び薬剤料等について
(1) 手術に当たって通常使用される保険医療材料（チューブ，縫合糸（特殊縫合糸を含む。）等），衛生材料（ガーゼ，脱脂綿及び絆創膏等），外皮用殺菌剤，患者の衣類及び1回の手術に使用される総量価格が15円以下の薬剤の費用は手術の所定点数に含まれる。
　　ただし，別に厚生労働大臣が定める特定保険医療材料及び1回の手術に使用される総量価格が15円を超える薬剤（手術後の薬剤病巣撒布を含み，外皮用殺菌剤を除く。）については，当該手術の所定点数の他に当該特定保険医療材料及び薬剤の費用を算定できる。
(2) 画像診断及び検査の費用を別に算定できない手術の際に画像診断又は検査を行った場合においても，当該画像診断及び検査に伴い使用したフィルムに要する費用については，E400（注を含む。）に掲げるフィルム料を算定できる。また，当該画像診断及び検査に伴い特定保険医療材料又は薬剤を使用した場合は，K950に掲げる特定保険医療材料料又はK940に掲げる薬剤料を算定できる。なお，この場合，フィルム料，特定保険医療材料料及び薬剤料以外の画像診断及び検査の費用は別に算定できない。

◆　厚生労働大臣が定める薬剤（手術の所定点数に含まれる薬剤）
　外皮用消毒剤に係る薬剤

◇　点数表にない手術について
(1) 第1節手術料に掲げられていない手術のうち，簡単な手術の手術料は算定できないが，特殊な手術（点数表にあっても，手技が従来の手術と著しく異なる場合等を含む。）の手術料は，その都度当局に内議し，最も近似する手術として準用が通知された算定方法により算定する。
　　例えば，従来一般的に開胸又は開腹により行われていた手術を内視鏡下において行った場合等はこれに該当する。
(2) 第1節第2款筋骨格系・四肢・体幹に掲げる手術のうち，関節鏡下による手術については，内視鏡を用いた場合についても算定できる。
(3) 既に保険適用されている腹腔鏡下手術以外の手術で腹腔鏡を用いる場合については，その都度当局に内議し準用が通知されたもののみが保険給付の対象となる。それ以外の場合については，その手術を含む診療の全体が保険適用とならないので留意されたい。なお，胸腔鏡下手術及び内視鏡手術用支援機器を用いた手術も同様の取扱いとする。

◇　性同一性障害の患者に対する手術について
　　性同一性障害の患者に対して次に掲げる手術を行う場合は，届出を行った場合に限り算定できる。
　　K475乳房切除術
　　K818尿道形成手術の「1」前部尿道
　　K819尿道下裂形成手術
　　K819-2陰茎形成術
　　K825陰茎全摘術
　　K830精巣摘出術
　　K851会陰形成手術の「1」筋層に及ばないもの
　　K859造腟術，腟閉鎖症術の「2」遊離植皮によるもの
　　K859造腟術，腟閉鎖症術の「4」腸管形成によるもの
　　K859造腟術，腟閉鎖症術の「5」筋皮弁移植によるもの
　　K877子宮全摘術
　　K877-2腹腔鏡下腟式子宮全摘術

2　手術に当たって，第3節に掲げる医療機器等，薬剤（別に厚生労働大臣が定めるものを除く。）又は別に厚生労働大臣が定める保険医療材料（以下この部において「特定保険医療材料」という。）を使用した場合は，前号により算定した点数及び第3節，第4節若しくは第5節の各区分又は区分番号E400に掲げるフィルムの所定点数を合算した点数により算定する。

3　第1節に掲げられていない手術であって特殊なものの費用は，第1節に掲げられている手術のうちで最も近似する手術の各区分の所定点数により算定する。

4　区分番号K007（注に規定する加算を算定する場合に限る。），K014-2，K019-2，K022の1，K031（注に規定する加算を算定する場合に限る。），K046（注に規定する加算を算定する場合に限る。），K053（注に規定する加算を算定する場合に限る。），K053-2，K059の3のイ及び4，K081（注に規定する加算を算定する場合に限る。），K082-7，K133-2，K134-4，K136-2，K147-3，K169（注1又は注2に規定する加算を算定する場合に限る。），K169-2，K169-3，K178-4（注に規定する加算を算定する場合に限る。），K180の3，K181，K181-2，K181-6の2のロ，K188-3，K190，K190-2，K190-6からK190-8まで，K225-4，K254の1，K259（注

2に規定する加算を算定する場合に限る。），K260-2，K268の2のイ及び5から7まで，K271の1，K280-2，K281-2，K305-2，K308-3，K319-2，K320-2，K328からK328-3まで，K340-7，K343-2の1，K374-2，K388-3，K394-2，K400の3，K443の3，K444の4，K445-2，K461-2，K462-2，K463-2，K464-2，K470-2，K474-3の2，K475（別に厚生労働大臣が定める患者に対して行う場合に限る。），K476（1から7までについては，注1又は注2に規定する加算を算定する場合に限る。），K476-4，K476-5，K508-4，K514の10，K514-2の4，K514-4，K514-6，K514-7，K520の4，K530-3，K546，K548，K549，K554-2，K555-2，K555-3，K559-3，K562-2，K574-4，K594の4のロ及びハ，K595（注2に規定する加算を算定する場合に限る。），K595-2，K597からK600まで，K602-2，K603，K603-2，K604-2，K605-2，K605-4，K605-5，K615-2，K616-6，K617-5，K627-2の1，2及び4，K627-3，K627-4，K636-2，K642-3，K643-2，K645-3，K647-3，K653-6，K654-4，K655-2の3，K655-5の3，K656-2，K657-2の4，K665の2，K668-2，K675-2，K677の1，K678，K684-2，K695-2，K697-4の1，K697-5，K697-7，K699-2，K700-3，K700-4，K702-2，K703-2，K709-3，K709-5，K709-6，K716-4，K716-6，K721-4，K721-5，K730の3，K731の3，K754-3，K755-3，K768，K769-3，K772-3，K773-3からK773-7まで，K777の1，K780，K780-2，K785-2，K792の1，K800-3，K800-4，K802-4，K803-2，K803-3，K808の1，K809-4，K818（1において別に厚生労働大臣が定める患者に対して行う場合に限る。），K819（別に厚生労働大臣が定める患者に対して行う場合に限る。），K819-2（別に厚生労働大臣が定める患者に対して行う場合に限る。），K821-4，K823-5，K823-7，K825（別に厚生労働大臣が定める患者に対して行う場合に限る。），K828-3，K830（別に厚生労働大臣が定める患者に対して行う場合に限る。），K830-3，K835の1，K838-2，K841-4，K843-2からK843-4まで，K850（注に規定する加算を算定する場合に限る。），K851（1において別に厚生労働大臣が定める患者に対して行う場合に限る。），K858の1，K859（2，4及び5において別に厚生労働大臣が定める患者に対して行う場合に限る。），K865-2，K877（別に厚生労働大臣が定める患者に対して行う場合に限る。），K877-2（別に厚生労働大臣が定める患者に対して行う場

K888子宮附属器腫瘍摘出術（両側）の「1」開腹によるもの

K888子宮附属器腫瘍摘出術（両側）の「2」腹腔鏡によるもの

◆　厚生労働大臣が定める患者

性同一性障害の患者

合に限る。），K879-2，K882-2，K884-2，
K884-3，K888（別に厚生労働大臣が定める
患者に対して行う場合に限る。），K890-4，
K910-2からK910-6まで並びにK916からK
917-5までに掲げる手術等については，別に
厚生労働大臣が定める施設基準に適合してい
るものとして地方厚生局長等に届け出た保険
医療機関において行われる場合に限り算定す
る。ただし，区分番号K546，K549，K
597-3，K 597-4，K 615-2，K 636-2，
K721-5，K773-4，K823-7，K828-3，K835
の1，K884-2，K884-3，K890-4及びK917
からK917-5までに掲げる手術等については，
別に厚生労働大臣が定める施設基準を満たす
場合に限り，地方厚生局長等に届け出ること
を要しない。

5　区分番号K011，K020，K053，K076から
K076-3まで，K 079，K 079-2，K 080-2，K
082，K082-7，K 106，K 107，K 109，K 136，
K147-3，K151-2，K 154，K 154-2，K 160，K
167，K169からK171まで，K174からK178-2
まで，K 181，K 190，K 190-2，K 204，K 229，K
230，K 234からK 236まで，K 244，K 259，K
266，K 277-2，K 280，K 281，K 319，K 322，K
327，K 343，K343-2の2，K 376，K 395，K
415，K 425，K 427-2，K 434，K 442，K 443，K
458，K 462，K 484，K 496，K 496-3，K 497から
K498まで，K508-4，K 511，K 514，K514-2の
4，K 518，K 519，K 525，K526の2，K 527，K
529，K 529-3，K529-5，K 531，K 537，K
546，K 547，K 549，K 552，K 552-2，K594
の4のロ，K 594-2，K 595，K 597，K
597-2，K627-2の4，K 645，K675-2，K
677，K 677-2，K 695（1歳未満の乳児に対
して行われるものを除く。），K 695-2，
K697-4の1，K 702，K 703，K 703-2，K
710-2，K 719-6，K 732-2，K 756（1歳未満
の乳児に対して行われるものを除く。），K
764，K 765，K 779，K 780，K 780-2，K
801，K 803（6を除く。），K818からK820ま
で，K821-4，K 843，K 850，K 857，K 859（1
を除く。），K 863-3，K 889及びK 890-2に掲
げる手術，体外循環を要する手術並びに胸腔
鏡又は腹腔鏡を用いる手術（通則第4号に掲
げる手術を除く。）については，別に厚生労
働大臣が定める施設基準を満たす保険医療機
関において行われる場合に限り算定する。

6　区分番号K528，K528-3，K535，K570-4，
K 583，K 586の3，K 587，K 684，K
684-2，K 695，K751の3及び4，K 751-2，
K756並びにK773に掲げる手術（1歳未満の
乳児に対して行われるものに限る。）につい
ては，別に厚生労働大臣が定める施設基準を

◇　体外循環を要する手術について
　「通則5」に規定する「体外循環を要する手術」とは，K541からK544
まで，K 551，K 553，K 554からK 556まで，K 557からK 557-3まで，K
558，K 560，K 560-2，K 568，K 570，K 571からK 574まで，K 574-4，
K 576，K 577，K 579からK 580まで，K 582からK 589まで，K 592からK
593まで及びK 594（「4」の「ハ」を除く。）に掲げる人工心肺を用いた
手術をいう。

K

手術

満たす保険医療機関において行われる場合に
限り算定する。

7 区分番号K002，K138，K142の6，K145，
K147，K147-3，K149，K149-2，K150，K
151-2，K154，K154-2，K155，K163からK
164-2まで，K166，K169，K172からK174ま
で，K178，K180，K191，K192，K239，K241，
K243，K245，K259，K261，K268，K269，K
275からK281まで，K282，K346，K386，K393
の1，K397，K398の2，K399，K403，K425
からK426-2まで，K501からK501-3まで，K
511の3，K513，K519，K522，K528，K
528-3，K534-3，K535，K554からK558ま
で，K562からK587まで，K589からK591ま
で，K601，K601-2，K603-2，K610の1，K
616-3，K625，K633の4及び5，K634，K
635-3からK636まで，K636-3，K636-4，K
639，K644，K647，K664，K666，K666-2，
K667-2，K674，K674-2，K681，K684，K
684-2，K697-5，K714，K714-2，K716の2，
K716-2，K717，K725からK726-2まで，K
729からK729-3まで，K734からK735まで，
K735-3，K745，K751の1及び2，K751-2，
K756，K756-2，K773，K773-5，K775，K
804，K805からK805-3まで，K812-2，K838
並びにK913に掲げる手術を**手術時体重が
1,500グラム未満の児又は新生児**（手術時体
重が1,500グラム未満の児を除く。）に対して
実施する場合には，それぞれ当該手術の**所定
点数の100分の400又は100分の300に相当する
点数**を加算する。

8 3歳未満の乳幼児又は3歳以上6歳未満の
幼児に対して手術（区分番号K618に掲げる
中心静脈注射用植込型カテーテル設置を除
く。）を行った場合は，**乳幼児加算又は幼児
加算**として，当該手術の所定点数に**所定点数
の100分の100又は100分の50に相当する点数**
を加算する。ただし，前号に規定する加算を
算定する場合は算定しない。

9 区分番号K293，K294，K314，K343，K
374，K374-2，K376，K394，K394-2，K410，
K412，K415，K422，K424，K425，K439，
K442の2及び3，K455，K458，K463の1
及び3並びにK463-2に掲げる手術について
は，区分番号K469に掲げる頸部郭清術を併
せて行った場合は，所定点数に片側の場合は
4,000点を，両側の場合は**6,000点**を加算する。

10 **HIV抗体陽性の患者**に対して，観血的手
術を行った場合は，**4,000点**を当該手術の所
定点数に加算する。

◇ 極低出生体重児加算，新生児加算，乳幼児加算及び幼児加算の適用
範囲について
「通則7」及び「通則8」の加算は，第1節手術料に定める手術にの
み適用され，輸血料，手術医療機器等加算，薬剤料及び特定保険医療材
料料は加算の対象とならない。
また，「通則7」及び「通則8」の「所定点数」とは，第1節手術料
の各区分に掲げられた点数及び各区分の注に規定する加算の合計をい
い，通則の加算点数は含まない。

◇ 頸部郭清術加算について
頸部郭清術（ネックディセクション）とは，頸部リンパ節群が存在す
る頸部領域の腫瘍細胞を根絶するため，当該領域の組織（筋，リンパ節，
静脈，脂肪，結合織等）を広範囲に摘出することをいう。

◇ HIV抗体陽性患者観血的手術加算について
「通則10」の加算は，HIV-1抗体（ウエスタンブロット法）若しく
はHIV-2抗体（ウエスタンブロット法）によってHIV抗体が陽性
と認められた患者又はHIV-1核酸定量によってHIV-1核酸が確認
された患者に対して観血的手術を行った場合に1回に限り算定する。た
だし，同一日に複数の手術を行った場合は，主たる手術についてのみ加

11　メチシリン耐性黄色ブドウ球菌（ＭＲＳＡ）感染症患者（感染症法の規定に基づき都道府県知事に対して医師の届出が義務づけられるものに限る。），Ｂ型肝炎感染患者（HBs又はHBe抗原陽性の者に限る。）若しくはＣ型肝炎感染患者又は結核患者に対して，区分番号Ｌ008に掲げるマスク又は気管内挿管による閉鎖循環式全身麻酔，区分番号Ｌ002に掲げる硬膜外麻酔又は区分番号Ｌ004に掲げる脊椎麻酔を伴う手術を行った場合は，**1,000点**を所定点数に加算する。

12　緊急のために休日に手術を行った場合又はその開始時間が保険医療機関の表示する診療時間以外の時間若しくは深夜である手術（区分番号Ｋ914からＫ917-5までに掲げるものを除く。）を行った場合において，当該手術の費用は，次に掲げる点数を，それぞれ所定点数に加算した点数により算定する。

イ　別に厚生労働大臣が定める施設基準に適合しているものとして地方厚生局長等に届け出た保険医療機関において行われる場合

(1)　**休日加算1**
　　　　所定点数の100分の160に相当する点数

(2)　**時間外加算1**（入院中の患者以外の患者に対して行われる場合に限る。）
　　　　所定点数の100分の80に相当する点数

(3)　**深夜加算1**
　　　　所定点数の100分の160に相当する点数

(4)　(1)から(3)までにかかわらず，区分番号**Ａ000に掲げる初診料の注7のただし書に規定する保険医療機関**において，入院中の患者以外の患者に対して，その開始時間が同注のただし書に規定する時間である手術を行った場合
　　　　所定点数の100分の80に相当する点数

ロ　イ以外の保険医療機関において行われる場合

(1)　**休日加算2**
　　　　所定点数の100分の80に相当する点数

(2)　**時間外加算2**（入院中の患者以外の患者に対して行われる場合に限る。）
　　　　所定点数の100分の40に相当する点数

算する。

◇　ＭＲＳＡ，Ｂ型肝炎若しくはＣ型肝炎感染患者又は結核患者に対する手術に係る院内感染防止措置加算について

「通則11」の加算は，次のいずれかに該当する患者に対して全身麻酔，硬膜外麻酔又は脊椎麻酔を伴う観血的手術を行った場合に1回に限り算定する。ただし，同一日に複数の手術を行った場合は，主たる手術についてのみ加算する。

(1)　「感染症法に基づく医師から都道府県知事等への届出のための基準」により医師により届け出が義務付けられているメチシリン耐性黄色ブドウ球菌感染症の患者（診断した医師の判断により，症状や所見から当該疾患が疑われ，かつ，病原体診断がなされたもの。）

(2)　HBs又はHBe抗原によって抗原が陽性と認められたＢ型肝炎患者

(3)　ＨＣＶ抗体定性・定量によってＨＣＶ抗体が陽性と認められたＣ型肝炎患者

(4)　微生物学的検査により結核菌を排菌していることが術前に確認された結核患者

◇　休日加算，時間外加算又は深夜加算について

(1)　「通則12」の入院中の患者以外の患者に対する手術の休日加算1及び2，時間外加算1及び2又は深夜加算1及び2は，次の場合に算定できる。ただし，手術が保険医療機関又は保険医の都合により休日，時間外又は深夜に行われた場合には算定できない。

ア　休日加算，時間外加算又は深夜加算が算定できる初診又は再診に引き続き行われた緊急手術の場合

イ　初診又は再診から手術までの間に，手術に必要不可欠な検査等を行い，かつ，当該検査等の終了後に手術（休日に行うもの又はその開始時間（執刀した時間をいう。）が診療時間以外の時間若しくは深夜であるものに限る。）を開始した場合であって，当該初診又は再診から手術の開始時間までの間が8時間以内である場合（当該手術の開始時間が入院手続きの後の場合を含む。）

(2)　「通則12」の入院中の患者に対する手術の休日加算1及び2又は深夜加算1及び2は，病状の急変等により，休日に緊急手術を行った場合又は開始時間が深夜である緊急手術を行った場合に算定できる。

ただし，手術が保険医療機関又は保険医の都合により休日又は深夜に行われた場合には算定できない。

(3)　「通則12」の休日加算1及び2，時間外加算1及び2又は深夜加算1及び2の対象となる時間の取扱いはＡ000初診料と同様であり，同区分の「注9」又はＡ001再診料の「注7」に規定する夜間・早朝等加算を算定する場合にあっては，「通則12」の休日加算1及び2，時間外加算1及び2又は深夜加算1及び2は算定しない。また，「通則12」の加算に係る適用の範囲及び「所定点数」については，「通則7」及び「通則8」の加算の取扱いと同様（「極低出生体重児加算，新生児加算，乳幼児加算及び幼児加算の適用範囲について」参照）である。なお，Ｋ780同種死体腎移植術の「注1」に規定する移植臓器提供加算について，「通則12」の加算を算定する場合は，同種死体腎移植の開始時間により要件の該当の有無を判断するのではなく，死体腎の摘出術の開始時間をもって判断する。

(4)　「通則12」の休日加算1，時間外加算1又は深夜加算1（以下「時間外等加算1」という。）は，当該加算を算定するものとして，地方厚生（支）局長に届出を行っている診療科において手術を実施した場合に限り算定できる。

(5)　「通則12」の時間外等加算1を算定する場合は，手術を実施した診療科，初診又は再診の日時（入院中の患者以外の患者に手術を実施した場合に限る。）及び手術を開始した日時を診療報酬明細書の摘要欄

K
手術

(3) 深夜加算2

　　所定点数の100分の80に相当する点数

(4) (1)から(3)までにかかわらず，区分番号A000に掲げる初診料の注7のただし書に規定する保険医療機関において，入院中の患者以外の患者に対して，その開始時間が同注のただし書に規定する時間である手術を行った場合

　　所定点数の100分の40に相当する点数

13　対称器官に係る手術の各区分の所定点数は，特に規定する場合を除き，片側の器官の手術料に係る点数とする。

14　同一手術野又は同一病巣につき，2以上の手術を同時に行った場合の費用の算定は，主たる手術の所定点数のみにより算定する。ただし，神経移植術，骨移植術，植皮術，動脈（皮）弁術，筋（皮）弁術，遊離皮弁術（顕微鏡下血管柄付きのもの），複合組織移植術，自家遊離複合組織移植術（顕微鏡下血管柄付きのもの），粘膜移植術若しくは筋膜移植術と他の手術とを同時に行った場合，大腿骨頭回転骨切り術若しくは大腿骨近位部（転子間を含む。）骨切り術と骨盤骨切り術，臼蓋形成手術若しくは寛骨臼移動術とを同時に行った場合，喉頭気管分離術と血管結紮術で開胸若しくは開腹を伴うものとを同時に行った場合又は先天性気管狭窄症手術と第10部第1節第8款に掲げる手術を同時に行った場合は，それぞれの所定点数を合算して算定する。また，別に厚生労働大臣が定める場合は別に厚生労働大臣が定めるところにより算定する。

に記載する。

◇　対称器官の手術について

　「通則13」の「特に規定する場合」とは，各区分に掲げる手術名の末尾に両側と記入したものをいう。なお，この場合において，両側にわたり手術を行う医療上の必要性がなく片側の手術のみを行った場合であっても，両側に係る所定点数を算定する。

　また，肺の両側に対し手術を行った場合は，片側それぞれについて算定できる。

◇　同一手術野又は同一病巣における算定方法について

(1)　「通則14」の「同一手術野又は同一病巣」とは，原則として，同一皮切により行い得る範囲をいい，具体的には，次のような手術の組み合わせが行われる範囲をいう。この場合においては，「主たる手術」の所定点数のみを算定する。

　なお，「主たる手術」とは，所定点数及び「注」による加算点数を合算した点数の高い手術をいう。

ア　肺切除術の際に併施する簡単な肺剥皮術

イ　虫垂切除術と盲腸縫縮術

ウ　子宮附属器腫瘍摘出術と卵管結紮術

(2)　(1)にかかわらず，「同一皮切により行い得る範囲」内にあっても，次に掲げる場合には，「同一手術野又は同一病巣」には該当せず，それぞれ所定点数を算定する。

　なお，それらの他，「同一皮切により行い得る範囲」の原則によることが著しく不合理である場合は，「通則3」に照らしてその都度当局に内議のうえ決定する。

ア　胃切除術（消化器系の手術）と腹部大動脈瘤に対する大動脈瘤切除術（脈管系の手術）の組み合わせ，胃切除術（消化器系の手術）と腎摘出術（尿路系の手術）の組み合わせ，胃切除術（消化器系の手術）と子宮附属器腫瘍摘出術（開腹によるもの）（婦人科系の手術）の組み合わせ，腎悪性腫瘍手術（尿路系の手術）と肺切除術（呼吸器系の手術）の組み合わせ，腹腔鏡下胃切除術（消化器系の手術）と腹腔鏡下腎摘出術（尿路系の手術）の組み合わせ，腹腔鏡下胃切除術（消化器系の手術）と子宮附属器腫瘍摘出術（腹腔鏡によるもの）（婦人科系の手術）の組み合わせ等，相互に関連のない2手術を同時に行う場合

イ　胃切除術と直腸切除術の組み合わせ，食道腫瘍摘出術（開腹手術によるもの）と結腸切除術の組み合わせ，腹腔鏡下胃切除術と腹腔鏡下直腸切除術の組み合わせ，食道腫瘍摘出術（腹腔鏡下によるもの）と腹腔鏡下結腸切除術の組み合わせ等，同じ消化器系の手術であっても，遠隔部位の2手術を行う場合

ウ　人工妊娠中絶術（腟式手術）と卵管結紮術（開腹術）の組み合わせ等，通常行う手術の到達方法又は皮切及び手術部位が異なる場合

(3)　同一手術野又は同一病巣であっても，「複数手術に係る費用の特例」（平成30年厚生労働省告示第72号）に規定するものについては，主た

る手術の所定点数に，従たる手術（1つに限る。）の所定点数の100分の50に相当する額を加えた点数により算定する。なお，具体的な取扱いについては，別途通知する。

(4) 指に係る同一手術野の範囲

　指に係る同一手術野の範囲と算定方法については次の通りである。

ア　第1指から第5指までを別の手術野とする次に掲げる手術のうち，2つ以上の手術を同一指について行った場合には，「通則14」における「別に厚生労働大臣が定める場合」に該当する場合及びcに掲げる手術を除き，当該手術の中で主たる手術の所定点数のみを算定する。

　なお，a及びbに掲げる手術については，複数指について行った場合には，それぞれの指について算定し，cに掲げる手術については，同一指内の複数の骨又は関節について行った場合には，各々の骨又は関節について算定する。

a　第1指から第5指まで（中手部・中足部若しくは中手骨・中足骨を含む。）のそれぞれを同一手術野とする手術は，次に掲げる手術である。

　　K028腱鞘切開術（関節鏡下によるものを含む。）

　　K034腱切離・切除術（関節鏡下によるものを含む。）

　　K035腱剥離術（関節鏡下によるものを含む。）

　　K037腱縫合術

　　K038腱延長術

　　K039腱移植術（人工腱形成術を含む。）の「1」指（手，足）

　　K040腱移行術の「1」指（手，足）

　　K040-2指伸筋腱脱臼観血的整復術

　　K054骨切り術の「3」中の指（手，足）（関節リウマチの患者に対し，関節温存を前提として中足骨短縮骨切り術を行った場合に限る。）

b　第1指から第5指まで（中手部・中足部若しくは中手骨・中足骨を含まない。）のそれぞれを同一手術野とする手術は，次に掲げる手術である。

　　ただし，合指症手術にあっては各指間のそれぞれを同一手術野とする。

　　K089爪甲除去術

　　K090ひょう疽手術

　　K091陥入爪手術

　　K099指瘢痕拘縮手術

　　K100多指症手術

　　K101合指症手術

　　K102巨指症手術

　　K103屈指症手術，斜指症手術

　　第1節手術料の項で「指（手，足）」と規定されている手術（K039腱移植術（人工腱形成術を含む。）の「1」指（手，足），K040腱移行術の「1」指（手，足），K045骨折経皮的鋼線刺入固定術の「3」中の指（手，足），K046骨折観血的手術の「3」中の指（手，足），K054骨切り術の「3」中の指（手，足）（関節リウマチの患者に対し，関節温存を前提として中足骨短縮骨切り術を行った場合に限る。），K063関節脱臼観血的整復術の「3」中の指（手，足），K073関節内骨折観血的手術の「3」中の指（手，足），K080関節形成手術の「3」中の指（手，足）及びK082人工関節置換術の「3」中の指（手，足）を除く。）

c　同一指内の骨及び関節（中手部・中足部若しくは中手骨・中足骨を含む。）のそれぞれを同一手術野とする手術は，次に掲げる

K
手術

手術である。

> K045骨折経皮的鋼線刺入固定術
> K046骨折観血的手術
> K063関節脱臼観血的整復術
> K073関節内骨折観血的手術
> K078観血的関節固定術
> K080関節形成手術
> K082人工関節置換術
> K082-3人工関節再置換術

イ　デブリードマンその他 a，b及び c に該当しない手術については，第1指から第5指までを同一手術野として取り扱い，当該手術のうち2以上の手術を複数指に行った場合には，「通則14」における「別に厚生労働大臣が定める場合」に該当する場合を除き，主たる手術の所定点数のみを算定する。

ウ　a及び b に掲げる手術と，c に掲げる手術を同時に行った場合にあっては，「通則14」における「別に厚生労働大臣が定める場合」に該当する場合を除き，同一指に対して行われたものは主たる手術の点数を算定し，別々の指に対して行われたものはそれぞれ所定の点数を算定する。

エ　第1指から第5指までを別の手術野として取り扱う手術（同一指内の骨及び関節を別の手術野として取り扱う手術を含む。）と，第1指から第5指までを同一手術野として取り扱う手術を同時に行った場合にあっては，それぞれの手術が別々の指に対して行われたものであっても，「通則14」における「別に厚生労働大臣が定める場合」に該当する場合を除き，主たる手術の所定点数のみを算定する。

　　ただし，第1指から第5指までを別の手術野として取り扱う手術（同一指内の骨及び関節を別の手術野として取り扱う手術を含む。）を複数指に対し行った場合に，それぞれの点数を合算した点数が，同一手術野として取り扱う手術の点数よりも高くなる場合にあっては，いずれかにより算定する。

(5)　眼球の手術（第1節手術料第4款眼に掲げるものをいう。）については，片眼を同一手術野として取り扱う。

(6)　多発性嚢腫等で近接しているものについては，数か所の切開を行った場合でも1切開として算定する。また，麦粒腫，霰粒腫等については，同一瞼内にあるものについては1回として算定する。

(7)　骨折整復と脱臼整復を併施した場合については，骨折部位と関節との距離やそれぞれの整復が非観血的に行われたか観血的に行われたか，また，一方の整復手技が他方の整復手技と個別に行われる場合と，併せて1手術とみなすのが適当な場合等によって異なるが，一般には近接部位の場合は通例同一手術野の手術として「通則14」により主たる手術の所定点数のみにより算定する。ただし，(4)の c に掲げる場合は別に算定できる。

(8)　悪性腫瘍に対する手術において，K469頸部郭清術（ネックディセクション）及び K627リンパ節群郭清術の「2」は所定点数に含まれ，特に規定する場合を除き，別に算定できない。

(9)　「通則14」の「植皮術」とは K013分層植皮術及び K013-2全層植皮術をいう。

(10)　「通側14」の「神経移植術」とは K198神経移植術をいう。

(11)　K318鼓膜形成手術に伴う鼓膜又は皮膚の移植については，別に算定できない。

(12)　K319鼓室形成手術に伴う皮膚の移植については，算定できない。

◆　厚生労働大臣が定める複数手術に係る費用の特例について

(1)　「複数手術に係る費用の特例」（平成30年厚生労働省告示第72号）

別表第一及び別表第三の左欄及び右欄にそれぞれ掲げる手術について２種類以上の手術を同時に行った場合には，主たる手術の所定点数に，従たる手術の所定点数の100分の50に相当する点数を加えた点数を，同一手術野又は同一病巣に係る手術の所定点数とする。

(2)　「複数手術に係る費用の特例」別表第二に掲げる手術のうち２種類以上の手術を同時に行った場合には，主たる手術の所定点数に，従たる手術の所定点数の100分の50に相当する点数を加えた点数を，同一手術野又は同一病巣に係る手術の所定点数とする。なお，当該手術には，緊急的に実施されない場合を含む。

(3)　従たる手術の所定点数の100分の50に相当する点数を加えて算定する場合，従たる手術の所定点数には注による加算は含まれない。なお，合算の対象となる従たる手術は１種類とする。

(4)　「主たる手術」とは，同一手術野又は同一病巣に行った手術のうち，所定点数及び注による加算点数を合算した点数の高い手術をいう。なお，別表第一及び別表第三の左欄に掲げる手術が必ずしもこれに該当するものではないことに留意されたい。

◇　手術の中絶等の場合の算定方法について

(1)　手術の開始後，患者の病状の急変等やむを得ない事情により手術を中途で中絶せざるを得なかった場合においては，当該中絶までに施行した実態に最も近似する手術項目の所定点数により算定する。
　　例えば，胃切除術を行うべく開腹したが，適応でないのでそのまま手術創を閉じた場合は，K636試験開腹術の所定点数により算定する。なお，術前において中絶した場合は，算定の対象にならない。

(2)　妊娠９か月において子宮出血があり，前置胎盤の疑いで入院し，止血剤注射を行い帝王切開の準備として諸器械の消毒を終わったところ出血が止まり，そのまま分娩した場合の消毒に要した諸経費は，保険給付の対象とならない。

(3)　手術の準備をしていたところ，患者が来院しなかったとき又は患者が手術の術前において手術不能となった場合は保険給付の対象とならない。

15　手術を開始した後，患者の病状の急変等やむを得ない事情によりその手術を中途で中絶しなければならない場合においては，当該中絶までに行った実態に最も近似する手術の各区分の所定点数により算定する。

16　区分番号K664に掲げる手術については，別に厚生労働大臣が定める施設基準に適合しているものとして地方厚生局長等に届け出た保険医療機関以外の保険医療機関において行われる場合は，所定点数の100分の80に相当する点数により算定する。

17　歯科医師による周術期口腔機能管理の実施後１月以内に，別に厚生労働大臣が定める手術を実施した場合は，周術期口腔機能管理後手術加算として，200点を所定点数に加算する。

◇　周術期口腔機能管理後手術加算について

　「通則17」の加算を算定した場合は，周術期口腔機能管理を実施した歯科医療機関名（医科歯科併設の保険医療機関を除く。）を診療録に記載する。なお，悪性腫瘍手術は病理診断により悪性腫瘍であることが確認された場合に限り算定できる。

◆　周術期口腔機能管理後手術加算の対象手術

　医科点数表の人工関節置換術，人工股関節置換術（手術支援装置を用いるもの）若しくは人工関節再置換術（股関節に対して実施したものに限る。），第６款（顔面・口腔・頸部），第７款（胸部）及び第９款（腹部）に掲げる悪性腫瘍手術若しくは第８款（心・脈管（動脈及び静脈は除く。））に掲げる手術をそれぞれ全身麻酔下で実施した場合又は造血幹細胞移植を実施した場合

18　区分番号K374-2，K394-2，K502-5，K504-2，K513の３及び４，K513-2，K514-2の２及び３，K529-2，K529-3，K554-2，K555-3，K655-2の１，K655-5の１，K657-2の１，K674-2，K695-2，K702-2，K703-2，K

K
手術

719-3, K740-2, K754-2, K755-2, K778-2, K803-2, K860-3, K865-2, K877-2並びにK879-2 (子宮体がんに限る。) に掲げる手術については, 別に厚生労働大臣が定める施設基準に適合しているものとして地方厚生局長等に届け出た保険医療機関において内視鏡手術用支援機器を用いて行った場合においても算定できる。

19 区分番号K475及びK888に掲げる手術については, 別に厚生労働大臣が定める施設基準に適合しているものとして地方厚生局長等に届け出た保険医療機関において遺伝性乳癌卵巣癌症候群の患者に対して行った場合においても算定できる。

20 別に厚生労働大臣が定める施設基準に適合しているものとして地方厚生局長等に届け出た保険医療機関において, 手術の前後に必要な栄養管理を行った場合であって, 区分番号L008に掲げるマスク又は気管内挿管による閉鎖循環式全身麻酔を伴う手術を行った場合は, **周術期栄養管理実施加算**として, **270点**を所定点数に加算する。この場合において, 区分番号A104に掲げる特定機能病院入院基本料の注10に規定する入院栄養管理体制加算並びに区分番号A300に掲げる救命救急入院料の注9, 区分番号A301に掲げる特定集中治療室管理料の注5, 区分番号A301-2に掲げるハイケアユニット入院医療管理料の注4, 区分番号A301-3に掲げる脳卒中ケアユニット入院医療管理料の注4及び区分番号A301-4に掲げる小児特定集中治療室管理料の注4に規定する早期栄養介入管理加算は別に算定できない。

21 別に厚生労働大臣が定める施設基準に適合しているものとして地方厚生局長等に届け出た保険医療機関において, 再製造単回使用医療機器 (特定保険医療材料に限る。) を手術に使用した場合に, **再製造単回使用医療機器使用加算**として, 当該特定保険医療材料の**所定点数の100分の10に相当する点数**を当該手術の所定点数に加算する。

第1節 手 術 料

第1款 皮膚・皮下組織

◇ 遺伝性乳癌卵巣癌症候群の患者に対する手術について
「通則19」に掲げる手術を実施するに当たっては, 実施前に臨床遺伝学に関わる専門的な知識及び技能を有する医師並びに乳腺外科, 産婦人科又は婦人科の医師が参加するカンファレンスを実施し, 遺伝カウンセリング等の結果を踏まえた治療方針の検討を行う。また当該カンファレンスにおける検討内容を踏まえ, 当該手術の目的並びに当該手術の実施によって生じうる利益及び不利益について当該患者に事前に説明を行う。

◇ 周術期栄養管理実施加算について
(1) 「通則20」の周術期栄養管理実施加算は, 専任の管理栄養士が医師と連携し, 周術期の患者の日々変化する栄養状態を把握した上で, 術前・術後の栄養管理を適切に実施した場合に算定する。なお, 術前の栄養管理を実施している場合, 手術中に患者が死亡し, 術後の栄養管理が実施できなかった場合であっても算定可能であり, 当該加算は, 一連の入院期間中に実施された手術のうち主たるものについて, 1回に限り算定する。

(2) 術前・術後の栄養管理を実施する際には, 日本臨床栄養代謝学会の「静脈経腸栄養ガイドライン」又はESPENの「ESPEN Guideline: Clinical nutrition in surgery」等を参考とし, 以下の項目を含めること。なお, 必要に応じて入院前からの取組を実施すること。
ア 栄養スクリーニング
イ 栄養アセスメント
ウ 周術期における栄養管理の計画を作成
エ 栄養管理の実施
オ モニタリング
カ 再評価及び必要に応じて直接的な指導, 計画の見直し

(3) (2)を実施する場合には, 院内の周術期の栄養管理に精通した医師と連携していることが望ましい。

(4) **A233-2栄養サポートチーム加算及びB001の「10」入院栄養食事指導料は, 別に算定できる。** ただし, 当該加算を算定する患者が, 特定集中治療室管理料等を算定する治療室に入室した場合, 早期栄養介入管理加算は算定できない。

K
手術

皮膚・皮下組織

区分

（皮膚，皮下組織）

K 000　創傷処理
1　筋肉，臓器に達するもの（長径 5 センチ
メートル未満）　**1,400点**
2　筋肉，臓器に達するもの（長径 5 センチ
メートル以上10センチメートル未満）
1,880点
3　筋肉，臓器に達するもの（長径10セン
チメートル以上）
イ　頭頸部のもの（長径20センチメートル
以上のものに限る。）　**9,630点**
ロ　その他のもの　**3,090点**
4　筋肉，臓器に達しないもの（長径 5 セン
チメートル未満）　**530点**
5　筋肉，臓器に達しないもの（長径 5 セン
チメートル以上10センチメートル未満）
950点
6　筋肉，臓器に達しないもの（長径10セン
チメートル以上）　**1,480点**
注 1　切，刺，割創又は挫創の手術について
切除，結紮又は縫合を行う場合に限り算
定する。
2　**真皮縫合**を伴う縫合閉鎖を行った場合
は，露出部の創傷に限り460点を所定点
数に加算する。
3　汚染された挫創に対して**デブリードマ
ン**を行った場合は，当初の 1 回に限り
100点を加算する。

K 000-2　小児創傷処理（6 歳未満）
1　筋肉，臓器に達するもの（長径2.5セン
チメートル未満）　**1,400点**
2　筋肉，臓器に達するもの（長径2.5セン
チメートル以上 5 センチメートル未満）
1,540点
3　筋肉，臓器に達するもの（長径 5 セン
チメートル以上10センチメートル未満）
2,860点
4　筋肉，臓器に達するもの（長径10セン
チメートル以上）　**4,410点**
5　筋肉，臓器に達しないもの（長径2.5セ
ンチメートル未満）　**500点**
6　筋肉，臓器に達しないもの（長径2.5セ
ンチメートル以上 5 センチメートル未満）
560点
7　筋肉，臓器に達しないもの（長径 5 セン
チメートル以上10センチメートル未満）
1,060点
8　筋肉，臓器に達しないもの（長径10セン
チメートル以上）　**1,950点**
注 1　切，刺，割創又は挫創の手術について

◇　創傷処理及び小児創傷処理について
(1)　創傷処理とは，切・刺・割創又は挫創に対して切除，結紮又は縫合（ステープラーによる縫合を含む。）を行う場合の第 1 回治療のことであり，第 2 診以後の手術創に対する処置は J 000創傷処置により算定する。なお，ここで「筋肉，臓器に達するもの」とは，単に創傷の深さを指すものではなく，筋肉，臓器に何らかの処理を行った場合をいう。
(2)　創傷が数か所あり，これを個々に縫合する場合は，近接した創傷についてはそれらの長さを合計して 1 つの創傷として取り扱い，他の手術の場合に比し著しい不均衡を生じないようにする。
(3)　「3」の「イ」頭頸部のもの（長径20センチメートル以上のものに限る。）は，長径20センチメートル以上の重度軟部組織損傷に対し，全身麻酔下で実施した場合に限り算定できる。
(4)　「注 2」の「露出部」とは，頭部，頸部，上肢にあっては肘関節以下及び下肢にあっては膝関節以下をいう。
(5)　「注 3」に規定する「デブリードマン」の加算は，汚染された挫創に対して行われるブラッシング又は汚染組織の切除等であって，通常麻酔下で行われる程度のものを行った場合に限り算定する。
(6)　腹部開放創用局所陰圧閉鎖キットの交換のみを目的として実施した場合は，本区分「1」，「2」又は「3」の「ロ」のいずれかを算定する。
※　切創等の創傷によって生じた固有指の伸筋腱の断裂の単なる縫合は，K 000創傷処理の「2」又はK 000-2小児創傷処理の「3」に準じて算定する。

切除，結紮又は縫合を行う場合に限り算
定する。
　　2　**真皮縫合を伴う縫合閉鎖を行った場合
　　は，露出部の創傷に限り460点**を所定点
　　数に加算する。
　　3　汚染された挫創に対して**デブリードマ
　　ン**を行った場合は，当初の１回に限り
　　100点を加算する。

K 001　皮膚切開術
　　1　長径10センチメートル未満　　　　**640点**
　　2　長径10センチメートル以上20センチメー
　　　トル未満　　　　　　　　　　　　**1,110点**
　　3　長径20センチメートル以上　　　**2,270点**

K 002　デブリードマン
　　1　100平方センチメートル未満　　**1,620点**
　　2　100平方センチメートル以上3,000平方セ
　　　ンチメートル未満　　　　　　　　**4,820点**
　　3　3,000平方センチメートル以上　**11,230点**
　　注1　熱傷により全身の20パーセント以上に
　　　植皮を行う場合又はA群溶連菌感染症に
　　　伴う壊死性筋膜炎の場合においては，５
　　　回に限り算定する。
　　2　注１の場合を除き，当初の１回に限り
　　　算定する。
　　3　骨，腱又は筋肉の露出を伴う損傷につ
　　　いては，当初の１回に限り，**深部デブリー
　　　ドマン加算**として，**1,000点**を所定点数
　　　に加算する。
　　4　水圧式デブリードマンを実施した場合
　　　は，一連の治療につき１回に限り，**水圧
　　　式デブリードマン加算**として，**2,500点**
　　　を所定点数に加算する。
　　5　超音波式デブリードマンを実施した場
　　　合は，一連の治療につき１回に限り，**超
　　　音波式デブリードマン加算**として，**2,500
　　　点**を所定点数に加算する。

K 003　皮膚，皮下，粘膜下血管腫摘出術（露出部）
　　1　長径３センチメートル未満　　　**3,480点**
　　2　長径３センチメートル以上６センチメー
　　　トル未満　　　　　　　　　　　　**9,180点**
　　3　長径６センチメートル以上　　　**17,810点**

K 004　皮膚，皮下，粘膜下血管腫摘出術（露出部以外）
　　1　長径３センチメートル未満　　　**2,110点**
　　2　長径３センチメートル以上６センチメー
　　　トル未満　　　　　　　　　　　　**4,070点**

◇　皮膚切開術について
(1)　長径10センチメートルとは，切開を加えた長さではなく，膿瘍，せ
　　つ又は蜂窩織炎等の大きさをいう。
(2)　多発性せつ腫等で近接しているものについては，数か所の切開も１
　　切開として算定する。
◆　極低出生体重児・新生児加算対象→通則７
◇　デブリードマンについて
(1)　K 013分層植皮術からK 019複合組織移植術及びK 020自家遊離複合
　　組織移植術（顕微鏡下血管柄付きのもの）K 021-2粘膜弁手術までの
　　手術を前提に行う場合にのみ算定する。
(2)　面積の算定方法については，J 000創傷処置の取扱いの例による。
(3)　汚染された挫創に対して行われるブラッシング又は汚染組織の切除
　　等であって，通常麻酔下で行われる程度のものを行ったときに算定す
　　る。また，繰り返し算定する場合は，植皮の範囲（全身に占める割合）
　　を診療報酬明細書の摘要欄に記載する。
(4)　「注１」のA群溶連菌感染症に伴う壊死性筋膜炎に対して行う場合
　　については，病歴，細菌培養検査及び画像所見等により，A群溶連
　　感染症に伴う壊死性筋膜炎と診断した場合に算定する。なお，診療報
　　酬の請求に当たっては，病歴，細菌培養検査及び画像所見を診療報酬
　　明細書の摘要欄に記載する。
(5)　「注３」に規定する深部デブリードマン加算は，(3)でいう繰り返し
　　算定する場合についても，要件をみたせば算定できる。
(6)　「注４」に規定する水圧式デブリードマン加算は，Ⅱ度以上の熱傷，
　　糖尿病性潰瘍又は植皮を必要とする創傷に対して，水圧式ナイフを用
　　いて，組織や汚染物質等の切除，除去を実施した場合に，一連の治療
　　につき１回に限り算定する。なお，加圧に用いた生理食塩水の費用は
　　所定点数に含まれ，別に算定できない。
(7)　「注５」に規定する超音波式デブリードマン加算は，Ⅱ度以上の熱
　　傷，糖尿病性潰瘍又は植皮を必要とする創傷に対して，主にデブリー
　　ドマンに使用する超音波手術器を用いて，組織や汚染物質等の切除，
　　除去を実施した場合に，一連の治療につき１回に限り算定する。なお，
　　噴霧に用いた生理食塩水の費用は所定点数に含まれ，別に算定できな
　　い。
◇　皮膚，皮下，粘膜下血管腫摘出術（露出部）について
(1)　「露出部」とはK 000創傷処理の「注２」の「露出部」と同一の部
　　位をいう。
(2)　「露出部」と「露出部以外」が混在する患者については，「露出部」
　　に係る長さが全体の50％以上の場合は，本区分の所定点数により算定
　　し，50％未満の場合は，K 004皮膚，皮下，粘膜下血管腫摘出術（露
　　出部以外）の所定点数により算定する。
◇　皮膚，皮下，粘膜下血管腫摘出術（露出部以外）について
　　「露出部」と「露出部以外」が混在する患者については，「露出部」
　　に係る長さが全体の50％以上の場合は，K 003皮膚，皮下，粘膜下血管
　　腫摘出術（露出部）の所定点数により算定し，50％未満の場合は，本区
　　分の所定点数により算定する。

K
手術

皮膚・皮下組織

```
　3　長径 6 センチメートル以上　　11,370点
```
K 005 皮膚，皮下腫瘍摘出術（露出部）
```
　1　長径 2 センチメートル未満　　1,660点
　2　長径 2 センチメートル以上 4 センチメー
　　トル未満　　　　　　　　　　　3,670点
　3　長径 4 センチメートル以上　　5,010点
```

K 006 皮膚，皮下腫瘍摘出術（露出部以外）
```
　1　長径 3 センチメートル未満　　1,280点
　2　長径 3 センチメートル以上 6 センチメー
　　トル未満　　　　　　　　　　　3,230点
　3　長径 6 センチメートル以上12センチメー
　　トル未満　　　　　　　　　　　4,160点
　4　長径12センチメートル以上　　8,320点
```

K 006-2 鶏眼・胼胝切除術（露出部で縫合を伴うもの）
```
　1　長径 2 センチメートル未満　　1,660点
　2　長径 2 センチメートル以上 4 センチメー
　　トル未満　　　　　　　　　　　3,670点
　3　長径 4 センチメートル以上　　4,360点
```

K 006-3 鶏眼・胼胝切除術（露出部以外で縫合を伴うもの）
```
　1　長径 3 センチメートル未満　　1,280点
　2　長径 3 センチメートル以上 6 センチメー
　　トル未満　　　　　　　　　　　3,230点
　3　長径 6 センチメートル以上　　4,160点
```

K 006-4 皮膚腫瘍冷凍凝固摘出術（一連につき）
```
　1　長径 3 センチメートル未満の良性皮膚腫
　　瘍　　　　　　　　　　　　　　1,280点
　2　長径 3 センチメートル未満の悪性皮膚腫
　　瘍　　　　　　　　　　　　　　2,050点
　3　長径 3 センチメートル以上 6 センチメー
　　トル未満の良性又は悪性皮膚腫瘍　3,230点
　4　長径 6 センチメートル以上の良性又は悪
　　性皮膚腫瘍　　　　　　　　　　4,160点
```

K 007 皮膚悪性腫瘍切除術
```
　1　広汎切除　　　　　　　　　　28,210点
　2　単純切除　　　　　　　　　　11,000点
```
注　放射性同位元素及び色素を用いたセンチネルリンパ節生検（悪性黒色腫等に係るものに限る。）を併せて行った場合には，**皮膚悪性腫瘍センチネルリンパ節生検加算**として，**5,000点**を所定点数に加算する。ただし，当該手術に用いた色素の費用は，算

◇　皮膚，皮下腫瘍摘出術（露出部）について
(1)　「露出部」とは K 000創傷処理の「注 2 」の「露出部」と同一の部位をいう。
(2)　近接密生しているいぼ及び皮膚腫瘍等については， 1 個として取り扱い，他の手術等の点数と著しい不均衡を生じないようにする。
(3)　「露出部」と「露出部以外」が混在する患者については，「露出部」に係る長さが全体の50％以上の場合は，本区分の所定点数により算定し，50％未満の場合は， K 006皮膚，皮下腫瘍摘出術（露出部以外）の所定点数により算定する。

◇　皮膚，皮下腫瘍摘出術（露出部以外）について
(1)　近接密生しているいぼ及び皮膚腫瘍等については， 1 個として取り扱い，他の手術等の点数と著しい不均衡を生じないようにする。
(2)　「露出部」と「露出部以外」が混在する患者については，「露出部」に係る長さが全体の50％以上の場合は， K 005皮膚，皮下腫瘍摘出術（露出部）の所定点数により算定し，50％未満の場合は，本区分の所定点数により算定する。

◇　鶏眼・胼胝切除術（露出部で縫合を伴うもの）について
(1)　「露出部」とは K 000創傷処理の「注 2 」の「露出部」と同一の部位をいう。
(2)　近接密生している鶏眼・胼胝等については， 1 個として取り扱い，他の手術等の点数と著しい不均衡を生じないようにする。
(3)　「露出部」と「露出部以外」が混在する患者については，「露出部」に係る長さが全体の50％以上の場合は，本区分の所定点数により算定し，50％未満の場合は， K 006-3鶏眼・胼胝切除術（露出部以外で縫合を伴うもの）の所定点数により算定する。

◇　鶏眼・胼胝切除術（露出部以外で縫合を伴うもの）について
(1)　近接密生している鶏眼・胼胝等については， 1 個として取り扱い，他の手術等の点数と著しい不均衡を生じないようにする。
(2)　「露出部」と「露出部以外」が混在する患者については，「露出部」に係る長さが全体の50％以上の場合は， K 006-2鶏眼・胼胝切除術（露出部で縫合を伴うもの）の所定点数により算定し，50％未満の場合は，本区分の所定点数により算定する。

◇　皮膚腫瘍冷凍凝固摘出術について
(1)　ここでいう「一連」とは，治療の対象となる疾患に対して所期の目的を達するまでに行う一連の治療過程をいい，概ね 3 月間にわたり行われるものをいう。
(2)　脂漏性角化症，軟性線維腫に対する凍結療法については， J 056いぼ等冷凍凝固法により算定する。

◆　施設基準設定手術（要届出）（「注」に規定する加算を算定する場合に限る）→通則 4
→　「 1 」は N 006の「注 5 」悪性腫瘍病理組織標本加算対象
◇　皮膚悪性腫瘍切除術について
(1)　皮膚悪性腫瘍切除術を行った場合において，リンパ節の郭清を伴う場合は「 1 」により算定し，病巣部のみを切除した場合は「 2 」により算定する。
(2)　「注」に規定する皮膚悪性腫瘍センチネルリンパ節生検加算については，以下の要件に留意し算定する。
　ア　触診及び画像診断の結果，遠隔転移が認められない悪性黒色腫，メルケル細胞癌，乳房外パジェット病又は長径 2 ㎝を超える有棘細

定しない。

胞癌であって，臨床的に所属リンパ節の腫大が確認されていない場合にのみ算定する。

イ　センチネルリンパ節生検に伴う放射性同位元素の薬剤料は，K940薬剤により算定する。

ウ　放射性同位元素の検出に要する費用は，E100シンチグラム（画像を伴うもの）の「1」部分（静態）（一連につき）により算定する。

エ　摘出したセンチネルリンパ節の病理診断に係る費用は，第13部病理診断の所定点数により算定する。

◆　A400の「3」短期滞在手術等基本料3対象→第1章第2部入院料等通則3

K007-2 経皮的放射線治療用金属マーカー留置術　10,000点

K007-3 放射線治療用合成吸収性材料留置術　14,290点

◇　近接する消化管等のため放射線治療の実施が困難な患者に対して，シート型の放射線治療用合成吸収性材料を用いて腹腔内又は骨盤内の悪性腫瘍（後腹膜腫瘍を含む。）と消化管等との間隙を確保した場合に算定する。

K008 腋臭症手術

1	皮弁法	6,870点
2	皮膚有毛部切除術	3,000点
3	その他のもの	1,660点

（形　成）

K009 皮膚剥削術

1	25平方センチメートル未満	1,810点
2	25平方センチメートル以上100平方センチメートル未満	4,370点
3	100平方センチメートル以上200平方センチメートル未満	9,610点
4	200平方センチメートル以上	13,640点

◇　皮膚剥削術（グラインダーで皮膚を剥削する手術）は，小腫瘍，丘疹性疾患及び外傷性異物の場合に算定する。なお，単なる美容を目的とした場合は保険給付の対象とならない。

K010 瘢痕拘縮形成手術

1	顔面	12,660点
2	その他	8,060点

◇　瘢痕拘縮形成手術について
(1)　単なる拘縮に止まらず運動制限を伴うものに限り算定する。
(2)　指に対して行う場合には，K099指瘢痕拘縮手術により算定する。
◆　施設基準設定手術→通則5

K011 顔面神経麻痺形成手術

1	静的なもの	19,110点
2	動的なもの	64,350点

K012 削除

K013 分層植皮術

1	25平方センチメートル未満	3,520点
2	25平方センチメートル以上100平方センチメートル未満	6,270点
3	100平方センチメートル以上200平方センチメートル未満	9,000点
4	200平方センチメートル以上	25,820点

注　広範囲皮膚欠損の患者に対して行う場合は，頭頸部，左上肢，左下肢，右上肢，右下肢，腹部（胸部を含む。）又は背部のそれぞれの部位ごとに所定点数を算定する。

◇　分層植皮術について
(1)　デルマトームを使用した場合の費用は所定点数に含まれ，別に算定できない。
(2)　広範囲の皮膚欠損に対して，分層植皮術を頭頸部，左上肢，左下肢，右上肢，右下肢，腹部（胸部を含む。）又は背部の部位のうち同一部位以外の2以上の部位について行った場合は，それぞれの部位について所定点数を算定する。

K013-2 全層植皮術

1	25平方センチメートル未満	10,000点
2	25平方センチメートル以上100平方センチメートル未満	12,500点
3	100平方センチメートル以上200平方センチメートル未満	28,210点
4	200平方センチメートル以上	40,290点

◇　全層植皮術について
(1)　デルマトームを使用した場合の費用は所定点数に含まれ，別に算定できない。
(2)　広範囲の皮膚欠損に対して，全層植皮術を頭頸部，左上肢，左下肢，右上肢，右下肢，腹部（胸部を含む。）又は背部の部位のうち同一部位以外の2以上の部位について行った場合は，それぞれの部位について所定点数を算定する。

K
手術
皮膚・皮下組織

注　広範囲皮膚欠損の患者に対して行う場合
は，頭頸部，左上肢，左下肢，右上肢，右
下肢，腹部（胸部を含む。）又は背部のそ
れぞれの部位ごとに所定点数を算定する。

K013-3　自家皮膚非培養細胞移植術

1	25平方センチメートル未満	**3,520点**
2	25平方センチメートル以上100平方セン	
	チメートル未満	**6,270点**
3	100平方センチメートル以上200平方セン	
	チメートル未満	**9,000点**
4	200平方センチメートル以上	**25,820点**

注　広範囲皮膚欠損の患者に対して行う場合
は，頭頸部，左上肢，左下肢，右上肢，右
下肢，腹部（胸部を含む。）又は背部のそ
れぞれの部位ごとに所定点数を算定する。

K014　皮膚移植術（生体・培養）　6,110点

注1　生体皮膚又は培養皮膚移植を行った場
　　合に算定する。
　2　生体皮膚を移植した場合は，生体皮膚
　　の摘出のために要した**提供者の療養上の**
　　費用として，この表に掲げる所定点数に
　　より算定した点数を加算する。

K014-2　皮膚移植術（死体）

1	200平方センチメートル未満	**8,000点**
2	200平方センチメートル以上500平方セン	
	チメートル未満	**16,000点**
3	500平方センチメートル以上1,000平方セ	
	ンチメートル未満	**32,000点**
4	1,000平方センチメートル以上3,000平方	
	センチメートル未満	**80,000点**
5	3,000平方センチメートル以上	**96,000点**

K015　皮弁作成術，移動術，切断術，遷延皮弁術

1	25平方センチメートル未満	**5,180点**
2	25平方センチメートル以上100平方セン	
	チメートル未満	**13,720点**
3	100平方センチメートル以上	**22,310点**

K016　動脈（皮）弁術，筋（皮）弁術

41,120点

K017　遊離皮弁術（顕微鏡下血管柄付きのもの）

◇　自家皮膚非培養細胞移植術について
(1)　採取した健常皮膚から非培養細胞懸濁液を作製し，急性熱傷及び採
　皮部を対象として創傷部の治癒促進を行うことを目的とする自家皮膚
　細胞移植用キットを用いて，細胞懸濁液を熱傷患部に移植した場合に
　算定する。
(2)　デルマトームを使用した場合の費用は所定点数に含まれ，別に算定
　できない。
(3)　広範囲の皮膚欠損に対して，自家皮膚非培養細胞移植術を頭頸部，
　左上肢，左下肢，右上肢，右下肢，腹部（胸部を含む。）又は背部の
　部位のうち同一部位以外の2以上の部位について行った場合は，それ
　ぞれの部位について所定点数を算定する。

◇　皮膚移植術（生体・培養）について
(1)　皮膚提供者の皮膚採取料及び組織適合性試験の費用は，所定点数に
　含まれ，別に算定できない。
(2)　生体皮膚を移植する場合においては，皮膚提供者から移植用皮膚を
　採取することに要する費用（皮膚提供者の皮膚採取料及び組織適合性
　試験の費用は除く。）については，各所定点数により算出し，皮膚移
　植術（生体・培養）の所定点数に加算する。
(3)　皮膚移植を行った保険医療機関と皮膚移植に用いる移植用皮膚を採
　取した保険医療機関とが異なる場合の診療報酬の請求については，皮
　膚移植を行った保険医療機関で行うものとし，当該診療報酬の分配は
　相互の合議に委ねる。なお，請求に当たっては，皮膚移植者の診療報
　酬明細書の摘要欄に皮膚提供者の療養上の費用に係る合計点数を併せ
　て記載するとともに，皮膚提供者の療養に係る所定点数を記載した診
　療報酬明細書を添付する。
(4)　皮膚を移植する場合においては，日本組織移植学会が作成した「ヒ
　ト組織を利用する医療行為の安全性確保・保存・使用に関するガイド
　ライン」を遵守している場合に限り算定する。
(5)　自家培養表皮移植の実施に際して，自家培養表皮用皮膚採取のみに
　終わり，皮膚移植術に至らない場合については，K000創傷処理又は
　K000-2小児創傷処理（6歳未満）に準じて算定する。

◆　施設基準設定手術（要届出）→通則4
◇　皮膚移植術（死体）について
(1)　皮膚提供者の皮膚採取料及び組織適合性試験の費用は，所定点数に
　含まれ，別に算定できない。
(2)　死体から死体皮膚を採取・保存するために要する全ての費用は，所
　定点数に含まれ別に請求できない。
(3)　皮膚を移植する場合においては，日本組織移植学会が作成した「ヒ
　ト組織を利用する医療行為の安全性確保・保存・使用に関するガイド
　ライン」を遵守している場合に限り算定する。

→K936-3微小血管自動縫合器加算対象

1	乳房再建術の場合	100,670点
2	その他の場合	105,800点

K018 削除

K019 複合組織移植術　　　　　　　　19,420点

K019-2 自家脂肪注入

1	50mL未満	22,900点
2	50mL以上100mL未満	30,530点
3	100mL以上	38,160点

K020 自家遊離複合組織移植術（顕微鏡下血管
　　柄付きのもの）　　　　　　　　131,310点

K021 粘膜移植術

1	4平方センチメートル未満	6,510点
2	4平方センチメートル以上	7,820点

K021-2 粘膜弁手術

1	4平方センチメートル未満	13,190点
2	4平方センチメートル以上	13,460点

K022 組織拡張器による再建手術（一連につき）

1	乳房（再建手術）の場合	18,460点

2	その他の場合	19,400点

→「1」はK939-2術中血管等描出撮影加算対象

◆　施設基準設定手術（要届出）→通則4
◇　自家脂肪注入について
(1) 自家脂肪注入は，鼻咽頭閉鎖不全の鼻漏改善を目的として行った場合に，原則として1患者の同一部位の同一疾患に対して1回のみの算定であり，1回行った後に再度行っても算定できない。
(2) 自家脂肪採取に係る費用は，所定点数に含まれ，別に算定できない。
(3) 注入した脂肪量に応じて所定の点数を算定する。なお，当該注入量を診療報酬明細書の摘要欄に記載すること。
◆　施設基準設定手術→通則5
→K936-3微小血管自動縫合器加算対象

◇　組織拡張器による再建手術について
(1) 治療に要した日数又は回数にかかわらず，一連のものとして所定点数を算定する。なお，ここでいう「一連」とは，組織拡張器の挿入，生理食塩水等の注入及び組織拡張器の除去を含めた一連の手技のことであり，治療に要した日数又は回数にかかわらず，一連のものとして組織拡張器挿入時にのみ所定点数を算定する。また，拡張器の除去に要する手技料は別に算定できない。
(2) 原則として1患者の同一部位の同一疾患に対して1回のみの算定であり，1回行った後に再度行っても算定できない。ただし，医学的な必要からそれ以上算定する場合においては，その詳細な理由を診療報酬明細書の摘要欄に記載する。
◆　「1」は施設基準設定手術（要届出）→通則4
◇　「1」について
(1) 乳腺腫瘍患者若しくは遺伝性乳癌卵巣癌症候群患者に対する乳房切除術又は乳腺悪性腫瘍手術後の乳房再建術を行う症例で，次のいずれかに該当し，乳房用の組織拡張器を挿入した場合に限り算定できる。その際，その旨を診療報酬明細書の摘要欄に記載する。ただし，美容を目的とするものは保険給付の対象とならない。
　ア　一次再建の場合
　　　乳腺全摘術後の症例で，かつ，皮膚欠損を生じないか，小範囲で緊張なく縫合閉鎖可能な症例。ただし，乳腺悪性腫瘍手術後の場合においては，術前診断において早期乳癌（Stage 0 - ⅢA）で，皮膚浸潤，大胸筋浸潤や高度のリンパ節転移を認めない。
　イ　二次再建の場合
　　　乳腺全摘術後で大胸筋が残存している症例。ただし，放射線照射により皮膚の血行や弾力性が障害されていない。
(2) 乳房切除術又は乳腺悪性腫瘍手術と乳房再建術を行う医療機関が異なる場合は，双方の持つ臨床情報，手術日，術式等を示す文書を相互に交付した上で，診療録に添付して保存する。
◇　「1」の乳房（再建手術）の場合以外の場合であって，先天異常，母斑（血管腫を含む。），外傷性瘢痕拘縮，術後瘢痕拘縮及び悪性腫瘍切除後の患者に対して一般用の組織拡張器を挿入した場合に算定できる。なお，美容を目的とするものは保険給付外である。

K
手術

皮膚・皮下組織

K022-2 象皮病根治手術
1	大腿	27,380点
2	下腿	23,400点

K022-3 慢性膿皮症手術
1	単純なもの	4,820点
2	複雑なもの	8,320点

◇　慢性膿皮症手術について

(1)　「1」の単純なものは，関連学会等から示されているガイドライン等を踏まえ，二次治癒を図るために病変部の皮膚を天蓋切開した場合に算定する。

(2)　「2」の複雑なものは，病変部を一塊として切除した場合に算定する。

第2款　筋骨格系・四肢・体幹

◇　筋骨格系・四肢・体幹に掲げる手術について

(1)　第1節第2款筋骨格系・四肢・体幹に掲げる手術のうち，関節鏡下による手術については，内視鏡を用いた場合についても算定できる。

(2)　腱形成術は，K034腱切離・切除術（関節鏡下によるものを含む。）からK040腱移行術までにより算定する。

区分

（筋膜，筋，腱，腱鞘）

K023 筋膜切離術，筋膜切開術		940点
K024 筋切離術		3,690点
K025 股関節内転筋切離術		6,370点
K026 股関節筋群解離術		12,140点

K026-2 股関節周囲筋腱解離術（変形性股関節症）　16,700点

注　変形性股関節症の患者に対して行われた場合に限り算定する。

K027 筋炎手術
1	腸腰筋，殿筋，大腿筋	2,060点
2	その他の筋	1,210点

K028 腱鞘切開術（関節鏡下によるものを含む。）　2,350点

K029 筋肉内異物摘出術　3,440点

K030 四肢・軀幹軟部腫瘍摘出術
1	肩，上腕，前腕，大腿，下腿，軀幹	8,490点
2	手，足	3,750点

K031 四肢・軀幹軟部悪性腫瘍手術

◇　皮膚又は皮下にある腫瘍に係る手術については，K005皮膚，皮下腫瘍摘出術（露出部）又はK006皮膚，皮下腫瘍摘出術（露出部以外）により算定する。

◆　「2」はA400の「3」短期滞在手術等基本料3対象（手に限る）→第1章第2部入院料等通則3

◆　施設基準設定手術（要届出）（「注」に規定する加算を算定する場合に限る）→通則4

→K931超音波凝固切開装置等加算対象

→N006の「注5」悪性腫瘍病理組織標本加算対象

◇　四肢・軀幹軟部悪性腫瘍手術について

1	肩，上腕，前腕，大腿，下腿，軀幹	27,740点
2	手，足	14,800点

注　自家処理骨を用いた再建を行った場合は，処理骨再建加算として，15,000点を所定点数に加算する。

(1)　「注」に規定する処理骨再建加算は，骨の切除を必要とする骨軟部悪性腫瘍手術において，腫瘍の広範切除後に，切除した自家腫瘍骨を殺細胞処理し再建に用いた場合に，所定点数に加算する。

(2)　当該手術の実施及び処理骨の作製に当たっては，日本整形外科学会から示された指針を遵守する。

(3)　処理骨再建加算は，骨軟部悪性腫瘍手術に関する専門の知識及び5年以上の経験を有する医師により行われた場合に算定する。

K032 削除

K033 筋膜移植術

K
手術

筋骨格系・四肢・体幹

1	指（手，足）	8,720点
2	その他のもの	10,310点

K034 腱切離・切除術（関節鏡下によるものを含む。）　　4,290点

K035 腱剥離術（関節鏡下によるものを含む。）
　　　　　　　　　　　　　　13,580点

K035-2 腱滑膜切除術　　　9,060点

K036 削除

K037 腱縫合術　　　　　13,580点

注　前腕から手根部の2指以上の腱縫合を実施した場合は，**複数縫合加算**として1指を追加するごとに**所定点数の100分の50に相当する点数**を加算する。ただし，加算は1側当たり3指を超えないものとする。

K037-2 アキレス腱断裂手術　　8,710点

K038 腱延長術　　　　　10,750点

K039 腱移植術（人工腱形成術を含む。）

1	指（手，足）	18,780点
2	その他のもの	23,860点

K040 腱移行術

1	指（手，足）	15,570点
2	その他のもの	18,080点

K040-2 指伸筋腱脱臼観血的整復術　13,610点

K040-3 腓骨筋腱腱鞘形成術　18,080点

K041 削除

（四　肢　骨）

K042 骨穿孔術　　　　　　1,730点

K043 骨搔爬術

1	肩甲骨，上腕，大腿	12,270点
2	前腕，下腿	8,040点
3	鎖骨，膝蓋骨，手，足その他	3,590点

K043-2 削除

K043-3 削除

K044 骨折非観血的整復術

1	肩甲骨，上腕，大腿	**1,840点**
2	前腕，下腿	**2,040点**
3	鎖骨，膝蓋骨，手，足その他	**1,440点**

K045 骨折経皮的鋼線刺入固定術

1	肩甲骨，上腕，大腿	7,060点
2	前腕，下腿	4,100点
3	鎖骨，膝蓋骨，手，足，指（手，足）その他	2,190点

K046 骨折観血的手術

1	肩甲骨，上腕，大腿	**21,630点**
2	前腕，下腿，手舟状骨	**18,370点**

◇　「注」に規定する複数縫合加算は，前腕から手根部における腱について，複数の指に係る腱の形成術を行った場合に，1指を増すごとに所定点数に加算する。ただし，同一の指に係る複数の腱形成術を行った場合は1指と数えることとし，1指分の加算を算定できる。

◇　骨折非観血的整復術について
(1)　ギプスを使用した場合にはギプス料を別に算定できる。
(2)　著しい腫脹等によりギプスを掛けられない状態にあるために徒手整復のみを行った場合についても，本区分により算定できる。その際に副木を使用した場合には，当該副木の費用は別に算定できる。
(3)　徒手整復した骨折部位に対して2回目以降の処置を行った場合は，J000創傷処置における手術後の患者に対するものにより算定する。

◆　施設基準設定手術（要届出）（「注」に規定する加算を算定する場合に限る）→通則4
→K932創外固定器加算対象

◆　「2」はA400の「3」短期滞在手術等基本料3対象（手舟状骨に限る）→第1章第2部入院料等通則3

◇　前腕骨又は下腿骨骨折の手術に際し，両骨（橈骨と尺骨又は脛骨と腓骨）を同時に行った場合であって，皮膚切開が個別の場合には，別の手術野として本区分「2」の所定点数をそれぞれの手術野について算定する。

3　鎖骨，膝蓋骨，手（舟状骨を除く。），足，
　指（手，足）その他　　　　　11,370点
注　大腿骨近位部の骨折に対して，骨折後48時間以内に整復固定を行った場合は，**緊急整復固定加算**として，**4,000点**を所定点数に加算する。

◇　「注」に規定する緊急整復固定加算は，75歳以上の大腿骨近位部骨折患者に対し，適切な周術期の管理を行い，骨折後48時間以内に骨折部位の整復固定を行った場合（一連の入院期間において B 001の「34」の「イ」二次性骨折予防継続管理料1を算定する場合に限る。）に，1回に限り所定点数に加算する。当該手術後は，早期離床に努めるとともに，関係学会が示しているガイドラインを踏まえて適切な二次性骨折の予防を行うこと。なお，診療報酬明細書の摘要欄に骨折した日時及び手術を開始した日時を記載すること。

K 046-2　観血的整復固定術（インプラント周囲骨折に対するもの）
1　肩甲骨，上腕，大腿　　　　23,420点
2　前腕，下腿　　　　　　　　18,800点
3　手，足，指（手，足）　　　13,120点

K 046-3　一時的創外固定骨折治療術　34,000点

◇　一時的創外固定骨折治療術について
(1)　開放骨折，関節内骨折若しくは粉砕骨折又は骨盤骨折（腸骨翼骨折を除く。）について骨折観血的手術に当たって一時的に創外固定器を用いて骨折治療術を行った場合に算定する。
(2)　K 932創外固定器加算については，別に算定できない。
(3)　当該手術後に，当該骨折の治療のために行った他の手術の費用は，別に算定できる。

K 047　難治性骨折電磁波電気治療法（一連につき）　12,500点

◇　難治性骨折電磁波電気治療法について
(1)　対象は四肢（手足を含む。）の遷延治癒骨折や偽関節であって，観血的手術，K 044骨折非観血的整復術，K 045骨折経皮的鋼線刺入固定術又は K 047-3超音波骨折治療法等他の療法を行っても治癒しない難治性骨折に対して行った場合に限り算定する。ただし，やむを得ない理由により観血的手術，K 044骨折非観血的整復術，K 045骨折経皮的鋼線刺入固定術又は K 047-3超音波骨折治療法等他の療法を行わずに難治性骨折電磁波電気治療法を行った場合にあっては，診療報酬明細書の摘要欄にその理由を詳細に記載する。
(2)　当該治療を開始してから6か月間又は骨癒合するまでの間，原則として連日，継続して実施する場合に，一連のものとして1回のみ所定点数を算定する。なお，算定に際しては，当該治療の実施予定期間及び頻度について患者に対して指導した上で，当該指導内容を診療報酬明細書の摘要欄に記載する。
(3)　当該治療法を1回行った後に再度行った場合又は入院中に開始した当該療法を退院した後に継続して行っている場合であっても，一連として1回のみ算定する。
(4)　本手術の所定点数には，使用される機器等（医師の指示に基づき，患者が自宅等において当該治療を継続する場合を含む。）の費用が含まれる。

K 047-2　難治性骨折超音波治療法（一連につき）　12,500点

◇　K 047難治性骨折電磁波電気治療法の取扱いと同様とする。

K 047-3　超音波骨折治療法（一連につき）　4,620点
注　骨折観血的手術等が行われた後に本区分が行われた場合に限り算定する。

◇　超音波骨折治療法について
(1)　四肢（手足を含む。）の観血的手術，骨切り術又は偽関節手術を実施した後に，骨折治癒期間を短縮する目的で，当該骨折から3週間以内に超音波骨折治療法を開始した場合に算定する。なお，やむを得ない理由により3週間を超えて当該超音波骨折治療法を開始した場合に

あっては，診療報酬明細書の摘要欄にその理由を詳細に記載する。
(2) 当該治療を開始してから3か月間又は骨癒合するまでの間，原則として連日，継続して実施する場合に，一連のものとして1回のみ所定点数を算定する。なお，算定に際しては，当該治療の実施予定期間及び頻度について患者に対して指導した上で，当該指導内容を診療報酬明細書の摘要欄に記載する。
(3) 当該治療法を1回行った後に再度行った場合又は入院中に開始した当該療法を退院した後に継続して行っている場合であっても，一連として1回のみ算定する。
(4) 本手術の所定点数には，使用される機器等（医師の指示に基づき，患者が自宅等において当該治療を継続する場合を含む。）の費用が含まれる。
(5) 本手術に併せて行ったJ119消炎鎮痛等処置，J119-2腰部又は胸部固定帯固定又はJ119-4肛門処置については，別に算定できない。

◇ 骨内異物（挿入物を含む。）除去術について
(1) 「1」は顔面多発骨折手術などで，複数個の骨固定材料による手術が行われた症例に対し，複数箇所の切開により複数個の骨固定材料を除去・摘出する場合に算定する。
(2) 三翼釘，髄内釘，ロッドを抜去する場合の骨内異物（挿入物を含む。）除去術は，手術を行った保険医療機関であると否とにかかわらず算定できる。
(3) 鋼線，銀線等で簡単に除去し得る場合には，J000創傷処置，K000創傷処理又はK000-2小児創傷処理の各区分により算定する。

K048 骨内異物（挿入物を含む。）除去術

1 頭蓋，顔面（複数切開を要するもの）　**12,100点**
2 その他の頭蓋，顔面，肩甲骨，上腕，大腿　**7,870点**
3 前腕，下腿　**5,200点**
4 鎖骨，膝蓋骨，手，足，指（手，足）その他　**3,620点**

K049 骨部分切除術
1 肩甲骨，上腕，大腿　**5,900点**
2 前腕，下腿　**4,940点**
3 鎖骨，膝蓋骨，手，足，指（手，足）その他　**3,280点**

K050 腐骨摘出術
1 肩甲骨，上腕，大腿　**15,570点**
2 前腕，下腿　**12,510点**
3 鎖骨，膝蓋骨，手，足その他　**4,100点**

K051 骨全摘術
1 肩甲骨，上腕，大腿　**27,890点**
2 前腕，下腿　**15,570点**
3 鎖骨，膝蓋骨，手，足その他　**5,160点**

K051-2 中手骨又は中足骨摘除術（2本以上）
5,930点
注 2本以上の骨に対して行われた場合に限り算定する。

K052 骨腫瘍切除術
1 肩甲骨，上腕，大腿　**17,410点**
2 前腕，下腿　**9,370点**
3 鎖骨，膝蓋骨，手，足，指（手，足）その他　**4,340点**

◆ 「3」はA400の「3」短期滞在手術等基本料3対象（前腕に限る）→第1章第2部入院料等通則3
◆ 「4」はA400の「3」短期滞在手術等基本料3対象（鎖骨，手に限る）→第1章第2部入院料等通則3

K 052-2　削除
K 052-3　削除
K 053　骨悪性腫瘍手術

1	肩甲骨，上腕，大腿	36,600点
2	前腕，下腿	35,000点
3	鎖骨，膝蓋骨，手，足その他	25,310点

注　自家処理骨を用いた再建を行った場合
は，**処理骨再建加算**として，**15,000点**を所
定点数に加算する。

K 053-2　骨悪性腫瘍，類骨骨腫及び四肢軟部腫
瘍ラジオ波焼灼療法（一連として）

1	2センチメートル以内のもの	15,000点
2	2センチメートルを超えるもの	21,960点

注　フュージョンイメージングを用いて行っ
た場合は，**フュージョンイメージング加算**
として，**200点**を所定点数に加算する。

K 054　骨切り術

1	肩甲骨，上腕，大腿	28,210点
2	前腕，下腿	22,680点
3	鎖骨，膝蓋骨，手，足，指（手，足）そ
の他	8,150点

注　先天異常による上腕又は前腕の骨の変形
を矯正することを目的とする骨切り術にお
いて，患者適合型の変形矯正ガイドを用い
て実施した場合は，**患者適合型変形矯正ガ
イド加算**として，**9,000点**を所定点数に加
算する。

K 054-2　脛骨近位骨切り術　　28,300点

K 055　削除
K 055-2　大腿骨頭回転骨切り術　　44,070点

K 055-3　大腿骨近位部（転子間を含む。）骨切
り術　　37,570点

K 055-4　大腿骨遠位骨切り術　　33,830点

K 056　偽関節手術

1	肩甲骨，上腕，大腿	30,310点

◆　施設基準設定手術（要届出）（「注」に規定する加算を算定する場合
に限る）→通則4
◆　施設基準設定手術→通則5
→K 931超音波凝固切開装置等加算対象
→N 006の「注5」悪性腫瘍病理組織標本加算対象
◇　骨悪性腫瘍手術について
(1)　「注」に規定する処理骨再建加算は，骨の切除を必要とする骨軟部
悪性腫瘍手術において，腫瘍の広範切除後に，切除した自家腫瘍骨を
殺細胞処理し再建に用いた場合に，所定点数に加算する。また，当該
手術の実施及び処理骨の作製に当たっては，日本整形外科学会から示
された指針を遵守する。
(2)　処理骨再建加算は，骨軟部悪性腫瘍手術に関する専門の知識及び5
年以上の経験を有する医師により行われた場合に算定する。
(3)　処理骨を用いた再建と，K 081人工骨頭挿入術又はK 082人工関節置
換術に掲げる手術を同時に行った場合は，主たるもののみにより算定
する。
◆　施設基準設定手術（要届出）→通則4
◇　骨悪性腫瘍，類骨骨腫及び四肢軟部腫瘍ラジオ波焼灼療法は標準治
療不適応又は不応の骨悪性腫瘍，類骨骨腫及び四肢軟部腫瘍症例に対
して，関係学会の定める指針を遵守して実施した場合に限り算定する。
なお，ここでいう2センチメートルとは，ラジオ波による焼灼範囲で
はなく，腫瘍の長径をいう。

◇　骨切り術について
(1)　先天異常による骨の変形を矯正することを目的とする骨切り術につ
いては本区分の所定点数により算定する。
(2)　患者適合型変形矯正ガイド加算は，先天異常による上腕又は前腕の
骨の変形を矯正することを目的とする骨切り術において，手術前に得
た画像等により作成された実物大の患者適合型の変形矯正ガイドとし
て薬事承認を得ている医療機器又は手術前に得た画像等により作成さ
れた実物大の患者適合型の変形矯正ガイドと変形矯正プレートが一体
として薬事承認を得ている医療機器を用いて実施した場合に，「1」
の上腕又は「2」の前腕の所定点数に加算する。

◇　変形性膝関節症患者又は膝関節骨壊死患者に対して，関節外側又は
内側への負荷の移行を目的として，脛骨近位部の骨切りを実施した場
合に算定する。

→K 939の「1」ナビゲーションによる画像等手術支援加算対象
→K 939の「2」実物大臓器立体モデルによる画像等手術支援加算対象
→K 939の「1」ナビゲーションによる画像等手術支援加算対象
→K 939の「2」実物大臓器立体モデルによる画像等手術支援加算対象
◇　大腿骨近位部（転子間を含む。）骨切り術とは，イムホイザー3次
元骨切り術，ダン骨切り術，外反伸展骨切り術，外反屈曲骨切り術，
転子間彎曲骨切り術，パウエル外内反骨切り術等をいう。
◇　変形性膝関節症患者又は膝関節骨壊死患者に対して，関節外側又は
内側への負荷の移行を目的として，大腿骨遠位部の骨切りを実施した
場合に算定する。

K

手術

筋骨格系・四肢・体幹

2　前腕，下腿，手舟状骨　　　28,210点

3　鎖骨，膝蓋骨，手（舟状骨を除く。），足，
指（手，足）その他　　　　15,570点

K056-2 難治性感染性偽関節手術（創外固定器
によるもの）　　　　　　　48,820点

K057 変形治癒骨折矯正手術

1　肩甲骨，上腕，大腿　　　　34,400点

2　前腕，下腿　　　　　　　　30,860点

3　鎖骨，膝蓋骨，手，足，指（手，足）そ
の他　　　　　　　　　　　15,770点

注　上腕又は前腕について，患者適合型の変
形矯正ガイドを用いて実施した場合は，**患
者適合型変形矯正ガイド加算**として，**9,000
点**を所定点数に加算する。

K058 骨長調整手術

1　骨端軟骨発育抑制術　　　　16,340点

2　骨短縮術　　　　　　　　　15,200点

3　骨延長術（指（手，足））　　16,390点

4　骨延長術（指（手，足）以外）29,370点

K059 骨移植術（軟骨移植術を含む。）

→ K932創外固定器加算対象

◇　変形治癒骨折矯正手術について

(1)　次に掲げる変形治癒骨折矯正手術は，それぞれに規定する区分により算定する。

ア　眼窩変形治癒骨折に対する矯正術は，K228眼窩骨折整復術による。

イ　鼻骨変形治癒骨折に対する矯正術は，K334-2鼻骨変形治癒骨折
矯正術による。

ウ　頬骨変形治癒骨折に対する矯正術は，K427-2頬骨変形治癒骨折
矯正術による。

(2)　患者適合型変形矯正ガイド加算は，上腕又は前腕の変形治癒骨折矯
正手術において，手術前に得た画像等により作成された実物大の患者
適合型の変形矯正ガイドとして薬事承認を得ている医療機器又は手術
前に得た画像等により作成された実物大の患者適合型の変形矯正ガイ
ドと変形矯正プレートが一体として薬事承認を得ている医療機器を用
いて実施した場合に算定する。

→ K932創外固定器加算対象

◇　使用するステイプルの数にかかわらず1回の算定とする。

◇　骨移植術について

(1)　移植用に採取した健骨を複数か所に移植した場合であっても，1回
のみ算定する。

(2)　骨移植術に併せて他の手術を行った場合は，本区分の所定点数に他
の手術の所定点数を併せて算定する。

(3)　移植用骨採取のみに終わり骨移植に至らない場合については，K
126脊椎，骨盤骨（軟骨）組織採取術（試験切除によるもの）に準じ
て算定する。

(4)　自家軟骨の移植を行った場合は，本区分「1」により算定する。

(5)　同種骨（凍結保存された死体骨を含む。）を移植する場合においては，
日本組織移植学会が作成した「ヒト組織を利用する医療行為の安全性
確保・保存・使用に関するガイドライン」を遵守した場合に限り算定
する。

(6)　移植用骨採取及び骨提供者の組織適合性試験に係る費用は，所定点
数に含まれ別に算定できない。

(7)　自家骨又は非生体同種骨（凍結保存された死体骨を含む。）移植に
加え，人工骨移植を併せて行った場合は本区分「3」により算定する。
ただし，人工骨移植のみを行った場合は算定できない。なお，人工骨
の移植部位について，診療報酬明細書の摘要欄に記載すること。

(8)　同種骨移植（特殊なもの）は，腫瘍，感染，人工関節置換等に係る
広範囲の骨及び靱帯組織の欠損に対して，日本組織移植学会が認定し
た組織バンクにおいて適切に採取，加工及び保存された非生体の同種
骨及び靱帯組織を使用した場合に限り算定できる。なお，この場合，
骨移植等を行った保険医療機関と骨移植等に用いた同種骨等を採取等
した保険医療機関とが異なる場合の診療報酬の請求については，同種
骨移植等を行った保険医療機関で行うものとし，当該診療報酬の分配
は相互の合議に委ねる。

(9)　自家培養軟骨を患者自身に移植した場合は，本区分「4」により算
　　定する。

1	自家骨移植	16,830点
2	同種骨移植（生体）	28,660点
3	同種骨移植（非生体）	
イ	同種骨移植（特殊なもの）	39,720点
ロ	その他の場合	21,050点
4	自家培養軟骨移植術	14,030点

注　骨提供者に係る組織適合性試験の費用
　　は，所定点数に含まれる。

K 059-2 関節鏡下自家骨軟骨移植術　22,340点

◆　「3」の「イ」は施設基準設定手術（要届出）→通則4

◆　「4」は施設基準設定手術（要届出）→通則4

（四肢関節，靱帯）

K 060 関節切開術

1	肩，股，膝	3,600点
2	胸鎖，肘，手，足	1,470点
3	肩鎖，指（手，足）	780点

K 060-2 肩甲関節周囲沈着石灰摘出術

| 1 | 観血的に行うもの | 8,640点 |
| 2 | 関節鏡下で行うもの | 12,720点 |

K 060-3 化膿性又は結核性関節炎掻爬術

1	肩，股，膝	20,020点
2	胸鎖，肘，手，足	13,130点
3	肩鎖，指（手，足）	3,330点

K 061 関節脱臼非観血的整復術

1	肩，股，膝	1,800点
2	胸鎖，肘，手，足	1,560点
3	肩鎖，指（手，足），小児肘内障	960点

K 062 先天性股関節脱臼非観血的整復術（両側）

| 1 | リーメンビューゲル法 | 2,050点 |
| 2 | その他 | 3,390点 |

K 063 関節脱臼観血的整復術

1	肩，股，膝	28,210点
2	胸鎖，肘，手，足	18,810点
3	肩鎖，指（手，足）	15,080点

K 064 先天性股関節脱臼観血的整復術

　　　　　　　　　　　　　　23,240点

K 065 関節内異物（挿入物を含む。）除去術

1	肩，股，膝	12,540点
2	胸鎖，肘，手，足	4,600点
3	肩鎖，指（手，足）	2,950点

K 065-2 関節鏡下関節内異物（挿入物を含む。）除去術

1	肩，股，膝	13,950点
2	胸鎖，肘，手，足	12,300点
3	肩鎖，指（手，足）	7,930点

K 066 関節滑膜切除術

1	肩，股，膝	17,750点
2	胸鎖，肘，手，足	11,200点
3	肩鎖，指（手，足）	8,880点

K 066-2 関節鏡下関節滑膜切除術

| 1 | 肩，股，膝 | 17,610点 |

◇　先天性股関節脱臼非観血的整復術のギプス料は，J 127先天性股関
　　節脱臼ギプス包帯により算定する。

K
手術

筋骨格系・四肢・体幹

	2	胸鎖，肘，手，足	17,030点
	3	肩鎖，指（手，足）	16,060点

K066-3　滑液膜摘出術

1	肩，股，膝	17,750点
2	胸鎖，肘，手，足	11,200点
3	肩鎖，指（手，足）	7,930点

K066-4　関節鏡下滑液膜摘出術

1	肩，股，膝	17,610点
2	胸鎖，肘，手，足	17,030点
3	肩鎖，指（手，足）	16,060点

K066-5　膝蓋骨滑液囊切除術　11,200点

K066-6　関節鏡下膝蓋骨滑液囊切除術

17,030点

K066-7　掌指関節滑膜切除術　7,930点

K066-8　関節鏡下掌指関節滑膜切除術

16,060点

K067　関節鼠摘出手術

1	肩，股，膝	15,600点
2	胸鎖，肘，手，足	10,580点
3	肩鎖，指（手，足）	3,970点

K067-2　関節鏡下関節鼠摘出手術

1	肩，股，膝	17,780点
2	胸鎖，肘，手，足	19,100点
3	肩鎖，指（手，足）	12,000点

K068　半月板切除術　9,200点
K068-2　関節鏡下半月板切除術　15,090点
K069　半月板縫合術　11,200点
K069-2　関節鏡下三角線維軟骨複合体切除・縫合術　16,730点
K069-3　関節鏡下半月板縫合術　18,810点
K069-4　関節鏡下半月板制動術　21,700点

K070　ガングリオン摘出術

1	手，足，指（手，足）	3,050点
2	その他（ヒグローム摘出術を含む。）	
		3,190点

K071　削除

K072　関節切除術

1	肩，股，膝	23,280点
2	胸鎖，肘，手，足	16,070点
3	肩鎖，指（手，足）	6,800点

K073　関節内骨折観血的手術

1	肩，股，膝，肘	20,760点
2	胸鎖，手，足	17,070点
3	肩鎖，指（手，足）	11,990点

K073-2　関節鏡下関節内骨折観血的手術

1	肩，股，膝，肘	27,720点
2	胸鎖，手，足	22,690点
3	肩鎖，指（手，足）	14,360点

◇　関節鏡下半月板制動術は，逸脱した半月板を脛骨に制動し半月板機能を再建することを目的として，逸脱を伴う半月板損傷患者に対して，脛骨に挿入したアンカー糸を用いて半月板を縫合して脛骨に制動した場合又は半月板後根損傷患者に対して，半月板後根部に縫合した糸を脛骨に掘削した骨孔に通し制動した場合に算定する。

◆　「1」はA400の「3」短期滞在手術等基本料3対象（手に限る）
→第1章第2部入院料等通則3

→K932創外固定器加算対象

K 074　靱帯断裂縫合術

1	十字靱帯	17,070点
2	膝側副靱帯	16,560点
3	指（手，足）その他の靱帯	7,600点

K 074-2　関節鏡下靱帯断裂縫合術

1	十字靱帯	24,170点
2	膝側副靱帯	16,510点
3	指（手，足）その他の靱帯	15,720点

K 075　非観血的関節授動術

1	肩，股，膝	1,590点
2	胸鎖，肘，手，足	1,260点
3	肩鎖，指（手，足）	490点

K 076　観血的関節授動術

◆　施設基準設定手術→通則5
→K 932創外固定器加算対象

1	肩，股，膝	38,890点
2	胸鎖，肘，手，足	28,210点
3	肩鎖，指（手，足）	10,150点

K 076-2　関節鏡下関節授動術

◆　施設基準設定手術→通則5

1	肩，股，膝	46,660点
2	胸鎖，肘，手，足	33,850点
3	肩鎖，指（手，足）	10,150点

K 076-3　関節鏡下肩関節授動術（関節鏡下肩腱板断裂手術を伴うもの）　54,810点

◆　施設基準設定手術→通則5

K 077　観血的関節制動術

1	肩，股，膝	27,380点
2	胸鎖，肘，手，足	16,040点
3	肩鎖，指（手，足）	5,550点

K 077-2　肩甲骨烏口突起移行術　27,380点

◇　肩甲骨烏口突起移行術は，反復性肩関節脱臼患者に対して，再脱臼の予防を目的として，筋腱付きの肩甲骨烏口突起について関節窩前面への移行及び固定を実施した場合に算定する。
→K 932創外固定器加算対象

K 078　観血的関節固定術

1	肩，股，膝	21,640点
2	胸鎖，肘，手，足	22,300点
3	肩鎖，指（手，足）	8,640点

K 079　靱帯断裂形成手術

◆　施設基準設定手術→通則5

1	十字靱帯	28,210点
2	膝側副靱帯	18,810点
3	指（手，足）その他の靱帯	16,350点

K 079-2　関節鏡下靱帯断裂形成手術

◆　施設基準設定手術→通則5
◇　「注」に規定する加算は，膝前十字靱帯断裂及び膝後十字靱帯断裂を同時に有する患者に対して，医学的な必要性から一期的に両靱帯の形成術を行った場合に算定する。なお，両靱帯損傷と診断する根拠となった検査所見等及び一期的な両靱帯形成術の医学的必要性について，診療報酬明細書の摘要欄に記載する。

1	十字靱帯	34,980点
2	膝側副靱帯	17,280点
3	指（手，足）その他の靱帯	18,250点
4	内側膝蓋大腿靱帯	24,210点

注　1について，前十字靱帯及び後十字靱帯に対して一期的に形成術を実施した場合は，**一期的両靱帯形成加算**として，**5,000点**を所定点数に加算する。

K 080　関節形成手術

→「1」はK 939の「1」ナビゲーションによる画像等手術支援加算対象
※　同側足関節に対して，二関節固定術と後方制動術を併施した場合は，本区分「2」により算定する。

1	肩，股，膝	45,720点
2	胸鎖，肘，手，足	28,210点
3	肩鎖，指（手，足）	14,050点

注　関節挿入膜を患者の筋膜から作成した場

合は，**880点**を所定点数に加算する。

K 080-2	内反足手術	25,930点

◆　施設基準設定手術→通則 5
◇　内反足手術は，アキレス腱延長術・後方足関節切開術・足底腱膜切断術を行い，後足部をキルシュナー鋼線で矯正する方法により行った場合に算定する。

K 080-3	**肩腱板断裂手術**	
1	簡単なもの	18,700点
2	複雑なもの	24,310点

◇　「2」複雑なものとは，腱板の断裂が 5 cm以上の症例に対して行う手術であって，筋膜の移植又は筋腱の移行を伴うものをいう。

K 080-4	**関節鏡下肩腱板断裂手術**	
1	簡単なもの	27,040点
2	簡単なもの（上腕二頭筋腱の固定を伴うもの）	37,490点
3	複雑なもの	38,670点

◇　「2」簡単なもの（上腕二頭筋腱の固定を伴うもの）とは，腱板の断裂が 5 cm未満の症例に対して行う手術であって，K 080-7上腕二頭筋腱固定術を併せて実施したものをいう。
◇　「3」複雑なものとは，腱板の断裂が 5 cm以上の症例に対して行う手術であって，筋膜の移植又は筋腱の移行を伴うものをいう。
◇　反復性肩関節脱臼患者に対して，再脱臼の予防を目的として，関節鏡下に剥離した関節唇の修復を実施することに加えて，関節鏡下に筋腱付きの肩甲骨烏口突起の関節窩前面への移行及び固定を実施した場合は，腱板断裂の有無に関わらず，「3」により算定する。

K 080-5	**関節鏡下肩関節唇形成術**	
1	腱板断裂を伴うもの	45,200点
2	腱板断裂を伴わないもの	32,160点
3	関節鏡下肩甲骨烏口突起移行術を伴うもの	46,370点
K 080-6	**関節鏡下股関節唇形成術**	44,830点
K 080-7	**上腕二頭筋腱固定術**	
1	観血的に行うもの	18,080点
2	関節鏡下で行うもの	23,370点
K 081	**人工骨頭挿入術**	
1	肩，股	19,500点
2	肘，手，足	18,810点
3	指（手，足）	10,880点

注　大腿骨近位部の骨折に対して，骨折後48時間以内に人工骨頭の挿入を行った場合は，**緊急挿入加算**として，**4,000点**を所定点数に加算する。

◇　上腕二頭筋長頭腱損傷（保存的治療が奏効しないものに限る。）に対し，インターフェアレンススクリューを用いて固定を行った場合に算定する。
◆　施設基準設定手術（要届出）（「注」に規定する加算を算定する場合に限る）→通則 4
→「1」はK 939の「1」ナビゲーションによる画像等手術支援加算対象

◇　「注」に規定する緊急挿入加算は，75歳以上の大腿骨近位部骨折患者に対し，適切な周術期の管理を行い，骨折後48時間以内に人工骨頭の挿入を行った場合（一連の入院期間においてB 001の「34」の「イ」二次性骨折予防継続管理料 1 を算定する場合に限る。）に，1 回に限り所定点数に加算する。当該手術後は，早期離床に努めるとともに，関係学会が示しているガイドラインを踏まえて適切な二次性骨折の予防を行うこと。なお，診療報酬明細書の摘要欄に骨折した日時及び手術を開始した日時を記載すること。

◆　施設基準設定手術→通則 5
→K 939の「3」患者適合型手術支援ガイドによる画像等手術支援加算対象

K 082	**人工関節置換術**	
1	肩，股，膝	37,690点

◇　歯科医師による周術期口腔機能管理の実施後 1 月以内に，股関節に対する手術を全身麻酔下で実施した場合は，周術期口腔機能管理後手術加算として，200点を所定点数に加算する。
→「1」はK 939の「1」ナビゲーションによる画像等手術支援加算対象

2	胸鎖，肘，手，足	28,210点
3	肩鎖，指（手，足）	15,970点
K 082-2	**人工関節抜去術**	
1	肩，股，膝	30,230点
2	胸鎖，肘，手，足	23,650点
3	肩鎖，指（手，足）	15,990点
K 082-3	**人工関節再置換術**	

→K 939の「3」患者適合型手術支援ガイドによる画像等手術支援加算対象

K

手術

筋骨格系・四肢・体幹

　　1　肩，股，膝　　　　　　54,810点

◇　人工関節再置換術は，K 082人工関節置換術及びK 082-7人工股関節置換術（手術支援装置を用いるもの）から6か月以上経過して行った場合にのみ算定できる。

◇　歯科医師による周術期口腔機能管理の実施後1月以内に，股関節に対する手術を全身麻酔下で実施した場合は，周術期口腔機能管理後手術加算として，200点を所定点数に加算する。

→「1」はK 939の「1」ナビゲーションによる画像等手術支援加算対象

　　2　胸鎖，肘，手，足　　　34,190点
　　3　肩鎖，指（手，足）　　21,930点
K 082-4　自家肋骨肋軟骨関節全置換術
　　　　　　　　　　　　　　91,500点

◇　肋骨肋軟骨移行部から採取した骨及び軟骨を用いて，関節の両側又は片側の全置換を行った場合に算定できる。この場合，K 059骨移植術は別に算定できない。

K 082-5　人工距骨全置換術　　27,210点
K 082-6　人工股関節摺動面交換術　25,000点
K 082-7　人工股関節置換術（手術支援装置を用いるもの）　　　　　　43,260点

◆　施設基準設定手術→通則4（要届出），通則5

◇　歯科医師による周術期口腔機能管理の実施後1月以内に，全身麻酔下で実施した場合は，周術期口腔機能管理後手術加算として，200点を所定点数に加算する。

◇　人工股関節置換術（手術支援装置を用いるもの）は，変形性股関節症患者に対して，術中に光学的に計測した術野及び手術器具の位置関係をリアルタイムに表示し，寛骨臼及び大腿骨の切削を支援する手術支援装置を用いて，人工股関節置換術を実施した場合に算定する。

K 083　鋼線等による直達牽引（初日。観血的に行った場合の手技料を含む。）（1局所につき）
　　　　　　　　　　　　　　3,620点
　注　介達牽引又は消炎鎮痛等処置と併せて行った場合は，鋼線等による直達牽引の所定点数のみにより算定する。

◇　鋼線等による直達牽引（初日）について
(1)　鋼線等を用いて観血的に牽引を行った場合に算定する。なお，鋼線等による直達牽引には，鋼線牽引法，双鋼線伸延法及び直達頭蓋牽引法を含む。
(2)　当該鋼線等による直達牽引のうち初日に行ったものについて所定点数を算定する。なお，鋼線等の除去の費用は，所定点数に含まれ，別に算定できない。
(3)　1局所とは，上肢の左右，下肢の左右及び頭より尾頭までの躯幹のそれぞれをいい，全身を5局所に分けるものである。
(4)　J 118介達牽引，J 118-2矯正固定，J 118-3変形機械矯正術，J 119消炎鎮痛等処置，J 119-2腰部又は胸部固定帯固定，J 119-3低出力レーザー照射又はJ 119-4肛門処置を併せて行った場合であっても，本区分の所定点数のみにより算定する。

K 083-2　内反足足板挺子固定　2,330点
　注　介達牽引又は消炎鎮痛等処置と併せて行った場合は，内反足足板挺子固定の所定点数のみにより算定する。

◇　内反足足板挺子固定について
(1)　内反足に対しキルシュナー鋼線等で足板挺子を固定した場合に算定する。この場合において，ギプス固定を行った場合は，その所定点数を別に算定する。
(2)　J 118介達牽引，J 118-2矯正固定，J 118-3変形機械矯正術，J 119消炎鎮痛等処置，J 119-2腰部又は胸部固定帯固定，J 119-3低出力レーザー照射又はJ 119-4肛門処置を併せて行った場合であっても，本区分の所定点数のみにより算定する。

（四肢切断，離断，再接合）

K 084　四肢切断術（上腕，前腕，手，大腿，下腿，足）　　　　　　　24,320点
K 084-2　肩甲帯離断術　　　36,500点
K 085　四肢関節離断術
　　1　肩，股，膝　　　　　　31,000点
　　2　肘，手，足　　　　　　11,360点
　　3　指（手，足）　　　　　 3,330点

K

手術

筋骨格系・四肢・体幹

K086 断端形成術（軟部形成のみのもの）
| 1 | 指（手，足） | 2,770点 |
| 2 | その他 | 3,300点 |

K087 断端形成術（骨形成を要するもの）
| 1 | 指（手，足） | 7,410点 |
| 2 | その他 | 10,630点 |

K088 切断四肢再接合術
| 1 | 四肢 | 144,680点 |
| 2 | 指（手，足） | 81,900点 |

　　　（手，足）

K089 爪甲除去術　　　　　　770点

K090 ひょう疽手術
| 1 | 軟部組織のもの | 1,190点 |
| 2 | 骨，関節のもの | 1,470点 |

K090-2 風棘手術　　　　　　990点

K091 陥入爪手術
1	簡単なもの	1,400点
2	爪床爪母の形成を伴う複雑なもの	
		2,490点

K092 削除

K093 手根管開放手術　　　　4,110点

K093-2 関節鏡下手根管開放手術　　10,400点

K094 足三関節固定（ランブリヌディ）手術
　　　　　　　　　　　　　　　27,890点

K095 削除

K096 手掌，足底腱膜切離・切除術
| 1 | 鏡視下によるもの | 4,340点 |
| 2 | その他のもの | 2,750点 |

K096-2 体外衝撃波疼痛治療術（一連につき）
　　　　　　　　　　　　　　　5,000点

K097 手掌，足底異物摘出術　　3,190点

K098 削除

K099 指瘢痕拘縮手術　　　　8,150点

K099-2 デュプイトレン拘縮手術
1	1指	10,430点
2	2指から3指	22,480点
3	4指以上	32,710点

K100 多指症手術
| 1 | 軟部形成のみのもの | 2,640点 |

◇　手指又は足趾の切断術を行った場合は，本区分の「1」指（手，足）又はK087断端形成術（骨形成を要するもの）の「1」指（手，足）のいずれかの所定点数により算定する。

◇　手指又は足趾の切断術を行った場合は，K086断端形成術（軟部形成のみのもの）の「1」指（手，足）又は本区分の「1」指（手，足）のいずれかの所定点数により算定する。

◇　切断四肢再接合術は，顕微鏡下で行う手術の評価を含む。

◇　爪甲白せん又は爪床間に「とげ」等が刺さった場合の爪甲除去で，麻酔を要しない程度のものはJ001-7爪甲除去（麻酔を要しないもの）により算定する。

◆　A400の「3」短期滞在手術等基本料3対象→第1章第2部入院料等通則3

◇　体外衝撃波疼痛治療術について
(1)　治療に要した日数又は回数にかかわらず一連のものとして算定する。再発により2回目以降算定する場合には，少なくとも3か月以上あけて算定する。
(2)　保存療法の開始日及び本治療を選択した医学的理由並びに2回目以降算定する場合にはその理由を診療報酬明細書の摘要欄に詳細に記載する。なお，本手術に併せて行ったJ119消炎鎮痛等処置については，別に算定できない。

◇　指瘢痕拘縮手術について
(1)　単なる拘縮に止まらず運動制限を伴う場合に算定する。
(2)　本手術には，Z形成術のみによるもの及び植皮術を要するものが含まれる。

◇　運動障害を伴う手掌・手指腱膜の線維性増殖による拘縮（デュプイトレン拘縮）に対して，指神経，指動静脈を剥離しながら拘縮を解除し，Z形成術等の皮膚形成術を行った場合に算定する。

　2　骨関節，腱の形成を要するもの
　　　　　　　　　　　　　　　　15,570点
K 101　合指症手術
　1　軟部形成のみのもの　　　　9,770点
　2　骨関節，腱の形成を要するもの
　　　　　　　　　　　　　　　　15,570点
K 101-2　指癒着症手術
　1　軟部形成のみのもの　　　　7,320点
　2　骨関節，腱の形成を要するもの
　　　　　　　　　　　　　　　　13,910点
K 102　巨指症手術
　1　軟部形成のみのもの　　　　8,720点
　2　骨関節，腱の形成を要するもの
　　　　　　　　　　　　　　　　21,240点
K 103　屈指症手術，斜指症手術
　1　軟部形成のみのもの　　　　13,810点
　2　骨関節，腱の形成を要するもの
　　　　　　　　　　　　　　　　15,570点
K 104　削除
K 105　裂手，裂足手術　　　　　27,890点
K 106　母指化手術　　　　　　　35,610点　　◆　施設基準設定手術→通則 5
K 107　指移植手術　　　　　　　116,670点　◆　施設基準設定手術→通則 5
K 108　母指対立再建術　　　　　22,740点
K 109　神経血管柄付植皮術（手，足）　　　◆　施設基準設定手術→通則 5
　　　　　　　　　　　　　　　　40,460点
K 110　第四足指短縮症手術　　　10,790点
K 110-2　第一足指外反症矯正手術　10,790点
K 111　削除

　　　　（脊柱，骨盤）

K 112　腸骨窩膿瘍切開術　　　　4,670点
K 113　腸骨窩膿瘍掻爬術　　　　13,920点
K 114　削除
K 115　削除
K 116　脊椎，骨盤骨掻爬術　　　17,170点　→ K 930脊髄誘発電位測定等加算対象
K 117　脊椎脱臼非観血的整復術　2,950点　→ K 930脊髄誘発電位測定等加算対象
K 117-2　頸椎非観血的整復術　　2,950点　→ K 930脊髄誘発電位測定等加算対象
　　　　　　　　　　　　　　　　　　　　◇　頸椎椎間板ヘルニア及び頸椎骨軟骨症の新鮮例に対する頸椎の非観
　　　　　　　　　　　　　　　　　　　　　　血的整復術（全麻，牽引による）を行った場合に算定する（手術の前
　　　　　　　　　　　　　　　　　　　　　　処置として変形機械矯正術（垂直牽引，グリソン係蹄使用）を行った
　　　　　　　　　　　　　　　　　　　　　　場合を除く。）。
　　　　　　　　　　　　　　　　　　　　　　なお，頸腕症候群及び五十肩に対するものについては算定できない。

K 117-3　削除
K 118　脊椎，骨盤脱臼観血的手術　31,030点　→ K 930脊髄誘発電位測定等加算対象
K 119　仙腸関節脱臼観血的手術　24,320点
K 120　恥骨結合離開観血的手術　7,890点
K 120-2　恥骨結合離開非観血的整復固定術
　　　　　　　　　　　　　　　　1,810点
K 121　骨盤骨折非観血的整復術　2,950点
K 122　削除
K 123　削除
K 124　腸骨翼骨折観血的手術　　15,760点

K

手術

筋骨格系・四肢・体幹

K124-2　寛骨臼骨折観血的手術　　　58,840点　→K932創外固定器加算対象

K125　骨盤骨折観血的手術（腸骨翼骨折観血的
　　手術及び寛骨臼骨折観血的手術を除く。）
　　　　　　　　　　　　　　　32,110点　→K932創外固定器加算対象

K126　脊椎，骨盤骨（軟骨）組織採取術（試験　　※　移植用骨採取のみに終わり骨移植に至らない場合については，本区
　　切除によるもの）　　　　　　　　　　　　　　　　分に準じて算定する。
　　1　棘突起，腸骨翼　　　　　　3,620点
　　2　その他のもの　　　　　　　4,510点
K126-2　自家培養軟骨組織採取術　　4,510点　◇　自家培養軟骨を作製するために，患者の軟骨から組織を採取した場
　　　　　　　　　　　　　　　　　　　　　　　　　　合は，採取した回数にかかわらず，一連のものとして算定する。

K127　削除
K128　脊椎，骨盤内異物（挿入物）除去術　→K930脊髄誘発電位測定等加算対象
　　　　　　　　　　　　　　　13,520点

K129　削除
K130　削除
K131　削除
K131-2　内視鏡下椎弓切除術　　　17,300点　→K930脊髄誘発電位測定等加算対象
　　注　2椎弓以上について切除を行う場合は，　→K939の「1」ナビゲーションによる画像等手術支援加算対象
　　　　1椎弓を増すごとに所定点数に**所定点数の**
　　　　100分の50に相当する点数を加算する。た
　　　　だし，加算は4椎弓を超えないものとする。
K132　削除
K133　黄色靱帯骨化症手術　　　　28,730点　→K930脊髄誘発電位測定等加算対象
K133-2　後縦靱帯骨化症手術（前方進入による　◆　施設基準設定手術（要届出）→通則4
　　もの）　　　　　　　　　　78,500点　→K930脊髄誘発電位測定等加算対象
　　　　　　　　　　　　　　　　　　　　　　◇　頸椎又は胸椎の1又は2以上の椎間に係る後縦靱帯骨化症に対し
　　　　　　　　　　　　　　　　　　　　　　　　て，前方又は前側方から病巣に到達した場合に算定する。
K134　椎間板摘出術　　　　　　　　　　　　　　　→K930脊髄誘発電位測定等加算対象
　　1　前方摘出術　　　　　　　40,180点
　　2　後方摘出術　　　　　　　23,520点
　　3　側方摘出術　　　　　　　28,210点
　　4　経皮的髄核摘出術　　　　15,310点　◇　経皮的髄核摘出術については，1椎間につき2回を限度とする。
　　注　2について，2以上の椎間板の摘出を行
　　　　う場合には，1椎間を増すごとに，**複数椎**
　　　　間板加算として，所定点数に**所定点数の**
　　　　100分の50に相当する点数を加算する。た
　　　　だし，加算は4椎間を超えないものとする。
K134-2　内視鏡下椎間板摘出（切除）術　→K930脊髄誘発電位測定等加算対象
　　　　　　　　　　　　　　　　　　　　　　→K939の「1」ナビゲーションによる画像等手術支援加算対象
　　1　前方摘出術　　　　　　　75,600点
　　2　後方摘出術　　　　　　　30,390点
　　注　2について，2以上の椎間板の摘出を行
　　　　う場合には，1椎間を増すごとに，**複数椎**
　　　　間板加算として，所定点数に**所定点数の**
　　　　100分の50に相当する点数を加算する。た
　　　　だし，加算は2椎間を超えないものとする。
K134-3　人工椎間板置換術（頸椎）　40,460点　→K930脊髄誘発電位測定等加算対象
　　注　2の椎間板の置換を行う場合には，2椎
　　　　間板加算として，所定点数に**所定点数の**
　　　　100分の50に相当する点数を加算する。
K134-4　椎間板内酵素注入療法　　5,350点　◆　施設基準設定手術（要届出）→通則4
　　　　　　　　　　　　　　　　　　　　　　→K930脊髄誘発電位測定等加算対象
　　　　　　　　　　　　　　　　　　　　　　◇　適正使用ガイドを遵守して実施した場合に限り算定する。

K135	脊椎，骨盤腫瘍切除術	36,620点

→K930脊髄誘発電位測定等加算対象

K136	脊椎，骨盤悪性腫瘍手術	101,330点

◆ 施設基準設定手術→通則5
→K930脊髄誘発電位測定等加算対象
→K939の「1」ナビゲーションによる画像等手術支援加算対象
→K939の「2」実物大臓器立体モデルによる画像等手術支援加算対象

K136-2	腫瘍脊椎骨全摘術	113,830点

◆ 施設基準設定手術（要届出）→通則4

K137	骨盤切断術	48,650点
K138	脊椎披裂手術	

◆ 極低出生体重児・新生児加算対象→通則7
→K930脊髄誘発電位測定等加算対象

1	神経処置を伴うもの	29,370点
2	その他のもの	22,780点
K139	脊椎骨切り術	60,330点
K140	骨盤骨切り術	36,990点
K141	臼蓋形成手術	28,220点
K141-2	寛骨臼移動術	40,040点

→K930脊髄誘発電位測定等加算対象
→K939の「1」ナビゲーションによる画像等手術支援加算対象
→K939の「1」ナビゲーションによる画像等手術支援加算対象
→K939の「1」ナビゲーションによる画像等手術支援加算対象

◇ 寛骨臼全体を移動させ関節軟骨で骨頭の被覆度を高め安定した股関節を再建するものであり，寛骨臼回転骨切り術，寛骨臼球状骨切り術，ホフ骨切り術，ガンツ骨切り術，スティールのトリプル骨切り術，サルター骨切り術等を行った場合に算定する。

K141-3	脊椎制動術	16,810点

注　手術に伴う画像診断及び検査の費用は算定しない。

K142	脊椎固定術，椎弓切除術，椎弓形成術（多椎間又は多椎弓の場合を含む。）

→K930脊髄誘発電位測定等加算対象
→「1」〜「5」はK939の「1」ナビゲーションによる画像等手術支援加算対象

◇ 「2」後方又は後側方固定から「4」前方後方同時固定までの各区分に掲げる手術の費用には，当該手術を実施した椎間に隣接する椎弓に係る「5」椎弓切除及び「6」椎弓形成の費用が含まれる。
例1　第10胸椎から第12胸椎までの後方固定及び第11胸椎の椎弓切除を実施した場合の算定例
下記ア及びイを合算した点数を算定する。
ア　「2」後方又は後側方固定の所定点数
イ　「2」後方又は後側方固定の所定点数の100分の50に相当する点数

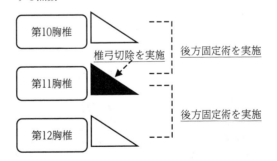

例2　第10胸椎から第12胸椎までの後方固定及び第9胸椎の椎弓切除を実施した場合の算定例
下記のア，イ及びウを合算した点数を算定する。
ア　「2」後方又は後側方固定の所定点数
イ　「2」後方又は後側方固定の所定点数の100分の50に相当する点数
ウ　「5」椎弓切除の所定点数の100分の50に相当する点数

K 手術　筋骨格系・四肢・体幹

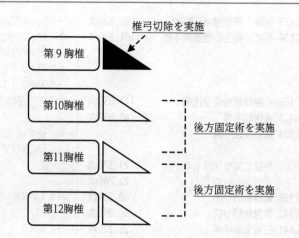

椎弓切除を実施

第 9 胸椎

第10胸椎
第11胸椎　　後方固定術を実施

第12胸椎　　後方固定術を実施

1	前方椎体固定	41,710点
2	後方又は後側方固定	32,890点
3	後方椎体固定	41,160点
4	前方後方同時固定	74,580点
5	椎弓切除	13,310点
6	椎弓形成	24,260点

◆　「6」は極低出生体重児・新生児加算対象→通則 7
→「6」はK 939の「2」実物大臓器立体モデルによる画像等手術支援
加算対象

注1　椎間又は椎弓が併せて 2 以上の場合
は，1 椎間又は 1 椎弓を追加するごとに，
追加した当該椎間又は当該椎弓に実施し
た手術のうち主たる手術の**所定点数の
100分の50に相当する点数**を加算する。
ただし，加算は椎間又は椎弓を併せて 4
を超えないものとする。
　2　2 から 4 までに掲げる手術の所定点数
には，注 1 の規定にかかわらず，当該手
術を実施した椎間に隣接する椎弓に係る
5 及び 6 に掲げる手術の所定点数が含ま
れる。

K 142-2　脊椎側彎症手術

→K 930脊髄誘発電位測定等加算対象
→「1」，「2」の「イ」はK 939の「1」ナビゲーションによる画像等
手術支援加算対象
→K 939の「2」実物大臓器立体モデルによる画像等手術支援加算対象
◇　脊椎側彎症手術について

1	固定術		55,950点
2	矯正術		
	イ	初回挿入	112,260点
	ロ	交換術	48,650点
	ハ	伸展術	20,540点

注　1 及び 2 のロ（胸郭変形矯正用材料を用
いた場合に限る。）について，椎間が 2 以
上の場合は，1 椎間を増すごとに所定点数
に**所定点数の100分の50に相当する点数**を
加算する。ただし，加算は 4 椎間を超えな
いものとする。

(1)　「注」に規定する「胸郭変形矯正用材料を用いた場合」とは，「2」
の「ロ」交換術を行う場合を指しており，「1」の場合には適用され
ない。
(2)　矯正術を前提として行われるアンカー補強手術（foundation作成）
はK 142脊椎固定術，椎弓切除術，椎弓形成術（多椎間又は多椎弓の
場合を含む。）の「2」後方又は後側方固定にて算定する。また，そ
の一連の治療として数か月後に行われる矯正は本区分「2」の「ロ」
交換術にて算定する。
(3)　「2」の「ロ」交換術とは，患者の成長に伴い，ロッド又はグレー
ドルを含めた全体の交換が必要となった場合の術式を指す。一部のク
リップ等を交換し，固定位置の調整等を行った場合は本区分「2」の
「ハ」伸展術にて算定する。

K 142-3　内視鏡下脊椎固定術（胸椎又は腰椎前
方固定）　　　101,910点

→K 930脊髄誘発電位測定等加算対象
→K 939の「1」ナビゲーションによる画像等手術支援加算対象

K
手術
筋骨格系・四肢・体幹

注　椎間が2以上の場合は，1椎間を増すごとに所定点数に**所定点数の100分の50に相当する点数**を加算する。ただし，加算は4椎間を超えないものとする。

K142-4 経皮的椎体形成術　　　19,960点
注1　**複数椎体**に行った場合は，1椎体を増すごとに所定点数に**所定点数の100分の50に相当する点数**を加算する。ただし，加算は4椎体を超えないものとする。
　2　手術に伴う画像診断及び検査の費用は算定しない。

K142-5 内視鏡下椎弓形成術　　　30,390点　　→K930脊髄誘発電位測定等加算対象
注　椎弓が2以上の場合は，1椎弓を増すごとに所定点数に**所定点数の100分の50に相当する点数**を加算する。ただし，加算は4椎弓を超えないものとする。

K142-6 歯突起骨折骨接合術　　　23,750点　　→K930脊髄誘発電位測定等加算対象
◇　歯突起骨折に対して，椎間の可動域を温存しながら骨接合術を行った場合に算定する。

K142-7 腰椎分離部修復術　　　28,210点　　→K930脊髄誘発電位測定等加算対象
◇　腰椎分離症に対して，椎間の可動域を温存しながら修復術を行った場合に算定する。

K142-8 顕微鏡下腰部脊柱管拡大減圧術　　　24,560点
K143 仙腸関節固定術　　　29,190点
K144 体外式脊椎固定術　　　25,800点
◇　体外式脊椎固定術について
(1)　ハローペルビック牽引装置，ハローベスト等の器械・器具を使用して脊椎の整復固定を行った場合に算定する。この場合において，当該器械・器具の費用は所定点数に含まれる。
(2)　ベスト式の器械・器具に用いられるベスト部分は，その患者のみの使用で消耗する程度のものに限り副木として算定できる。

第3款　神経系・頭蓋

通則
本款各区分に掲げる手術に当たって神経内視鏡を使用した場合の費用は，所定点数に含まれるものとする。
◇　第3款　神経系・頭蓋の手術において神経内視鏡を使用した場合の当該神経内視鏡に係る費用は，当該手術の所定点数に含まれ，別に算定できない。

区分

（頭蓋，脳）

K145 穿頭脳室ドレナージ術　　　2,330点
◆　極低出生体重児・新生児加算対象→通則7
◇　穿頭脳室ドレナージ術について
(1)　穿頭術の手技料は所定点数に含まれ，別に算定できない。
(2)　当該手術は，初回実施に限り算定し，2回目以降の処置に係るドレナージについては，J002ドレーン法（ドレナージ）により算定する。

K145-2 皮下髄液貯留槽留置術　　　5,290点
K146 頭蓋開溝術　　　17,310点
K147 穿頭術（トレパナチオン）　　　1,840点
◆　極低出生体重児・新生児加算対象→通則7
◇　穿頭術（トレパナチオン）について
(1)　穿頭術又は開頭術を行い，脳室穿刺を行った場合の手技料は当該手

術の所定点数に含まれ別に算定できない。

(2) 穿頭術における穿頭とは穿頭器を用いて穿孔することのみをいう。

K147-2 頭蓋内モニタリング装置挿入術　　6,310点

K147-3 緊急穿頭血腫除去術　　10,900点

◆ 施設基準設定手術→通則4（要届出），通則5

◆ 極低出生体重児・新生児加算対象→通則7

◇ 緊急穿頭血腫除去術について

(1) 手術室以外の，救急初療室又は集中治療室等において実施した場合に算定する。

(2) 一連の診療において，当該手術実施後に，第3款に定める他の手術手技を行った場合には，主たるもののみを算定する。

(3) 関連学会が定める治療方針に沿って実施する。

K148 試験開頭術　　15,850点

◇ 試験開頭術における開頭とは，穿頭器以外の器具を用いて広範囲に開窓することをいう。

※ K147穿頭術及び本手術を同時又は短時間の間隔をおいて2か所以上行った場合の点数は，本区分の所定点数のみにより1回に限り算定する。

K149 減圧開頭術

　1 キアリ奇形，脊髄空洞症の場合　　28,280点

　2 その他の場合　　26,470点

◆ 極低出生体重児・新生児加算対象→通則7

→「1」はK930脊髄誘発電位測定等加算対象

K149-2 後頭蓋窩減圧術　　31,000点

◆ 極低出生体重児・新生児加算対象→通則7

→K930脊髄誘発電位測定等加算対象

◇ キアリ奇形を伴う脊髄空洞症に対して行った場合に算定する。

K150 脳膿瘍排膿術　　21,470点

◆ 極低出生体重児・新生児加算対象→通則7

K151 削除

K151-2 広範囲頭蓋底腫瘍切除・再建術　　216,230点

◆ 施設基準設定手術→通則5

◆ 極低出生体重児・新生児加算対象→通則7

→K930脊髄誘発電位測定等加算対象

→K939の「1」ナビゲーションによる画像等手術支援加算対象

→K939の「2」実物大臓器立体モデルによる画像等手術支援加算対象

◇ 広範囲頭蓋底腫瘍切除・再建術は，次のような手術を行った場合に算定する。

　ア 眼窩内又は副鼻腔に及ぶ腫瘍に対する眼窩内又は副鼻腔を含む前頭蓋底切除による腫瘍摘出及び再建術

　イ 海綿静脈洞に及ぶ腫瘍に対する海綿静脈洞の開放を伴う腫瘍切除及び再建術

　ウ 錐体骨・斜台の腫瘍に対する経口的腫瘍摘出又は錐体骨削除・S状静脈洞露出による腫瘍摘出及び再建術

　エ 頸静脈孔周辺部腫瘍に対するS状静脈洞露出を伴う頸静脈孔開放術による腫瘍摘出及び再建術

K152 耳性頭蓋内合併症手術　　56,950点

K152-2 耳科的硬脳膜外膿瘍切開術　　49,520点

K153 鼻性頭蓋内合併症手術　　52,870点

K154 機能的定位脳手術

◆ 施設基準設定手術→通則5

◆ 極低出生体重児・新生児加算対象→通則7

→K930脊髄誘発電位測定等加算対象

◇ 機能的定位脳手術に係る特殊固定装置による固定及び穿頭並びに穿刺，薬剤（再生医療等製品を含む。）注入に係る費用は所定点数に含まれ，別に算定できない。ただし，手術前に行うエックス線撮影及びフィルムによる注入部位の位置計測については，第2章第4部画像診断のエックス線診断料により別に算定できる。

※ 脳性小児麻痺に対するレンズ核破壊術若しくはパーキンソニズム，

振戦麻痺等の不随意運動又は筋固縮に対する脳淡蒼球内オイルプロカイン注入療法（脳深部定位手術）を行った場合は，本区分により算定する。

| 1　片側の場合 | 52,300点 |
| 2　両側の場合 | 94,500点 |

K 154-2　顕微鏡使用によるてんかん手術（焦点切除術，側頭葉切除術，脳梁離断術）
131,630点

◆　施設基準設定手術→通則5
◆　極低出生体重児・新生児加算対象→通則7
→ K 930脊髄誘発電位測定等加算対象
→ K 939の「1」ナビゲーションによる画像等手術支援加算対象

K 154-3　定位脳腫瘍生検術　20,040点
K 154-4　集束超音波による機能的定位脳手術
105,000点

◇　集束超音波による機能的定位脳手術について
(1)　薬物療法で十分に効果が得られない本態性振戦及びパーキンソン病の患者に対し，振戦症状の緩和を目的として，視床を標的としたMRガイド下集束超音波治療器による機能的定位脳手術を行った場合に，患者1人につき1回に限り算定する。
(2)　薬物療法で十分に効果が得られないパーキンソン病の患者であって，脳深部刺激術が不適応の患者に対し，運動症状の緩和を目的として，淡蒼球を標的としたMRガイド下集束超音波治療器による機能的定位脳手術を行った場合に，患者1人につき1回に限り算定する。
(3)　関連学会の定める適正使用指針を遵守し，振戦及びパーキンソン病の診断や治療に関して，専門の知識及び少なくとも5年以上の経験を有し，関連学会が定める所定の研修を修了している常勤の脳神経外科の医師が実施した場合に限り算定する。
◆　極低出生体重児・新生児加算対象→通則7
◇　本手術を両側同時に施行した場合は，片側ごとに所定点数を算定する。

K 155　脳切截術（開頭して行うもの）
19,600点

K 156　延髄における脊髄視床路切截術
40,950点
K 157　三叉神経節後線維切截術　36,290点
K 158　視神経管開放術　36,290点
K 159　顔面神経減圧手術（乳様突起経由）
44,500点

→ K 939の「1」ナビゲーションによる画像等手術支援加算対象
→ K 930脊髄誘発電位測定等加算対象

K 159-2　顔面神経管開放術　44,500点
K 160　脳神経手術（開頭して行うもの）
37,620点
K 160-2　頭蓋内微小血管減圧術　43,920点

◆　施設基準設定手術→通則5

→ K 930脊髄誘発電位測定等加算対象
◇　後頭蓋窩の顔面神経又は三叉神経への微小血管圧迫に起因する顔面痙攣又は三叉神経痛に対して，後頭下開頭による神経減圧術を行った場合に算定する。

K 161　頭蓋骨腫瘍摘出術　23,490点
K 162　頭皮，頭蓋骨悪性腫瘍手術　36,290点

→ K 939の「1」ナビゲーションによる画像等手術支援加算対象
→ K 939の「2」実物大臓器立体モデルによる画像等手術支援加算対象
→ N 006の「注5」悪性腫瘍病理組織標本加算対象

K 163　頭蓋骨膜下血腫摘出術　10,680点
K 164　頭蓋内血腫除去術（開頭して行うもの）

◆　極低出生体重児・新生児加算対象→通則7
◆　極低出生体重児・新生児加算対象→通則7
◇　定位的脳内血腫除去術を行った場合は，K 164-4定位的脳内血腫除去術により算定する。

1　硬膜外のもの	35,790点
2　硬膜下のもの	36,970点
3　脳内のもの	47,020点

K 164-2　慢性硬膜下血腫穿孔洗浄術　10,900点

◆　極低出生体重児・新生児加算対象→通則7
※　穿頭による慢性硬膜下血腫洗浄・除去術は，本区分により算定する。

K 164-3　脳血管塞栓（血栓）摘出術　37,560点
K 164-4　定位的脳内血腫除去術　18,220点

K 164-5	内視鏡下脳内血腫除去術	47,020点
K 165	脳内異物摘出術	45,630点
K 166	脳膿瘍全摘術	36,500点
K 167	頭蓋内腫瘤摘出術	61,720点

◆　極低出生体重児・新生児加算対象→通則 7
◆　施設基準設定手術→通則 5
→K 939の「1」ナビゲーションによる画像等手術支援加算対象

| K 168 | 脳切除術 | 36,290点 |
| K 169 | 頭蓋内腫瘍摘出術 | |

◆　施設基準設定手術（要届出）（「注1」又は「注2」に規定する加算
　を算定する場合に限る）→通則 4
◆　施設基準設定手術→通則 5
◆　極低出生体重児・新生児加算対象→通則 7
→K 930脊髄誘発電位測定等加算対象
→K 939の「1」ナビゲーションによる画像等手術支援加算対象

| 1 | 松果体部腫瘍 | 158,100点 |
| 2 | その他のもの | 132,130点 |

注1　脳腫瘍覚醒下マッピングを用いて実施
　　　した場合は，脳腫瘍覚醒下マッピング加
　　　算として，4,500点を所定点数に加算す
　　　る。

◇　「注1」に規定する脳腫瘍覚醒下マッピング加算を算定する場合は，
　K 930脊髄誘発電位測定等加算は算定できない。

　　2　原発性悪性脳腫瘍に対する頭蓋内腫瘍
　　　摘出術において，タラポルフィンナトリ
　　　ウムを投与した患者に対しPDT半導体
　　　レーザを用いて光線力学療法を実施した
　　　場合は，原発性悪性脳腫瘍光線力学療法
　　　加算として，18,000点を所定点数に加算
　　　する。

　　3　2について，同一手術室内において術
　　　中にMRIを撮影した場合は，術中MR
　　　I撮影加算として，3,990点を所定点数
　　　に加算する。

◇　「注3」に規定する術中MRI撮影加算は，関係学会の定めるガイ
　ドラインを遵守した場合に限り算定する。なお，MRIに係る費用は
　別に算定できる。

| K 169-2 | 内視鏡下脳腫瘍生検術 | 80,000点 |

◆　施設基準設定手術→通則 4（要届出），通則 5
→K 939の「1」ナビゲーションによる画像等手術支援加算対象

| K 169-3 | 内視鏡下脳腫瘍摘出術 | 100,000点 |

◆　施設基準設定手術→通則 4（要届出），通則 5
→K 939の「1」ナビゲーションによる画像等手術支援加算対象

| K 170 | 経耳的聴神経腫瘍摘出術 | 76,890点 |

◆　施設基準設定手術→通則 5
→K 930脊髄誘発電位測定等加算対象
→K 939の「1」ナビゲーションによる画像等手術支援加算対象

| K 171 | 経鼻的下垂体腫瘍摘出術 | 87,200点 |

◆　施設基準設定手術→通則 5
→K 939の「1」ナビゲーションによる画像等手術支援加算対象

K 171-2	内視鏡下経鼻的腫瘍摘出術	
1	下垂体腫瘍	110,970点
2	頭蓋底脳腫瘍（下垂体腫瘍を除く。）	
		126,120点

→K 939の「1」ナビゲーションによる画像等手術支援加算対象

注　同一手術室内において術中にMRIを撮
　　影した場合は，術中MRI撮影加算として，
　　3,990点を所定点数に加算する。

◇　「注」に規定する術中MRI撮影加算は，関係学会の定めるガイド
　ラインを遵守した場合に限り算定する。なお，MRIに係る費用は別
　に算定できる。

| K 172 | 脳動静脈奇形摘出術 | |

◆　極低出生体重児・新生児加算対象→通則 7
→K 930脊髄誘発電位測定等加算対象
→K 939の「1」ナビゲーションによる画像等手術支援加算対象

| 1 | 単純なもの | 141,830点 |
| 2 | 複雑なもの | 179,830点 |

◇　「2」については，SM-Grade 3 から 5 の患者に対して実施した場
　合であって，当該手術について十分な経験を有する医師により実施さ
　れたときに算定する。なお，画像所見及び手術の概要を診療報酬明細
　書の摘要欄に記載する。

| K 173 | 脳・脳膜脱手術 | 36,290点 |

◆　極低出生体重児・新生児加算対象→通則 7

K 174　水頭症手術

1	脳室穿破術（神経内視鏡手術によるもの）	38,840点
2	シャント手術	24,310点
3	シャント再建術	
イ	頭側のもの	15,850点
ロ	腹側のもの	6,600点
ハ	頭側及び腹側のもの	19,150点

K 174-2　髄液シャント抜去術　1,680点

K 175　脳動脈瘤被包術

1	1箇所	82,020点
2	2箇所以上	94,040点

K 176　脳動脈瘤流入血管クリッピング（開頭して行うもの）

1	1箇所	82,730点
2	2箇所以上	108,200点

注1　ローフローバイパス術による頭蓋外・頭蓋内血管吻合を併せて行った場合は，**ローフローバイパス術併用加算**として，**16,060点**を所定点数に加算する。

2　ハイフローバイパス術による頭蓋外・頭蓋内血管吻合を併せて行った場合は，**ハイフローバイパス術併用加算**として，**30,000点**を所定点数に加算する。

K 176-2　脳硬膜血管結紮術　82,730点

K 177　脳動脈瘤頸部クリッピング

1	1箇所	114,070点
2	2箇所以上	128,400点

注1　ローフローバイパス術による頭蓋外・頭蓋内血管吻合を併せて行った場合は，**ローフローバイパス術併用加算**として，**16,060点**を所定点数に加算する。

2　ハイフローバイパス術による頭蓋外・頭蓋内血管吻合を併せて行った場合は，**ハイフローバイパス術併用加算**として，**30,000点**を所定点数に加算する。

K 178　脳血管内手術

1	1箇所	66,270点

◆　施設基準設定手術→通則5
◆　極低出生体重児・新生児加算対象→通則7
◇　脳室穿破術，脳室腹腔シャント手術，脳室心耳シャント手術又は腰部くも膜下腔腹腔シャント手術を行った場合に算定する。
→「1」はK 939の「1」ナビゲーションによる画像等手術支援加算対象

◇　「3」のシャント再建術において，カテーテル抜去に係る費用は所定の点数に含まれ，別に算定できない。

◆　施設基準設定手術→通則5
◇　水頭症に対してシャント手術を実施した後，経過良好のためカテーテルを抜去した場合に算定する。
◆　施設基準設定手術→通則5
→K 930脊髄誘発電位測定等加算対象

◆　施設基準設定手術→通則5
→K 930脊髄誘発電位測定等加算対象
◇　脳動脈瘤流入血管クリッピング（開頭して行うもの）について
(1)　本手術は，開頭の部位数又は使用したクリップの個数にかかわらず，クリッピングを要する病変の箇所数に応じて算定する。
(2)　「注1」のローフローバイパス術併用加算は，本手術に際し，親血管より末梢側の血流を確保するため，頭皮から採取した血管を用いた頭蓋外・頭蓋内血管吻合を併せて行った場合に算定する。
(3)　「注2」のハイフローバイパス術併用加算は，本手術に際し，親血管より末梢側の血流を確保するため，上肢又は下肢から採取した血管を用いた頭蓋外・頭蓋内血管吻合を併せて行った場合に算定する。
(4)　「注1」及び「注2」におけるバイパス造成用自家血管の採取料については，当該所定点数に含まれ別に算定できない。

◆　施設基準設定手術→通則5
→K 930脊髄誘発電位測定等加算対象
◇　当該手術を行う際には，関係学会が定めるガイドラインを遵守する。

◆　施設基準設定手術→通則5
→K 930脊髄誘発電位測定等加算対象
◇　脳動脈瘤頸部クリッピングについて
(1)　本手術は，開頭の部位数又は使用したクリップの個数にかかわらず，クリッピングを要する病変の箇所数に応じて算定する。
(2)　「注1」のローフローバイパス術併用加算は，本手術に際し，親血管より末梢側の血流を確保するため，頭皮から採取した血管を用いた頭蓋外・頭蓋内血管吻合を併せて行った場合に算定する。
(3)　「注2」のハイフローバイパス術併用加算は，本手術に際し，親血管より末梢側の血流を確保するため，上肢又は下肢から採取した血管を用いた頭蓋外・頭蓋内血管吻合を併せて行った場合に算定する。
(4)　「注1」及び「注2」におけるバイパス造成用自家血管の採取料については，当該所定点数に含まれ別に算定できない。

◆　施設基準設定手術→通則5
◆　極低出生体重児・新生児加算対象→通則7
→K 930脊髄誘発電位測定等加算対象
◇　脳動脈瘤，脳動静脈奇形等の脳血管異常に対して，血管内手術用カテーテルを用いて手術を行った場合に算定する。

K

手術

神経系・頭蓋

2　2箇所以上　　　　　　　84,800点
3　脳血管内ステントを用いるもの
　　　　　　　　　　　　　82,850点
注　手術に伴う画像診断及び検査の費用は算
　　定しない。

◇　脳血管内ステントを用いて脳血管内手術を行った場合には，手術を
　行った箇所数にかかわらず，本区分「3」を算定する。

K 178-2 経皮的脳血管形成術　　39,780点
注　手術に伴う画像診断及び検査の費用は算
　　定しない。

◆　施設基準設定手術→通則5
→K 930脊髄誘発電位測定等加算対象
◇　頭蓋内の椎骨動脈又は内頚動脈の狭窄に対して，経皮的脳血管形成
　術用カテーテルを用いて経皮的脳血管形成術を行った場合に算定す
　る。
→K 930脊髄誘発電位測定等加算対象

K 178-3 経皮的選択的脳血栓・塞栓溶解術
1　頭蓋内脳血管の場合　　　36,280点
2　頚部脳血管の場合（内頚動脈，椎骨動脈）
　　　　　　　　　　　　　25,880点
注　手術に伴う画像診断及び検査の費用は算
　　定しない。

K 178-4 経皮的脳血栓回収術　　33,150点
注　別に厚生労働大臣が定める施設基準に適
　　合しているものとして地方厚生局長等に届
　　け出た保険医療機関において，当該保険医
　　療機関との連携体制の確保により区分番号
　　A 205-2に掲げる超急性期脳卒中加算の届
　　出を行っている他の保険医療機関の救急患
　　者について，経皮的脳血栓回収術の適応判
　　定について助言を行った上で，当該他の保
　　険医療機関から搬送された当該患者に対し
　　て，経皮的脳血栓回収術を実施した場合は，
　　脳血栓回収療法連携加算として，**5,000点**
　　を所定点数に加算する。ただし，脳血栓回
　　収療法連携加算を算定する場合は，区分番
　　号A 205-2に掲げる超急性期脳卒中加算は
　　算定できない。

◆　施設基準設定手術（要届出）（「注」に規定する加算を算定する場合
　に限る）→通則4
◇　「注」に規定する脳血栓回収療法連携加算を算定する場合において
　は，手術を実施する保険医療機関と連携する他の保険医療機関の間で
　合議の上，当該連携に必要な費用の精算を行うものとする。

K 178-5 経皮的脳血管ステント留置術
　　　　　　　　　　　　　35,560点

◇　脳血管用ステントセットを用いて経皮的脳血管ステント留置術を
　行った場合に算定する。なお，実施に当たっては，関係学会の定める
　診療に関する指針を遵守する。

K 179 髄液漏閉鎖術　　　　　39,380点
K 180 頭蓋骨形成手術

1　頭蓋骨のみのもの　　　　17,530点
2　硬膜形成を伴うもの　　　23,660点
3　骨移動を伴うもの　　　　47,090点

◆　極低出生体重児・新生児加算対象→通則7
→K 939の「2」実物大臓器立体モデルによる画像等手術支援加算対象

◆　「3」は施設基準設定手術（要届出）→通則4
→「3」はK 932創外固定器加算対象

注　3については，先天奇形に対して行われ
　　た場合に限り算定する。

K 181 脳刺激装置植込術

◆　施設基準設定手術（要届出）→通則4
◆　施設基準設定手術→通則5
→K 930脊髄誘発電位測定等加算対象
◇　薬物療法，他の外科療法及び神経ブロック療法の効果が認められな
　い慢性難治性疼痛又は振戦等の神経症状の除去若しくは軽減，或いは
　てんかん治療を目的として行った場合に算定する。

1　片側の場合　　　　　　　65,100点
2　両側の場合　　　　　　　71,350点

K 181-2 脳刺激装置交換術　　14,270点

◆　施設基準設定手術（要届出）→通則4

| K 181-3 頭蓋内電極抜去術 | 12,880点 |

◇　本手術は，電極の抜去のみを目的として開頭術を行った場合に算定する。なお，それ以外の場合にあっては，併せて行った開頭術（脳刺激装置植込術及び頭蓋内電極植込術を含む。）の所定点数に含まれ，別に算定できない。

| K 181-4 迷走神経刺激装置植込術 | 28,030点 |

◇　本手術は，てんかん外科治療に関する専門の知識及び5年以上の経験を有する医師により行われた場合に算定する。また，当該手術の実施に当たっては，関連学会の定める実施基準に準じる。

K 181-5 迷走神経刺激装置交換術	14,270点
K 181-6 頭蓋内電極植込術	
1　硬膜下電極によるもの	65,100点
2　脳深部電極によるもの	
イ　7本未満の電極による場合	71,350点
ロ　7本以上の電極による場合	96,850点

◆　「2」の「ロ」は施設基準設定手術（要届出）→通則4
◇　「2」の「ロ」の実施に当たっては，原則として能動的定位装置を用いる等，関連学会の定める指針を遵守する。なお，当該手術について十分な経験を有する医師により実施された場合に算定する。

（脊髄，末梢神経，交感神経）

K 182 神経縫合術	
1　指（手，足）	15,160点
2　その他のもの	24,510点
K 182-2 神経交差縫合術	
1　指（手，足）	43,580点
2　その他のもの	46,180点

◇　交通事故等により腕神経叢が根部で切断された病状で，患側の肋間神経を剥離し，易動性にし，切断部より末梢部において神経縫合した場合等，末梢神経損傷に対し，他の健常な神経を遊離可動化し，健常神経の末梢端と損傷神経の中枢端を縫合した場合に算定する。

K 182-3 神経再生誘導術	
1　指（手，足）	12,640点
2　その他のもの	21,590点

◇　神経再生誘導術は，神経再生誘導材を用いて神経再建を実施した場合に算定する。

| K 183 脊髄硬膜切開術 | 25,840点 |

→K 930脊髄誘発電位測定等加算対象
→K 930脊髄誘発電位測定等加算対象

K 183-2 空洞・くも膜下腔シャント術（脊髄空洞症に対するもの）	26,450点
K 184 減圧脊髄切開術	26,960点
K 185 脊髄切截術	38,670点
K 186 脊髄硬膜内神経切断術	38,670点

→K 930脊髄誘発電位測定等加算対象
→K 930脊髄誘発電位測定等加算対象
→K 930脊髄誘発電位測定等加算対象
※　骨形成的片側椎弓切除術及び髄核摘出術を併せて2椎間に行った場合は，本区分に準じて算定する。

K 187 脊髄視床路切截術	42,370点
K 188 神経剥離術	
1　鏡視下によるもの	14,170点
2　その他のもの	10,900点
K 188-2 硬膜外腔癒着剥離術	11,000点

→K 930脊髄誘発電位測定等加算対象
→K 930脊髄誘発電位測定等加算対象

→K 930脊髄誘発電位測定等加算対象
◇　硬膜外腔癒着剥離術について
(1)　経皮的にカテーテルを用いて機械的な癒着剥離を含む硬膜外腔の癒着剥離を透視下に実施した場合に算定する。
(2)　経皮的にカテーテルを硬膜外腔に挿入し局所麻酔剤の注入等を行った場合であっても，機械的な癒着剥離を含む硬膜外腔の癒着剥離を目的としない場合は，第11部麻酔第2節神経ブロック料により算定する。

| K 188-3 癒着性脊髄くも膜炎手術（脊髄くも膜剥離操作を行うもの） | 38,790点 |

◆　施設基準設定手術（要届出）→通則4
→K 930脊髄誘発電位測定等加算対象
◇　くも膜下腔の癒着剥離を顕微鏡下に実施し，くも膜下腔を形成した場合に算定する。

| K 189 脊髄ドレナージ術 | 460点 |
| K 190 脊髄刺激装置植込術 | |

→K 930脊髄誘発電位測定等加算対象
◆　施設基準設定手術（要届出）→通則4
◆　施設基準設定手術→通則5
→K 930脊髄誘発電位測定等加算対象

K
手術
神経系・頭蓋

◇　薬物療法，他の外科療法及び神経ブロック療法の効果が認められない慢性難治性疼痛の除去又は軽減を目的として行った場合に算定する。

◇　試験刺激を実施し，効果判定時に効果なしと判断されリードを抜去した場合，その費用は「1」の所定点数に含まれ別に算定できない。

1　脊髄刺激電極を留置した場合　**27,830点**

2　ジェネレーターを留置した場合
　　　　　　　　　　　　　　16,100点

注　脊髄刺激電極を2本留置する場合は，
　8,000点を所定点数に加算する。

K190-2 脊髄刺激装置交換術　　**15,650点**

◆　施設基準設定手術（要届出）→通則4
◆　施設基準設定手術→通則5
→K930脊髄誘発電位測定等加算対象

**K190-3 重症痙性麻痺治療薬髄腔内持続注入用
　植込型ポンプ設置術**　　　　**37,130点**

**K190-4 重症痙性麻痺治療薬髄腔内持続注入用
　植込型ポンプ交換術**　　　　　**8,380点**

**K190-5 重症痙性麻痺治療薬髄腔内持続注入用
　植込型ポンプ薬剤再充填**　　　　**780点**

注　1月に1回に限り算定する。

K190-6 仙骨神経刺激装置植込術

1　脊髄刺激電極を留置した場合　**24,200点**

2　ジェネレーターを留置した場合
　　　　　　　　　　　　　　16,100点

◆　施設基準設定手術（要届出）→通則4
◇　仙骨神経刺激装置植込術について
(1)　医師の指示に従い，自ら送信機を使用することで便失禁又は過活動膀胱に対するコントロールを行う意思のある者であって，保存的療法が無効又は適用できない患者に対して実施する場合に限り算定できる。なお，自ら送信機を使用することができない患者に対して実施する場合は算定できない。
(2)　患者自身により記載された同意書を診療録に添付する。
(3)　リードの抜去に要する費用は所定点数に含まれる。試験刺激を実施し，効果判定時に効果なしと判断されリードを抜去した場合，その費用は本区分「1」の所定点数に含まれ別に算定できない。
(4)　実施に当たっては，関係学会の定める診療に関する指針を遵守する。

K190-7 仙骨神経刺激装置交換術　　**13,610点**

◆　施設基準設定手術（要届出）→通則4
◇　医師の指示に従い，自ら送信機を使用することで便失禁又は過活動膀胱に対するコントロールを行う意思のある者であって，保存的療法が無効又は適用できない患者に対して実施する場合であって，関係学会の定める診療に関する指針に従って実施した場合に限り算定できる。なお，自ら送信機を使用することができない患者に対して実施する場合は算定できない。

K190-8 舌下神経電気刺激装置植込術
　　　　　　　　　　　　　　28,030点

◆　施設基準設定手術（要届出）→通則4
◇　以下のアからキまでの全てに該当する閉塞性睡眠時無呼吸症候群患者に対し，関係学会の定める適正使用指針に基づき実施した場合に限り算定する。
ア　無呼吸低呼吸指数が20以上の閉塞性睡眠時無呼吸症候群であること。
イ　CPAP療法が不適又は不忍容であること。
ウ　扁桃肥大等の重度の解剖学的異常がないこと。
エ　18歳以上であること。
オ　BMIが30未満であること。
カ　薬物睡眠下内視鏡検査で軟口蓋の同心性虚脱を認めないこと。
キ　中枢性無呼吸の割合が25%以下であること。

K191 脊髄腫瘍摘出術

◆　極低出生体重児・新生児加算対象→通則7
→K930脊髄誘発電位測定等加算対象
→K939の「1」ナビゲーションによる画像等手術支援加算対象

1	髄外のもの	62,000点
2	髄内のもの	118,230点

K192 脊髄血管腫摘出術　　　106,460点

◆　極低出生体重児・新生児加算対象→通則7
→K930脊髄誘発電位測定等加算対象
→K939の「1」ナビゲーションによる画像等手術支援加算対象
→K939の「1」ナビゲーションによる画像等手術支援加算対象

K193 神経腫切除術

1	指（手，足）	5,770点
2	その他のもの	10,770点

注　神経腫が2個以上の場合は，神経腫を1個増すごとに，指（手，足）の場合は2,800点を，その他の場合は4,000点を所定点数に加算する。

K193-2 レックリングハウゼン病偽神経腫切除術（露出部）

1	長径2センチメートル未満	1,660点
2	長径2センチメートル以上4センチメートル未満	3,670点
3	長径4センチメートル以上	5,010点

◇　レックリングハウゼン病偽神経腫切除術（露出部）について
(1)　「露出部」とはK000創傷処理の「注2」の「露出部」と同一の部位をいう。
(2)　近接密生しているレックリングハウゼン病偽神経腫については，1個として取り扱い，他の手術等の点数と著しい不均衡を生じないようにする。
(3)　「露出部」と「露出部以外」が混在する患者については，「露出部」に係る長さが全体の50％以上の場合は，本区分の所定点数により算定し，50％未満の場合は，K193-3レックリングハウゼン病偽神経腫切除術（露出部以外）の所定点数により算定する。

K193-3 レックリングハウゼン病偽神経腫切除術（露出部以外）

1	長径3センチメートル未満	1,280点
2	長径3センチメートル以上6センチメートル未満	3,230点
3	長径6センチメートル以上	4,160点

◇　レックリングハウゼン病偽神経腫切除術（露出部以外）について
(1)　近接密生しているレックリングハウゼン病偽神経腫については，1個として取り扱い，他の手術等の点数と著しい不均衡を生じないようにする。
(2)　「露出部」と「露出部以外」が混在する患者については，「露出部」に係る長さが全体の50％以上の場合は，K193-2レックリングハウゼン病偽神経腫切除術（露出部）の所定点数により算定し，50％未満の場合は，本区分の所定点数により算定する。

K194 神経捻除術

1	後頭神経	4,410点
2	上眼窩神経	4,410点
3	眼窩下神経	4,410点
4	おとがい神経	4,410点
5	下顎神経	7,750点

K194-2 横隔神経麻痺術　　　4,410点
K194-3 眼窩下孔部神経切断術　　4,410点
K194-4 おとがい孔部神経切断術　　4,410点

K195 交感神経切除術

1	頸動脈周囲	8,810点
2	股動脈周囲	8,810点

K195-2 尾動脈腺摘出術　　　7,750点

K196 交感神経節切除術

1	頸部	26,030点
2	胸部	16,340点
3	腰部	17,530点

K196-2 胸腔鏡下交感神経節切除術（両側）
　　　　　　　　　　　　　18,500点

◆　A400の「3」短期滞在手術等基本料3対象→第1章第2部入院料等通則3
◆　施設基準設定手術→通則5
→K931超音波凝固切開装置等加算対象

K196-3 ストッフェル手術　　12,490点
K196-4 閉鎖神経切除術　　　12,490点

K 196-5 末梢神経遮断（挫滅又は切断）術（浅
腓骨神経，深腓骨神経，後脛骨神経又は腓腹
神経に限る。）   12,490点

K 196-6 末梢神経ラジオ波焼灼療法 （一連とし
て）   15,000点

◇ 疼痛に対して行う末梢神経遮断（挫滅又は切断）術は，浅腓骨神経，
深腓骨神経，後脛骨神経又は腓腹神経の場合に限り算定する。なお，
浅腓骨神経，深腓骨神経，後脛骨神経及び腓腹神経を同時に遮断した
場合には，それぞれ別に所定点数を算定する。

◇ 末梢神経ラジオ波焼灼療法は，次に掲げる要件をいずれも満たす場
合に限り算定できる。
(1) 整形外科的な外科的治療の対象とならない変形性膝関節症に伴う
慢性疼痛を有する患者のうち，既存の保存療法で奏効しない患者に
対して，疼痛緩和を目的として，上外側膝神経，上内側膝神経及び
下内側膝神経に末梢神経ラジオ波焼灼療法を行った場合に算定する。
(2) 変形性膝関節症に関する専門の知識及び 6 年以上の経験を有し，
関連学会が定める所定の研修を修了している常勤の整形外科の医師
が，関連学会の定める適正使用指針を遵守して実施した場合に限り
算定する。

K 197 神経移行術   23,660点
K 198 神経移植術   23,520点

第 4 款 眼

◇ 眼球の手術（第 1 節手術料第 4 款眼に掲げるものをいう。）につい
ては，片眼を同一手術野として取り扱う。

区分

（涙 道）

K 199 涙点，涙小管形成術   660点
K 200 涙嚢切開術   830点
K 200-2 涙点プラグ挿入術，涙点閉鎖術 760点

◇ 涙点プラグ挿入術，涙点閉鎖術について
(1) 乾性角結膜炎（シルマーテスト第 1 法変法 5 ㎜以下，又はローズベ
ンガル染色試験＋＋以上）及びシェーグレン症候群に対して行った場
合に算定する。
(2) 上下涙点に実施した場合も含め 1 回のみの算定とする。

K 201 先天性鼻涙管閉塞開放術   3,720点
K 202 涙管チューブ挿入術
1 涙道内視鏡を用いるもの   2,350点

◆ 「1」は A 400の「3」短期滞在手術等基本料 3 対象→第 1 章第 2
部入院料等通則 3

2 その他のもの   1,810点
K 203 涙嚢摘出術   4,590点
K 204 涙嚢鼻腔吻合術   23,490点
K 205 涙嚢瘻管閉鎖術   3,720点
K 206 涙小管形成手術   16,730点

◆ 施設基準設定手術→通則 5

（眼 瞼）

K 207 瞼縁縫合術（瞼板縫合術を含む。）
    1,580点
K 208 麦粒腫切開術   410点

◇ 数か所の切開も同一瞼内にあるものについては 1 回として算定す
る。

K 209 眼瞼膿瘍切開術   570点
K 209-2 外皆切開術   570点
K 210 削除
K 211 睫毛電気分解術（毛根破壊）   560点
K 212 兎眼矯正術   6,700点
K 213 マイボーム腺梗塞摘出術，マイボーム腺

※ 兎眼症に対して瞼板縫合術を行った場合は，本区分により算定する。

切開術	440点
K 214　霰粒腫摘出術	700点
K 215　瞼板切除術（巨大霰粒腫摘出）	1,730点
K 215-2　眼瞼結膜腫瘍手術	5,140点
K 216　眼瞼結膜悪性腫瘍手術	11,900点
K 217　眼瞼内反症手術	
1　縫合法	1,990点
2　皮膚切開法	2,590点
3　眼瞼下制筋前転法	4,230点
K 218　眼瞼外反症手術	4,400点
K 219　眼瞼下垂症手術	
1　眼瞼挙筋前転法	7,200点
2　筋膜移植法	18,530点
3　その他のもの	6,070点

（結　　膜）

K 220　結膜縫合術	1,410点
K 221　結膜結石除去術	
1　少数のもの（1眼瞼ごと）	260点
2　多数のもの（1眼瞼ごと）	390点
K 222　結膜下異物除去術	470点
K 223　結膜嚢形成手術	
1　部分形成	2,250点
2　皮膚及び結膜の形成	14,960点
3　全部形成（皮膚又は粘膜の移植を含む。）	
	16,730点
K 223-2　内眥形成術	16,730点
K 224　翼状片手術（弁の移植を要するもの）	
	3,650点
K 225　結膜腫瘍冷凍凝固術	800点
K 225-2　結膜腫瘍摘出術	6,290点
K 225-3　結膜肉芽腫摘除術	800点
K 225-4　角結膜悪性腫瘍切除術	6,290点

（眼窩，涙腺）

K 226　眼窩膿瘍切開術	1,390点
K 227　眼窩骨折観血的手術（眼窩ブローアウト骨折手術を含む。）	14,960点
K 228　眼窩骨折整復術	29,170点
K 229　眼窩内異物除去術（表在性）	8,240点
K 230　眼窩内異物除去術（深在性）	
1　視神経周囲，眼窩尖端	27,460点
2　その他	14,960点
K 231　削除	
K 232　削除	
K 233　眼窩内容除去術	16,980点

◇　数か所の切開も同一瞼内にあるものについては1回として算定する。

◆　「2」はA 400の「3」短期滞在手術等基本料3対象→第1章第2部入院料等通則3

◆　「1」はA 400の「3」短期滞在手術等基本料3対象→第1章第2部入院料等通則3

◆　「3」はA 400の「3」短期滞在手術等基本料3対象→第1章第2部入院料等通則3

◆　A 400の「3」短期滞在手術等基本料3対象→第1章第2部入院料等通則3

◆　施設基準設定手術（要届出）→通則4

→K 939の「2」実物大臓器立体モデルによる画像等手術支援加算対象

→K 939の「2」実物大臓器立体モデルによる画像等手術支援加算対象
◇　陳旧性の変形治癒骨折に対して整復術を実施した場合に算定する。
◆　施設基準設定手術→通則5
◆　施設基準設定手術→通則5

K
手術
眼

K 234	眼窩内腫瘍摘出術（表在性）	6,770点
K 235	眼窩内腫瘍摘出術（深在性）	45,230点

◆　施設基準設定手術→通則 5
◆　施設基準設定手術→通則 5
→ K 939の「 1 」ナビゲーションによる画像等手術支援加算対象

K 236	眼窩悪性腫瘍手術	51,940点

◆　施設基準設定手術→通則 5
→ K 939の「 1 」ナビゲーションによる画像等手術支援加算対象
→ K 939の「 2 」実物大臓器立体モデルによる画像等手術支援加算対象

K 237	眼窩縁形成手術（骨移植によるもの）	
		19,300点

→ K 939の「 2 」実物大臓器立体モデルによる画像等手術支援加算対象

（眼球，眼筋）

K 238	削除	
K 239	眼球内容除去術	7,040点

◆　極低出生体重児・新生児加算対象→通則 7

K 240	削除	
K 241	眼球摘出術	4,220点

◆　極低出生体重児・新生児加算対象→通則 7

K 242	斜視手術	
1	前転法	4,280点
2	後転法	4,200点

◆　「 2 」は A 400の「 3 」短期滞在手術等基本料 3 対象→第 1 章第 2
部入院料等通則 3

3	前転法及び後転法の併施	10,970点

◆　「 3 」は A 400の「 3 」短期滞在手術等基本料 3 対象→第 1 章第 2
部入院料等通則 3

4	斜筋手術	9,970点
5	直筋の前後転法及び斜筋手術の併施	
		12,300点
6	調節糸法	12,060点
K 243	義眼台包埋術	8,010点

◆　極低出生体重児・新生児加算対象→通則 7

K 244	眼筋移動術	19,330点

◆　施設基準設定手術→通則 5

K 245	眼球摘出及び組織又は義眼台充填術	
		8,790点

◆　極低出生体重児・新生児加算対象→通則 7

（角膜，強膜）

K 246	角膜・強膜縫合術	3,580点
K 247	削除	
K 248	角膜新生血管手術（冷凍凝固術を含む。）	
		980点
K 248-2	顕微鏡下角膜抜糸術	950点
K 249	角膜潰瘍掻爬術，角膜潰瘍焼灼術	
		1,190点
K 250	角膜切開術	990点
K 251	削除	
K 252	角膜・強膜異物除去術	640点
K 253	削除	
K 254	治療的角膜切除術	
1	エキシマレーザーによるもの（角膜ジストロフィー又は帯状角膜変性に係るものに限る。）	10,000点

◆　「 1 」は A 400の「 3 」短期滞在手術等基本料 3 対象→第 1 章第 2
部入院料等通則 3
◆　「 1 」は施設基準設定手術（要届出）→通則 4

	注　手術に伴う画像診断及び検査の費用は，算定しない。	
2	その他のもの	2,650点
K 255	強角膜瘻孔閉鎖術	11,610点
K 256	角膜潰瘍結膜被覆術	3,040点
K 257	角膜表層除去併用結膜被覆術	9,540点

K
手術

眼

K 258　削除
K 259　角膜移植術　　　　　　　52,600点
注1　レーザーによる場合は，**レーザー使用
　　加算**として，所定点数に**5,500点**を加算
　　する。
　2　内皮移植による角膜移植を実施した場
　　合は，**内皮移植加算**として，**8,000点**を
　　所定点数に加算する。

K 259-2　自家培養上皮移植術　　　52,600点

K 259-3　ヒト羊膜基質使用自家培養口腔粘膜上
　　　　皮細胞移植術　　　　　　52,600点

K 260　強膜移植術　　　　　　　18,810点

◆　施設基準設定手術（要届出）（「注2」に規定する加算を算定する場
　合に限る）→通則4
◆　施設基準設定手術→通則5
◆　極低出生体重児・新生児加算対象→通則7
◇　角膜移植術について
(1)　角膜を採取・保存するために要する費用は，所定点数に含まれ別に
　算定できない。
(2)　角膜を移植する場合においては，「眼球提供者（ドナー）適応基準
　について」（平成12年1月7日健医発第25号厚生労働省保健医療局長
　通知），「眼球のあっせん技術指針について」（平成12年1月7日健医
　発第26号厚生労働省保健医療局長通知）を遵守している場合に限り算
　定する。
(3)　眼科用レーザー角膜手術装置により角膜切片を作成し，角膜移植術
　を行った場合は，「注1」に規定するレーザー使用加算を併せて算定
　する。
(4)　水疱性角膜症の患者に対して，角膜内皮移植を実施した場合は，「注
　2」に規定する内皮移植加算を算定できる。
◇　自家培養上皮移植術について
(1)　角膜上皮幹細胞疲弊症に対して，自家培養角膜上皮移植又は自家培
　養口腔粘膜上皮移植を行った場合に算定する。
(2)　自家培養口腔粘膜上皮移植の実施に際して，自家培養口腔粘膜上
　皮移植を行った保険医療機関と口腔粘膜組織採取を行った保険医療機関
　とが異なる場合の診療報酬の請求は，自家培養口腔粘膜上皮移植を
　行った保険医療機関で行うものとし，当該診療報酬の分配は相互の合
　議に委ねる。
※　自家培養角膜上皮移植の実施に際して，角膜輪部組織採取のみに終
　わり，角膜移植術に至らない場合については，K 246角膜・強膜縫合
　術に準じて算定する。
※　自家培養口腔粘膜上皮移植の実施に際して，口腔粘膜組織採取のみ
　に終わり，角膜移植術に至らない場合については，K 423頬腫瘍摘出
　術の「1」に準じて算定する。
◇　ヒト羊膜基質使用自家培養口腔粘膜上皮細胞移植術について
(1)　角膜上皮幹細胞疲弊症に対して，ヒト羊膜基質使用自家培養口腔粘
　膜上皮細胞移植（羊膜移植を併用した場合を含む。）を行った場合に
　算定する。
(2)　ヒト羊膜基質使用自家培養口腔粘膜上皮細胞移植の実施に際して，
　ヒト羊膜基質使用自家培養口腔粘膜上皮細胞移植を行った保険医療機
　関と口腔粘膜組織採取を行った保険医療機関とが異なる場合の診療報
　酬の請求は，ヒト羊膜基質使用自家培養口腔粘膜上皮細胞移植を行っ
　た保険医療機関で行うものとし，当該診療報酬の分配は相互の合議に
　委ねる。
※　ヒト羊膜基質使用自家培養口腔粘膜上皮細胞移植の実施に際して，
　口腔粘膜組織採取のみに終わり，ヒト羊膜基質使用自家培養口腔粘膜
　上皮細胞移植に至らない場合については，K 423頬腫瘍摘出術の「1」
　に準じて算定する。
◇　強膜移植術について
(1)　強膜を採取・保存するために要する費用は，所定点数に含まれ別に
　算定できない。
(2)　強膜を移植する場合においては，「眼球提供者（ドナー）適応基準
　について」（平成12年1月7日健医発第25号厚生労働省保健医療局長
　通知），「眼球のあっせん技術指針について」（平成12年1月7日健医
　発第26号厚生労働省保健医療局長通知）及び日本組織移植学会が作成

K
手術

眼

した「ヒト組織を利用する医療行為の安全性確保・保存・使用に関するガイドライン」を遵守している場合に限り算定する。

◆　施設基準設定手術（要届出）→通則 4
◇　羊膜移植術について

K 260-2　羊膜移植術　　　　　10,530点

(1) スティーヴンス・ジョンソン症候群，眼類天疱瘡，熱・化学外傷瘢痕，再発翼状片，角膜上皮欠損（角膜移植によるものを含む。），角膜穿孔，角膜化学腐食，角膜瘢痕，瞼球癒着，結膜上皮内過形成，結膜腫瘍等であって，羊膜移植以外では治療効果が期待できないものに対して実施した場合に算定する。

(2) 日本組織移植学会が作成した「ヒト組織を利用する医療行為の安全性確保・保存・使用に関するガイドライン」等関連学会から示されている基準等を遵守している場合に限り算定する。

(3) 羊膜採取料及び組織適合性試験の費用は，所定点数に含まれ，別に算定できない。

(4) 羊膜を採取・保存するために要する全ての費用は，所定点数に含まれ別に請求できない。

K 261　角膜形成手術　　　　　<u>3,510点</u>　　　◆　極低出生体重児・新生児加算対象→通則 7
K 262　削除

（ぶどう膜）

K 263　削除
K 264　削除
K 265　虹彩腫瘍切除術　　　　20,140点
K 266　毛様体腫瘍切除術，脈絡膜腫瘍切除術　　◆　施設基準設定手術→通則 5
　　　　　　　　　　　　　　　35,820点

K 267　削除
K 268　緑内障手術　　　　　　　　　　◆　極低出生体重児・新生児加算対象→通則 7
　　　　　　　　　　　　　　　　　　　　◇　緑内障手術について

(1) 「6」水晶体再建術併用眼内ドレーン挿入術は，1 眼に白内障及び緑内障がある患者に対して，水晶体再建術と同時に眼内ドレーン挿入術を関連学会の作成した使用要件基準に従って行った場合に限り算定する。なお，水晶体再建術の技術料は当該点数に含まれ，別に算定できない。

(2) 「6」水晶体再建術併用眼内ドレーン挿入術を行った際は，診療報酬請求に当たって，診療報酬明細書に症状詳記を記載する。

(3) 眼内レンズ及び眼内ドレーンの費用は所定点数に含まれ，別に算定できない。

　1　虹彩切除術　　　　　　　　　4,740点
　2　流出路再建術
　　イ　眼内法　　　　　　　　　14,490点　　◆　「2」の「イ」は施設基準設定手術（要届出）→通則 4
　　ロ　その他のもの　　　　　　19,020点
　3　濾過手術　　　　　　　　　23,600点
　4　緑内障治療用インプラント挿入術（プレートのないもの）　　　　　34,480点
　5　緑内障治療用インプラント挿入術（プ　　◆　「5」は施設基準設定手術（要届出）→通則 4
　　レートのあるもの）　　　　　45,480点
　6　水晶体再建術併用眼内ドレーン挿入術　　◆　「6」は A 400の「3」短期滞在手術等基本料 3 対象→第 1 章第 2
　　　　　　　　　　　　　　　27,990点　　　部入院料等通則 3
　　　　　　　　　　　　　　　　　　　　　◆　「6」は施設基準設定手術（要届出）→通則 4
　7　濾過胞再建術（needle 法）　 3,440点　　◆　「7」は施設基準設定手術（要届出）→通則 4
K 269　虹彩整復・瞳孔形成術　　4,730点　　◆　極低出生体重児・新生児加算対象→通則 7
K 270　虹彩光凝固術　　　　　　6,620点

K 271　毛様体光凝固術
　1　眼内内視鏡を用いるもの　　41,000点
　2　その他のもの　　　　　　　5,600点
K 272　毛様体冷凍凝固術　　　　2,160点
K 273　隅角光凝固術　　　　　　9,660点

　　　（眼房，網膜）

K 274　前房，虹彩内異物除去術　8,800点
K 275　網膜復位術　　　　　　34,940点
K 276　網膜光凝固術
　1　通常のもの（一連につき）10,020点
　2　その他特殊なもの（一連につき）
　　　　　　　　　　　　　　15,960点

◆　「1」は施設基準設定手術（要届出）→通則4

◆　極低出生体重児・新生児加算対象→通則7
◆　極低出生体重児・新生児加算対象→通則7
◇　網膜光凝固術について
(1)　「一連」とは，治療の対象となる疾患に対して所期の目的を達するまでに行う一連の治療過程をいう。例えば，糖尿病性網膜症に対する汎光凝固術の場合は，1週間程度の間隔で一連の治療過程にある数回の手術を行うときは，1回のみ所定点数を算定するものであり，その他数回の手術の費用は所定点数に含まれ，別に算定できない。
(2)　「2」その他特殊なものとは，裂孔原性網膜剥離，円板状黄斑変性症，網膜中心静脈閉鎖症による黄斑浮腫，嚢胞性黄斑浮腫及び未熟児網膜症に対する網膜光凝固術並びに糖尿病性網膜症に対する汎光凝固術を行うことをいう。

K 277　網膜冷凍凝固術　　　　15,750点
K 277-2　黄斑下手術　　　　　47,150点

◆　極低出生体重児・新生児加算対象→通則7
◆　施設基準設定手術→通則5
◆　極低出生体重児・新生児加算対象→通則7
◇　黄斑下手術は，中心窩下新生血管膜を有する疾患（加齢黄斑変性症等）又は黄斑下血腫に対して行った場合に算定する。

　　　（水晶体，硝子体）

K 278　硝子体注入・吸引術　　　2,620点
K 279　硝子体切除術　　　　　15,560点
K 280　硝子体茎顕微鏡下離断術

　1　網膜付着組織を含むもの　38,950点
　2　その他のもの　　　　　　29,720点
K 280-2　網膜付着組織を含む硝子体切除術（眼内内視鏡を用いるもの）　　47,780点

◆　極低出生体重児・新生児加算対象→通則7
◆　極低出生体重児・新生児加算対象→通則7
◆　施設基準設定手術→通則5
◆　極低出生体重児・新生児加算対象→通則7

◆　施設基準設定手術（要届出）→通則4
◆　極低出生体重児・新生児加算対象→通則7
◇　当該手術は，高度の角膜混濁あるいは裂傷などにより，眼底の透見が困難な網膜硝子体疾患に対して行った場合に算定する。また，当該手術を行った際には，診療報酬明細書の摘要欄に，当該術式を選択した理由について詳細に記載する。

K 281　増殖性硝子体網膜症手術　54,860点

K 281-2　網膜再建術　　　　　69,880点

◆　施設基準設定手術→通則5
◆　極低出生体重児・新生児加算対象→通則7
◆　施設基準設定手術（要届出）→通則4
◇　網膜再建術について
(1)　未熟児網膜症，先天異常に伴う網膜剥離（主に家族性滲出性硝子体網膜症又は第1次硝子体過形成遺残）及び外傷による眼球破裂に対して実施した場合に算定する。なお，未熟児網膜症及び先天異常に伴う網膜剥離にあっては，線維血管増殖によって起こる，黄斑を脅かす網膜部分剥離又は網膜全剥離の状態をいい，眼球破裂例にあっては強膜の3分の1を超える破裂創があり，眼球内容物の脱出を認める状態をいう。
(2)　関係学会の定める指針を遵守する。

K

手術

眼

K 282 水晶体再建術

◆ 極低出生体重児・新生児加算対象→通則 7

◇ 水晶体再建術について

(1)　1眼に白内障及び斜視があり両者に対する手術を同時に行った場合は，別に算定できる。ただし，斜視手術が保険給付の対象となる場合に限る。

(2)　眼内レンズの費用は所定点数に含まれ，別に算定できない。

1　眼内レンズを挿入する場合
　イ　縫着レンズを挿入するもの　**17,840点**
　ロ　その他のもの　**12,100点**

◇ 眼内レンズを縫着し挿入した場合に算定する。

◆ 「1」の「ロ」はA 400の「3」短期滞在手術等基本料3対象→第1章第2部入院料等通則3

2　眼内レンズを挿入しない場合　**7,430点**

◆ 「2」はA 400の「3」短期滞在手術等基本料3対象→第1章第2部入院料等通則3

3　計画的後嚢切開を伴う場合　**21,780点**

◇ 16歳未満の患者に対して行われた場合に限り算定する。

注1　水晶体嚢拡張リングを使用した場合は，所定点数に**1,600点**を加算する。

◇ 「注1」に規定する加算は，チン小帯の脆弱・断裂を有する症例に対して，水晶体嚢拡張リングを用いて水晶体再建術を実施した場合に算定する。なお，水晶体嚢拡張リングを使用した場合は，診療報酬請求に当たって，診療報酬明細書に症状詳記を記載する。

2　1のイについて，水晶体偏位又は眼内レンズ偏位の患者に対して，高次収差解析を行った場合は，手術の前後それぞれ1回に限り，**高次収差解析加算**として，**150点**を所定点数に加算する。

◇ 「注2」に規定する加算は，水晶体偏位又は眼内レンズ偏位の患者に対して，高次収差解析を行った場合は，「1」の「イ」の縫着レンズを挿入するものの手術の前後それぞれ1回に限り算定する。なお，水晶体偏位又は眼内レンズ偏位が疑われた場合であっても，当該手術を行わなかったときは，当該加算は算定できない。

K 282-2 後発白内障手術　　1,380点
K 283 削除
K 284 硝子体置換術　　7,920点

※ 後発白内障切開術（観血的）は本区分に準じて算定する。

第5款　耳鼻咽喉

◇ 既に保険適用されている腹腔鏡下手術以外の手術で腹腔鏡を用いる場合については，その都度当局に内議し準用が通知されたもののみが保険給付の対象となる。それ以外の場合については，その手術を含む診療の全体が保険適用とならないので留意されたい。なお，胸腔鏡下手術及び内視鏡手術用支援機器を用いた手術も同様の取扱いとする。

区分

（外　耳）

K 285 耳介血腫開窓術　　460点
K 286 外耳道異物除去術
　1　単純なもの　　260点
　2　複雑なもの　　850点
K 287 先天性耳瘻管摘出術　　3,900点
K 288 副耳（介）切除術　　2,240点
K 289 耳茸摘出術　　1,150点
K 290 外耳道骨増生（外骨腫）切除術
　　　　　　　　　　　　　10,120点
K 290-2 外耳道骨腫切除術　　7,670点
K 291 耳介腫瘍摘出術　　4,730点
K 292 外耳道腫瘍摘出術（外耳道真珠腫手術を含む。）　　7,600点
K 293 耳介悪性腫瘍手術　　22,290点
K 294 外耳道悪性腫瘍手術（悪性外耳道炎手術を含む。）　　35,590点
K 295 耳後瘻孔閉鎖術　　4,000点
K 296 耳介形成手術

◆ 頸部郭清術加算対象→通則 9
◆ 頸部郭清術加算対象→通則 9

◇ 耳介形成手術は，耳輪埋没症，耳垂裂等に対して行った場合に算定

1	耳介軟骨形成を要するもの	**19,240点**
2	耳介軟骨形成を要しないもの	**9,960点**
K 297	外耳道形成手術	**19,240点**
K 298	外耳道造設術・閉鎖症手術	**36,700点**
K 299	小耳症手術	
1	軟骨移植による耳介形成手術	**62,880点**
2	耳介挙上	**14,740点**

（中　耳）

K 300	鼓膜切開術	**830点**
K 301	鼓室開放術	**8,370点**
K 302	上鼓室開放術	**15,110点**
K 303	上鼓室乳突洞開放術	**24,720点**
K 304	乳突洞開放術（アントロトミー）	
		15,500点
K 305	乳突削開術	**24,490点**
K 305-2	植込型骨導補聴器（直接振動型）植込術	**24,490点**
K 306	錐体部手術	**38,470点**
K 307	削除	
K 308	耳管内チューブ挿入術	**1,420点**
K 308-2	耳管狭窄ビニール管挿入術	**1,420点**
K 308-3	耳管用補綴材挿入術	**18,100点**
K 309	鼓膜（排液，換気）チューブ挿入術	
		2,670点
K 310	乳突充填術	**8,590点**
K 311	鼓膜穿孔閉鎖術（一連につき）	**1,900点**
K 312	鼓膜鼓室肉芽切除術	**3,470点**
K 313	中耳，側頭骨腫瘍摘出術	**38,330点**
K 314	中耳悪性腫瘍手術	
1	切除	**41,520点**
2	側頭骨摘出術	**68,640点**
K 315	鼓室神経叢切除，鼓索神経切断術	
		9,900点
K 316	S 状洞血栓（静脈炎）手術	**24,730点**
K 317	中耳根治手術	**42,440点**
K 318	鼓膜形成手術	**18,100点**

する。

◇　「1」の軟骨移植による耳介形成手術においては，軟骨移植に係る費用は，所定点数に含まれ別に算定できない。

→K 933イオントフォレーゼ加算対象

◆　施設基準設定手術（要届出）→通則 4
◇　関連学会の定める適応基準に合致する難聴患者に対して実施した場合に算定する。

◆　施設基準設定手術（要届出）→通則 4
◇　保存的治療が奏効しない難治性耳管開放症の症状改善を目的に耳管用補綴材を耳管内に挿入した場合に算定する。
→K 933イオントフォレーゼ加算対象

◇　トラフェルミン（遺伝子組換え）を用いた鼓膜穿孔閉鎖に当たっては，6 か月以上続く鼓膜穿孔であって，自然閉鎖が見込まれない患者のうち，当該鼓膜穿孔が原因の聴力障害を来し，かつ本剤による鼓膜穿孔閉鎖によって聴力障害の改善が見込まれる者に対して実施した場合に限り，本区分の所定点数により算定する。なお，診療報酬請求に当たっては，診療報酬明細書に本剤による鼓膜穿孔閉鎖を実施する医学的必要性の症状詳記を記載すること。

→K 939の「1」ナビゲーションによる画像等手術支援加算対象
→K 939の「2」実物大臓器立体モデルによる画像等手術支援加算対象
◆　頸部郭清術加算対象→通則 9
→K 939の「1」ナビゲーションによる画像等手術支援加算対象

→「2」はK 939の「2」実物大臓器立体モデルによる画像等手術支援加算対象

◆　A 400の「3」短期滞在手術等基本料 3 対象→第 1 章第 2 部入院料等通則 3

K

手術

耳鼻咽喉

◇　鼓膜形成手術に伴う鼓膜又は皮膚の移植については，別に算定できない。

K 319　鼓室形成手術

◆　施設基準設定手術→通則 5

◇　鼓室形成手術に伴う皮膚の移植については，算定できない。

※　耳翼後面から植皮弁を採りWullsteinの鼓室形成手術の第 1 型とほぼ同様の操作（ただ鼓膜の上皮のみを除去することが異なる。）で，鼓室形成手術を行った場合は，本区分により算定する。

1　耳小骨温存術	34,660点	
2　耳小骨再建術	51,330点	

K 319-2　経外耳道的内視鏡下鼓室形成術

◆　施設基準設定手術（要届出）→通則 4

1　上鼓室開放を伴わないもの	40,630点	
2　上鼓室・乳突洞開放を伴うもの		
	52,990点	

K 320　アブミ骨摘出術・可動化手術　32,140点

K 320-2　人工中耳植込術　32,140点

◆　施設基準設定手術（要届出）→通則 4

（内　　耳）

K 321　内耳開窓術　31,970点

K 322　経迷路的内耳道開放術　64,930点

◆　施設基準設定手術→通則 5

K 323　内リンパ嚢開放術　28,890点

K 324　削除

K 325　迷路摘出術

1　部分摘出（膜迷路摘出術を含む。）		
	29,220点	
2　全摘出	38,890点	

K 326　削除

K 327　内耳窓閉鎖術　23,250点

◆　施設基準設定手術→通則 5

K 328　人工内耳植込術　40,810点

◆　施設基準設定手術（要届出）→通則 4

K 328-2　植込型骨導補聴器移植術　10,620点

◆　施設基準設定手術（要届出）→通則 4

K 328-3　植込型骨導補聴器交換術　1,840点

◆　施設基準設定手術（要届出）→通則 4

◇　接合子付骨導端子又は骨導端子の交換術を実施した場合に算定し，音振動変換器のみ交換した場合は算定できない。

（鼻）

K 329　鼻中隔膿瘍切開術　620点

K 330　鼻中隔血腫切開術　820点

K 331　鼻腔粘膜焼灼術　1,080点

K 331-2　下甲介粘膜焼灼術　1,080点

K 331-3　下甲介粘膜レーザー焼灼術（両側）　2,910点

K 332　削除

K 333　鼻骨骨折整復固定術　2,130点

◆　Ａ400の「 3 」短期滞在手術等基本料 3 対象→第 1 章第 2 部入院料等通則 3

K 333-2　鼻骨脱臼整復術　1,640点

K 333-3　鼻骨骨折徒手整復術　1,970点

K 334　鼻骨骨折観血的手術　5,720点

K 334-2　鼻骨変形治癒骨折矯正術　23,060点

K 335　鼻中隔骨折観血的手術　3,940点

K 335-2　上顎洞鼻内手術（スツルマン氏，吉田氏変法を含む。）　2,740点

K 335-3　上顎洞鼻外手術　2,740点

K 336　鼻内異物摘出術　　　　　　690点
K 337　鼻前庭嚢胞摘出術　　　　4,980点
K 338　鼻甲介切除術
　　1　高周波電気凝固法によるもの　1,240点
　　2　その他のもの　　　　　　3,810点

K 338-2 削除
K 339　粘膜下下鼻甲介骨切除術　4,890点
K 340　鼻茸摘出術　　　　　　　1,500点
K 340-2 削除
K 340-3　内視鏡下鼻・副鼻腔手術 I 型（副鼻腔
　　　　自然口開窓術）　　　　3,600点

K 340-4　内視鏡下鼻・副鼻腔手術 II 型（副鼻腔
　　　　単洞手術）　　　　　12,000点
　　注　自家腸骨片を充填した場合は3,150点を
　　　所定点数に加算する。
K 340-5　内視鏡下鼻・副鼻腔手術 III 型（選択的
　　　　（複数洞）副鼻腔手術）　24,910点

K 340-6　内視鏡下鼻・副鼻腔手術 IV 型（汎副鼻
　　　　腔手術）　　　　　　32,080点

K 340-7　内視鏡下鼻・副鼻腔手術 V 型（拡大副
　　　　鼻腔手術）　　　　　51,630点

K 341　上顎洞性後鼻孔ポリープ切除術　1,730点
K 342　鼻副鼻腔腫瘍摘出術　　15,200点
K 343　鼻副鼻腔悪性腫瘍手術

　　1　切除　　　　　　　　25,040点
　　2　全摘　　　　　　　　49,690点
K 343-2　経鼻内視鏡下鼻副鼻腔悪性腫瘍手術
　　1　頭蓋底郭清，再建を伴うもの 110,950点
　　2　その他のもの　　　　60,000点

K 344　経鼻腔的翼突管神経切除術　30,460点
K 345　萎縮性鼻炎手術（両側）　22,370点
K 346　後鼻孔閉鎖症手術
　　1　単純なもの（膜性閉鎖）　4,360点
　　2　複雑なもの（骨性閉鎖）27,040点
K 347　鼻中隔矯正術　　　　　8,230点
K 347-2　変形外鼻手術　　　16,390点

◇　鼻甲介切除術について
(1)　慢性肥厚性鼻炎兼鼻茸に対して，鼻甲介切除術及び K 340鼻茸摘出術を併施した場合は，それぞれの所定点数を別に算定する。
(2)　鼻甲介切除術又は K 339粘膜下下鼻甲介骨切除術を副鼻腔手術と併施した場合においては，鼻甲介切除術又は粘膜下下鼻甲介骨切除術を副鼻腔手術の遂行上行う場合以外は同一手術野とはみなさず，それぞれの所定点数を別に算定する。

※　高周波電磁波で行う場合にあっても本区分により算定する。

→ K 934-2副鼻腔手術用骨軟部組織切除機器加算対象
→ K 939の「1」ナビゲーションによる画像等手術支援加算対象
◇　K 340-3から K 340-7までに掲げる手術を同時に実施した場合は，主たるもののみ算定する。
→ K 934-2副鼻腔手術用骨軟部組織切除機器加算対象
→ K 939の「1」ナビゲーションによる画像等手術支援加算対象
◇　K 340-3から K 340-7までに掲げる手術を同時に実施した場合は，主たるもののみ算定する。
→ K 934-2副鼻腔手術用骨軟部組織切除機器加算対象
→ K 939の「1」ナビゲーションによる画像等手術支援加算対象
◇　K 340-3から K 340-7までに掲げる手術を同時に実施した場合は，主たるもののみ算定する。
→ K 934-2副鼻腔手術用骨軟部組織切除機器加算対象
→ K 939の「1」ナビゲーションによる画像等手術支援加算対象
◇　K 340-3から K 340-7までに掲げる手術を同時に実施した場合は，主たるもののみ算定する。
◆　施設基準設定手術（要届出）→通則4
→ K 934-2副鼻腔手術用骨軟部組織切除機器加算対象
→ K 939の「1」ナビゲーションによる画像等手術支援加算対象
◇　K 340-3から K 340-7までに掲げる手術を同時に実施した場合は，主たるもののみ算定する。

→ K 939の「1」ナビゲーションによる画像等手術支援加算対象
◆　施設基準設定手術→通則5
◆　頸部郭清術加算対象→通則9
→ K 939の「1」ナビゲーションによる画像等手術支援加算対象

◆　「1」は施設基準設定手術（要届出）→通則4
◆　「2」は施設基準設定手術→通則5
→　「2」は K 939の「1」ナビゲーションによる画像等手術支援加算対象

◆　極低出生体重児・新生児加算対象→通則7

◇　変形外鼻手術について
(1)　先天性の高度斜鼻・鞍鼻，口唇裂外鼻又は上顎洞・外鼻の悪性腫瘍

K　手術　耳鼻咽喉

術後等による機能障害を伴う外鼻の変形に対して，機能回復を目的として外鼻形成を行った場合に算定する。なお，外傷等による骨折治癒後の変形等に対するものは，K334-2鼻骨変形治癒骨折矯正術により算定する。

(2) 単なる美容を目的とするものは保険給付の対象とならない。

K347-3　内視鏡下鼻中隔手術Ⅰ型（骨，軟骨手術）　　　　　　　　　　　　　　6,620点

K347-4　内視鏡下鼻中隔手術Ⅱ型（粘膜手術）　　　　　　　　　　　　　　　2,440点

K347-5　内視鏡下鼻腔手術Ⅰ型（下鼻甲介手術）　　　　　　　　　　　　　　7,940点

K347-6　内視鏡下鼻腔手術Ⅱ型（鼻腔内手術）　　　　　　　　　　　　　　　3,170点

K347-7　内視鏡下鼻腔手術Ⅲ型（鼻孔閉鎖症手術）　　　　　　　　　　　　　19,940点

K347-8　内視鏡下鼻中隔手術Ⅲ型（前彎矯正術）　　　　　　　　　　　　　29,680点

K347-9　内視鏡下鼻中隔手術Ⅳ型（外鼻形成術）　　　　　　　　　　　　　46,070点

（副 鼻 腔）

K348　削除

K349　削除

K350　前頭洞充填術　　　　　　13,200点　→K934副鼻腔手術用内視鏡加算対象
→K934-2副鼻腔手術用骨軟部組織切除機器加算対象
→K939の「1」ナビゲーションによる画像等手術支援加算対象

K351　削除

K352　上顎洞根治手術　　　　　　9,180点　→K934副鼻腔手術用内視鏡加算対象
→K934-2副鼻腔手術用骨軟部組織切除機器加算対象
→K939の「1」ナビゲーションによる画像等手術支援加算対象

K352-2　鼻内上顎洞根治手術　　　3,820点　→K934-2副鼻腔手術用骨軟部組織切除機器加算対象
→K939の「1」ナビゲーションによる画像等手術支援加算対象

K352-3　副鼻腔炎術後後出血止血法　6,660点　→K934副鼻腔手術用内視鏡加算対象
→K934-2副鼻腔手術用骨軟部組織切除機器加算対象
→K939の「1」ナビゲーションによる画像等手術支援加算対象
◇　副鼻腔炎術後の後出血（手術日の翌日以後起った場合をいう。）が多量で，必要があって再び術創を開く場合に算定する。

K353　鼻内篩骨洞根治手術　　　　5,750点　→K934-2副鼻腔手術用骨軟部組織切除機器加算対象
→K939の「1」ナビゲーションによる画像等手術支援加算対象

K354　削除

K355　削除

K356　削除

K356-2　鼻外前頭洞手術　　　　16,290点　→K934-2副鼻腔手術用骨軟部組織切除機器加算対象
→K939の「1」ナビゲーションによる画像等手術支援加算対象

K357　鼻内蝶形洞根治手術　　　　4,390点　→K934-2副鼻腔手術用骨軟部組織切除機器加算対象
→K939の「1」ナビゲーションによる画像等手術支援加算対象

K358　削除

K359　削除

K360　削除

K361　削除

K362　削除

K362-2　経上顎洞的顎動脈結紮術　28,630点　→K934副鼻腔手術用内視鏡加算対象

K
手術

耳鼻咽喉

→K 934-2副鼻腔手術用骨軟部組織切除機器加算対象
→K 939の「1」ナビゲーションによる画像等手術支援加算対象

K 363　削除
K 364　汎副鼻腔根治手術　　　　　20,010点　→K 934-2副鼻腔手術用骨軟部組織切除機器加算対象
　　　　　　　　　　　　　　　　　　　→K 939の「1」ナビゲーションによる画像等手術支援加算対象
K 365　経上顎洞的翼突管神経切除術　28,210点　→K 934副鼻腔手術用内視鏡加算対象
　　　　　　　　　　　　　　　　　　　→K 934-2副鼻腔手術用骨軟部組織切除機器加算対象
　　　　　　　　　　　　　　　　　　　→K 939の「1」ナビゲーションによる画像等手術支援加算対象

K 366　削除

　　　（咽頭，扁桃）

K 367　咽後膿瘍切開術　　　　　　　1,900点　※　口蓋扁桃手術を行った日の翌日以降の後出血が多量で，やむを得ず
　　　　　　　　　　　　　　　　　　　　　　再び術創を開く場合における止血術は，本区分に準じて算定する。
K 368　扁桃周囲膿瘍切開術　　　　　1,830点　◇　扁桃周囲炎又は扁桃周囲膿瘍において，単に穿刺排膿のみ行い切開
　　　　　　　　　　　　　　　　　　　　　　しなかった場合はJ 103扁桃周囲膿瘍穿刺（扁桃周囲炎を含む。）の所
　　　　　　　　　　　　　　　　　　　　　　定点数を算定し，試験穿刺を行い膿汁を認め直ちに切開した場合は本
　　　　　　　　　　　　　　　　　　　　　　区分を算定する。

K 369　咽頭異物摘出術
　1　簡単なもの　　　　　　　　　　500点
　2　複雑なもの　　　　　　　　　2,100点
K 370　アデノイド切除術　　　　　　1,600点
K 371　上咽頭腫瘍摘出術
　1　経口腔によるもの　　　　　　5,350点
　2　経鼻腔によるもの　　　　　　6,070点
　3　経副鼻腔によるもの　　　　　8,790点
　4　外切開によるもの　　　　　16,590点
K 371-2　上咽頭ポリープ摘出術
　1　経口腔によるもの　　　　　　4,460点
　2　経鼻腔によるもの　　　　　　5,060点
　3　経副鼻腔によるもの　　　　　8,270点
　4　外切開によるもの　　　　　15,080点　◆　経過措置（「4」）→第4章　経過措置参照。
K 372　中咽頭腫瘍摘出術
　1　経口腔によるもの　　　　　　2,710点
　2　外切開によるもの　　　　　16,260点
K 373　下咽頭腫瘍摘出術
　1　経口腔によるもの　　　　　　7,290点
　2　外切開によるもの　　　　　16,300点
K 374　咽頭悪性腫瘍手術（軟口蓋悪性腫瘍手術　◆　頸部郭清術加算対象→通則9
　　　を含む。）　　　　　　　　35,340点　→K 931超音波凝固切開装置等加算対象
K 374-2　鏡視下咽頭悪性腫瘍手術（軟口蓋悪性　◆　施設基準設定手術（要届出）→通則4
　　　腫瘍手術を含む。）　　　　38,740点　◆　頸部郭清術加算対象→通則9
　　　　　　　　　　　　　　　　　　　◆　施設基準設定手術（要届出）（内視鏡手術用支援機器を用いて行っ
　　　　　　　　　　　　　　　　　　　　た場合）→通則18
　　　　　　　　　　　　　　　　　　　→K 931超音波凝固切開装置等加算対象

K 375　鼻咽腔線維腫手術
　1　切除　　　　　　　　　　　　9,630点
　2　摘出　　　　　　　　　　　37,850点
K 375-2　鼻咽腔閉鎖術　　　　　　23,790点
K 376　上咽頭悪性腫瘍手術　　　　35,830点　◆　施設基準設定手術→通則5
　　　　　　　　　　　　　　　　　　　◆　頸部郭清術加算対象→通則9
　　　　　　　　　　　　　　　　　　　→K 931超音波凝固切開装置等加算対象
K 377　口蓋扁桃手術　　　　　　　　　　　　◇　口蓋扁桃手術について

K　手術

耳鼻咽喉

1　切除	1,720点
2　摘出	3,600点

⑴　扁桃除去を行った当日における止血については算定できない。
⑵　口蓋扁桃手術を行った日の翌日以降の後出血が多量で，やむを得ず再び術創を開く場合における止血術は，K367咽後膿瘍切開術に準じて算定する。

K378　舌扁桃切除術　1,230点
K379　副咽頭間隙腫瘍摘出術
　1　経頸部によるもの　34,320点
　2　経側頭下窩によるもの（下顎離断によるものを含む。）　55,200点
K379-2　副咽頭間隙悪性腫瘍摘出術

→K931超音波凝固切開装置等加算対象

　1　経頸部によるもの　47,580点
　2　経側頭下窩によるもの（下顎離断によるものを含む。）　91,500点
K380　過長茎状突起切除術　6,440点
K381　上咽頭形成手術　10,110点
K382　咽頭瘻閉鎖術　12,770点
K382-2　咽頭皮膚瘻孔閉鎖術　12,770点

　　　（喉頭，気管）

K383　喉頭切開・截開術　13,420点
K384　喉頭膿瘍切開術　2,460点
K384-2　深頸部膿瘍切開術　5,520点
K385　喉頭浮腫乱切術　2,040点
K386　気管切開術　3,450点

◆　極低出生体重児・新生児加算対象→通則7
◇　気管切開術後カニューレを入れた数日間の処置（単なるカニューレの清拭でない）は，J000創傷処置における手術後の患者に対するものにより算定する。
◇　気道確保のための輪状甲状靱帯膜穿刺を行った場合は，本区分により算定する。

K386-2　輪状甲状靱帯切開術　1,970点

K387　喉頭粘膜焼灼術（直達鏡によるもの）　2,860点
K388　喉頭粘膜下異物挿入術　3,630点
K388-2　喉頭粘膜下軟骨片挿入術　12,240点

◇　反回神経麻痺に対し，声帯固定のため甲状軟骨を左右に分離し，喉頭側軟骨膜下に甲状軟骨より取り出した小軟骨片を挿入した場合に算定する。
◆　施設基準設定手術（要届出）→通則4
◇　内喉頭筋内注入術（ボツリヌス毒素によるもの）について

K388-3　内喉頭筋内注入術（ボツリヌス毒素によるもの）　1,500点

⑴　内喉頭筋内注入術（ボツリヌス毒素によるもの）は，痙攣性発声障害に対してボツリヌス毒素を経皮的に内喉頭筋内に注入した場合に算定する。
⑵　実施に当たっては，経皮的に筋電図を使用し薬剤を注入すること。
⑶　筋電図検査に係る費用は所定点数に含まれ，別に算定できない。
◇　喉頭ポリープが左右の声帯にあるときは，各側ごとに算定できる。

K389　喉頭・声帯ポリープ切除術
　1　間接喉頭鏡によるもの　2,990点
　2　直達喉頭鏡又はファイバースコープによるもの　4,300点

◆　「2」はA400の「3」短期滞在手術等基本料3対象→第1章第2部入院料等通則3

K390　喉頭異物摘出術
　1　直達鏡によらないもの　2,920点
　2　直達鏡によるもの　5,250点
K391　気管異物除去術
　1　直達鏡によるもの　5,320点
　2　開胸手術によるもの　43,340点

K 392	喉頭蓋切除術		**3,660点**
K 392-2	喉頭蓋囊腫摘出術		3,190点
K 393	喉頭腫瘍摘出術		
	1	間接喉頭鏡によるもの	3,420点
	2	直達鏡によるもの	4,310点
K 394	喉頭悪性腫瘍手術		
	1	切除	38,800点
	2	全摘	71,360点
K 394-2	鏡視下喉頭悪性腫瘍手術		
	1	切除	42,200点
	2	全摘	67,200点
K 395	喉頭, 下咽頭悪性腫瘍手術 (頸部, 胸部, 腹部等の操作による再建を含む。)		
			113,880点
K 396	気管切開孔閉鎖術		1,250点
K 396-2	気管縫合術		1,040点
K 397	喉頭横隔膜切除術 (ステント挿入固定術を含む。)		13,390点
K 398	喉頭狭窄症手術		
	1	前方開大術	23,430点
	2	前壁形成手術	23,320点
	3	Tチューブ挿入術	14,040点
K 399	気管狭窄症手術		38,540点
K 400	喉頭形成手術		
	1	人工形成材料挿置術, 軟骨片挿置術	
			18,750点
	2	筋弁転位術, 軟骨転位術, 軟骨除去術	
			28,510点
	3	甲状軟骨固定用器具を用いたもの	
			34,840点
K 401	気管口狭窄拡大術		**3,090点**
K 402	縦隔気管口形成手術		76,040点
K 403	気管形成手術 (管状気管, 気管移植等)		
	1	頸部からのもの	49,940点
	2	開胸又は胸骨正中切開によるもの	
			76,040点
K 403-2	嚥下機能手術		
	1	輪状咽頭筋切断術	18,810点
	2	喉頭挙上術	18,370点
	3	喉頭気管分離術	30,260点
	4	喉頭全摘術	28,210点

◆　「1」は極低出生体重児・新生児加算対象→通則7

◆　頸部郭清術加算対象→通則9
→K 931超音波凝固切開装置等加算対象
→N006の「注5」悪性腫瘍病理組織標本加算対象

◆　施設基準設定手術 (要届出) →通則4
◆　頸部郭清術加算対象→通則9
◆　施設基準設定手術 (要届出) (内視鏡手術用支援機器を用いて行った場合) →通則18
→K 931超音波凝固切開装置等加算対象
→N006の「注5」悪性腫瘍病理組織標本加算対象

◆　施設基準設定手術→通則5
→K 931超音波凝固切開装置等加算対象

◆　極低出生体重児・新生児加算対象→通則7

◆　「2」は極低出生体重児・新生児加算対象→通則7

◆　極低出生体重児・新生児加算対象→通則7

◆　「3」は施設基準設定手術 (要届出) →通則4

◆　極低出生体重児・新生児加算対象→通則7

第6款　顔面・口腔・頸部

◇　歯科医師による周術期口腔機能管理の実施後1月以内に, 第6款 (顔面・口腔・頸部) に掲げる悪性腫瘍手術を全身麻酔下で実施した場合は, 周術期口腔機能管理後手術加算として, 200点を所定点数に加算する。

区分

（歯，歯肉，歯槽部，口蓋）

K 404 抜歯手術（1歯につき）
　1　乳歯　　　　　　　　　　**130点**
　2　前歯　　　　　　　　　　**160点**
　3　臼歯　　　　　　　　　　**270点**
　4　埋伏歯　　　　　　　**1,080点**
　注1　2又は3については，歯根肥大，骨の
　　　　癒着歯等に対する骨の開さく又は歯根分
　　　　離術を行った場合に限り，**難抜歯加算**と
　　　　して，**230点**を所定点数に加算する。
　　2　4については，完全埋伏歯（骨性）又
　　　　は水平埋伏智歯に限り算定する。
　　3　4については，**下顎完全埋伏智歯（骨
　　　　性）**又は**下顎水平埋伏智歯**の場合は，
　　　　130点を所定点数に加算する。
　　4　抜歯と同時に行う歯槽骨の整形等の費
　　　　用は，所定点数に含まれる。
K 405 削除
K 406 口蓋腫瘍摘出術
　1　口蓋粘膜に限局するもの　　**520点**　　→「1」はK 939-7の「1」レーザー機器加算1対象
　2　口蓋骨に及ぶもの　　　**8,050点**　　→「2」はK 939の「2」実物大臓器立体モデルによる画像等手術支援
　　　　　　　　　　　　　　　　　　　　　　　加算対象
　　　　　　　　　　　　　　　　　　　　→「2」はK 939-7の「3」レーザー機器加算3対象

K 407 顎・口蓋裂形成手術
　1　軟口蓋のみのもの　　　**15,770点**
　2　硬口蓋に及ぶもの　　　**24,170点**
　3　顎裂を伴うもの
　イ　片側　　　　　　　　**25,170点**
　ロ　両側　　　　　　　　**31,940点**
K 407-2 軟口蓋形成手術　　**9,700点**　　◇　いびきに対して軟口蓋形成手術を行った場合に算定する。

（口腔前庭，口腔底，頬粘膜，舌）

K 408 口腔底膿瘍切開術　　　　**700点**
K 409 口腔底腫瘍摘出術　　　**7,210点**　　→K 939-7の「3」レーザー機器加算3対象
K 410 口腔底悪性腫瘍手術　　**29,360点**　　◆　頸部郭清術加算対象→通則9
K 411 頬粘膜腫瘍摘出術　　　**4,460点**　　→K 939-7の「3」レーザー機器加算3対象
K 412 頬粘膜悪性腫瘍手術　　**26,310点**　　◆　頸部郭清術加算対象→通則9
K 413 舌腫瘍摘出術
　1　粘液嚢胞摘出術　　　　**1,220点**　　→「1」はK 939-7の「1」レーザー機器加算1対象
　2　その他のもの　　　　　**2,940点**　　→「2」はK 939-7の「2」レーザー機器加算2対象
K 414 舌根甲状腺腫摘出術　　**11,760点**
K 414-2 甲状舌管嚢胞摘出術　**10,050点**
K 415 舌悪性腫瘍手術　　　　　　　　　　　◆　施設基準設定手術→通則5
　　　　　　　　　　　　　　　　　　　　　　◆　頸部郭清術加算対象→通則9

　1　切除　　　　　　　　　**26,410点**
　2　亜全摘　　　　　　　　**84,080点**
K 416 削除
K 417 削除

K 418　舌形成手術（巨舌症手術）　　9,100点
K 418-2　舌繋瘢痕性短縮矯正術　　2,650点
K 419　頬，口唇，舌小帯形成手術　　630点
K 420　削除

（顔　　面）

K 421　口唇腫瘍摘出術
　1　粘液嚢胞摘出術　　1,020点
　2　その他のもの　　3,050点
K 422　口唇悪性腫瘍手術　　33,010点
K 423　頬腫瘍摘出術

　1　粘液嚢胞摘出術　　910点
　2　その他のもの　　5,250点
K 424　頬悪性腫瘍手術　　20,940点
K 425　口腔，顎，顔面悪性腫瘍切除術
　　　　　　　　　　　　121,740点

K 426　口唇裂形成手術（片側）
　1　口唇のみの場合　　13,180点
　2　口唇裂鼻形成を伴う場合　　18,810点
　3　鼻腔底形成を伴う場合　　24,350点
K 426-2　口唇裂形成手術（両側）
　1　口唇のみの場合　　18,810点
　2　口唇裂鼻形成を伴う場合　　23,790点
　3　鼻腔底形成を伴う場合　　36,620点

（顔面骨，顎関節）

K 427　頬骨骨折観血的整復術　　18,100点
K 427-2　頬骨変形治癒骨折矯正術　　38,610点

K 428　下顎骨折非観血的整復術　　1,240点
　注　三内式線副子以上を使用する連続歯結紮
　　　法を行った場合は，650点を加算する。
K 429　下顎骨折観血的手術
　1　片側　　13,000点
　2　両側　　27,320点
K 429-2　下顎関節突起骨折観血的手術
　1　片側　　28,210点
　2　両側　　47,020点

K 430　顎関節脱臼非観血的整復術　　410点
K 431　顎関節脱臼観血的手術　　26,210点
K 432　上顎骨折非観血的整復術　　1,800点
K 433　上顎骨折観血的手術　　16,400点
K 434　顔面多発骨折観血的手術　　39,700点

K 434-2　顔面多発骨折変形治癒矯正術
　　　　　　　　　　　　47,630点

→「1」はK 939-7の「1」レーザー機器加算1対象
→「2」はK 939-7の「3」レーザー機器加算3対象
◆　頸部郭清術加算対象→通則9
◇　皮膚又は皮下にある腫瘍の摘出術は，K 005皮膚，皮下腫瘍摘出術（露出部）又はK 006皮膚，皮下腫瘍摘出術（露出部以外）により算定する。
→「1」はK 939-7の「1」レーザー機器加算1対象
→「2」はK 939-7の「3」レーザー機器加算3対象
◆　頸部郭清術加算対象→通則9
◆　施設基準設定手術→通則5
◆　極低出生体重児・新生児加算対象→通則7
◆　頸部郭清術加算対象→通則9
◆　極低出生体重児・新生児加算対象→通則7

◆　極低出生体重児・新生児加算対象→通則7

→K 939の「2」実物大臓器立体モデルによる画像等手術支援加算対象
◆　施設基準設定手術→通則5
→K 939の「2」実物大臓器立体モデルによる画像等手術支援加算対象

→K 939の「2」実物大臓器立体モデルによる画像等手術支援加算対象

◇　「2」両側は，両側の下顎関節突起骨折について観血的に手術を行った場合に算定する。

→K 939の「2」実物大臓器立体モデルによる画像等手術支援加算対象
◆　施設基準設定手術→通則5
→K 939の「2」実物大臓器立体モデルによる画像等手術支援加算対象
◇　顔面多発骨折観血的手術は，上下顎の同時骨折の場合等複数の骨に対して観血的に手術を行った場合に算定する。

K　手術
顔面・口腔・頸部

K435 術後性上顎嚢胞摘出術	6,660点	
K436 顎骨腫瘍摘出術		→K939の「2」実物大臓器立体モデルによる画像等手術支援加算対象
1 長径3センチメートル未満	2,820点	
2 長径3センチメートル以上	13,390点	
K437 下顎骨部分切除術	16,780点	→K939の「2」実物大臓器立体モデルによる画像等手術支援加算対象
		→K939の「3」患者適合型手術支援ガイドによる画像等手術支援加算対象
K438 下顎骨離断術	32,560点	→K939の「2」実物大臓器立体モデルによる画像等手術支援加算対象
		→K939の「3」患者適合型手術支援ガイドによる画像等手術支援加算対象
K439 下顎骨悪性腫瘍手術		◆ 頸部郭清術加算対象→通則9
		→K939の「2」実物大臓器立体モデルによる画像等手術支援加算対象
		→K939の「3」患者適合型手術支援ガイドによる画像等手術支援加算対象
		→N006の「注5」悪性腫瘍病理組織標本加算対象
1 切除	40,360点	
2 切断（おとがい部を含むもの）	79,270点	
3 切断（その他のもの）	64,590点	
K440 上顎骨切除術	15,310点	→K939の「2」実物大臓器立体モデルによる画像等手術支援加算対象
K441 上顎骨全摘術	42,590点	→K939の「2」実物大臓器立体モデルによる画像等手術支援加算対象
K442 上顎骨悪性腫瘍手術		◆ 施設基準設定手術→通則5
		→K939の「2」実物大臓器立体モデルによる画像等手術支援加算対象
		→N006の「注5」悪性腫瘍病理組織標本加算対象
1 掻爬	10,530点	
2 切除	34,420点	◆ 「2」は頸部郭清術加算対象→通則9
3 全摘	68,480点	◆ 「3」は頸部郭清術加算対象→通則9
K443 上顎骨形成術		◆ 施設基準設定手術→通則5
		→K932創外固定器加算対象
		→K939の「2」実物大臓器立体モデルによる画像等手術支援加算対象
		→K939-8超音波切削機器加算対象

◇ 上顎骨形成術について
(1) 「1」単純な場合とは上顎骨発育不全症又は外傷後の上顎骨後位癒着等に対し，Le FortⅠ型切離により移動を図る場合をいう。
(2) 「2」複雑な場合及び2次的再建の場合とは，「1」と同様の症例に対し，LeFortⅡ型若しくはLe FortⅢ型切離により移動する場合又は悪性腫瘍手術等による上顎欠損症に対し2次的骨性再建を行う場合をいう。

1 単純な場合	27,880点	
2 複雑な場合及び2次的再建の場合	45,510点	
3 骨移動を伴う場合	72,900点	◆ 「3」は施設基準設定手術（要届出）→通則4
注1 1について，**上顎骨を複数に分割した**場合は，**5,000点**を所定点数に加算する。		◇ 「注1」に規定する加算は，上顎骨発育不全症，外傷後の上顎骨後位癒着，上顎前突症，開咬症又は過蓋咬合症等に対し，Le FortⅠ型切離を行い，上顎骨を複数に分割して移動させた場合に算定する。
2 3については，先天奇形に対して行われた場合に限り算定する。		
K444 下顎骨形成術		→K932創外固定器加算対象
		→K939の「2」実物大臓器立体モデルによる画像等手術支援加算対象
		→K939の「3」患者適合型手術支援ガイドによる画像等手術支援加算対象
		→K939-8超音波切削機器加算対象
1 おとがい形成の場合	8,710点	

K

手術

顔面・口腔・頸部

2	短縮又は伸長の場合	30,790点
3	再建の場合	51,120点
4	骨移動を伴う場合	54,210点

◆　「4」は施設基準設定手術（要届出）→通則4

注1　2については，**両側を同時に行った場**
　　合は，**3,000点**を所定点数に加算する。
　　2　4については，先天奇形に対して行わ
　　れた場合に限り算定する。

K 444-2 下顎骨延長術

→ K 932創外固定器加算対象
→ K 939の「2」実物大臓器立体モデルによる画像等手術支援加算対象
→ K 939-8超音波切削機器加算対象
◇　仮骨延長法を用いて下顎骨を延長・形成する場合に算定する。

1	片側	30,790点
2	両側	47,550点
K 445	**顎関節形成術**	40,870点
K 445-2	**顎関節人工関節全置換術**	59,260点

◆　施設基準設定手術（要届出）→通則4

K 446	**顎関節授動術**	
1	徒手的授動術	
イ	単独の場合	440点
ロ	パンピングを併用した場合	990点

◇　「1」の「ロ」パンピングを併用した場合とは，顎関節の運動障害
　を有する患者に対して，パンピング（顎関節腔に対する薬液の注入，
　洗浄）を行いながら，徒手的に顎関節の授動を図ったものをいう。
◇　「1」の「ハ」関節腔洗浄療法を併用した場合とは，局所麻酔下で
　上関節腔に注射針を2本刺入し，上関節腔を薬剤にて自然灌流するこ
　とにより顎関節可動域の増加又は除痛を目的とするものをいう。

ハ	関節腔洗浄療法を併用した場合	
		2,760点
2	顎関節鏡下授動術	12,090点
3	開放授動術	25,100点
K 447	**顎関節円板整位術**	
1	顎関節鏡下円板整位術	22,100点
2	開放円板整位術	27,300点

（唾　液　腺）

K 448	**がま腫切開術**	820点
K 449	**唾液腺膿瘍切開術**	900点

→ K 939-7の「1」レーザー機器加算1対象

K 450 唾石摘出術（一連につき）

◇　所期の目的を達するために複数回実施した場合であっても，一連と
　して算定する。

1	表在性のもの	720点
2	深在性のもの	4,330点
3	腺体内に存在するもの	6,550点

◇　「1」表在性のものとは，導管開口部付近に位置する唾石をいう。
◇　「2」深在性のものとは，腺体付近の導管等に位置する唾石をいう。

注　2又は3の場合であって**内視鏡**を用いた
　場合は，**1,000点**を所定点数に加算する。

K 451	**がま腫摘出術**	7,140点
K 452	**舌下腺腫瘍摘出術**	7,180点
K 453	**顎下腺腫瘍摘出術**	9,640点
K 454	**顎下腺摘出術**	10,210点
K 455	**顎下腺悪性腫瘍手術**	33,010点
K 456	削除	
K 457	**耳下腺腫瘍摘出術**	
1	耳下腺浅葉摘出術	27,210点
2	耳下腺深葉摘出術	34,210点
K 458	**耳下腺悪性腫瘍手術**	

→ K 939-7の「3」レーザー機器加算3対象
→ K 939-7の「3」レーザー機器加算3対象

◆　頸部郭清術加算対象→通則9

→ K 930脊髄誘発電位測定等加算対象

◆　施設基準設定手術→通則5
◆　頸部郭清術加算対象→通則9
→ K 930脊髄誘発電位測定等加算対象

K
手術

顔面・口腔・頸部

1	切除	33,010点
2	全摘	44,020点

K 459 唾液腺管形成手術　　13,630点

K 460 唾液腺管移動術

| 1 | 上顎洞内へのもの | 13,630点 |
| 2 | 結膜嚢内へのもの | 15,490点 |

（甲状腺，副甲状腺（上皮小体））

K 461 甲状腺部分切除術，甲状腺腫摘出術
→ K 930脊髄誘発電位測定等加算対象
→ K 931超音波凝固切開装置等加算対象

| 1 | 片葉のみの場合 | 8,860点 |
| 2 | 両葉の場合 | 10,760点 |

K 461-2 内視鏡下甲状腺部分切除，腺腫摘出術
◆ 施設基準設定手術（要届出）→通則4
→ K 930脊髄誘発電位測定等加算対象
→ K 931超音波凝固切開装置等加算対象

| 1 | 片葉のみの場合 | 17,410点 |
| 2 | 両葉の場合 | 25,210点 |

K 462 バセドウ甲状腺全摘（亜全摘）術（両葉）　　22,880点
◆ 施設基準設定手術→通則5
→ K 930脊髄誘発電位測定等加算対象
→ K 931超音波凝固切開装置等加算対象

K 462-2 内視鏡下バセドウ甲状腺全摘（亜全摘）術（両葉）　　25,210点
◆ 施設基準設定手術（要届出）→通則4
→ K 930脊髄誘発電位測定等加算対象

K 463 甲状腺悪性腫瘍手術
◆ 「1」，「3」は頸部郭清術加算対象→通則9
→ K 930脊髄誘発電位測定等加算対象
→ K 931超音波凝固切開装置等加算対象

1	切除（頸部外側区域郭清を伴わないもの）	24,180点
2	切除（頸部外側区域郭清を伴うもの）	26,180点
3	全摘及び亜全摘（頸部外側区域郭清を伴わないもの）	33,790点
4	全摘及び亜全摘（片側頸部外側区域郭清を伴うもの）	35,790点
5	全摘及び亜全摘（両側頸部外側区域郭清を伴うもの）	36,790点

K 463-2 内視鏡下甲状腺悪性腫瘍手術
◆ 施設基準設定手術（要届出）→通則4
◆ 頸部郭清術加算対象→通則9
→ K 930脊髄誘発電位測定等加算対象
→ K 931超音波凝固切開装置等加算対象

| 1 | 切除 | 27,550点 |
| 2 | 全摘及び亜全摘 | 37,160点 |

K 464 副甲状腺（上皮小体）腺腫過形成手術
→ K 930脊髄誘発電位測定等加算対象

| 1 | 副甲状腺（上皮小体）摘出術 | 15,680点 |
| 2 | 副甲状腺（上皮小体）全摘術（一部筋肉移植） | 33,790点 |

K 464-2 内視鏡下副甲状腺（上皮小体）腺腫過形成手術　　20,660点
◆ 施設基準設定手術（要届出）→通則4
→ K 930脊髄誘発電位測定等加算対象

K 465 副甲状腺（上皮小体）悪性腫瘍手術（広汎）　　39,000点
→ K 930脊髄誘発電位測定等加算対象
→ K 931超音波凝固切開装置等加算対象

（その他の頸部）

K 466	斜角筋切断術	3,760点
K 467	頸瘻，頸嚢摘出術	13,710点
K 468	頸肋切除術	15,240点
K 469	頸部郭清術	
1	片側	27,670点
2	両側	37,140点

◇　頸部郭清術について
(1)　頸部郭清術（ネックディセクション）とは，頸部リンパ節群が存在する頸部領域の腫瘍細胞を根絶するため，当該領域の組織（筋，リンパ節，静脈，脂肪，結合織等）を広範囲に摘出することをいう。
(2)　頸部郭清術を他の手術に併せて行った場合は，手術の「通則9」に規定されている所定点数を算定するものとし，独立して行った場合には本区分の所定点数を算定する。
(3)　他の手術に併せて行った頸部リンパ節の単なる郭清は手術の所定点数に含まれ，別に算定できない。なお，単独に行った場合は，K 627リンパ節群郭清術の「2」により算定する。

K 470	頸部悪性腫瘍手術	41,920点
K 470-2	頭頸部悪性腫瘍光線力学療法	22,100点

◆　施設基準設定手術（要届出）→通則4
◇　頭頸部悪性腫瘍光線力学療法について
(1)　半導体レーザー用プローブを用いて切除不能な局所進行又は局所再発の頭頸部癌に対してレーザー光照射を実施した場合に算定する。
(2)　本療法は，頭頸部外科について5年以上の経験を有し，本治療に関する所定の研修を修了している医師が実施すること。

K 471	筋性斜頸手術	3,720点

第7款　胸　　部

◇　胸部に掲げる手術について
(1)　既に保険適用されている腹腔鏡下手術以外の手術で腹腔鏡を用いる場合については，その都度当局に内議し準用が通知されたもののみが保険給付の対象となる。それ以外の場合については，その手術を含む診療の全体が保険適用とならないので留意されたい。なお，胸腔鏡下手術及び内視鏡手術用支援機器を用いた手術も同様の取扱いとする。
(2)　歯科医師による周術期口腔機能管理の実施後1月以内に，第7款（胸部）に掲げる悪性腫瘍手術を全身麻酔下で実施した場合は，周術期口腔機能管理後手術加算として，200点を所定点数に加算する。

区分

（乳　　腺）

K 472	乳腺膿瘍切開術	980点
K 473	削除	
K 474	乳腺腫瘍摘出術	
1	長径5センチメートル未満	3,190点
2	長径5センチメートル以上	6,730点

◆　「1」はA 400の「3」短期滞在手術等基本料3対象→第1章第2部入院料等通則3
◆　「2」はA 400の「3」短期滞在手術等基本料3対象→第1章第2部入院料等通則3

K 474-2	乳管腺葉区域切除術	12,820点
K 474-3	乳腺腫瘍画像ガイド下吸引術（一連につき）	

◇　乳腺腫瘍画像ガイド下吸引術について
(1)　マンモグラフィー，CT撮影，MRI撮影，超音波検査等を行った結果，乳房に非触知病変や石灰化病変などが認められる場合に，画像ガイド下（マンモグラフィー，超音波装置又はMRIに限る。）で乳房専用の吸引システムを用いて，当該乳腺組織を摘出した場合に算定する。
(2)　当該乳腺組織の確定診断や手術適用を決定することを目的として行った場合も本区分で算定する。
(3)　組織の採取に用いる保険医療材料の費用は，所定点数に含まれ別に

K 手術 胸部

1　マンモグラフィー又は超音波装置による
　　もの　　　　　　　　　　　　　**6,240点**
2　ＭＲＩによるもの　　　　　　　**8,210点**

K 475　乳房切除術　　　　　　　　　　6,040点
注　遺伝性乳癌卵巣癌症候群の患者に対して
　　行う場合は，**遺伝性乳癌卵巣癌症候群乳房**
　　切除加算として，**8,780点**を所定点数に加
　　算する。

K 475-2　乳癌冷凍凝固摘出術　　　　8,690点

K 476　乳腺悪性腫瘍手術

1　単純乳房切除術（乳腺全摘術）**17,040点**
2　乳房部分切除術（腋窩部郭清を伴わない
　　もの）　　　　　　　　　　　　**28,210点**
3　乳房切除術（腋窩部郭清を伴わないも
　　の）　　　　　　　　　　　　　**22,520点**
4　乳房部分切除術（腋窩部郭清を伴うもの
　　（内視鏡下によるものを含む。））　**42,350点**
5　乳房切除術（腋窩鎖骨下部郭清を伴うも
　　の）・胸筋切除を併施しないもの　**42,350点**
6　乳房切除術（腋窩鎖骨下部郭清を伴うも
　　の）・胸筋切除を併施するもの　　**42,350点**
7　拡大乳房切除術（胸骨旁，鎖骨上，下窩
　　など郭清を併施するもの）　　　**52,820点**
8　乳輪温存乳房切除術（腋窩部郭清を伴わ
　　ないもの）　　　　　　　　　　**27,810点**
9　乳輪温存乳房切除術（腋窩部郭清を伴う
　　もの）　　　　　　　　　　　　**48,340点**
注1　放射性同位元素及び色素を用いたセン
　　　チネルリンパ節生検を行った場合又はイ
　　　ンドシアニングリーンを用いたリンパ節
　　　生検を行った場合には，**乳癌センチネル**
　　　リンパ節生検加算1として，**5,000点**を
　　　所定点数に加算する。ただし，当該検査
　　　に用いた色素の費用は，算定しない。
　　2　放射性同位元素又は色素を用いたセン
　　　チネルリンパ節生検を行った場合には，
　　　乳癌センチネルリンパ節生検加算2とし
　　　て，**3,000点**を所定点数に加算する。た
　　　だし，当該検査に用いた色素の費用は，
　　　算定しない。

K 476-2　陥没乳頭形成術，再建乳房乳頭形成術
　　　　　　　　　　　　　　　　　　7,350点

算定できない。

◆　「2」は施設基準設定手術（要届出）→通則4
◇　「2」は，マンモグラフィー又は超音波検査では検出できず，ＭＲ
　　Ｉ撮影によってのみ検出できる病変が認められる患者に対して，当該
　　病変が含まれる乳腺組織を摘出する目的で実施した場合に限り算定で
　　きる。
◆　施設基準設定手術（要届出）（性同一性障害の患者に対して行う場
　　合に限る）→通則4
◆　施設基準設定手術（要届出）（遺伝性乳癌卵巣癌症候群の患者に対
　　して行った場合）→通則19

◆　施設基準設定手術（要届出）（「1」から「7」までについては，「注
　　1」又は「注2」に規定する加算を算定する場合に限る）→通則4
→　「4」，「5」，「6」，「9」はK 931超音波凝固切開装置等加算対象
→　K 935止血用加熱凝固切開装置加算対象
→　N 006の「注5」悪性腫瘍病理組織標本加算対象
◇　乳腺悪性腫瘍手術について
(1)　両側の腋窩リンパ節郭清術を併せて行った場合は，本区分「7」に
　　より算定する。
(2)　「注1」に規定する乳癌センチネルリンパ節生検加算1及び「注2」
　　に規定する乳癌センチネルリンパ節生検加算2については，以下の要
　　件に留意し算定する。
　ア　触診及び画像診断の結果，腋窩リンパ節への転移が認められない
　　　乳癌に係る手術の場合のみ算定する。
　イ　センチネルリンパ節生検に伴う放射性同位元素の薬剤料は，K
　　　940薬剤により算定する。
　ウ　放射性同位元素の検出に要する費用は，E 100シンチグラム（画
　　　像を伴うもの）の「1」部分（静態）（一連につき）により算定する。
　エ　摘出したセンチネルリンパ節の病理診断に係る費用は，第13部病
　　　理診断の所定点数により算定する。

◇　陥没乳頭形成術，再建乳房乳頭形成術について
(1)　授乳障害のある陥没乳頭に対して乳頭形成を行った場合，又は乳腺
　　悪性腫瘍手術後の再建乳房に対して二期的に乳頭形成を行った場合に
　　算定する。

K476-3 動脈（皮）弁及び筋（皮）弁を用いた乳房再建術（乳房切除後）

1　一次的に行うもの	49,120点
2　二次的に行うもの	53,560点

K476-4 ゲル充填人工乳房を用いた乳房再建術（乳房切除後）　25,000点

K476-5 乳腺悪性腫瘍ラジオ波焼灼療法（一連として）　15,000点

注1　フュージョンイメージングを用いて行った場合は，**フュージョンイメージング加算**として，**200点**を所定点数に加算する。

2　放射性同位元素及び色素を用いたセンチネルリンパ節生検を行った場合又はインドシアニングリーンを用いたリンパ節生検を行った場合には，**乳癌センチネルリンパ節生検加算1**として，**5,000点**を所定点数に加算する。ただし，当該検査に用いた色素の費用は，算定しない。

3　放射性同位元素又は色素を用いたセンチネルリンパ節生検を行った場合には，**乳癌センチネルリンパ節生検加算2**として，**3,000点**を所定点数に加算する。ただし，当該検査に用いた色素の費用は，算定しない。

(2)　単なる美容を目的とするものは保険給付の対象とならない。

→ K931超音波凝固切開装置等加算対象
→ K939-2術中血管等描出撮影加算対象

◇　乳房再建術（乳房切除後）は，動脈（皮）弁術及び筋（皮）弁術を実施した場合に算定する。なお，遊離皮弁術（顕微鏡下血管柄付きのもの）を実施した場合は，K017遊離皮弁術（顕微鏡下血管柄付きのもの）の所定点数のみを算定し，本区分の所定点数は別に算定できない。

◆　施設基準設定手術（要届出）→通則4

◇　ゲル充填人工乳房を用いた乳房再建術について

(1)　乳腺腫瘍患者若しくは遺伝性乳癌卵巣癌症候群患者に対する乳腺切除術又は乳腺悪性腫瘍手術後の乳房再建術にゲル充填人工乳房を用いた場合に限り算定できる。

(2)　乳腺腫瘍患者若しくは遺伝性乳癌卵巣癌症候群患者に対する乳腺切除術又は乳腺悪性腫瘍手術後の乳房再建術を行う症例で，次のいずれかに該当した場合に限り算定できる。その際，次のいずれに該当するかを診療報酬明細書の摘要欄に記載する。

ア　一次一期的再建の場合
　大胸筋が温存され皮膚欠損が生じない乳輪乳頭温存皮下乳腺全摘術を行った症例。ただし，乳腺悪性腫瘍手術後の場合においては，術前診断において早期乳癌（Stage0-ⅢA）で，皮膚浸潤，大胸筋浸潤や高度のリンパ節転移を認めない。

イ　一次二期的再建の場合
　乳腺全摘術時に組織拡張器が挿入され，十分に皮膚が拡張されている症例。

ウ　二次再建の場合
　乳腺全摘術後で大胸筋が残存しており，初回手術で組織拡張器が挿入され十分に皮膚が拡張されているか，皮弁移植術などにより皮膚の不足が十分に補われている，あるいは十分に補われることが見込まれる症例。ただし，放射線照射により皮膚の血行や弾力性が障害されていない。

(3)　乳房切除術又は乳腺悪性腫瘍手術と乳房再建術を行う医療機関が異なる場合は，双方の持つ臨床情報，手術日，術式等を示す文書を相互に交付した上で，診療録に添付して保存する。

(4)　当該手術を行う際には，関係学会が定めるガイドラインを遵守する。

◆　施設基準設定手術（要届出）→通則4

◇　乳腺悪性腫瘍ラジオ波焼灼療法は，術前診断においてStage0又はIAで，腫瘍径1.5センチメートル以下の乳腺悪性腫瘍の患者に対して，関係学会の定める指針を遵守して実施した場合に限り算定する。なお，ここでいう1.5センチメートルとは，ラジオ波による焼灼範囲ではなく，腫瘍の長径をいう。

K
手術

胸部

（胸　　壁）

K 477	胸壁膿瘍切開術	700点
K 478	肋骨・胸骨カリエス又は肋骨骨髄炎手術	
		8,950点
K 479	削除	
K 480	胸壁冷膿瘍手術	7,810点
K 480-2	流注膿瘍切開掻爬術	7,670点

◇　流注膿瘍の切開掻爬術に当たって，原発巣まで追及して拡大手術を行った場合に算定する。

K 481	肋骨骨折観血的手術	10,330点
K 482	肋骨切除術	
1	第1肋骨	16,900点
2	その他の肋骨	5,160点

◇　切除した肋骨の本数にかかわらず所定点数を1回に限り算定する。また，2本以上の肋骨の切除と胸骨の掻爬を併施した場合も本区分により算定する。また，胸郭出口症候群根治術を行った場合は，本区分にて算定する。

K 483	胸骨切除術，胸骨骨折観血手術	
		12,120点
K 484	胸壁悪性腫瘍摘出術	

◆　施設基準設定手術→通則5
→K 931超音波凝固切開装置等加算対象

1	胸壁形成手術を併施するもの	56,000点
2	その他のもの	28,210点
K 484-2	胸骨悪性腫瘍摘出術	

→K 931超音波凝固切開装置等加算対象
→N006の「注5」悪性腫瘍病理組織標本加算対象

1	胸壁形成手術を併施するもの	43,750点
2	その他のもの	28,210点
K 485	胸壁腫瘍摘出術	12,960点
K 486	胸壁瘻手術	23,520点

◇　非開胸で肋骨の切除を行うと否とにかかわらず本区分により算定する。

K 487	漏斗胸手術	
1	胸骨挙上法によるもの	28,210点
2	胸骨翻転法によるもの	37,370点
3	胸腔鏡によるもの	39,260点

◇　内臓の機能障害等による症状を有するものに対して行った場合に限り算定する。

◆　「3」は施設基準設定手術→通則5
→「3」はK 931超音波凝固切開装置等加算対象

4	胸骨挙上用固定具抜去術	6,530点

（胸腔，胸膜）

K 488	試験開胸術	10,800点

※　開胸術のみを行った時点で手術を中止した場合は，本区分により算定する。

K 488-2	試験的開胸開腹術	17,380点
K 488-3	胸腔鏡下試験開胸術	13,500点

◆　施設基準設定手術→通則5
→K 931超音波凝固切開装置等加算対象
※　胸腔鏡による胸腔内の確認のみを行った時点で手術を中止した場合は，本区分により算定する。

K 488-4	胸腔鏡下試験切除術	15,800点

◆　施設基準設定手術→通則5
→K 931超音波凝固切開装置等加算対象
→K 936自動縫合器加算対象（4個限度）
※　胸腔鏡による胸腔内の確認を行い，臓器・組織の一部を切除した時点で手術を中止した場合は，本区分により算定する。

K 489	削除	
K 490	削除	
K 491	削除	
K 492	削除	

K 493　骨膜外，胸膜外充填術　　　23,520点
K 494　胸腔内（胸膜内）血腫除去術　15,350点
K 494-2　胸腔鏡下胸腔内（胸膜内）血腫除去術
　　　　　　　　　　　　　　　13,500点

◆　施設基準設定手術→通則 5
→K 931超音波凝固切開装置等加算対象

K 495　削除
K 496　醸膿胸膜，胸膜肼胝切除術

◆　施設基準設定手術→通則 5

　　1　1 肺葉に相当する範囲以内のもの
　　　　　　　　　　　　　　　26,340点
　　2　1 肺葉に相当する範囲を超えるもの
　　　　　　　　　　　　　　　33,150点
K 496-2　胸腔鏡下醸膿胸膜又は胸膜肼胝切除術
　　　　　　　　　　　　　　　51,850点

◆　施設基準設定手術→通則 5
→K 931超音波凝固切開装置等加算対象

K 496-3　胸膜外肺剥皮術

◆　施設基準設定手術→通則 5

　　1　1 肺葉に相当する範囲以内のもの
　　　　　　　　　　　　　　　26,340点
　　2　1 肺葉に相当する範囲を超えるもの
　　　　　　　　　　　　　　　33,150点
K 496-4　胸腔鏡下膿胸腔掻爬術　　32,690点

◆　施設基準設定手術→通則 5
→K 931超音波凝固切開装置等加算対象

K 496-5　経皮的膿胸ドレナージ術　　5,400点
　注　挿入時に行う画像診断及び検査の費用は
　　　算定しない。

◇　当該手術は初回実施に限り算定し，2 回目以降の処置に係るドレ
　　ナージについては，J 002ドレーン法（ドレナージ）により算定する。

K 497　膿胸腔有茎筋肉弁充填術　　38,610点
K 497-2　膿胸腔有茎大網充填術　　57,100点
K 498　胸郭形成手術（膿胸手術の場合）

◆　施設基準設定手術→通則 5
◆　施設基準設定手術→通則 5
◆　施設基準設定手術→通則 5

　　1　肋骨切除を主とするもの　　42,020点
　　2　胸膜肼胝切除を併施するもの　49,200点
K 499　胸郭形成手術（肺切除後遺残腔を含む。）
　　　　　　　　　　　　　　　16,540点

◇　肺結核手術，肺切除後遺残腔等に対して行われた場合に算定する。

K 500　削除
K 501　乳糜胸手術　　　　　　　17,290点
K 501-2　胸腔・腹腔シャントバルブ設置術
　　　　　　　　　　　　　　　12,530点

◆　極低出生体重児・新生児加算対象→通則 7
◆　極低出生体重児・新生児加算対象→通則 7

K 501-3　胸腔鏡下胸管結紮術（乳糜胸手術）
　　　　　　　　　　　　　　　15,230点

◆　施設基準設定手術→通則 5
◆　極低出生体重児・新生児加算対象→通則 7
→K 931超音波凝固切開装置等加算対象

（縦　　隔）

K 502　縦隔腫瘍，胸腺摘出術　　38,850点
K 502-2　縦隔切開術

→K 931超音波凝固切開装置等加算対象

　　1　頸部からのもの，経食道によるもの
　　　　　　　　　　　　　　　　6,390点
　　2　経胸腔によるもの，経腹によるもの
　　　　　　　　　　　　　　　20,050点
K 502-3　胸腔鏡下縦隔切開術　　31,300点

◆　施設基準設定手術→通則 5
→K 931超音波凝固切開装置等加算対象

K 502-4　拡大胸腺摘出術　　　　36,000点
　注　重症筋無力症に対して実施された場合に
　　　限り算定する。

→K 931超音波凝固切開装置等加算対象

K 502-5　胸腔鏡下拡大胸腺摘出術　58,950点
　注　重症筋無力症に対して実施された場合に
　　　限り算定する。

◆　施設基準設定手術→通則 5
◆　施設基準設定手術（要届出）（内視鏡手術用支援機器を用いて行っ
　　た場合）→通則18

K
手術
胸部

K503　縦隔郭清術　　　　　　　　　37,010点

→K931超音波凝固切開装置等加算対象

K504　縦隔悪性腫瘍手術

→K931超音波凝固切開装置等加算対象

　　1　単純摘出　　　　　　　　　38,850点
　　2　広汎摘出　　　　　　　　　58,820点
K504-2　胸腔鏡下縦隔悪性腫瘍手術　58,950点

◆　施設基準設定手術→通則5
◆　施設基準設定手術（要届出）（内視鏡手術用支援機器を用いて行った場合）→通則18
→K931超音波凝固切開装置等加算対象

（気管支，肺）

K505　削除
K506　削除
K507　肺膿瘍切開排膿術　　　　　　31,030点

※　肺結核空洞吸引術（モナルジー法）又は肺結核空洞切開術を行った場合は本区分で算定する。

K508　気管支狭窄拡張術（気管支鏡によるもの）　　　　　　　　　　　　10,150点
K508-2　気管・気管支ステント留置術
　　1　硬性鏡によるもの　　　　　11,400点
　　2　軟性鏡によるもの　　　　　 8,960点
K508-3　気管支熱形成術　　　　　　10,150点

◇　気管支熱形成術について
(1)　18歳以上の重症喘息患者に対し，気管支熱形成術（気管支サーモプラスティ）を実施した場合に，本区分の所定点数を算定する。
(2)　気管支ファイバースコピーに要する費用は所定点数に含まれ，別に算定できない。

K508-4　気管支バルブ留置術　　　　 8,960点
　　注　手術に伴う画像診断及び検査の費用は算定しない。

◆　施設基準設定手術→通則4（要届出），通則5
◇　気管支バルブ留置術について
(1)　気管支バルブ留置術は，外科的治療を除く全ての治療法が可能な範囲で実施されている慢性閉塞性肺疾患（COPD）の患者に対し，関連学会の定める適正使用指針を遵守し実施した場合に限り算定する。
(2)　本治療の実施に当たっては，K511肺切除術若しくはK513胸腔鏡下肺切除術が適応とならない又は実施困難な理由を診療報酬明細書の摘要欄に記載すること。

K509　気管支異物除去術
　　1　直達鏡によるもの　　　　　 9,260点
　　2　開胸手術によるもの　　　　45,650点
K509-2　気管支肺胞洗浄術　　　　　 6,090点
　　注　成人の肺胞蛋白症に対して治療の目的で行われた場合に限り算定する。
K509-3　気管支内視鏡的放射線治療用マーカー留置術　　　　　　　　　　10,000点

◇　気管支内視鏡的放射線治療用マーカー留置術は，放射線治療目的でマーカーを留置した場合に限り算定し，マーカー代は所定点数に含まれ，別に算定できない。
　　植込み型病変識別マーカーを用いて，経皮的にマーカー留置を行った場合は，気管支内視鏡的放射線治療用マーカー留置術に準じて算定する。この際，マーカー代は所定点数に含まれ，別に算定できない。

K509-4　気管支瘻孔閉鎖術　　　　　 9,130点

◇　気管支瘻孔閉鎖術について
(1)　気管支用充填材を用いて気管支の瘻孔閉鎖を実施した場合に算定する。
(2)　気管支ファイバースコピーに要する費用は所定点数に含まれ，別に算定できない。

K510　気管支腫瘍摘出術（気管支鏡又は気管支ファイバースコープによるもの）　　8,040点

K
手術
胸部

K510-2 光線力学療法
1　早期肺がん（0期又は1期に限る。）に対するもの　**10,450点**
2　その他のもの　**10,450点**

K510-3 気管支鏡下レーザー腫瘍焼灼術
12,020点

K511 肺切除術

1　楔状部分切除　**27,520点**

2　区域切除（1肺葉に満たないもの）
58,430点

3　肺葉切除　**58,350点**
4　複合切除（1肺葉を超えるもの）
64,850点
5　1側肺全摘　**59,830点**
6　気管支形成を伴う肺切除　**76,230点**
K512 削除
K513 胸腔鏡下肺切除術

1　肺嚢胞手術（楔状部分切除によるもの）
39,830点
2　部分切除　**45,300点**
3　区域切除　**72,600点**

4　肺葉切除又は1肺葉を超えるもの
81,000点

K513-2 胸腔鏡下良性縦隔腫瘍手術　58,950点

K513-3 胸腔鏡下良性胸壁腫瘍手術　58,950点

K513-4 胸腔鏡下肺縫縮術　53,130点

K514 肺悪性腫瘍手術

◇　光線力学療法は，ポルフィマーナトリウムを投与した患者に対しエキシマ・ダイ・レーザー（波長630nm）及びＹＡＧ-ＯＰＯレーザーを使用した場合など，保険適用された薬剤，機器を用いて行った場合に限り算定できる。

◆　施設基準設定手術→通則5
→K931超音波凝固切開装置等加算対象
→K936自動縫合器加算対象（6個限度）
※　肺気腫に対する正中切開による肺縫縮術は，本区分「1」に準じて算定する。
　　肺気腫に対する正中切開による肺縫縮術に当たって自動縫合器を使用した場合は，K936自動縫合器加算の加算点数に15個を限度として使用個数を乗じて得た点数を加算する。
→「2」はK939の「1」ナビゲーションによる画像等手術支援加算対象
※　刺創のため開腹，開胸により心筋損傷の縫合，心嚢の縫合，横隔膜の縫合，胃の腹腔内還納等の手術を併施した場合は，本区分「2」により算定する。
◆　「3」は極低出生体重児・新生児加算対象→通則7

※　肺切除と胸郭形成手術の併施は，本区分「5」により算定する。

◆　施設基準設定手術→通則5
◆　極低出生体重児・新生児加算対象→通則7
→K931超音波凝固切開装置等加算対象
→K936自動縫合器加算対象（6個限度）
◇　慢性閉塞性肺疾患（ＣＯＰＤ）に対する治療的な胸腔鏡下肺切除術については本区分「1」により算定する。
→「2」はK939の「1」ナビゲーションによる画像等手術支援加算対象
◆　「3」は施設基準設定手術（要届出）（内視鏡手術用支援機器を用いて行った場合）→通則18
→「3」はK939の「1」ナビゲーションによる画像等手術支援加算対象
◆　「4」は施設基準設定手術（要届出）（内視鏡手術用支援機器を用いて行った場合）→通則18
→「4」はK939の「1」ナビゲーションによる画像等手術支援加算対象
◆　施設基準設定手術→通則5
◆　施設基準設定手術（要届出）（内視鏡手術用支援機器を用いて行った場合）→通則18
→K931超音波凝固切開装置等加算対象
◇　胸腔鏡下良性縦隔腫瘍手術について
(1)　胸腔鏡下胸腺摘出術（重症筋無力症に対するものを除く）については本区分で算定する。
(2)　胸腔鏡下縦隔腫瘍摘出術については，本区分で算定する。
◆　施設基準設定手術→通則5
→K931超音波凝固切開装置等加算対象
◆　施設基準設定手術→通則5
→K931超音波凝固切開装置等加算対象
◆　施設基準設定手術→通則5
◆　施設基準設定手術→通則5
→K931超音波凝固切開装置等加算対象
→K936自動縫合器加算対象（6個限度）
→N006の「注5」悪性腫瘍病理組織標本加算対象

K　手術

胸部

1　部分切除　　　　　　　　60,350点
2　区域切除　　　　　　　　69,250点
3　肺葉切除又は1肺葉を超えるもの
　　　　　　　　　　　　　72,640点
4　肺全摘　　　　　　　　　72,640点
5　隣接臓器合併切除を伴う肺切除
　　　　　　　　　　　　　78,400点
6　気管支形成を伴う肺切除　80,460点
7　気管分岐部切除を伴う肺切除　124,860点
8　気管分岐部再建を伴う肺切除　127,130点
9　胸膜肺全摘　　　　　　　92,000点
10　壁側・臓側胸膜全切除（横隔膜，心膜合
　　併切除を伴うもの）　　105,000点
注　9及び10については，悪性びまん性胸膜
　　中皮腫に対して実施した場合に限り算定す
　　る。

→　「2」はK939の「1」ナビゲーションによる画像等手術支援加算対象

◆　「10」は施設基準設定手術（要届出）→通則4

K514-2　胸腔鏡下肺悪性腫瘍手術

◆　施設基準設定手術→通則5
→　K931超音波凝固切開装置等加算対象
→　N006の「注5」悪性腫瘍病理組織標本加算対象

1　部分切除　　　　　　　　60,170点
2　区域切除　　　　　　　　72,640点

→　「1」はK936自動縫合器加算対象（6個限度）
◆　「2」は施設基準設定手術（要届出）（内視鏡手術用支援機器を用
　　いて行った場合）→通則18
→　「2」はK936自動縫合器加算対象（8個限度）
→　「2」はK939の「1」ナビゲーションによる画像等手術支援加算対象

3　肺葉切除又は1肺葉を超えるもの
　　　　　　　　　　　　　92,000点

◆　「3」は施設基準設定手術（要届出）（内視鏡手術用支援機器を用
　　いて行った場合）→通則18
→　「3」はK936自動縫合器加算対象（8個限度）

4　気管支形成を伴う肺切除　107,800点

◆　「4」は施設基準設定手術（要届出）→通則4
→　「4」はK936自動縫合器加算対象

5　肺全摘　　　　　　　　　93,000点

→　「5」はK936自動縫合器加算対象

K514-3　移植用肺採取術（死体）（両側）
　　　　　　　　　　　　　80,460点
注　肺提供者に係る組織適合性試験の費用
　　は，所定点数に含まれる。

→　K931超音波凝固切開装置等加算対象
→　K936自動縫合器加算対象（2個限度）
◇　移植用肺採取術（死体）について
(1)　「臓器の移植に関する法律」第6条第2項に規定する脳死した者の
　　身体から肺の移植が行われた場合に，移植を行った保険医療機関にお
　　いて算定する。
(2)　所定点数には，脳死した者の身体から移植のための肺採取を行う際
　　の採取前の採取対象肺の灌流，肺採取，採取肺の灌流及び保存並びに
　　リンパ節の保存に要する人件費，薬品・容器等の材料費等の費用が全
　　て含まれる。ただし，肺採取を行う医師を派遣した場合における医師
　　の派遣に要した費用及び採取肺を搬送した場合における搬送に要した
　　費用については療養費として支給し，それらの額は移送費の算定方法
　　により算定する。
(3)　部分肺を用いて複数の者に対する移植が行われた場合には，移植を
　　行った保険医療機関それぞれにおいて算定する。
(4)　肺移植を行った保険医療機関と肺移植に用いる健肺を採取した保険
　　医療機関とが異なる場合の診療報酬の請求は，肺移植を行った保険医
　　療機関で行い，診療報酬の分配は相互の合議に委ねる。

K514-4　同種死体肺移植術　　139,230点
注1　肺移植者に係る組織適合性試験の費用
　　は，所定点数に含まれる。
　　2　抗HLA抗体検査を行う場合には，抗
　　HLA抗体検査加算として，4,000点を

◆　施設基準設定手術（要届出）→通則4
→　K914脳死臓器提供管理料算定対象
→　K931超音波凝固切開装置等加算対象
→　K936自動縫合器加算対象（6個限度）
◇　同種死体肺移植術について

K
手術
胸部

所定点数に加算する。

3　両側肺を移植した場合は，**両側肺移植加算**として，**45,000点**を所定点数に加算する。

K 514-5　移植用部分肺採取術（生体）
60,750点

注　肺提供者に係る組織適合性試験の費用は，所定点数に含まれる。

K 514-6　生体部分肺移植術　　130,260点

注1　生体部分肺を移植した場合は，生体部分肺の摘出のために要した**提供者の療養上の費用**として，**この表に掲げる所定点数により算定した点数**を加算する。

2　肺移植者に係る組織適合性試験の費用は，所定点数に含まれる。

3　抗ＨＬＡ抗体検査を行う場合には，**抗ＨＬＡ抗体検査加算**として，**4,000点**を所定点数に加算する。

4　両側肺を移植した場合は，**両側肺移植加算**として，**45,000点**を所定点数に加算する。

K 514-7　肺悪性腫瘍及び胸腔内軟部腫瘍ラジオ波焼灼療法（一連として）

1　2センチメートル以内のもの　**15,000点**
2　2センチメートルを超えるもの
21,960点

注　フュージョンイメージングを用いて行った場合は，**フュージョンイメージング加算**として，**200点**を所定点数に加算する。

(1)　「臓器の移植に関する法律」第6条第2項に規定する脳死した者の身体から肺の移植が行われた場合に限り算定する。

(2)　所定点数には，灌流の費用が含まれる。

(3)　肺移植を行った保険医療機関と肺移植に用いる健肺を採取した保険医療機関とが異なる場合の診療報酬の請求は，肺移植を行った保険医療機関で行い，診療報酬の分配は相互の合議に委ねる。

→K931超音波凝固切開装置等加算対象
→K936自動縫合器加算対象（2個限度）

◇　肺移植を行った保険医療機関と肺移植に用いる健肺を採取した保険医療機関とが異なる場合の診療報酬の請求は，肺移植を行った保険医療機関で行い，診療報酬の分配は相互の合議に委ねる。なお，請求に当たっては，肺移植者の診療報酬明細書の摘要欄に肺提供者の療養上の費用に係る合計点数を併せて記載するとともに，肺提供者の療養に係る所定点数を記載した診療報酬明細書を添付する。

◆　施設基準設定手術（要届出）→通則4
→K915生体臓器提供管理料算定対象
→K931超音波凝固切開装置等加算対象
→K936自動縫合器加算対象（6個限度）
◇　生体部分肺移植術について

(1)　対象疾患は，肺動脈性肺高血圧症，肺静脈狭窄症，肺毛細血管腫症，特発性間質性肺炎，気管支拡張症，肺サルコイドーシス，肺リンパ脈管筋腫症，アイゼンメンジャー症候群，その他の間質性肺炎，閉塞性細気管支炎，じん肺，肺好酸球性肉芽腫症，びまん性汎細気管支炎，慢性血栓塞栓性肺高血圧症，多発性肺動静脈瘻，α1アンチトリプシン欠損型肺気腫，その他の肺気腫，嚢胞性線維症，肺嚢胞症，慢性過敏性肺臓炎，その他肺・心肺移植関連学会協議会で承認する進行性肺疾患である。

(2)　生体肺を移植する場合においては，日本移植学会が作成した「生体部分肺移植ガイドライン」を遵守している場合に限り算定する。

(3)　生体肺を移植する場合においては肺提供者から移植肺を摘出することに係る全ての療養上の費用を所定点数により算出し，生体部分肺移植術の所定点数に加算する。なお，肺提供者の生体肺を摘出することに係る療養上の費用には，食事の提供も含まれ，具体的には，「入院時食事療養費に係る食事療養及び入院時生活療養費に係る生活療養の費用の額の算定に関する基準」（平成18年厚生労働省告示第99号）によって算定した費用額を10円で除して得た数と他の療養上の費用に係る点数を合計した点数とする。この場合，肺提供者から食事に係る標準負担額を求めることはできない。

(4)　所定点数には，灌流の費用が含まれる。

(5)　肺移植を行った保険医療機関と肺移植に用いる健肺を摘出した保険医療機関とが異なる場合の診療報酬の請求は，肺移植を行った保険医療機関で行い，診療報酬の分配は相互の合議に委ねる。なお，請求に当たっては，肺移植者の診療報酬明細書の摘要欄に肺提供者の療養上の費用に係る合計点数を併せて記載するとともに，肺提供者の療養に係る所定点数を記載した診療報酬明細書を添付する。

◆　施設基準設定手術（要届出）→通則4
◇　肺悪性腫瘍及び胸腔内軟部腫瘍ラジオ波焼灼療法は，標準治療不適応又は不応の肺悪性腫瘍及び胸腔内軟部腫瘍症例に対して，関係学会の定める指針を遵守して実施した場合に限り算定する。なお，ここでいう2センチメートルとは，ラジオ波による焼灼範囲ではなく，腫瘍の長径をいう。

K　手術　胸部

K 515 肺剥皮術　　　　　　　　32,600点

K 516 気管支瘻閉鎖術　　　　　59,170点

K 517 肺縫縮術　　　　　　　　28,220点

K 518 気管支形成手術
　1　楔状切除術　　　　　　　　64,030点
　2　輪状切除術　　　　　　　　66,010点

K 519 先天性気管狭窄症手術　146,950点

　　　（食　　道）

K 520 食道縫合術（穿孔，損傷）
　1　頸部手術　　　　　　　　　17,070点
　2　開胸手術　　　　　　　　　28,210点
　3　開腹手術　　　　　　　　　17,750点
　4　内視鏡によるもの　　　　　10,300点

K 521 食道周囲膿瘍切開誘導術
　1　開胸手術　　　　　　　　　28,210点
　2　胸骨切開によるもの　　　　23,290点
　3　その他のもの（頸部手術を含む。）
　　　　　　　　　　　　　　　　7,920点

K 522 食道狭窄拡張術
　1　内視鏡によるもの　　　　　9,450点
　2　食道ブジー法　　　　　　　2,950点
　3　拡張用バルーンによるもの　12,480点
　注1　1及び2については，短期間又は同一
　　　　入院期間中，回数にかかわらず，第1回
　　　　目の実施日に1回に限り算定する。
　　2　3については，短期間又は同一入院期
　　　　間中，2回に限り算定する。

K 522-2 食道ステント留置術　　6,300点
K 522-3 食道空置バイパス作成術　65,900点

K 523 食道異物摘出術
　1　頸部手術によるもの　　　　27,890点
　2　開胸手術によるもの　　　　28,210点
　3　開腹手術によるもの　　　　27,720点
K 523-2 硬性内視鏡下食道異物摘出術 5,360点
　注　硬性内視鏡下食道異物摘出術と併せて
　　　行った，区分番号K 369に掲げる咽頭異物
　　　摘出術（2に限る。）及び区分番号K 653-3
　　　に掲げる内視鏡的食道及び胃内異物摘出術
　　　の費用は所定点数に含まれる。

※　巨大な陳旧性空洞（排菌があるものに限る。）の結核に対して，一次的胸郭形成手術（第1，第2及び第3肋骨）に，肺尖剥離，空洞切開術（空洞内容郭清）及び肺を含めた空洞縫縮術を同時に行った場合は，本区分により算定する。
→K 936自動縫合器加算対象
◇　肺縫縮術について
(1)　肺気腫に対する正中切開による肺縫縮術は，K 511肺切除術の「1」に準じて算定する。
(2)　肺気腫に対する正中切開による肺縫縮術に当たって自動縫合器を使用した場合は，K 936自動縫合器加算の加算点数に15個を限度として使用個数を乗じて得た点数を加算する。
◆　施設基準設定手術→通則5

◆　施設基準設定手術→通則5
◆　極低出生体重児・新生児加算対象→通則7

◆　「4」は施設基準設定手術（要届出）→通則4

◆　極低出生体重児・新生児加算対象→通則7
◇　マイクロ波凝固療法を実施した場合における当該療法に係る費用は，所定点数に含まれる。

→K 931超音波凝固切開装置等加算対象
→K 936自動縫合器加算対象（4個限度）
→K 936-2自動吻合器加算対象（1個限度）

K 524 食道憩室切除術
  1 頸部手術によるもの   24,730点
  2 開胸によるもの   34,570点
K 524-2 胸腔鏡下食道憩室切除術   39,930点

K 524-3 腹腔鏡下食道憩室切除術   39,930点

K 525 食道切除再建術

  1 頸部，胸部，腹部の操作によるもの
                      77,040点
  2 胸部，腹部の操作によるもの 69,690点
  3 腹部の操作によるもの   51,420点
K 525-2 胸壁外皮膚管形成吻合術
  1 頸部，胸部，腹部の操作によるもの
                      77,040点
  2 胸部，腹部の操作によるもの 69,690点
  3 腹部の操作によるもの   51,420点
  4 バイパスのみ作成する場合 45,230点
K 525-3 非開胸食道抜去術（消化管再建手術を併施するもの）   69,690点
K 526 食道腫瘍摘出術
  1 内視鏡によるもの   8,480点

  2 開胸又は開腹手術によるもの 37,550点
  3 腹腔鏡下，縦隔鏡下又は胸腔鏡下によるもの   50,250点

K 526-2 内視鏡的食道粘膜切除術
  1 早期悪性腫瘍粘膜切除術   8,840点
  2 早期悪性腫瘍粘膜下層剥離術 22,100点
K 526-3 内視鏡的表在性食道悪性腫瘍光線力学療法   12,950点

K 526-4 内視鏡的食道悪性腫瘍光線力学療法
                      22,100点

K 527 食道悪性腫瘍手術（単に切除のみのもの）

◆ 施設基準設定手術→通則 5
→K 931超音波凝固切開装置等加算対象
→K 936自動縫合器加算対象（3個限度）
◆ 施設基準設定手術→通則 5
→K 931超音波凝固切開装置等加算対象
→K 936自動縫合器加算対象
◆ 施設基準設定手術→通則 5
→K 936自動縫合器加算対象（4個限度）
→K 936-2自動吻合器加算対象（1個限度）

◇ 薬物腐蝕による全食道狭窄に対して本手術を行った場合に算定する。

◇ 「1」を行った場合について，マイクロ波凝固療法を実施した場合における当該療法に係る費用は，所定点数に含まれる。
◆ 「2」は施設基準設定手術→通則 5
◆ 「3」は施設基準設定手術（腹腔鏡下又は胸腔鏡下の場合）→通則 5
→「3」はK 931超音波凝固切開装置等加算対象（腹腔鏡下又は胸腔鏡下の場合）
◇ マイクロ波凝固療法を実施した場合における当該療法に係る費用は，所定点数に含まれる。

◇ 内視鏡的表在性食道悪性腫瘍光線力学療法は，ポルフィマーナトリウムを投与した患者に対しエキシマ・ダイ・レーザー（波長630nm）及びYAG-OPOレーザーを使用した場合など，保険適用された薬剤，機器を用いて行った場合（タラポルフィンナトリウム及び半導体レーザー用プローブを用いた場合は除く。）に限り算定できる。
◇ 内視鏡的食道悪性腫瘍光線力学療法について
(1) タラポルフィンナトリウム及び半導体レーザー用プローブを用いて，以下のいずれにも該当する局所遺残再発食道悪性腫瘍に対して光線力学療法を実施した場合に算定する。
  ア 外科的切除又は内視鏡的治療等の根治的治療が不可能であるもの
  イ 壁深達度が固有筋層を越えないもの
  ウ 長径が3cm以下かつ周在性が1/2周以下であるもの
  エ 頸部食道に及ばないもの
  オ 遠隔転移及びリンパ節転移のいずれも有さないもの
(2) 内視鏡的食道悪性腫瘍光線力学療法の実施に当たり，追加照射の要否を判定するための内視鏡検査及び追加照射に係る費用は全て所定の点数に含まれ，別に算定できない。
◆ 施設基準設定手術→通則 5

K
手術
胸部

→K930脊髄誘発電位測定等加算対象

→K931超音波凝固切開装置等加算対象

◇　単に腫瘍のみを切除した場合については，K526食道腫瘍摘出術で算定する。

1　頸部食道の場合	47,530点
2　胸部食道の場合	56,950点

K527-2　食道切除術（単に切除のみのもの）
　　　　　　　　　　　　　　　　　46,100点

◇　食道切除術（単に切除のみのもの）について

(1)　一期的な食道切除再建術が困難な場合であって，食道切除術を行ったときに算定する。

(2)　大動脈ステント内挿術後であって，食道大動脈瘻に対する食道切除術を行った場合には，本区分の所定点数により算定する。

K528　先天性食道閉鎖症根治手術　64,820点

◆　施設基準設定手術→通則6

◆　極低出生体重児・新生児加算対象→通則7

K528-2　先天性食道狭窄症根治手術　51,220点

K528-3　胸腔鏡下先天性食道閉鎖症根治手術
　　　　　　　　　　　　　　　　　76,320点

◆　施設基準設定手術→通則5，通則6

◆　極低出生体重児・新生児加算対象→通則7

→K931超音波凝固切開装置等加算対象

K529　食道悪性腫瘍手術（消化管再建手術を併施するもの）

◆　施設基準設定手術→通則5

→K931超音波凝固切開装置等加算対象

→K936-2自動吻合器加算対象（1個限度）

→N006の「注5」悪性腫瘍病理組織標本加算対象

1　頸部，胸部，腹部の操作によるもの	
	122,540点
2　胸部，腹部の操作によるもの	101,490点
3　腹部の操作によるもの	69,840点

→「1」はK930脊髄誘発電位測定等加算対象

→「1」はK936自動縫合器加算対象（8個限度）

→「2」はK930脊髄誘発電位測定等加算対象

→「2」はK936自動縫合器加算対象（8個限度）

→「3」はK936自動縫合器加算対象（4個限度）

注1　有茎腸管移植を併せて行った場合は，7,500点を加算する。

　　2　血行再建を併せて行った場合は，3,000点を加算する。

K529-2　胸腔鏡下食道悪性腫瘍手術

◆　施設基準設定手術→通則5

◆　施設基準設定手術（要届出）（内視鏡手術用支援機器を用いて行った場合）→通則18

→K930脊髄誘発電位測定等加算対象

→K931超音波凝固切開装置等加算対象

→K936自動縫合器加算対象（8個限度）

→K936-2自動吻合器加算対象（1個限度）

→N006の「注5」悪性腫瘍病理組織標本加算対象

1　頸部，胸部，腹部の操作によるもの	
	133,240点
2　胸部，腹部の操作によるもの	122,290点

注　有茎腸管移植を併せて行った場合は，7,500点を加算する。

K529-3　縦隔鏡下食道悪性腫瘍手術　109,240点

◆　施設基準設定手術→通則5

◆　施設基準設定手術（要届出）（内視鏡手術用支援機器を用いて行った場合）→通則18

→K930脊髄誘発電位測定等加算対象

→K936自動縫合器加算対象（8個限度）

→K936-2自動吻合器加算対象（1個限度）

→N006の「注5」悪性腫瘍病理組織標本加算対象

K529-4　再建胃管悪性腫瘍手術

1　頸部，胸部，腹部の操作によるもの	
	112,190点

　　2　頸部，腹部の操作によるもの　**101,670点**

K529-5 喉頭温存頸部食道悪性腫瘍手術（消化管再建手術を併施するもの）　**153,330点**

◆　施設基準設定手術→通則5
→K930脊髄誘発電位測定等加算対象
→K931超音波凝固切開装置等加算対象
→K936自動縫合器加算対象（4個限度）
→K936-2自動吻合器加算対象（1個限度）
→N006の「注5」悪性腫瘍病理組織標本加算対象
◇　喉頭温存頸部食道悪性腫瘍手術（消化管再建手術を併施するもの）について
(1)　頸部食道癌に対して，喉頭を温存し，顕微鏡下の血管吻合を伴う遊離空腸による再建を行ったときに算定する。
(2)　消化管再建に係る費用は所定点数に含まれる。

K530 食道アカラシア形成手術　**32,710点**
K530-2 腹腔鏡下食道アカラシア形成手術　**44,500点**

◆　施設基準設定手術→通則5
→K931超音波凝固切開装置等加算対象
◇　胸腔鏡下（腹腔鏡下を含む）食道筋層切開術は本区分で算定する。

K530-3 内視鏡下筋層切開術　**22,100点**

◆　施設基準設定手術（要届出）→通則4
◇　食道アカラシア，食道びまん性けいれん症等の食道運動機能障害を有するもの（食道の内腔が狭窄しているものに限る。）に対して実施した場合に限り算定する。

K531 食道切除後2次的再建術

◆　施設基準設定手術→通則5
→K931超音波凝固切開装置等加算対象
→K936自動縫合器加算対象（4個限度）
→K936-2自動吻合器加算対象（1個限度）

　　1　皮弁形成によるもの　**43,920点**
　　2　消化管利用によるもの　**64,300点**
K532 食道・胃静脈瘤手術

→K936自動縫合器加算対象
→K936-2自動吻合器加算対象（1個限度）

　　1　血行遮断術を主とするもの　**37,620点**
　　2　食道離断術を主とするもの　**42,130点**
K532-2 食道静脈瘤手術（開腹）　**34,240点**

→K936自動縫合器加算対象
→K936-2自動吻合器加算対象（1個限度）

K532-3 腹腔鏡下食道静脈瘤手術（胃上部血行遮断術）　**49,800点**

◆　施設基準設定手術→通則5
→K931超音波凝固切開装置等加算対象

K533 食道・胃静脈瘤硬化療法（内視鏡によるもの）（一連として）　**8,990点**

◇　食道・胃静脈瘤硬化療法について
(1)　「一連」とは1週間を目安とする。治療上の必要があって初回実施後1週間を経過して実施した場合は改めて所定点数を算定する。
(2)　食道・胃静脈瘤硬化療法とK533-2内視鏡的食道・胃静脈瘤結紮術又はK533-3内視鏡的胃静脈瘤組織接着剤注入術を併施した場合（一連の期間内において異なる日に実施する場合を含む。）は，主たるもののみで算定する。
(3)　マイクロ波凝固療法を実施した場合における当該療法に係る費用は，所定点数に含まれる。

K533-2 内視鏡的食道・胃静脈瘤結紮術　**8,990点**

◇　内視鏡的食道・胃静脈瘤結紮術について
(1)　一連の期間（概ね1週間）において，1回に限り算定する。治療上の必要があって初回実施後1週間を経過して実施した場合は改めて所定点数を算定する。
(2)　マイクロ波凝固療法を実施した場合における当該療法に係る費用は，所定点数に含まれる。
(3)　K533食道・胃静脈瘤硬化療法と内視鏡的食道・胃静脈瘤結紮術又はK533-3内視鏡的胃静脈瘤組織接着剤注入術を併施した場合（一連の期間内において異なる日に実施する場合を含む。）は，主たるもののみで算定する。

K

手術

胸部

K 533-3　内視鏡的胃静脈瘤組織接着剤注入術
3,250点

◇　内視鏡的胃静脈瘤組織接着剤注入術について
(1) 治療上の必要があって初回実施後1週間を経過して実施した場合は，改めて所定点数を算定する。
(2) 一連の期間内において，K 533食道・胃静脈瘤硬化療法，K 533-2内視鏡的食道・胃静脈瘤結紮術，K 621門脈体循環静脈吻合術（門脈圧亢進症手術）又はK 668-2バルーン閉塞下逆行性経静脈的塞栓術を実施した場合は，主たるもののみ算定する。なお，「一連」とは1週間を目安とする。
(3) マイクロ波凝固療法を実施した場合における当該療法に係る費用は，所定点数に含まれる。

（横　隔　膜）

K 534　横隔膜縫合術
1	経胸又は経腹	33,460点
2	経胸及び経腹	40,910点

K 534-2　横隔膜レラクサチオ手術
1	経胸又は経腹	27,890点
2	経胸及び経腹	37,620点

K 534-3　胸腔鏡下（腹腔鏡下を含む。）横隔膜縫合術
31,990点

◆　施設基準設定手術→通則5
◆　極低出生体重児・新生児加算対象→通則7
→K 931超音波凝固切開装置等加算対象

K 534-4　腹腔鏡下横隔膜電極植込術　42,180点
◆　施設基準設定手術→通則5
→K 931超音波凝固切開装置等加算対象
◇　横隔神経電気刺激装置の電極の植込みを行った場合に算定する。

K 535　胸腹裂孔ヘルニア手術
◆　施設基準設定手術→通則6
◆　極低出生体重児・新生児加算対象→通則7

1	経胸又は経腹	29,560点
2	経胸及び経腹	39,040点

K 536　後胸骨ヘルニア手術　27,380点

K 537　食道裂孔ヘルニア手術
◆　施設基準設定手術→通則5

1	経胸又は経腹	27,380点
2	経胸及び経腹	38,290点

K 537-2　腹腔鏡下食道裂孔ヘルニア手術
42,180点

◆　施設基準設定手術→通則5
→K 931超音波凝固切開装置等加算対象

第8款　心・脈管

◇　心・脈管に掲げる手術について
(1) 既に保険適用されている腹腔鏡下手術以外の手術で腹腔鏡を用いる場合については，その都度当局に内儀し準用が通知されたもののみが保険給付の対象となる。それ以外の場合については，その手術を含む診療の全体が保険適用とならないので留意されたい。なお，胸腔鏡下手術及び内視鏡手術用支援機器を用いた手術も同様の取扱いとする。
(2) 歯科医師による周術期口腔機能管理の実施後1月以内に，第8款（心・脈管（動脈及び静脈は除く。））に掲げる手術を全身麻酔下で実施した場合は，周術期口腔機能管理後手術加算として，200点を所定点数に加算する。

区分

（心，心膜，肺動静脈，冠血管等）

◇　心臓手術に伴うカウンターショックは，それぞれの心臓手術の所定点数に含まれ，別に算定できない。

K 538　心膜縫合術　9,180点

K 538-2　心筋縫合止血術（外傷性）　11,800点

K 539 心膜切開術　　　　　　　　 9,420点
K 539-2 心膜嚢胞，心膜腫瘍切除術　15,240点
K 539-3 胸腔鏡下心膜開窓術　　　 16,540点

◆　施設基準設定手術→通則 5
→K 931超音波凝固切開装置等加算対象

K 540 収縮性心膜炎手術　　　　　 51,650点
K 541 試験開心術　　　　　　　　 24,700点
K 542 心腔内異物除去術　　　　　 39,270点
K 543 心房内血栓除去術　　　　　 39,270点
K 544 心腫瘍摘出術，心腔内粘液腫摘出術
　1　単独のもの
　　イ　胸腔鏡下によるもの　　　 90,600点

　　ロ　その他のもの　　　　　　 60,600点
　2　冠動脈血行再建術（1吻合）を伴うもの
　　　　　　　　　　　　　　　　 77,770点
　3　冠動脈血行再建術（2吻合以上）を伴う
　　もの　　　　　　　　　　　　 91,910点
K 545 開胸心臓マッサージ　　　　　 9,400点

◆　施設基準設定手術→通則 5 及びその右欄
◆　施設基準設定手術→通則 5 及びその右欄
◆　施設基準設定手術→通則 5 及びその右欄
◆　施設基準設定手術→通則 5 及びその右欄

◆　「1」の「イ」は施設基準設定手術→通則 5
→「1」の「イ」はK 931超音波凝固切開装置等加算対象

◇　開胸心臓マッサージについて
(1)　開胸心臓マッサージに併せて行った人工呼吸については，J 045人工呼吸により別に算定する。
(2)　開胸心臓マッサージに併せて行ったカウンターショックについては，J 047カウンターショックにより別に算定する。

K 546 経皮的冠動脈形成術
　1　急性心筋梗塞に対するもの　　 36,000点
　2　不安定狭心症に対するもの　　 22,000点
　3　その他のもの　　　　　　　　 19,300点
　注　手術に伴う画像診断及び検査の費用は算定しない。

◆　施設基準設定手術→通則 4，通則 5
◇　経皮的冠動脈形成術について
(1)　D 206に掲げる心臓カテーテル法における75％以上の狭窄病変が存在する症例に対して当該手術を行った場合に算定する。なお，医学的根拠に基づきこれ以外の症例に対して算定する場合にあっては，診療報酬明細書の摘要欄にその理由及び医学的根拠を詳細に記載する。
(2)　「1」の急性心筋梗塞に対するものは，次のいずれにも該当する急性心筋梗塞患者に対して実施した場合に算定する。ただし，冠動脈インターベンション治療（K 546からK 550-2まで）又は冠動脈バイパス術（K 552及びK 552-2）後24時間以内に発症した場合は「1」の急性心筋梗塞に対するものは算定できない。なお，診療報酬明細書の摘要欄にアからウまでのそれぞれについて，要件を満たす医学的根拠について記載する。
　ア　心筋トロポニンT（TnT）又は心筋トロポニンIが高値である又は心筋トロポニンT（TnT）若しくは心筋トロポニンIの測定ができない場合であってCK-MBが高値である。なお，診療報酬明細書の摘要欄に測定項目及びその値について記載する。
　イ　以下のaからeまでのいずれかに該当する。なお，診療報酬明細書の摘要欄に該当項目及びその所見の得られた時刻を記載する。
　　a　胸痛等の虚血症状
　　b　新規のST-T変化又は新規の左脚ブロック
　　c　新規の異常Q波の出現
　　d　心臓超音波検査又は左室造影で認められる新規の心筋の可動性の低下又は壁運動異常
　　e　冠動脈造影で認められる冠動脈内の血栓
　ウ　以下のa又はbのいずれかに該当する。なお，診療報酬明細書の摘要欄に該当項目，発症時刻，来院時刻及び再開通した時刻を記載する。
　　a　症状発現後12時間以内に来院し，来院からバルーンカテーテルによる責任病変の再開通までの時間（door to balloon time）が90分以内である。

K　手術　心・脈管

　　　b　症状発現後36時間以内に来院し，心原性ショック（Killip分類classⅣ）である。

(3)　「2」の不安定狭心症に対するものは，次のいずれにも該当する不安定狭心症患者に対して実施した場合に算定する。なお，診療報酬明細書の摘要欄にアからウまでのそれぞれについて，要件を満たす医学的根拠について記載する。

　　ア　日本循環器学会の承認を得た非ＳＴ上昇型急性冠症候群ガイドラインにおける不安定狭心症の分類で重症度classⅠ，classⅡ又はclassⅢである。なお，診療報酬明細書の摘要欄に重症度及びその医学的根拠を記載する。

　　イ　日本循環器学会の承認を得た非ＳＴ上昇型急性冠症候群ガイドラインにおける急性冠症候群の短期リスク評価が高リスク又は中等度リスクである。なお，診療報酬明細書の摘要欄に短期リスク評価及びその医学的根拠を記載する。

　　ウ　来院から24時間以内（院内発症の場合は症状発現後24時間以内）に当該手術を開始する。なお，診療報酬明細書の摘要欄に来院時刻及び手術開始時刻を記載する。

(4)　「3」のその他のものは，原則として次のいずれかに該当する病変に対して実施した場合に算定することとし，診療報酬明細書の摘要欄にアからウまでのいずれかの要件を満たす医学的根拠について記載する。なお，ウの病変に対して実施する場合は，循環器内科又は心臓血管外科を担当する医師が複数名参加するカンファレンス等により医学的な必要性を検討する。また，実施の医学的な必要性及び検討の結果を診療録及び診療報酬明細書の摘要欄に記載する。

　　ア　機能的虚血の原因である狭窄病変
　　イ　D 206に掲げる心臓カテーテル法における90％以上の狭窄病変
　　ウ　その他医学的必要性が認められる病変

(5)　(2)のア及びイに該当する急性心筋梗塞患者に対して，(3)のウを満たして当該手術を実施した場合は，「2」に準じて算定する。

(6)　次の表に該当する場合は，経皮的冠動脈形成術用カテーテルに係る費用は，それぞれ次の表に示す本数を算定する。なお，医学的根拠に基づきこれを上回る本数を算定する場合にあっては，診療報酬明細書の摘要欄にその理由及び医学的根拠を詳細に記載する。

	病変箇所数	経皮的冠動脈形成術用カテーテル算定本数
完全閉塞病変の場合	1箇所	2本以下
	2箇所	3本以下
完全閉塞病変以外の場合	1箇所	1本以下
	2箇所	2本以下

(7)　同一医療機関において，同一患者の同一標的病変に対して経皮的冠動脈形成術，K 547経皮的冠動脈粥腫切除術，K 548経皮的冠動脈形成術（特殊カテーテルによるもの）又はK 549経皮的冠動脈ステント留置術を行う場合の合計回数は，5年間に2回以下を標準とする。なお，医学的根拠に基づきこれを超える回数の手術を実施する場合にあっては，以下の事項を診療報酬明細書の摘要欄に詳細に記載する。

　　ア　過去の実施時期
　　イ　実施した手術及びそれぞれの実施時において使用した経皮的冠動脈形成術用カテーテル，アテレクトミーカテーテル，高速回転式経皮経管アテレクトミーカテーテル，エキシマレーザー血管形成用カテーテル，アテローム切除アブレーション式血管形成術用カテーテ

ル及び冠動脈用ステントセットの使用本数
ウ　今回，経皮的冠動脈形成術を実施する理由及び医学的根拠
(8)　当該手術が，日本循環器学会，日本冠疾患学会，日本胸部外科学会，日本心血管インターベンション治療学会，日本心臓血管外科学会，日本心臓病学会，日本集中治療医学会，日本心臓リハビリテーション学会及び日本不整脈心電学会の承認を受けた「急性冠症候群ガイドライン（2018年改訂版）」又は「安定冠動脈疾患の血行再建ガイドライン（2018年改訂版）」に沿って行われた場合に限り算定する。
◆　施設基準設定手術→通則5
◇　経皮的冠動脈粥腫切除術について
(1)　D206に掲げる心臓カテーテル法における75％以上の狭窄病変が存在する症例に対して当該手術を行った場合に算定する。なお，医学的根拠に基づきこれ以外の症例に対して算定する場合にあっては，診療報酬明細書の摘要欄にその理由及び医学的根拠を詳細に記載する。
(2)　同一医療機関において，同一患者の同一標的病変に対してK546経皮的冠動脈形成術，経皮的冠動脈粥腫切除術，K548経皮的冠動脈形成術（特殊カテーテルによるもの）又はK549経皮的冠動脈ステント留置術を行う場合の合計回数は，5年間に2回以下を標準とする。なお，医学的根拠に基づきこれを超える回数の手術を実施する場合にあっては，以下の事項を診療報酬明細書の摘要欄に詳細に記載する。
ア　過去の実施時期
イ　実施した手術及びそれぞれの実施時において使用した経皮的冠動脈形成術用カテーテル，アテレクトミーカテーテル，高速回転式経皮経管アテレクトミーカテーテル，エキシマレーザー血管形成用カテーテル，アテローム切除アブレーション式血管形成術用カテーテル及び冠動脈用ステントセットの使用本数
ウ　今回，経皮的冠動脈粥腫切除術を実施する理由及び医学的根拠
(3)　当該手術が，日本循環器学会，日本冠疾患学会，日本胸部外科学会，日本心血管インターベンション治療学会，日本心臓血管外科学会，日本心臓病学会，日本集中治療医学会，日本心臓リハビリテーション学会及び日本不整脈心電学会の承認を受けた「急性冠症候群ガイドライン（2018年改訂版）」又は「安定冠動脈疾患の血行再建ガイドライン（2018年改訂版）」に沿って行われた場合に限り算定する。
◆　施設基準設定手術（要届出）→通則4
◇　経皮的冠動脈形成術について
(1)　同一医療機関において，同一患者の同一標的病変に対してK546経皮的冠動脈形成術，K547経皮的冠動脈粥腫切除術，経皮的冠動脈形成術（特殊カテーテルによるもの）又はK549経皮的冠動脈ステント留置術を行う場合の合計回数は，5年間に2回以下を標準とする。なお，医学的根拠に基づきこれを超える回数の手術を実施する場合にあっては，以下の事項を診療報酬明細書の摘要欄に詳細に記載する。
ア　過去の実施時期
イ　実施した手術及びそれぞれの実施時において使用した経皮的冠動脈形成術用カテーテル，アテレクトミーカテーテル，高速回転式経皮経管アテレクトミーカテーテル，エキシマレーザー血管形成用カテーテル，アテローム切除アブレーション式血管形成術用カテーテル及び冠動脈用ステントセットの使用本数
ウ　今回，経皮的冠動脈形成術（特殊カテーテルによるもの）を実施する理由及び医学的根拠
(2)　当該手術が，日本循環器学会，日本冠疾患学会，日本胸部外科学会，日本心血管インターベンション治療学会，日本心臓血管外科学会，日本心臓病学会，日本集中治療医学会，日本心臓リハビリテーション学会及び日本不整脈心電学会の承認を受けた「急性冠症候群ガイドライ

K547 経皮的冠動脈粥腫切除術　　28,280点
注　手術に伴う画像診断及び検査の費用は算定しない。

K548 経皮的冠動脈形成術（特殊カテーテルによるもの）
1　高速回転式経皮経管アテレクトミーカテーテルによるもの　　**24,720点**
2　エキシマレーザー血管形成用カテーテルによるもの　　**24,720点**
3　アテローム切除アブレーション式血管形成術用カテーテルによるもの　　**24,720点**
注　手術に伴う画像診断及び検査の費用は算定しない。

K　手術　心・脈管

K549 経皮的冠動脈ステント留置術

1	急性心筋梗塞に対するもの	**34,380点**
2	不安定狭心症に対するもの	**24,380点**
3	その他のもの	**21,680点**

注　手術に伴う画像診断及び検査の費用は算定しない。

ン（2018年改訂版）」又は「安定冠動脈疾患の血行再建ガイドライン（2018年改訂版）」に沿って行われた場合に限り算定する。

◆　施設基準設定手術→通則4，通則5

◇　経皮的冠動脈ステント留置術について

(1)　D206に掲げる心臓カテーテル法における75％以上の狭窄病変が存在する症例に対して当該手術を行った場合に算定する。なお，医学的根拠に基づきこれ以外の症例に対して算定する場合にあっては，診療報酬明細書の摘要欄にその理由及び医学的根拠を詳細に記載する。

(2)　「1」の急性心筋梗塞に対するものは，次のいずれにも該当する急性心筋梗塞患者に対して実施した場合に算定する。ただし，冠動脈インターベンション治療（K546からK550-2まで）又は冠動脈バイパス術（K552及びK552-2）後24時間以内に発症した場合は「1」の急性心筋梗塞に対するものは算定できない。なお，診療報酬明細書の摘要欄にアからウまでのそれぞれについて，要件を満たす医学的根拠について記載する。

ア　心筋トロポニンT（TnT）又は心筋トロポニンIが高値である又は心筋トロポニンT（TnT）若しくは心筋トロポニンIの測定ができない場合であってCK-MBが高値である。なお，診療報酬明細書の摘要欄に測定項目及びその値について記載する。

イ　以下のaからeまでのいずれかに該当する。なお，診療報酬明細書の摘要欄に該当項目及びその所見の得られた時刻を記載する。

　　a　胸痛等の虚血症状

　　b　新規のST-T変化又は新規の左脚ブロック

　　c　新規の異常Q波の出現

　　d　心臓超音波検査又は左室造影で認められる新規の心筋の可動性の低下又は壁運動異常

　　e　冠動脈造影で認められる冠動脈内の血栓

ウ　以下のa又はbのいずれかに該当する。なお，診療報酬明細書の摘要欄に該当項目，発症時刻，来院時刻及び再開通した時刻を記載する。

　　a　症状発現後12時間以内に来院し，来院からバルーンカテーテルによる責任病変の再開通までの時間（door to balloon time）が90分以内である。

　　b　症状発現後36時間以内に来院し，心原性ショック（Killip分類classIV）である。

(3)　「2」の不安定狭心症に対するものは，次のいずれにも該当する不安定狭心症患者に対して実施した場合に算定する。なお，診療報酬明細書の摘要欄にアからウまでのそれぞれについて，要件を満たす医学的根拠について記載する。

ア　日本循環器学会の承認を得た非ST上昇型急性冠症候群ガイドラインにおける不安定狭心症の分類で重症度classI，classII又はclassIIIである。なお，診療報酬明細書の摘要欄に重症度及びその医学的根拠を記載する。

イ　日本循環器学会の承認を得た非ST上昇型急性冠症候群ガイドラインにおける急性冠症候群の短期リスク評価が高リスク又は中等度リスクである。なお，診療報酬明細書の摘要欄に短期リスク評価及びその医学的根拠を記載する。

ウ　来院から24時間以内（院内発症の場合は症状発現後24時間以内）に当該手術を開始する。なお，診療報酬明細書の摘要欄に来院時刻及び手術開始時刻を記載する。

(4)　「3」のその他のものは，原則として次のいずれかに該当する病変に対して実施した場合に算定することとし，診療報酬明細書の摘要欄にアからウまでのいずれかの要件を満たす医学的根拠について記載す

る。なお，ウの病変に対して実施する場合は，循環器内科又は心臓血管外科を担当する医師が複数名参加するカンファレンス等により医学的な必要性を検討する。また，実施の医学的な必要性及び検討の結果を診療録及び診療報酬明細書の摘要欄に記載する。

ア　機能的虚血の原因である狭窄病変

イ　D206に掲げる心臓カテーテル法における90％以上の狭窄病変

ウ　その他医学的必要性が認められる病変

(5)　(2)のア及びイに該当する急性心筋梗塞患者に対して，(3)のウを満たして当該手術を実施した場合は，「2」に準じて算定する。

(6)　次の表に該当する場合は，経皮的冠動脈形成術用カテーテル及び冠動脈用ステントセットに係る費用は，それぞれ次の表に示す本数及びセット数を算定する。なお，医学的根拠に基づきこれ以上の本数を算定する場合にあっては，診療報酬明細書の摘要欄にその理由及び医学的根拠を詳細に記載する。

	病変箇所数	経皮的冠動脈形成術用カテーテル算定本数	冠動脈用ステントセット算定セット数
完全閉塞病変の場合	1箇所	2本以下	1セット以下
	2箇所	3本以下	2セット以下
完全閉塞病変以外の場合	1箇所	1本以下	1セット以下
	2箇所	2本以下	2セット以下

(7)　同一医療機関において，同一患者の同一標的病変に対してK546経皮的冠動脈形成術，K547経皮的冠動脈粥腫切除術，K548経皮的冠動脈形成術（特殊カテーテルによるもの）又は経皮的冠動脈ステント留置術を行う場合の合計回数は，5年間に2回以下を標準とする。なお，医学的根拠に基づきこれを超える回数の手術を実施する場合にあっては，以下の事項を診療報酬明細書の摘要欄に詳細に記載する。

ア　過去の実施時期

イ　実施した手術及びそれぞれの実施時において使用した経皮的冠動脈形成術用カテーテル，アテレクトミーカテーテル，高速回転式経皮経管アテレクトミーカテーテル，エキシマレーザー血管形成用カテーテル，アテローム切除アブレーション式血管形成術用カテーテル及び冠動脈用ステントセットの使用本数

ウ　今回，経皮的冠動脈ステント留置術を繰り返して実施する理由及び医学的根拠

(8)　当該手術が，日本循環器学会，日本冠疾患学会，日本胸部外科学会，日本心血管インターベンション治療学会，日本心臓血管外科学会，日本心臓病学会，日本集中治療医学会，日本心臓リハビリテーション学会及び日本不整脈心電学会の承認を受けた「急性冠症候群ガイドライン（2018年改訂版）」又は「安定冠動脈疾患の血行再建ガイドライン（2018年改訂版）」に沿って行われた場合に限り算定する。

K 550　冠動脈内血栓溶解療法　　**17,720点**

注　手術に伴う画像診断及び検査の費用は算定しない。

K 550-2　経皮的冠動脈血栓吸引術　　**19,640点**

注　手術に伴う画像診断及び検査の費用は算定しない。

K 551　冠動脈形成術（血栓内膜摘除）

1　1箇所のもの　　**76,550点**

2　2箇所以上のもの　　**79,860点**

◆　施設基準設定手術→通則5及びその右欄

K552 冠動脈，大動脈バイパス移植術

| 1 | 1吻合のもの | 80,160点 |
| 2 | 2吻合以上のもの | 89,250点 |

注　冠動脈形成術（血栓内膜摘除）を併せて
　　行った場合は，10,000点を加算する。

K552-2 冠動脈，大動脈バイパス移植術（人工心肺を使用しないもの）

| 1 | 1吻合のもの | 71,570点 |
| 2 | 2吻合以上のもの | 91,350点 |

注　冠動脈形成術（血栓内膜摘除）を併せて
　　行った場合は，10,000点を加算する。

K553 心室瘤切除術（梗塞切除を含む。）

1	単独のもの	63,390点
2	冠動脈血行再建術（1吻合）を伴うもの	80,060点
3	冠動脈血行再建術（2吻合以上）を伴うもの	100,200点

K553-2 左室形成術，心室中隔穿孔閉鎖術，左室自由壁破裂修復術

1	単独のもの	128,020点
2	冠動脈血行再建術（1吻合）を伴うもの	147,890点
3	冠動脈血行再建術（2吻合以上）を伴うもの	167,180点

K554 弁形成術

1	1弁のもの	79,860点
2	2弁のもの	93,170点
3	3弁のもの	106,480点

K554-2 胸腔鏡下弁形成術

◆　施設基準設定手術→通則5
→K931超音波凝固切開装置等加算対象
→K936自動縫合器加算対象(左心耳閉塞用クリップを使用した場合)(1個限度)
◇　冠動脈，大動脈バイパス移植術について
(1)　バイパス造成用自家血管の採取料については，当該所定点数に含まれ別に算定できない。
(2)　K552冠動脈，大動脈バイパス移植術，K552-2冠動脈，大動脈バイパス移植術（人工心肺を使用しないもの）及びK614血管移植術，バイパス移植術以外の手術における自家血管の採取料については，K000創傷処理の「2」又はK000-2小児創傷処理の「3」に準じて算定する。
(3)　「吻合」とは，グラフトと冠動脈の吻合部位のことであり，1本のグラフトを用いて冠動脈の2箇所について吻合を行った場合は2吻合とみなす。

◆　施設基準設定手術→通則5
→K931超音波凝固切開装置等加算対象
→K936自動縫合器加算対象(左心耳閉塞用クリップを使用した場合)(1個限度)
→K937心拍動下冠動脈，大動脈バイパス移植術用機器加算対象
◇　冠動脈，大動脈バイパス移植術（人工心肺を使用しないもの）について
(1)　バイパス造成用自家血管の採取料については，当該所定点数に含まれ別に算定できない。
(2)　「吻合」とは，グラフトと冠動脈の吻合部位のことであり，1本のグラフトを用いて冠動脈の2箇所について吻合を行った場合は2吻合とみなす。
(3)　K602経皮的心肺補助法を併施した場合は，K552冠動脈，大動脈バイパス移植術により算定する。

◆　施設基準設定手術→通則5及びその右欄

◆　施設基準設定手術→通則5及びその右欄
◆　極低出生体重児・新生児加算対象→通則7
→K936自動縫合器加算対象(左心耳閉塞用クリップを使用した場合)(1個限度)

◆　施設基準設定手術→通則4（要届出），通則5及びその右欄
◆　極低出生体重児・新生児加算対象→通則7
◆　施設基準設定手術（要届出）（内視鏡手術用支援機器を用いて行った場合）→通則18
→K931超音波凝固切開装置等加算対象

1	1弁のもの	109,860点
2	2弁のもの	123,170点

K 555　弁置換術

1	1弁のもの	85,500点
2	2弁のもの	100,200点
3	3弁のもの	114,510点

注　過去に心臓弁手術を行ったものに対して弁手術を行った場合には，**心臓弁再置換術加算**として，所定点数に**所定点数の100分の50に相当する点数**を加算する。

K 555-2　経カテーテル弁置換術

1	経心尖大動脈弁置換術	61,530点
2	経皮的大動脈弁置換術	39,060点
3	経皮的肺動脈弁置換術	39,060点

注　手術に伴う画像診断及び検査の費用は算定しない。

K 555-3　胸腔鏡下弁置換術

1	1弁のもの	115,500点
2	2弁のもの	130,200点

注　過去に心臓弁手術を行ったものに対して弁手術を行った場合には，**心臓弁再置換術加算**として，所定点数に**所定点数の100分の50に相当する点数**を加算する。

◇　胸腔鏡下弁形成術について
　次に掲げる要件をいずれも満たす場合に限り算定する。
(1)　右小開胸手術であること。
(2)　胸骨温存手術であること（胸骨部分切開を行うものは当該手術に含めない）。
(3)　主たる手術操作を胸腔鏡下に行っていること。
◆　施設基準設定手術→通則5及びその右欄
◆　極低出生体重児・新生児加算対象→通則7
→K936自動縫合器加算対象（左心耳閉塞用クリップを使用した場合）（1個限度）
→K939-6凍結保存同種組織加算対象
◇　弁置換術について
(1)　K554弁形成術を併せて行った場合は，弁置換又は弁形成を行った弁の合計数に基づき，本区分の所定点数により算定する。
(2)　同種弁を移植する場合においては，日本組織移植学会が作成した「ヒト組織を利用する医療行為の安全性確保・保存・使用に関するガイドライン」を遵守した場合に限り算定する。
(3)　弁提供者の移植用弁採取及び組織適合性試験に係る費用は，所定点数に含まれ別に算定できない。
(4)　移植用弁採取に係る費用については，弁置換を行った保険医療機関にて請求するものとし，診療報酬の分配は弁置換を行った保険医療機関と移植用弁採取を行った保険医療機関との合議に委ねる。
(5)　心臓弁再置換術加算は弁置換術後の再置換，弁置換術後の違う弁の置換又は弁形成後の弁置換を行った場合に算定する。なお，前回の手術から3か月以上経過している。
(6)　心臓弁再置換術加算を算定する場合は，前回の手術日，術式及び医療機関名を診療報酬明細書の摘要欄に記載する。
◆　施設基準設定手術（要届出）→通則4
◆　施設基準設定手術→通則5及びその右欄
◆　極低出生体重児・新生児加算対象→通則7
◇　「1」及び「2」については，経カテーテル人工生体弁セットを用いて大動脈弁置換術を実施した場合に算定する。

◇　「3」については，関連学会の定める適正使用基準に従って，経カテーテル人工生体弁セット又は経カテーテル人工生体弁セット（ステントグラフト付き）を用いて肺動脈弁置換術を実施した場合に算定する。

◆　施設基準設定手術（要届出）→通則4
◆　施設基準設定手術→通則5及びその右欄
◆　極低出生体重児・新生児加算対象→通則7
◆　施設基準設定手術（要届出）（内視鏡手術用支援機器を用いて行った場合）→通則18
→K931超音波凝固切開装置等加算対象
→K939-6凍結保存同種組織加算対象
◇　胸腔鏡下弁置換術について
(1)　次に掲げる要件をいずれも満たす場合に限り算定する。
　ア　右小開胸手術であること。
　イ　胸骨温存手術であること（胸骨部分切開を行うものは当該手術に含めない）。
　ウ　主たる手術操作を胸腔鏡下に行っていること。

K
手術

心・脈管

(2)　K 554-2胸腔鏡下弁形成術を併せて行った場合は，弁置換又は弁形成を行った弁の合計数に基づき，本区分の所定点数により算定する。

(3)　同種弁を移植する場合においては，日本組織移植学会が作成した「ヒト組織を利用する医療行為の安全性確保・保存・使用に関するガイドライン」を遵守した場合に限り算定する。

(4)　弁提供者の移植用弁採取及び組織適合性試験に係る費用は，所定点数に含まれ別に算定できない。

(5)　移植用弁採取に係る費用については，弁置換を行った保険医療機関にて請求するものとし，この場合の診療報酬の分配は，弁置換を行った保険医療機関と移植用弁採取を行った保険医療機関との合議に委ねる。

(6)　心臓弁再置換術加算は弁置換術後の再置換，弁置換術後の違う弁の置換又は弁形成後の弁置換を行った場合に算定する。なお，前回の手術から3か月以上経過していること。

(7)　心臓弁再置換術加算を算定する場合は，前回の手術日，術式及び医療機関名を診療報酬明細書の摘要欄に記載すること。

K 556　大動脈弁狭窄直視下切開術　42,940点

◆　施設基準設定手術→通則5及びその右欄
◆　極低出生体重児・新生児加算対象→通則7

K 556-2　経皮的大動脈弁拡張術　37,430点
　注　手術に伴う画像診断及び検査の費用は算定しない。

◆　極低出生体重児・新生児加算対象→通則7

K 557　大動脈弁上狭窄手術　71,570点

◆　施設基準設定手術→通則5及びその右欄
◆　極低出生体重児・新生児加算対象→通則7
→K 936自動縫合器加算対象（左心耳閉塞用クリップを使用した場合）（1個限度）
→K 939-6凍結保存同種組織加算対象

K 557-2　大動脈弁下狭窄切除術（線維性，筋肥厚性を含む。）　78,260点

◆　施設基準設定手術→通則5及びその右欄
◆　極低出生体重児・新生児加算対象→通則7
→K 936自動縫合器加算対象（左心耳閉塞用クリップを使用した場合）（1個限度）

K 557-3　弁輪拡大術を伴う大動脈弁置換術　157,840点

◆　施設基準設定手術→通則5及びその右欄
◆　極低出生体重児・新生児加算対象→通則7
→K 936自動縫合器加算対象（左心耳閉塞用クリップを使用した場合）（1個限度）
◇　弁輪拡大術を伴う大動脈弁置換術について

　注　過去に心臓弁手術を行ったものに対して弁手術を行った場合には，**心臓弁再置換術加算**として，所定点数に**区分番号K 555弁置換術の所定点数の100分の50に相当する点数**を加算する。

(1)　心臓弁再置換術加算は弁置換術後の再置換，弁置換術後の違う弁の置換又は弁形成後の弁置換を行った場合に算定する。なお，前回の手術から3か月以上経過している。

(2)　心臓弁再置換術加算を算定する場合は，前回の手術日，術式及び医療機関名を診療報酬明細書の摘要欄に記載する。

K 557-4　ダムス・ケー・スタンセル（DKS）吻合を伴う大動脈狭窄症手術　115,750点

◆　極低出生体重児・新生児加算対象→通則7
→K 939-6凍結保存同種組織加算対象

K 558　ロス手術（自己肺動脈弁組織による大動脈基部置換術）　192,920点

◆　施設基準設定手術→通則5及びその右欄
◆　極低出生体重児・新生児加算対象→通則7
→K 939-6凍結保存同種組織加算対象

K 559　閉鎖式僧帽弁交連切開術　38,450点

K 559-2　経皮的僧帽弁拡張術　34,930点
　注　手術に伴う画像診断及び検査の費用は算定しない。

K 559-3　経皮的僧帽弁クリップ術　34,930点
　注　手術に伴う画像診断及び検査の費用は算定しない。

◆　施設基準設定手術（要届出）→通則4
◇　経皮的僧帽弁クリップ術は，経皮的僧帽弁クリップシステムを用いて実施した場合に算定する。

K 560　大動脈瘤切除術（吻合又は移植を含む。）

◆　施設基準設定手術→通則5及びその右欄

→K930脊髄誘発電位測定等加算対象

→K936自動縫合器加算対象（左心耳閉塞用クリップを使用した場合）（1個限度）

→K939-6凍結保存同種組織加算対象

◇　大動脈瘤切除術について

(1)　心臓弁再置換術加算は弁置換術後の再置換，弁置換術後の違う弁の置換又は弁形成後の弁置換を行った場合に算定する。なお，前回の手術から3か月以上経過している。

(2)　心臓弁再置換術加算を算定する場合は，前回の手術日，術式及び医療機関名を診療報酬明細書の摘要欄に記載する。

1　上行大動脈
　イ　大動脈弁置換術又は形成術を伴うもの
　　　　　　　　　　　　　　　　114,510点
　ロ　人工弁置換術を伴う大動脈基部置換術
　　　　　　　　　　　　　　　　128,820点
　ハ　自己弁温存型大動脈基部置換術
　　　　　　　　　　　　　　　　166,720点
　ニ　その他のもの　　　　　　100,200点
2　弓部大動脈　　　　　　　　114,510点
3　上行大動脈及び弓部大動脈の同時手術
　イ　大動脈弁置換術又は形成術を伴うもの
　　　　　　　　　　　　　　　　187,370点
　ロ　人工弁置換術を伴う大動脈基部置換術
　　　　　　　　　　　　　　　　210,790点
　ハ　自己弁温存型大動脈基部置換術
　　　　　　　　　　　　　　　　243,580点
　ニ　その他のもの　　　　　　171,760点
4　下行大動脈　　　　　　　　　89,250点
5　胸腹部大動脈　　　　　　　249,750点

◇　下行大動脈から腹部大動脈にかけて大動脈瘤があり，胸部及び腹部の操作を行った場合は，本区分「5」により算定する。

◇　腎動脈遮断を伴う腹部大動脈瘤に対する人工血管置換術については，本区分「6」により算定する。

6　腹部大動脈（分枝血管の再建を伴うもの）　　　　　　　　　　　　　　59,080点
7　腹部大動脈（その他のもの）　52,000点
注　過去に心臓弁手術を行ったものに対して弁手術を行った場合には，**心臓弁再置換術加算**として，所定点数に**区分番号K555弁置換術の所定点数の100分の50に相当する点数**を加算する。

K560-2　オープン型ステントグラフト内挿術

◆　施設基準設定手術→通則5及びその右欄

→K930脊髄誘発電位測定等加算対象

◇　オープン型ステントグラフトを直視下に挿入し，中枢側血管又は中枢側人工血管と吻合した場合に，術式に応じて算定する。

1　弓部大動脈　　　　　　　　114,510点
2　上行大動脈及び弓部大動脈の同時手術
　イ　大動脈弁置換術又は形成術を伴うもの
　　　　　　　　　　　　　　　　187,370点
　ロ　人工弁置換術を伴う大動脈基部置換術
　　　　　　　　　　　　　　　　210,790点
　ハ　自己弁温存型大動脈基部置換術
　　　　　　　　　　　　　　　　243,580点
　ニ　その他のもの　　　　　　171,760点
3　下行大動脈　　　　　　　　　89,250点

K561　ステントグラフト内挿術

◇　ステントグラフト内挿術について

1　血管損傷の場合　　　　　43,830点
2　1以外の場合
　イ　胸部大動脈　　　　　56,560点
　ロ　腹部大動脈　　　　　49,440点
　ハ　腸骨動脈　　　　　　43,830点

(1) 血管塞栓術を同時に実施した場合の血管塞栓術の手技料は，ステントグラフト内挿術の所定点数に含まれ，別に算定できない。
(2) 一連の治療過程中に，血管塞栓術を実施した場合の手技料も原則として所定点数に含まれ，別に算定できない。
(3) 「1」血管損傷の場合は，末梢血管用ステントグラフトを用いて腸骨動脈以外の末梢血管に対し血管損傷治療を行った場合に算定できる。

K 562　動脈管開存症手術
1　経皮的動脈管開存閉鎖術　22,780点
　注　手術に伴う画像診断及び検査の費用は算定しない。
2　動脈管開存閉鎖術（直視下）　22,000点

◆　極低出生体重児・新生児加算対象→通則 7
◇　ボタロー管開存症に対して，血管カテーテルを用いて閉鎖術を行った場合は，本区分「1」により算定する。

K 562-2　胸腔鏡下動脈管開存閉鎖術　27,400点

◆　施設基準設定手術（要届出）→通則 4
◆　極低出生体重児・新生児加算対象→通則 7
→K 931超音波凝固切開装置等加算対象
◇　次に定める要件をいずれも満たす場合に限り算定する。
　ア　16歳未満の患者に実施する。
　イ　最大径が10mm以下で，かつ，石灰化，感染又は瘤化していない動脈管に対して実施する。

K 563　肺動脈絞扼術　　　　　39,410点
◆　極低出生体重児・新生児加算対象→通則 7

K 564　血管輪又は重複大動脈弓離断手術
　　　　　　　　　　　　　　43,150点
◆　極低出生体重児・新生児加算対象→通則 7

K 565　巨大側副血管手術（肺内肺動脈統合術）
　　　　　　　　　　　　　　94,420点
◆　極低出生体重児・新生児加算対象→通則 7

K 566　体動脈肺動脈短絡手術（ブラロック手術，ウォーターストン手術）　50,030点
◆　極低出生体重児・新生児加算対象→通則 7
→K 939-6凍結保存同種組織加算対象

K 567　大動脈縮窄（離断）症手術
◆　極低出生体重児・新生児加算対象→通則 7
→K 939-6凍結保存同種組織加算対象

1　単独のもの　　　　　　57,250点
2　心室中隔欠損症手術を伴うもの
　　　　　　　　　　　　　100,200点
3　複雑心奇形手術を伴うもの　173,620点

K 567-2　経皮的大動脈形成術　37,430点
　注　手術に伴う画像診断及び検査の費用は算定しない。
◆　極低出生体重児・新生児加算対象→通則 7

K 568　大動脈肺動脈中隔欠損症手術
◆　施設基準設定手術→通則 5 及びその右欄
◆　極低出生体重児・新生児加算対象→通則 7

1　単独のもの　　　　　　80,840点
2　心内奇形手術を伴うもの　97,690点

K 569　三尖弁手術（エプスタイン氏奇形，ウール氏病手術）　103,640点
◆　極低出生体重児・新生児加算対象→通則 7

K 570　肺動脈狭窄症，純型肺動脈弁閉鎖症手術
◆　施設基準設定手術→通則 5 及びその右欄
◆　極低出生体重児・新生児加算対象→通則 7
→K 939-6凍結保存同種組織加算対象

1　肺動脈弁切開術（単独のもの）35,750点
2　右室流出路形成又は肺動脈形成を伴うもの　83,400点

K 570-2　経皮的肺動脈弁拡張術　34,410点
　注　手術に伴う画像診断及び検査の費用は算定しない。
◆　極低出生体重児・新生児加算対象→通則 7

K 570-3　経皮的肺動脈形成術　31,280点
　注　手術に伴う画像診断及び検査の費用は算定しない。
◆　極低出生体重児・新生児加算対象→通則 7

K

手術

心・脈管

K 570-4 経皮的肺動脈穿通・拡大術　35,080点
注　手術に伴う画像診断及び検査の費用は算定しない。

◆　施設基準設定手術→通則6
◆　極低出生体重児・新生児加算対象→通則7
◇　心室中隔欠損を伴わない肺動脈閉鎖症の患者に対して実施した場合に算定する。
◆　施設基準設定手術→通則5及びその右欄
◆　極低出生体重児・新生児加算対象→通則7

K 571 肺静脈還流異常症手術

1　部分肺静脈還流異常　　　50,970点
2　総肺静脈還流異常
イ　心臓型　　　　　　　109,310点
ロ　その他のもの　　　　129,310点

◇　「2」の「ロ」その他のものとは，上心臓型，下心臓型又は混合型の場合をいう。
◆　施設基準設定手術→通則5及びその右欄
◆　極低出生体重児・新生児加算対象→通則7
◆　施設基準設定手術→通則5及びその右欄
◆　極低出生体重児・新生児加算対象→通則7

K 572 肺静脈形成術　　　　　58,930点

K 573 心房中隔欠損作成術

1　経皮的心房中隔欠損作成術
イ　ラシュキンド法　　　　16,090点
ロ　スタティック法　　　　16,090点
2　心房中隔欠損作成術　　36,900点
注　手術に伴う画像診断及び検査の費用は算定しない。

K 574 心房中隔欠損閉鎖術

◆　施設基準設定手術→通則5及びその右欄
◆　極低出生体重児・新生児加算対象→通則7

1　単独のもの　　　　　　39,130点
2　肺動脈弁狭窄を合併するもの　45,130点

K 574-2 経皮的心房中隔欠損閉鎖術　31,850点
注　手術に伴う画像診断及び検査の費用は算定しない。

◆　極低出生体重児・新生児加算対象→通則7

K 574-3 経皮的卵円孔開存閉鎖術　31,850点
注　手術に伴う画像診断及び検査の費用は算定しない。

◆　極低出生体重児・新生児加算対象→通則7

K 574-4 胸腔鏡下心房中隔欠損閉鎖術
　　　　　　　　　　　　　　69,130点

◆　施設基準設定手術→通則4（要届出），通則5及びその右欄
◆　極低出生体重児・新生児加算対象→通則7
→K 931超音波凝固切開装置等加算対象

K 575 三心房心手術　　　　　68,940点

◆　極低出生体重児・新生児加算対象→通則7

K 576 心室中隔欠損閉鎖術

◆　施設基準設定手術→通則5及びその右欄
◆　極低出生体重児・新生児加算対象→通則7

1　単独のもの　　　　　　52,320点
2　肺動脈絞扼術後肺動脈形成を伴うもの
　　　　　　　　　　　　　65,830点
3　大動脈弁形成を伴うもの　66,060点
4　右室流出路形成を伴うもの　71,570点

K 577 バルサルバ洞動脈瘤手術

◆　施設基準設定手術→通則5及びその右欄
◆　極低出生体重児・新生児加算対象→通則7

1　単独のもの　　　　　　71,570点
2　大動脈閉鎖不全症手術を伴うもの
　　　　　　　　　　　　　85,880点

K 578 右室二腔症手術　　　80,490点

◆　極低出生体重児・新生児加算対象→通則7

K 579 不完全型房室中隔欠損症手術

◆　施設基準設定手術→通則5及びその右欄
◆　極低出生体重児・新生児加算対象→通則7

1　心房中隔欠損パッチ閉鎖術（単独のもの）
　　　　　　　　　　　　　60,330点
2　心房中隔欠損パッチ閉鎖術及び弁形成術

K
手術

心・脈管

　　を伴うもの　　　　　　　66,060点

K 579-2 完全型房室中隔欠損症手術

1　心房及び心室中隔欠損パッチ閉鎖術を伴
　うもの　　　　　　　　107,350点
2　ファロー四徴症手術を伴うもの
　　　　　　　　　　　　192,920点

K 580 ファロー四徴症手術

1　右室流出路形成術を伴うもの　71,000点
2　末梢肺動脈形成術を伴うもの　94,060点

K 581 肺動脈閉鎖症手術

1　単独のもの　　　　　　　100,200点
2　ラステリ手術を伴うもの　173,620点
3　巨大側副血管術を伴うもの　231,500点
注　2については，過去に当該手術を行った
　ものに対して同一部位の人工血管等の再置
　換術を実施した場合は，**人工血管等再置換
　術加算**として，所定点数に**所定点数の100
　分の50に相当する点数**を加算する。

K 582 両大血管右室起始症手術

1　単独のもの　　　　　　　85,880点
2　右室流出路形成を伴うもの　128,820点
3　心室中隔欠損閉鎖術及び大血管血流転換
　を伴うもの(タウシッヒ・ビング奇形手術)
　　　　　　　　　　　　192,920点

K 583 大血管転位症手術

1　心房内血流転換手術（マスタード・セニ
　ング手術）　　　　　　　114,510点
2　大血管血流転換術（ジャテーン手術）
　　　　　　　　　　　　144,690点
3　心室中隔欠損閉鎖術を伴うもの
　　　　　　　　　　　　173,620点
4　ラステリ手術を伴うもの　154,330点
注　4については，過去に当該手術を行った
　ものに対して同一部位の人工血管等の再置
　換術を実施した場合は，**人工血管等再置換
　術加算**として，所定点数に**所定点数の100
　分の50に相当する点数**を加算する。

K 584 修正大血管転位症手術

1　心室中隔欠損パッチ閉鎖術　85,790点
2　根治手術（ダブルスイッチ手術）
　　　　　　　　　　　　201,630点
注　2については，過去に当該手術を行った
　ものに対して同一部位の人工血管の再置

◆　施設基準設定手術→通則 5 及びその右欄
◆　極低出生体重児・新生児加算対象→通則 7

◆　施設基準設定手術→通則 5 及びその右欄
◆　極低出生体重児・新生児加算対象→通則 7
→K 939-6凍結保存同種組織加算対象

◆　極低出生体重児・新生児加算対象→通則 7
→K 939-6凍結保存同種組織加算対象
◇　肺動脈閉鎖症手術について
(1)　人工血管等再置換術加算は，患者の成長に伴うパッチ，導管，人工
　血管等の再置換のために，同一部位に対して再手術を実施した場合に
　算定する。なお，前回の手術から 1 年以上経過している。
(2)　人工血管等再置換術加算を算定する場合は，前回の手術日，術式及
　び医療機関名を診療報酬明細書の摘要欄に記載する。

◆　施設基準設定手術→通則 5 及びその右欄
◆　極低出生体重児・新生児加算対象→通則 7
→K 939-6凍結保存同種組織加算対象

◆　施設基準設定手術→通則 5 及びその右欄，通則 6
◆　極低出生体重児・新生児加算対象→通則 7
→K 939-6凍結保存同種組織加算対象
◇　大血管転位症手術について
(1)　人工血管等再置換術加算は，患者の成長に伴うパッチ，導管，人工
　血管等の再置換のために，同一部位に対して再手術を実施した場合に
　算定する。なお，前回の手術から 1 年以上経過している。
(2)　人工血管等再置換術加算を算定する場合は，前回の手術日，術式及
　び医療機関名を診療報酬明細書の摘要欄に記載する。

◆　施設基準設定手術→通則 5 及びその右欄
◆　極低出生体重児・新生児加算対象→通則 7
→K 939-6凍結保存同種組織加算対象
◇　修正大血管転位症手術について
(1)　人工血管等再置換術加算は，患者の成長に伴うパッチ，導管，人工
　血管等の再置換のために，同一部位に対して再手術を実施した場合に
　算定する。なお，前回の手術から 1 年以上経過している。
(2)　人工血管等再置換術加算を算定する場合は，前回の手術日，術式及

換術を実施した場合は，**人工血管等再置換術加算**として，所定点数に**所定点数の100分の50に相当する点数**を加算する。

K585 総動脈幹症手術　　　　143,860点

K586 単心室症又は三尖弁閉鎖症手術

1　両方向性グレン手術　　　80,160点
2　フォンタン手術　　　　　85,880点
3　心室中隔造成術　　　　181,350点
注　2については，過去に当該手術を行ったものに対して同一部位の人工血管等の再置換術を実施した場合は，**人工血管等再置換術加算**として，所定点数に**所定点数の100分の50に相当する点数**を加算する。

K587 左心低形成症候群手術（ノルウッド手術）
　　　　　　　　　　　　179,310点

K588 冠動静脈瘻開胸的遮断術　53,240点
K589 冠動脈起始異常症手術　　85,880点

K590 心室憩室切除術　　　　76,710点
K591 心臓脱手術　　　　　113,400点
K592 肺動脈塞栓除去術　　　48,880点
K592-2 肺動脈血栓内膜摘除術　135,040点
K593 肺静脈血栓除去術　　　39,270点
K594 不整脈手術

1　副伝導路切断術　　　　　89,250点
2　心室頻拍症手術　　　　147,890点
3　メイズ手術　　　　　　98,640点
4　左心耳閉鎖術
　イ　開胸手術によるもの　37,800点
　ロ　胸腔鏡下によるもの　37,800点
　ハ　経カテーテル的手術によるもの
　　　　　　　　　　　　　34,930点
注1　4のイについては，別に厚生労働大臣が定める患者に対して実施した場合であって，区分番号K552，K552-2，K554，K555，K557からK557-3まで，K

び医療機関名を診療報酬明細書の摘要欄に記載する。

◆　施設基準設定手術→通則5及びその右欄
◆　極低出生体重児・新生児加算対象→通則7
→K939-6凍結保存同種組織加算対象
◆　施設基準設定手術→通則5及びその右欄
◆　極低出生体重児・新生児加算対象→通則7
→K939-6凍結保存同種組織加算対象
◇　単心室症又は三尖弁閉鎖症手術について
(1)　人工血管等再置換術加算は，患者の成長に伴うパッチ，導管，人工血管等の再置換のために，同一部位に対して再手術を実施した場合に算定する。なお，前回の手術から1年以上経過している。
(2)　人工血管等再置換術加算を算定する場合は，前回の手術日，術式及び医療機関名を診療報酬明細書の摘要欄に記載する。

◆　「3」は施設基準設定手術→通則6

◆　施設基準設定手術→通則5及びその右欄，通則6
◆　極低出生体重児・新生児加算対象→通則7
→K939-6凍結保存同種組織加算対象
◆　施設基準設定手術→通則5及びその右欄
◆　施設基準設定手術→通則5及びその右欄
◆　極低出生体重児・新生児加算対象→通則7
◆　極低出生体重児・新生児加算対象→通則7
◆　極低出生体重児・新生児加算対象→通則7
◆　施設基準設定手術→通則5及びその右欄
◆　施設基準設定手術→通則5及びその右欄
◆　施設基準設定手術→通則5及びその右欄
◆　「4」の「ロ」及び「ハ」は施設基準設定手術（要届出）→通則4
◆　「4」の「ハ」以外は施設基準設定手術→通則5及びその右欄
→「4」の「ロ」はK931超音波凝固切開装置等加算対象
→「3」，「4」の「イ」及び「ロ」はK936自動縫合器加算対象（2個限度）
→「3」及び「4」の「ロ」はK936自動縫合器加算対象（左心耳閉塞用クリップを使用した場合）（1個限度）
◇　不整脈手術について
(1)　「4」の「イ」開胸手術によるものは，開胸的心大血管手術を受ける患者のうち，手術前より心房細動又は心房粗動と診断され，術後の抗凝固療法の継続の可否，患者の脳梗塞及び出血に係るリスク等を総合的に勘案し，特に左心耳閉鎖術を併せて実施することが適当と医師が認めたものに対して行われた場合に限り算定する。
(2)　「4」の「イ」開胸手術によるものは，K552，K552-2，K554，K555，K557からK557-3まで，K560及びK594の「3」に掲げる手術（弁置換術については機械弁によるものを除く。）と併せて実施した場合に限り算定でき，当該手術を単独で行った場合は算定できない。
(3)　「4」の「ロ」胸腔鏡下によるものは，手術前より心房細動又は心房粗動と診断され，術後の抗凝固療法の継続の可否，患者の脳梗塞及

K
手術
心・脈管

560又はK594の3に掲げる手術と併せて実施した場合に限り算定する。

2　4のハについては，手術に伴う画像診断及び検査の費用は算定しない。

び出血に係るリスク等を総合的に勘案し，実施することが適当と医師が認めた患者に対して行われた場合に限り算定する。

(4)　「4」の「イ」開胸手術によるもの又は「ロ」胸腔鏡下によるものの診療報酬請求に当たっては，手術前に心房細動又は心房粗動と診断した根拠となる12誘導心電図検査又は長時間記録心電図検査（ホルター心電図検査を含む。）の結果及び当該手術を行う医学的理由について診療報酬明細書の摘要欄に記載する。

(5)　「4」の「ハ」経カテーテル的手術によるものは，左心耳閉鎖デバイスを用いて，左心耳の永久閉鎖を行った場合に算定する。

(6)　不整脈手術などに伴う心腔内除細動は，それぞれの手術の所定点数に含まれ，別に算定できない。

◆　左心耳閉鎖術（開胸手術によるもの）の対象患者
　開胸式心大血管手術を受ける患者のうち，手術前に心房細動又は心房粗動と診断され，特に左心耳閉鎖術を併せて実施することが適当と認められるもの

◆　施設基準設定手術→通則5

◆　施設基準設定手術（要届出）（「注2」に規定する加算を算定する場合に限る）→通則4

◆　施設基準設定手術→通則5

K594-2　肺静脈隔離術　　　72,230点
K595　経皮的カテーテル心筋焼灼術

1　心房中隔穿刺又は心外膜アプローチを伴うもの　　　40,760点
2　その他のもの　　　34,370点
注1　三次元カラーマッピング下で行った場合には，**三次元カラーマッピング加算**として，**17,000点**を所定点数に加算する。
2　磁気ナビゲーション法により行った場合は，**磁気ナビゲーション加算**として，**5,000点**を所定点数に加算する。
3　手術に伴う画像診断及び検査の費用は算定しない。

◇　経皮的カテーテル心筋焼灼術について

(1)　「注1」に規定する「三次元カラーマッピング」とは，体表面電極から発生する微弱な電気信号を体外式ペースメーカー用カテーテル電極（磁気センサーを有するものを除く。）等により検出し，三次元心腔内形状を作成し，これらのカテーテル電極にて検出した心電図との合成により三次元画像を構築することをいう。

(2)　「注1」に規定する三次元カラーマッピング加算を算定する場合は，特定保険医療材料「114」の体外式ペースメーカー用カテーテル電極のうち，心臓電気生理学的検査機能付加型の「心房内・心室内全域型」並びに特定保険医療材料「123」の経皮的カテーテル心筋焼灼術用カテーテルのうち，熱アブレーション用の「体外式ペーシング機能付き」及び「体外式ペーシング機能付き・特殊型」については算定できない。

(3)　「注2」に規定する「磁気ナビゲーション法」は，心臓マッピングシステムワークステーションを用いて実施した場合に算定できる。

(4)　経皮的カテーテル心筋冷凍焼灼術を実施した場合は，本区分の所定点数を算定する。その場合，実施に当たっては，関係学会の定める診療に関する指針を遵守する。

◆　施設基準設定手術（要届出）→通則4

K595-2　経皮的中隔心筋焼灼術　24,390点
注　手術に伴う画像診断及び検査の費用は算定しない。

K596　体外ペースメーキング術　3,770点
K597　ペースメーカー移植術

1　心筋電極の場合　　　16,870点
2　経静脈電極の場合　　　9,520点
3　リードレスペースメーカーの場合　　　9,520点

◆　施設基準設定手術（要届出）→通則4
◆　施設基準設定手術→通則5
◇　ペースメーカー移植術について

(1)　ペースメーカー移植の実施日とK596体外ペースメーキング術の実施日の間隔が1週間以内の場合にあっては，本区分の所定点数のみを算定する。

(2)　ペースメーカー本体の交換のみの場合は，K597-2ペースメーカー交換術により算定する。

K597-2　ペースメーカー交換術　4,000点
◆　施設基準設定手術（要届出）→通則4
◆　施設基準設定手術→通則5

K597-3　植込型心電図記録計移植術　1,260点
◆　施設基準設定手術→通則4

K597-4　植込型心電図記録計摘出術　840点
◆　施設基準設定手術→通則4

K598　両心室ペースメーカー移植術
◆　施設基準設定手術（要届出）→通則4

1	心筋電極の場合	31,510点
2	経静脈電極の場合	31,510点

K 598-2　両心室ペースメーカー交換術
1	心筋電極の場合	5,000点
2	経静脈電極の場合	5,000点

K 599　植込型除細動器移植術
1	心筋リードを用いるもの	31,510点
2	経静脈リードを用いるもの	31,510点
3	皮下植込型リードを用いるもの	24,310点

K 599-2　植込型除細動器交換術
1	心筋リードを用いるもの	7,200点
2	その他のもの	7,200点

K 599-3　両室ペーシング機能付き植込型除細動器移植術
1	心筋電極の場合	35,200点
2	経静脈電極の場合	35,200点

注　両室ペーシング機能付き植込型除細動器

◇　両心室ペースメーカー移植術について

(1)　左右の心室を電気的に刺激することにより，重症心不全患者の心臓リズムを補正すると同時に，左右の心室間伝導障害を軽減し，血行動態を改善することを目的に実施されるものであり，次のいずれかの心不全に対して，治療が行われた場合に算定する。

ア　十分な薬物治療にもかかわらず改善のみられないＱＲＳ幅120ms以上及び左室駆出率35％以下のＮＹＨＡクラスⅢ又はⅣ（中等度，重度）の心不全患者の症状改善

イ　至適薬物療法が行われているペースメーカーの適応及び高頻度に心室ペーシングに依存することが予想される左室駆出率50％以下の患者の症状改善又は心不全進行（増悪）遅延

(2)　「1」については，循環器内科又は小児循環器内科の医師と心臓血管外科の医師が参加する，重症心不全患者又は不整脈患者の治療方針を決定するカンファレンスにより，本治療の適応判断を行う。

(3)　両心室ペースメーカー移植術を行った患者については，診療報酬請求に当たって，診療報酬明細書に症状詳記を記載する。なお，「1」を算定する場合は，(2)に規定するカンファレンスの概要も併せて記載する。

◆　施設基準設定手術（要届出）→通則4

◆　施設基準設定手術（要届出）→通則4
◇　植込型除細動器移植術について

(1)　次のいずれかに該当する患者に対して実施した場合に算定する。

ア　血行動態が破綻する心室頻拍又は心室細動の自然発作が1回以上確認されている患者であって，植込型除細動器移植術以外の治療法の有効性が心臓電気生理学的検査及びホルター型心電図検査によって予測できないもの

イ　血行動態が破綻する心室頻拍又は心室細動の自然発作が1回以上確認されている患者であって，有効薬が見つからないもの又は有効薬があっても認容性が悪いために服用が制限されるもの

ウ　既に十分な薬物療法や心筋焼灼術等の手術が行われているにもかかわらず，心臓電気生理学的検査によって血行動態が破綻する心室頻拍又は心室細動が繰り返し誘発される患者

(2)　「1」については，循環器内科又は小児循環器内科の医師と心臓血管外科の医師が参加する，重症心不全患者又は不整脈患者の治療方針を決定するカンファレンスにより，本治療の適応判断を行う。

(3)　植込型除細動器移植術を行った患者については，診療報酬請求に当たって，診療報酬明細書に症状詳記を記載する。なお，「1」を算定する場合は，(2)に規定するカンファレンスの概要も併せて記載する。

(4)　植込型除細動器本体の交換のみを行った場合は，K 599-2植込型除細動器交換術により算定する。

(5)　「3」は，特定保険医療材料の植込型除細動器（Ⅲ型）・皮下植込式電極併用型を，植込型除細動器用カテーテル電極（皮下植込式）と組み合わせて使用した場合に算定する。

◆　施設基準設定手術（要届出）→通則4

◆　施設基準設定手術（要届出）→通則4
◇　両室ペーシング機能付き植込型除細動器移植術について

(1)　次のいずれかに該当する患者に対して実施した場合に算定する。

ア　血行動態が破綻する心室頻拍又は心室細動の自然発作が1回以上確認されている患者であって，両室ペーシング機能付き植込型除細

K

手術

心・脈管

の移植術を行った場合に算定する。

K599-4 **両室ペーシング機能付き植込型除細動器交換術**

1	心筋電極の場合	**7,200点**
2	経静脈電極の場合	**7,200点**

注 両室ペーシング機能付き植込型除細動器の交換術を行った場合に算定する。

K599-5 **経静脈電極抜去術**

1	レーザーシースを用いるもの	**28,600点**
2	レーザーシースを用いないもの	
		22,210点

注 手術に伴う画像診断及び検査の費用は算定しない。

K600 **大動脈バルーンパンピング法（ＩＡＢＰ法）**（1日につき）

1	初日	**8,780点**
2	2日目以降	**4,230点**

注 挿入に伴う画像診断及び検査の費用は算定しない。

K601 **人工心肺**（1日につき）

1	初日	**30,150点**
2	2日目以降	**3,000点**

注1 初日に，**補助循環，選択的冠灌流**又は**逆行性冠灌流**を併せて行った場合には，**4,800点**を所定点数に加算する（主たるもののみを算定する。）。

2 初日に**選択的脳灌流**を併せて行った場合は，**7,000点**を所定点数に加算する。

3 カニュレーション料は，所定点数に含まれるものとする。

動器移植術以外の治療法の有効性が心臓電気生理学的検査及びホルター型心電図検査によって予測できないもの

イ 血行動態が破綻する心室頻拍又は心室細動の自然発作が1回以上確認されている患者であって，有効薬が見つからないもの又は有効薬があっても認容性が悪いために服用が制限されるもの

ウ 既に十分な薬物療法や心筋焼灼術等の手術が行われているにもかかわらず，心臓電気生理学的検査によって血行動態が破綻する心室頻拍又は心室細動が繰り返し誘発される患者

(2) 「1」については，循環器内科又は小児循環器内科の医師と心臓血管外科の医師が参加する，重症心不全患者又は不整脈患者の治療方針を決定するカンファレンスにより，本治療の適応判断を行う。

(3) 両室ペーシング機能付き植込型除細動器移植術を行った患者については，診療報酬請求に当たって，診療報酬明細書に症状詳記を記載する。なお，「1」を算定する場合は，(2)に規定するカンファレンスの概要も併せて記載する。

(4) 両室ペーシング機能付き植込型除細動器本体の交換のみを行った場合は，K599-4両室ペーシング機能付き植込型除細動器交換術により算定する。

◆ 施設基準設定手術（要届出）→通則4

◆ 施設基準設定手術（要届出）→通則4
◇ 当該手術の実施に当たっては，関連学会の定める実施基準に準じる。

◆ 施設基準設定手術（要届出）→通則4
◇ 大動脈バルーンパンピング法（ＩＡＢＰ法）について
(1) ガスの価格は別に算定できない。
(2) 大動脈バルーンパンピング法（ＩＡＢＰ法），K601人工心肺，K601-2体外式膜型人工肺，K602経皮的心肺補助法，K603補助人工心臓又はK602-2経皮的循環補助法（ポンプカテーテルを用いたもの）を併施した場合においては，1日ごとに主たるもののみにより算定する。また，これら6つの開心術補助手段等とK552冠動脈，大動脈バイパス移植術等の他手術を併施した場合は，当該手術の所定点数を別に算定できる。

◆ 極低出生体重児・新生児加算対象→通則7
◇ 人工心肺について
(1) 人工心肺実施のために血管を露出し，カニューレ，カテーテル等を挿入した場合の手技料は，所定点数に含まれ，別に算定できない。
(2) 人工心肺をはずすことができず，翌日以降も引き続き補助循環を行った場合は，1日につき本区分「2」により算定する。
(3) 「注1」の補助循環を併せて行った場合の加算は，人工心肺を用いた心大血管手術後の低心拍出量症候群に対して人工心肺を用いて循環を補助した場合に限り算定できる。
(4) 「注1」の選択的冠灌流を併せて行った場合の加算は大動脈基部を切開し，左右冠動脈口に個別にカニューレを挿入し，心筋保護を行った場合に算定する。

K 601-2 体外式膜型人工肺（1日につき）

1	初日	30,150点
2	2日目以降	3,000点

注　カニュレーション料は，所定点数に含まれるものとする。

K 602 経皮的心肺補助法（1日につき）

1	初日	11,100点
2	2日目以降	3,120点

K 602-2 経皮的循環補助法（ポンプカテーテルを用いたもの）（1日につき）

1	初日	11,100点
2	2日目以降	3,680点

K 603 補助人工心臓（1日につき）

1	初日	54,370点
2	2日目以降30日目まで	5,000点
3	31日目以降	4,000点

K 603-2 小児補助人工心臓（1日につき）

1	初日	63,150点
2	2日目以降30日目まで	8,680点
3	31日目以降	7,680点

K 604 削除

K 604-2 植込型補助人工心臓（非拍動流型）

1	初日（1日につき）	58,500点
2	2日目以降30日目まで（1日につき）	5,000点
3	31日目以降90日目まで（1日につき）	2,780点
4	91日目以降（1日につき）	1,800点

K 605 移植用心採取術　68,490点

注　心提供者に係る組織適合性試験の費用は，所定点数に含まれる。

(5)　「注1」の逆行性冠灌流を併せて行った場合の加算は，冠静脈洞にバルーンカテーテルを挿入し，心筋保護を行った場合に算定する。

◆　極低出生体重児・新生児加算対象→通則7
→K 916体外式膜型人工肺管理料算定対象
◇　体外式膜型人工肺について

(1)　体外式膜型人工肺は，急性呼吸不全又は慢性呼吸不全の急性増悪であって，人工呼吸器で対応できない患者に対して使用した場合に算定する。

(2)　人工心肺実施のために血管を露出し，カニューレ，カテーテル等を挿入した場合の手技料は，所定点数に含まれ，別に算定できない。

◆　施設基準設定手術（要届出）→通則4
◇　経皮的循環補助法（ポンプカテーテルを用いたもの）の実施のために，カニューレ，カテーテル等を挿入した場合の手技料は，所定点数に含まれ，別に算定できない。

◆　施設基準設定手術（要届出）→通則4
◇　開心術症例の体外循環離脱困難，開心術症例の術後低心拍出症候群，その他の心原性循環不全に対して補助人工心臓を行った場合に算定する。ただし，重症感染症，重症多臓器不全を合併する症例に対して行った場合は算定できない。

◆　施設基準設定手術（要届出）→通則4
◆　極低出生体重児・新生児加算対象→通則7
◇　投薬治療，外科手術及び補助循環では症状の改善が見込めない小児の重症心不全患者であって，小児補助人工心臓による治療が当該患者にとって最善であると判断された患者に対して，心移植に達するまで又は心機能が回復するまでの循環改善を目的に実施した場合に算定する。

◆　施設基準設定手術（要届出）→通則4
◇　植込型補助人工心臓（非拍動流型）について

(1)　植込型補助人工心臓（非拍動流型）は，次のいずれかの場合に算定する。
　ア　心臓移植適応の重症心不全患者で，薬物療法や体外式補助人工心臓等の他の補助循環法によっても継続した代償不全に陥っており，かつ，心臓移植以外には救命が困難と考えられる症例に対して，心臓移植までの循環改善を目的とした場合。
　イ　心臓移植不適応の重症心不全患者で，薬物療法や体外式補助人工心臓などの補助循環法によっても継続した代償不全に陥っている症例に対して，長期循環補助を目的とした場合。

(2)　外来で定期的な管理を行っている場合には，C116在宅植込型補助人工心臓（非拍動流型）指導管理料を算定する。

◇　移植用心採取術について

(1)　所定点数は，「臓器の移植に関する法律」第6条第2項に規定する脳死した者の身体から心臓の移植が行われた場合に，移植を行った保険医療機関において算定する。

(2)　所定点数には，脳死した者の身体から移植のための心採取を行う際の採取前の採取対象心の灌流，心採取，採取心の灌流及び保存並びにリンパ節の保存に要する人件費，薬品・容器等の材料費等の費用が全て含まれる。ただし，心採取を行う医師を派遣した場合における医師の派遣に要した費用及び採取心を搬送した場合における搬送に要した費用については療養費として支給し，それらの額は移送費の算定方法

により算定する。

(3) 心移植を行った保険医療機関と心移植に用いる健心を採取した保険医療機関とが異なる場合の診療報酬の請求は，心移植を行った保険医療機関で行い，診療報酬の分配は相互の合議に委ねる。

K 605-2　同種心移植術　　　　　　212,210点

注1　心移植者に係る組織適合性試験の費用は，所定点数に含まれる。

　　2　抗HLA抗体検査を行う場合には，抗HLA抗体検査加算として，4,000点を所定点数に加算する。

◆　施設基準設定手術（要届出）→通則 4
→K 914脳死臓器提供管理料算定対象
◇　同種心移植術について

(1) 所定点数には，灌流の費用が含まれる。

(2) 心移植を行った保険医療機関と心移植に用いる健心を採取した保険医療機関とが異なる場合の診療報酬の請求は，心移植を行った保険医療機関で行い，診療報酬の分配は相互の合議に委ねる。

◇　移植用心肺採取術について

K 605-3　移植用心肺採取術　　　100,040点

注　心肺提供者に係る組織適合性試験の費用は，所定点数に含まれる。

(1) 所定点数は，「臓器の移植に関する法律」第 6 条第 2 項に規定する脳死した者の身体から同時に心と肺の移植が行われた場合に，移植を行った保険医療機関において算定する。

(2) 所定点数には，脳死した者の身体から移植のための心肺採取を行う際の採取前の採取対象心肺の灌流，心肺採取，採取心肺の灌流及び保存並びにリンパ節の保存に要する人件費，薬品・容器等の材料費等の費用が全て含まれる。ただし，心肺採取を行う医師を派遣した場合における医師の派遣に要した費用及び採取心肺を搬送した場合における搬送に要した費用については療養費として支給し，それらの額は移送費の算定方法により算定する。

(3) 心肺移植を行った保険医療機関と心肺移植に用いる健心肺を採取した保険医療機関とが異なる場合の診療報酬の請求は，心肺移植を行った保険医療機関で行い，診療報酬の分配は相互の合議に委ねる。

K 605-4　同種心肺移植術　　　　286,010点

注1　心肺移植者に係る組織適合性試験の費用は，所定点数に含まれる。

　　2　抗HLA抗体検査を行う場合には，抗HLA抗体検査加算として，4,000点を所定点数に加算する。

◆　施設基準設定手術（要届出）→通則 4
→K 914脳死臓器提供管理料算定対象
◇　同種心肺移植術について

(1) 所定点数には，灌流の費用が含まれる。

(2) 心肺移植を行った保険医療機関と心肺移植に用いる健心肺を採取した保険医療機関とが異なる場合の診療報酬の請求は，心肺移植を行った保険医療機関で行い，診療報酬の分配は相互の合議に委ねる。

K 605-5　骨格筋由来細胞シート心表面移植術
　　　　　　　　　　　　　　　　9,420点

◆　施設基準設定手術（要届出）→通則 4
◇　骨格筋由来細胞シート心表面移植術について

(1) 虚血性心疾患による重症心不全患者で，薬物治療や侵襲的治療を含む標準治療では効果不十分として関連学会の定める「ヒト（自己）骨格筋由来細胞シートの使用要件等の基準について」に定めるハートチームによる適応判定が行われ，かつ，根治療法として心臓移植以外に治療手段がないと考えられる症例に対して，上記基準に従って実施された場合に限り算定できる。

(2) 本技術に先立って行われる骨格筋由来細胞シートを調整するための骨格筋採取に係る技術については，K 000創傷処理又はK 000-2小児創傷処理（ 6 歳未満）により算定する。

（動　脈）

K 606　血管露出術　　　　　　　　530点

◇　血管露出術について

(1) 経皮的に留置針を挿入する場合は，本区分は算定できない。

(2) 手術に伴う血管露出術は，同一術野でない場合においても算定できない。

K 607　血管結紮術

1　開胸又は開腹を伴うもの　　12,660点
2　その他のもの　　　　　　　4,500点

K 607-2　血管縫合術（簡単なもの）　　4,840点
K 607-3　上腕動脈表在化法　　　　　 5,000点
K 608　動脈塞栓除去術
　　1　開胸又は開腹を伴うもの　　　28,560点
　　2　その他のもの（観血的なもの）11,180点
K 608-2　削除
K 608-3　内シャント血栓除去術　　　 3,590点
K 609　動脈血栓内膜摘出術
　　1　大動脈に及ぶもの　　　　　　40,950点
　　2　内頸動脈　　　　　　　　　　43,880点
　　3　その他のもの　　　　　　　　28,450点
K 609-2　経皮的頸動脈ステント留置術
　　　　　　　　　　　　　　　　　34,740点
　　注1　手術に伴う画像診断及び検査の費用は
　　　　　算定しない。
　　　2　内頸動脈又は総頸動脈に対して行われ
　　　　　た場合に限り算定する。
K 610　動脈形成術，吻合術
　　1　頭蓋内動脈　　　　　　　　　99,700点
　　2　胸腔内動脈（大動脈を除く。）52,570点
　　3　腹腔内動脈（大動脈を除く。）47,790点
　　4　指（手，足）の動脈　　　　　18,400点
　　5　その他の動脈　　　　　　　　21,700点
K 610-2　脳新生血管造成術　　　　　52,550点

K 610-3　削除
K 610-4　四肢の血管吻合術　　　　　18,080点
K 610-5　血管吻合術及び神経再接合術（上腕動
　　脈，正中神経及び尺骨神経）　　18,080点

K 611　抗悪性腫瘍剤動脈，静脈又は腹腔内持続
　　注入用植込型カテーテル設置
　　1　開腹して設置した場合　　　　17,940点
　　2　四肢に設置した場合　　　　　16,250点
　　3　頭頸部その他に設置した場合　16,640点

K 612　末梢動静脈瘻造設術
　　1　内シャント造設術
　　　イ　単純なもの　　　　　　　　12,080点
　　　ロ　静脈転位を伴うもの　　　　15,300点

　　2　その他のもの　　　　　　　　 7,760点
K 613　腎血管性高血圧症手術（経皮的腎血管拡
　　張術）　　　　　　　　　　　　　31,840点
　　注　手術に伴う画像診断及び検査の費用は算
　　　　定しない。
K 614　血管移植術，バイパス移植術
　　1　大動脈　　　　　　　　　　　70,700点
　　2　胸腔内動脈　　　　　　　　　64,050点

※　動脈血栓除去術は，本区分により算定する。

→ K 930脊髄誘発電位測定等加算対象

→ K 930脊髄誘発電位測定等加算対象
◇　経皮的頸動脈ステント留置術を行う場合は，総頸動脈又は内頸動脈にステントを留置した際の血栓の移動に対する予防的措置を同時に行う。

◆　「1」は極低出生体重児・新生児加算対象→通則7

◇　もやもや病に対して，浅側頭動脈及び側頭筋を硬膜に縫合することにより新生血管の造成を図った場合に算定する。

◇　上腕動脈，正中神経及び尺骨神経が切断された場合，上腕動脈及び正中神経が切断された場合，又は上腕動脈及び尺骨神経が切断された場合の血管吻合術及び神経再接合術を行った場合に算定する。
◇　抗悪性腫瘍剤動脈，静脈又は腹腔内持続注入用植込型カテーテル設置について
(1)　悪性腫瘍の患者に対し，抗悪性腫瘍剤の局所持続注入又は疼痛の制御を目的として，チューブ又は皮下植込型カテーテルアクセスを設置した場合に算定できる。
(2)　設置するチューブ，体内に植え込むカテーテル及びカテーテルアクセス等の材料の費用は所定点数に含まれ，別に算定できない。
(3)　抗悪性腫瘍剤動脈，静脈又は腹腔内持続注入用植込型カテーテル抜去の際の費用はK 000創傷処理の「1」筋肉，臓器に達するもの（長径5センチメートル未満）で算定する。

◇　「1」の「ロ」については，穿刺することが困難な部位を走行する静脈を長さ15cm以上遊離して遠位端を切断し，穿刺することが可能な部位に転位して，断端を動脈と吻合して動静脈瘻を造設した場合に算定する。

→ K 939-6凍結保存同種組織加算対象
◇　血管移植術，バイパス移植術について
(1)　バイパス造成用自家血管の採取料については，当該所定点数に含ま

K

手術

心・脈管

　　3　腹腔内動脈　　　　　　**63,350点**
　　4　頭, 頸部動脈　　　　　　**61,660点**
　　5　下腿, 足部動脈　　　　　**70,190点**
　　6　膝窩動脈　　　　　　　　**42,500点**
　　7　その他の動脈　　　　　　**30,290点**

K615　血管塞栓術 (頭部, 胸腔, 腹腔内血管等)
　　1　止血術　　　　　　　　　**26,570点**
　　2　選択的動脈化学塞栓術　　**20,040点**
　　3　門脈塞栓術 (開腹によるもの)　**27,140点**
　　4　その他のもの　　　　　　**20,480点**
　　注　手術に伴う画像診断及び検査の費用は算
　　　　定しない。

K615-2　経皮的大動脈遮断術　　　**1,660点**
　　注　手術に伴う画像診断及び検査の費用は算
　　　　定しない。

K616　四肢の血管拡張術・血栓除去術
　　　　　　　　　　　　　　　22,590点
　　注　手術に伴う画像診断及び検査の費用は算
　　　　定しない。

K616-2　頸動脈球摘出術　　　　　**10,800点**

K616-3　経皮的頭部血管拡張術 (先天性心疾患
術後に限る。)　　　　　　　　**27,500点**
　　注　手術に伴う画像診断及び検査の費用は算
　　　　定しない。

K616-4　経皮的シャント拡張術・血栓除去術
　　1　初回　　　　　　　　　　**12,000点**

　　2　1の実施後3月以内に実施する場合
　　　　　　　　　　　　　　　12,000点
　　注　手術に伴う画像診断及び検査の費用は算
　　　　定しない。

れ別に算定できない。
(2)　「6」膝窩動脈は, 膝関節より遠位側で下腿三分岐に至らない部分で行った場合をいう。
(3)　同種血管を移植する場合においては, 日本組織移植学会が作成した「ヒト組織を利用する医療行為の安全性確保・保存・使用に関するガイドライン」を遵守した場合に限り算定する。
(4)　血管提供者の移植用血管採取及び組織適合性試験に係る費用は, 所定点数に含まれ別に算定できない。
(5)　血管移植を行った保険医療機関と移植用血管採取を行った保険医療機関とが異なる場合の診療報酬の請求は, 血管移植を行った保険医療機関で行うものとし, 診療報酬の分配は相互の合議に委ねる。
※　大腿動脈閉塞症に対して自家血管を用いた動脈間バイパス造成術を行った場合は, 本区分「7」により算定する。
◇　血管塞栓術について
(1)　「1」は, 外傷等による動脈損傷が認められる患者に対し, 血管塞栓術を行った場合に算定する。
(2)　カテーテルを肝動脈等に留置して造影CT等を行い, 病変の個数及び分布を確認の上, 肝細胞癌に対して区域枝より末梢側において肝動脈等の動脈化学塞栓術を行った場合には, 「2」により算定する。
(3)　「2」の選択的動脈化学塞栓術の場合, 動脈化学塞栓術を選択的に行った肝動脈等の部位を診療録に記載する。
(4)　「2」の選択的動脈化学塞栓術以外の場合であって, 脳動脈奇形摘出術前及び肝切除術前の前処置としての血管塞栓術を行った場合には, 本区分「4」により算定する。
(5)　「2」の選択的動脈化学塞栓術以外の場合であって, 多血性腫瘍又は動静脈奇形に対して, 血管内塞栓材を用いて動脈塞栓術又は動脈化学塞栓術を行った場合は, 本区分「4」を算定する。
◆　施設基準設定手術→通則4
◇　経皮的大動脈遮断術は, 重度外傷等による腹腔内大量出血に対して, 経皮的にバルーンカテーテルを挿入し大動脈の血行を遮断した場合に算定する。
◇　膝窩動脈又はそれより末梢の動脈に対するステントの留置では, 当該点数は算定できない。

◆　極低出生体重児・新生児加算対象→通則7

◆　「1」はA400の「3」短期滞在手術等基本料3対象→第1章第2部入院料等通則3
◆　「2」はA400の「3」短期滞在手術等基本料3対象→第1章第2部入院料等通則3
◇　経皮的シャント拡張術・血栓除去術について
(1)　「1」については, 3月に1回に限り算定する。
(2)　「1」を算定してから3月以内に実施した場合には, 次のいずれかに該当するものに限り, 1回を限度として「2」を算定する。また, 次のいずれかの要件を満たす画像所見等の医学的根拠を診療報酬明細書の摘要欄に記載する。
　ア　透析シャント閉塞の場合
　イ　超音波検査において, シャント血流量が400ml以下又は血管抵抗

指数（ＲＩ）が0.6以上の場合（アの場合を除く。）
(3)　「2」については，「1」の前回算定日（他の保険医療機関での算定を含む。）を診療報酬明細書の摘要欄に記載する。

K 616-5　経皮的血管内異物除去術　　14,000点
注　手術に伴う画像診断及び検査の費用は算定しない。

K 616-6　経皮的下肢動脈形成術　　24,270点
注　手術に伴う画像診断及び検査の費用は算定しない。

◆　施設基準設定手術（要届出）→通則 4
◇　経皮的下肢動脈形成術は，エキシマレーザー血管形成用カテーテルを使用し，大腿膝窩動脈に留置されたステントにおける狭窄又は閉塞に対して又は切削吸引型血管形成用カテーテルを使用し，大腿膝窩動脈の狭窄又は閉塞に対して，経皮的下肢動脈形成術を行った場合に算定する。なお，実施に当たっては，関係学会の定める診療に関する指針を遵守する。

K 616-7　ステントグラフト内挿術（シャント）
12,000点
注　手術に伴う画像診断及び検査の費用は算定しない。

◇　ステントグラフト内挿術（シャント）は，人工血管内シャントの静脈側吻合部狭窄病変に対し，末梢血管用ステントグラフトを留置した場合に算定する。

K 616-8　吸着式潰瘍治療法（1日につき）
1,680点

◇　吸着式潰瘍治療法について
(1)　吸着式潰瘍治療法は，次のいずれにも該当する閉塞性動脈硬化症の患者に対して，吸着式血液浄化用浄化器（閉塞性動脈硬化症用）を使用して治療を行った場合に限り算定する。なお，当該治療法の実施回数は，原則として一連につき 3 月間に限って24回を限度として算定する。
　ア　フォンテイン分類Ⅳ度の症状を呈する者
　イ　膝窩動脈以下の閉塞又は広範な閉塞部位を有する等外科的治療又は血管内治療が困難で，かつ従来の薬物療法では十分な効果を得られない者
(2)　診療報酬明細書の摘要欄にア及びイの要件を満たす医学的根拠について記載すること。

（静　　脈）

K 617　下肢静脈瘤手術

◇　下肢静脈瘤手術について
(1)　大腿部から下腿部に及ぶ広範囲の静脈瘤に対してストリッピングを行った場合は，本区分「1」により算定する。
(2)　「2」における「一連」とは，所期の目的を達するまでに行う一連の治療過程をいい，概ね 2 週間にわたり行われるものをいう。

1　抜去切除術	10,200点	

◆　「1」はA400の「3」短期滞在手術等基本料 3 対象→第 1 章第 2 部入院料等通則 3

2　硬化療法（一連として）	1,720点

◆　「2」はA400の「3」短期滞在手術等基本料 3 対象→第 1 章第 2 部入院料等通則 3

3　高位結紮術	3,130点

◆　「3」はA400の「3」短期滞在手術等基本料 3 対象→第 1 章第 2 部入院料等通則 3

4　静脈瘤切除術	1,820点

K 617-2　大伏在静脈抜去術　　10,200点

◆　A400の「3」短期滞在手術等基本料 3 対象→第 1 章第 2 部入院料等通則 3

K 617-3　静脈瘤切除術（下肢以外）　1,820点

K 617-4　下肢静脈瘤血管内焼灼術　10,200点
注　手術に伴う画像診断及び検査の費用は算定しない。

◆　A400の「3」短期滞在手術等基本料 3 対象→第 1 章第 2 部入院料等通則 3

◇　下肢静脈瘤血管内焼灼術について
(1)　所定の研修を修了した医師が実施した場合に限り算定し，一側につき 1 回に限り算定する。なお，当該手技に伴って実施される画像診断及び検査の費用は所定点数に含まれる。

K
手術
心・脈管

K 617-5　内視鏡下下肢静脈瘤不全穿通枝切離術
10,200点

注　手術に伴う画像診断及び検査の費用は算定しない。

K 617-6　下肢静脈瘤血管内塞栓術　**14,360点**

K 618　中心静脈注射用植込型カテーテル設置

1　四肢に設置した場合　　　**10,500点**
2　頭頸部その他に設置した場合　**10,800点**

注1　6歳未満の乳幼児の場合は，**乳幼児加算**として，**300点**を加算する。
　2　使用したカテーテル，カテーテルアクセス等の材料の費用は，これらの点数に含まれるものとする。

K 619　静脈血栓摘出術

1　開腹を伴うもの　　　　　**22,070点**
2　その他のもの（観血的なもの）**13,100点**

K 619-2　総腸骨静脈及び股静脈血栓除去術
32,100点

K 620　下大静脈フィルター留置術　**10,160点**

K 620-2　下大静脈フィルター除去術　**6,490点**

K 621　門脈体循環静脈吻合術（門脈圧亢進症手術）
40,650点

K 622　胸管内頸静脈吻合術　**37,620点**

K 623　静脈形成術，吻合術

1　胸腔内静脈　　　　　　　**25,200点**
2　腹腔内静脈　　　　　　　**25,200点**

---

(2)　下肢静脈瘤血管内焼灼術の実施に当たっては，関係学会が示しているガイドラインを踏まえ適切に行う。

◆　施設基準設定手術（要届出）→通則4
◇　内視鏡下下肢静脈瘤不全穿通枝切離術について

(1)　下腿の広範囲の皮膚に色素沈着，硬化，萎縮又は潰瘍を有しており，かつ，超音波検査等により，不全穿通枝が同定され，血液が逆流していることが確認されている患者について実施した場合であって，次のア又はイに該当する場合に一側につき1回のみ算定できる。

　ア　下肢静脈瘤手術（抜去切除術，硬化療法及び高位結紮術をいう。），大伏在静脈抜去術又は下肢静脈瘤血管内焼灼術を実施したが，効果が不十分な患者に対して，当該手技を実施した場合

　イ　下肢静脈瘤手術（抜去切除術，硬化療法及び高位結紮術をいう。），大伏在静脈抜去術又は下肢静脈瘤血管内焼灼術のみでは効果が不十分と予想される患者に対して，当該手技を下肢静脈瘤手術，大伏在静脈抜去術又は下肢静脈瘤血管内焼灼術と同時に実施した場合

(2)　当該手技に伴って実施される画像診断及び検査の費用は所定点数に含まれる。

◆　A 400の「3」短期滞在手術等基本料3対象→第1章第2部入院料等通則3

◇　所定の研修を修了した医師が実施した場合に限り，一側につき1回に限り算定する。なお，当該手術に伴って実施される画像診断及び検査の費用は所定の点数に含まれる。

◇　中心静脈注射用植込型カテーテル設置について

(1)　中心静脈注射用の皮下植込型カテーテルアクセスを設置した場合に算定できる。

(2)　長期の栄養管理を目的として，中心静脈注射用植込型カテーテルの設置を行う際には，中心静脈注射用植込型カテーテルによる療養の必要性，管理の方法及び終了の際に要される身体の状態等，療養上必要な事項について患者又はその家族等への説明を行う。

(3)　長期の栄養管理を目的として，中心静脈注射用植込型カテーテルを設置した後，他の保険医療機関等に患者を紹介する場合は，中心静脈注射用植込型カテーテルによる療養の必要性，管理の方法及び終了の際に要される身体の状態等，療養上必要な事項並びに患者又はその家族等への説明内容等を情報提供する。

(4)　体内に植え込むカテーテル及びカテーテルアクセス等の材料の費用は所定点数に含まれ，別に算定できない。

(5)　中心静脈注射用植込型カテーテル抜去の際の費用はK 000創傷処理の「1」筋肉，臓器に達するもの（長径5センチメートル未満）で算定する。

◇　下大静脈フィルター留置術は，肺血栓塞栓症の患者又は肺血栓塞栓症を発症する危険性が高い患者に対して行った場合に算定する。

→K 939-6凍結保存同種組織加算対象

3	その他の静脈	16,140点
K 623-2 脾腎静脈吻合術		21,220点

（リンパ管，リンパ節）

K 624 削除

K 625 リンパ管腫摘出術		
1	長径5センチメートル未満	13,090点
2	長径5センチメートル以上	16,390点

K 626 リンパ節摘出術		
1	長径3センチメートル未満	1,200点
2	長径3センチメートル以上	2,880点

K 626-2 リンパ節膿瘍切開術		910点

K 627 リンパ節群郭清術		
1	顎下部又は舌下部（浅在性）	10,870点
2	頸部（深在性）	24,090点
3	鎖骨上窩及び下窩	14,460点
4	腋窩	17,750点
5	胸骨旁	23,190点
6	鼠径部及び股部	9,760点
7	後腹膜	46,350点
8	骨盤	26,800点

K 627-2 腹腔鏡下リンパ節群郭清術

1	後腹膜	40,670点
2	傍大動脈	35,500点
3	骨盤	41,090点
4	側方	41,090点

注　1及び3については泌尿器がん（1については精巣がんに限る。）から，2については子宮体がんから，4については直腸がんから転移したものに対して実施した場合に限り算定する。

K 627-3 腹腔鏡下小切開骨盤内リンパ節群郭清術　　26,460点

注　泌尿器がんから転移したものに対して実施した場合に限り算定する。

◆　極低出生体重児・新生児加算対象→通則7

◇　独立手術として行った場合にのみ算定できる。悪性腫瘍に対する手術と同時に行うリンパ節郭清の費用は悪性腫瘍に対する手術の所定点数に含まれ，別に算定できない。

→K 931超音波凝固切開装置等加算対象
◇　腹腔鏡下リンパ節群郭清術について
(1)　独立手術として行った場合にのみ算定できる。悪性腫瘍に対する手術と同時に行うリンパ節郭清の費用は悪性腫瘍に対する手術の所定点数に含まれ，別に算定できない。
(2)　「1」については，原発性精巣がんから後腹膜リンパ節群に転移したものに対して実施した場合に限り算定する。
(3)　「2」については，子宮体がんから傍大動脈リンパ節群に転移したものに対して実施した場合に限り算定する。
(4)　「3」については，原発性泌尿器がん（腎，副腎，尿管，膀胱，尿道，陰茎，精巣，前立腺等のがんをいう。）から骨盤内リンパ節群に転移したものに対して実施した場合に限り算定する。
(5)　「4」については，直腸がんから側方リンパ節群に転移したものに対して実施した場合に限り算定する。
◆　「1」は施設基準設定手術（要届出）→通則4
◆　「2」は施設基準設定手術（要届出）→通則4
◆　「3」は施設基準設定手術→通則5
◆　「4」は施設基準設定手術（要届出）→通則4
◆　「4」は施設基準設定手術→通則5

◆　施設基準設定手術（要届出）→通則4
→K 931超音波凝固切開装置等加算対象
◇　腹腔鏡下小切開骨盤内リンパ節群郭清術について
(1)　独立手術として行った場合にのみ算定できる。悪性腫瘍に対する手術と同時に行うリンパ節郭清の費用は悪性腫瘍に対する手術の所定点数に含まれ，別に算定できない。
(2)　原発性泌尿器がん（腎，副腎，尿管，膀胱，尿道，陰茎，精巣，前

K 627-4 腹腔鏡下小切開後腹膜リンパ節群郭清術　39,720点

注　精巣がんから転移したものに対して実施した場合に限り算定する。

K 628 リンパ管吻合術　34,450点

第9款　腹　部

区分

（腹壁，ヘルニア）

K 629　削除

K 630　腹壁膿瘍切開術　1,270点

K 631　腹壁瘻手術

1　腹壁に限局するもの　1,820点

2　腹腔に通ずるもの　10,050点

K 632　腹壁腫瘍摘出術

1　形成手術を必要としない場合　4,310点

2　形成手術を必要とする場合　11,210点

K 633　ヘルニア手術

1　腹壁瘢痕ヘルニア　9,950点

2　半月状線ヘルニア，白線ヘルニア，腹直筋離開　6,200点

3　臍ヘルニア　4,200点

4　臍帯ヘルニア　18,810点

5　鼠径ヘルニア　6,000点

6　大腿ヘルニア　8,860点

7　腰ヘルニア　8,880点

8　骨盤部ヘルニア（閉鎖孔ヘルニア，坐骨ヘルニア，会陰ヘルニア）　18,810点

9　内ヘルニア　18,810点

K 633-2　腹腔鏡下ヘルニア手術

1　腹壁瘢痕ヘルニア　16,520点

2　大腿ヘルニア　18,550点

3　半月状線ヘルニア，白線ヘルニア

立腺等のがんをいう。）から骨盤内リンパ節群に転移したものに対して実施した場合に限り算定する。

◆　施設基準設定手術（要届出）→通則4

→K 931超音波凝固切開装置等加算対象

◇　腹腔鏡下小切開後腹膜リンパ節群郭清術について

(1)　独立手術として行った場合にのみ算定できる。悪性腫瘍に対する手術と同時に行うリンパ節郭清の費用は悪性腫瘍に対する手術の所定点数に含まれ，別に算定できない。

(2)　原発性精巣がんから後腹膜リンパ節群に転移したものに対して実施した場合に限り算定する。

◇　腹部に掲げる手術について

(1)　既に保険適用されている腹腔鏡下手術以外の手術で腹腔鏡を用いる場合については，その都度当局に内議し準用が通知されたもののみが保険給付の対象となる。それ以外の場合については，その手術を含む診療の全体が保険適用とならないので留意されたい。なお，胸腔鏡下手術及び内視鏡手術用支援機器を用いた手術も同様の取扱いとする。

(2)　歯科医師による周術期口腔機能管理の実施後1月以内に，第9款（腹部）に掲げる悪性腫瘍手術を全身麻酔下で実施した場合は，周術期口腔機能管理後手術加算として，200点を所定点数に加算する。

◆　「4」は極低出生体重児・新生児加算対象→通則7

◆　「5」はA 400の「3」短期滞在手術等基本料3対象→第1章第2部入院料等通則3

◆　「5」は極低出生体重児・新生児加算対象→通則7

◆　施設基準設定手術→通則5

→K 931超音波凝固切開装置等加算対象

K
手術

腹部

		13,820点
4	臍ヘルニア	13,130点
5	閉鎖孔ヘルニア	24,130点

K 634 腹腔鏡下鼠径ヘルニア手術（両側）
　　　　　　　　　　　　　　　22,960点

　◆　A 400の「3」短期滞在手術等基本料3対象→第1章第2部入院料
　　等通則3
　◆　施設基準設定手術→通則5
　◆　極低出生体重児・新生児加算対象→通則7
　→K 931超音波凝固切開装置等加算対象

（腹膜，後腹膜，腸間膜，網膜）

K 635 胸水・腹水濾過濃縮再静注法　　4,990点

　◇　一連の治療過程中，第1回目の実施日に，1回に限り算定する。な
　　お，一連の治療期間は2週間を目安とし，治療上の必要があって初回
　　実施後2週間を経過して実施した場合は改めて所定点数を算定する。

K 635-2 腹腔・静脈シャントバルブ設置術
　　　　　　　　　　　　　　　6,730点

**K 635-3 連続携行式腹膜灌流用カテーテル腹腔
　内留置術**　　　　　　　　12,000点

　◆　極低出生体重児・新生児加算対象→通則7
　◇　連続携行式腹膜灌流を開始するに当たり，当該カテーテルを留置し
　　た場合に算定できる。また，当該療法開始後一定期間を経て，カテー
　　テル閉塞等の理由により再度装着した場合においても算定できる。

**K 635-4 腹腔鏡下連続携行式腹膜灌流用カテー
　テル腹腔内留置術**　　　　16,660点

　◆　施設基準設定手術→通則5
　◆　極低出生体重児・新生児加算対象→通則7
　→K 931超音波凝固切開装置等加算対象
　◇　連続携行式腹膜灌流を開始するに当たり，腹腔鏡下に当該カテーテ
　　ルを留置した場合に算定できる。また，当該療法開始後一定期間を経
　　て，カテーテル閉塞等の理由により再度装着した場合においても算定
　　できる。

K 636 試験開腹術　　　　　　6,660点

　◆　極低出生体重児・新生児加算対象→通則7
　※　開腹術のみを行った時点で手術を中止した場合は，本区分により算
　　定する。

K 636-2 ダメージコントロール手術　12,340点

　◆　施設基準設定手術→通則4
　◇　ダメージコントロール手術について
　(1)　ダメージコントロール手術とは，重度胸部，腹部又は骨盤部外傷患
　　者に対する初回手術において，止血手術，損傷臓器等に対する処置，
　　タオルパッキング等を迅速に実施した後に，患者を一度集中治療室等
　　に収容し，全身状態の改善を図り，二期的又は多期的手術により根治
　　を図る段階的外科治療のことである。
　(2)　重度胸部，腹部又は骨盤部外傷に対してダメージコントロール手術
　　を行った場合は原則として当初の1回に限り所定点数を算定し，2回
　　目以降に行った手術については各区分に掲げる所定点数を算定する。
　　ただし，2回目以降も当該手術を施行した場合は，当該所定点数を算
　　定できる。

K 636-3 腹腔鏡下試験開腹術　11,320点

　◆　施設基準設定手術→通則5
　◆　極低出生体重児・新生児加算対象→通則7
　→K 931超音波凝固切開装置等加算対象
　※　腹腔鏡による腹腔内の確認のみを行った時点で手術を中止した場合
　　は，本区分により算定する。

K 636-4 腹腔鏡下試験切除術　11,320点

　◆　施設基準設定手術→通則5
　◆　極低出生体重児・新生児加算対象→通則7
　→K 931超音波凝固切開装置等加算対象
　※　腹腔鏡による腹腔内の確認を行い，臓器・組織の一部を切除した時
　　点で手術を中止した場合は，本区分により算定する。

K 637 限局性腹腔膿瘍手術

K

手術

腹部

1	横隔膜下膿瘍	10,690点
2	ダグラス窩膿瘍	5,710点
3	虫垂周囲膿瘍	5,340点
4	その他のもの	10,380点

K 637-2 経皮的腹腔膿瘍ドレナージ術
　　　　　　　　　　　　　　　　10,800点
　注　挿入時に行う画像診断及び検査の費用は算定しない。

◇　当該手術は初回実施に限り算定し，2回目以降の処置に係るドレナージについては，J002ドレーン法（ドレナージ）により算定する。

K 638 骨盤腹膜外膿瘍切開排膿術　3,290点
K 639 急性汎発性腹膜炎手術　14,400点
◆　極低出生体重児・新生児加算対象→通則7
K 639-2 結核性腹膜炎手術　12,000点
K 639-3 腹腔鏡下汎発性腹膜炎手術　23,040点
◆　施設基準設定手術→通則5
→K 931超音波凝固切開装置等加算対象

K 640 腸間膜損傷手術
| 1 | 縫合，修復のみのもの | 10,390点 |
| 2 | 腸管切除を伴うもの | 26,880点 |

K 641 大網切除術　8,720点
K 642 大網，腸間膜，後腹膜腫瘍摘出術
→K 939-6凍結保存同種組織加算対象
| 1 | 腸切除を伴わないもの | 16,000点 |
| 2 | 腸切除を伴うもの | 29,970点 |

K 642-2 腹腔鏡下大網，腸間膜，後腹膜腫瘍摘出術　32,310点
◆　施設基準設定手術→通則5
→K 931超音波凝固切開装置等加算対象
K 642-3 腹腔鏡下小切開後腹膜腫瘍摘出術　30,310点
◆　施設基準設定手術（要届出）→通則4
→K 931超音波凝固切開装置等加算対象
K 643 後腹膜悪性腫瘍手術　54,330点
→K 931超音波凝固切開装置等加算対象
→K 939-6凍結保存同種組織加算対象
K 643-2 腹腔鏡下小切開後腹膜悪性腫瘍手術　50,610点
◆　施設基準設定手術（要届出）→通則4
→K 931超音波凝固切開装置等加算対象
K 644 臍腸管瘻手術
◆　極低出生体重児・新生児加算対象→通則7
| 1 | 腸管切除を伴わないもの | 5,260点 |
| 2 | 腸管切除を伴うもの | 18,280点 |

K 645 骨盤内臓全摘術　135,500点
◆　施設基準設定手術→通則5
→K 931超音波凝固切開装置等加算対象
→K 936自動縫合器加算対象（4個限度）
→K 936-2自動吻合器加算対象（1個限度）

K 645-2 腹腔鏡下骨盤内臓全摘術　168,110点
◆　施設基準設定手術→通則5
→K 931超音波凝固切開装置等加算対象
→K 936自動縫合器加算対象（4個限度）
→K 936-2自動吻合器加算対象（1個限度）

K 645-3 骨盤内悪性腫瘍及び腹腔内軟部腫瘍ラジオ波焼灼療法（一連として）
◆　施設基準設定手術（要届出）→通則4
◇　骨盤内悪性腫瘍及び腹腔内軟部腫瘍ラジオ波焼灼療法は標準治療不適応又は不応の骨盤内悪性腫瘍及び腹腔内軟部腫瘍症例に対して，関係学会の定める指針を遵守して実施した場合に限り算定する。なお，ここでいう2センチメートルとは，ラジオ波による焼灼範囲ではなく，腫瘍の長径をいう。
| 1 | 2センチメートル以内のもの | 15,000点 |
| 2 | 2センチメートルを超えるもの | 21,960点 |

　注　フュージョンイメージングを用いて行った場合は，フュージョンイメージング加算として，200点を所定点数に加算する。

（胃，十二指腸）

K 646 胃血管結紮術（急性胃出血手術）
　　　　　　　　　　　　　　　　11,360点
K 647 胃縫合術（大網充填術又は被覆術を含
◆　極低出生体重児・新生児加算対象→通則7

む。）　　　　　　　　　12,190点

K647-2 腹腔鏡下胃，十二指腸潰瘍穿孔縫合術
　　　　　　　　　　　　　23,940点
K647-3 内視鏡下胃，十二指腸穿孔瘻孔閉鎖術
　　　　　　　　　　　　　10,300点
K648 胃切開術　　　　　　11,140点
K649 胃吊上げ固定術（胃下垂症手術），胃捻
　　転症手術　　　　　　　11,800点
K649-2 腹腔鏡下胃吊上げ固定術（胃下垂症手
　　術），胃捻転症手術　　22,320点
K650 削除
K651 内視鏡的胃，十二指腸ステント留置術
　　　　　　　　　　　　　9,210点
K652 胃，十二指腸憩室切除術・ポリープ切除
　　術（開腹によるもの）　11,530点
K653 内視鏡的胃，十二指腸ポリープ・粘膜切
　　除術
　1　早期悪性腫瘍粘膜切除術　　6,460点
　2　早期悪性腫瘍胃粘膜下層剥離術
　　　　　　　　　　　　　18,370点
　3　早期悪性腫瘍十二指腸粘膜下層剥離術
　　　　　　　　　　　　　21,370点
　4　早期悪性腫瘍ポリープ切除術　7,160点
　5　その他のポリープ・粘膜切除術 5,200点

K653-2 食道・胃内異物除去摘出術（マグネッ
　　トカテーテルによるもの）　3,200点
K653-3 内視鏡的食道及び胃内異物摘出術
　　　　　　　　　　　　　3,250点

K653-4 内視鏡的表在性胃悪性腫瘍光線力学療
　　法　　　　　　　　　　6,460点

K653-5 内視鏡的胃，十二指腸狭窄拡張術
　　　　　　　　　　　　　12,480点
K653-6 内視鏡的逆流防止粘膜切除術
　　　　　　　　　　　　　12,000点
K654 内視鏡的消化管止血術　4,600点

K654-2 胃局所切除術　　　13,830点
K654-3 腹腔鏡下胃局所切除術

　1　内視鏡処置を併施するもの　28,500点
　2　その他のもの　　　　　20,400点

◇　外傷等により破裂した胃を縫合した場合，又は胃，十二指腸潰瘍穿
　孔に対して大網充填術若しくは被覆術を行った場合に算定する。
◆　施設基準設定手術→通則5
→K931超音波凝固切開装置等加算対象
◆　施設基準設定手術（要届出）→通則4

◆　施設基準設定手術→通則5
→K931超音波凝固切開装置等加算対象

→「2」，「3」はN006の「注5」悪性腫瘍病理組織標本加算対象
◇　内視鏡的胃，十二指腸ポリープ・粘膜切除術について
(1)　短期間又は同一入院期間中において，回数にかかわらず，第1回目
　の実施日に1回に限り算定する。
(2)　ポリープを数個切除又は焼灼した場合においても，切除又は焼灼し
　たポリープの数にかかわらず所定点数のみにより算定する。
(3)　「2」及び「3」は，経内視鏡的に高周波切除器を用いて病変の周
　囲を全周性に切開し，粘膜下層を剥離することにより病変部を含む3
　センチメートル以上の範囲を一括で切除した場合に算定する。
(4)　本区分と同時に施行した内視鏡的止血術の手技料は所定点数に含ま
　れ，別に算定できない。

◇　内視鏡的食道及び胃内異物摘出術は，食道及び胃内の異物（電池，
　胃手術時の縫合糸，アニサキス等）を内視鏡（ファイバースコープ）
　下により摘出した場合に算定する。
◇　内視鏡的表在性胃悪性腫瘍光線力学療法について
(1)　ポルフィマーナトリウムを投与した患者に対しエキシマ・ダイ・
　レーザー（波長630nm）及びYAG-OPOレーザーを使用した場合な
　ど，保険適用された薬剤，機器を用いて行った場合に限り算定できる。
(2)　マイクロ波凝固療法を実施した場合における当該療法に係る費用
　は，所定点数に含まれる。
◇　短期間又は同一入院期間中において，回数にかかわらず，第1回目
　の実施日に1回に限り算定する。
◆　施設基準設定手術（要届出）→通則4

◇　内視鏡的消化管止血術について
(1)　1日1回，週3回を限度として算定する。
(2)　マイクロ波凝固療法を実施した場合における当該療法に係る費用
　は，所定点数に含まれる。

◆　施設基準設定手術→通則5
→K931超音波凝固切開装置等加算対象
→K936自動縫合器加算対象（3個限度）
◇　腹腔鏡下胃局所切除術について
(1)　「1」は，経内視鏡的に高周波切除器を用いて病変の周囲に粘膜下
　層に達する切開線を設け，腹腔鏡下にこの切開線に沿って腫瘍を摘出

した場合に算定する。

(2)　「1」において，内視鏡に係る費用は所定点数に含まれ，別に算定できない。

◆　施設基準設定手術（要届出）→通則4

→K931超音波凝固切開装置等加算対象

◇　腹腔鏡下十二指腸局所切除術（内視鏡処置を併施するもの）について

K654-4 腹腔鏡下十二指腸局所切除術（内視鏡処置を併施するもの）　30,000点

(1)　経内視鏡的に高周波切除器を用いて病変の周囲に粘膜下層に達する切開線を設け，腹腔鏡下にこの切開線に沿って腫瘍を摘出した場合に算定する。

(2)　内視鏡に係る費用は所定点数に含まれ，別に算定できない。

→K936自動縫合器加算対象（3個限度）

→K936-2自動吻合器加算対象（1個限度）

K655 胃切除術

1　単純切除術　33,850点

※　胆嚢結石症及び腸間膜動脈性十二指腸閉塞症に対し，胆嚢摘出術及び十二指腸空腸吻合術（十二指腸水平脚と空腸起始部より20cmの部で側々吻合を行う。）を併施した場合は，本区分「1」に準じて算定する。

2　悪性腫瘍手術　55,870点

→「2」はK931超音波凝固切開装置等加算対象

→「2」はN006の「注5」悪性腫瘍病理組織標本加算対象

◇　悪性腫瘍に対する手術であっても，リンパ節郭清等を伴わない単純な切除・消化管吻合術を行った場合には本区分「1」の単純切除術により算定する。

注　有茎腸管移植を併せて行った場合は，5,000点を加算する。

K655-2 腹腔鏡下胃切除術

◆　「1」，「2」は施設基準設定手術→通則5

→K931超音波凝固切開装置等加算対象

→K936自動縫合器加算対象（5個限度）

→K936-2自動吻合器加算対象（1個限度）

1　単純切除術　45,470点

◆　「1」は施設基準設定手術（要届出）（内視鏡手術用支援機器を用いて行った場合）→通則18

2　悪性腫瘍手術　64,120点

→「2」はN006の「注5」悪性腫瘍病理組織標本加算対象

◇　悪性腫瘍に対する手術であっても，リンパ節郭清等を伴わない単純な切除・消化管吻合術を行った場合には本区分「1」の単純切除術により算定する。

3　悪性腫瘍手術（内視鏡手術用支援機器を用いるもの）　73,590点

◆　「3」は施設基準設定手術（要届出）→通則4

→「3」はN006の「注5」悪性腫瘍病理組織標本加算対象

注　有茎腸管移植を併せて行った場合は，5,000点を加算する。

K655-3 十二指腸窓（内方）憩室摘出術　26,910点

◇　十二指腸窓（内方）に生じた憩室（多数）を後腹膜を切開し，大腸肝屈曲部を剥離して摘出する場合に算定する。

K655-4 噴門側胃切除術

→K936自動縫合器加算対象（4個限度）

→K936-2自動吻合器加算対象（2個限度）

1　単純切除術　40,170点

2　悪性腫瘍切除術　71,630点

→「2」はK931超音波凝固切開装置等加算対象

→「2」はN006の「注5」悪性腫瘍病理組織標本加算対象

◇　悪性腫瘍に対する手術であっても，リンパ節郭清等を伴わない単純な切除・消化管吻合術を行った場合には本区分「1」の単純切除術により算定する。

注　有茎腸管移植を併せて行った場合は，5,000点を加算する。

K655-5 腹腔鏡下噴門側胃切除術

◆　「1」，「2」は施設基準設定手術→通則5

→K931超音波凝固切開装置等加算対象

→K936自動縫合器加算対象（4個限度）

→K936-2自動吻合器加算対象（2個限度）

K
手術
腹部

1	単純切除術	**54,010点**
2	悪性腫瘍切除術	**75,730点**
3	悪性腫瘍手術（内視鏡手術用支援機器を用いるもの）	**80,000点**

注　**有茎腸管移植**を併せて行った場合は，**5,000点**を加算する。

K656　胃縮小術　　　　　　　　　　**28,210点**

K656-2　腹腔鏡下胃縮小術

1	スリーブ状切除によるもの	**40,050点**
2	スリーブ状切除によるもの（バイパス術を併施するもの）	**50,290点**

◆　「1」は施設基準設定手術（要届出）（内視鏡手術用支援機器を用いて行った場合）→通則18
→「2」はN006の「注5」悪性腫瘍病理組織標本加算対象
◆　「3」は施設基準設定手術（要届出）→通則4
→「3」はN006の「注5」悪性腫瘍病理組織標本加算対象

◆　施設基準設定手術（要届出）→通則4
→K931超音波凝固切開装置等加算対象
→K936自動縫合器加算対象（6個限度）
◇　腹腔鏡下胃縮小術について
(1)　「1」スリーブ状切除によるものについては，次の患者に対して，腹腔鏡下にスリーブ状胃切除術を実施した場合に限り算定する。
　　ア　6か月以上の内科的治療によっても十分な効果が得られないBMIが35以上の肥満症の患者であって，糖尿病，高血圧症，脂質異常症，閉塞性睡眠時無呼吸症候群又は非アルコール性脂肪肝炎を含めた非アルコール性脂肪性肝疾患のうち1つ以上を合併しているもの。
　　イ　6か月以上の内科的治療によっても十分な効果が得られないBMIが32～34.9の肥満症の患者であって，ヘモグロビンA1c（HbA1c）が8.0％以上（NGSP値）の糖尿病，高血圧症，脂質異常症，閉塞性睡眠時無呼吸症候群，非アルコール性脂肪肝炎を含めた非アルコール性脂肪性肝疾患のうち2つ以上を合併しているもの。
(2)　「2」スリーブ状切除によるもの（バイパス術を併施するもの）については，6か月以上の内科的治療に抵抗性を有するBMIが35以上の肥満症の患者であって，糖尿病を合併する患者に対して，腹腔鏡下に実施した場合に限り算定する。
(3)　実施するに当たっては，高血圧症，脂質異常症，非アルコール性脂肪肝炎を含めた非アルコール性脂肪性肝疾患又は糖尿病の治療（「2」スリーブ状切除によるもの（バイパス術を併施するもの）については，糖尿病に限る。）について5年以上の経験を有する常勤の医師（当該保険医療機関に配置されている医師に限る。）が治療の必要性を診療録に記載する。
(4)　長期継続的に生活習慣病の管理を行うため，患者の同意を得た上で治療計画を作成し，当該手術の副作用等を含めて患者に説明し，文書により提供するとともに，術後の継続的な治療を他の保険医療機関において行う場合は，術後の継続的な治療を担う他の保険医療機関へ当該患者に係る治療計画及び診療情報を文書により提供する。また，手術前のBMI，手術前に行われた内科的管理の内容及び期間，手術の必要性等を診療報酬明細書の摘要欄及び診療録に記載する。
→K936-2自動吻合器加算対象（2個限度）
→「1」はK936自動縫合器加算対象（5個限度）
→「2」はK931超音波凝固切開装置等加算対象
→「2」はK936自動縫合器加算対象（5個限度）
→「2」はN006の「注5」悪性腫瘍病理組織標本加算対象

K657　胃全摘術

1	単純全摘術	**50,920点**
2	悪性腫瘍手術	**69,840点**

◇　悪性腫瘍に対する手術であっても，リンパ節郭清等を伴わない単純な全摘・消化管吻合術を行った場合には本区分「1」の単純全摘術により算定する。
※　先天性胆管拡張症に対し，胃切除，総胆管切除，胆嚢摘出，胃腸吻合兼ブラウン吻合，胆管空腸吻合，十二指腸膵頭吻合及び空腸吻合術を同時に行った場合は，本区分「2」に準じて算定する。
→「3」はK936自動縫合器加算対象
→「3」はN006の「注5」悪性腫瘍病理組織標本加算対象

3	悪性腫瘍手術（空腸嚢作製術を伴うもの）	**79,670点**

K
手術

腹部

注　**有茎腸管移植**を併せて行った場合は，
5,000点を加算する。

K657-2 腹腔鏡下胃全摘術

1　単純全摘術　　　　　　　　64,740点

2　悪性腫瘍手術　　　　　　　83,090点

3　悪性腫瘍手術(空腸嚢作製術を伴うもの)
　　　　　　　　　　　　　　94,780点

4　悪性腫瘍手術（内視鏡手術用支援機器を
　用いるもの）　　　　　　　98,850点

注　**有茎腸管移植**を併せて行った場合は，
5,000点を加算する。

K658 削除

K659 食道下部迷走神経切除術（幹迷切）

1　単独のもの　　　　　　　　13,600点
2　ドレナージを併施するもの　19,000点
3　胃切除術を併施するもの　　37,620点

K659-2 腹腔鏡下食道下部迷走神経切断術（幹
迷切）　　　　　　　　　　　30,570点

K660 食道下部迷走神経選択的切除術

1　単独のもの　　　　　　　　19,500点
2　ドレナージを併施するもの　28,210点
3　胃切除術を併施するもの　　37,620点

K660-2 腹腔鏡下食道下部迷走神経選択的切除
術　　　　　　　　　　　　　34,100点

K661 胃冠状静脈結紮及び切除術　17,400点

K662 胃腸吻合術（ブラウン吻合を含む。）
　　　　　　　　　　　　　　16,010点

K662-2 腹腔鏡下胃腸吻合術　　18,890点

K663 十二指腸空腸吻合術　　　13,400点

K664 胃瘻造設術(経皮的内視鏡下胃瘻造設術，
腹腔鏡下胃瘻造設術を含む。)　6,070点

◆　「1」〜「3」は施設基準設定手術→通則5
→K931超音波凝固切開装置等加算対象
→K936自動縫合器加算対象（4個限度）
→K936-2自動吻合器加算対象（2個限度）
→「2」〜「4」はN006の「注5」悪性腫瘍病理組織標本加算対象
◆　「1」は施設基準設定手術（要届出）（内視鏡手術用支援機器を用
　いて行った場合）→通則18
◇　悪性腫瘍に対する手術であっても，リンパ節郭清等を伴わない単純
　な全摘・消化管吻合術を行った場合には本区分「1」の単純全摘術に
　より算定する。

◆　「4」は施設基準設定手術（要届出）→通則4

※　十二指腸潰瘍に対して迷走神経切断術及び幽門形成術を併施した場
　合は，K664胃瘻造設術の併施の有無にかかわらず，本区分「3」に
　より算定する。
◆　施設基準設定手術→通則5
→K931超音波凝固切開装置等加算対象

◆　施設基準設定手術→通則5
→K931超音波凝固切開装置等加算対象

→K936自動縫合器加算対象（3個限度）

◆　施設基準設定手術→通則5
→K931超音波凝固切開装置等加算対象
→K936自動縫合器加算対象（3個限度）

◆　施設基準設定手術（腹腔鏡下の場合）→通則5
◆　極低出生体重児・新生児加算対象→通則7
◆　施設基準未届出減算設定手術→通則16
→K931超音波凝固切開装置等加算対象（腹腔鏡下の場合）
→K939-5胃瘻造設時嚥下機能評価加算対象
◇　胃瘻造設術について
⑴　経皮的内視鏡下胃瘻造設術を行う場合においては，予め胃壁と腹壁
　を固定すること。
⑵　実施した胃瘻造設術の術式について，開腹による胃瘻造設術，経皮
　的内視鏡下胃瘻造設術又は腹腔鏡下胃瘻造設術のいずれに該当するか
　を診療報酬明細書の摘要欄に記載する。なお，経皮的内視鏡下胃瘻造
　設術で用いるカテーテル及びキットの費用は所定点数に含まれ別に算
　定できない。

K
手術

腹部

(3)　当該療養を行う際には，胃瘻造設の必要性，管理の方法及び閉鎖の際に要される身体の状態等，療養上必要な事項について患者又はその家族等への説明を行う。

(4)　胃瘻造設後，他の保険医療機関等に患者を紹介する場合は，嚥下機能評価の結果，嚥下機能訓練等の必要性や実施するべき内容，嚥下調整食の内容（嚥下機能の観点から適切と考えられる食事形態や量の情報等を含む。），患者又はその家族等への説明内容等を情報提供する。

(5)　別に厚生労働大臣が定める施設基準に適合しているものとして地方厚生（支）局長に届け出た保険医療機関以外の保険医療機関において行われる場合は，所定点数の100分の80に相当する点数により算定する。

K664-2　経皮経食道胃管挿入術（ＰＴＥＧ）
14,610点

◇　経皮経食道胃管挿入術（ＰＴＥＧ）について

(1)　経皮経食道胃管挿入術を実施した医学的な理由を診療報酬明細書の摘要欄に記載する。

(2)　カテーテル及びキットの費用は所定点数に含まれ別に算定できない。

K664-3　薬剤投与用胃瘻造設術　　**8,570点**

◇　薬剤投与用胃瘻造設術について

(1)　薬剤投与用胃瘻造設術を経皮的内視鏡下に行う場合においては，予め胃壁と腹壁を固定すること。

(2)　レボドパ・カルビドパ水和物製剤を経胃瘻空腸投与する目的で胃瘻造設を行った場合に限り算定する。算定に当たっては，診療報酬明細書の摘要欄に経胃瘻空腸投与が必要な理由及び医学的な根拠を詳細に記載すること。なお，薬剤投与用胃瘻造設術で用いるカテーテル及びキットの費用は所定点数に含まれ別に算定できない。

(3)　当該療養を行う際には，胃瘻造設の必要性，管理の方法及び閉鎖の際に要される身体の状態等，療養上必要な事項について患者又はその家族等への説明を行うこと。

K665　胃瘻閉鎖術

◇　外科的に造設された胃瘻について，開腹や腹腔鏡による操作等を伴う胃瘻閉鎖を行った場合に算定する。なお，胃瘻カテーテルを抜去し閉鎖した場合は算定できない。

　　1　開腹又は腹腔鏡によるもの　**12,040点**

◆　「1」は施設基準設定手術（腹腔鏡による場合）→通則5
→「1」はK931超音波凝固切開装置等加算対象（腹腔鏡による場合）

　　2　内視鏡によるもの　**10,300点**

◆　「2」は施設基準設定手術（要届出）→通則4

K665-2　胃瘻抜去術　　**2,000点**

◇　胃瘻カテーテルを抜去し，閉鎖した場合に算定する。

K666　幽門形成術（粘膜外幽門筋切開術を含む。）　　**10,500点**

◆　極低出生体重児・新生児加算対象→通則7

K666-2　腹腔鏡下幽門形成術　　**17,060点**

◆　施設基準設定手術→通則5
◆　極低出生体重児・新生児加算対象→通則7
→K931超音波凝固切開装置等加算対象

K667　噴門形成術　　**16,980点**
K667-2　腹腔鏡下噴門形成術　　**37,620点**

◆　施設基準設定手術→通則5
◆　極低出生体重児・新生児加算対象→通則7
→K931超音波凝固切開装置等加算対象

K667-3　削除
K668　胃横断術（静脈瘤手術）　　**28,210点**
K668-2　バルーン閉塞下逆行性経静脈的塞栓術　　**31,710点**

◆　施設基準設定手術（要届出）→通則4
◇　胃静脈瘤出血又は出血リスクの高い胃静脈瘤に対して行った場合に算定する。

（胆嚢，胆道）

K669　胆管切開術　　**12,460点**
K670　胆嚢切開結石摘出術　　**11,800点**

◇　胆嚢結石症に対して，胆嚢結石のみを摘出した場合に算定する。

K
手術

腹部

K 671 胆管切開結石摘出術（チューブ挿入を含む。）
　　1　胆嚢摘出を含むもの　　33,850点
　　2　胆嚢摘出を含まないもの　26,880点
K 671-2 腹腔鏡下胆管切開結石摘出術

　　1　胆嚢摘出を含むもの　　39,890点
　　2　胆嚢摘出を含まないもの　33,610点
K 672 胆嚢摘出術　　　　　　27,670点
K 672-2 腹腔鏡下胆嚢摘出術　21,500点

K 673 胆管形成手術（胆管切除術を含む。）
　　　　　　　　　　　　　　37,620点
K 674 総胆管拡張症手術　　59,490点
　注　乳頭形成を併せて行った場合は，5,000
　　　点を所定点数に加算する。
K 674-2 腹腔鏡下総胆管拡張症手術 110,000点
　注　乳頭形成を併せて行った場合は，5,000
　　　点を所定点数に加算する。

K 675 胆嚢悪性腫瘍手術

　　1　胆嚢に限局するもの（リンパ節郭清を含む。）　　50,980点
　　2　肝切除（亜区域切除以上）を伴うもの　　64,720点
　　3　肝切除（葉以上）を伴うもの　77,450点
　　4　膵頭十二指腸切除を伴うもの 101,590点
　　5　膵頭十二指腸切除及び肝切除（葉以上）を伴うもの　173,500点
K 675-2 腹腔鏡下胆嚢悪性腫瘍手術（胆嚢床切除を伴うもの）　70,220点

K 676 削除
K 677 胆管悪性腫瘍手術

　　1　膵頭十二指腸切除及び肝切除（葉以上）を伴うもの　173,500点
　　2　膵頭十二指腸切除及び血行再建を伴うもの　104,800点
　　3　肝外胆道切除術によるもの　50,000点
　　4　その他のもの　　　　　94,860点

K 677-2 肝門部胆管悪性腫瘍手術

◆　施設基準設定手術→通則 5
→K 931超音波凝固切開装置等加算対象

◆　施設基準設定手術→通則 5
→K 931超音波凝固切開装置等加算対象

◆　極低出生体重児・新生児加算対象→通則 7
→K 936自動縫合器加算対象（2個限度）

◆　施設基準設定手術→通則 5
◆　極低出生体重児・新生児加算対象→通則 7
◆　施設基準設定手術（要届出）（内視鏡手術用支援機器を用いて行った場合）→通則18
→K 931超音波凝固切開装置等加算対象
→K 936自動縫合器加算対象（2個限度）
→K 931超音波凝固切開装置等加算対象
→N006の「注 5」悪性腫瘍病理組織標本加算対象

→「2」はK 936自動縫合器加算対象（2個限度）
→「2」はK 939-6凍結保存同種組織加算対象
→「3」はK 936自動縫合器加算対象（2個限度）
→「3」はK 939-6凍結保存同種組織加算対象
→「4」はK 936自動縫合器加算対象（2個限度）
→「4」はK 939-6凍結保存同種組織加算対象
→「5」はK 936自動縫合器加算対象（2個限度）
→「5」はK 939-6凍結保存同種組織加算対象
◆　施設基準設定手術（要届出）→通則 4
◆　施設基準設定手術→通則 5
→K 931超音波凝固切開装置等加算対象
→N006の「注 5」悪性腫瘍病理組織標本加算対象

◆　施設基準設定手術→通則 5
→K 931超音波凝固切開装置等加算対象
→K 936自動縫合器加算対象（2個限度）
→N006の「注 5」悪性腫瘍病理組織標本加算対象
◆　「1」は施設基準設定手術（要届出）→通則 4

◇　胆管悪性腫瘍に対して膵頭十二指腸切除のみを行った場合，「4」その他のもので算定する。
◆　施設基準設定手術→通則 5
→K 931超音波凝固切開装置等加算対象
→K 936自動縫合器加算対象（2個限度）

1	血行再建あり	202,710点
2	血行再建なし	101,090点

K678 体外衝撃波胆石破砕術（一連につき）
16,300点

K679 胆嚢胃（腸）吻合術　11,580点
K680 総胆管胃（腸）吻合術　33,850点
K681 胆嚢外瘻造設術　9,420点
K682 胆管外瘻造設術
1　開腹によるもの　14,760点
2　経皮経肝によるもの　10,800点
注　挿入時に行う画像診断及び検査の費用は
　算定しない。
K682-2 経皮的胆管ドレナージ術　10,800点
注　挿入時に行う画像診断及び検査の費用は
　算定しない。

**K682-3 内視鏡的経鼻胆管ドレナージ術（EN
BD）**　10,800点
注　手術に伴う画像診断及び検査の費用は算
　定しない。

**K682-4 超音波内視鏡下瘻孔形成術（腹腔内膿
瘍に対するもの）**　25,570点

K683 削除
K684 先天性胆道閉鎖症手術　60,000点

K684-2 腹腔鏡下胆道閉鎖症手術　119,200点

→K939-6凍結保存同種組織加算対象
→N006の「注5」悪性腫瘍病理組織標本加算対象
◇　肝門部胆管悪性腫瘍手術について
(1)　「1」は門脈又は肝動脈血行再建を併施した場合に算定する。
(2)　肝切除を伴う肝外胆道悪性腫瘍切除術についても，本区分で算定する。
◆　施設基準設定手術（要届出）→通則4
→K938体外衝撃波消耗性電極加算対象
◇　体外衝撃波胆石破砕術について
(1)　当該技術の適応となる胆石は，次の要件を満たすもののうち，胆石破砕術の適応となるものである。
　ア　胆嚢結石症の既往があるもの
　イ　胆嚢に炎症がなく，胆嚢機能が良好な胆嚢結石症又は肝内・総胆管内結石症
(2)　「一連」とは，治療の対象となる疾患に対して所期の目的を達するまでに行う一連の治療過程をいう。数日の間隔をおいて一連の治療過程にある数回の体外衝撃波胆石破砕を行う場合は，所定点数を1回に限り算定するものであり，その後に行われた同一目的の手術の費用は，所定点数に含まれ別に算定できない。
(3)　体外衝撃波胆石破砕によっては所期の目的が達成できず，他の手術手技を行った場合の費用は，所定点数に含まれ別に算定できない。

→K936自動縫合器加算対象（2個限度）
◆　極低出生体重児・新生児加算対象→通則7

◇　経皮的胆管ドレナージ術について
(1)　当該手術は初回実施に限り算定し，2回目以降の処置に係るドレナージについては，J002ドレーン法（ドレナージ）により算定する。
(2)　急性胆嚢炎に対して，経皮的胆嚢穿刺のみを行い，ドレーンを留置しなかった場合は，J010-2経皮的肝膿瘍等穿刺術により算定する。
◇　当該手術は初回実施に限り算定し，2回目以降の処置に係るドレナージについては，J002ドレーン法（ドレナージ）により算定する。

◇　腹腔内の膿瘍形成に対し，コンベックス型超音波内視鏡を用いて瘻孔形成術を行った場合に算定する。この際の超音波検査及び内視鏡検査の費用は所定点数に含まれる。なお，膵仮性嚢胞，膵膿瘍，閉塞性黄疸又は骨盤腔内膿瘍に対し，コンベックス型超音波内視鏡を用いて瘻孔形成術を行った場合についても本区分で算定する。

◆　施設基準設定手術→通則6
◆　極低出生体重児・新生児加算対象→通則7
◇　初回根治手術が適切に行われた患者であって，初回手術後胆汁排泄不良を認め，再手術を行ったものについては，初回手術における肝門部処理と同等以上の肝門部処理が行われた場合は，2回目の手術についても当該手術の所定点数を算定できる。
◆　施設基準設定手術（要届出）→通則4
◆　施設基準設定手術→通則6
◆　極低出生体重児・新生児加算対象→通則7

K

手術

腹部

K685　内視鏡的胆道結石除去術

| 1 | 胆道砕石術を伴うもの | **14,300点** |
| 2 | その他のもの | **9,980点** |

注　バルーン内視鏡を用いて実施した場合
　　は，バルーン内視鏡加算として，**3,500点**
　　を所定点数に加算する。

K686　内視鏡的胆道拡張術　　**13,820点**

注　バルーン内視鏡を用いて実施した場合
　　は，バルーン内視鏡加算として，**3,500点**
　　を所定点数に加算する。

K687　内視鏡的乳頭切開術

1	乳頭括約筋切開のみのもの	**11,270点**
2	胆道砕石術を伴うもの	**24,550点**
3	胆道鏡下結石破砕術を伴うもの	
		31,700点

注　バルーン内視鏡を用いて実施した場合
　　は，バルーン内視鏡加算として，**3,500点**
　　を所定点数に加算する。

K688　内視鏡的胆道ステント留置術　**11,540点**

注　バルーン内視鏡を用いて実施した場合
　　は，バルーン内視鏡加算として，**3,500点**
　　を所定点数に加算する。

K689　経皮経肝胆管ステント挿入術　**12,270点**

注　手術に伴う画像診断及び検査の費用は算
　　定しない。

K689-2　経皮経肝バルーン拡張術　　**12,270点**

注　手術に伴う画像診断及び検査の費用は算
　　定しない。

（肝）

→K931超音波凝固切開装置等加算対象
→K936自動縫合器加算対象（2個限度）

◇　初回根治手術が適切に行われた患者であって，初回手術後胆汁排泄
不良を認め，再手術を行ったものについては，初回手術における肝門
部処理と同等以上の肝門部処理が行われた場合は，2回目の手術につ
いても当該手術の所定点数を算定できる。

◇　内視鏡的胆道結石除去術について

(1)　「1」は，胆道鏡を用いT字管又は胆管外瘻孔を介し，若しくは内
視鏡を用い経十二指腸的に，電気水圧衝撃波，超音波又は砕石用把持
鉗子等により結石を破砕し，バスケットワイヤーカテーテルを用いて
摘出する場合に算定する。

(2)　バスケットワイヤーカテーテルを用いて，砕石を行わず結石の摘出
のみを行った場合は，本区分「2」その他のもので算定する。

(3)　短期間又は同一入院期間中において，回数にかかわらず，第1回目
の実施日に1回に限り算定する。

(4)　短期間又は同一入院期間中において，K687内視鏡的乳頭切開術と
本区分を併せて行った場合は，主たるもののみにより算定する。

(5)　「注」の加算については，術後再建腸管を有する患者に対して実施
した場合のみ算定できる。

◇　「注」の加算については，術後再建腸管を有する患者に対して実施
した場合のみ算定できる。

◇　内視鏡的乳頭切開術について

(1)　短期間又は同一入院期間中において，回数にかかわらず，第1回目
の実施日に1回に限り算定する。

(2)　乳頭切開を行った後，経乳頭的に電気水圧衝撃波，超音波又は砕石
用把持鉗子等により結石を破砕し，バスケットワイヤーカテーテルを
用いて摘出した場合は，本区分「2」により算定する。ただし，バス
ケットワイヤーカテーテルを用いて，砕石を行わず結石の摘出のみを
行った場合は，本区分「1」により算定する。

(3)　乳頭切開を行った後，経乳頭的に胆道鏡下に結石の摘出を行った場
合は，「3」により算定する。

(4)　マイクロ波凝固療法を実施した場合における当該療法に係る費用
は，所定点数に含まれる。

(5)　短期間又は同一入院期間中において，K685内視鏡的胆道結石除去
術と本区分を併せて行った場合は，主たるもののみにより算定する。

(6)　「注」の加算については，術後再建腸管を有する患者に対して実施
した場合のみ算定できる。

※　内視鏡的乳頭拡張術を行った場合は，本区分「1」により算定する。

◇　「注」の加算については，術後再建腸管を有する患者に対して実施
した場合のみ算定できる。

K 690　肝縫合術　　　　　　　　　19,140点
K 691　肝膿瘍切開術
　　1　開腹によるもの　　　　　　11,860点
　　2　開胸によるもの　　　　　　12,520点
K 691-2　経皮的肝膿瘍ドレナージ術
　　　　　　　　　　　　　　　　10,800点
　　注　挿入時に行う画像診断及び検査の費用は
　　　算定しない。

◇　当該手術は初回実施に限り算定し，2回目以降の処置に係るドレナージについては，J 002ドレーン法（ドレナージ）により算定する。

K 692　肝嚢胞切開又は縫縮術　　　13,710点
K 692-2　腹腔鏡下肝嚢胞切開術　　28,210点

◆　施設基準設定手術→通則5
→K 931超音波凝固切開装置等加算対象

K 693　肝内結石摘出術（開腹）　　28,210点
K 694　肝嚢胞，肝膿瘍摘出術　　　28,210点
K 695　肝切除術

◆　施設基準設定手術→通則5，通則6
→K 931超音波凝固切開装置等加算対象
→K 939の「1」ナビゲーションによる画像等手術支援加算対象
→「2」から「7」はK 939-2術中血管等描出撮影加算対象
→K 939-6凍結保存同種組織加算対象
→N 006の「注5」悪性腫瘍病理組織標本加算対象

　　1　部分切除
　　イ　単回の切除によるもの　　38,040点

　　ロ　複数回の切除を要するもの　43,340点

◇　尾状葉全切除は「6」の3区域切除以上のもので算定する。なお，単に，尾状葉の一部を切除するものについては，「1」の部分切除で算定する。
◇　「1」の「ロ」を算定する場合は，複数回の切除を要した根拠となる画像所見及び医学的な理由を診療報酬明細書の摘要欄に記載する。

　　2　亜区域切除　　　　　　　　63,030点
　　3　外側区域切除　　　　　　　46,130点
　　4　1区域切除（外側区域切除を除く。）
　　　　　　　　　　　　　　　　60,700点

→「4」はK 936自動縫合器加算対象（3個限度）

　　5　2区域切除　　　　　　　　76,210点
　　6　3区域切除以上のもの　　　97,050点
　　7　2区域切除以上であって，血行再建を伴
　　　うもの　　　　　　　　　126,230点

→「5」はK 936自動縫合器加算対象（3個限度）
→「6」はK 936自動縫合器加算対象（3個限度）
→「7」はK 936自動縫合器加算対象（3個限度）

　　注　区分番号K 697-2に掲げる肝悪性腫瘍マ
　　　イクロ波凝固法又は区分番号K 697-3に掲
　　　げる肝悪性腫瘍ラジオ波焼灼療法を併せて
　　　実施した場合には，局所穿刺療法併用加算
　　　として，6,000点を所定点数に加算する。
K 695-2　腹腔鏡下肝切除術

◆　施設基準設定手術（要届出）→通則4
◆　施設基準設定手術→通則5
◆　施設基準設定手術（要届出）（内視鏡手術用支援機器を用いて行った場合）→通則18
→K 931超音波凝固切開装置等加算対象
→K 939の「1」ナビゲーションによる画像等手術支援加算対象
→「2」から「6」はK 939-2術中血管等描出撮影加算対象
→N 006の「注5」悪性腫瘍病理組織標本加算対象
◇　「3」から「6」までについては，血行再建や胆道再建を伴うものは対象とならない。
◇　「1」の「ロ」を算定する場合は，複数回の切除を要した根拠となる画像所見及び医学的な理由を診療報酬明細書の摘要欄に記載する。

　　1　部分切除
　　イ　単回の切除によるもの　　58,680点
　　ロ　複数回の切除を要するもの　63,680点
　　2　外側区域切除　　　　　　　74,880点
　　3　亜区域切除　　　　　　　108,820点
　　4　1区域切除（外側区域切除を除く。）

→「4」はK 936自動縫合器加算対象（3個限度）

K
手術

腹部

		130,730点
5	2区域切除	152,440点
6	3区域切除以上のもの	174,090点

K696 肝内胆管（肝管）胃（腸）吻合術

30,940点

K697 肝内胆管外瘻造設術

| 1 | 開腹によるもの | 18,810点 |
| 2 | 経皮経肝によるもの | 10,800点 |

K697-2 肝悪性腫瘍マイクロ波凝固法（一連として）

| 1 | 腹腔鏡によるもの | 18,710点 |

| 2 | その他のもの | 17,410点 |

注　フュージョンイメージングを用いて行った場合は，フュージョンイメージング加算として，200点を所定点数に加算する。

K697-3 肝悪性腫瘍ラジオ波焼灼療法（一連として）

1	2センチメートル以内のもの	
	イ　腹腔鏡によるもの	16,300点
	ロ　その他のもの	15,000点
2	2センチメートルを超えるもの	
	イ　腹腔鏡によるもの	23,260点
	ロ　その他のもの	21,960点

注　フュージョンイメージングを用いて行った場合は，フュージョンイメージング加算として，200点を所定点数に加算する。

K697-4 移植用部分肝採取術（生体）

| 1 | 腹腔鏡によるもの | 105,000点 |

| 2 | その他のもの | 82,800点 |

注　肝提供者に係る組織適合性試験の費用は，所定点数に含まれる。

K697-5 生体部分肝移植術　227,140点

→「5」はK936自動縫合器加算対象（3個限度）
→「6」はK936自動縫合器加算対象（3個限度）
→K936自動縫合器加算対象（2個限度）

◇　肝悪性腫瘍マイクロ波凝固法について
(1)　「1」及び「2」を併せて実施した場合には，主たるもののみ算定する。
(2)　K697-3肝悪性腫瘍ラジオ波焼灼療法と併せて行った場合には，主たるもののみ算定する。
◆　「1」は施設基準設定手術→通則5
→「1」はK931超音波凝固切開装置等加算対象

◇　肝悪性腫瘍ラジオ波焼灼療法について
(1)　「イ」及び「ロ」を併せて実施した場合には，主たるもののみ算定する。
(2)　K697-2肝悪性腫瘍マイクロ波凝固法と併せて行った場合には，主たるもののみ算定する。
(3)　ここでいう「2センチメートル」とは，ラジオ波による焼灼範囲ではなく，腫瘍の長径をいう。

◆　「1」の「イ」は施設基準設定手術→通則5
→「1」の「イ」はK931超音波凝固切開装置等加算対象

◆　「2」の「イ」は施設基準設定手術→通則5
→「2」の「イ」はK931超音波凝固切開装置等加算対象

→K931超音波凝固切開装置等加算対象
→K936自動縫合器加算対象（3個限度）
→K939の「1」ナビゲーションによる画像等手術支援加算対象
◇　肝移植を行った保険医療機関と肝移植に用いる健肝を採取した保険医療機関とが異なる場合の診療報酬の請求は，肝移植を行った保険医療機関で行い，診療報酬の分配は相互の合議に委ねる。なお，請求に当たっては，肝移植者の診療報酬明細書の摘要欄に肝提供者の療養上の費用に係る合計点数を併せて記載するとともに，肝提供者の療養に係る所定点数を記載した診療報酬明細書を添付すること。
◆　「1」は施設基準設定手術（要届出）→通則4
◆　「1」は施設基準設定手術→通則5
◇　「1」については，肝外側区域の部分採取を行った場合に算定する。

◆　施設基準設定手術（要届出）→通則4

注1　生体部分肝を移植した場合は，生体部分肝の摘出のために要した**提供者の療養上の費用**として，**この表に掲げる所定点数により算定した点数**を加算する。

　2　肝移植者に係る組織適合性試験の費用は，所定点数に含まれる。

　3　抗ＨＬＡ抗体検査を行う場合には，**抗ＨＬＡ抗体検査加算**として，**4,000点**を所定点数に加算する。

◆　極低出生体重児・新生児加算対象→通則7

→K915生体臓器提供管理料算定対象

→K931超音波凝固切開装置等加算対象

→K939-6凍結保存同種組織加算対象

◇　生体部分肝移植術について

(1)　対象疾患は，先天性胆道閉鎖症，進行性肝内胆汁うっ滞症（原発性胆汁性肝硬変と原発性硬化性胆管炎を含む。），アラジール症候群，バッドキアリー症候群，先天性代謝性肝疾患（家族性アミロイドポリニューロパチーを含む。），多発嚢胞肝，カロリ病，肝硬変（非代償期）及び劇症肝炎（ウイルス性，自己免疫性，薬剤性，成因不明を含む。）である。なお，肝硬変（非代償期）に肝癌（転移性のものを除く。以下同じ。）を合併している場合には，遠隔転移と血管侵襲を認めないもので，当該肝癌が，次の条件により，肝内に長径5㎝以下1個，長径3㎝以下3個以内，又は長径5㎝以下5個以内かつα-フェトプロテイン（ＡＦＰ）の検査結果が500 ng／mL以下である場合に限る。また，小児肝芽腫についても対象疾患に含む。

　ア　肝癌の長径及び個数については，病理結果ではなく，当該移植実施日から1月以内の術前画像を基に判定することを基本とする。

　イ　術前画像において肝癌と判定される結節性病変は，単純ＣＴで撮影した画像において低吸収域として描出され，造影ＣＴで撮影した画像の動脈相において高吸収域として，門脈相において低吸収域として描出されるものをいい，これを典型的な肝癌と判定する。なお，非典型的な肝癌の場合は，最新の科学的根拠に基づく肝癌診療ガイドライン作成に関する研究班「肝癌診療ガイドライン」に基づき，肝癌と診断された場合に限る。また，造影剤にアレルギーがあり造影ＣＴが実施できない場合は，ＭＲＩで代用する。

　ウ　当該移植前に肝癌に対する治療を行った症例に関しては，当該治療を終了した日から3月以上経過後の移植前1月以内の術前画像を基に判定する。なお，完全壊死に陥っている結節は，肝癌の個数には含めない。

(2)　生体肝を移植する場合においては，日本移植学会が作成した「生体肝移植ガイドライン」を遵守している場合に限り算定する。

(3)　生体肝を移植する場合においては肝提供者から移植肝を摘出することに係る全ての療養上の費用を所定点数により算出し，生体部分肝移植術の所定点数に加算する。なお，肝提供者の生体肝を摘出することに係る療養上の費用には，食事の提供も含まれ，具体的には，「入院時食事療養費に係る食事療養及び入院時生活療養費に係る生活療養の費用の額の算定に関する基準」によって算定した費用額を10円で除して得た点数につき1点未満の端数を四捨五入して得た点数と他の療養上の費用に係る点数を合計した点数とする。この場合，肝提供者に食事療養標準負担額を求めることはできない。

(4)　肝採取を行う医師を派遣した場合における医師の派遣に要した費用及び採取肝を搬送した場合における搬送に要した費用については療養費として支給し，それらの額は移送費の算定方法により算定する。

(5)　請求に当たっては，肝移植者の診療報酬明細書の摘要欄に肝提供者の療養上の費用に係る合計点数を併せて記載するとともに，肝提供者の療養に係る所定点数を記載した診療報酬明細書を添付する。

(6)　所定点数には，灌流の費用が含まれる。

(7)　肝移植を行った保険医療機関と肝移植に用いる健肝を摘出した保険医療機関とが異なる場合の診療報酬の請求は，肝移植を行った保険医療機関で行い，診療報酬の分配は相互の合議に委ねる。

→K931超音波凝固切開装置等加算対象

◇　移植用肝採取術（死体）について

K 697-6　移植用肝採取術（死体）　　86,700点

注　肝提供者に係る組織適合性試験の費用

は，所定点数に含まれる。

K697-7 **同種死体肝移植術** 193,060点
注1　肝移植者に係る組織適合性試験の費用
は，所定点数に含まれる。
　2　抗HLA抗体検査を行う場合には，**抗
HLA抗体検査加算**として，**4,000点**を
所定点数に加算する。

（膵）

K698 **急性膵炎手術**
1　感染性壊死部切除を伴うもの　49,390点
2　その他のもの　28,210点
K699 **膵結石手術**
1　膵切開によるもの　28,210点
2　経十二指腸乳頭によるもの　28,210点
K699-2 **体外衝撃波膵石破砕術**（一連につき）
19,300点
注　破砕した膵石を内視鏡を用いて除去した
場合は，**内視鏡的膵石除去加算**として，一
連につき1回に限り**5,640点**を所定点数に
加算する。

K700 **膵中央切除術** 53,560点
K700-2 **膵腫瘍摘出術** 26,100点

K700-3 **腹腔鏡下膵腫瘍摘出術** 39,950点

K700-4 **腹腔鏡下膵中央切除術** 88,050点

(1)　所定点数は，「臓器の移植に関する法律」第6条第2項に規定する
脳死した者の身体から肝の移植が行われた場合に，移植を行った保険
医療機関において算定する。
(2)　所定点数には，脳死した者の身体から移植のための肝採取を行う際
の採取前の採取対象肝の灌流，肝採取，採取肝の灌流及び保存並びに
リンパ節の保存に要する人件費，薬品・容器等の材料費等の費用が全
て含まれる。ただし，肝採取を行う医師を派遣した場合における医師
の派遣に要した費用及び採取肝を搬送した場合における搬送に要した
費用については療養費として支給し，それらの額は移送費の算定方法
により算定する。
(3)　部分肝を用いて複数の者に対する移植が行われた場合には，移植を
行った保険医療機関それぞれにおいて算定する。
(4)　肝移植を行った保険医療機関と肝移植に用いる健肝を採取した保険
医療機関とが異なる場合の診療報酬の請求は，肝移植を行った保険医
療機関で行い，診療報酬の分配は相互の合議に委ねる。
◆　施設基準設定手術（要届出）→通則4
→K914脳死臓器提供管理料算定対象
→K931超音波凝固切開装置等加算対象
→K939-6凍結保存同種組織加算対象
◇　同種死体肝移植術について
(1)　所定点数には，灌流の費用が含まれる。
(2)　肝移植を行った保険医療機関と肝移植に用いる健肝を採取した保険
医療機関とが異なる場合の診療報酬の請求は，肝移植を行った保険医
療機関で行い，診療報酬の分配は相互の合議に委ねる。

◆　施設基準設定手術（要届出）→通則4
◇　体外衝撃波膵石破砕術について
(1)　「一連」とは，治療の対象となる疾患に対して所期の目的を達する
までに行う一連の治療過程をいう。数日の間隔をおいて一連の治療過
程にある数回の体外衝撃波膵石破砕術を行う場合は，1回のみ所定点
数を算定する。なお，その他数回の手術の費用は，所定点数に含まれ
別に算定できない。
(2)　体外衝撃波膵石破砕術によっては所期の目的が達成できず，内視鏡
を用いた破砕膵石の除去以外の手術手技を実施した場合の費用は，所
定点数に含まれ別に算定できない。
→K936自動縫合器加算対象（4個限度）
→K936自動縫合器加算対象（3個限度）
→N006の「注5」悪性腫瘍病理組織標本加算対象
◆　施設基準設定手術（要届出）→通則4
→K931超音波凝固切開装置等加算対象
→K936自動縫合器加算対象（3個限度）
→N006の「注5」悪性腫瘍病理組織標本加算対象
◇　当該手術について十分な経験を有する医師により実施された場合に
算定する。
◆　施設基準設定手術（要届出）→通則4

K
手術
腹部

→K931超音波凝固切開装置等加算対象
→K936自動縫合器加算対象（4個限度）
◇　当該手術について十分な経験を有する医師により実施された場合に
　算定する。

K701　膵破裂縫合術　　　　　　　**24,280点**
K702　膵体尾部腫瘍切除術

◆　施設基準設定手術→通則5
→K931超音波凝固切開装置等加算対象
→K936自動縫合器加算対象（4個限度）
→K936-2自動吻合器加算対象（1個限度）
→N006の「注5」悪性腫瘍病理組織標本加算対象

1　膵尾部切除術の場合
　イ　脾同時切除の場合　　　**26,880点**
　ロ　脾温存の場合　　　　　**21,750点**
2　リンパ節・神経叢郭清等を伴う腫瘍切除
　術の場合　　　　　　　　　**57,190点**
3　周辺臓器（胃，結腸，腎，副腎等）の合
　併切除を伴う腫瘍切除術の場合　**59,060点**
4　血行再建を伴う腫瘍切除術の場合
　　　　　　　　　　　　　　55,870点

→「4」はK939-6凍結保存同種組織加算対象

K702-2　腹腔鏡下膵体尾部腫瘍切除術

◆　施設基準設定手術（要届出）→通則4
◆　施設基準設定手術（要届出）（内視鏡手術用支援機器を用いて行っ
　た場合）→通則18
→K931超音波凝固切開装置等加算対象
→K936自動縫合器加算対象（4個限度）
→N006の「注5」悪性腫瘍病理組織標本加算対象
◇　当該手術について十分な経験を有する医師により実施された場合に
　算定する。なお，原則として周辺臓器及び脈管の合併切除を伴わない
　ものに対して実施した場合に限り算定する。

1　脾同時切除の場合　　　**53,480点**
2　脾温存の場合　　　　　**56,240点**

K703　膵頭部腫瘍切除術

◆　施設基準設定手術→通則5
→K931超音波凝固切開装置等加算対象
→K936自動縫合器加算対象（4個限度）
→K936-2自動吻合器加算対象（1個限度）
→N006の「注5」悪性腫瘍病理組織標本加算対象

1　膵頭十二指腸切除術の場合　**91,410点**
2　リンパ節・神経叢郭清等を伴う腫瘍切除
　術の場合又は十二指腸温存膵頭切除術の場
　合　　　　　　　　　　　　**97,230点**
3　周辺臓器（胃，結腸，腎，副腎等）の合
　併切除を伴う腫瘍切除術の場合　**97,230点**
4　血行再建を伴う腫瘍切除術の場合
　　　　　　　　　　　　　　131,230点

→「4」はK939-6凍結保存同種組織加算対象

K703-2　腹腔鏡下膵頭部腫瘍切除術

◆　施設基準設定手術（要届出）→通則4
◆　施設基準設定手術→通則5
◆　施設基準設定手術（要届出）（内視鏡手術用支援機器を用いて行っ
　た場合）→通則18
→K931超音波凝固切開装置等加算対象
→K936自動縫合器加算対象（4個限度）
→N006の「注5」悪性腫瘍病理組織標本加算対象
◇　当該手術について十分な経験を有する医師により実施された場合に
　算定する。なお，原則として周辺臓器（胃，結腸，腎，副腎等）の合
　併切除を伴わないものに対して実施した場合に限り算定する。

K

手術

腹部

    1   膵頭十二指腸切除術の場合   **158,450点**
    2   リンパ節・神経叢郭清等を伴う腫瘍切除
    術の場合   **173,640点**
K704 膵全摘術   **115,390点**   →K931超音波凝固切開装置等加算対象
→K936自動縫合器加算対象（4個限度）
→K939-6凍結保存同種組織加算対象
→N006の「注5」悪性腫瘍病理組織標本加算対象

K705 膵嚢胞胃（腸）バイパス術
    1   内視鏡によるもの   **13,820点**
    2   開腹によるもの   **31,310点**   →「2」はK936自動縫合器加算対象（2個限度）
K706 膵管空腸吻合術   **37,620点**   →K936自動縫合器加算対象（2個限度）
K707 膵嚢胞外瘻造設術
    1   内視鏡によるもの   **18,370点**
    2   開腹によるもの   **12,460点**
K708 膵管外瘻造設術   **18,810点**
K708-2 膵管誘導手術   **18,810点**
K708-3 内視鏡的膵管ステント留置術
    22,240点
K709 膵瘻閉鎖術   **28,210点**
K709-2 移植用膵採取術（死体）   **77,240点**   →K931超音波凝固切開装置等加算対象
    注   膵提供者に係る組織適合性試験の費用   →K936自動縫合器加算対象（3個限度）
    は，所定点数に含まれる。   ◇   移植用膵採取術（死体）について
(1)   所定点数は，死体から膵の移植が行われた場合に，移植を行った保
    険医療機関において算定する。
(2)   死体膵には，「臓器の移植に関する法律」第6条第2項に規定する
    脳死した者の身体の膵を含む。
(3)   所定点数には，移植のための膵採取を行う際の採取前の採取対象膵
    の灌流，膵採取，採取膵の灌流及び保存並びにリンパ節の保存に要す
    る人件費，薬品・容器等の材料費等の費用が全て含まれる。ただし，
    膵採取を行う医師を派遣した場合における医師の派遣に要した費用及
    び採取膵を搬送した場合における搬送に要した費用については療養費
    として支給し，それらの額は移送費の算定方法により算定する。
(4)   膵移植を行った保険医療機関と膵移植に用いる健膵を採取した保険
    医療機関とが異なる場合の診療報酬の請求は，膵移植を行った保険医
    療機関で行い，診療報酬の分配は相互の合議に委ねる。
◆   施設基準設定手術（要届出）→通則4
→K914脳死臓器提供管理料算定対象
K709-3 同種死体膵移植術   **112,570点**   →K931超音波凝固切開装置等加算対象
    注1   臓器の移植に関する法律（平成9年法   →K936自動縫合器加算対象（3個限度）
    律第104号）第6条第2項に規定する脳   ◇   同種死体膵移植術について
    死した者の身体から採取された膵を除く   (1)   所定点数には，灌流の費用が含まれる。
    死体膵を移植した場合は，**移植臓器提供**   (2)   移植の対象となる死体膵には，「臓器の移植に関する法律」第6条
    加算として，**55,000点**を所定点数に加算   第2項に規定する脳死した身体の膵を含む。
    する。   (3)   膵移植を行った保険医療機関と膵移植に用いる健膵を採取した保険
    2   膵移植者に係る組織適合性試験の費用   医療機関とが異なる場合の診療報酬の請求は，膵移植を行った保険医
    は，所定点数に含まれる。   療機関で行い，診療報酬の分配は相互の合議に委ねる。
    3   抗HLA抗体検査を行う場合には，**抗**   (4)   「注1」の加算は，死体（脳死体を除く。）から移植のための膵採
    HLA抗体検査加算として，**4,000点**を   取を行う際の採取前の採取対象膵の灌流，膵採取，採取膵の灌流及び
    所定点数に加算する。   保存並びにリンパ節の保存に要する人件費，薬品・容器等の材料費等
    の費用が全て含まれる。ただし，膵採取を行う医師を派遣した場合に
    おける医師の派遣に要した費用及び採取膵を搬送した場合における搬
    送に要した費用については療養費として支給し，それらの額は移送費
    の算定方法により算定する。

K

手術

腹部

K709-4　移植用膵腎採取術（死体）　84,080点
注　膵腎提供者に係る組織適合性試験の費用
　　は，所定点数に含まれる。

→K931超音波凝固切開装置等加算対象
→K936自動縫合器加算対象（3個限度）
◇　移植用膵腎採取術（死体）について
(1)　所定点数は，死体から同時に膵と腎の移植が行われた場合に，移植を行った保険医療機関において算定する。
(2)　死体膵腎には，「臓器の移植に関する法律」第6条第2項に規定する脳死した者の身体の膵腎を含む。
(3)　所定点数には，移植のための膵腎採取を行う際の採取前の採取対象膵腎の灌流，膵腎採取，採取膵腎の灌流及び保存並びにリンパ節の保存に要する人件費，薬品・容器等の材料費等の費用が全て含まれる。ただし，膵腎採取を行う医師を派遣した場合における医師の派遣に要した費用及び採取膵腎を搬送した場合における搬送に要した費用については療養費として支給し，それらの額は移送費の算定方法により算定する。
(4)　膵腎移植を行った保険医療機関と膵腎移植に用いる健膵腎を採取した保険医療機関とが異なる場合の診療報酬の請求は，膵腎移植を行った保険医療機関で行い，診療報酬の分配は相互の合議に委ねる。

K709-5　同種死体膵腎移植術　140,420点
注1　臓器の移植に関する法律第6条第2項に規定する脳死した者の身体から採取された膵腎を除く死体膵腎を移植した場合は，移植臓器提供加算として，55,000点を所定点数に加算する。
　　2　膵腎移植者に係る組織適合性試験の費用は，所定点数に含まれる。
　　3　抗HLA抗体検査を行う場合には，抗HLA抗体検査加算として，4,000点を所定点数に加算する。

◆　施設基準設定手術（要届出）→通則4
→K914脳死臓器提供管理料算定対象
→K931超音波凝固切開装置等加算対象
→K936自動縫合器加算対象（3個限度）
◇　同種死体膵腎移植術について
(1)　所定点数には，灌流の費用が含まれる。
(2)　移植の対象となる死体膵腎には，「臓器の移植に関する法律」第6条第2項に規定する脳死した身体の膵腎を含む。
(3)　膵腎移植を行った保険医療機関と膵腎移植に用いる健膵腎を採取した保険医療機関とが異なる場合の診療報酬の請求は，膵腎移植を行った保険医療機関で行い，診療報酬の分配は相互の合議に委ねる。
(4)　「注1」の加算は，死体（脳死体を除く。）から移植のための膵腎採取を行う際の採取前の採取対象膵腎の灌流，膵腎採取，採取膵腎の灌流及び保存並びにリンパ節の保存に要する人件費，薬品・容器等の材料費等の費用が全て含まれる。ただし，膵腎採取を行う医師を派遣した場合における医師の派遣に要した費用及び採取膵腎を搬送した場合における搬送に要した費用については療養費として支給し，それらの額は移送費の算定方法により算定する。

K709-6　同種死体膵島移植術　56,490点
注1　臓器の移植に関する法律第6条第2項に規定する脳死した者の身体から採取された膵島を除く死体膵島を移植した場合は，移植臓器提供加算として，55,000点を所定点数に加算する。
　　2　膵島移植者に係る組織適合性試験の費用は，所定点数に含まれる。
　　3　抗HLA抗体検査を行う場合には，抗HLA抗体検査加算として，4,000点を所定点数に加算する。
　　4　手術に伴う画像診断及び検査の費用は算定しない。

◆　施設基準設定手術（要届出）→通則4
→K914脳死臓器提供管理料算定対象
◇　同種死体膵島移植術について
(1)　対象患者は，1型糖尿病患者であって，慢性腎不全を伴わない者又は腎移植後の者とする。
(2)　所定点数には，膵島分離の費用が含まれる。
(3)　移植の対象となる死体膵島には，「臓器の移植に関する法律」第6条第2項に規定する脳死した身体の膵島を含む。
(4)　膵島移植を行った保険医療機関と膵島移植に用いる健膵を採取した保険医療機関とが異なる場合の診療報酬の請求は，膵島移植を行った保険医療機関で行い，診療報酬の分配は相互の合議に委ねる。
(5)　「注1」の規定に基づく加算は，死体（脳死体を除く。）から移植のための膵採取を行う際の採取前の採取対象膵の灌流，膵採取，採取膵の灌流及び保存並びにリンパ節の保存に要する人件費，薬品・容器等の材料費等の費用が全て含まれる。ただし，膵採取を行う医師を派遣した場合における医師の派遣に要した費用及び採取膵を搬送した場合における搬送に要した費用については療養費として支給し，それらの額は移送費の算定方法により算定する。

K

手術

腹部

（脾）

| K710 脾縫合術（部分切除を含む。） | 26,810点 |
| K710-2 腹腔鏡下脾固定術 | 30,070点 |

◆ 施設基準設定手術→通則5
→K931超音波凝固切開装置等加算対象

| K711 脾摘出術 | 34,130点 |
| K711-2 腹腔鏡下脾摘出術 | 37,060点 |

◆ 施設基準設定手術→通則5
→K931超音波凝固切開装置等加算対象
→K936自動縫合器加算対象（3個限度）

（空腸，回腸，盲腸，虫垂，結腸）

K712 破裂腸管縫合術	11,400点
K713 腸切開術	9,650点
K714 腸管癒着症手術	12,010点

◆ 極低出生体重児・新生児加算対象→通則7
※ 腸閉塞症手術を行った場合は，その術式により本区分，K715腸重積症整復術，K716小腸切除術又はK719結腸切除術等により算定する。

| K714-2 腹腔鏡下腸管癒着剥離術 | 20,650点 |

◆ 施設基準設定手術→通則5
◆ 極低出生体重児・新生児加算対象→通則7
→K931超音波凝固切開装置等加算対象

K715 腸重積症整復術

1 非観血的なもの	4,490点
2 観血的なもの	6,040点
K715-2 腹腔鏡下腸重積症整復術	14,660点

◆ 施設基準設定手術→通則5
→K931超音波凝固切開装置等加算対象

K716 小腸切除術

→K931超音波凝固切開装置等加算対象（「2」はクローン病又は潰瘍性大腸炎の再手術に対して用いた場合）
→K936自動縫合器加算対象（6個限度）

| 1 複雑なもの | 34,150点 |

◇ 「1」については，クローン病の患者のうち，複雑な瘻孔形成や膿瘍形成のあるもの又は悪性腫瘍に対して小腸切除術を実施した場合は，本区分の所定点数により算定する。

| 2 その他のもの | 15,940点 |

◆ 「2」は極低出生体重児・新生児加算対象→通則7

K716-2 腹腔鏡下小腸切除術

◆ 施設基準設定手術→通則5
◆ 極低出生体重児・新生児加算対象→通則7
→K931超音波凝固切開装置等加算対象
→K936自動縫合器加算対象（6個限度）

| 1 複雑なもの | 37,380点 |

◇ 「1」については，クローン病の患者のうち，複雑な瘻孔形成や膿瘍形成のあるもの又は悪性腫瘍に対して小腸切除術を実施した場合は，本区分の所定点数により算定する。

| 2 その他のもの | 31,370点 |
| K716-3 移植用部分小腸採取術（生体） | 56,850点 |

→K936自動縫合器加算対象（2個限度）

注 小腸提供者に係る組織適合性試験の費用は，所定点数に含まれる。

| K716-4 生体部分小腸移植術 | 164,240点 |

注1 生体部分小腸を移植した場合は，生体部分小腸の摘出のために要した**提供者の療養上の費用として，この表に掲げる所定点数により算定した点数**を加算する。
　2 小腸移植者に係る組織適合性試験の費用は，所定点数に含まれる。
　3 抗HLA抗体検査を行う場合には，抗

◆ 施設基準設定手術（要届出）→通則4
→K915生体臓器提供管理料算定対象
→K936自動縫合器加算対象（4個限度）
◇ 生体部分小腸移植術について
(1) 対象症例は，短腸症候群又は機能的難治性小腸不全であって，経静脈栄養を必要とし，経静脈栄養の継続が困難なもの又は困難になることが予測されるものとする。
(2) 生体小腸を移植する場合においては，日本移植学会による「生体小

K

ＨＬＡ抗体検査加算として，**4,000点**を所定点数に加算する。

K716-5　移植用小腸採取術（死体）　**65,140点**

注　小腸提供者に係る組織適合性試験の費用は，所定点数に含まれる。

K716-6　同種死体小腸移植術　**177,980点**

注１　小腸移植者に係る組織適合性試験の費用は，所定点数に含まれる。

　　２　抗ＨＬＡ抗体検査を行う場合には，**抗ＨＬＡ抗体検査加算**として，**4,000点**を所定点数に加算する。

K717　小腸腫瘍，小腸憩室摘出術（メッケル憩室炎手術を含む。）　**18,810点**

K718　虫垂切除術

１　虫垂周囲膿瘍を伴わないもの　**6,740点**

２　虫垂周囲膿瘍を伴うもの　**8,880点**

K718-2　腹腔鏡下虫垂切除術

１　虫垂周囲膿瘍を伴わないもの　**13,760点**

２　虫垂周囲膿瘍を伴うもの　**22,050点**

K719　結腸切除術

腸移植実施指針」を遵守している場合に限り算定する。

(3)　生体小腸を移植する場合においては，小腸提供者から移植小腸を摘出することに係る全ての療養上の費用を所定点数により算出し，生体部分小腸移植術の所定点数に加算する。なお，小腸提供者の生体小腸を摘出することに係る療養上の費用には，食事の提供も含まれ，具体的には，「入院時食事療養費に係る食事療養及び入院時生活療養費に係る生活療養の費用の額の算定に関する基準」によって算定した費用額を10円で除して得た点数につき１点未満の端数を四捨五入して得た点数と他の療養上の費用に係る点数を合計した点数とする。この場合，小腸提供者に食事療養標準負担額を求めることはできない。

(4)　小腸採取を行う医師を派遣した場合における医師の派遣に要した費用及び採取小腸を搬送した場合における搬送に要した費用については療養費として支給し，それらの額は移送費の算定方法により算定する。

(5)　請求に当たっては，小腸移植者の診療報酬明細書の摘要欄に小腸提供者の療養上の費用に係る合計点数を併せて記載するとともに，小腸提供者の療養に係る所定点数を記載した診療報酬明細書を添付する。

(6)　生体部分小腸移植術の所定点数には，灌流の費用が含まれる。

(7)　小腸移植を行った保険医療機関と小腸移植に用いる健小腸を摘出した保険医療機関とが異なる場合の診療報酬の請求は，小腸移植を行った保険医療機関で行い，診療報酬の分配は相互の合議に委ねる。

→ K 936自動縫合器加算対象（２個限度）

◇　移植用小腸採取術（死体）について

(1)　移植用小腸採取術（死体）の所定点数は，「臓器の移植に関する法律」第６条第２項に規定する脳死した者の身体から小腸の移植が行われた場合に，移植を行った保険医療機関において算定する。

(2)　移植用小腸採取術（死体）の所定点数には，脳死した者の身体から移植のための小腸採取を行う際の採取前の採取対象小腸の灌流，小腸採取，採取小腸の灌流及び保存並びにリンパ節の保存に要する人件費，薬品・容器等の材料費等の費用が全て含まれる。ただし，小腸採取を行う医師を派遣した場合における医師の派遣に要した費用及び採取小腸を搬送した場合における搬送に要した費用については療養費として支給し，それらの額は移送費の算定方法により算定する。

(3)　小腸移植を行った保険医療機関と小腸移植に用いる健小腸を採取した保険医療機関とが異なる場合の診療報酬の請求は，小腸移植を行った保険医療機関で行い，診療報酬の分配は相互の合議に委ねる。

◆　施設基準設定手術（要届出）→通則４

→ K 914脳死臓器提供管理料算定対象

→ K 936自動縫合器加算対象（４個限度）

◇　同種死体小腸移植術について

(1)　同種死体小腸移植術の所定点数には，灌流の費用が含まれる。

(2)　小腸移植を行った保険医療機関と小腸移植に用いる健小腸を採取した保険医療機関とが異なる場合の診療報酬の請求は，小腸移植を行った保険医療機関で行い，診療報酬の分配は相互の合議に委ねる。

◆　極低出生体重児・新生児加算対象→通則７

◆　施設基準設定手術→通則５

→ K 931超音波凝固切開装置等加算対象

→ K 936自動縫合器加算対象（４個限度）

K

手術

腹部

1　小範囲切除　　　　　　24,170点
2　結腸半側切除　　　　　29,940点

3　全切除，亜全切除又は悪性腫瘍手術
　　　　　　　　　　　　39,960点
注　人工肛門造設術を併せて実施した場合
　は，人工肛門造設加算として，2,000点を
　所定点数に加算する。

K719-2 腹腔鏡下結腸切除術

1　小範囲切除，結腸半側切除　42,680点
2　全切除，亜全切除　　　　59,510点
注　人工肛門造設術を併せて実施した場合
　は，人工肛門造設加算として，3,470点を
　所定点数に加算する。

K719-3 腹腔鏡下結腸悪性腫瘍切除術
　　　　　　　　　　　　59,510点

K719-4 ピックレル氏手術　　13,700点
K719-5 全結腸・直腸切除嚢肛門吻合術
　　　　　　　　　　　　51,860点

K719-6 腹腔鏡下全結腸・直腸切除嚢肛門吻合術
　　　　　　　　　　　　75,690点

K720 結腸腫瘍（回盲部腫瘍摘出術を含む。），結腸憩室摘出術，結腸ポリープ切除術（開腹によるもの）　16,610点

K721 内視鏡的大腸ポリープ・粘膜切除術

1　長径2センチメートル未満　5,000点

2　長径2センチメートル以上　7,000点

注1　家族性大腸腺腫症の患者に対して実施
　した場合は，消化管ポリポーシス加算と
　して，年1回に限り5,000点を所定点数
　に加算する。

→「2」はK931超音波凝固切開装置等加算対象（クローン病又は潰瘍性大腸炎の再手術に対して用いた場合）
→「3」はK931超音波凝固切開装置等加算対象
→「3」はK936-2自動吻合器加算対象（1個限度）

◆　施設基準設定手術→通則5
→K931超音波凝固切開装置等加算対象
→K936自動縫合器加算対象（4個限度）

→「2」はK936-2自動吻合器加算対象（1個限度）

◆　施設基準設定手術→通則5
◆　施設基準設定手術（要届出）（内視鏡手術用支援機器を用いて行った場合）→通則18
→K931超音波凝固切開装置等加算対象
→K936自動縫合器加算対象（4個限度）
→K936-2自動吻合器加算対象（1個限度）

→K931超音波凝固切開装置等加算対象（クローン病又は潰瘍性大腸炎の再手術に対して用いた場合）
→K936自動縫合器加算対象

◆　施設基準設定手術→通則5
→K931超音波凝固切開装置等加算対象

◇　内視鏡的大腸ポリープ・粘膜切除術について
(1)　短期間又は同一入院期間中において，回数にかかわらず，第1回目の実施日に1回に限り算定する。
(2)　本区分と同時に施行した内視鏡的止血術の手技料は所定点数に含まれ，別に算定できない。
◆　「1」はA400の「3」短期滞在手術等基本料3対象→第1章第2部入院料等通則3
◇　「1」は，ポリープの長径又は粘膜切除範囲が2cm未満の場合に算定する。
◆　「2」はA400の「3」短期滞在手術等基本料3対象→第1章第2部入院料等通則3
◇　「2」は，ポリープの長径又は粘膜切除範囲が2cm以上の場合に算定する。
◇　「注1」に規定する消化管ポリポーシス加算は，以下のいずれも満たす家族性大腸腺腫症患者に対して内視鏡的大腸ポリープ・粘膜切除術を行った場合，年1回に限り算定できる。
ア　16歳以上であること。
イ　大腸に腺腫が100個以上あること。なお，手術又は内視鏡により摘除された大腸の腺腫の数を合算しても差し支えない。
ウ　大腸切除の手術が実施された場合においては，大腸が10cm以上残存していること。
エ　大腸の3分の1以上が密生型ではないこと。なお，密生型とは，

　　2　バルーン内視鏡を用いて実施した場合
　　　は，バルーン内視鏡加算として，450点
　　　を所定点数に加算する。

　　3　病変検出支援プログラムを用いて実施
　　　した場合は，**病変検出支援プログラム加
　　　算**として，**60点**を所定点数に加算する。

K721-2　削除
K721-3　内視鏡的結腸異物摘出術　5,360点
　注　バルーン内視鏡を用いて実施した場合
　　　は，バルーン内視鏡加算として，450点
　　　を所定点数に加算する。

K721-4　早期悪性腫瘍大腸粘膜下層剥離術
　　　　　　　　　　　　　　　22,040点
　注　バルーン内視鏡を用いて実施した場合
　　　は，バルーン内視鏡加算として，450点
　　　を所定点数に加算する。

K721-5　内視鏡的小腸ポリープ切除術
　　　　　　　　　　　　　　　11,800点
K722　小腸結腸内視鏡的止血術　10,390点
　注1　バルーン内視鏡を用いて実施した場合
　　　は，**バルーン内視鏡加算**として，**3,500
　　　点**を所定点数に加算する。

大腸内視鏡所見において，十分に進展させた大腸粘膜を観察し，正
常粘膜よりも腺腫の占拠面積が大きい場合をいう。
◇　「注1」の消化管ポリポーシス加算を算定する場合は，長径1cmを
超える大腸のポリープを基本的に全て摘除すること。
◇　「注2」に規定するバルーン内視鏡加算については，大腸ファイバー
スコピーを実施したが，腹腔内の癒着等により上行結腸又は盲腸の病
変部位まで到達できなかった患者に対して，バルーン内視鏡を用いて
当該手技を実施した場合に限り算定できる。ただし，バルーン内視鏡
を用いた理由について，診療報酬請求に当たって，診療報酬明細書に
症状詳記を記載すること。
◇　「注3」に規定する病変検出支援プログラム加算については，大腸
内視鏡検査を実施する際に，大腸内視鏡動画から大腸ポリープの持つ
特徴を解析し検出支援を行うプログラム医療機器のうち，大腸内視鏡
検査に関し専門の知識及び経験を有する医師が用いた場合に，用いな
い場合と比較して診断精度が上昇することが示されていると認められ
た製品を用いて診断を行い，診断されたポリープを切除した場合に，
患者1人の一連の大腸内視鏡検査につき1回に限り算定できる。なお，
本加算は，内視鏡検査に関する専門の知識及び5年以上の経験を有す
る医師により実施された場合に算定することとし，本加算の算定に当
たっては，手術の概要を診療録の摘要欄に記載し，大腸内視鏡動画か
ら大腸ポリープの持つ特徴を解析し検出支援を行うプログラム医療機
器を使用している画面の写しを診療録に添付すること。

◇　「注」に規定するバルーン内視鏡加算については，大腸ファイバー
スコピーを実施したが，腹腔内の癒着等により上行結腸又は盲腸の目
的部位まで到達できなかった患者に対して，バルーン内視鏡を用いて
異物の同定及び当該手技を実施した場合に限り算定できる。ただし，
バルーン内視鏡を用いた理由について，診療報酬請求に当たって，診
療報酬明細書に症状詳記を記載すること。
◆　施設基準設定手術（要届出）→通則4
→N006の「注5」悪性腫瘍病理組織標本加算対象
◇　早期悪性腫瘍大腸粘膜下層剥離術について
(1)　短期間又は同一入院期間中において，回数にかかわらず，第1回目
の実施日に1回に限り算定する。
(2)　経内視鏡的に高周波切除器を用いて病変の周囲を全周性に切開し，
粘膜下層を剥離することにより，最大径が2cm以上の早期癌又は最大
径が5mmから1cmまでの神経内分泌腫瘍に対して，病変を含む範囲を
一括で切除した場合に算定する。ただし，線維化を伴う早期癌につい
ては，最大径が2cm未満のものに対して実施した場合でも算定できる。
(3)　本区分と同時に施行した内視鏡的止血術の手技料は所定点数に含ま
れ，別に算定できない。
(4)　「注」に規定するバルーン内視鏡加算については，大腸ファイバー
スコピーを実施したが，腹腔内の癒着等により上行結腸又は盲腸の病
変部位まで到達できなかった患者に対して，バルーン内視鏡を用いて
当該手技を実施した場合に限り算定できる。ただし，バルーン内視鏡
を用いた理由について，診療報酬請求に当たって，診療報酬明細書に
症状詳記を記載すること。
◆　施設基準設定手術→通則4
◇　バルーン内視鏡等の費用は所定点数に含まれ，別に算定できない。
◇　小腸結腸内視鏡的止血術について
(1)　1日1回，週3回を限度として算定する。
(2)　マイクロ波凝固療法を実施した場合における当該療法に係る費用
は，所定点数に含まれる。

　2　スパイラル内視鏡を用いて実施した場合は，スパイラル内視鏡加算として，**3,500点**を所定点数に加算する。

K723　削除
K724　腸吻合術　　　　　　　　　9,330点
K725　腸瘻，虫垂瘻造設術　　　9,890点

K725-2　腹腔鏡下腸瘻，虫垂瘻造設術
　　　　　　　　　　　　　　　13,250点

K726　人工肛門造設術　　　　9,570点

K726-2　腹腔鏡下人工肛門造設術　16,700点

K727　腹壁外腸管前置術　　　　8,340点
K728　腸狭窄部切開縫合術　　11,220点
K729　腸閉鎖症手術
　1　腸管切除を伴わないもの　13,650点
　2　腸管切除を伴うもの　　　28,210点
K729-2　多発性小腸閉鎖症手術　47,020点

K729-3　腹腔鏡下腸閉鎖症手術　32,310点

(3)　「注1」及び「注2」の加算については，小腸出血に対して内視鏡的止血術を行った場合のみ算定できる。
(4)　「注2」に規定するスパイラル内視鏡加算は，電動回転可能なスパイラル形状のフィンを装着した内視鏡を用いて実施した場合に算定する。

◆　極低出生体重児・新生児加算対象→通則7
◇　腸瘻，虫垂瘻造設術について
(1)　長期の栄養管理を目的として，腸瘻，虫垂瘻を造設する際には，腸瘻，虫垂瘻による療養の必要性，管理の方法及び腸瘻，虫垂瘻による療養の終了の際に要される身体の状態等，療養上必要な事項について患者又はその家族等への説明を行う。
(2)　長期の栄養管理を目的として，腸瘻，虫垂瘻を造設した後，他の保険医療機関等に患者を紹介する場合は，腸瘻，虫垂瘻による療養の必要性，管理の方法及び終了の際に要される身体の状態等，療養上必要な事項並びに，患者又はその家族等への説明内容等を情報提供する。
◆　施設基準設定手術→通則5
◆　極低出生体重児・新生児加算対象→通則7
→K931超音波凝固切開装置等加算対象
◇　腹腔鏡下腸瘻，虫垂瘻造設術について
(1)　長期の栄養管理を目的として，腸瘻，虫垂瘻を造設する際には，腸瘻，虫垂瘻による療養の必要性，管理の方法及び腸瘻，虫垂瘻による療養の終了の際に要される身体の状態等，療養上必要な事項について患者又はその家族等への説明を行う。
(2)　長期の栄養管理を目的として，腸瘻，虫垂瘻を造設した後，他の保険医療機関等に患者を紹介する場合は，腸瘻，虫垂瘻による療養の必要性，管理の方法及び腸瘻，虫垂瘻による療養の終了の際に要される身体の状態等，療養上必要な事項並びに患者又はその家族等への説明内容等を情報提供する。
(3)　腹腔鏡下逆流防止弁付加結腸瘻造設術についても本区分で算定する。
◆　極低出生体重児・新生児加算対象→通則7
◇　K740直腸切除・切断術の「5」を行った場合の人工肛門造設に係る腸管の切除等の手技料は，それぞれの所定点数に含まれ，別に算定できない。
◆　施設基準設定手術→通則5
◆　極低出生体重児・新生児加算対象→通則7
→K931超音波凝固切開装置等加算対象
◇　K740-2腹腔鏡下直腸切除・切断術の「3」を行った場合の人工肛門造設に係る腸管の切除等の手技料は，それぞれの所定点数に含まれ，別に算定できない。

◆　極低出生体重児・新生児加算対象→通則7

◆　極低出生体重児・新生児加算対象→通則7
◇　先天性小腸閉鎖に対して2箇所以上の病変に対して行われる場合に限り算定する。
◆　施設基準設定手術→通則5
◆　極低出生体重児・新生児加算対象→通則7
→K931超音波凝固切開装置等加算対象

K
手術
腹部

K 730 小腸瘻閉鎖術
1	腸管切除を伴わないもの	11,580点
2	腸管切除を伴うもの	17,900点
3	内視鏡によるもの	10,300点

◆ 「3」は施設基準設定手術（要届出）→通則4

K 731 結腸瘻閉鎖術
1	腸管切除を伴わないもの	11,750点
2	腸管切除を伴うもの	28,210点
3	内視鏡によるもの	10,300点

◆ 「3」は施設基準設定手術（要届出）→通則4

K 732 人工肛門閉鎖術
1	腸管切除を伴わないもの	11,470点
2	腸管切除を伴うもの	
	イ　直腸切除術後のもの	34,280点

→ 「2」はK 936自動縫合器加算対象（3個限度）
→ 「2」の「イ」はK 936-2自動吻合器加算対象（1個限度）
◇ 「2」の「イ」直腸切除術後のものについては，直腸切除術（ハルトマン手術）の際に造設した人工肛門に対して，人工肛門閉鎖術を行った場合に算定する。

	ロ　その他のもの	28,210点

K 732-2 腹腔鏡下人工肛門閉鎖術（直腸切除術後のものに限る。）　40,450点

◆ 施設基準設定手術→通則5
→ K 931超音波凝固切開装置等加算対象
→ K 936-2自動吻合器加算対象（1個限度）
◇ 直腸切除術の際に造設した人工肛門に対して，人工肛門閉鎖術を行った場合に算定する。

K 733 盲腸縫縮術　4,400点
K 734 腸回転異常症手術　18,810点
K 734-2 腹腔鏡下腸回転異常症手術　26,800点

◆ 極低出生体重児・新生児加算対象→通則7
◆ 施設基準設定手術→通則5
◆ 極低出生体重児・新生児加算対象→通則7
→ K 931超音波凝固切開装置等加算対象

K 735 先天性巨大結腸症手術　50,830点

◆ 極低出生体重児・新生児加算対象→通則7
→ K 936自動縫合器加算対象（4個限度）
◇ 短期間又は同一入院期間中において2回に限り算定する。なお，2回目を算定する場合は診療報酬明細書の摘要欄にその理由及び医学的な必要性を記載する。

K 735-2 小腸・結腸狭窄部拡張術（内視鏡によるもの）　11,090点
注1　バルーン内視鏡を用いて実施した場合は，バルーン内視鏡加算として，3,500点を所定点数に加算する。
　　2　スパイラル内視鏡を用いて実施した場合は，スパイラル内視鏡加算として，3,500点を所定点数に加算する。

◇ 「注2」に規定するスパイラル内視鏡加算は，電動回転可能なスパイラル形状のフィンを装着した内視鏡を用いて実施した場合に算定する。

K 735-3 腹腔鏡下先天性巨大結腸症手術　63,710点

◆ 施設基準設定手術→通則5
◆ 極低出生体重児・新生児加算対象→通則7
→ K 931超音波凝固切開装置等加算対象
→ K 936自動縫合器加算対象（4個限度）

K 735-4 下部消化管ステント留置術　10,920点
K 735-5 腸管延長術　76,000点

→ K 936自動縫合器加算対象（8個限度）
◇ 腸管延長術は，短腸症候群の患者の拡張した残存小腸に対し，自動縫合器を用いて切離延長を行った場合に算定する。
※ 人工肛門造設後における，人工肛門狭窄又は腸管断端の過不足により，改めてそれを拡張又は整形した場合は，本区分により算定する。

K 736 人工肛門形成術
1	開腹を伴うもの	10,030点
2	その他のもの	3,670点

（直　　腸）

K 737 直腸周囲膿瘍切開術　2,610点
K 738 直腸異物除去術
1	経肛門（内視鏡によるもの）	8,040点

K
手術

腹部

2　開腹によるもの　　　　　11,530点

K 739　直腸腫瘍摘出術（ポリープ摘出を含む。）

→ K 936自動縫合器加算対象（3個限度）
→ K 936-2自動吻合器加算対象（1個限度）
◇　マイクロ波凝固療法を実施した場合における当該療法に係る費用
　　は，所定点数に含まれる。

1　経肛門　　　　　　　　　4,010点
2　経括約筋　　　　　　　　9,940点
3　経腹及び経肛　　　　　18,810点

K 739-2　経肛門的内視鏡下手術（直腸腫瘍に限る。）　　　　　　　　　　26,100点

K 739-3　低侵襲経肛門的局所切除術（MITAS）　　　　　　　　　16,700点

→ K 936自動縫合器加算対象（3個限度）

K 740　直腸切除・切断術

→ K 931超音波凝固切開装置等加算対象
→ K 936自動縫合器加算対象（4個限度）
→ K 936-2自動吻合器加算対象（1個限度）
→ N006の「注5」悪性腫瘍病理組織標本加算対象
◇　直腸切除・切断術について

1　切除術　　　　　　　　42,850点
2　低位前方切除術　　　　71,300点
3　超低位前方切除術　　　73,840点
4　経肛門吻合を伴う切除術　82,840点
5　切断術　　　　　　　　77,120点

⑴　「4」については，経腹的操作及び経肛門的操作による内外括約筋
　　間直腸切除と，経肛門操作による肛門再建による自然肛門温存を行っ
　　た場合に算定する。なお，診療報酬明細書の摘要欄に手術内容を記載
　　する。
⑵　「4」及び「5」において，人工肛門造設に係る腸管の切除等の手
　　技料は所定点数に含まれ，別に算定できない。

注1　1から3までについては，人工肛門造
　　設術を併せて実施した場合は，**人工肛門
　　造設加算**として，**2,000点**を所定点数に
　　加算する。
　2　側方リンパ節郭清を併せて行った場合
　　であって，片側のみに行った場合は，**片
　　側側方リンパ節郭清加算**として，**4,250
　　点**を，両側に対して行った場合は，**両側
　　側方リンパ節郭清加算**として，**6,380点**
　　を所定点数に加算する。

⑶　「注1」に規定する人工肛門造設加算については，医学的な必要性
　　がある場合に一時的人工肛門造設を行った場合に算定する。なお，診
　　療報酬明細書の摘要欄にその理由及び医学的な必要性を記載すること。

K 740-2　腹腔鏡下直腸切除・切断術

◆　施設基準設定手術→通則5
◆　施設基準設定手術（要届出）（内視鏡手術用支援機器を用いて行っ
　　た場合）→通則18
→ K 931超音波凝固切開装置等加算対象
→ K 936自動縫合器加算対象（4個限度）
→ K 936-2自動吻合器加算対象（1個限度）
→ N006の「注5」悪性腫瘍病理組織標本加算対象
◇　「4」及び「5」において，人工肛門造設に係る腸管の切除等の手
　　技料は所定点数に含まれ，別に算定できない。

1　切除術　　　　　　　　75,460点
2　低位前方切除術　　　　83,930点
3　超低位前方切除術　　　91,470点
4　経肛門吻合を伴う切除術　100,470点

◇　「4」については，経腹的操作及び経肛門的操作による内外括約筋
　　間直腸切除と，経肛門操作による肛門再建による自然肛門温存を行っ
　　た場合に算定する。なお，診療報酬明細書の摘要欄に手術内容を記載
　　すること。

5　切断術　　　　　　　　83,930点

注1　1から3までについては，人工肛門造
　　設術を併せて実施した場合は，**人工肛門
　　造設加算**として，**3,470点**を所定点数に
　　加算する。
　2　側方リンパ節郭清を併せて行った場合

◇　「注1」に規定する人工肛門造設加算については，医学的な必要性
　　がある場合に一時的人工肛門造設を行った場合に算定する。なお，診
　　療報酬明細書の摘要欄にその理由及び医学的な必要性を記載すること。

K
手術

腹部

であって，片側のみに行った場合は，**片側側方リンパ節郭清加算**として，**4,250点**を，両側に対して行った場合は，**両側側方リンパ節郭清加算**として，**6,380点**を所定点数に加算する。

K740-3 削除

K741 直腸狭窄形成手術　　　　28,210点

K741-2 直腸瘤手術　　　　　　**6,620点**　　　　◇　直腸瘤に対して，経腟的又は経肛門的に行った場合に算定する。

K742 直腸脱手術
1　経会陰によるもの
イ　腸管切除を伴わないもの　8,410点
ロ　腸管切除を伴うもの　　25,780点　　　　◇　デロルメ法又はアルテマイヤー法により実施された場合に限り算定する。

2　直腸挙上固定を行うもの　10,900点
3　骨盤底形成を行うもの　　18,810点
4　腹会陰からのもの（腸切除を含む。）　　　　※　K865子宮脱手術及びK887-2卵管結紮術を併せて行った場合は，本
　　　　　　　　　　　　　　37,620点　　　　　区分「4」により算定する。
K742-2 腹腔鏡下直腸脱手術　30,810点　　　　◆　施設基準設定手術→通則5
　　　　　　　　　　　　　　　　　　　　　　→K931超音波凝固切開装置等加算対象

（肛門，その周辺）

K743 痔核手術（脱肛を含む。）
1　硬化療法　　　　　　　　1,660点
2　硬化療法（四段階注射法によるもの）　　　　◆　「2」はA400の「3」短期滞在手術等基本料3対象→第1章第2
　　　　　　　　　　　　　　4,010点　　　　　部入院料等通則3
3　結紮術，焼灼術，血栓摘出術　1,390点
4　根治手術（硬化療法（四段階注射法によ　　　※　内痔核に対するミリガン・モーガン手術により1か所又は2か所以
　　るもの）を伴わないもの）　5,190点　　　　　上の手術を行った場合は，本区分「4」により算定する。
　　　　　　　　　　　　　　　　　　　　　　※　ホワイトヘッド手術は，本区分「4」により算定する。
5　根治手術（硬化療法（四段階注射法によ
　　るもの）を伴うもの）　　6,520点
6　PPH　　　　　　　　11,260点　　　　　◇　自動吻合器を用いて痔核手術を行った場合は，本区分「6」により
　　　　　　　　　　　　　　　　　　　　　　　算定する。ただし，自動吻合器等の費用は所定点数に含まれ，別に算
　　　　　　　　　　　　　　　　　　　　　　　定できない。
K743-2 肛門括約筋切開術　　1,380点　　　　◇　本手術は，結腸又は直腸の拡張を伴う慢性便秘症に対して，肛門括
　　　　　　　　　　　　　　　　　　　　　　　約筋切開術を行った場合に算定する。
K743-3 削除
K743-4 痔核手術後狭窄拡張手術　5,360点
K743-5 モルガニー氏洞及び肛門管切開術　　　◇　肛門掻痒症に対し種々の原因治療を施しても治癒しない場合におい
　　　　　　　　　　　　　　3,750点　　　　　て，本手術を行った場合に算定する。
K743-6 肛門部皮膚剥離切除術　3,750点　　　◇　肛門掻痒症に対し種々の原因治療を施しても治癒しない場合におい
　　　　　　　　　　　　　　　　　　　　　　　て，本手術を行った場合に算定する。
K744 裂肛又は肛門潰瘍根治手術　3,110点
K745 肛門周囲膿瘍切開術　　2,050点　　　　◆　極低出生体重児・新生児加算対象→通則7
K746 痔瘻根治手術
1　単純なもの　　　　　　　3,750点
2　複雑なもの　　　　　　　7,470点
K746-2 高位直腸瘻手術　　　8,120点
K746-3 痔瘻手術（注入療法）　1,660点
K747 肛門良性腫瘍，肛門ポリープ，肛門尖圭　　◆　A400の「3」短期滞在手術等基本料3対象（肛門ポリープ切除術，
　　コンジローム切除術　　　1,250点　　　　　肛門尖圭コンジローム切除術に限る）→第1章第2部入院料等通則3
K748 肛門悪性腫瘍手術　　　　　　　　　　　→K931超音波凝固切開装置等加算対象

K
手術

腹部

	1	切除	28,210点
	2	直腸切断を伴うもの	70,680点

K749 肛門拡張術（観血的なもの） 1,630点

K750 肛門括約筋形成手術

1	瘢痕切除又は縫縮によるもの	3,990点
2	組織置換によるもの	23,660点

K751 鎖肛手術

1	肛門膜状閉鎖切開	2,100点
2	会陰式	18,810点
3	仙骨会陰式	35,270点
4	腹会陰，腹仙骨式	62,660点

- ◆ 「1」は極低出生体重児・新生児加算対象→通則7
- ◆ 「2」は極低出生体重児・新生児加算対象→通則7
- ◆ 「3」は施設基準設定手術→通則6
- ◆ 「4」は施設基準設定手術→通則6

K751-2 仙尾部奇形腫手術 46,950点

- ◆ 施設基準設定手術→通則6
- ◆ 極低出生体重児・新生児加算対象→通則7

K751-3 腹腔鏡下鎖肛手術（腹会陰,腹仙骨式）
　　　　　　　　　　　　　　　70,140点

- ◆ 施設基準設定手術→通則5
- → K931超音波凝固切開装置等加算対象

K752 肛門形成手術

1	肛門狭窄形成手術	5,210点
2	直腸粘膜脱形成手術	7,710点

K753 毛巣嚢，毛巣瘻，毛巣洞手術 3,680点

第10款　尿路系・副腎

◇ 既に保険適用されている腹腔鏡下手術以外の手術で腹腔鏡を用いる場合については，その都度当局に内議し準用が通知されたもののみが保険給付の対象となる。それ以外の場合については，その手術を含む診療の全体が保険適用とならないので留意されたい。なお，胸腔鏡下手術及び内視鏡手術用支援機器を用いた手術も同様の取扱いとする。

区分

（副　腎）

K754 副腎摘出術（副腎部分切除術を含む。）
　　　　　　　　　　　　　　　28,210点

K754-2 腹腔鏡下副腎摘出術 40,100点

- ◆ 施設基準設定手術→通則5
- ◆ 施設基準設定手術（要届出）（内視鏡手術用支援機器を用いて行った場合）→通則18
- → K931超音波凝固切開装置等加算対象
- ◇ 腹腔鏡下副腎摘出術の対象疾患は，良性副腎腫瘍とする。

K754-3 腹腔鏡下小切開副腎摘出術 34,390点

- ◆ 施設基準設定手術（要届出）→通則4
- → K931超音波凝固切開装置等加算対象
- ◇ 腹腔鏡下小切開副腎摘出術の対象疾患は，良性副腎腫瘍とする。

K755 副腎腫瘍摘出術

1	皮質腫瘍	39,410点
2	髄質腫瘍（褐色細胞腫）	47,020点

K755-2 腹腔鏡下副腎髄質腫瘍摘出術（褐色細胞腫） 47,030点

- ◆ 施設基準設定手術→通則5
- ◆ 施設基準設定手術（要届出）（内視鏡手術用支援機器を用いて行った場合）→通則18
- → K931超音波凝固切開装置等加算対象

K755-3 副腎腫瘍ラジオ波焼灼療法（一連として）

1	1センチメートル未満	16,000点
2	1センチメートル以上	22,960点

- ◆ 施設基準設定手術（要届出）→通則4
- ◇ 副腎腫瘍ラジオ波焼灼療法について
- (1) ここでいう1センチメートルとは，ラジオ波による焼灼範囲ではなく，腫瘍の長径をいう。
- (2) 本療法の実施に当たっては，関係学会の定める適正使用指針を遵守すること。

(3) 本療法は，片側性アルドステロン過剰分泌による原発性アルドステロン症の患者であって，副腎摘出術が適応とならないものに対して実施すること。なお，本療法の実施に当たっては，副腎摘出術が適応とならない理由を診療報酬明細書の摘要欄に記載すること。

K 756 副腎悪性腫瘍手術　47,020点
◆　施設基準設定手術→通則5，通則6
◆　極低出生体重児・新生児加算対象→通則7
→K 931超音波凝固切開装置等加算対象

K 756-2 腹腔鏡下副腎悪性腫瘍手術　51,120点
◆　施設基準設定手術→通則5
◆　極低出生体重児・新生児加算対象→通則7
→K 931超音波凝固切開装置等加算対象

（腎，腎盂）

K 757 腎破裂縫合術　37,620点
K 757-2 腎破裂手術　38,270点
K 758 腎周囲膿瘍切開術　3,480点
K 759 腎切半術　37,620点
K 760 癒合腎離断術　47,020点
K 761 腎被膜剝離術（除神経術を含む。）　10,660点
K 762 腎固定術　10,350点
◇　遊走腎兼移動性盲腸に対して，必要があって腸固定術，腎固定術を行った際に一皮切から行い得た場合は，同一手術野の手術として「通則14」により本区分のみにより算定する。

K 763 腎切石術　27,550点
K 764 経皮的尿路結石除去術（経皮的腎瘻造設術を含む。）　32,800点
◆　施設基準設定手術→通則5
◇　経皮的尿路結石除去術は，腎結石症又は尿管結石症に対して，経皮的に腎瘻を造設した後，腎瘻より腎盂鏡を挿入し，電気水圧衝撃波，弾性衝撃波又は超音波等を用いて結石を摘出した場合に算定する。

K 765 経皮的腎盂腫瘍切除術（経皮的腎瘻造設術を含む。）　33,040点
◆　施設基準設定手術→通則5

K 766 経皮的尿管拡張術（経皮的腎瘻造設術を含む。）　13,000点
K 767 腎盂切石術　27,210点
K 768 体外衝撃波腎・尿管結石破砕術（一連につき）　19,300点
◆　A 400の「3」短期滞在手術等基本料3対象→第1章第2部入院料等通則3
◆　施設基準設定手術（要届出）→通則4
→K 938体外衝撃波消耗性電極加算対象
◇　体外衝撃波腎・尿管結石破砕術について
(1) 「一連」とは，治療の対象となる疾患に対して所期の目的を達するまでに行う一連の治療過程をいう。数日の間隔をおいて一連の治療過程にある数回の体外衝撃波腎・尿管結石破砕を行う場合は，1回のみ所定点数を算定する。なお，その他数回の手術の費用は，所定点数に含まれ別に算定できない。
(2) 体外衝撃波腎・尿管結石破砕によっては所期の目的が達成できず，他の手術手技を行った場合の費用は，所定点数に含まれ別に算定できない。

K 769 腎部分切除術　35,880点
K 769-2 腹腔鏡下腎部分切除術　49,200点
◆　施設基準設定手術→通則5
→K 931超音波凝固切開装置等加算対象

K 769-3 腹腔鏡下小切開腎部分切除術　42,900点
◆　施設基準設定手術（要届出）→通則4
→K 931超音波凝固切開装置等加算対象

K 770 腎嚢胞切除縮小術　11,580点
K 770-2 腹腔鏡下腎嚢胞切除縮小術　18,850点
◆　施設基準設定手術→通則5

K
手術
尿路系・副腎

K770-3　腹腔鏡下腎嚢胞切除術　　20,360点

→K931超音波凝固切開装置等加算対象
◆　施設基準設定手術→通則5
→K931超音波凝固切開装置等加算対象

K771　経皮的腎嚢胞穿刺術　　1,490点
　注　手術に伴う画像診断及び検査の費用は算
　　定しない。
K772　腎摘出術　　21,010点
K772-2　腹腔鏡下腎摘出術　　54,250点

◆　施設基準設定手術→通則5
→K931超音波凝固切開装置等加算対象

K772-3　腹腔鏡下小切開腎摘出術　40,240点

◆　施設基準設定手術（要届出）→通則4
→K931超音波凝固切開装置等加算対象

K773　腎（尿管）悪性腫瘍手術　42,770点

◆　施設基準設定手術→通則6
◆　極低出生体重児・新生児加算対象→通則7
→K931超音波凝固切開装置等加算対象
→N006の「注5」悪性腫瘍病理組織標本加算対象

K773-2　腹腔鏡下腎（尿管）悪性腫瘍手術
　　　　　　　　　　　　　　64,720点

◆　施設基準設定手術→通則5
→K931超音波凝固切開装置等加算対象
→N006の「注5」悪性腫瘍病理組織標本加算対象

K773-3　腹腔鏡下小切開腎（尿管）悪性腫瘍手
術　　　　　　　　　　　　49,870点

◆　施設基準設定手術（要届出）→通則4
→K931超音波凝固切開装置等加算対象
→N006の「注5」悪性腫瘍病理組織標本加算対象

K773-4　腎腫瘍凝固・焼灼術（冷凍凝固による
もの）　　　　　　　　　　52,800点

◆　施設基準設定手術→通則4
→K931超音波凝固切開装置等加算対象（腹腔鏡下の場合）
◇　経皮的，開腹下又は腹腔鏡下のいずれの方法によるものについても
　算定できる。

K773-5　腹腔鏡下腎悪性腫瘍手術（内視鏡手術
用支援機器を用いるもの）

◆　施設基準設定手術（要届出）→通則4
◆　極低出生体重児・新生児加算対象→通則7
→K931超音波凝固切開装置等加算対象
→N006の「注5」悪性腫瘍病理組織標本加算対象
◇　「1」については，原発病巣が7センチメートル以下であり転移病
　巣のない腎悪性腫瘍に対して，腎部分切除を行った場合に算定する。

　1　原発病巣が7センチメートル以下のもの
　　　　　　　　　　　　　　70,730点
　2　その他のもの　　　　　64,720点
K773-6　腹腔鏡下尿管悪性腫瘍手術（内視鏡手
術用支援機器を用いるもの）　64,720点

◆　施設基準設定手術（要届出）→通則4
→K931超音波凝固切開装置等加算対象
→N006の「注5」悪性腫瘍病理組織標本加算対象

K773-7　腎悪性腫瘍ラジオ波焼灼療法（一連と
して）
　1　2センチメートル以内のもの　15,000点
　2　2センチメートルを超えるもの
　　　　　　　　　　　　　　21,960点
　注　フュージョンイメージングを用いて行っ
　　た場合は，フュージョンイメージング加算
　　として，200点を所定点数に加算する。

◆　施設基準設定手術（要届出）→通則4
◇　腎悪性腫瘍ラジオ波焼灼療法は，関係学会の定める指針を遵守して
　実施された場合に限り算定する。なお，ここでいう2センチメートル
　とは，ラジオ波による焼灼範囲ではなく，腫瘍の長径をいう。

K774　削除
K775　経皮的腎（腎盂）瘻造設術　13,860点

◆　極低出生体重児・新生児加算対象→通則7

　注　手術に伴う画像診断及び検査の費用は算
　　定しない。
K775-2　経皮的腎（腎盂）瘻拡張術（一連につ
き）　　　　　　　　　　　　6,000点
K776　腎（腎盂）皮膚瘻閉鎖術　27,890点
K777　腎（腎盂）腸瘻閉鎖術
　1　内視鏡によるもの　　　10,300点
　2　その他のもの　　　　　28,210点

◆　「1」は施設基準設定手術（要届出）→通則4

K778　腎盂形成手術　33,120点

K778-2　腹腔鏡下腎盂形成手術　51,600点

◆　施設基準設定手術→通則5
◆　施設基準設定手術（要届出）（内視鏡手術用支援機器を用いて行った場合）→通則18
→K931超音波凝固切開装置等加算対象

K779　移植用腎採取術（生体）　35,700点
　注　腎提供者に係る組織適合性試験の費用は，所定点数に含まれる。

◆　施設基準設定手術→通則5
→K931超音波凝固切開装置等加算対象
◇　腎移植を行った保険医療機関と腎移植に用いる健腎を採取した保険医療機関とが異なる場合の診療報酬の請求は，腎移植を行った保険医療機関で行い，診療報酬の分配は相互の合議に委ねる。なお，請求に当たっては，腎移植者の診療報酬明細書の摘要欄に腎提供者の療養上の費用に係る合計点数を併せて記載するとともに，腎提供者の療養に係る所定点数を記載した診療報酬明細書を添付する。

K779-2　移植用腎採取術（死体）　43,400点
　注　腎提供者に係る組織適合性試験の費用は，所定点数に含まれる。

→K931超音波凝固切開装置等加算対象
◇　移植用腎採取術（死体）について
(1)　所定点数は，死体から腎の移植が行われた場合に，移植を行った保険医療機関において算定する。
(2)　死体腎には，「臓器の移植に関する法律」第6条第2項に規定する脳死した身体の腎を含む。
(3)　所定点数には，移植のための腎採取を行う際の採取前の採取対象腎の灌流，腎採取，採取腎の灌流及び保存並びにリンパ節の保存に要する人件費，薬品・容器等の材料費等の費用が全て含まれる。ただし，腎採取を行う医師を派遣した場合における医師の派遣に要した費用及び採取腎を搬送した場合における搬送に要した費用については療養費として支給し，それらの額は移送費の算定方法により算定する。
(4)　腎移植を行った保険医療機関と腎移植に用いる健腎を採取した保険医療機関とが異なる場合の診療報酬の請求は，腎移植を行った保険医療機関で行い，診療報酬の分配は相互の合議に委ねる。

K779-3　腹腔鏡下移植用腎採取術（生体）
　　　　　　　　　　　　　　　51,850点
　注　腎提供者に係る組織適合性試験の費用は，所定点数に含まれる。

◆　施設基準設定手術→通則5
→K931超音波凝固切開装置等加算対象
→K936自動縫合器加算対象（2個限度）
◇　腎移植を行った保険医療機関と腎移植に用いる健腎を採取した保険医療機関とが異なる場合の診療報酬の請求は，腎移植を行った保険医療機関で行い，診療報酬の分配は相互の合議に委ねる。なお，請求に当たっては，腎移植者の診療報酬明細書の摘要欄に腎提供者の療養上の費用に係る合計点数を併せて記載するとともに，腎提供者の療養に係る所定点数を記載した診療報酬明細書を添付する。

K780　同種死体腎移植術　98,770点
　注1　臓器の移植に関する法律第6条第2項に規定する脳死した者の身体から採取された腎を除く死体腎を移植した場合は，**移植臓器提供加算**として，**55,000点**を所定点数に加算する。
　　2　腎移植者に係る組織適合性試験の費用は，所定点数に含まれる。
　　3　抗HLA抗体検査を行う場合には，**抗HLA抗体検査加算**として，**4,000点**を所定点数に加算する。

◆　施設基準設定手術（要届出）→通則4
◆　施設基準設定手術→通則5
→K914脳死臓器提供管理料算定対象
→K931超音波凝固切開装置等加算対象
◇　同種死体腎移植術について
(1)　所定点数には，灌流の費用が含まれる。
(2)　移植の対象となる死体腎には，「臓器の移植に関する法律」に規定する脳死体の腎を含む。
(3)　腎移植を行った保険医療機関と腎移植に用いる健腎を採取した保険医療機関とが異なる場合の診療報酬の請求は，腎移植を行った保険医療機関で行い，診療報酬の分配は相互の合議に委ねる。
(4)　「注1」の加算は，死体（脳死体を除く。）から移植のための腎採取を行う際の採取前の採取対象腎の灌流，腎採取，採取腎の灌流及び保存並びにリンパ節の保存に要する人件費，薬品・容器等の材料費等の費用が全て含まれる。ただし，腎採取を行う医師を派遣した場合における医師の派遣に要した費用及び採取腎を搬送した場合における搬

K
手術

尿路系・副腎

K780-2 生体腎移植術　　　　62,820点
　注1　生体腎を移植した場合は，生体腎の摘
　　　　出のために要した提供者の療養上の費用
　　　　として，この表に掲げる所定点数により
　　　　算定した点数を加算する。
　　　2　腎移植者に係る組織適合性試験の費用
　　　　は，所定点数に含まれる。
　　　3　抗ＨＬＡ抗体検査を行う場合には，抗
　　　　ＨＬＡ抗体検査加算として，4,000点を
　　　　所定点数に加算する。

送に要した費用については療養費として支給し，それらの額は移送費
の算定方法により算定する。
◆　施設基準設定手術（要届出）→通則4
◆　施設基準設定手術→通則5
→K915生体臓器提供管理料算定対象
→K931超音波凝固切開装置等加算対象
◇　生体腎移植術について
(1)　対象疾患は，末期慢性腎不全である。
(2)　生体腎を移植する場合においては，日本移植学会が作成した「生体
腎移植ガイドライン」を遵守している場合に限り算定する。
(3)　生体腎を移植する場合においては腎提供者から移植腎を摘出するこ
とに係る全ての療養上の費用を所定点数により算出し，生体腎移植術
の所定点数に加算する。なお，腎提供者の生体腎を摘出することに係
る療養上の費用には，食事の提供も含まれ，具体的には，「入院時食
事療養費に係る食事療養及び入院時生活療養費に係る生活療養の費用
の額の算定に関する基準」によって算定した費用額を10円で除して得
た数と他の療養上の費用に係る点数を合計した点数とする。この場合，
腎提供者から食事に係る標準負担額を求めることはできない。
(4)　所定点数には，灌流の費用が含まれる。
(5)　腎移植を行った保険医療機関と腎移植に用いる健腎を摘出した保険
医療機関とが異なる場合の診療報酬の請求は，腎移植を行った保険医
療機関で行い，診療報酬の分配は相互の合議に委ねる。なお，請求に
当たっては，腎移植者の診療報酬明細書の摘要欄に腎提供者の療養上
の費用に係る合計点数を併せて記載するとともに，腎提供者の療養に
係る所定点数を記載した診療報酬明細書を添付する。

（尿　　管）

K781 経尿道的尿路結石除去術
　1　レーザーによるもの　　　22,270点
　2　その他のもの　　　　　　14,800点

◇　腎結石症，腎盂結石症又は尿管結石症に対して経尿道的に内視鏡を
腎，腎盂又は尿管内に挿入し，電気水圧衝撃波，弾性衝撃波，超音波
又はレーザー等により結石を破砕し，バスケットワイヤーカテーテル
等を用いて摘出する場合に算定する。ただし，透視下にバスケットワ
イヤーカテーテルのみを用いて，砕石を行わず結石の摘出のみを行っ
た場合は，K798膀胱結石，異物摘出術の「1」に準じて算定する。

K781-2 削除

K781-3 経尿道的腎盂尿管凝固止血術 8,250点

◇　画像診断，血液学的検査，尿細胞診検査によっても原因が特定でき
ない肉眼的血尿に対し，腎盂尿管鏡を用いて出血部位を特定し，
Ho-YAGレーザー等を用いて，止血を行った場合に算定する。なお，
内視鏡検査及び使用するレーザー等に係る費用は所定点数に含まれ，
別に算定できない。

K782 尿管切石術
　1　上部及び中部　　　　　　10,310点
　2　膀胱近接部　　　　　　　15,310点
K783 経尿道的尿管狭窄拡張術　20,930点
K783-2 経尿道的尿管ステント留置術 3,400点

◇　内視鏡検査に係る費用は所定点数に含まれ，別に算定できない。
◇　経尿道的尿管ステント留置術について
(1)　経尿道的尿管ステント留置術とK783-3経尿道的尿管ステント抜去
術を併せて行った場合は，主たるもののみ算定する。
(2)　内視鏡検査に係る費用は所定点数に含まれ，別に算定できない。

K783-3 経尿道的尿管ステント抜去術 1,300点

◇　経尿道的尿管ステント抜去術について
(1)　K783-2経尿道的尿管ステント留置術と経尿道的尿管ステント抜去
術を併せて行った場合は，主たるもののみ算定する。
(2)　内視鏡検査に係る費用は所定点数に含まれ，別に算定できない。

K784 残存尿管摘出術　　　18,810点

K 784-2 尿管剥離術 18,810点
K 785 経尿道的腎盂尿管腫瘍摘出術 21,420点
K 785-2 腹腔鏡下小切開尿管腫瘍摘出術
31,040点
K 786 尿管膀胱吻合術 25,570点
　注　巨大尿管に対して尿管形成術を併せて実
　　施した場合は，尿管形成加算として，9,400
　　点を所定点数に加算する。
K 787 尿管尿管吻合術 27,210点
K 788 尿管腸吻合術 17,070点
K 789 尿管腸膀胱吻合術 46,450点

K 790 尿管皮膚瘻造設術 14,200点
K 791 尿管皮膚瘻閉鎖術 30,450点
K 792 尿管腸瘻閉鎖術
　1　内視鏡によるもの 10,300点
　2　その他のもの 36,840点
K 793 尿管腟瘻閉鎖術 28,210点
K 794 尿管口形成手術 16,580点
K 794-2 経尿道的尿管瘤切除術 15,500点

　　　（膀　　胱）

K 795 膀胱破裂閉鎖術 11,170点
K 796 膀胱周囲膿瘍切開術 3,300点
K 797 膀胱内凝血除去術 2,980点
K 798 膀胱結石，異物摘出術
　1　経尿道的手術 8,320点
　2　膀胱高位切開術 3,150点
　3　レーザーによるもの 11,980点
K 798-2 経尿道的尿管凝血除去術（バスケット
　　ワイヤーカテーテル使用） 8,320点
K 799 膀胱壁切除術 9,270点
K 800 膀胱憩室切除術 9,060点
K 800-2 経尿道的電気凝固術 9,060点
K 800-3 膀胱水圧拡張術 6,410点
　注1　間質性膀胱炎の患者に対して行われた
　　　場合に限り算定する。
　　2　灌流液の費用及び電気凝固に係る費用
　　　は，所定点数に含まれるものとする。
　　3　手術に伴う画像診断及び検査の費用は
　　　算定しない。
K 800-4 ハンナ型間質性膀胱炎手術（経尿道）
9,930点

K 801 膀胱単純摘除術
　1　腸管利用の尿路変更を行うもの
59,350点
　2　その他のもの 51,510点
K 802 膀胱腫瘍摘出術 10,610点
K 802-2 膀胱脱手術

◇　内視鏡検査に係る費用は所定点数に含まれ，別に算定できない。
◆　施設基準設定手術（要届出）→通則4
→ K 931超音波凝固切開装置等加算対象

※　残腎結核に対して，腎空洞切開術及び腎盂尿管移行部形成術を併施
　した場合は，本区分に準じて算定する。

◆　「1」は施設基準設定手術（要届出）→通則4

◇　内視鏡検査に係る費用は所定点数に含まれ，別に算定できない。

◇　内視鏡検査に係る費用は所定点数に含まれ，別に算定できない。

◇　内視鏡検査に係る費用は所定点数に含まれ，別に算定できない。

◇　内視鏡検査に係る費用は所定点数に含まれ，別に算定できない。
◆　施設基準設定手術（要届出）→通則4

◆　施設基準設定手術（要届出）→通則4
◇　ハンナ型間質性膀胱炎手術（経尿道）について
(1)　ハンナ型間質性膀胱炎の患者に対して，ハンナ病変の切除又は焼灼
　　を目的として実施した場合に算定する。
(2)　膀胱水圧拡張術に係る費用は所定点数に含まれ，別に算定できない。
◆　施設基準設定手術→通則5
→　「1」は K 931超音波凝固切開装置等加算対象

K

手術

尿路系・副腎

1 メッシュを使用するもの	30,880点	

1　メッシュを使用するもの　　30,880点　　◇　メッシュを使用した場合に算定する。
2　その他のもの　　23,260点

K 802-3　膀胱後腫瘍摘出術
1　腸管切除を伴わないもの　　11,100点
2　腸管切除を伴うもの　　21,700点

K 802-4　腹腔鏡下小切開膀胱腫瘍摘出術
　　　　　　　　　　　14,610点
◆　施設基準設定手術（要届出）→通則4
→K 931超音波凝固切開装置等加算対象

K 802-5　腹腔鏡下膀胱部分切除術　22,410点
◆　施設基準設定手術→通則5
→K 931超音波凝固切開装置等加算対象

K 802-6　腹腔鏡下膀胱脱手術　41,160点
注　メッシュを使用した場合に算定する。
◆　施設基準設定手術→通則5
→K 931超音波凝固切開装置等加算対象

K 803　膀胱悪性腫瘍手術
◆　「1」～「5」は施設基準設定手術→通則5
→K 931超音波凝固切開装置等加算対象
→K 936自動縫合器加算対象（5個限度）
→K 936-2自動吻合器加算対象（1個限度）
→N006の「注5」悪性腫瘍病理組織標本加算対象

1　切除　　34,150点
2　全摘（腸管等を利用して尿路変更を行わないもの）　66,890点
3　全摘（尿管S状結腸吻合を利用して尿路変更を行うもの）　80,160点
4　全摘（回腸又は結腸導管を利用して尿路変更を行うもの）　120,740点
5　全摘（代用膀胱を利用して尿路変更を行うもの）　110,600点
6　経尿道的手術
→　「6」はK 939-2術中血管等描出撮影加算対象
◇　内視鏡検査に係る費用は所定点数に含まれ，別に算定できない。

イ　電解質溶液利用のもの　　13,530点
ロ　その他のもの　　10,400点
注　狭帯域光による観察を行った場合には，**狭帯域光強調加算**として，**200点**を所定点数に加算する。
◇　「注」の狭帯域光強調加算は，上皮内癌（CIS）の患者に対し，手術中に切除範囲の決定を目的に実施した場合に限り算定する。

K 803-2　腹腔鏡下膀胱悪性腫瘍手術
◆　施設基準設定手術（要届出）→通則4
◆　施設基準設定手術（要届出）（内視鏡手術用支援機器を用いて行った場合）→通則18
→K 931超音波凝固切開装置等加算対象
→K 936自動縫合器加算対象（5個限度）
→K 936-2自動吻合器加算対象（1個限度）
→N006の「注5」悪性腫瘍病理組織標本加算対象

1　全摘（腸管等を利用して尿路変更を行わないもの）　86,110点
2　全摘（回腸又は結腸導管を利用して尿路変更を行うもの）　117,790点
3　全摘（代用膀胱を利用して尿路変更を行うもの）　120,590点

K 803-3　腹腔鏡下小切開膀胱悪性腫瘍手術
◆　施設基準設定手術（要届出）→通則4
→K 931超音波凝固切開装置等加算対象
→K 936自動縫合器加算対象（5個限度）
→K 936-2自動吻合器加算対象（1個限度）
→N006の「注5」悪性腫瘍病理組織標本加算対象

1　全摘（腸管等を利用して尿路変更を行わないもの）　74,880点
2　全摘（回腸又は結腸導管を利用して尿路

変更を行うもの）	115,790点
3　全摘（代用膀胱を利用して尿路変更を行	
うもの）	118,590点
K 804　尿膜管摘出術	10,950点
K 804-2　腹腔鏡下尿膜管摘出術	22,030点
K 805　膀胱瘻造設術	3,530点
K 805-2　膀胱皮膚瘻造設術	25,200点
K 805-3　導尿路造設術	49,400点
K 806　膀胱皮膚瘻閉鎖術	8,700点
K 807　膀胱腟瘻閉鎖術	27,700点
K 808　膀胱腸瘻閉鎖術	
1　内視鏡によるもの	10,300点
2　その他のもの	27,700点
K 809　膀胱子宮瘻閉鎖術	37,180点
K 809-2　膀胱尿管逆流手術	25,570点

注　巨大尿管に対して尿管形成術を併せて実
　施した場合は，尿管形成加算として，9,400
　点を加算する。

K 809-3　腹腔鏡下膀胱内手術	39,280点

K 809-4　腹腔鏡下膀胱尿管逆流手術（膀胱外ア
　プローチ）　　　　　　　　　39,280点

K 810　ボアリー氏手術	36,840点
K 811　腸管利用膀胱拡大術	48,200点
K 812　回腸（結腸）導管造設術	49,570点
K 812-2　排泄腔外反症手術	
1　外反膀胱閉鎖術	70,430点
2　膀胱腸裂閉鎖術	103,710点

（尿　　道）

K 813　尿道周囲膿瘍切開術	1,160点
K 814　外尿道口切開術	1,010点
K 815　尿道結石，異物摘出術	
1　前部尿道	2,180点
2　後部尿道	6,300点
K 816　外尿道腫瘍切除術	2,180点
K 817　尿道悪性腫瘍摘出術	
1　摘出	32,230点
2　内視鏡による場合	23,130点
3　尿路変更を行う場合	54,060点

K 818　尿道形成手術

◆　極低出生体重児・新生児加算対象→通則 7
◆　施設基準設定手術→通則 5
→K 931超音波凝固切開装置等加算対象
◆　極低出生体重児・新生児加算対象→通則 7
◆　極低出生体重児・新生児加算対象→通則 7
◇　穿刺によらず，膀胱と皮膚とを縫合することで膀胱皮膚瘻を造設した場合に算定する。
◆　極低出生体重児・新生児加算対象→通則 7
◇　腸管を用いて膀胱からの導尿路を造設した場合に算定する。

◆　「1」は施設基準設定手術（要届出）→通則 4

◆　施設基準設定手術→通則 5
→K 931超音波凝固切開装置等加算対象
◇　膀胱尿管逆流症又は巨大尿管症の患者に対して行った場合に算定する。

◆　施設基準設定手術（要届出）→通則 4
→K 931超音波凝固切開装置等加算対象
◇　膀胱尿管逆流症又は巨大尿管症の患者に対して行った場合に算定する。

◆　極低出生体重児・新生児加算対象→通則 7

◇　内視鏡検査に係る費用は所定点数に含まれ，別に算定できない。
→　「3」はK 931超音波凝固切開装置等加算対象
→　「3」はK 936自動縫合器加算対象（5 個限度）
→　「3」はK 936-2自動吻合器加算対象（1 個限度）
◆　施設基準設定手術（要届出）（「1」において性同一性障害の患者に対して行う場合に限る）→通則 4

1	前部尿道	17,030点
2	後部尿道	37,700点

K 819 尿道下裂形成手術　　　　33,790点

◆　施設基準設定手術→通則5

◆　施設基準設定手術（要届出）（性同一性障害の患者に対して行う場合に限る）→通則4

K 819-2 陰茎形成術　　　　　　60,610点

◆　施設基準設定手術→通則5
◆　施設基準設定手術（要届出）（性同一性障害の患者に対して行う場合に限る）→通則4

K 820 尿道上裂形成手術　　　　39,000点

◆　施設基準設定手術→通則5

K 821 尿道狭窄内視鏡手術　　　15,040点

◆　施設基準設定手術→通則5
◇　内視鏡検査に係る費用は所定点数に含まれ，別に算定できない。

K 821-2 尿道狭窄拡張術（尿道バルーンカテーテル）　　　　　　　　　　14,200点

K 821-3 尿道ステント前立腺部尿道拡張術
　　　　　　　　　　　　　　　　12,300点

注　手術に伴う画像診断及び検査の費用は算定しない。

◇　全身状態が不良のため，K 840前立腺被膜下摘出術又はK 841経尿道的前立腺手術を実施できない患者に対して，尿道ステントを用いて前立腺部の尿道拡張を行った場合に算定する。

K 821-4 尿道狭窄グラフト再建術　50,890点

◆　施設基準設定手術→通則4（要届出），通則5
◇　尿道狭窄グラフト再建術について
(1)　当該手術は，粘膜グラフト等を用いて尿道を再建する場合に算定するものであり，単なる端々吻合を行った場合には算定できない。
(2)　グラフト採取等に係る手技は，所定点数に含まれ，別に算定できない。

K 822 女子尿道脱手術　　　　　　7,560点

K 823 尿失禁手術
　1　恥骨固定式膀胱頸部吊上術を行うもの
　　　　　　　　　　　　　　　　23,510点

◇　恥骨固定式膀胱頸部吊上術を行うものについては，恥骨固定式膀胱頸部吊上キットを用いて尿失禁手術を行った場合に算定する。手術に必要な保険医療材料の費用は所定点数に含まれ，別に算定できない。

　2　その他のもの　　　　　　20,680点

K 823-2 尿失禁又は膀胱尿管逆流現象コラーゲン注入手術　　　　　　23,320点

注　コラーゲン注入手術に伴って使用したコラーゲンの費用は，所定点数に含まれるものとする。

◇　尿失禁又は膀胱尿管逆流現象コラーゲン注入手術について
(1)　注入に用いるコラーゲン，皮内反応用のコラーゲン，注入針，膀胱鏡等の費用は所定点数に含まれ，別に算定できない。
(2)　本手術の対象疾患は，1年以上改善の見られない腹圧性尿失禁又は膀胱尿管逆流症とする。
(3)　所期の目的を達するために複数回実施しても，一連として算定する。

K 823-3 膀胱尿管逆流症手術（治療用注入材によるもの）　　　　　　23,320点

注　手術に伴う画像診断及び検査の費用は算定しない。

◇　所期の目的を達するために複数回実施しても，一連として算定する。

K 823-4 腹腔鏡下尿失禁手術　　32,440点

◆　施設基準設定手術→通則5
→K 931超音波凝固切開装置等加算対象

K 823-5 人工尿道括約筋植込・置換術
　　　　　　　　　　　　　　　　23,920点

◆　施設基準設定手術（要届出）→通則4

K 823-6 尿失禁手術（ボツリヌス毒素によるもの）　　　　　　　　　9,680点

◆　A 400の「3」短期滞在手術等基本料3対象→第1章第2部入院料等通則3
◇　尿失禁手術（ボツリヌス毒素によるもの）について
(1)　過活動膀胱又は神経因性膀胱の患者であって，行動療法，各種抗コリン薬及びβ3作動薬を含む薬物療法を単独又は併用療法として，少なくとも12週間の継続治療を行っても効果が得られない又は継続が困難と医師が判断したものに対して行った場合に限り，算定できる。
(2)　効果の減弱等により再手術が必要となった場合には，4月に1回に限り算定できる。

K 823-7 膀胱頸部形成術（膀胱頸部吊上術以外）

◆　施設基準設定手術→通則4

K
手術
尿路系・副腎

37,690点

第11款　性　器

◇　既に保険適用されている腹腔鏡下手術以外の手術で腹腔鏡を用いる場合については，その都度当局に内議し準用が通知されたもののみが保険給付の対象となる。それ以外の場合については，その手術を含む診療の全体が保険適用とならないので留意されたい。なお，胸腔鏡下手術及び内視鏡手術用支援機器を用いた手術も同様の取扱いとする。

区分

　　（陰　茎）

K824　陰茎尖圭コンジローム切除術　1,360点
K825　陰茎全摘術　16,630点

◆　施設基準設定手術（要届出）（性同一性障害の患者に対して行う場合に限る）→通則4

K826　陰茎切断術　7,020点
K826-2　陰茎折症手術　8,550点
K826-3　陰茎様陰核形成手術　8,070点
K827　陰茎悪性腫瘍手術
　1　陰茎切除　23,200点
　2　陰茎全摘　36,500点
K828　包茎手術
　1　背面切開術　830点
　2　環状切除術　2,040点
K828-2　陰茎持続勃起症手術
　1　亀頭－陰茎海綿体瘻作成術（ウィンター法）によるもの　4,670点
　2　その他のシャント術によるもの　18,600点

※　陰茎背静脈，尿道海綿体，大伏在静脈又は体外静脈系と陰茎海綿体のシャント術を行った場合には，本区分「2」により算定する。

　　（陰嚢，精巣，精巣上体，精管，精索）

K828-3　埋没陰茎手術　8,920点

◆　施設基準設定手術→通則4

K829　精管切断，切除術（両側）　2,550点

◆　施設基準設定手術（要届出）（性同一性障害の患者に対して行う場合に限る）→通則4

K830　精巣摘出術　3,180点

K830-2　精巣外傷手術
　1　陰嚢内血腫除去術　3,200点
　2　精巣白膜縫合術　3,400点
K830-3　精巣温存手術　3,400点

◆　施設基準設定手術（要届出）→通則4
◇　精巣温存手術について
(1)　精巣良性疾患等に対して精巣を温存する目的で精巣部分切除術を行った場合に算定する。
(2)　当該手術を行う際には，関係学会が定める診療ガイドラインを遵守すること。

K831　削除
K831-2　削除
K832　精巣上体摘出術　4,200点
K833　精巣悪性腫瘍手術　12,340点

→N006の「注5」悪性腫瘍病理組織標本加算対象

K834　精索静脈瘤手術　3,410点
K834-2　腹腔鏡下内精索静脈結紮術　20,500点

◆　施設基準設定手術→通則5
→K931超音波凝固切開装置等加算対象
※　腹腔鏡下精索静脈瘤手術は本区分で算定する。

K

手術

性器

K834-3	顕微鏡下精索静脈瘤手術	12,500点

◆　A 400の「3」短期滞在手術等基本料3対象→第1章第2部入院料等通則3

K835 陰囊水腫手術

1	鼠径部切開によるもの	3,980点
2	その他	2,630点

◆　「1」は施設基準設定手術→通則4

K836	停留精巣固定術	11,200点

K836-2	腹腔鏡下腹腔内停留精巣陰囊内固定術	
		37,170点

◆　施設基準設定手術→通則5
→K 931超音波凝固切開装置等加算対象

K836-3	腹腔鏡下停留精巣内精巣動静脈結紮術	
		20,500点

◆　施設基準設定手術→通則5
→K 931超音波凝固切開装置等加算対象
◇　腹腔鏡下停留精巣内精巣動静脈結紮術について
(1)　一期的にK 836-2腹腔鏡下腹腔内停留精巣陰囊内固定術を行うことが困難となり，当該手術を実施することとなった場合に算定する。
(2)　当該手術を行う際には，関係学会が定めるガイドラインを遵守すること。

K837	精管形成手術	12,470点

K838 精索捻転手術

1	対側の精巣固定術を伴うもの	8,230点
2	その他のもの	7,910点

◆　極低出生体重児・新生児加算対象→通則7

K838-2 精巣内精子採取術

1	単純なもの	12,400点
2	顕微鏡を用いたもの	24,600点

◆　施設基準設定手術（要届出）→通則4
◇　精巣内精子採取術について
(1)　精巣内精子採取術は，不妊症の患者に対して行われた場合に限り算定する。
(2)　「1」については，以下のいずれかに該当する患者に対して，体外受精又は顕微授精に用いるための精子を採取することを目的として精巣内精子採取術を実施した場合に算定する。その際，いずれの状態に該当するかを診療報酬明細書の摘要欄に記載すること。
　ア　閉塞性無精子症
　イ　非閉塞性無精子症
　ウ　射精障害等の患者であって，他の方法により体外受精又は顕微授精に用いる精子が採取できないと医師が判断したもの
(3)　「2」については，以下のいずれかに該当する患者に対して，体外受精又は顕微授精に用いるための精子を採取することを目的として顕微鏡下精巣内精子採取術を実施した場合に算定する。その際，いずれの状態に該当するかを診療報酬明細書の摘要欄に記載すること。
　ア　非閉塞性無精子症
　イ　他の方法により体外受精又は顕微授精に用いる精子が採取できないと医師が判断した患者
(4)　精巣内精子採取術の実施前に用いた薬剤の費用は別に算定できる。
(5)　治療に当たっては，関係学会から示されているガイドライン等を踏まえ，治療方針について適切に検討し，当該患者から文書による同意を得た上で実施すること。また，同意を得た文書を診療録に添付すること。
(6)　(2)のウ又は(3)のイに該当する患者に対して実施した場合は，当該手術を実施する必要があると判断した理由について，診療報酬明細書の摘要欄に記載すること。

（精囊，前立腺）

K839	前立腺膿瘍切開術	2,770点
K840	前立腺被膜下摘出術	15,920点

K841 経尿道的前立腺手術

1	電解質溶液利用のもの	20,400点

K
手術

性器

　　2　その他のもの　　　　　18,500点

K 841-2　経尿道的レーザー前立腺切除・蒸散術
　　1　ホルミウムレーザー又は倍周波数レー
　　　　ザーを用いるもの　　　20,470点
　　2　ツリウムレーザーを用いるもの
　　　　　　　　　　　　　　　20,470点
　　3　その他のもの　　　　　19,000点

K 841-3　経尿道的前立腺高温度治療（一連につ
　　き）　　　　　　　　　　　5,000点

K 841-4　焦点式高エネルギー超音波療法（一連
　　につき）　　　　　　　　　5,000点

K 841-5　経尿道的前立腺核出術　21,500点

K 841-6　経尿道的前立腺吊上術　12,300点

K 841-7　経尿道的前立腺水蒸気治療　12,300点

K 841-8　経尿道的前立腺切除術（高圧水噴射シ
　　ステムを用いるもの）　　18,500点

K 842　削除
K 843　前立腺悪性腫瘍手術　41,080点

K 843-2　腹腔鏡下前立腺悪性腫瘍手術
　　　　　　　　　　　　　　　77,430点

K 843-3　腹腔鏡下小切開前立腺悪性腫瘍手術
　　　　　　　　　　　　　　　59,780点

K 843-4　腹腔鏡下前立腺悪性腫瘍手術（内視鏡
　　手術用支援機器を用いるもの）　95,280点

　　（外陰，会陰）

K 844　バルトリン腺膿瘍切開術　　940点
K 845　処女膜切開術　　　　　　790点
K 846　処女膜切除術　　　　　　980点

◇　経尿道的レーザー前立腺切除・蒸散術について
(1)　膀胱・尿道鏡下に行われた場合に算定し，超音波ガイド下に行われ
　　た場合は算定できない。
(2)　使用されるレーザープローブの費用等レーザー照射に係る費用は所
　　定点数に含まれ，別に算定できない。
(3)　ネオジウム・ヤグ倍周波数レーザ（グリーンレーザ）又はダイオー
　　ドレーザによる経尿道的前立腺蒸散術を行った場合には，「1」に掲
　　げる所定点数を算定する。
◇　経尿道的前立腺高温度治療について
(1)　本手術は，前立腺肥大組織を45℃以上で加熱するものをいう。
(2)　所定点数には，使用される機器等の費用が含まれ，別に算定できな
　　い。
(3)　所期の目的を達するために複数回実施した場合であっても，一連と
　　して算定する。
◆　施設基準設定手術（要届出）→通則4
◇　焦点式高エネルギー超音波療法について
(1)　前立腺肥大症に対して行われた場合に限り算定する。
(2)　所定点数には，使用される機器等の費用が含まれ，別に算定できな
　　い。
(3)　前立腺肥大症の治療のために行われる当該手術については，一連の
　　手術につき1回に限り算定するものとし，治療終了後，医師が治療の
　　必要性を認めた場合には算定できる。
◇　経尿道的前立腺核出術は，電解質溶液を灌流液として用いて，前立
　　腺核出用電極により，経尿道的に前立腺腺腫を核出した場合に算定す
　　る。
◇　経尿道的前立腺吊上術は，前立腺用インプラントを用いて実施した
　　場合に算定する。
◇　前立腺組織用水蒸気デリバリーシステムを用いて行った場合に算定
　　する。
◇　関連学会の定める適正使用指針を遵守し，前立腺肥大症の経尿道的
　　切除術の治療に関して，専門の知識及び少なくとも5年以上の経験を
　　有し，関連学会が定める所定の研修を修了している常勤の泌尿器科医
　　が実施した場合に限り算定する。

◆　施設基準設定手術→通則5
→K 931超音波凝固切開装置等加算対象
→N006の「注5」悪性腫瘍病理組織標本加算対象
◆　施設基準設定手術（要届出）→通則4
→K 931超音波凝固切開装置等加算対象
→N006の「注5」悪性腫瘍病理組織標本加算対象
◆　施設基準設定手術（要届出）→通則4
→K 931超音波凝固切開装置等加算対象
→N006の「注5」悪性腫瘍病理組織標本加算対象
◆　施設基準設定手術（要届出）→通則4
→K 931超音波凝固切開装置等加算対象
→N006の「注5」悪性腫瘍病理組織標本加算対象

K
手術

性器

K847　輪状処女膜切除術　　　　　　2,230点
K848　バルトリン腺嚢胞腫瘍摘出術（造袋術を
　　　含む。）　　　　　　　　　　3,310点
K849　女子外性器腫瘍摘出術　　　　2,810点
K850　女子外性器悪性腫瘍手術

　1　切除　　　　　　　　　　　29,190点
　2　皮膚移植（筋皮弁使用）を行った場合
　　　　　　　　　　　　　　　63,200点
　注　放射性同位元素を用いたセンチネルリン
　　　パ節生検を行った場合には，**女子外性器悪**
　　　性腫瘍センチネルリンパ節生検加算とし
　　　て，**3,000点**を所定点数に加算する。

◆　施設基準設定手術（要届出）（「注」に規定する加算を算定する場合
　に限る）→通則4
◆　施設基準設定手術→通則5
→K931超音波凝固切開装置等加算対象

◇　「注」に規定する女子外性器悪性腫瘍センチネルリンパ節生検加算
　については，以下の要件に留意し算定すること。
　ア　触診及び画像診断の結果，鼠径リンパ節への転移が認められない
　　　女子外性器悪性腫瘍に係る手術の場合のみ算定できる。
　イ　センチネルリンパ節生検に伴う放射性同位元素の薬剤料は，K
　　　940薬剤により算定する。
　ウ　放射性同位元素の検出に要する費用は，E100シンチグラム（画
　　　像を伴うもの）の「1」部分（静態）により算定する。
　エ　摘出したセンチネルリンパ節の病理診断に係る費用は，第13部病
　　　理診断の所定点数により算定する。

K850-2　腟絨毛性腫瘍摘出術　　　23,830点
K851　会陰形成手術

　1　筋層に及ばないもの　　　　　2,330点
　2　筋層に及ぶもの　　　　　　　6,910点
K851-2　外陰・腟血腫除去術　　　　1,920点
K851-3　癒合陰唇形成手術
　1　筋層に及ばないもの　　　　　2,670点
　2　筋層に及ぶもの　　　　　　　6,240点

◆　施設基準設定手術（要届出）（「1」において性同一性障害の患者に
　対して行う場合に限る）→通則4

　　　　　（腟）

K852　腟壁裂創縫合術（分娩時を除く。）
　1　前又は後壁裂創　　　　　　　2,760点
　2　前後壁裂創　　　　　　　　　6,330点
　3　腟円蓋に及ぶ裂創　　　　　　8,280点
　4　直腸裂傷を伴うもの　　　　31,940点
K853　腟閉鎖術
　1　中央腟閉鎖術（子宮全脱）　　7,410点
　2　その他　　　　　　　　　　　2,580点
K854　腟式子宮旁結合織炎（膿瘍）切開術
　　　　　　　　　　　　　　　　2,230点
K854-2　後腟円蓋切開（異所性妊娠）　2,230点
K855　腟中隔切除術
　1　不全隔のもの　　　　　　　　1,510点
　2　全中隔のもの　　　　　　　　2,540点
K856　腟壁腫瘍摘出術　　　　　　2,540点
K856-2　腟壁嚢腫切除術　　　　　2,540点
K856-3　腟ポリープ切除術　　　　1,040点
K856-4　腟壁尖圭コンジローム切除術　1,250点
K857　腟壁悪性腫瘍手術　　　　44,480点

◇　子宮旁結合織炎（膿瘍）切開排膿の第2回以後の洗浄処置について
　は，J066尿道拡張法により算定する。

◆　施設基準設定手術→通則5
→K931超音波凝固切開装置等加算対象

K
手術
性器

K 858　腟腸瘻閉鎖術
 1 内視鏡によるもの 10,300点
 2 その他のもの 35,130点
K 859　造腟術, 腟閉鎖症術

 1 拡張器利用によるもの 2,130点
 2 遊離植皮によるもの 18,810点
 3 腸断端挙上によるもの 28,210点
 4 腸管形成によるもの 47,040点
 5 筋皮弁移植によるもの 55,810点
K 859-2　腹腔鏡下造腟術 38,690点

K 860　腟壁形成手術 7,880点
K 860-2　腟断端挙上術（腟式, 腹式）
      29,190点
K 860-3　腹腔鏡下腟断端挙上術 43,870点

（子　宮）

K 861　子宮内膜掻爬術 1,420点
K 862　クレニッヒ手術 7,710点
K 863　腹腔鏡下子宮内膜症病巣除去術
      20,610点

K 863-2　子宮鏡下子宮中隔切除術, 子宮内腔癒
  着切除術（癒着剝離術を含む。） 18,590点
K 863-3　子宮鏡下子宮内膜焼灼術 17,810点
K 864　子宮位置矯正術
 1 アレキサンダー手術 4,040点
 2 開腹による位置矯正術 8,140点
 3 癒着剝離矯正術 16,420点
K 865　子宮脱手術
 1 腟壁形成手術及び子宮位置矯正術
      16,900点
 2 ハルバン・シャウタ手術 16,900点
 3 マンチェスター手術 14,110点
 4 腟壁形成手術及び子宮全摘術（腟式, 腹
  式） 28,210点
K 865-2　腹腔鏡下仙骨腟固定術 48,240点
 注　メッシュを使用した場合に算定する。

K 866　子宮頸管ポリープ切除術 1,190点
K 866-2　子宮腟部冷凍凝固術 1,190点
K 867　子宮頸部（腟部）切除術 3,330点

K 867-2　子宮腟部糜爛等子宮腟部乱切除術
      470点
K 867-3　子宮頸部摘出術（腟部切断術を含む。）
      3,330点

◆　「1」は施設基準設定手術（要届出）→通則4

◆　施設基準設定手術（要届出）（「2」,「4」,「5」において性同一性障害の患者に対して行う場合に限る）→通則4
◆　「2」～「5」は施設基準設定手術→通則5

◆　施設基準設定手術→通則5
→K 931超音波凝固切開装置等加算対象

◆　施設基準設定手術→通則5
◆　施設基準設定手術（要届出）（内視鏡手術用支援機器を用いて行った場合）→通則18
→K 931超音波凝固切開装置等加算対象

◆　経過措置→第4章　経過措置参照。
◆　施設基準設定手術→通則5
→K 931超音波凝固切開装置等加算対象

◆　施設基準設定手術→通則5

◆　経過措置（「1」）→第4章　経過措置参照。

◇　子宮脱手術について
(1)　腟壁縫合術の費用は本区分の所定点数に含まれ, 別に算定できない。
(2)　K 852腟壁裂創縫合術（分娩時を除く。）及びK 877子宮全摘術を併施した場合は, それぞれの所定点数を別に算定する。
 ただし, K 852腟壁裂創縫合術（分娩時を除く。）とK 872子宮筋腫摘出（核出）術の「2」を併施した場合は, K 872子宮筋腫摘出（核出）術の「2」の所定点数のみにより算定する。
◆　施設基準設定手術（要届出）→通則4
◆　施設基準設定手術（要届出）（内視鏡手術用支援機器を用いて行った場合）→通則18
→K 931超音波凝固切開装置等加算対象

◆　A 400の「3」短期滞在手術等基本料3対象→第1章第2部入院料等通則3
◇　子宮腟部糜爛（ナボット胞のあるもの）等の場合に, 子宮腟部の乱切除術を行う場合に算定する。

K

手術

性器

K 867-4 子宮頸部異形成上皮又は上皮内癌レー
　　　ザー照射治療　　　　　　　3,330点
K 868 削除
K 869 削除
K 870 削除
K 871 子宮息肉様筋腫摘出術（腟式）　3,810点
K 872 子宮筋腫摘出（核出）術
　　1　腹式　　　　　　　　　　24,510点
　　2　腟式　　　　　　　　　　14,290点
K 872-2 腹腔鏡下子宮筋腫摘出（核出）術
　　　　　　　　　　　　　　　37,620点

◆　施設基準設定手術→通則5
→K 931超音波凝固切開装置等加算対象

K 872-3 子宮鏡下有茎粘膜下筋腫切出術，子宮
　　　内膜ポリープ切除術
　　1　電解質溶液利用のもの　　6,630点

　　2　組織切除回収システム利用によるもの
　　　　　　　　　　　　　　　6,630点
　　3　その他のもの　　　　　　4,730点

◆　「1」はA 400の「3」短期滞在手術等基本料3対象→第1章第2
部入院料等通則3

◆　「3」はA 400の「3」短期滞在手術等基本料3対象→第1章第2
部入院料等通則3

K 872-4 痕跡副角子宮手術
　　1　腹式　　　　　　　　　　15,240点
　　2　腟式　　　　　　　　　　8,450点
K 872-5 子宮頸部初期癌又は異形成光線力学療
　　　法　　　　　　　　　　　　8,450点

◇　子宮頸部初期癌又は異形成光線力学療法は，ポルフィマーナトリウ
ムを投与した患者に対しエキシマ・ダイ・レーザー（波長630nm）及
びYAG-OPOレーザーを使用した場合など，保険適用された薬剤，
機器を用いて行った場合に限り算定できる。

K 873 子宮鏡下子宮筋腫摘出術
　　1　電解質溶液利用のもの　　19,000点

　　2　その他のもの　　　　　　17,100点

◆　「1」はA 400の「3」短期滞在手術等基本料3対象→第1章第2
部入院料等通則3
◆　「2」はA 400の「3」短期滞在手術等基本料3対象→第1章第2
部入院料等通則3

K 874 削除
K 875 削除
K 876 子宮腟上部切断術　　　　10,390点
K 876-2 腹腔鏡下子宮腟上部切断術　17,540点

◆　施設基準設定手術→通則5
→K 931超音波凝固切開装置等加算対象

K 877 子宮全摘術　　　　　　　28,210点

◆　施設基準設定手術（要届出）（性同一性障害の患者に対して行う場
合に限る）→通則4

K 877-2 腹腔鏡下腟式子宮全摘術　42,050点

◆　施設基準設定手術（要届出）（性同一性障害の患者に対して行う場
合に限る）→通則4
◆　施設基準設定手術（性同一性障害の患者に対して行う場合を除く）
→通則5
◆　施設基準設定手術（要届出）（内視鏡手術用支援機器を用いて行っ
た場合）→通則18
→K 931超音波凝固切開装置等加算対象
◇　腹腔鏡下腟式子宮全摘術の対象疾患は，良性子宮疾患とする。

K 878 広靱帯内腫瘍摘出術　　　16,120点
K 878-2 腹腔鏡下広靱帯内腫瘍摘出術
　　　　　　　　　　　　　　　28,130点
K 879 子宮悪性腫瘍手術　　　　69,440点

◆　施設基準設定手術→通則5
→K 931超音波凝固切開装置等加算対象
→K 931超音波凝固切開装置等加算対象
→N006の「注5」悪性腫瘍病理組織標本加算対象

K 879-2 腹腔鏡下子宮悪性腫瘍手術　70,200点

◆　施設基準設定手術（要届出）→通則4
◆　施設基準設定手術（要届出）（内視鏡手術用支援機器を用いて行っ

K
手術
性器

た場合）（子宮体がんに限る）→通則18

→K 931超音波凝固切開装置等加算対象

→N006の「注5」悪性腫瘍病理組織標本加算対象

◇　腹腔鏡下子宮悪性腫瘍手術について

(1)　子宮体がんに対するものについては，日本産科婦人科学会，日本病理学会，日本医学放射線学会及び日本放射線腫瘍学会が定める「子宮体癌取扱い規約」における ⅠA期の子宮体がんに対して実施した場合に算定する。

(2)　子宮体がんに対するものについては， ⅠA期の術前診断により当該手術を行おうとしたが，術中所見でⅠB期以降であったため，開腹手術を実施した場合は， K 879子宮悪性腫瘍手術を算定する。

(3)　子宮頸がんに対するものについては，関係学会の定める診療に関する指針を遵守し，実施する。

K 880　削除	
K 881　腹壁子宮瘻手術	23,290点
K 882　重複子宮，双角子宮手術	25,280点
K 882-2　腹腔鏡下子宮瘢痕部修復術	32,290点

◆　施設基準設定手術（要届出）→通則4

→K 931超音波凝固切開装置等加算対象

◇　腹腔鏡下子宮瘢痕部修復術は，帝王切開創子宮瘢痕部を原因とする以下の疾患に対して実施した場合に限り算定する。

ア　続発性不妊症

イ　過長月経

ウ　器質性月経困難症

K 883　子宮頸管形成手術	3,590点
K 883-2　子宮頸管閉鎖症手術	
1　非観血的	180点
2　観血的	3,590点
K 884　奇形子宮形成手術（ストラスマン手術）	
	23,290点
K 884-2　人工授精	1,820点

◆　施設基準設定手術→通則4

◇　人工授精について

(1)　人工授精は，不妊症の患者又はそのパートナー（当該患者と共に不妊症と診断された者をいう。以下同じ。）が次のいずれかに該当する場合であって，当該患者のパートナーから採取した精子を用いて，妊娠を目的として実施した場合に算定する。その際，いずれの状態に該当するかを診療報酬明細書の摘要欄に記載すること。

ア　精子・精液の量的・質的異常

イ　射精障害・性交障害

ウ　精子－頸管粘液不適合

エ　機能性不妊

(2)　人工授精の実施に当たっては，密度勾配遠心法，連続密度勾配法又はスイムアップ法等により，精子の前処置を適切に実施すること。なお，前処置に係る費用は所定点数に含まれ，別に算定できない。

(3)　治療に当たっては，関係学会から示されているガイドライン等を踏まえ，治療方針について適切に検討し，当該患者から文書による同意を得た上で実施すること。また，同意を得た文書を診療録に添付すること。

(4)　治療が奏効しない場合には，生殖補助医療の実施について速やかに検討し提案すること。また，必要に応じて，連携する生殖補助医療を実施できる他の保険医療機関へ紹介を行うこと。

◆　施設基準設定手術→通則4

◇　胚移植術について

K 884-3　胚移植術	
1　新鮮胚移植の場合	7,500点
2　凍結・融解胚移植の場合	12,000点

(1)　胚移植術は，不妊症の患者に対して，当該患者及びそのパートナー

注1　患者の治療開始日の年齢が40歳未満である場合は，患者1人につき6回に限り，40歳以上43歳未満である場合は，患者1人につき3回に限り算定する。

2　アシステッドハッチングを実施した場合は，1,000点を所定点数に加算する。

3　高濃度ヒアルロン酸含有培養液を用いた前処置を実施した場合は，1,000点を所定点数に加算する。

から採取した卵子及び精子を用いて作成された初期胚又は胚盤胞について，妊娠を目的として治療計画に従って移植した場合であって，新鮮胚を用いた場合は「1」により算定し，凍結胚を融解したものを用いた場合は「2」により算定する。

(2)　「注1」における治療開始日の年齢とは，当該胚移植術に係る治療計画を作成した日における年齢をいう。ただし，算定回数の上限に係る治療開始日の年齢は，当該患者及びそのパートナーについて初めての胚移植術に係る治療計画を作成した日における年齢により定めるものとする。

(3)　「注1」について，胚移植術により妊娠し出産した後に，次の児の妊娠を目的として胚移植を実施した場合であって，その治療開始日の年齢が40歳未満である場合は，患者1人につきさらに6回に限り，40歳以上43歳未満である場合は，患者1人につきさらに3回に限り算定する。

(4)　胚移植術の実施のために用いた薬剤の費用は別に算定できる。

(5)　凍結・融解胚移植の実施に当たっては，胚の融解等の前処置を適切に実施すること。なお，前処置に係る費用は所定点数に含まれ，別に算定できない。

(6)　治療に当たっては，関連学会から示されているガイドライン等を踏まえ，治療方針について適切に検討し，当該患者から文書による同意を得た上で実施すること。また，同意を得た文書を診療録に添付すること。

(7)　当該患者及びそのパートナーに係る胚移植術の実施回数の合計について，診療報酬明細書の摘要欄に記載すること。なお，実施回数の合計の記載に当たっては，当該胚移植術の実施に向けた治療計画の作成に当たり確認した事項を踏まえること。

(8)　「注2」のアシステッドハッチングは，過去の胚移植において妊娠不成功であったこと等により，医師が必要と認めた場合であって，妊娠率を向上させることを目的として実施した場合に算定する。その際，実施した医学的な理由を診療報酬明細書の摘要欄に記載すること。

(9)　「注3」の高濃度ヒアルロン酸含有培養液を用いた前処置は，過去の胚移植において妊娠不成功であったこと等により，医師が必要と認めた場合であって，妊娠率を向上させることを目的として実施した場合に算定する。その際，実施した医学的な理由を診療報酬明細書の摘要欄に記載すること。

（子宮附属器）

K 885　腟式卵巣嚢腫内容排除術	1,350点
K 885-2　経皮的卵巣嚢腫内容排除術	1,860点

◇　単房性の卵巣嚢腫を呈した1歳未満の患者に対して実施した場合に限り算定する。

K 886　子宮附属器癒着剥離術（両側）

1　開腹によるもの	13,890点
2　腹腔鏡によるもの	21,370点

◆　「2」は施設基準設定手術→通則5
→「2」はK 931超音波凝固切開装置等加算対象

K 887　卵巣部分切除術（腟式を含む。）

1　開腹によるもの	6,150点
2　腹腔鏡によるもの	18,810点

◆　「2」は施設基準設定手術→通則5
→「2」はK 931超音波凝固切開装置等加算対象

K 887-2　卵管結紮術（腟式を含む。）（両側）

1　開腹によるもの	4,350点
2　腹腔鏡によるもの	18,810点

◆　「2」は施設基準設定手術→通則5
→「2」はK 931超音波凝固切開装置等加算対象

K

手術

性器

K 887-3　卵管口切開術
　　1　開腹によるもの　　　　　　　　5,220点
　　2　腹腔鏡によるもの　　　　　　18,810点

◆　「2」は施設基準設定手術→通則5
→「2」はK 931超音波凝固切開装置等加算対象

K 887-4　腹腔鏡下多嚢胞性卵巣焼灼術
　　　　　　　　　　　　　　　　　24,130点

◆　施設基準設定手術→通則5
→K 931超音波凝固切開装置等加算対象

K 888　子宮附属器腫瘍摘出術（両側）

◆　施設基準設定手術（要届出）（性同一性障害の患者に対して行う場合に限る）→通則4
◆　施設基準設定手術（要届出）（遺伝性乳癌卵巣癌症候群の患者に対して行った場合）→通則19

　　1　開腹によるもの　　　　　　　17,080点
　　2　腹腔鏡によるもの　　　　　　25,940点

◆　「2」は施設基準設定手術（性同一性障害の患者に対して行う場合を除く）→通則5
→「2」はK 931超音波凝固切開装置等加算対象

K 888-2　卵管全摘除術，卵管腫瘤全摘除術，子宮卵管留血腫手術（両側）
　　1　開腹によるもの　　　　　　　13,960点
　　2　腹腔鏡によるもの　　　　　　25,540点

◆　「2」は施設基準設定手術→通則5
→「2」はK 931超音波凝固切開装置等加算対象

K 889　子宮附属器悪性腫瘍手術（両側）
　　　　　　　　　　　　　　　　　58,500点

◆　施設基準設定手術→通則5
→K 931超音波凝固切開装置等加算対象
→N006の「注5」悪性腫瘍病理組織標本加算対象

K 890　卵管形成手術（卵管・卵巣移植，卵管架橋等）　　　　　　　　　　　　27,380点

K 890-2　卵管鏡下卵管形成術　　　46,410点

◆　施設基準設定手術→通則5
◇　手術に伴う腹腔鏡検査等の費用は，所定点数に含まれ，別に算定できない。

K 890-3　腹腔鏡下卵管形成術　　　46,410点

◆　A 400の「3」短期滞在手術等基本料3対象→第1章第2部入院料等通則3
◆　施設基準設定手術→通則5
→K 931超音波凝固切開装置等加算対象

K 890-4　採卵術　　　　　　　　　3,200点
　注　採取された卵子の数に応じて，次に掲げる点数をそれぞれ1回につき所定点数に加算する。
　　イ　1個の場合　　　　　　　　　2,400点
　　ロ　2個から5個までの場合　　　3,600点
　　ハ　6個から9個までの場合　　　5,500点
　　ニ　10個以上の場合　　　　　　　7,200点

◆　施設基準設定手術→通則4
◇　採卵術について
(1)　採卵術は，不妊症の患者又はそのパートナーが次のいずれかに該当する場合であって，当該患者及びそのパートナーから採取した卵子及び精子を用いて，受精卵を作成することを目的として治療計画に従って実施した場合に算定する。その際，いずれの状態に該当するかを診療報酬明細書の摘要欄に記載すること。
　　ア　卵管性不妊
　　イ　男性不妊（閉塞性無精子症等）
　　ウ　機能性不妊
　　エ　人工授精等の一般不妊治療が無効であった場合
(2)　採卵術の実施前に，排卵誘発を目的として用いた薬剤の費用は別に算定できる。
(3)　治療に当たっては，関係学会から示されているガイドライン等を踏まえ，治療方針について適切に検討し，当該患者から文書による同意を得た上で実施すること。また，同意を得た文書を診療録へ添付すること。

K

手術

性器

（産科手術）

K 891　分娩時頸部切開術（縫合を含む。）
　　　　　　　　　　　　　　　　　3,170点

| K892 骨盤位娩出術 | 3,800点 |

◇　産科娩出術において双子の場合は，帝王切開術を除き1児ごとに所定点数を算定する。

K893 吸引娩出術	2,550点
K894 鉗子娩出術	
1　低位（出口）鉗子	2,700点
2　中位鉗子	4,760点
K895 会陰（陰門）切開及び縫合術（分娩時）	1,710点
K896 会陰（腟壁）裂創縫合術（分娩時）	
1　筋層に及ぶもの	1,980点
2　肛門に及ぶもの	5,560点
3　腟円蓋に及ぶもの	4,320点
4　直腸裂創を伴うもの	8,920点
K897 頸管裂創縫合術（分娩時）	7,060点
K898 帝王切開術	
1　緊急帝王切開	22,200点
2　選択帝王切開	20,140点

注　複雑な場合については，2,000点を所定点数に加算する。

◇　帝王切開術について

(1)　「1」緊急帝王切開は，母体及び胎児の状況により緊急に帝王切開となった場合に算定する。なお，「2」選択帝王切開を予定していた場合であっても，母体及び胎児の状態により緊急に帝王切開となった場合は「1」により算定する。

(2)　「注」に規定する「複雑な場合」とは以下に掲げるものをいう。
　ア　前置胎盤の合併を認める場合
　イ　32週未満の早産の場合
　ウ　胎児機能不全を認める場合
　エ　常位胎盤早期剥離を認める場合
　オ　開腹歴（腹腔・骨盤腔内手術の既往をいう。）のある妊婦に対して実施する場合
　カ　多胎の場合

K899 胎児縮小術（娩出術を含む。）	3,220点
K900 臍帯還納術	1,240点
K900-2 脱垂肢整復術	1,240点
K901 子宮双手圧迫術（大動脈圧迫術を含む。）	2,950点

◇　子宮双手圧迫術を実施した後，子宮用止血バルーンカテーテルを用いた止血を実施した場合は主たるもののみ算定する。

K902 胎盤用手剥離術	2,350点
K903 子宮破裂手術	
1　子宮全摘除を行うもの	29,190点
2　子宮腟上部切断を行うもの	29,190点
3　その他のもの	16,130点
K904 妊娠子宮摘出術（ポロー手術）	33,120点
K905 子宮内反症整復手術（腟式，腹式）	
1　非観血的	390点
2　観血的	15,490点
K906 子宮頸管縫縮術	
1　マクドナルド法	2,020点
2　シロッカー法又はラッシュ法	3,090点
3　縫縮解除術（チューブ抜去術）	1,800点

◇　シロッカー法は，筋膜採取を含めて所定点数による。

| K907 胎児外回転術 | 800点 |

◇　胎児外回転術の算定は分娩時のみに限るものではないが，その効果が十分期待しうる時期に実施された場合に限り算定する。

K908 胎児内（双合）回転術	1,190点
K909 流産手術	
1　妊娠11週までの場合	
イ　手動真空吸引法によるもの	4,000点
ロ　その他のもの	2,000点

◇　流産手術について

(1)　原則として，あらかじめ頸管拡張を行った場合であってもそれを別に算定することなく，本区分の所定点数のみにより算定する。

(2)　人工妊娠中絶のために必要があって，K898帝王切開術，K877子宮

2　妊娠11週を超え妊娠21週までの場合
　　　　　　　　　　　　　　5,110点

全摘術又は**K 876**子宮腟上部切断術を実施した場合は，本区分の所定点数によらずそれぞれの所定点数により算定する。

(3)　妊娠満22週以上のものの中絶は，流産手術として算定せず，実際に行った分娩誘導又は産科手術の術式の所定点数によって算定する。

K 909-2 子宮内容除去術（不全流産）　1,980点
K 910 削除
K 910-2 内視鏡的胎盤吻合血管レーザー焼灼術
　　　　　　　　　　　　　　40,000点

◆　施設基準設定手術（要届出）→通則4
◇　双胎間輸血症候群と診断された患者に対し，双胎間輸血症候群の十分な経験を有する医師の下で行われた場合に算定する。

K 910-3 胎児胸腔・羊水腔シャント術（一連につき）
　　　　　　　　　　　　　　11,880点
注　手術に伴う画像診断及び検査の費用は算定しない。

◆　施設基準設定手術（要届出）→通則4
◇　胎児胸水に対し，胎児胸水排出用シャントを用いて胸水を羊水腔に持続的に排出した場合に，一連につき1回に限り算定する。なお，使用した胎児胸水排出用シャントの費用は所定点数に含まれ，別に算定できない。

K 910-4 無心体双胎焼灼術（一連につき）
　　　　　　　　　　　　　　40,000点
注　手術に伴う画像診断及び検査の費用は算定しない。

◆　施設基準設定手術（要届出）→通則4
◇　無心体双胎に対するラジオ波焼灼術は，無心体双胎に対する十分な経験を有する医師の下で行われた場合に算定する。

K 910-5 胎児輸血術（一連につき）　13,880点
注1　手術に伴う画像診断及び検査の費用は算定しない。
　2　臍帯穿刺の費用は，所定点数に含まれる。

◆　施設基準設定手術（要届出）→通則4
◇　胎児輸血術について
(1)　胎児輸血術は，貧血又は血小板減少が疑われる胎児に対して，超音波ガイド下に母体経皮経腹的に子宮内の臍帯血管を穿刺し，輸血を行った場合に算定する。なお，「一連」とは，治療の対象となる疾患に対して所期の目的を達するまでに行う一連の治療過程をいう。また，数日の間隔をおいて一連の治療過程にある数回の胎児輸血を行う場合は，1回のみ所定点数を算定する。
(2)　胎児血の採取に係る費用は，所定点数に含まれる。
(3)　胎児輸血術は，関係学会の定める「胎児輸血実施マニュアル」を遵守している場合に限り算定する。

K 910-6 臍帯穿刺　3,800点
注　手術に伴う画像診断及び検査の費用は算定しない。

◆　施設基準設定手術（要届出）→通則4
◇　臍帯穿刺について
(1)　臍帯穿刺は，貧血又は血小板減少が疑われる胎児に対して，超音波ガイド下に母体経皮経腹的に子宮内の臍帯血管を穿刺し，胎児血の採取を行った場合に算定する。
(2)　臍帯穿刺は，関係学会の定める「胎児輸血実施マニュアル」を遵守している場合に限り算定する。

K 911 胞状奇胎除去術　4,120点
K 912 異所性妊娠手術
　1　開腹によるもの　14,110点
　2　腹腔鏡によるもの　22,950点

◇　外妊破裂を起こさなかった場合であっても算定できる。

◆　「2」は施設基準設定手術→通則5
→　「2」は**K 931**超音波凝固切開装置等加算対象

K 913 新生児仮死蘇生術

　1　仮死第1度のもの　1,010点
　2　仮死第2度のもの　2,700点

◆　極低出生体重児・新生児加算対象→通則7
◇　「通則7」の極低出生体重児又は新生児加算を算定できる。

　　　（そ　の　他）

K 913-2 性腺摘出術
　1　開腹によるもの　6,280点
　2　腹腔鏡によるもの　18,590点

◇　停留精巣又は性分化異常症等による性腺等を摘出した場合に算定する。
◆　「2」は施設基準設定手術→通則5
→　「2」は**K 931**超音波凝固切開装置等加算対象

K
手術
性器

第12款　削除

第13款　手術等管理料

区分

K914 脳死臓器提供管理料　　　　**40,000点**
注　臓器提供者の脳死後に，臓器提供者の身
　　体に対して行われる処置の費用は，所定点
　　数に含まれる。

◇　脳死臓器提供管理料について
(1)　「臓器の移植に関する法律」第6条第2項に規定する脳死した者の
　　身体から臓器の移植が行われた場合に，移植を行った保険医療機関に
　　おいて算定する。
(2)　所定点数には，「臓器の移植に関する法律」第6条に規定する脳死
　　判定並びに判定後の脳死した者の身体への処置，検査，医学的管理，
　　看護，院内のコーディネート，薬剤及び材料の使用，採取対象臓器の
　　評価及び脳死した者の身体から臓器を採取する際の術中全身管理に係
　　る費用等が含まれる。
(3)　K514-4同種死体肺移植術，K605-2同種心移植術，K605-4同種心
　　肺移植術，K697-7同種死体肝移植術，K709-3同種死体膵移植術，K
　　709-5同種死体膵腎移植術，K709-6同種死体膵島移植術，K716-6同
　　種死体小腸移植術又はK780同種死体腎移植術が算定できる場合に限
　　り，算定する。
(4)　診療報酬の請求は臓器の移植を行った保険医療機関で行い，脳死臓
　　器提供管理を行った医療機関との診療報酬の分配は，相互の合議に委
　　ねる。
(5)　「通則10」から「通則12」までの加算は適用できない。

K915 生体臓器提供管理料　　　　**5,000点**

◇　生体臓器提供管理料について
(1)　所定点数には，採取対象臓器の評価や生体から臓器を採取する際の
　　術中全身管理をはじめとする臓器提供者の安全管理等に係る費用が含
　　まれる。
(2)　所定点数は，移植を行った保険医療機関において算定する。
(3)　K514-6生体部分肺移植術，K697-5生体部分肝移植術，K716-4生
　　体部分小腸移植術又はK780-2生体腎移植術が算定できる場合に限り
　　算定する。
(4)　診療報酬の請求は臓器の移植を行った保険医療機関で行い，生体臓
　　器提供管理を行った医療機関との診療報酬の分配は，相互の合議に委
　　ねる。
(5)　「通則8」及び「通則10」から「通則12」までの加算は適用できな
　　い。

◆　施設基準設定手術（要届出）→通則4

K916 体外式膜型人工肺管理料（1日につき）
1　7日目まで　　　　　　　　　**4,500点**
2　8日目以降14日目まで　　　　**4,000点**
3　15日目以降　　　　　　　　　**3,000点**
注　治療開始時においては，**導入時加算**とし
　　て，初回に限り**5,000点**を所定点数に加算
　　する。

◇　体外式膜型人工肺管理料について
(1)　急性呼吸不全又は慢性呼吸不全の急性増悪であって，人工呼吸器で
　　対応できない患者に対して，体外式膜型人工肺を用いて呼吸管理を
　　行った場合に算定する。
(2)　K601-2体外式膜型人工肺を算定する場合に限り算定する。
(3)　「通則8」及び「通則10」から「通則12」までの加算は適用できな
　　い。

◆　施設基準設定手術→通則4

K917 体外受精・顕微授精管理料
1　体外受精　　　　　　　　　　**3,200点**
2　顕微授精
　イ　1個の場合　　　　　　　　**3,800点**
　ロ　2個から5個までの場合　　**5,800点**
　ハ　6個から9個までの場合　　**9,000点**
　ニ　10個以上の場合　　　　　**11,800点**
注1　**体外受精及び顕微授精を同時に実施し**

◇　体外受精・顕微授精管理料について
(1)　不妊症の患者又はそのパートナーが次のいずれかに該当する場合で
　　あって，当該患者及びそのパートナーから採取した卵子及び精子を用
　　いて，受精卵を作成することを目的として，治療計画に従って体外受
　　精又は顕微授精及び必要な医学管理を行った場合に算定する。その際，
　　いずれの状態に該当するかを診療報酬明細書の摘要欄に記載すること。
　ア　卵管性不妊

K

手術

手術等管理料

た場合は，**1の所定点数の100分の50に相当する点数及び2の所定点数を合算した点数**により算定する。

2　2について，受精卵作成の成功率を向上させることを目的として卵子活性化処理を実施した場合は，**卵子調整加算**として，**1,000点**を所定点数に加算する。

3　新鮮精子を使用して体外受精又は顕微授精を実施した場合は，**新鮮精子加算**として，**1,000点**を所定点数に加算する。

イ　男性不妊（閉塞性無精子症等）

ウ　機能性不妊

エ　人工授精等の一般不妊治療が無効であった場合

(2)　体外受精及び必要な医学管理を行った場合は「1」により算定し，顕微授精及び必要な医学管理を行った場合は，顕微授精を実施した卵子の個数に応じて「2」の「イ」から「ニ」までのいずれかにより算定する。その際，当該管理を開始した年月日及び顕微授精を実施した卵子の個数を診療報酬明細書の摘要欄に記載すること。

(3)　体外受精又は顕微授精の実施に当たっては，密度勾配遠心法，連続密度勾配法又はスイムアップ法等により，また，凍結精子を用いた体外受精又は顕微授精の実施に当たっては，精子の融解等により，精子の前処置を適切に実施すること。なお，前処置に係る費用は所定点数に含まれ，別に算定できない。

(4)　体外受精又は顕微授精の実施に当たり，未成熟の卵子を用いる場合には，卵子を成熟させるための前処置を適切に実施すること。なお，前処置に係る費用は所定点数に含まれ，別に算定できない。

(5)　治療に当たっては，関係学会から示されているガイドライン等を踏まえ，治療方針について適切に検討し，当該患者から文書による同意を得た上で実施すること。また，同意を得た文書を診療録に添付すること。

(6)　体外受精又は顕微授精の実施前の卵子の凍結保存に係る費用は，所定点数に含まれる。

(7)　「注1」の規定に従って算定する場合は，体外受精及び顕微授精を同時に実施する医学的な理由について，診療報酬明細書の摘要欄に記載すること。

(8)　「注2」の卵子調整加算は，顕微授精における受精障害の既往があること等により，医師が必要と認めた場合であって，受精卵作成の成功率を向上させることを目的として実施した場合に算定する。その際，実施した医学的な理由を診療録及び診療報酬明細書の摘要欄に記載すること。

(9)　「注3」の新鮮精子加算は，当日採取した精子を凍結せずに体外受精又は顕微授精に利用した場合に算定する。当該加算は，K 917-5精子凍結保存管理料と併算定できない。

(10)　「通則8」及び「通則10」から「通則12」までの加算は適用できない。

◆　施設基準設定手術→通則4

◇　受精卵・胚培養管理料について

(1)　不妊症の患者及びそのパートナーから採取した卵子及び精子を用いて，体外受精又は顕微授精により作成された受精卵から，胚移植術を実施するために必要な初期胚又は胚盤胞を作成することを目的として，治療計画に従って受精卵及び胚の培養並びに必要な医学管理を行った場合に，当該管理を実施した受精卵及び胚の数に応じて算定する。その際，当該管理を実施した受精卵及び胚の数並びに当該管理を開始した年月日を診療報酬明細書の摘要欄に記載すること。

(2)　「注」については，作成された初期胚のうち，胚盤胞の作成を目的として管理を実施したものの数に応じて算定する。その際，当該管理の具体的な内容，当該管理を実施した初期胚の数及び当該管理を開始した年月日を診療報酬明細書の摘要欄に記載すること。

(3)　受精卵及び胚の培養に用いる培養液の費用その他の培養環境の管理に係る費用等が含まれる。

(4)　治療に当たっては，関係学会から示されているガイドライン等を踏まえ，治療方針について適切に検討し，当該患者から文書による同意を得た上で実施すること。また，同意を得た文書を診療録に添付する

K 917-2　受精卵・胚培養管理料

1	1個の場合	**4,500点**
2	2個から5個までの場合	**6,000点**
3	6個から9個までの場合	**8,400点**
4	10個以上の場合	**10,500点**

注　胚盤胞の作成を目的として管理を行った**胚の数**に応じ，次に掲げる点数をそれぞれ1回につき所定点数に加算する。

イ	1個の場合	**1,500点**
ロ	2個から5個までの場合	**2,000点**
ハ	6個から9個までの場合	**2,500点**
ニ	10個以上の場合	**3,000点**

K 917-3 胚凍結保存管理料

1 胚凍結保存管理料（導入時）
  イ 1個の場合 **5,000点**
  ロ 2個から5個までの場合 **7,000点**
  ハ 6個から9個までの場合 **10,200点**
  ニ 10個以上の場合 **13,000点**
2 胚凍結保存維持管理料 **3,500点**

注 1については，初期胚又は胚盤胞の凍結保存を開始した場合に，凍結する初期胚又は胚盤胞の数に応じて算定し，2については，初期胚又は胚盤胞の凍結保存の開始から1年を経過している場合であって，凍結胚の保存に係る維持管理を行った場合に，1年に1回に限り算定する。

K 917-4 採取精子調整管理料 **5,000点**

K 917-5 精子凍結保存管理料

1 精子凍結保存管理料（導入時）
  イ 精巣内精子採取術で採取された精子を凍結する場合 **1,500点**
  ロ イ以外の場合 **1,000点**
2 精子凍結保存維持管理料 **700点**

注 1については，精子の凍結保存を開始した場合に算定し，2については，精子の凍結保存の開始から1年を経過している場合であって，凍結精子の保存に係る維持管理

こと。

(5) 「通則8」及び「通則10」から「通則12」までの加算は適用できない。

◆ 施設基準設定手術→通則4
◇ 胚凍結保存管理料について

(1) 不妊症の患者及びそのパートナーから採取した卵子及び精子を用いて作成された初期胚又は胚盤胞について，凍結・融解胚移植に用いることを目的として，治療計画に従って初期胚又は胚盤胞の凍結保存及び必要な医学管理を行った場合に算定する。

(2) 凍結保存及び必要な医学管理を開始した場合は，凍結する初期胚又は胚盤胞の数に応じて「1」の「イ」から「ニ」までのいずれかにより算定し，凍結保存の開始から1年を経過している場合であって，凍結胚の保存に係る維持管理を行った場合は「2」により算定する。

(3) 「1」について，初期胚又は胚盤胞の凍結を開始した場合には，当該初期胚又は胚盤胞ごとに凍結を開始した年月日を診療録等に記載すること。

(4) 「1」の算定に当たっては，凍結する初期胚又は胚盤胞の数及び凍結を開始した年月日を診療報酬明細書の摘要欄に記載すること。

(5) 「2」の算定に当たっては，当該維持管理を行う初期胚又は胚盤胞の数及び当該初期胚又は胚盤胞ごとの凍結を開始した年月日を診療報酬明細書の摘要欄に記載すること。

(6) 初期胚又は胚盤胞の凍結保存に用いる器材の費用その他の凍結保存環境の管理に係る費用等が含まれる。

(7) 治療に当たっては，関係学会から示されているガイドライン等を踏まえ，治療方針について適切に検討し，当該患者から文書による同意を得た上で実施すること。また，同意を得た文書を診療録に添付すること。

(8) 妊娠等により不妊症に係る治療が中断されている場合であって，患者及びそのパートナーの希望により，凍結保存及び必要な医学管理を継続する場合には，その費用は患家の負担とする。

(9) 患者の希望に基づき，凍結した初期胚又は胚盤胞を他の保険医療機関に移送する場合には，その費用は患家の負担とする。

(10) 「通則8」及び「通則10」から「通則12」までの加算は適用できない。

◆ 施設基準設定手術→通則4
◇ 採取精子調整管理料について

(1) 採取精子調整管理料は，不妊症の患者又はそのパートナーからK 838-2精巣内精子採取術によって採取された精子を用いて，体外受精・顕微授精を実施するために採取した組織の細断又は精子の探索若しくは採取等を実施することを評価したものであり，当該手術後初めてK 917-5精子凍結保存管理料の「1」の「イ」を算定する場合に算定する。

(2) 採取精子調整管理料について，「通則8」及び「通則10」から「通則12」までの加算は適用できない。

◆ 施設基準設定手術→通則4
◇ 精子凍結保存管理料について

(1) 精子凍結保存管理料は，不妊症の患者又はそのパートナーから採取した精子（精巣内精子採取術によって得られた精巣内精子又は高度乏精子症患者における射出精子の場合に限る）について，体外受精・顕微授精に用いることを目的として，精子の凍結保存及び必要な医学管理を行った場合に算定する。

(2) 凍結保存及び必要な医学管理を開始した場合は「1」の「イ」又は「ロ」により算定し，凍結保存の開始から1年を経過している場合であって，凍結精子の保存に係る維持管理を行った場合は「2」により

を行った場合に，1年に1回に限り算定する。

算定する。

(3)　精巣内精子採取術によって得られた精子を凍結保存する場合は，K917-4採取精子調整管理料に係る技術を実施した後に，「1」の「イ」によって算定し，高度乏精子症患者の精子を凍結保存する場合は「1」の「ロ」によって算定する。

(4)　「1」について，精子凍結を開始した場合には，当該精子ごとに凍結を開始した年月日を診療録等に記載すること。

(5)　「1」の算定に当たっては，凍結する精子の量及び凍結を開始した年月日を診療報酬明細書の摘要欄に記載すること。

(6)　「2」の算定に当たっては，当該維持管理を行う精子の量及び当該精子ごとの凍結を開始した年月日を診療報酬明細書の摘要欄に記載すること。

(7)　精子凍結保存管理料には，精子の凍結保存に用いる器材の費用その他の凍結保存環境の管理に係る費用等が含まれる。

(8)　治療に当たっては，関係学会から示されているガイドライン等を踏まえ，治療方針について適切に検討し，当該患者から文書による同意を得た上で実施すること。また，同意を得た文書を診療録に添付すること。

(9)　妊娠等により不妊症に係る治療が中断されている場合であって，患者及びそのパートナーの希望により，凍結保存及び必要な医学管理を継続する場合には，その費用は患家の負担とする。

(10)　患者の希望に基づき，凍結した精子を他の保険医療機関に移送する場合には，その費用は患家の負担とする。

(11)　精子凍結保存管理料について，「通則8」及び「通則10」から「通則12」までの加算は適用できない。

第2節　輸　血　料

区分

K 920　輸血

1　自家採血輸血 (200mLごとに)
　イ　1回目　　　　　　　　　　　　**750点**
　ロ　2回目以降　　　　　　　　　　**650点**
2　保存血液輸血 (200mLごとに)
　イ　1回目　　　　　　　　　　　　**450点**
　ロ　2回目以降　　　　　　　　　　**350点**
3　自己血貯血
　イ　6歳以上の患者の場合 (200mLごとに)
　　(1)　液状保存の場合　　　　　　**250点**
　　(2)　凍結保存の場合　　　　　　**500点**
　ロ　6歳未満の患者の場合 (体重1kgにつき4mLごとに)
　　(1)　液状保存の場合　　　　　　**250点**
　　(2)　凍結保存の場合　　　　　　**500点**
4　自己血輸血
　イ　6歳以上の患者の場合 (200mLごとに)
　　(1)　液状保存の場合　　　　　　**750点**
　　(2)　凍結保存の場合　　　　**1,500点**
　ロ　6歳未満の患者の場合 (体重1kgにつき4mLごとに)
　　(1)　液状保存の場合　　　　　　**750点**
　　(2)　凍結保存の場合　　　　**1,500点**
5　希釈式自己血輸血

◇　輸血について

(1)　自家採血輸血，保存血液輸血，自己血輸血及び希釈式自己血輸血の算定に当たっては，200mLを単位とし，200mL又はその端数を増すごとに所定点数を算定する。ただし，6歳未満の患者に対して自己血輸血を行った場合は，体重1kgにつき4mLを単位とし，当該単位又はその端数を増すごとに所定点数を算定する。

(2)　自家採血輸血及び保存血液輸血における1回目とは，一連の輸血における最初の200mLの輸血をいい，2回目とはそれ以外の輸血をいう。

(3)　輸血と補液を同時に行った場合は，輸血の量と，補液の量は別々のものとして算定する。

(4)　自家採血輸血を算定する単位としての血液量は，採血を行った量ではなく，実際に輸血を行った1日当たりの量である。

(5)　保存血液輸血の注入量は，1日における保存血及び血液成分製剤(自家製造したものを除く。)の実際に注入した総量又は原材料として用いた血液の総量のうちいずれか少ない量により算定する。例えば，200mLの血液から製造された30mLの血液成分製剤については30mLとして算定し，200mLの血液から製造された230mLの保存血及び血液成分製剤は，200mLとして算定する。

(6)　自己血貯血は，当該保険医療機関において手術又はヒト骨髄由来間葉系幹細胞の投与を予定している患者から採血を行い，当該血液を保存した場合に算定する。また，ヒト骨髄由来間葉系幹細胞の投与を予定している患者に関しては，「3」自己血貯血の「イ」6歳以上の患者の場合 (200mLごとに)の「(1)」の液状保存の場合により算定する。

K

手術

輸血料

イ　6歳以上の患者の場合（200mLごとに）
1,000点
ロ　6歳未満の患者の場合（体重1kgにつき4mLごとに）　　　　　　**1,000点**
6　交換輸血（1回につき）　　**5,250点**
注1　輸血に伴って，患者に対して輸血の必要性，危険性等について文書による説明を行った場合に算定する。
2　自家採血，保存血又は自己血の輸血量には，抗凝固液の量は含まれないものとする。
3　骨髄内輸血又は血管露出術を行った場合は，所定点数に**区分番号D404に掲げる骨髄穿刺又は区分番号K606に掲げる血管露出術の所定点数**をそれぞれ加算する。
4　輸血に当たって薬剤を使用した場合は，薬剤の費用として，第4節に掲げる所定点数を加算する。
5　輸血に伴って行った患者の**血液型検査（ABO式及びRh式）**の費用として**54点**を所定点数に加算する。
6　**不規則抗体検査**の費用として検査回数にかかわらず**1月につき197点**を所定点数に加算する。ただし，**頻回に輸血**を行う場合にあっては，1週間に1回に限り，**197点**を所定点数に加算する。
7　HLA型適合血小板輸血に伴って行った**HLA型クラスⅠ（A，B，C）又はクラスⅡ（DR，DQ，DP）**の費用として，検査回数にかかわらず一連につきそれぞれの所定点数に**1,000点又は1,400点**を加算する。
8　輸血に伴って，血液交叉試験，間接クームス検査又はコンピュータクロスマッチを行った場合は，**血液交叉試験加算**，**間接クームス検査加算又はコンピュータクロスマッチ加算**として，1回につき**30点，47点又は30点**をそれぞれ加算する。ただし，コンピュータクロスマッチを行った場合は，血液交叉試験加算及び間接クームス検査加算は算定できない。
9　6歳未満の乳幼児の場合は，**乳幼児加算**として，**26点**を所定点数に加算する。
10　輸血に伴って行った供血者の諸検査，輸血用回路及び輸血用針は，所定点数に含まれるものとする。
11　輸血に伴って，血液を保存する費用は，所定点数に含まれるものとする。
12　血小板輸血に伴って，血小板洗浄術を行った場合には，**血小板洗浄術加算**として，**580点**を所定点数に加算する。

(7)　自己血輸血は，当該保険医療機関において手術を行う際に予め貯血しておいた自己血（自己血貯血）を輸血した場合において，手術時及び手術後3日以内に輸血を行ったときに算定できる。
(8)　自己血輸血を算定する単位としての血液量は，採血を行った量ではなく，手術開始後に実際に輸血を行った1日当たりの量である。なお，使用しなかった自己血については，算定できない。
(9)　希釈式自己血輸血は，当該保険医療機関において手術を行う際，麻酔導入後から執刀までの間に自己血の採血を行った後に，採血量に見合った量の代用血漿の輸液を行い，手術時に予め採血しておいた自己血を輸血した場合に算定できる。
(10)　希釈式自己血輸血を算定する単位としての血液量は，採血を行った量ではなく，手術開始後に実際に輸血を行った1日当たりの量である。なお，使用しなかった自己血については，算定できない。
(11)　患者への説明
ア　「注1」に規定する説明とは，「別紙様式26」（950頁）を参考として，文書により輸血の必要性，副作用，輸血方法及びその他の留意点等について，輸血を行う際に患者本人に対して行うことを原則とするが，医師の説明に対して理解ができないと認められる患者（例えば小児，意識障害者等）については，その家族等に対して説明を行うことが必要である。
イ　アの説明は，当該患者に対する一連の輸血につき1回行うものとする。なお，この場合，「一連」とは，概ね1週間とする。ただし，再生不良性貧血，白血病等の患者の治療において，輸血の反復の必要性が明らかである場合はこの限りでない。
ウ　説明に用いた文書については，患者（医師の説明に対して理解が困難と認められる小児又は意識障害者等にあっては，その家族等）から署名又は押印を得た上で，当該患者に交付するとともに，その文書の写しを診療録に添付する。
エ　緊急その他事前に説明を行うことが著しく困難な場合は，事後の説明でも差し支えない。
(12)　輸血に当たっては，「血液製剤の使用指針及び輸血療法の実施に関する指針について」（平成11年6月10日付け医薬発第715号厚生省医薬安全局長通知）及び「血小板製剤の使用適正化の推進について」（平成6年7月11日付け薬発第638号厚生省薬務局長通知）による，両通知別添（「血液製剤の使用指針」，「輸血療法の実施に関する指針」及び「血小板製剤の適正使用について」）を遵守するよう努める。
(13)　「注3」の加算は，第1節に掲げる手術と同日に骨髄内輸血又は血管露出術が行われた場合には，算定できない。
(14)　「注6」の頻回に輸血を行う場合とは，週1回以上，当該月で3週以上にわたり行われるものである。
(15)　「注7」の加算を算定できるHLA型適合血小板輸血は，白血病又は再生不良性貧血の場合であって，抗HLA抗体のために血小板輸血に対して不応状態となり，かつ，強い出血傾向を呈しているものに限る。なお，この場合において，対象となる白血病及び再生不良性貧血の患者の血小板数は概ね，それぞれ2万/mm^{3}以下及び1万/mm^{3}以下を標準とする。
(16)　「注8」の血液交叉試験又は間接クームス検査の加算は，自家採血を使用する場合にあっては，供血者ごとに，保存血を使用する場合にあっては，血液バッグ（袋）1バッグごとにそれぞれ算定する。
(17)　「注8」のコンピュータクロスマッチ加算は，(12)に規定する「輸血療法の実施に関する指針」を遵守してコンピュータクロスマッチを実施した場合に算定する。
(18)　「注10」に規定する「輸血に伴って行った供血者の諸検査」には，

HCV抗体定性・定量，ＨＩＶ-1抗体，ＨＩＶ-1,2抗体定性，ＨＩＶ-1,2抗体半定量，ＨＩＶ-1,2抗体定量，ＨＩＶ-1,2抗原・抗体同時測定定性，ＨＩＶ-1,2抗原・抗体同時測定定量，ＨＴＬＶ-Ⅰ抗体，不規則抗体等が含まれ，これらの検査に係る費用は別に算定できない。

⑴⑼　自己血を採血する際の採血バッグ並びに輸血する際の輸血用回路及び輸血用針の費用並びに自己血の保存に係る費用は，所定点数に含まれ別に算定できない。なお，自己血の採血に伴うエリスロポエチンに係る第２章第６部第１節第１款注射実施料については，自己血貯血の所定点数とは別に算定する。

⑵⑽　「注12」に規定する血小板洗浄術加算は，血液・造血器疾患において，副作用の発生防止を目的として，血小板濃厚液を置換液等で洗浄操作した上で血漿成分を除去し輸血を行った場合に算定する。

血小板洗浄術の実施に当たっては関係学会の定めるガイドラインを遵守する。

※　自家製造した血液成分製剤を用いた注射の手技料は，原材料として用いた血液の量に従い，本区分「１」により算定する。ただし，この場合の血液の量は3,000mLを限度とする。この場合，患者に用いるリンゲル液，糖液等については，G100薬剤により算定するが，自家製造に要する費用及び製造の過程で用いる薬剤については算定できない。

※　同種造血幹細胞移植後の慢性骨髄性白血病の再発，骨髄異形成症候群の再発及びＥＢウイルス感染によるＢ細胞性リンパ球増殖性疾患に対し，造血幹細胞提供者のリンパ球を採取・輸注した場合は，本区分「１」により算定する。またこの際，自家製造したリンパ球を使用した場合には，上記「自家製造した血液成分製剤を用いた注射の手技料」の規定に基づき，原材料として用いた血液の量に従い算定する。

※　血小板濃厚液の注入は，本区分「２」により算定する。なお，血漿成分製剤（新鮮液状血漿，新鮮凍結血漿等）は注射の部において取り扱われる。

◇　輸血管理料について

⑴　輸血療法の安全かつ適正な実施を推進する観点から，医療機関における輸血管理体制の構築及び輸血の適正な実施について評価を行うものである。

⑵　赤血球濃厚液（浮遊液を含む。），血小板濃厚液若しくは自己血の輸血，又は新鮮凍結血漿若しくはアルブミン製剤の輸注を行った場合に，月１回を限度として算定する。

K920-2　輸血管理料

| 1 | 輸血管理料Ⅰ | 220点 |
| 2 | 輸血管理料Ⅱ | 110点 |

注１　別に厚生労働大臣が定める施設基準に適合しているものとして地方厚生局長等に届け出た保険医療機関において，輸血を行った場合に，月１回に限り，当該基準に係る区分に従い，それぞれ所定点数を算定する。

　　２　別に厚生労働大臣が定める施設基準に適合しているものとして地方厚生局長等に届け出た保険医療機関において，輸血製剤が適正に使用されている場合には，**輸血適正使用加算**として，所定点数に，１においては**120点**，２においては**60点**を加算する。

　　３　別に厚生労働大臣が定める施設基準に適合しているものとして地方厚生局長等に届け出た保険医療機関において貯血式自己血輸血を実施した場合は，**貯血式自己血輸血管理体制加算**として，**50点**を所定点数に加算する。

K921　造血幹細胞採取（一連につき）

| 1 | 骨髄採取 | | |
| | イ | 同種移植の場合 | 21,640点 |

◇　造血幹細胞採取の自家移植を行う場合は，K922造血幹細胞移植を行わなかった場合においても算定できる。また，同種移植を行う場合は，K922造血幹細胞移植の同種移植を算定した場合に限り算定でき

　　ロ　自家移植の場合　　　　17,440点
　2　末梢血幹細胞採取
　　イ　同種移植の場合　　　　21,640点
　　ロ　自家移植の場合　　　　17,440点
注1　同種移植における造血幹細胞提供者又
　　は自家移植を受ける者に係る造血幹細胞
　　採取，組織適合性試験及び造血幹細胞測
　　定の費用並びに造血幹細胞提供前後にお
　　ける健康管理等に係る費用は，所定点数
　　に含まれる。
　2　造血幹細胞採取に当たって薬剤を使用
　　した場合は，薬剤の費用として，第4節
　　に掲げる所定点数を加算する。

K921-2　間葉系幹細胞採取（一連につき）
　　　　　　　　　　　　　　　17,440点

K921-3　末梢血単核球採取（一連につき）
　1　採取のみを行う場合　　　14,480点
　2　採取，細胞調製及び凍結保存を行う場合
　　　　　　　　　　　　　　　19,410点

K922　造血幹細胞移植
　1　骨髄移植
　　イ　同種移植の場合　　　　66,450点
　　ロ　自家移植の場合　　　　25,850点
　2　末梢血幹細胞移植
　　イ　同種移植の場合　　　　66,450点
　　ロ　自家移植の場合　　　　30,850点
　3　臍帯血移植　　　　　　　66,450点
注1　同種移植を行った場合は，造血幹細胞
　　採取のために要した**提供者の療養上の費
　　用**として，**この表に掲げる所定点数によ
　　り算定した点数**を加算する。
　2　造血幹細胞移植に当たって薬剤を使用
　　した場合は，薬剤の費用として，第4節
　　に掲げる所定点数を加算する。
　3　6歳未満の乳幼児の場合は，**乳幼児加
　　算**として，**26点**を所定点数に加算する。
　4　造血幹細胞移植に当たって使用した輸
　　血用バッグ及び輸血用針は，所定点数に
　　含まれるものとする。
　5　同種移植における造血幹細胞移植者に
　　係る組織適合性試験の費用は所定点数に
　　含まれるものとする。
　6　臍帯血移植に用いられた臍帯血に係る
　　組織適合性試験の費用は，所定点数に含
　　まれるものとする。
　7　抗HLA抗体検査を行う場合には，**抗
　　HLA抗体検査加算**として，**4,000点**を

る。
　　なお，骨髄の採取に係る当該骨髄穿刺を行った場合は，D404骨髄
穿刺及びJ011骨髄穿刺の所定点数を別に算定できない。

◇　ヒト（自己）骨髄由来間葉系幹細胞の投与を予定している患者に対
して，骨髄採取を行った場合に算定する。なお，骨髄の採取に係る当
該骨髄穿刺を行った場合は，D404骨髄穿刺及びJ011骨髄穿刺の所定
点数を別に算定できない。
◇　末梢血単核球採取について
(1)　「1」の採取のみを行う場合は，アキシカブタゲン　シロルユーセ
　ル又はリソカブタゲン　マラルユーセルの投与を予定している患者に
　対して，末梢血単核球採取を行った場合に患者1人につき1回に限り
　算定する。
(2)　「2」の採取，細胞調製及び凍結保存を行う場合は，チサゲンレク
　ルユーセルの投与を予定している患者に対して，末梢血単核球採取を
　行った場合に患者1人につき1回に限り算定する。
◇　造血幹細胞移植について
(1)　同種移植における造血幹細胞移植の所定点数には，造血幹細胞移植
　に関連して実施した造血幹細胞移植者の組織適合性試験の費用が含ま
　れる。
(2)　同種移植とは，ヒト組織適合性抗原が概ね一致する提供者の造血幹
　細胞を移植する場合をいう。
(3)　同種移植の所定点数は，適合する造血幹細胞提供者の情報検索連絡
　調整に係る費用やコーディネート中断後の再ドナー候補者に対する追
　加確認検査（HLA検査等）といった安全管理の追加費用等，造血幹
　細胞移植の実施に必要な費用の一部も含めて評価したものである。
(4)　臍帯血移植の所定点数は，臍帯血のHLA検査等の安全性確認試験
　の実施を含めた臍帯血の管理に係る費用等，臍帯血移植の実施に必要
　な費用の一部も含めて評価したものである。
(5)　同種移植の対象疾患は，白血病，再生不良性貧血，骨髄異形成症候
　群，重症複合型免疫不全症等であり，また，自家骨髄移植，自家末梢
　血幹細胞移植の対象疾患は，化学療法や放射線療法に感受性のある白
　血病等の悪性腫瘍である。
(6)　同種移植の請求に当たっては，造血幹細胞移植者の診療報酬明細書
　の摘要欄に造血幹細胞提供者の療養上の費用に係る合計点数を併せて
　記載するとともに，造血幹細胞提供者の療養に係る所定点数を記載し
　た診療報酬明細書を添付する。
(7)　造血幹細胞採取（臍帯血移植を除く。）を行う医師を派遣した場合
　における医師の派遣に要した費用及び採取した造血幹細胞を搬送した
　場合における搬送に要した費用については療養費として支給し，それ
　らの額は移送費の算定方法により算定する。
(8)　移植に使用した臍帯血の保存施設から移植実施保険医療機関までの
　搬送に要した費用については療養費として支給し，その額は移送費の
　算定方法に準じて算定する。

所定点数に加算する。

8　1のイ及び2のイの場合において，非血縁者間移植を実施した場合は，**非血縁者間移植加算**として，**10,000点**を所定点数に加算する。

9　1及び2については，別に厚生労働大臣が定める施設基準に適合しているものとして地方厚生局長等に届け出た保険医療機関において同種移植を実施した場合は，**コーディネート体制充実加算**として，**1,500点**を所定点数に加算する。

K 922-2　ＣＡＲ発現生Ｔ細胞投与 (一連につき)
30,850点

注1　6歳未満の乳幼児の場合は，**乳幼児加算**として，**26点**を所定点数に加算する。

2　ＣＡＲ発現生Ｔ細胞投与に当たって使用した輸血用バッグ及び輸血用針は，所定点数に含まれるものとする。

K 922-3　自己骨髄由来間葉系幹細胞投与 (一連につき)
22,280点

注　自己骨髄由来間葉系幹細胞投与に当たって使用した輸血用バッグ及び輸血用針は，所定点数に含まれるものとする。

K 923　術中術後自己血回収術 (自己血回収器具によるもの)

1　濃縮及び洗浄を行うもの　**5,500点**
2　濾過を行うもの　**3,500点**

注1　併施される手術の所定点数とは別に算定する。

2　使用した術中術後自己血回収セットの費用は，所定点数に含まれるものとする。

K 924　自己生体組織接着剤作成術　**4,340点**

注　別に厚生労働大臣が定める施設基準に適合しているものとして地方厚生局長等に届け出た保険医療機関において，自己生体組織接着剤を用いた場合に算定する。

K 924-2　自己クリオプレシピテート作製術 (用手法)　**1,760点**

注　別に厚生労働大臣が定める施設基準に適合しているものとして地方厚生局長等に届け出た保険医療機関において，自己クリオプレシピテートを用いた場合に算定する。

K 924-3　同種クリオプレシピテート作製術
600点

注　別に厚生労働大臣が定める施設基準に適合しているものとして地方厚生局長等に届け出た保険医療機関において，同種クリオプレシピテートを用いた場合に算定する。

(9)　造血幹細胞採取（臍帯血移植を除く。）を行った医療機関と造血幹細胞移植を行った保険医療機関とが異なる場合の診療報酬の請求は，造血幹細胞移植を行った保険医療機関で行い，診療報酬の分配は相互の合議に委ねる。

(10)　歯科医師による周術期口腔機能管理の実施後1月以内に，造血幹細胞移植を実施した場合は，周術期口腔機能管理後手術加算として，200点を所定点数に加算する。

◇　アキシカブタゲン　シロルユーセル，リソカブタゲン　マラルユーセル又はチサゲンレクルユーセルを投与した場合に患者1人につき1回に限り算定する。

◇　ヒト（自己）骨髄由来間葉系幹細胞を投与した場合に算定する。

◇　術中術後自己血回収術について

(1)　開心術及び大血管手術で出血量が600mL以上（12歳未満の患者においては10mL/kg）の場合並びにその他無菌的手術で出血量が600mL以上（12歳未満の患者においては10mL/kg）の場合（外傷及び悪性腫瘍の手術を除く。ただし，外傷のうち骨盤骨折，大腿骨骨折等の閉鎖骨折に対する手術においては算定できる。）に，本区分を算定する。

(2)　術中術後自己血回収セットとは，術野から血液を回収して，濃縮及び洗浄を行い，又は濾過を行い，当該手術の際に患者の体内に戻す一連の器具をいう。

(3)　「1」については，術中術後自己血回収セットを用いて血液の濃縮及び洗浄を行った場合に算定する。

(4)　「2」については，術中術後自己血回収セットを用いて血液の濾過を行った場合に算定する。

K

手術

輸血料

第3節　手術医療機器等加算

区分

K 930　脊髄誘発電位測定等加算

　1　脳，脊椎，脊髄，大動脈瘤又は食道の手
　　術に用いた場合　　　　　　　**3,630点**
　2　甲状腺又は副甲状腺の手術に用いた場合
　　　　　　　　　　　　　　　　3,130点

◇　脊髄誘発電位測定等加算について
(1)　神経モニタリングについては，本区分により加算する。
(2)　「1」に規定する「脳，脊椎，脊髄，大動脈瘤又は食道の手術」とは，K 116からK 118まで，K 128からK 136まで，K 138，K 139，K 142からK 142-3まで，K 142-5からK 142-7，K 149の「1」，K 149-2，K 151-2，K 154，K 154-2，K 159，K 160-2，K 169，K 170，K 172，K 175からK 178-3まで，K 181，K 183からK 190-2まで，K 191，K 192，K 457，K 458，K 527，K 529の1及び2，K 529-2，K 529-3，<u>K 529-5，</u>K 560，K 560-2，K 609及びK 609-2に掲げる手術をいう。なお，これらの項目の所定点数を準用する手術については加算を行わない。
(3)　「2」に規定する「甲状腺又は副甲状腺の手術」とはK 461からK 465までに掲げる手術をいう。なお，これらの項目の所定点数を準用する手術については加算を行わない。

K 931　超音波凝固切開装置等加算　　　**3,000点**

　注　胸腔鏡下若しくは腹腔鏡下による手術，
　　悪性腫瘍等に係る手術又はバセドウ甲状腺
　　全摘（亜全摘）術（両葉）に当たって，超
　　音波凝固切開装置等を使用した場合に算定
　　する。

◇　超音波凝固切開装置等加算について
(1)　ベッセルシーリングシステムについては，本区分により加算する。
(2)　「注」に規定する「悪性腫瘍等に係る手術」とはK 031，K 053，K 374，K 374-2，K 376，K 379-2，K 394，K 394-2，K 395，K 461，K 461-2，K 463，K 463-2，K 465，K 476の「4」からK 476の「6」まで，K 476の「9」，K 476-3，K 484，K 484-2，K 502，K 502-4，K 504，K 511，K 514，K 514-3からK 514-6まで，K 522-3，K 527，K 529，<u>K 529-5，</u>K 531，K 552，K 552-2，K 643，K 645，<u>K 645-2，</u>K 655の「2」，K 655-4の「2」，K 657の「2」，K 675，K 677，K 677-2，K 695，K 697-4からK 697-7まで，K 702からK 704まで，K 709-2からK 709-5まで，K 716，K 719の「2」，K 719の「3」，K 719-5，K 740，K 748，K 756，K 773，K 779，K 779-2，K 780，K 780-2，K 801の「1」，K 803，K 817の「3」，K 843，K 843-4，K 850，K 857，K 879及びK 889に掲げる手術をいう。
(3)　K 716小腸切除術の「2」，K 719結腸切除術の「2」及びK 719-5全結腸・直腸切除嚢肛門吻合術については，クローン病又は潰瘍性大腸炎の再手術に対して超音波凝固切開装置等を用いた場合に限り算定する。

K 932　創外固定器加算　　　**10,000点**

　注　区分番号K 046，K 056-2，K 058，K 073，K 076，K 078，K 124-2，K 125，K 180の3，K 443，K 444及びK 444-2に掲げる手術に当たって，創外固定器を使用した場合に算定する。

◇　K 046骨折観血的手術及びK 073関節内骨折観血的手術については，開放骨折，関節内骨折又は粉砕骨折に対して創外固定器を用いた場合，K 058骨長調整手術については，軟骨無形成症及び軟骨低形成症等の骨異形成症，四肢形成不全又は四肢変形の患者に対して脚延長術を行う際に創外固定器を用いた場合，K 076観血的関節授動術については，外傷又は変性疾患等により拘縮となった関節に対して創外固定器を用いた場合，K 125骨盤骨折観血的手術（腸骨翼骨折を除く。）については骨盤骨折（腸骨翼骨折を除く。）について創外固定器を用いた場合，K 180の「3」頭蓋骨形成手術（骨移動を伴うもの）については頭蓋縫合早期癒合症等の頭蓋骨変形の患者に対して骨延長術を行う際に創外固定器を用いた場合，K 443上顎骨形成術については外傷後の上顎骨後位癒着，上顎骨発育不全症又は症候群性頭蓋縫合早期癒合症等の先天異常に対しLe FortⅠ，Ⅱ又はⅢ型骨切術による移動を創外固定器により行う場合，K 444下顎骨形成術及びK 444-2下顎骨延長術については先天性の第1第2鰓弓症候群，トリーチャー・コリンズ症候群等にみられる小顎症の患者に対して骨形成術又は骨延長術を行う際に創外固定器を用いた場合に算定する。

K 933　イオントフォレーゼ加算　　45点

　　注　区分番号K 300及びK 309に掲げる手術に
　　　　当たって，イオントフォレーゼを使用した
　　　　場合に算定する。

K 934　副鼻腔手術用内視鏡加算　　1,000点

　　注　区分番号K 350，K 352，K 352-3，K
　　　　362-2及びK 365に掲げる手術に当たって，
　　　　内視鏡を使用した場合に算定する。

K 934-2　副鼻腔手術用骨軟部組織切除機器加算
　　　　　　　　　　　　　　　　　　　1,000点

　　注　区分番号K 340-3からK 340-7まで及びK
　　　　350からK 365までに掲げる手術に当たっ
　　　　て，副鼻腔手術用骨軟部組織切除機器を使
　　　　用した場合に算定する。

K 935　止血用加熱凝固切開装置加算　　700点

　　注　区分番号K 476に掲げる手術に当たって，
　　　　止血用加熱凝固切開装置を使用した場合に
　　　　算定する。

K 936　自動縫合器加算　　2,500点

　　注1　区分番号K 488-4，K 511，K 513，K
　　　　514からK 514-6まで，K 517，K 522-3，
　　　　K 524-2，K 524-3，K 525，K 529からK
　　　　529-3まで，K 529-5，K 531からK 532-2
　　　　まで，K 594の3及び4（ハを除く。），
　　　　K 645，K 645-2，K 654-3，K 655，K
　　　　655-2，K 655-4，K 655-5，K 656-2，K
　　　　657，K 657-2，K 662，K 662-2，K 674，
　　　　674-2，K 675の2からK 675の5まで，
　　　　K 677，K 677-2，K 680，K 684-2，K 695
　　　　の4からK 695の7まで，K 695-2の4か
　　　　らK 695-2の6まで，K 696，K 697-4，K
　　　　700からK 700-4まで，K 702からK 703-2
　　　　まで，K 704，K 705の2，K 706，K 709-2
　　　　からK 709-5まで，K 711-2，K 716からK
　　　　716-6まで，K 719からK 719-3まで，K
　　　　719-5，K 732の2，K 735，K 735-3，K
　　　　735-5，K 739，K 739-3，K 740，K 740-2，
　　　　K 779-3，K 803からK 803-3まで並びにK
　　　　817の3に掲げる手術に当たって，自動
　　　　縫合器を使用した場合に算定する。

　　　2　区分番号K 552，K 552-2，K 554，K 555，
　　　　K 557からK 557-3まで，K 560，K 594の
　　　　3及びK 594の4のロに掲げる手術に当
　　　　たって左心耳閉塞用クリップを使用した
　　　　場合に算定する。

K 936-2　自動吻合器加算　　5,500点

◇　当該加算を算定した場合，麻酔料は別に算定できない。

◇　副鼻腔手術用骨軟部組織切除機器加算について

(1)　K 934副鼻腔手術用内視鏡加算と併せて算定できる。

(2)　両側に使用した場合であっても一連として所定点数は1回に限り算
　　定する。

◇　自動縫合器加算について

(1)　K 514-3，K 514-5，K 594の「3」並びに「4」の「イ」及び「ロ」，
　　K 674，K 674-2，K 675の「2」からK 675の「5」まで，K 677，K
　　677-2，K 680，K 684-2，K 696，K 705の「2」，K 706，K 716-3，K
　　716-5及びK 779-3に掲げる手術に当たって自動縫合器を使用した場合
　　は，2個を限度として当該加算点数に使用個数を乗じて得た点数を加
　　算する。

(2)　K 524-2，K 654-3，K 655，K 662，K 662-2，K 695の「4」からK
　　695の「7」まで，K 695-2の「4」からK 695-2の「6」まで，K
　　697-4，K 700-2，K 700-3，K 709-2からK 709-5まで，K 711-2，K
　　732の「2」，K 739及びK 739-3に掲げる手術に当たって自動縫合器を
　　使用した場合は，3個を限度として当該加算点数に使用個数を乗じて
　　得た点数を加算する。

(3)　K 488-4，K 522-3，K 525，K 529の「3」，K 529-5，K 531，K 645，
　　K 645-2，K 655-4，K 655-5，K 657-2，K 700，K 700-4，K 702からK
　　703-2まで，K 704，K 716-4，K 716-6，K 719からK 719-3まで，K
　　735，K 735-3，K 740及びK 740-2に掲げる手術に当たって自動縫合器
　　を使用した場合は，4個を限度として当該加算点数に使用個数を乗じ
　　て得た点数を加算する。

(4)　K 655-2，K 657（「3」を除く。），K 803からK 803-3まで及びK 817
　　の「3」に掲げる手術に当たって自動縫合器を使用した場合は，5個
　　を限度として当該加算点数に使用個数を乗じて得た点数を加算する。

(5)　K 511，K 513，K 514，K 514-2の「1」，K 514-4，K 514-6，K
　　656-2，K 716及びK 716-2に掲げる手術に当たって自動縫合器を使用
　　した場合は，6個を限度として当該加算点数に使用個数を乗じて得た
　　点数を加算する。

(6)　K 514-2の「2」，K 514-2の「3」，K 529の「1」，K 529の「2」，
　　K 529-2，K 529-3及びK 735-5に掲げる手術に当たって自動縫合器を
　　使用した場合は，8個を限度として当該加算点数に使用個数を乗じて
　　得た点数を加算する。

(7)　K 552，K 552-2，K 554，K 555，K 557，K 557-2，K 557-3，K
　　560，K 594の「3」及びK 594の「4」の「ロ」に掲げる手術に当たっ
　　て左心耳閉塞用クリップを使用した場合は，1個を限度として本区分
　　の所定点数を算定する。

◇　K 655-4，K 655-5，K 657及びK 657-2に掲げる手術に当たって自動

K

手術

手術医療機器等加算

注 区分番号K522-3，K525，K529からK
529-3まで，K529-5，K531からK532-2ま
で，K645，K645-2，K655，K655-2，K
655-4，K655-5，K657，K657-2，K702，
K703，K719の3，K719-2の2，K719-3，
K732の2のイ，K732-2，K739，K740，
K740-2，K803からK803-3まで及びK817
の3に掲げる手術に当たって，自動吻合器
を使用した場合に算定する。

K936-3 微小血管自動縫合器加算　2,500点

注 区分番号K017及びK020に掲げる手術に
当たって，微小血管自動縫合器を使用した
場合に算定する。

K937 心拍動下冠動脈，大動脈バイパス移植術用機器加算　30,000点

注 区分番号K552-2に掲げる手術に当たっ
て，心拍動下冠動脈，大動脈バイパス移植
術用機器を使用した場合に算定する。

K937-2 術中グラフト血流測定加算　2,500点

注 手術に当たって，機器を用いてグラフト
血流を測定した場合に算定する。

K938 体外衝撃波消耗性電極加算　3,000点

注 区分番号K678及びK768に掲げる手術に
当たって，消耗性電極を使用した場合に算
定する。

K939 画像等手術支援加算

1 ナビゲーションによるもの　2,000点
注 区分番号K055-2，K055-3，K080の1，
K081の1，K082の1，K082-3の1，
K131-2，K134-2，K136，K140からK
141-2まで，K142（6を除く。），K142-2
の1及び2のイ，K142-3，K151-2，K
154-2，K158，K161，K167，K169か
らK172まで，K174の1，K191からK
193まで，K235，K236，K313，K
314，K340-3からK340-7まで，K342，
K343，K343-2の2，K350からK365ま
で，K511の2，K513の2からK513の
4まで，K514の2，K514-2の2，K
695，K695-2並びにK697-4に掲げる手
術に当たって，ナビゲーションによる支
援を行った場合に算定する。
2 実物大臓器立体モデルによるもの
2,000点
注 区分番号K055-2，K055-3，K136，
K142の6，K142-2，K151-2，K162，
K180，K227，K228，K236，K237，
K313，K314の2，K406の2，K427，
K427-2，K429，K433，K434及びK
436からK444-2までに掲げる手術に当
たって，実物大臓器立体モデルによる支

吻合器を使用した場合は2個を限度として，それ以外の手術にあって
は1個を限度として当該加算点数に使用個数を乗じて得た点数を加算
する。

◇ 四肢（手，足，指（手，足）を含む。）以外の部位において，K017
遊離皮弁術（顕微鏡下血管柄付きのもの）又はK020自家遊離複合組
織移植術（顕微鏡下血管柄付きのもの）を行う際に，微小静脈の縫合
のために微小血管自動縫合器を用いた場合に算定する。なお，この場
合において，2個を限度として当該加算点数に微小血管自動縫合器用
カートリッジの使用個数を乗じて得た点数を加算する。

◇ 冠動脈血行再建術，四肢の血管移植術又はバイパス移植術に当たっ
て超音波トランジットタイム法又は高解像度心外膜超音波法により，
グラフトの血流を術中に測定した場合に算定する。
◇ 「消耗性電極」とは，1回又は2回以上の使用により消耗し，交換
が必要となる電極をいう。なお，この加算は一連の手術について1回
のみ算定する。

◇ 画像等手術支援加算について
(1) 当該技術の補助により手術が行われた場合に算定するものであり，
当該技術が用いられた場合であっても，手術が行われなかった場合は
算定できない。
(2) 「ナビゲーションによるもの」とは，手術前又は手術中に得た画像
を3次元に構築し，手術の過程において，3次元画像と術野の位置関
係をリアルタイムにコンピューター上で処理することで，手術を補助
する目的で用いることをいう。
(3) 「実物大臓器立体モデルによるもの」とは，手術前に得た画像等に
より作成された実物大臓器立体モデルを，手術を補助する目的で用い
ることをいう。
(4) 「患者適合型手術支援ガイドによるもの」とは，手術前に得た画像
等により作成された実物大の患者適合型手術支援ガイドとして薬事承
認を得ている医療機器を，人工膝関節置換術若しくは再置換術，下顎
骨部分切除術，下顎骨離断術，下顎骨悪性腫瘍手術又は下顎骨形成術
を補助する目的で用いることをいう。

K
手術
手術医療機器等加算

援を行った場合に算定する。
3　患者適合型手術支援ガイドによるもの
2,000点
注　区分番号K082，K082-3，K437から
K439まで及びK444に掲げる手術に当
たって，患者適合型手術支援ガイドによ
る支援を行った場合に算定する。

K939-2　術中血管等描出撮影加算　　500点
注　手術に当たって，血管や腫瘍等を確認す
るために薬剤を用いて，血管撮影を行った
場合に算定する。

K939-3　人工肛門・人工膀胱造設術前処置加算
450点
注　別に厚生労働大臣が定める施設基準に適
合しているものとして地方厚生局長等に届
け出た保険医療機関において，手術の前に
療養上の必要性を踏まえ，人工肛門又は人
工膀胱を設置する位置を決めた場合に算定
する。

K939-4　削除

K939-5　胃瘻造設時嚥下機能評価加算　2,500点
注1　区分番号K664に掲げる手術に当たっ
て，嚥下機能評価等を実施した場合に算
定する。
2　別に厚生労働大臣が定める施設基準に
適合しているものとして**地方厚生局長等
に届け出た保険医療機関以外の保険医療
機関**において実施される場合は，**所定点
数の100分の80に相当する点数**により算
定する。

◇　脳神経外科手術，冠動脈血行再建術，K017遊離皮弁術（顕微鏡下
血管柄付きのもの）の「1」，K476-3動脈（皮）弁及び筋（皮）弁を
用いた乳房再建術（乳房切除術），K695肝切除術の「2」から「7」
まで，K695-2腹腔鏡下肝切除術の「2」から「6」まで又はK803膀
胱悪性腫瘍手術の「6」においてインドシアニングリーン若しくはア
ミノレブリン酸塩酸塩を用いて，蛍光測定等により血管や腫瘍等を確
認した際又は手術において消化管の血流を確認した際に算定する。な
お，単にX線用，超音波用又はMRI用の造影剤を用いたのみでは算
定できない。
◇　人工肛門等造設後の合併症等の予防のため，術前の画像診断や触診
等により，腹直筋の位置を確認した上で，適切な造設部位に術前に印
をつけるなどの処置を行うことをいい，人工肛門又は人工膀胱のケア
に従事した経験を5年以上有する看護師等であって，人工肛門又は人
工膀胱のケアにかかる適切な研修を修了したものが，手術を実施する
医師とともに，術前に実施した場合に算定する。

◇　胃瘻造設時嚥下機能評価加算について
(1)　胃瘻造設前に嚥下造影又は内視鏡下嚥下機能検査による嚥下機能評
価を実施し，その結果に基づき，当該保険医療機関に配置されている
医師が胃瘻造設の必要性，今後の摂食機能療法の必要性及び方法，胃
瘻抜去又は閉鎖の可能性等について患者又はその家族等に十分に説明
及び相談を行った上で胃瘻造設術を実施した場合に算定する。
(2)　内視鏡下嚥下機能検査による嚥下機能評価を実施する場合（他の保
険医療機関で内視鏡下嚥下機能検査を実施する場合を含む。）は，関
連学会等が実施する所定の研修を修了した者が実施する。
(3)　他の保険医療機関において嚥下造影による嚥下機能評価を実施した
場合又は内視鏡下嚥下機能検査（関連学会等が実施する所定の研修を
修了した者が実施する場合に限る。）による嚥下機能評価を実施した
場合は，当該評価を実施した保険医療機関において，その結果を患者
又はその家族等に十分に説明するとともに，胃瘻造設術を実施する保
険医療機関に情報提供する。また，胃瘻造設術を実施する保険医療機
関と嚥下機能評価を実施した保険医療機関とが異なる場合の診療報酬
の請求は，胃瘻造設を行った保険医療機関で行い，診療報酬の分配は
相互の合議に委ねる。
(4)　嚥下機能評価の結果及び患者又はその家族等に対する説明の要点を
診療録に記載する。
(5)　嚥下造影又は内視鏡下嚥下機能検査の実施日を診療報酬明細書の摘
要欄に記載する。
(6)　当該加算を算定した場合であっても，E003の「7」嚥下造影及び
D298-2内視鏡下嚥下機能検査は別に算定できる。
(7)　別に厚生労働大臣が定める施設基準に適合しているものとして地方
厚生（支）局長に届け出た保険医療機関以外の保険医療機関において
実施される場合は，所定点数の100分の80に相当する点数により算定
する。

K939-6　凍結保存同種組織加算　81,610点

注　別に厚生労働大臣が定める施設基準に適
合しているものとして地方厚生局長等に届
け出た保険医療機関において，心臓，大血
管，肝臓，胆道又は膵臓の手術に当たって，
凍結保存された同種組織である心臓弁又は
血管を用いた場合に算定する。

K939-7　レーザー機器加算

1	レーザー機器加算1	**50点**
2	レーザー機器加算2	**100点**
3	レーザー機器加算3	**200点**

注1　別に厚生労働大臣が定める施設基準に
適合しているものとして地方厚生局長等
に届け出た保険医療機関において，レー
ザー照射により手術を行った場合に算定
する。

2　1については，区分番号K406（1に
限る。），K413（1に限る。），K421（1
に限る。），K423（1に限る。）及びK
448に掲げる手術に当たって，レーザー
手術装置を使用した場合に算定する。

3　2については，区分番号K413（2に限
る。）に掲げる手術に当たって，レーザー
手術装置を使用した場合に算定する。

4　3については，区分番号K406（2に
限る。），K409，K411，K421（2に限る。），
K423（2に限る。），K451及びK452に
掲げる手術に当たって，レーザー手術装
置を使用した場合に算定する。

K939-8　超音波切削機器加算　1,000点

注　区分番号K443，K444及びK444-2に掲
げる手術に当たって，超音波切削機器を使
用した場合に算定する。

K939-9　切開創局所陰圧閉鎖処置機器加算
5,190点

◇　凍結保存同種組織加算について

(1)　K555，K555-3，K557，K557-4，K558，K560，K566，K567，
K570，K580からK587まで，K614，K623，K642，K643，K675の
「2」から「5」まで，K677-2，K695，K697-5，K697-7，K702の
「4」，K703の「4」及びK704に掲げる手術に当たって，凍結保存さ
れた同種組織である心臓弁又は血管を用いた場合に限り算定する。

(2)　日本組織移植学会が作成した「ヒト組織を利用する医療行為の安全
性確保・保存・使用に関するガイドライン」を遵守した場合に限り算
定する。

(3)　組織適合性試験及び同種組織を採取及び保存するために要する全て
の費用は，所定点数に含まれ別に算定できない。

(4)　日本組織移植学会が認定した組織バンクにおいて適切に採取，加工
及び保存された非生体の同種組織である，生体弁又は血管を使用した
場合に限り算定できる。なお，組織移植を行った保険医療機関と組織
移植に用いた組織を採取等した保険医療機関とが異なる場合の診療報
酬の請求については，組織移植を行った保険医療機関で行うものとし，
当該診療報酬の分配は相互の合議に委ねる。

◇　レーザー機器加算について

レーザー機器加算は，口腔内の軟組織の切開，止血，凝固及び蒸散が
可能なものとして保険適用されている機器を使用して「注2」から「注
4」までに掲げる手術を行った場合に算定する。なお，「通則14」に規
定する「同一手術野又は同一病巣につき，2以上の手術を同時に行った
場合」に該当しない2以上の手術を算定した場合はそれぞれの手術にお
いて算定する。

◇　切開創局所陰圧閉鎖処置機器加算について

(1)　切開創局所陰圧閉鎖処置機器加算は，滲出液を持続的に除去し，切
開創手術部位感染のリスクを低減させる目的のみで薬事承認を得てい
る医療機器を，術後縫合創に対して使用した場合に算定する。

(2)　切開創局所陰圧閉鎖処置機器加算の算定対象となる患者は，A301
特定集中治療室管理料，A301-3脳卒中ケアユニット入院医療管理料，
A301-4小児特定集中治療室管理料，A302新生児特定集中治療室管理
料又はA303総合周産期特定集中治療室管理料を算定する患者であっ
て，次に掲げる患者である。なお，次に掲げる患者のいずれに該当す
るかを診療報酬明細書の摘要欄に詳細に記載すること。

　ア　ＢＭＩが30以上の肥満症の患者
　イ　糖尿病患者のうち，ヘモグロビンA1c（HbA1c）がＪＤＳ値で6.6%
　　以上（ＮＧＳＰ値で7.0%以上）の者
　ウ　ステロイド療法を受けている患者
　エ　慢性維持透析患者
　オ　免疫不全状態にある患者
　カ　低栄養状態にある患者
　キ　創傷治癒遅延をもたらす皮膚疾患又は皮膚の血流障害を有する患
　　者
　ク　手術の既往がある者に対して，同一部位に再手術を行う患者
(3)　(2)以外の患者に対して当該機器を使用した場合は，当該機器に係る
　　費用はそれぞれの手術の所定点数に含まれ，本加算は算定できない。

第4節　薬　剤　料

区分

K 940　薬剤　薬価が15円を超える場合は，薬価
　　　　から15円を控除した額を10円で除
　　　　して得た点数につき１点未満の端
　　　　数を切り上げて得た点数に１点を
　　　　加算して得た点数とする。
　注1　薬価が15円以下である場合は，算定し
　　　ない。
　　2　使用薬剤の薬価は，別に厚生労働大臣
　　　が定める。

第5節　特定保険医療材料料

区分

K 950　特定保険医療材料　材料価格を10円で除
　　　　　　　　　　　　　して得た点数
　注　使用した特定保険医療材料の材料価格
　　は，別に厚生労働大臣が定める。

第11部 麻 酔

通 則

1 麻酔の費用は，第1節及び第2節の各区分の所定点数により算定する。ただし，麻酔に当たって，薬剤又は別に厚生労働大臣が定める保険医療材料（以下この部において「**特定保険医療材料**」という。）を使用した場合は，第1節及び第2節の各区分の所定点数に第3節又は第4節の所定点数を合算した点数により算定する。

2 未熟児，新生児（未熟児を除く。），乳児又は1歳以上3歳未満の幼児に対して麻酔を行った場合は，**未熟児加算**，**新生児加算**，**乳児加算**又は**幼児加算**として，当該麻酔の所定点数にそれぞれ**所定点数の100分の200，100分の200，100分の50又は100分の20に相当する点数**を加算する。

3 入院中の患者以外の患者に対し，緊急のために，休日に手術を行った場合又はその開始時間が保険医療機関の表示する**診療時間以外の時間**若しくは**深夜**である手術を行った場合の麻酔料及び神経ブロック料は，それぞれ**所定点数の100分の80又は100分の40若しくは100分の80に相当する点数**を加算した点数により算定し，**入院中の患者**に対し，緊急のために，休日に手術を行った場合又はその開始時間が深夜である手術を行った場合の麻酔料及び神経ブロック料は，それぞれ**所定点数の100分の80に相当する点数**を加算した点数により算定する。ただし，区分番号A000に掲げる初診料の注7のただし書に規定する保険医療機関にあっては，入院中の患者以外の患者に対し，同注のただし書に規定する厚生労働大臣が定める時間に手術を開始した場合に限り，**所定点数の100分の40に相当する点数**を加算した点数により算定する。

4 同一の目的のために2以上の麻酔を行った場合の麻酔料及び神経ブロック料は，主たる麻酔の所定点数のみにより算定する。

5 第1節に掲げられていない麻酔であって特殊なものの費用は，同節に掲げられている麻酔のうちで最も近似する麻酔の各区分の所定点数により算定する。

6 第1節に掲げられていない表面麻酔，浸潤麻酔又は簡単な伝達麻酔の費用は，薬剤を使用したときに限り，第3節の所定点数のみにより算定する。

◇ 通則

(1) 血圧降下等当然予測される副作用等を防止するための注射，麻酔の前処置として行われる麻薬並びに鎮静剤等の注射及び投薬に要する費用については，第3節薬剤料の規定に基づき薬価基準の定めるところにより算定できる。

(2) 麻酔の術中に起こる偶発事故に対する処置（酸素吸入，人工呼吸）及び注射（強心剤等）等の費用は，別に算定することができる。ただし，L008マスク又は気管内挿管による閉鎖循環式全身麻酔の場合は，J024酸素吸入及びJ045人工呼吸は算定できない。

(3) 検査，画像診断，処置又は手術に当たって，麻酔が前処置と局所麻酔のみによって行われる場合には，麻酔の手技料は検査料，画像診断料，処置料又は手術料に含まれ，算定できない。ただし，薬剤を使用した場合は，各部の薬剤料の規定に基づき薬価基準の定めるところにより算定できる。

(4) 麻酔法の選択については，保険診療の原則に従い，経済面にも考慮を払いつつ，必要に応じ妥当適切な方法を選択することが必要である。なお，特に規定するものについては，当該規定に従い適切に行う。

(5) 第1節及び第2節に掲げる麻酔法（1つに限る。）を別の麻酔の補助麻酔，強化麻酔又は前処置として行った場合の麻酔料は，主たる麻酔法の所定点数のみを算定する。この場合，当該一連の麻酔に使用された全ての薬剤については薬剤料として算定できる。
　なお，手術中において他の麻酔法を追加併用した場合も同様に算定する。

(6) 「通則」の麻酔料又は神経ブロック料の所定点数とは，麻酔料又は神経ブロック料の節に掲げられた点数及び各「注」に規定する加算（酸素又は窒素を使用した場合の加算を除く。）の合計をいい，「通則」の加算点数は含まない。

(7) 「通則2」の加算及び「通則3」の加算は，第1節麻酔料（麻酔管理料を除く。）又は第2節神経ブロック料について適用され，第3節薬剤料については適用されない。この場合，麻酔に要する費用は，麻酔料及び神経ブロック料の所定点数に各通則の加算を加えた点数並びに薬剤料の合計点数により算定する。

(8) 「通則2」の未熟児加算は，出生時体重が2,500グラム未満の新生児に対し，出生後90日以内に麻酔が行われた場合に限り算定できる。

(9) 「通則3」の休日加算，時間外加算又は深夜加算（本項において「時間外加算等」という。）の取扱いは，次に掲げるものの他，A000初診料の時間外加算等と同様である。なお，A000初診料の「注9」又はA001再診料の「注7」に規定する夜間・早朝等加算を算定する初診又は再診において実施された麻酔については算定できない。
　ア　麻酔料
　　時間外加算等が算定できる緊急手術に伴う麻酔に限り算定できる。
　イ　神経ブロック料
　　緊急やむを得ない理由により時間外加算等が算定できる時間に行われた場合に算定できる。

(10) 麻酔料に掲げられていない麻酔であって特殊なものの費用は，その都度当局に内議し，最も近似する麻酔として準用が通知された算定方法により算定する。

L
麻酔

第1節　麻　酔　料

区分

L 000　迷もう麻酔　　　　　　　　　　**31点**

◇　迷もう麻酔とは，吸入麻酔であって，実施時間が10分未満のものをいう。なお，迷もう麻酔の実施時間は，麻酔薬の吸入を最初に行った時間を開始時間とし，検査，画像診断，処置又は手術が終了した時点を終了時間とする。

※　ガス麻酔器を使用する10分未満の麻酔は，本区分により算定する。なお，ガス麻酔器を使用する麻酔の実施時間は，麻酔器を患者に接続した時間を開始時間とし，当該麻酔器から離脱した時間を終了時間とする。

L 001　筋肉注射による全身麻酔，注腸による麻酔　　　　　　　　　　　　　　**120点**

L 001-2　静脈麻酔

1　短時間のもの　　　　　　　　　　**120点**

2　十分な体制で行われる長時間のもの（単純な場合）　　　　　　　　　　　　**600点**

3　十分な体制で行われる長時間のもの（複雑な場合）　　　　　　　　　　　**1,100点**

注1　3歳以上6歳未満の幼児に対して静脈麻酔を行った場合は，**幼児加算**として，所定点数にそれぞれ**所定点数の100分の10に相当する点数**を加算する。

2　3については，静脈麻酔の実施時間が2時間を超えた場合は，**麻酔管理時間加算**として，**100点**を所定点数に加算する。

◇　静脈麻酔について

(1)　静脈注射用麻酔剤を用いた全身麻酔であり，意識消失を伴うものをいう。

(2)　「1」は，静脈麻酔の実施の下，検査，画像診断，処置又は手術が行われた場合であって，麻酔の実施時間が10分未満の場合に算定する。

(3)　「2」及び「3」は，静脈注射用麻酔剤を用いた全身麻酔を10分以上行った場合であって，L 008マスク又は気管内挿管による閉鎖循環式全身麻酔以外の静脈麻酔が行われた場合に算定する。ただし，安全性の観点から，呼吸抑制等が起きた場合等には速やかにマスク又は気管内挿管による閉鎖循環式全身麻酔に移行できる十分な準備を行った上で，医療機器等を用いて十分な監視下で行わなければならない。

(4)　「3」に規定する複雑な場合とは，常勤の麻酔科医が専従で当該麻酔を実施した場合をいう。

(5)　静脈麻酔の実施時間は，静脈注射用麻酔剤を最初に投与した時間を開始時間とし，当該検査，画像診断，処置又は手術が終了した時間を終了時間とする。

(6)　「注1」における所定点数とは，「注2」における加算点数を合算した点数をいう。

L 002　硬膜外麻酔

1　頸・胸部　　　　　　　　　　　**1,500点**

2　腰部　　　　　　　　　　　　　　**800点**

3　仙骨部　　　　　　　　　　　　　**340点**

注　実施時間が2時間を超えた場合は，**麻酔管理時間加算**として，30分又はその端数を増すごとに，それぞれ**750点，400点，170点**を所定点数に加算する。

L 003　硬膜外麻酔後における局所麻酔剤の持続的注入（1日につき）（**麻酔当日を除く。**）
　　　　　　　　　　　　　　　　　　80点

注　精密持続注入を行った場合は，**精密持続注入加算**として，1日につき**80点**を所定点数に加算する。

L 004　脊椎麻酔　　　　　　　　　　　**850点**

注　実施時間が2時間を超えた場合は，**麻酔管理時間加算**として，30分又はその端数を増すごとに，**128点**を所定点数に加算する。

L 005　上・下肢伝達麻酔　　　　　　　**170点**

◇　第12胸椎と第1腰椎の間より硬膜外針を刺入した場合は「1」で算定する。

◇　第5腰椎と第1仙椎の間より硬膜外針を刺入した場合は「2」で算定する。

◇　実施時間は，硬膜外腔に当該麻酔を施行するために局所麻酔剤を注入した時点を開始時間とし，当該検査，画像診断，処置又は手術の終了した時点を終了時間として計算する。

◇　精密持続注入とは，自動注入ポンプを用いて1時間に10mL以下の速度で局所麻酔剤を注入するものをいう。

◇　実施時間は，くも膜下腔に局所麻酔剤を注入した時点を開始時間とし，当該検査，画像診断，処置又は手術の終了した時点を終了時間として計算する。

◇　上・下肢伝達麻酔について

L

麻酔

L 006　球後麻酔及び顔面・頭頸部の伝達麻酔
　（瞬目麻酔及び眼輪筋内浸潤麻酔を含む。）

　　　　　　　　　　　　　　　　　　　150点

L 007　開放点滴式全身麻酔　　　　310点

L 008　マスク又は気管内挿管による閉鎖循環式
　全身麻酔

1　人工心肺を用い低体温で行う心臓手術，
　区分番号K 552-2に掲げる冠動脈，大動脈
　バイパス移植術（人工心肺を使用しないも
　の）であって低体温で行うものが行われる
　場合又は分離肺換気及び高頻度換気法が併
　施される麻酔の場合
　　イ　別に厚生労働大臣が定める麻酔が困難
　　　な患者に行う場合　　　　　24,900点
　　ロ　イ以外の場合　　　　　　18,200点
2　坐位における脳脊髄手術，人工心肺を用
　いる心臓手術（低体温で行うものを除く。）
　若しくは区分番号K 552-2に掲げる冠動脈，
　大動脈バイパス移植術（人工心肺を使用し
　ないもの）（低体温で行うものを除く。）が
　行われる場合又は低体温麻酔，分離肺換気
　による麻酔若しくは高頻度換気法による麻
　酔の場合（1に掲げる場合を除く。）
　　イ　別に厚生労働大臣が定める麻酔が困難
　　　な患者に行う場合　　　　　16,720点
　　ロ　イ以外の場合　　　　　　12,190点
3　1若しくは2以外の心臓手術が行われる
　場合又は伏臥位で麻酔が行われる場合（1
　又は2に掲げる場合を除く。）
　　イ　別に厚生労働大臣が定める麻酔が困難
　　　な患者に行う場合　　　　　12,610点
　　ロ　イ以外の場合　　　　　　 9,170点
4　腹腔鏡を用いた手術若しくは検査が行わ
　れる場合又は側臥位で麻酔が行われる場合
　（1から3までに掲げる場合を除く。）
　　イ　別に厚生労働大臣が定める麻酔が困難
　　　な患者に行う場合　　　　　 9,130点
　　ロ　イ以外の場合　　　　　　 6,610点
5　その他の場合
　　イ　別に厚生労働大臣が定める麻酔が困難
　　　な患者に行う場合　　　　　 8,300点
　　ロ　イ以外の場合　　　　　　 6,000点

(1)　上肢伝達麻酔は，検査，画像診断，処置又は手術のために腕神経叢
　の麻酔を行った場合に算定する。
(2)　下肢伝達麻酔は，検査，画像診断，処置又は手術のために少なくと
　も坐骨神経及び大腿神経の麻酔を行った場合に算定する。
◇　球後麻酔と顔面伝達麻酔を同時に行った場合は，主たるもののみで
　算定し，重複して算定できない。

※　ガス麻酔器を使用する10分以上20分未満の麻酔は，本区分により算
　定する。なお，ガス麻酔器を使用する麻酔の実施時間は，麻酔器に接
　続した時間を開始時間とし，当該麻酔器から離脱した時間を終了時間
　とする。

◇　マスク又は気管内挿管による閉鎖循環式全身麻酔について
(1)　「麻酔が困難な患者」とは，以下に掲げるものをいい，麻酔前の状
　態により評価する。
　ア　心不全（NYHAⅢ度以上のものに限る。）の患者
　イ　狭心症（CCS分類Ⅲ度以上のものに限る。）の患者
　ウ　心筋梗塞（発症後3月以内のものに限る。）の患者
　エ　大動脈閉鎖不全，僧帽弁閉鎖不全又は三尖弁閉鎖不全（いずれも
　　中等度以上のものに限る。）の患者
　オ　大動脈弁狭窄（経大動脈弁血流速度4 m/秒以上，大動脈弁平均圧
　　較差40mmHg以上又は大動脈弁口面積1 cm²以下のものに限る。）又
　　は僧帽弁狭窄（僧帽弁口面積1.5cm²以下のものに限る。）の患者
　カ　植込型ペースメーカー又は植込型除細動器を使用している患者
　キ　先天性心疾患（心臓カテーテル検査により平均肺動脈圧25mmHg
　　以上であるもの又は，心臓超音波検査によりそれに相当する肺高血
　　圧が診断されているものに限る。）の患者
　ク　肺動脈性肺高血圧症（心臓カテーテル検査により平均肺動脈圧25
　　mmHg以上であるもの又は，心臓超音波検査によりそれに相当する
　　肺高血圧が診断されているものに限る。）の患者
　ケ　呼吸不全（動脈血酸素分圧60mmHg未満又は動脈血酸素分圧・吸入
　　気酸素分圧比300未満のものに限る。）の患者
　コ　換気障害（1秒率70％未満かつ肺活量比70％未満のものに限る。）
　　の患者
　サ　気管支喘息（治療が行われているにもかかわらず，中発作以上の
　　発作を繰り返すものに限る。）の患者
　シ　糖尿病（HbA1cがJDS値で8.0％以上（NGSP値で8.4％以
　　上），空腹時血糖160mg/dL以上又は食後2時間血糖220mg/dL以上
　　のものに限る。）の患者
　ス　腎不全（血清クレアチニン値4.0mg/dL以上のものに限る。）の患
　　者
　セ　肝不全（Child-Pugh分類B以上のものに限る。）の患者
　ソ　貧血（Hb6.0g/dL未満のものに限る。）の患者
　タ　血液凝固能低下（PT-INR2.0以上のものに限る。）の患者
　チ　DICの患者
　ツ　血小板減少（血小板5万/uL未満のものに限る。）の患者
　テ　敗血症（SIRSを伴うものに限る。）の患者
　ト　ショック状態（収縮期血圧90mmHg未満のものに限る。）の患者
　ナ　完全脊髄損傷（第5胸椎より高位のものに限る。）の患者
　ニ　心肺補助を行っている患者
　ヌ　人工呼吸を行っている患者
　ネ　透析を行っている患者
　ノ　大動脈内バルーンパンピングを行っている患者
　ハ　BMI35以上の患者

L
麻酔

(2) (1)の場合に該当し，本区分「1」から「5」までの「イ」に掲げる点数により算定する場合にあっては，(1)のアからハまでの中から該当する状態を診療報酬明細書の摘要欄に記載する。

(3) 麻酔の種類等について

ア 「心臓手術」とは，開胸式心大血管手術をいう。

イ 「高頻度換気法」とは，特殊な換気装置を使用し，1回換気量を少なくし，換気回数を著しく増加させた換気法をいう。なお，この場合の「換気回数」は概ね1分間に60回以上である。

ウ 「低体温麻酔」は，重度脳障害患者への治療的低体温では算定できない。

(4) 麻酔の種類等における実施時間について

ア 「低体温麻酔」については，クーリングを開始した時点から復温する時点までをいう。

イ 「高頻度換気法による麻酔」については，特殊な換気装置を作動させた時点から終了させた時点までをいう。

ウ 「人工心肺を使用した麻酔」については，人工心肺装置に接続し装置を動かし始めた時点から装置を停止した時点までをいう。

(5) 本区分について「通則3」の加算を算定する場合の所定点数は，「注2」，「注4」，「注5」及び「注7」による加算を含む。

(6) 体温（深部体温を含む）測定の検査に要する費用は本区分の所定点数に含まれ，別に算定できない。

(7) D223経皮的動脈血酸素飽和度測定又はD224終末呼気炭酸ガス濃度測定に要する費用は所定点数に含まれ，本区分の所定点数を算定した同一日においては，麻酔の前後にかかわらず，経皮的動脈血酸素飽和度測定及び終末呼気炭酸ガス濃度測定は別に算定できない。

(8) 閉鎖循環式麻酔装置による人工呼吸を手術直後に引き続いて行う場合には，本区分の所定点数に含まれ，別に算定できない。また，半閉鎖式循環麻酔器による人工呼吸についても，閉鎖循環式麻酔装置による人工呼吸と同様の取扱いとする。

※ ガス麻酔器を使用する閉鎖式・半閉鎖式等の全身麻酔を20分以上実施した場合は，本区分により算定する。

※ 流量計を装置した酸素ボンベ及びエーテル蒸発装置を使用し，気管内チューブ挿入吹送法又はノンレブリージングバルブを使用して麻酔を維持した場合は本区分により算定できる。

※ 静脈注射用麻酔剤を用いて全身麻酔を実施した場合であって，マスク又は気管内挿管による酸素吸入又は酸素・亜酸化窒素混合ガス吸入と併用する場合は，20分以上実施した場合は，本区分により算定する。

◆ 厚生労働大臣が定める麻酔が困難な患者

次の患者であって，麻酔が困難なもの

心不全の患者
冠動脈疾患の患者
弁膜症の患者
不整脈の患者
先天性心疾患の患者
肺動脈性肺高血圧症の患者
呼吸不全の患者
呼吸器疾患の患者
糖尿病の患者
腎不全の患者
肝不全の患者
血球減少の患者
血液凝固異常の患者
出血傾向のある患者

敗血症の患者

神経障害の患者

ＢＭＩが35以上の患者

注1　一の当該全身麻酔において複数の項目
　　　に係る手術等が行われる場合には，最も
　　　高い点数の項目により算定する。

◇　複数の点数に分類される麻酔や手術が一の全身麻酔の中で行われる
　　場合においては，行われた麻酔の中で最も高い点数のものを算定する。
　　なお，ここでいう一の全身麻酔とは，当該麻酔を行うために閉鎖循環
　　式全身麻酔器を接続した時点を開始とし，患者が麻酔器から離脱した
　　時点を終了とする麻酔をいう。

2　全身麻酔の実施時間が２時間を超えた
　　場合は，麻酔管理時間加算として，30分
　　又はその端数を増すごとに，次に掲げる
　　点数を所定点数に加算する。
　　イ　1に掲げる項目に係る手術等により
　　　　実施時間が２時間を超えた場合
　　　　　　　　　　　　　　　　　1,800点
　　ロ　2に掲げる項目に係る手術等により
　　　　実施時間が２時間を超えた場合
　　　　　　　　　　　　　　　　　1,200点
　　ハ　3に掲げる項目に係る手術等により
　　　　実施時間が２時間を超えた場合　900点
　　ニ　4に掲げる項目に係る手術等により
　　　　実施時間が２時間を超えた場合　660点
　　ホ　5に掲げる項目に係る手術等により
　　　　実施時間が２時間を超えた場合　600点

◇　時間加算について

(1)　実施時間は，当該麻酔を行うために閉鎖循環式全身麻酔器を患者に
　　接続した時点を開始時間とし，患者が当該麻酔器から離脱した時点を
　　終了時間とする。なお，これ以外の観察等の時間は実施時間に含めな
　　い。

(2)　当該麻酔の開始時間及び終了時間を麻酔記録に記載する。

(3)　複数の点数の区分に当たる麻酔が行われた場合は，以下のように算
　　定する。

　　ア　同じ点数区分にある麻酔の時間について合算する。

　　イ　麻酔時間の基本となる２時間については，その点数の高い区分の
　　　　麻酔時間から順に充当する。

　　ウ　イの計算を行った残りの時間について，それぞれ「注2」の規定
　　　　に従い30分又はその端数を増すごとに加算を行う。

　　エ　ウの場合において，各々の区分に係る麻酔が30分を超えない場合
　　　　については，それらの麻酔の実施時間を合計し，その中で実施時間
　　　　の長い区分から順に加算を算定する。なお，いずれの麻酔の実施時
　　　　間も等しい場合には，その中で最も高い点数の区分に係る加算を算
　　　　定する。

　　　例1　麻酔が困難な患者以外の患者に対し，次の麻酔を行った場合
　　　　①　最初に仰臥位で10分間
　　　　②　次に伏臥位で２時間30分間
　　　　③　最後に仰臥位で20分間
　　　　の計３時間の麻酔を行った場合
　　　　基本となる２時間に②の２時間を充当　　　　　9,050点
　　　　②の残り30分の加算　　　　　　　　　　　　　900点
　　　　仰臥位で行われた①と③を合計して30分の加算　600点
　　　　算定点数　　　　　　　　　　　　　　　　　10,550点
　　　例2　麻酔が困難な患者に対し，次の麻酔を行った場合
　　　　①　最初に仰臥位で10分間
　　　　②　次に側臥位で１時間20分間
　　　　③　最後に仰臥位で47分間
　　　　の計２時間17分の麻酔を行った場合
　　　　基本となる２時間に②の１時間20分＋①と③の57分のうち40分
　　　　　　　　　　　　　　　　　　　　　　　　　9,130点
　　　　①と③の残り17分の加算　　　　　　　　　　600点
　　　　算定点数　　　　　　　　　　　　　　　　　9,730点
　　　例3　麻酔が困難な患者に対し，次の麻酔を行った場合
　　　　①　最初に仰臥位で５分間
　　　　②　次に側臥位で21分間
　　　　③　次に分離肺換気で１時間27分間
　　　　④　次に側臥位で30分間
　　　　⑤　最後に仰臥位で５分間
　　　　の計２時間28分の麻酔を行った場合
　　　　基本となる２時間に③の１時間27分＋②と④の51分のうち33分
　　　　　　　　　　　　　　　　　　　　　　　　　16,600点

②と④の残り18分＋①と⑤の10分の合計28分の加算　　660点
算定点数　　　　　　　　　　　　　　　　　　　　17,260点

例4　麻酔が困難な患者に対し，次の心臓手術の麻酔を行った場合
① 最初に仰臥位で10分間
② 次に心臓手術を人工心肺装置を使用せずに45分間
③ 次に心臓手術を人工心肺装置を使用して2時間25分間
④ 次に心臓手術を人工心肺装置を使用せずに1時間
⑤ 最後に仰臥位で10分間
の計4時間30分の麻酔を行った場合
基本となる2時間に③の2時間を充当　　　　　　　16,600点
②＋④で1時間45分となり，このうち30分×3の加算　2,700点
③の残り25分間に④の残り15分間のうち5分間を加算　1,200点
①＋⑤の20分間に④の残り10分間を加算　　　　　　600点
算定点数　　　　　　　　　　　　　　　　　　　　21,100点

◇ 酸素・窒素等について
(1) 酸素又は窒素の価格は，巻末の告示「酸素及び窒素の価格」を参照。
(2) 酸素及び窒素を動力源とする閉鎖循環式麻酔装置を使用して全身麻酔を施行した場合，動力源として消費される酸素及び窒素の費用は，「注3」の加算として算定できない。
(3) ソーダライム等の二酸化炭素吸着剤の費用は所定点数に含まれ，別に算定できない。

3　酸素を使用した場合は，その**価格を10円で除して得た点数**（酸素と併せて**窒素**を使用した場合は，それぞれの**価格を10円で除して得た点数**を合算した点数）を加算する。酸素及び窒素の価格は，別に厚生労働大臣が定める。

4　硬膜外麻酔を併せて行った場合は，**硬膜外麻酔併施加算**として，次に掲げる点数を所定点数に加算する。
イ　頸・胸部　　　　　　　　**750点**
ロ　腰部　　　　　　　　　　**400点**
ハ　仙骨部　　　　　　　　　**170点**

5　注4について，硬膜外麻酔の実施時間が2時間を超えた場合は，**麻酔管理時間加算**として，30分又はその端数を増すごとに，注4のイからハまでに掲げる点数にそれぞれ**375点**，**200点**，**85点**を更に所定点数に加算する。

6　マスク又は気管内挿管による閉鎖循環式全身麻酔と同一日に行った区分番号D220に掲げる呼吸心拍監視の費用は，所定点数に含まれるものとする。

7　心臓手術が行われる場合若しくは別に厚生労働大臣が定める麻酔が困難な患者のうち冠動脈疾患若しくは弁膜症のものに行われる場合又は弁膜症のものに対するカテーテルを用いた経皮的心臓手術が行われる場合において，術中に経食道心エコー法を行った場合には，**術中経食道心エコー連続監視加算**として，**880点**又は**1,500点**を所定点数に加算する。

8　同種臓器移植術（生体を除く。）の麻酔を行った場合は，**臓器移植術加算**として，**15,250点**を所定点数に加算する。

9　区分番号L100に掲げる神経ブロックを併せて行った場合は，**神経ブロック併施加算**として，次に掲げる点数をそれぞ

◇ 硬膜外麻酔を併せて行った場合は，その区分に応じて「注4」に掲げる点数を所定点数に加算し，さらにその実施時間に応じて「注5」に規定する加算を算定する。

◇ D220呼吸心拍監視，新生児心拍・呼吸監視，カルジオスコープ（ハートスコープ），カルジオタコスコープの検査に要する費用は本区分の所定点数に含まれ，本区分の所定点数を算定した同一日においては，麻酔の前後にかかわらず，当該検査に要する費用は別に算定できない。

◇ 術中経食道心エコー連続監視加算について
(1) 手術患者の心臓機能を評価する目的で経食道心エコー法を行った場合に算定できる。
(2) 麻酔が困難な患者のうち冠動脈疾患又は弁膜症の患者とは，「マスク又は気管内挿管による閉鎖循環式全身麻酔について」の(1)のイからオまでに掲げるものをいい，麻酔前の状態により評価する。

◇ 臓器移植術加算は，K514-4同種死体肺移植術，K605-2同種心移植術，K605-4同種心肺移植術，K697-7同種死体肝移植術，K709-3同種死体膵移植術，K709-5同種死体膵腎移植術，K716-6同種死体小腸移植術又はK780同種死体腎移植術が算定できる場合に限り算定する。

◇ 神経ブロックを超音波ガイド下に併せて行った場合は，「注9」に掲げる点数を所定点数に加算する。この際，硬膜外麻酔の適応となる手術（開胸，開腹，関節置換手術等）を受ける患者であって，当該患

L

麻酔

れ所定点数に加算する。ただし，イを算
定する場合は，注4及び注5に規定する
加算は別に算定できない。
　イ　別に厚生労働大臣が定める患者に対
　　して行う場合　　　　　　　　**450点**
　ロ　イ以外の場合　　　　　　　　**45点**

10　別に厚生労働大臣が定める麻酔が困難
　　な患者について，腹腔鏡下手術（区分番
　　号K672-2に掲げる腹腔鏡下胆嚢摘出術
　　及びK718-2に掲げる腹腔鏡下虫垂切除
　　術を除く。）が行われる場合において，
　　術中に非侵襲的血行動態モニタリングを
　　実施した場合に，**非侵襲的血行動態モニ
　　タリング加算**として，**500点**を所定点数
　　に加算する。
11　区分番号K561に掲げるステントグラ
　　フト内挿術（血管損傷以外の場合におい
　　て，胸部大動脈に限る。），K609に掲げ
　　る動脈血栓内膜摘出術（内頸動脈に限
　　る。），K609-2に掲げる経皮的頸動脈ス
　　テント留置術又は人工心肺を用いる心臓
　　血管手術において，術中に非侵襲的に脳
　　灌流のモニタリングを実施した場合に，
　　術中脳灌流モニタリング加算として，
　　1,000点を所定点数に加算する。

L 008-2　体温維持療法（1日につき）12,200点
注1　体温維持療法を開始してから3日間を
　　　限度として算定する。
　2　心肺蘇生中に咽頭冷却装置を使用して
　　　体温維持療法を開始した場合は，**体温維
　　　持迅速導入加算**として，**5,000点**を所定
　　　点数に加算する。

者の併存疾患や状態等（服用する薬により硬膜外麻酔が行えない場合
を含む。）を踏まえ，硬膜外麻酔の代替として神経ブロックを行う医
学的必要性があるものに対して実施する場合は「イ」に掲げる点数を，
それ以外の患者（硬膜外麻酔の適応とならない手術を受ける患者を含
む。）に対して実施する場合は「ロ」に掲げる点数を，それぞれ所定
点数に加算する。なお，「イ」の加算を算定する場合は，硬膜外麻酔
の代替として神経ブロックを行う医学的必要性を，診療報酬明細書の
摘要欄に記載する。

◆　神経ブロック併施加算「イ」の対象患者
　手術後の疼痛管理を目的とした硬膜外麻酔が適応となる手術を受ける
患者であって，当該麻酔の代替として神経ブロックが必要と医学的に認
められるもの

◇　「注10」に規定する非侵襲的血行動態モニタリング加算は，動脈圧
　測定用カテーテル，サーモダイリューション用カテーテル，体外式連
　続心拍出量測定用センサー等を用いた侵襲的モニタリングが実施され
　ている場合には，算定できない。

◇　「注11」に規定する術中脳灌流モニタリング加算は，近赤外光を用
　いて非侵襲的かつ連続的に脳灌流のモニタリングを実施した場合に算
　定できる。なお，K561ステントグラフト内挿術（血管損傷以外の場
　合において，胸部大動脈に限る。）については，弓部大動脈において
　ステント留置を行う若しくは弓部3分枝の血管吻合を行う際に術中に
　非侵襲的に脳灌流のモニタリングを実施した場合にのみ算定できるこ
　ととし，その医学的必要性を診療報酬明細書の摘要欄に記載する。

◇　体温維持療法について
(1)　心肺蘇生後の患者又は頭部外傷患者（脳浮腫又は頭蓋内血腫を伴う
　Glasgow Coma Scale（以下「GCS」という。）8点以下の状態に
　ある患者に限る。）に対し，直腸温36℃以下で24時間以上維持した場
　合に，開始日から3日間に限り算定する。ただし，頭部外傷患者（脳
　浮腫又は頭蓋内血腫を伴うGCS 8点以下の状態にある患者に限る。）
　の体温維持療法は，一連の治療において，脳脊髄圧モニタリングを行っ
　た場合にのみ算定できる。
(2)　重度脳障害患者（脳浮腫又は頭蓋内血腫を伴うGCS 8点以下の状
　態にある頭部外傷患者を除く。）への治療的低体温の場合は算定でき
　ない。
(3)　当該点数を算定するに当たり，かならずしも手術を伴う必要はない。
(4)　体温維持迅速導入加算は，目撃された心停止発症後15分以内に医療
　従事者による蘇生術が開始された心停止患者に対して，心拍再開の15
　分後までに咽頭冷却装置を用いて体温維持を行った場合に算定でき
　る。体温維持迅速導入加算の算定に当たっては，診療報酬明細書に症
　状詳記を記載する。
(5)　中心静脈留置型経皮的体温調節装置システムを用いる場合，G
　005-2中心静脈注射用カテーテル挿入は所定点数に含まれ，別に算定
　できない。
(6)　(1)に規定する脳脊髄圧モニタリングを行った場合とは，D227頭蓋
　内圧持続測定又は脳室内若しくは硬膜下腔等にカテーテルを挿入して

経時的又は連続的に脳脊髄圧の測定を行った場合のことをいう。

(7) 頭部外傷患者（脳浮腫又は頭蓋内血腫を伴うＧＣＳ８点以下の状態にある患者に限る。）に対し体温維持療法を算定した場合は，脳脊髄圧モニタリングの内容等を診療報酬明細書の摘要欄に詳細に記載する。

◇ 集中治療室等において，くも膜下出血，頭部外傷又は熱中症による急性重症脳障害を伴う発熱患者に対して，中心静脈留置型経皮的体温調節装置を用いて体温調節を行った場合に，一連につき１回に限り算定する。

◇ 麻酔管理料（Ⅰ）について

(1) 当該点数は，麻酔科標榜医により，質の高い麻酔が提供されることを評価するものである。

(2) 厚生労働大臣が定める施設基準に適合している麻酔科を標榜する保険医療機関において，当該保険医療機関の常勤の麻酔科標榜医（地方厚生（支）局長に届け出ている医師に限る。以下この項で同じ。）が麻酔前後の診察を行い，かつ専ら当該保険医療機関の常勤の麻酔科標榜医がＬ002硬膜外麻酔，Ｌ004脊椎麻酔又はＬ008マスク又は気管内挿管による閉鎖循環式全身麻酔を行った場合に算定する。なお，この場合において，緊急の場合を除き，麻酔前後の診察は，当該麻酔を実施した日以外に行われなければならない。

(3) 麻酔科標榜医が，麻酔科標榜医以外の医師と共同して麻酔を実施する場合においては，麻酔科標榜医が，当該麻酔を通じ，麻酔中の患者と同室内で麻酔管理に当たり，主要な麻酔手技を自ら実施した場合に算定する。

(4) 麻酔管理料（Ⅰ）を算定する場合には，麻酔前後の診察及び麻酔の内容を診療録に記載する。なお，麻酔前後の診察について記載された麻酔記録又は麻酔中の麻酔記録の診療録への添付により診療録への記載に代えることができる。

(5) 「通則２」及び「通則３」の加算は適用しない。

(6) 「注５」に規定する周術期薬剤管理加算は，専任の薬剤師が周術期における医療従事者の負担軽減及び薬物療法の有効性，安全性の向上に資する周術期薬剤管理を病棟等において薬剤関連業務を実施している薬剤師等（以下この区分において「病棟薬剤師等」という。）と連携して実施した場合に算定する。

(7) 周術期薬剤管理とは，次に掲げるものであること。なお，ア及びイについて，その内容を診療録等に記載する。

　ア 「現行制度の下で実施可能な範囲におけるタスク・シフト/シェアの推進について（令和３年９月30日医政発0930第16号）」の３の３①等に基づき，周術期の薬学的管理等を実施する。

　イ アについては病棟薬剤師等と連携して実施する。

　ウ 時間外，休日及び深夜においても，当直等の薬剤師と連携し，安全な周術期薬剤管理が提供できる体制を整備している。

　また，病棟薬剤師等と連携した周術期薬剤管理の実施に当たっては，「根拠に基づいた周術期患者への薬学的管理ならびに手術室における薬剤師業務のチェックリスト」（日本病院薬剤師会）等を参考にする。

L 008-3 経皮的体温調節療法 （一連につき）

5,000点

L 009 麻酔管理料（Ⅰ）

1 硬膜外麻酔又は脊椎麻酔を行った場合 **250点**

2 マスク又は気管内挿管による閉鎖循環式全身麻酔を行った場合 **1,050点**

注1 別に厚生労働大臣が定める施設基準に適合しているものとして地方厚生局長等に届け出た保険医療機関において，当該保険医療機関の麻酔に従事する医師（麻酔科につき医療法第6条の6第1項に規定する厚生労働大臣の許可を受けた者に限る。）が行った場合に算定する。

2 1について，帝王切開術の麻酔を行った場合は，**帝王切開術時麻酔加算**として，**700点**を所定点数に加算する。

3 区分番号Ｌ010に掲げる麻酔管理料（Ⅱ）を算定している場合は算定できない。

4 区分番号Ｋ017，Ｋ020，Ｋ136-2，Ｋ142-2の1，Ｋ151-2，Ｋ154-2，Ｋ169の1，Ｋ172，Ｋ175の2，Ｋ177，Ｋ314の2，Ｋ379-2の2，Ｋ394の2，Ｋ395，Ｋ403の2，Ｋ415の2，Ｋ514の9，Ｋ514-4，Ｋ519，Ｋ529の1，Ｋ529-2の1，Ｋ529-2の2，Ｋ552，Ｋ553の3，Ｋ553-2の2，Ｋ553-2の3，Ｋ555の3，Ｋ558，Ｋ560の1のイからＫ560の1のハまで，Ｋ560の2，Ｋ560の3のイからＫ560の3のニまで，Ｋ560の4，Ｋ560の5，Ｋ560-2の2のニ，Ｋ567の3，Ｋ579-2の2，Ｋ580の2，Ｋ581の3，Ｋ582の2，Ｋ582の3，Ｋ583，Ｋ584の2，Ｋ585，Ｋ586の2，Ｋ587，Ｋ592-2，Ｋ605-2，Ｋ605-4，Ｋ610の1，Ｋ645，Ｋ645-2，Ｋ675の4，Ｋ675の5，Ｋ677-2の1，Ｋ695の4から7まで，Ｋ697-5，Ｋ697-7，Ｋ703，Ｋ704，Ｋ801の1，Ｋ803の2，Ｋ803の4及びＫ803-2に掲げる手術に当たって，区分番号Ｌ008に掲げるマスク又は気管内挿管による閉鎖循環式全身麻酔の実施時間が8時間を超えた場合は，**長時間麻酔管理加算**として，**7,500点**を所定点数に加算する。

5 2について，別に厚生労働大臣が定め

L

麻酔

る施設基準に適合しているものとして地方厚生局長等に届け出た保険医療機関に入院している患者に対して，当該保険医療機関の薬剤師が，病棟等において薬剤関連業務を実施している薬剤師等と連携して，周術期に必要な薬学的管理を行った場合は，**周術期薬剤管理加算**として，**75点**を所定点数に加算する。

L 010　麻酔管理料（Ⅱ）

1　硬膜外麻酔又は脊椎麻酔を行った場合　**150点**

2　マスク又は気管内挿管による閉鎖循環式全身麻酔を行った場合　**450点**

注1　別に厚生労働大臣が定める施設基準に適合しているものとして地方厚生局長等に届け出た保険医療機関において行った場合に算定する。

　　2　2について，別に厚生労働大臣が定める施設基準に適合しているものとして地方厚生局長等に届け出た保険医療機関に入院している患者に対して，当該保険医療機関の薬剤師が，病棟等において薬剤関連業務を実施している薬剤師等と連携して，周術期に必要な薬学的管理を行った場合は，**周術期薬剤管理加算**として，**75点**を所定点数に加算する。

第2節　神経ブロック料

区分

L 100　神経ブロック（局所麻酔剤又はボツリヌス毒素使用）

1　トータルスパイナルブロック，三叉神経半月神経節ブロック，胸部交感神経節ブロック，腹腔神経叢ブロック，頸・胸部硬膜外ブロック，神経根ブロック，下腸間膜動脈神経叢ブロック，上下腹神経叢ブロック　**1,500点**

2　眼神経ブロック，上顎神経ブロック，下顎神経ブロック，舌咽神経ブロック，蝶形

◇　麻酔管理料（Ⅱ）について

(1)　当該点数は，複数の麻酔科標榜医により麻酔の安全管理体制が確保され，質の高い麻酔が提供されることを評価するものである。

(2)　厚生労働大臣が定める施設基準に適合している麻酔科を標榜する保険医療機関において，当該保険医療機関において常態として週3日以上かつ週22時間以上の勤務を行っている医師であって，当該保険医療機関の常勤の麻酔科標榜医の指導の下に麻酔を担当するもの（以下この区分において単に「担当医師」という。）又は当該保険医療機関の常勤の麻酔科標榜医が，麻酔前後の診察を行い，担当医師が，L 002硬膜外麻酔，L 004脊椎麻酔又はL 008マスク又は気管内挿管による閉鎖循環式全身麻酔を行った場合に算定する。なお，この場合において，緊急の場合を除き，麻酔前後の診察は，当該麻酔を実施した日以外に行われなければならない。また，麻酔前後の診察を麻酔科標榜医が行った場合，当該麻酔科標榜医は，診察の内容を担当医師に共有する。

(3)　主要な麻酔手技を実施する際には，麻酔科標榜医の管理下で行わなければならない。この場合，当該麻酔科標榜医は，麻酔中の患者と同室内にいる必要がある。

(4)　担当医師が実施する一部の行為を，麻酔中の患者の看護に係る適切な研修を修了した常勤看護師が実施しても差し支えないものとする。また，この場合において，麻酔前後の診察を行った担当医師又は麻酔科標榜医は，当該診察の内容を当該看護師に共有する。

(5)　麻酔管理料（Ⅱ）を算定する場合には，麻酔前後の診察及び麻酔の内容を診療録に記載する。なお，麻酔前後の診察について記載された麻酔記録又は麻酔中の麻酔記録の診療録への添付により診療録への記載に代えることができる。

(6)　「通則2」及び「通則3」の加算は適用しない。

(7)　同一の患者について，L 009麻酔管理料（Ⅰ）及び本区分を併算定することはできないが，同一保険医療機関において麻酔管理料（Ⅰ）及び本区分の双方を異なる患者に算定することは可能である。

(8)　「注2」に規定する周術期薬剤管理加算の取扱いは，「麻酔管理料（Ⅰ）について」の(6)及び(7)と同様であること。

◇　神経ブロック（局所麻酔剤又はボツリヌス毒素使用），神経ブロック（神経破壊剤，高周波凝固法又はパルス高周波法使用）について

(1)　疼痛管理に専門的知識を持った医師が行うべき手技であり，疾病の治療又は診断を目的とし，主として末梢の脳脊髄神経節，脳脊髄神経，交感神経節等に局所麻酔剤，ボツリヌス毒素若しくはエチルアルコール（50%以上）及びフェノール（2%以上）等の神経破壊剤の注入，高周波凝固法又はパルス高周波法により，神経内の刺激伝達を遮断することをいう。

(2)　疼痛管理を専門としている医師又はその経験のある医師が，原則として局所麻酔剤，ボツリヌス毒素若しくは神経破壊剤，高周波凝固法

口蓋神経節ブロック，腰部硬膜外ブロック
800点

3　腰部交感神経節ブロック，くも膜下脊髄
神経ブロック，ヒッチコック療法，腰神経
叢ブロック　　　　　　　　　　**570点**

4　眼瞼痙攣，片側顔面痙攣，痙性斜頸，上
肢痙縮又は下肢痙縮の治療目的でボツリヌ
ス毒素を用いた場合　　　　　　**400点**

5　星状神経節ブロック，仙骨部硬膜外ブ
ロック，顔面神経ブロック　　　**340点**

6　腕神経叢ブロック，おとがい神経ブロッ
ク，舌神経ブロック，迷走神経ブロック，
副神経ブロック，横隔神経ブロック，深頸
神経叢ブロック，眼窩上神経ブロック，眼
窩下神経ブロック，滑車神経ブロック，耳
介側頭神経ブロック，浅頸神経叢ブロック，
肩甲背神経ブロック，肩甲上神経ブロック，
外側大腿皮神経ブロック，閉鎖神経ブロッ
ク，不対神経節ブロック，前頭神経ブロッ
ク　　　　　　　　　　　　　　**170点**

7　頸・胸・腰傍脊椎神経ブロック，上喉頭
神経ブロック，肋間神経ブロック，腸骨下
腹神経ブロック，腸骨鼠径神経ブロック，
大腿神経ブロック，坐骨神経ブロック，陰
部神経ブロック，経仙骨孔神経ブロック，
後頭神経ブロック，筋皮神経ブロック，正
中神経ブロック，尺骨神経ブロック，腋窩
神経ブロック，橈骨神経ブロック，仙腸関
節枝神経ブロック，頸・胸・腰椎後枝内側
枝神経ブロック，脊髄神経前枝神経ブロッ
ク　　　　　　　　　　　　　　**90点**

注　上記以外の神経ブロック（局所麻酔剤又
はボツリヌス毒素使用）は，区分番号L
102に掲げる神経幹内注射で算定する。

L 101　神経ブロック（神経破壊剤，高周波凝固法又はパルス高周波法使用）

1　下垂体ブロック，三叉神経半月神経節ブ
ロック，腹腔神経叢ブロック，くも膜下脊
髄神経ブロック，神経根ブロック，下腸間
膜動脈神経叢ブロック，上下腹神経叢ブ
ロック，腰神経叢ブロック　　**3,000点**

2　胸・腰交感神経節ブロック，頸・胸・腰
傍脊椎神経ブロック，眼神経ブロック，上
顎神経ブロック，下顎神経ブロック，舌咽
神経ブロック，蝶形口蓋神経節ブロック，
顔面神経ブロック　　　　　　**1,800点**

3　眼窩上神経ブロック，眼窩下神経ブロッ
ク，おとがい神経ブロック，舌神経ブロッ
ク，副神経ブロック，滑車神経ブロック，
耳介側頭神経ブロック，閉鎖神経ブロック，
不対神経節ブロック，前頭神経ブロック
800点

4　迷走神経ブロック，横隔神経ブロック，

又はパルス高周波法を使用した場合に算定する。ただし，医学的な必要性がある場合には，局所麻酔剤又は神経破壊剤とそれ以外の薬剤を混合注射した場合においても神経ブロックとして算定できる。なお，この場合において，医学的必要性について診療報酬明細書に記載する。

(3)　同一神経のブロックにおいて，神経破壊剤，高周波凝固法又はパルス高周波法使用によるものは，がん性疼痛を除き，月1回に限り算定する。また，同一神経のブロックにおいて，局所麻酔剤又はボツリヌス毒素により神経ブロックの有効性が確認された後に，神経破壊剤又は高周波凝固法を用いる場合に限り，局所麻酔剤又はボツリヌス毒素によるものと神経破壊剤，高周波凝固法又はパルス高周波法によるものを同一月に算定できる。

(4)　同一名称の神経ブロックを複数か所に行った場合は，主たるもののみ算定する。また，2種類以上の神経ブロックを行った場合においても，主たるもののみ算定する。

(5)　椎間孔を通って脊柱管の外に出た脊髄神経根をブロックする「1」の神経根ブロックに先立って行われる選択的神経根造影等に要する費用は，「1」の神経根ブロックの所定点数に含まれ，別に算定できない。

(6)　神経ブロックに先立って行われるエックス線透視や造影等に要する費用は，神経ブロックの所定点数に含まれ，別に算定できない。

(7)　同一日に神経ブロックと同時に行われたL 104トリガーポイント注射やL 102神経幹内注射については，部位にかかわらず別に算定できない。

L

麻酔

上喉頭神経ブロック，浅頸神経叢ブロック，肋間神経ブロック，腸骨下腹神経ブロック，腸骨鼠径神経ブロック，外側大腿皮神経ブロック，大腿神経ブロック，坐骨神経ブロック，陰部神経ブロック，経仙骨孔神経ブロック，後頭神経ブロック，仙腸関節枝神経ブロック，頸・胸・腰椎後枝内側枝神経ブロック，脊髄神経前枝神経ブロック

340点

注　上記以外の神経ブロック（神経破壊剤，高周波凝固法又はパルス高周波法使用）は，区分番号 L 102に掲げる神経幹内注射で算定する。

L 102　神経幹内注射　　　　　　　25点

L 103　カテラン硬膜外注射　　　　140点
L 104　トリガーポイント注射　　　70点

◇　神経幹内注射について
(1)　同一日に神経ブロックと同時に行われた神経幹内注射については，部位にかかわらず別に算定できない。
(2)　本区分と L 104トリガーポイント注射は同時に算定できない。
◇　刺入する部位にかかわらず，所定点数を算定する。
◇　トリガーポイント注射について
(1)　圧痛点に局所麻酔剤あるいは局所麻酔剤を主剤とする薬剤を注射する手技であり，施行した回数及び部位にかかわらず，1日につき1回算定できる。
(2)　同一日に神経ブロックと同時に行われたトリガーポイント注射については，部位にかかわらず別に算定できない。
(3)　本区分と L 102神経幹内注射は同時に算定できない。

L 105　神経ブロックにおける麻酔剤の持続的注入（1日につき）（チューブ挿入当日を除く。）
80点

注　精密持続注入を行った場合は，**精密持続注入加算**として，1日につき**80点**を所定点数に加算する。

◇　「精密持続注入」とは，自動注入ポンプを用いて1時間に10mL以下の速度で麻酔剤を注入するものをいう。

第3節　薬　剤　料

区分

L 200　薬剤　薬価が15円を超える場合は，**薬価から15円を控除した額を10円で除して得た点数につき1点未満の端数を切り上げて得た点数に1点を加算して得た点数**とする。

注1　薬価が15円以下である場合は，算定しない。
　2　使用薬剤の薬価は，別に厚生労働大臣が定める。

第4節　特定保険医療材料料

区分

L 300　特定保険医療材料　材料価格を10円で除して得た点数

注　使用した特定保険医療材料の材料価格は，別に厚生労働大臣が定める。

L
麻酔

第12部　放射線治療

通　則

1　放射線治療の費用は，第1節の各区分の所定点数により算定する。ただし，放射線治療に当たって，別に厚生労働大臣が定める保険医療材料（以下この部において「**特定保険医療材料**」という。）を使用した場合は，第1節の所定点数に第2節の所定点数を合算した点数により算定する。

2　第1節に掲げられていない放射線治療であって特殊なものの費用は，第1節に掲げられている放射線治療のうちで最も近似する放射線治療の所定点数により算定する。

3　新生児，3歳未満の乳幼児（新生児を除く。），3歳以上6歳未満の幼児又は6歳以上15歳未満の小児に対して放射線治療（区分番号M000からM001-3まで及びM002からM004までに掲げる放射線治療に限る。）を行った場合は，**小児放射線治療加算**として，当該放射線治療の所定点数にそれぞれ**所定点数の100分の80，100分の50，100分の30又は100分の20に相当する点数**を加算する。

第1節　放射線治療管理・実施料

区分

M000　放射線治療管理料（分布図の作成1回につき）

1　1門照射，対向2門照射又は外部照射を行った場合　　**2,700点**

2　非対向2門照射，3門照射又は腔内照射を行った場合　　**3,100点**

3　4門以上の照射，運動照射，原体照射又は組織内照射を行った場合　　**4,000点**

4　強度変調放射線治療（IMRT）による体外照射を行った場合　　**5,000点**

注1　線量分布図を作成し，区分番号M001に掲げる体外照射，区分番号M004の1に掲げる外部照射，区分番号M004の2に掲げる腔内照射又は区分番号M004の3に掲げる組織内照射による治療を行った場合に，分布図の作成1回につき1回，一連につき2回に限り算定する。

2　別に厚生労働大臣が定める施設基準に適合しているものとして地方厚生局長等に届け出た保険医療機関において，患者に対して，放射線治療を専ら担当する常勤の医師が策定した照射計画に基づく医学的管理（区分番号M001の2に掲げる高エネルギー放射線治療及び区分番号M

◇　放射線治療に係る費用は，第1節放射線治療管理・実施料及び第2節特定保険医療材料料（厚生労働大臣が定める保険医療材料のうち放射線治療に当たり使用したものの費用に限る。）に掲げる所定点数を合算した点数によって算定する。

◇　第1節に掲げられていない放射線治療のうち，簡単なものの費用は算定できないが，特殊なものの費用は，その都度当局に内議し，最も近似する放射線治療として準用が通知された算定方法により算定する。

◇　小児放射線治療加算は，各区分の「注」に掲げる加算については加算の対象とならない。

◇　放射線治療管理料について

(1)　M001体外照射又はM004密封小線源治療の「1」外部照射，同「2」腔内照射若しくは同「3」組織内照射による治療を行うに際して，あらかじめ作成した線量分布図に基づいた照射計画（三次元線量分布図を用いるものを含む。以下同じ。）により放射線照射を行った場合に，分布図の作成1回につき1回，所期の目的を達するまでに行う一連の治療過程において2回に限り算定する。ただし，子宮頸癌に対して行う場合は，一連の治療過程において4回まで算定できる。

(2)　画像診断を実施し，その結果に基づき，線量分布図に基づいた照射計画を作成した場合には，画像診断の所定点数は算定できるが，照射計画の作成に係る費用は当該治療管理料に含まれ，別に算定できない。

(3)　「注2」に規定する放射線治療専任加算は，M001体外照射の「2」高エネルギー放射線治療又は同「3」強度変調放射線治療（IMRT）の際に，放射線治療を専ら担当する医師により，照射計画の作成，照射中の患者の管理及び照射後の副作用管理を含めた放射線科的管理が行われた場合に限り算定する。

(4)　「注3」に規定する外来放射線治療加算の対象となる患者は，放射線治療を必要とする悪性腫瘍の患者であり，以下のいずれかに該当する場合に，1日につき1回に限り算定する。

ア　入院中の患者以外の患者に対して，M001体外照射の「2」高エネルギー放射線治療又は同「3」強度変調放射線治療（IMRT）の際に，あらかじめ作成した線量分布図に基づいた照射計画により放射線照射を行った場合

イ　他の保険医療機関に入院中の患者に対して，M001体外照射の「3」

M

放治

001の3に掲げる強度変調放射線治療（IMRT）に係るものに限る。）を行った場合は，**放射線治療専任加算**として，**330点**を所定点数に加算する。

3　注2に規定する別に厚生労働大臣が定める施設基準に適合しているものとして地方厚生局長等に届け出た保険医療機関において，放射線治療を必要とする悪性腫瘍の患者であって，入院中の患者以外のもの等に対して，放射線治療（区分番号M001の2に掲げる高エネルギー放射線治療及び区分番号M001の3に掲げる強度変調放射線治療（IMRT）に係るものに限る。）を実施した場合に，**外来放射線治療加算**として，患者1人1日につき1回に限り**100点**を所定点数に加算する。

4　別に厚生労働大臣が定める施設基準に適合しているものとして地方厚生局長等に届け出た保険医療機関において，緊急時の放射線治療の治療計画を，別に厚生労働大臣が定める施設基準に適合しているものとして地方厚生局長等に届け出た別の保険医療機関と共同して策定した場合に，**遠隔放射線治療計画加算**として，一連の治療につき1回に限り**2,000点**を所定点数に加算する。

M000-2 放射性同位元素内用療法管理料

1	甲状腺癌に対するもの	**1,390点**
2	甲状腺機能亢進症に対するもの	**1,390点**
3	固形癌骨転移による疼痛に対するもの	**1,700点**
4	B細胞性非ホジキンリンパ腫に対するもの	**3,000点**
5	骨転移のある去勢抵抗性前立腺癌に対するもの	**2,630点**
6	神経内分泌腫瘍に対するもの	**2,660点**
7	褐色細胞腫に対するもの	**1,820点**

注1　1及び2については，甲状腺疾患（甲状腺癌及び甲状腺機能亢進症）を有する患者に対して，放射性同位元素内用療法を行い，かつ，計画的な治療管理を行った場合に，月1回に限り算定する。

2　3については，固形癌骨転移による疼痛を有する患者に対して，放射性同位元素内用療法を行い，かつ，計画的な治療管理を行った場合に，月1回に限り算定する。

3　4については，B細胞性非ホジキンリンパ腫の患者に対して，放射性同位元素内用療法を行い，かつ，計画的な治療管理を行った場合に，月1回に限り算定す

強度変調放射線治療（IMRT）の際に，あらかじめ作成した線量分布図に基づいた照射計画により放射線照射を行った場合

(5)　「注4」に規定する遠隔放射線治療計画加算は，放射線治療を専ら担当する常勤の医師が配置されていない施設における放射線治療において，緊急時の放射線治療における業務の一部（照射計画の立案等）を，情報通信技術を用いたシステムを利用し，放射線治療を行う施設と連携した放射線治療を支援する施設の医師等による支援を受けて実施した場合に，一連の治療につき1回に限り算定する。なお，緊急時とは急激な病態の変化により速やかに放射線治療の開始が必要な切迫した病態や，臨時的な放射線治療計画変更が必要とされる状態をいう。

◇　放射性同位元素内用療法管理料について

(1)　非密封放射線源による治療で，放射性同位元素を生体に投与し，その放射能による病巣内照射を行う放射線治療に当たり，当該治療を受けている患者の継続的な管理を評価するものである。

(2)　入院・入院外を問わず，患者に対して放射性同位元素内用療法に関する内容について説明・指導した場合に限り算定できる。また，説明・指導した内容等を診療録に記載又は添付する。

(3)　放射性同位元素の内用後4月間は，内用の有無にかかわらず算定できる。ただし，診療報酬明細書には，管理の開始の日付を記載する。

(4)　「1」の甲状腺癌に対するものは，甲状腺分化癌の患者（甲状腺分化癌であって，甲状腺組織の破壊，又は甲状腺癌の転移の治療（甲状腺全摘術，亜全摘術後及び手術により摘出できない症例等））に対して行った場合に算定する。

(5)　「3」の固形癌骨転移による疼痛に対するものは，固形癌骨転移の患者（骨シンチグラフィで陽性像を呈する骨転移があって，骨転移部位の疼痛緩和目的（他の治療法（手術，化学療法，内分泌療法，鎮痛剤，外部放射線照射等）で疼痛コントロールが不十分である症例））に対して行った場合に算定する。

(6)　「4」のB細胞性非ホジキンリンパ腫に対するものは，CD20陽性の再発又は難治性である，低悪性度B細胞性非ホジキンリンパ腫又はマントル細胞リンパ腫の患者に対して行った場合に算定する。

(7)　「5」の骨転移のある去勢抵抗性前立腺癌に対するものは，去勢抵抗性前立腺であって，骨シンチグラフィ等で骨転移を認める患者に対して行った場合に，1月あたりの回数によらず，放射性同位元素を内用した日に限り算定する。

(8)　「6」の「神経内分泌腫瘍に対するもの」は，ソマトスタチン受容

4　5については，骨転移のある去勢抵抗性前立腺癌の患者に対して，放射性同位元素内用療法を行い，かつ，計画的な治療管理を行った場合に，放射性同位元素を投与した日に限り算定する。

5　6については，ソマトスタチン受容体陽性の神経内分泌腫瘍の患者に対して，放射性同位元素内用療法を行い，かつ，計画的な治療管理を行った場合に，放射性同位元素を投与した日に限り算定する。

6　7については，MIBG集積陽性の治癒切除不能な褐色細胞腫（パラガングリオーマを含む。）の患者に対して，放射性同位元素内用療法を行い，かつ，計画的な治療管理を行った場合に，放射性同位元素を投与した日に限り算定する。

M001 体外照射

1　エックス線表在治療
イ　1回目　110点
ロ　2回目　33点
2　高エネルギー放射線治療
イ　1回目
　(1)　1門照射又は対向2門照射を行った場合　840点
　(2)　非対向2門照射又は3門照射を行った場合　1,320点
　(3)　4門以上の照射，運動照射又は原体

体陽性の切除不能又は遠隔転移を有する神経内分泌腫瘍の患者に対して行った場合に算定する。

(9)　「7」の「褐色細胞腫に対するもの」は，メタヨードベンジルグアニジンが集積する悪性褐色細胞腫・パラガングリオーマの患者に対して行った場合に算定する。

(10)　放射性同位元素内用療法管理に当たっては，退出基準等，放射線管理の基準に沿って行われるものである。

(11)　放射性医薬品の管理に当たっては，専門の知識及び経験を有する放射性医薬品管理者を配置することが望ましい。

◇　体外照射について
(1)　体外照射の治療料は，疾病の種類，部位の違い，部位数及び同一患部に対する照射方法にかかわらず，1回につき所定点数を算定する。また，2方向以上の照射であっても当該所定点数のみにより算定する。
(2)　「1」エックス線表在治療及び「2」高エネルギー放射線治療は，1日に複数部位の照射を行う場合においては，1回目とは異なる部位に係る2回目の照射に限り，「ロ」の2回目の所定点数を算定する。1日に同一部位に対する複数回の照射を行う場合は，1回目の照射と2回目の照射の間隔が2時間を超える場合に限り，「イ」の1回目の所定点数を1日に2回分算定できる。
(3)　「1」エックス線表在治療及び「2」高エネルギー放射線治療において，同一部位に対する1日2回目の照射を算定する場合又は，「3」強度変調放射線治療において，小細胞肺癌に対して1日2回目の照射を算定する場合は，診療報酬明細書の摘要欄に1回目及び2回目の照射の開始時刻及び終了時刻を記載する。
◇　一回線量増加加算について
(1)　日本放射線腫瘍学会が作成した最新の「放射線治療計画ガイドライン」を遵守して実施した場合に限り算定できる。
(2)　患者に対して，当該治療の内容，合併症及び予後等を照射線量と回数の違いによる差異が分かるように文書を用いて詳しく説明を行い，患者の同意を得るとともに，患者から要望のあった場合，その都度治療に関して十分な情報を提供する。
　　なお，患者への説明は，図，画像，映像，模型等を用いて行うことも可能であるが，説明した内容については文書（書式様式は自由）で交付，診療録に添付する。また，患者への説明が困難な状況にあっては，事後の説明又は家族等関係者に説明を行っても差し支えない。ただし，その旨を診療録に記載する。
◇　「エックス線表在治療」とは，管電圧10万ボルト未満による照射療法をいう。

◇　「高エネルギー放射線治療」とは，100万電子ボルト以上のエックス線又は電子線の応用で，直線加速装置又はマイクロトロン治療装置使用による照射療法をいう。

M　放治

照射を行った場合　　　　　**1,800点**

ロ　２回目
(1)　１門照射又は対向２門照射を行った
場合　　　　　　　　　　　**420点**
(2)　非対向２門照射又は３門照射を行っ
た場合　　　　　　　　　　**660点**
(3)　４門以上の照射，運動照射又は原体
照射を行った場合　　　　　**900点**

注1　別に厚生労働大臣が定める施設基準
に適合しているものとして**地方厚生局
長等に届け出た保険医療機関以外の保
険医療機関**において行われる場合は，
所定点数の100分の70に相当する点数
により算定する。

2　別に厚生労働大臣が定める施設基準
に適合しているものとして地方厚生局
長等に届け出た保険医療機関におい
て，１回の線量が2.5Gy以上の全乳房
照射を行った場合は，**一回線量増加加
算**として，**690点**を所定点数に加算す
る。

3　強度変調放射線治療（ＩＭＲＴ）
3,000点

注1　別に厚生労働大臣が定める施設基準
に適合しているものとして地方厚生局
長等に届け出た保険医療機関におい
て，別に厚生労働大臣が定める患者に
対して，放射線治療を実施した場合に
算定する。

2　別に厚生労働大臣が定める施設基準
に適合しているものとして地方厚生局
長等に届け出た保険医療機関におい
て，１回の線量が３Gy以上の前立腺
照射を行った場合は，**一回線量増加加
算**として，**1,400点**を所定点数に加算
する。

注1　疾病，部位又は部位数にかかわらず，
１回につき算定する。

2　術中照射療法を行った場合は，**術中照
射療法加算**として，患者１人につき１日
を限度として，**5,000点**を所定点数に加
算する。

3　体外照射用固定器具を使用した場合
は，**体外照射用固定器具加算**として，
1,000点を所定点数に加算する。

4　別に厚生労働大臣が定める施設基準に
適合しているものとして地方厚生局長等
に届け出た保険医療機関において，放射
線治療を専ら担当する常勤の医師が画像

◇　強度変調放射線治療（ＩＭＲＴ）について
(1)　「強度変調放射線治療（ＩＭＲＴ）」とは，多分割絞り（マルチリー
フコリメータ）などを用いて，空間的又は時間的な放射線強度の調整
を同一部位に対する複数方向からの照射について行うことで，三次元
での線量分布を最適なものとする照射療法をいう。ただし，診療報酬
の算定については，関連学会のガイドラインに準拠し，３方向以上の
照射角度から各門につき３種以上の線束強度変化をもつビームによる
治療計画を逆方向治療計画法にて立案したものについて照射した場合
に限る。
(2)　「３」強度変調放射線治療は，１日１回に限り算定できる。ただし，
小細胞肺癌に対して，１日に２回の照射を行う場合は，１回目の照射
と２回目の照射の間隔が６時間を超える場合に限り，所定点数を１日
に２回分算定できる。
(3)　「３」強度変調放射線治療（ＩＭＲＴ）の「注２」の一回線量増
加加算は，強度変調放射線治療（ＩＭＲＴ）を行う場合であって，「注
４」の「ハ」（画像誘導放射線治療加算（腫瘍の位置情報によるもの））
を算定する場合に限り算定する。

◆　強度変調放射線治療（ＩＭＲＴ）の対象患者
限局性の固形悪性腫瘍の患者

◇　体外照射用固定器具加算は，腫瘍等に対して体外照射を行う際に身
体を精密に固定する器具を使用した場合に限り，一連の治療につき１
回に限り算定できる。
◇　画像誘導放射線治療加算について
(1)　「画像誘導放射線治療（ＩＧＲＴ）」とは，毎回の照射時に治療計
画時と照射時の照射中心位置の三次元的な空間的再現性が５ミリメー
トル以内であることを照射室内で画像的に確認・記録して照射する治

誘導放射線治療（IGRT）による体外照射を行った場合（イの場合は，乳房照射に係るもの，ロ及びハの場合は，2のイの(3)若しくはロの(3)又は3に係るものに限る。）には，**画像誘導放射線治療加算**として，患者1人1日につき1回に限り，次に掲げる区分に従い，いずれかを所定点数に加算する。

　イ　体表面の位置情報によるもの **150点**
　ロ　骨構造の位置情報によるもの **300点**
　ハ　腫瘍の位置情報によるもの　 **450点**

5　別に厚生労働大臣が定める施設基準に適合しているものとして地方厚生局長等に届け出た保険医療機関において，呼吸性移動対策を行った場合は，**体外照射呼吸性移動対策加算**として，**150点**を所定点数に加算する。

M001-2　ガンマナイフによる定位放射線治療　50,000点

M001-3　直線加速器による放射線治療（一連につき）

1　定位放射線治療の場合　　　**63,000点**
2　1以外の場合　　　　　　　 **8,000点**

注1　定位放射線治療のうち，患者の体幹部に対して行われるものについては，別に厚生労働大臣が定める施設基準に適合しているものとして地方厚生局長等に届け出た保険医療機関において行われる場合に限り算定する。

療のことである。

(2)　「2」高エネルギー放射線治療の所定点数を1日に2回分算定できる場合であっても，1日に1回の算定を限度とする。

◇　「注5」の「呼吸性移動対策」とは，呼吸による移動長が10ミリメートルを超える肺がん，食道がん，胃がん，肝がん，胆道がん，膵がん，腎がん若しくは副腎がん又は深吸気位において心臓の線量低減が可能な左乳がんに対し，治療計画時及び毎回の照射時に呼吸運動（量）を計測する装置又は実時間位置画像装置等を用いて，呼吸性移動による照射範囲の拡大を低減する対策のことをいい，呼吸性移動のために必要な照射野の拡大が三次元的な各方向に対しそれぞれ5ミリメートル以下となることが，治療前に計画され，照射時に確認されるものをいう。なお，治療前の治療計画の際に，照射範囲計画について記録し，毎回照射時に実際の照射範囲について記録の上，検証する。

◆　A400の「3」短期滞在手術等基本料3対象→第1章第2部入院料等通則3

◇　ガンマナイフによる定位放射線治療について

(1)　半球状に配置された多数のコバルト^{60}の微小線源から出るガンマ線を集束させ，病巣部を照射する治療法をいう。

(2)　数か月間の一連の治療過程に複数回の治療を行った場合であっても，所定点数は1回のみ算定する。

(3)　定位型手術枠（フレーム）を取り付ける際等の麻酔，位置決め等に係る画像診断，検査，放射線治療管理等の当該治療に伴う一連の費用は所定点数に含まれ，別に算定できない。

◇　直線加速器による放射線治療について

(1)　直線加速器による放射線治療は，実施された直線加速器による体外照射を一連で評価したものであり，M001体外照射を算定する場合は，当該点数は算定できない。

(2)　「定位放射線治療」とは，直線加速器（マイクロトロンを含む。）により極小照射野で線量を集中的に照射する治療法であり，頭頸部に対する治療については，照射中心の固定精度が2ミリメートル以内であるものをいい，体幹部に対する治療については，照射中心の固定精度が5ミリメートル以内であるものをいう。

(3)　定位放射線治療における頭頸部に対する治療については，頭頸部腫瘍（頭蓋内腫瘍を含む。），脳動静脈奇形及び薬物療法による疼痛管理が困難な三叉神経痛に対して行った場合にのみ算定し，体幹部に対する治療については，原発病巣が直径5センチメートル以下であり転移病巣のない原発性肺癌，原発性肝癌又は原発性腎癌，3個以内で他病巣のない転移性肺癌又は転移性肝癌，転移病巣のない限局性の前立腺癌又は膵癌，直径5センチメートル以下の転移性脊椎腫瘍，5個以内のオリゴ転移及び脊髄動静脈奇形（頸部脊髄動静脈奇形を含む。）に対して行った場合にのみ算定し，数か月間の一連の治療過程に複数回の治療を行った場合であっても，所定点数は1回のみ算定する。

(4)　定位放射線治療については，定位型手術枠又はこれと同等の固定精度を持つ固定装置を取り付ける際等の麻酔，位置決め等に係る画像診断，検査，放射線治療管理等の当該治療に伴う一連の費用は所定点数

　2　定位放射線治療について，別に厚生労働大臣が定める施設基準に適合しているものとして地方厚生局長等に届け出た保険医療機関において，呼吸性移動対策を行った場合は，**定位放射線治療呼吸性移動対策加算**として，所定点数に次の点数を加算する。

　　イ　動体追尾法　　　　　　**10,000点**
　　ロ　その他　　　　　　　　　**5,000点**

M001-4　粒子線治療 （一連につき）

　1　希少な疾病に対して実施した場合
　　イ　重粒子線治療の場合　　**187,500点**
　　ロ　陽子線治療の場合　　　**187,500点**
　2　1以外の特定の疾病に対して実施した場合
　　イ　重粒子線治療の場合　　**110,000点**
　　ロ　陽子線治療の場合　　　**110,000点**
　注1　別に厚生労働大臣が定める施設基準に適合しているものとして地方厚生局長等に届け出た保険医療機関において，別に厚生労働大臣が定める患者に対して行われる場合に限り算定する。
　　2　粒子線治療の適応判定体制に関する別に厚生労働大臣が定める施設基準に適合しているものとして地方厚生局長等に届け出た保険医療機関において，粒子線治療の適応判定に係る検討が実施された場合には，**粒子線治療適応判定加算**として，**40,000点**を所定点数に加算する。
　　3　別に厚生労働大臣が定める施設基準に適合しているものとして地方厚生局長等に届け出た保険医療機関において，放射線治療を担当する専従の医師が策定した照射計画に基づく医学的管理を行った場合には，**粒子線治療医学管理加算**として，**10,000点**を所定点数に加算する。

に含まれ，別に算定できない。

◇　定位放射線治療呼吸性移動対策加算について

(1)　「呼吸性移動対策」とは，呼吸による移動長が10ミリメートルを超える肺がん，肝がん又は腎がんに対し，治療計画時及び毎回の照射時に呼吸運動（量）を計測する装置又は実時間位置画像装置等を用いて，呼吸性移動による照射範囲の拡大を低減する対策のことをいい，呼吸性移動のために必要な照射野の拡大が三次元的な各方向に対しそれぞれ5ミリメートル以下となることが，治療前に計画され，照射時に確認されるものをいう。なお，治療前の治療計画の際に，照射範囲計画について記録し，毎回照射時に実際の照射範囲について記録の上，検証する。

(2)　「イ」の「動体追尾法」は，自由呼吸の下で，呼吸運動と腫瘍位置との関係を分析し，呼吸運動に合わせて照射野を移動して照射する方法，又は呼吸運動に合わせて腫瘍の近傍のマーカー等をエックス線透視し，決められた位置を通過する時に照射する方法のいずれかの場合に算定する。

◇　粒子線治療について

(1)　「重粒子線治療」とは，炭素原子核を加速することにより得られた重粒子線を集中的に照射する治療法であるものをいう。

(2)　「陽子線治療」とは，水素原子核を加速することにより得られた陽子線を集中的に照射する治療法であるものをいう。

(3)　重粒子線治療は，手術による根治的な治療法が困難である限局性の骨軟部腫瘍，頭頸部悪性腫瘍（口腔・咽喉頭の扁平上皮癌を除く。），手術による根治的な治療法が困難である早期肺癌（日本肺癌学会が定める「肺癌取扱い規約」におけるⅠ期からⅡA期までの肺癌に限る。），手術による根治的な治療法が困難である肝細胞癌（長径4センチメートル以上のものに限る。），手術による根治的な治療法が困難である肝内胆管癌，手術による根治的な治療法が困難である局所進行性膵癌，手術による根治的な治療法が困難である局所大腸癌（手術後に再発したものに限る。），手術による根治的な治療法が困難である局所進行性子宮頸部腺癌，手術による根治的な治療法が困難である局所進行性子宮頸部扁平上皮癌（長径6センチメートル以上のものに限る。），手術による根治的な治療法が困難である悪性黒色腫（婦人科領域の臓器から発生した悪性黒色腫に限る。）又は限局性及び局所進行性前立腺癌（転移を有するものを除く。）に対して根治的な治療法として行った場合にのみ算定し，数か月間の一連の治療過程に複数回の治療を行った場合であっても，所定点数は1回のみ算定する。

(4)　陽子線治療は，小児腫瘍（限局性の固形悪性腫瘍に限る。），手術による根治的な治療法が困難である限局性の骨軟部腫瘍，頭頸部悪性腫瘍（口腔・咽喉頭の扁平上皮癌を除く。），手術による根治的な治療法が困難である早期肺癌（日本肺癌学会が定める「肺癌取扱い規約」におけるⅠ期からⅡA期までの肺癌に限る。），手術による根治的な治療法が困難である肝細胞癌（長径4センチメートル以上のものに限る。），手術による根治的な治療法が困難である肝内胆管癌，手術による根治的な治療法が困難である局所進行性膵癌，手術による根治的な治療法が困難である局所大腸癌（手術後に再発したものに限る。）又は限局性及び局所進行性前立腺癌（転移を有するものを除く。）に対して根治的な治療法として行った場合にのみ算定し，数か月間の一連の治療過程に複数回の治療を行った場合であっても，所定点数は1回のみ算定する。

(5)　「1」に規定する「希少な疾病」とは，小児腫瘍（限局性の固形悪性腫瘍に限る。），手術による根治的な治療法が困難である限局性の骨軟部腫瘍，頭頸部悪性腫瘍（口腔・咽喉頭の扁平上皮癌を除く。），手

術による根治的な治療法が困難である早期肺癌（日本肺癌学会が定める「肺癌取扱い規約」におけるⅠ期からⅡA期までの肺癌に限る。），手術による根治的な治療法が困難である肝細胞癌（長径4センチメートル以上のものに限る。），手術による根治的な治療法が困難である肝内胆管癌，手術による根治的な治療法が困難である局所進行性膵癌，手術による根治的な治療法が困難である局所大腸癌（手術後に再発したものに限る。），手術による根治的な治療法が困難である局所進行性子宮頸部腺癌，手術による根治的な治療法が困難である局所進行性子宮頸部扁平上皮癌（長径6センチメートル以上のものに限る。）又は手術による根治的な治療法が困難である悪性黒色腫（婦人科領域の臓器から発生した悪性黒色腫に限る。）のことを指し，「2」に規定する「1以外の特定の疾病」とは，限局性及び局所進行性前立腺癌（転移を有するものを除く。）のことを指す。

(6)　粒子線治療について，位置決めなどに係る画像診断，検査等の当該治療に伴う一連の費用は所定点数に含まれ，別に算定できない。

(7)　「注2」の粒子線治療適応判定加算は，当該治療の実施に当たって，治療適応判定に関する体制が整備された保険医療機関において，適応判定が実施された場合に算定できるものであり，当該治療を受ける全ての患者に対して，当該治療の内容，合併症及び予後等を文書を用いて詳しく説明を行い，併せて，患者から要望のあった場合，その都度治療に関して十分な情報を提供する。なお，患者への説明内容については文書（書式様式は自由）で交付し，診療録に添付する。

(8)　「注3」に規定する粒子線治療医学管理加算は，粒子線治療に係る照射に際して，画像診断に基づきあらかじめ作成した線量分布図に基づいた照射計画と照射時の照射中心位置を，三次元的な空間的再現性により照射室内で画像的に確認・記録するなどの医学的管理を行った場合に限り算定する。

(9)　粒子線治療の実施に当たっては，薬事承認された粒子線治療装置を用いた場合に限り算定する。

◆　粒子線治療の対象患者
小児腫瘍（限局性の固形悪性腫瘍に限る。）の患者
手術による根治的な治療が困難な骨軟部腫瘍の患者
頭頸部悪性腫瘍（口腔・咽喉頭の扁平上皮癌を除く。）の患者
手術による根治的な治療が困難な早期肺癌（日本肺癌学会が定める「肺癌取扱い規約」におけるⅠ期からⅡA期までの肺癌に限る。）の患者
手術による根治的な治療が困難な肝細胞癌（長径4センチメートル以上のものに限る。）の患者
手術による根治的な治療が困難な肝内胆管癌の患者
手術による根治的な治療が困難な局所進行性膵癌の患者
手術による根治的な治療が困難な局所大腸癌（手術後に再発したものに限る。）の患者
手術による根治的な治療が困難な局所進行性子宮頸部腺癌の患者
手術による根治的な治療が困難な局所進行性子宮頸部扁平上皮癌（長径6センチメートル以上のものに限る。）の患者
手術による根治的な治療が困難な悪性黒色腫（婦人科領域の臓器から発生した悪性黒色腫に限る。）の患者
限局性及び局所進行性前立腺癌（転移を有するものを除く。）の患者

M001-5　ホウ素中性子捕捉療法（一連につき）

187,500点

注1　別に厚生労働大臣が定める施設基準に適合しているものとして地方厚生局長等に届け出た保険医療機関において，別に厚生労働大臣が定める患者に対して行わ

◇　ホウ素中性子捕捉療法について

(1)　薬事承認された医療機器及び医薬品を用いて，切除不能な局所進行又は局所再発の頭頸部癌の患者に対して実施した場合に限り，一連の治療につき1回に限り算定する。

(2)　関連学会により認定された医師の管理の下で実施する。

(3)　実施に当たっては，使用した薬剤は別に算定できる。

M　放治

れる場合に限り算定する。

2　ホウ素中性子捕捉療法の適応判定体制に関する別に厚生労働大臣が定める施設基準に適合しているものとして地方厚生局長等に届け出た保険医療機関において，ホウ素中性子捕捉療法の適応判定に係る検討が実施された場合には，**ホウ素中性子捕捉療法適応判定加算**として，**40,000点**を所定点数に加算する。

3　別に厚生労働大臣が定める施設基準に適合しているものとして地方厚生局長等に届け出た保険医療機関において，ホウ素中性子捕捉療法に関する専門の知識を有する医師が策定した照射計画に基づく医学的管理を行った場合には，**ホウ素中性子捕捉療法医学管理加算**として，**10,000点**を所定点数に加算する。

4　体外照射用固定器具を使用した場合は，**体外照射用固定器具加算**として，**1,000点**を所定点数に加算する。

M002　全身照射（一連につき）　　30,000点
注　造血幹細胞移植を目的として行われるものに限る。

M003　電磁波温熱療法（一連につき）
　1　深在性悪性腫瘍に対するもの　**9,000点**
　2　浅在性悪性腫瘍に対するもの　**6,000点**

M004　密封小線源治療（一連につき）

　1　外部照射　　　　　　　　　　　**80点**

　2　腔内照射
　イ　高線量率イリジウム照射を行った場合又は新型コバルト小線源治療装置を用いた場合　　　　　　　　　**12,000点**

(4)　位置決めなどに係る画像診断，検査等の費用は所定点数に含まれ，別に算定できない。

(5)　「注2」に規定するホウ素中性子捕捉療法適応判定加算は，当該療法の実施に当たって，治療適応判定に関する体制が整備された保険医療機関において，適応判定が実施された場合に算定できるものであり，当該療法を受ける全ての患者に対して，当該療法の内容，合併症及び予後等を文書を用いて詳しく説明を行い，併せて，患者から要望のあった場合，その都度治療に関して十分な情報を提供する。なお，患者への説明内容については文書（書式様式は自由）で交付し，診療録に添付する。

(6)　「注3」に規定するホウ素中性子捕捉療法医学管理加算は，ホウ素中性子捕捉療法に係る照射に際して，画像診断に基づきあらかじめ作成した線量分布図に基づいた照射計画と照射時の照射中心位置を，三次元的な空間的再現性により照射室内で画像的に確認・記録するなどの医学的管理を行った場合に限り算定する。

(7)　「注4」に規定する体外照射用固定器具加算は，ホウ素中性子捕捉療法を行う際に身体を精密に固定する器具を使用した場合に限り，一連の治療につき1回に限り算定できる。

◇　全身照射は，1回の造血幹細胞移植について，一連として1回に限り算定できる。

◇　電磁波温熱療法について
(1)　「深在性悪性腫瘍に対するもの」は，頭蓋内又は体腔内に存在する腫瘍であって，腫瘍の大半が概ね皮下6センチメートル以上の深部に所在するものに対して，高出力の機器（100メガヘルツ以下の低周波数のもの）を用いて電磁波温熱療法を行う場合に算定できる。
(2)　四肢若しくは頸部の悪性腫瘍に対して行う場合又はアプリケーターを用いて腔内加温を行う場合は，腫瘍の存在する部位及び使用する機器の如何を問わず，「2」の浅在性悪性腫瘍に対するものにより算定する。
(3)　放射線治療と併用しない場合（化学療法と併用する場合又は単独で行う場合）においても算定できる。
(4)　「一連」とは，治療の対象となる疾患に対して所期の目的を達するまでに行う一連の治療過程をいう。数か月間の一連の治療過程に複数回の電磁波温熱療法を行う場合は，1回のみ所定点数を算定し，その他複数回の療法の費用は所定点数に含まれ，別に算定できない。なお，医学的な必要性から，一連の治療過程後に再度，当該療法を行う場合は，2月に1回，2回を限度として算定する。
(5)　実施に当たっては，治療部分の温度を測定し，十分な加温を確認する等の必要な措置を講ずる。
(6)　電磁波温熱療法を行うに当たって使用するセンサー等の消耗品の費用は，所定点数に含まれ，別に算定できない。

◇　密封小線源治療の治療料は疾病の種類，部位の違い，部位数の多寡にかかわらず，一連として所定点数を算定する。

◇　「外部照射」とは，コバルト^{60}，セシウム^{137}等のガンマ線又はストロンチウム^{90}等のベーター線による4センチメートル以下の近距離照射又は直接貼布する療法をいう。

◇　「高線量率イリジウム照射を行った場合」とは，子宮腔，腟腔，口腔，直腸等の腔内にイリジウム^{192}管を挿入し照射する場合であり，アプリケーターの挿入から抜去までを一連として算定する。なお，挿入

M
放治

　　ロ　その他の場合　　　　　5,000点

3　組織内照射
　イ　前立腺癌に対する永久挿入療法
　　　　　　　　　　　　　48,600点

　ロ　高線量率イリジウム照射を行った場合
　　　又は新型コバルト小線源治療装置を用い
　　　た場合　　　　　　　　23,000点

　ハ　その他の場合　　　　19,000点

4　放射性粒子照射（本数に関係なく）
　　　　　　　　　　　　　　8,000点

注1　疾病，部位又は部位数にかかわらず，
　　　一連につき算定する。
　2　使用した高線量率イリジウムの費用と
　　　して，購入価格を50円で除して得た点数
　　　を加算する。
　3　使用した低線量率イリジウムの費用と
　　　して，購入価格を10円で除して得た点数
　　　を加算する。
　4　前立腺癌に対する永久挿入療法を行っ
　　　た場合は，線源使用加算として，使用し
　　　た線源の費用として1個につき630点を
　　　所定点数に加算する。ただし，この場合
　　　において，注6の加算は算定できない。
　5　食道用アプリケーター又は気管，気管
　　　支用アプリケーターを使用した場合は，
　　　食道用アプリケーター加算又は気管，気
　　　管支用アプリケーター加算として，それ
　　　ぞれ6,700点又は4,500点を所定点数に加
　　　算する。
　6　使用した放射性粒子の費用として，購
　　　入価格を10円で除して得た点数を加算す

及び抜去に係る手技料は当該所定点数に含まれ，別に算定できない。
◇　「新型コバルト小線源治療装置」とは，高線量率イリジウム照射で用いられる線源と概ね同じ大きさの径の線源を用いるものをいう。
◇　「その他の場合」とは，子宮腔，腟腔，口腔，直腸等の腔内にセシウム137管等を挿入して照射する場合や眼窩内等にストロンチウム容器を挿入して照射する場合であり，アプリケーターの挿入から抜去までを一連として算定するものとし，新型コバルト小線源治療装置を用いた場合には，「イ」により算定し，旧型コバルト腔内照射装置を用いた場合は算定できない。なお，挿入及び抜去に係る手技料は当該所定点数に含まれ，別に算定できない。

◇　「前立腺癌に対する永久挿入療法」とは，前立腺組織内にヨウ素125粒子を挿入する療法をいい，当該療法の実施に当たっては，関係法令及び関係学会のガイドラインを踏まえ，適切に行われるよう十分留意する。
◇　「高線量率イリジウム照射を行った場合」とは，イリジウム192線源を挿入する場合であり，外套針の刺入から抜去までの全期間を一連として算定する。なお，外套針の刺入及び抜去に係る手技料は当該所定点数に含まれ，別に算定できない。
◇　「新型コバルト小線源治療装置」とは，高線量率イリジウム照射で用いられる線源と概ね同じ大きさの径の線源を用いるものであり，それよりも大きな径の線源である従前のコバルト線源を用いるものは該当しない。
◇　「その他の場合」とは，舌その他の口腔癌，皮膚癌，乳癌等の癌組織内にコバルト針，セシウム針等を刺入する場合であり，刺入から抜去までの全期間を一連として算定する。なお，刺入及び抜去に係る手技料は当該所定点数に含まれ，別に算定できない。
◇　「放射性粒子照射」とは，組織内に放射性金粒子等の放射性粒子を刺入するものであって，その使用本数等に関係なく一連につき所定点数を算定する。また，この場合「注6」により放射性粒子の費用は別に算定できる。なお，刺入に係る手技料は当該所定点数に含まれ，別に算定できない。

◇　同一の高線量率イリジウムを使用し，1人又は複数の患者に対して1回又は複数回の密封小線源治療を行った場合は，使用した高線量率イリジウムの費用として，患者1人につき1回に限り加算する。
◇　同一の低線量率イリジウムを使用し，1人の患者に対して複数回の密封小線源治療を行った場合は，使用した低線量率イリジウムの費用として，患者1人につき1回に限り加算する。

る。

7　使用した**コバルトの費用**として，**購入価格を1,000円で除して得た点数**を加算する。

8　別に厚生労働大臣が定める施設基準に適合しているものとして地方厚生局長等に届け出た保険医療機関において，放射線治療を専ら担当する常勤の医師が画像誘導密封小線源治療（ＩＧＢＴ）（2のイに係るものに限る。）を行った場合には，**画像誘導密封小線源治療加算**として，一連につき**1,200点**を所定点数に加算する。

M005　血液照射　　　　　　　　　110点

◇　同一のコバルトを使用し，1人の患者に対して複数回の密封小線源治療を行った場合は，使用したコバルトの費用として，患者1人につき1回に限り加算する。

◇　画像誘導密封小線源治療加算について

(1)　治療用のアプリケータを挿入した状態で撮影したＣＴ又はＭＲＩの画像所見を用いて治療計画を行い，腫瘍と周囲臓器への最適な照射線量を計算して，子宮頸癌に対して照射した場合に限り，一連につき1回に限り算定する。

(2)　日本放射線腫瘍学会が作成した最新の「密封小線源治療の診療・物理ＱＡガイドライン」を遵守して実施した場合に限り算定できる。

◇　血液照射について

(1)　輸血後移植片対宿主病予防のために輸血用血液に対して放射線照射を行った場合に算定する。

(2)　血液照射を行った血液量が400ミリリットル以下の場合には110点，これ以降400ミリリットル又はその端数を増すごとに110点を加えて計算する。なお，血液照射を行った血液のうち，実際に輸血を行った1日当たりの血液量についてのみ算定する。

(3)　血液量は，実際に照射を行った総量又は原材料として用いた血液の総量のうちいずれか少ない量により算定する。例えば，200ミリリットルの血液から製造された30ミリリットルの血液成分製剤については30ミリリットルとして算定し，200ミリリットルの血液から製造された230ミリリットルの保存血及び血液成分製剤は，200ミリリットルとして算定する。

(4)　放射線を照射した血液製剤を使用した場合は，当該血液照射は別に算定できない。

(5)　血液照射に当たっては，「血液製剤の使用指針及び輸血療法の実施に関する指針について」（平成11年6月10日付け医薬発第715号厚生省医薬安全局長通知）及び「血小板製剤の使用適正化の推進について」（平成6年7月11日付け薬発第638号厚生省薬務局長通知）による，両通知別添（「血液製剤の使用指針」，「輸血療法の実施に関する指針」及び「血小板製剤の適正使用について」）その他の関係通知及び関係学会から示されている血液照射についてのガイドラインを遵守するよう努める。

第2節　特定保険医療材料料

区分

M200　特定保険医療材料　材料価格を10円で除して得た点数

注　使用した特定保険医療材料の材料価格は，別に厚生労働大臣が定める。

第13部　病理診断

通　則

1　病理診断の費用は，第1節及び第2節の各区分の所定点数を合算した点数により算定する。ただし，病理診断に当たって患者から検体を穿刺し又は採取した場合は，第1節及び第2節並びに第3部第4節の各区分の所定点数を合算した点数により算定する。

2　病理診断に当たって患者に対し薬剤を施用した場合は，特に規定する場合を除き，前号により算定した点数及び第3部第5節の所定点数を合算した点数により算定する。

3　病理診断に当たって，別に厚生労働大臣が定める保険医療材料(以下この部において「特定保険医療材料」という。)を使用した場合は，前2号により算定した点数及び第3部第6節の所定点数を合算した点数により算定する。

4　第1節又は第2節に掲げられていない病理診断であって特殊なものの費用は，第1節又は第2節に掲げられている病理診断のうちで最も近似する病理診断の各区分の所定点数により算定する。

5　対称器官に係る病理標本作製料の各区分の所定点数は，両側の器官の病理標本作製料に係る点数とする。

6　保険医療機関が，患者の人体から排出され，又は採取された検体について，当該保険医療機関以外の施設に臨床検査技師等に関する法律第2条に規定する病理学的検査を委託する場合における病理診断に要する費用については，第3部検査の通則第6号に規定する別に厚生労働大臣が定めるところにより算定する。ただし，区分番号N006に掲げる病理診断料については，別に厚生労働大臣が定める施設基準に適合しているものとして地方厚生局長等に届け出た保険医療機関間において行うときに限り算定する。

7　保険医療機関間のデジタル病理画像（病理標本に係るデジタル画像のことをいう。以下この表において同じ。）の送受信及び受信側の保険医療機関における当該デジタル病理画像の観察により，区分番号N003に掲げる術中迅速病理組織標本作製又は区分番号N003-2に掲げる迅速細胞診を行う場合には，別に厚生労働大臣が定める施設基準に適合しているものとして地方厚生局長等に届け出た保険医療機関間において行うときに限り算定する。

◇　通則

(1)　病理診断の費用には，病理標本作製を行う医師，看護師，臨床検査技師，衛生検査技師及び病理診断・判断を行う医師の人件費，試薬，デッキグラス，試験管等の材料費，機器の減価償却費，管理費等の費用が含まれる。

(2)　病理標本作製に当たって使用される試薬は，原則として医薬品として承認されたものであることを要する。

(3)　病理標本を撮影した画像を電子媒体に保存した場合，保存に要した電子媒体の費用は所定点数に含まれる。

(4)　第1節に掲げられていない病理標本作製であって簡単な病理標本作製の費用は，基本診療料に含まれ，別に算定できない。

(5)　第1節に掲げる病理標本作製料の項に掲げられていない病理標本作製のうち簡単な病理標本作製の病理標本作製料は算定できないが，特殊な病理標本作製については，その都度当局に内議し，最も近似する病理標本作製として通知されたものの算定方法及び「注」（特に定めるものを除く。）を準用して，準用された病理標本作製料に係る病理診断・判断料と併せて算定する。

(6)　保険医療機関間の連携により病理診断を行った場合は，標本若しくは検体の送付側又はデジタル病理画像の送信側の保険医療機関においてN006病理診断料を算定できる。なお，その際には，送付側又は送信側の保険医療機関において，「別紙様式44」（965頁）又はこれに準じた様式に診療情報等の必要事項を記載し，受取側又は受信側の保険医療機関に交付する。さらに，病理標本の作製を衛生検査所に委託する場合には，衛生検査所にも当該事項を同様に交付する。

　　また，N006病理診断料の「注4」に規定する病理診断管理加算1又は病理診断管理加算2については，受取側又は受信側の保険医療機関が，当該加算の施設基準に適合しているものとして地方厚生（支）局長に届け出た保険医療機関であり，当該保険医療機関において病理診断を専ら担当する常勤の医師が病理診断を行い，送付側又は送信側の保険医療機関にその結果を文書により報告した場合に，当該基準に係る区分に従い，所定点数に加算する。さらに，N006の「注5」に規定する悪性腫瘍病理組織標本加算については，受取側又は受信側の保険医療機関が，当該加算の施設基準に適合しているものとして地方厚生（支）局長に届け出た保険医療機関であり，当該保険医療機関において，N006「病理診断料について」の(5)に規定する原発性悪性腫瘍に係る手術の検体からN000病理組織標本作製の「1」組織診断料又はN002免疫染色（免疫抗体法）病理組織標本作製により作製された組織標本に基づく診断を行った場合に，所定点数に加算する。受取側又は受信側の保険医療機関における診断等に係る費用は，受取側又は受信側，送付側又は送信側の保険医療機関間における相互の合議に委ねる。

(7)　保険医療機関間のデジタル病理画像の送受信及び受信側の保険医療機関における当該デジタル病理画像の観察による術中迅速病理組織標本作製を行った場合は，送信側の保険医療機関においてN003術中迅速病理組織標本作製及びN006病理診断料の「1」組織診断料を算定できる。また，N006病理診断料の「注4」に規定する病理診断管理加算1又は病理診断管理加算2については，受信側の保険医療機関が，当該加算の施設基準に適合しているものとして地方厚生（支）局長に届け出た保険医療機関であり，当該保険医療機関において病理診断を

専ら担当する常勤の医師が病理診断を行い，送信側の保険医療機関に
その結果を報告した場合に，当該基準に係る区分に従い，所定点数に
加算する。受信側の保険医療機関における診断等に係る費用は，受信
側，送信側の保険医療機関間における相互の合議に委ねる。

(8) 保険医療機関間のデジタル病理画像の送受信及び受信側の保険医療
機関における当該デジタル病理画像の観察による迅速細胞診を行った
場合は，送信側の保険医療機関においてN003-2迅速細胞診及びN006
病理診断料の「2」細胞診断料を算定できる。また，N006病理診断
料の「注4」に規定する病理診断管理加算1又は病理診断管理加算2
については，受信側の保険医療機関が，当該加算の施設基準に適合し
ているものとして地方厚生（支）局長に届け出た保険医療機関であり，
当該保険医療機関において病理診断を専ら担当する常勤の医師が病理
診断を行い，送信側の保険医療機関にその結果を報告した場合に当該
基準に係る区分に従い，所定点数に加算する。受信側の保険医療機関
における診断等に係る費用は，受信側，送信側の保険医療機関間にお
ける相互の合議に委ねる。

(9) デジタル病理画像に基づく病理診断については，デジタル病理画像
の作成，観察及び送受信を行うにつき十分な装置・機器を用いた上で
観察及び診断を行った場合に算定できる。なお，デジタル病理画像に
基づく病理診断を行うに当たっては，関係学会による指針を参考とす
る。

第1節　病理標本作製料

通則

1　病理標本作製に当たって，3臓器以上の標
　本作製を行った場合は，3臓器を限度として
　算定する。
2　リンパ節については，所属リンパ節ごとに
　1臓器として数えるが，複数の所属リンパ節
　が1臓器について存在する場合は，当該複数
　の所属リンパ節を1臓器として数える。

区分

N000 病理組織標本作製

　　1　組織切片によるもの（1臓器につき）
　　　　　　　　　　　　　　　　　　　860点
　　2　セルブロック法によるもの（1部位につ
　　　き）　　　　　　　　　　　　　　**860点**

◇　病理組織標本作製について

(1) 「1」の「組織切片によるもの」について，次に掲げるものは，各
区分ごとに1臓器として算定する。
　ア　気管支及び肺臓
　イ　食道
　ウ　胃及び十二指腸
　エ　小腸
　オ　盲腸
　カ　上行結腸，横行結腸及び下行結腸
　キ　S状結腸
　ク　直腸
　ケ　子宮体部及び子宮頸部

(2) 「2」の「セルブロック法によるもの」について，同一又は近接し
た部位より同時に数検体を採取して標本作製を行った場合であって
も，1回として算定する。

(3) 病理組織標本作製において，1臓器又は1部位から多数のブロック，
標本等を作製した場合であっても，1臓器又は1部位の標本作製とし
て算定する。

(4) 病理組織標本作製において，悪性腫瘍がある臓器又はその疑いがあ
る臓器から多数のブロックを作製し，又は連続切片標本を作製した場

合であっても，所定点数のみ算定する。

(5)　病理組織標本作製において，ヘリコバクター・ピロリ感染診断を目的に行う場合の保険診療上の取扱いについては，「ヘリコバクター・ピロリ感染の診断及び治療に関する取扱いについて」（平成12年10月31日保険発第180号）に即して行う。

(6)　「2」の「セルブロック法によるもの」は，悪性中皮腫を疑う患者又は組織切片を検体とした病理組織標本作製が実施困難な肺悪性腫瘍，胃癌，大腸癌，卵巣癌，悪性リンパ腫若しくは乳癌を疑う患者に対して，穿刺吸引等により採取した検体を用いてセルブロック法により標本作製した場合に算定する。なお，肺悪性腫瘍，胃癌，大腸癌，卵巣癌，悪性リンパ腫又は乳癌を疑う患者に対して実施した場合には，組織切片を検体とした病理組織標本作製が実施困難である医学的な理由を診療録及び診療報酬明細書の摘要欄に記載する。

◇　電子顕微鏡病理組織標本作製について

(1)　腎組織，内分泌臓器の機能性腫瘍（甲状腺腫を除く。），異所性ホルモン産生腫瘍，軟部組織悪性腫瘍，ゴーシェ病等の脂質蓄積症，多糖体蓄積症等に対する生検及び心筋症に対する心筋生検の場合において，電子顕微鏡による病理診断のための病理組織標本を作製した場合に算定できる。

(2)　電子顕微鏡病理組織標本作製，N000病理組織標本作製，N002免疫染色（免疫抗体法）病理組織標本作製のうち，いずれを算定した場合であっても，他の2つの項目を合わせて算定することができる。

N001　電子顕微鏡病理組織標本作製（1臓器につき）　2,000点

N002　免疫染色（免疫抗体法）病理組織標本作製

1	エストロジェンレセプター	720点
2	プロジェステロンレセプター	690点
3	HER2タンパク	690点
4	EGFRタンパク	690点
5	CCR4タンパク	10,000点
6	ALK融合タンパク	2,700点
7	CD30	400点
8	その他（1臓器につき）	400点

注1　1及び2の病理組織標本作製を同一月に実施した場合は，180点を主たる病理組織標本作製の所定点数に加算する。

2　8について，確定診断のために4種類以上の抗体を用いた免疫染色が必要な患者に対して，標本作製を実施した場合には，1,200点を所定点数に加算する。

◇　免疫染色（免疫抗体法）病理組織標本作製について

(1)　病理組織標本を作製するにあたり免疫染色を行った場合に，方法（蛍光抗体法又は酵素抗体法）又は試薬の種類にかかわらず，1臓器につき1回のみ算定する。ただし，「3」のHER2タンパクは，化学療法歴のある手術不能又は再発乳癌患者に対して，過去に乳癌に係る本標本作製を実施した場合であって，抗HER2ヒト化モノクローナル抗体抗悪性腫瘍剤の投与の適応を判定するための補助に用いるものとして薬事承認又は認証を得ている体外診断用医薬品を用いて，HER2低発現の確認により当該抗悪性腫瘍剤の投与の適応を判断することを目的として，本標本作製を再度行う場合に限り，別に1回に限り算定できる（乳癌に係る初回の本標本作製を令和6年3月31日以降に実施した場合にあっては，令和8年5月31日までの間に限る。）。なお，再度免疫染色が必要である医学的な理由を診療報酬明細書の摘要欄に記載すること。

(2)　免疫染色（免疫抗体法）病理組織標本作製，N000病理組織標本作製又はN001電子顕微鏡病理組織標本作製のうち，いずれを算定した場合であっても，他の2つの項目を合わせて算定することができる。

(3)　本区分「1」のエストロジェンレセプターの免疫染色と本区分「2」のプロジェステロンレセプターの免疫染色を同一月に実施した場合は，いずれかの主たる病理組織標本作製の所定点数及び「注」に規定する加算のみを算定する。

(4)　本区分「3」のHER2タンパクは，半定量法又はEIA法（酵素免疫測定法）による病理標本作製を行った場合に限り算定する。

(5)　本区分「5」CCR4タンパク及びD006-10CCR4タンパク（フローサイトメトリー法）を同一の目的で実施した場合は，原則として主たるもののみ算定する。ただし，医学的な必要性がある場合には，併せて実施した場合であっても，いずれの点数も算定できる。なお，この場合においては，診療報酬明細書の摘要欄にその理由及び医学的必要性を記載する。

(6)　本区分「6」のALK融合タンパクは，以下に掲げる場合において算定できる。

ア　非小細胞肺癌患者に対して，ＡＬＫ阻害剤の投与の適応を判断することを目的として，ブリッジ試薬を用いた免疫組織染色法により病理標本作製を行った場合（当該薬剤の投与方針の決定までの間の1回に限る。）

イ　悪性リンパ腫患者に対して，悪性リンパ腫の診断補助を目的として免疫組織染色法により病理標本作製を行った場合（悪性リンパ腫の病型分類までの間の1回に限る。）

(7)　本区分「7」のCD30は，HQリンカーを用いた免疫組織化学染色法により，悪性リンパ腫の診断補助を目的に実施した場合に算定する。

(8)　「注2」に規定する「確定診断のために4種類以上の抗体を用いた免疫染色が必要な患者」とは，原発不明癌，原発性脳腫瘍，悪性リンパ腫，悪性中皮腫，肺悪性腫瘍（腺癌，扁平上皮癌），消化管間質腫瘍（ＧＩＳＴ），慢性腎炎，内分泌腫瘍，軟部腫瘍，皮膚の血管炎，水疱症（天疱瘡，類天疱瘡等），悪性黒色腫，筋ジストロフィー又は筋炎が疑われる患者を指す。これらの疾患が疑われる患者であっても3種類以下の抗体で免疫染色を行った場合は，当該加算は算定できない。

(9)　肺悪性腫瘍（腺癌，扁平上皮癌）が疑われる患者に対して「注2」の加算を算定する場合は，腫瘍が未分化であった場合等ＨＥ染色では腺癌又は扁平上皮癌の診断が困難な患者に限り算定することとし，その医学的根拠を診療報酬明細書の摘要欄に詳細に記載する。なお，次に掲げるいずれかの項目を既に算定している場合には，当該加算は算定できない。

ア　D004-2悪性腫瘍組織検査の「1」悪性腫瘍遺伝子検査の「イ」処理が容易なものの「(1)」医薬品の適応判定の補助等に用いるもの（肺癌におけるＥＧＦＲ遺伝子検査，ＲＯＳ1融合遺伝子検査，ＡＬＫ融合遺伝子検査，ＢＲＡＦ遺伝子検査（次世代シーケンシングを除く。）及びＭＥＴｅｘ14遺伝子検査（次世代シーケンシングを除く。）に限る。）

イ　D004-2悪性腫瘍組織検査の「1」悪性腫瘍遺伝子検査の「ロ」処理が複雑なもの（肺癌におけるＢＲＡＦ遺伝子検査（次世代シーケンシング），ＭＥＴｅｘ14遺伝子検査（次世代シーケンシング）及びＲＥＴ融合遺伝子検査に限る。）

ウ　D006-24肺癌関連遺伝子多項目同時検査

エ　N005-2ＡＬＫ融合遺伝子標本作製

(10)　セルブロック法による病理組織標本に対する免疫染色については，悪性中皮腫を疑う患者又は組織切片を検体とした病理組織標本作製が実施困難な肺悪性腫瘍，胃癌，大腸癌，卵巣癌，悪性リンパ腫若しくは乳癌を疑う患者に対して実施した場合に算定する。なお，肺悪性腫瘍，胃癌，大腸癌，卵巣癌，悪性リンパ腫又は乳癌を疑う患者に対して実施した場合には，組織切片を検体とした病理組織標本作製が実施困難である医学的な理由を診療録及び診療報酬明細書の摘要欄に記載する。

N003　術中迅速病理組織標本作製（1手術につき）　1,990点

◇　術中迅速病理組織標本作製は，手術の途中において迅速凍結切片等による標本作製及び鏡検を完了した場合において，1手術につき1回算定する。

なお，摘出した臓器について，術後に再確認のため精密な病理組織標本作製を行った場合は，N000病理組織標本作製の所定点数を別に算定する。

N003-2　迅速細胞診
1　手術中の場合（1手術につき）　450点
2　検査中の場合（1検査につき）　450点

◇　迅速細胞診は，手術，気管支鏡検査（超音波気管支鏡下穿刺吸引生検法の実施時に限る。）又は内視鏡検査（膵癌又は胃粘膜下腫瘍が疑われる患者に対する超音波内視鏡下穿刺吸引生検法の実施時に限る。）の途中において腹水及び胸水等の体腔液又は穿刺吸引検体による標本作製及び鏡検を完了した場合において，1手術又は1検査につき1回

算定する。

◇　細胞診について

(1)　同一又は近接した部位より同時に数検体を採取して標本作製を行った場合であっても，1回として算定する。

N004　細胞診（1部位につき）

1　婦人科材料等によるもの　**150点**
2　穿刺吸引細胞診，体腔洗浄等によるもの
　　　　　　　　　　　　　　　190点

注1　1について，固定保存液に回収した検体から標本を作製して，診断を行った場合には，**婦人科材料等液状化検体細胞診加算**として，**45点**を所定点数に加算する。

　2　2について，過去に穿刺し又は採取し，固定保存液に回収した検体から標本を作製して，診断を行った場合には，**液状化検体細胞診加算**として，**85点**を所定点数に加算する。

(2)　本区分「2」の「穿刺吸引細胞診，体腔洗浄等」とは，喀痰細胞診，気管支洗浄細胞診，体腔液細胞診，体腔洗浄細胞診，体腔臓器擦過細胞診及び髄液細胞診等を指す。

(3)　「注1」に規定する婦人科材料等液状化検体細胞診加算は，採取と同時に行った場合に算定できる。なお，過去に穿刺又は採取し，固定保存液に回収した検体から標本を作製し診断を行った場合には算定できない。

(4)　「注2」に規定する「液状化検体細胞診加算」は，採取と同時に作製された標本に基づいた診断の結果，再検が必要と判断され，固定保存液に回収した検体から再度標本を作製し，診断を行った場合に限り算定できる。採取と同時に行った場合は算定できない。

※　腟脂膏顕微鏡標本作製，胃液，腹腔穿刺液等の癌細胞標本作製及び眼科プロヴァツェク小体標本作製並びに天疱瘡又はヘルペスウイルス感染症におけるTzanck細胞の標本作製は，本区分により算定する。

N005　HER2遺伝子標本作製

1　単独の場合　**2,700点**
2　区分番号N002に掲げる免疫染色（免疫抗体法）病理組織標本作製の3による病理標本作製を併せて行った場合　**3,050点**

◇　HER2遺伝子標本作製について

(1)　HER2遺伝子標本作製は，抗HER2ヒト化モノクローナル抗体抗悪性腫瘍剤の投与の適応を判断することを目的として，FISH法，SISH法又はCISH法により遺伝子増幅標本作製を行った場合に，当該抗悪性腫瘍剤の投与方針の決定までの間に1回を限度として算定する。

(2)　本標本作製とN002免疫染色（免疫抗体法）病理組織標本作製の「3」を同一の目的で実施した場合は，本区分の「2」により算定する。

N005-2　ALK融合遺伝子標本作製　6,520点

◇　ALK融合遺伝子標本作製は，ALK阻害剤の投与の適応を判断することを目的として，FISH法により遺伝子標本作製を行った場合に，当該薬剤の投与方針の決定までの間に1回を限度として算定する。

N005-3　PD-L1タンパク免疫染色（免疫抗体法）病理組織標本作製　2,700点

◇　PD-L1タンパク免疫染色（免疫抗体法）病理組織標本作製は，抗PD-1抗体抗悪性腫瘍剤又は抗PD-L1抗体抗悪性腫瘍剤の投与の適応を判断することを目的として，免疫染色（免疫抗体法）病理組織標本作製を行った場合に，当該抗悪性腫瘍剤の投与方針の決定までの間に1回を限度として算定する。

N005-4　ミスマッチ修復タンパク免疫染色（免疫抗体法）病理組織標本作製　2,700点

注　別に厚生労働大臣が定める施設基準に適合しているものとして地方厚生局長等に届け出た保険医療機関において，ミスマッチ修復タンパク免疫染色（免疫抗体法）病理組織標本作製を実施し，その結果について患者又はその家族等に対し遺伝カウンセリングを行った場合には，遺伝カウンセリング加算として，患者1人につき月1回に限り，1,000点を所定点数に加算する。

◇　ミスマッチ修復タンパク免疫染色（免疫抗体法）病理組織標本作製について

(1)　以下のいずれかを目的として，免疫染色（免疫抗体法）病理組織標本作製を行った場合に，患者1人につき1回に限り算定する。
　ア　固形癌における抗PD-1抗体抗悪性腫瘍剤の適応判定の補助
　イ　大腸癌におけるリンチ症候群の診断の補助
　ウ　大腸癌における抗悪性腫瘍剤による治療法の選択の補助

(2)　(1)に掲げるいずれか1つの目的で当該標本作製を実施した後に，別の目的で当該標本作製を実施した場合にあっても，別に1回に限り算定できる。なお，この場合にあっては，その医学的な必要性を診療報酬明細書の摘要欄に記載すること。

(3)　本標本作製及びD004-2悪性腫瘍組織検査に掲げるマイクロサテライト不安定性検査を同一の目的で実施した場合は，主たるもののみ算定する。

(4)　「注」に規定する遺伝カウンセリング加算は，本標本作製（リンチ症候群の診断の補助に用いる場合に限る。）を実施する際，以下のいずれも満たす場合に算定できる。
　ア　本標本作製の実施前に，臨床遺伝学に関する十分な知識を有する医師が，患者又はその家族等に対し，当該標本作製の目的並びに当

N

病理

該標本作製の実施によって生じうる利益及び不利益についての説明等を含めたカウンセリングを行うとともに，その内容を文書により交付すること。

イ　臨床遺伝学に関する十分な知識を有する医師が，患者又はその家族等に対し，本標本作製の結果に基づいて療養上の指導を行うとともに，その内容を文書により交付すること。

ただし，この場合において，同一の目的で実施したD004-2悪性腫瘍組織検査に掲げるマイクロサテライト不安定性検査に係る遺伝カウンセリング加算は別に算定できない。

なお，遺伝カウンセリングの実施に当たっては，厚生労働省「医療・介護関係事業者における個人情報の適切な取り扱いのためのガイダンス」及び関係学会による「医療における遺伝学的検査・診断に関するガイドライン」を遵守すること。

N005-5　ＢＲＡＦ　Ｖ600Ｅ変異タンパク免疫染色（免疫抗体法）病理組織標本作製　1,600点

◇　ＢＲＡＦ　Ｖ600Ｅ変異タンパク免疫染色（免疫抗体法）病理組織標本作製について

(1)　以下のいずれかを目的として，免疫染色（免疫抗体法）病理組織標本作製を行った場合に，患者1人につき1回に限り算定する。

ア　大腸癌におけるリンチ症候群の診断の補助

イ　大腸癌における抗悪性腫瘍剤による治療法の選択の補助

(2)　早期大腸癌におけるリンチ症候群の除外を目的として，本標本作製を実施した場合にあっては，D004-2悪性腫瘍組織検査に掲げるマイクロサテライト不安定性検査，又はN005-4ミスマッチ修復タンパク免疫染色（免疫抗体法）病理組織標本作製を実施した年月日を，診療報酬明細書の摘要欄に記載すること。

(3)　本標本作製及びD004-2悪性腫瘍組織検査に掲げる大腸癌におけるＢＲＡＦ遺伝子検査を併せて行った場合は，主たるもののみ算定する。

第2節　病理診断・判断料

区分

N006　病理診断料

1	組織診断料	520点
2	細胞診断料	200点

注1　1については，病理診断を専ら担当する医師が勤務する病院又は病理診断を専ら担当する常勤の医師が勤務する診療所である保険医療機関において，区分番号N000に掲げる病理組織標本作製，区分番号N001に掲げる電子顕微鏡病理組織標本作製，区分番号N002に掲げる免疫染色（免疫抗体法）病理組織標本作製若しくは区分番号N003に掲げる術中迅速病理組織標本作製により作製された組織標本（区分番号N000に掲げる病理組織標本作製又は区分番号N002に掲げる免疫染色（免疫抗体法）病理組織標本作製により作製された組織標本のデジタル病理画像を含む。）に基づく診断を行った場合又は当該保険医療機関以外の保険医療機関で作製された組織標本（当該保険医療機関以外の保険医療機関で区分番号N000に掲げる病理組織標本作製又は区分番号N002に掲げる免疫染色（免疫抗

◇　病理診断料について

(1)　当該保険医療機関以外に勤務する病理診断を行う医師が，当該保険医療機関に出向いて病理診断を行った場合等，当該保険医療機関における勤務の実態がない場合においては，病理診断料は算定できない。

(2)　当該保険医療機関において，当該保険医療機関以外の医療機関（衛生検査所等を含む。）で作製した病理標本につき診断を行った場合には，月1回に限り所定点数を算定する。

なお，患者が当該傷病につき当該保険医療機関を受診していない場合においては，療養の給付の対象とならない。

(3)　病理診断料が含まれない入院料を算定する病棟に入院中の患者に対して，病理診断料を算定する場合は，同一月内に当該患者が病理診断料が含まれる入院料を算定する病棟に転棟した場合であっても，当該病理診断料を算定することができる。

(4)　病理診断管理加算1又は病理診断管理加算2の届出を行った保険医療機関において，病理診断を専ら担当する常勤の医師のうち当該保険医療機関において勤務する1名（病理診断管理加算2を算定する場合にあっては2名）を除いた病理診断を専ら担当する常勤の医師については，当該保険医療機関において常態として週3日以上，かつ，週24時間以上の勤務を行っている場合，当該勤務時間以外の所定労働時間については，自宅等の当該保険医療機関以外の場所で，デジタル病理画像の観察及び送受信を行うにつき十分な装置・機器を用いた上で観察を行い，その結果を文書により当該患者の診療を担当する医師に報告した場合も病理診断料及び病理診断管理加算1又は病理診断管理加

体法）病理組織標本作製により作製された組織標本のデジタル病理画像を含む。）に基づく診断を行った場合に，これらの診断の別又は回数にかかわらず，月1回に限り算定する。

2　2については，病理診断を専ら担当する医師が勤務する病院又は病理診断を専ら担当する常勤の医師が勤務する診療所である保険医療機関において，区分番号N003-2に掲げる迅速細胞診若しくは区分番号N004に掲げる細胞診の2により作製された標本に基づく診断を行った場合又は当該保険医療機関以外の保険医療機関で作製された標本に基づく診断を行った場合に，これらの診断の別又は回数にかかわらず，月1回に限り算定する。

3　当該保険医療機関以外の保険医療機関で作製された標本に基づき診断を行った場合は，区分番号N000からN004までに掲げる病理標本作製料は，別に算定できない。

4　病理診断管理に関する別に厚生労働大臣が定める施設基準に適合しているものとして地方厚生局長等に届け出た保険医療機関において，病理診断を専ら担当する常勤の医師が病理診断を行い，その結果を文書により報告した場合には，当該基準に係る区分に従い，次に掲げる点数を所定点数に加算する。

イ　病理診断管理加算1
　（1）組織診断を行った場合　　**120点**
　（2）細胞診断を行った場合　　**60点**
ロ　病理診断管理加算2
　（1）組織診断を行った場合　　**320点**
　（2）細胞診断を行った場合　　**160点**

5　1については，別に厚生労働大臣が定める施設基準に適合しているものとして地方厚生局長等に届け出た保険医療機関において，悪性腫瘍に係る手術の検体から区分番号N000に掲げる病理組織標本作製の1又は区分番号N002に掲げる免疫染色（免疫抗体法）病理組織標本作製により作製された組織標本に基づく診断を行った場合は，**悪性腫瘍病理組織標本加算**として，**150点**を所定点数に加算する。

N007 病理判断料　　　　　**130点**
注1　行われた病理標本作製の種類又は回数にかかわらず，月1回に限り算定する。
　2　区分番号N006に掲げる病理診断料を算定した場合には，算定しない。

算2を算定できる。なお，デジタル画像に基づく病理診断を行うに当たっては，関係学会による指針を参考とする。また，病院の管理者が当該医師の勤務状況を適切に把握している。

(5)　「注5」に規定する悪性腫瘍病理組織標本加算については，原発性悪性腫瘍に対してK007の「1」，K031，K053，K162，K394，K394-2，K439，K442，K476，K484-2，K514，K514-2，K529，K529-2，K529-3，K529-5，K653の「2」，K653の「3」，K655の「2」，K655-2の「2」，K655-2の「3」，K655-4の「2」，K655-5の「2」，K655-5の「3」，K657の「2」，K657の「3」，K657-2の「2」からK657-2の「4」まで，K675，K675-2，K677，K677-2，K695，K695-2，K700-2，K700-3，K702，K702-2，K703，K703-2，K704，K721-4，K740，K740-2，K773からK773-3まで，K773-5，K773-6，K803からK803-3まで，K833，K843からK843-4まで，K879，K879-2又はK889に掲げる手術を実施し，当該手術の検体から作製された病理組織標本に基づき病理診断を行った場合に算定する。

◇　病理判断料について
　病理判断料が含まれない入院料を算定する病棟に入院中の患者に対して，病理判断料を算定した場合は，同一月内に当該患者が病理判断料の含まれる入院料を算定する病棟に転棟した場合であっても，当該病理判断料を算定することができる。

第14部　その他

通　則

1　処遇の費用は，第1節若しくは第2節の各区分の所定点数のみにより，又は第1節及び第2節の各区分の所定点数を合算した点数により算定する。

2　処遇改善に当たって，歯科診療及び歯科診療以外の診療を併せて行う保険医療機関にあっては，歯科診療及び歯科診療以外の診療につき，それぞれ別に第2節（入院ベースアップ評価料を除く。）の各区分に掲げるベースアップ評価料を算定する。

◇　通則

(1)　その他の費用は，第1節看護職員処遇改善評価料若しくは第2節ベースアップ評価料の各区分の所定点数のみにより，又は第1節看護職員処遇改善評価料及び第2節ベースアップ評価料の各区分の所定点数を合算した点数により算定する。

(2)　医科歯科併設の保険医療機関において，医科診療に属する診療科に係る傷病につき入院中の患者が歯又は口腔の疾患のために歯科において初診若しくは再診を受けた場合，又は歯科診療に係る傷病につき入院中の患者が他の傷病により医科診療に属する診療科において初診若しくは再診を受けた場合等，医科診療と歯科診療の両者にまたがる場合は，それぞれの診療科においてベースアップ評価料（Ⅰ）若しくはベースアップ評価料（Ⅱ）又は歯科外来ベースアップ評価料（Ⅰ）若しくは歯科外来ベースアップ評価料（Ⅱ）（以下「ベースアップ評価料」という。）を算定することができる。ただし，同一の傷病又は互いに関連のある傷病により，医科と歯科を併せて受診した場合には，主たる診療科においてのみベースアップ評価料を算定する。

第1節　看護職員処遇改善評価料

区分

○000	看護職員処遇改善評価料（1日につき）	
1	看護職員処遇改善評価料1	1点
2	看護職員処遇改善評価料2	2点
3	看護職員処遇改善評価料3	3点
4	看護職員処遇改善評価料4	4点
5	看護職員処遇改善評価料5	5点
6	看護職員処遇改善評価料6	6点
7	看護職員処遇改善評価料7	7点
8	看護職員処遇改善評価料8	8点
9	看護職員処遇改善評価料9	9点
10	看護職員処遇改善評価料10	10点
11	看護職員処遇改善評価料11	11点
12	看護職員処遇改善評価料12	12点
13	看護職員処遇改善評価料13	13点
14	看護職員処遇改善評価料14	14点
15	看護職員処遇改善評価料15	15点
16	看護職員処遇改善評価料16	16点
17	看護職員処遇改善評価料17	17点
18	看護職員処遇改善評価料18	18点
19	看護職員処遇改善評価料19	19点
20	看護職員処遇改善評価料20	20点
21	看護職員処遇改善評価料21	21点
22	看護職員処遇改善評価料22	22点
23	看護職員処遇改善評価料23	23点
24	看護職員処遇改善評価料24	24点
25	看護職員処遇改善評価料25	25点
26	看護職員処遇改善評価料26	26点
27	看護職員処遇改善評価料27	27点
28	看護職員処遇改善評価料28	28点

◇　看護職員処遇改善評価料は，地域で新型コロナウイルス感染症に係る医療など一定の役割を担う保険医療機関に勤務する保健師，助産師，看護師及び准看護師の賃金を改善するための措置を実施することを評価したものであり，第1章第2部第1節入院基本料，第3節特定入院料又は第4節短期滞在手術等基本料（A400の「1」短期滞在手術等基本料1を除く。）を算定している患者について，1日につき1回に限り算定できる。

その他

29	看護職員処遇改善評価料29	**29点**
30	看護職員処遇改善評価料30	**30点**
31	看護職員処遇改善評価料31	**31点**
32	看護職員処遇改善評価料32	**32点**
33	看護職員処遇改善評価料33	**33点**
34	看護職員処遇改善評価料34	**34点**
35	看護職員処遇改善評価料35	**35点**
36	看護職員処遇改善評価料36	**36点**
37	看護職員処遇改善評価料37	**37点**
38	看護職員処遇改善評価料38	**38点**
39	看護職員処遇改善評価料39	**39点**
40	看護職員処遇改善評価料40	**40点**
41	看護職員処遇改善評価料41	**41点**
42	看護職員処遇改善評価料42	**42点**
43	看護職員処遇改善評価料43	**43点**
44	看護職員処遇改善評価料44	**44点**
45	看護職員処遇改善評価料45	**45点**
46	看護職員処遇改善評価料46	**46点**
47	看護職員処遇改善評価料47	**47点**
48	看護職員処遇改善評価料48	**48点**
49	看護職員処遇改善評価料49	**49点**
50	看護職員処遇改善評価料50	**50点**
51	看護職員処遇改善評価料51	**51点**
52	看護職員処遇改善評価料52	**52点**
53	看護職員処遇改善評価料53	**53点**
54	看護職員処遇改善評価料54	**54点**
55	看護職員処遇改善評価料55	**55点**
56	看護職員処遇改善評価料56	**56点**
57	看護職員処遇改善評価料57	**57点**
58	看護職員処遇改善評価料58	**58点**
59	看護職員処遇改善評価料59	**59点**
60	看護職員処遇改善評価料60	**60点**
61	看護職員処遇改善評価料61	**61点**
62	看護職員処遇改善評価料62	**62点**
63	看護職員処遇改善評価料63	**63点**
64	看護職員処遇改善評価料64	**64点**
65	看護職員処遇改善評価料65	**65点**
66	看護職員処遇改善評価料66	**66点**
67	看護職員処遇改善評価料67	**67点**
68	看護職員処遇改善評価料68	**68点**
69	看護職員処遇改善評価料69	**69点**
70	看護職員処遇改善評価料70	**70点**
71	看護職員処遇改善評価料71	**71点**
72	看護職員処遇改善評価料72	**72点**
73	看護職員処遇改善評価料73	**73点**
74	看護職員処遇改善評価料74	**74点**
75	看護職員処遇改善評価料75	**75点**
76	看護職員処遇改善評価料76	**76点**
77	看護職員処遇改善評価料77	**77点**
78	看護職員処遇改善評価料78	**78点**
79	看護職員処遇改善評価料79	**79点**
80	看護職員処遇改善評価料80	**80点**
81	看護職員処遇改善評価料81	**81点**

その他

82	看護職員処遇改善評価料82	**82点**
83	看護職員処遇改善評価料83	**83点**
84	看護職員処遇改善評価料84	**84点**
85	看護職員処遇改善評価料85	**85点**
86	看護職員処遇改善評価料86	**86点**
87	看護職員処遇改善評価料87	**87点**
88	看護職員処遇改善評価料88	**88点**
89	看護職員処遇改善評価料89	**89点**
90	看護職員処遇改善評価料90	**90点**
91	看護職員処遇改善評価料91	**91点**
92	看護職員処遇改善評価料92	**92点**
93	看護職員処遇改善評価料93	**93点**
94	看護職員処遇改善評価料94	**94点**
95	看護職員処遇改善評価料95	**95点**
96	看護職員処遇改善評価料96	**96点**
97	看護職員処遇改善評価料97	**97点**
98	看護職員処遇改善評価料98	**98点**
99	看護職員処遇改善評価料99	**99点**
100	看護職員処遇改善評価料100	**100点**
101	看護職員処遇改善評価料101	**101点**
102	看護職員処遇改善評価料102	**102点**
103	看護職員処遇改善評価料103	**103点**
104	看護職員処遇改善評価料104	**104点**
105	看護職員処遇改善評価料105	**105点**
106	看護職員処遇改善評価料106	**106点**
107	看護職員処遇改善評価料107	**107点**
108	看護職員処遇改善評価料108	**108点**
109	看護職員処遇改善評価料109	**109点**
110	看護職員処遇改善評価料110	**110点**
111	看護職員処遇改善評価料111	**111点**
112	看護職員処遇改善評価料112	**112点**
113	看護職員処遇改善評価料113	**113点**
114	看護職員処遇改善評価料114	**114点**
115	看護職員処遇改善評価料115	**115点**
116	看護職員処遇改善評価料116	**116点**
117	看護職員処遇改善評価料117	**117点**
118	看護職員処遇改善評価料118	**118点**
119	看護職員処遇改善評価料119	**119点**
120	看護職員処遇改善評価料120	**120点**
121	看護職員処遇改善評価料121	**121点**
122	看護職員処遇改善評価料122	**122点**
123	看護職員処遇改善評価料123	**123点**
124	看護職員処遇改善評価料124	**124点**
125	看護職員処遇改善評価料125	**125点**
126	看護職員処遇改善評価料126	**126点**
127	看護職員処遇改善評価料127	**127点**
128	看護職員処遇改善評価料128	**128点**
129	看護職員処遇改善評価料129	**129点**
130	看護職員処遇改善評価料130	**130点**
131	看護職員処遇改善評価料131	**131点**
132	看護職員処遇改善評価料132	**132点**
133	看護職員処遇改善評価料133	**133点**
134	看護職員処遇改善評価料134	**134点**

その他

135	看護職員処遇改善評価料135	**135点**
136	看護職員処遇改善評価料136	**136点**
137	看護職員処遇改善評価料137	**137点**
138	看護職員処遇改善評価料138	**138点**
139	看護職員処遇改善評価料139	**139点**
140	看護職員処遇改善評価料140	**140点**
141	看護職員処遇改善評価料141	**141点**
142	看護職員処遇改善評価料142	**142点**
143	看護職員処遇改善評価料143	**143点**
144	看護職員処遇改善評価料144	**144点**
145	看護職員処遇改善評価料145	**145点**
146	看護職員処遇改善評価料146	**150点**
147	看護職員処遇改善評価料147	**160点**
148	看護職員処遇改善評価料148	**170点**
149	看護職員処遇改善評価料149	**180点**
150	看護職員処遇改善評価料150	**190点**
151	看護職員処遇改善評価料151	**200点**
152	看護職員処遇改善評価料152	**210点**
153	看護職員処遇改善評価料153	**220点**
154	看護職員処遇改善評価料154	**230点**
155	看護職員処遇改善評価料155	**240点**
156	看護職員処遇改善評価料156	**250点**
157	看護職員処遇改善評価料157	**260点**
158	看護職員処遇改善評価料158	**270点**
159	看護職員処遇改善評価料159	**280点**
160	看護職員処遇改善評価料160	**290点**
161	看護職員処遇改善評価料161	**300点**
162	看護職員処遇改善評価料162	**310点**
163	看護職員処遇改善評価料163	**320点**
164	看護職員処遇改善評価料164	**330点**
165	看護職員処遇改善評価料165	**340点**

注　看護職員の処遇の改善を図る体制その他
　　の事項につき別に厚生労働大臣が定める施
　　設基準に適合しているものとして地方厚生
　　局長等に届け出た保険医療機関に入院して
　　いる患者であって，第1章第2部第1節の
　　入院基本料（特別入院基本料等を含む。），
　　同部第3節の特定入院料又は同部第4節の
　　短期滞在手術等基本料（短期滞在手術等基
　　本料1を除く。）を算定しているものにつ
　　いて，当該基準に係る区分に従い，それぞ
　　れ所定点数を算定する。

第2節　ベースアップ評価料

区分

O100　外来・在宅ベースアップ評価料（I）（1日につき）

1	初診時	**6点**
2	再診時等	**2点**
3	訪問診療時	
イ	同一建物居住者等以外の場合	**28点**
ロ	イ以外の場合	**7点**

◇　外来・在宅ベースアップ評価料（I）について

(1)　外来・在宅ベースアップ評価料（I）は，当該保険医療機関に勤務する主として医療に従事する職員（医師及び歯科医師を除く。以下「対象職員」という。以下この節において同じ。）の賃金の改善を実施することについて評価したものであり，別に厚生労働大臣が定める施設基準を満たす保険医療機関を受診した患者に対して初診，再診，訪問診療（この節において「初診等」という。）を行った場合に算定できる。

注1　1については，主として医療に従事する職員（医師及び歯科医師を除く。以下この節において同じ。）の賃金の改善を図る体制につき別に厚生労働大臣が定める施設基準に適合しているものとして地方厚生局長等に届け出た保険医療機関において，入院中の患者以外の患者に対して初診を行った場合に，所定点数を算定する。

2　2については，主として医療に従事する職員の賃金の改善を図る体制につき別に厚生労働大臣が定める施設基準に適合しているものとして地方厚生局長等に届け出た保険医療機関において，入院中の患者以外の患者に対して再診又は短期滞在手術等基本料1を算定すべき手術又は検査を行った場合に，所定点数を算定する。

3　3のイについては，主として医療に従事する職員の賃金の改善を図る体制につき別に厚生労働大臣が定める施設基準に適合しているものとして地方厚生局長等に届け出た保険医療機関において，在宅で療養を行っている患者であって通院が困難なものに対して，次のいずれかに該当する訪問診療を行った場合に算定する。

イ　当該患者の同意を得て，計画的な医学管理の下に定期的に訪問して診療を行った場合（区分番号A000に掲げる初診料を算定する初診の日に訪問して診療を行った場合及び有料老人ホームその他これに準ずる施設（以下この区分番号において「有料老人ホーム等」という。）に併設される保険医療機関が，当該有料老人ホーム等に入居している患者に対して行った場合を除く。）であって，当該患者が同一建物居住者（当該患者と同一の建物に居住する他の患者に対して当該保険医療機関が同一日に訪問診療を行う場合の当該患者をいう。以下この区分番号において同じ。）以外である場合

ロ　区分番号C002に掲げる在宅時医学総合管理料，区分番号C002-2に掲げる施設入居時等医学総合管理料又は区分番号C003に掲げる在宅がん医療総合診療料の算定要件を満たす他の保険医療機関の求めに応じ，当該他の保険医療機関から紹介された患者に対して，当該患者の同意を得て，計画的な医学管理の下に訪問して診療を行った場合（有料老人ホーム等に併設される保険医療機関が，当該有料老人ホーム

(2)　外来・在宅ベースアップ評価料（Ⅰ）の「1」については，A000初診料，B001-2小児科外来診療料の「1」の「イ」若しくは「2」の「イ」又はB001-2-11小児かかりつけ診療料の「1」の「イ」の「(1)」，「1」の「ロ」の「(1)」，「2」の「イ」の「(1)」若しくは「2」の「ロ」の「(1)」を算定した日に限り，1日につき1回算定できる。

(3)　外来・在宅ベースアップ評価料（Ⅰ）の「2」については，A001再診料，A002外来診療料，A400短期滞在手術等基本料の「1」，B001-2小児科外来診療料の「1」の「ロ」若しくは「2」の「ロ」，B001-2-7外来リハビリテーション診療料，B001-2-8外来放射線照射診療料，B001-2-9地域包括診療料，B001-2-10認知症地域包括診療料，B001-2-11小児かかりつけ診療料の「1」の「イ」の「(2)」，「1」の「ロ」の「(2)」，「2」の「イ」の「(2)」若しくは「2」の「ロ」の「(2)」又はB001-2-12外来腫瘍化学療法診療料を算定した日に限り，1日につき1回算定できる。

(4)　外来・在宅ベースアップ評価料（Ⅰ）の「3」の「イ」については，C001在宅患者訪問診療料（Ⅰ）の「1」の「イ」若しくは「2」の「イ」又はC003在宅がん医療総合診療料（ただし，訪問診療を行った場合に限る。）を算定した日に限り，1日につき1回算定できる。

(5)　外来・在宅ベースアップ評価料（Ⅰ）の「3」の「ロ」については，C001在宅患者訪問診療料（Ⅰ）の「1」の「ロ」若しくは「2」の「ロ」又はC001-2在宅患者訪問診療料（Ⅱ）を算定した日に限り，1日につき1回算定できる。

等に入居している患者に対して行った場合を除く。）であって，当該患者が同一建物居住者以外である場合

ハ　別に厚生労働大臣が定める施設基準に適合しているものとして地方厚生局長等に届け出た保険医療機関（在宅療養支援診療所又は在宅療養支援病院に限る。）において，在宅での療養を行っている末期の悪性腫瘍の患者であって通院が困難なものに対して，当該患者の同意を得て，計画的な医学管理の下に総合的な医療を提供した場合（訪問診療を行った場合に限る。）

4　3のロについては，主として医療に従事する職員の賃金の改善を図る体制につき別に厚生労働大臣が定める施設基準に適合しているものとして地方厚生局長等に届け出た保険医療機関において，在宅で療養を行っている患者であって通院が困難なものに対して，次のいずれかに該当する訪問診療を行った場合に算定する。

イ　当該患者の同意を得て，計画的な医学管理の下に定期的に訪問して診療を行った場合（区分番号A000に掲げる初診料を算定する初診の日に訪問して診療を行った場合及び有料老人ホーム等に併設される保険医療機関が，当該有料老人ホーム等に入居している患者に対して行った場合を除く。）であって，当該患者が同一建物居住者である場合

ロ　区分番号C002に掲げる在宅時医学総合管理料，区分番号C002―2に掲げる施設入居時等医学総合管理料又は区分番号C003に掲げる在宅がん医療総合診療料の算定要件を満たす他の保険医療機関の求めに応じ，当該他の保険医療機関から紹介された患者に対して，当該患者の同意を得て，計画的な医学管理の下に訪問して診療を行った場合（有料老人ホーム等に併設される保険医療機関が，当該有料老人ホーム等に入居している患者に対して行った場合を除く。）であって，当該患者が同一建物居住者である場合

ハ　有料老人ホーム等に併設される保険医療機関が，当該有料老人ホーム等に入居している患者に対して訪問診療を行った場合

○101 外来・在宅ベースアップ評価料（Ⅱ）（1日につき）

1　外来・在宅ベースアップ評価料（Ⅱ）1

イ　初診又は訪問診療を行った場合　**8点**

◇　外来・在宅ベースアップ評価料（Ⅱ）について

(1)　外来・在宅ベースアップ評価料（Ⅱ）は，当該保険医療機関が勤務する対象職員の賃金のさらなる改善を必要とする場合において，賃金の改善を実施することについて評価したものであり，別に厚生労働大

○

その他

ロ	再診時等	**1点**
2	外来・在宅ベースアップ評価料（Ⅱ）2	
イ	初診又は訪問診療を行った場合	**16点**
ロ	再診時等	**2点**
3	外来・在宅ベースアップ評価料（Ⅱ）3	
イ	初診又は訪問診療を行った場合	**24点**
ロ	再診時等	**3点**
4	外来・在宅ベースアップ評価料（Ⅱ）4	
イ	初診又は訪問診療を行った場合	**32点**
ロ	再診時等	**4点**
5	外来・在宅ベースアップ評価料（Ⅱ）5	
イ	初診又は訪問診療を行った場合	**40点**
ロ	再診時等	**5点**
6	外来・在宅ベースアップ評価料（Ⅱ）6	
イ	初診又は訪問診療を行った場合	**48点**
ロ	再診時等	**6点**
7	外来・在宅ベースアップ評価料（Ⅱ）7	
イ	初診又は訪問診療を行った場合	**56点**
ロ	再診時等	**7点**
8	外来・在宅ベースアップ評価料（Ⅱ）8	
イ	初診又は訪問診療を行った場合	**64点**
ロ	再診時等	**8点**

注1　主として医療に従事する職員の賃金の改善を図る体制につき別に厚生労働大臣が定める施設基準に適合しているものとして地方厚生局長等に届け出た保険医療機関において，入院中の患者以外の患者に対して診療を行った場合に，当該基準に係る区分に従い，それぞれ所定点数を算定する。

　　2　1のイ，2のイ，3のイ，4のイ，5のイ，6のイ，7のイ又は8のイについては，外来・在宅ベースアップ評価料（Ⅰ）の1又は3を算定する患者に対して診療を行った場合に算定する。

　　3　1のロ，2のロ，3のロ，4のロ，5のロ，6のロ，7のロ又は8のロについては，外来・在宅ベースアップ評価料（Ⅰ）の2を算定する患者に対して診療を行った場合に算定する。

○102　**入院ベースアップ評価料**（1日につき）

1	入院ベースアップ評価料1	**1点**
2	入院ベースアップ評価料2	**2点**
3	入院ベースアップ評価料3	**3点**
4	入院ベースアップ評価料4	**4点**
5	入院ベースアップ評価料5	**5点**
6	入院ベースアップ評価料6	**6点**
7	入院ベースアップ評価料7	**7点**
8	入院ベースアップ評価料8	**8点**
9	入院ベースアップ評価料9	**9点**
10	入院ベースアップ評価料10	**10点**
11	入院ベースアップ評価料11	**11点**
12	入院ベースアップ評価料12	**12点**

臣が定める施設基準を満たす保険医療機関を受診した患者に対して初診等を行った場合に算定できる。

(2)　「イ」の「初診又は訪問診療を行った場合」については，○100外来・在宅ベースアップ評価料（Ⅰ）の「1」若しくは「3」を算定した場合に，1日につき1回に限り算定できる。

(3)　「ロ」の「再診時等」については，○100外来・在宅ベースアップ評価料（Ⅰ）の「2」を算定した場合に，1日につき1回に限り算定できる。

◇　入院ベースアップ評価料は，当該保険医療機関に勤務する対象職員の賃金の改善を実施することについて評価したものであり，第1章第2部第1節入院基本料，第3節特定入院料又は第4節短期滞在手術等基本料（A400の「1」短期滞在手術等基本料1を除く。）を算定した日において，1日につき1回に限り算定できる。

13	入院ベースアップ評価料13	13点
14	入院ベースアップ評価料14	14点
15	入院ベースアップ評価料15	15点
16	入院ベースアップ評価料16	16点
17	入院ベースアップ評価料17	17点
18	入院ベースアップ評価料18	18点
19	入院ベースアップ評価料19	19点
20	入院ベースアップ評価料20	20点
21	入院ベースアップ評価料21	21点
22	入院ベースアップ評価料22	22点
23	入院ベースアップ評価料23	23点
24	入院ベースアップ評価料24	24点
25	入院ベースアップ評価料25	25点
26	入院ベースアップ評価料26	26点
27	入院ベースアップ評価料27	27点
28	入院ベースアップ評価料28	28点
29	入院ベースアップ評価料29	29点
30	入院ベースアップ評価料30	30点
31	入院ベースアップ評価料31	31点
32	入院ベースアップ評価料32	32点
33	入院ベースアップ評価料33	33点
34	入院ベースアップ評価料34	34点
35	入院ベースアップ評価料35	35点
36	入院ベースアップ評価料36	36点
37	入院ベースアップ評価料37	37点
38	入院ベースアップ評価料38	38点
39	入院ベースアップ評価料39	39点
40	入院ベースアップ評価料40	40点
41	入院ベースアップ評価料41	41点
42	入院ベースアップ評価料42	42点
43	入院ベースアップ評価料43	43点
44	入院ベースアップ評価料44	44点
45	入院ベースアップ評価料45	45点
46	入院ベースアップ評価料46	46点
47	入院ベースアップ評価料47	47点
48	入院ベースアップ評価料48	48点
49	入院ベースアップ評価料49	49点
50	入院ベースアップ評価料50	50点
51	入院ベースアップ評価料51	51点
52	入院ベースアップ評価料52	52点
53	入院ベースアップ評価料53	53点
54	入院ベースアップ評価料54	54点
55	入院ベースアップ評価料55	55点
56	入院ベースアップ評価料56	56点
57	入院ベースアップ評価料57	57点
58	入院ベースアップ評価料58	58点
59	入院ベースアップ評価料59	59点
60	入院ベースアップ評価料60	60点
61	入院ベースアップ評価料61	61点
62	入院ベースアップ評価料62	62点
63	入院ベースアップ評価料63	63点
64	入院ベースアップ評価料64	64点
65	入院ベースアップ評価料65	65点

その他

66	入院ベースアップ評価料66	66点
67	入院ベースアップ評価料67	67点
68	入院ベースアップ評価料68	68点
69	入院ベースアップ評価料69	69点
70	入院ベースアップ評価料70	70点
71	入院ベースアップ評価料71	71点
72	入院ベースアップ評価料72	72点
73	入院ベースアップ評価料73	73点
74	入院ベースアップ評価料74	74点
75	入院ベースアップ評価料75	75点
76	入院ベースアップ評価料76	76点
77	入院ベースアップ評価料77	77点
78	入院ベースアップ評価料78	78点
79	入院ベースアップ評価料79	79点
80	入院ベースアップ評価料80	80点
81	入院ベースアップ評価料81	81点
82	入院ベースアップ評価料82	82点
83	入院ベースアップ評価料83	83点
84	入院ベースアップ評価料84	84点
85	入院ベースアップ評価料85	85点
86	入院ベースアップ評価料86	86点
87	入院ベースアップ評価料87	87点
88	入院ベースアップ評価料88	88点
89	入院ベースアップ評価料89	89点
90	入院ベースアップ評価料90	90点
91	入院ベースアップ評価料91	91点
92	入院ベースアップ評価料92	92点
93	入院ベースアップ評価料93	93点
94	入院ベースアップ評価料94	94点
95	入院ベースアップ評価料95	95点
96	入院ベースアップ評価料96	96点
97	入院ベースアップ評価料97	97点
98	入院ベースアップ評価料98	98点
99	入院ベースアップ評価料99	99点
100	入院ベースアップ評価料100	100点
101	入院ベースアップ評価料101	101点
102	入院ベースアップ評価料102	102点
103	入院ベースアップ評価料103	103点
104	入院ベースアップ評価料104	104点
105	入院ベースアップ評価料105	105点
106	入院ベースアップ評価料106	106点
107	入院ベースアップ評価料107	107点
108	入院ベースアップ評価料108	108点
109	入院ベースアップ評価料109	109点
110	入院ベースアップ評価料110	110点
111	入院ベースアップ評価料111	111点
112	入院ベースアップ評価料112	112点
113	入院ベースアップ評価料113	113点
114	入院ベースアップ評価料114	114点
115	入院ベースアップ評価料115	115点
116	入院ベースアップ評価料116	116点
117	入院ベースアップ評価料117	117点
118	入院ベースアップ評価料118	118点

○

その他

119	入院ベースアップ評価料119	**119点**
120	入院ベースアップ評価料120	**120点**
121	入院ベースアップ評価料121	**121点**
122	入院ベースアップ評価料122	**122点**
123	入院ベースアップ評価料123	**123点**
124	入院ベースアップ評価料124	**124点**
125	入院ベースアップ評価料125	**125点**
126	入院ベースアップ評価料126	**126点**
127	入院ベースアップ評価料127	**127点**
128	入院ベースアップ評価料128	**128点**
129	入院ベースアップ評価料129	**129点**
130	入院ベースアップ評価料130	**130点**
131	入院ベースアップ評価料131	**131点**
132	入院ベースアップ評価料132	**132点**
133	入院ベースアップ評価料133	**133点**
134	入院ベースアップ評価料134	**134点**
135	入院ベースアップ評価料135	**135点**
136	入院ベースアップ評価料136	**136点**
137	入院ベースアップ評価料137	**137点**
138	入院ベースアップ評価料138	**138点**
139	入院ベースアップ評価料139	**139点**
140	入院ベースアップ評価料140	**140点**
141	入院ベースアップ評価料141	**141点**
142	入院ベースアップ評価料142	**142点**
143	入院ベースアップ評価料143	**143点**
144	入院ベースアップ評価料144	**144点**
145	入院ベースアップ評価料145	**145点**
146	入院ベースアップ評価料146	**146点**
147	入院ベースアップ評価料147	**147点**
148	入院ベースアップ評価料148	**148点**
149	入院ベースアップ評価料149	**149点**
150	入院ベースアップ評価料150	**150点**
151	入院ベースアップ評価料151	**151点**
152	入院ベースアップ評価料152	**152点**
153	入院ベースアップ評価料153	**153点**
154	入院ベースアップ評価料154	**154点**
155	入院ベースアップ評価料155	**155点**
156	入院ベースアップ評価料156	**156点**
157	入院ベースアップ評価料157	**157点**
158	入院ベースアップ評価料158	**158点**
159	入院ベースアップ評価料159	**159点**
160	入院ベースアップ評価料160	**160点**
161	入院ベースアップ評価料161	**161点**
162	入院ベースアップ評価料162	**162点**
163	入院ベースアップ評価料163	**163点**
164	入院ベースアップ評価料164	**164点**
165	入院ベースアップ評価料165	**165点**

注　主として医療に従事する職員の賃金の改
　善を図る体制につき別に厚生労働大臣が定
　める施設基準に適合しているものとして地
　方厚生局長等に届け出た保険医療機関に入
　院している患者であって，第1章第2部第
　1節の入院基本料（特別入院基本料等を含

む。），同部第 3 節の特定入院料又は同部第
4 節の短期滞在手術等基本料（短期滞在手
術等基本料 1 を除く。）を算定しているも
のについて，当該基準に係る区分に従い，
それぞれ所定点数を算定する。

その他

第3章　介護老人保健施設入所者に係る診療料

介護老人保健施設の入所者である患者（以下この表において「施設入所者」という。）に対して行った療養の給付に係る診療料の算定は，前2章の規定にかかわらず，この章に定めるところによる。

◇　介護老人保健施設には常勤医師が配置されているので，比較的病状が安定している者に対する療養については，介護老人保健施設の医師が対応できることから，介護老人保健施設の入所者である患者（以下「施設入所者」という。）が，往診又は通院により受ける医療に係る診療料については，施設入所者以外の患者に対する算定方法とは別の算定方法を設けたものであり，施設入所者に対しては，第1章基本診療料又は第2章特掲診療料は適用せず，第3章介護老人保健施設入所者に係る診療料に規定するところによる。

第1部　併設保険医療機関の療養に関する事項

1　緊急時施設治療管理料　　500点

注　平成18年7月1日から令和6年3月31日までの間に介護老人保健施設の人員，施設及び設備並びに運営に関する基準（平成11年厚生省令第40号）附則第13条に規定する転換を行って開設した介護老人保健施設（以下この表において「療養病床から転換した介護老人保健施設」という。）に併設される保険医療機関の医師が，当該療養病床から転換した介護老人保健施設の医師の求めに応じて入所している患者の病状が著しく変化した場合に緊急その他やむを得ない事情により，夜間又は休日に緊急に往診を行った場合に，1日に1回，1月に4回に限り算定する。

◇　併設保険医療機関とは，「併設保険医療機関の取扱いについて」（平成14年3月8日保医発第0308008号）に規定する保険医療機関をいう。

◇　緊急時施設治療管理料について

(1)　平成18年7月1日から令和6年3月31日までの間に「介護老人保健施設の人員，施設及び設備並びに運営に関する基準」（平成11年厚生省令第40号）附則第13条に規定する転換を行って開設した介護老人保健施設（以下「介護療養型老健施設」という。）においては，従来の介護老人保健施設の入所者より必要な医療処置等の頻度が多い患者の割合が高いことから，緊急に医療処置等が必要となった場合にその費用について医療保険から給付をするものである。

(2)　介護療養型老健施設の併設保険医療機関の医師が，当該介護療養型老健施設に入所中の患者の緊急時に，当該介護療養型老健施設の医師の電話等による求めに応じ，夜間又は休日に緊急に往診を行った場合に算定する。ただし，患者1人につき1日1回，1月につき4回に限る。

(3)　患者の緊急時とは，次のいずれかの状態の患者に対して，当該介護療養型老健施設の医師が，医師による直接の処置等が必要と判断し，かつ，やむを得ない理由で対応できない場合のことをいう。

ア　意識障害又は昏睡

イ　急性呼吸不全又は慢性呼吸不全の急性増悪

ウ　急性心不全（心筋梗塞を含む。）

エ　ショック

オ　重篤な代謝障害（肝不全，腎不全，重症糖尿病等）

カ　その他薬物中毒等で重篤なもの

(4)　併設保険医療機関の保険医が往診を行った場合には，往診を行った患者の状態，当該介護療養型老健施設の医師の氏名及び往診を行った日時について診療録に記載するとともに，診療報酬明細書の摘要欄に次の事項を記載する。

ア　併設保険医療機関の保険医が往診を行った月に介護保険の緊急時施設療養費を算定した場合はその日時

イ　対象患者が当該介護療養型老健施設の入所者である旨の記載

2　施設入所者自己腹膜灌流薬剤料

薬剤　自己連続携行式腹膜灌流に用いる薬剤
1調剤につき，**薬価から15円を控除した額を10円で除して得た点数につき1点未満の端数を切り上げて得た点数に1点を加算して得た点数**

◇　施設入所者自己腹膜灌流薬剤料について

(1)　施設入所者が，自己連続携行式腹膜灌流を行っている場合に，その薬剤の費用を算定する。

(2)　C102在宅自己腹膜灌流指導管理料の算定はできない。

入所

注　使用薬剤の薬価は，第1章及び第2章
の例による。

3　施設入所者材料料

イ　第2章第2部第4節区分番号C300に掲
げる特定保険医療材料

ロ　第2章第2部第2節第2款に掲げる加算
として算定できる材料

注　イ及びロの算定方法については第2章の
例による。

4　その他の診療料

併設保険医療機関に係る緊急時施設治療管
理料，施設入所者自己腹膜灌流薬剤料及び施
設入所者材料料以外の診療料の算定は，第1
章及び第2章の例による。ただし，第1章及
び第2章に掲げる診療料のうち次に掲げるも
のについては算定しない。

イ　第1章基本診療料並びに第2章特掲診療
料第1部医学管理等（がん性疼痛緩和指導
管理料，外来緩和ケア管理料（悪性腫瘍の
患者に限る。）及び外来放射線照射診療料
を除く。）及び第2部在宅医療（在宅植込
型補助人工心臓（非拍動流型）指導管理料
を除く。）に掲げる診療料

ロ　第2章特掲診療料第3部検査に掲げる診
療料（別に厚生労働大臣が定める検査に係
るものに限る。）

ハ　第2章特掲診療料第5部投薬に掲げる診
療料（別に厚生労働大臣が定める投薬に係
るもの及び別に厚生労働大臣が定める内服
薬又は外用薬に係る費用を除く。）

ニ　第2章特掲診療料第6部注射に掲げる診
療料（別に厚生労働大臣が定める注射に係
るもの及び別に厚生労働大臣が定める注射
薬に係る費用を除く。）

ホ　第2章特掲診療料第7部リハビリテー
ションに掲げる診療料（別に厚生労働大臣
が定めるリハビリテーションに係るものに
限る。）

ヘ　第2章特掲診療料第8部精神科専門療法
に掲げる診療料

ト　第2章特掲診療料第9部処置に掲げる診
療料（別に厚生労働大臣が定める処置に係
るものに限る。）

チ　第2章特掲診療料第10部手術に掲げる診
療料（別に厚生労働大臣が定める手術に係
るものに限る。）

リ　第2章特掲診療料第11部麻酔に掲げる診
療料（別に厚生労働大臣が定める麻酔に係
るものに限る。）

ヌ　第2章特掲診療料第14部その他に掲げる
診療料

◇　施設入所者材料料について

(1)　第2章第2部第2節第1款の在宅療養指導管理料（以下単に「在宅
療養指導管理料」という。）において算定することができるとされて
いる特定保険医療材料及び同節第2款の各区分に規定する加算の費用
を算定する。

(2)　在宅療養指導管理料の各区分に規定する指導管理料は算定できな
い。

(3)　施設入所者材料料の算定方法は，在宅療養指導管理料の算定方法の
例による。

◇　その他の診療料について

(1)　施設入所者に対する診療料として併設保険医療機関が算定できるの
は「別紙」（本章の末尾に掲載）のとおりである。

(2)　算定できないものとされた診療料については，その診療に伴い使用
した薬剤及び保険医療材料の費用についても算定できない（ただし，
「特掲診療料の施設基準等」第十六第二号に掲げる内服薬及び外用薬
並びに同第三号に掲げる注射薬の費用は別に算定できる。）。また，算
定できるものとされた診療料に伴い使用した薬剤及び保険医療材料の
費用については，第1章及び第2章の例により算定できる。

(3)　「特掲診療料の施設基準等」第十六及び「別表第十二」に規定する
検査等の取扱いによる。

◆　介護老人保健施設入所者について算定できない検査，リハビリテー
ション，処置，手術及び麻酔並びに算定できる投薬，内服薬，外用薬，
注射及び注射薬

一　介護老人保健施設入所者について算定できない検査

(1)　検体検査（D007の「36」血液ガス分析及び当該検査に係るD026
の「4」生化学的検査（Ⅰ）判断料並びにD419の「3」動脈血採
取であって，保険医療機関の保険医が療養病床から転換した介護老
人保健施設に赴いて行うものを除く。）

(2)　呼吸循環機能検査等のうちD208心電図検査及びD209負荷心電図
検査（心電図検査の「注」に掲げるもの又は負荷心電図検査の「注
1」に掲げるものであって，保険医療機関の保険医が療養病床から
転換した介護老人保健施設に赴いて行う診療に係るものを除く。）

(3)　負荷試験等のうち肝及び腎のクリアランステスト，内分泌負荷試
験及び糖負荷試験

(4)　(1)から(3)までに掲げる検査に最も近似するものとして医科点数表
により点数の算定される特殊な検査

二　介護老人保健施設入所者について算定できる投薬
F400処方箋料（三に規定する薬剤を投与した場合に限る。）

三　介護老人保健施設入所者について算定できる内服薬及び外用薬の費
用
抗悪性腫瘍剤（悪性新生物に罹患している患者に対して投与された
場合に限る。）の費用
HIF-PH阻害剤（人工腎臓又は腹膜灌流を受けている患者のうち腎
性貧血状態にあるものに対して投与された場合に限る。）の費用
疼痛コントロールのための医療用麻薬の費用
抗ウイルス剤（B型肝炎又はC型肝炎の効能若しくは効果を有する
もの及び後天性免疫不全症候群又はHIV感染症の効能若しくは効果
を有するものに限る。）の費用

四　介護老人保健施設入所者について算定できる注射及び注射薬等の費
用
B001-2-12外来腫瘍化学療法診療料の「1」の「イ」，「2」の「イ」

入所

又は「3」の「イ」

第2章第6部注射「通則6」に規定する外来化学療法加算

G000皮内，皮下及び筋肉内注射（B001-22がん性疼痛緩和指導管理料又はB001-24外来緩和ケア管理料（悪性腫瘍の患者に限る。）を算定するものに限る。）

G001静脈内注射（保険医療機関の保険医が平成18年7月1日から令和6年3月31日までの間に介護老人保健施設の人員，施設及び設備並びに運営に関する基準（平成11年厚生省令第40号）附則第13条に規定する転換を行って開設した介護老人保健施設（以下「療養病床から転換した介護老人保健施設」という。）に赴いて行うもの，B001-22がん性疼痛緩和指導管理料，B001-24外来緩和ケア管理料（悪性腫瘍の患者に限る。），B001-2-12外来腫瘍化学療法診療料の「1」の「イ」，「2」の「イ」若しくは「3」の「イ」又は第2章第6部注射「通則6」に規定する外来化学療法加算を算定するものに限る。）

G002動脈注射（B001-2-12外来腫瘍化学療法診療料の「1」の「イ」，「2」の「イ」若しくは「3」の「イ」又は第2章第6部注射「通則6」に規定する外来化学療法加算を算定するものに限る。）

G003抗悪性腫瘍剤局所持続注入（B001-2-12外来腫瘍化学療法診療料の「1」の「イ」，「2」の「イ」又は「3」の「イ」を算定するものに限る。）

G003-3肝動脈塞栓を伴う抗悪性腫瘍剤肝動脈内注入（B001-2-12外来腫瘍化学療法診療料の「1」の「イ」，「2」の「イ」又は「3」の「イ」を算定するものに限る。）

G004点滴注射（保険医療機関の保険医が療養病床から転換した介護老人保健施設に赴いて行うもの，B001-22がん性疼痛緩和指導管理料，B001-24外来緩和ケア管理料（悪性腫瘍の患者に限る。），B001-2-12外来腫瘍化学療法診療料の「1」の「イ」，「2」の「イ」若しくは「3」の「イ」又は第2章第6部注射「通則6」に規定する外来化学療法加算を算定するものに限る。）

G005中心静脈注射（B001-22がん性疼痛緩和指導管理料，B001-24外来緩和ケア管理料（悪性腫瘍の患者に限る。），B001-2-12外来腫瘍化学療法診療料の「1」の「イ」，「2」の「イ」若しくは「3」の「イ」又は第2章第6部注射「通則6」に規定する外来化学療法加算を算定するものに限る。）

G006植込型カテーテルによる中心静脈注射（B001-22がん性疼痛緩和指導管理料，B001-24外来緩和ケア管理料（悪性腫瘍の患者に限る。），B001-2-12外来腫瘍化学療法診療料の「1」の「イ」，「2」の「イ」若しくは「3」の「イ」又は第2章第6部注射「通則6」に規定する外来化学療法加算を算定するものに限る。）

エリスロポエチン（人工腎臓又は腹膜灌流を受けている患者のうち腎性貧血状態にあるものに対して投与された場合に限る。）の費用

ダルベポエチン（人工腎臓又は腹膜灌流を受けている患者のうち腎性貧血状態にあるものに対して投与された場合に限る。）の費用

エポエチンベータペゴル（人工腎臓又は腹膜灌流を受けている患者のうち腎性貧血状態にあるものに対して投与された場合に限る。）の費用

抗悪性腫瘍剤（悪性新生物に罹患している患者に対して投与された場合に限る。）の費用

疼痛コントロールのための医療用麻薬の費用

インターフェロン製剤（B型肝炎又はC型肝炎の効能又は効果を有するものに限る。）の費用

抗ウイルス剤（B型肝炎又はC型肝炎の効能又は効果を有するもの及び後天性免疫不全症候群又はHIV感染症の効能又は効果を有する

ものに限る。）の費用

　　血友病の患者に使用する医薬品（血友病患者における出血傾向の抑制の効能又は効果を有するものに限る。）

五　介護老人保健施設入所者について算定できないリハビリテーション

(1)　脳血管疾患等リハビリテーション

(2)　廃用症候群リハビリテーション

(3)　運動器リハビリテーション

(4)　摂食機能療法

(5)　視能訓練

(6)　(1)から(5)までに掲げるリハビリテーションに最も近似するものとして医科点数表により点数の算定される特殊なリハビリテーション

六　介護老人保健施設入所者について算定できない処置

(1)　一般処置のうち次に掲げるもの

　　イ　創傷処置（6,000平方センチメートル以上のもの（褥瘡に係るものを除く。）を除く。）

　　ロ　手術後の創傷処置

　　ハ　ドレーン法（ドレナージ）

　　ニ　腰椎穿刺

　　ホ　胸腔穿刺（洗浄，注入及び排液を含む。）（保険医療機関の保険医が療養病床から転換した介護老人保健施設に赴いて行うものを除く。）

　　ヘ　腹腔穿刺（洗浄，注入及び排液を含む。）（保険医療機関の保険医が療養病床から転換した介護老人保健施設に赴いて行うものを除く。）

　　ト　喀痰吸引

　　チ　高位浣腸，高圧浣腸，洗腸

　　リ　摘便

　　ヌ　酸素吸入

　　ル　酸素テント

　　ヲ　間歇的陽圧吸入法

　　ワ　肛門拡張法（徒手又はブジーによるもの）

　　カ　非還納性ヘルニア徒手整復法（保険医療機関の保険医が療養病床から転換した介護老人保健施設に赴いて行うものを除く。）

　　ヨ　痔核嵌頓整復法（脱肛を含む。）

(2)　救急処置のうち次に掲げるもの

　　イ　救命のための気管内挿管

　　ロ　人工呼吸

　　ハ　非開胸的心マッサージ

　　ニ　気管内洗浄

　　ホ　胃洗浄

(3)　泌尿器科処置のうち次に掲げるもの

　　イ　膀胱洗浄（薬液注入を含む。）

　　ロ　留置カテーテル設置

　　ハ　嵌頓包茎整復法（陰茎絞扼等）

(4)　整形外科的処置（鋼線等による直達牽引を除く。）

(5)　栄養処置のうち次に掲げるもの

　　イ　鼻腔栄養

　　ロ　滋養浣腸

(6)　(1)から(5)までに掲げる処置に最も近似するものとして医科点数表により点数の算定される特殊な処置

七　介護老人保健施設入所者について算定できない手術

(1)　創傷処理（長径5センチメートル以上で筋肉，臓器に達するもの及び保険医療機関の保険医が療養病床から転換した介護老人保健施

入所

　　　　設に赴いて行うものを除く。）
　(2)　皮膚切開術（長径20センチメートル未満のものに限る。）
　(3)　デブリードマン（100平方センチメートル未満のものに限る。）
　(4)　爪甲除去術
　(5)　ひょう疽手術
　(6)　外耳道異物除去術（複雑なものを除く。）
　(7)　咽頭異物摘出術（保険医療機関の保険医が療養病床から転換した
　　　介護老人保健施設に赴いて行うものであって，複雑なものを除く。）
　(8)　顎関節脱臼非観血的整復術（保険医療機関の保険医が療養病床か
　　　ら転換した介護老人保健施設に赴いて行うものを除く。）
　(9)　血管露出術
　(10)　(1)から(9)までに掲げる手術に最も近似するものとして医科点数表
　　　により点数の算定される特殊な手術
八　介護老人保健施設入所者について算定できない麻酔
　(1)　静脈麻酔
　(2)　神経ブロックにおける麻酔剤の持続的注入
　(3)　(1)及び(2)に掲げる麻酔に最も近似するものとして医科点数表によ
　　　り点数の算定される特殊な麻酔

第2部　併設保険医療機関以外の保険医療機関の療養に関する事項

1　施設入所者共同指導料　　600点
注　併設保険医療機関以外の病院である保険
　医療機関であって介護老人保健施設に入所
　中の患者の退所後の療養を担当するもの
　が，当該介護老人保健施設の医師の求めに
　応じて，当該患者に対して，療養上必要な
　指導を共同して行った場合に，患者1人に
　つき1回に限り算定する。

◇　施設入所者共同指導料について
(1)　介護老人保健施設に入所中の患者の退所後の療養を担当する病院で
　ある保険医療機関の医師（以下「担当医」という。）が，介護老人保
　健施設に赴き，介護老人保健施設の医師と共同して，退所後の療養上
　必要な指導を行った場合に，1入所につき1回に限り算定できる。
(2)　退所して家庭に復帰する予定の患者が算定の対象となる。
(3)　特別養護老人ホーム等医師又は看護師等が配置されている施設に入
　所予定の患者は算定の対象としない。
(4)　施設入所者共同指導料を算定した場合は，初診料，再診料，外来診
　療料，退院時共同指導料，往診料及び在宅患者訪問診療料は算定でき
　ない。
(5)　施設入所者共同指導料を算定する場合においては，担当医は診療録
　に介護老人保健施設において行った指導の要点を記入する。

2　施設入所者自己腹膜灌流薬剤料
薬剤　自己連続携行式腹膜灌流に用いる薬剤
　　　1調剤につき，**薬価から15円を控除し
　　　た額を10円で除して得た点数につき1
　　　点未満の端数を切り上げて得た点数に
　　　1点を加算して得た点数**
注　使用薬剤の薬価は，第1章及び第2章
　の例による。

◇　施設入所者自己腹膜灌流薬剤料について
(1)　施設入所者が，自己連続携行式腹膜灌流を行っている場合に，その
　薬剤の費用を算定する。
(2)　C102在宅自己腹膜灌流指導管理料の算定はできない。

3　施設入所者材料料
イ　第2章第2部第4節区分番号C300に掲
　げる特定保険医療材料
ロ　第2章第2部第2節第2款に掲げる加算
　として算定できる材料
注　イ及びロの算定方法については第2章の
　例による。

◇　施設入所者材料料について
(1)　在宅療養指導管理料において算定することができるとされている特
　定保険医療材料及び第2章第2部第2節第2款の各区分に規定する加
　算の費用を算定する。
(2)　在宅療養指導管理料の各区分に規定する指導管理料は算定できな
　い。
(3)　施設入所者材料料の算定方法は，在宅療養指導管理料の算定方法の
　例による。

4　その他の診療料
併設保険医療機関以外の保険医療機関に係

◇　その他の診療料について
(1)　施設入所者に対する診療料として併設保険医療機関以外の保険医療

る施設入所者共同指導料，施設入所者自己腹膜灌流薬剤及び施設入所者材料料以外の診療料の算定は，第1章及び第2章の例による。ただし，第1章及び第2章に掲げる診療料のうち次に掲げるものについては算定しない。

イ　第1章基本診療料に掲げる診療料のうち入院に係るもの

ロ　第2章特掲診療料第1部医学管理等に掲げる診療料（がん性疼痛緩和指導管理料，外来緩和ケア管理料（悪性腫瘍の患者に限る。），外来放射線照射診療料，退院時共同指導料1，診療情報提供料（Ⅰ）（注4に掲げる場合に限る。）及び診療情報提供料（Ⅱ）を除く。）

ハ　第2章特掲診療料第2部在宅医療に掲げる診療料（往診料及び在宅植込型補助人工心臓（非拍動流型）指導管理料を除く。）

ニ　第2章特掲診療料第3部検査に掲げる診療料（別に厚生労働大臣が定める検査に係るものに限る。）

ホ　第2章特掲診療料第5部投薬に掲げる診療料（別に厚生労働大臣が定める投薬に係るもの及び別に厚生労働大臣が定める内服薬又は外用薬に係る費用を除く。）

ヘ　第2章特掲診療料第6部注射に掲げる診療料（別に厚生労働大臣が定める注射に係るもの及び別に厚生労働大臣が定める注射薬に係る費用を除く。）

ト　第2章特掲診療料第7部リハビリテーションに掲げる診療料（別に厚生労働大臣が定めるリハビリテーションに係るものに限る。）

チ　第2章特掲診療料第8部精神科専門療法に掲げる診療料

リ　第2章特掲診療料第9部処置に掲げる診療料（別に厚生労働大臣が定める処置に係るものに限る。）

ヌ　第2章特掲診療料第10部手術に掲げる診療料（別に厚生労働大臣が定める手術に係るものに限る。）

ル　第2章特掲診療料第11部麻酔に掲げる診療料（別に厚生労働大臣が定める麻酔に係るものに限る。）

ヲ　第2章特掲診療料第14部その他に掲げる診療料（外来・在宅ベースアップ評価料（Ⅰ）及び外来・在宅ベースアップ評価料（Ⅱ）（いずれも初診時及び再診時に限る。）を除く。）

機関が算定できるのは「別紙」（本章の末尾に掲載）のとおりである。

(2)　算定できないものとされた診療料については，その診療に伴い使用した薬剤及び保険医療材料の費用についても算定できない（ただし，「特掲診療料の施設基準等」第十六第二号に掲げる内服薬及び外用薬並びに同第三号に掲げる注射薬の費用は別に算定できる。）。また，算定できるものとされた診療料に伴い使用した薬剤及び保険医療材料の費用については，第1章及び第2章の例により算定できる。

(3)　「特掲診療料の施設基準等」第十六及び「別表第十二」に規定する検査等の取扱いによる。

◆　介護老人保健施設入所者について算定できない検査，リハビリテーション，処置，手術及び麻酔並びに算定できる投薬，内服薬，外用薬，注射及び注射薬

「第1部　併設保険医療機関の療養に関する事項」の「4　その他の診療料」を参照。

（別紙）
　　（算定できるものについては「○」，算定できないものについては「×」）

項　　　目	小　　項　　目	併設保険 医療機関	そ　の　他
基本診療料	初診料	×	○
	再診料	×	○
	外来診療料	×	○
特掲診療料			
医学管理等	がん性疼痛緩和指導管理料	○	○
	外来緩和ケア管理料（悪性腫瘍の患者に限る）	○	○
	外来放射線照射診療料	○	○
	退院時共同指導料1	×	○
	診療情報提供料（Ⅰ）（「注4」及び「注17」に限る。）	×	○
	診療情報提供料（Ⅱ）	×	○
	その他のもの	×	×
在宅医療	往診料	×	○
	在宅補助人工心臓（非拍動流型）指導管理料	○	○
	その他のもの	×	×
検査	厚生労働大臣が定めるもの	×	×
	その他のもの	○	○
画像診断		○	○
投薬	厚生労働大臣が定めるもの	○	○
	その他のもの	×	×
注射	厚生労働大臣が定めるもの	○	○
	その他のもの	×	×
リハビリテーション	厚生労働大臣が定めるもの	×	×
	その他のもの	○	○
精神科専門療法		×	×
処置	厚生労働大臣が定めるもの	×	×
	その他のもの	○	○
手術	厚生労働大臣が定めるもの	×	×
	その他のもの	○	○
麻酔	厚生労働大臣が定めるもの	×	×
	その他のもの	○	○
放射線治療		○	○
病理診断		○	○
その他	（外来・在宅ベースアップ評価料（Ⅰ）及び外来・在宅ベースアップ評価料（Ⅱ）（いずれも初診時及び再診時に限る。）	×	○
	その他のもの	×	×

（注）　厚生労働大臣が定めるものは，「特掲診療料の施設基準等」（平成20年厚生労働省告示第63号）第十六及び「別表第十二」に規定されているものである。

第4章　経　過　措　置

1　第1章の規定にかかわらず，区分番号A
103に掲げる精神病棟入院基本料のうち18対
1入院基本料及び20対1入院基本料は，同章
に規定する当該診療料の算定要件を満たす保
険医療機関のうち医療法施行規則（昭和23年
厚生省令第50号）第43条の2に規定する病院
以外の病院である保険医療機関においての
み，当該診療料を算定する病棟として届出を
行った病棟に入院している患者について，当
分の間，算定できるものとする。

2　第2章の規定にかかわらず，区分番号D
007の1に掲げるアルブミン（BCP改良法・
BCG法）のうち，BCG法によるものは，
令和8年5月31日までの間に限り，算定でき
るものとする。

3　第2章の規定にかかわらず，区分番号K
371-2の4，区分番号K862及び区分番号K
864の1については，令和8年5月31日まで
の間に限り，算定できるものとする。

様式

（別紙様式1）

退 院 証 明 書

保険医療機関名称
住所
電話番号
主治医氏名

患者氏名
患者住所
電話番号　　　　　　　　　　　　　　　　　　性別（男・女）
生年月日　　（明・大・昭・平・令）　　年　　月　　日（　　歳）

1. 当該保険医療機関における入院年月日及び退院年月日
　・入院年月日　　　　　　　　年　　月　　日
　・退院年月日　　　　　　　　年　　月　　日

2. 当該保険医療機関における入院基本料等（特定入院料を含む。）の種別及び算定期間
　（複数ある場合はそれぞれ記載のこと。）
　・入院基本料等の種別：
　・算定期間：　　　　　　日（　　年　　月　　日～　　年　　月　　日）

3. 当該保険医療機関退院日における通算対象入院料を算定した期間
　・　　　　　　日（　　年　　月　　日現在）

4. 当該保険医療機関の入院に係る傷病名
　・傷病名：

5. 転帰（該当するものに○をつける。）
　・治癒
　・治癒に近い状態（寛解状態を含む。）
　・その他

6. その他の特記事項

別添1の2

<通則>

医科診療報酬点数表に記載する診療等に要する書面等は別紙様式等のとおりである。

なお、当該様式は、参考として示しているものであり、示している事項が全て記載されている様式であれば、当該別紙様式と同じでなくても差し支えないものである。

また、当該別紙様式の作成や保存に当たっては、医師事務作業等の観点から各保険医療機関において工夫されたい。

自筆の署名がある場合には押印は不要であること。

署名又は記名・押印を要する文書について、電子的な署名を含む。

様式11及び11の2について、電子カルテ情報共有サービスを用いて提供する場合には、一定のセキュリティが確保されていることから電子署名を行わなくても共有可能とする。

※別紙様式2、別紙様式15、別紙様式35、別紙様式37及び別紙様式53は欠番である。

様式

（別紙様式3）

緩和ケア実施計画書

| 氏名 | （ふりがな） | 年齢 | ID |

| 生年月日 | 明・大・昭・平・令　年　月　日　歳 |
| 主訴 | |

診断
1)　　　　5)
2)　　　　6)
3)　　　　7)
4)　　　　8)

現病歴　　年　月　日

既往歴　　年　月　日

身体症状

【重症度】

1. 痛み　　　　□なし □軽 □中 □重
2. 呼吸困難　　□なし □軽 □中 □重
3. 倦怠感　　　□なし □軽 □中 □重
4. 発熱　　　　□なし □軽 □中 □重
5. 口渇　　　　□なし □軽 □中 □重
6. 咳・痰　　　□なし □軽 □中 □重
7. 食欲不振　　□なし □軽 □中 □重
8. 嘔気・嘔吐　□なし □軽 □中 □重
9. 腹部膨満感　□なし □軽 □中 □重
10. 便秘　　　　□なし □軽 □中 □重
11. 尿閉、失禁　□なし □軽 □中 □重
12. 浮腫　　　　□なし □軽 □中 □重
13. 末梢障害　　□なし □軽 □中 □重
14. その他（具体的に）□なし □軽 □中 □重

【症状の性質・分布】

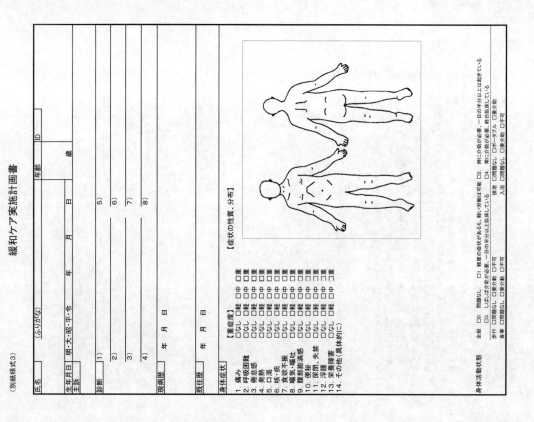

身体活動状態　全般　□0. 問題なし □1. 軽度の症状があるも、軽い労働は可能 □2. 時に介助が必要、一日の半分以上は起きている □3. しばしば介助が必要、一日の半分以上は臥床している □4. 常に介助が必要、終日臥床している
歩行 □問題なし □要介助 □不可　　排泄 □問題なし □ポータブル □要介助 □不可
食事 □問題なし □要介助 □不可　　入浴 □問題なし □要介助 □不可

精神状態

【重症度】

1. 不安　　　　□なし □軽 □中 □重
2. 抑うつ　　　□なし □軽 □中 □重
3. せん妄　　　□なし □軽 □中 □重
4. 不眠　　　　□なし □軽 □中 □重
5. 眠気　　　　□なし □軽 □中 □重
6. その他（具体的に）□なし □軽 □中 □重

その他の問題
□家族
□経済
□仕事・趣味・交際などの
　活動や生きがい
□その他

本人の希望

家族の希望

治療目標（優先順に）
①
②
③

緩和治療・検査計画
□薬物療法
□精神療法（カウンセリング、リラクセーション）
□理学・作業療法
□栄養食事管理
□その他

備考

説明日　　年　　月　　日
本人の署名
主治医　　　　　　　　　　家族の署名
緩和ケア担当医師　　　　　精神科医　　　　　　（続柄）
緩和ケア担当薬剤師
（緩和ケア担当管理栄養士）　緩和ケア担当看護師

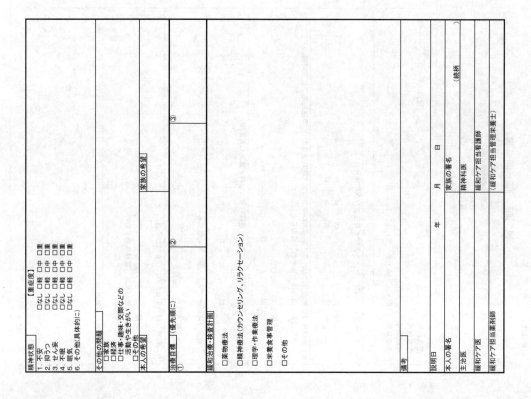

様式

(別紙様式4)

児童・思春期精神医療入院診療計画書

患者氏名	（男・女）	生年月日	昭・平・令　年　月　日生　（　歳）
診断名（状態像含）		ICD-10（コード番号）:	

I. 発達・社会的環境

発達・生育歴:
□特記事項なし
□あり

家族構成:（同居家族を含む）

社会的環境:
a. 就学状況
b. 教育歴（最終学歴　　）
c. 職歴
d. 交友関係など

II. 入院時の状況

入院年月日　　年　月　日　（　曜日）

入院形態	□任意入院　□措置入院　□医療保護入院　□その他

主訴　患者:
　　　家族（父・母・その他　　）:

特別な栄養管理の必要性:　有　・　無

症状および問題行動:

A. 行動: a. 動き □多動 □寡動 □常同運動 □衝動絶止 □奇妙な動作（
　　　　 b. 表情 □不安・恐怖・心配 □憂うつ □敵意・嫌悪 □無表情
　　　　 c. 話し方 □緘黙 □不明瞭 □吃音 □反響言語
　　　　 d. その他 □睡眠障害 □食行動異常 □排泄異常 □習癖異常
B. 情緒: □不安定 □無感情 □怒り □敵意 □不安・恐怖・心配 □抑うつ気分 □高揚 □感情の不調和
C. 対人関係: □ひきこもり □自己中心的 □他罰的 □共感性欠如
D. 知的機能: □注意散漫 □興味限局 □記憶障害 □知的障害 □学習（能力）障害
E. 意識: □見当識障害 □意識混濁
F. 意欲: □消極性 □意欲減退 □無気力 □意欲亢進
G. 行為: □自傷 □盗み □暴行 □非行 □器物破損
H. 知覚: □幻覚 □幻聴
I. 思考: □心気症 □強迫観念・行為 □自殺念慮・自殺企図 □恐怖症 □被害・関係妄想 □その他の妄想 □病的な空想 □難体験 □作為体験
J. その他 □病識欠如 □不登校 □計画的な行動がとれない □衝動コントロールの欠如 □連合障害 □主体性の未確立

具体的な事柄:

（※）担当者名

主治医	看護師	精神保健福祉士	公認心理師	その他

III. 治療計画

予定治療期間（　　週間/月）
本人の希望:

基本方針:

治療と検査:

A. 治療
　精神療法: □個人精神療法:　回/週　□集団精神療法:　回/週
　　　　　　□認知行動療法:　　□生活療法:
　薬物療法: □抗精神病薬 □抗てんかん薬 □抗うつ薬 □抗躁薬 □睡眠導入剤
　　　　　　□抗不安薬 □その他（
B. 検査
　理化学検査: □血液検査 □心電図 □脳波 □X線
　　　　　　　□CT（MRI）検査 □その他（
　心理検査: □知能検査
　　　　　　□血液検査
　　　　　　□性格検査 □その他（

家族の希望:
目標の設定:

同意事項:
□検査 □診断の確定
□薬物療法の調整 □精神症状の改善
□問題行動の改善 □生活リズムの改善
□家族関係の調整 □主体性の確立
□社会復帰
□その他（

行動制限: □なし □あり（電話、面会、外出、外泊、その他　　）
隔離室・個室使用: □なし □あり
退院後の目標: □家庭内適応 □復学 □就労 □デイケア □地域作業所 □施設入所
□その他（

IV. 家族へのアプローチ

面接: □家族面接　回/週・月（□父親 □母親 □その他　　）
　　　□本人との同席面接:　回/週・月
その他:
□家族療法:　回/週・月　□その他（　回/週・月　）

具体的アプローチ

V. 学校・教育へのアプローチ

入院中の教育的配慮: □院内学級・院内分校への通級（学）□本人の同意 □保護者の同意
□担任 □養護教諭 □生徒指導担当 □その他（
□地元（原籍）校への通学 □訪問学級 □現状での問題点（
□通信教育 □その他（ □今後の方向性（

学校への具体的アプローチ: □本人の同意 □保護者の同意
□担任 □養護教諭 □生徒指導担当 □その他（
□現状での問題点（
□今後の方向性（

年　月　日　本人サイン　　　　保護者サイン

上記説明を受けました。

（注）内容は、現時点で考えられるものであり、今後の状態の変化等に応じて変わり得るものである。

（児童・思春期精神医療入院診療計画書記載上の注意）
1. 入院を決めた時期に、医師、看護師、精神保健福祉士、公認心理師などの関係者が協力し、治療計画を決めること。
2. サインのために、患者、保護者へ説明を行うとともに交付すること。（病状によっては、別紙2のみの交付でも可）

様式

(別紙様式4の2)

児童・思春期精神医療入院診療計画書（医療保護入院者用）

患者氏名		生年月日 （男・女） 昭和・平成・令和　年　月　日 生 （　歳）
診断名（状態像名）		ICD-10（コード番号：　）

□特記事項なし
□あり

I. 発達・社会的環境

発達・生育歴：

社会的環境：
　a. 就学状況
　b. 教育歴（最終学歴：　）
　c. 職歴

家族構成：（同居家族を含む）
　d. 交友関係など

II. 入院時の状況

入院年月日　年　月　日（　曜日）

入院形態　□任意入院　□医療保護入院　□措置入院　□その他

主訴
　患者：
　家族（父・母・その他（　）：）

特別な栄養管理の必要性：　有　・　無

症状 および 問題行動：

A. 行動：
　a. 動き：□多動　□寡動　□常同症　□奇妙な動作（　）
　b. 表情：□不安・恐怖・心配　□憂うつ　□敵意　□無表情
　c. 話し方：□緘黙　□不穏　□吃音　□反響言語
　d. その他　□睡眠障害　□摂食障害　□奇行動異常　□習癖異常

B. 情緒：□不安定　□無感情　□怒り　□躁　□不安・恐怖・心配　□抑うつ気分　□感情の不調和

C. 対人関係：□ひきこもり　□自己中心的　□他者的　□知的障害（他力）障害

D. 知的機能：□見当識障害　□注意散漫　□意識障害　□記憶障害

E. 意欲：□見当識障害　□意識障害

F. 欲意：□消極性　□優柔不断　□無為

G. 行為：□自傷　□他害　□暴行　□盗み　□器物破損

H. 知覚：□錯覚　□幻覚　□幻視

I. 思考：□心気症　□強迫観念・行為　□恐怖症　□自我念慮・自殺企図　□離人体験　□作為体験
　□被害妄想・関係妄想　□その他の妄想（　）　□病的な空想　□連合障害

J. その他：□病識欠如　□不登校　□計画的な行動がとれない　□衝動コントロールの欠如　□主体性の未確立

具体的な事柄：　　　　　その他

(※) 担当者名

主治医	看護師	精神保健福祉士	公認心理師

III. 治療計画 （　週間/月　）　　　　　　　　（患者氏名　　　　　）

推定される入院期間（　週間/月　）

基本方針：

本人の希望：

家族の希望：

目標の設定

治療と検査：

A. 治療：
　精神療法：□個人精神療法：　□集団精神療法：　回/週
　　□認知行動療法：　□生活療法：　回/週
　薬物療法：□抗精神病薬　□抗てんかん薬　□抗不安薬
　　□その他（　）　□睡眠導入剤

B. 検査：
　理化学検査：□血液検査　□心電図　□脳波　□X線
　　□CT（MRI）検査（　）
　心理検査：□知能検査　□性格検査
　　□その他（　）

目標の設定
　□検査　□診断の確定
　□薬物療法の調整　□精神症状の改善
　□問題行動の改善　□生活リズムの改善
　□家族関係の調整　□主体性の確立
　□社会復帰
　□その他（　）

同意事項
　□検査

行動制限：□なし　□あり（電話、面会、外出、外泊、その他）

隔離室・個室使用：□なし　□あり

退居された退院後生活環境相談員の氏名（　）

退院後の目標：□家庭内適応　□復学　□就労
　□デイケア　□地域作業所　□施設入所
　□その他（　）

IV. 家族へのアプローチ

面接：
　□家庭面接：　回/週・月　□父親　□母親
　□本人との同席面接：　回/週・月
　その他（　）
　□家族療法：　回/週・月

V. 学校・教育への配慮

入院中の教育的配慮
　□在籍学級・院内分校への通級（学）
　□地元（原籍）校への通学　□訪問学級
　□通信教育　□その他（　）

学校への具体的アプローチ：□本人の同意　□保護者の同意
　□担任　□養護教諭　□生徒指導担当　□その他（　）
　□現状での問題点
　□今後の方向性

具体的アプローチ（　　　　　　）

保護者サイン

上記説明を受けました。　　年　月　日　本人サイン　　　　保護者サイン

（注）内容は、現時点で考えられるものであるが、今後の状態の変化等に応じて変わり得るものである。
　1. 入院の早い時期に、医師、看護師、精神保健福祉士、公認心理師などの関係者が協力し、治療計画を決めること。
　2. マークのほか、患者、保護者へ説明を行うとともに交付すること。（病状によっては、別紙2のみの交付でも可）

様式

（別紙様式6）

退院支援計画書

（患者氏名）＿＿＿＿＿＿＿＿＿　殿

入院日：　　年　　月　　日
計画着手日：　　年　　月　　日
計画作成日：　　年　　月　　日

病棟（病室）	
病名（他に考え得る病名）	
退院に関する患者以外の相談者	家族・その他の関係者（　　　　）
退院支援計画を行う者の氏名（下記担当者名を除く）	
退院困難な要因	
退院に係る問題点、課題等	
退院へ向けた目標設定、支援期間、支援概要	
予想される退院先	
退院後に利用が予想される福祉サービス等	
退院後に利用が予想される福祉サービスの担当者	

注）上記内容は、現時点で考えられるものであり、今後の状態の変化等に応じて変わり得るものである。

説明・交付日：　　年　　月　　日
（病棟の退院支援担当者）　　　　　　　　　印
（入院診療計画の担当者）　　　　　　　　　印
（本人）

（別紙様式5）

栄養治療実施計画 兼 栄養治療実施報告書

患者氏名		患者ID		性：男・女	年齢　　　歳	入院日　　年　　月　　日	初回回診日　　年　　月　　日

（略）

※1 褥瘡・嚥下障害・感染症以外で、栄養管理に関して重要と思われる疾患を簡潔に記載すること。
※2 投与経路や速度と比較（±図形や文字化の有無などを含む）を簡潔に記載すること。
※3 初回回診では記載を要しない。
※4 必要に応じ患者さんが実際に摂取・提供している食事・薬剤のみを把握し、間食等の状況を記載すること。
※5 栄養管理の上で特に注意を要する食事や特性等の点を記載すること。
※6 栄養療法により改善が見込める項目を記載し、なお、必要に応じて項目を追加しても構わない。
※7 評価項目中の改善とあった項目を選択し、程度を5段階いずれか一つ○で選択し、また、改善項目のうち1項目以上を選択し、程度を5段階いずれか（改善5/4/3/2/1やや悪化/悪化）で選択すること。
※8 治療評価時の状態について入院中か退院（転院・入所等を含む）の別を選択し、退院の場合にあっては、患者の栄養管理が今後も必要な場合には栄養管理に関する留意点及び他職種との連携等について簡潔に記載すること。

様式

別紙様式6の2

退院支援計画書

(患者氏名)＿＿＿＿＿殿

入院日：　　年　月　日
計画着手日：　年　月　日
計画作成日：　年　月　日

病棟（病室）	
病名	
患者以外の相談者	家族・その他関係者（　　　　）
患者の状態	
患者の意向	
退院困難な要因（医学的要因）	1. 精神症状　2. 問題行動　3. ADLの低下　4. IADLの低下　5. 身体合併症
退院困難な要因（社会・環境的要因）	1. 家屋内調整（　　　　2. 導入先の確保が困難（　　　　3. 生活基盤の確保が困難（　　　　4. 自己負担費用が増加（　　　　5. その他（
退院に係る問題点、課題等	
退院へ向けた目標等	1. 退院へ向けた目標　2. 評価時期　3. 支援概要
予想される退院先	1. 自宅　2. 障害福祉サービスによる入所施設（　　　　3. 介護保険サービスによる入所施設（　　　　4. その他（　　　　）
退院後に利用が予想される福祉サービス等	
退院後に利用が予想される福祉サービスの担当者	

注）上記内容は、現時点で考えられるものであり、今後の状態の変化等に応じて変わり得るものである。

説明・交付日：　　年　月　日
（担当医）　　　　　　　　　　　　　　　　印
（病棟退院支援計画担当精神保健福祉士）　印
（本人）

別紙様式6の3

退院支援計画書

(患者氏名)＿＿＿＿＿殿
(担当医)
(担当退院支援相談員)

地域移行機能強化病棟への転棟日：　年　月　日
退院支援委員会開催日：　年　月　日
患者等への説明日：　年　月　日
計画の変更日：　年　月　日

1	病名	
2	患者以外の相談者	家族・その他関係者（　　　　）
3	退院についての患者の意向、希望（本人の言葉で記述）	
4	退院後の生活の目標	
5	退院支援委員会の審議等を踏まえ、退院支援において、特に重点的に解決を図る必要があると考えられるものの（環境、関連する精神症状の状況等とともに、詳細を記載すること。）／退院支援で留意すべき主な問題点、課題等	【本人の受け入れ】□退院意欲　□退院そのものへの不安　【生活基盤領域】□住環境　□経済環境　【健康管理領域】□服薬管理　□食事管理　□身体疾患の管理　□体力　□危機管理　【日常生活領域】□家事管理　□金銭管理　□睡眠　□外出　□就労　□食事の準備　□中日の過ごし方　【社会生活技能・社会参加領域】□対人関係　□その他の社会的活動（　　）　【家族支援領域】□家族の理解（病識）　□家族の負担軽減　□家族への情報提供　□家族関係調整　□その他（　）　問題点・課題等の詳細
6	その他退院支援で留意すべき問題点、課題等	5以外の問題点、課題等について優先順位をつけて記載すること。
7	退院予定時期	

様式

（上段）

居住先に関すること（※）

【詳細】
自宅　□あり　□なし
同居家族　□あり　□なし
その他、居住先に関する課題：

【適切な居住先の種類と必要な支援】

【今後の支援のスケジュール】

【外部の支援者（相談支援事業者等）の意見】

収入と金銭管理に関すること（※）

【詳細】
障害年金　□受給中
生活保護　□受給中
その他、退院後の収入と金銭管理に関する課題：

【収入と金銭管理に関する必要な支援】

【今後の支援のスケジュール】

【外部の支援者（相談支援事業者等）の意見】

家業摂取・調理・火の管理に関すること（※）

【家業摂取等に関する課題と必要な支援】

【今後の支援のスケジュール】

【外部の支援者（相談支援事業者等）の意見】

障害福祉サービス等の利用に関すること（※）

【詳細】
指定特定相談支援事業所　□未定（事業所名：　　　　）　　年　月頃まで（に決定予定）　担当者：　　　　□不要
　　　　　　　　　　　　　□決定（事業所名：　　　　）
障害者手帳　□未取得　□取得済　　年　月頃まで　□申請予定　□不要
障害支援区分　□認定済（区分　　級）　　年　頃まで　□申請予定　□不要
要介護認定　□認定済（　　　　）　　年　頃まで　□申請予定　□不要

【その他、障害福祉サービス等に関する課題】

【今後の支援のスケジュール】

【外部の支援者（相談支援事業者等）の意見】

（下段）

8

	退院支援内容（スケジュールには時期と担当者名を併記すること）
退院意欲の喚起に関すること	【目標】 【実施内容とスケジュール】

		【目標】
地域生活を念頭に置いたプログラムや訓練等の実施に関すること	院内プログラム	【実施内容】 □心理教育　□家族心理教育　□就労・就学支援 □個別認知行動療法　□集団認知行動療法　□デイ・ケア等体験利用 □その他（　　　　） 【今後のスケジュール】
	院外プログラム	【目標】 【実施内容】 □宿泊　□買い物　□公共・金融機関利用　□交通機関利用 □住居見学　□通所施設見学　□余暇活動 □その他（　　　　） 【今後のスケジュール】

退院後の医療の確保に関すること	【退院後の医療サービスに関する課題】 【必要な医療サービス】 □外来通院先の確保　□身体疾患治療のための通院先の確保　□訪問診療　□訪問看護 □デイ・ケア等　□その他（　　　　） 【必要な支援と今後のスケジュール】

（別紙様式5の4）

計画作成日：　　　　年　　月　　日
計画見直し予定日：　　年　　月　　日

退院支援計画書

氏名：　　　　　　　　　様　　　性別：男・女　　　生年月日：　　年　　月　　日（　　歳）

主治医：　　　　　　　　看護師：
参加者　　　　　　　　　精神保健福祉士：

□本人　□家族　□主治医　□看護師・保健師　□精神保健福祉士　□薬剤師　□公認心理師
□訪問看護ステーション　□行政機関　□障害福祉サービス等事業者　□作業療法士　□介護サービス事業所
□その他（　　　　　　　）

病　名	
今回の入院年月日	
退院後の生活に関する本人の希望	
家族その他の支援者の意見	

支援ニーズ／課題への対応

評価項目	支援の必要性	課題内容／本人の希望	本人の実施事項（※1）	支援の実施事項（※1）	支援者（機関名・担当者名・連絡先）
環境要因	□				
生活機能（活動）	□				
社会参加	□				
心身の状態	□				
支援継続に関する課題（※2）	□				
行動に関する課題（※3）	□				

（※1）課題内容、本人の希望、本人の希望に対する実施事項を記載すること
（※2）病状の理解や服薬や自己管理等
（※3）アルコール依存物、自他の安全確保に関する課題、こだわり等

成年後見制度利用に関すること（※）	【成年後見制度利用に関する課題と必要な支援】	【今後の支援のスケジュール】
	【外部の支援者（相談支援事業者等）の意見】	
退院後、主に相談援助に応じる者に関すること（※）	【現時点で考えられる主たる援助者】	
	【外部の支援者（相談支援事業者等）の意見】	
日中の活動に関すること（※）（趣味や生きがいを含むこと）	【日中の活動に関する課題と必要な支援】	【今後の支援のスケジュール】
	【外部の支援者（相談支援事業者等）の意見】	
9 その他退院支援に関する特記事項		

（※）指定一般相談支援事業者等、外部の支援を活用する場合には、「今後の支援のスケジュール」に外部の支援を活用するスケジュールを記載すること。

（別紙様式7）

地域包括ケア病棟入院診療計画書
（在宅復帰支援に関する事項）

年　月　日

（患者氏名）　　　　　　　　　　殿

病棟（　　病室　）	
在宅復帰支援担当者名	
病名 （他に考え得る病名）　名	
推定される入院期間	
在宅復帰支援計画	

注1）　病名等は、現時点で考えられるものであり、今後の状態の変化に応じて等に変わりうるものである。
注2）　入院期間については、現時点で予想されるものである。

（主治医氏名）　　　　　　　　　　　印

医療・障害福祉サービス等に 関する基本情報	自立支援医療：	無	有		不明	申請予定
	精神障害者保健福祉手帳：	無	有（　　級）		不明	申請予定
	療育手帳：	無	有（等級　）		不明	申請予定
	身体障害者：	無	有（　　級）		不明	申請予定
	障害年金受給：	無	有（　　級）		不明	申請予定
	障害支援区分：	無	有（区分　）		不明	申請予定
	要介護認定：	無	有（　　）		不明	申請予定
	生活保護受給：	無	有		不明	申請予定

退院後に必要な医療や療養等の支援	□ 精神科外来通院　　□ 保健所等による相談支援
	□ 外来診療以外の精神科医療サービス（訪問看護、デイケア等、その他）
	□ 身体合併症治療　　□ 障害福祉サービス　　□ 介護サービス　　□ その他

自分でわかるサイン	調子が悪くなってきたときのサイン
	周りの人が気づくサイン
自分がすること	サインに気づいたときにすること
	周りの人が行すること

緊急連絡先：氏名　　　　　　　　　　連絡先

緊急連絡先：氏名　　　　　　　　　　連絡先

緊急連絡先：氏名　　　　　　　　　　連絡先

署名　本人：　　　　　　　主治医：　　　　　　　担当者：

様式

別紙様式7の3

せん妄ハイリスク患者ケア加算に係るチェックリスト

(患者氏名) ＿＿＿＿＿＿＿＿＿　殿

入院日　　　　　：令和　　年　　月　　日
リスク因子確認日：令和　　年　　月　　日
せん妄対策実施日：令和　　年　　月　　日

1. せん妄のリスク因子の確認
(該当するものに✓チェック)
□ 70歳以上
□ 脳器質的障害
□ 認知症
□ アルコール多飲
□ せん妄の既往
□ リスクとなる薬剤(特にベンゾジアゼピン系薬剤)の使用
□ 全身麻酔を要する手術後又はその予定があること

2. ハイリスク患者に対するせん妄対策
(リスク因子に1項目以上該当する場合は、以下の対応を実施)
□ 認知機能低下に対する介入(見当識の維持等)
□ 脱水の治療・予防(適切な補液と水分摂取)
□ リスクとなる薬剤(特にベンゾジアゼピン系薬剤)の漸減・中止
□ 早期離床の取組
□ 疼痛管理の強化(痛みの客観的評価の併用等)
□ 適切な睡眠管理(非薬物的な入眠の促進等)
□ 本人及び家族へのせん妄に関する情報提供

3. 早期発見
せん妄のハイリスク患者については、せん妄対策を実施した上で、定期的にせん妄の有無を確認し、早期発見に努める。

※1 せん妄のリスク因子の確認は入院前又は入院後3日以内に行う。
※2 せん妄対策はリスク因子の確認後速やかに行う。

別紙様式7の2

リハビリテーション・栄養・口腔連携体制加算
及び地域包括医療病棟入院料に係る評価書

バーセルインデックス (Barthel Index)

項目	点数	項目	点数
食事	10・5・0	歩行	15・10・5・0
車椅子からベッドへの移動	15・10・5・0	階段昇降	10・5・0
整容	5・0	着替え	10・5・0
トイレ動作	10・5・0	排便コントロール	10・5・0
入浴	5・0	排尿コントロール	10・5・0
		合計得点(／100点)	

栄養状態　栄養状態の評価は、GLIM基準を用いて行う。

●栄養スクリーニング
・全ての患者に対して栄養スクリーニングを実施し、栄養リスクのある症例を特定
・検証されたスクリーニングツール(例：MUST、NRS-2002、MNA-SFなど)を用いる

栄養リスクあり

●低栄養診断

表現型基準(フェノタイプ基準)			病因基準(エチオロジー基準)	
低BMI	筋肉量減少	意図しない体重減少	食事摂取量減少/消化吸収能低下	疾患負荷/炎症

低栄養と診断
表現型基準と病因基準の両者から1項目以上該当

●重症度判定

項目	中等度低栄養と診断	重度低栄養と診断

GLIM基準による判定　□低栄養非該当　□低栄養 (□中等度低栄養　□重度低栄養)

※ 詳細は、日本臨床栄養代謝学会(JSPEN)ホームページ「GLIM基準について」を参照

口腔状態

項目	評価	
歯の汚れ	□なし	□あり
歯肉の腫れ、出血	□なし	□あり
左右両方の奥歯でしっかりかみしめられる	□できない	□できる
義歯の使用	□あり	□なし

（別紙様式8）

短期滞在手術等同意書

（患者氏名）＿＿＿＿＿＿　殿

病　　名	
症　　状	
治　療　計　画	
手術等内容及び日程	
手術等後に起こりうる症状とその際の対処	

令和　　年　　月　　日

（主治医氏名）＿＿＿＿＿＿　印

私は、現在の疾病の診療に関して、上記の説明を受け、十分に理解した上で短期滞在手術等を受けることに同意します。

（患者氏名）＿＿＿＿＿＿　印

別紙様式7の4

リハビリテーション・栄養・口腔連携体制加算及び地域包括医療病棟入院料に係る計画書

（患者氏名）＿＿＿＿＿＿　殿

　　　　　　　　　　年　　月　　日

病棟　（病室）	
リハビリテーション（離床、ADL動作、排泄に係る内容を含む）	
栄養管理（栄養補給、栄養食事相談、その他の栄養管理上解決すべき課題に関する内容を含む）	
口腔管理（口腔ケアに係る内容を含む）	
歯科医師等への連携の必要性	
その他	

担当者氏名

担当医	看護師	理学療法士	作業療法士	言語聴覚士	管理栄養士

様式

(別紙様式9)

生活習慣病　療養計画書　初回用　　　　　　　(記入日：　　　年　　　月　　　日)

患者氏名：　　　　　　　　　　　(男・女)

生年月日：明・大・昭・平・令　　年　　月　　日生(　　才)

主病：
□糖尿病　□高血圧症　□脂質異常症

ねらい：検査結果を理解できること・自分の生活上の問題点を抽出し、目標を設定できること

【目標】□体重：(　　kg)　□BMI：(　　%)
　　　　□HbA1c：(　　)　　　　　□収縮期／拡張期血圧(　　／　　mmHg)

【目標】
【①達成目標】：患者と相談した目標
【②行動目標】：患者と相談した目標

【重点を置く領域と指導項目】	□食事	□食事摂取量を適正にする　□食塩・調味料を控える □野菜・きのこ・海藻など食物繊維の摂取を増やす　□外食の際の注意事項(　　) □油を使った料理(揚げ物や炒め物等)の摂取を減らす　□その他(　　) □節酒：(減らす(種類・量：　　を週　　回)) □間食：(減らす(種類・量：　　を週　　回)) □食べ方：(ゆっくり食べる・その他(　　)) □食事時間：朝食、昼食、夕食を規則正しくとる
	□運動	□運動処方：種類(ウォーキング) 時間(30分以上、　　)、頻度(ほぼ毎日・週　　日) 強度(息がはずむが会話が可能な強さ or 脈拍　　拍/分 or　　) □日常生活の活動量増加(例：1日1万歩・　　) □運動時の注意事項など
	□たばこ	□非喫煙者である　□禁煙・節煙の有効性 □喫煙・節煙の実施方法等
	□その他	□仕事　□余暇　□睡眠の確保(質・量)　□減量 □家庭での計測(歩数、体重、血圧、腹囲等) □その他
【検査】	□血液検査項目 □血糖(□空腹時□随時□食後(　　)時間)　(　　mg/dl) □HbA1c：(　　%) 【その他】 □栄養状態　(低栄養状態の恐れ　　良好　　肥満) □その他(　　)	□総コレステロール　(　　mg/dl) □中性脂肪　(　　mg/dl) □HDLコレステロール　(　　mg/dl) □LDLコレステロール　(　　mg/dl) □その他(　　)

※実施項目は、□にチェック、(　　)内には具体的に記入

医師氏名

患者署名

(別紙様式9の2)

生活習慣病　療養計画書　継続用　　　　　　　(記入日：　　　年　　　月　　　日)(　　)回目

患者氏名：　　　　　　　　　　　(男・女)

生年月日：明・大・昭・平・令　　年　　月　　日生(　　才)

主病：
□糖尿病　□高血圧症　□脂質異常症

ねらい：重点目標の達成状況を理解できること・目標再設定と指導された生活習慣改善に取り組めること

【目標】□体重：(　　kg)　□BMI：(　　%)
　　　　□HbA1c：(　　)　　　　　□収縮期／拡張期血圧(　　／　　mmHg)

【①目標の達成状況】

【②達成目標】：患者と相談した目標

【③行動目標】：患者と相談した目標

【重点を置く領域と指導項目】	□食事	□今回は、指導の必要なし □食事摂取量を適正にする　□食塩・調味料を控える □野菜・きのこ・海藻など食物繊維の摂取を増やす　□外食の際の注意事項(　　) □油を使った料理(揚げ物や炒め物等)の摂取を減らす　□その他(　　) □節酒：(減らす(種類・量：　　を週　　回)) □間食：(減らす(種類・量：　　を週　　回)) □食べ方：(ゆっくり食べる・その他(　　)) □食事時間：朝食、昼食、夕食を規則正しくとる
	□運動	□今回は、指導の必要なし □運動処方：種類(ウォーキング) 時間(30分以上、　　)、頻度(ほぼ毎日・週　　日) 強度(息がはずむが会話が可能な強さ or 脈拍　　拍/分 or　　) □日常生活の活動量増加(例：1日1万歩・　　) □運動時の注意事項など
	□たばこ	□非喫煙者である　□禁煙・節煙の有効性 □喫煙・節煙の実施方法等
	□その他	□仕事　□余暇　□睡眠の確保(質・量)　□減量 □家庭での計測(歩数、体重、血圧、腹囲等) □その他
【検査】	□血液検査項目 □血糖(□空腹時□随時□食後(　　)時間)　(　　mg/dl) □HbA1c：(　　%) 【その他】 □栄養状態　(低栄養状態の恐れ　　良好　　肥満) □その他(　　)	□総コレステロール　(　　mg/dl) □中性脂肪　(　　mg/dl) □HDLコレステロール　(　　mg/dl) □LDLコレステロール　(　　mg/dl) □その他(　　)

※実施項目は、□にチェック、(　　)内には具体的に記入

医師氏名

患者署名

□　患者が療養計画書の内容について説明を受けた上で十分に理解したことを確認した。
(なお、上記項目に担当医がチェックした場合については患者署名を省略して差し支えない)

（別紙様式10）

「小児かかりつけ診療料」に関する同意書

「小児かかりつけ診療料」について説明を受け、理解した上で、▲▲医院　医師　〇〇〇〇を主治医として、病気の際の診療、継続的な医学管理、予防接種や健康に関する相談・指導等を受けることに同意いたします。

※　「小児かかりつけ診療料」は1人の患者さんにつき1か所の医療機関が対象となっています。他の医療機関で同じ説明を受けた方は、署名をする前にお申し出ください。

（患者氏名）

（保護者署名）

「小児かかりつけ診療料」に関する説明書

当院では、当院を継続して受診され、同意された患者さんに、小児科の「かかりつけ医」として、次のような診療を行います。

○ 急な病気の際の診療や、慢性疾患の指導管理を行います。

○ 発達段階に応じた助言・指導等を行い、健康相談に応じます。

○ 予防接種の接種状況を確認し、接種の時期についての指導を行います。また、予防接種の有効性・安全性に関する情報提供を行います。

○ 「小児かかりつけ診療料」に同意する患者さんからの電話等による問い合わせに常時対応しています。

当院がやむを得ず対応できない場合などには、下記の提携医療機関や、小児救急電話相談にご相談ください。

連絡先　▲▲医院　　　　　　●●●-●●●-●●●●
　　　　提携医療機関　◆◆医院　●●●-●●●-●●●●
　　　　小児救急電話相談　　　#●●●●

患者さん・ご家族へのお願い

○ 緊急時など、都合により他の医療機関を受診した場合には、次に当院を受診した際にお知らせください。（他の医療機関で受けた投薬などでも、お知らせください。）

○ 健康診断の結果や、予防接種の受診状況を定期的に確認しますので、受診時にお持ちください。（母子健康手帳に記載されています。）

様式

（別紙様式11の2）

紹介先医療機関等名
担当医　　　　　科
　　　　　　　　　　　殿

年　月　日

紹介元医療機関の所在地及び名称
電話番号

以下の診療報酬項目の届出状況
□ 地域包括診療料　　□ 地域包括診療加算　　□ 小児かかりつけ診療料
□ 在宅時医学総合管理料　　（□在宅療養支援診療所又は在宅療養支援病院）
□ 施設入居時等医学総合管理料　　（□在宅療養支援診療所又は在宅療養支援病院）

医師氏名　　　　　　　印

患者氏名		
患者住所		
電話番号	性別　男・女	職業
生年月日　明・大・昭・平・令　年　月　日（　歳）		
傷病名		
紹介目的		
既往歴及び家族歴		
症状経過及び検査結果		
治療経過		
現在の処方		
備　考		

備考　1. 必要がある場合は続紙に記載して添付すること。
　　　2. 必要がある場合は検査の記録を添付すること。
　　　3. 紹介先が保険医療機関の場合は、紹介先医療機関等名の欄に紹介先保険薬局、市町村、保健所等名を必ず記入すること。かつ、患者住所及び電話番号を必ず記入すること。

（別紙様式11）

紹介先医療機関等名
担当医　　　　　科
　　　　　　　　　　　殿

年　月　日

紹介元医療機関の所在地及び名称
電話番号

医師氏名　　　　　　　印

患者氏名		
患者住所		
電話番号	性別　男・女	職業
生年月日　明・大・昭・平・令　年　月　日（　歳）		
傷病名		
紹介目的		
既往歴及び家族歴		
症状経過及び検査結果		
治療経過		
現在の処方		
備　考		

備考　1. 必要がある場合は続紙に記載して添付すること。
　　　2. 必要がある場合は画像診断のフィルム、検査の記録を添付すること。
　　　3. 紹介先が保険医療機関以外である場合は、紹介先医療機関等名の欄に紹介先保険薬局、市町村、保健所等名を必ず記入すること。かつ、患者住所及び電話番号を必ず記入すること。

様式

（別紙様式12の2）

情報提供先市町村

市町村長　殿

紹介元医療機関の所在地及び名称

電話番号

医師名　　　　　　　　　印

年　月　日

患者の氏名		男・女	年　月　日生
傷病名		その他の傷病名	
病状症状治療状況等	既往症 現病歴（疑いを含む）		
父母の氏名	父：	職業（　　　）（　　）歳	
	母：	職業（　　　）（　　）歳	
住所		電話番号	
退院先の住所		電話番号（自宅・実家・その他）	
入院日	退院（予定）日	家族構成	
出生時の状況	出生場所：当院・他院　（自宅・実家・その他） 在胎：（　　）週　単胎・多胎（　　）子中（　　）子 体重：（　　g）身長：（　　cm） 出生時の特記事項の有無：無・有（　　） 妊娠中の異常の受診有無：無・有（　　回）		

※以下の項目は、該当するものに○。その他のものには具体的に記入してください。

児の状況	発育・発達	発育不良・発達のおくれ・その他（　　） 表情が乏しい・極端を極端にいやがる・大人の顔色をうかがう・多動・乱暴 身体接触を極端にいやがる・誰とでもべたべたする その他（　　）
	情緒	
	日常的世話の状況	健診、予防接種未受診・不整・その他（　　） 疾患（　　）
養育者の状況	健康状態等	出産後の状況（マタニティーブルーズ、産後うつ）・その他（　　） 拒否的、無関心・過干渉・権威的・その他（　　）
	こどもへの思い、態度	面会が極端に少ない・その他（　　）
	家族関係	
養育環境	同胞の状況	同胞に疾患（　　） 出産後の長期入院・施設入所等・その他（　　）
	養育者との分離歴	
情報提供の目的その他の理由		育児への支援者：無・有（　　）

＊備考
1. 必要がある場合は続紙に記載して添付すること。
2. 本様式は、患者が18歳以下である場合について用いること。

（別紙様式12）

情報提供先市町村

市町村長　殿

紹介元医療機関の所在地及び名称

電話番号

医師名　　　　　　　　　印

年　月　日

患者氏名			
性別（男・女）	生年月日　明・大・昭　年　月　日生（　歳）		職業
住所			
電話番号			

診療形態	1. 外来　2. 往診　3. 入院（　　年　月　日）	情報提供回数（　回）
傷病名（疑いを含む）	1. 脳梗塞　7. 脳血栓　4. 脳塞栓　ウ. 不明　2. 脳出血　3. クモ膜下出血 4. その他の脳血管障害	
	発症年月日　　年　　月　　日 受診年月日　　年　　月　　日 初発／再発　1. 初発　2. 再発（　年　月　日　初発）	
その他の傷病名		

寝たきり度（該当するものに○）
J 一部自立　　何らかの障害等を有するが、日常生活はほぼ自立しており独力で外出する。
A 準寝たきり　屋内での生活は概ね自立しているが、介助なしには外出しない。
B 寝たきり1　屋内での生活は何らかの介助を要し、日中もベッド上での生活が主体であるが、座位を保つ。
C 寝たきり2　1日中ベッド上で過ごし、排泄、食事、着替において介助を要する。

日常生活動作（ADL）の状況（該当するものに○）

移動	自立・一部介助・全面介助	食事	自立・一部介助・全面介助
排泄	自立・一部介助・全面介助	入浴	自立・一部介助・全面介助
着替	自立・一部介助・全面介助	整容	自立・一部介助・全面介助

認知症である老人の日常生活自立度（該当するものに○）
I 　何らかの認知症を有するが、日常生活は家庭内及び社会的にはほぼ自立している。
II 　日常生活に支障を来すような症状、行動や意思疎通の困難さが多少みられても、誰かが注意していれば自立可能。
III　日常生活に支障を来すような症状、行動や意思疎通の困難さがときどきみられ、介護を必要とする。
IV　日常生活に支障を来すような症状、行動や意思疎通の困難さが頻繁にみられ、常に介護を必要とする。
M 　著しい精神症状や問題行動あるいは重篤な身体疾患がみられ、専門医療を必要とする。

病状・既往歴・治療状況・退院の年月日等	

訪問診療　有・無	訪問看護　有・無

必要と考える保健福祉サービスの内容等提供する情報の内容

注意
1. 必要がある場合には、続紙に記載して添付すること。
2. わかりやすく記入すること。
3. 必要がある場合には、家庭環境等についても記載すること。

様式

（別紙様式12の4）

指定居宅介護支援事業所向け診療情報提供書（退院時）

情報提供先事業所　　　　　　　　　　　殿

担当

年　月　日

医療機関の所在地及び名称

電話番号

FAX番号

医師氏名　　　　　　　　　　　　印

患者氏名	（ふりがな）	生年月日　西暦	年　月　日（　歳）	男・女	連絡先　（　　）　－

1. 患者の病状、経過等

（1）診断名（生活機能低下の直接の原因となっている傷病名又は特定疾病については1に記入）及び発症年月日

1　　　　　　　　　　　　　　　　　　　　　発症年月日（西暦）　年　月　日頃

2　　　　　　　　　　　　　　　　　　　　　発症年月日（西暦）　年　月　日頃

3　　　　　　　　　　　　　　　　　　　　　発症年月日（西暦）　年　月　日頃

（2）生活機能低下の直接の原因となっている傷病又は特定疾病の経過及び治療内容

（3）病状等の説明内容と患者の希望

（4）日常生活の自立度等について

障害高齢者の日常生活自立度（寝たきり度）　□自立　□J1　□J2　□A1　□A2　□B1　□B2　□C1　□C2

認知症高齢者の日常生活自立度　□自立　□I　□IIa　□IIb　□IIIa　□IIIb　□IV　□M

（5）栄養・口腔の状態 □別紙様式50等参照

□下記参照

摂食方法　　□経口　□経管栄養　□静脈栄養　　　　食物アレルギー　　：□なし　□あり（　　　　）

摂食嚥下　　□主食（□米飯・□軟飯・□全粥・□その他　　）　水分とろみ　　：□なし　□あり（□薄い・□中間・□濃い）

機能障害　　　□副食（□普通・□軟菜　　）

義歯使用　　：□なし　□あり　　　左右両方の奥歯でしっかりかみしめられる：□できる　□できない

歯の汚れ　　：□なし　□あり　　　歯肉の腫れ、出血：□なし　□あり

在宅生活における留意点：

（6）服薬に関する情報

内服薬　　：□なし　□あり（入院中の内服薬変更：□なし　　）　　一包化の必要性：□なし　□あり

服薬介助　：□自立　□一部介助（介助内容：　　）　□全介助

退院時処方：□なし　□あり（退院日含む　　日分）　　　　　　胃瘻アレルギー：□なし　□あり（　　　　）

在宅生活上の工夫（医療上の留意点、安全の配慮等）：

□なし

□あり

一工夫点（例：ご本人の見えない位置にカテーテルを固定した等）：

（8）入院期間

入院日：　　年　月　日　　　　退院日：　　年　月　日

（別紙様式12の3）

情報提供先市町村

年　月　日

市町村長　殿

紹介元医療機関の所在地及び名称

電話番号

医師名　　　　　　　　　　印

患者の氏名		男・女　職業（　　）　　年　月　日生（　　）歳
傷病名	（疑い名を含む）その他の傷病名	
病状 既往症 治療状況等		
児の氏名		男・女　　年　月　日生れ
住所		（自宅・実家・その他）
退院先の 住所		（自宅・実家・その他）
入退院日	入院日：　年　月　日　退院（予定）日：　年　月　日　家族構成	
今回の 出産時の 状況	出産場所：当院・他院 在　胎：（　）週　単胎・多胎（　）子 体重：（　　g）身長：（　　cm） 出産時の特記事項：無・有（　　） 妊娠中の異常の有無：無・有（　　） 妊婦健診の受診有無：有・無　　回：（　　回）児の児への支援者・無・有（　　）	
児の状況	発育・発達　　・発育不良・発達のおくれ・その他（　　） 日常的世話の状況・健診・予防接種未受診・不潔・その他（　　） 家族関係　　　・面会が極端に少ない・その他（　　） 他の児の状況　　・疾患・障害（　　） こどもとの分離歴・出産後の長期入院・施設入所等・その他（　　）	
養育環境		
情報提供の 目的とその 理由		

※以下の項目は、該当するものに○。その他の欄には具体的に記入してください。

＊備考

1. 必要があるときは裏面に記載して添付すること。
2. 本様式は、患者が妊娠した子供の養育に関わっている者である場合について用いること。
3. 出産時の状況及び児の状況については、今回出産した児のことについて記入すること。

（別紙様式12の5）

記入日　　　年　　月　　日

情報提供先医療機関・施設名

担当医師又は管理栄養士　　　　　　　　殿

【注2の場合】
左記管理栄養士への説明日
　　　年　　月　　日

患者氏名		男・女	生年月日	年　月　日（　　歳）

身長	cm（測定日　年　月　日）		□計測不能
体重	kg（測定日　年　月　日）	BMI	kg/m²
体重変化	変化なし・過去（　）週間・カ月／増加・減少	変化量	kg

栄養状態の評価と課題（傷病名を含む）

【GLIM基準による評価（□非対応）※1】判定：□低栄養非該当　□低栄養（□中等度低栄養・□重度低栄養）
該当項目：表現型（□体重減少・□低BMI・□筋肉量減少）病因（□食事摂取量減少/消化吸収能低下・□疾病負荷/炎症）

栄養補給に関する事項			
必要栄養量	エネルギー	kcal	たんぱく質　　g
摂取栄養量	エネルギー	kcal	たんぱく質　　g
食事内容（治療食、補助食品）			

	経口摂取	嚥下調整食の必要性	主食　□無　□有（学会分類コード※2　　）
			副食　□無　□有（学会分類コード※2　　）
		とろみ　□無　□有（学会分類コード※2　　）
	留意事項（食物アレルギー、その他の禁止食品等）：
□無	経管栄養	□経鼻　□胃瘻　□その他	留意事項（製品名等、投与速度）：
□無	静脈栄養	□末梢　□中心	留意事項（製品名等、投与速度）：

入院中の栄養管理に係る経過、栄養指導の内容等

※1　GLIM基準による評価を行っている場合は、記載すること。行っていない場合は、非対応にチェックすること。
※2　日本摂食嚥下リハビリテーション学会の分類

問合せ先
医療機関名：
担当管理栄養士名：
電話番号：　　　　　　　　（FAX）：

式様

---

2. 退院後のサービスの必要性

□訪問診療　□訪問看護（特別指示書：□あり□なし）□訪問歯科診療　□訪問薬剤管理指導
□訪問リハビリテーション　□訪問歯科衛生指導　□訪問栄養食事指導
□通所リハビリテーション　□短期入所療養介護　□その他の医療系サービス（　　）

3. 介護サービスを利用する上での留意点、介護方法等

（1）ADLに関する留意点（同封の器具等をご確認ください）
□あり（同封の器具等をご確認ください）　□なし

（2）自助具の使用
□なし　□あり（　　　　　　　）

（3）現在あるか、または今後発生の可能性の高い生活機能の低下とその対応方針
□意欲低下　□転倒・骨折　□心肺機能の低下　□閉じこもり
□食欲低下　□拘縮　□摂食・嚥下機能低下　□易感染性
□がん等による疼痛　□その他（　　）　□脱水
→　対応方針（　　）

サービス提供時における医学的観点からの留意事項とその対処方針
□起居動作　□移動　□排泄　□睡眠
□摂食　□嚥下　□血圧　□入浴　□その他（　　）
→　対処方針（　　）

4. 患者の日常生活上の留意事項・社会生活面の課題と地域社会において必要な支援等

（1）利用者の日常生活上の留意事項

（2）社会生活面の課題と地域社会において必要な支援
社会生活面の課題　□特になし　□あり（　　）
→　必要な支援（　　）

（3）特記事項

5. 人生の最終段階における医療・ケアに関する情報
※本人の意思決定によるものであり、本記載事項の意向を反映していることは調整らないため、常に最新の意向の確認が必要であることに十分に留意すること

（1）意向の話し合い　□本人・家族等との話し合いを実施している　□本人・家族等との話し合いは実施していない（□本人からの話し合いの希望がない　□それ以外）　（最終実施日　　年　　月　　日）

※（2）から（5）は、本人・家族等と話し合いを実施している場合のみ記載

（2）本人・家族等の参加者（□下記をご参照ください）　□別紙参照（入院中に記載した書類等：　　　）
□本人　□家族（氏名：　　　続柄：　　　）
□医療・ケアチーム　□その他（　　）

（3）話し合った内容　□本人　□家族（氏名：　　　続柄：　　　）

（4）医療・ケアについて本人または本人・家族と医療・ケアチームで話し合った内容

（5）その他（上記のほか、人生の最終段階における医療・ケアに関する情報で介護支援専門員と共有したい内容）

（別紙様式14）

情報提供先学校名 ＿＿＿＿＿＿＿

学校医等　　　　　殿

令和　年　月　日

紹介元医療機関の所在地及び名称
電話番号
医師名　　　　　　印

患児の氏名	男・女　平成・令和　年　月　日生
患児の住所	電話番号
傷病名	その他の傷病名
病状、既往歴、治療状況等	
日常生活に必要な医療的ケアの状況（使用している医療機器等の状況を含む）	
学校生活上の留意事項	
その他	

＊備考　1. 必要がある場合は続紙に記載して添付すること。
　　　　2. わかりやすく（記入）すること。
　　　　3. 必要がある場合には、家庭環境等についても記載すること。

（別紙様式13）

介護老人保健施設・介護医療院

医療機関名　　　　　殿
住所
電話
（ＦＡＸ．）
医師氏名　　　　　　印

年　月　日

患者	氏名	男・女
	生年月日	明・大・昭　年　月　日生　（　歳）
病名		
現症		
所見及び診断		
今後の診療に関する情報		

（別紙様式14の2）

情報提供先保育所等名 ＿＿＿＿＿＿＿＿＿＿＿＿＿

嘱託医 ＿＿＿＿＿＿＿＿＿＿＿ 殿

※「保育所におけるアレルギー対応ガイドライン」(2019年改訂版)

保育所におけるアレルギー疾患生活管理指導表（食物アレルギー・アナフィラキシー）

※この生活管理指導表は、保育所の生活において特別な配慮や管理が必要となった子どもに限って、医師が作成するものです。

名前 ＿＿＿＿＿　男・女　＿＿年＿＿月＿＿日生（＿＿歳＿＿ヶ月）＿＿組　　提出日　＿＿年＿＿月＿＿日

緊急連絡先
★保護者　電話：
★連絡医療機関名：　医療機関名：　電話：

記載日　＿＿年＿＿月＿＿日
医師名
医療機関名
電話

食物アレルギー（あり・なし）　アナフィラキシー（あり・なし）

病型・治療

A. 食物アレルギー病型
1. 食物アレルギーの関与する乳児アトピー性皮膚炎
2. 即時型
3. その他（新生児・乳児消化管アレルギー・口腔アレルギー症候群・食物依存性運動誘発アナフィラキシー・その他： ）

B. アナフィラキシー病型
1. 食物（原因： ）
2. その他（医薬品・食物依存性運動誘発アナフィラキシー・ラテックスアレルギー・昆虫・動物のフケや毛）

C. 原因食品・除去根拠
該当する食品の番号に○をし、かつ《　》内に除去根拠を記載

［除去根拠］
該当するものを全て《　》内に番号を記
①明らかな症状の既往
②食物負荷試験陽性
③IgE抗体等検査結果陽性
④未摂取

1. 鶏卵　《　》
2. 牛乳・乳製品　《　》
3. 小麦　《　》
4. ソバ　《　》
5. ピーナッツ　《　》
6. 大豆　《　》
7. ゴマ　《　》
8. ナッツ類*　《　》（すべて・クルミ・カシューナッツ・アーモンド・　）
9. 甲殻類*　《　》（すべて・エビ・カニ・　）
10. 軟体類・貝類*　《　》（すべて・イカ・タコ・ホタテ・アサリ・　）
11. 魚卵*　《　》（すべて・イクラ・タラコ・　）
12. 魚類*　《　》（すべて・サバ・サケ・　）
13. 肉類*　《　》（鶏肉・牛肉・豚肉・　）
14. 果物類*　《　》（キウイ・バナナ・　）
15. その他　《　》（　）

「＊は（　）の中の該当する項目に○をするか具体的に記載すること」

D. 緊急時に備えた処方薬
1. 内服薬（抗ヒスタミン薬、ステロイド薬）
2. アドレナリン自己注射薬「エピペン®」
3. その他（　）

保育所での生活上の留意点

A. 給食・離乳食
1. 管理不要
2. 管理必要（管理内容については、病型・治療のC. 欄及び下記C. E欄を参照）

B. アレルギー用調整粉乳
1. 不要
2. 必要　下記該当ミルクに○、又は（　）内に記入
ミルフィーHP・ニューMA-1・MA-mi・ペプディエット・エレメンタルフォーミュラ
その他（　）

C. 除去食品においてより厳しい除去が必要なもの
病型・治療のC. 欄で除去の際に、より厳しい除去が必要となるもののみに○をつける
※本欄に○がついた場合、該当する食品を使用した料理については、給食対応が困難となる場合があります。

1. 鶏卵：　　卵殻カルシウム
2. 牛乳・乳製品：　乳糖
3. 小麦：　　醤油・酢・麦茶
6. 大豆：　　大豆油・醤油・味噌
7. ゴマ：　　ゴマ油
12. 魚類：　かつおだし・いりこだし
13. 肉類：　エキス

D. 食物・食材を扱う活動
1. 管理不要
2. 原因食材を教材とする活動の制限（　）
3. 調理活動時の制限（　）
4. その他（　）

E. 特記事項
（その他に特別な配慮や管理が必要な事項がある場合には、医師が保護者と相談のうえ記載。対応内容は保育所が保護者と相談のうえ決定）

●保育所における日常の取り組み及び緊急時の対応に活用するため、本表に記載された内容を保育所の職員及び消防機関・医療機関等と共有することに同意しますか。
・同意する
・同意しない

保護者氏名

様式

（別紙様式14の3）

学校生活管理指導表（アレルギー疾患用）

情報提供先学校名 ＿＿＿＿＿＿＿＿＿

学校医等 ＿＿＿＿＿＿＿＿＿ 殿

名前 ＿＿＿＿＿＿　（男・女）　＿＿＿年＿＿＿月＿＿＿日生　＿＿＿年＿＿＿組

提出日　＿＿＿年＿＿＿月＿＿＿日

※この生活管理指導表は、学校の生活において特別な配慮や管理が必要となった場合に医師が作成するものです。

病型・治療

アナフィラキシー

A　食物アレルギー病型（食物アレルギーありの場合のみ記載）
1. 即時型
2. 口腔アレルギー症候群
3. 食物依存性運動誘発アナフィラキシー

B　アナフィラキシー病型（アナフィラキシーの既往ありの場合のみ記載）
1. 食物　　（原因　　　　　　　　　　　）
2. 食物依存性運動誘発アナフィラキシー
3. 運動誘発アナフィラキシー
4. 昆虫
5. 医薬品　（　　　　　　　　　　　）
6. その他　（　　　　　　　　　　　）

食物アレルギー
（　あ　り　・　な　し　）

C　原因食物・除去根拠　該当する食品の番号に○をし、かつ《　》内に除去根拠を記載
〔除去根拠〕該当するものを全て《　》内に記載
① 明らかな症状の既往
② 食物経口負荷試験陽性
③ IgE抗体等検査結果陽性
④ 未摂取

1. 鶏卵　　　　　　《　　　》
2. 牛乳・乳製品　　《　　　》
3. 小麦　　　　　　《　　　》
4. ソバ　　　　　　《　　　》
5. ピーナッツ　　　《　　　》
6. 甲殻類　　　　　《　　　》（すべて・エビ・カニ　）
7. 木の実類　　　　《　　　》（すべて・クルミ・カシュー・アーモンド　）
8. 果物類　　　　　《　　　》（　　　　　　　　　　）
9. 魚類　　　　　　《　　　》（　　　　　　　　　　）
10. 肉類　　　　　《　　　》（　　　　　　　　　　）
11. その他1　　　　《　　　》（　　　　　　　　　　）
12. その他2　　　　《　　　》（　　　　　　　　　　）

D　緊急時に備えた処方薬
1. 内服薬（抗ヒスタミン薬、ステロイド薬）
2. アドレナリン自己注射薬（「エピペン®」）
3. その他　（　　　　　　　　　　　）

学校生活上の留意点

A　給食
1. 管理不要
2. 管理必要

B　食物・食材を扱う授業・活動
1. 管理不要
2. 管理必要

C　運動（体育・部活動等）
1. 管理不要
2. 管理必要

D　宿泊を伴う校外活動
1. 管理不要
2. 管理必要

E　原因食物を除去する場合により厳しい除去が必要なもの
※本欄に○がついた場合、該当する食品を使用した料理については、給食対応が困難となる場合があります。
鶏卵：卵殻カルシウム
牛乳：乳糖・乳清焼成カルシウム
小麦：醤油・酢・麦茶
大豆：大豆油・醤油・味噌
ゴマ：ゴマ油
魚類：かつおだし・いりこだし・魚醤
肉類：エキス

F　その他の配慮・管理事項（自由記述）

記載日　＿＿＿年＿＿＿月＿＿＿日

医師名 ＿＿＿＿＿＿＿＿＿㊞

医療機関名 ＿＿＿＿＿＿＿＿＿

【緊急時連絡先】

★保護者
電話：

★連絡医療機関
医療機関名：
電話：

学校における日常の取組及び緊急時の対応に活用するため、本票に記載された内容を学校の全教職員及び関係機関等で共有することに同意します。

保護者氏名 ＿＿＿＿＿＿＿＿＿

（別紙様式17）

精神科訪問看護指示書

指示期間（　年　月　日～　年　月　日）

患者氏名		生年月日（　　年　月　日　　歳）
患者住所		電話（　）　－
		施設名

主たる傷病名
傷病コード　(1)　　(2)　　(3)

現在の状況（該当項目に○等）
- 病状・治療状況
- 投与中の薬剤の用量・用法
- 病名告知　　あり　・　なし
- 治療の受け入れ　あり　・　なし
- 複数名訪問の必要性　あり　・　なし

理由：
1. 暴力行為、著しい迷惑行為、器物破損行為等が認められる者
2. 利用者の身体的理由により一人の看護師等による訪問看護が困難と認められる者
3. 利用者及びその家族それぞれへの支援が必要な者
4. その他（　　　　）

- 短時間訪問の必要性　あり　・　なし
- 複数回訪問の必要性　あり　・　なし
- 認知症の状況
- 日常生活自立度（I IIa IIb IIIa IIIb IV M）

精神訪問看護に関する留意事項及び指示事項
1. 生活リズムの確立
2. 家事能力、社会技能等の獲得
3. 対人関係の改善（家族含む）
4. 社会資源活用の支援
5. 薬物療法継続への援助
6. 身体合併症の発症・悪化の防止
7. その他

緊急時の連絡先
不在時の対応
主治医との情報交換の手段
特記すべき留意事項

上記のとおり、指定訪問看護の実施を指示いたします。
　　　　年　月　日
医療機関名
住　所
電　話
（FAX.）
医師氏名　　　　印

指定訪問看護ステーション　　　　殿

（別紙様式16）

訪問看護指示書
在宅患者訪問点滴注射指示書
※該当する指示書を○で囲むこと

訪問看護指示期間（　年　月　日～　年　月　日）
点滴注射指示期間（　年　月　日～　年　月　日）

患者氏名		生年月日（　　年　月　日　　歳）
患者住所		電話（　）　－

主たる傷病名　(1)　(2)　(3)

現在の状況（該当項目に○等）
- 病状・治療状態
- 投与中の薬剤の用量・用法
  1.　2.　3.　4.　5.　6.
- 日常生活自立度
  - 寝たきり度　J1 J2 A1 A2 B1 B2 C1 C2
  - 認知症の状況　I IIa IIb IIIa IIIb IV M
- 要介護認定の状況　要支援（1 2）要介護（1 2 3 4 5）
- 褥瘡の深さ　DESIGN-R2020分類 D3 D4 D5　NPUAP分類 III度 IV度
- 装着・使用医療機器等
  1. 自動腹膜灌流装置　2. 透析液供給装置　3. 酸素療法（　l/min）
  4. 吸引器　5. 中心静脈栄養　6. 輸液ポンプ
  7. 経管栄養（経鼻・胃瘻：サイズ　　日に1回交換）
  8. 留置カテーテル（部位：　　サイズ　　日に1回交換）
  9. 人工呼吸器（陽圧式・陰圧式：設定　　）
  10. 気管カニューレ（サイズ　　）
  11. 人工肛門　12. 人工膀胱　13. その他（　　）

留意事項及び指示事項
I　療養生活指導上の留意事項

II　1. 理学療法士・作業療法士・言語聴覚士が行う訪問看護
　　　　1日あたり　　分を週（　　）回
　　2. 褥瘡の処置等
　　3. 装着・使用医療機器等の操作援助・管理
　　4. その他

在宅患者訪問点滴注射に関する指示（投与薬剤・投与量・投与方法等）

緊急時の連絡先
不在時の対応

特記すべき留意事項
（注：薬の相互作用・副作用についての留意点、薬剤アレルギーの既往、定期巡回・随時対応型訪問介護看護及び複合型サービス利用時の留意事項等があれば記載して下さい。）

他の訪問看護ステーションへの指示
（有：指定訪問看護ステーション名　　）
たんの吸引等実施のための訪問介護事業所への指示
（有：訪問介護事業所名　　）

上記のとおり、指示いたします。
　　　　年　月　日
医療機関名
住　所
電　話
（FAX.）
医師氏名　　　印

事業所　　　殿

式様

（別紙様式18）

特別訪問看護指示書
在宅患者訪問点滴注射指示書

※該当する指示書を○で囲むこと

特別看護指示期間	（　年　月　日　～　年　月　日）
点滴注射指示期間	（　年　月　日　～　年　月　日）

患者氏名		生年月日	（　年　月　日　　歳）

病状・主訴：

一時的に訪問看護が頻回に必要な理由：

留意事項及び指示事項（注：点滴注射薬の相互作用・副作用についての留意点があれば記載して下さい）

点滴注射指示内容（投与薬剤・投与量・投与方法等）

緊急時の連絡先等

上記のとおり、指示いたします。

　　　　　年　　月　　日

医療機関名
電　話
（ＦＡＸ．）
医師氏名　　　　　印

事業所　　　　　　　殿

（別紙様式17の2）

精神科特別訪問看護指示書
在宅患者訪問点滴注射指示書

※該当する指示書を○で囲むこと

特別看護指示期間	（　年　月　日　～　年　月　日）
点滴注射指示期間	（　年　月　日　～　年　月　日）

患者氏名		生年月日	（　年　月　日　　歳）

病状・主訴：

一時的に訪問看護が頻回に必要な理由：

留意事項及び指示事項（注：点滴注射薬の相互作用・副作用についての留意点があれば記載して下さい）

（該当する項目に○をつけて下さい）

複数名訪問の必要性：　あり　・　なし
理由：1．暴力行為、著しい迷惑行為、器物破損行為等が認められる者
　　　2．利用者の身体的理由により一人の看護師等による訪問が困難と認められる者
　　　3．利用者及びその家族等それぞれへの支援が必要な者
　　　4．その他（　　　　　　　　　　）

短時間訪問の必要性：　あり　・　なし
理由：（　　　　　　　　）

特に観察を要する項目（該当する項目に○をつけてください）
1　服薬確認
2　水分及び食物摂取の状況
3　精神症状（観察が必要な事項：　　　　　）
4　身体症状（観察が必要な事項：　　　　　）
5　その他（　　　　　　　　　）

点滴注射指示内容（投与薬剤・投与量・投与方法等）

緊急時の連絡先等

上記のとおり、指示いたします。

　　　　　年　　月　　日

医療機関名
電　話
（ＦＡＸ．）
医師氏名　　　　　印

事業所　　　　　　　殿

様式

(別紙様式19)

神経学的検査チャート

年　月　日　時　分

患者氏名
患者ID
患者性別　男・女　年齢（　　）

1) 意識・精神状態

a) 意識：清明、異常（　　）
  * Japan Coma Scale（1, 2, 3, 10, 20, 30, 100, 200, 300）
  * Glasgow Coma Scale（E 1, 2, 3, 4, V 1, 2, 3, 4, 5, M 1, 2, 3, 4, 5, 6 total　　）
b) 検査への協力：協力的、非協力的
c) けいれん：なし、あり
d) 見当識：正常、障害（時間、場所、人）
e) 記憶：正常、障害（時間、場所、人）
f) 数字の逆唱：286, 3529
g) 計算：100 - 7 =　　93 - 7 =　　86 - 7 =（　　）
h) 失行（　　）、失認（　　）

2) 言語　正常、失語（　　）
3) 利き手　右・左
4) 脳神経

	右	左
視力	正、低下（　）	正、低下（　）
視野	正、低下　⊕	正、低下　⊕
眼底	正常、動脈硬化（　）度、出血、白斑、うっ血乳頭、視神経萎縮	
眼裂	＞　＝　＜	
眼瞼下垂	（-）（+）	（-）（+）
眼球position	正、斜視（　）、偏視（　）	
眼球運動	外直筋　上直筋　内直筋　下直筋　上斜筋　下斜筋　内直筋　上直筋　下直筋　突出（　）	
眼振	正常、障害（　）	正常、障害（　）
複視	（-）（+）方向（　）	（-）（+）方向（　）
瞳孔　大きさ	（正、縮、散）mm　＞　＝　＜　mm（正、縮、散）	
形	正円、不正	正円、不正：回転性・非回転性
対光反射	速、鈍、消失	速、鈍、消失
輻輳反射	正常、障害（　）	
角膜反射	正常、障害（　）	正常、障害（　）
顔面感覚	正常、麻痺（　）	正常、麻痺（　）
上部顔面筋	正常、麻痺（　）	正常、麻痺（　）
下部顔面筋	正常、麻痺（　）	正常、麻痺（　）
めまい	正、低下（　）	正、低下（　）
耳鳴り	（-）（+）	（-）（+）
軟口蓋	正常、麻痺（　）	正常、麻痺（　）
咽頭反射	（-）（+）	（-）（+）
嚥下	正常、障害（　）	
対光反射	速、鈍、消失	
胸鎖乳突筋	正常、麻痺（　）	正常、麻痺（　）
上部僧帽筋	正常、麻痺（　）	正常、麻痺（　）
舌偏倚	（右・左）	偏倚（右・左）
舌萎縮	（-）（+）	（-）（+）
舌線維束性収縮		

5) 運動系

a) 筋トーヌス　　上肢（右・左、正常、強剛、痙縮、低下（　）その他（　）
　　　　　　　　下肢（右・左、正常、強剛、痙縮、低下（　）
b) 筋萎縮　　（-）（+）：部位（　）
c) 線維束性収縮　（-）（+）：部位（　）
d) 関節　　変形、拘縮：部位（　）
f) 不随意運動　（-）（+）：部位（　）、性質（　）
g) 筋力　　正常、麻痺：部位（　）、程度（　）

		右						左					
頸部屈曲	C1~6	5	4	3	2	1	0	5	4	3	2	1	0
頸部伸展	C1~T1	5	4	3	2	1	0	5	4	3	2	1	0
三角筋	C5.6	5	4	3	2	1	0	5	4	3	2	1	0
上腕二頭筋	C5.6	5	4	3	2	1	0	5	4	3	2	1	0
上腕三頭筋	C6~8	5	4	3	2	1	0	5	4	3	2	1	0
手関節背屈	C6~8.T1	5	4	3	2	1	0	5	4	3	2	1	0
手指屈曲　掌屈	C8.T1	5	4	3	2	1	0	5	4	3	2	1	0
母指対立筋	C8.T1	5	4	3	2	1	0	5	4	3	2	1	0
腸腰筋	L1~4	5	4	3	2	1	0	5	4	3	2	1	0
大腿四頭筋	L2~4	5	4	3	2	1	0	5	4	3	2	1	0
前脛骨筋	L4.5.S1.2	5	4	3	2	1	0	5	4	3	2	1	0
下腿三頭筋	S1.2	5	4	3	2	1	0	5	4	3	2	1	0

	右	左
上肢バレー	（-）（+）	（-）（+）
Mingazzini（下肢バレー）	（-）（+）	（-）（+）
握力	kg	kg

6) 感覚系

a) 触覚　正常、障害：部位（　）
b) 痛覚　正常、障害：部位（　）
c) 温度覚　正常、障害：部位（　）
d) 振動覚　正常、障害：部位（　）
e) 位置覚　正常、障害：部位（　）
f) 異常感覚・神経痛　（-）（+）：部位（　）

7) 反射

	右	左
ホフマン	（-）（+）	（-）（+）
トレムナー	（-）（+）	（-）（+）
（腹壁）上 下		
バビンスキー	（-）（+）	（-）（+）
チャドック	（-）（+）	（-）（+）
（膝クローヌス）		
足クローヌス		

8) 協調運動

	右	左
指-鼻-指	正常、拙劣	正常、拙劣
かかと-膝	正常、拙劣	正常、拙劣
反復拮抗運動	正常、拙劣	正常、拙劣

筋萎縮・感覚

9) 髄膜刺激徴候　項部硬直（-）（+）、ケルニッヒ徴候（-）（+）、ラセーグ徴候（-）（+）
10) 脊柱　正常、異常（　）
11) 姿勢　正常、異常（　）
12) 自律神経　排尿機能　正常、異常（　）、排便機能　正常、異常（　）、起立性低血圧（-）（+）
13) 起立・歩行　ロンベルク試験　正常、異常　マン試験　正常、異常　歩行（正常、異常（　）、つぎ足歩行（可能・不可能）、しゃがみ立ち（可能・不可能）

様式

（別紙様式 19 の2）

小児神経学的検査チャート

（男・女）

　　　　　　　　　　　月　　日　　時　　分

患者氏名 _____
患者 ID _____
生年月日 _____ 年　月　日
年齢 _____ 歳　ヶ月（修正　歳　ヶ月）

1　身体発育：身長 ____cm（__SD）、体重 ____kg（__SD）、頭囲 ____cm（__SD）

2　発達指数（DQ　）遠城寺式乳幼児分析的発達検査表またはデンバー式発達スクリーニング検査で発達レベルを評価。
　□運動系寺　移動 ____、手運動 ____、基本習慣 ____、対人関係 ____
　□デンバー　粗大運動 ____、微細運動・適応 ____、言語 ____、発語 ____、個人-社会 ____、言語理解 ____

3　精神状態
　a）意識：清明、意識不鮮明、傾眠、混迷、半昏睡、昏睡、せん妄
　b）Japan coma scale（1, 2, 3, 10, 20, 30, 100, 200, 300）

4　行動　多動、無関心、マイペース、視線を合わせない、こだわり、過敏、（　　　　　）

5　肢位・姿勢・不随意運動（寝たきり、寝返り可、座位可、つかまり立ち可、立位可）
　除脳硬直、除皮質硬直、蛙肢位、（　　　　　）
　不随意運動（－・＋　　　種類　　　　部位：　　　　　　　　　）

6　移動、起立、歩行
　背這い、寝返り、座位移動、ずり這い、高這い、伝い歩き、独歩
　片足立ち（右　　秒/左　　秒　不能）　つぎ足歩行（可能　不能）
　かかと歩き（可能　不能）　つま先歩き（可能　不能）
　ガワーズ徴候（－/＋）

7　脳神経
　Ⅱ　視力（右：正常、低下　左：正常、低下）
　　視野（右：正常、低下　左：正常、低下）
　　眼底：乳頭（正常、浮腫、充血、蒼白）、網膜（正常、　　　　　　　　　　　　　）
　Ⅲ, Ⅳ, Ⅵ　眼瞼下垂（右：－/＋　左：－/＋）　眼球位置（正常、斜視、共同偏視）
　　眼球運動（正常・異常（　　　　　　））　眼振（－/＋）
　　瞳孔（正円、不正、縮瞳、散瞳、瞳孔不同）　対光反射（右：－/＋　左：－/＋）
　Ⅴ　咀嚼について問診（正常、異常）　咬筋　側頭筋（正常、異常）
　　下顎の運動（正常、異常）　閉眼（正常・異常）
　Ⅶ　口角（対称、非対称）　視運動性眼振（－/＋）回転誘発眼振（－/＋）
　Ⅷ　聴力（正常、異常）　咽頭反射（－/＋）　軟口蓋（対称、非対称）
　Ⅸ, Ⅹ　嚥下障害（－/＋）　嗄声（正常、異常）　鼻声（－/＋）

神経学的所見のまとめ

神経学的検査担当医師　　署名 _____

様式

13　病的反射、クローヌス

	右	左
バビンスキー	－	－
チャドック	－	－
手掌頤	＋	＋
ウルテンベルグ	＋	＋
足クローヌス	＋	＋

14　原始反射

モロー反射（ー／＋）　手掌把握（ー／＋）　吸唇反応（ー／＋）

乳探し反応（ー／＋）　手掌把握（ー／＋）　足底把握（ー／＋）

逃避反射（ー／＋）　交差伸展反射（ー／＋）

足踏み反射（ー／＋）　踏み直りの反応（ー／＋）

15　姿勢反射

非対称性緊張性頸反射（ー／＋）　ギャラン反射（ー／＋）

陽性支持反応（ー／＋）　引き起こし反応（ー／＋）　パラシュート反応（ー／＋）

ランドー反射（ー／＋）　ホッピング反応（ー／＋）　前方（ー／＋）

16　髄膜刺激症状

大泉門（　　×　　cm、陥凹、平坦、膨隆）

項部硬直（ー／＋）　ブルジンスキー徴候（ー／＋）

ケルニッヒ徴候（ー／＋）

17　神経学的所見のまとめ

神経学的検査担当医師　　署名 _____

XI　胸鎖乳突筋（右：　　左：　）　僧帽筋（右：　左：）

XII　舌運動（正常，異常），舌萎縮（ー／＋）線維束性攣縮（ー／＋）

8　感覚　痛覚（正常、障害（部位　　））

9　筋力　年長児は MMT(0.～5)、乳幼児は ADL での評価で代替可

	右	左
上肢バレー	ー／＋	ー／＋
上腕二頭筋	012345	012345
上腕三頭筋	012345	012345
握力	Kg	Kg
大腿四頭筋	012345	012345
大腿屈筋群	012345	012345
前脛骨筋	012345	012345
腓腹筋	012345	012345

10　筋肉量

筋萎縮　　　　（ー／＋）　（部位：　）

肥大／仮性肥大　（ー／＋）　（部位：　）

11　筋緊張

硬さ　　正常　亢進　低下（部位　）

被動性　正常　亢進　低下（部位　）

伸展性　正常　亢進　低下（部位　）

Slip through sign（ー／＋）

Double folding（ー／＋）　スカーフ徴候（ー／＋）　逆U姿勢（ー／＋）　種目徴候（ー／＋）

関節可動域	右	左
股関節外転	正常、亢進、低下	正常、亢進、低下
膝窩角度	正常、亢進、低下	正常、亢進、低下
足関節背屈角度	正常、亢進、低下	正常、亢進、低下
手関節掌屈（背屈）角度	正常、亢進、低下	正常、亢進、低下

関節的拘縮　ー／＋　（部位　）

関節変形　　ー／＋　（部位　）

12　深部腱反射

	右	左
下顎		－ ＋ 2+
上腕二頭筋	－ ± 2+ 3+	－ ± 2+ 3+
上腕三頭筋	－ ± 2+ 3+	－ ± 2+ 3+
腕とう骨筋	－ ± 2+ 3+	－ ± 2+ 3+
膝蓋腱	－ ± 2+ 3+	－ ± 2+ 3+
アキレス腱	－ ± 2+ 3+	－ ± 2+ 3+

（別紙様式21）

リハビリテーション実施計画書

		計画評価実施日	年 月 日
患者氏名	性別（男・女） 年齢（ 歳）	発症日・手術日	年 月 日
算定病名	治療内容	初回リハ開始日	年 月 日
併存疾患・合併症	□理学療法 □作業療法 □言語聴覚療法	リハ期間	
	安静度・リスク	禁忌・特記事項	

心身機能・構造（該当項目のみ記載）

- 意識障害（JCS・GCS）
- 呼吸機能障害
- 循環機能障害
- 摂食嚥下障害
  - □EF（ ）
  - □高血圧症
  - □低血圧
  - □不整脈（有・無）
  - □心膜炎
  - □肥満
  - □脂質異常症
  - □糖尿病
  - □高脂血症
  - □慢性腎臓病
  - □閉塞性心疾患
- 危険因子（ ）

□人工呼吸器（ ）L/min □気切

- □筋骨格系
  - □関節可動域制限
  - □拘縮・変形
  - □筋力低下
  - □運動失調・不随意運動
- □運動障害
  - □麻痺
  - □感覚障害
  - □筋緊張異常
- □音声・発声・発語障害
- □失語症・構音障害
- □高次脳機能障害
  - □半側空間無視
  - □記憶障害
  - □注意障害
  - □遂行機能障害
  - □見当識障害
- □精神行動障害
- □栄養障害
- □摂食機能障害
- □排泄機能障害
- □褥瘡
- □その他

□パーキンソニズム □運動失調 □現覚 □表在覚 □深部覚 □その他（ ）□失行 □失認 □失語 □遂行

基本動作

	起始時（実行状況）
寝返り	□自立 □一部介助 □非実施
起き上がり	□自立 □一部介助 □非実施
立ち上がり	□自立 □一部介助 □非実施
座位保持	□自立 □一部介助 □非実施
立位保持	□自立 □一部介助 □非実施
その他	

日常生活活動（ADL）動作（実行状況） ※FIMまたはBIのいずれかを必ず記載

使用用具及び
介助内容等

項目		FIM	BI	開始時	現在
セルフケア	食事	□自立 □一部介助 □非実施	10・5・0	→	10・5・0
	整容	□自立 □一部介助 □非実施	5・0	→	5・0
	清拭（入浴）	□自立 □一部介助 □非実施	5・0	→	5・0
	更衣・上半身	□自立 □一部介助 □非実施	10・5・0	→	10・5・0
	更衣・下半身	□自立 □一部介助 □非実施	10・5・0	→	10・5・0
	トイレ	□自立 □一部介助 □非実施	10・5・0	→	10・5・0
排泄	排尿コントロール	□自立 □一部介助 □非実施	10・5・0	→	10・5・0
	排便コントロール	□自立 □一部介助 □非実施	10・5・0	→	10・5・0
移乗	ベッド・椅子・車椅子	□自立 □一部介助 □非実施	15・10・5・0	→	15・10・5・0
	トイレ	□自立 □一部介助 □非実施	15・10・5・0	→	15・10・5・0
	浴槽・シャワー	□自立 □一部介助 □非実施	5・0	→	5・0
移動	歩行・車椅子	□自立 □一部介助 □非実施	15・10・5・0	→	15・10・5・0
	階段	□自立 □一部介助 □非実施	10・5・0	→	10・5・0
	小計（FIM 13-91、BI 0-100）				
認知	理解				
	表出				
	社会的交流				
	問題解決				
	記憶				
	小計（FIM 5-35）				
	合計（FIM 18-126）				

栄養（巡回復職）リハビリテーション病棟入院料1を算定する場合は必ず記入

基礎情報　□身長（ ）cm □体重（ ）kg □BMI（＊1） □食事の留意事項（有・無）有の場合（ ）
栄養補給方法　□経口　□経管栄養　□経腸栄養　□静脈栄養　□その他
嚥下調整食の必要性　□有（学会分類コード ）□無
栄養状態の評価：① GLIM基準による評価（成人のみ）判定　□低栄養　□中等度低栄養　□重度低栄養　□非該当
　　　該当項目　□体重減少　□低BMI　□筋肉量減少　□食事摂取量減少／消化吸収能低下　□疾患負荷／炎症
　　　　　　　　② GLIM基準以外の評価　□問題なし　□問題あり（ ）
総エネルギー　現体重当たり　（ ）kcal／日　（ ）kcal

栄養状態・課題

社会保障サービスの申請状況（あるものにすべてチェック）
□申請中　□要支援（ 1 2 ）　□要介護（ 1 2 3 4 5 ）
左記の制度・申請中のいずれにも該当しない場合は、該当するものに必ず記入
　　□なし　□身体障害者手帳　□精神障害者保健福祉手帳　□難病医療費助成制度　□その他（難病等）

その他

福祉の使用　□あり　□なし　　医療保険　□あり　□なし
□要介護被保険者等である場合（□要支援状態区分（1 2）□要介護状態区分（1 2 3 4 5 ））

治療方針（リハビリテーション実施方針）

リハ担当医	主治医
理学療法士	看護師
作業療法士	歯科医師
言語聴覚士	管理栄養士
社会福祉士	
説明者署名	

目標（ ヶ月）

（別紙様式20）

	主 治 医 氏 名	年 月 日
1. 血漿成分製剤の種類及び輸注量等		
2. 血漿成分製剤輸注の必要性及び輸注を行わない場合の危険性等		
3. 血漿成分製剤の輸注により起こりうる副作用等		
4. 血漿成分製剤の輸注に当たり必要とされる感染症検査及び患者血液の保管		
5. その他留意点（副作用・感染症救済制度等）		

私は、現在の疾病の診療に関して、上記の説明を受け、質問する機会があり、十分に理解した上で血漿成分製剤輸注を受けることに同意しました。

（患者氏名）　　　　　　　　　　　印

（家族等氏名）　　　　　　　　　　印

（患者との続柄：　　　　　　　）

※　患者の署名がある場合には家族等の署名は不要

別紙様式２－２－１

（別紙様式21の6）

リハビリテーション実施計画書

□入院　□外来／□訪問　□通所／□入所　　評価日：　西暦　　年　　月　　日

氏名：　　　　様　　性別：男・女　　生年月日：　　年　　月　　日（　　歳）　□要支援　□要介護

リハビリテーション担当医　　　　担当　　　　（□PT　□OT　□ST　□看護職員　□その他従事者（　　　　）

■本人・家族等の希望（本人のしたい又はできるようになりたい生活の希望、家族が支援できること等）

■健康状態、経過

原因疾病：　　発症日・受傷日：　年　月　日　　直近の入院日：　年　月　日　　直近の退院日：　年　月　日

治療経過（手術がある場合は手術日・術式等）：

合併症：
□ 脳血管疾患　□ 骨折　□ 誤嚥性肺炎　□ うっ血性心不全　□ 尿路感染症　□ 糖尿病　□ 高血圧症　□ 骨粗しょう症　□ 関節リウマチ　□ がん　□ うつ病　□ 認知症　□ 褥瘡
※上記以外の疾患⇒　□ 神経疾患　□ 運動器疾患　□ 呼吸器疾患　□ 循環器疾患　□ 消化器疾患　□ 腎疾患　□ 内分泌疾患　□ 皮膚疾患　□ 精神疾患　□ その他（　　　　）
コントロール状態：

これまでのリハビリテーションの実施状況（プログラムの実施内容、頻度、量等）：

目標設定等支援・管理シート：□あり　□なし　障害高齢者の日常生活自立度：自立、J1、J2、A1、A2、B1、B2、C1、C2　認知症高齢者の日常生活自立度判定基準：自立、Ⅰ、Ⅱa、Ⅱb、Ⅲa、Ⅲb、Ⅳ、M

■心身機能・構造

項目	現在の状況	活動への支障	特記事項（改善の見込み含む）
筋力低下	あり	あり	
麻痺	あり	あり	
感覚機能障害	あり	あり	
関節可動域制限	あり	あり	
摂食嚥下障害	あり	あり	
失語症・構音障害	あり	あり	
見当識障害	あり	あり	
記憶障害	あり	あり	
高次脳機能障害（　　　）	あり	あり	
栄養障害	あり	あり	
疼痛	あり	あり	
精神行動障害（BPSD）	あり	あり	
□6分間歩行試験 □TUG Test			
服薬管理	自立		
□MMSE　□HDS-R			
コミュニケーションの状況			

■活動（基本動作）

項目	リハビリ開始時点	現在の状況	特記事項（改善の見込み含む）
寝返り	自立	自立	
起き上がり	自立	自立	
座位の保持	自立	自立	
立ち上がり	自立	自立	
立位の保持	自立	自立	

■活動（ADL）（※「している」状況について記載する）

項目	リハビリ開始時点	現在の状況	特記事項（改善の見込み含む）
食事	10（自立）	10（自立）	
イスとベッド間の移乗	15（自立）	15（自立）	
整容	5(自立)	5(自立)	
トイレ動作	10（自立）	10（自立）	
入浴	5(自立)	5(自立)	
平地歩行	15（自立）	15（自立）	
階段昇降	10（自立）	10（自立）	
更衣	10（自立）	10（自立）	
排便コントロール	10（自立）	10（自立）	
排尿コントロール	10（自立）	10（自立）	
合計点			

■リハビリテーションの短期目標（今後3ヶ月）

（心身機能）

（活動）

（参加）

■リハビリテーションの長期目標

（心身機能）

（活動）

（参加）

■リハビリテーションの方針（今後３ヶ月間）

■本人・家族への生活指導の内容（自主トレ指導含む）

■リハビリテーション実施上の留意点

（開始前・訓練中の留意事項、運動強度・負荷量等）

■リハビリテーションの見通し・継続理由

■リハビリテーションの終了目安

（終了の目安となる時期：　　　ヶ月後　）

利用者・ご家族への説明：　西暦＿＿年＿＿月＿＿日

特記事項：

（別紙様式22）

廃用症候群に係る評価表

患者氏名	男・女	入院　・　外来	
生年月日	年　月　日（　歳）	入院日	年　月　日
主傷病		廃用症候群の診断日	年　月　日
要介護度	要介護　・　要支援	リハビリテーション起算日	年　月　日

算定しているリハビリテーション料（該当するものに○）			廃用症候群リハビリテーション料 Ⅰ・Ⅱ・Ⅲ			
1 廃用を生じる契機となった疾患等						
2 廃用に至った経緯等						
3 手術	手術の有無		有　・　無			
	手術名					
	手術年月日		年　月　日			
治療開始時のADL			BI	点	FIM	点
4 月毎の評価点数（BI又はFIMどちらかを記入）		月	BI	点	FIM	点
		月	BI	点	FIM	点
		月	BI	点	FIM	点
		月	BI	点	FIM	点
		月	BI	点	FIM	点
		月	BI	点	FIM	点
5 一月当たりのリハビリテーション	実施日数		日			
	提供単位数		単位			
6 リハビリテーションの内容			具体的に記載すること			
7 改善に要する見込み期間			□ 2週間以内　□ 2週間から1ヶ月　□ 1ヶ月から3ヶ月　□ 3ヶ月から6ヶ月　□ 6ヶ月以上			
8 前回の評価からの改善や変化			−1 悪化　0 維持　1　2　3 改善大　BI・FIMで（　）点程度の改善			

〔記載上の注意〕

1 「1」の要因については、別紙疾病分類表より疾病コードを記載するとともに、発症時期や治療の有無、治療内容等について記載すること。

2 「2」の廃用に至った経緯等については、「1」の疾患によって安静を余儀なくされた理由、安静の程度、安静期間の長さ等を含めて記載すること。

3 「4」の月毎の評価点数については、直近月からさかのぼり6ヶ月間記載すること。

4 「6」については、筋力、心肺機能、関節拘縮防止、作業療法等の具体的なリハビリテーションの内容について記載すること。

様式

（別紙様式23）

リハビリテーション実施計画書

計画評価実施日（　　年　　月　　日）　説明日（　　年　　月　　日）

担当医師／担当療法士（　　　　　）

疾病コード（001～119）

疾病コードと疾病分類の対応表（ICD-10 第10版 2003年 に準拠）

コード	疾病名
	感染症及び寄生虫症
001	腸管感染症
002	結核
003	主として性的伝播様式をとる感染症
004	皮膚及び粘膜の病変を伴うウイルス疾患
005	ウイルス肝炎
006	その他のウイルス疾患
007	真菌症
008	感染症及び寄生虫症の続発・後遺症
009	その他の感染症及び寄生虫症の疾患
	新生物
010	胃の悪性新生物
011	結腸の悪性新生物
012	直腸S状結腸移行部及び直腸肛門の悪性新生物
013	肝及び肝内胆管の悪性新生物
014	気管、気管支及び肺の悪性新生物
015	乳房の悪性新生物
016	子宮の悪性新生物
017	悪性リンパ腫
018	白血病
019	その他の悪性新生物
020	良性新生物及びその他の新生物
	血液及び造血器の疾患並びに免疫機構の障害
021	貧血
022	その他の血液及び造血器の疾患及び免疫機構の障害
	内分泌、栄養及び代謝疾患
023	甲状腺障害
024	糖尿病
025	その他の内分泌、栄養及び代謝疾患
	精神及び行動の障害
026	血管性及び詳細不明の認知症
027	精神作用物質による精神及び行動の障害
028	統合失調症、統合失調症型障害及び妄想性障害
029	気分[感情]障害（躁うつ病を含む）
030	神経症性障害、ストレス関連障害及び身体表現性障害
031	知的障害〈精神遅滞〉
032	その他の精神及び行動の障害
	神経系の疾患
033	パーキンソン病
034	アルツハイマー病
035	てんかん
036	脳性麻痺及びその他の麻痺性症候群
037	自律神経系の障害
038	その他の神経系の疾患
	眼及び付属器の疾患
039	結膜炎
040	白内障
041	屈折及び調節の障害
042	その他の眼及び付属器の疾患
	耳及び乳様突起の疾患
043	外耳炎
044	その他の外耳疾患
045	中耳炎
046	その他の中耳及び乳様突起の疾患
047	メニエール病
048	その他の内耳疾患
049	その他の耳疾患
	循環器系の疾患
050	高血圧性疾患
051	虚血性心疾患
052	その他の心疾患
053	くも膜下出血
054	脳内出血
055	脳梗塞
056	脳動脈硬化(症)
057	その他の脳血管疾患
058	動脈硬化(症)
059	痔核
060	低血圧(症)
061	その他の循環器系の疾患
	呼吸器系の疾患
062	急性鼻咽頭炎[かぜ]〈感冒〉
063	急性咽頭炎及び急性扁桃炎
064	その他の急性上気道感染症
065	肺炎
066	急性気管支炎及び急性細気管支炎
067	アレルギー性鼻炎
068	慢性副鼻腔炎
069	急性又は慢性と明示されない気管支炎
070	慢性閉塞性肺疾患
071	喘息
072	その他の呼吸器系の疾患
	消化器系の疾患
073	う蝕
074	歯肉炎及び歯周疾患
075	その他の歯及び歯の支持組織の障害
076	胃潰瘍及び十二指腸潰瘍
077	胃炎及び十二指腸炎
078	アルコール性肝疾患
079	慢性肝炎（アルコール性のものを除く）
080	肝変変（アルコール性のものを除く）
081	その他の肝疾患
082	胆石症及び胆嚢炎
083	膵疾患
084	その他の消化器系の疾患
	皮膚及び皮下組織の疾患
085	皮膚及び皮下組織の感染症
086	皮膚炎及び湿疹
087	その他の皮膚及び皮下組織の疾患
	筋骨格系及び結合組織の疾患
088	炎症性多発性関節障害
089	関節症
090	脊椎障害（脊椎症を含む）
091	椎間板障害
092	頸腕症候群
093	腰痛症及び坐骨神経痛
094	その他の脊柱障害
095	肩の障害〈損傷〉
096	骨の密度及び構造の障害
097	その他の筋骨格系及び結合組織の疾患
	腎尿路生殖器系の疾患
098	糸球体疾患及び腎尿細管間質性疾患
099	腎不全
100	尿路結石症
101	その他の腎尿路系の疾患
102	前立腺肥大(症)
103	その他の男性生殖器の疾患
104	月経障害及び閉経周辺期障害
105	乳房及びその他の女性生殖器の疾患
	妊娠、分娩及び産じょく
106	流産
107	妊娠高血圧症候群
108	単胎自然分娩
109	その他の妊娠、分娩及び産じょく
	周産期に発生した病態
110	妊娠及び胎児発育に関連する障害
111	その他の周産期に発生した病態
	先天奇形、変形及び染色体異常
112	心臓の先天奇形
113	その他の先天奇形、変形及び染色体異常
	症状、徴候及び異常臨床所見・異常検査所見で他に分類されないもの
114	症状、徴候及び異常臨床所見・異常検査所見で他に分類されないもの
	損傷、中毒及びその他の外因の影響
115	骨折
116	頭蓋内損傷及び内臓の損傷
117	熱傷及び腐食
118	中毒
119	その他の損傷及びその他の外因の影響

目標設定等支援・管理シート

患者氏名：

生年月日：　　　　年　　　月　　　日

作成日　　　　年　　　月　　　日
説明・交付日　　　年　　　月　　　日

1. 発症からの経過（リハビリテーション開始：　　　年　　　月　　　日）

2. ADL評価（Barthel Index またはFIMによる評価）（リハビリ開始時及び現時点）

（Barthel Index の場合）

	リハビリテーション開始時点			現時点		
	自立	一部介助	全介助	自立	一部介助	全介助
食事	10	5	0	10	5	0
移乗	15	10　5	0	15	10　5	0
整容	5	0		5	0	
トイレ動作	10	5	0	10	5	0
入浴	5	0		5	0	
平地歩行	15	10　5	0	15	10　5	0
階段	10	5	0	10	5	0
更衣	10	5	0	10	5	0
排便管理	10	5	0	10	5	0
排尿管理	10	5	0	10	5	0
合計(0-100点)			点			点

FIMによる評価の場合

大項目	中項目	小項目	リハビリテーション開始時の場合　得点	現時点　得点
運動	セルフケア	食事		
		整容		
		清拭・入浴		
		更衣（上半身）		
		更衣（下半身）		
		トイレ		
	排泄	排尿コントロール		
		排便コントロール		
	移乗	ベッド、椅子、車椅子		
		トイレ		
		浴槽・シャワー		
	移動	歩行・車椅子		
		階段		
		小計		
認知	コミュニケーション	理解		
		表出		
	社会認識	社会交流		
		問題解決		
		記憶		
		小計		
		合計		

	目標　※該当する項目のみ記載する	具体的な対応方針　※必要な場合記載する
参加	□居住場所 　□自宅（□戸建　□マンション）　□施設　□その他（　　） □復職 　□現職復帰　□配置転換　□転職　□不可　□その他（　　） 　□現職の継続 □通勤方法の変更 □就学・復学・進学 　□就学・復学・進学先 　□復学可能　□就学に要配慮　□不可　□その他（　　） 　□療育・通学先 　□家庭内役割 □家庭内役割　□通学方法の変更（　　） □趣味	
活動	□床上移動（寝返り、起き上がり、座位、四つ這い移動など） 　□自立　□介助　□非実施 　□装具・杖・車椅子等　□環境設定 □屋内移動 　□自立　□介助　□非実施 　□装具・杖・車椅子等 □屋外移動 　□自立　□介助　□非実施 　□装具・杖・車椅子等 □自動車運転 　□自立　□介助 □改造（　　） □公共交通機関利用　□付き動作または程度 □種類（　　）□下肢操作　□その他（　　） □排泄（排尿以外） 　□自立　□介助　□非実施 　□種類（□洋式　□和式　□その他　） □食事 　□自立　□介助　□フォーク等　□非実施 　□箸　□スプーン　□自助 □整容 　□自立　□自助　□介助 □更衣 　□自立　□介助 □入浴 　□自立　□シャワー　□介助 　□浴槽 □家事　□全て実施　□一部実施（　　） 　□非実施 □書字 　□自立　□介助 　□PC・スマートフォン・ICT □コミュニケーション 　□自立　□介助 　□コミュニケーション機器（　　）	

	対応を要する項目	具体的な対応方針
心理	□精神的支援 □障害の受容 □その他	
環境	□自宅の改装等 □福祉機器の購入 □社会保障サービス 　□身体障害者手帳　□障害年金　□その他 　□介護保険サービス □通所リハ　□訪問リハ　□通所介護　□訪問看護　□訪問介護 □老健福祉サービス　□特養　□介護医療院　□生活介護　□その他 □障害福祉サービス・児童発達支援（医療・福祉） □その他	
第三者の不利	□退院後の主介護者 □障害構成の変化 □家族内役割の変化 □家族の社会活動変化	他者からの協力

様式

[記載上の注意]
1. 本シートの交付、説明は、リハビリテーション実施計画書又はリハビリテーション総合実施計画書の交付、説明と一体として行って差し支えない。

2. 「今後の見通し」について、必要な場合は、「今後のリハビリテーションが順調に進んだ場合」等の前提をおき、場合分けごとに記載してもよい。

3. 「現在のリハビリテーションの目標」は、医師及びその他の従事者が記載した後、本シートの説明を通じて患者又は家族等と面談し、患者の価値観等を踏まえてよりよい目標設定ができると考えた場合は、赤字で追加、修正する等してよい。

3. 現在リハビリテーションの目標としているもの、及び現在のリハビリテーションの内容との関連

	目標としているもの	関連する現在の リハビリテーションの内容
心身機能		
活動		
社会参加		

4. 今後の心身機能、活動及び社会参加に関する見通し

・医師の説明の内容

・患者の受け止め

5. 介護保険のリハビリテーションの利用の見通し（あり・なし）
紹介した介護保険のリハビリテーションサービス等の紹介の必要性（あり・なし）

事業所名	連絡方法	備考（事業所の特徴等）

説明医師等署名：

患者又は家族等署名：

(別紙様式25)

酸素の購入価格に関する届出書 （　　年度）

1 前年の1月から12月までの酸素の購入実績

購入年月	定置式液化酸素貯槽(C E) 購入容積(リットル)	購入対価(円)	可搬式液化酸素容器(LGC) 購入容積(リットル)	購入対価(円)	大型ボンベ(3,000L超) 購入容積(リットル)	購入対価(円)	小型ボンベ(3,000L以下) 購入容積(リットル)	購入対価(円)
年1月								
2月								
3月								
4月								
5月								
6月								
7月								
8月								
9月								
10月								
11月								
12月								
計								
単価								

2 前年1年間において酸素の購入実績がない場合（当該診療月前の酸素の購入実績）

購入年月	定置式液化酸素貯槽(C E) 購入容積(リットル)	購入対価(円)	可搬式液化酸素容器(LGC) 購入容積(リットル)	購入対価(円)	大型ボンベ(3,000L超) 購入容積(リットル)	購入対価(円)	小型ボンベ(3,000L以下) 購入容積(リットル)	購入対価(円)
年　月								
年　月								
単価								

3 その他

購入業者名	種類（液化酸素、ボンベ）

上記のとおり届出します。

　　　年　月　日

保険医療機関

医療機関コード	
所在地	
名　称	
開設者	

　　　　　　　　　殿

[記載上の注意事項]
1 届出は、当該前年の1月1日から12月31日までの間に購入したすべての酸素について記載すること。
2 対価は、実際に購入した価格（消費税を含む。）を記載すること。なお、平成30年1月1日から令和元年9月30日までの間に医療機関が購入したものについては、当該対価に108分の110を乗じて得た額の1円未満の端数を四捨五入した額とする。

(別紙様式24)

（　精　神　科　）退　院　療　養　計　画　書

（患者氏名）　　　　　　　　殿

　　　　　　　　　　　　　　　　年　月　日

病　棟　（　病　室　）	
主治医以外の担当者名	
予想される退院日	
退院後の治療計画	
退院後の療養上の留意点	
退院後必要となる保健医療サービス又は福祉サービス	
そ　の　他	

注）　退院日等は、現時点で予想されるものである。

（主治医氏名）　　　　　　　　　　　印

様式

（別紙様式27）

90日を超えて一般病棟に入院している患者に関する退院支援状況報告書

厚生（支）局長　殿

診察年月日　　年　月　日

患者名		
生年月日	明・大・昭・平・令　年　月　日　　歳　　男・女	
入院日　　年　月　日	退院日（既に退院している場合）　年　月　日	
入院の契機となった傷病名	（　　　　　　）　治療を長期化させる原因となった傷病名（　　　）　ア 脳卒中の後遺症　イ 認知症　ウ その他	
入院前の状況（当てはまるものを全てに○をつける）	一人暮らし・同居家族あり（両親・配偶者・子・その他）・同居していないが家族あり・その他	
治療の経過及び治療が長期化した理由		
日常的に行われている医療行為その他の特記すべき病状等	ア 喀痰吸引 → 1日（　　）回　イ 経管栄養 - 手法：（胃ろう・鼻腔栄養）ウ 中心静脈栄養　エ 気管切開又は気管内挿管　オ 褥瘡に対する処置 → 褥瘡ができてからの期間（　　）日　カ その他の創傷処置　キ 酸素投与　ク その他（　　　　　）	
現在の医学的状態	安定・変動はあるが概ね安定・変動が大きい・全く安定していない　具体的内容（　　　　　）	
看護職員による看護提供状況	ア 定時の観察のみで対応　イ 定時以外に1日1回～数回の観察および処置が必要　ウ 頻回の観察および処置が必要　エ 24時間観察および処置が必要　理由（　　　）	
退院支援を主に担当する者（当てはまるものを全てに○をつける）	ア 担当医　イ 退院支援専任の医師　ウ 病棟看護職員　エ 退院支援に専任の看護職員　オ 社会福祉士　カ その他（　　）	
退院に係る問題点、課題等	ア 患者の医学的状態が安定しない イ 医療的状態は安定しているが退院の目処が立っていない 　a 退院の日程は決定しているが、退院先が決定していない 　b 退院先は決定しているが、退院の日程が決定していない 　・他の病院・診療所への転院が適切と考えられるが転院先がない 　・介護施設、補助施設等への入所が適切と考えられるが入所先がない 　・介護施設に当たって導入すべき介護・福祉サービスの調整ができていない 　・適切な退院先が決まらない 　・自宅の受け入れ状況が整わないため 　・今後の療養に関する患者・家族の希望が決まらないため 　・今後の療養に関する本人の希望と家族の希望が一致しないため 　・その他（　　　　　）	
退院へ向けた支援の概要		
予想される退院先	ア 自宅　イ 有料老人ホーム、グループホーム等の施設　ウ 特別養護老人ホーム、介護老人保健施設等の介護保険施設又は障害者施設　エ 医療機関等の長期療養型医療施設　オ その他（　　）	退院後に利用が予想される社会福祉サービス等（　　）

（医療機関名）

（退院支援計画担当者）

（別紙様式26）

主治医氏名	
1．輸血の種類（自己血輸血＊を含む。）と使用量等	
2．輸血の必要性及び輸血を行わない場合の危険性等	
3．輸血の副作用等	
4．輸血に当たり必要とされる感染症検査及び患者血液の保管	
5．その他留意点（副作用・感染症救済制度等）	

年　月　日

＊ 自己血輸血を実施しない場合は、その理由を説明すること。

私は、現在の疾病の診療に関して、上記の説明を受け、質問する機会があり、十分に理解した上で輸血を受けることに同意しました。

（患者氏名）　　　　　　　　　印

（家族等氏名）　　　　　　　　印
（患者との続柄：　　　　　　）

※ 患者の署名がある場合には家族等の署名は不要

（別紙様式29）

精神科リエゾンチーム治療評価書

作成日　　　　年　　月　　日

（ふりがな）		性別		ID：	
氏名		（男・女）		病棟：	
生年月日	明・大・昭・平・令　　年　　月　　日（　　歳）				
診断（身体疾患）	1)　　　　　　　　2)				
診断（精神疾患）	1)　　　　　　　　2)				

実施要件	□せん妄又は抑うつを有する □自殺企図で入院 □精神疾患を有する □その他（　　　　）

＜現症＞

【重症度】

精神症状	不安・焦燥	□なし	□軽症	□中等症	□重症
	抑うつ	□なし	□軽症	□中等症	□重症
	せん妄	□なし	□軽症	□中等症	□重症
	幻覚・妄想	□なし	□軽症	□中等症	□重症
	興奮	□なし	□軽症	□中等症	□重症
	自殺念慮	□なし	□軽症	□中等症	□重症
睡眠障害	不眠	□なし	□軽症	□中等症	□重症
	傾眠	□なし	□軽症	□中等症	□重症
問題行動	徘徊	□なし	□軽症	□中等症	□重症
	暴力行為	□なし	□軽症	□中等症	□重症
	安静保持困難	□なし	□軽症	□中等症	□重症
意識障害		□なし	□軽症	□中等症	□重症
認知機能障害		□なし	□軽症	□中等症	□重症
その他（具体的に：　　　）		□なし	□軽症	□中等症	□重症

【重症度評価】

軽症：入院治療継続に支障がない　　中等症：入院治療継続に支障が生じている
重症：入院治療継続が困難である

＜その他の状態＞

精神機能の全体的評価（GAF）尺度　　［　　　　　］　（0－100）

全般	□問題なし □軽度の症状があるも、日常生活動作は自立 □時に介助が必要、1日の半分以上起きている □しばしば介助が必要、1日の半分以上臥床している □常に介助が必要、終日臥床している
身体活動状態	

歩行	□問題なし	□要介助	□不可
排泄	□問題なし	□要介助	□ポータブル
食事	□問題なし	□要介助	□不可
入浴	□問題なし	□要介助	□不可

＜総合評価と今後の方針＞

重症度	具体的な状況	チームでの対応方法
□軽症	精神症状を伴っている	・チーム回診でのフォロー
□中等症	精神症状を伴い、入院治療 に影響が生じている	・チーム回診でのフォロー　＋　適宜診察 ・精神科専門医療の提供（精神療法、薬物療法等）
□重症	精神症状を伴い、入院治療 の継続が困難である	・チーム回診でのフォロー　＋　頻回の診察 ・精神科専門医療の提供（精神療法、薬物療法等）
□最重症	精神症状を伴い、一般病棟 では治療継続できない	・精神科病棟での治療を検討

（別様式28）

初診料及び外来診療料の注2、注3に掲げる報告書

報告年月日：　　　年　　月　　日

区分の種類	□注2		□注3			
保険医療機関の種類	□特定機能病院					
	□地域医療支援病院 　（一般病床数が200床未満の病院を除く。）					
	□紹介受診重点医療機関 　（一般病床数が200床未満の病院を除く。）					
	□上記以外の許可病床数が400床以上の病院 　（一般病床数が200床未満の病院を除く。）					

①	初診の患者数 （期間：	年	月	～	年	月	）	名
②	再診の患者数 （期間：	年	月	～	年	月	）	名
③	紹介患者数 （期間：	年	月	～	年	月	）	名
④	逆紹介患者数 （期間：	年	月	～	年	月	）	名
⑤	救急患者数 （期間：	年	月	～	年	月	）	名
⑥	紹介割合　＝　（③＋⑤）　÷　（①＋②）　×　100							％
⑦	逆紹介割合　＝　④　÷　（①＋②）　×　1,000							‰

【記載上の注意】
1　・①から⑤までの「初診の患者数」、「再診の患者数」、「紹介患者数」、「逆紹介患者数」、「救急患者数」については、区分番号「A000」初診料及び区分番号「A002」外来診療料の（3）を参照すること。
　　・①から⑤までの期間については、原則として報告の前年度の1年間とする。
　　・ただし、報告年度の前年度の1年間の実績が基準に満たなかった場合には、報告年度の連続する6月間とする。
　　・新規に対象となる保険医療機関については、届出前3か月間の実績を有していること。

様式

(別紙様式29の2)

精神科リエゾンチーム診療実施計画書

作成日　　　　年　　月　　日

(ふりがな)			
氏名		性別：	ID：
生年月日　明・大・昭・平・令　　年　　月　　日　(男・女)　　歳			病棟：

診断(身体疾患)　1)　　　　　　　　　　　2)

診断(精神疾患)　1)　　　　　　　　　　　2)

実施要件　□せん妄又は抑うつを有する
　　　　　□自殺企図で入院
　　　　　□精神疾患を有する
　　　　　□その他(　　　　　　　)

＜現症＞

【重症度】

精神症状				
不安・焦燥	□なし	□軽症	□中等症	□重症
抑うつ	□なし	□軽症	□中等症	□重症
せん妄	□なし	□軽症	□中等症	□重症
幻覚・妄想	□なし	□軽症	□中等症	□重症
興奮	□なし	□軽症	□中等症	□重症
自殺念慮	□なし	□軽症	□中等症	□重症
睡眠障害				
不眠	□なし	□軽症	□中等症	□重症
傾眠	□なし	□軽症	□中等症	□重症
問題行動				
徘徊	□なし	□軽症	□中等症	□重症
暴力行為	□なし	□軽症	□中等症	□重症
安静保持困難	□なし	□軽症	□中等症	□重症
意識障害	□なし	□軽症	□中等症	□重症
認知機能障害	□なし	□軽症	□中等症	□重症
その他(具体的に：　　)	□なし	□軽症	□中等症	□重症

【重症度評価】　軽症：入院治療継続に支障がない　中等症：入院治療継続に支障がでている　重症：入院治療継続が困難である

＜その他の状態＞

精神機能の全体的評価(GAF)尺度　[　　　　　　]　(0-100)

身体活動状態　全般
　□問題なし
　□軽度の症状が伴うが、日常生活動作は自立
　□軽度の症状が必要、1日の半分以上は起きている
　□しばしば介助が必要、1日の半分以上は臥床している
　□常に介助が必要、終日臥床している

歩行	□問題なし	□要介助	□ポータブル
排泄	□問題なし	□要介助	□不可
食事	□問題なし	□要介助	□不可
入浴	□問題なし	□要介助	□不可

＜総合評価と今後の方針＞

重症度	具体的な状況	チームでの対応方法
□軽症	精神症状を伴っている	→チーム回診でのフォロー
□中等症	精神症状状を伴い、入院治療に影響がでている	→チーム回診でのフォロー ＋ 適宜診察・精神科専門医療の提供(精神療法、薬物療法等)
□重症	精神症状状を伴い、入院治療の継続が困難である	→チーム回診でのフォロー ＋ 頻回の診察・精神科専門医療の提供(精神療法、薬物療法等)
□最重症	精神症状状を伴い、一般病棟では治療継続できない	・精神科病棟での治療を検討

					今後の治療計画
治療評価(I)	薬物療法	□実施	□未実施		
	心理療法	□実施	□未実施		
	ソーシャルワーク	□実施	□未実施		
	心理教育	□実施	□未実施		
	服薬指導	□実施	□未実施		
	作業療法	□実施	□未実施		
	その他	□実施	□未実施		
	退院後も精神科医療(外来など)が継続できるような調整	□実施	□未実施		
治療評価(II)	精神症状	□なし	□改善	□不変	□増悪
	睡眠障害	□なし	□改善	□不変	□増悪
	問題行動	□なし	□改善	□不変	□増悪
	意識障害	□なし	□改善	□不変	□増悪
	認知機能障害	□なし	□改善	□不変	□増悪
	その他(具体的に：　　)	□なし	□改善	□不変	□増悪
治療評価(III)	精神機能の全体的評価(GAF)尺度				
	身体活動状態				

主治医		精神科医	
看護師			
作業療法士		精神保健福祉士	
公認心理師		薬剤師	(　　　　)

次回の再評価予定日　　　　年　　月　　日

本人・家族への説明日　　　　年　　月　　日

（別紙様式30）

病棟薬剤業務日誌

　　　年　　月　　日

病棟名：
病棟専任の薬剤師名：

1　この病棟におけるこの日の病棟薬剤業務の実施時間　　　　時間

2　業務時間・業務内容・実施薬剤師名

業務時間		業務内容	実施薬剤師名	業務時間		業務内容	実施薬剤師名
時間帯	小計			時間帯	小計		

※　実施した業務の内容を次の業務の番号から選択して「業務内容」欄へ記入するとともに、当該業務の実施に要した時間を「業務時間」欄へ、実施した薬剤師の氏名を「実施薬剤師名」欄へ記入すること。業務の内容について⑦を選択した場合には、その内容を具体的に記載すること。
　　① 医薬品の投薬・注射状況の把握
　　② 医薬品の医薬品安全性情報等の把握及び周知並びに医療従事者からの相談応需
　　③ 入院時の持参薬の確認及び服薬計画の提案
　　④ 2種以上の薬剤を同時に投与する場合における投与前の相互作用の確認
　　⑤ 患者等に対するハイリスク薬等に係る投与前の詳細な説明
　　⑥ 薬剤の投与に当たり、流量又は投与量の計算等の実施
　　⑦ その他（業務内容を具体的に記入すること。）
※　当該病棟以外の場所で実施した病棟薬剤業務についても、実施場所とともに記載すること。

3　その他

治療目標	□ せん妄又は抑うつの改善 □ 自殺念慮の消失 □ 精神疾患の治療継続、軽快 □ その他（　　　　　　　　　）		
治療計画 （I）	□薬物療法　□抗精神病薬　□抗うつ薬　□気分安定薬 　　　　　　□抗不安薬　□睡眠薬　□認知症治療薬 　　　　　　□その他（　　　　） □心理療法　□ソーシャルワーク □心理教育　□服薬指導 □作業療法　□その他（　　　　　）		
治療計画 （II）	現症	短期目標	具体的アプローチ
	精神症状　不安・焦燥		
	抑うつ		
	せん妄		
	幻覚・妄想		
	興奮		
	自殺念慮		
	睡眠障害（　　　　）		
	問題行動（　　　　）		
	意識障害		
	認知機能障害		
	その他 （具体的に）（　　）		
主治医		精神科医	
看護師		精神保健福祉士	
作業療法士		薬剤師	
公認心理師	（　　　　　）		
次回の再評価予定日		年　　月　　日	
本人・家族への説明日		年　　月　　日	

様式

（別紙様式32）

認知症療養計画書

説明日　・　年　・　月　・　日

患者氏名	性別	年齢	生年月日

病名	
検査結果	
介護認定	申請予定・申請中・非該当・要支援（Ⅰ・Ⅱ）・要介護（Ⅰ・Ⅱ・Ⅲ・Ⅳ・Ⅴ）

Ⅰ 症状

認知障害（MMSE, HDS-R等）	
生活障害（IADL, ADL）	
行動・心理症状（DBD等）	
介護上特に問題となる症状	

Ⅱ 家族又は介護者による介護の状況

Ⅲ 治療計画

	短期計画	中期計画	長期計画
認知障害			
生活障害			
行動・心理症状			
総合			

Ⅳ 必要と考えられる医療連携や介護サービス

Ⅴ 緊急時の対応方法・連絡先

Ⅵ 特記事項

担当医　＿＿＿＿＿＿＿＿＿＿

本人又は家族又は介護者の署名　＿＿＿＿＿＿＿＿＿＿

（別紙様式31）

精神科デイ・ケア等の実施状況に係る報告書

報告年月日：　　　年　　月　　日

1　月14回以上精神科デイ・ケア等を実施する患者の割合

（1）精神科デイ・ケア等を月1回以上実施した患者の数の平均　　　　　人

（2）精神科デイ・ケア等を月14回以上実施した患者の数の平均　　　　　人

（3）（2）÷（1）

2　精神科デイ・ケア等の平均実施期間

精神科デイ・ケア等を最初に算定した月から報告年の9月末までの月数の平均　　　　　月

[記載上の注意点]

1　精神科デイ・ケア等とは、精神科ショート・ケア、精神科デイ・ケア、精神科ナイト・ケア及び精神科デイ・ナイト・ケアをいうこと。

2　「1」の（1）について、報告年度の4月から9月の各月について、当該保険医療機関において精神科デイ・ケア等を1回以上実施した患者数を算出した上で、一月あたりの平均患者数を記入すること。

3　「1」の（2）について、報告年度の4月から9月の各月について、当該保険医療機関において精神科デイ・ケア等を14回以上実施した患者の数を求めた上で、一月あたりの平均患者数を記入すること。

4　「2」について、「1」の（3）が0.8未満である場合には、記載する必要はないこと。記載する場合には、報告年度の9月1日から9月30日に1回以上精神科デイ・ケア等を実施した患者について、当該保険医療機関の精神科デイ・ケア等を最初に算定した月から9月末までの月数を算出した上で、平均の月数を記入すること。

(別紙様式32の2)

認知症療養計画書

ID番号＿＿＿＿＿＿＿＿　　患者氏名＿＿＿＿＿＿＿＿

生年月日＿＿＿年＿＿月＿＿日（年齢＿＿歳）

認知症疾患医療センター＿＿＿＿＿＿説明医＿＿＿＿＿＿

説明年月日＿＿＿年＿＿月＿＿日

かかりつけ医へ伝達事項（注：認知症療養指導料3を算定する場合には、今後の療養指導等に必要な事項として記載のこと）

●症状（認知機能障害／行動・心理症状）経過等、生活状況等

●身体合併症・身体機能障害、血液検査、神経画像検査、診断等

●要介護認定の状況　（※該当に○をつける）

未申請・申請中・非該当・要支援1・要支援2・要介護1・要介護2・要介護3・要介護4・要介護5

●現在の医療、介護等の社会支援サービス、その他

●今後の医療、必要とされる介護等の社会支援サービス、その他

本人・家族へ伝達事項

●診察結果（病状、身体合併症等）

●今後の生活上の留意点、その他

説明を受けた方（本人または家族・介護者等）の署名＿＿＿＿＿＿＿＿　続柄（　　　　　）

(別紙様式33)

DIEPSS（薬原性錐体外路症状評価尺度）全項目評価用紙

患者：

評価者：

評価日：　　　年　　　月　　　日　　～

評価時間：

コード
0 ＝ なし、正常
1 ＝ ごく軽度、不確実
2 ＝ 軽度
3 ＝ 中等度
4 ＝ 重度

適当なもの1つに丸をつける。

1　歩行　Gait
小刻みな遅い歩き方。速度の低下。歩幅の減少。上肢の振れの減少。前屈姿勢や前方突進現象の程度を評価する。

0　1　2　3　4

2　動作緩慢　Bradykinesia
動作のぎこちなさ。動作の開始または終了の遅延または困難。顔面の表情変化のとぼしさ（仮面様顔貌）や単調で緩慢な話し方の程度を評価する。

0　1　2　3　4

3　流涎　Sialorrhea
唾液分泌過多。

0　1　2　3　4

4　筋強剛　Muscle rigidity
上肢の屈伸に対する抵抗。歯車現象。ろう屈現象。鉛管様強剛や手首の曲がり具合の程度を評価する。

0　1　2　3　4

5　振戦　Tremor
口部、手指、四肢。躯幹に認められる規則的（4～8Hz）で、リズミカルな運動。

0　1　2　3　4

6　アカシジア　Akathisia
静座不能に対する自覚：下肢のムズムズ感、ソワソワ感、絶えず動いていたいという衝動などの内的不穏症状とそれに関連した苦痛。運動充進症状（身体の揺り動かし、下肢の振り回し、足踏み、足の組み換え、クロウロ歩きなど）についても評価する。

0　1　2　3　4

7　ジストニア　Dystonia
筋緊張の異常な亢進によって引き起こされる症状。舌、頸部、四肢、躯幹などにみられる筋肉の捻転やつっぱり。持続的な異常ポジション、舌の突出症状、眼球上転、ビサ症候群などを評価する。

0　1　2　3　4

8　ジスキネジア　Dyskinesia
運動亢進の異常に亢進した状態。顔面、口部、舌、頸、四肢、躯幹にみられるその他律的に無目的で不規則な不随意運動、舞踏病様運動、アテトーゼ様運動はむが、振戦は評価しない。

0　1　2　3　4

9　概括重症度　Overall severity
錐体外路症状全体の重症度。

0　1　2　3　4

様式

別紙36

抗不安薬

オキサゾラム
クロキサゾラム
クロラゼプ酸二カリウム
ジアゼパム
フルジアゼパム
ブロマゼパム
メダゼパム
ロラゼパム
アルプラゾラム
フルタゾラム
メキサゾラム
トフィソパム
フルトプラゼパム
クロルジアゼポキシド
ロフラゼプ酸エチル
タンドスピロンクエン酸塩
ヒドロキシジン塩酸塩
クロチアゼパム
ヒドロキシジンパモ酸塩
エチゾラム
ガンマオリザノール

睡眠薬

ブロモバレリル尿素
抱水クロラール
エスタゾラム
フルラゼパム塩酸塩
ニメタゼパム
ニトラゼパム
ハロキサゾラム
トリアゾラム
フルニトラゼパム
ブロチゾラム

（別紙様式34）

介護職員等喀痰吸引等指示書

標記の件について、下記の通り指示いたします。

指示期間（　　年　　月　　日～　　年　　月　　日）

事業者	事業者種別	
	事業者名称	

対象者	氏名	
	住所	電話（　　）　　－
	生年月日	明・大・昭・平・令　　年　　月　　日（　　）歳
	要介護認定区分	要支援（ 1 2 ）　要介護（ 1 2 3 4 5 ）
	障害程度区分	区分1　区分2　区分3　区分4　区分5　区分6
	主たる疾患（障害）名	

実施行為種別
口腔内の喀痰吸引・鼻腔内の喀痰吸引・気管カニューレ内部の喀痰吸引
胃ろうによる経管栄養・腸ろうによる経管栄養・経鼻経管栄養

指示内容

喀痰吸引（吸引圧、吸引時間、注意事項等を含む）
具体的な提供内容

経管栄養（栄養剤の内容、投与時間、投与量、注意事項等を含む）

その他留意事項（介護職員等）

その他留意事項（看護職員）

（参考）使用医療機器等
1. 経鼻胃管　　　　　　　　　　サイズ：　　　Fr.　種類：
2. 胃ろう・腸ろうカテーテル　　種類：ボタン型・チューブ型　サイズ：　　　Fr.
3. 吸引器
4. 人工呼吸器　　　　　　　　　機種：
5. 気管カニューレ　　　　　　　サイズ：外径　　　mm、長さ　　　mm
6. その他

緊急時の連絡先
不在時の対応法

※1.「事業者種別」欄には、介護保険法、障害者総合支援法による事業の種別を記載すること。
　2.「要介護認定区分」または「障害程度区分」欄、「実施行為種別」欄、「使用医療機器等」欄については、該当項目に○を付し、空欄に必要事項を記入すること。

上記のとおり、指示いたします。

年　　月　　日

機関名
住所
電話
（FAX）
医師氏名　　　　　　印

（経鼻喀痰吸引等）（特定行為）事業者（の長）　殿

デュロキセチン塩酸塩
エスシタロプラムシュウ酸塩
ベンラファキシン塩酸塩
ボルチオキセチン臭化水素酸塩

抗精神病薬（○印は非定型抗精神病薬、△は持続性抗精神病注射薬剤）
＜定型薬＞
クロルプロマジン塩酸塩
クロルプロマジンフェノールフタリン酸塩
ペルフェナジンフェンジジン酸塩
ペルフェナジン
ペルフェナジンマレイン酸塩
プロペリシアジン
フルフェナジンマレイン酸塩
プロクロルペラジンマレイン酸塩
レボメプロマジンマレイン酸塩
ピパンペロン塩酸塩
オキシペルチン
スピペロン
スルピリド
ハロペリドール
ピモジド
ゾテピン
チミペロン
ブロムペリドール
クロカプラミン塩酸塩水和物
スルトプリド塩酸塩
モサプラミン塩酸塩
ネモナプリド
レセルピン
△　ハロペリドールデカン酸エステル
△　フルフェナジンデカン酸エステル
＜非定型薬＞
○△リスペリドン
○　クエチアピンフマル酸塩
○　ペロスピロン塩酸塩水和物（ペロスピロン塩酸塩）

ロルメタゼパム
クアゼパム
アモバルビタール
バルビタール
フェノバルビタール
フェノバルビタールナトリウム
ペントバルビタールカルシウム
トリクロホスナトリウム
リルマザホン塩酸塩水和物
ゾピクロン
ゾルピデム酒石酸塩
エスゾピクロン
ラメルテオン
スボレキサント
レンボレキサント
メラトニン

抗うつ薬
クロミプラミン塩酸塩
ロフェプラミン塩酸塩
トリミプラミンマレイン酸塩
イミプラミン塩酸塩
アモキサピン
アミトリプチリン塩酸塩
ノルトリプチリン塩酸塩
マプロチリン塩酸塩
ペモリン
ドスレピン塩酸塩
ミアンセリン塩酸塩
セチプチリンマレイン酸塩
トラゾドン塩酸塩
フルボキサミンマレイン酸塩
ミルナシプラン塩酸塩
パロキセチン塩酸塩水和物
塩酸セルトラリン
ミルタザピン

様式

958　別紙様式

別紙 36 の 2

抗精神病薬一般名	クロルプロマジン 100mg相当量
クロルプロマジン塩酸塩	100 mg
クロルプロマジンフェノール酸塩	100 mg
ペルフェナジンフェンジゾ酸塩	10 mg
ペルフェナジン	10 mg
ペルフェナジンマレイン酸塩	10 mg
プロペリシアジン	20 mg
フルフェナジンマレイン酸塩	2 mg
プロクロルペラジンマレイン酸塩	15 mg
レボメプロマジン塩酸塩	100 mg
ピペンペロン塩酸塩	200 mg
オキシペルチン	80 mg
スピペロン	1 mg
スルピリド	200 mg
ハロペリドール	2 mg
ピモジド	4 mg
ゾテピン	66 mg
チミペロン	1.3 mg
ブロムペリドール	2 mg
クロカプラミン塩酸塩水和物	40 mg
スルトプリド塩酸塩	200 mg
モサプラミン塩酸塩	33 mg
ネモナプリド	4.5 mg
レセルピン	0.15 mg
リスペリドン	1 mg
クエチアピンフマル酸塩	66 mg
ペロスピロン塩酸塩水和物（ペロスピロン塩酸塩）	8 mg
オランザピン	2.5 mg
アリピプラゾール	4 mg
ブロナンセリン	4 mg
クロザピン	50 mg
パリペリドン	1.5 mg
パリペリドンパルミチン酸エステル	1.5 mg

○ オランザピン
○△アリピプラゾール（アリピプラゾール水和物）
○ ブロナンセリン
○ クロザピン
○ パリペリドン
○△パリペリドンパルミチン酸エステル
○ アセナピンマレイン酸塩
○ ブレクスピプラゾール
○ ルラシドン塩酸塩

別紙様式39

精神科の診療に係る経験を十分に有する医師に係る届出書添付書類

（区分番号「F100」処方料、「F200」薬剤料、「F400」処方箋料、「I002」通院・在宅精神療法、「I002-2」精神科継続外来支援・指導料の向精神薬多剤投与に係る部分）

区　分	氏　名
精神科の診療に係る経験を十分に有する医師	

[記載上の注意]

1　以下の要件を満たす医師の氏名を記載すること。

① 臨床経験を5年以上有する医師であること。

② 適切な保険医療機関において3年以上の精神科の診療経験を有する医師であること。

③ 精神疾患に関する専門的な知識と、ICD-10（平成21年総務省告示第176号（統計法第28条及び附則第3条を定める件）の「3」の「（1）疾病、傷害及び死因の統計分類提要に規定する分類をいう）においてF0からF9の全てについて主治医として治療した経験を有すること。

④ 精神科薬物療法に関する適切な研修を修了していること。

2　「1」について確認できる文書を添付すること。

別紙様式38

退院支援委員会会議記録

（患者氏名）＿＿＿＿＿＿＿＿＿＿＿　　殿　生年月日　　　年　月　日　　　委員会開催日：　年　月　日

病棟（病室）	
病名	
入院年月日	
担当退院支援相談員の氏名	
出席者	主治医（　　　　　　）、主治医以外の医師（　　　　　　） 看護職員（　　　　　　） 担当退院支援相談員（　　）、家族（　　　　　　（続柄）） 本人（出席・欠席）、 その他（ ）
退院困難な要因 （医学的要因）	1. 精神症状 2. 問題行動　　　　4. IADLの低下 3. ADLの低下　　　5. 身体合併症
退院困難な要因 （社会・環境的要因）	1. 家庭内調整（ ） 2. 受け入れ先の確保が困難（ ） 3. 生活費の確保が困難（ ） 4. 自己負担の費用が増加（ ） 5. その他（ ）
退院に係る問題点、課題等	
退院へ向けた目標設定、評価時期、支援概要	1. 退院へ向けた目標 2. 評価時期 3. 支援概要
予想される退院先	1. 自宅 2. 障害福祉サービスによる入所施設（ ） 3. 介護保険サービスによる入所施設（ ） 4. その他（ ）
退院後に利用が予想される社会福祉サービス等	
退院後に利用が予想される社会福祉サービスの担当者	

（担当医）　　　　　　　　　　印

（記録者署名）　　　　　　　　印

様式

[記載上の注意]
1. 直近3か月とは、届出を行う日の前月から起算して3か月をいう。
2. 患者数は、条件に該当するものを、「「100」処方料（3）（イ）から（ニ）」への該当の有無にかかわらず全て、それぞれ実人数で計上すること。例えば、期間中に抗うつ薬及び抗精神病薬の療法の投与を受けた患者がいる場合には、③と④に重複して計上され、③と④の和が②より大きくなる。同様に、期間中に抗うつ薬3種類以上及び抗精神病薬3種類以上の投与を受けた患者がいる場合には、⑨と⑩に重複して計上され、⑨と⑩の和が⑧より大きくなる。
3. 「1」と「2」の①にはそれぞれ同じ数字を記入すること。⑤の患者数に、⑤の患者数を記入すること。
4. 平成30年7月以降の報告においては、4種の抗不安薬及び睡眠薬の投与を受けている患者数を含めること。

別紙様式40

向精神薬多剤投与に係る報告書

直近3か月に受診した外来患者に対して、向精神薬多剤投与を行った保険医療機関のみ提出すること。

保険医療機関名	
郵便番号	
住所	
標榜科	精神科　・　心療内科　・　どちらもない
対象期間	年　月　日から　年　月　日の3月間
「精神科の診療に係る経験を十分に有する医師」の数（届出時点）	名

1 向精神薬の投与を受けている患者数、その内訳（対象となる患者は直近3か月間に受診した外来患者）
※ここでいう向精神薬とは、抗不安薬、睡眠薬、抗うつ薬、抗精神病薬をさす。

向精神薬の投与を受けている患者数①	うち、抗うつ薬又は抗精神病薬の投与を受けている患者数②	うち、抗うつ薬の投与を受けている患者数③	うち、抗精神病薬の投与を受けている患者数④
名	名	名	名

2 向精神薬多剤投与を受けている患者数とその内訳（対象となる患者は直近3か月間に受診した外来患者）
※ここでいう向精神薬多剤投与とは、抗不安薬3種類以上、睡眠薬3種類以上、抗うつ薬3種類以上、抗精神病薬3種類以上又は抗不安薬及び睡眠薬以上4種類以上に該当することをさす。

向精神薬多剤投与を受けている患者数⑤	うち、抗不安薬3種類以上の投与を受けている患者数⑥	うち、睡眠薬3種類以上の投与を受けている患者数⑦	うち、抗うつ薬3種類以上又は抗精神病薬3種類以上の投与を受けている患者数⑧	
			うち、抗うつ薬3種類以上の投与を受けている患者数⑨	うち、抗精神病薬3種類以上の投与を受けている患者数⑩
名	名	名	名	名

⑧／② ＝ 　　　　　％

※ ⑧／②が10%未満であるか、又は⑧が20名未満である場合、「I002」通院・在宅精神療法（17）のアに掲げる要件を満たす。

別紙様式４１

総合支援計画書

（　様　式　）

様式

１ヶ月目・２ヶ月目・３ヶ月目・４ヶ月目・５ヶ月目・６ヶ月目（該当する項目を○で囲んでください。）

（１）病名
フリガナ
氏名
　生年月日　明治・大正・昭和・平成・令和　年　月　日（　歳）　性別　男・女
　主たる精神障害：
　身体合併症：
　従たる精神障害：

（２）直近の入院状況
・直近の入院日：　年　月　日　・退院日：　年　月　日　・入院期間：　　ヶ月
・入院形態：□任意　□医療保護　□措置　□緊急措置　□応急　□医療観察法　・退院時GAF（　）
・通院困難な理由：

（３）現在の病状、状態像等（本人の訴え、及び医療者の評価をともに記載）
本人
医療者

（４）処方内容

（５）生活能力の状態
1．現在の生活環境
　□独居　□家族等と同居　□入所（施設名：　）　□その他（　）
　◎家族の協力体制【あり・困難】（　）
2．日常生活動作（ADL）
　・ベッド上の可動性　□自立　□準備のみ　□観察　□部分的にできる　□部分的な援助　□広範な援助　□最大の援助　□全面依存
　・移乗　□自立　□準備のみ　□観察　□部分的にできる　□部分的な援助　□広範な援助　□最大の援助　□全面依存
　・食事　□自立　□準備のみ　□観察　□部分的にできる　□部分的な援助　□広範な援助　□最大の援助　□全面依存
　・トイレの使用　□自立　□準備のみ　□観察　□部分的にできる　□部分的な援助　□広範な援助　□最大の援助　□全面依存
　・入浴　□自立　□準備のみ　□観察　□部分的にできる　□部分的な援助　□広範な援助　□最大の援助　□全面依存
　・衣服の着脱　□自立　□準備のみ　□観察　□部分的にできる　□部分的な援助　□広範な援助　□最大の援助　□全面依存
3．日常生活能力の判定
　・適切な食事摂取　□自立的にできる　□部分的にできる　□部分的な援助　□最大の援助
　・身辺の清潔保持・規則正しい生活　□自立的にできる　□部分的にできる　□部分的な援助　□最大の援助
　・金銭管理　□自立的にできる　□部分的にできる　□部分的な援助　□最大の援助
　・買物　□自立的にできる　□部分的にできる　□部分的な援助　□最大の援助
　・対人関係　□自立的にできる　□部分的にできる　□部分的な援助　□最大の援助
　・身辺の安全保持・危機対応　□自立的にできる　□部分的にできる　□部分的な援助　□最大の援助
　・社会的手続きや公共施設の利用　□自立的にできる　□部分的にできる　□部分的な援助　□最大の援助
　・趣味・娯楽への関心　□自立的にできる　□部分的にできる　□部分的な援助　□最大の援助
　・交通手段の利用　□自立的にできる　□部分的にできる　□部分的な援助　□最大の援助
　・先月と比較して、【改善・不変・悪化】
4．在宅医療における包括的支援マネジメント導入基準
　・導入基準のコア項目の点数：　点（該当する資料）
　・先月と比較して、【改善・不変・悪化】

（６）各種サービス利用状況（支援計画策定時点）
・精神障害者保健福祉手帳　□1級・□2級・□3級・□申請中・□非該当・□申請なし
・障害年金　□1級・□2級・□3級・□申請中・□非該当・□申請なし
・障害程度／支援区分　□区分1、□区分2、□区分3、□区分4、□区分5、□区分6、□非該当、□申請中、□申請なし
・要介護認定　□要支援1、□要支援2、□要介護1、□要介護2、□要介護3、□要介護4、□要介護5、□その他サービスの利用の有無　□有　□無
・障害者総合支援法に規定する各種サービスの利用の有無　□有　□無

（７）再発予防・健康維持のための目標（1ヶ月後）
□病気への理解　□体力向上　□食事管理　□内服管理　□日常生活の管理　□趣味・娯楽への関心　□その他（　）
□就労・就学

（８）今後必要とされる収入源
□不要　□就労　□家族からの援助　□障害年金　□老齢基礎年金　□生活保護　□その他（　）

（９）今後必要とされる各種のサービス
1．精神科医療
　□精神科通院（当院、他院）　□精神科デイケア　□精神科デイナイトケア　□精神科ナイトケア
　□障害者総合支援法に規定するサービス
2．・生活訪問介護【　回／週】　□行動援護　□居宅介護（ホームヘルプ）【　回／週】
　・保健師による訪問【　回／週】　□居宅介護（ホームヘルプ）【　回／週】　□グループホーム・□地域活動支援センター・【　回／週】
3．・その他（　）　□その他のサービス（　）

（１０）連携すべき関係機関
□保健所　□精神保健福祉センター　□市町村　□相談支援事業所　□居宅介護支援事業所
□その他（　）

（１１）この1ヶ月間での本人・家族の希望、回復への目標

（１２）訪問予定日
・「訪問診療」【担当：　】　月　日（　）、　月　日（　）
・訪問予定日：　月　日（　）[担当：　]
・「精神科訪問看護、精神科訪問看護・指導」
　訪問予定日：　月　日（　）[担当：　]　　月　日（　）[担当：　]
　　　　　　　　月　日（　）[担当：　]　　月　日（　）[担当：　]
　　　　　　　　月　日（　）[担当：　]　　月　日（　）[担当：　]
　　　　　　　　月　日（　）[担当：　]　　月　日（　）[担当：　]

（１３）（７）～（11）を達成するための、具体的な支援計画
□「病気の症状・お薬について」　　　　担当者／職種
　支援計画：
□「看護・介護について」　　　　　　　担当者／職種
　支援計画：
□「社会生活機能の回復について」　　　担当者／職種
　支援計画：
□「社会資源について」　　　　　　　　担当者／職種
　支援計画：
□「その他行うべき支援」　　　　　　　担当者／職種
　支援計画：

本人・家族氏名：
医師：　　　　　　　　　　　　　　看護師：
作業療法士：　　　　　　　　　　　精神保健福祉士：
その他関係職種：

医療機関所在地：
名称：
電話番号：　　　　　　　　　　　　　診療担当科名：
　　　　　　　　　　　　　　　　　医師氏名　（自署又は記名押印）　㊞

緊急時電話番号：

様式

別紙様式41の2

在宅医療における包括的支援マネジメント導入基準

評価日	年　　月　　日	患者氏名		評価者	（職種） （氏名）

過去1年間において、基準を満たすもの全てについて、□に✓を記入すること。

1	家族以外への暴力行為、器物破損、迷惑行為、近隣とのトラブル等がある	コア項目	□
2	家族への暴言、暴力、拒絶がある	コア項目	□
3	警察・保健所介入歴がある	コア項目	□
4	自分一人で地域生活に必要な課題（栄養・衛生・金銭・安全・人間関係・書類等の管理・移動等）を遂行すること に重大な問題がある（家族が過剰に負担している場合を含む）	3点	□
5	行方不明、住居を失う、立ち退きを迫られる、ホームレスになったことがある	3点	□
6	日常必需品の購入、光熱費/医療費等の支払いに関して、経済的な問題がある	3点	□
7	自傷や自殺を企てたことがある	2点	□
8	定期的な服薬ができていなかったことが2か月以上あった（初発の場合は「無」）	2点	□
9	支援をする家族がいない（家族が拒否的・非協力的、天涯孤独）	2点	□
10	6か月間継続して社会的役割（就労・通所・就学・家事労働を中心的に担う）を遂行することに重大な問題があった	1点	□
11	外来受診をしないことが2か月以上あった（初発の場合は「無」）	1点	□
12	自分の病気についての知識や理解に乏しい、治療の必要性を理解していない	1点	□
13	家賃の支払いに経済的な問題を抱えている	1点	□
14	同居家族が支援を要する困難な問題を抱えている（介護・貧困・教育・障害等）	1点	□
	合計	点	□

※精神科在宅患者支援管理料の「1」のイ及び「2」のイの対象患者：
コア項目を1つ以上満たす者又は3点以上満たす者

別紙様式42

入院時訪問指導に係る評価書

作成日　　　　年　　月　　日

患者氏名		男・女	生年月日	年　月　日（　歳）
訪問日	年　月　日		入院日	年　月　日
訪問先種別			訪問先住所	
訪問者職種			訪問者氏名	

同行者職種
・氏名：
職種：　　氏名：
職種：　　氏名：
職種：　　氏名：

1. 基本情報

2. 情報収集及び評価

患者の病状や障害像
　■退院時ADL予後：主な移動方法（　　→自立 ・ 要介助 ・ 全介助）
　■認知症の有・無

家族の状況

退院後生活する住環境の状況
　■主な居室：　■室内の段差：無 ・ 有り（場所　　）とまた移動場所（　　）手すり：無 ・ あり（場所　　）
　■近隣の店までの距離（　　m）

患者、家族の住環境への希望等

その他（食事、整容、入浴、排泄、介護状況、移動手段等の特記事項）

コメント・評価
（解決すべき住環境課題について記入）

3. 住環境の状況の分かる作図や写真を添付（作成、添付することが望ましい）
　■作図の場合、全体間取りと段差・手すりを記入した上で、解決課題箇所を丸で囲むこと

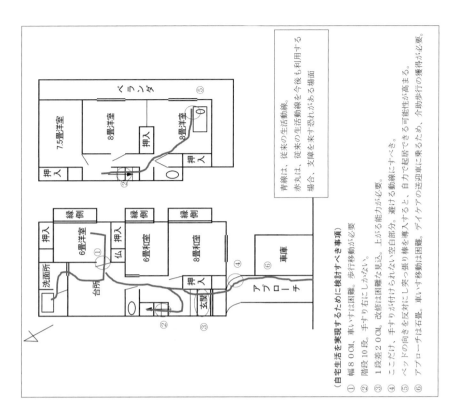

（自宅生活を実現するために検討すべき事項）

① 幅80CM。車いすでは困難。歩行移動が必要

② 階段10段。手すり右にしかない。

③ 1段差20CM。改修は困難な見込。上がる能力が必要。

④ ここだけ、手すりが付けられない空白部分。避ける動線にすべき。

⑤ ベッドの向きを反対にし突っ張り棒を導入すると、自力で起居できる可能性が高まる。

⑥ アプローチは石畳、車いす移動は困難。デイケアの送迎車に乗るため、介助歩行の獲得が必要。

青線は、従来の生活動線。
赤丸は、従来の生活動線を今後も利用する場合、支障を来すおそれがある場面

[記入上の注意]
1. 訪問先種別は自宅、特別養護老人ホーム、有料老人ホーム等を記入すること。
2. 退院後生活する住環境は、家屋構造、室内の段差、手すりの場所、近隣の店までの距離等を含めて、リハビリテーション総合実施計画立案に必要な情報を記入すること。
（参考）作図の場合

様式

別紙様式43

褥瘡対策に関する診療計画書

計画作成日　　　　　　　　

氏　名　　　　　　　　　　殿　男　女　　　年　月　日生　（　　歳）　　褥瘡発生日　　　　　　

褥瘡の有無　1. 現在　なし　あり（仙骨部、坐骨部、尾骨部、腸骨部、大転子部、踵骨部、その他（　　））
　　　　　　2. 過去　なし　あり（仙骨部、坐骨部、尾骨部、腸骨部、大転子部、踵骨部、その他（　　））

		J (1, 2)	A (1, 2)	B (1, 2)	C (1, 2)	対処
危険因子の評価	日常生活自立度	なし あり（ベッド上　自力体位変換）（イス上　坐位姿勢の保持、除圧）				「あり」もしくは「できない」がつ以上の場合、看護計画を立案し実施する
	・基本的動作能力		できる	できる	できない	
	・病的骨突出		なし	あり	あり	
	・関節拘縮		なし	あり	あり	
	・栄養状態低下		なし	あり	あり	
	・皮膚湿潤（多汗、尿失禁、便失禁）		なし	あり	あり	
	・皮膚の脆弱性（浮腫）		なし	あり	あり	
	・皮膚の脆弱性（スキン-テアの保有、既往）		なし	あり	あり	

褥瘡の状態の評価（DESIGN-R®2020）

							両括弧内は点数（※）
深さ	(0)皮膚損傷・発赤なし	(1)持続する発赤	(2)真皮までの損傷	(3)皮下組織までの損傷	(4)皮下組織をこえる損傷	(5)関節腔、体腔に至る損傷	(DTI)深部損傷褥瘡(DTI)疑い(※2)
滲出液	(0)なし	(1)少量：毎日の交換を要しない	(3)中等量：1日1回の交換				(6)多量：1日2回以上の交換
大きさ(cm²)長径×長径に直交する最大径(持続する発赤の範囲も含む)	(0)皮膚損傷なし	(3)4未満	(6)4以上16未満	(8)16以上36未満	(9)36以上64未満	(12)64以上100未満	(15)100以上
炎症・感染	(0)局所の炎症徴候なし	(1)局所の炎症徴候あり（創周辺の発赤、腫脹、熱感、疼痛）	(3C)臨界的定着疑い（創面にぬめりがあり、滲出液が多い。肉芽があれば、浮腫性で脆弱など）	(3)局所の明らかな感染徴候あり（炎症徴候、膿、悪臭など）	(9)全身的影響あり（発熱など）		
肉芽形成良性肉芽が占める割合	(0)創が治癒した場合、創の浅い場合、深部損傷褥瘡(DTI)疑いの場合	(1)創面の90%以上を占める	(3)創面の50%以上90%未満を占める	(4)創面の10%以上50%未満を占める	(5)創面の10%未満を占める	(6)全く形成されていない	
壊死組織	(0)なし			(3)柔らかい壊死組織あり			(6)硬く厚い密着した壊死組織あり
ポケット(cm²)潰瘍面も含めたポケット全周(ポケットの長径×短径に直交する最大径)×潰瘍面積	(0)なし			(6)4未満	(9)4以上16未満	(12)16以上36未満	(24)36以上

合計　　　　点

※1 該当する状態について、両括弧内の点数を合計し、「合計点」に記載すること。ただし、深さの点数は加えないこと。
※2 深部損傷褥瘡(DTI)疑いは、視診・触診、補助データ（発生経緯、血液検査、画像診断等）から判断する。
※3 「3C」あるいは「3」のいずれかを記載する。いずれの場合も点数は3点とする。

継続的な管理が必要な理由

計画

実施した内容（初回及び評価カンファレンスの記録及び月1回以上の構成員の訪問結果共有の情報共有の結果について記載）

カンファレンス実施日	開催場所	参加した構成員の署名	議事内容概要
初回　　月　　日			
2回目　月　　日			
3回目　月　　日			

評価

本人又は家族（続柄）の署名　　　　　　説明日　　年　月　日

在宅褥瘡対策チーム構成員の署名

医師　　　　　　　　　

看護師　　　　　　　　

管理栄養士　　　　　　

在宅褥瘡管理者　　　　

[記載上の注意]
1 日常生活自立度の判定に当たっては「障害老人の日常生活自立度（寝たきり度）判定基準」（平成3年11月18日厚生省大臣官房老人保健福祉部長通知　老健第102-2号）を参照のこと。
2 日常生活自立度がJ1～A2である患者については、当該計画書の作成を要しないものであること。

別紙様式45

回復期リハビリテーション病棟入院料及び特定機能病院リハビリテーション病棟入院料におけるリハビリテーション実績指数等に係る報告書

保険医療機関名	
郵便番号	
住所	
報告年月日	
直近の報告年月日	
届出入院料	□ 回復期リハビリテーション病棟入院料 □ 特定機能病院リハビリテーション病棟入院料

※（特定機能病院リハビリテーション病棟入院料を届け出ている場合は、以下における「回復期リハビリテーション病棟入院料」を「特定機能病院リハビリテーション病棟入院料」と読み替えること。）

1. 退棟患者数

①			（　）月	（　）月	（　）月	（　）月	（　）月	（　）月
②	前月までの6か月間に回復期リハビリテーション病棟から退棟した患者数		名	名	名	名	名	名

2. 1日当たりのリハビリテーション提供単位数

①			（　）月	（　）月	（　）月	（　）月	（　）月	（　）月
③	前月までの6か月間に回復期リハビリテーション病棟に入院していた回復期リハビリテーションを要する状態の患者の延べ入院日数		日	日	日	日	日	日
④	前月までの6か月間に③の患者に対して提供された疾患別リハビリテーションの総単位数（ⅰ＋ⅱ＋ⅲ＋ⅳ＋ⅴ）		単位	単位	単位	単位	単位	単位
再掲	ⅰ	前月までの6か月間に③の患者に対して提供された心大血管疾患リハビリテーションの総単位数	単位	単位	単位	単位	単位	単位
	ⅱ	前月までの6か月間に③の患者に対して提供された脳血管疾患等リハビリテーションの総単位数	単位	単位	単位	単位	単位	単位

別紙様式44

保険医療機関間の連携による病理診断に係る情報提供様式

標本等の受取又は受信側

病理標本等の受取又は受信側の医療機関名：

担当医	科	殿	依頼日：	年	月	日

標本等の送付又は送信側

病理標本等の送付又は送信側の医療機関名：

所在地：

電話番号：　　　　　　　　医師氏名：　　　　　　　提出医サイン：

送付又は送信する材料　　□病理組織標本　□病理検体　□病理組織標本のデジタル病理画像

標本作製の場所（標本又はデジタル病理画像を送付する場合）：院内・院外（施設名称：　　　　　標本番号：　　）

患者氏名：（フリガナ）　　　　　　　　　　　　　　性別：男・女

患者住所

生年月日：明・大・昭・平・令　　年　　月　　日（　　歳）　職業：（具体的に）

保険医療機関間の連携による病理診断についてこの患者のご了解：有・無

傷病名：

臨床診断・臨床経過：

肉眼所見・診断（略図等）：

病理材料科のマクロ写真と切り出し図（鉗子検等は除く）：

採取日又は手術日：　　　年　　月　　日　　　　無

提出臓器とそれぞれの標本又はデジタル病理画像の枚数：1.　　　2.　　　3.　　　その他

既往歴：

家族歴：

感染症の有無：有（　　）無

治療情報・治療経過：

現在の処方：

病理診断に際しての要望：

備考：
病理診断科使用欄：病理診断科ID
□病理診断管理加算1　□病理診断管理加算2　□悪性腫瘍病理組織標本加算
□病理診断料　□病理診断科　□標本作製料　□免疫染色

※1内視鏡生検等では、内視鏡写真又は生検部位の写真を添付すること
※2手術材料等では病変部の写真等を含む画像診断報告書資料を添付すること

様式

5. 高次脳機能障害患者が40％以上であることによる除外について（⑬が「有」の場合には、それぞれ⑰の7か月前から前月までの6か月間の状況について記入。

※（　）にはそれぞれ⑰の前月を記載	（　）月までの6か月	（　）月までの6か月	（　）月までの6か月	（　）月までの6か月	（　）月までの6か月	（　）月までの6か月
⑰ 6か月間の退棟患者数	名	名	名	名	名	名
⑱ ⑰のうち、高次脳機能障害の患者数	名	名	名	名	名	名
⑲ 高次脳機能障害患者の割合（⑱÷⑰）	％	％	％	％	％	％

6. 前月の外来患者に対するリハビリテーション又は訪問リハビリテーション指導の実施（あり・なし）

[記載上の注意]

1. ①については、毎年7月に報告する際には、前年10月、当該年1月、4月及び7月について記入する。別の月に報告する際には、報告を行う月以前に1月、4月、7月及び10月のうち直近の月について記入する。ただし、新規に当該入院料の届出を行うなど、当該月について算出していない項目については、記入は不要である。

2. ②はリハビリテーション実績指数の計算対象となったものに限る。

3. ④は選定療養として行われたもの及びその費用が回復期リハビリテーション入院料に包括されたものを除く。

4. ⑫は入棟時に回復期リハビリテーションを要する状態であったものに限る。

5. ⑤の除外患者数は、入棟日において FIM運動項目の得点が20点以下若しくは76点以上、FIM認知項目の得点が24点以下、又は年齢が80歳以上であったことによりリハビリテーション実績指数の計算対象から除外したものに限る。

6. ⑯の除外割合は、⑬が「有」の場合は⑭、「無」の場合は⑮÷⑫とする。

7. ⑰在棟中に回復期リハビリテーション病棟入院料を算定した患者に限る。

8. ⑱、⑱、⑲の高次脳機能障害を伴った重症脳血管障害、重度の頭髄損傷及び頭部外傷を含む多部位外傷の場合は、回復期リハビリテーション入院料が算定開始日から起算して180日以内まで算定できるものに限る。

9. 「前月の外来患者に対するリハビリテーション又は訪問リハビリテーション指導の実施」については「あり」又は「なし」の該当するものを○で囲むこと。

iii 前月までの6か月間に③の患者に対して提供された廃用症候群リハビリテーションの総単位数	単位	単位	単位	単位	単位
iv 前月までの6か月間に③の患者に対して提供された運動器リハビリテーションの総単位数	単位	単位	単位	単位	単位
v 前月までの6か月間に③の患者に対して提供された呼吸器リハビリテーションの総単位数	単位	単位	単位	単位	単位
⑤ 1日当たりのリハビリテーション提供単位数（④/③）	単位	単位	単位	単位	単位

3. リハビリテーション実績指数

	（　）月	（　）月	（　）月	（　）月	（　）月
① 前月までの6か月間に回復期リハビリテーション病棟を退棟した回復期リハビリテーションを要する状態の患者数	名	名	名	名	名
⑥ ⑥のうち、リハビリテーション実績指数の計算対象とした患者数	名	名	名	名	名
⑦ ⑦の患者の退棟時のFIM得点（運動項目）から入棟時のFIM得点（運動項目）を控除したものの総和	点	点	点	点	点
⑧					
⑨ ⑦の各患者の入棟から退棟までの日数を、当該患者の入棟時の状態に応じた回復期リハビリテーション病棟入院料の算定日数上限で除したものの総和					
⑩ リハビリテーション実績指数（⑧／⑨）	点	点	点	点	点

4. 除外患者について（届出の前月までの6か月について以下を記入する。）

	（　）月	（　）月	（　）月	（　）月	（　）月	（　）月
⑪ 届出の前月までの6か月	名	名	名	名	名	名
⑫ 入棟患者数	名	名	名	名	名	名
⑬ 高次脳機能障害患者が退棟患者数の40％以上である場合は⑬が「有」	有・無	有・無	有・無	有・無	有・無	有・無
⑭ ⑬による除外患者数は⑬が「有」の場合のみ	名	名	名	名	名	名
⑮ リハビリテーション実績指数の計算対象から除外した患者数	名	名	名	名	名	名
⑯ 除外割合（⑮÷⑫又は⑭）	％	％	％	％	％	％

（別紙様式４７）

「地域包括診療加算」・「認知症地域包括診療加算」に関する説明書

当院では、「地域包括診療加算」・「認知症地域包括診療加算」等を算定する患者さんに、「かかりつけ医」として、次のような診療を行います。

○ 生活習慣病や認知症等に対する治療や管理を行います。

○ 他の医療機関で処方されるお薬を含め、服薬状況等を踏まえたお薬の管理を行います。

○ 予防接種や健康診断の結果に関するご相談等、健康管理に関するご相談に応じます。必要に応じ、専門の医療機関をご紹介します。

○ 介護保険の利用に関するご相談に応じます。

○ 必要に応じ、訪問診療や往診に対応します。

○ 体調不良時等、患者さんからの電話等によるお問い合わせに対応しています。

連絡先　▲▲医院　●●●－●●●－●●●●

患者さん・ご家族へのお願い

○ 他の医療機関を受診される場合、お急ぎの場合を除き、担当医にご相談ください。お急ぎの場合に、他の医療機関を受診した場合には、次に当院を受診した際にお知らせください。（他の医療機関で受けた投薬などでも、お知らせください。）

○ 受診時にはお薬手帳をご持参ください。

○ 処方を受けている薬局のお名前をお知らせください。

○ 健康診断の結果については、担当医にお知らせください。

（別紙様式 46）

褥瘡対策に関する評価

1 褥瘡の状態の評価（部位毎に記載）

部位（部位名：　）　　両括弧内は点数（※1）

褥瘡の状態の評価（DESIGN-R2020）

	0	1	2	3	4	5	6	
深さ	(0) 皮膚損傷・発赤なし	(1) 持続する発赤	(2) 真皮までの損傷	(3) 皮下組織までの損傷	(4) 皮下組織を超える損傷	(5) 関節腔、体腔に至る損傷	(DTI) 深部損傷褥瘡(DTI)疑い(※2)	(U) 深さ判定が不能の場合
滲出液	(0) なし	(1) 少量：毎日の交換を要しない		(3) 中等量：1日1回の交換			(6) 多量：1日2回以上の交換	
大きさ (cm²) 長径×長径に直交する最大径 (持続する発赤の範囲も含む)	(0) なし			(3) 4未満	(6) 4以上16未満	(8) 16以上36未満	(9) 36以上64未満	(12) 64以上100未満 |(15) 100以上
炎症・感染	(0) 局所の炎症徴候なし	(1) 局所の炎症徴候あり(創周囲の発赤、腫脹、熱感、疼痛)		(3C) 臨界的定着疑い(創面にぬめりがあり、滲出液が多い。肉芽があれば、浮腫性で脆弱など) (※3)	(3) 局所の明らかな感染徴候あり(炎症徴候、膿、悪臭など)		(9) 全身的影響あり(発熱など)	
肉芽形成 良性肉芽が占める割合	(0) 治癒あるいは創が浅い為肉芽形成の評価ができない	(1) 創面の90%以上を占める	(3) 創面の50%以上90%未満を占める	(4) 創面の10%以上50%未満を占める	(5) 創面の10%未満を占める	(6) 全く形成されていない		
壊死組織	(0) なし	(3) 柔らかい壊死組織あり	(6) 硬く厚い密着した壊死組織あり					
ポケット (cm²) 毎回同じ体位で、ポケット全周(潰瘍面も含め)(長径×長径に直交する最大径)－潰瘍面積	(0) なし	(6) 4未満	(9) 4以上16未満	(12) 16以上36未満	(24) 36以上			

DESIGN-R2020 の合計点　（深さの点数は加えない）

（※1）該当する状態について、両括弧内の点数を合計し、「合計点」に記載すること。ただし、深さの点数は加えないこと。
（※2）深部損傷褥瘡(DTI)疑いは、視診・触診、補助データ(発生経緯、血液検査、画像診断等)から判断する。
（※3）「3C」あるいは「3」のいずれかを記載する。いずれの場合も点数は3点とする。

2 褥瘡の状態の変化

	評価日 （ 月 日）	1月前 （ 月 日）	2月前 （ 月 日）	3月前 （ 月 日）
DESIGN-R2020の合計 点				

1 前月までのDESIGN-R2020の合計点は、暦月内で最も低い合計点を記載する。
2 褥瘡の部位により合計点が異なる場合は、最も低い合計点を記載する。

様式

（別紙様式４８）

「地域包括診療料」・「認知症地域包括診療料」に関する説明書

当院では、「地域包括診療料」等を算定する患者さんに、「かかりつけ医」として、次のような診療を行います。

○　生活習慣病や認知症等に対する治療や管理を行います。

○　他の医療機関で処方されるお薬を含め、服薬状況等を踏まえたお薬の管理を行います。

○　予防接種や健康診断の結果に関するご相談等、健康管理に関するご相談に応じます。必要に応じ、専門の医療機関をご紹介します。

○　介護保険の利用に関するご相談に応じます。

○　必要に応じ、訪問診療や往診に対応します。

○　体調不良時等、患者さんからの電話等によるお問い合わせに対応しています。

連絡先　▲▲医院
●●●－●●●－●●●●

患者さん・ご家族へのお願い

○　他の医療機関を受診される場合、お急ぎの場合を除き、担当医にご相談ください。お急ぎの場合に、他の医療機関を受診した際には、次に当院を受診した際に、お知らせください。（他の医療機関で受けた投薬などを、お知らせください。）

○　受診時にはお薬手帳をご持参ください。

○　処方を受けている薬局のお名前をお知らせください。

○　健康診断の結果については、担当医にお知らせください。

（別紙様式４７）

「地域包括診療加算」・「認知症地域包括診療加算」
に関する同意書

「地域包括診療加算」・「認知症地域包括診療加算」

について説明を受け、理解した上で、▲▲医院　医師　〇〇

〇〇を担当医として、生活習慣病等（●●、口口）に対する継

続的な診療、お薬の管理、健康管理に関する相談・指導等を

受けることに同意いたします。

※　他の医療機関で「地域包括診療加算」「認知症地域包括診療加算」「地域包括診療料」「認知症地域包括診療料」を算定している方は、署名する前にお申し出ください。

（患者氏名）＿＿＿＿＿＿＿＿＿＿＿＿＿＿

（別紙様式４９）

職場復帰の可否等についての主治医意見書

患者氏名		生年月日	年　月　日
住所			

復職に関する意見	□ 復職可　□ 条件付き可　□ 現時点で不可（休業：～　年　月　日）
業務の内容について職場で配慮したほうがよいこと（望ましい就業上の措置）	意見 例：重いものを持たない、暑い場所での作業は避ける、車の運転は不可、残業を避ける、長期の出張や海外出張は避ける　など 注）提供された勤務情報を踏まえて、医学的見地から必要と考えられる配慮等の記載をお願いします。
その他配慮事項	例：通院時間を確保する、休憩場所を確保する　など 注）治療のために必要と考えられる配慮等の記載をお願いします。
上記の措置期間	年　月　日 ～ 年　月　日

上記内容を確認しました。
年　月　日　　（本人署名）

上記のとおり、職場復帰の可否等に関する意見を提出します。
年　月　日　　（主治医署名）

（注）この様式は、患者が病状を悪化させることなく治療と就労を両立できるよう、職場での対応を検討するために使用するものです。この書類は、患者本人から会社に提出され、プライバシーに十分配慮して管理されます。

（別紙様式４８）

「地域包括診療料」・「認知症地域包括診療料」

に関する同意書

「地域包括診療料」・「認知症地域包括診療料」について説明を受け、理解した上で、▲▲医院　医師　○○ ○○を担当医として、生活習慣病等（●●、□□）に対する継続的な診療、お薬の管理、健康管理に関する相談・指導等を受けることに同意いたします。

※　他の医療機関で「地域包括診療加算」「認知症地域包括診療加算」「地域包括診療料」「認知症地域包括診療料」を算定している方は、署名する前にお申し出ください。

（患者氏名）

（別紙様式49の2）

治療の状況や就業継続の可否等についての主治医意見書

患者氏名		生年月日　　年　月　日
住所		
病名	（通勤や業務遂行に影響を及ぼし得る症状や薬の副作用等）	
現在の症状		
治療の予定	（入院治療・通院治療の必要性、今後のスケジュール（半年間、月1回の通院が必要 等））	
退院後／治療中の就業継続の可否	□可　（職務の健康への悪影響は見込まれない） □条件付きで可 （就業上の措置があれば可能） □現時点で不可 （療養の継続が望ましい）	
業務の内容について職場で配慮したほうがよいこと（望ましい就業上の措置）	例：重いものを持たない、暑い場所での作業は避ける、車の運転は不可、残業を避ける、長期の出張や海外出張は避ける　など 注：提供された就業情報を踏まえて、医学的見地から必要と考えられる配慮等の記載をお願いします。	
その他配慮事項	例：通院時間を確保する、休憩場所を確保する　など 注：治療のために必要と考えられる配慮等の記載をお願いします。	
上記の措置期間	年　月　日　～　年　月　日	

上記内容を確認しました。

年　月　日　（本人署名）

上記のとおり、診断し、就業継続の可否等に関する意見を提出します。

年　月　日　（主治医署名）

（注）この様式は、患者本人が病状を悪化させることなく治療と就労を両立できるよう、職場での対応を検討するために使用するものです。この書類は、患者本人から会社に提供され、プライバシーに十分配慮して管理されます。

別紙様式50

看護及び栄養管理等に関する情報(1)

患者氏名（ふりがな）		生年月日　年　月　日	性別
入退院日：入院日：　年　月　日		退院予定日：　年　月　日	
主たる傷病名			
主な既往歴	□診療情報提供書参照	アレルギー	□薬剤（　）□食物（　）□その他（　）
入院中の経過	□診療情報提供書参照		
継続する看護上の問題等ケア時の具体的な方法や留意点			
納得等の受け止め内容と受け止め	医師の説明		
	患者		
	家族		
患者・家族の今後の希望・目標や、大切にしていること	患者		
	家族		
家族構成（同居者の有無、キーパーソン等）		緊急連絡先（氏名・続柄・連絡先）①　　　②　　　協力者：（　　）	
介護者等の状況	介護者（　　）対応可能な時間：□24時間　□日中のみ　□夜間のみ　□独居・介護者や協力者がいない		
日常生活自立度	J1・J2・A1・A2・B1・B2・C1・C2		
認知症自立度	正常・I・IIa・IIb・IIIa・IIIb・IV・M		
社会資源	要介護　申請中　要支援状態区分 □1 □2 認定　　　　　要介護状態区分 □1 □2 □3 □4 □5 介護支援専門員／訪問看護ステーション／訪問診療医療機関（　　） 障害者手帳 □有（　　）		
生活等の状況	清潔	入浴：□自立 □一部介助（介助方法：　　）□全介助（介助方法：　　）　最終：　月　日 口腔ケア：□自立 □一部介助 □機械浴 □清拭 更衣：□自立 □部分介助（介助方法：　　）□全介助	
	活動	座位：□自立 □部分介助（介助方法：　　）□全介助	

様式

看護及び栄養管理等に関する情報(2)

患者氏名　　　　　
入院日：　年　月　日　　退院（予定）日：　年　月　日
（太枠：必須記入）

栄養管理・栄養指導等の経過

栄養管理上の注意点と課題

評価日　　年　月　日

栄養評価	身体所見	体重　kg　測定日（　年　月　日）BMI　kg/m²　週間の体重変化　増加・変化なし・減少（　kg）% 消化器症状　下腿周囲長　cm 嚥下障害　無・有（強い・軽度・中程度・下痢・便秘）・不明 浮腫　無・有（部位）等　その他 褥瘡　無・有　　特記事項 嚥下障害　無・有 咀嚼障害　無・有 過去1か月以内のN／A値　・測定なし（kg以上）　その他
1日栄養量		エネルギー　kcal（標準体重kg／現体重kg）　たんぱく質　g（標準体重kg／現体重kg）　水分　ml
必要栄養量		（　）kcal（標準体重kg／現体重kg）（　）g（標準体重kg／現体重kg）（　）ml
摂取栄養量		（　）kcal（標準体重kg／現体重kg）（　）g（標準体重kg／現体重kg）（　）ml
栄養補給法		□経口　□経腸（経鼻・胃瘻・腸瘻）・□静脈・□末梢・□その他　食事回数　回／日　昼・夕・その他
食種	食事形態	主食種類　米飯・軟飯・全粥・パン・その他（　）　朝　昼　夕　量　g　食　g 副食形態　米飯・軟飯・全粥・パン・その他（　）　g　食　g

	嚥下調整食	不要・必要（　　　　コード　0j・0t・1j・2-1・2-2・3・4　とろみの濃度　薄い／中間／濃い）
その他の制限・禁止　無・有		種類・食品名（製品名）　使用量（gまたは比率）　とろみの濃度　薄い／中間／濃い
アレルギー		無・有　　乳・乳製品・卵・小麦・そば・落花生・えび・かに・青魚・大豆
禁止食品		禁止　無・有　その他・詳細（　）

退院時の情報

栄養補給量		エネルギー	たんぱく質（アミノ酸）	脂質	炭水化物（糖質）	食塩	水分
退院時栄養量詳細	補給（食事）	kcal	g	g	g	g	ml
	経口（飲料）	kcal	g	g	g	g	ml
	経腸	kcal	g	g	g	g	ml
	静脈	kcal/kg	g	g	g	g	ml
経腸栄養詳細	種類	朝	経路　胃瘻・腸瘻				昼・夕・その他
	量	ml					ml
	投与速度	ml/h					ml/h
	追加水分量	ml/h					ml/h
静脈栄養詳細	種類	朝	経路　末梢・中心静脈				昼・夕・その他
	量	ml					ml
	投与速度	ml/h					ml/h
	投与経路	末梢・中心静脈					

備考

（記入者氏名）
（照会先）

【記入上の注意】
1. 必要がある場合には、続紙に記載して添付すること。
2. 地域連携診療計画に添付すること。

別紙様式50

排泄	移乗：□自立 □部分介助（介助方法：　）□全介助 移動：□自立 □全介助 □部分介助（介助方法：　） □全介助 方法：□T杖・松葉杖 □歩行器 □車椅子 □車椅子自走 □ストレッチャー □自立 □部分介助（介助方法：　） 方法：□トイレ □ポータブルトイレ □尿器 □便器 □パッド □オムツ □自己導尿 排泄機能障害：□尿失禁 □尿意がない □便失禁 □便意がない □便失禁 排便回数：（　）日に（　）回　最終排便：　月　日
食事	方法：
睡眠	□特記事項なし □その他（　）
精神状態	□特記事項なし □抑うつ □せん妄 □その他（　） □認知症（症状、行動等：
運動機能障害	□麻痺：□右上肢 □左上肢 □右下肢 □左下肢
認知障害	□言語障害：□構音障害 □失語症　□視力障害：□右 □左 □聴力障害：□右 □左　補聴器使用：□有 □無
安全対策	方法：
医療処置・挿入物等の状況	**点滴静与経路** □PICC（末梢挿入中心静脈カテーテル）□CVC（中心静脈カテーテル） □末梢静脈ライン □静注CVポート　挿入部位： サイズ：　最終交換日：　月　日　交換頻度： 最終ロック日：　交換頻度（　） **経管栄養** □経鼻 □胃瘻 □腸瘻 □その他（　） サイズ：　Fr　　cm　挿入日：　月　日　交換頻度： 最終交換日：　月　日　交換頻度： **留置カテーテル** 種類：　　　サイズ：　Fr 固定水：　ml　最終交換日：　月　日　交換頻度： **透析** 頻度：　週　回　シャント：□有（部位　） **呼吸管理** □吸引　回数：　回 □酸素療法：□経鼻 □マスク □その他（　） 酸素設定：　L/分 □気管切開：気管内チューブ　　mm　交換頻度： 最終交換日：　月　日　設定・モード： □人工呼吸器 **創傷処置** □褥瘡　部位・深度・大きさ等： ケア方法： □手術創　部位： □その他（　） **ストーマ** 種類：　　サイズ： 処置　最終交換日：　月　日　□一部介助（方法：　）
服薬管理	□自立 □要確認・見守り □有 □無 他院処方薬：□有 □無
その他	

（記入者氏名）
（照会先）

別紙様式51

包括的支援マネジメント　導入基準

評価日	年　月　日	患者氏名		評価者	（職種） （氏名）

過去1年間において、基準を満たすものすべてについて、口にノを記入すること。

1	6ヶ月間継続して社会的な役割（就労・通所・通学・就学等を担う）を遂行することに重大な問題がある。	□
2	自分1人で地域生活に必要な課題（栄養・衛生・金銭・安全・人間関係・書類等の管理・移動等）を遂行することに重大な問題がある（家族が過剰に負担している場合を含む）。	□
3	家族以外への暴力行為、器物破損、迷惑行為、近隣とのトラブル等がある。	□
4	行方不明、住居を失う、立ち退きを迫られる、ホームレスになったことがある。	□
5	自傷や自殺を企てたことがある。	□
6	家族への暴力、暴言、拒絶がある。	□
7	警察・保健所介入歴がある。	□
8	定期的な服薬ができていなかったことが2か月以上あった。	□
9	外来受診をしないことが2か月以上あった。	□
10	自分の病気についての知識や理解に乏しい、治療の必要性を理解していない。	□
11	直近の入院は措置入院である。	□
12	日常必需品の購入、光熱費/医療費等の支払いに関して、経済的な問題がある。	□
13	家賃の支払いに経済的な問題を抱えている。	□
14	支援をする家族がいない（家族が拒否的・非協力的、天涯孤独）。	□
15	同居家族が支援を要する困難な問題を抱えている（介護・教育・障害等）。	□

（別紙様式51の2）

計画作成日：　　年　月　日
計画見直し予定日：　　年　月　日

療養生活の支援に関する計画書

氏名：　　　　　　様　　　性別：男・女　　生年月日：　　年　月　日（　歳）

主治医：

看護師・保健師：

精神保健福祉士：

参加者：□本人　□家族　□主治医　□看護師　□精神保健福祉士　□薬剤師　□作業療法士　□公認心理師
　　　　□訪問看護ステーション　□保健師　□障害福祉サービス事業所
　　　　□行政機関　□指定特定相談支援事業所
　　　　□その他（　　　　　）

本人の目標（したいことや実現できるようになりたい生活の希望）：

今回の支援計画における目標：

評価項目	課題内容・本人の希望	支援の必要性	本人の実施事項（※1）	支援の実施事項（※1）	支援者（機関名・担当者名・連絡先）
環境因子		□			
生活機能（活動）					
社会参加		□			
心身の状態					
支援継続に関する課題（※2）		□			
行動に関する課題（※3）		□			

（※1）課題内容・本人の希望に対する実施事項を記載すること
（※2）病状の理解の促進や自己管理等　（※3）アルコールや薬物、自他の安全確保に関する課題、こだわり等

調子が悪くなってきたときのサイン

自分でわかるサイン	周りの人が気づくサイン

サインに気づいたときにすること

自分がすること	周りの人がすること

緊急連絡先：氏名　　　　　　所属　　　　　　連絡先

緊急連絡先：氏名　　　　　　所属　　　　　　連絡先

緊急連絡先：氏名　　　　　　所属　　　　　　連絡先

署名　本人：

主治医：　　　　　　担当者：

（別紙様式 51 の 4）

「早期診療体制充実加算」に関する御説明書

当院では、早期診療体制充実加算を算定する患者さんに、こころの不調・病気に対する診療とともに、次のような診療を行います。

○ 他の医療機関で処方されるお薬を含め、服薬状況等を踏まえたお薬の管理を行います。

○ こころ以外にも、おからだの不調やお薬の副作用などのご相談に応じます。必要に応じ、検査等を行う場合があります。

○ 健康相談や、予防接種に関するご相談に応じます。

○ 障害福祉サービス等の利用に関するご相談に応じます。

○ 必要に応じ、障害支援区分認定や要介護認定の意見書を作成いたします。

○ 体調不良時等、患者さんからの電話等による問い合わせに対応しています。
連絡先　▲▲医院
●●●－●●●－●●●●

患者さん・ご家族へのお願い

○ 他の医療機関を受診される場合、お急ぎの場合を除き、担当医にご相談ください。お急ぎの場合に、他の医療機関を受診した場合には、次に当院を受診した際に投薬などを、お知らせください。（他の医療機関で受けた投薬なども、お知らせください。）

○ 受診時にはマイナ保険証やお薬手帳をご持参ください。

○ 処方を受けている薬局のお名前をお知らせください。

○ 健康診断やおからだの診療を受けたときは、その結果について、担当医にお知らせください。

別紙様式 51 の 3

児童思春期支援指導加算　支援計画書

患者氏名		生年月日	
初診日			
診断名（状態像名）			
症状および問題行動 　本人の得意なこと 　本人の苦手なこと			
発達・社会的環境	家族構成： 発達・生育歴： 社会的環境（就学状況や対人関係など）：		
方針・支援計画			
本人・家族との面接	□本人との面接：　　　回／週・月 □家族面接　：　　　　回／週・月 　　　　（□父親　□母親　□その他（　　　　））		
他の機関との連携	□あり（□本人の同意　□保護者の同意）・□なし ＜連携先＞ □担任　　　　　　　　□養護教諭　　　□生徒指導担当 □スクールカウンセラー　□スクールソーシャルワーカー □児童相談所職員　　　□市町村担当者 □その他（　　　　　　　　　　　　　　）		
予想される支援の期間	本人の希望： 家族の希望： 目標の設定：　　（　　週間・月　）		
備考			

計画作成日　　　　　　（見直し予定日）
担当医
担当者（職種）
本人・家族

様式

（別紙様式51の4）

早期診療体制充実加算に関する同意書

早期診療体制充実加算について説明を受け、理解した上
で、▲▲医院　医師　○○○○を担当医として、こころの不
調・病気に対する継続的な診療、お薬の管理等を受けること
に同意いたします。

※　他の医療機関で早期診療体制充実加算を算定している方は、署
名する前にお申し出ください。

（患者氏名）＿＿＿＿＿＿＿＿＿

（別紙様式52）

在宅療養計画書

（患者氏名）＿＿＿＿＿＿　殿

最終の外来受診日：　　　　　　年　　月　　日
初回の往診又は訪問診療日：　　年　　月　　日
計画作成日：　　　　　　　　　年　　月　　日

在宅での療養を担う医療機関名及び医師名・名	
病名・状態等（他に考え得る病名等）	
在宅での療養に関する相談者　患者以外の相談者	家族・その他関係者（　　　　　）
在宅での療養を担当する者の氏名（下記担当者及び上記医師を除く）	
通院困難な要因	
在宅での療養上の問題点、課題等	
在宅での療養について、必要な支援（概要等）	
在宅において必要になることが予想される医療の内容等	
利用が予想される介護サービス等	
利用が予想される介護サービスの担当者	

注：上記内容は、現時点で考えられるものであり、今後の状態の変化等に応じて変わり得るものである。

説明・交付日：　　　　年　　月　　日
（外来において診療を担当する医師）＿＿＿＿＿＿＿＿
（在宅における療養を担う医師）＿＿＿＿＿＿＿＿
（本人）＿＿＿＿＿＿＿＿

（別紙様式 54）

初診時の標準的な問診票の項目等

医療情報取得加算を算定する保険医療機関は、当該医療機関の受診患者に対する初診時問診票の項目について、以下を参考とすること。

- マイナ保険証による診療情報取得に同意したか
- 他の医療機関からの紹介状を持っているか
- 本日受診した症状について
  ・・・症状の内容、発症時期、経過　等
- 現在、他の医療機関に通院しているか
  ・・・医療機関名、受診日、治療内容　等
- 現在、処方されている薬があるか（マイナ保険証による情報取得に同意した患者については、直近１ヶ月以内の処方薬を除き、記載を省略可能）
  ・・・薬剤名、用量、投薬期間　等
- これまでに大きな病気にかかったことがあるか（入院や手術を要する病気等）
  ・・・病名、時期、医療機関名、治療内容　等
- この１年間で健診（特定健診及び後期高齢者健診に限る）を受診したか（マイナ保険証による情報取得に同意した患者については、記載を省略可能）
  ・・・受診時期、指摘事項　等
- これまでに薬や食品などでアレルギーを起こしたことがあるか
  ・・・原因となったもの、症状　等
- 現在、妊娠中又は授乳中であるか（女性のみ）
  ・・・妊娠週数　等

なお、問診票の項目とは別に、以下の内容についても問診票等に記載すること。

- 当該医療機関は、マイナ保険証の利用や問診票等を通じて患者の診療情報を取得・活用することにより、質の高い医療の提供に努めている医療機関（医療情報取得加算の算定医療機関）であること。
- マイナ保険証により正確な情報を取得・活用することで、より質の高い医療を提供できるため、マイナ保険証を積極的に利用いただきたいこと。

（記載例）

> 当院は診療情報を取得・活用することにより、質の高い医療の提供に努めています。正確な情報を取得・活用するため、マイナ保険証の利用にご協力をお願いいたします。

食事療養及び生活療養の費用額算定表

入院時食事療養費に係る食事療養及び入院時生活療養費に係る生活療養
の費用の額の算定に関する基準

●厚生労働省告示第99号

　健康保険法（大正11年法律第70号）第85条第2項（同法第149条において準用する場合を含む。）及び老人保健法（昭和57年法律第80号）第31条の2第2項の規定に基づき，入院時食事療養費に係る食事療養の費用の額の算定に関する基準を次のように定め，平成18年4月1日から適用し，入院時食事療養費に係る食事療養の費用の額の算定に関する基準（平成6年厚生省告示第237号）及び老人入院時食事療養費に係る食事療養の費用の額の算定に関する基準（平成6年厚生省告示第253号）は，平成18年3月31日限り廃止する。ただし，同日以前に行われた入院時食事療養の費用の額の算定については，なお従前の例による。

平成18年3月6日　　厚生労働大臣　川　崎　二　郎

一部改正	平成18年9月8日	厚生労働省告示第485号（平成18年10月1日から適用）
一部改正	平成20年3月5日	厚生労働省告示第64号（平成20年4月1日から適用）
一部改正	平成20年9月30日	厚生労働省告示第474号（平成20年10月1日から適用）
一部改正	平成28年3月4日	厚生労働省告示第62号（平成28年4月1日から適用）
一部改正	平成30年3月5日	厚生労働省告示第51号（平成30年4月1日から適用）
一部改正	令和6年3月5日	厚生労働省告示第64号（令和6年6月1日から適用）

入院時食事療養費に係る食事療養及び入院時生活療養費に係る生活療養
の費用の額の算定に関する基準

一　入院時食事療養費に係る食事療養及び入院時生活療養費に係る生活療養の費用の額
　は，別表により算定した額とする。
二　別表第一の１及び第二の１における届出については，届出を行う保険医療機関の所在
　地を管轄する地方厚生局長又は地方厚生支局長（以下「地方厚生局長等」という。）に
　対して行うものとする。ただし，当該所在地を管轄する地方厚生局又は地方厚生支局の
　分室がある場合には，当該分室を経由して行うものとする。

別表

食事療養及び生活療養の費用額算定表

第一　食事療養
　１　入院時食事療養（Ⅰ）（１食につき）
　(1)　(2)以外の食事療養を行う場合　　　　　　　　　　　　　　　　　　　　670円
　(2)　流動食のみを提供する場合　　　　　　　　　　　　　　　　　　　　　605円
　　注
　　　１　(1)については，別に厚生労働大臣が定める基準に適合しているものとし
　　　　て地方厚生局長等に届け出て当該基準による食事療養を行う保険医療機関
　　　　に入院している患者について，当該食事療養を行ったときに，１日につき
　　　　３食を限度として算定する。
　　　２　(2)については，別に厚生労働大臣が定める基準に適合しているものとし
　　　　て地方厚生局長等に届け出て当該基準による食事療養を行う保険医療機関
　　　　に入院している患者について，当該食事療養として流動食（市販されてい
　　　　るものに限る。以下同じ。）のみを経管栄養法により提供したときに，１日
　　　　に３食を限度として算定する。
　　　３　別に厚生労働大臣が定める特別食を提供したときは，１食につき76円を，
　　　　１日につき３食を限度として加算する。ただし，(2)を算定する患者につい
　　　　ては，算定しない。
　　　４　当該患者（療養病棟に入院する患者を除く。）について，食堂における食
　　　　事療養を行ったときは，１日につき50円を加算する。
　２　入院時食事療養（Ⅱ）（１食につき）
　(1)　(2)以外の食事療養を行う場合　　　　　　　　　　　　　　　　　　　　536円
　(2)　流動食のみを提供する場合　　　　　　　　　　　　　　　　　　　　　490円
　　注
　　　１　(1)については，入院時食事療養（Ⅰ）を算定する保険医療機関以外の保
　　　　険医療機関に入院している患者について，食事療養を行ったときに，１日
　　　　につき３食を限度として算定する。
　　　２　(2)については，入院時食事療養（Ⅰ）を算定する保険医療機関以外の保
　　　　険医療機関に入院している患者について，食事療養として流動食のみを経
　　　　管栄養法により提供したときに，１日につき３食を限度として算定する。
第二　生活療養
　１　入院時生活療養（Ⅰ）
　(1)　健康保険法第63条第２項第二号イ及び高齢者の医療の確保に関する法律第
　　　64条第２項第二号イに掲げる療養（以下「食事の提供たる療養」という。）（１
　　　食につき）
　　　イ　ロ以外の食事の提供たる療養を行う場合　　　　　　　　　　　　　584円
　　　ロ　流動食のみを提供する場合　　　　　　　　　　　　　　　　　　　530円
　(2)　健康保険法第63条第２項第二号ロ及び高齢者の医療の確保に関する法律第

64条第2項第二号ロに掲げる療養（以下「温度，照明及び給水に関する適切な療養環境の形成たる療養」という。）（1日につき）　　　　　398円

注
1　(1)のイについては，別に厚生労働大臣が定める基準に適合しているものとして地方厚生局長等に届け出て当該基準による生活療養を行う保険医療機関に入院している患者について，当該生活療養を行ったときに，(1)に掲げる療養として，1日につき3食を限度として算定する。

2　(1)のロについては，別に厚生労働大臣が定める基準に適合しているものとして地方厚生局長等に届け出て当該基準による生活療養を行う保険医療機関に入院している患者について，当該生活療養として流動食のみを経管栄養法により提供したときに，(1)に掲げる療養として，1日につき3食を限度として算定する。

3　別に厚生労働大臣が定める特別食を提供したときは，(1)に掲げる療養について，1食につき76円を，1日につき3食を限度として加算する。ただし，(1)のロを算定する患者については，算定しない。

4　当該患者（療養病棟に入院する患者を除く。）について，食堂における(1)に掲げる療養を行ったときは，1日につき50円を加算する。

2　入院時生活療養（Ⅱ）
(1)　食事の提供たる療養（1食につき）　　　　　　　　　　450円
(2)　温度，照明及び給水に関する適切な療養環境の形成たる療養（1日につき）　　　　　　　　　　　　　　　　　　　　　　　　　398円

注　入院時生活療養（Ⅰ）を算定する保険医療機関以外の保険医療機関に入院している患者について，生活療養を行ったときに，(1)に掲げる療養については1日につき3食を限度として算定する。

〔関係通知〕

入院時食事療養費に係る食事療養及び入院時生活療養費に係る生活療養の実施上の留意事項について

(令 6. 3. 5　保医発 0305 14)

1　一般的事項

(1)　食事は医療の一環として提供されるべきものであり，それぞれ患者の病状に応じて必要とする栄養量が与えられ，食事の質の向上と患者サービスの改善をめざして行われるべきものである。

　　また，生活療養の温度，照明及び給水に関する療養環境は医療の一環として形成されるべきものであり，それぞれの患者の病状に応じて適切に行われるべきものである。

(2)　食事の提供に関する業務は保険医療機関自らが行うことが望ましいが，保険医療機関の管理者が業務遂行上必要な注意を果たし得るような体制と契約内容により，食事療養の質が確保される場合には，保険医療機関の最終的責任の下で第三者に委託することができる。なお，業務の委託にあたっては，医療法（昭和23年法律第205号）及び医療法施行規則（昭和23年厚生省令第50号）の規定によること。食事提供業務の第三者への一部委託については「医療法の一部を改正する法律の一部の施行について」（平成 5 年 2 月15日健政発第98号厚生省健康政策局長通知）の第 3 及び「病院診療所等の業務委託について」（平成 5 年 2 月15日指第14号厚生省健康政策局指導課長通知）に基づき行うこと。

(3)　患者への食事提供については病棟関連部門と食事療養部門との連絡が十分とられていることが必要である。

(4)　入院患者の栄養補給量は，本来，性，年齢，体位，身体活動レベル，病状等によって個々に適正量が算定されるべき性質のものである。従って，一般食を提供している患者の栄養補給量についても，患者個々に算定された医師の食事箋による栄養補給量又は栄養管理計画に基づく栄養補給量を用いることを原則とするが，これらによらない場合には，次により算定するものとする。なお，医師の食事箋とは，医師の署名又は記名・押印がされたものを原則とするが，オーダリングシステム等により，医師本人の指示によるものであることが確認できるものについても認めるものとする。

ア　一般食患者の推定エネルギー必要量及び栄養素（脂質，たんぱく質，ビタミンＡ，ビタミンＢ$_1$，ビタミンＢ$_2$，ビタミンＣ，カルシウム，鉄，ナトリウム（食塩）及び食物繊維）の食事摂取基準については，健康増進法（平成14年法律第103号）第16条の 2 に基づき定められた食事摂取基準の数値を適切に用いるものとすること。

　　なお，患者の体位，病状，身体活動レベル等を考慮すること。

　　また，推定エネルギー必要量は治療方針にそって身体活動レベルや体重の増減等を考慮して適宜増減することが望ましいこと。

イ　アに示した食事摂取基準についてはあくまでも献立作成の目安であるが，食事の提供に際しては，病状，身体活動レベル，アレルギー等個々の患者の特性について十分考慮すること。

(5)　調理方法，味付け，盛り付け，配膳等について患者の嗜好を配慮した食事が提供されており，嗜好品以外の飲食物の摂取（補食）は原則として認められないこと。

　　なお，果物類，菓子類等病状に影響しない程度の嗜好品を適当量摂取することは差し支えないこと。

(6)　当該保険医療機関における療養の実態，当該地域における日常の生活サイクル，患者の希望等を総合的に勘案し，適切な時刻に食事提供が行われていること。

(7)　適切な温度の食事が提供されていること。

(8)　食事療養に伴う衛生は，医療法及び医療法施行規則の基準並びに食品衛生法（昭和22年法律第233号）に定める基準以上のものであること。

　　なお，食事の提供に使用する食器等の消毒も適正に行われていること。

(9)　食事療養の内容については，当該保険医療機関の医師を含む会議において検討が加えられていること。

(10)　入院時食事療養及び入院時生活療養の食事の提供たる療養は 1 食単位で評価するものであることから，食事提供数は，入院患者ごとに実際に提供された食数を記録していること。

(11)　患者から食事療養標準負担額又は生活療養標準負担額（入院時生活療養の食事の提供たる療養に係るものに限る。以

下同じ。）を超える費用を徴収する場合は，あらかじめ食事の内容及び特別の料金が患者に説明され，患者の同意を得て行っていること。

⑿　実際に患者に食事を提供した場合に1食単位で，1日につき3食を限度として算定するものであること。

⒀　1日の必要量を数回に分けて提供した場合は，提供された回数に相当する食数として算定して差し支えないこと。（ただし，食事時間外に提供されたおやつを除き，1日に3食を限度とする。）

2　入院時食事療養又は入院時生活療養

⑴　入院時食事療養（Ⅰ）又は入院時生活療養（Ⅰ）の届出を行っている保険医療機関においては，下記の点に留意する。

①　医師，管理栄養士又は栄養士による検食が毎食行われ，その所見が検食簿に記入されている。

②　普通食（常食）患者年齢構成表及び給与栄養目標量については，必要に応じて見直しを行っていること。

③　食事の提供に当たっては，喫食調査等を踏まえて，また必要に応じて食事箋，献立表，患者入退院簿及び食料品消費日計表等の食事療養関係帳簿を使用して食事の質の向上に努めること。

④　患者の病状等により，特別食を必要とする患者については，医師の発行する食事箋に基づき，適切な特別食が提供されていること。

⑤　適時の食事の提供に関しては，実際に病棟で患者に夕食が配膳される時間が，原則として午後6時以降とする。ただし，当該保険医療機関の施設構造上，厨房から病棟への配膳に時間を要する場合には，午後6時を中心として各病棟で若干のばらつきを生じることはやむを得ない。この場合においても，最初に病棟において患者に夕食が配膳される時間は午後5時30分より後である必要がある。

⑥　保温食器等を用いた適温の食事の提供については，中央配膳に限らず，病棟において盛り付けを行っている場合であっても差し支えない。

⑦　医師の指示の下，医療の一環として，患者に十分な栄養指導を行うこと。

⑵　「流動食のみを経管栄養法により提供したとき」とは，当該食事療養又は当該食事の提供たる療養として食事の大半を経管栄養法による流動食（市販されているものに限る。以下この項において同じ。）により提供した場合を指すものであり，栄養管理が概ね経管栄養法による流動食によって行われている患者に対し，流動食とは別に又は流動食と混合して，少量の食品又は飲料を提供した場合（経口摂取か経管栄養の別を問わない。）を含むものである。

3　特別食加算

⑴　特別食加算は，入院時食事療養（Ⅰ）又は入院時生活療養（Ⅰ）の届出を行った保険医療機関において，患者の病状等に対応して医師の発行する食事箋に基づき，「入院時食事療養及び入院時生活療養の食事の提供たる療養の基準等」（平成6年厚生省告示第238号）の第2号に示された特別食が提供された場合に，1食単位で1日3食を限度として算定する。ただし，流動食（市販されているものに限る。）のみを経管栄養法により提供したときは，算定しない。なお，当該加算を行う場合は，特別食の献立表が作成されている必要がある。

⑵　加算の対象となる特別食は，疾病治療の直接手段として，医師の発行する食事箋に基づいて提供される患者の年齢，病状等に対応した栄養量及び内容を有する治療食，無菌食及び特別な場合の検査食をいうものであり，治療乳を除く乳児の人工栄養のための調乳，離乳食，幼児食等並びに治療食のうちで単なる流動食及び軟食は除かれる。

⑶　治療食とは，腎臓食，肝臓食，糖尿食，胃潰瘍食，貧血食，膵臓食，脂質異常症食，痛風食，てんかん食，フェニールケトン尿症食，楓糖尿症食，ホモシスチン尿症食，ガラクトース血症食及び治療乳をいうが，胃潰瘍食については流動食を除くものである。また治療乳とは，いわゆる乳児栄養障害（離乳を終らない者の栄養障害）に対する直接調製する治療乳をいい，治療乳既製品（プレミルク等）を用いる場合及び添加含水炭素の選定使用等は含まない。

　ここでは努めて一般的な名称を用いたが，各医療機関での呼称が異なっていてもその実質内容が告示したものと同等である場合は加算の対象となる。ただし，混乱を避けるため，できる限り告示の名称を用いることが望ましい。

⑷　心臓疾患，妊娠高血圧症候群等に対して減塩食療法を行う場合は，腎臓食に準じて取り扱うことができるものである。なお，高血圧症に対して減塩食療法を行う場合は，このような取扱いは認められない。

⑸　腎臓食に準じて取り扱うことができる心臓疾患等の減塩食については，食塩相当量が総量（1日量）6g未満の減塩食をいう。ただし，妊娠高血圧症候群の減塩食の場合は，日本高血圧学会，日本妊娠高血圧学会等の基準に準じていること。

⑹　肝臓食とは，肝庇護食，肝炎食，肝硬変食，閉鎖性黄疸食（胆石症及び胆嚢炎による閉鎖性黄疸の場合も含む。）等

をいう。

⑺　十二指腸潰瘍の場合も胃潰瘍食として取り扱って差し支えない。手術前後に与える高カロリー食は加算の対象としないが，侵襲の大きな消化管手術の術後において胃潰瘍食に準ずる食事を提供する場合は，特別食の加算が認められる。また，クローン病，潰瘍性大腸炎等により腸管の機能が低下している患者に対する低残渣食については，特別食として取り扱って差し支えない。

⑻　高度肥満症（肥満度が＋70％以上又はＢＭＩが35以上）に対して食事療法を行う場合は，脂質異常症食に準じて取り扱うことができる。

⑼　特別な場合の検査食とは，潜血食をいう。

⑽　大腸Ｘ線検査・大腸内視鏡検査のために特に残渣の少ない調理済食品を使用した場合は，「特別な場合の検査食」として取り扱って差し支えない。ただし，外来患者に提供した場合は，保険給付の対象外である。

⑾　てんかん食とは，難治性てんかん（外傷性のものを含む。）の患者に対し，グルコースに代わりケトン体を熱量源として供給することを目的に炭水化物量の制限及び脂質量の増加が厳格に行われた治療食をいう。ただし，グルコーストランスポーター１欠損症又はミトコンドリア脳筋症の患者に対し，治療食として当該食事を提供した場合は，「てんかん食」として取り扱って差し支えない。

⑿　特別食として提供される脂質異常症食の対象となる患者は，空腹時定常状態におけるＬＤＬ－コレステロール値が140mg/dL以上である者又はＨＤＬ－コレステロール値が40mg/dL未満である者若しくは中性脂肪値が150mg/dL以上である者である。

⒀　特別食として提供される貧血食の対象となる患者は，血中ヘモグロビン濃度が10g/dL以下であり，その原因が鉄分の欠乏に由来する患者である。

⒁　特別食として提供される無菌食の対象となる患者は，無菌治療室管理加算を算定している患者である。

⒂　経管栄養であっても，特別食加算の対象となる食事として提供される場合は，当該特別食に準じて算定することができる。

⒃　薬物療法や食事療法等により，血液検査等の数値が改善された場合でも，医師が疾病治療の直接手段として特別食に係る食事箋の発行の必要性を認めなくなるまで算定することができる。

4　食堂加算

⑴　食堂加算は，入院時食事療養（Ⅰ）又は入院時生活療養（Ⅰ）の届出を行っている保険医療機関であって，⑵の要件を満たす食堂を備えている病棟又は診療所に入院している患者（療養病棟に入院している患者を除く。）について，食事の提供が行われた時に１日につき，病棟又は診療所単位で算定する。

⑵　他の病棟に入院する患者との共用，談話室等との兼用は差し支えない。ただし，当該加算の算定に該当する食堂の床面積は，内法で当該食堂を利用する病棟又は診療所に係る病床１床当たり0.5平方メートル以上とする。

⑶　診療所療養病床療養環境加算，精神療養病棟入院料等の食堂の設置が要件の一つとなっている点数を算定している場合は，食堂加算をあわせて算定することはできない。

⑷　食堂加算を算定する病棟を有する保険医療機関は，当該病棟に入院している患者のうち，食堂における食事が可能な患者については，食堂において食事を提供するように努めること。

5　鼻腔栄養との関係

⑴　患者が経口摂取不能のために鼻腔栄養を行った場合は下記のとおり算定する。

　ア　薬価基準に収載されている高カロリー薬を経鼻経管的に投与した場合は，診療報酬の算定方法（平成20年厚生労働省告示第59号）医科診療報酬点数表区分番号「Ｊ120」鼻腔栄養の手技料及び薬剤料を算定し，食事療養に係る費用又は生活療養の食事の提供たる療養に係る費用及び投薬料は別に算定しない。

　イ　薬価基準に収載されていない流動食を提供した場合は，区分番号「Ｊ120」鼻腔栄養の手技料及び食事療養に係る費用又は生活療養の食事の提供たる療養に係る費用を算定する。

　　イの場合において，流動食（市販されているものを除く。）が特別食の算定要件を満たしているときは特別食の加算を算定して差し支えない。薬価基準に収載されている高カロリー薬及び薬価基準に収載されていない流動食を併せて投与及び提供した場合は，ア又はイのいずれかのみにより算定する。

⑵　食道癌を手術した後，胃瘻より流動食を点滴注入した場合は，鼻腔栄養に準じて取り扱う。

6　特別料金の支払を受けることによる食事の提供

　　入院患者に提供される食事に関して多様なニーズがあることに対応して，患者から特別の料金の支払を受ける特別メニューの食事（以下「特別メニューの食事」という。）を別に用意し，提供した場合は，下記の要件を満たした場合に妥当な範囲内の患者の負担は差し支えない。

(1)　特別メニューの食事の提供に際しては，患者への十分な情報提供を行い，患者の自由な選択と同意に基づいて行われる必要があり，患者の意に反して特別メニューの食事が提供されることのないようにしなければならないものであり，患者の同意がない場合は食事療養標準負担額及び生活療養標準負担額の支払を受けることによる食事（以下「標準食」という。）を提供しなければならない。また，あらかじめ提示した金額以上に患者から徴収してはならない。なお，同意書による同意の確認を行う場合の様式は，各医療機関で定めたもので差し支えない。

(2)　患者の選択に資するために，各病棟内等の見やすい場所に特別メニューの食事のメニュー及び料金を掲示するとともに，文書を交付し，わかりやすく説明するなど，患者が自己の選択に基づき特定の日にあらかじめ特別のメニューの食事を選択できるようにする。

(3)　特別メニューの食事は，通常の入院時食事療養又は入院時生活療養の食事の提供たる療養の費用では提供が困難な高価な材料を使用し特別な調理を行う場合や標準食の材料と同程度の価格であるが，異なる材料を用いるため別途費用が掛かる場合などであって，その内容が入院時食事療養又は入院時生活療養の食事の提供たる療養の費用の額を超える特別の料金の支払を受けるのにふさわしいものでなければならない。また，特別メニューの食事を提供する場合は，当該患者の療養上支障がないことについて，当該患者の診療を担う保険医の確認を得る必要がある。なお，複数メニューの選択については，あらかじめ決められた基本となるメニューと患者の選択により代替可能なメニューのうち，患者が後者を選択した場合に限り，基本メニュー以外のメニューを準備するためにかかる追加的な費用として，1食あたり17円を標準として社会的に妥当な額の支払を受けることができること。この場合においても，入院時食事療養又は入院時生活療養の食事の提供たる療養に当たる部分については，入院時食事療養費及び入院時生活療養費が支給されること。

(4)　当該保険医療機関は，特別メニューの食事を提供することにより，それ以外の食事の内容及び質を損なうことがないように配慮する。

(5)　栄養補給量については，当該保険医療機関においては，患者ごとに栄養記録を作成し，医師との連携の下に管理栄養士又は栄養士により個別的な医学的・栄養学的管理が行われることが望ましい。また，食堂の設置，食器への配慮等食事の提供を行う環境の整備についてもあわせて配慮がなされていることが望ましい。

(6)　特別メニューの食事の提供を行っている保険医療機関は，毎年8月1日現在で，その内容及び料金などを入院時食事療養及び入院時生活療養に関する報告とあわせて地方厚生（支）局長に報告する。

7　掲示

　　特別のメニューの食事を提供している保険医療機関は，各々次に掲げる事項を病棟内等の患者に見えやすい場所に掲示するとともに，原則として，ウェブサイトに掲載するものとする。ウェブサイトへの掲載について，保険医療機関が自ら管理するホームページ等を有しない場合はこの限りではない。なお，ウェブサイトへの掲載について，令和7年5月31日までの間，経過措置を設けている。

(1)　当該保険医療機関においては毎日，又は予め定められた日に，予め患者に提示したメニューから，患者の自己負担により特別メニューの食事を患者の希望により選択できること。

(2)　特別メニューの食事の内容及び特別料金

　　具体的には，例えば1週間分の食事のメニューの一覧表（複数メニューを含む特別のメニューの食事については，基本メニューと区分して，特別料金を示したもの等）。あわせて，文書等を交付しわかりやすく説明すること。

8　その他

(1)　一般病床と療養病床を有する保険医療機関において，一般病床から療養病床に転床した日は，療養病棟入院基本料等を算定し，生活療養を受けることとなることから，転床前の食事も含め，全ての食事について入院時生活療養費（食事の提供たる療養に係るもの）が支給され，食事の提供たる療養に係る生活療養標準負担額（患者負担額）を徴収する。一方，療養病床から一般病床に転床した日は，転床前の食事も含め，全ての食事について入院時食事療養費が支給され，食事療養標準負担額（患者負担額）を徴収する。

(2)　転床した場合の入院時生活療養に係る生活療養（温度，照明及び給水に関する適切な療養環境の提供たる療養に係る

もの）の支給は次のとおりとする。

ア　一般病床から療養病床へ転床した日は，療養病棟入院基本料等を算定することとなることから，入院時生活療養に
　　係る生活療養（温度，照明及び給水に関する適切な療養環境の提供たる療養に係るもの）が支給され，温度，照明及
　　び給水に関する適切な療養環境の提供たる療養に係る生活療養標準負担額（患者負担額）を徴収する。

イ　療養病床から一般病床へ転床した日は，一般病棟入院基本料等を算定することとなることから，入院時生活療養に
　　係る生活療養（温度，照明及び給水に関する適切な療養環境の提供たる療養に係るもの）は支給されず，温度，照明
　　及び給水に関する適切な療養環境の提供たる療養に係る生活療養標準負担額（患者負担額）は徴収しない。

関係告示　目次

掲示事項等関係告示

◎厚生労働省告示第107号

　　　（令和 6. 3. 5　厚生労働省告示第56号改正）
　保険医療機関及び保険医療養担当規則（昭和32年厚生省令第15号）第2条の6，第5条の2第2項，第5条の4第1項，第11条の3，第18条，第19条第1項及び第2項，第20条第二号並びに第21条第二号及び第九号並びに保険薬局及び保険薬剤師療養担当規則（昭和32年厚生省令第16号）第2条の4及び第9条並びに老人保健法の規定による医療並びに入院時食事療養費及び特定療養費に係る療養の取扱い及び担当に関する基準（昭和58年厚生省告示第14号）第2条の6，第5条の2第2項，第5条の4第1項，第11条の3，第18条，第19条第1項及び第2項，第20条第三号及び第四号，第21条第三号，第25条の4並びに第31条の規定に基づき，療担規則及び薬担規則並びに療担基準に基づき厚生労働大臣が定める掲示事項等を次のように定め，平成18年4月1日から適用し，療担規則及び薬担規則並びに療担基準に基づき厚生労働大臣が定める掲示事項等（平成14年厚生労働省告示第99号）は，平成18年3月31日限り廃止する。

　　　平成18年3月6日

　　　　　　厚生労働大臣　　川　崎　二　郎

　　　療担規則及び薬担規則並びに療担基準に基づき
　　　厚生労働大臣が定める掲示事項等

第一　保険医療機関及び保険医療養担当規則（以下「療担規則」という。）第2条の6及び高齢者の医療の確保に関する法律の規定による療養の給付等の取扱い及び担当に関する基準（以下「療担基準」という。）第2条の6の厚生労働大臣が定める掲示事項
　一　診療報酬の算定方法（平成20年厚生労働省告示第59号）別表第一医科診療報酬点数表（以下「医科点数表」という。）の第1章第2部第1節に規定する入院基本料及び別表第二歯科診療報酬点数表（以下「歯科点数表」という。）の第1章第2部第1節に規定する入院基本料に関する事項
　二　厚生労働大臣が指定する病院の病棟並びに厚生労働大臣が定める病院，基礎係数，機能評価係数Ⅰ，機能評価係数Ⅱ及び激変緩和係数（平成24年厚生労働省告示第165号）別表第一から別表第三までの病院の欄に掲げる病院であること
　三　診療報酬の算定方法及び入院時食事療養費に係る食事療養及び入院時生活療養に係る生活療養の費用の額の算定に関する基準（平成18年厚生労働省告示第99号）に基づき，地方厚生局長又は地方厚生支局長（以下「地方厚生局長等」という。）に届け出た事項に関する事項（一に掲げるものを除く。）
　四　療担規則第5条の2第2項及び第5条の2の2第1項並びに療担基準第5条の2第2項及び第5条の2の

2第1項に規定する明細書の発行状況に関する事項
　五　役務の提供及び物品の販売等であって患者から費用の支払を受けるものに関する事項（当該費用の支払が法令の規定に基づくものを除く。）
　六　療担規則第3条第4項及び療担基準第3条第4項に規定する体制に関する事項
第一の二　療担規則第5条第3項第二号及び療担基準第5条第3項第二号の厚生労働大臣の定める選定療養
　　　厚生労働大臣の定める評価療養，患者申出療養及び選定療養（平成18年厚生労働省告示第495号）第2条第四号及び第五号に掲げるもの
第一の三　療担規則第5条第3項第二号及び療担基準第5条第3項第二号の厚生労働大臣の定める金額
　一　厚生労働大臣の定める評価療養，患者申出療養及び選定療養第2条第四号の初診に係る厚生労働大臣が定める金額
　　　㈠　医師である保険医による初診の場合　7,000円
　　　㈡　歯科医師である保険医による初診の場合　5,000円
　二　厚生労働大臣の定める評価療養，患者申出療養及び選定療養第2条第五号の再診に係る厚生労働大臣が定める金額
　　　㈠　医師である保険医による再診の場合　3,000円
　　　㈡　歯科医師である保険医による再診の場合　1,900円
第一の四　療担規則第5条第3項第二号及び療担基準第5条第3項第二号の厚生労働大臣の定める場合
　一　厚生労働大臣の定める評価療養，患者申出療養及び選定療養第2条第四号の初診にあっては，他の病院又は診療所からの文書による紹介がない患者に対して，療担規則第5条第3項第二号又は療担基準第5条第3項第二号に規定する金額以上の金額の支払を求めないことについて，正当な理由がある場合
　二　厚生労働大臣の定める評価療養，患者申出療養及び選定療養第2条第五号の再診にあっては，他の病院（療担規則第5条第3項及び療担基準第5条第3項に規定する保険医療機関を除く。）又は診療所に対して文書による紹介を行う旨の申出を行った患者に対して，療担規則第5条第3項第二号又は療担基準第5条第3項第二号に規定する金額以上の金額の支払を求めないことについて，正当な理由がある場合
第一の五　療担規則第5条の2第2項及び療担基準第5条の2第2項に規定する明細書を交付しなければならない保険医療機関
　　　療養の給付及び公費負担医療に関する費用の請求に関する命令（昭和51年厚生省令第36号）第1条の規定に基づき電子情報処理組織の使用による請求又は附則第3条の2の規定に基づき光ディスク等を用いた請求を行っている保険医療機関（同令附則第3条の4第1項，第3条

の5第1項又は第4条第1項若しくは第2項の規定に基づき書面による請求を行うことができる保険医療機関を除く。）

第一の六　療担規則第5条の2の2第1項及び療担基準第5条の2の2第1項の厚生労働大臣の定める公費負担医療

　　療養の給付及び公費負担医療に関する費用の請求に関する命令第1条第1項各号に掲げる医療に関する給付（当該給付に関する費用の負担の全額が公費により行われるものを除く。）

第二　療担規則第5条の4第1項及び療担基準第5条の4第1項の評価療養に関して支払を受けようとする場合の厚生労働大臣の定める基準

　一　通則
　　（一）　療養は，適切に行われる体制が整っている等保険医療機関が特別の料金を徴収するのにふさわしいものでなければならないものとする。
　　（二）　当該療養は，患者への情報提供を前提とし，患者の自由な選択と同意がなされたものに限られるものとする。
　　（三）　患者への情報提供に資するため，特別の料金等の内容を定め，又は変更しようとする場合は，地方厚生局長等に報告するものとする。この場合において，当該報告は，報告を行う保険医療機関の所在地を管轄する地方厚生局長等に対して行うものとする。ただし，当該所在地を管轄する地方厚生局又は地方厚生支局の分室がある場合には，当該分室を経由して行うものとする。

　二　先進医療に関する基準
　　（一）　施設基準の設定を求める旨の厚生労働大臣への届出に基づき，施設基準が設定された先進医療であること（厚生労働大臣の定める先進医療及び患者申出療養並びに施設基準（平成20年厚生労働省告示第129号）第三に規定するものを除く。）。
　　（二）　当該診療を実施しようとする場合は，先進医療ごとに，当該診療を適切に行うことのできる体制が整っている旨を地方厚生局長等に届け出るものとする。この場合において，当該届出は，届出を行う保険医療機関の所在地を管轄する地方厚生局長等に対して行うものとする。ただし，当該所在地を管轄する地方厚生局又は地方厚生支局の分室がある場合には，当該分室を経由して行うものとする。

第二の二　療担規則第5条の4第1項及び療担基準第5条の4第1項の患者申出療養に関して支払を受けようとする場合の厚生労働大臣の定める基準

　一　療養は，適切に行われる体制が整っている等保険医療機関が特別の料金を徴収するのにふさわしいものでなければならないものとする。
　二　当該療養は，患者への情報提供を前提とし，患者の自由な選択と同意がなされたものに限られるものとする。
　三　患者への情報提供に資するため，特別の料金等の内容を定め，又は変更しようとする場合は，地方厚生局

長等に報告するものとする。この場合において，当該報告は，報告を行う保険医療機関の所在地を管轄する地方厚生局長等に対して行うものとする。ただし，当該所在地を管轄する地方厚生局又は地方厚生支局の分室がある場合には，当該分室を経由して行うものとする。

第三　療担規則第5条の4第1項及び療担基準第5条の4第1項の選定療養に関して支払を受けようとする場合の厚生労働大臣の定める基準

　一　通則
　　（一）　療養は，適切に行われる体制が整っている等保険医療機関が特別の料金を徴収するのにふさわしいものでなければならないものとする。
　　（二）　当該療養は，患者への情報提供を前提とし，患者の自由な選択と同意がなされたものに限られるものとする。
　　（三）　患者への情報提供に資するため，特別の料金等の内容を定め，又は変更しようとする場合は，地方厚生局長等に報告するものとする。この場合において，当該報告は，報告を行う保険医療機関の所在地を管轄する地方厚生局長等に対して行うものとする。ただし，当該所在地を管轄する地方厚生局又は地方厚生支局の分室がある場合には，当該分室を経由して行うものとする。

　二　特別の療養環境の提供に関する基準
　　（一）　特別の療養環境に係る一の病室の病床数は，4床以下でなければならないものとする。
　　（二）　特別の療養環境に係る病床数は，当該保険医療機関の有する病床（健康保険法（大正11年法律第70号）第63条第3項第一号の指定に係る病床に限る。以下この号において同じ。）の数の5割以下でなければならないものとする。ただし，厚生労働大臣が次に掲げる要件を満たすものとして承認した保険医療機関にあっては，当該承認に係る病床割合以下とする。
　　　イ　当該保険医療機関の所在地を含む区域（医療法（昭和23年法律第205号）第30条の4第2項第九号に規定する区域をいう。）における療養病床（同法第7条第2項第四号に規定する療養病床をいう。）及び一般病床（同法第7条第2項第五号に規定する一般病床をいう。）の数が，同法第30条の4第1項に規定する医療計画において定める当該区域の療養病床及び一般病床に係る基準病床数に既に達しており，かつ，特別の療養環境に係る病床数の当該保険医療機関の病床数に対する割合を増加しても患者が療養の給付を受けることに支障を来すおそれがないこと。
　　　ロ　経験を有する常勤の相談員により，特別の療養環境の提供に係る病室への入退室及び特別の料金等に関する相談体制が常時とられていること。
　　　ハ　必要に応じ，患者を適切かつ迅速に他の保険医療機関に紹介することができる等の他の保険医療機関との連携体制がとられていること。
　　　ニ　当該保険医療機関における特別の療養環境の提

供に係る病室のすべてについて，一の病室の病床
数が２床以下であり，かつ，一の病室の病床数が
２床である病室のすべてについて，病床ごとのプ
ライバシーが十分に確保されていること。

ホ　医科点数表第１章第２部第１節又は歯科点数表
第１章第２部第１節に規定する急性期一般入院基
本料，７対１入院基本料及び10対１入院基本料，
療養病棟入院基本料（特別入院基本料及び夜勤時
間特別入院基本料を除く。）並びに有床診療所入
院基本料の入院基本料１又は入院基本料４を算定
する保険医療機関であること。

ヘ　医療法施行規則（昭和23年厚生省令第50号）第
19条第１項第一号及び第二号に定める医師及び歯
科医師の員数を満たしていること。

ト　厚生労働大臣から当該承認を受ける前６月間に
おいて第三の基準に違反したことがなく，かつ，
現に違反していないこと。

(三)　(二)の規定にかかわらず，特別の療養環境に係る病
床数は，医療法第４条の２第１項に規定する特定機
能病院以外の保険医療機関であって国が開設するも
のについては当該保険医療機関の有する病床数の２
割以下とし，地方公共団体が開設するものについて
は当該保険医療機関の有する病床数の３割以下とす
る。

三　予約に基づく診察
(一)　当該診察は，当該保険医療機関において対面で行
われるものであって，予約診察を行う日時があらか
じめ決められていなければならないものとする。

(二)　当該保険医療機関において，予約に基づかない診
察が受けられる体制が十分整っていなければならな
いものとする。

(三)　予約診察を行う日時及び予約料を当該保険医療機
関の見やすい場所に掲示しなければならないものと
する。

(四)　原則として，予約診察を行う日時及び予約料を
ウェブサイトに掲載しなければならないものとする。

四　保険医療機関が表示する診療時間以外の時間におけ
る診察
(一)　当該診察は，当該保険医療機関において対面で行
われるものであって，患者が当該保険医療機関の診
療時間以外の時間に診察を受けることを希望した場
合にのみ認められるものとする。

(二)　当該診察は，医科点数表の第１章区分番号Ａ000
の注７，区分番号Ａ001の注５及び区分番号Ａ002の
注８並びに歯科点数表の第１章区分番号Ａ000の注
７及び注８並びに区分番号Ａ002の注５及び注６に
規定する保険医療機関が表示する診療時間以外の時
間における診察に係る加算の対象となるものであっ
てはならないものとする。

五　医科点数表及び歯科点数表に規定する回数を超えて
受けた診療であって別に厚生労働大臣が定めるものに
関する基準
医科点数表及び歯科点数表において回数が定められ

ている診療であって別に厚生労働大臣が定めるもので
あること。

六　入院期間が180日を超える入院に関する基準
療担規則第５条第２項又は療担基準第５条第２項の
規定により受け取る金額は，当該療養に要するものと
して適正なものでなければならないものとする。

七　金属床による総義歯の提供に関する基準
(一)　金属床による総義歯の提供は，無歯顎の患者に対
して総義歯による欠損補綴を必要とする場合に行わ
れるものに限られるものとする。

(二)　当該保険医療機関において，金属床によらない総
義歯の提供が行われる体制が十分整っていなければ
ならないものとする。

(三)　金属床による総義歯に係る費用徴収その他必要な
事項を当該保険医療機関内の見やすい場所に掲示し
なければならないものとする。

(四)　原則として，金属床による総義歯に係る費用徴収
その他必要な事項をウェブサイトに掲載しなければ
ならないものとする。

八　う蝕に罹患している患者の指導管理に関する基準
(一)　当該指導管理は，フッ化物局所応用又は小窩裂溝
填塞による指導管理を必要とする場合に，行われる
ものに限られるものとする。

(二)　当該指導管理に係る費用徴収その他必要な事項を
当該保険医療機関内の見やすい場所に掲示しなけれ
ばならないものとする。

(三)　原則として，当該指導管理に係る費用徴収その他
必要な事項をウェブサイトに掲載しなければならな
いものとする。

九　前歯部の金属歯冠修復に使用する金合金又は白金加
金の支給に関する基準
(一)　患者が前歯部の歯冠修復に金合金又は白金加金の
使用を希望した場合に限られるものとする。

(二)　当該金属歯冠修復指導管理に係る費用徴収その他
必要な事項を当該保険医療機関内の見やすい場所に
掲示しなければならないものとする。

(三)　原則として，当該金属歯冠修復指導管理に係る費
用徴収その他必要な事項をウェブサイトに掲載しな
ければならないものとする。

十　白内障に罹患している患者に対する水晶体再建に使
用する眼鏡装用率の軽減効果を有する多焦点眼内レン
ズの支給に関する基準
(一)　眼鏡装用率の軽減効果を有する多焦点眼内レンズ
の支給は，白内障に罹患している患者に対して眼内
レンズによる水晶体再建を必要とする場合に行われ
るものに限られるものとする。

(二)　眼鏡装用率の軽減効果を有する多焦点眼内レンズ
によらない水晶体再建が行われる体制が十分整って
いる保険医療機関において行うものとする。

(三)　眼鏡装用率の軽減効果を有する多焦点眼内レンズ
の支給に係る特別の料金その他必要な事項を当該保
険医療機関内の見やすい場所に掲示しなければなら
ないものとする。

　　（四）　原則として，眼鏡装用率の軽減効果を有する多焦
　　　　点眼内レンズの支給に係る特別の料金その他必要な
　　　　事項をウェブサイトに掲載しなければならないもの
　　　　とする。

第四　療担規則第11条の３第１項及び療担基準第11条の３
　　の厚生労働大臣が定める報告事項
　　一　健康保険法第63条第２項及び高齢者の医療の確保に
　　　　関する法律（昭和57年法律第80号）第64条第２項に規
　　　　定する評価療養，患者申出療養及び選定療養に関する
　　　　事項
　　二　酸素及び窒素の購入価格に関する事項
　　三　歯科点数表の第２章第１部区分番号Ｂ001-2に掲げ
　　　　る歯科衛生実地指導料に関する事項
　　四　診療報酬の算定方法及び入院時食事療養費に係る食
　　　　事療養及び入院時生活療養費に係る生活療養の費用の
　　　　額の算定に関する基準に基づき，地方厚生局長等に届
　　　　け出た事項に関する事項
　　五　療担規則第５条の２第２項及び第５条の２の２第１
　　　　項並びに療担基準第５条の２第２項及び第５条の２の
　　　　２第１項に規定する明細書の発行状況に関する事項
第五　療担規則第18条及び療担基準第18条の特殊療法に係
　　る厚生労働大臣が定める療法等
　　　　厚生労働大臣の定める評価療養，患者申出療養及び選
　　　　定療養第１条各号に掲げる評価療養及び第１条の２に規
　　　　定する患者申出療養
第六　療担規則第19条第１項本文及び療担基準第19条第１
　　項本文の厚生労働大臣の定める保険医の使用医薬品
　　　　使用薬剤の薬価（薬価基準）（平成20年厚生労働省告
　　　　示第60号）の別表に収載されている医薬品（令和６年10
　　　　月１日以降においては別表第１（編注；略）に収載され
　　　　ている医薬品を，令和７年４月１日以降においては別表
　　　　第２（編注；略）に収載されている医薬品を除く。）並
　　　　びに投薬又は注射の適否に関する反応試験に用いる医薬
　　　　品，焼セッコウ及び別表第３（編注；略）に収載されて
　　　　いる医薬品
第七　療担規則第19条第１項ただし書及び療担基準第19条
　　第１項ただし書の厚生労働大臣が定める場合
　　一　厚生労働大臣の定める評価療養，患者申出療養及び
　　　　選定療養第１条第四号に掲げる療養に係る医薬品を使
　　　　用する場合
　　二　厚生労働大臣の定める先進医療及び患者申出療養並
　　　　びに施設基準第３項各号に掲げる先進医療に係る薬物
　　　　を使用する場合
　　三　厚生労働大臣の定める先進医療及び患者申出療養並
　　　　びに施設基準第４項各号に掲げる患者申出療養に係る
　　　　薬物を使用する場合
第八　療担規則第19条第２項本文及び療担基準第19条第２
　　項本文の厚生労働大臣の定める保険医の使用歯科材料
　　　　特定保険医療材料及びその材料価格（材料価格基準）
　　　　（平成20年厚生労働省告示第61号）別表のⅥに掲げる特
　　　　定保険医療材料
第九　療担規則第19条第２項ただし書及び療担基準第19条
　　第２項ただし書の厚生労働大臣が定める場合

　　一　金合金又は白金加金を前歯部の金属歯冠修復に使用
　　　　する場合
　　二　第八に掲げる保険医療材料（金属であるものに限
　　　　る。）以外の金属を総義歯の床部に使用する場合
　　三　厚生労働大臣の定める評価療養，患者申出療養及び
　　　　選定療養第１条第五号に掲げる療養に係る歯科材料を
　　　　使用する場合
　　四　厚生労働大臣の定める先進医療及び患者申出療養並
　　　　びに施設基準第３項各号に掲げる先進医療に係る機械
　　　　器具等を使用する場合
第十　厚生労働大臣が定める注射薬等
　　一　療担規則第20条第二号ト及び療担基準第20条第三号
　　　　トの厚生労働大臣が定める保険医が投与することがで
　　　　きる注射薬
　　　　　インスリン製剤，ヒト成長ホルモン剤，遺伝子組換
　　　　え活性型血液凝固第Ⅶ因子製剤，乾燥濃縮人血液凝固
　　　　第Ⅹ因子加活性化第Ⅶ因子製剤，乾燥人血液凝固第Ⅷ
　　　　因子製剤，遺伝子組換え型血液凝固第Ⅷ因子製剤，乾
　　　　燥人血液凝固第Ⅸ因子製剤，遺伝子組換え型血液凝固
　　　　第Ⅸ因子製剤，活性化プロトロンビン複合体，乾燥人
　　　　血液凝固因子抗体迂回活性複合体，性腺刺激ホルモン
　　　　放出ホルモン剤，性腺刺激ホルモン製剤，ゴナドトロ
　　　　ピン放出ホルモン誘導体，ソマトスタチンアナログ，
　　　　顆粒球コロニー形成刺激因子製剤，自己連続携行式腹
　　　　膜灌流用灌流液，在宅中心静脈栄養法用輸液，インター
　　　　フェロンアルファ製剤，インターフェロンベータ製剤，
　　　　ブプレノルフィン製剤，抗悪性腫瘍剤，グルカゴン製
　　　　剤，グルカゴン様ペプチド-１受容体アゴニスト，ヒト
　　　　ソマトメジンＣ製剤，人工腎臓用透析液（在宅血液透
　　　　析を行っている患者（以下「在宅血液透析患者」とい
　　　　う。）に対して使用する場合に限る。），血液凝固阻止
　　　　剤（在宅血液透析患者に対して使用する場合に限る。），
　　　　生理食塩水（在宅血液透析患者に対して使用する場合
　　　　及び本号に掲げる注射薬を投与するに当たりその溶解
　　　　又は希釈に用いる場合に限る。），プロスタグランジン
　　　　I_2製剤，モルヒネ塩酸塩製剤，エタネルセプト製剤，
　　　　注射用水（本号に掲げる注射薬を投与するに当たりそ
　　　　の溶解又は希釈に用いる場合に限る。），ペグビソマン
　　　　ト製剤，スマトリプタン製剤，フェンタニルクエン酸
　　　　塩製剤，複方オキシコドン製剤，ベタメタゾンリン酸
　　　　エステルナトリウム製剤，デキサメタゾンリン酸エス
　　　　テルナトリウム製剤，デキサメタゾンメタスルホ安息
　　　　香酸エステルナトリウム製剤，プロトンポンプ阻害剤，
　　　　H_2遮断剤，カルバゾクロムスルホン酸ナトリウム製
　　　　剤，トラネキサム酸製剤，フルルビプロフェンアキセ
　　　　チル製剤，メトクロプラミド製剤，プロクロルペラジ
　　　　ン製剤，ブチルスコポラミン臭化物製剤，グリチルリ
　　　　チン酸モノアンモニウム・グリシン・Ｌ-システイン
　　　　塩酸塩配合剤，アダリムマブ製剤，エリスロポエチン
　　　　（在宅血液透析又は在宅腹膜灌流を行っている患者の
　　　　うち腎性貧血状態にあるものに対して使用する場合に
　　　　限る。），ダルベポエチン（在宅血液透析又は在宅腹膜
　　　　灌流を行っている患者のうち腎性貧血状態にあるもの

に対して使用する場合に限る。），テリパラチド製剤，アドレナリン製剤，ヘパリンカルシウム製剤，オキシコドン塩酸塩製剤，アポモルヒネ塩酸塩製剤，セルトリズマブペゴル製剤，トシリズマブ製剤，メトレレプチン製剤，アバタセプト製剤，pH4処理酸性人免疫グロブリン（皮下注射）製剤，電解質製剤，注射用抗菌薬，エダラボン製剤（筋萎縮性側索硬化症患者に対して使用する場合に限る。），アスホターゼ　アルファ製剤，グラチラマー酢酸塩製剤，脂肪乳剤，セクキヌマブ製剤，エボロクマブ製剤，ブロダルマブ製剤，アリロクマブ製剤，ベリムマブ製剤，イキセキズマブ製剤，ゴリムマブ製剤，エミシズマブ製剤，イカチバント製剤，サリルマブ製剤，デュピルマブ製剤，ヒドロモルフォン塩酸塩製剤，インスリン・グルカゴン様ペプチド-1受容体アゴニスト配合剤，ヒドロコルチゾンコハク酸エステルナトリウム製剤，遺伝子組換えヒトvon Willebrand因子製剤，ブロスマブ製剤，アガルシダーゼ　アルファ製剤，アガルシダーゼ　ベータ製剤，アルグルコシダーゼ　アルファ製剤，イデュルスルファーゼ製剤，イミグルセラーゼ製剤，エロスルファーゼ　アルファ製剤，ガルスルファーゼ製剤，セベリパーゼ　アルファ製剤，ベラグルセラーゼ　アルファ製剤，ラロニダーゼ製剤，メポリズマブ製剤，オマリズマブ製剤（季節性アレルギー性鼻炎の治療のために使用する場合を除く。），テデュグルチド製剤，サトラリズマブ製剤，ビルトラルセン製剤，レムデシビル製剤，ガルカネズマブ製剤，オファツムマブ製剤，ボソリチド製剤，エレヌマブ製剤，アバロパラチド酢酸塩製剤，カプラシズマブ製剤，乾燥濃縮人C1-インアクチベーター製剤，フレマネズマブ製剤（4週間に1回投与する場合に限る。），メトトレキサート製剤，チルゼパチド製剤，ビメキズマブ製剤（4週間に1回投与する場合に限る。），ホスレボドパ・ホスカルビドパ水和物配合剤，ペグバリアーゼ製剤，パビナフスプ　アルファ製剤，アバルグルコシダーゼ　アルファ製剤，ラナデルマブ製剤，ネモリズマブ製剤，ペグセタコプラン製剤，ジルコプランナトリウム製剤，コンシズマブ製剤，テゼペルマブ製剤及びオゾラリズマブ製剤

二　投薬期間に上限が設けられている医薬品

(一)　療担規則第20条第二号ヘ及びト並びに第21条第二号ヘ並びに療担基準第20条第三号ヘ及びト並びに第21条第三号ヘの厚生労働大臣が定める投薬量又は投与量が14日分を限度とされる内服薬及び外用薬並びに注射薬

　　イ　麻薬及び向精神薬取締法（昭和28年法律第14号）第2条第一号に規定する麻薬（(二)に掲げるものを除く。）

　　ロ　麻薬及び向精神薬取締法第2条第六号に規定する向精神薬（(二)及び(三)に掲げるものを除く。）

　　ハ　新医薬品（医薬品，医療機器等の品質，有効性及び安全性の確保等に関する法律（昭和35年法律第145号）第14条の4第1項第一号に規定する新

医薬品をいう。）であって，使用薬剤の薬価（薬価基準）への収載の日の属する月の翌月の初日から起算して1年（厚生労働大臣が指定するものにあっては，厚生労働大臣が指定する期間）を経過していないもの（次に掲げるものを除く。）

　　　エブリスディドライシロップ60mg，シアリス錠5mg，シアリス錠10mg，シアリス錠20mg，バイアグラ錠25mg，バイアグラ錠50mg，バイアグラODフィルム25mg，バイアグラODフィルム50mg，ガニレスト皮下注0.25mgシリンジ，セトロタイド注射用0.25mg，ウトロゲスタン腟用カプセル200mg，ルティナス腟錠100mg，ルテウム腟用坐剤400mg，ワンクリノン腟用ゲル90mg，ボカブリア錠30mg，コセルゴカプセル10mg（1回の投薬量が28日分以内である場合に限る。），コセルゴカプセル25mg（1回の投薬量が28日分以内である場合に限る。），リバゼブ配合錠LD，リバゼブ配合錠HD及びグラアルファ配合点眼液

(二)　療担規則第20条第二号ヘ及びト並びに第21条第二号ヘ並びに療担基準第20条第三号ヘ及びト並びに第21条第三号ヘの厚生労働大臣が定める投薬量又は投与量が30日分を限度とされる内服薬及び外用薬並びに注射薬

　　イ　内服薬

　　　アルプラゾラム，エスタゾラム，エチゾラム，オキシコドン塩酸塩,オキシコドン塩酸塩水和物，オキサゾラム，クアゼパム，クロキサゾラム，クロチアゼパム，クロルジアゼポキシド，コデインリン酸塩，ジヒドロコデインリン酸塩，ゾピクロン，ゾルピデム酒石酸塩，タペンタドール，トリアゾラム，ニメタゼパム，ハロキサゾラム，ヒドロモルフォン，プラゼパム，フルジアゼパム，フルニトラゼパム，フルラゼパム塩酸塩，ブロチゾラム，ブロマゼパム，ペモリン，メダゼパム，メチルフェニデート塩酸塩，モダフィニル，モルヒネ塩酸塩，モルヒネ硫酸塩，リスデキサンフェタミンメシル酸塩，ロフラゼプ酸エチル，ロラゼパム又はロルメタゼパムを含有する内服薬並びにメペンゾラート臭化物・フェノバルビタール配合剤及びプロキシフィリン・エフェドリン配合剤

　　ロ　外用薬

　　　フェンタニル，フェンタニルクエン酸塩又はモルヒネ塩酸塩を含有する外用薬

　　ハ　注射薬

　　　フェンタニルクエン酸塩，ブプレノルフィン塩酸塩又はモルヒネ塩酸塩を含有する注射薬

(三)　療担規則第20条第二号ヘ及びト並びに第21条第二号ヘ並びに療担基準第20条第三号ヘ及びト並びに第21条第三号ヘの厚生労働大臣が定める投薬量が90日分を限度とされる内服薬

　　　ジアゼパム，ニトラゼパム，フェノバルビタール，クロナゼパム又はクロバザムを含有する内服薬及び

フェニトイン・フェノバルビタール配合剤

第十の二　療担規則第20条第三号ロ及び療担基準第20条第四号ロの厚生労働大臣が定める医薬品

第十第二号に規定する医薬品及び貼付剤

第十一　療担規則第21条第九号ただし書の矯正に係る厚生労働大臣が定める場合

一　歯科点数表の第2章第13部区分番号N000に掲げる歯科矯正診断料の規定により別に厚生労働大臣が定める施設基準に適合しているものとして地方厚生局長等に届け出た保険医療機関において行う唇顎口蓋裂に起因した咬合異常における療養であって歯科矯正の必要が認められる場合

二　歯科点数表の第2章第13部区分番号N000に掲げる歯科矯正診断料の規定により別に厚生労働大臣が定める施設基準に適合しているものとして地方厚生局長等に届け出た保険医療機関において行うゴールデンハー症候群（鰓弓異常症を含む。）、鎖骨頭蓋骨異形成、トリーチャ・コリンズ症候群、ピエール・ロバン症候群、ダウン症候群、ラッセル・シルバー症候群、ターナー症候群、ベックウィズ・ウイーデマン症候群、顔面半側萎縮症、先天性ミオパチー、筋ジストロフィー、脊髄性筋萎縮症、顔面半側肥大症、エリス・ヴァンクレベルド症候群、軟骨形成不全症、外胚葉異形成症、神経線維症、基底細胞母斑症候群、ヌーナン症候群、マルファン症候群、プラダー・ウィリー症候群、顔面裂（横顔裂、斜顔裂及び正中顔裂を含む。）、大理石骨病、色素失調症、口腔・顔面・指趾症候群、メビウス症候群、歌舞伎症候群、クリッペル・トレノネー・ウェーバー症候群、ウイリアムズ症候群、ビンダー症候群、スティックラー症候群、小舌症、頭蓋骨癒合症（クルーゾン症候群及び尖頭合指症を含む。）、骨形成不全症、フリーマン・シェルドン症候群、ルビンスタイン・ティビ症候群、染色体欠失症候群、ラーセン症候群、濃化異骨症、六歯以上の先天性部分無歯症、ＣＨＡＲＧＥ症候群、マーシャル症候群、成長ホルモン分泌不全性低身長症、ポリエックス症候群（ＸＸＸ症候群、ＸＸＸＸ症候群及びＸＸＸＸＸ症候群を含む。）、リング18症候群、リンパ管腫、全前脳胞症、クラインフェルター症候群、偽性低アルドステロン症、ソトス症候群、線維性骨異形成症、スタージ・ウェーバ症候群、ケルビズム、偽性副甲状腺機能低下症、Ekman-Westborg-Julin症候群、常染色体重複症候群、グリコサミノグリカン代謝障害（ムコ多糖症）、巨大静脈奇形（頸部口腔咽頭びまん性病変）、毛髪・鼻・指節症候群（Tricho Rhino-Phalangeal症候群）、クリッペル・ファイル症候群（先天性頸椎癒合症）、アラジール症候群、高IgE症候群、エーラス・ダンロス症候群若しくはガードナー症候群(家族性大腸ポリポージス)若しくはその他顎・口腔の先天異常に起因した咬合異常又は三歯以上の永久歯萌出不全に起因した咬合異常における療養であって歯科矯正の必要が認められる場合

三　歯科点数表第2章第13部区分番号N001に掲げる顎

口腔機能診断料の規定により別に厚生労働大臣が定める施設基準に適合しているものとして地方厚生局長等に届け出た保険医療機関において行う顎変形症（顎離断等の手術を必要とするものに限る。）の手術前後における療養であって歯科矯正の必要が認められる場合

第十二　療担基準第20条第四号ハの処方箋の交付に係る厚生労働大臣が定める場合

一　悪性新生物に罹患している患者に対して抗悪性腫瘍剤（注射薬を除く。）の支給を目的とする処方箋を交付する場合

二　疼痛コントロールのための医療用麻薬の支給を目的とする処方箋を交付する場合

三　抗ウイルス剤（Ｂ型肝炎又はＣ型肝炎の効能若しくは効果を有するもの及び後天性免疫不全症候群又はＨＩＶ感染症の効能若しくは効果を有するものに限る。）の支給を目的とする処方箋を交付する場合

四　インターフェロン製剤（Ｂ型肝炎又はＣ型肝炎の効能若しくは効果を有するものに限る。）の支給を目的とする処方箋を交付する場合

五　血友病の患者に使用する医薬品（血友病患者における出血傾向の抑制の効能又は効果を有するものに限る。）

六　自己連続携行式腹膜灌流に用いる薬剤の支給を目的とする処方箋を交付する場合

七　診療報酬の算定方法別表第三調剤報酬点数表（以下「調剤点数表」という。）の第4節区分番号30に掲げる特定保険医療材料の支給を目的とする処方箋を交付する場合

八　エリスロポエチン（在宅血液透析又は在宅腹膜灌流を行っている患者のうち腎性貧血状態にあるものに対して使用する場合に限る。）の支給を目的とする処方箋を交付する場合

九　ダルベポエチン（在宅血液透析又は在宅腹膜灌流を行っている患者のうち腎性貧血状態にあるものに対して使用する場合に限る。）の支給を目的とする処方箋を交付する場合

十　エポエチンベータペゴル（在宅血液透析又は在宅腹膜灌流を行っている患者のうち腎性貧血状態にあるものに対して使用する場合に限る。）の支給を目的とする処方箋を交付する場合

十一　人工腎臓用透析液（在宅血液透析患者に対して使用する場合に限る。）の支給を目的とする処方箋を交付する場合

十二　血液凝固阻止剤（在宅血液透析患者に対して使用する場合に限る。）の支給を目的とする処方箋を交付する場合

十三　生理食塩水（在宅血液透析患者に対して使用する場合に限る。）の支給を目的とする処方箋を交付する場合

第十三　保険薬局及び保険薬剤師療養担当規則（以下「薬担規則」という。）第2条の4及び療担基準第25条の4の保険薬局に係る厚生労働大臣が定める掲示事項

一　調剤点数表の第2節区分番号10の2に掲げる調剤管

理料及び区分番号10の３に掲げる服薬管理指導料に関する事項

　二　調剤点数表に基づき地方厚生局長等に届け出た事項に関する事項

　三　薬担規則第４条の２第２項及び第４条の２の２第１項並びに療担基準第26条の５第２項及び第26条の５の２第１項に規定する明細書の発行状況に関する事項

　四　薬担規則第３条第４項及び療担基準第26条第４項に規定する体制に関する事項

第十三の二　薬担規則第４条の２第２項及び療担基準第26条の５第２項に規定する明細書を交付しなければならない保険薬局

　　療養の給付及び公費負担医療に関する費用の請求に関する命令第１条の規定に基づき電子情報処理組織の使用による請求又は附則第３条の２の規定に基づき光ディスク等を用いた請求を行っている保険薬局（同令附則第３条の４第１項，第３条の５第１項又は第４条第１項若しくは第２項の規定に基づき書面による請求を行うことができる保険薬局を除く。）

第十三の二の二　薬担規則第４条の２の２第１項及び療担基準第26条の５の２第１項の厚生労働大臣の定める公費負担医療

　　療養の給付及び公費負担医療に関する費用の請求に関する命令第１条第１項各号に掲げる医療に関する給付（当該給付に関する費用の負担の全額が公費により行われるものを除く。）

第十四　薬担規則第９条本文及び療担基準第31条本文の厚生労働大臣が定める保険薬剤師の使用医薬品

　　第六に規定する医薬品

第十五　薬担規則第９条ただし書及び療担基準第31条ただし書の厚生労働大臣が定める場合

　　第七に規定する場合

複数手術に係る費用の特例関係告示

◎厚生労働省告示第72号
　　　（令和6.3.21　厚生労働省告示第100号改正）
　診療報酬の算定方法（平成20年厚生労働省告示第59号）
の規定に基づき，複数手術に係る費用の特例を次のように
定め，平成30年4月1日から適用し，複数手術に係る費用
の特例（平成28年厚生労働省告示第72号）は，同年3月31
日限り廃止する。
　　平成30年3月20日
　　　　　　　厚生労働大臣　　加　藤　勝　信

　　　　　　複数手術に係る費用の特例

一　診療報酬の算定方法（平成20年厚生労働省告示第59号）
　別表第一医科診療報酬点数表の第2章第10部に規定する
　別に厚生労働大臣が定める場合における費用の額の算定
　方法
　(1)　同一手術野又は同一病巣につき，別表第一の上（左）
　　欄に掲げる手術とそれぞれ同表の下（右）欄に掲げる
　　手術とを同時に行った場合は，主たる手術の所定点数
　　と従たる手術（一つに限る。）の所定点数の100分の50
　　に相当する点数とを合算して算定する。
　(2)　同一手術野又は同一病巣につき，別表第二に掲げる
　　手術を2以上同時に行った場合の所定点数は，主たる
　　手術の所定点数と従たる手術（一つに限る。）の所定点
　　数の100分の50に相当する点数とを合算して算定する。
二　診療報酬の算定方法別表第二歯科診療報酬点数表の第
　2章第9部に規定する別に厚生労働大臣が定める場合に
　おける費用の額の算定方法（略）

別表第一

K015　皮弁作成術，移動術，切断術，遷延皮弁術	その他の手術
K021-2　粘膜弁手術	その他の手術
K022　組織拡張器による再建手術（一連につき）2　その他の場合	その他の手術
K611　抗悪性腫瘍剤動脈，静脈又は腹腔内持続注入用植込型カテーテル設置	その他の手術
K618　中心静脈注射用植込型カテーテル設置	その他の手術
K006　皮膚，皮下腫瘍摘出術（露出部以外）3　長径6センチメートル以上12センチメートル未満	K746　痔瘻根治手術
K006　皮膚，皮下腫瘍摘出術（露出部以外）4　長径12センチメートル以上	K746　痔瘻根治手術
K022　組織拡張器による再建手術（一連につき）1　乳房（再建手術）の場合	K475　乳房切除術（遺伝性乳癌卵巣癌症候群の患者に限る。）
	K476　乳腺悪性腫瘍手術（単純乳房切除術（乳腺全摘術），乳房切除術（腋窩部郭清を伴わないもの），乳房切除術（腋窩鎖骨下部郭清を伴うもの）・胸筋切除を併施しないもの，乳輪温存乳房切除術（腋窩部郭清を伴わないもの）及び乳輪温存乳房切除術（腋窩部郭清を伴うもの）に限る。）
K022-3　慢性膿皮症手術	K013　分層植皮術
	K013-2　全層植皮術
	K015　皮弁作成術，移動術，切断術，遷延皮弁術
	K016　動脈（皮）弁術，筋（皮）弁術
	K017　遊離皮弁術（顕微鏡下血管柄付きのもの）2　その他の場合
	K020　自家遊離複合組織移植術（顕微鏡下血管柄付きのもの）
K031　四肢・躯幹軟部悪性腫瘍手術	K082　人工関節置換術1　肩，股，膝
K034　腱切離・切除術（関節鏡下によるものを含む。）（手指，中手部又は手関節に限る。）	K046　骨折観血的手術（手指，中手部又は手関節に限る。）
	K182　神経縫合術（手指，中手部又は手関節に限る。）
	K182-3　神経再生誘導術（手指，中手部又

			は手関節に限る。）
		K610 動脈形成術，吻合術（手指，中手部又は手関節に限る。）	
		K623 静脈形成術，吻合術（手指，中手部又は手関節に限る。）	
K035 腱剥離術（関節鏡下によるものを含む。）（手指，中手部又は手関節に限る。）	K046 骨折観血的手術（手指，中手部又は手関節に限る。）	K038 腱延長術（手指，中手部又は手関節に限る。）	K046 骨折観血的手術（手指，中手部又は手関節に限る。）
	K182 神経縫合術（手指，中手部又は手関節に限る。）		K182 神経縫合術（手指，中手部又は手関節に限る。）
	K182-3 神経再生誘導術（手指，中手部又は手関節に限る。）		K182-3 神経再生誘導術（手指，中手部又は手関節に限る。）
	K610 動脈形成術，吻合術（手指，中手部又は手関節に限る。）		K610 動脈形成術，吻合術（手指，中手部又は手関節に限る。）
	K623 静脈形成術，吻合術（手指，中手部又は手関節に限る。）		K623 静脈形成術，吻合術（手指，中手部又は手関節に限る。）
K035-2 腱滑膜切除術	K046 骨折観血的手術（手指，中手部又は手関節に限る。）	K039 腱移植術（人工腱形成術を含む。）（手指，中手部又は手関節に限る。）	K046 骨折観血的手術（手指，中手部又は手関節に限る。）
	K182 神経縫合術（手指，中手部又は手関節に限る。）		K182 神経縫合術（手指，中手部又は手関節に限る。）
	K182-3 神経再生誘導術（手指，中手部又は手関節に限る。）		K182-3 神経再生誘導術（手指，中手部又は手関節に限る。）
	K610 動脈形成術，吻合術（手指，中手部又は手関節に限る。）		K610 動脈形成術，吻合術（手指，中手部又は手関節に限る。）
	K623 静脈形成術，吻合術（手指，中手部又は手関節に限る。）		K623 静脈形成術，吻合術（手指，中手部又は手関節に限る。）
K037 腱縫合術（手指，中手部又は手関節に限る。）	K046 骨折観血的手術（手指，中手部又は手関節に限る。）	K040 腱移行術（手指，中手部又は手関節に限る。）	K046 骨折観血的手術（手指，中手部又は手関節に限る。）
	K182 神経縫合術（手指，中手部又は手関節に限る。）		K182 神経縫合術（手指，中手部又は手関節に限る。）
	K182-3 神経再生誘導術（手指，中手部又は手関節に限る。）		K182-3 神経再生誘導術（手指，中手部又は手関節に限る。）
	K610 動脈形成術，吻合		K610 動脈形成術，吻合術（手指，中手部又は手関節に限

	る。)
	K623 静脈形成術，吻合術（手指，中手部又は手関節に限る。)
K046 骨折観血的手術（手指，中手部又は手関節に限る。)	K182 神経縫合術（手指，中手部又は手関節に限る。)
	K182-3 神経再生誘導術（手指，中手部又は手関節に限る。)
	K610 動脈形成術，吻合術（手指，中手部又は手関節に限る。)
	K623 静脈形成術，吻合術（手指，中手部又は手関節に限る。)
K053 骨悪性腫瘍手術	K081 人工骨頭挿入術
	K082 人工関節置換術
K054 骨切り術 2 前腕，下腿（下腿に限る。)	K068-2 関節鏡下半月板切除術
	K069-3 関節鏡下半月板縫合術
	K069-4 関節鏡下半月板制動術
K054-2 脛骨近位骨切り術	K055-4 大腿骨遠位骨切り術
	K068-2 関節鏡下半月板切除術
	K069-3 関節鏡下半月板縫合術
	K069-4 関節鏡下半月板制動術
K079-2 関節鏡下靱帯断裂形成手術 1 十字靱帯	K068-2 関節鏡下半月板切除術
	K069-3 関節鏡下半月板縫合術
	K069-4 関節鏡下半月板制動術
K080-5 関節鏡下肩関節唇形成術 2 腱板断裂を伴わないもの	K077-2 肩甲骨烏口突起移行術
K082 人工関節置換術 1 肩，股，膝（股に限る。)	K054 骨切り術 1 肩甲骨，上腕，大腿（大腿に限る。)
K107 指移植手術（手指に限る。)	K182 神経縫合術（手指に限る。)
	K182-3 神経再生誘導術（手指に限る。)
K134 椎間板摘出術	K142 脊椎固定術，椎弓切除術，椎弓形成術（多椎間又は多椎弓の場合を含む。)（椎間板摘出術を実施した椎間及び当該椎間に隣接する椎弓に係るものを除く。)
K134-2 内視鏡下椎間板摘出（切除）術	K131-2 内視鏡下椎弓切除術（内視鏡下椎間板摘出（切除）術を実施した椎間及び当該椎間に隣接する椎弓に係るものを除く。)
K134-3 人工椎間板置換術（頚椎）	K142 脊椎固定術，椎弓切除術，椎弓形成術（多椎間又は多椎弓の場合を含む。) 1 前方椎体固定(人工椎間板置換術(頚椎)を実施した椎間に隣接する椎間に係るものに限る。)
K142 脊椎固定術，椎弓切除術，椎弓形成術（多椎間又は多椎弓の場合を含む。) 1 前方椎体固定	K134-3 人工椎間板置換術（頚椎）（脊椎固定術，椎弓切除術，椎弓形成術 1 前方椎体固定を実施した椎間に隣接する椎間に係るものに限る。)
K142-5 内視鏡下椎弓形成術	K131-2 内視鏡下椎弓切除術（内視鏡下椎弓形成術を実施した椎弓に係るものを除く。)
	K134-2 内視鏡下椎間板摘出（切除）術（内視鏡下椎弓形成術を実施した椎弓に隣接する椎間に係るものを除く。)
K144 体外式脊椎固定術	K116 脊椎，骨盤骨掻爬術
	K118 脊椎，骨盤脱臼観血的手術
	K135 脊椎，骨盤腫瘍切除術
	K136 脊椎，骨盤悪性腫瘍手術
	K142 脊椎固定術，椎弓

			切除術, 椎弓形成術（多椎間又は多椎弓の場合を含む。）
K182	神経縫合術(手指, 中手部又は手関節に限る。)	K610	動脈形成術, 吻合術（手指, 中手部又は手関節に限る。）
		K623	静脈形成術, 吻合術（手指, 中手部又は手関節に限る。）
K182-3	神経再生誘導術	K437	下顎骨部分切除術
		K438	下顎骨離断術
		K439	下顎骨悪性腫瘍手術
		K610	動脈形成術, 吻合術（手指, 中手部又は手関節に限る。）
		K623	静脈形成術, 吻合術（手指, 中手部又は手関節に限る。）
K224	翼状片手術（弁の移植を要するもの）	K260-2	羊膜移植術
K259	角膜移植術	K279	硝子体切除術
		K280	硝子体茎顕微鏡下離断術
		K281	増殖性硝子体網膜症手術
		K282	水晶体再建術
K268	緑内障手術	K280	硝子体茎顕微鏡下離断術
		K281	増殖性硝子体網膜症手術
		K282	水晶体再建術
		K284	硝子体置換術
K277	網膜冷凍凝固術	K276	網膜光凝固術　1　通常のもの（一連につき）
K282	水晶体再建術	K224	翼状片手術（弁の移植を要するもの）
		K277-2	黄斑下手術
		K279	硝子体切除術
		K280	硝子体茎顕微鏡下離断術
		K281	増殖性硝子体網膜症手術
K319	鼓室形成手術	K296	耳介形成手術　1　耳介軟骨形成を

			要するもの
		K299	小耳症手術
		K305	乳突削開術
K403	気管形成手術（管状気管, 気管移植等）		悪性腫瘍に係る手術
K436	顎骨腫瘍摘出術	K404	抜歯手術（1歯につき）
K444	下顎骨形成術　1　おとがい形成の場合	K444	下顎骨形成術　2　短縮又は伸長の場合
K476-4	ゲル充填人工乳房を用いた乳房再建術(乳房切除後)	K475	乳房切除術（遺伝性乳癌卵巣癌症候群の患者に限る。）
		K476	乳腺悪性腫瘍手術（単純乳房切除術（乳腺全摘術）, 乳房切除術（腋窩部郭清を伴わないもの）, 乳房切除術（腋窩鎖骨下部郭清を伴うもの）・胸筋切除を併施しないもの, 乳輪温存乳房切除術（腋窩部郭清を伴わないもの）及び乳輪温存乳房切除術（腋窩部郭清を伴うもの）に限る。）
K504	縦隔悪性腫瘍手術	K511	肺切除術
		K610	動脈形成術, 吻合術
		K623	静脈形成術, 吻合術
K511	肺切除術	K527	食道悪性腫瘍手術（単に切除のみのもの）
		K529	食道悪性腫瘍手術（消化管再建手術を併施するもの）
		K552	冠動脈, 大動脈バイパス移植術
		K552-2	冠動脈, 大動脈バイパス移植術（人工心肺を使用しないもの）
		K560	大動脈瘤切除術（吻合又は移植を含む。）
		K560-2	オープン型ステントグラフト内挿術

K514 肺悪性腫瘍手術	K504 縦隔悪性腫瘍手術		初日
	K552 冠動脈，大動脈バイパス移植術		K604-2 植込型補助人工心臓（非拍動流型） 1 初日（1日につき）
	K552-2 冠動脈，大動脈バイパス移植術（人工心肺を使用しないもの）	K552-2 冠動脈，大動脈バイパス移植術（人工心肺を使用しないもの）	K554 弁形成術
			K555 弁置換術
	K570 肺動脈狭窄症，純型肺動脈弁閉鎖症手術 2 右室流出路形成又は肺動脈形成を伴うもの		K560 大動脈瘤切除術（吻合又は移植を含む。）
			K560-2 オープン型ステントグラフト内挿術
	K572 肺静脈形成術		K561 ステントグラフト内挿術
	K610 動脈形成術，吻合術		K603 補助人工心臓（1日につき） 1 初日
	K623 静脈形成術，吻合術		K604-2 植込型補助人工心臓（非拍動流型） 1 初日（1日につき）
K514-2 胸腔鏡下肺悪性腫瘍手術	K504-2 胸腔鏡下縦隔悪性腫瘍手術	K554 弁形成術	K544 心腫瘍摘出術，心腔内粘液腫摘出術
	K513-2 胸腔鏡下良性縦隔腫瘍手術		K553 心室瘤切除術（梗塞切除を含む。）
K527 食道悪性腫瘍手術（単に切除のみのもの）	K395 喉頭，下咽頭悪性腫瘍手術（頸部，胸部，腹部等の操作による再建を含む。）		K553-2 左室形成術，心室中隔穿孔閉鎖術，左室自由壁破裂修復術
			K603 補助人工心臓（1日につき） 1 初日
K527-2 食道切除術（単に切除のみのもの）	K560 大動脈瘤切除術（吻合又は移植を含む。）		K603-2 小児補助人工心臓（1日につき） 1 初日
	K560-2 オープン型ステントグラフト内挿術		K604-2 植込型補助人工心臓（非拍動流型） 1 初日（1日につき）
	K561 ステントグラフト内挿術	K554 弁形成術（1弁のもの（大動脈弁を除く。）に限る。）	K560 大動脈瘤切除術（吻合又は移植を含む。）
K529 食道悪性腫瘍手術（消化管再建手術を併施するもの）	K395 喉頭，下咽頭悪性腫瘍手術（頸部，胸部，腹部等の操作による再建を含む。）		K560-2 オープン型ステントグラフト内挿術
K535 胸腹裂孔ヘルニア手術	K734 腸回転異常症手術	K555 弁置換術	K544 心腫瘍摘出術，心腔内粘液腫摘出術
K552 冠動脈，大動脈バイパス移植術	K554 弁形成術		K553 心室瘤切除術（梗塞切除を含む。）
	K555 弁置換術		K553-2 左室形成術，心室中隔穿孔閉鎖術，左室自由壁破
	K560 大動脈瘤切除術（吻合又は移植を含む。）		
	K560-2 オープン型ステントグラフト内挿術		
	K561 ステントグラフト内挿術		
	K603 補助人工心臓（1日につき） 1		

		裂修復術
	K603　補助人工心臓（1日につき）　1　初日	
	K603-2　小児補助人工心臓（1日につき）　1　初日	
	K604-2　植込型補助人工心臓（非拍動流型）　1　初日（1日につき）	
K555　弁置換術（1弁のもの（大動脈弁を除く。）に限る。）	K560　大動脈瘤切除術（吻合又は移植を含む。）	
	K560-2　オープン型ステントグラフト内挿術	
K561　ステントグラフト内挿術　2　1以外の場合　イ　胸部大動脈	K614　血管移植術，バイパス移植術　4　頭，頸部動脈	
K570-3　経皮的肺動脈形成術	K615　血管塞栓術（頭部，胸腔，腹腔内血管等）	
K594　不整脈手術　3　メイズ手術	体外循環を用いる心臓大血管手術	
K594　不整脈手術　4　左心耳閉鎖術　イ　開胸手術によるもの	K552　冠動脈，大動脈バイパス移植術	
	K552-2　冠動脈，大動脈バイパス移植術（人工心肺を使用しないもの）	
	K554　弁形成術	
	K555　弁置換術	
	K557　大動脈弁上狭窄手術	
	K557-2　大動脈弁下狭窄切除術（線維性，筋肥厚性を含む。）	
	K557-3　弁輪拡大術を伴う大動脈弁置換術	
	K560　大動脈瘤切除術（吻合又は移植を含む。）	
	K594　不整脈手術　3　メイズ手術	
K594　不整脈手術　4　左心耳閉鎖術　ロ　胸腔鏡下によるもの	K554-2　胸腔鏡下弁形成術	
	K555-3　胸腔鏡下弁置換術	
K594-2　肺静脈隔離術	体外循環を用いない心臓大血管手術	

K603　補助人工心臓（1日につき）　1　初日	K557　大動脈弁上狭窄手術	
	K557-2　大動脈弁下狭窄切除術（線維性，筋肥厚性を含む。）	
	K557-3　弁輪拡大術を伴う大動脈弁置換術	
	K560　大動脈瘤切除術（吻合又は移植を含む。）	
	K560-2　オープン型ステントグラフト内挿術	
	K594　不整脈手術	
K603-2　小児補助人工心臓（1日につき）　1　初日	K557　大動脈弁上狭窄手術	
	K557-2　大動脈弁下狭窄切除術（線維性，筋肥厚性を含む。）	
	K557-3　弁輪拡大術を伴う大動脈弁置換術	
	K560　大動脈瘤切除術（吻合又は移植を含む。）	
	K594　不整脈手術	
K604-2　植込型補助人工心臓（非拍動流型）　1　初日（1日につき）	K557　大動脈弁上狭窄手術	
	K557-2　大動脈弁下狭窄切除術（線維性，筋肥厚性を含む。）	
	K557-3　弁輪拡大術を伴う大動脈弁置換術	
	K560　大動脈瘤切除術（吻合又は移植を含む。）	
	K560-2　オープン型ステントグラフト内挿術	
	K594　不整脈手術	
K617-5　内視鏡下下肢静脈瘤不全穿通枝切離術	K617　下肢静脈瘤手術	
	K617-2　大伏在静脈抜去術	
	K617-4　下肢静脈瘤血管内焼灼術	
K633　ヘルニア手術　4　臍帯ヘルニア	K644　臍腸管瘻手術	
	K717　小腸腫瘍，小腸憩室摘出術（メッケル憩室炎手術を含む。）	
	K729　腸閉鎖症手術	
	K804　尿膜管摘出術	
K636-2　ダメージコントロール手術	K545　開胸心臓マッサージ	

K643 後腹膜悪性腫瘍手術	K695 肝切除術		K719-3 腹腔鏡下結腸悪性腫瘍切除術
	K772 腎摘出術	K667 噴門形成術	K664 胃瘻造設術（経皮的内視鏡下胃瘻造設術，腹腔鏡下胃瘻造設術を含む。）
K654-2 胃局所切除術	K672 胆嚢摘出術		
K655 胃切除術	K671 胆管切開結石摘出術（チューブ挿入を含む。）	K667-2 腹腔鏡下噴門形成術	K664 胃瘻造設術（経皮的内視鏡下胃瘻造設術，腹腔鏡下胃瘻造設術を含む。）
	K672 胆嚢摘出術		
	K695 肝切除術	K672 胆嚢摘出術	K697-3 肝悪性腫瘍ラジオ波焼灼療法（一連として）
	K702 膵体尾部腫瘍切除術 1 膵尾部切除術の場合		K711 脾摘出術
	K711 脾摘出術	K672-2 腹腔鏡下胆嚢摘出術	K711-2 腹腔鏡下脾摘出術
	K716 小腸切除術	K695 肝切除術 1 部分切除	K697-5 生体部分肝移植術
	K719 結腸切除術		神経芽細胞腫に係る摘出術
K655-2 腹腔鏡下胃切除術	K671-2 腹腔鏡下胆管切開結石摘出術	K695 肝切除術	K711 脾摘出術
	K672-2 腹腔鏡下胆嚢摘出術	K697-5 生体部分肝移植術	K711 脾摘出術
	K711-2 腹腔鏡下脾摘出術	K710-2 腹腔鏡下脾固定術	K649-2 腹腔鏡下胃吊上げ固定術（胃下垂症手術），胃捻転症手術
	K716-2 腹腔鏡下小腸切除術		
	K719-2 腹腔鏡下結腸切除術	K716 小腸切除術	K633 ヘルニア手術
	K719-3 腹腔鏡下結腸悪性腫瘍切除術		K672 胆嚢摘出術
K655-4 噴門側胃切除術	K671 胆管切開結石摘出術（チューブ挿入を含む。）		K695 肝切除術
	K672 胆嚢摘出術		K711 脾摘出術
	K695 肝切除術		K714 腸管癒着症手術
	K702 膵体尾部腫瘍切除術 1 膵尾部切除術の場合		K801 膀胱単純摘除術 1 腸管利用の尿路変更を行うもの
	K711 脾摘出術		K872 子宮筋腫摘出（核出）術 1 腹式
	K716 小腸切除術		K877 子宮全摘術
	K719 結腸切除術		K879 子宮悪性腫瘍手術
K657 胃全摘術	K672 胆嚢摘出術		K888 子宮附属器腫瘍摘出術（両側） 1 開腹によるもの
	K695 肝切除術		K889 子宮附属器悪性腫瘍手術（両側）
	K702 膵体尾部腫瘍切除術 1 膵尾部切除術の場合	K716-2 腹腔鏡下小腸切除術	K672-2 腹腔鏡下胆嚢摘出術
	K711 脾摘出術		K711-2 腹腔鏡下脾摘出術
	K716 小腸切除術		K872-2 腹腔鏡下子宮筋腫摘出（核出）術
	K719 結腸切除術		K877-2 腹腔鏡下腟式子宮全摘術
K657-2 腹腔鏡下胃全摘術	K672-2 腹腔鏡下胆嚢摘出術		K888 子宮附属器腫瘍摘
	K711-2 腹腔鏡下脾摘出術		
	K716-2 腹腔鏡下小腸切除術		
	K719-2 腹腔鏡下結腸切除術		

	出術（両側）　2 腹腔鏡によるもの	K740　直腸切除・切断術	に限る。）
			K729　腸閉鎖症手術
K719　結腸切除術	K672　胆嚢摘出術		K672　胆嚢摘出術
	K695　肝切除術		K695　肝切除術
	K711　脾摘出術		K711　脾摘出術
	K714　腸管癒着症手術		K719　結腸切除術
	K801　膀胱単純摘除術 　　1　腸管利用の尿 　　路変更を行うもの		K799　膀胱壁切除術
			K801　膀胱単純摘除術 　　1　腸管利用の尿 　　路変更を行うもの
	K872　子宮筋腫摘出（核 　　出）術　1　腹式		K843　前立腺悪性腫瘍手 　　術
	K877　子宮全摘術		K872　子宮筋腫摘出（核 　　出）術　1　腹式
	K879　子宮悪性腫瘍手術		K877　子宮全摘術
	K888　子宮附属器腫瘍摘 　　出術（両側）　1 　　開腹によるもの		K879　子宮悪性腫瘍手術
			K888　子宮附属器腫瘍摘 　　出術（両側）　1 　　開腹によるもの
	K889　子宮附属器悪性腫 　　瘍手術（両側）		K889　子宮附属器悪性腫 　　瘍手術（両側）
K719-2　腹腔鏡下結腸切 　　除術	K672-2　腹腔鏡下胆嚢摘 　　出術	K740-2　腹腔鏡下直腸切 　　除・切断術	K672-2　腹腔鏡下胆嚢摘 　　出術
	K711-2　腹腔鏡下脾摘出 　　術		K711-2　腹腔鏡下脾摘出 　　術
	K872-2　腹腔鏡下子宮筋 　　腫摘出（核出）術		K719-2　腹腔鏡下結腸切 　　除術
	K877-2　腹腔鏡下腟式子 　　宮全摘術		K719-3　腹腔鏡下結腸悪 　　性腫瘍切除術
	K888　子宮附属器腫瘍摘 　　出術（両側）　2 　　腹腔鏡によるもの		K872-2　腹腔鏡下子宮筋 　　腫摘出（核出）術
			K877-2　腹腔鏡下腟式子 　　宮全摘術
K719-3　腹腔鏡下結腸悪 　　性腫瘍切除術	K672-2　腹腔鏡下胆嚢摘 　　出術		K888　子宮附属器腫瘍摘 　　出術（両側）　2 　　腹腔鏡によるもの
	K695-2　腹腔鏡下肝切除 　　術（部分切除又は 　　外側区域切除に限 　　る。）	K743　痔核手術（脱肛を 　　含む。）	K744　裂肛又は肛門潰瘍 　　根治手術
			K746　痔瘻根治手術
	K711-2　腹腔鏡下脾摘出 　　術		K747　肛門良性腫瘍，肛 　　門ポリープ，肛門 　　尖圭コンジローム 　　切除術
	K872-2　腹腔鏡下子宮筋 　　腫摘出（核出）術		
	K877-2　腹腔鏡下腟式子 　　宮全摘術		K749　肛門拡張術（観血 　　的なもの）
	K888　子宮附属器腫瘍摘 　　出術（両側）　2 　　腹腔鏡によるもの		K752　肛門形成手術
K734　腸回転異常症手術	K717　小腸腫瘍，小腸憩 　　室摘出術（メッケ 　　ル憩室炎手術を含 　　む。）（小腸憩室摘 　　出術（メッケル憩 　　室炎手術を含む。）	K751　鎖肛手術	K138　脊椎披裂手術
			K191　脊髄腫瘍摘出術 　　1　髄外のもの
			K751-2　仙尾部奇形腫手 　　術
			K809-2　膀胱尿管逆流手

		術	
	K859 造腟術，腟閉鎖症術		
K751-3 腹腔鏡下鎖肛手術（腹会陰，腹仙骨式）	K138 脊椎披裂手術	K818 尿道形成手術 1 前部尿道（性同一性障害の患者に対して行う場合に限る。）	K825 陰茎全摘術（性同一性障害の患者に対して行う場合に限る。）
	K191 脊髄腫瘍摘出術 1 髄外のもの		
	K751-2 仙尾部奇形腫手術	K819 尿道下裂形成手術	K836 停留精巣固定術
	K809-2 膀胱尿管逆流手術	K826-3 陰茎様陰核形成手術	K859 造腟術，腟閉鎖症術 3 腟断端挙上によるもの
	K859 造腟術，腟閉鎖症術		
K764 経皮的尿路結石除去術（経皮的腎瘻造設術を含む。）	K781 経尿道的尿路結石除去術	K863 腹腔鏡下子宮内膜症病巣除去術	K886 子宮附属器癒着剥離術（両側） 2 腹腔鏡によるもの
K773 腎（尿管）悪性腫瘍手術	K619 静脈血栓摘出術	K872 子宮筋腫摘出（核出）術 1 腹式	K888 子宮附属器腫瘍摘出術（両側） 1 開腹によるもの
	K702 膵体尾部腫瘍切除術 1 膵尾部切除術の場合		
		K872-2 腹腔鏡下子宮筋腫摘出（核出）術	K886 子宮附属器癒着剥離術（両側） 2 腹腔鏡によるもの
	K711 脾摘出術		
	K716 小腸切除術		
	K719 結腸切除術		K888 子宮附属器腫瘍摘出術（両側） 2 腹腔鏡によるもの
	K740 直腸切除・切断術		
K780 同種死体腎移植術	K772 腎摘出術		
K798 膀胱結石，異物摘出術（経尿道的手術及びレーザーによるものに限る。）	K841 経尿道的前立腺手術	K873 子宮鏡下子宮筋腫摘出術	K872-2 腹腔鏡下子宮筋腫摘出（核出）術
	K841-2 経尿道的レーザー前立腺切除・蒸散術（ホルミウムレーザー又は倍周波数レーザーを用いるもの及びツリウムレーザーを用いるものに限る。）	K877 子宮全摘術	K878 広靱帯内腫瘍摘出術
			K886 子宮附属器癒着剥離術（両側） 1 開腹によるもの
			K888 子宮附属器腫瘍摘出術（両側） 1 開腹によるもの
	K841-5 経尿道的前立腺核出術	K877-2 腹腔鏡下腟式子宮全摘術	K878-2 腹腔鏡下広靱帯内腫瘍摘出術
	K841-6 経尿道的前立腺吊上術		K886 子宮附属器癒着剥離術（両側） 2 腹腔鏡によるもの
K803 膀胱悪性腫瘍手術	K716 小腸切除術		
	K719 結腸切除術		K888 子宮附属器腫瘍摘出術（両側） 2 腹腔鏡によるもの
	K740 直腸切除・切断術		
	K849 女子外性器腫瘍摘出術		
	K872 子宮筋腫摘出（核出）術 1 腹式	K898 帝王切開術	K872 子宮筋腫摘出（核出）術 1 腹式
	K877 子宮全摘術		K878 広靱帯内腫瘍摘出術
	K879 子宮悪性腫瘍手術		
	K888 子宮附属器腫瘍摘出術（両側） 1 開腹によるもの		K886 子宮附属器癒着剥離術（両側） 1 開腹によるもの
	K889 子宮附属器悪性腫瘍手術（両側）		K888 子宮附属器腫瘍摘出術（両側） 1

		開腹によるもの
K912　異所性妊娠手術	K886	子宮附属器癒着剥離術（両側）
	K888	子宮附属器腫瘍摘出術（両側）

別表第二

K534　横隔膜縫合術

K615-2　経皮的大動脈遮断術

K640　腸間膜損傷手術

K647　胃縫合術（大網充填術又は被覆術を含む。）

K655　胃切除術

K672　胆嚢摘出術

K690　肝縫合術

K695　肝切除術

K701　膵破裂縫合術

K710　脾縫合術（部分切除を含む。）

K711　脾摘出術

K712　破裂腸管縫合術

K726　人工肛門造設術

K757　腎破裂縫合術

K769　腎部分切除術

K787　尿管尿管吻合術

K795　膀胱破裂閉鎖術

別表第三　（略）

食事療養及び生活療養の費用額算定表関係告示

◎厚生省告示第238号

　　　　（平成28．3．4　厚生労働省告示第63号改正）
　入院時食事療養費に係る食事療養の費用の額の算定に関する基準（平成6年8月厚生省告示第237号）に基づき，入院時食事療養の基準等を次のように定め，平成6年10月1日から適用する。
　　平成6年8月5日
　　　　　　　　　　厚生大臣　　井　出　正　一

　　　　入院時食事療養及び入院時生活療養の
　　　　食事の提供たる療養の基準等

一　入院時食事療養（I）を算定すべき食事療養及び入院時生活療養（I）を算定すべき生活療養の基準
　㈠　原則として，当該保険医療機関を単位として行うものであること。
　㈡　入院時食事療養及び入院時生活療養の食事の提供たる療養は，管理栄養士又は栄養士によって行われていること。
　㈢　患者の年齢，病状によって適切な栄養量及び内容の入院時食事療養及び入院時生活療養の食事の提供たる療養が適時に，かつ適温で行われていること。
　㈣　地方厚生局長又は地方厚生支局長（以下「地方厚生局長等」という。）に対して当該届出を行う前6月間において当該届出に係る事項に関し，不正又は不当な届出（法令の規定に基づくものに限る。）を行ったことがないこと。
　㈤　地方厚生局長等に対して当該届出を行う前6月間において療担規則及び薬担規則並びに療担基準に基づき厚生労働大臣が定める掲示事項等（平成18年厚生労働省告示第107号）第三に規定する基準に違反したことがなく，かつ，現に違反していないこと。
　㈥　地方厚生局長等に対して当該届出を行う時点において，厚生労働大臣の定める入院患者数の基準及び医師等の員数の基準並びに入院基本料の算定方法（平成18年厚生労働省告示第104号）に規定する入院患者数の基準に該当する保険医療機関又は医師等の員数の基準に該当する保険医療機関でないこと。
　㈦　地方厚生局長等に対して当該届出を行う前6月間において，健康保険法（大正11年法律第70号）第78条第1項の規定に基づく検査等の結果，診療内容又は診療報酬の請求に関し，不正又は不当な行為が認められたことがないこと。
二　入院時食事療養及び入院時生活療養の食事の提供たる療養に係る特別食
　　疾病治療の直接手段として，医師の発行する食事箋に基づき提供された適切な栄養量及び内容を有する腎臓食，肝臓食，糖尿食，胃潰瘍食，貧血食，膵臓食，脂質異常症食，痛風食，てんかん食，フェニールケトン尿症食，楓糖尿症食，ホモシスチン尿症食，ガラクトース血症食，治療乳，無菌食及び特別な場合の検査食（単なる流動食及び軟食を除く。）

材料価格基準関係告示

◎厚生労働省告示第61号

　　　（令和 6. 3. 5　厚生労働省告示第61号改正）
　診療報酬の算定方法（平成20年厚生労働省告示第59号）
の規定に基づき，特定保険医療材料及びその材料価格（材
料価格基準）を次のように定め，平成20年 4 月 1 日から適
用し,特定保険医療材料及びその材料価格（材料価格基準）
（平成18年厚生労働省告示第96号）は，平成20年 3 月31日
限り廃止する。ただし，同日以前に行われた療養に要する
費用の額の算定については，なお従前の例による。
　　　平成20年 3 月 5 日
　　　　　　　　厚生労働大臣　　舛　添　要　一

　特定保険医療材料及びその材料価格（材料価格基準）

　特定保険医療材料及びその材料価格は，別表に収載され
ている特定保険医療材料及び当該特定保険医療材料につい
て同表に定める価格（消費税及び地方消費税に相当する額
を含む。）とする。
〔編注；別表の材料価格に＊印を付している分類等の材料
　　　　価格については経過措置が定められています（別
　　　　表のⅨ「経過措置」参照)。〕

別表
Ⅰ　診療報酬の算定方法(平成20年厚生労働省告示第59号)
　別表第一医科診療報酬点数表（以下「医科点数表」とい
　う。）の第 2 章第 2 部に規定する特定保険医療材料及び
　その材料価格

001 腹膜透析液交換セット

(1)	交換キット		554円
(2)	回路		
	①	Yセット	884円
	②	APDセット	5,470円
	③	IPDセット	1,040円

002 在宅中心静脈栄養用輸液セット

(1)	本体		1,400円
(2)	付属品		
	①	フーバー針	419円
	②	輸液バッグ	414円

003 在宅寝たきり患者処置用気管切開後留置用チューブ

(1)	一般型			
	①	カフ付き気管切開チューブ		
		ア　カフ上部吸引機能あり		
			ⅰ　一重管	4,020円
			ⅱ　二重管	5,690円
		イ　カフ上部吸引機能なし		
			ⅰ　一重管	3,800円
			ⅱ　二重管	6,080円
	②	カフなし気管切開チューブ		4,080円
(2)	輪状甲状膜切開チューブ			2,030円
(3)	保持用気管切開チューブ			6,140円

004 在宅寝たきり患者処置用膀胱留置用ディスポーザブルカテーテル

(1)	2 管一般（Ⅰ）		233円
(2)	2 管一般（Ⅱ）		
	①	標準型	561円
	②	閉鎖式導尿システム	862円
(3)	2 管一般（Ⅲ）		
	①	標準型	1,650円
	②	閉鎖式導尿システム	2,030円
(4)	特定（Ⅰ）		741円
(5)	特定（Ⅱ）		2,060円

005 在宅寝たきり患者処置用栄養用ディスポーザブルカテーテル

(1)	経鼻用		
	①	一般用	183円
	②	乳幼児用	
		ア　一般型	94円
		イ　非DEHP型	147円
	③	経腸栄養用	1,600円
	④	特殊型	2,110円
(2)	腸瘻用		3,870円

006 在宅血液透析用特定保険医療材料（回路を含む。）

(1)	ダイアライザー		
	①	Ⅰa 型	1,440円
	②	Ⅰb 型	1,500円
	③	Ⅱa 型	1,450円
	④	Ⅱb 型	1,520円
	⑤	S 型	2,220円
	⑥	特定積層型	5,590円
(2)	吸着型血液浄化器（β_2ーミクログロブリン除去用）		21,700円

007 携帯型ディスポーザブル注入ポンプ

(1)	化学療法用	3,180円
(2)	標準型	3,080円
(3)	PCA型	4,270円
(4)	特殊型	3,240円

008 皮膚欠損用創傷被覆材

(1)	真皮に至る創傷用		1 cm²当たり 6 円
(2)	皮下組織に至る創傷用		
	①	標準型	1 cm²当たり10円
	②	異形型	1 g 当たり35円
(3)	筋・骨に至る創傷用		1 cm²当たり25円

009 非固着性シリコンガーゼ

(1)	広範囲熱傷用	1,080円
(2)	平坦部位用	142円
(3)	凹凸部位用	309円

010 水循環回路セット　　1,100,000円

011 膀胱瘻用カテーテル　　3,770円

012 交換用胃瘻カテーテル

(1) 胃留置型
　① バンパー型
　　ア　ガイドワイヤーあり　　　21,700円
　　イ　ガイドワイヤーなし　　　15,500円
　② バルーン型　　　　　　　　　7,420円
(2) 小腸留置型
　① バンパー型　　　　　　　　26,500円
　② 一般型　　　　　　　　　　15,800円

013 局所陰圧閉鎖処置用材料　　1㎠当たり18円
014 陰圧創傷治療用カートリッジ　19,800円
015 人工鼻材料
(1) 人工鼻
　① 標準型　　　　　　　　　　　492円
　② 特殊型　　　　　　　　　　1,000円
(2) 接続用材料
　① シール型
　　ア　標準型　　　　　　　　　675円
　　イ　特殊型　　　　　　　　1,150円
　② チューブ型　　　　　　　　16,800円
　③ ボタン型　　　　　　　　　22,100円
(3) 呼気弁　　　　　　　　　　　51,100円

Ⅱ　医科点数表の第2章第1部，第3部から第6部まで及
び第9部から第12部までに規定する特定保険医療材料
（フィルムを除く。）及びその材料価格

001 血管造影用シースイントロデューサーセット
(1) 一般用
　① 標準型　　　　　　　　　　2,130円
　② 特殊型　　　　　　　　　　2,130円
(2) 蛇行血管用　　　　　　　　　2,700円
(3) 選択的導入用（ガイディングカテーテルを兼ね
るもの）　　　　　　　　　　　13,600円
(4) 心腔内及び大動脈デバイス用
　① 標準型　　　　　　　　　　29,900円
　② 特殊型
　　ア　65cm未満　　　　　　　65,900円
　　イ　65cm以上　　　　　　　84,800円
(5) 遠位端可動型　　　　　　　116,000円
002 ダイレーター　　　　　　　　2,490円
003 動脈圧測定用カテーテル
(1) 肺動脈圧及び肺動脈楔入圧測定用カテーテル
　　　　　　　　　　　　　　　14,000円
(2) 末梢動脈圧測定用カテーテル　2,120円
004 冠状静脈洞内血液採取用カテーテル　3,350円
005 サーモダイリューション用カテーテル
(1) 一般型
　① 標準型
　　ア　標準型　　　　　　　　9,790円
　　イ　輸液又はペーシングリード用ルーメンあり
　　　　　　　　　　　　　　13,700円
　② 混合静脈血酸素飽和度モニター機能あり
　　　　　　　　　　　　　　52,400円
　③ ペーシング機能あり　　　37,100円
(2) 連続心拍出量測定機能あり

　① 混合静脈血酸素飽和度モニター機能あり
　　　　　　　　　　　　　　51,100円
　② 混合静脈血酸素飽和度モニター機能なし
　　　　　　　　　　　　　　41,100円
(3) 一側肺動脈閉塞試験機能あり　74,600円
006 体外式連続心拍出量測定用センサー　37,200円
007 血管内超音波プローブ
(1) 標準
　① 太径　　　　　　　　　　52,800円
　② 細径　　　　　　　　　　66,500円
(2) バルーン付
　① 太径　　　　　　　　　173,000円
　② 細径　　　　　　　　　183,000円
008 血管内視鏡カテーテル　　　164,000円
009 血管造影用カテーテル
(1) 一般用　　　　　　　　　　1,720円
(2) 脳血管・腹部血管専用型　　2,460円
(3) バルーン型（Ⅰ）
　① 一般用　　　　　　　　　13,400円
　② 脳血管・腹部血管専用型　19,300円
(4) バルーン型（Ⅱ）　　　　　30,200円
(5) 心臓マルチパーパス型　　　3,170円
(6) サイジング機能付加型　　　3,230円
010 血管造影用マイクロカテーテル
(1) オーバーザワイヤー
　① 選択的アプローチ型
　　ア　ブレードあり　　　　36,600円
　　イ　ブレードなし　　　　35,800円
　② 造影能強化型　　　　　　30,100円
　③ デタッチャブルコイル用　49,700円
(2) フローダイレクト　　　　　64,300円
(3) 遠位端可動型治療用　　　　74,500円
(4) 気管支バルブ治療用　　　　48,900円
011 心臓造影用センサー付カテーテル　113,000円
012 血管造影用ガイドワイヤー
(1) 交換用　　　　　　　　　　2,090円
(2) 微細血管用　　　　　　　　12,500円
013 経皮的冠動脈形成術用カテーテル用ガイドワイヤー
(1) 一般用　　　　　　　　　　10,100円
(2) 複合・高度狭窄部位用　　　14,500円
014 冠動脈造影用センサー付ガイドワイヤー
(1) フローセンサー型　　　　158,000円
(2) コンビネーション型　　　211,000円
015 弁拡張用カテーテル用ガイドワイヤー
(1) ガイドワイヤー　　　　　24,400円
(2) 僧帽弁誘導用スタイレット　24,500円
016 テクネシウム⁹⁹ᵐガス吸入装置用患者吸入セット
　　　　　　　　　　　　　　　5,900円
017 3管分離逆止弁付バルーン直腸カテーテル　1,120円
018 削除
019 携帯型ディスポーザブル注入ポンプ
(1) 化学療法用　　　　　　　　3,180円
(2) 標準型　　　　　　　　　　3,080円

（3）	ＰＣＡ型	4,270円
（4）	特殊型	3,240円
020	**削除**	
021	**中心静脈用カテーテル**	
（1）	中心静脈カテーテル	
①	標準型	
ア	シングルルーメン	1,790円
イ	マルチルーメン	7,210円
②	抗血栓性型	2,290円
③	極細型	7,490円
④	カフ付き	20,000円
⑤	酸素飽和度測定機能付き	35,100円
⑥	抗菌型	9,730円
（2）	末梢留置型中心静脈カテーテル	
①	標準型	
ア	シングルルーメン	1,700円
イ	マルチルーメン	7,320円
②	特殊型	
ア	シングルルーメン	13,400円
イ	マルチルーメン	20,900円
022	**削除**	
023	**涙液・涙道シリコンチューブ**	18,300円
024	**脳・脊髄腔用カニューレ**	
（1）	排液用	
①	皮下・硬膜外用	2,810円
②	頭蓋内用	6,130円
③	脊髄クモ膜下腔用	11,200円
（2）	脳圧測定用	74,900円
025	**套管針カテーテル**	
（1）	シングルルーメン	
①	標準型	1,980円
②	細径穿刺針型	5,150円
（2）	ダブルルーメン	2,540円
（3）	特殊型	48,000円
026	**栄養カテーテル**	
（1）	経鼻用	
①	一般用	183円
②	乳幼児用	
ア	一般型	94円
イ	非ＤＥＨＰ型	147円
③	経腸栄養用	1,600円
④	特殊型	2,110円
（2）	腸瘻用	3,870円
027	**気管内チューブ**	
（1）	カフあり	
①	カフ上部吸引機能あり	2,610円
②	カフ上部吸引機能なし	569円
（2）	カフなし	606円
028	**胃管カテーテル**	
（1）	シングルルーメン	88円
（2）	ダブルルーメン	
①	標準型	447円
②	特殊型	1,510円

（3）	マグネット付き	6,250円
029	**吸引留置カテーテル**	
（1）	能動吸引型	
①	胸腔用	
ア	一般型	
ⅰ	軟質型	1,700円
ⅱ	硬質型	1,150円
イ	抗血栓性	2,730円
②	心嚢・縦隔穿刺用	11,400円
③	肺全摘術後用	35,000円
④	創部用	
ア	軟質型	4,360円
イ	硬質型	4,060円
⑤	サンプドレーン	2,520円
（2）	受動吸引型	
①	フィルム・チューブドレーン	
ア	フィルム型	264円
イ	チューブ型	897円
②	胆膵用	
ア	胆管チューブ	2,000円
イ	胆嚢管チューブ	12,700円
ウ	膵管チューブ	5,800円
030	**イレウス用ロングチューブ**	
（1）	標準型	
①	経鼻挿入型	22,500円
②	経肛門挿入型	42,300円
（2）	スプリント機能付加型	36,100円
031	**腎瘻又は膀胱瘻用材料**	
（1）	腎瘻用カテーテル	
①	ストレート型	740円
②	カテーテルステント型	10,200円
③	腎盂バルーン型	2,290円
（2）	膀胱瘻用カテーテル	3,770円
（3）	ダイレーター	2,140円
（4）	穿刺針	1,910円
（5）	膀胱瘻用穿孔針	5,820円
032	**経鼓膜換気チューブ**	
（1）	短期留置型	4,010円
（2）	長期留置型	2,300円
033	**経皮的又は経内視鏡的胆管等ドレナージ用材料**	
（1）	カテーテル	4,600円
（2）	ダイレーター	2,180円
（3）	穿刺針	1,910円
（4）	経鼻法用ワイヤー	18,800円
（5）	経鼻法用カテーテル	7,330円
034	**胆道ステントセット**	
（1）	一般型	
①	永久留置型	
ア	ステント	
ⅰ	ロング	93,600円
ⅱ	ショート	78,900円
イ	デリバリーシステム	25,400円
②	一時留置型	

ア　ステント　3,860円
イ　デリバリーシステム　13,100円
(2)　自動装着システム付
①　永久留置型
ア　カバーあり　224,000円
イ　カバーなし　212,000円
②　一時留置型　＊26,800円
035 尿管ステントセット
(1)　一般型
①　標準型　13,200円
②　異物付着防止型　23,100円
③　長期留置型　139,000円
(2)　外瘻用
①　腎盂留置型
ア　標準型　7,900円
イ　異物付着防止型　29,600円
②　尿管留置型　1,920円
(3)　エンドパイロトミー用　21,600円
036 尿道ステント
(1)　一時留置（交換）型
①　長期留置型　169,000円
②　短期留置型　33,600円
037 交換用胃瘻カテーテル
(1)　胃留置型
①　バンパー型
ア　ガイドワイヤーあり　21,700円
イ　ガイドワイヤーなし　15,500円
②　バルーン型　7,420円
(2)　小腸留置型
①　バンパー型　26,500円
②　一般型　15,800円
038 気管切開後留置用チューブ
(1)　一般型
①　カフ付き気管切開チューブ
ア　カフ上部吸引機能あり
ⅰ　一重管　4,020円
ⅱ　二重管　5,690円
イ　カフ上部吸引機能なし
ⅰ　一重管　3,800円
ⅱ　二重管　6,080円
②　カフなし気管切開チューブ　4,080円
(2)　輪状甲状膜切開チューブ　2,030円
(3)　保持用気管切開チューブ　6,140円
039 膀胱留置用ディスポーザブルカテーテル
(1)　2管一般（Ⅰ）　233円
(2)　2管一般（Ⅱ）
①　標準型　561円
②　閉鎖式導尿システム　862円
(3)　2管一般（Ⅲ）
①　標準型　1,650円
②　閉鎖式導尿システム　2,030円
(4)　特定（Ⅰ）　741円
(5)　特定（Ⅱ）　2,060円

(6)　圧迫止血　4,610円
040 人工腎臓用特定保険医療材料（回路を含む。）
(1)　ダイアライザー
①　Ⅰa型　1,440円
②　Ⅰb型　1,500円
③　Ⅱa型　1,450円
④　Ⅱb型　1,520円
⑤　S型　2,220円
⑥　特定積層型　5,590円
(2)　ヘモフィルター　4,340円
(3)　吸着型血液浄化器（β_2－ミクログロブリン除去用）　21,700円
(4)　持続緩徐式血液濾ろ過器
①　標準型
ア　一般用　27,000円
イ　超低体重患者用　27,000円
②　特殊型　27,400円
(5)　ヘモダイアフィルター　2,630円
041 削除
042 緊急時ブラッドアクセス用留置カテーテル
(1)　シングルルーメン
①　一般型　7,980円
②　交換用　1,870円
(2)　ダブルルーメン以上
①　一般型　14,600円
②　カフ型　42,400円
043 削除
044 血漿交換用血漿分離器　30,200円
045 血漿交換用血漿成分分離器　23,700円
046 血漿交換療法用特定保険医療材料
(1)　血漿交換用ディスポーザブル選択的血漿成分吸着器（劇症肝炎用）　69,900円
(2)　血漿交換用ディスポーザブル選択的血漿成分吸着器（劇症肝炎用以外）　83,600円
047 吸着式血液浄化用浄化器（エンドトキシン除去用）　362,000円
048 吸着式血液浄化用浄化器（肝性昏睡用又は薬物中毒用）　133,000円
049 白血球吸着用材料
(1)　一般用　118,000円
(2)　低体重者・小児用　128,000円
050 削除
051 腹膜透析用接続チューブ　12,800円
052 腹膜透析用カテーテル
(1)　長期留置型
①　補強部あり　96,100円
②　補強部なし　48,600円
(2)　緊急留置型　825円
053 腹膜透析液交換セット
(1)　交換キット　554円
(2)　回路
①　Yセット　884円
②　APDセット　5,470円

③　ＩＰＤセット　1,040円

054 腹水濾過器，濃縮再静注用濃縮器（回路を含む。）

60,600円

055 副鼻腔炎治療用カテーテル　3,220円

056 副木

(1) 軟化成形使用型

① 手指・足指用　1,380円

② 上肢用　1,770円

③ 下肢用　4,700円

④ 鼻骨用　1,030円

⑤ シート状　1,380円

(2) 形状賦形型

① 手指・足指用　118円

② 上肢用　410円

③ 下肢用　648円

④ 鼻骨用　5,140円

(3) ハローベスト（ベスト部分）　254,000円

(4) ヒール　370円

057 人工股関節用材料

(1) 骨盤側材料

① 臼蓋形成用カップ（直接固定型）

ア 標準型　128,000円

イ 特殊型　184,000円

ウ デュアルモビリティ用　146,000円

② 臼蓋形成用カップ（間接固定型）　55,300円

③ カップ・ライナー一体型（間接固定型）

ア カップ・ライナー一体型（Ⅱ）　77,000円

イ カップ・ライナー一体型（Ⅲ）　95,700円

④ ライナー

ア 標準型　48,000円

イ 特殊型　72,300円

ウ 特殊型・表面特殊加工付き　76,100円

エ デュアルモビリティ対応型　77,200円

⑤ デュアルモビリティ化ライナー　106,000円

(2) 大腿骨側材料

① 大腿骨ステム（直接固定型）

ア 標準型　266,000円

イ 特殊型　499,000円

② 大腿骨ステム（間接固定型）

ア 標準型　129,000円

イ 特殊型　129,000円

③ 大腿骨ステムヘッド

ア 大腿骨ステムヘッド（Ⅰ）　80,800円

イ 大腿骨ステムヘッド（Ⅱ）　85,100円

④ 人工骨頭用

ア モノポーラカップ　87,200円

イ バイポーラカップ（Ⅰ）　96,100円

ウ バイポーラカップ（Ⅱ）　150,000円

⑤ 大腿骨ネック　96,400円

(3) 単純人工骨頭　101,000円

058 人工膝関節用材料

(1) 大腿骨側材料

① 全置換用材料（直接固定型）　240,000円

② 全置換用材料（間接固定型）

ア 標準型　236,000円

イ 特殊型　358,000円

③ 片側置換用材料（直接固定型）　177,000円

④ 片側置換用材料（間接固定型）

ア 標準型　142,000円

イ 特殊型　185,000円

ウ 手術用支援機器専用型　148,000円

(2) 脛骨側材料

① 全置換用材料（直接固定型）

ア 標準型　147,000円

イ 特殊型　194,000円

② 全置換用材料（間接固定型）　140,000円

③ 片側置換用材料（直接固定型）　161,000円

④ 片側置換用材料（間接固定型）

ア 標準型　105,000円

イ 手術用支援機器専用型　111,000円

(3) 膝蓋骨材料

① 膝蓋骨置換用材料（Ⅰ）　32,000円

② 膝蓋骨置換用材料（Ⅲ）　47,600円

(4) インサート（Ⅰ）　48,300円

(5) インサート（Ⅱ）　71,500円

059 オプション部品

(1) 人工関節用部品

① 一般オプション部品　19,400円

② カップサポート　80,500円

(2) 人工膝関節用部品

① 人工関節用部品（Ⅰ）　65,500円

② 人工関節用部品（Ⅱ）　219,000円

(3) 人工関節固定強化部品

① 人工関節固定強化部品（Ⅰ）　11,800円

② 人工関節固定強化部品（Ⅱ）　15,700円

(4) 再建用強化部品　588,000円

(5) 人工股関節用部品

① 骨盤用（Ⅰ）　204,000円

② 骨盤用（Ⅱ）　209,000円

(6) その他の関節固定用材料用部品　204,000円

060 固定用内副子（スクリュー）

(1) 一般スクリュー（生体用合金Ⅰ）

① 標準型　5,970円

② 特殊型　6,970円

(2) 一般スクリュー（生体用合金Ⅱ）　1,530円

(3) 中空スクリュー・S　17,500円

(4) 中空スクリュー・L　24,400円

(5) その他のスクリュー

① 標準型

ア 小型スクリュー（頭蓋骨・顔面・上下顎骨用）　2,930円

② 特殊型

ア 軟骨及び軟部組織用

ⅰ 特殊固定用アンカー　29,600円

ⅱ 座金型　21,500円

ⅲ 特殊固定用ボタン　9,170円

イ　圧迫調整固定用・両端ねじ型
　　i　大腿骨頸部用　　　　　　　　78,700円
　　ii　一般用　　　　　　　　　　30,900円

061　固定用内副子（プレート）
(1)　ストレートプレート（生体用合金Ⅰ・S）
　　　　　　　　　　　　　　　　　19,600円
(2)　ストレートプレート（生体用合金Ⅰ・L）
　　　　　　　　　　　　　　　　　27,300円
(3)　ストレートプレート（生体用合金Ⅱ・S）
　　　　　　　　　　　　　　　　　3,560円
(4)　ストレートプレート（生体用合金Ⅱ・L）
　　　　　　　　　　　　　　　　　8,290円
(5)　有角プレート（生体用合金Ⅰ）　36,100円
(6)　有角プレート（生体用合金Ⅱ）　29,400円
(7)　骨端用プレート（生体用合金Ⅰ）
　①　標準型　　　　　　　　　　　68,700円
　②　内外反変形矯正用（小児）　　86,000円
　③　患者適合型　　　　　　　　　81,900円
(8)　骨端用プレート（生体用合金Ⅱ）29,900円
(9)　変形矯正用患者適合型プレート　265,000円
(10)　その他のプレート
　①　標準
　　ア　指骨，頭蓋骨，顔面骨，上下顎骨用
　　　i　ストレート型・異形型　　11,700円
　　　ii　メッシュ型　　　　　　　55,600円
　　イ　下顎骨・骨盤再建用　　　　62,300円
　　ウ　下顎骨用　　　　　　　　　773,000円
　　エ　人工顎関節用　　　　　　　115,000円
　　オ　頭蓋骨閉鎖用
　　　i　バーホール型　　　　　　12,400円
　　　ii　クランプ型　　　　　　　18,400円
　②　特殊
　　ア　骨延長用　　　　　　　　　116,000円
　　イ　胸骨挙上用　　　　　　　　176,000円
　　ウ　スクリュー非使用型　　　　176,000円

062　大腿骨外側固定用内副子
(1)　つばなしプレート　　　　　　　51,300円
(2)　つばつきプレート　　　　　　　86,700円
(3)　ラグスクリュー　　　　　　　　28,200円
(4)　スライディングラグスクリュー　＊25,400円
(5)　圧迫固定スクリュー　　　　　　6,900円

063　固定用内副子用ワッシャー，ナット類
(1)　ワッシャー　　　　　　　　　　2,970円
(2)　ナット　　　　　　　　　　　　466円

064　脊椎固定用材料
(1)　脊椎ロッド
　①　標準型　　　　　　　　　　　36,500円
　②　特殊型　　　　　　　　　　　36,500円
(2)　脊椎プレート
　①　標準型　　　　　　　　　　　36,400円
　②　バスケット型　　　　　　　　42,700円
(3)　椎体フック　　　　　　　　　　63,100円
(4)　脊椎スクリュー（固定型）　　　63,100円

(5)　脊椎スクリュー（可動型）
　①　標準型　　　　　　　　　　　79,100円
　②　低侵襲手術専用型　　　　　　79,100円
　③　横穴付き　　　　　　　　　　97,900円
(6)　脊椎スクリュー（伸展型）　　　110,000円
(7)　脊椎スクリュー（アンカー型）　34,500円
(8)　脊椎コネクター　　　　　　　　36,800円
(9)　トランスバース固定器　　　　　60,100円
(10)　椎体ステープル　　　　　　　　35,300円
(11)　骨充填用スペーサー　　　　　　3,250円

065　人工肩関節用材料
(1)　肩甲骨側材料
　①　グレノイドコンポーネント
　　ア　標準型　　　　　　　　　　124,000円
　　イ　特殊型　　　　　　　　　　144,000円
　②　関節窩ヘッド
　　ア　標準型　　　　　　　　　　158,000円
　　イ　部分補正型　　　　　　　　167,000円
　③　ベースプレート
　　ア　標準型　　　　　　　　　　167,000円
　　イ　特殊型　　　　　　　　　　187,000円
(2)　上腕骨側材料
　①　上腕骨ステム
　　ア　標準型　　　　　　　　　　270,000円
　　イ　特殊型　　　　　　　　　　316,000円
　②　ステムヘッド及びトレイ
　　ア　ステムヘッド　　　　　　　214,000円
　　イ　トレイ　　　　　　　　　　50,900円
　③　スペーサー　　　　　　　　　100,000円
　④　インサート
　　ア　標準型　　　　　　　　　　33,100円
　　イ　特殊型　　　　　　　　　　54,300円
(3)　切換用　　　　　　　　　　　　40,300円

066　人工肘関節用材料
(1)　上腕骨ステム　　　　　　　　　221,000円
(2)　尺骨ステム　　　　　　　　　　172,000円
(3)　橈骨側材料　　　　　　　　　　156,000円
(4)　関節摺動部材料　　　　　　　　25,300円
(5)　ベアリング
　①　標準型　　　　　1セット当たり162,000円
　②　特殊型　　　　　1セット当たり194,000円

067　人工手関節・足関節用材料
(1)　人工手関節用材料
　①　橈骨側材料　　　　　保険医療機関におけ
　　　　　　　　　　　　　る購入価格による。
　②　中手骨側材料　　　　　　　　上に同じ。
(2)　人工足関節用材料
　①　脛骨側材料　　　　　　　　　362,000円
　②　距骨側材料　　　　　　　　　287,000円

068　人工指関節用材料
(1)　人工手指関節用材料
　①　人工手根中手関節用材料
　　ア　大菱形骨側材料　　　　　　149,000円

イ　中手骨側材料　176,000円
②　その他の人工手指関節用材料
　ア　近位側材料　107,000円
　イ　遠位側材料　92,000円
　ウ　一体型　95,900円
(2)　人工足指関節用材料
①　近位側材料　保険医療機関における購入価格による。
②　遠位側材料　上に同じ。
③　一体型　95,500円

069　上肢再建用人工関節用材料
(1)　再建用上腕骨近位補綴用材料　409,000円
(2)　再建用上腕骨遠位補綴用材料　600,000円
(3)　再建用尺骨側材料　233,000円

070　下肢再建用人工関節用材料
(1)　再建用臼蓋形成カップ　589,000円
(2)　再建用大腿骨近位補綴用材料　886,000円
(3)　再建用大腿骨遠位補綴用材料　756,000円
(4)　再建用大腿骨表面置換用材料　626,000円
(5)　再建用脛骨近位補綴用材料　733,000円
(6)　再建用脛骨表面置換用材料　698,000円

071　カスタムメイド人工関節及びカスタムメイド人工骨
(1)　カスタムメイド人工関節
　保険医療機関における購入価格による。
(2)　カスタムメイド人工骨
①　カスタムメイド人工骨（S）　762,000円
②　カスタムメイド人工骨（M）　830,000円
(3)　カスタムメイド人工骨プレート
①　プレート型　799,000円
②　メッシュ型　799,000円

072　人工骨頭帽　243,000円

073　髄内釘
(1)　髄内釘
①　標準型　89,500円
②　大腿骨頸部型
　ア　標準型　151,000円
　イ　X線透過型　＊156,000円
③　集束型　6,710円
④　可変延長型　301,000円
⑤　肋骨型　55,600円
(2)　横止めスクリュー
①　標準型　13,800円
②　大腿骨頸部型
　ア　標準型　34,000円
　イ　X線透過型　＊36,700円
　ウ　横穴付き　34,000円
③　特殊型　17,100円
④　両端ねじ型　15,000円
(3)　ナット　19,800円
(4)　位置情報表示装置（プローブ・ドリル）　23,400円

074　固定釘

(1)　平面型　16,100円
(2)　立体特殊型　30,700円

075　固定用金属線
(1)　金属線
①　ワイヤー　1cm当たり16円
②　ケーブル　40,700円
③　バンド　1cm当たり242円
(2)　大転子専用締結器　120,000円

076　固定用金属ピン
(1)　創外固定器用
①　標準型　22,200円
②　抗緊張ピン
　ア　一般型　13,700円
　イ　特殊型　25,600円
(2)　一般用
①　標準型　505円
②　リング型　21,100円
③　プレート型　30,400円

077　人工靱帯　56,900円

078　人工骨
(1)　汎用型
①　非吸収型
　ア　顆粒・フィラー　1g当たり6,390円
　イ　多孔体　1mL当たり12,400円
　ウ　形状賦形型　1mL当たり14,600円
②　吸収型
　ア　顆粒・フィラー　1g当たり12,000円
　イ　多孔体
　　i　一般型　1mL当たり14,000円
　　ii　蛋白質配合型　1mL当たり14,800円
　ウ　綿形状　0.1g当たり14,400円
(2)　専用型
①　人工耳小骨　11,100円
②　開頭穿孔術用　8,680円
③　頭蓋骨・喉頭気管用　38,400円
④　椎弓・棘間用　29,600円
⑤　椎体固定用
　ア　1椎体用　148,000円
　イ　1椎体用・可変式　149,000円
　ウ　その他　303,000円
⑥　骨盤用
　ア　腸骨稜用　59,400円
　イ　その他　161,000円
⑦　肋骨・胸骨・四肢骨用　30,300円
⑧　椎体骨創部閉鎖用　1mL当たり12,100円
⑨　椎体・スクリュー併用用　1mL当たり13,600円

079　骨セメント
(1)　頭蓋骨用　1g当たり621円
(2)　人工関節固定用　1g当たり302円
(3)　脊椎・大腿骨頸部用　1g当たり535円

080　合成吸収性骨片接合材料
(1)　スクリュー

① 一般用 60,100円
② 頭蓋・顎・顔面・小骨用 33,000円
(2) 中空スクリュー 66,000円
(3) ストレートプレート 38,200円
(4) その他のプレート 54,200円
(5) 骨・軟部組織固定用アンカー 42,300円
(6) ワッシャー 16,700円
(7) ピン
① 一般用 39,500円
② 胸骨・肋骨用 31,800円
(8) シート・メッシュ型（15㎠以上25㎠未満）
67,300円
(9) シート・メッシュ型（25㎠以上） 108,000円
⑽ 頭蓋骨閉鎖用クランプ
① 小児用 39,500円
② 汎用 19,500円

081 脳動脈瘤手術クリップ
(1) 標準型 17,500円
(2) 特殊型 20,200円

082 脳血流遮断用クリップ 7,450円

083 脳動静脈奇形手術用等クリップ 6,280円

084 人工硬膜
(1) 非吸収型 1㎠当たり819円
(2) 吸収型 1㎠当たり1,280円

085 脳深部刺激装置用リードセット（4極用)
224,000円

086 脳・脊髄刺激装置用リード及び仙骨神経刺激装置用リード
(1) リードセット
① 4極又は8極 155,000円
② 16極以上 363,000円
(2) アダプター 114,000円

087 植込型脳・脊髄電気刺激装置
(1) 疼痛除去用
① 4極用又は8極用 1,430,000円
② 16極以上用 1,740,000円
③ 16極以上用・体位変換対応型 1,830,000円
④ 16極用・充電式 1,900,000円
⑤ 16極以上用・充電式・体位変換対応型
2,160,000円
⑥ 16極以上用・充電式・自動調整機能付き
2,260,000円
⑦ 32極用・充電式 1,880,000円
(2) 振戦軽減用
① 4極用 1,260,000円
② 16極以上用 1,710,000円
③ 16極以上用・自動調整機能付き 1,800,000円
④ 16極以上用・充電式 2,120,000円
⑤ 16極以上用・充電式・自動調整機能付き
2,320,000円

088 脳波測定用頭蓋内電極
(1) 硬膜下電極（10極以下） 47,200円
(2) 硬膜下電極（11極以上） 89,200円

(3) 深部電極 37,200円

089 涙点プラグ 3,900円

090 人工内耳用材料
(1) 人工内耳用インプラント（電極及び受信－刺激器） 1,650,000円
(2) 人工内耳用音声信号処理装置
① 標準型 933,000円
② 残存聴力活用型 932,000円
(3) 人工内耳用ヘッドセット
① マイクロホン 38,700円
② 送信コイル 10,300円
③ 送信ケーブル 2,660円
④ マグネット 7,530円
⑤ 接続ケーブル 4,480円

091 削除

092 鼻孔プロテーゼ 3,850円

093 人工喉頭
(1) 音声回復用人工補装具
① 一般型 9,810円
② 長期留置型 42,400円
(2) 呼気弁 51,100円

094 気管・気管支・大静脈ステント
(1) 一時留置型
① ストレート型 67,400円
② Y字型 114,000円
(2) 永久留置型
① 標準型 146,000円
② 特殊型 151,000円

095 食道用ステント 127,000円

096 胃・食道静脈瘤圧迫止血用チューブ
(1) 食道止血用 29,300円
(2) 胃止血用 29,200円
(3) 胃・食道止血用 56,400円

097 食道静脈瘤硬化療法用セット
(1) 食道静脈瘤硬化療法用穿刺針 3,690円
(2) 食道静脈瘤硬化療法用内視鏡固定用バルーン
7,200円
(3) 食道静脈瘤硬化療法用止血バルーン 4,370円
(4) 食道静脈瘤硬化療法用ガイドチューブ
34,200円

098 内視鏡的食道静脈瘤結紮セット
(1) 内視鏡的食道静脈瘤結紮セット（単発式）
15,400円
(2) 内視鏡的食道静脈瘤結紮セット（連発式）
24,600円

099 組織代用人工繊維布
(1) 心血管系用
① 血管用フェルト・ファブリック
1㎠当たり133円
② 心膜シート 1㎠当たり394円
③ 心血管修復パッチ一般用 1㎠当たり1,070円
④ 心血管修復パッチ小児用 1㎠当たり1,570円
⑤ 心血管修復パッチ先天性心疾患用

1 ㎠当たり3,640円

(2) ヘルニア修復・胸壁補強用
　① 一般　　　　　　1 ㎠当たり75円
　② 形状付加型　　　　　　19,500円
　③ 腹膜欠損用　　　　1 ㎠当たり413円
(3) 臓器欠損補強用　　　1 ㎠当たり167円
(4) 自動縫合器対応用　2 枚1 組17,600円
(5) プレジェット・チューブ　　　162円

100 合成吸収性癒着防止材
(1) シート型　　　　　　1 ㎠当たり169円
(2) スプレー型　　　　1 mL当たり7,260円

101 皮膚欠損用創傷被覆材
(1) 真皮に至る創傷用　　　1 ㎠当たり6 円
(2) 皮下組織に至る創傷用
　① 標準型　　　　　　1 ㎠当たり10円
　② 異形型　　　　　　　1 g 当たり35円
(3) 筋・骨に至る創傷用　　1 ㎠当たり25円

102 真皮欠損用グラフト　　1 ㎠当たり452円

103 非固着性シリコンガーゼ
(1) 広範囲熱傷用　　　　　　1,080円
(2) 平坦部位用　　　　　　　142円
(3) 凹凸部位用　　　　　　　309円

104 ゼラチンスポンジ止血材　　　1,240円

105 デキストラノマー　　1 g 当たり145円

106 微線維性コラーゲン　1 g 当たり12,900円

107 経皮的血管形成術用穿刺部止血材料　28,400円

108 頭・静脈，腹腔シャントバルブ
(1) 標準型
　① 標準機能
　　ア 近位カテーテル
　　　i 標準型　　　　　　22,400円
　　　ii 内視鏡型　　　　　43,600円
　　イ リザーバー　　　　　20,800円
　　ウ バルブ
　　　i 圧固定式　　　　　46,600円
　　　ii 流量調節・圧可変式　178,000円
　　エ 遠位カテーテル
　　　i 標準型　　　　　　30,800円
　　　ii 細径一体型　　　　27,000円
　　オ コネクタ
　　　i ストレート　　　　　7,630円
　　　ii スリーウェイ　　　12,400円
　② 特殊機能　　　　　　　64,300円
(2) ワンピース型　　　　　　53,400円

109 胸水・腹水シャントバルブ
(1) シャントバルブ　　　　　186,000円
(2) 交換用部品
　① カテーテル
　　ア 腹腔・胸腔用　　　　24,200円
　　イ 静脈用　　　　　　　25,600円
　② コネクタ　　　　　　　4,830円

110 植込型輸液ポンプ　　　1,420,000円

111 植込型輸液ポンプ用髄腔カテーテル　89,000円

112 ペースメーカー
(1) シングルチャンバ
　① 標準型　　　　　　　391,000円
　② リード一体型　　　　1,060,000円
(2) デュアルチャンバ（Ⅳ型）　516,000円
(3) デュアルチャンバ（Ⅴ型）　730,000円
(4) デュアルチャンバ（リード一体型）
　　　　　　　　　　　　1,070,000円
(5) トリプルチャンバ（Ⅰ型）　1,260,000円
(6) トリプルチャンバ（Ⅱ型）
　① 単極用又は双極用　　1,350,000円
　② 4 極用　　　　　　1,400,000円
(7) トリプルチャンバ（Ⅲ型）
　① 自動調整機能付き　　1,640,000円
　② 4 極用・自動調整機能付き　1,710,000円

113 植込式心臓ペースメーカー用リード
(1) リード
　① 経静脈リード
　　ア 標準型　　　　　　71,100円
　　イ シングルパスVDDリード　106,000円
　　ウ 誤感知防止型　　　126,000円
　　エ 4 極　　　　　　130,000円
　② 心筋用リード
　　ア 単極　　　　　　　81,700円
　　イ 双極　　　　　　　95,500円
(2) アダプター　　　　　　　26,400円
(3) アクセサリー　　　　　　3,200円

114 体外式ペースメーカー用カテーテル電極
(1) 一時ペーシング型　　　　14,400円
(2) 心臓電気生理学的検査機能付加型
　① 標準型　　　　　　　43,100円
　② 冠状静脈洞型　　　　64,000円
　③ 房室弁輪部型　　　　145,000円
　④ 心房内・心室内全域型　403,000円
　⑤ 温度センサー付き　　81,700円
　⑥ 除細動機能付き　　　214,000円
　⑦ 心腔内超音波検査機能付加型・心房内・心室
　　内全域型　　　　　　423,000円
(3) 再製造
　① 冠状静脈洞型　　　　51,400円
　② 房室弁輪部型　　　　93,200円

115 体表面ペーシング用電極　　4,480円

116 体外式ペースメーカー用心臓植込ワイヤー
(1) 単極
　① 固定機能あり　　　　3,910円
　② 固定機能なし　　　　2,510円
(2) 双極以上　　　　　　　6,500円

117 植込型除細動器
(1) 植込型除細動器（Ⅲ型）
　① 標準型　　　　　　　2,580,000円
　② 皮下植込式電極併用型　3,120,000円
(2) 植込型除細動器（Ⅴ型）　2,660,000円

118 植込型除細動器用カテーテル電極

(1) 植込型除細動器用カテーテル電極（シングル）
538,000円
(2) 植込型除細動器用カテーテル電極（マルチ（一式））
199,000円
(3) アダプター　268,000円
(4) 植込型除細動器用カテーテル電極（皮下植込式）
602,000円

119　機械弁　　659,000円
120　生体弁
(1) 異種大動脈弁　780,000円
(2) 異種心膜弁（Ⅱ）　953,000円
(3) 異種心膜弁（Ⅱ）システム　1,050,000円
121　弁付きグラフト（生体弁）　825,000円
122　人工弁輪
(1) 僧帽弁用　268,000円
(2) 三尖弁用　210,000円
(3) 僧帽弁・三尖弁兼用　233,000円
123　経皮的カテーテル心筋焼灼術用カテーテル
(1) 熱アブレーション用
① 標準型　112,000円
② イリゲーション型　140,000円
③ バルーン型　505,000円
④ 体外式ペーシング機能付き　293,000円
⑤ 体外式ペーシング機能付き・特殊型
395,000円
⑥ 体外式ペーシング機能付き・組織表面温度測定型　310,000円
(2) 冷凍アブレーション用
① バルーン型　649,000円
② 標準型　140,000円
124　ディスポーザブル人工肺（膜型肺）
(1) 体外循環型（リザーバー機能あり）
① 一般用　88,700円
② 低体重者・小児用　122,000円
(2) 体外循環型（リザーバー機能なし）
① 一般用　75,100円
② 低体重者・小児用　121,000円
(3) 補助循環・補助呼吸型
① 一般用　141,000円
② 低体重者・小児用　153,000円
125　遠心式体外循環用血液ポンプ
(1) シール型
① 抗血栓性あり　61,700円
② 抗血栓性なし　46,500円
(2) シールレス型　＊ 45,000円
126　体外循環用カニューレ
(1) 成人用
① 送脱血カニューレ
ア　シングル標準　4,620円
イ　シングル強化　6,770円
ウ　2段標準　8,640円
エ　2段強化　8,190円
② 心筋保護用カニューレ

ア　ルート　3,950円
イ　コロナリー　5,890円
ウ　レトロ　19,000円
③ ベントカテーテル
ア　一般型　3,350円
イ　ガス注入型　4,500円
④ 経皮的挿入用カニューレ
ア　一般型　37,000円
イ　先端強化型
ⅰ　シングルルーメン　40,000円
ⅱ　ダブルルーメン　186,000円
(2) 小児用
① 送脱血カニューレ
ア　シングル標準　4,770円
イ　シングル強化　6,590円
ウ　2段標準　8,640円
エ　2段強化　8,340円
② 心筋保護用カニューレ
ア　ルート　4,060円
イ　コロナリー　6,420円
ウ　レトロ　19,900円
③ ベントカテーテル
ア　一般型　3,510円
イ　ガス注入型　4,500円
④ 経皮的挿入用カニューレ
ア　一般型　38,200円
イ　先端強化型
ⅰ　シングルルーメン　42,400円
ⅱ　ダブルルーメン　186,000円
注　生体適合性を付加した送脱血カニューレ，心筋保護用カニューレ又はベントカテーテルにあってはそれぞれ材料価格に1,600円を加算し，生体適合性を付加した経皮的挿入用カニューレにあっては材料価格に3,500円を加算する。
127　人工心肺回路
(1) メイン回路
① 抗血栓性あり
ア　成人用　117,000円
イ　小児用　134,000円
② 抗血栓性なし
ア　成人用　106,000円
イ　小児用　124,000円
(2) 補助循環回路
① 抗血栓性あり
ア　成人用　69,600円
イ　小児用　70,900円
② 抗血栓性なし
ア　成人用　40,400円
イ　小児用　40,400円
(3) 心筋保護回路　14,600円
(4) 血液濃縮回路　24,000円
(5) 分離体外循環回路　40,600円
(6) 個別機能品

①	貯血槽	9,030円
②	カーディオトミーリザーバー	25,200円
③	ハードシェル静脈リザーバー	26,800円
④	心筋保護用貯液槽	8,950円
⑤	ラインフィルター	12,800円
⑥	回路洗浄用フィルター	4,100円
⑦	血液学的パラメーター測定用セル	
ア	標準型	7,110円
イ	ガス分圧センサー付き	14,100円
⑧	熱交換器	11,900円
⑨	安全弁	4,560円

128 バルーンパンピング用バルーンカテーテル

(1)	一般用標準型	151,000円
(2)	一般用末梢循環温存型	118,000円
(3)	一般用センサー内蔵型	174,000円
(4)	小児用	202,000円

129 補助人工心臓セット

(1)	体外型	
①	成人用	3,270,000円
②	小児用	
ア	血液ポンプ	6,600,000円
イ	心尖部脱血用カニューレ	1,070,000円
ウ	心房脱血用カニューレ	721,000円
エ	動脈送血用カニューレ	798,000円
オ	アクセサリーセット	407,000円
カ	ドライビングチューブ	132,000円
キ	カニューレコネクティングセット	
		194,000円
ク	カニューレエクステンションセット	
		198,000円
(2)	植込型（非拍動流型）	
①	磁気浮上型	18,300,000円
②	水循環型	18,900,000円
③	軸流型	18,900,000円
(3)	水循環回路セット	1,100,000円

130 心臓手術用カテーテル

(1)	経皮的冠動脈形成術用カテーテル	
①	一般型	29,000円
②	インフュージョン型	157,000円
③	パーフュージョン型	146,000円
④	カッティング型	110,000円
⑤	スリッピング防止型	95,000円
⑥	再狭窄抑制型	173,000円
(2)	冠動脈狭窄部貫通用カテーテル	36,700円
(3)	冠動脈用ステントセット	
①	一般型	97,000円
②	救急処置型	290,000円
③	再狭窄抑制型	120,000円
④	生体吸収・再狭窄抑制型	249,000円
(4)	特殊カテーテル	
①	切削型	202,000円
②	破砕型	429,000円
(5)	弁拡張用カテーテル	151,000円

(6)	心房中隔欠損作成術用カテーテル	
①	バルーン型	57,900円
②	ブレード型	210,000円

131 経皮的心房中隔欠損閉鎖セット 772,000円

132 ガイディングカテーテル

(1)	冠動脈用	8,220円
(2)	脳血管用	
①	標準型	21,800円
②	高度屈曲対応型	90,300円
③	紡錘型	94,800円
④	橈骨動脈穿刺対応型	63,200円
(3)	その他血管用	18,300円
(4)	気管支用	90,300円

133 血管内手術用カテーテル

(1)	経皮的脳血管形成術用カテーテル	96,100円
(2)	末梢血管用ステントセット	
①	一般型	159,000円
②	橈骨動脈穿刺対応型	234,000円
③	再狭窄抑制型	233,000円
(3)	ＰＴＡバルーンカテーテル	
①	一般型	
ア	標準型	33,800円
イ	特殊型	47,700円
②	カッティング型	128,000円
③	脳血管攣縮治療用	52,500円
④	大動脈用ステントグラフト用	
ア	血流遮断型（胸部及び腹部）	61,000円
イ	血流非遮断型（胸部及び腹部）	66,900円
⑤	スリッピング防止型	80,600円
⑥	再狭窄抑制型	173,000円
⑦	ボディワイヤー型	97,100円
(4)	下大静脈留置フィルターセット	
①	標準型	156,000円
②	特殊型	170,000円
(5)	冠動脈灌流用カテーテル	24,500円
(6)	オクリュージョンカテーテル	
①	標準型	15,600円
②	上大静脈止血対応型	38,100円
③	特殊型	108,000円
(7)	血管内血栓異物除去用留置カテーテル	
①	一般型	115,000円
②	頸動脈用ステント併用型	
ア	フィルター型	186,000円
イ	遠位バルーン型	190,000円
ウ	近位バルーン型	160,000円
(8)	血管内異物除去用カテーテル	
①	細血管用	88,700円
②	大血管用	42,800円
③	リードロッキングデバイス	91,000円
④	リード抜去スネアセット	142,000円
⑤	大血管用ローテーションシース	268,000円
⑥	リード一体型ペースメーカー抜去用カテーテル	
		434,000円

(9) 血栓除去用カテーテル
　① バルーン付き
　　ア　一般型　11,600円
　　イ　極細型　15,400円
　　ウ　ダブルルーメン　17,400円
　② 残存血栓除去用　35,400円
　③ 経皮的血栓除去用
　　ア　標準型　31,700円
　　イ　破砕吸引型　448,000円
　④ 脳血栓除去用
　　ア　ワイヤー型　286,000円
　　イ　破砕吸引型　448,000円
　　ウ　自己拡張型　386,000円
　　エ　直接吸引型　273,000円
(10) 塞栓用コイル
　① コイル
　　ア　標準型　10,200円
　　イ　機械式デタッチャブル型　55,000円
　　ウ　電気式デタッチャブル型　116,000円
　　エ　水圧式・ワイヤー式デタッチャブル型　82,900円
　　オ　特殊型　145,000円
　② プッシャー　15,700円
　③ コイル留置用ステント　466,000円
(11) 汎用型圧測定用プローブ　77,300円
(12) 循環機能評価用動脈カテーテル　27,800円
(13) 静脈弁カッター
　① 切開径固定型　24,800円
　② 切開径変動型　86,700円
　③ オーバーザワイヤー型　87,600円
(14) 頸動脈用ステントセット
　① 標準型　160,000円
　② 特殊型　180,000円
(15) 狭窄部貫通用カテーテル　42,100円
(16) 下肢動脈狭窄部貫通用カテーテル　179,000円
(17) 血管塞栓用プラグ　131,000円
(18) 交換用カテーテル　18,100円
(19) 体温調節用カテーテル
　① 発熱管理型　77,400円
　② 体温管理型　81,100円
(20) 脳血管用ステントセット　501,000円
(21) 脳動脈瘤治療用フローダイバーターシステム
　① 動脈内留置型　1,420,000円
　② 瘤内留置型　1,530,000円
(22) 血管形成用カテーテル
　① エキシマレーザー型　219,000円
　② 切削吸引型　242,000円

134 人工血管
(1) 永久留置型
　① 大血管用
　　ア　分岐なし　110,000円
　　イ　1分岐
　　　i　標準型　174,000円
　　　ii　特殊型　203,000円
　　ウ　2分岐以上
　　　i　標準型　237,000円
　　　ii　特殊型　257,000円
　　エ　腹大動脈分岐用　131,000円
　② 小血管用
　　ア　標準型
　　　i　外部サポートあり　1cm当たり2,560円
　　　ii　外部サポートなし　1cm当たり1,870円
　　イ　セルフシーリング
　　　i　ヘパリン非使用型　1cm当たり3,960円
　　　ii　ヘパリン使用型　1cm当たり4,200円
　　ウ　ヘパリン使用型
　　　i　外部サポートあり　1cm当たり3,700円
　　　ii　外部サポートなし　1cm当たり2,710円
　　エ　特殊型
　　　i　外部サポートあり　1cm当たり3,030円
　　　ii　外部サポートなし　1cm当たり2,230円
(2) 一時留置型　54,500円
(3) 短期使用型　84,100円

135 尿路拡張用カテーテル
(1) 尿管・尿道用　35,000円
(2) 腎瘻用　41,000円

136 胆道結石除去用カテーテルセット
(1) 経皮的バルーンカテーテル　14,100円
(2) 経内視鏡バルーンカテーテル
　① ダブルルーメン　31,300円
　② トリプルルーメン　35,300円
　③ 十二指腸乳頭拡張機能付き　63,900円
　④ 十二指腸乳頭切開機能付き　59,400円
(3) 採石用バスケットカテーテル　38,100円
(4) 砕石用バスケットカテーテル
　① 全ディスポーザブル型　41,600円
　② 一部ディスポーザブル型　14,900円

137 腎・尿管結石除去用カテーテルセット　31,100円
138 削除
139 組織拡張器
(1) 一般用　32,600円
(2) 乳房用　98,800円
140 輸血用血液フィルター（微小凝集塊除去用）　2,500円
141 輸血用血液フィルター（赤血球製剤用白血球除去用）　2,850円
142 輸血用血液フィルター（血小板製剤用白血球除去用）　3,340円
143 網膜硝子体手術用材料　29,500円
144 両室ペーシング機能付き植込型除細動器
(1) 単極又は双極用
　① 標準型　3,090,000円
　② 自動調整機能付き　3,130,000円
　③ 抗頻拍ペーシング機能付き　4,400,000円
　④ 長期留置型　3,720,000円
(2) 4極用

① 標準型　3,260,000円
② 自動調整機能付き　4,120,000円
③ 抗頻拍ペーシング機能付き　4,750,000円
④ 長期留置型　4,180,000円

145 血管内塞栓促進用補綴材
(1) 肝動脈塞栓材　15,400円
(2) 脳動静脈奇形術前塞栓材　138,000円
(3) 血管内塞栓材
① 止血用　9,040円
② 動脈塞栓療法用　27,600円
③ 動脈化学塞栓療法用　103,000円
④ 液体塞栓材　66,300円

146 大動脈用ステントグラフト
(1) 腹部大動脈用ステントグラフト（メイン部分）
① 標準型　1,320,000円
② ＡＵＩ型　1,110,000円
③ ポリマー充填型　1,430,000円
(2) 腹部大動脈用ステントグラフト（補助部分）　299,000円
(3) 胸部大動脈用ステントグラフト（メイン部分）
① 標準型　1,430,000円
② 中枢端可動型　1,490,000円
③ 血管分岐部対応型　2,060,000円
(4) 胸部大動脈用ステントグラフト（補助部分）　344,000円
(5) 大動脈解離用ステントグラフト（ベアステント）　894,000円

147 内視鏡用粘膜下注入材　5,270円

148 カプセル型内視鏡
(1) 小腸用　76,500円
(2) 大腸用　81,300円

149 血管内光断層撮影用カテーテル　132,000円

150 ヒト自家移植組織
(1) 自家培養表皮
① 採取・培養キット　4,460,000円
② 調製・移植キット　1枚当たり154,000円
(2) 自家培養軟骨
① 採取・培養キット　1,000,000円
② 調製・移植キット　1,890,000円
(3) 自家培養角膜上皮
① 採取・培養キット　4,280,000円
② 調製・移植キット　5,470,000円
(4) 自家培養口腔粘膜上皮
① 採取・培養キット　4,280,000円
② 調製・移植キット　5,470,000円
(5) ヒト羊膜基質使用自家培養口腔粘膜上皮
① 採取・培養キット　7,940,000円
② 調製・移植キット　5,470,000円

151 デンプン由来吸収性局所止血材
(1) 標準型　1g当たり12,700円
(2) 織布型　1㎠当たり48円

152 胸郭変形矯正用材料
(1) 肋骨間用　1,580,000円

(2) 肋骨腰椎間用　1,540,000円
(3) 肋骨腸骨間用　1,470,000円
(4) 固定クリップ（伸展術時交換用）　71,500円
(5) 部品連結用
① 縦型　188,000円
② 横型　348,000円

153 経皮的動脈管閉鎖セット
(1) 開口部留置型　347,000円
(2) 動脈管内留置型　416,000円

154 削除

155 植込型心電図記録計　388,000円

156 合成吸収性硬膜補強材　65,100円

157 消化管用ステントセット
(1) カバーなし　212,000円
(2) カバーあり　270,000円

158 皮下グルコース測定用電極　6,340円

159 局所陰圧閉鎖処置用材料　1㎠当たり18円

160 植込型迷走神経電気刺激装置　1,710,000円

161 迷走神経刺激装置用リードセット　187,000円

162 経皮的心腔内リード除去用レーザーシースセット　311,000円

163 膀胱尿管逆流症治療用注入材　73,400円

164 椎体形成用材料セット　386,000円

165 脊椎棘間留置材料　229,000円

166 外科用接着用材料
(1) 標準型　1g当たり11,200円
(2) 特殊型　1g当たり13,800円

167 交換用経皮経食道胃管カテーテル　17,200円

168 心腔内超音波プローブ
(1) 標準型　299,000円
(2) 磁気センサー付き　327,000円
(3) 再製造
① 標準型　209,000円

169 血管造影用圧センサー付材料
(1) 血管造影用圧センサー付ガイドワイヤー　128,000円
(2) 血管造影用圧センサー付カテーテル　119,000円

170 輸血用血液フィルター（カリウム除去用）　5,100円

171 生体組織接着剤調製用キット　130,000円

172 尿道括約筋用補綴材
(1) カフ　170,000円
(2) 圧力調整バルーン　156,000円
(3) コントロールポンプ　427,000円

173 中心静脈血酸素飽和度測定用プローブ　22,700円

174 植込型骨導補聴器
(1) 音振動変換器　415,000円
(2) 接合子付骨導端子　127,000円
(3) 骨導端子　66,200円
(4) 接合子　70,600円

175 脳手術用カテーテル　38,700円

176 子宮用止血バルーンカテーテル　18,700円

177 心房中隔穿刺針
(1) 高周波型　54,100円

(2)	ガイドワイヤー型	35,400円	
(3)	カニューレ	2,760円	
178	神経再生誘導材	406,000円	
179	気管支用充填材	20,100円	
180	陰圧創傷治療用カートリッジ	19,800円	
181	人工乳房	106,000円	
182	経カテーテル人工生体弁セット		
	(1) バルーン拡張型人工生体弁セット		
	① 期限付改良加算なし	4,510,000円	
	② 期限付改良加算あり	4,720,000円	
	(2) 自己拡張型人工生体弁システム	3,740,000円	
183	削除		
184	仙骨神経刺激装置		
	(1) 標準型	1,010,000円	
	(2) 充電式	1,060,000円	
185	オープン型ステントグラフト	1,110,000円	
186	気管支手術用カテーテル	329,000円	
187	半導体レーザー用プローブ	229,000円	
188	削除		
189	ヒト骨格筋由来細胞シート		
	(1) 採取・継代培養キット	6,480,000円	
	(2) 回収・調製キット　1枚当たり	1,710,000円	
190	人工中耳用材料		
	(1) 人工中耳用インプラント	1,120,000円	
	(2) 人工中耳用音声信号処理装置	639,000円	
	(3) 人工中耳用オプション部品	40,300円	
191	末梢血管用ステントグラフト		
	(1) 標準型	322,000円	
	(2) 長病変対応型	344,000円	
192	経皮的胆道拡張用バルーンカテーテル	64,600円	
193	補助循環用ポンプカテーテル	2,570,000円	
194	人工椎間板	301,000円	
195	体表面用電場電極	35,900円	
196	経皮的僧帽弁クリップシステム	2,250,000円	

注　経皮的僧帽弁クリップシステムのクリップを2
個以上使用する場合は，追加する1個当たり償還
価格の100分の50に相当する価格を加算する。

197	ガイドワイヤー	1,870円	
198	ドレナージカテーテル	5,700円	
199	甲状軟骨固定用器具	194,000円	
200	放射線治療用合成吸収性材料		
	(1) ハイドロゲル型	196,000円	
	(2) シート型	516,000円	
201	膵臓用瘻孔形成補綴材留置システム	502,000円	
202	腹部開放創用局所陰圧閉鎖キット	97,600円	
203	横隔神経電気刺激装置		
	(1) 電極植込キット	1,870,000円	
	(2) 体外式パルス発生器	953,000円	
	(3) 接続ケーブル	11,800円	
204	経皮的左心耳閉鎖システム	1,500,000円	
205	経皮的卵円孔開存閉鎖セット	865,000円	
206	人工顎関節用材料	1,110,000円	
207	人工鼻材料		

	(1) 人工鼻		
	① 標準型	492円	
	② 特殊型	1,000円	
	(2) 接続用材料		
	① シール型		
	ア 標準型	675円	
	イ 特殊型	1,150円	
	② チューブ型	16,800円	
	③ ボタン型	22,100円	
208	耳管用補綴材	43,500円	
209	吸着式血液浄化用浄化器（閉塞性動脈硬化症用）		
		91,600円	
210	植込型舌下神経電気刺激装置	2,480,000円	
211	植込型骨導補聴器（直接振動型）		
	(1) インプラント	720,000円	
	(2) 音声信号処理装置	325,000円	
	(3) オプション部品	29,800円	
212	ペプチド由来吸収性局所止血材		
		1mL当たり13,200円	
213	脳神経減圧術用補綴材	0.1g当たり3,120円	
214	前立腺用インプラント	97,900円	
215	経カテーテル人工生体弁セット（ステントグラフト付き）		
		5,270,000円	
216	レーザー光照射用ニードルカテーテル	1,990円	
217	前立腺組織用水蒸気デリバリーシステム	388,000円	
218	ヒト羊膜使用創傷被覆材	1cm²当たり35,100円	
219	自家皮膚細胞移植用キット		
	(1) 自家皮膚細胞移植用キット・S	836,000円	
	(2) 自家皮膚細胞移植用キット・L	897,000円	
220	経消化管胆道ドレナージステント	＊283,000円	
221	経皮的心肺補助システム	535,000円	
222	体外フォトフェレーシスキット	189,000円	
223	腱再生誘導材	257,000円	
224	前立腺組織用高圧水噴射システム	344,000円	
225	気管支用バルブ	313,000円	
226	ニコチン依存症治療補助アプリ	24,000円	
227	高血圧症治療補助アプリ	7,010円	

Ⅲ　医科点数表の第2章第4部及び別表第二歯科診療報酬
点数表（以下「歯科点数表」という。）の第2章第4部
に規定するフィルム及びその材料価格

規格		1枚当たり材料価格
001	半切	120円
002	大角	115円
003	大四ツ切	76円
004	四ツ切	62円
005	六ツ切	48円
006	八ツ切	46円
007	カビネ	38円
008	30cm×35cm	87円
009	24cm×30cm	68円
010	18cm×24cm	46円
011	標準型（3cm×4cm）	29円
012	咬合型（5.7cm×7.6cm，5.5cm×7.5cm又は5.4cm×	

7 cm)	27円
013 咬翼型（4.1cm×3 cm又は2.1cm×3.5cm）	40円
014 オルソパントモ型	
20.3cm×30.5cm	103円
15cm×30cm	120円
015 小児型	
2.2cm×3.5cm	31円
2.4cm×3 cm	23円
016 間接撮影用フィルム	
10cm×10cm	29円
7 cm×7 cm	22円
6 cm×6 cm	15円
017 オデルカ用フィルム	
10cm×10cm	33円
7 cm×7 cm	22円
018 マンモグラフィー用フィルム	
24cm×30cm	135円
20.3cm×25.4cm	135円
18cm×24cm	121円
019 画像記録用フィルム	
(1) 半切	226円
(2) 大角	188円
(3) 大四ツ切	186円
(4) B 4	149円
(5) 四ツ切	135円
(6) 六ツ切	115円
(7) 24cm×30cm	145円

Ⅳ 歯科点数表の第 2 章第 6 部に規定する特定保険医療材料及びその材料価格（略）

Ⅴ 歯科点数表の第 2 章第 5 部及び第 8 部から第11部までに規定する特定保険医療材料及びその材料価格（略）

Ⅵ 歯科点数表の第 2 章第12部に規定する特定保険医療材料及びその材料価格（略）

Ⅶ 歯科点数表の第 2 章第13部に規定する特定保険医療材料及びその材料価格（略）

Ⅷ 別表第三調剤報酬点数表に規定する特定保険医療材料及びその材料価格（略）

Ⅸ 経過措置

(1) Ⅱの規定にかかわらず，薬事法等の一部を改正する法律（平成25年法律第84号）第 1 条の規定による改正前の薬事法（昭和35年法律第145号）第14条第 1 項又は医薬品，医療機器等の品質，有効性及び安全性の確保等に関する法律（昭和35年法律第145号）第23条の 2 の 5 第 1 項の規定による承認を受け，次の表の左欄の承認番号を付与された同欄に掲げる特定保険医療材料の同表の中欄に掲げる期間における材料価格は，それぞれ同表の右欄に掲げる材料価格とする。

073 髄内釘 　(1) 髄内釘 　　② 大腿骨頸部型 　　　イ X線透過型 （承認番号） 30400BZX00087000	令和6年6月1日から 同 年11月30日 まで	159,000円

073 髄内釘 　(2) 横止めスクリュー 　　② 大腿骨頸部型 　　　イ X線透過型 （承認番号） 30400BZX00087000	令和6年6月1日から 同 年11月30日 まで	38,100円
220 経消化管胆道ドレナージ ステント （承認番号） 30400BZX00150000	令和6年6月1日から 同 年11月30日 まで	289,000円

(2) Ⅱの規定にかかわらず，次の表の左欄に掲げる特定保険医療材料の同表の中欄に掲げる期間における材料価格は，それぞれ同表の右欄に掲げる材料価格とする。

034 胆道ステントセット 　(2) 自動装着システム付 　　② 一時留置型	令和6年6月1日から 令和7年2月28日まで	43,300円
	令和7年3月1日から 同 年 5 月31日 まで	38,800円
	令和7年6月1日から 令和8年2月28日まで	34,200円
	令和8年3月1日から 同 年 5 月31日 まで	29,600円
062 大腿骨外側固定用内副子 　(4) スライディングラグ 　　スクリュー	令和6年6月1日から 令和7年2月28日まで	29,000円
	令和7年3月1日から 同 年 5 月31日 まで	27,200円
125 遠心式体外循環用血液ポ ンプ 　(2) シールレス型	令和6年6月1日から 令和7年2月28日まで	54,200円
	令和7年3月1日から 同 年 5 月31日 まで	49,600円

医科診療報酬点数表　索引

○　医科診療報酬点数表の診療行為名を50音順に並べ，該当の区分番号等及び掲載頁を表示しています。なお，特定疾患治療管理料及び検体検査実施料については，原則として区分番号以下の項番号のレベルまで表示しています。項番号は区分番号に「・」でつなげて表示しています。

○　上付・下付の文字は並字で，ローマ数字はアラビア数字で表記しています。

○　次の文字は，それぞれ次のヨミにより並べています。

文字	ヨ ミ	文字	ヨ ミ	文字	ヨ ミ
顎	ガク	口	コウ	唇	シン
眼	ガン	骨	コツ	舌	ゼツ
脚	キャク	趾，指	シ	爪	ソウ
頬	キョウ	歯	シ	足	ソク
胸	キョウ	耳	ジ	肘	チュウ
肩	ケン	膝	シツ	鼻	ビ
股	コ	手	シュ	腕	ワン

診療行為名	区分番号等	頁
数字		
1，25－ジヒドロキシビタミンD3	D 007・63	463
1，5AG	D 007・21	459
1，5－アンヒドロ－D－グルシトール（1，5AG）	D 007・21	459
(1→3)－β－D－グルカン	D 012・42	478
11－OHCS	D 008・2	464
11－ハイドロキシコルチコステロイド（11－OHCS）	D 008・2	464
17－KGS	D 008・40	467
17－KGS分画	D 008・45	467
17－KS分画	D 008・43	467
17α－OHP	D 008・43	467
17α－ヒドロキシプロゲステロン（17α－OHP）	D 008・43	467
17－ケトジェニックステロイド（17－KGS）	D 008・40	467
17－ケトジェニックステロイド分画（17－KGS分画）	D 008・45	467
17－ケトステロイド分画（17－KS分画）	D 008・43	467
1CTP	D 009・23	469
1型コラーゲン－C－テロペプチド（1CTP）	D 009・23	469
1型コラーゲン架橋C－テロペプチド－β異性体（β－CTX）	D 008・35	466
1型コラーゲン架橋C－テロペプチド－β異性体（β－CTX）（尿）	D 008・34	466
1型コラーゲン架橋N－テロペプチド（NTX）	D 008・25	465
1型プロコラーゲン－N－プロペプチド（P1NP）	D 008・28	466
24時間自由行動下血圧測定	D 225-3	518
25－ヒドロキシビタミンD	D 007・31	460
4型コラーゲン	D 007・36	460
4型コラーゲン（尿）	D 001・15	435
4型コラーゲン・7S	D 007・42	461
5－HIAA	D 008・5	464
5－ハイドロキシインドール酢酸（5－HIAA）	D 008・5	464
英字等		
AAV9抗体	D 012・66	481

診療行為名	区分番号等	頁
ABO血液型	D 011・1	473
ABO血液型亜型	D 011・7	473
ABO血液型関連糖転移酵素活性	D 011・5	473
ACE	D 007・39	461
ACTH	D 008・37	466
ADA	D 007・11	458
ADAMTS13インヒビター	D 006・35	444
ADAMTS13活性	D 006・33	444
ADH	D 008・47	467
AFP	D 009・2	468
AFP－L3%	D 009・26	469
AI	D 007・29	460
ALK融合遺伝子標本作製	N 005-2	897
ALK融合タンパク	N 002・6	895
ALP	D 007・1	458
ALPアイソザイム	D 007・14	459
ALPアイソザイム（PAG電気泳動法）	D 007・47	461
ALPアイソザイム及び骨型アルカリホスファターゼ（BAP）	D 007・24	459
ALT	D 007・3	458
AMH	D 008・52	468
ANCA定性	D 014・38	485
ANP	D 008・46	467
APOA2アイソフォーム	D 009・35	471
APRスコア定性	D 015・20	487
APTT	D 006・7	443
ASK定性	D 012・3	474
ASK半定量	D 012・3	474
ASO定性	D 012・1	473
ASO定量	D 012・1	473
ASO半定量	D 012・1	473
AST	D 007・3	458
ASTアイソザイム	D 007・15	459
A群β溶血連鎖球菌核酸検出	D 023・3	491
A群β溶連菌迅速試験定性	D 012・19	475
BAP	D 008・26	466
BCA225	D 009・20	469
BCR-ABL1	D 006-3	445

診療行為名	区分番号等	頁
RBP	D015・15	487
RF定量	D014・2	482
Rh(D)血液型	D011・1	473
Rh(その他の因子)血液型	D011・3	473
RLP−C	D007・44	461
RSウイルス抗原定性	D012・24	476
S2,3PSA%	D009・31	470
SAA	D015・6	487
SARS−CoV−2・RSウイルス核酸同時検出	D023・19	495
SARS−CoV−2・RSウイルス抗原同時検出定性	D012・59	480
SARS−CoV−2・インフルエンザ・RSウイルス核酸同時検出	D023・19	495
SARS−CoV−2・インフルエンザウイルス・RSウイルス抗原同時検出定性	D012・59	480
SARS−CoV−2・インフルエンザウイルス抗原同時検出定性	D012・50	479
SARS−CoV−2・インフルエンザ核酸同時検出	D023・19	495
SARS−CoV−2核酸検出	D023・19	495
SARS−CoV−2抗原定性	D012・28	476
SARS−CoV−2抗原定量	D012・61	481
SARSコロナウイルス核酸検出	D023・17	494
SCCA2	D015・26	488
SCC抗原	D009・4	468
sFlt−1／PlGF比	D015・28	488
sIL−2R	D009・36	471
SLX	D009・13	469
SP−A	D007・35	460
SPan−1	D009・15	469
SP−D	D007・39	461
STN	D009・16	469
STS定性	D012・1	473
STS半定量	D012・5	474
STS定量	D012・5	474
S状洞血栓(静脈炎)手術	K316	763
T3	D008・7	464
T4	D008・11	464
TARC	D015・18	487
TAT	D006・24	443
TBC	D008・21	465
TBG	D008・18	465
TdT	D005・13	442
Tf	D015・7	487
TFPI2	D009・27	469
TIBC(比色法)	D007・1	458
TK活性	D005・12	442
TnT定性・定量	D007・29	460
TPA	D009・5	468
tPA・PAI−1複合体	D006・32	444
TRAb	D014・27	484
TRACP−5b	D008・25	465
TSAb	D014・40	485
TSH	D008・6	464
T細胞・B細胞百分率	D016・3	489
T細胞サブセット検査(一連につき)	D016・2	489
T波オルタナンス検査	D210-4	510
ucOC	D008・24	465

診療行為名	区分番号等	頁
UDPグルクロン酸転移酵素遺伝子多型	D006-7	448
UIBC(比色法)	D007・1	458
VEGF	D007・64	463
VMA	D008・4	464
VMA定性(尿)	D001・2	435
von Willebrand因子(VWF)活性	D006・14	443
von Willebrand因子(VWF)抗原	D006・20	443
VWF活性	D006・14	443
VWF抗原	D006・20	443
WT1mRNA	D006-9	448
Y染色体微小欠失検査	D006-28	457
Zn	D007・37	461
α1−アンチトリプシン	D006・10	443
α1−マイクログロブリン	D015・14	487
α2−マクログロブリン	D006・17	443
α−フェトプロテイン(AFP)	D009・2	468
α−フェトプロテインレクチン分画(AFP−L3%)	D009・26	469
β2−マイクログロブリン	D015・10	487
β−CTX	D008・35	466
β−CTX(尿)	D008・34	466
β−TG	D006・24	443
β−トロンボグロブリン(β−TG)	D006・24	443
γ−GT	D007・1	458
γ−GTアイソザイム	D007・14	459
γ−Sm	D009・28	470
γ−グルタミルトランスフェラーゼ(γ−GT)	D007・1	458
γ−セミノプロテイン(γ−Sm)	D009・28	470
δ−ALA(尿)	D001・11	435
δアミノレブリン酸(δ−ALA)(尿)	D001・11	435
ア		
亜鉛(Zn)	D007・37	461
アキレス腱断裂手術	K037-2	732
悪性腫瘍遺伝子検査	D004-2・1	439
悪性腫瘍遺伝子検査(血液・血漿)	D006-27	454
悪性腫瘍組織検査	D004-2	439
悪性腫瘍特異物質治療管理料	B001・3	253
アコースティックオトスコープを用いた鼓膜音響反射率検査	D246	528
アスパラギン酸アミノトランスフェラーゼ(AST)	D007・3	458
アスペルギルス抗原	D012・30	477
アセトアミノフェン	D007・47	461
圧迫隅角検査	D275	533
アデノイド切除術	K370	767
アデノウイルス抗原定性(糞便)	D012・7	474
アデノウイルス抗原定性(糞便を除く。)	D012・38	477
アデノシンデアミナーゼ(ADA)	D007・11	458
アトピー鑑別試験定性	D015・21	488
アニサキスIgG・IgA抗体	D012・47	479
アブミ骨摘出術・可動化手術	K320	764
アポリポ蛋白	D007・10	458
アポリポ蛋白A2(APOA2)アイソフォーム	D009・35	471
アミノ酸	D010・4	472
アミノ酸定性	D010・6	472
アミラーゼ	D007・1	458
アミラーゼアイソザイム	D007・14	459

診療行為名	区分番号等	頁
ビタミンB2	D007・55	463
ビタミンC	D007・60	463
鼻中隔矯正術	K347	765
鼻中隔血腫切開術	K330	764
鼻中隔骨折観血的手術	K335	764
鼻中隔膿瘍切開術	K329	764
ピックレル氏手術	K719-4	832
脾摘出術	K711	830
尾動脈腺摘出術	K195-2	755
非特異的IgE定量	D015・11	487
非特異的IgE半定量	D015・11	487
ヒト絨毛性ゴナドトロピン(HCG)定性	D008・1	464
ヒト絨毛性ゴナドトロピン(HCG)定量	D008・18	465
ヒト絨毛性ゴナドトロピン(HCG)半定量	D008・18	465
ヒト絨毛性ゴナドトロピン－βサブユニット(HCG－β)	D008・17	464
ヒト精巣上体蛋白4(HE4)	D009・29	470
ヒト胎盤性ラクトーゲン(HPL)	D008・20	465
ヒトメタニューモウイルス抗原定性	D012・25	476
ヒト羊膜基質使用自家培養口腔粘膜上皮細胞移植術	K259-3	759
皮内、皮下及び筋肉内注射(1回につき)	G000	590
鼻内異物摘出術	K336	765
鼻内篩骨洞根治手術	K353	766
鼻内上顎洞根治手術	K352-2	766
鼻内蝶形洞根治手術	K357	766
皮内反応検査	D291	539
ヒナルゴンテスト	D291	539
皮膚、皮下、粘膜下血管腫摘出術(露出部)	K003	726
皮膚、皮下、粘膜下血管腫摘出術(露出部以外)	K004	726
皮膚、皮下腫瘍摘出術(露出部)	K005	727
皮膚、皮下腫瘍摘出術(露出部以外)	K006	727
皮膚悪性腫瘍切除術	K007	727
皮膚移植術(死体)	K014-2	729
皮膚移植術(生体・培養)	K014	729
皮膚科光線療法(1日につき)	J054	694
皮膚科特定疾患指導管理料	B001・8	257
皮膚科軟膏処置	J053	694
鼻副鼻腔悪性腫瘍手術	K343	765
鼻副鼻腔腫瘍摘出術	K342	765
皮膚腫瘍冷凍凝固摘出術(一連につき)	K006-4	727
皮膚切開術	K001	726
皮膚剥削術	K009	728
皮膚レーザー照射療法(一連につき)	J054-2	695
皮弁作成術、移動術、切断術、遷延皮弁術	K015	729
脾縫合術(部分切除を含む。)	K710	830
非放射性キセノン脳血流動態検査	E201	572
鼻マスク式補助換気法(1日につき)	J026-2	676
百日咳菌・パラ百日咳菌核酸同時検出	D023・13	493
百日咳菌核酸検出	D023・13	493
百日咳菌抗原定性	D012・48	479
百日咳菌抗体	D012・54	480
百日咳菌抗体定性	D012・12	475
百日咳菌抗体半定量	D012・12	475
ヒューナー検査	D004・1	437
標準型精神分析療法(1回につき)	I003	639
ひょう疽手術	K090	742
病棟薬剤業務実施加算	A244	143
病理診断料	N006	898
病理組織標本作製	N000	894
病理判断料	N007	899
鼻涙管ブジー法	J091	699
鼻涙管ブジー法後薬液涙嚢洗浄	J091-2	699
ピルビン酸キナーゼ(PK)	D007・43	461
フ		
ファロー四徴症手術	K580	800
フィブリノゲン定量	D006・4	443
フィブリノゲン半定量	D006・4	443
フィブリン・フィブリノゲン分解産物(FDP)(尿)	D001・7	435
フィブリン・フィブリノゲン分解産物(FDP)定性	D006・10	443
フィブリン・フィブリノゲン分解産物(FDP)定量	D006・10	443
フィブリン・フィブリノゲン分解産物(FDP)半定量	D006・10	443
フィブリンモノマー複合体	D006・28	444
フィブリンモノマー複合体定性	D006・11	443
フィルム	E400	574
風棘手術	K090-2	742
フェリチン定量	D007・25	459
フェリチン半定量	D007・25	459
負荷心電図検査	D209	509
不完全型房室中隔欠損症手術	K579	799
不規則抗体	D011・4	473
副咽頭間隙悪性腫瘍摘出術	K379-2	768
副咽頭間隙腫瘍摘出術	K379	768
腹腔・静脈シャントバルブ設置術	K635-2	813
腹腔鏡下胃、十二指腸潰瘍穿孔縫合術	K647-2	815
腹腔鏡下胃局所切除術	K654-3	815
腹腔鏡下胃縮小術	K656-2	817
腹腔鏡下移植用腎採取術(生体)	K779-3	841
腹腔鏡下胃切除術	K655-2	816
腹腔鏡下胃全摘術	K657-2	818
腹腔鏡下胃腸吻合術	K662-2	818
腹腔鏡下胃吊上げ固定術(胃下垂症手術)、胃捻転症手術	K649-2	815
腹腔鏡下横隔膜電極植込術	K534-4	788
腹腔鏡下肝切除術	K695-2	823
腹腔鏡下肝嚢胞切開術	K692-2	823
腹腔鏡下結腸悪性腫瘍切除術	K719-3	832
腹腔鏡下結腸切除術	K719-3	832
腹腔鏡下広靱帯内腫瘍摘出術	K878-2	852
腹腔鏡下骨盤内臓全摘術	K645-2	814
腹腔鏡下鎖肛手術(腹会陰、腹仙骨式)	K751-3	838
腹腔鏡下子宮悪性腫瘍手術	K879-2	852
腹腔鏡下子宮筋腫摘出(核出)術	K872-2	852
腹腔鏡下子宮腟上部切断術	K876-2	852
腹腔鏡下子宮内膜症病巣除去術	K863	851
腹腔鏡下子宮瘢痕部修復術	K882-2	853
腹腔鏡下試験開腹術	K636-3	813
腹腔鏡下試験切除術	K636-4	813
腹腔鏡下十二指腸局所切除術(内視鏡処置を併施するもの)	K654-4	816
腹腔鏡下小切開後腹膜悪性腫瘍手術	K643-2	814
腹腔鏡下小切開後腹膜腫瘍摘出術	K642-3	814
腹腔鏡下小切開後腹膜リンパ節群郭清術	K627-4	812

索
引

医科診療報酬点数表

昭和28年8月20日	初 版 発行	
平成元年3月22日	21 版 発行	
平成2年3月29日	22 版 発行	
平成4年3月25日	23 版 発行	
平成5年3月20日	24 版 発行	
平成6年3月28日	25 版 発行	
平成6年9月14日	26 版 発行	
平成8年3月25日	27 版 発行	
平成9年3月31日	28 版 発行	
平成10年3月31日	29 版 発行	
平成12年3月30日	30 版 発行	
平成12年9月29日	31 版 (増補改訂) 発行	
平成14年3月26日	32 版 発行	
平成16年3月24日	33 版 発行	
平成18年3月27日	34 版 発行	
平成20年3月25日	35 版 発行	
平成22年3月29日	36 版 発行	
平成24年3月26日	37 版 発行	
平成26年3月25日	38 版 発行	
平成28年3月25日	39 版 発行	
平成30年3月19日	40 版 (増補改訂) 発行	
令和2年3月19日	41 版 発行	
令和4年3月19日	42 版 発行	
令和6年4月1日	43 版 発行	

発行者　谷 野 浩 太 郎

発行所　社 会 保 険 研 究 所
〒101-8522 東京都千代田区内神田2-15-9
The Kanda 282
電 話 03(3252)7901(代)
URL　https://www.shaho.co.jp

印刷・製本／ケイアール　　　落丁・乱丁本はおとりかえいたします。

ISBN978-4-7894-1062-5　　　　　　　　　　　　100022